中国中医药年鉴

（行政卷）

周谷城题

国家中医药管理局　主办

中国中医药出版社　承办

《中国中医药年鉴》（行政卷）编委会　编

中国中医药出版社

二〇〇八年·北京

图书在版编目（CIP）数据

中国中医药年鉴（行政卷）.2008/《中国中医药年鉴》（行政卷）编委会编.—北京：中国中医药出版社，2008.12

ISBN 978-7-80231-581-5

Ⅰ.中… Ⅱ.中… Ⅲ.中国医药学-2008-年鉴 Ⅳ.R2-54

中国版本图书馆CIP数据核字（2008）第197368号

责任编辑： 芮立新 高 欣

中 国 中 医 药 出 版 社 出 版

北京市朝阳区北三环东路28号易亨大厦16层

邮政编码 100013

传真 010 64405750

山东新华印刷厂临沂厂印刷

各地新华书店经销

*

开本 880×1230 1/16 印张46 彩页13.25 字数2133千字

2008年12月第1版 2008年12月第1次印刷

书 号 ISBN 978-7-80231-581-5

*

定价 298.00元

网址 www.cptcm.com

社长热线 010 64405720

读者服务部电话 010 64065415 010 84042153

书店网址 csln.net/qksd/

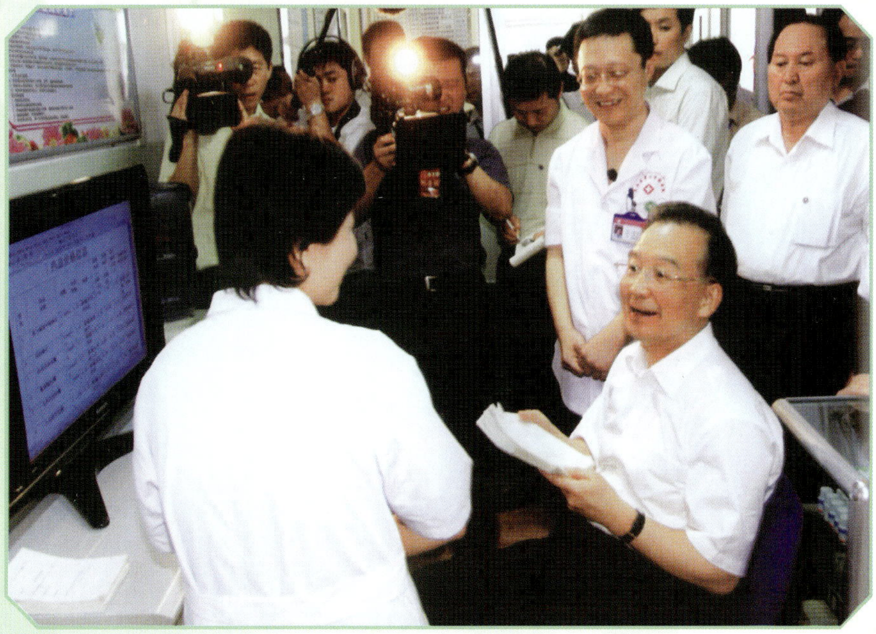

2007年8月，温家宝总理在新疆视察医院时说：我们既要发展中医药，也要发展民族医药

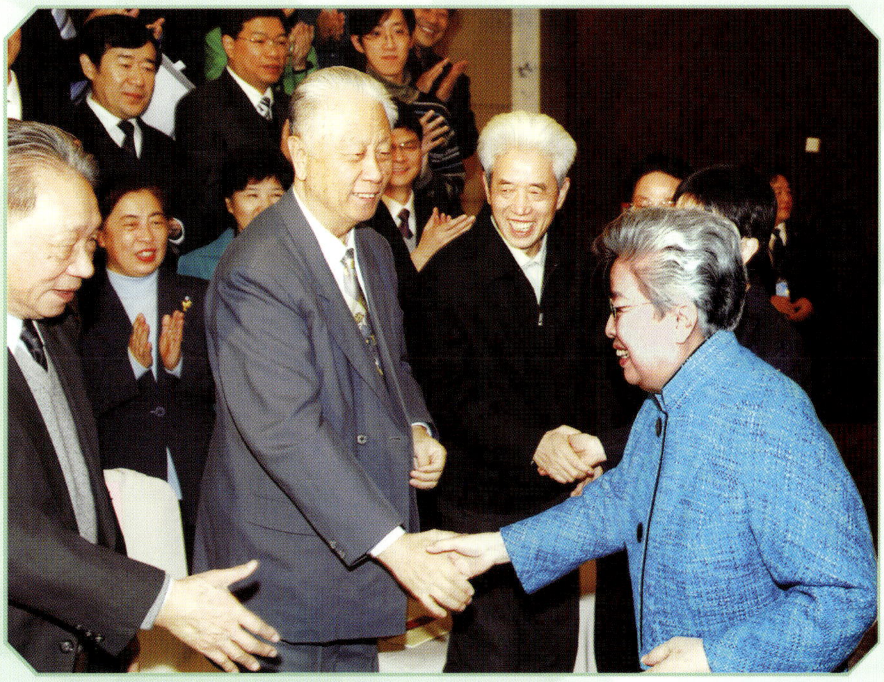

2007年1月11日，2007年全国中医药工作会议在北京举行。国务院副总理吴仪出席会议并讲话。会议前吴仪与会议代表亲切握手

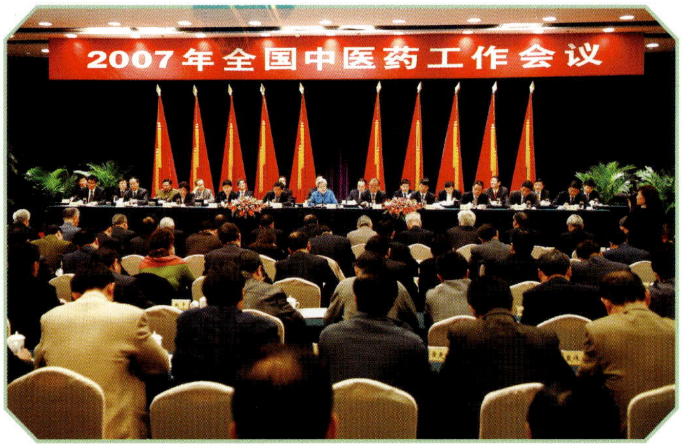

2007年1月11～12日，2007年全国中医药工作会议在北京举行

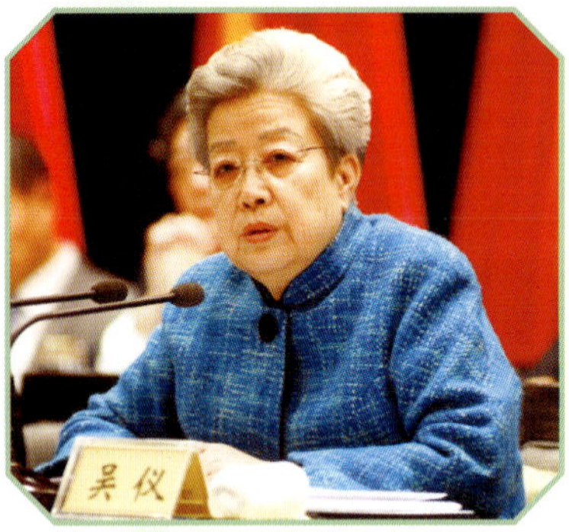

国务院副总理吴仪出席2007年全国中医药工作会议并作重要讲话，强调要切实推进继承创新，充分发挥特色优势，坚定不移地发展中医药事业

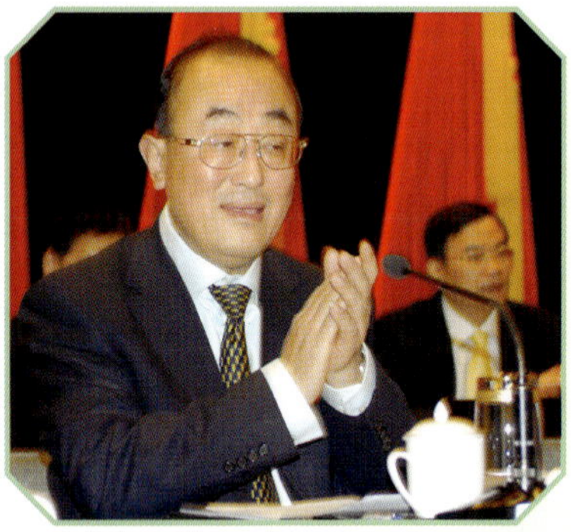

卫生部部长高强主持会议并作了重要讲话

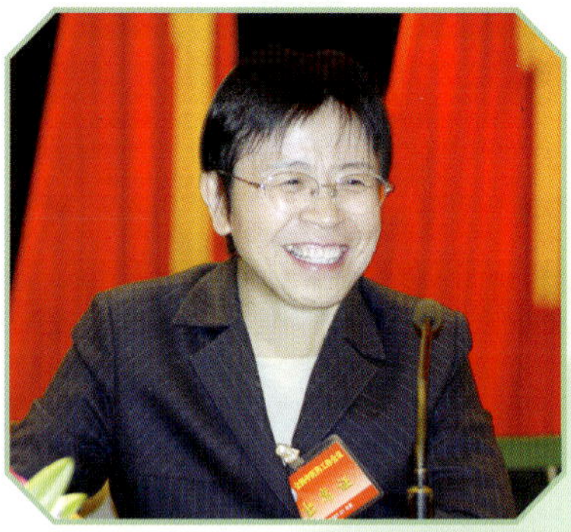

卫生部副部长兼国家中医药管理局局长佘靖作了工作报告

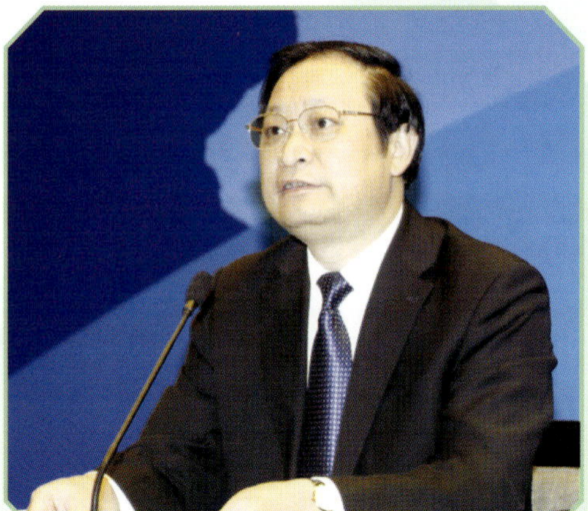

2007年1月，王国强担任卫生部党组成员、副部长兼国家中医药管理局党组书记、局长

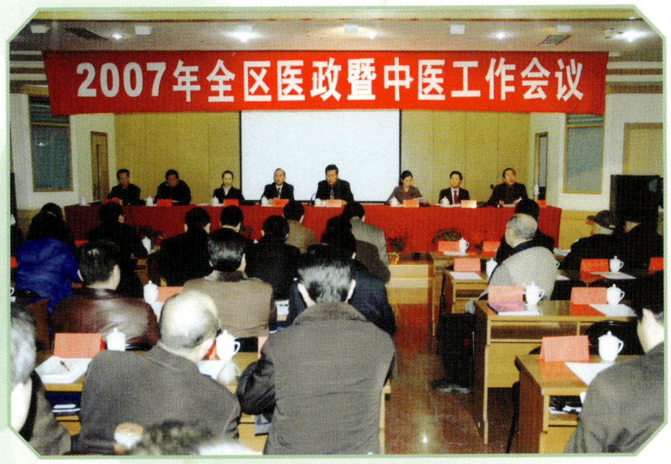

2007年1月28日，宁夏回族自治区全区医政暨中医工作会议在银川召开

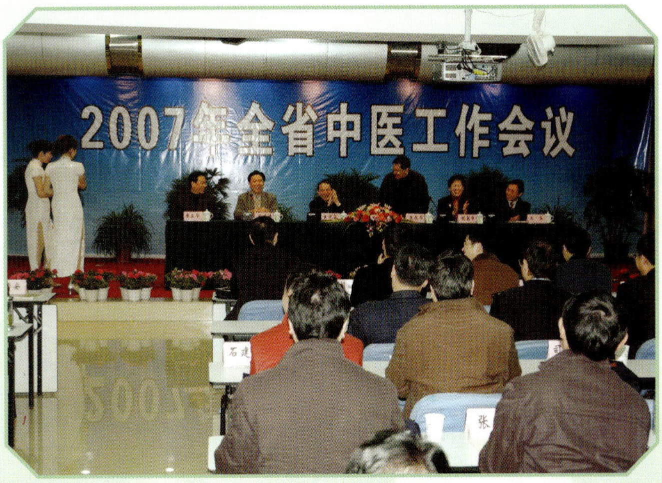

2007年1月31～2月1日，2007年湖北省中医工作会议召开

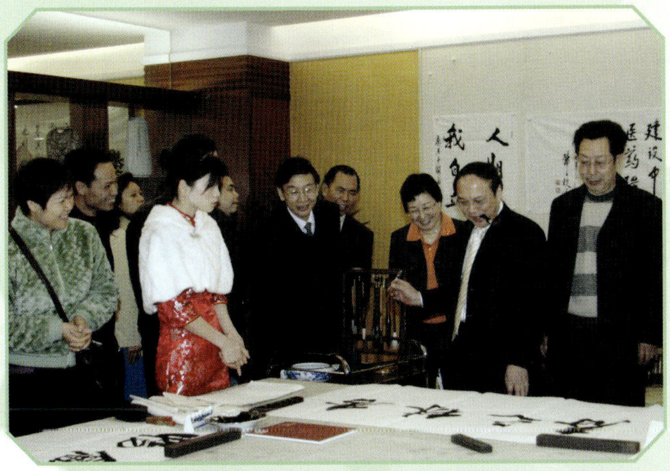

2007年1月24日，广东省政协办公厅、广东省卫生厅、广东省中医药局在广东省政协机关大楼联合举办“广东省建设中医药强省书画展暨雅集”，以中华传统艺术的形式纪念广东省实施建设中医药强省战略一周年

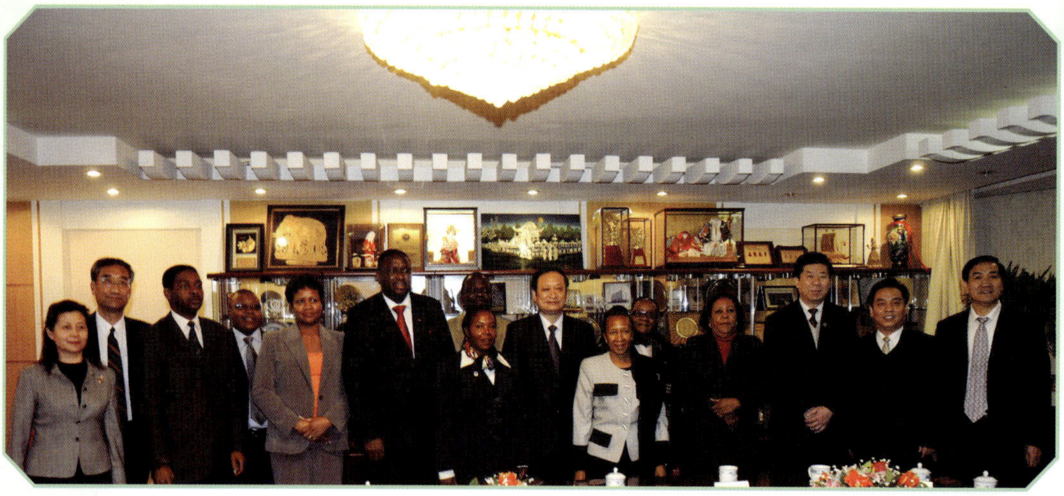

2007年2月17日，卫生部副部长兼国家中医药管理局局长王国强、国家中医药管理局副局长李大宁及局各司司长会见南非发展共同体卫生代表团

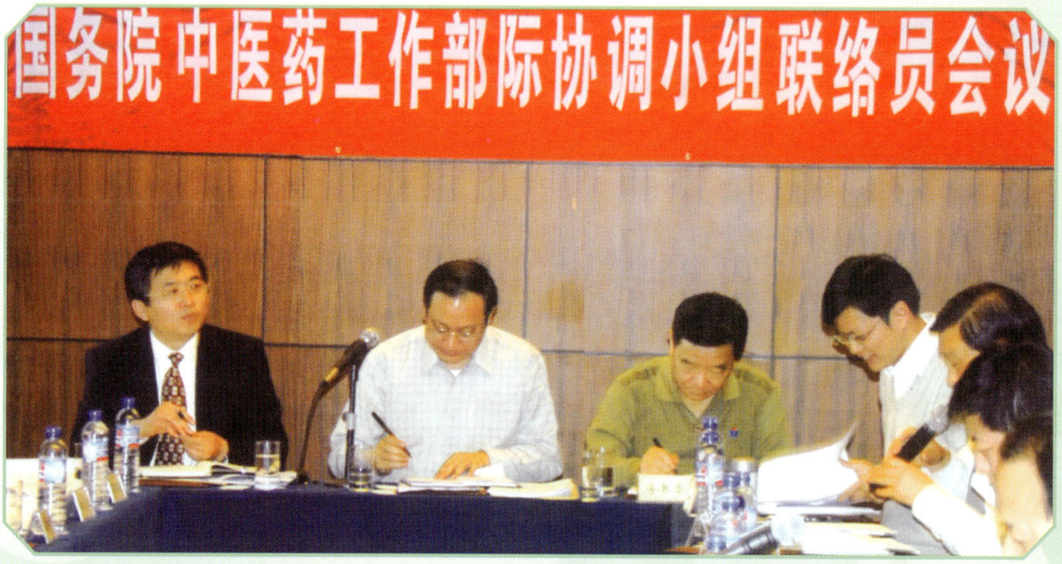

2007年3月，国务院中医药工作部际协调小组召开联络员会议

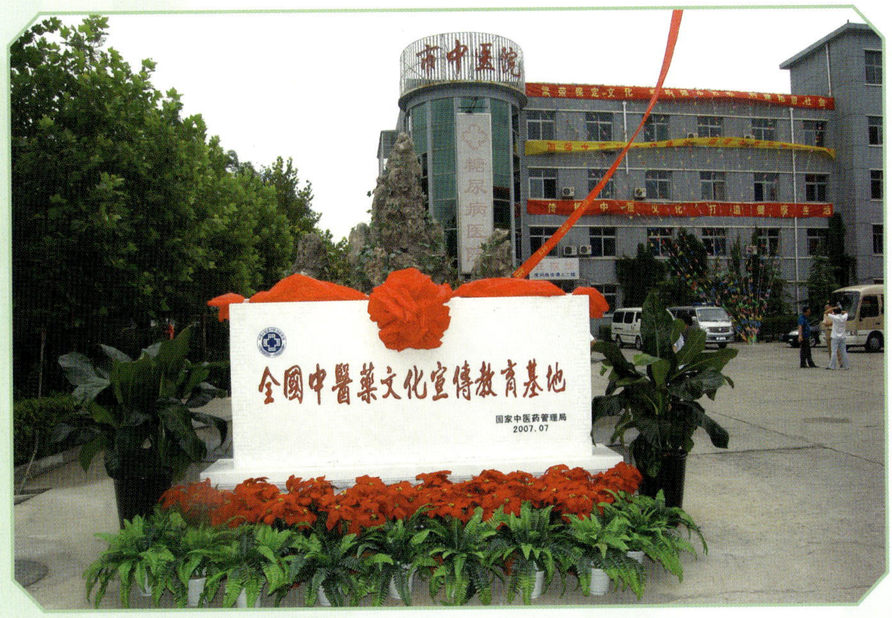

刘守真祠堂·保定市中医院被国家中医药管理局命名为全国中医药文化宣传教育基地

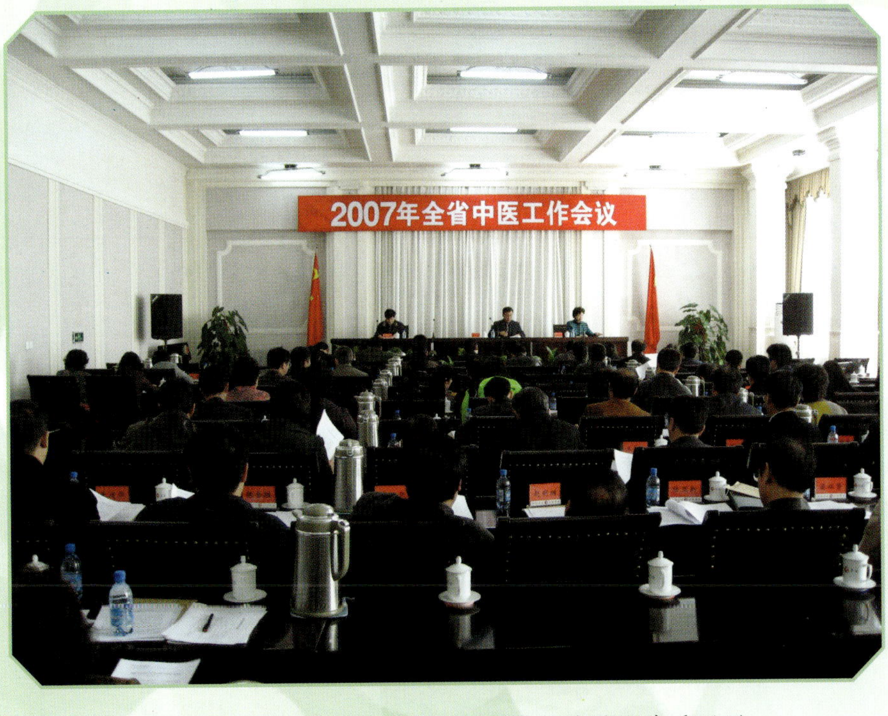

2007年3月14日，辽宁省中医工作会议在沈阳隆重召开

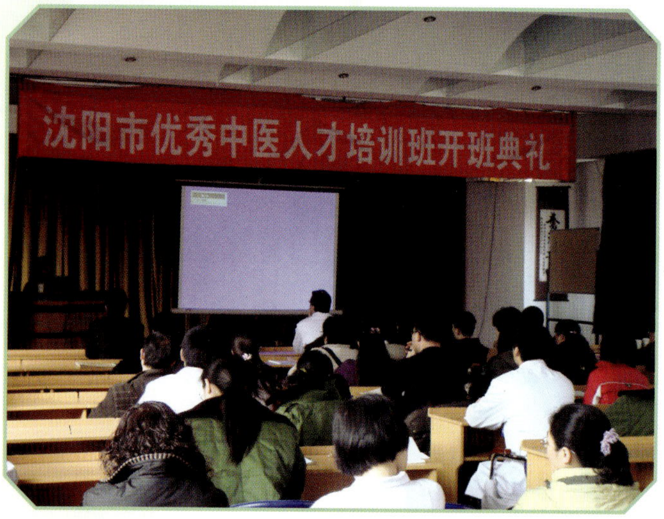

2007年3月20日，沈阳市优秀中医人才培训班举行开班典礼

2007年3月20日，四川省农村中医工作现场会在四川广元旺苍召开

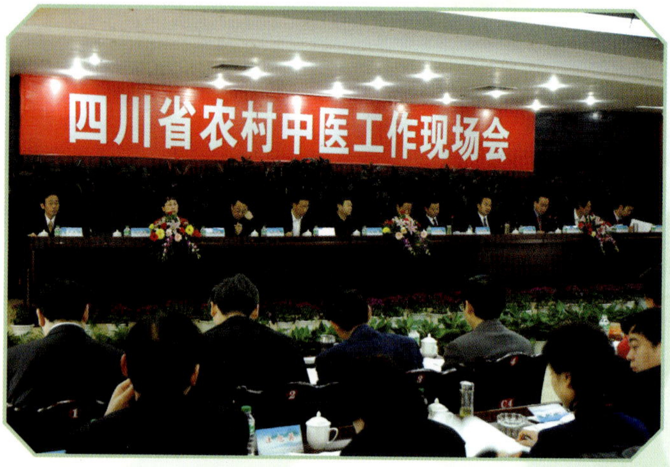

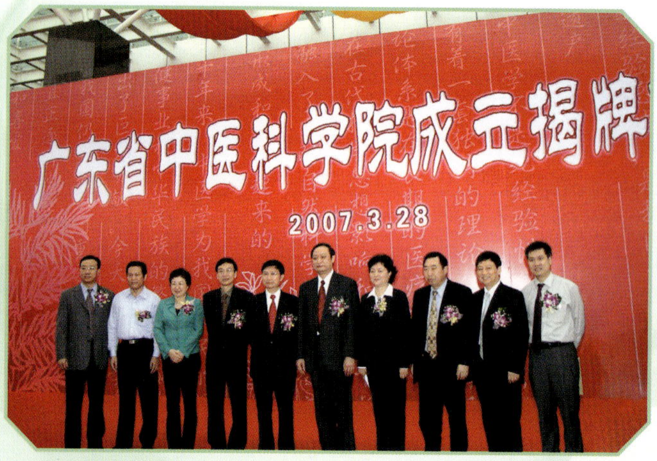

2007年3月28日，广东省建设中医药强省重大项目——广东省中医科学院举行挂牌仪式。卫生部副部长兼国家中医药管理局局长王国强，广东省委常委、常务副省长钟阳胜，副省长雷于蓝，省政协副主席、省卫生厅厅长姚志彬分别出席了仪式

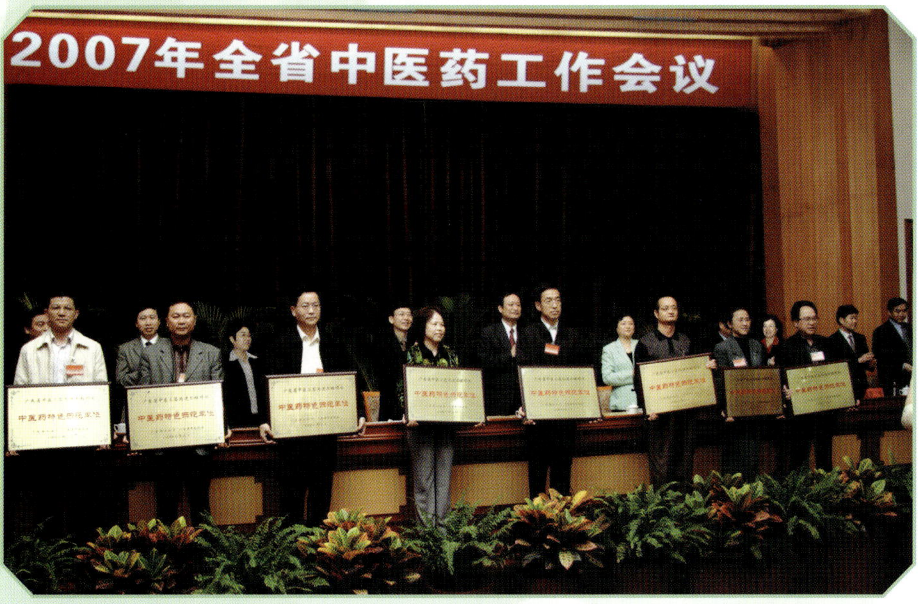

2007年3月27日，2007年广东省中医药工作会议召开，卫生部副部长兼国家中医药管理局局长王国强、广东省副省长雷于蓝、广东省政协副主席姚志彬等领导给中医药特色单位授牌

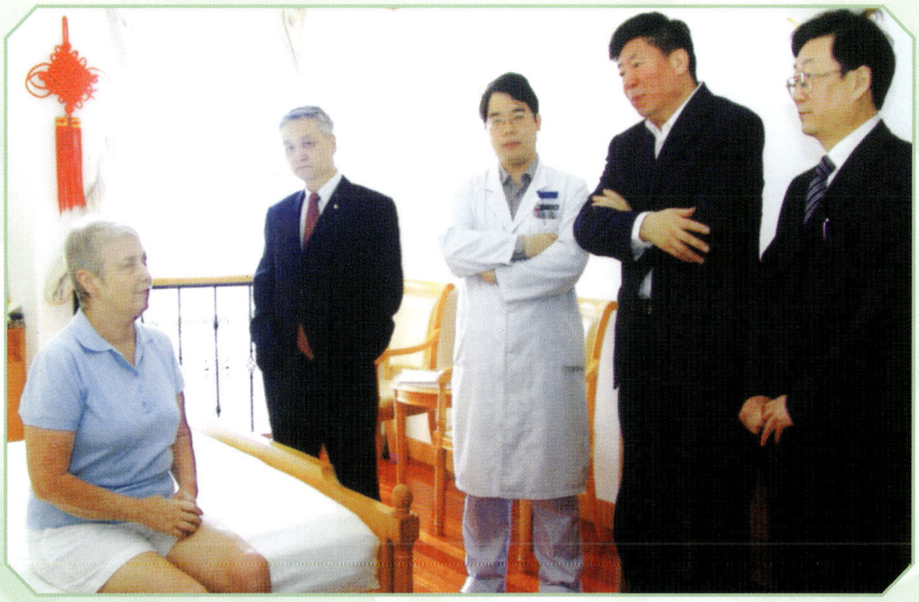

2007年4月，国家中医药管理局副局长李大宁到天津中医药大学第一附属医院考察

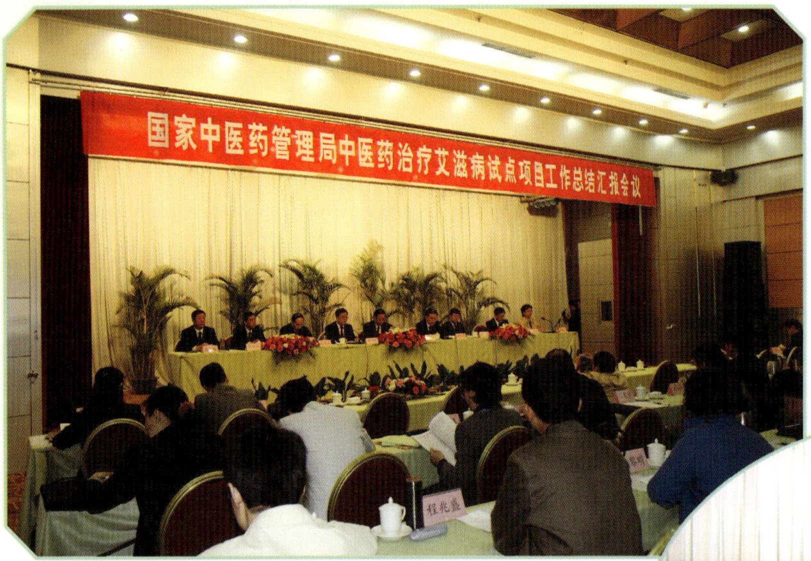

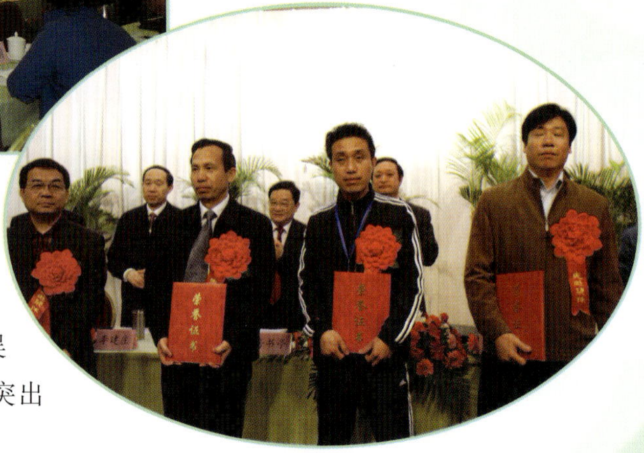

2007年4月17～18日，国家中医药管理局中医药治疗艾滋病试点项目工作总结汇报会议在河南南阳举行，卫生部副部长兼国家中医药管理局局长王国强，河南省副省长徐济超，国家中医药管理局副局长房书亭、吴刚等出席。局领导向在中医药治疗艾滋病工作中作出突出成绩的先进集体和先进个人颁发获奖证书

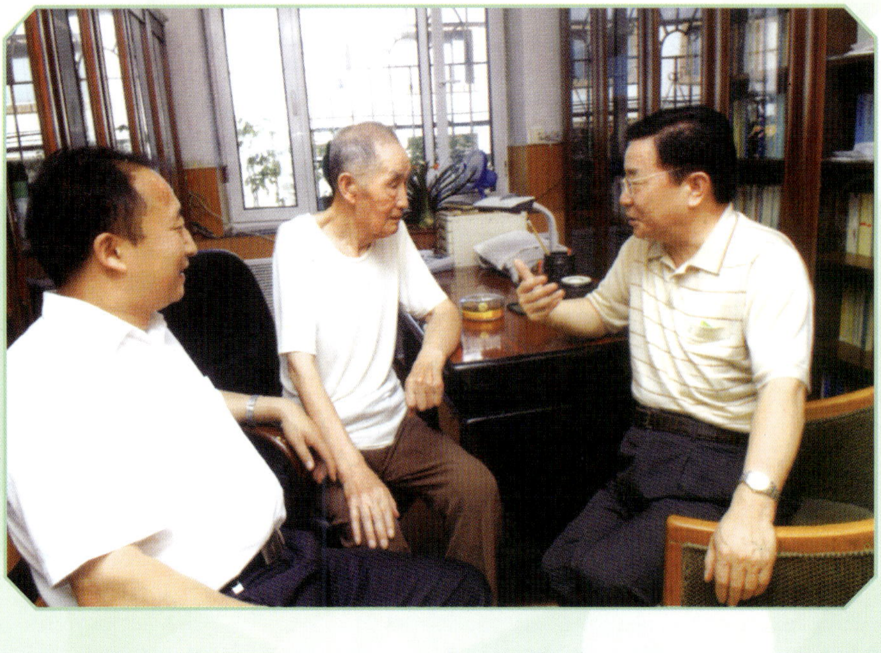

2007年6月，国家中医药管理局副局长房书亭看望著名老中医任继学教授

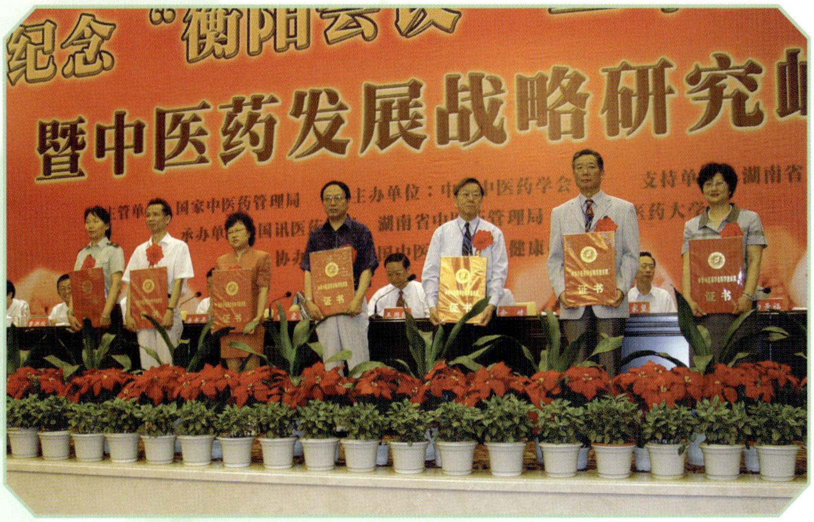

由中华中医药学会主办的纪念“衡阳会议”二十五周年暨中医药发展战略研究峰会于2007年5月23～25日在湖南省长沙市召开

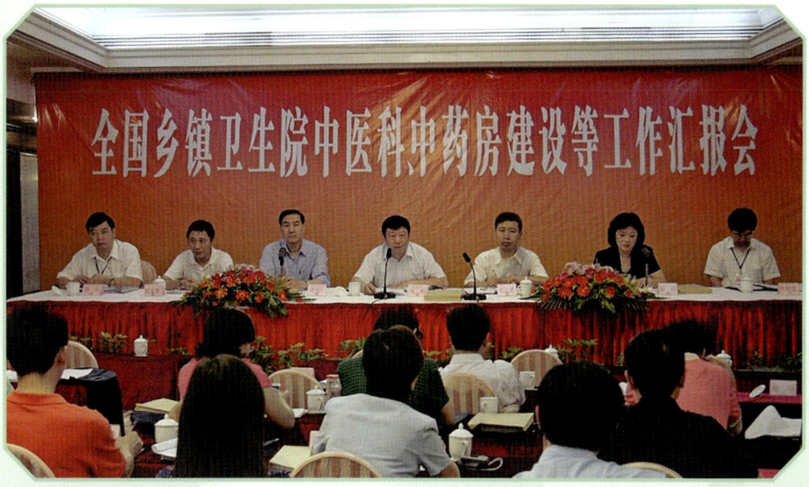

2007年6月22～23日，全国乡镇卫生院中医科、中药房建设等工作汇报会在广东肇庆召开，国家中医药管理局副局长吴刚作重要讲话

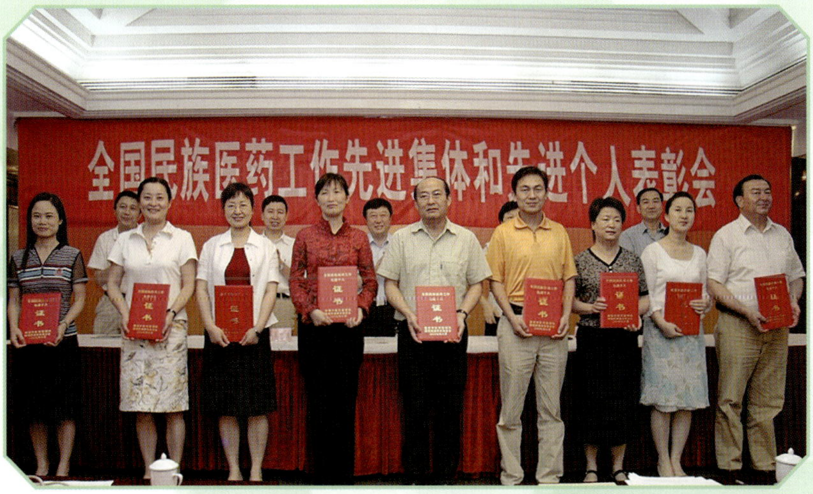

2007年6月23日，全国民族医药工作先进集体和个人表彰会在广东召开。国家中医药管理局副局长吴刚、国家民委文宣司司长金星华、国家中医药管理局办公室主任王志勇、国家中医药管理局医政司巡视员许志仁等出席了表彰大会，并为获表彰的单位和个人颁发了奖状和证书

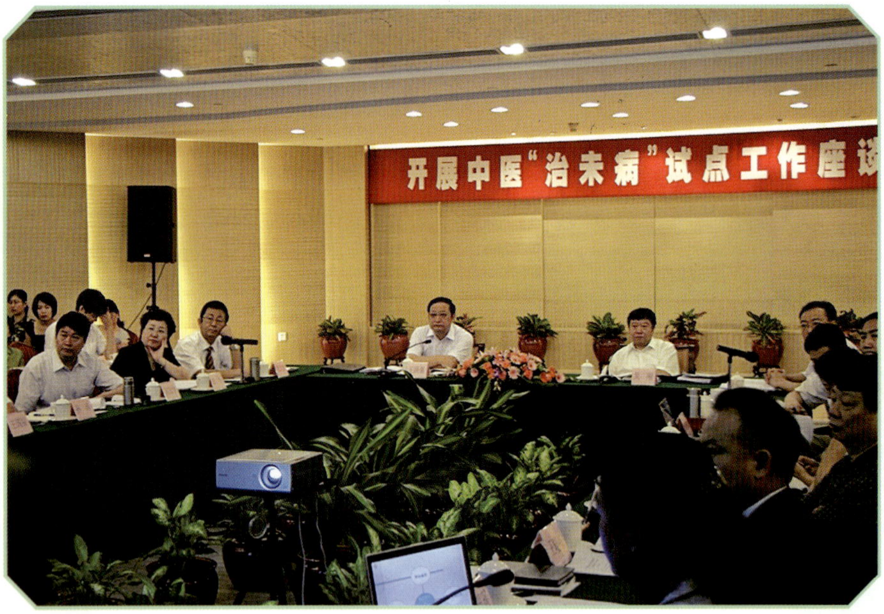

2007年6月24日，开展中医"治未病"试点工作座谈会在广州召开，卫生部副部长兼国家中医药管理局局长王国强，国家中医药管理局副局长吴刚，广东省卫生厅副厅长、广东省中医药局局长彭炜等领导出席了此次会议

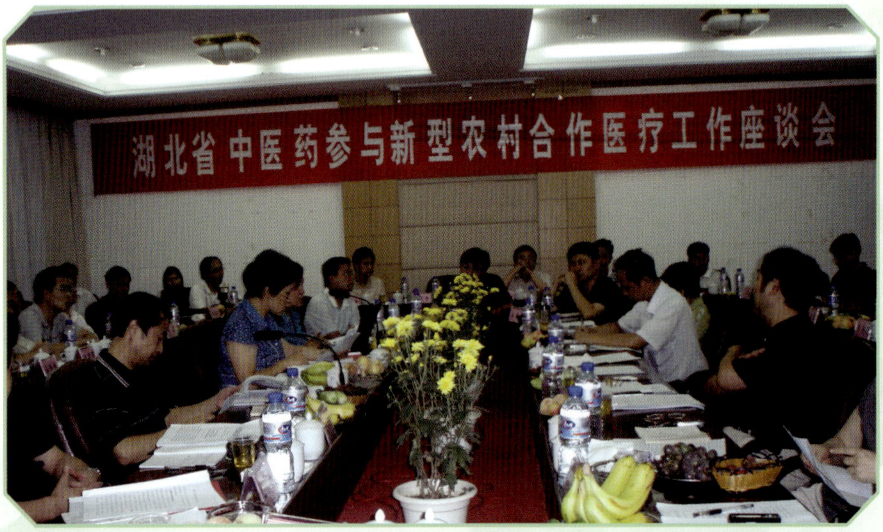

2007年7月12～13日，湖北省中医药参与新型农村合作医疗工作座谈会在湖北省保康县召开

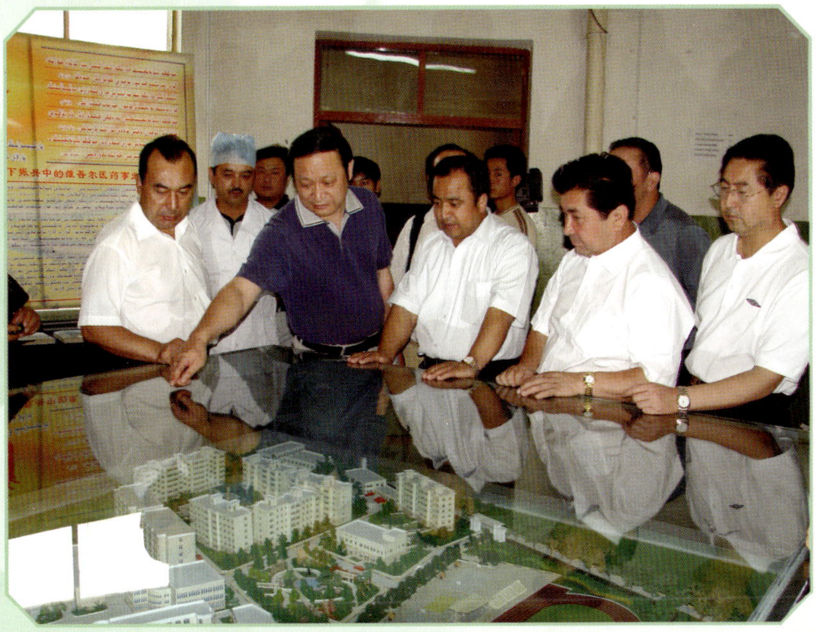

2007年7月30日，卫生部副部长兼国家中医药管理局局长王国强在新疆和田地区维吾尔医医学高等专科学校考察学校规划

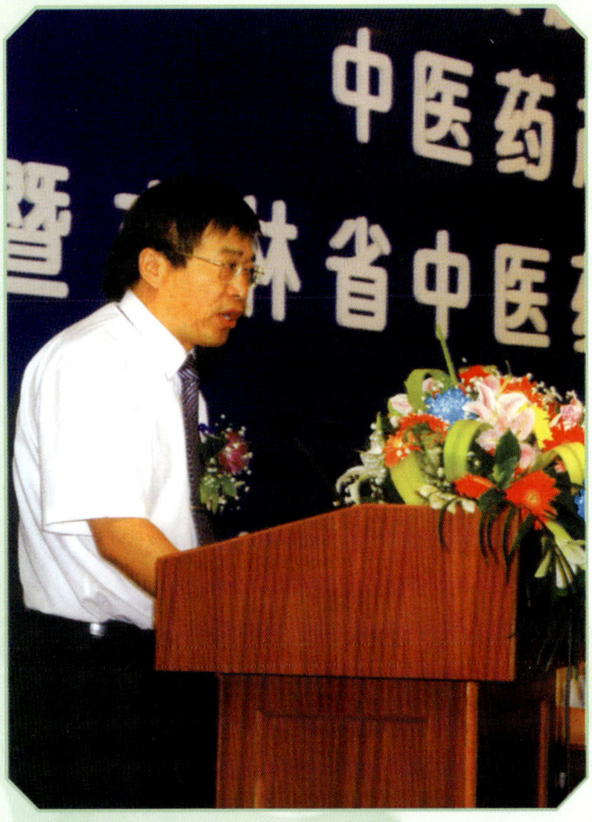

2007年8月31日，中医药产业发展论坛暨吉林省中医药高层次人才研修班在吉林省通化市举办，国家中医药管理局副局长于文明出席会议并讲话

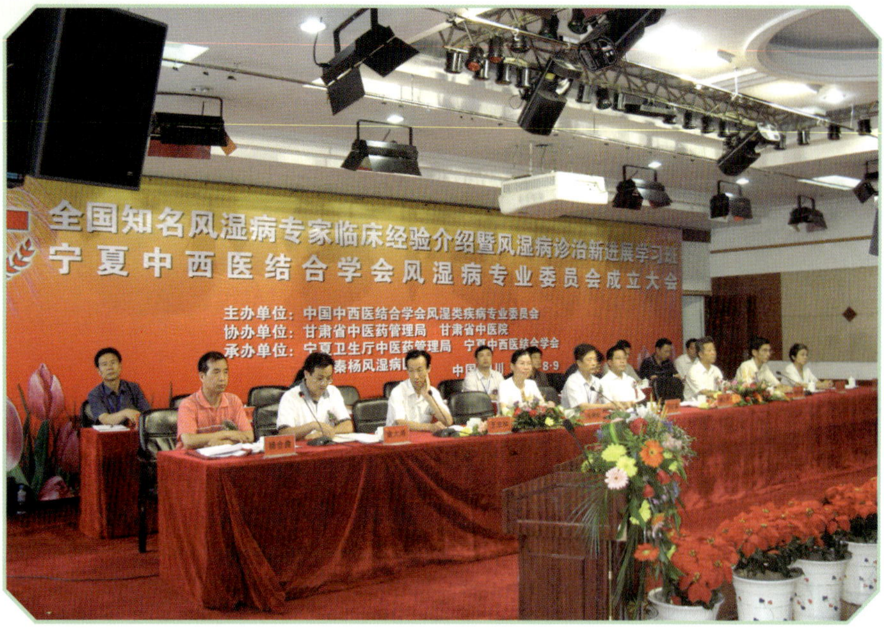

2007年8月9日，中国中西医结合学会风湿病专业委员会在银川举办“全国知名风湿病专家临床经验介绍暨中西医结合诊治风湿病新进展学习班”

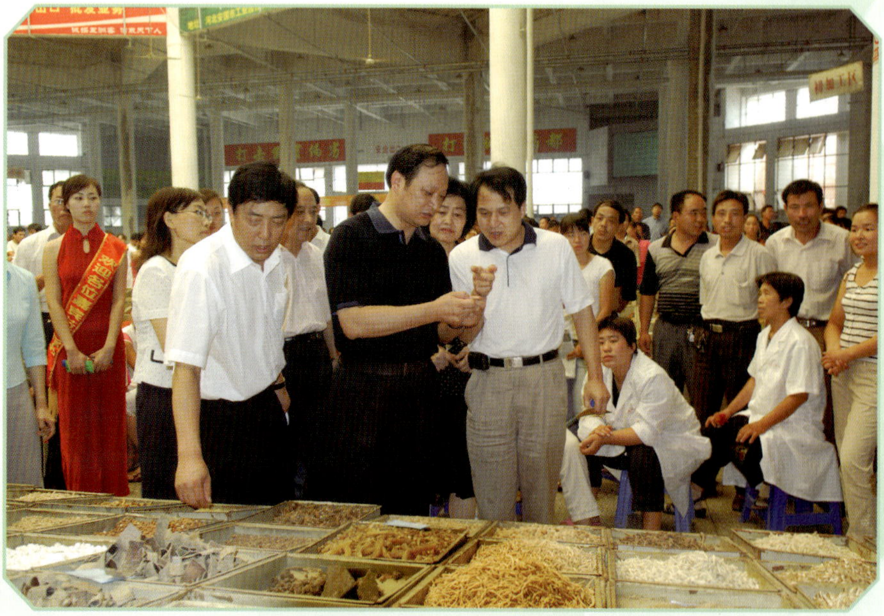

2007年8月17日，卫生部副部长兼国家中医药管理局局长王国强在河北安国考察中药材市场

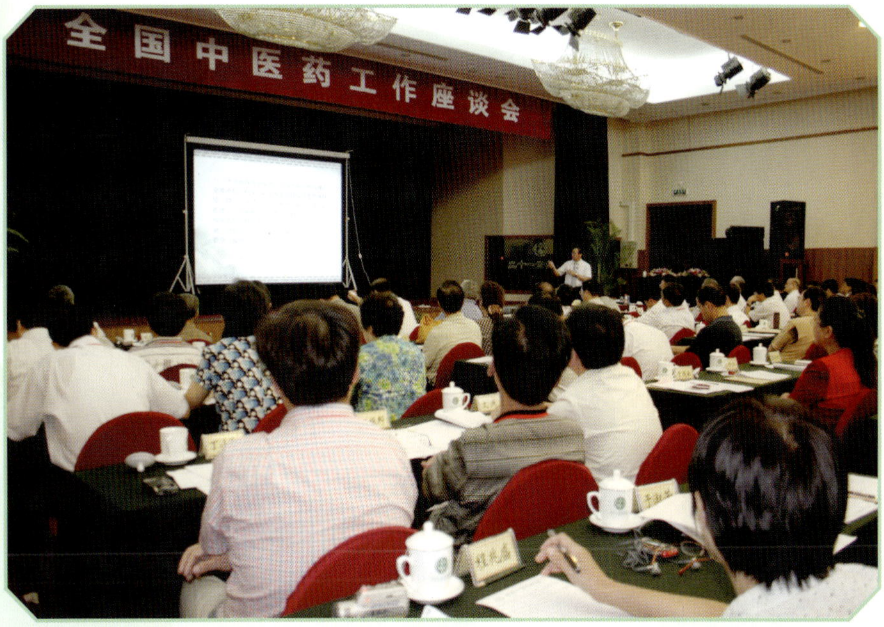

2007年8月29日，全国中医药工作座谈会在北京召开，卫生部副部长兼国家中医药管理局局长王国强在大会上作了题为“整体思维、系统运行、‘三观’互动、科学管理——对中医药工作系统及其运行机制的认识与思考”的主题报告

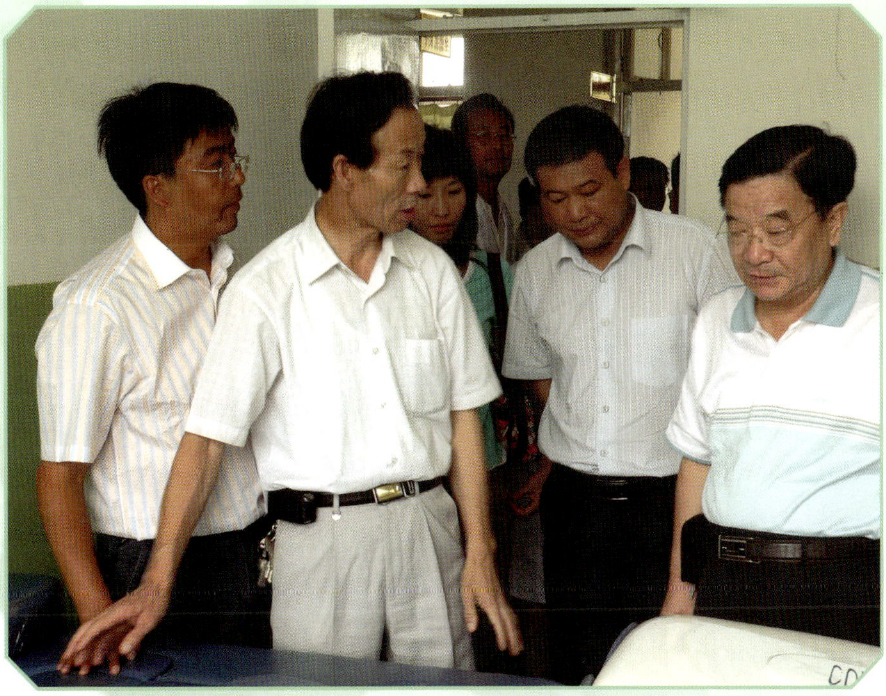

2007年8月，国家中医药管理局副局长房书亭到宁夏调研中医工作

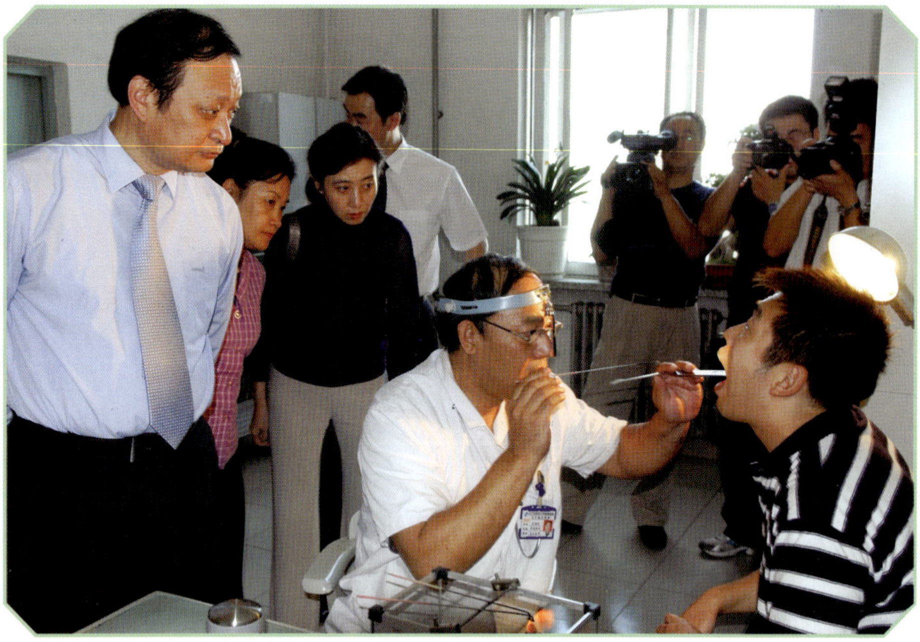

2007年9月10日，卫生部副部长兼国家中医药管理局局长王国强在辽宁中医药大学附属医院考察特色疗法

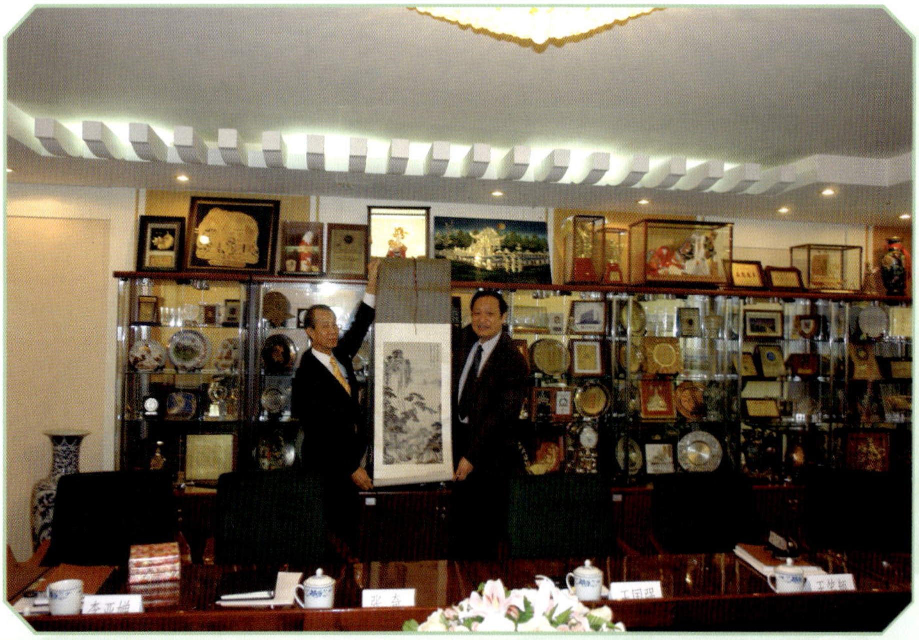

2007年9月11日，卫生部副部长兼国家中医药管理局局长王国强会见澳门中医药学会代表团

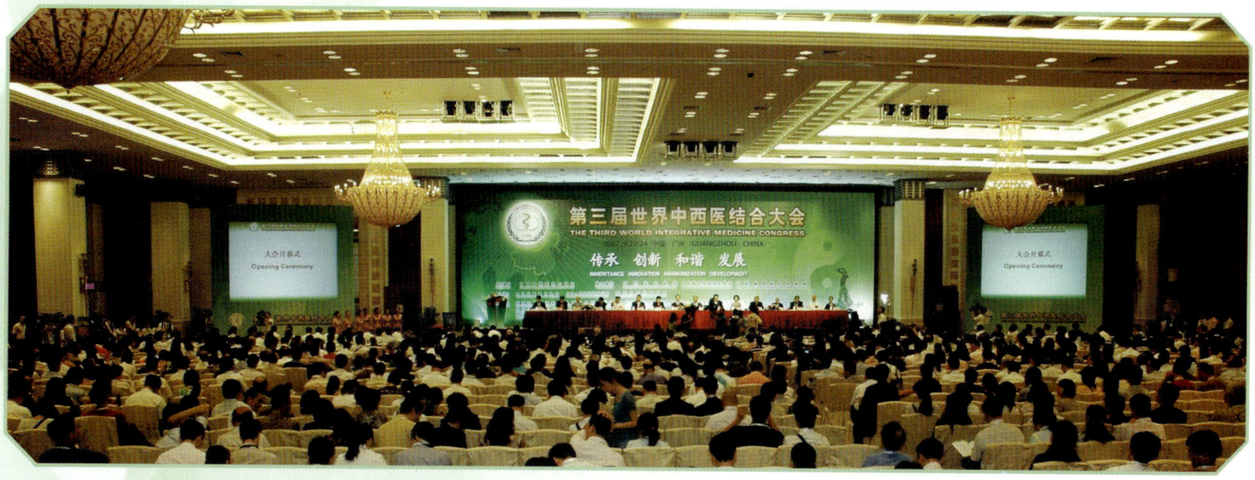

2007年9月22～24日，第三届世界中西医结合大会在广州召开

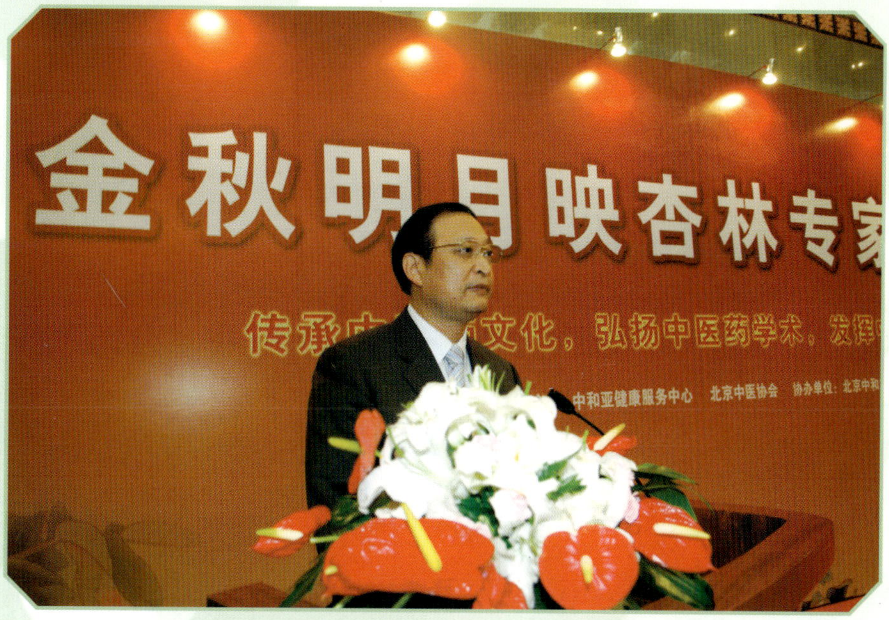

2007年9月24日，金秋明月映杏林中医药专家座谈会在北京举行。全国人大常委会副委员长顾秀莲，卫生部副部长、国家中医药管理局局长王国强，全国政协委员、中华中医药学会会长佘靖，国家中医药管理局副局长吴刚，中国科协书记处书记宋南平，国家科技奖励办公室副主任胡晓军等领导，以及全国著名老中医药专家，全国各中医药大学校长，各省(区、市)中医药学会负责人，国家中医药管理局各司(办)和部分局直属单位负责人，共100多人参加了座谈会

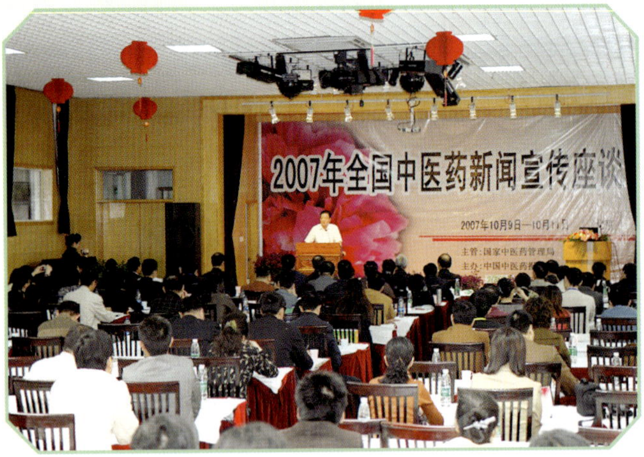

2007年10月9～11日，“2007年全国中医药新闻宣传座谈会”在北京召开

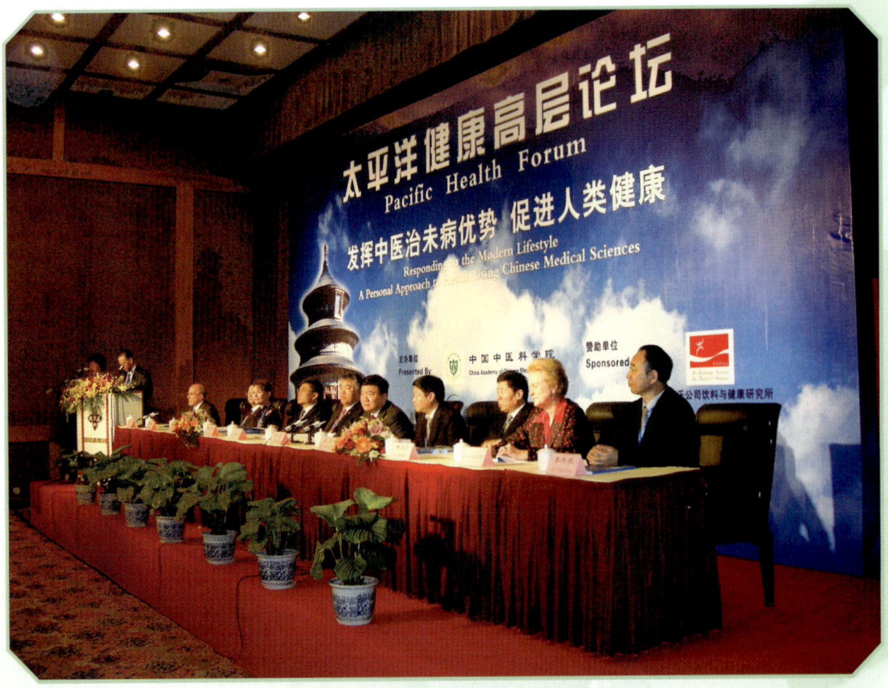

2007年10月14～15日，太平洋健康高层论坛在香山饭店举办

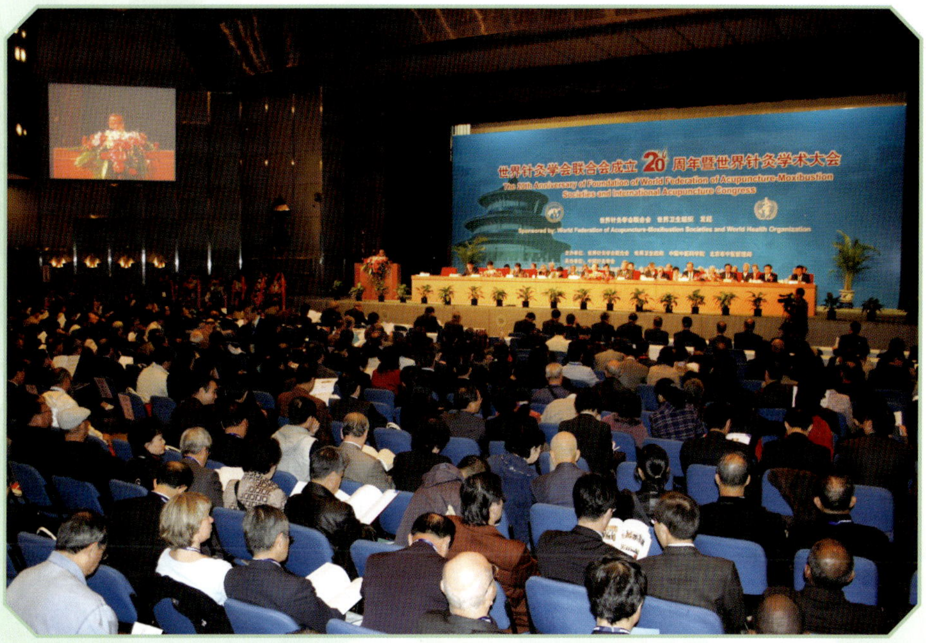

2007年10月22日，世界针灸学会联合会成立20周年暨世界针灸学术大会在北京开幕

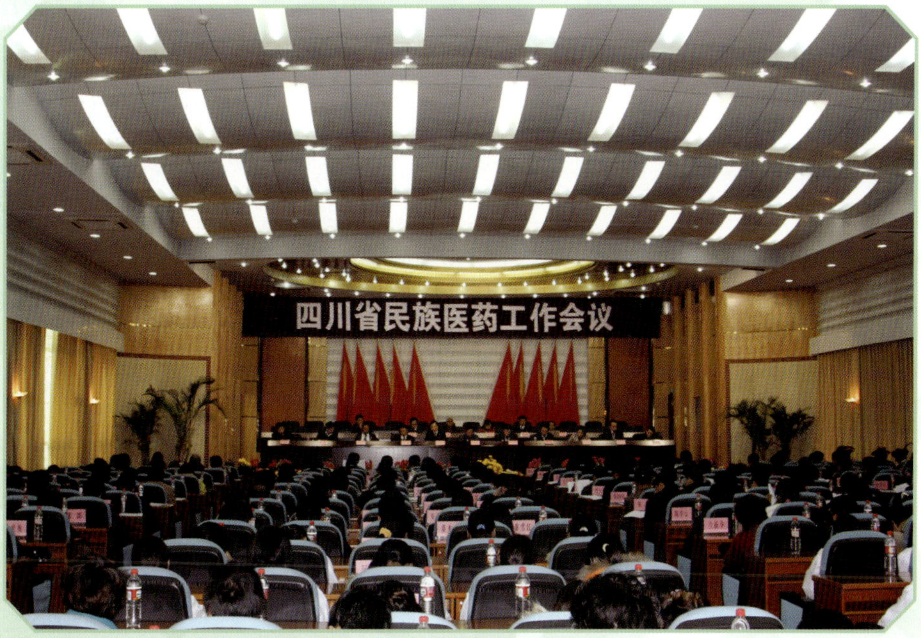

2007年11月6日，四川省民族医药工作会议在阿坝州召开

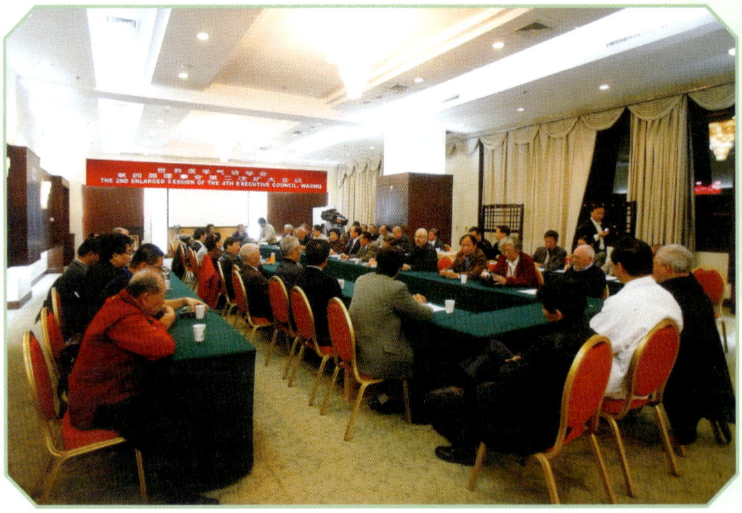

2007年11月11日，世界医学气功学会在北京召开了第四届理事会第二次扩大会议暨第五次学术会议

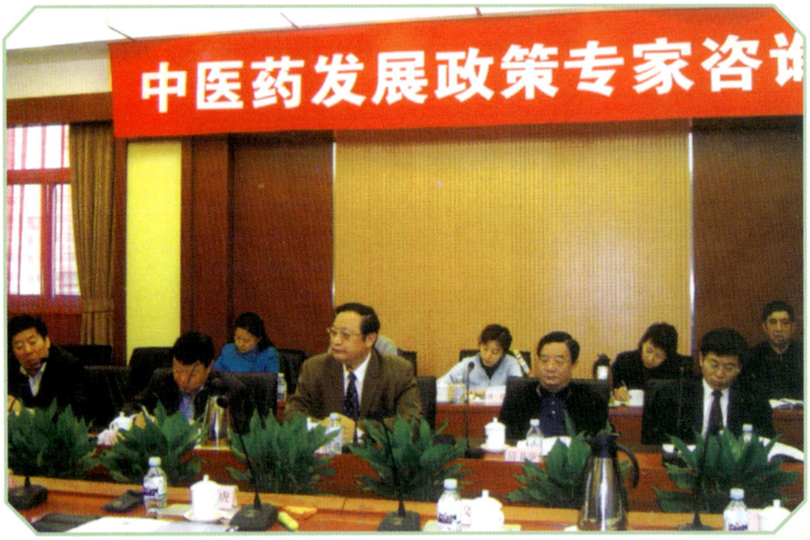

2007年11月15日，国家中医药管理局在北京召开中医药发展政策专家咨询会

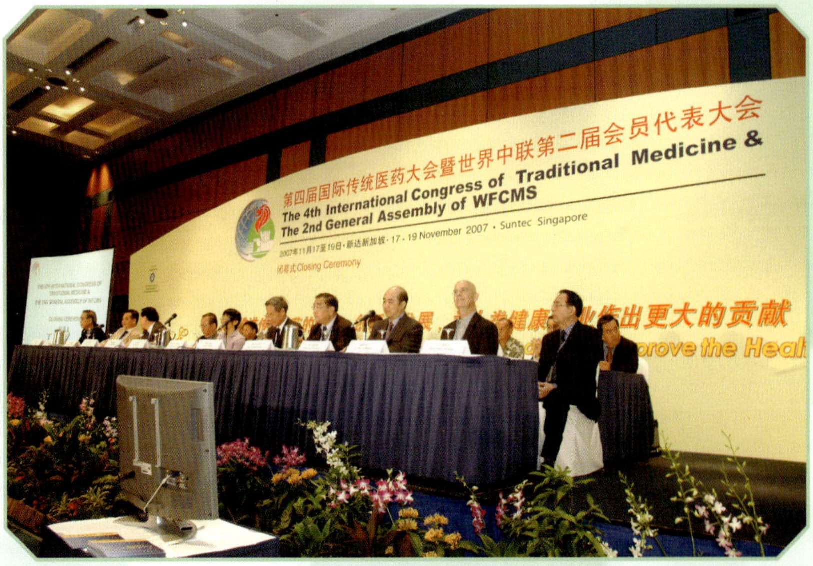

2007年11月17～19日，第四届国际传统医药大会暨世界中联第二届会员代表大会在新达新加坡国际会议与展览中心举行

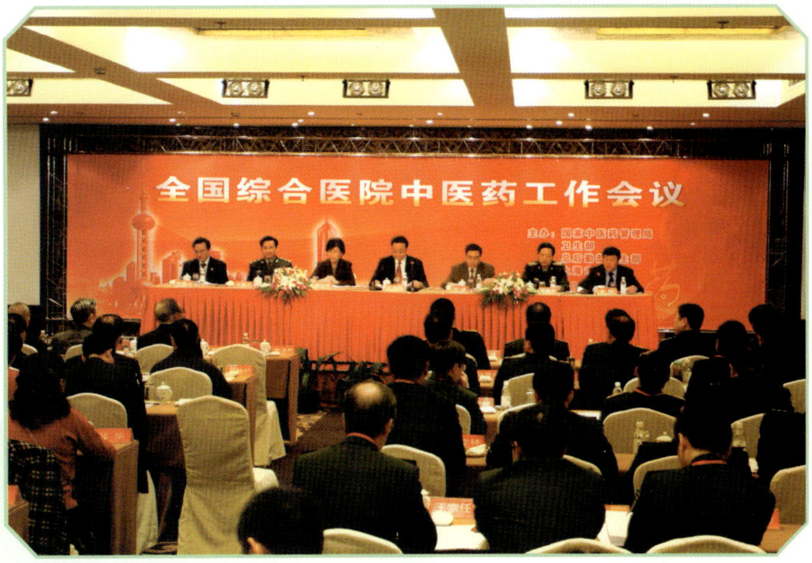

2007年11月22日，全国综合医院中医药工作会议在上海市开幕。卫生部副部长兼国家中医药管理局局长王国强，卫生部副部长刘谦，解放军总后勤部卫生部副部长陈新年，上海市副市长杨定华，第二军医大学校长张雁灵少将出席

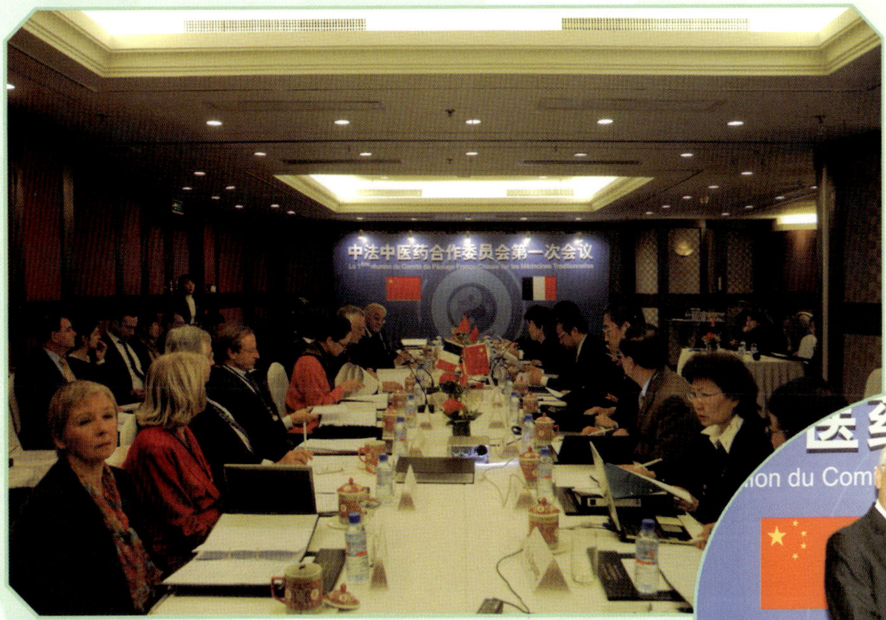

2007年11月30日，中法双方共同在北京召开中法中医药合作委员会第一次会议，正式宣布委员会成立，中国卫生部副部长兼国家中医药管理局局长王国强和法国国家工程院院长佛朗索瓦·基诺分别担任委员会各方主席

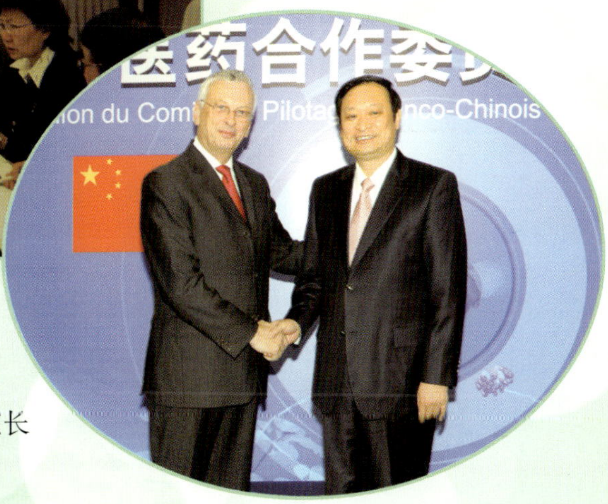

中法中医药合作委员会双方主席

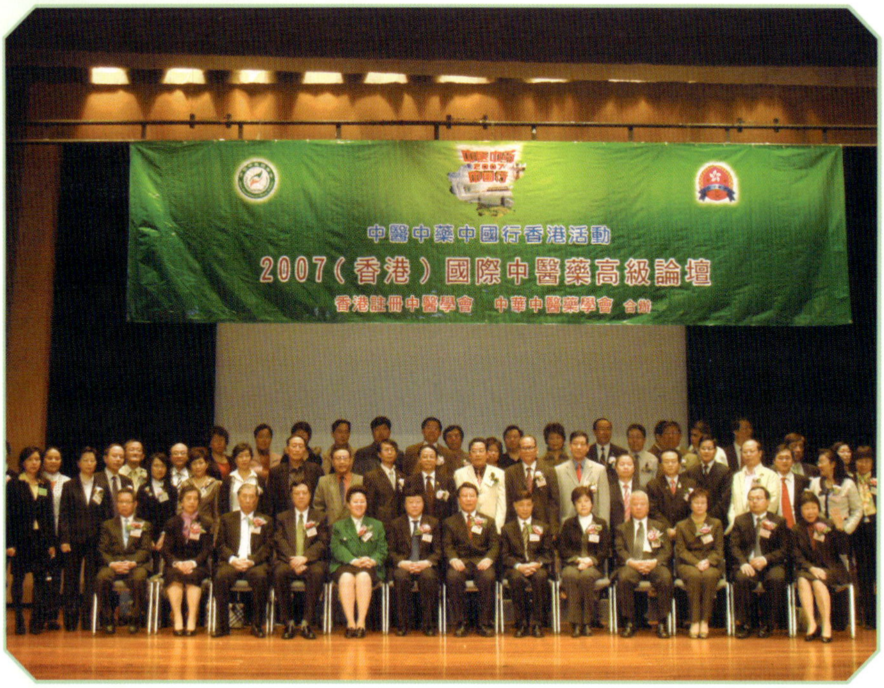

2007年12月14～16日，中华中医药学会和香港注册中医学会主办的“国际中医药学术发展大会”的开幕仪式在香港举行

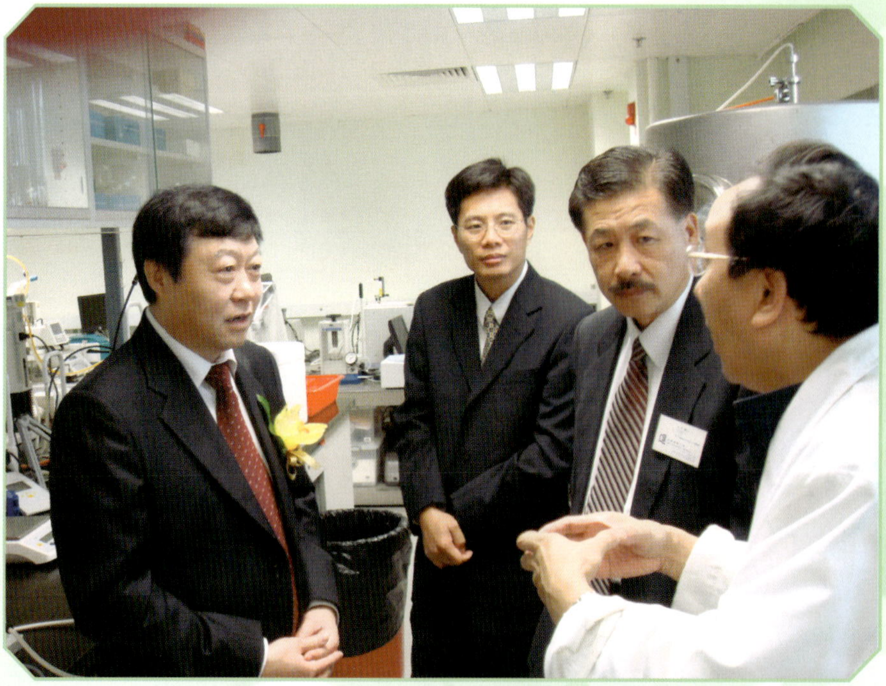

国家中医药管理副局长吴刚参观香港浸会大学孔宪绍博士伉俪中医药博物馆

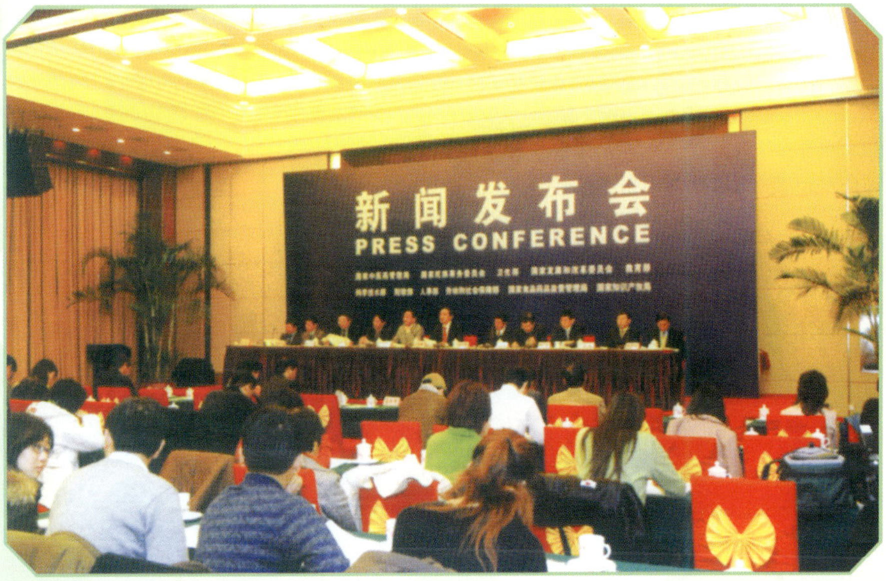

2007年12月18日，十一部委局联合召开新闻发布会，发布《关于切实加强民族医药专业发展的指导意见》

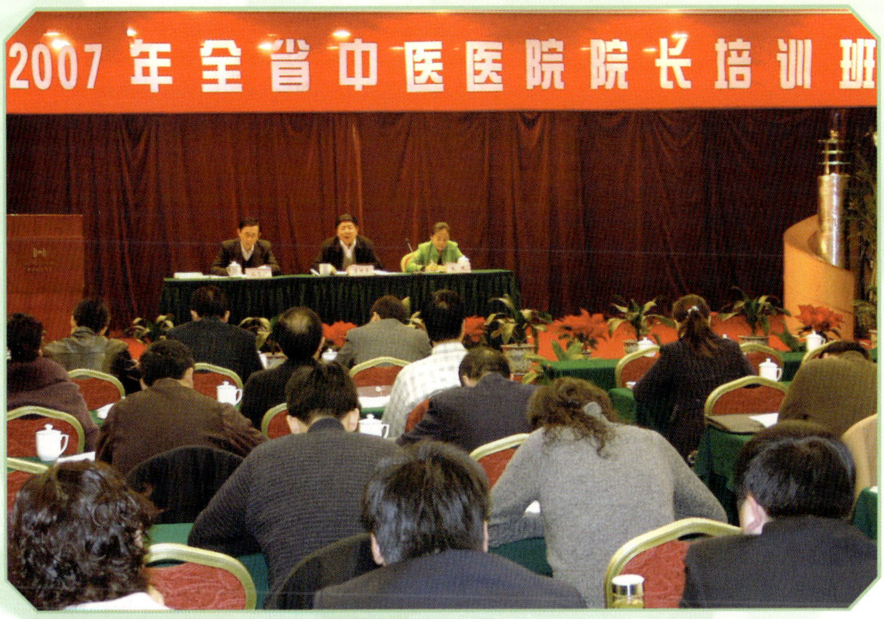

2007年12月19～21日，江苏省中医药局在南京举办“全省中医医院院长培训班”

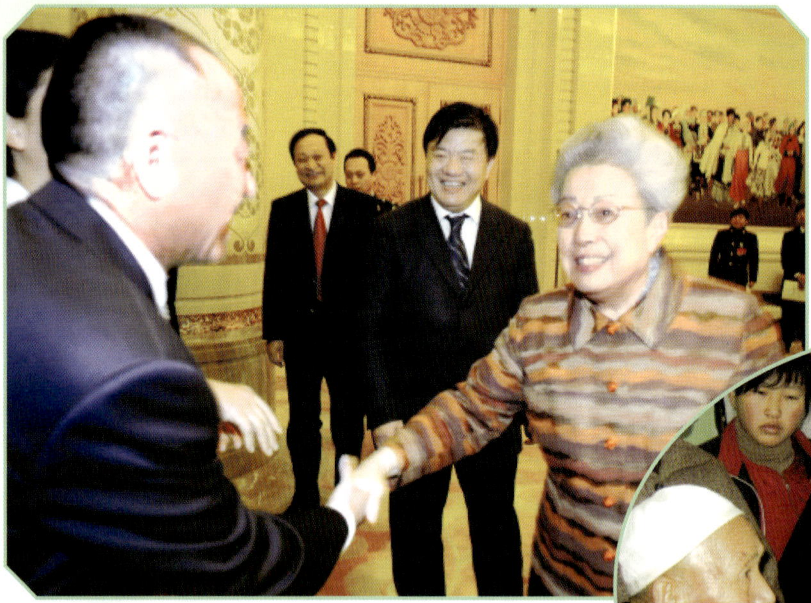

2007年12月19日，中宣部、卫生部、国家中医药管理局和解放军总后卫生部在北京人民大会堂举行全国卫生系统先进典型事迹首场报告会。国务院副总理吴仪与报告团成员、山西省永和县中医院院长王学诗亲切握手

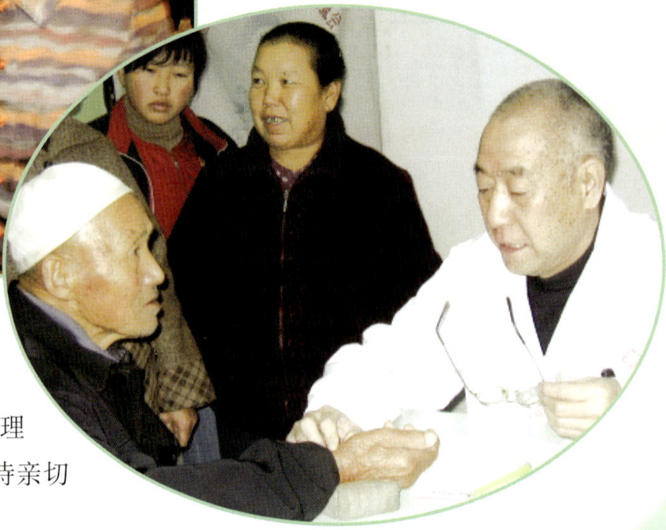

“百姓医生”王学诗正在为患者诊脉

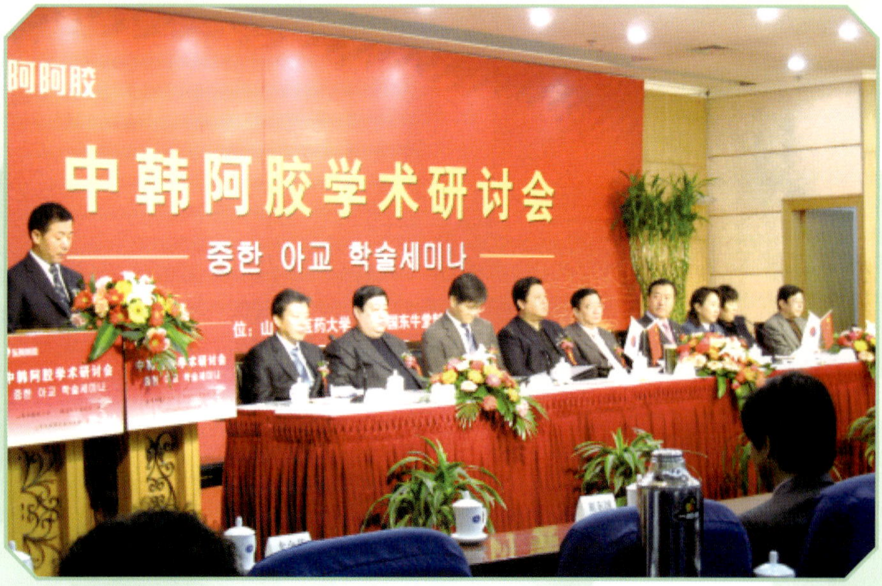

2007年12月21日，由山东中医药大学、韩国东牛堂制药株式会社、山东东阿阿胶股份有限公司共同主办的首届中韩阿胶学术研讨会在山东聊城举行。国家中医药管理局副局长房书亭到会祝贺并致辞

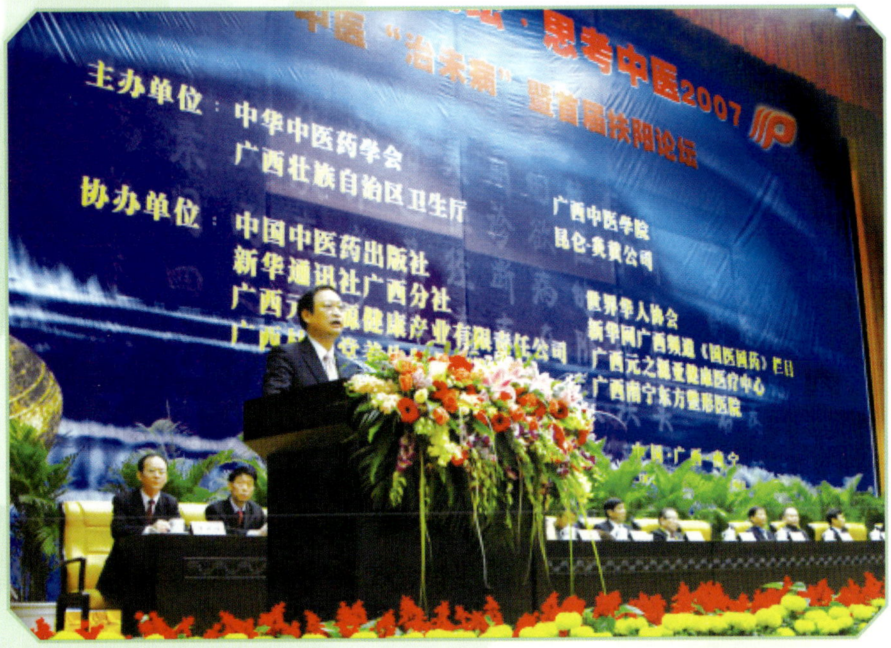

2007年12月22日，由中华中医药学会、广西中医学院、广西壮族自治区卫生厅、昆仑-炎黄公司共同举办的第三届泛中医论坛·思考中医2007——中医“治未病”学术论坛暨首届扶阳论坛在广西人民会堂开幕

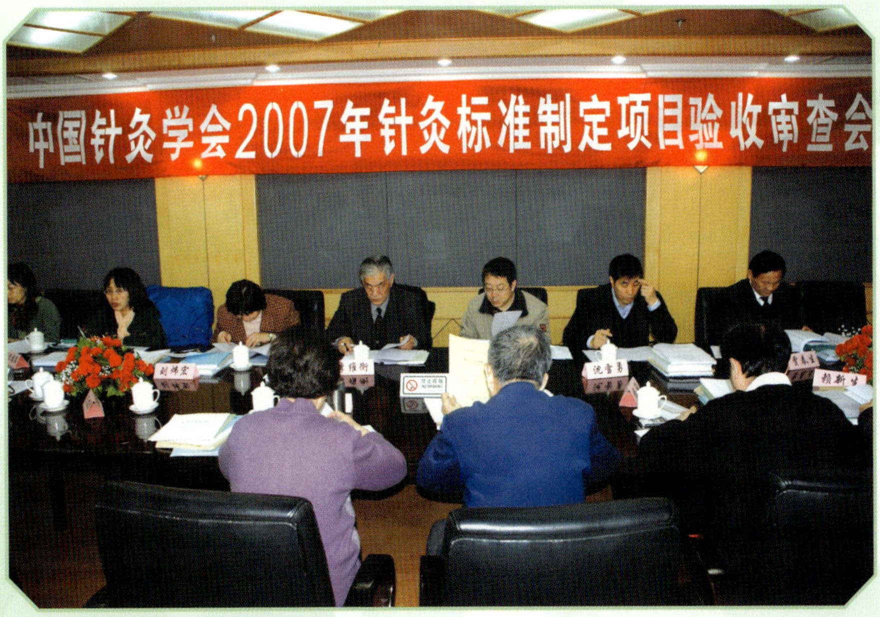

2007年12月22日，中国针灸学会2007年针灸标准制定项目验收审查会召开

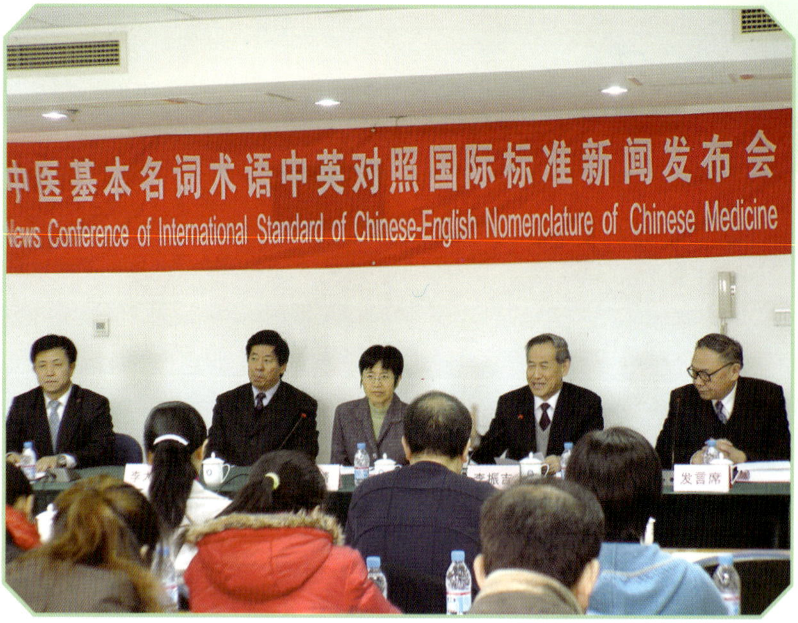

2007年12月28日，世界中医药学会联合会在北京举办中医基本名词术语中英对照国际标准新闻发布会

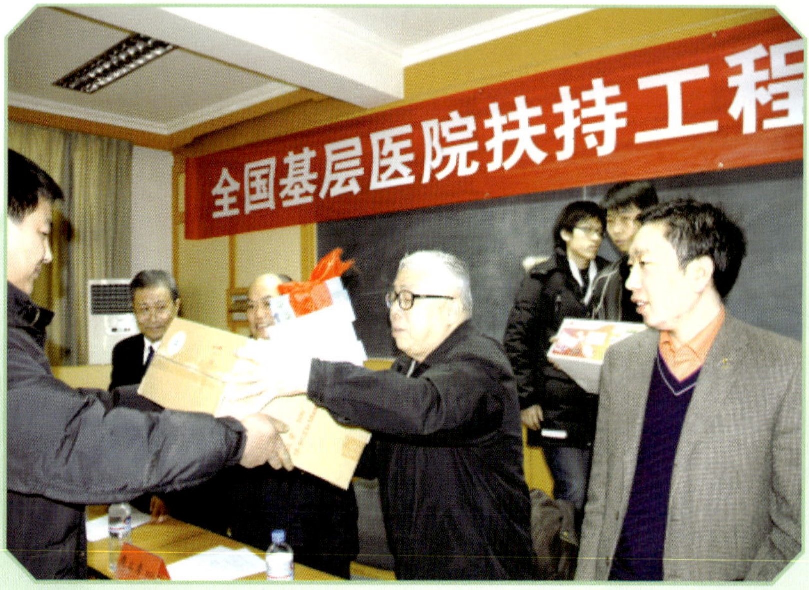

2007年12月25日，首届全国基层医院扶持工程捐赠仪式在中国中医科学院举行。图为全国政协委员、国家中医药管理局原副局长于生龙(前中)向基层代表捐赠医疗物资

中医中药中国行——北京市

①
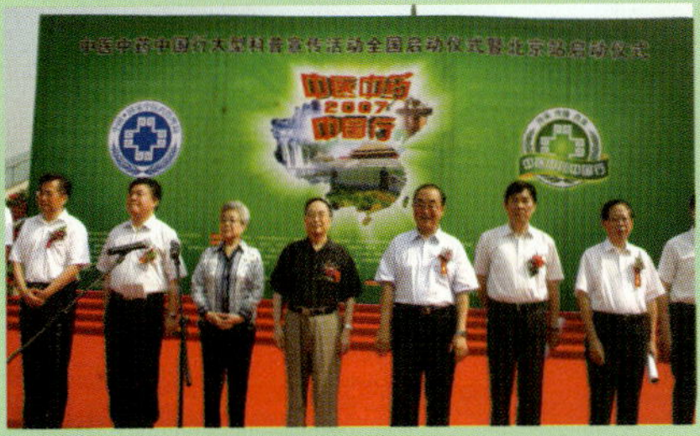
②
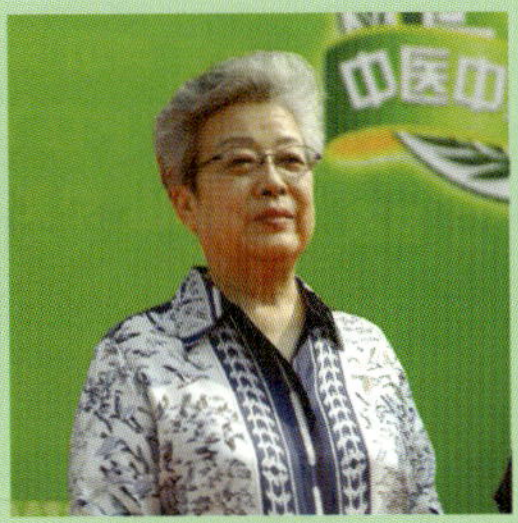
③
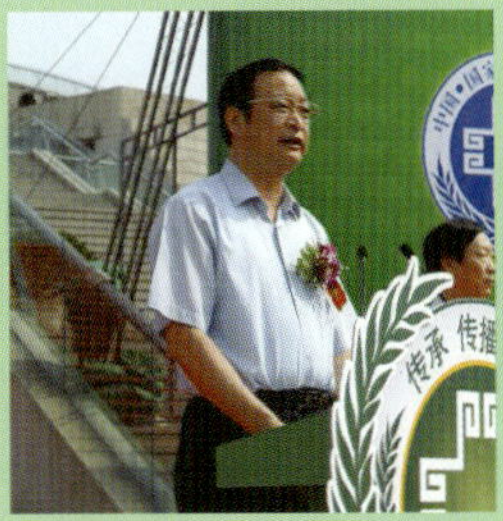

①②③ 2007年7月7日，中医中药中国行大型科普宣传活动全国启动仪式暨北京站启动仪式在北京中华世纪坛举行，中共中央政治局委员、国务院副总理吴仪，全国人大常委会副委员长蒋正华，卫生部部长陈竺，中共卫生部党组书记高强，卫生部副部长兼国家中医药管理局局长王国强出席仪式

④
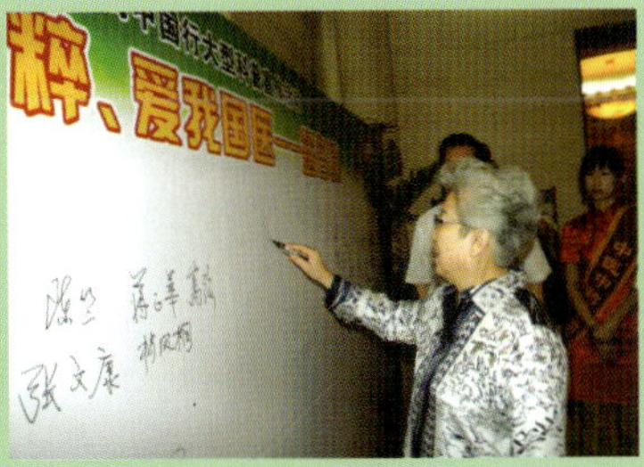
⑤
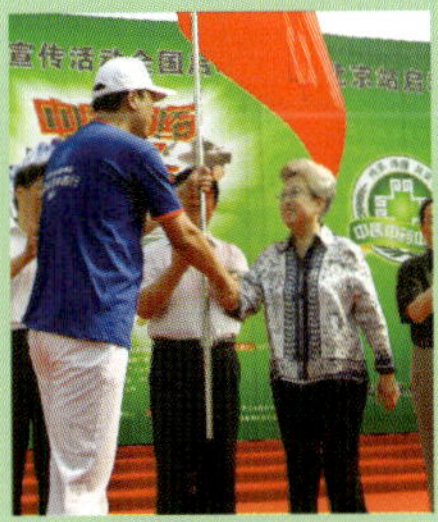
⑥
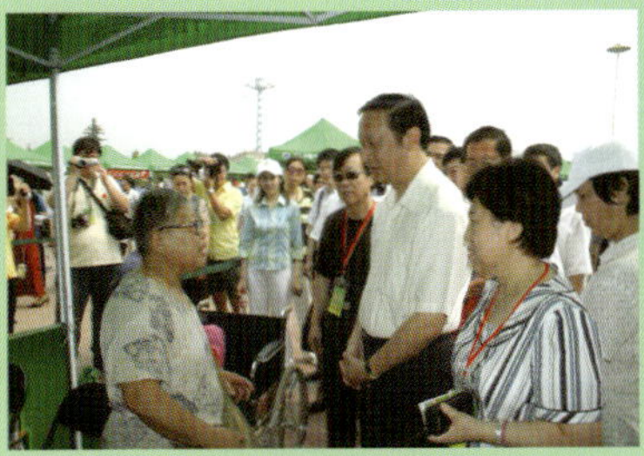

④ ⑤ 启动仪式上，吴仪副总理宣布活动启动并授旗，在签名墙上签名

⑦
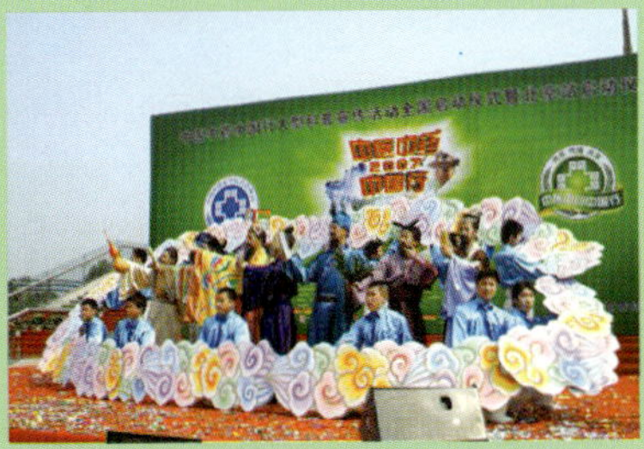
⑧
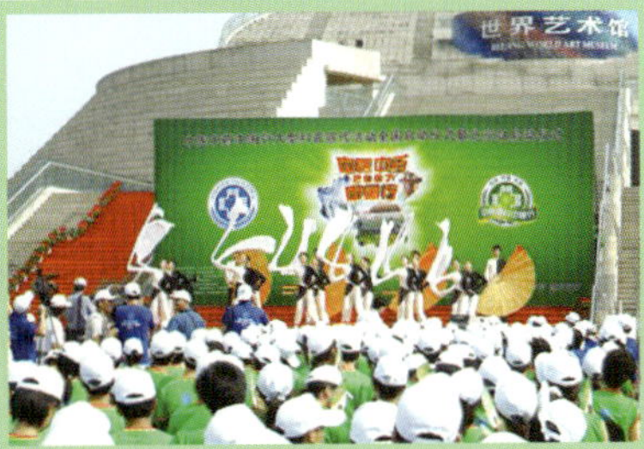

⑨
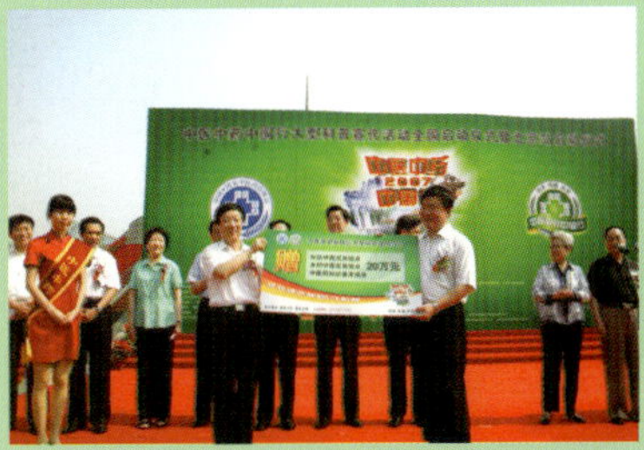

⑥ ⑦ ⑧ ⑨ 北京站启动仪式现场，活动丰富多彩

⑩
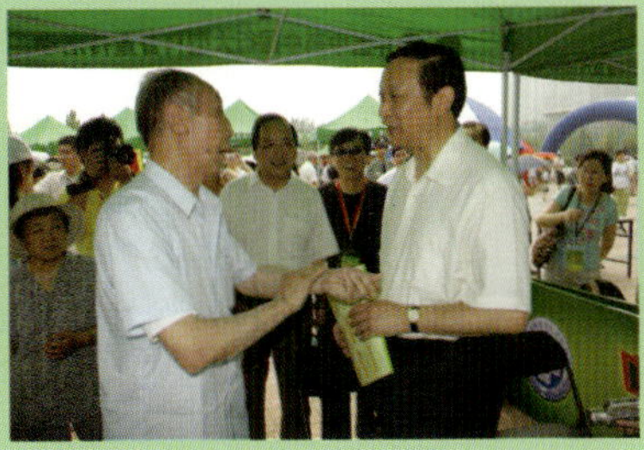
⑪
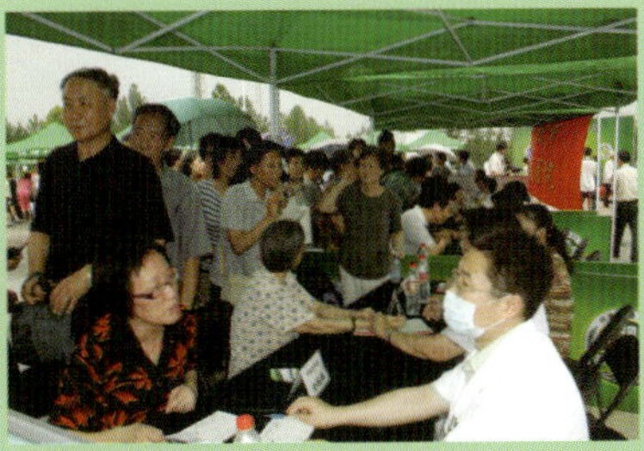
⑫
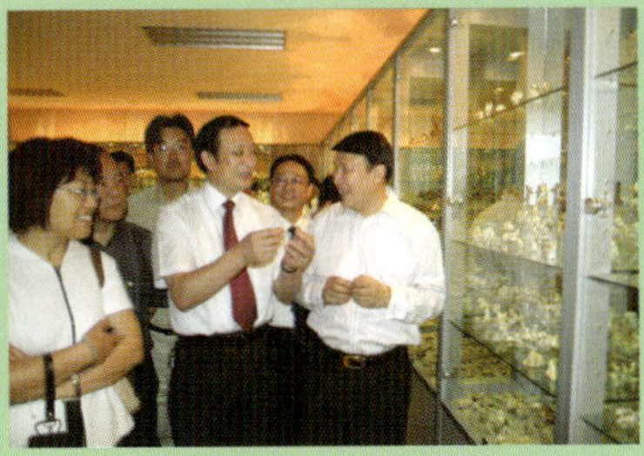

⑩ ⑪ ⑫ 2007年7月8日，中医中药北京行活动在北京朝阳公园举行。卫生部副部长兼国家中医药管理局局长王国强参加了活动

中医中药中国行——河北站

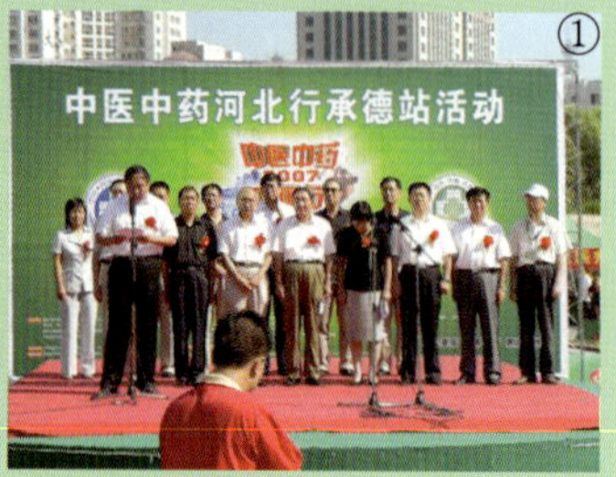

① 2007年8月15日，承德站活动启动

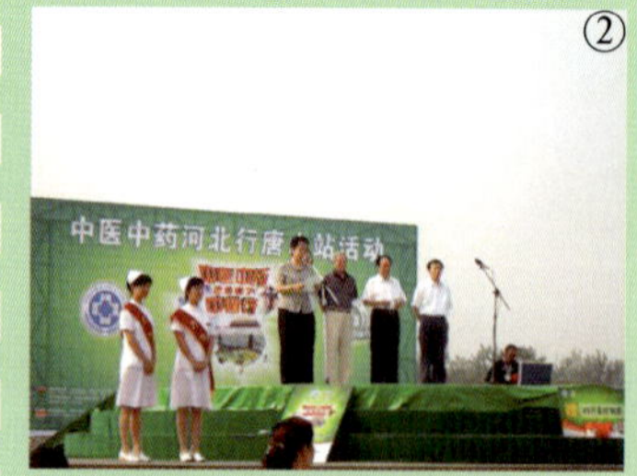

② 2007年8月19日，唐山站活动启动

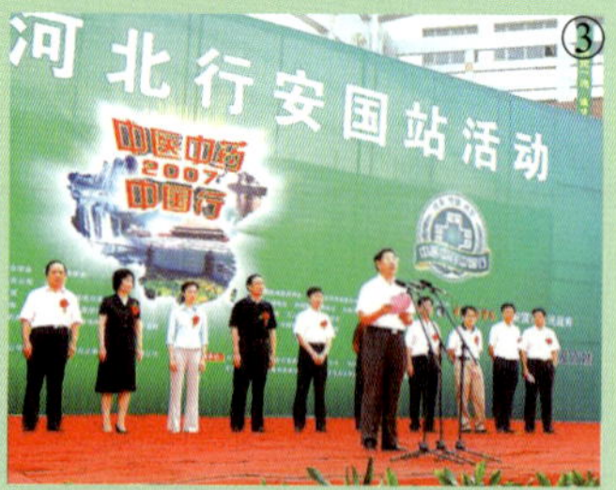

③ 2007年8月15日，安国站活动启动

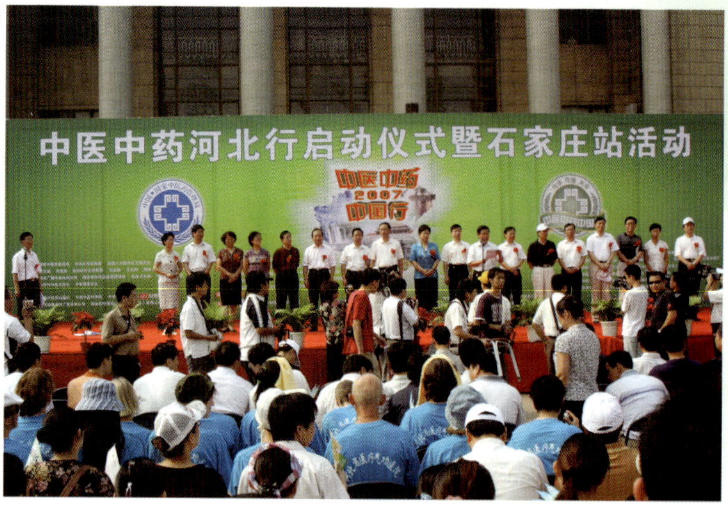

④ 2007年8月15日，中医中药河北行活动启动仪式暨石家庄站活动在河北石家庄文化广场揭开帷幕

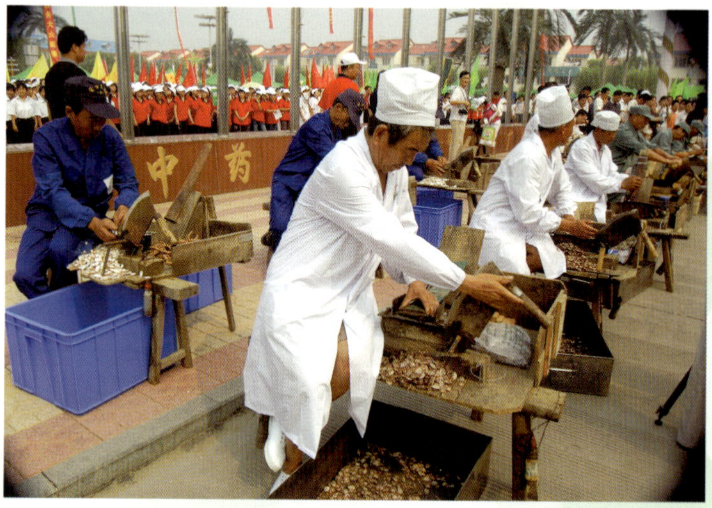

⑤ 活动期间，安国老药工精湛的中药切片技艺让现场观众赞叹不已

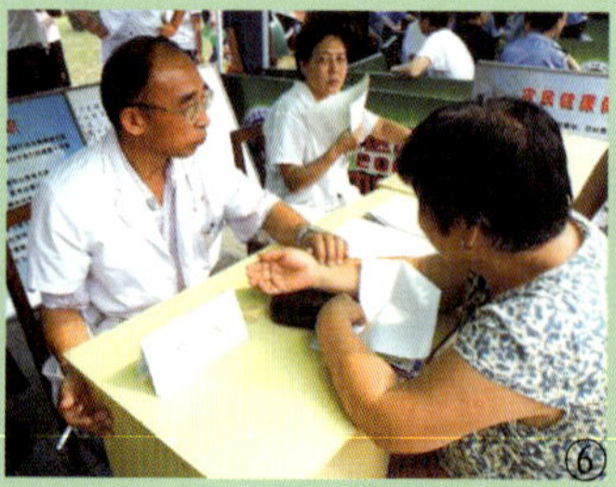

⑥ 安国站义诊现场

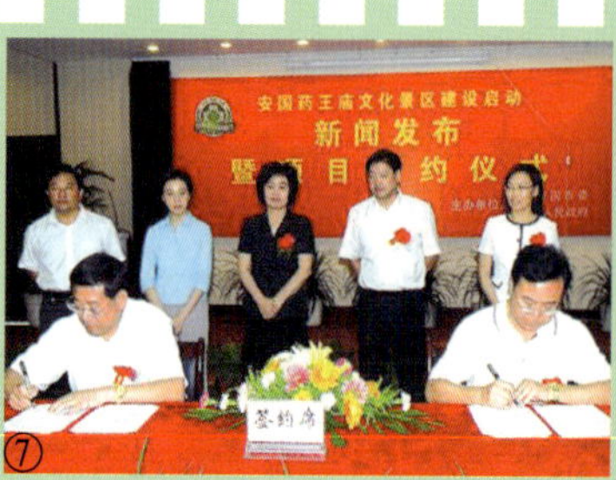

⑦ 安国药王庙文化景区建设活动新闻发布会暨项目签约仪式

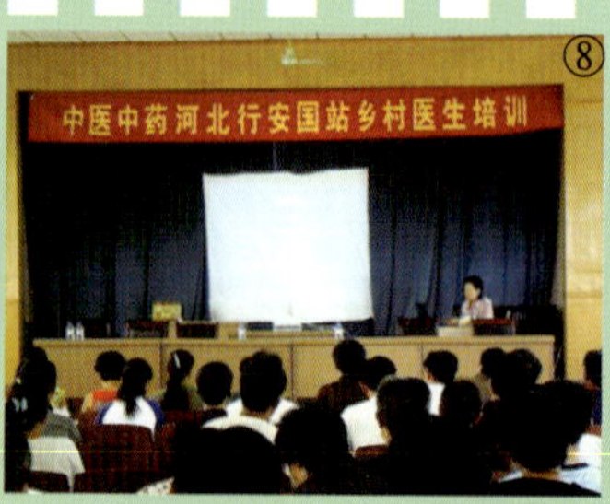

⑧ 安国站乡村医生培训现场

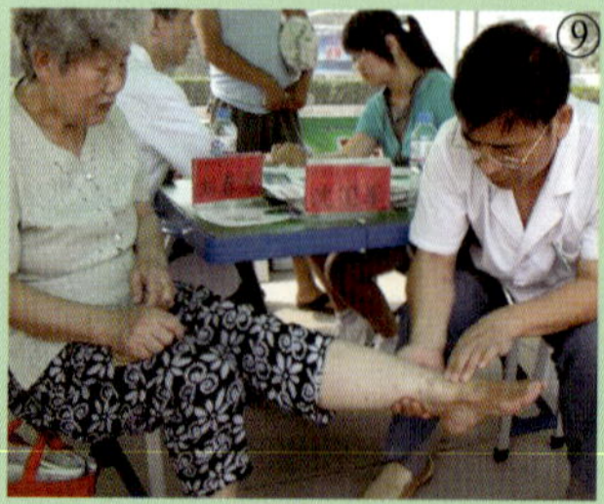

⑨ 沧州站义诊现场

中医中药中国行——山西省

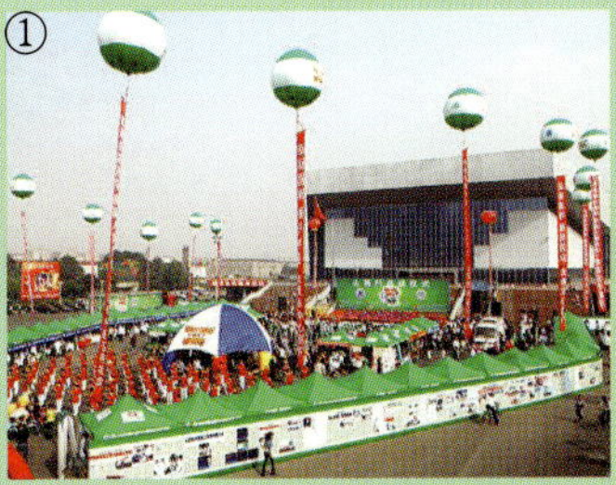

①太原站会场

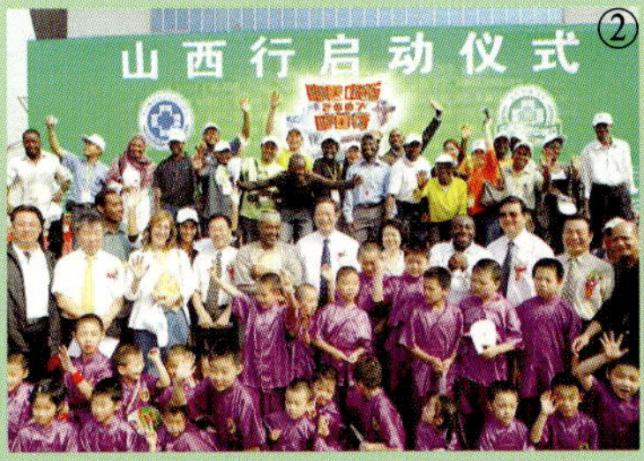

②中医中药山西行启动仪式暨太原站活动现场

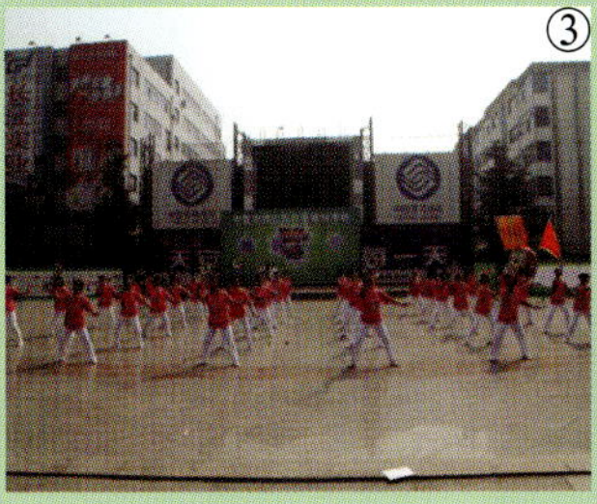

③晋城站表演现场

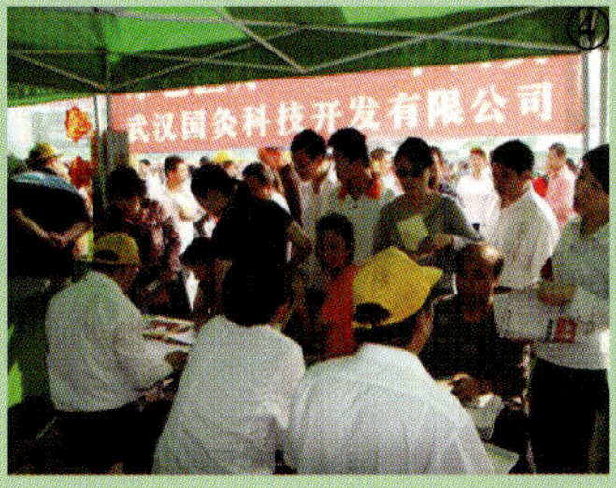

④晋城站义诊活动现场

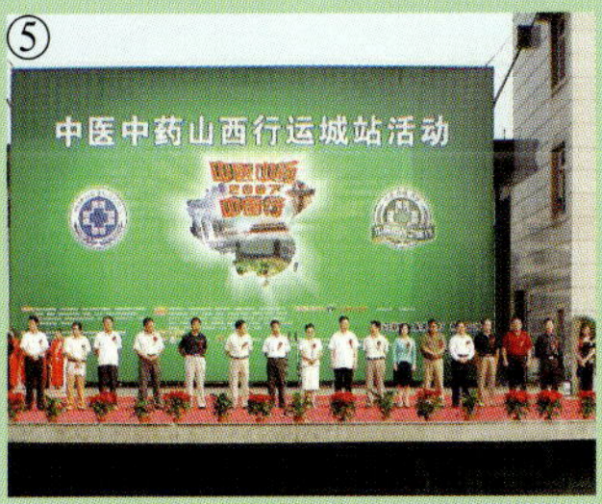

⑤ 运城站活动现场

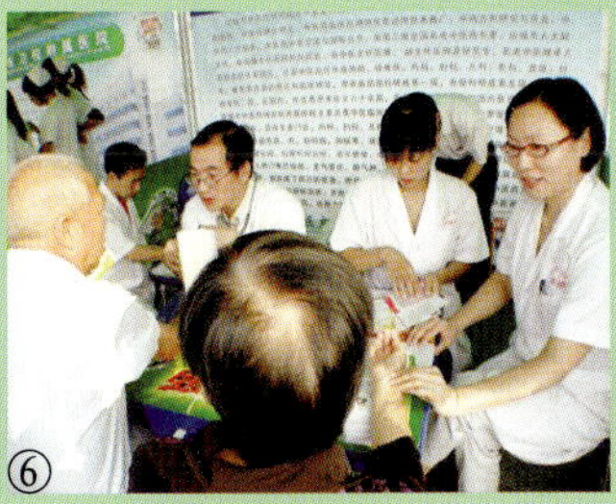

⑥ 运城站专家义诊现场

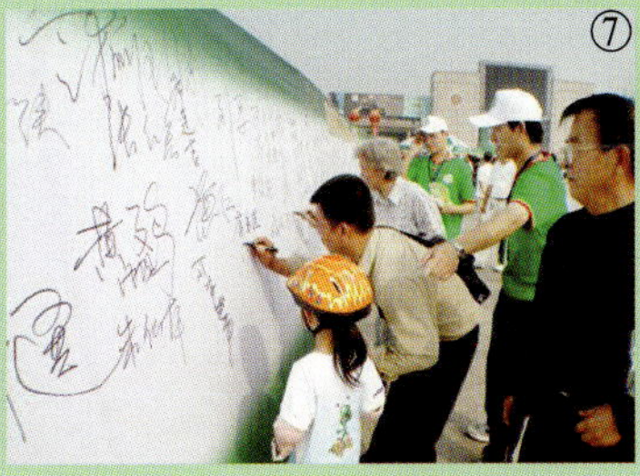

⑦ 运城站签名墙人头攒动

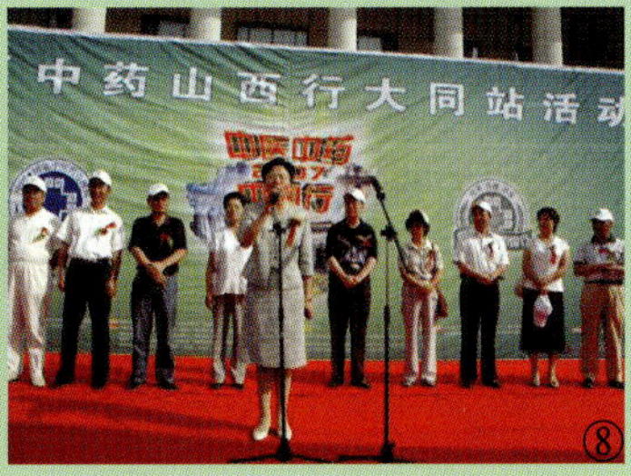

⑧ 大同站启动仪式

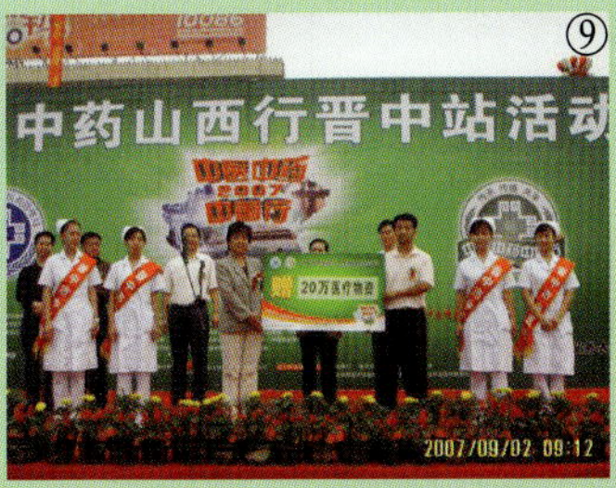

⑨ 晋中站启动仪式

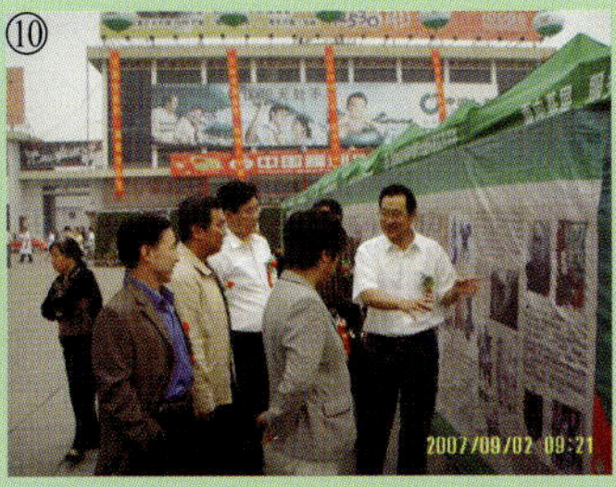

⑩ 晋中站举行科普宣传

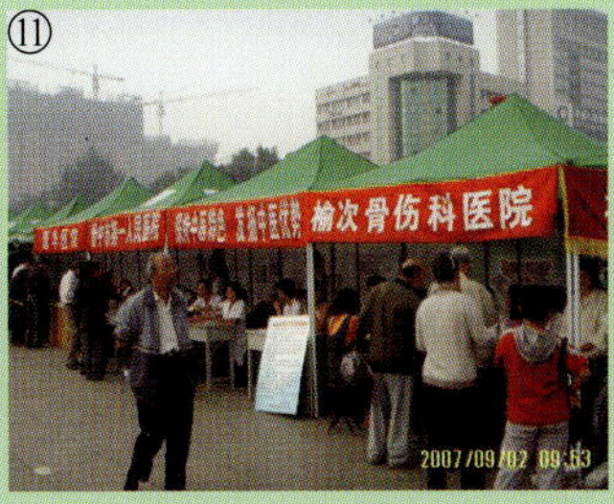

⑪ 晋中站义诊现场

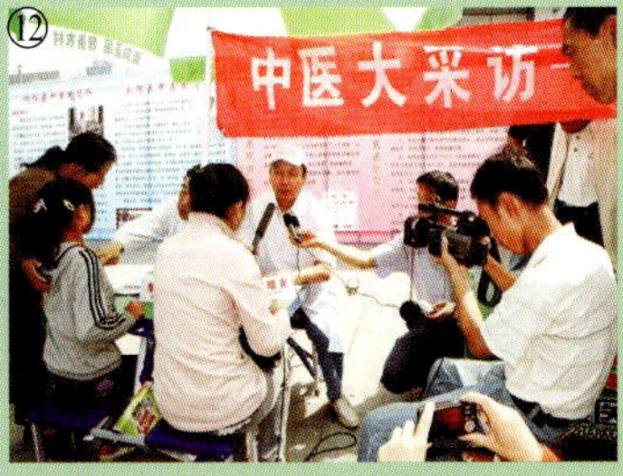

⑫ 朔州站中医采访现场

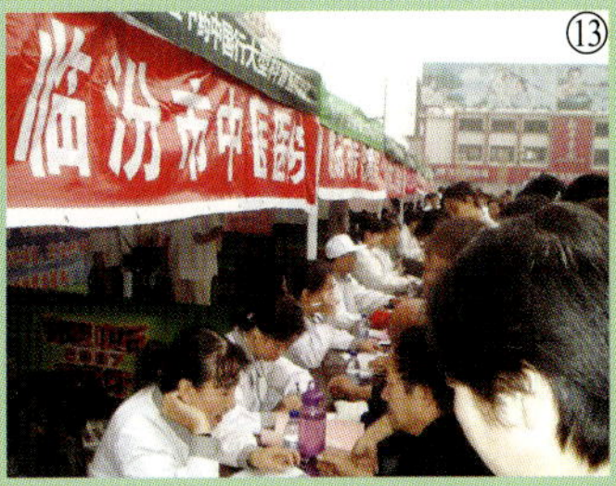

⑬临汾站义诊现场

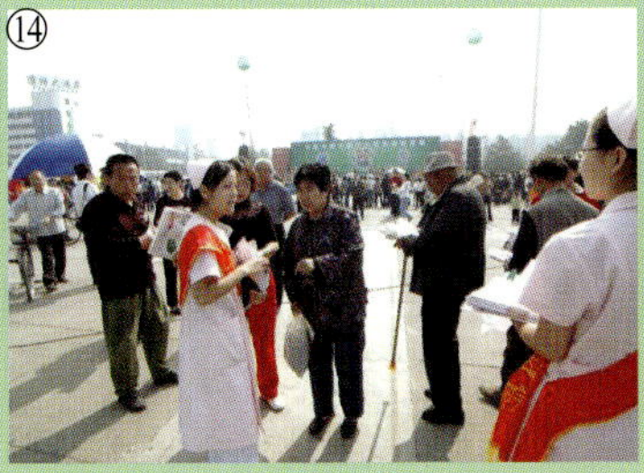

⑭长治站为市民发放医疗手册

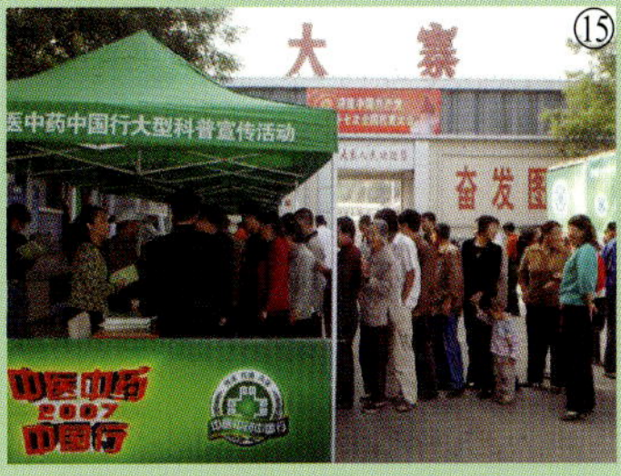

⑮中医中药中国行大篷车走进大寨

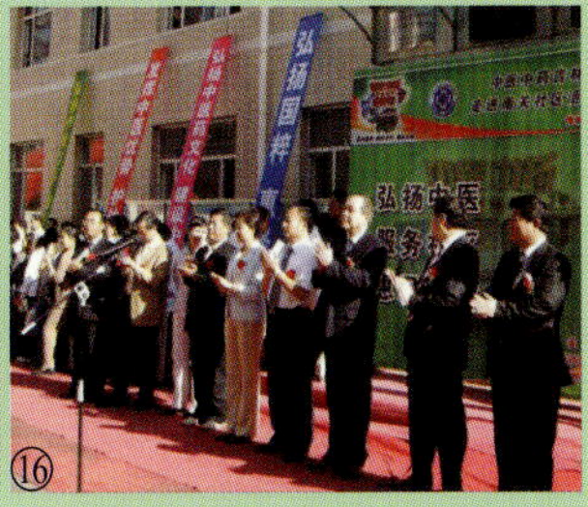

⑯阳泉站启动仪式

中医中药中国行——辽宁省

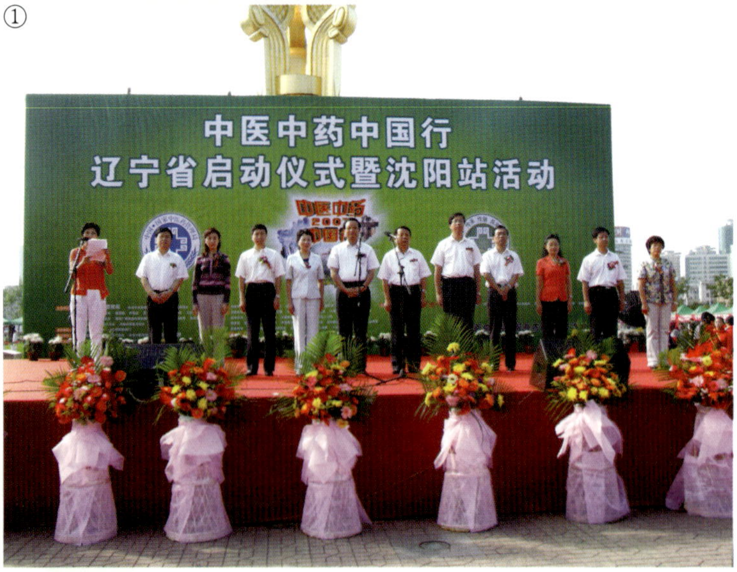

① 2007年9月9日，中医中药中国行辽宁省启动仪式暨沈阳站活动在沈阳市政府广场举行

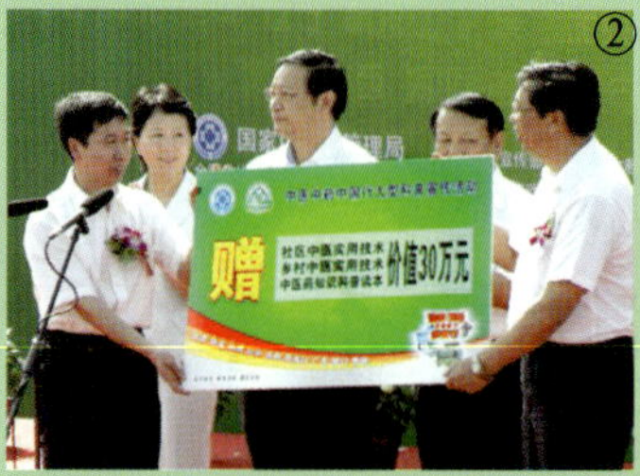

②沈阳站赠送医疗物资及图书

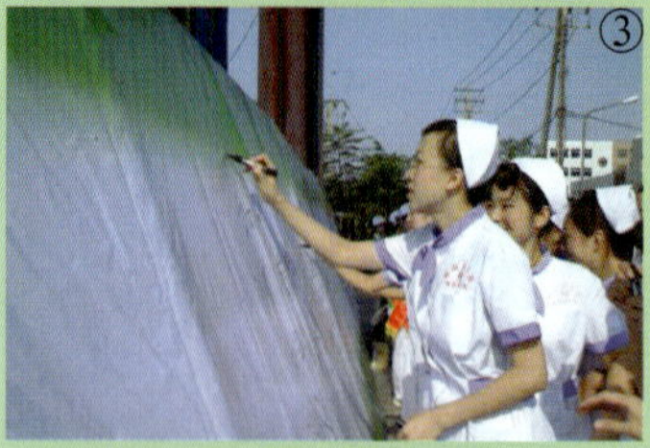

③ 鞍山站签名墙现场

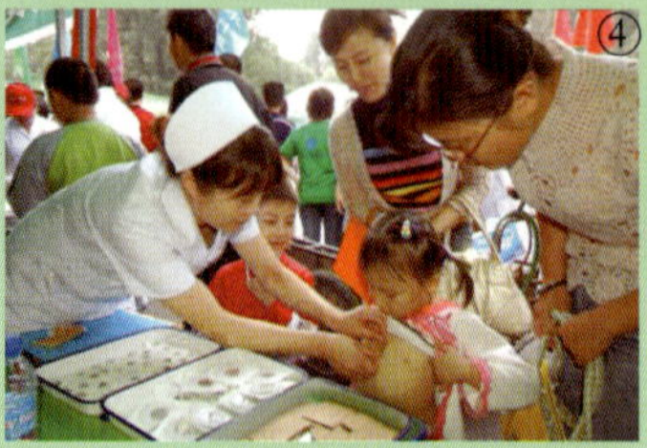

④ 本溪站儿童现场检查身体

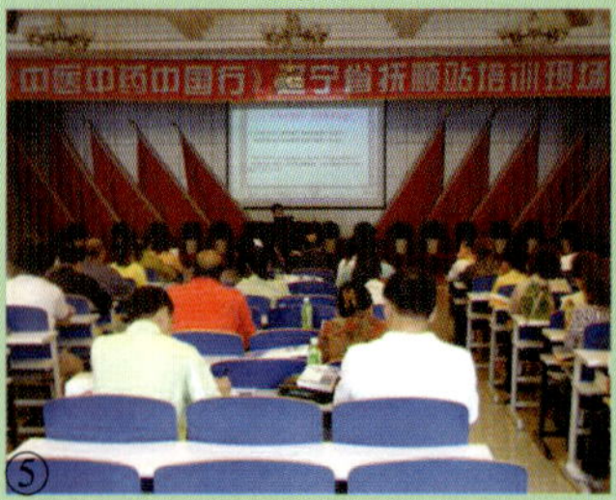

⑤抚顺站培训现场

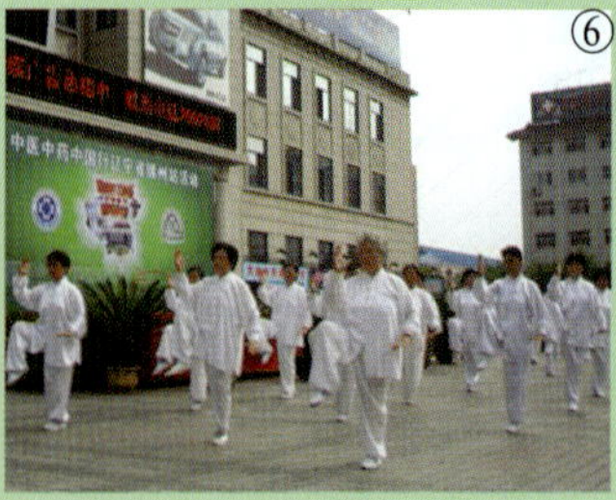

⑥锦州站气功表演

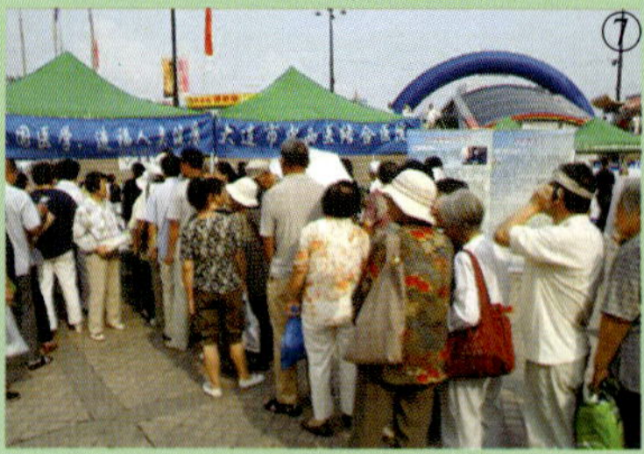

⑦大连站50余位名中医为市民把脉义诊

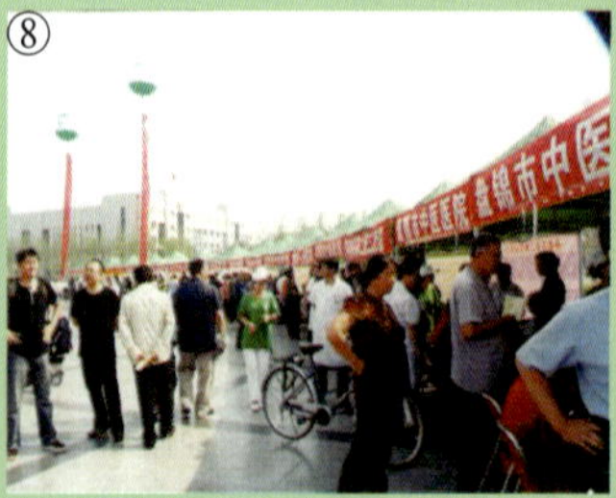

⑧盘锦站科普宣传活动在世纪广场举行

中医中药中国行——黑龙江省

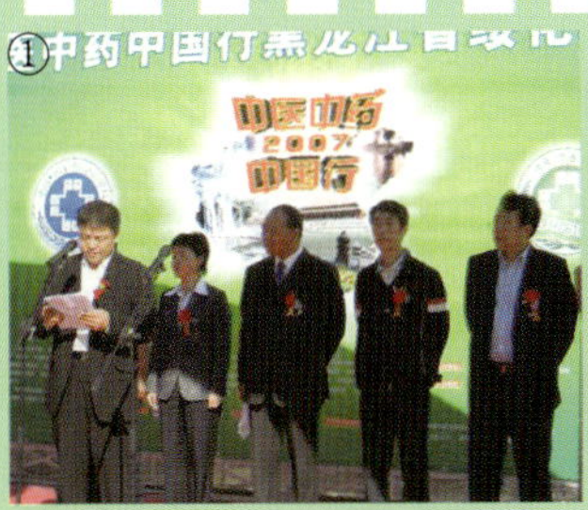
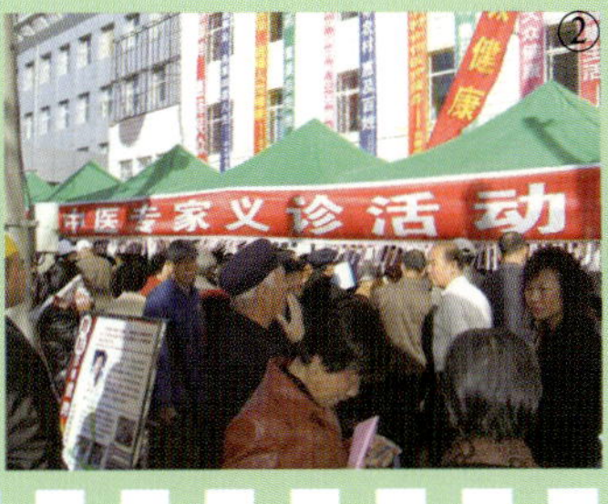
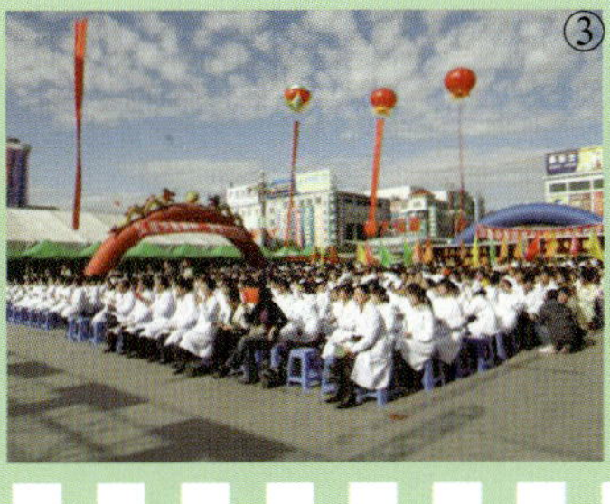
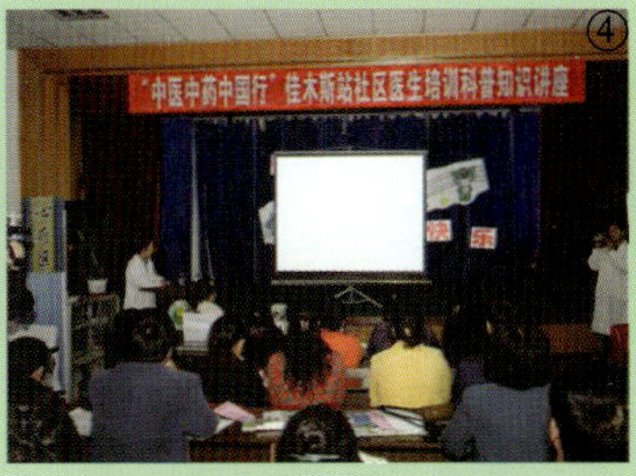

①②中医中药中国行黑龙江绥化站科普宣传启动仪式在绥化市中医院举行

③佳木斯站启动仪式现场

④佳木斯站活动现场

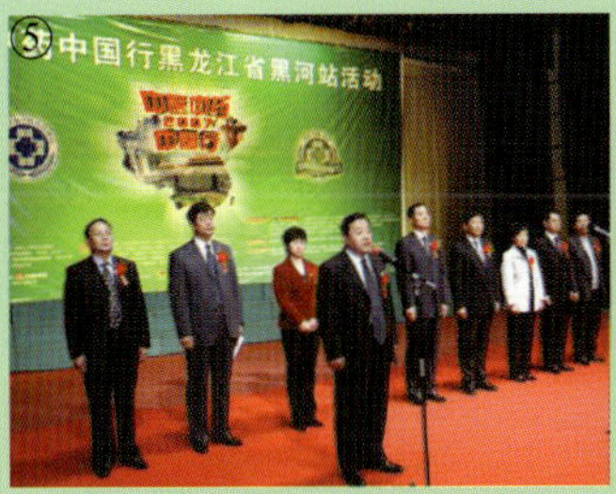
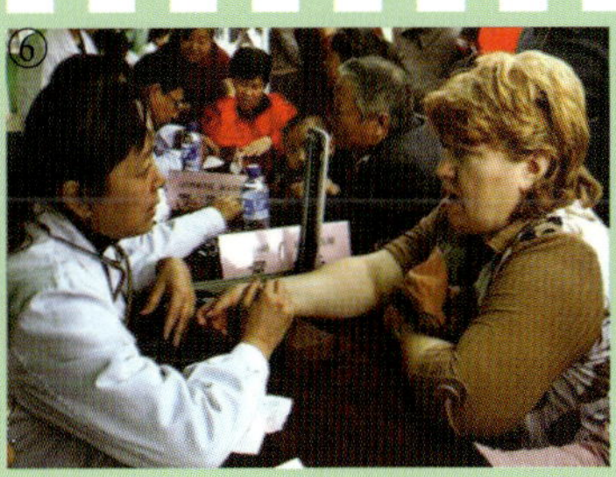
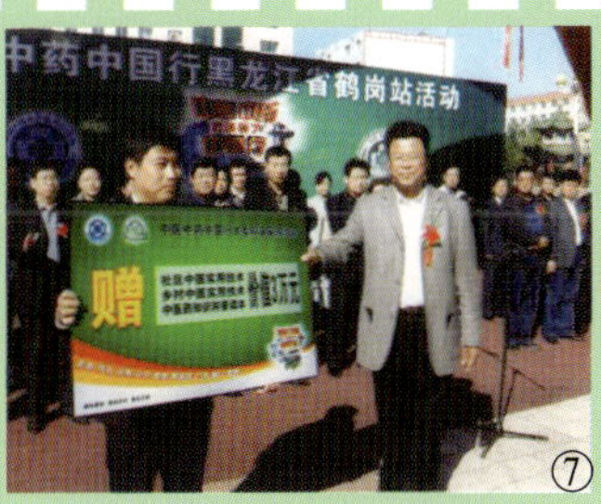
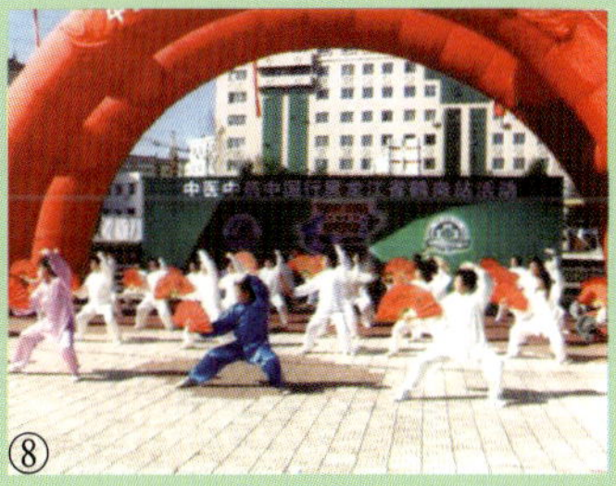

⑤⑥中医中药中国行活动在黑河展开

⑦ 鹤岗站活动现场捐赠医疗物资

⑧鹤岗站太极拳表演现场

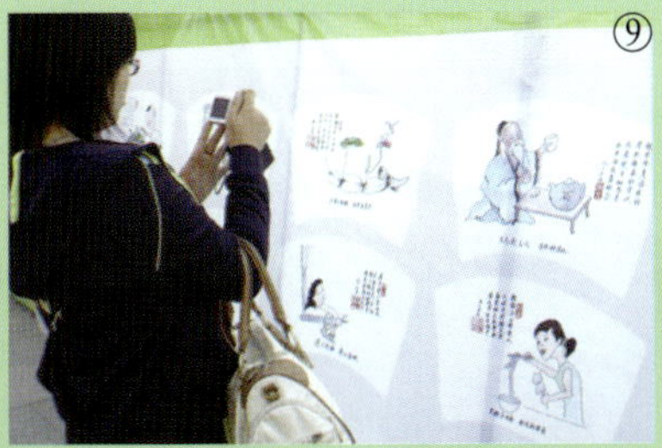
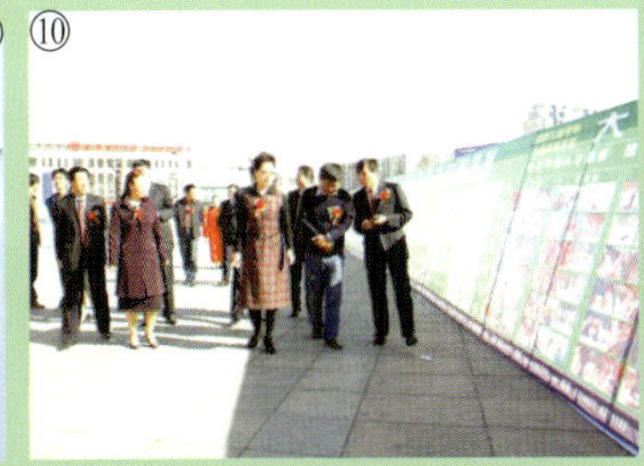
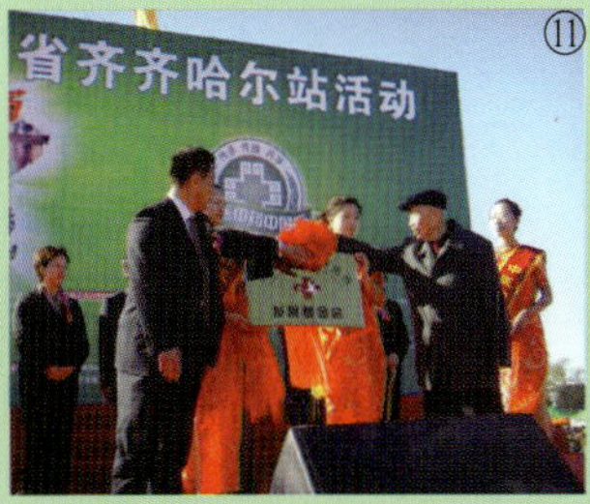

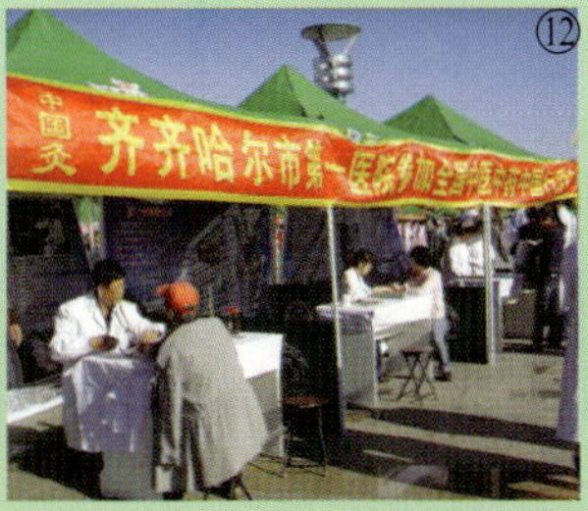

⑨哈尔滨站市民参观漫画展

⑩鸡西站举办中医宣传画展

⑪齐齐哈尔站启动仪式现场

⑫齐齐哈尔站义诊

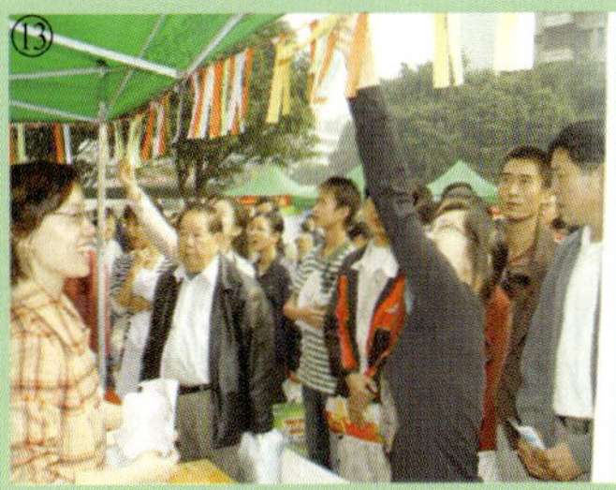
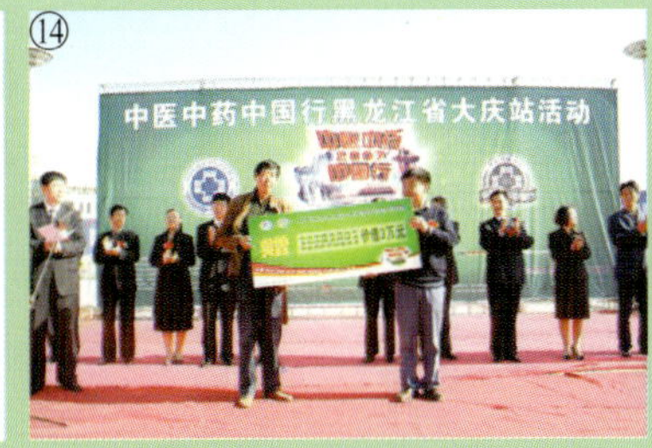

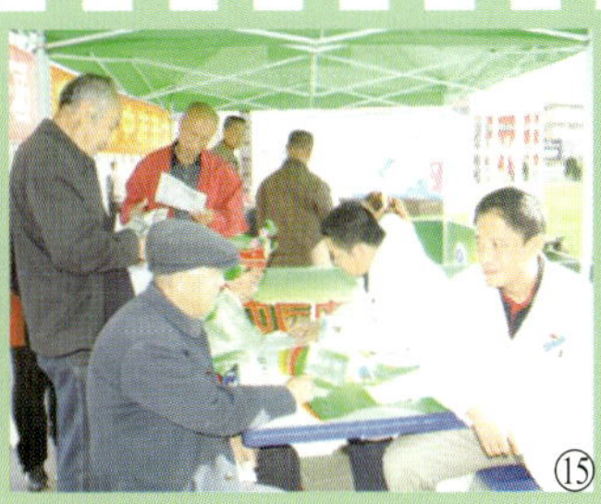
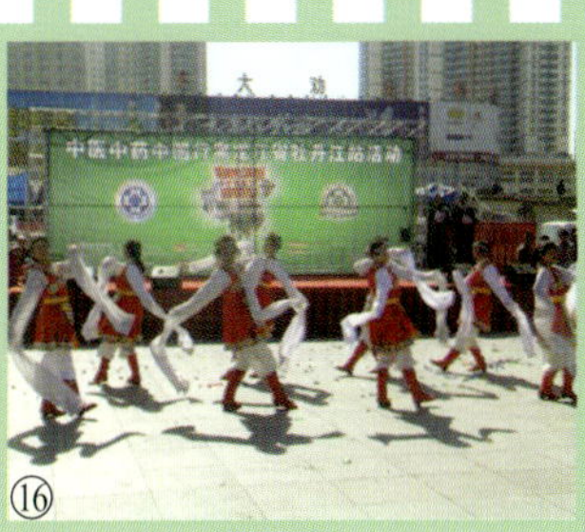

⑬伊春站举办中医药知识有奖猜迷活动

⑭大庆站活动启动现场

⑮大庆市杜尔伯特蒙古族自治县义诊现场

⑯牡丹江站活动启动仪式

中国中医中国行——吉林省

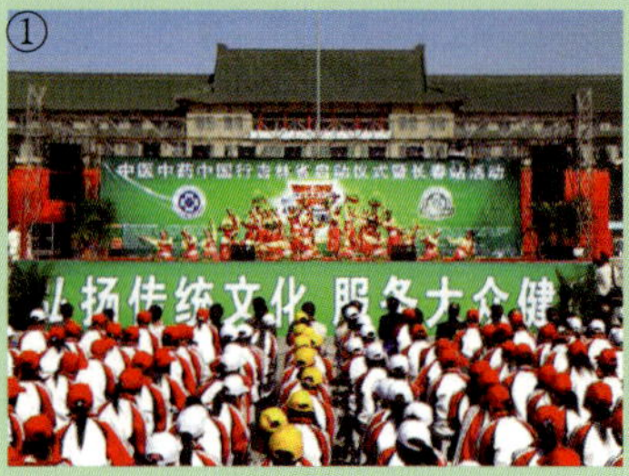

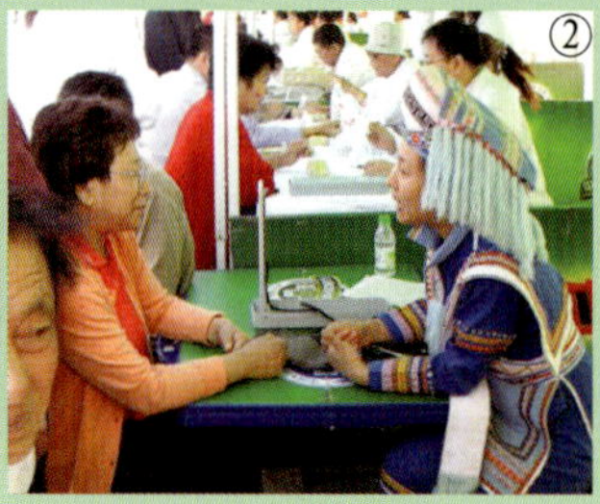

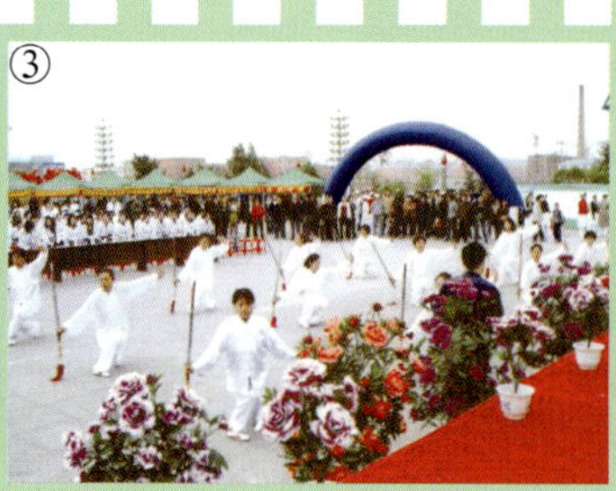

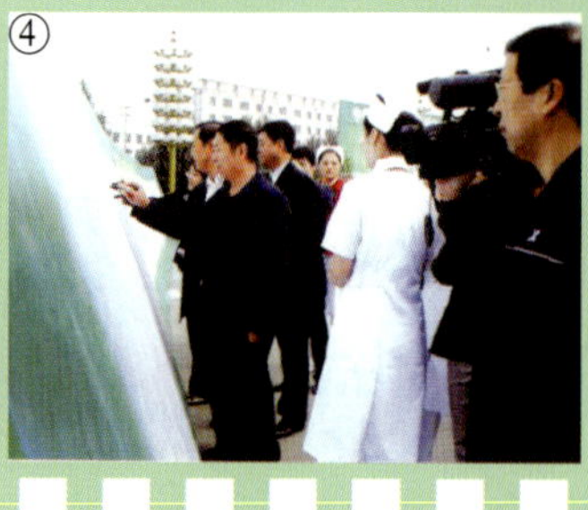

①长春站现场文艺演出　②长春站瑶医义诊　③松原站活动现场　④松原站人们踊跃签名

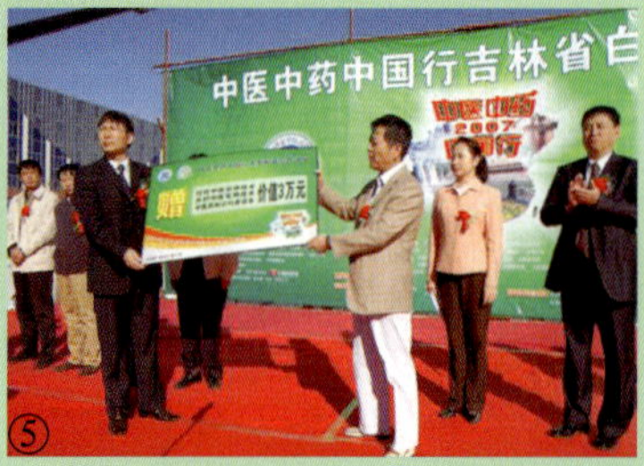

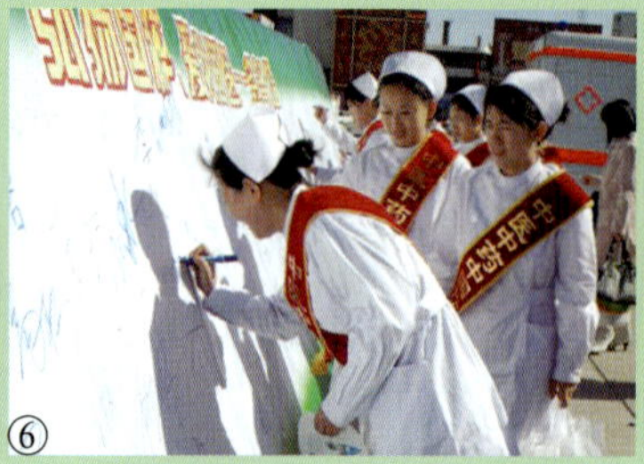

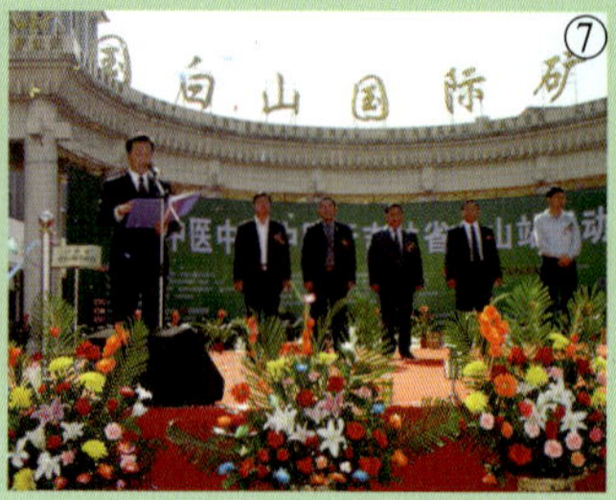

⑤白城站启动仪式现场　⑥白城站签名活动　⑦白山站启动仪式现场

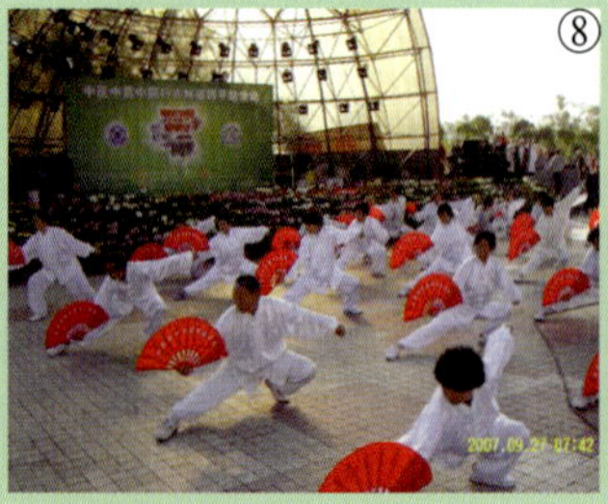

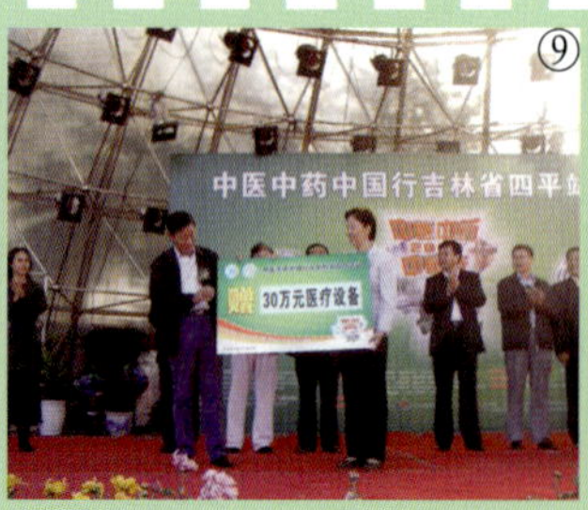

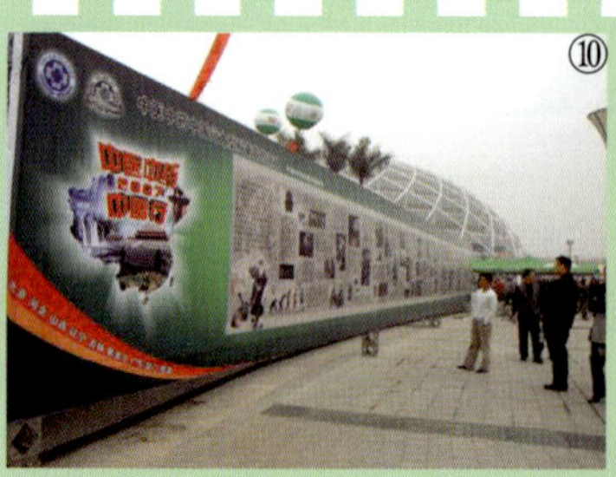

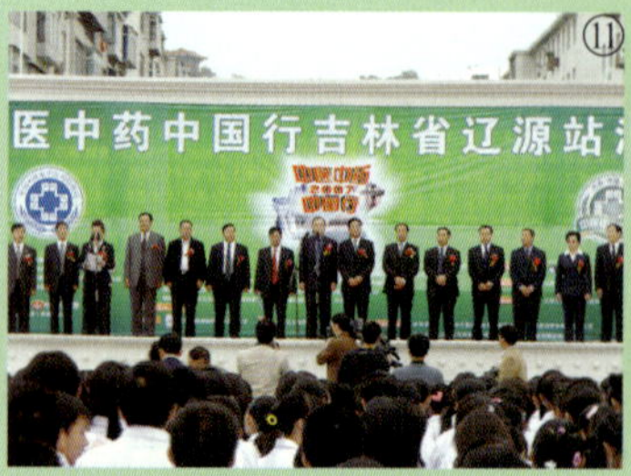

⑧四平站气功表演　⑨四平站赠送医用设备　⑩通化站百米宣传长廊　⑪辽源站启动仪式现场

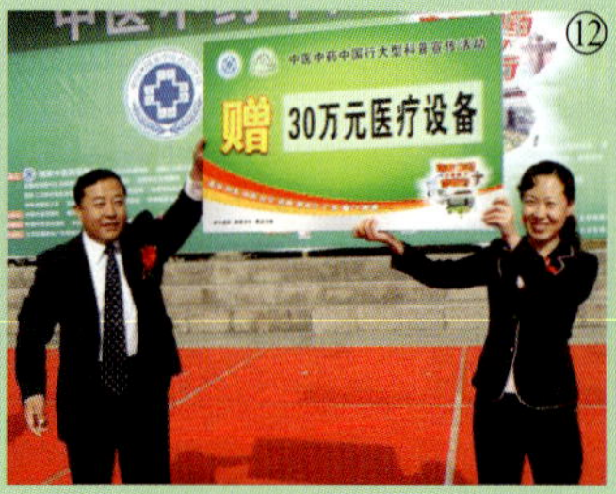

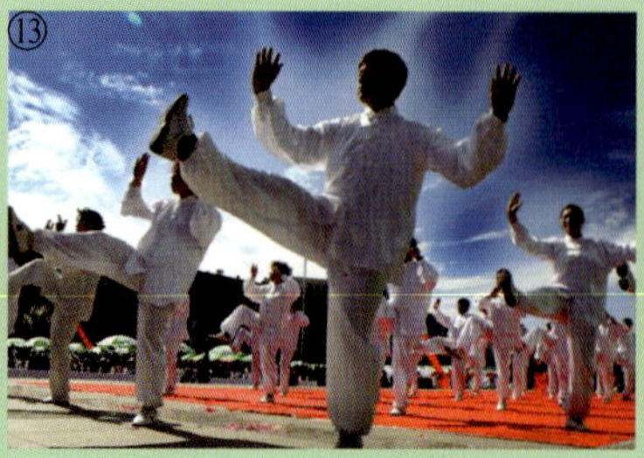

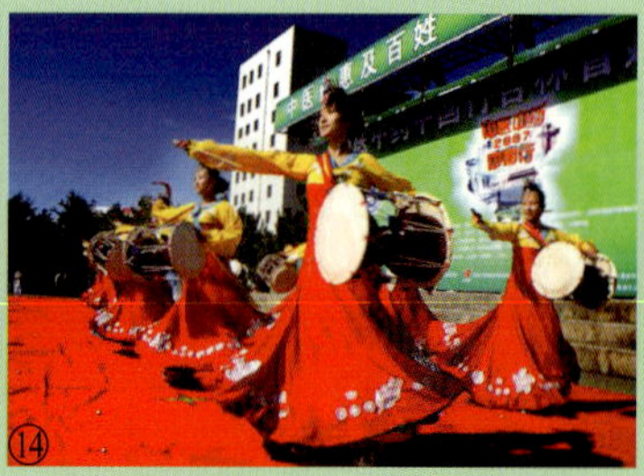

⑫延边站捐赠医疗设备现场　⑬延边市市民气功表演　⑭延边站文艺表演

中医中药中国行——厦门市

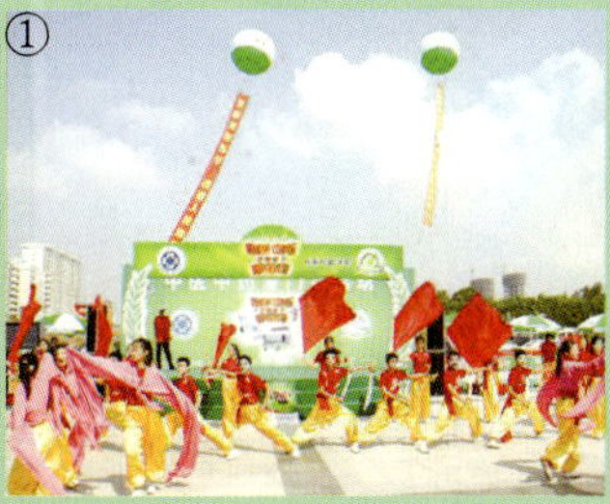

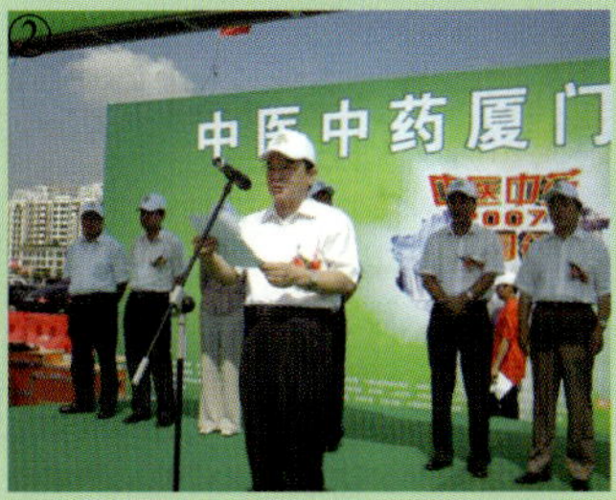

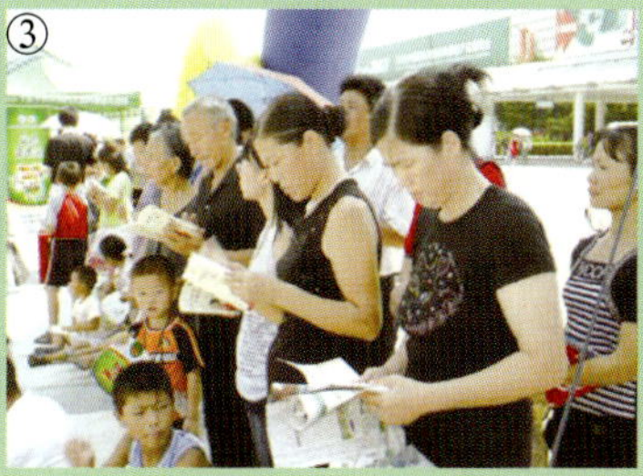

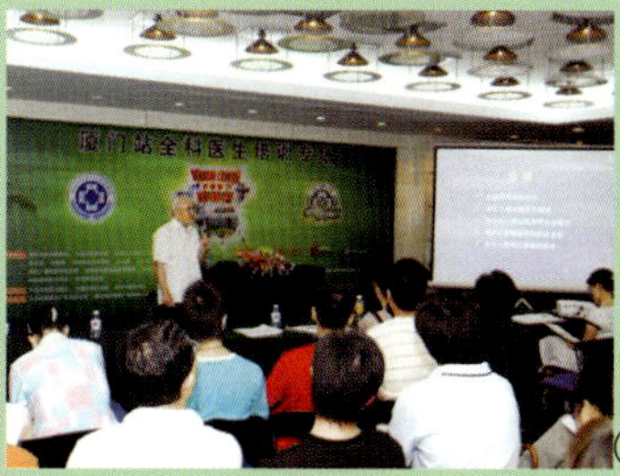

①厦门站启动仪式文艺演出现场

②国家中医药管理局副局长房书亭出席活动

③厦门站活动现场发放宣传资料

④厦门行组委会组织厦门百名社区医生培训

中医中药中国行——香港特别行政区

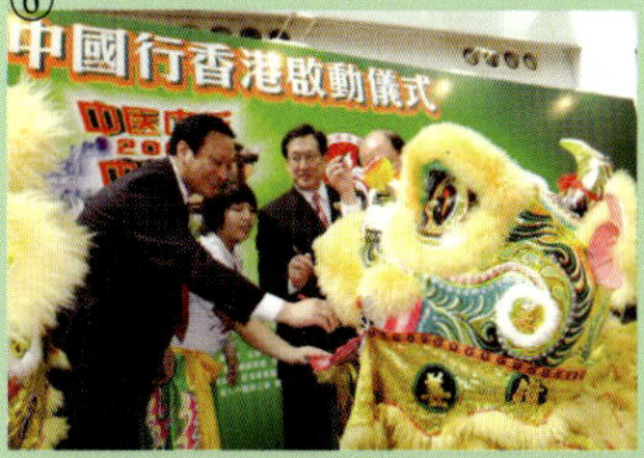

⑥ 启动仪式现场，卫生部副部长兼国家中医药管理局局长王国强为舞狮点睛

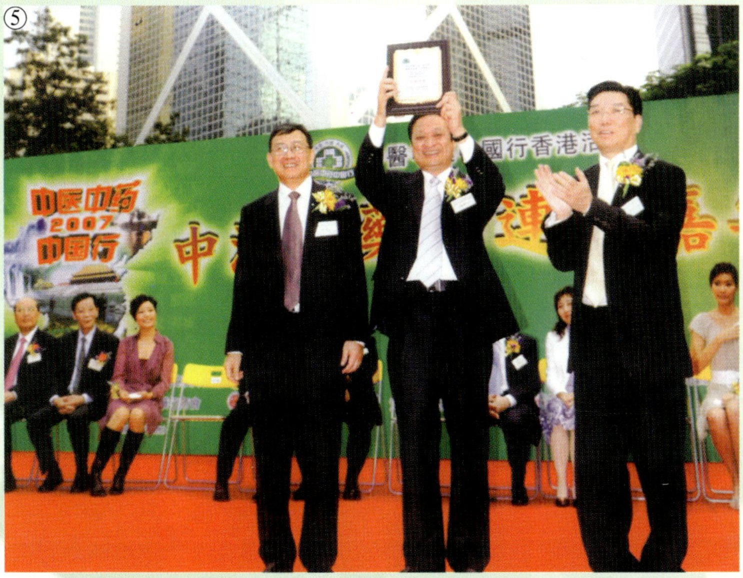

⑤ 2007年11月24日，中医中药中国行香港站活动在香港九龙奥海城启动

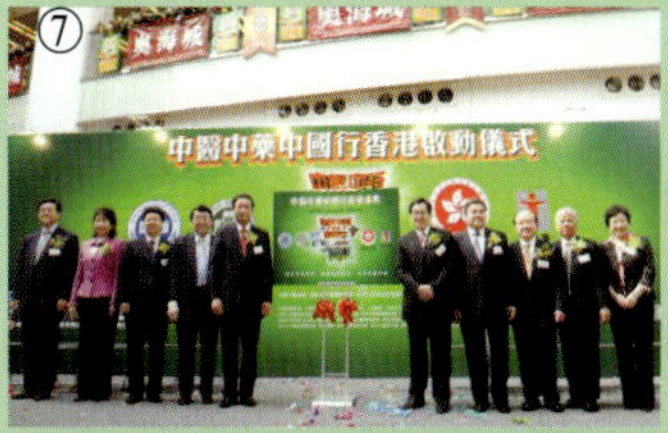

⑦ 活动现场捐赠医疗物资

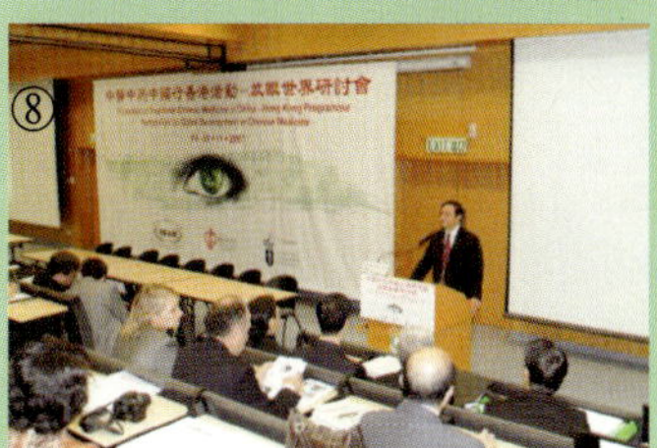

⑧ 香港站活动期间举办研讨会现场

中医中药中国行——广东省

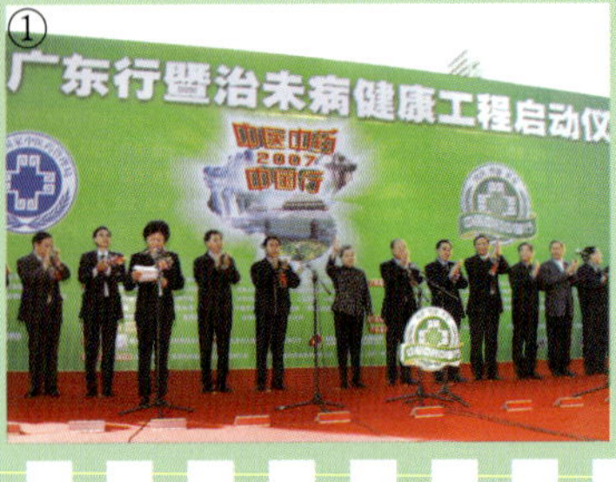

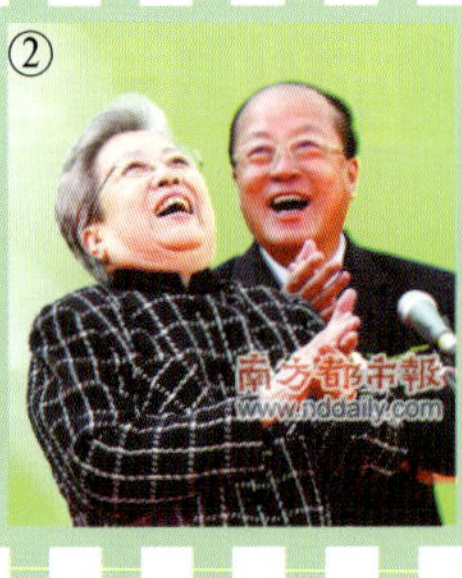
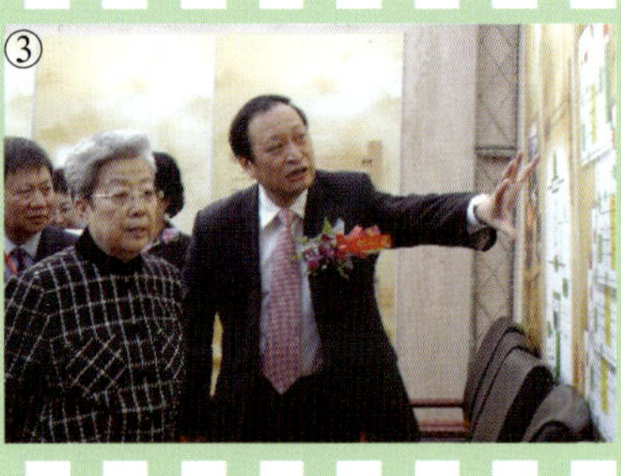
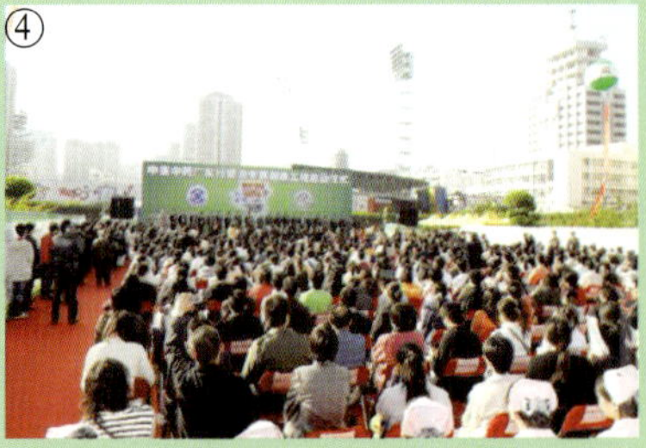

① ④ 中医中药广东行暨治未病健康工程启动仪式在广州举行

② ③ 中央政治局常委、国务院副总理吴仪，卫生部副部长兼国家中医药管理局局长王国强出席活动并参观了科普宣传展

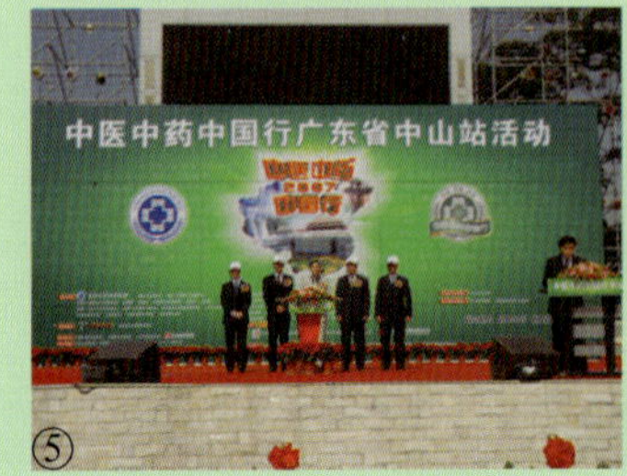

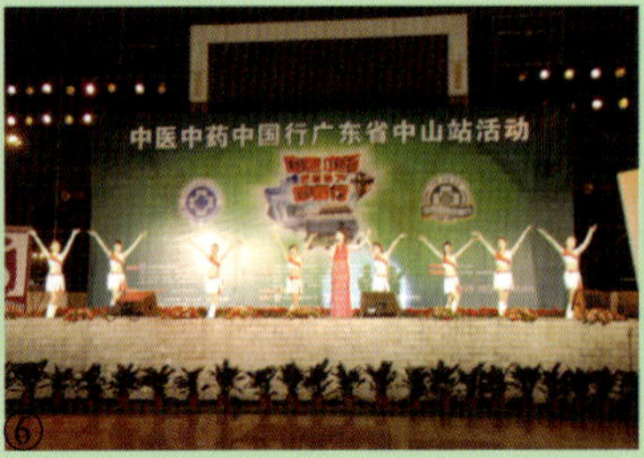

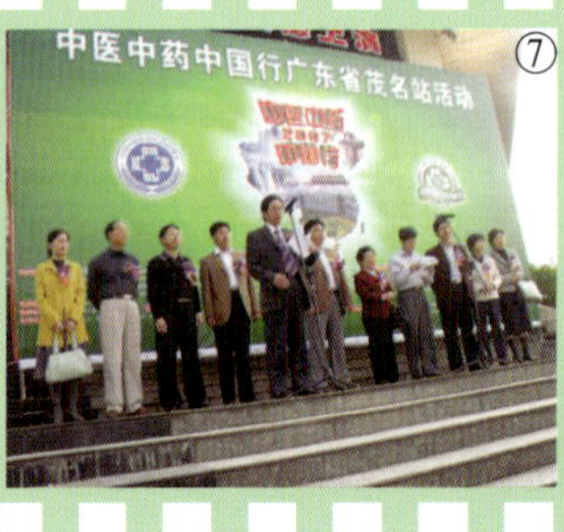

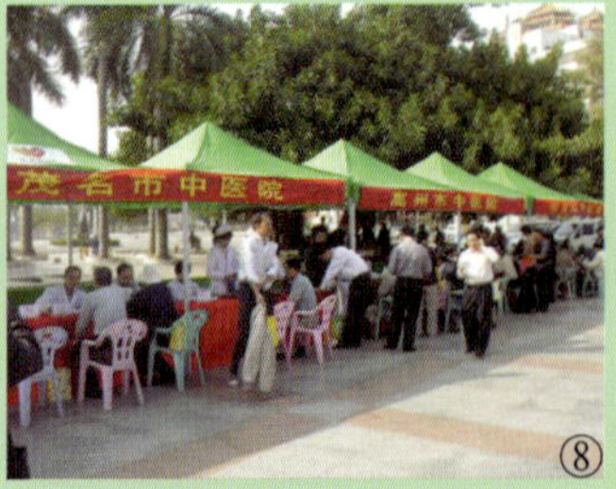

⑤ ⑥ 2007年12月1日，中医中药中国行走进广东省中山市　⑦ ⑧ 2007年12月3日，中医中药中国行广东省茂名站启动

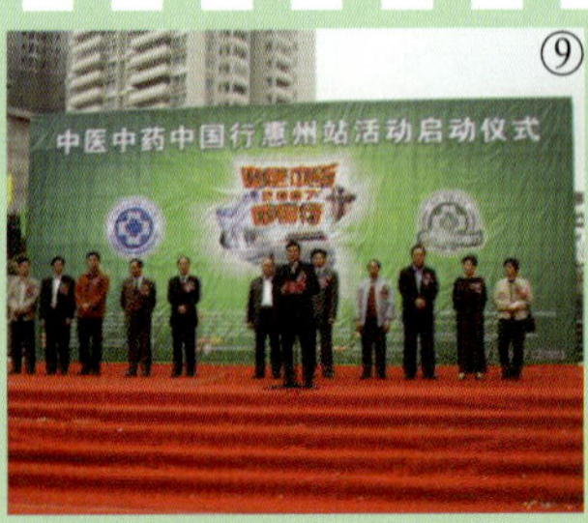

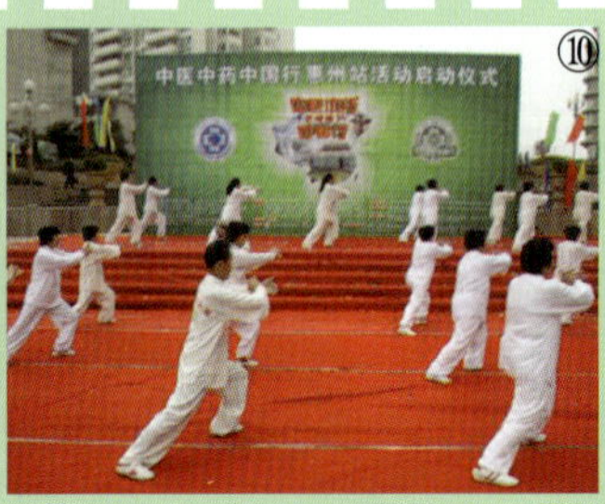
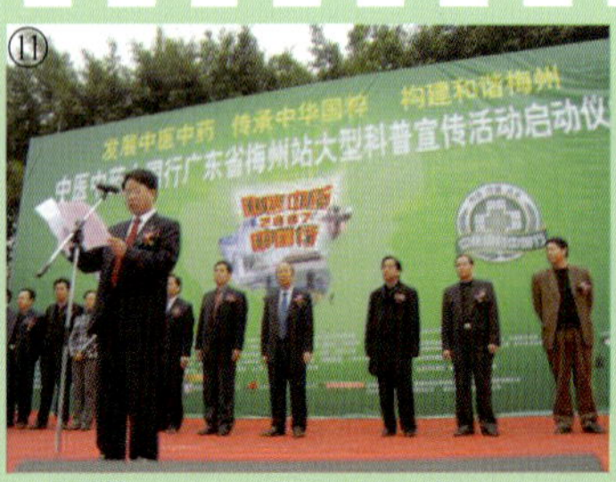
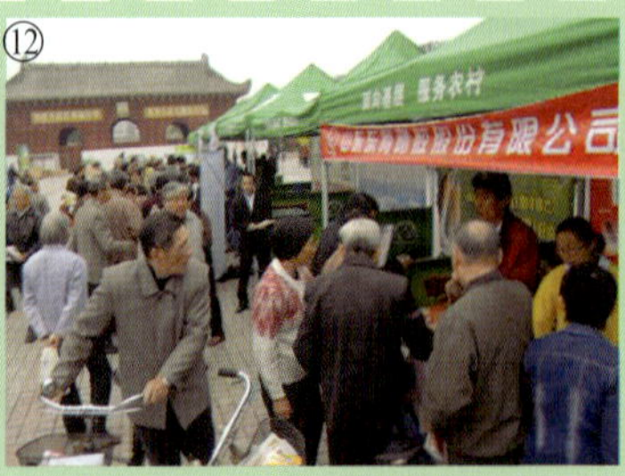

⑨ ⑩ 2007年12月5日，中医中药中国行惠州站启动　⑪ ⑫ 2007年12月5日，中医中药中国行梅州站启动

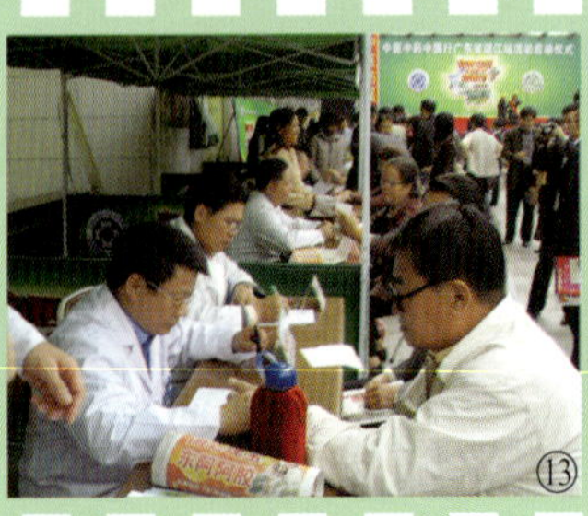
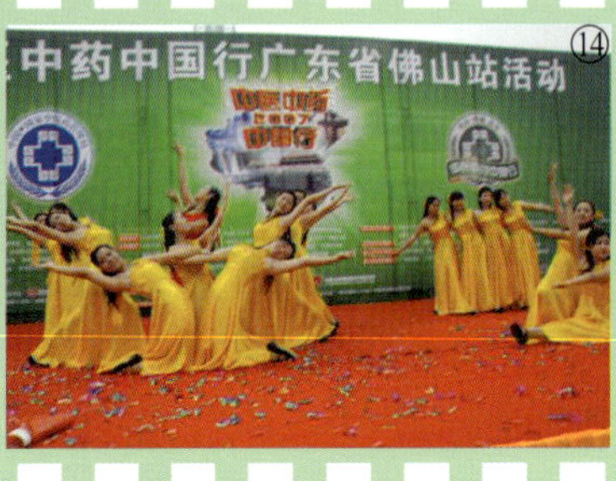

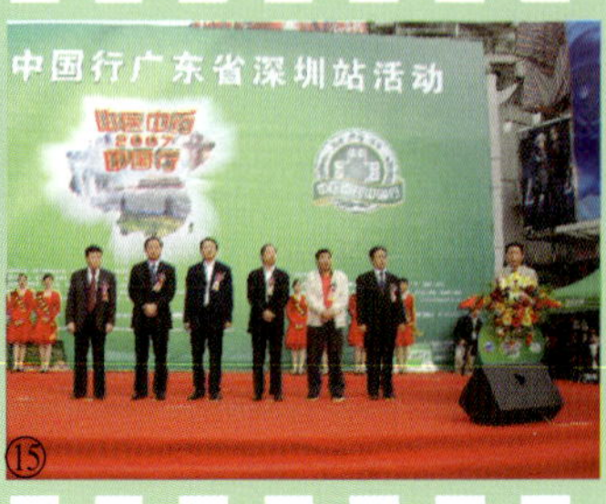

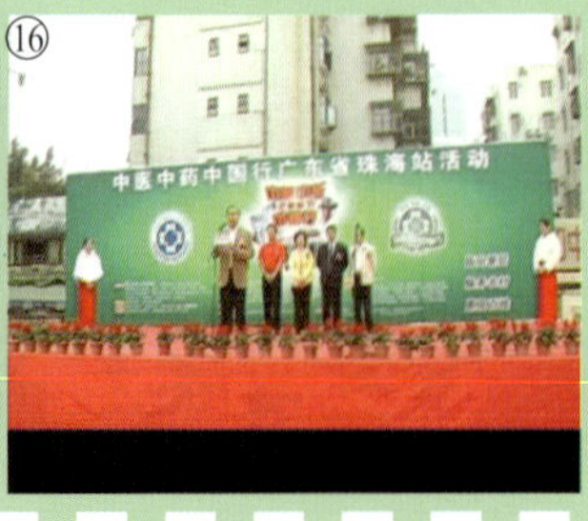

⑬ 中医中药中国行 湛江站启动

⑭ 中医中药中国行 佛山站启动仪式

⑮ 中医中药中国行 深圳站启动仪式

⑯ 中医中药中国行 珠海站启动仪式

2008卷《中国中医药年鉴》（行政卷）编委会

2008卷《中国中医药年鉴》(行政卷)特约编辑

陈　伟　国家中医药管理局办公室综合处处长
周登峰　总后卫生部医疗管理局助理
李宗友　中国中医科学院办公室主任
陆　静　中国中医药报社办公室主任
巨　锋　中国中医药报社摄影部主任
罗会斌　中国中医药出版社办公室主任
朱　桂　中华中医药学会办公室主任
刘　穗　中国中医药科技开发交流中心办公室主任
郜晓丹　中国传统医药国际交流中心项目经理助理
张　博　国家中医药管理局对台港澳交流中心办公室科员
刘陆阳　国家中医药管理局中医师资格认证中心办公室副处长
房耘耘　北京中医药大学管理学院院长
陈　勇　北京市中医管理局办公室副主任
王福菊　天津市卫生局中医处副调研员
陈振山　河北省中医药管理局调研员
刘　浚　山西省卫生厅中医管理局主任科员
石海燕　内蒙古自治区卫生厅中蒙医处主任科员
付维利　辽宁省中医管理局副调研员
孟庆彬　吉林省中医药管理局办公室主任科员
许　磊　黑龙江省中医管理局科员
刘文选　上海市卫生局中医处助理调研员
朱　蕾　江苏省中医药局综合业务处主任科员
王　颖　浙江省中医药管理局副调研员
王继学　安徽省卫生厅中医管理局主任科员
崔晓榕　福建省卫生厅中医处副处长
张欣霞　江西省卫生厅主任科员
禹金涛　山东省中医管理局主任科员
樊英戈　河南省中医管理局主任科员
李　涛　湖北省卫生厅中医处主任科员
熊士敏　湖南省中医管理局副研究员
肖纹绮　广东省中医药局主任科员
刘　畅　广西壮族自治区卫生厅中医管理处副主任科员
邢伯茹　海南省卫生厅中医处副主任科员
唐丽灵　重庆市卫生局中医处副主任科员
罗　建　四川省中医药管理局办公室主任
周　西　贵州省卫生厅主任科员
张旭芳　云南省卫生厅主任科员
德　吉　西藏自治区藏医药管理局主任科员
刘远霸　陕西省中医管理局副主任科员
张红伟　甘肃省中医管理局副主任科员
华旦诺尔桑　青海省中藏医药管理局副主任科员
王孟研　宁夏回族自治区卫生厅中医药管理局科员
赵新建　新疆维吾尔自治区卫生厅中医民族医药管理处调研员
王金玉　大连市卫生局科员
汪运富　青岛市卫生局副调研员
廖利平　深圳市卫生局中医处处长
柯春海　宁波市卫生局医政与中医处副处长
孙　健　厦门市卫生局中医处处长
王　莉　沈阳市中医管理局副局长
孙艳静　长春市卫生局中医管理处处长
刘世武　哈尔滨市卫生局中医处处长
毕　磊　南京市卫生局中医处科员
李自明　杭州市卫生局中医处副处长
郭通道　济南市卫生局中医处副处长
郑　云　武汉市卫生局中医处处长
张宏星　广州市卫生局中医处处长
肖泽国　成都市中医药学会秘书长
梁玉祥　西安市卫生局中医处处长

编写说明

《中国中医药年鉴》是由国家中医药管理局主办，综合反映中医药工作各方面情况、进展、成就的史料性工具书。《中国中医药年鉴》前身为《中医药年鉴》，1989 年更名为《中国中医药年鉴》，自 1983 年起已连续出版 24 卷。2002 年《中国中医药年鉴》分为行政和学术两卷出版。本卷《中国中医药年鉴》（行政卷）（以下简称《年鉴》）为 2008 卷（总 25 卷），收编内容截至 2007 年底。为增加《年鉴》实用性，本卷《年鉴》收录了 2008 年全国中医药厅局长会议相关内容，并在附录篇中收录了 2004 ~2006 年重要会议的中医药讲话内容。

为提高《年鉴》的实用性、可读性，《年鉴》编委会对 2008 卷《年鉴》进行了较大改版，就《年鉴》栏目设置及内容进行了讨论和修改。

2008 卷《年鉴》分为 20 个部分：1. 综述篇；2. 文献篇；3. 重要会议和重大活动篇；4. 重要工作篇；5. 专业工作篇；6. 中药工作篇；7. 直属机构篇；8. 地方篇；9. 解放军篇；10. 教育机构篇；11. 科研机构篇；12. 中医医疗篇；13. 社会团体篇；14. 数据篇；15. 荣誉篇；16. 人物篇；17. 管理机构名录篇；18. 港澳台与国外篇；19. 大事记篇；20. 附录篇。

文献篇下设 4 个专栏：（1）党和国家领导人讲话（2007 ~2008 年）；（2）卫生部和国家中医药管理局领导人讲话（2007 ~2008 年）；（3）相关部门领导人讲话（2007 ~2008 年）；（4）重要文献。

重要工作篇下设 9 个专栏：（1）学习贯彻党的十七大精神；（2）农村中医药；（3）中医药社区卫生服务；（4）中医药防治重大疾病和应对突发公共卫生事件能力；（5）民族医药；（6）中医药申报世界非物质文化遗产；（7）中医“治未病”；（8）专题研究；（9）国际合作与交流。

专业工作篇下设 11 个专栏：（1）中医药政策法规与监督；（2）医政管理；（3）教育管理；（4）科研管理；（5）国际合作与交流；（6）新闻出版与宣传；（7）规划财务管理；（8）党建工作与精神文明建设；（9）反腐倡廉工作；（10）政务公开信息化建设；（11）其他工作。

科研机构篇下设 2 个专栏：（1）国家中医药管理局直属中医药科研机构；（2）地方中医药科研机构。

中医医疗篇下设2个专栏：（1）国家中医药管理局直属中

医医疗机构；（2）地方中医医疗机构（含教育部所属）。

社会团体篇下设3个专栏：（1）全国性社会团体；（2）总部设在中国的国际性中医药社会团体；（3）地方性社会团体。

数据篇下设5个专栏：（1）中医药期刊一览表；（2）中医资源；（3）中医医疗机构运营与服务；（4）中医教育；（5）中医药科研。

附录部分包括4个专栏：（1）2007年国家中医药管理局印发文件一览表；（2）2007年国家中医药管理局办公室印发文件一览表；（3）党和国家领导人讲话（2004~2006年）；（4）卫生部和国家中医药管理局领导人讲话（2004~2006年）。

科研机构篇、中医医疗篇统计数据由北京中医药大学管理学院提供。中医药科研机构包括中央级、省级、地市级中医、中西医、民族医科研机构；中医医疗机构只收录中央级、省级中医、中西医、民族医医疗机构。

数据篇部分数据系由国家中医药管理局办公室发布的中医药数据统计摘编（不包括香港、澳门特别行政区及台湾地区数据）。该数据摘编编委会名誉顾问为房书亭，顾问为闫树江、查德忠，主任为房耘耘，副主任为桑滨生、程薇、洪宝林，委员为满晓玮、曹橙、郭宛丽、逄炯倩、范德惠、张琼、沈益兵、宋炜路、李佳、刘妍、王蓥、韦健。

《中国中医药年鉴》编辑部

2008年11月

目 录

综 述 篇

文 献 篇

一、党和国家领导人讲话（2007～2008 年）

（一）2007 年

（二）2008 年

二、卫生部和国家中医药管理局领导人讲话（2007～2008 年）

（一）2007 年

(二) 2008 年

三、相关部门领导人讲话 (2007 ~ 2008 年)

2007 年

四、重要文献

重要会议和重大活动篇

重要工作篇

一、学习贯彻党的十七大精神

二、农村中医药

三、中医药社区卫生服务

四、中医药防治重大疾病和应对突发公共卫生事件能力

五、民族医药

六、中医药申报世界非物质文化遗产

七、中医“治未病”

八、专题研究

九、国际合作与交流

专业工作篇

一、中医药政策法规与监督

二、医政管理

三、教育管理

四、科研管理

五、国际合作与交流

六、新闻出版与宣传

七、规划财务管理

八、党建工作与精神文明建设

九、反腐倡廉工作

十、政务公开信息化建设

十一、全国人大代表建议与全国政协提案办理工作

中药工作篇

直属机构篇

地 方 篇

解　放　军　篇

教育机构篇

科研机构篇

一、国家中医药管理局直属中医药科研机构

二、地方中医药科研机构

中医医疗篇

一、国家中医药管理局直属中医医疗机构

二、地方中医医疗机构（含教育部所属）

社会团体篇

一、全国性社会团体

二、总部设在中国的国际性中医药社会团体

三、地方社会团体

数 据 篇

一、中医药期刊

二、中医资源

三、中医医疗机构运营与服务

四、中医教育

五、中医药科研

（一）科学研究与技术开发机构

（二）科学技术信息和文献机构

（三）R&D 活动单位

（四）县属研究与开发机构

荣 誉 篇

人 物 篇

一、中医药管理干部

二、人物志

管理机构名录篇

一、国家中医药管理局

二、国家中医药管理局直属机构

三、地方中医药管理局

港澳台与国外篇

一、香港、澳门特别行政区和台湾地区中医药信息

二、国外中医药信息

大事记篇

附录篇

一、2007年国家中医药管理局部分印发文件一览表

二、2007年国家中医药管理局办公室部分印发文件一览表

三、党和国家领导人讲话（2004～2006年）

2004年

四、卫生部和国家中医药管理局领导人讲话（2004～2006年）

（一）2004年

（二）2005年

（三）2006 年

综述篇

综 述 篇

【2007年中医药工作综述】 2007年，中医药系统以党的十六届六中全会和十七大精神为指引，深入贯彻落实科学发展观，紧紧围绕学习领会全国中医药工作会议精神，认真贯彻落实吴仪副总理在2007年全国中医药工作会议、全军中医药技术大比武总决赛上重要讲话精神，推动中医药工作取得了新进展。

一、理清和明确中医药事业发展思路，推动中医药事业发展政策研究取得新进展

认真贯彻落实胡锦涛总书记、温家宝总理、吴仪副总理和卫生部主要领导同志关于全面研究扶持中医药事业发展政策的重要指示精神，国家中医药管理局组织开展了11个专题的政策研究，明确提出了建立和完善整体思维、系统运行、“三观”互动、科学管理的中医药工作系统及其运行机制，明确提出了全面推进中医药医疗、保健、科研、教育、产业和文化“六位一体”协调发展的思路，明确提出了深入实施中医“三名三进”、中药“三名三保”和中医药教育“三名三培”工程等发展战略。北京、四川等地也组织开展了中医药发展战略和政策研究。

大力推动中医药立法，《中医药法》列入国务院立法计划。广西、深圳等地中医药、民族医药地方性法规的制定进展顺利。大力加强中医药标准化建设，完成了针灸技术操作规范等25项国家标准的起草制定，编制了中医内科、妇科、儿科、骨伤科等一批中医病证诊疗指南。筹建了全国中医、中药等7个标准化技术委员会。内蒙古、新疆等民族地区积极研究制定民族医药标准。中医药国际标准化建设取得新进展。

二、建立和健全中医药工作部门协作机制，推动相关部门支持和参与中医药工作取得新进展

在国务院中医药工作部际协调机制下，国家中医药管理局主动协调相关部门，出台有利于中医药事业发展的政策措施，取得了积极进展和明显成效。和科技部等16个部门联合出台了《中医药创新发展规划纲要（2006~2020年）》；与国家民委等11个部门共同制定了《关于切实加强民族医药事业发展的指导意见》；与发改委共同编制了《重点中医医院建设与发展规划》，第一批建设单位资金已经到位；在财政部支持下，用于保持和发挥中医药特色优势建设项目的补助资金由2006年的3亿元增加到6亿元；与卫生部共同修订发布了传统医学师承和确有专长人员医师资格考核考试办法，完善了相关政策；与国家食品药品监督管理局共同起草制定了中药注册管理的补充规定，以进一步体现中药新药研制的规律和特点；与文化部共同推进了将中医申请为世界人类非物质文化遗产代表作的工作；与教育部、卫生部签署了共建北京中医药大学的协议，并加强了对中医药高等院校教育的行业指导；与商务部共同起草了加快中医药服务贸易的若干政策意见，并着手开展中医药服务贸易的试点工作；人事部出台文件规定中医临床专业技术人员职称晋升可免考外语；与卫生部、工商总局等部门加大了对打击假冒中医名义的非法行医和整治虚假违法中医医疗广告的力度。此外，在中医药知识产权保护、中医药相关知识纳入中小学教材等方面也取得了积极进展。

三、推动和支持各地加强对中医药工作的领导，推动基层抓好落实、创造经验取得新进展

中医药工作进一步得到各地党政领导和相关部门的重视与支持。天津、吉林、山东、广东、四川、重庆、云南、西藏、新疆、江西、陕西、广西、内蒙古、河北、江苏、黑龙江、宁夏17个省（区、市）成立了省级中医药工作领导协调小组。广东、湖南、江西等省以省委省政府名义召开了发展中医药的大会，湖南、湖北、江西等省以省委省政府名义出台了加快中医药事业发展的决定或意见。四川绵阳、广东惠州等一些地市也出台了扶持中医药事业发展的相关文件。各地普遍加大了对中医药事业的投入。湖南省成立了副厅级中医药管理局，吉林、重庆、广西也都采取不同形式加强了中医药管理体系建设。地方党委政府的高度重视和加强领导为中医药事业发展创造了良好的环境。

各地在推动和实施中医“三名三进”工程，抓好中医药服务在基层的落实方面做了大量工作。大部分省份出台了推动中医药服务进社区、进农村的相关政策，青海等18个省份明确要求提高新农合中医药服务报销比例，山东等6个省份明确要求降低新农合中医药服务报销起付线，北京等21个省份出台了在城市社区卫生服务中充分发挥中医药作用的实施意见，四川实施了“中医药服务基层利民工程”，宁夏建立了社区中医药人员学历教育、岗位培训和继续教育“三位一体”的教育模式，上海成立了“中医药适宜技术推广应用讲师团”并定期开展培训。各地涌现出一批全国农村中医工作先进县和全国中医药特色社区卫生服务示范区，发挥了良好的示范带动作用。

四、构建和完善中医医疗和保健服务体系，推动中医药服务扩大覆盖面、提高可及性取得新进展

国家中医药管理局认真贯彻落实吴仪副总理关于“继续完善覆盖城乡的中医医疗服务体系和保健服务体系”的指示精神，着力构建以中医医院、中医专科医院、综合医院中医科、中西医结合医院、民族医医院、乡镇卫生院中医科、社区卫生服务机构和村卫生室中医诊疗及中医门诊部、中医“坐堂医”诊所等为主体的中医医疗服务体系。与卫生部、总后卫生部共同召开了全国综合医院中医药工作会议，形成了《加强综合医院中医药工作的指导意见》和《综合医院中医科建设标准》，这是自1982年之后首次对综合医院的中医药工作作出部署，受到行业内外的高度重视和积极支持。与卫生部在吉林、浙江和四川等地开展了将具有一技之长和实际本领的中医药人员纳入乡村医生管理的试点，对解决农村具有一技之长中医人员的行医资格问题进行了探索。与卫生部协调制定了在药品零售企业设置中医“坐堂医”诊所的有关规定，并在河南、河北、陕西、黑龙江等9个省进行了药品零售企业中医“坐堂医”诊所的试点，为规范中医“坐堂医”诊所、促进中医药服务进社区积累了经验。开展了重点中医医院、民族医医院、中西医结合医院建设项目工作，实施了“十一五”重点专科（专病）建设和乡镇卫生院中医科中药房建设项目，加强了社区中医药服务网络建设。还在部分医院开展了小包装中药饮片推广使用试点，对饮片的调剂和管理进行了探索。

国家中医药管理局认真贯彻落实吴仪副总理提出的关于开展“治未病”课题研究和试点探索的指示，并作为中医药工作创新服务领域和体系的一项重要工作来抓，努力探索构建融中医预防、保健、养生、康复于一体的中医保健服务体系。充分发挥中医“上工治未病”的优势，启动并及时总结交流中医医院“治未病”试点工作的经验和做法，积极开展中医“治未病”服务，探索将中医药的服务对象由以病人为主拓展到病人、亚健康人和健康人，服务范围由医疗为主拓展到医疗、预防、保健、养生、康复等领域。特别是上海、浙江、广东、广西等地与昆仑炎黄健康保险公司等密切合作，运用融健康文化、健康管理、健康保险为一体的KY3H健康保障模式，在“治未病”的理念、思路、方法、机制等方面进行大胆探索，取得了初步成果。

五、发挥和遵循中医药特色优势和特点规律，推动中医药临床、科研、教育、国际合作等工作取得新进展

中医药科技工作重点加强了一批与中医临床诊疗紧密相关的理论和应用问题的研究，中医药治疗有优势的重大、疑难疾病和社区、农村常见疾病、中医“治未病”及亚健康中医干预等方面的研究进展顺利，取得了一批新的科研成果。中医药治疗艾滋病试点取得进展，安徽、河南、湖北、云南等15个试点省份的6000多名艾滋病病人和感染者的治疗结果表明，中医药治疗艾滋病可以明显改善临床症状，提高生活质量，显示出良好的发展前景。

国家中医药管理局实施中医类别全科医师、乡镇卫生院中医临床技术骨干、乡村医生中医专业中专学历教育等人才培养项目，近3年来累计培养2万多名乡镇卫生院中医临床技术骨干，有8万多名乡村医生接受了中医专业中专学历教育，农村、社区中医药人员的中医药服务能力明显提高。第三批全国老中医药专家学术经验继承工作和第一批全国优秀中医临床人才研修项目结业，培养了一批优秀中医临床人才和中药技术人才，传承了一批老中医药专家的学术思想和经验，为探索高层次中医药人才培养的模式和机制积累了宝贵经验。对基层中医医院院长进行了培训。

中医药多边、双边合作更加富有成效。首次在世界卫生组织与我国的国家合作战略中将传统医药作为合作内容。中法政府之间签订了中医药合作协议，成立了中法中医药合作委员会并开展了活动。在中俄友好年活动中，温家宝总理对中俄中医药合作发展给予了积极评价。与港澳台的中医药交流与合作有了新进展，国家中医药管理局与香港食物及卫生局签署了关于中医药领域的合作协议。

六、探索和加强中医药文化建设，推动“中医中药中国行”活动和中医医院文化建设取得新进展

为充分发挥中医药系统先进模范典型的示范带动作用，倡导行业新风，2007年国家中医药管理局先后作出了向陈海新、王学诗同志学习的决定。为了更好地推动各地的学习，国家中医药管理局联合中宣部、卫生部、总后卫生部组织了6省的巡回演讲报告团，吴仪副总理亲切接见了报告团的成员，中央各大媒体进行了宣传报道，取得了良好的反响，有力地推动了医德医风建设及和谐医患关系的构建。

大力加强中医药文化建设，弘扬中医药优秀传统文化，把中医药文化建设与中医药发展紧密结合起来，相互促进，相得益彰。国家中医药管理局联合卫生部、中宣部等16个部门启动了为期3年的“中医中药中国行”大型科普宣传活动，2007年已在北京、河北等8个省市以及香港特别行政区隆重展开，得到了各地的大力支持和广泛参与，受到了广大人民群众的热烈欢迎，取得了良好的社会效果。大力推进中医医院中医药文化建设，国家中医药管理局制定了《加强中医医院中医药文化建设的指导意见》，确定了一批重点建设单位。河北刘守真祠堂和上海中医药博物馆成为首批中医药文化教育基地。注重与新闻媒体的沟通协作，引导舆论宣传取得了积极效果。

七、加强和改进中医药部门自身建设，推动中医药部门改进作风、提高效率、求真务实取得新进展

中医药部门认真学习贯彻吴仪

副总理对中医药行业自身建设的要求，深刻认识肩负的历史使命和职能责任，深入开展了建设学习型组织、服务型机关、和谐团队活动，制定了工作方案，努力提高科学领导中医药事业发展的能力和水平，努力在全系统营造团结和谐、奋发有为的环境和氛围。一年来，中医药系统干部职工坚持议全局、抓大事，在思想观念的更新、工作思路的调整、工作方式的改变、工作效率的提高、工作作风的转变、工作机制的健全等方面都有了进一步改进。

（陈 伟）

文献篇

文 献 篇

一、党和国家领导人讲话(2007 ~ 2008 年)

(一) 2007 年

推进继承创新 发挥特色优势 坚定不移地发展中医药事业

——中共中央政治局委员、国务院副总理吴仪在 2007 年全国中医药工作会议上的讲话

(2007 年 1 月 11 日)

全国中医药工作会议今天召开了，我认为很及时，也非常必要。首先，我代表党中央、国务院对会议的召开表示热烈的祝贺，向与会同志并通过你们向全国中医药行业的同志们致以亲切的问候!

2004 年，我也参加了全国中医药工作会议，就中医药的地位、作用和发展，进一步发挥中医药的作用讲了一些意见。我这次来主要有两点考虑：一是当前人民群众看病难、看病贵问题比较突出，中医药对于缓解这个问题是大有可为的；二是我注意到近一段时间以来，个别针对中医药的极端言论引起社会广泛关注。我来参加今天的会议，就是要表明我坚定支持中医药事业发展的态度，并借此机会再次与大家交流对中医药的看法。下面，我讲四点意见：

一、坚定不移地发展中医药事业

近年来，中医药事业有了很大发展，同时也遇到了一些困难和问题，从行业内部到社会有关方面都有一些不同的看法，归结起来就是对中医药事业怎么看和怎么干的问题。我以为，应该用历史的眼光、现代的思维，以更宽的视野、从更深的层次看待中医药事业的发展。

第一，中医药的地位、作用及其科学性不容置疑。中医药作为中华民族创造的医学科学，是我国优秀民族文化中的瑰宝，几千年来生生不息、绵延不断，展示着强大的生命力，至今仍然在保障人民群众健康方面发挥着重要作用，是我国卫生服务体系中不可或缺的重要组成部分。中医药的历史地位、现实作用和科学价值是客观存在，是经过实践检验和证明的，中医药有着广泛、深厚的群众和社会基础。因此，无论是从医学的角度，还是从文化的角度，都必须大力发展中医药事业。

第二，中医药有着巨大的市场需求。我国是有着 13 亿人口的发展中大国，是穷国办大卫生，要逐步建立基本医疗保障制度，切实解决人民群众看病难、看病贵问题，就必须充分开发利用中医药资源，充分发挥中医药的作用。随着人民群众生活水平的提高、老龄群体的扩大、健康观念的变化，人们对中医药又有了新的认识，从国内到国外，多层次、多形式的需求势必持续增长，中医药有了更广阔的发展空间。

第三，中医药最具原始创新潜力。绝大多数中医药理论、诊疗技术和方药都是中华民族独创的，是我国自主创新的重要资源，在建设创新型国家中具有独特的作用。把中医药所具有的创新潜力发挥出来，不但会有力地推动中医药自身发展，更好地造福于我国人民，而且将为世界科技和医学发展作出重大贡献，并造福于世界人民。

第四，中医药在世界范围内得到丰富和发展。目前，中医药的国

际交流与合作快速发展，我国已与70多个国家签订了含有中医药内容的协议，对外办医、办学和科技合作日益增多，中药进出口贸易持续增长。同时，国际上对中医药的认识也发生了积极的变化，开展中医药研究和人才培养、开办中医诊所和医院、开发和生产中药的国家和地区越来越多，接受中医药服务的人群不断扩大，中医药发展的国际环境进一步改善。虽然，中医药走向世界使中国面临新的竞争和挑战，但更应该看到，这是中医药理论和实践在世界范围内的进一步丰富和发展。

第五，中医药已进入加速发展的轨道。“非典”防治工作取得重大胜利以来，党中央、国务院更加重视卫生事业的发展，更加重视发挥中医药的作用，特别是在“十五”后两年和“十一五”规划中，国家持续加大对中医药的支持力度，将其纳入科技发展的优先领域，实施并确定了一批重大项目；许多地方和有关部门更加重视中医药工作，制定并实施了扶持政策和措施；中医药行业的工作思路和目标进一步清晰，工作重点进一步明确，发展条件得到较大改善，一些重大项目的实施效果正逐步显现。这些都为中医药的发展积蓄了能量，注入了活力，为其加速发展奠定了良好基础。

综上所述，同志们不要为中医药事业发展中遇到的问题而感到困惑，不要为一些议论所干扰，更不要妄自菲薄。要抓住有利时机，坚定不移地发展中医药事业。

二、推进中医药的继承与创新

近20多年来，科技进步日新月异，现代医学快速发展，医药卫生体制改革逐步深化，中医药事业的发展面临许多新情况、新问题，在要不要发展、能不能发展以及怎样发展等方面，引发了一些议论，我看其中的实质就是如何认识和处理中医药继承与创新的关系以及如何实现继承与创新。应该说，近年来中医药继承与创新总体上是好的，有关方面做了大量工作，进行了积极探索，取得了一定成绩，但也存在着继承还不够、创新也不足的问题。对此，我们不能等闲视之。

客观地讲，由于中医药文化背景和学科特点，当今的中医药继承与创新更加艰巨和复杂，对这一点我们应当有足够的认识。但我们更要正视思想上、工作上存在的不足。在思想认识上，一些同志自觉不自觉地把继承与创新对立起来，片面地强调继承或者片面地强调创新。在实际工作中，对于通过继承与创新来推进中医药现代化、国际化以及中西医结合工作的途径还不十分清晰，有的还停留在概念上，因而在确定目标、选择项目、设计技术路线等方面有时还把握不准，影响了继承与创新。在管理政策和措施上，对中医药的继承与创新的有效支持和引导不够，考虑中医药的特殊性不够，简单沿用西医西药的做法，这既不利于继承，也难以鼓励创新。

那么，如何有效推进中医药的继承与创新呢？我以为，必须把握好以下3个方面：

第一，必须正确认识和处理好继承与创新的关系。继承是创新的基础和前提，创新是继承基础上的突破和超越，继承与创新是辩证的统一，这一点是明确的。现在的关键是要自觉地把两者的关系处理好，不要把两者对立起来，不能一讲到中医药的继承，就什么都不能动，一概排斥现代科学技术和方法；也不能一讲到创新，就什么都可以丢，完全舍弃中医药的科学内涵和学术本质。在继承与创新中，必须充分遵循中医药的自身特点和发展规律，绝不排斥现代科学技术，而要借助现代科学技术为我所用，为我服务。在工作部署中，处理好继承与创新的关系，就要在文献整理、科研立项、人才培养、专科建设、中药研发等方面统筹兼顾，不能有所偏废。在管理层面上，要处理好继承与创新的关系。一方面，要抓紧建立和完善符合中医药自身特点和发展规律的规范和管理办法等；另一方面，不能因为中医药的有些标准、规范尚未建立或还不完善，就不顾中医药的自身特点，简单套用西医西药的办法。当然，还要在中西医结合中推进继承与创新，在中医药现代化、国际化中推进继承与创新。

第二，必须坚持以临床实践为核心。中医药是一门源于临床实践的科学，其理论和诊疗技术都是从临床实践中总结形成并不断发展提高的，中药新药往往都是在临床处方、院内制剂的基础上提升研制的，这是中医药的一个特殊规律。因此，临床实践对于中医药的继承与创新具有特别重要的意义。但是，目前这个问题还没有得到足够的重视，在科学研究、人才培养、中药研发等方面都不同程度地存在着与临床实践相脱节的现象，如果这样发展下去，势必导致继承与创新成为无源之水、无本之木，失去方向、失去目标。我们对此应有清醒的认识，要按照中医药的特殊规律，通过临床实践筛选出有利于重大疾病的防治、独特诊疗技术水平的提高、优秀临床人才的成长、具有良好疗效中药的研制等方面的课题，坚持医、产、学、研紧密结合，联合攻关，实现突破，推进继承与创新，形成一批新技术和新方法，培养一批人才，开发一批新药，切实提高中医药服务能力和水平。

第三，必须充分发挥中医药的特色优势。特色优势是中医药服务能力最直接的体现，应当努力保持、充分发挥。我们在继承与创新的过程中，必须把有限的资源整合起来，突出重点，坚持有所为、有所不为；既要把中医药已有的特色优势继承下来、发扬光大，还要顺应现代科技发展潮流，争取形成新的特色优势。在中医理论方面，整体观、辨证论治等科学思维，具有鲜明的特色和优势，在继承与创新中必须牢牢把握。在诊疗技术方面，对行之有效的独特诊疗技术方法，要认真挖掘整理，大力推广应用。在疾病防治方面，对常见病、多发病、慢性病和疑难病以及预防保健等方面的优势领域，要进一步做强做大。在中药研制方面，要注重从确有疗效的院内制剂中开发中药新药，注重对名优中成药的二次开发，注重中药传统炮制技术的挖掘和传承。同时，针对重大疾病防治和现代医学少有办法的领域，加强研究和探索，形成新的特色优势。最为重要的是，在继承与创新中，要把中医药特色优势用标准、规范的形式固定下来，在这个基础上推广开去。

在这里，我特别提请大家思考和研究一个问题。中医学中有一个理念："上工治未病"，我理解就是重视预防和保健的医学，也就是防患于未然。我们现在讲如何治病，如果预防工作做得好，身体强壮，抵抗力增强了，不生病或少生病不是更好吗？我以为，随着疾病谱的改变，医学模式由生物模式向生物、心理、社会和环境相结合模式的转变，以及现代医学的理念由治愈疾病向预防疾病和提高健康水平方向作出调整，"治未病"的重要性将会进一步凸显出来。我建议把"治未病"作为一个课题来研究，可以先选几个中医院进行试点探索。

此外，在中医药的继承与创新中，还要注重知识产权保护。中医药是我国为数不多的拥有自主知识产权的重要领域。要切实增强中医药知识产权保护意识，充分利用现行制度并发挥其激励作用。同时，要研究建立适应中医药知识产权保护需要的专门制度，加强对中医药创新"源头"的保护，在竞争中占据主动地位，切实防止中医药知识产权被不合理占用。

三、大力扶持中医药事业的加速发展

中医药事业发展涉及方方面面，除中医药局外，还有其他多个部门。在这种体制下，一方面，各有关部门要认真履行职责，把涉及中医药的工作做好；另一方面，要强化部门之间的配合，形成工作合力。为加强统筹协调，请卫生部考虑建立一个中医药工作部际协调机制，研究讨论中医药发展中的重大问题，并及时向国务院报告。

近些年来，各有关部门在保护和扶持中医药发展方面做了大量工作。比如，国家"十一五"规划纲要列入了中医药的重大建设项目，《国家中长期科学和技术发展规划纲要（2006～2020年）》加大了中医药的分量，中央财政增加了对中医药的投入，城市社区卫生和新型农村合作医疗工作中注重发挥了中医药的作用，等等。各部门要再接再厉，充分考虑中医药特点，采取更加务实的措施，进一步加大支持力度，把中央提出的"大力扶持中医药和民族医药发展"的要求落到实处。

在中医医疗服务网络建设方面，要以"名院、名科、名医"为骨干结点，改善基础设施和医疗条件，提高中医药服务水平和可及性。要坚持"巩固、充实、提高"的原则，建设好各级中医医疗机构。发展改革委要会同中医药局等有关部门认真组织落实好中医临床研究基地、重点中医医院和县级中医医院建设项目。各地在组织实施重点项目的同时，也要根据实际，作出本地区中医医院建设发展规划和安排。在乡镇卫生院的改建中要按照有关标准建设好中医科、中药房。城市社区卫生服务机构要按照有关标准配备好中医药服务设施和人员。财政部要会同中医药局组织实施好保持和发挥中医药特色优势建设项目。2007年中央财政对中医药专项投入要比2006年翻一番。

在中药产业化方面，要以"名厂、名店、名药"为骨干结点，不断提升和壮大中药产业。科技部要会同有关部门和地方政府建设一批中药现代化科技产业基地。食品药品监管局要会同有关部门大力扶持中药知名企业和名优中药品牌；完善中药品种保护制度和中药新药审批管理制度；切实改进对医疗机构的中药制剂的管理，鼓励和支持医疗机构对中药制剂的使用和发展；抓紧组织制定民族药监管措施，扶持民族医药的发展。各有关部门要加强对中药材专业市场和中药生产流通的管理，打击假劣药品，保障人民健康。要认真组织实施好中药资源普查。

在中医药科研和人才队伍建设方面，要进一步加强政策扶持力度。科技部要会同有关部门积极推进《中药现代化发展纲要（2002～2010年）》、《中医药创新发展规划纲要（2006～2020年）》的组织实施，组织落实好国家重点基础研究计划（"973"计划）、"十一五"国家支撑计划等国家科技计划中的一批中医药重大和重点项目。质检总局要会同中医药局等有关部门做好中医药标准规范的制定工作。教育部要会同中医药局制定中医药教育发展纲要及中医药专业设置、临床基地、人才培养等标准，加快中医药院校教育教学改革，要研究完善师承人员专业学位政策。人事部要会同卫生部、中医药局等有关部门研究师承人员执业医师资格、专业技术职务等政策，修订完善中医药人员专业技术职务的评审标准，对临床专业技术人员要着重体现中医药临床技能和业务水平。劳动保障部要会同中医药局制定中医药技能型人员职业标准，推行国家职业资格证书。

在中医药国际化方面，科技部、卫生部、中医药局要落实好《中医药国际科技合作规划纲要（2006～2020年）》。商务部要会同中医药局制定中医药国际服务贸易的政策措施，促进中医药服务更多地进入国际市场，在对外援助、政府合作项目中安排一定的中医药项目，并积极支持中药产品出口。卫生部在国际卫生合作项目中也要增加中医药的项目。文化部和中医药局等部门要加快做好工作，将中医药向联合国教科文组织申报为"人类非物质文化遗产代表作"。知识产权局要会同中医药局积极研究制定中医药知识产权保护制度。

同时，劳动保障部、卫生部等有关部门要制定有利于充分发挥中医药作用的政策措施，在城镇职工基本医疗保险制度、城镇居民医疗保险制度试点、新型农村合作医疗制度等医疗保障体系建设及社区卫生服务中，增加纳入报销范围的中医诊疗项目和中药品种，降低中医药报销起付线，提高中医药报销比例。发展改革委和卫生部在研究医药卫生体制改革中，要充分考虑中医药的自身特点，注重发挥中医药的特色优势，鼓励和扶持中医药事业的发展。法制办、卫生部、中医药局要抓紧《中医药法》研究起草工作。要加强中医药执法监督，严厉打击非法行医和发布虚假违法中医药广告的行为。加强中医药科普知识宣传，教育部要在中小学教材中增加有关中医药的内容，中医药局要会同有关部门加大中医药科普知识宣传力度。

四、努力担负起发展中医药的历史重任

当前，中医药已经进入了加速发展的轨道，人民群众和社会各界都很关注，国际上也很关注，做好中医药工作意义十分重大。中医药事业的发展需要全社会的支持，要充分发挥各方面的积极性，凝聚各方面的智慧和力量，努力形成有利于中医药发展的良好社会氛围。

各地区和有关部门要继续关心、重视中医药事业的发展，把对中医药事业的支持落实到具体措施上，落实到解决实际问题上。要进一步建立健全中医药管理体制，加强中医药管理机构和队伍建设，为加快中医药事业发展提供有力的组织保障。各级卫生行政部门对发展中医药负有重要责任，要切实加强领导，坚持贯彻落实中西医并重的方针，对中医药事业在感情上要热爱，在思想上要重视，在工作上要加强。

发展中医药事业离不开各方面的支持，但归根结底要靠中医药行业自身的努力。中医药事业的发展凝结着广大中医药工作者的辛勤劳动，蕴含着广大中医药工作者的无私奉献，对他们的工作要充分肯定，对他们的劳动要充分尊重。为更好地担负起发展中医药的历史重任，中医药行业还需要切实加强自身建设，提高自身素质。在这里，我提出三点希望：

一是要继续保持奋发向上的精神状态。良好的精神状态是事业成功的重要条件。在目前中医药还面临一些困难和问题的情况下，保持一种良好的精神状态，对于我们正确把握形势，正视和克服困难，推动各项工作，是至关紧要的。要切实增强信心，发奋进取，有所作为，立志干出一番事业。

二是要大力发扬真抓实干的工作作风。要克服浮躁情绪，扎扎实实地做好本职工作，切忌坐而论道、急功近利。对已经确定的工作任务和发展中的重大问题，要紧抓不放，锲而不舍，确保完成，抓出实效。要形成一套抓落实的工作机制，把中央的部署与工作实际紧密结合起来，认真落到实处，力戒形式主义、走过场。

三是要进一步营造内部团结、外部和谐的发展氛围。中医药队伍自身要加强团结，所有成员都要互相尊重、互相学习、取长补短。这一点我认为路志正老先生做得很好。80岁的老人，有丰富的临床经验，但路老很虚心，对有一技之长的晚辈都能不耻下问，对同辈人也能在一起切磋。路老这种治医的精神，我很受感动。我希望通过大家的共同努力增强行业的凝聚力和战斗力。同时，要善于积极争取社会各界的理解和支持，加强与各有关方面、有关部门、新闻媒体、广大民众的联系和沟通，努力形成一个全社会共同关心支持中医药发展的和谐氛围。

具有几千年悠久历史的中医药，在构建社会主义和谐社会和全面建设小康社会进程中充满着无限生机与活力。继承发展中医药是历史赋予我们的神圣职责和光荣使命。让我们在以胡锦涛同志为总书记的党中央领导下，同心同德、励精图治，求真务实、锐意进取，共同开创中医药事业发展的崭新局面和美好明天。

坚定不移地大力扶持和发展中医药事业

——中共中央政治局委员、国务院副总理吴仪在全军中医药技术大比武活动总决赛上的讲话

（2007年8月30日）

刚才观摩了全军中医药技术大比武活动总决赛的精彩展示，从一个侧面看到了军队中医药工作取得的巨大成就，感到十分振奋。我代表国务院向参加这次大比武活动的军队中医药工作者并通过你们向全军的医务工作者表示亲切慰问，向获奖选手表示热烈祝贺。

这次全军中医药技术大比武，紧紧围绕弘扬中医药文化、普及中医药知识、展示中医药技能、锻炼中医药队伍的宗旨，组织开展了军队中医药“国医名师”、“技术能手”评选、中医药知识竞赛、中医药技能比试等一系列活动。大比武动员和吸引了军队卫生人员广泛参与，在全军掀起了“比学赶超”的中医药练兵热潮，不仅对提高军队中医药技术和研究水平、提高军队卫生保障能力起到了很好的促进作用，也为国家和地方中医药事业的

发展提供了很好的经验。

中医药历来是军队卫生工作的重要部分，军队中医药的历史是与军队卫生工作史和人民解放军的建军史紧密联系在一起的。在作战环境异常艰苦、医疗条件极其匮乏的情况下，人民军队主要依靠民间中医和验方草药等救治伤病员，有效地保存和巩固了部队战斗力，为革命战争的胜利发挥了重要作用。新中国成立后，军队中医药工作继续得到加强，并在防治常见病、多发病，医疗保健和军事医学等方面取得长足进步。近年来，特别是2005年全军中医药工作会议以来，军队中医药工作认真贯彻落实科学发展观，进一步加强学科人才建设，注重增强未来作战医疗保障能力，不断提高服务水平，中医药越来越受到全军官兵的普遍欢迎。

中医药学是我国人民在长期劳动、实践和与疾病斗争中创造的医学科学，是中国文化的瑰宝，是中华文明的结晶。几千年来，中医药作为抵御疾病、维护健康的重要手段，为中华民族的繁衍昌盛作出了不可磨灭的贡献。中医药防病治病的科学价值已经为千百年来的历史所检验和证明。

中医药是我国医疗卫生服务体系不可或缺的重要组成部分。目前，我国已基本建立起覆盖城乡的中医医疗服务网络，县及县以上中医医院有3000多所，担负着相当数量人群的医疗保健任务。中医药作为我国重要的卫生资源，不仅对许多常见病、多发病有显著的疗效，而且在重大疑难疾病和新发传染病等防治方面也发挥着重要的作用。在2003年抗击“非典”斗争中，中医药在提高疗效、减少并发症方面显示了独到的优势。不仅如此，一些省份开展的试点工作表明，中医药对于改善艾滋病病人的临床症状、提高生存质量，同样显示出良好的效果。

中医药有着广泛和深厚的群众基础。中医药使中国人民世代受益，中国的老百姓对中医药感情深厚、高度信赖。中医药以良好的疗效、独特的预防保健作用、相对低廉的服务价格，深受人民群众的欢迎。从以前的“民间郎中”到建国以后的赤脚医生，都是用“一根针、一把草”为群众提供方便、及时的医疗服务。从近年来新型农村合作医疗和城市社区卫生服务的实践看，凡是中医药发展好的地方，提供中医药服务多的地方，群众的看病负担明显减轻，满意度明显提高。中医药作为一种文化已经深深地渗入中国老百姓的日常生活当中，很多人自觉不自觉地运用中医药的理念和方法进行预防保健。人民群众需要中医药。

中医药在世界范围得到丰富与发展。至少从有丝绸之路开始，中医药就已经走出国门。目前中医药服务遍布世界各地，有130多个国家和地区设有中医医疗机构。国际市场对中药产品的需求日趋加大，2006年中药出口已超过10亿美元。从青蒿提取的青蒿素制剂已成为世界卫生组织推荐治疗疟疾的首选药物。中医药走向世界的过程是不同文明交融合作的过程，是中医药在世界范围汲取营养、丰富发展的过程，是中医药为人类健康事业作出更大贡献的过程。

中医药的发展前景十分广阔。当前，人类治疗疾病的任务仍然十分艰巨，许多国家和地区越来越重视传统医药的作用和价值。世界卫生组织也提出，实现“人人享有卫生保健”应当推广传统医药。这些都给中医药的发展提出了新的课题，带来新的机遇。“上工治未病”，随着人民生活水平的提高，中医药要把疾病防控作为重要的研究和发展方向。我们还要看到，中医、西医各有所长，两者的相互补充和配合、共同提高可以为人民群众提供更加完善、有效的医疗保健服务。中医在和西医共同完成防治疾病、维护人类健康的重要使命中大有可为。

党和政府高度重视中医药事业的发展，特别是去年党的十六届六中全会明确提出要“大力扶持中医药和民族医药发展”。胡锦涛总书记、温家宝总理多次对中医药发展作出重要指示。国家“十一五”发展规划、国家中长期科技发展规划和卫生事业发展“十一五”规划都将中医药列为重点。在建立新型农村合作医疗制度、发展城市社区卫生服务、开展城镇居民基本医疗保险试点、建立基本药物制度等工作中，也对发挥中医药的作用提出了明确要求。全国中医药工作会议后，各地党委、政府更加重视中医药工作。中医药事业正在进入新的发展机遇期，我们要坚定不移地大力扶持和发展中医药。

要更加注重中医药的继承与创新。要保持和发挥中医药的特色优势，积极吸收西医药和其他民族医药的发展成果，充分利用现代科学技术和手段，加强中医药科学研究，推进理论和实践创新，在现代化、国际化中永葆中医药的生机和活力。

要不断增强中医药服务能力。继续完善覆盖城乡的中医医疗服务体系和保健服务体系。大力实施“名医、名科、名院”和“名厂、名店、名药”战略，努力提高中医技术和服务水平，提升和壮大中药产业，保证中药产品和制剂的质量，推动中医药更多地进农村、进社区、进家庭，更好地惠及广大百姓。

要切实加强中医药人才队伍建设。要研究中医药人才成长规律，深化中医药教育改革，完善人才培养机制，努力营造有利于中医药人才脱颖而出的环境，为中医药事业发展提供源源不断的人才保障和智力支持。

要继续加大对中医药事业的支持力度。要完善财政支持政策，为增加中医药投入提供制度保障。加大中医药知识的宣传普及，组织开展好“中医中药中国行”科普活动，让更多的人了解中医药、感受中医药，形成全社会关心、支持中医药发展的良好氛围。

（二）2008年

中共中央政治局委员、国务院副总理吴仪在2008年全国中医药工作会议上的讲话

（2008年1月24日）

非常高兴出席今天的会议，这是我第三次出席全国中医药工作会议。下面，我讲三点意见。

一、充分肯定5年来我国中医药事业发展的成绩

5年来，在党中央、国务院的高度重视和正确领导下，在各地区、各有关部门积极支持和密切配合下，全国中医药行业团结一致，中医药工作取得了可喜的成绩。主要表现在以下几个方面：

——中医药继承与创新继续推进。在切实做好继承工作的基础上，积极运用现代科学技术，不断挖掘中医药理论和技术的科学内涵。一方面，加强规范性研究，制定了一批国家标准和行业标准，挖掘和整理了一批中医药和民族医药文献。一方面，以临床实践为中心，加强了与临床紧密相关的重大问题的研究，加大了中医药适宜技术的开发和推广力度。同时，依托多层次、多学科、多部门的参与，中医药科学研究不断取得新的成果。

——中医药服务体系进一步完善。全国已有3072所中医医院，床位数达33.3万张，综合医院大多设有中医药科室，72%的乡镇卫生院、92%的社区卫生服务中心和54.7%的社区卫生服务站能为群众提供中医药服务，以中医医院为主体，以社区、农村卫生机构为基础的多层次、多形式中医药服务体系基本形成。实施“名医、名科、名院”战略，加强了重点中医医院和中医专科建设，农村中医工作先进县、中医药特色社区卫生服务示范区建设效果明显，中医药“简、便、验、廉”的优势在发展社区卫生服务和新农合制度建设中发挥了重要作用，中医药服务的可及性不断提高，已惠及越来越多的城乡居民。

中医药人才队伍素质不断提高。基本形成了包括院校教育、师承教育、继续教育的中医药教育体系，初步建立了社区、农村基层中医药实用型人才的培养机制，中医药人才队伍结构逐渐适应中医药事业发展的需要，整体素质不断提高。通过开展名老中医药专家学术思想和经验继承、优秀中医临床人才研修项目等工作，培养、造就了一批优秀中医临床人才和中药技术人才。同时，也涌现出一批深入基层、心系百姓、服务群众的先进典型。

——中医药防病治病能力不断增强。中医药在防治常见病、多发病等方面发挥独特优势的同时，在重大疑难疾病和新发传染病防治方面也发挥了重要作用。特别是在2003年防治“非典”中，中医药在提高疗效、减少并发症方面取得良好效果，得到了世界卫生组织的积极评价与肯定。有关试点表明，中医药在治疗艾滋病方面，可以明显改善症状，提高患者生活水平，显示出良好的发展前景。我以为，你们充分发挥中医“治未病”的特色优势，积极探索构建“治未病”预防保健服务体系，具有重要意义。

——中药产业不断壮大。全国中药企业已近1500家，中成药已有9000多个品种、40多种剂型，产业经济规模已突破千亿元，总产值占医药工业总产值的26%，中药产品年出口总额已超过10亿美元。在一些地区，中药产业已成为新的经济增长点，中药材种植已成为农民增收的一个重要来源。

——中医药文化建设开创了新的局面。中医药的文化价值越来越受到重视，中医医院文化建设工作稳步推进，中医药文化宣传教育基地建设得到加强。通过深入开展“中医中药中国行”大型科普宣传活动，中医药科学知识得到普及，中医药文化得到弘扬，中医药更加贴近广大百姓。

——中医药国际影响日益扩大。中医药国际交流与合作的层次进一步提升，范围进一步扩大，目前已有130多个国家和地区有中医医疗机构。据不完全统计，在国外的中医医疗机构已达8万多家，针灸师20多万人，每年有30%的当地人和70%以上的华人接受中医药服务，国际市场对中药产品的需求日趋加大。青蒿素等中药走出国门，为增进世界人民健康发挥了积极作用。

5年来，中医药工作在取得可喜成绩的同时，也积累了一些经验。一是坚持以人为本，把满足人民群众对中医药服务的需求、不断提高人民健康水平作为中医药工作的出发点和落脚点，努力完善中医医疗和预防保健服务体系建设，着力提高人才队伍整体素质，提高服务质量和水平。二是坚持中西医并重，把中医药与西医药摆在同等重要的位置，为中医药事业发展创造良好条件。三是坚持继承与创新的辩证统一，把保持和发扬中医药特色优势作为中医药工作的着力点，学习借鉴西医药和其他民族医药发展经验和成果，不断丰富和发展中医药。四是坚持统筹兼顾，努力促进中医药发展与经济社会发展相适应，与卫生事业发展相协调。这些基本经验应该长期坚持下去。

中医药工作取得的成绩和积累

的经验，是党中央、国务院正确领导的结果，是地方各级党委、政府和各有关部门大力支持的结果，是社会各界和人民群众关心参与的结果，更是广大中医药工作者团结奋斗的结果。我代表国务院，也以我个人的名义，向同志们并通过你们向广大中医药工作者和支持中医药工作的各有关方面，表示崇高的敬意和真诚的感谢！

二、进一步发挥中医药在维护人民健康、促进经济社会发展中的作用

5年来，我和广大中医药工作者共同度过了一段难忘的岁月。在这期间，我更多地接触了名老中医药专家和普通的中医药工作者，看到了中医药在农村、社区卫生服务中发挥的突出作用，感受到国际社会对中医药日益广泛的关注和认同，体会到中医药的博大与精深。非常肯定地说，我对中医药的发展充满信心。

中医药作为中华民族的伟大创造，是对人类健康和世界文明的伟大贡献。中医药是我国人民长期与疾病作斗争的实践经验总结，使世世代代的中国人民深受其益，为中华民族的繁衍昌盛作出了不可磨灭的贡献。同时，中医药也对世界文明产生了积极的影响，在世界传统医药领域独树一帜。这是祖先留给我们的一份宝贵财富，我们一定要倍加珍惜，并努力将其发扬光大。

中医药作为独具特色的卫生资源，是我国医药卫生事业的重要组成部分。中医药与西医药优势互补，相互促进，共同维护和增进人民健康，已成为中国特色医药卫生事业的显著特征和巨大优势。面对社会主义初级阶段的基本国情，要建立基本医疗卫生制度，解决十几亿人的医疗卫生保健问题，实现“人人享有基本医疗卫生服务”的目标，必须充分利用中医药这一宝贵的卫生资源，并使其特色优势得到充分发挥。

中医药作为我国原创的医药科学，具有极大的自主创新潜力。不断提高自主创新能力，切实把中医药的资源优势转化为产业优势和经济优势，将进一步提升我国医药产业水平，带动相关产业发展，形成新的经济增长点。进一步推动中医药自主创新，对于加快建设创新型国家具有重要作用。

中医药作为中华优秀传统文化的瑰宝，是我国文化软实力的重要体现。当今时代，文化越来越成为民族凝聚力和创造力的重要源泉，越来越成为综合国力竞争的重要因素。中医药凝聚着中华民族的智慧，蕴涵着丰富的人文科学和哲学思想，充分发挥其文化价值，对于增强民族凝聚力，繁荣社会主义文化，提高我国国际影响力具有深远意义。

当前，人类生存环境发生了重大变化，健康观念和医学模式也在深刻转变，总的趋势是更加注重预防、自我保健和生态环境改善，更加注重综合治疗和个体化治疗，从以疾病为中心向以病人为中心发展。这正与中医药学“上工治未病”、强调人与自然和谐等理念相吻合，与中医药学的整体观、辨证施治的本质特征相一致，中医药的科学与文化价值日益彰显并越来越得到广泛认同。中医药发展前景广阔，潜力巨大，大有可为。

三、在新的历史起点上推进中医药事业加速发展

党的十七大把“人人享有基本医疗卫生服务”作为全面建设小康社会的重要奋斗目标之一，明确了今后一个时期卫生事业改革发展的主要任务，强调要坚持中西医并重，扶持中医药和民族医药事业发展。深化医药卫生体制改革也将进一步启动。这为中医药的加速发展带来了新的机遇。在新的历史起点上，面对新形势、新任务、新要求，我们必须全面贯彻党的十七大精神，深入贯彻落实科学发展观，抓住机遇，奋发图强，努力开创中医药事业发展的新局面。

第一，进一步推进中医药继承与创新，充分保持和发挥中医药特色优势。要大力加强古典医籍文献、历代医家医案、传统制药技术经验等系统研究，深入总结中医药学发展历史上重大学术创新的规律。有计划地对民族、民间医药传统知识和技术进行系统挖掘整理研究。切实做好名老中医药专家学术思想、临证经验和技术专长的继承工作。要以临床实践为核心，以重大、疑难、传染性疾病以及中医药具有优势的病种为突破口，充分利用现代科学技术成果，着力加强中医药基础理论、临床诊疗技术的深入研究和药物研制，努力提高临床疗效，丰富和发展中医药的理论与实践。

第二，进一步加强中医医疗和预防保健服务体系建设，不断提高中医药服务的可及性。要切实加强中医医疗机构内涵建设，以农村、社区中医药工作为重点，进一步实施“三名三进”工程，努力培育中医名院、名科、名医，推动中医药进农村、进社区、进家庭，不断完善覆盖城乡的中医医疗服务体系。要充分发挥中医药“治未病”的优势，努力构建和完善“治未病”预防保健服务体系，不断满足人民群众不同层次的中医药保健服务需求。

第三，进一步提升中医药人才队伍整体素质，不断提高中医药服务能力和水平。要遵循中医药人才成长规律，完善人才培养和使用机制，营造有利于中医药人才脱颖而出的环境。一是切实改进中医药院校教育，完善中医药师承教育制度，建立健全中医药继续教育网络。二是着力加强中医药学科带头人和技术骨干的培养，努力造就新一代中医药领军人才和一大批优秀中青年名中医。三是加大城乡基层中医药业务骨干和实用型人才的培养培训力度，为夯实农村、社区中医药服务基础提供人才支持。四是注重中医药管理型人才和技能型人才的培养。同时，要切实加强中医药行业作风建设，弘扬“大医精诚”的良好道德风尚，倡导开放包容、相互学习、共同提高，努力营造内部团结、外部和谐的良好氛围。

第四，进一步推进中药现代化，着力提高中药产业水平。要加强中药产业发展的统筹规划，加快建设现代中药技术体系和产业体系。一方面，促进中药企业资源、人才、技术有机结合，建设我国现代中药产业制造基地、物流基地、中药产品出口基地，着力打造中药制造“名厂”和中药经营“名店”，培育中药品牌“名药”。一方面，切实加强对中药资源的有效保护、研究开发和合理利用，促进中药资源的可持续发展。同时，按照中药的特点和自身规律，切实改进中药注册管理和医疗机构中药制剂管理，健全中药标准规范体系，保证中药材、中药饮片和中药制剂产品质量。

第五，进一步加强中医药文化建设，切实巩固和扩大中医药的社会基础。坚持把中医药文化建设与中医药事业发展紧密结合起来，使之相互促进，相得益彰。要大力推进中医药机构文化建设，加强中医药文物、古迹的保护利用，建设中医药文化宣传教育基地，做好中医药非物质文化遗产的保护与传承。要积极开发利用中医药文化资源，创作一批宣传中医药的文化产品，打造中医药文化精品，继续深入开展“中医中药中国行”活动，建立和完善中医药科普宣传长效机制，让更多的人了解中医药，感受中医药，使用中医药，形成全社会关心支持中医药发展的良好氛围。要继续加强对外交流与合作，推动中医药更广泛地走向世界。国家中医药管理局要有重点地在国外选点布局开办中医医疗机构，并派出优秀的中医人才开展服务，充分展示中医药的特色优势，树立良好形象。

这里，我想再强调一点，中医药事业的发展任重道远，需要广大中医药工作者解放思想、改革创新、团结奋斗，需要各级政府的高度重视和全社会的大力支持。各地区、各有关部门要从全局和战略的高度，继续关心和支持中医药事业的发展，协同配合，为中医药事业发展创造良好条件，提供有力保障。要充分发挥中医药工作协调机制的作用，深入研究制定扶持中医药事业发展的政策措施，推进中医药事业的全面协调可持续发展。

我国中医药事业正处于一个新的历史起点，全面建设小康社会的伟大历史进程为中医药事业发展带来了新的机遇，也提出了新的要求。希望全国广大中医药工作者深入学习贯彻党的十七大精神，抓住机遇，振奋精神，坚定信心，扎实工作，全面推进中医药事业又好又快发展，为维护和增进人民群众健康、促进社会和谐作出新的贡献！

二、卫生部和国家中医药管理局领导人讲话(2007～2008年)

（一）2007年

全面贯彻落实党的十六届六中全会精神
发挥中医药在构建社会主义和谐社会中的作用

——卫生部副部长兼国家中医药管理局局长佘靖
在2007年全国中医药工作会议上的讲话

（2007年1月11日）

同志们：

今天我们召开2007年全国中医药工作会议，会议的主要任务是：以邓小平理论和“三个代表”重要思想为指导，落实科学发展观，全面贯彻党的十六届六中全会、中央经济工作会议和胡锦涛总书记在中央政治局第三十五次集体学习会上重要讲话的精神，总结2006年中医药工作，研究部署2007年任务。

刚才，吴仪副总理发表了重要讲话。讲话立意高远，思想深刻，内涵丰富，论述精辟，围绕深入学习贯彻党的十六届六中全会精神，深刻阐述了中医药的地位、作用和科学价值，强调要坚定不移地发展中医药事业，保持发挥中医药特色优势，切实推进中医药继承与创新；要加强统筹协调，充分调动各方面的积极性，整合各种资源，大力扶持中医药事业的发展。同时，对广大中医药工作者提出了殷切希望，要求中医药行业要加强自身建设，提高自身素质，共同团结奋斗，努力担负起中医药发展的重任。这既是关怀和信任，也是激励和鞭策，我们要以此为动力，牢记使命，不负重托，把中医药各项工作做得更好。

下面，我代表国家中医药管理局，讲几点意见，供大家讨论。

一、2006年中医药工作回顾

2006年是“十一五”开局之年，中医药系统广大干部职工认真贯彻落实党的十六届五中、六中全会精神，以科学发展观统领工作全局，按照卫生改革与发展的总体部署，紧紧围绕振兴中医药事业和提高人民健康水平两大根本任务，团结奋进，求真务实，各项工作取得新的进展。

（一）中医药工作更加受到重视，中医药发展的目标和方向进一步明确

党的十六届六中全会作出的《关于构建社会主义和谐社会若干重大问题的决定》（以下简称《决定》）和胡锦涛总书记在中央政治局第三十五次集体学习会上发表的重要讲话，都对中医药工作作出了重要论述，《中华人民共和国国民经济和社会发展第十一个五年规划纲要》和《国家中长期科学和技术发展规划纲要》，都将中医药发展作为重要内容予以支持。中医药发展更加受到党和政府的重视。去年，有18个省（区、市）的领导同志来京或在当地就中医药工作与我局进行研究和沟通，还有一些省的领导同志专门听取了本省的中医药工作汇报，视察中医药机构，作出有关指示。广东省委、省政府召开建设中医药强省大会，作出《关于建设中医药强省的决定》，提出整合资源、发展事业、做强产业、弘扬文化的方针，要求3年初见成效，5年大见成效；四川省省委、省政府召开中医药发展大会，作出《关于加快中医药发展的决定》，提出由“振兴中医”向“全面发展中医药”战略性转移的方针；内蒙古自治区政府召开蒙医中医工作会议，作出《关于进一步扶持蒙医中医事业发展的决定》，制定了发展蒙医中医的一系列优惠政策和措施。去年，《中医药事业“十一五”发展规划》发布实施，各地将中医药事业发展纳入当地经济社会发展规划，大部分省专门制定了中医药事业“十一五”发展规划，有26个省增加了中医药专项经费。广东计划3年投入专项经费3亿元，用于“名院、名科、名医”工程建设；内蒙古决定将蒙中医专项经费由每年100万元增加到2000万元，对蒙医医院人员经费实行全额预算，中医医院人员经费补助达到80%以上。云南、辽宁成立了省中医管理局，内蒙古成立了自治区蒙医中医药管理局，广东大幅度增加了省中医药局的人员编制。为适应形势发展需要，我局成立了扶持中医药政策、中医药立法、中医现代化战略研究工作小组，围绕中医药发展的重大理论和政策问题，加强研究和探索。

一年来，中医药系统广大干部职工，认真贯彻中央的要求，进一步明确了中医药发展的目标和方向。充分认识到中医药事业发展的目的，是为了满足人民群众医疗保健需求，维护人民群众健康权益。中医药事业发展的任务，一是要在医疗保健中发挥中医药的重要作用，满足人民群众对中医药的需求，提高对维护人民群众健康的贡献率；二是要加强内涵建设，认真继承，勇于创新，努力保持特色、发挥优势，弘扬中华民族优秀文化，发展祖国传统医药学，使其得到永续利用。中医药发展的方式，首先，必须立足我国国情，为人民群众提供质优、价廉的中医药服务，其次，要符合卫生发展的总体目标和要求，与卫生发展的总体水平相适应。同时，中医药的发展不能盲目照搬西医药的发展方式，必须遵循自身发展规律，走突出自身特色的发展道路。

（二）农村中医药工作得到加强，中医药在新型农村合作医疗和社区卫生服务中的作用得到发挥

《农村卫生服务体系建设与发展规划》正式实施，中央和中西部地区规划投资18.1亿元，对中西部地区县级中医医院进行建设。2006年中央投资2.8亿元，对166所县级中医医院进行建设；在1.6万多所乡镇卫生院的改建中，绝大多数乡镇卫生院的中医科、中药房基本条件得到改善。

各地组织开展了不同形式的农村中医药人员培训，对6000名乡镇卫生院中医临床技术骨干进行了培训，对14700名乡村医生进行了中医专业中专学历教育，建立了乡村医生接受中医药知识与技能培训的制度，农村中医药人员的素质和水平有了提高。

农村中医工作先进县建设稳步推进。江西省万安县等25个县（市）被批准为全国农村中医工作先进县（市），四川省名山县等14个县（市）被批准为全国农村中医工作先进县（市）建设单位。先进县建设单位在中医药政策实施、组织管理以及提供中医药服务等方面，比较好地发挥了示范带动作用。在“万名医师支援农村卫生工程”中，有51家大中型中医医院对口支援了57家县中医医院，提高了受援单位的中医药服务能力。

中医药在新型农村合作医疗中的作用得到发挥。截至2006年9月底，全国已有1433个县（市、区）参加了新型农村合作医疗试点，有4.06亿农民参加了合作医疗。所有试点县中合格的县级中医医院都被确定为定点医疗机构，一些适宜的中医药服务项目和必需的中成药、饮片被纳入补偿范围。据初步统计，中医药服务在新型农村合作医疗报销总额中所占的比例为10%～30%，53.5%的试点县采取提高中医药服务补偿比例、降低中医医院住院起付线、单独将中药纳入门诊补偿范围、对中医药治疗优势病种予以补助、对中医类别乡村医生进行补助等多种措施鼓励使用中医药。内蒙古、山东、江西、青海等省制定了全省统一的补偿方案，将使用中医药的补偿比例提高5%～10%；吉林等省将中药制剂纳入用药目录。

认真贯彻全国城市社区卫生工作会议精神。在《国务院关于发展城市社区卫生服务的指导意见》及相关配套文件中，明确了社区卫生服务机构中医科室设置、人员配置、中医类别全科医师培训及考试、中医药服务纳入财政补助范围和医疗保险基金支付范围等方面的政策措施。各地在社区卫生体系建设中，注重发挥中医药在城市社区卫生服务中的作用。据初步调查，86%的社区卫生服务中心能够提供针灸、推拿、火罐等3种以上的中医药适宜技术服务，中药敷贴、刮痧、中药熏蒸等技术疗法也占一定的比例；

社区卫生服务中心中医处方所占比例为32%。在预防方面，有53%的高血压慢病管理病例运用了中医药干预措施；在保健方面，中医药参与率达到了88%；在康复方面，中医药参与率达到了93%；在健康教育方面，有中医药内容的达到70%。目前，全国92%的社区卫生服务中心和54.7%的社区卫生服务站能够提供中医药服务。

继续加强中医药应对突发公共卫生事件能力建设。开展了23个中医、中西医结合急诊临床基地建设工作。中央投资1.75亿元，对147个中医特色专科（专病）、282个县级中医医院急诊科和181个县级中医医院感染性疾病科进行重点建设。各地组织开展了人感染高致病性禽流感、呼吸道传染病防控知识培训。

（三）保持和发挥中医药特色优势，中医药服务能力有所提高

制定颁布了《国家中医药管理局关于进一步保持和发挥中医药特色优势的意见》，组织开展了中医学特色优势、针灸学特色优势、中医学术流派和中医医德规范等专题研究。对中医、针灸等30多个学科发展现状及特色优势进行了分析评价，部分学科已提出学术发展思路和相关政策建议。

修订了中医类别医师资格考试大纲，在中医专业考试内容上，突出中医为主，中医与西医的比例为8:2；突出临床，临床与理论的比例为2:1。修订出台了《传统医学师承和确有专长人员医师资格考试考核办法》。组织开展了傣医医师资格考试试点工作，目前已有藏、蒙、维、傣等4个民族医开设了医师资格考试。

积极开展“名院、名科、名医”创建活动。重点专科建设取得进展，涌现出一批科室建设规范、社会影响较大的专科（专病），应用中医药特色疗法的数量增长65.3%。新增了肛肠、内分泌、骨伤、针灸等4个重点专科协作组。投资5000万元，对35个地市级中医医院中药制剂室和50个县级中医医院针灸理疗康复特色专科进行重点建设。一些中医医院建立了名老中医工作室、研究室，开设了中医药特色诊疗中心，积极探索保持发挥中医药特色优势的方法和途径。重点中西医结合医院建设进一步扩大，新增建设单位11个。开展了19个民族医特色专科（专病）、20个县级民族医医院急诊科和10个县级民族医医院感染性疾病科建设。

中医药继续教育进一步明确了新时期的目标和任务，明确了“突出特色、拓宽领域、完善机制、注重实效”的工作思路。开展第三批名老中医药专家学术经验继承工作和首批优秀中医临床人才研修，为探索新形势下中医“名医”成长积累了经验。许多中医药院校认真吸纳师承教育的特点，进行教学改革的尝试。福建、山东、长春等中医药院校通过开设传统中医班、研究生师承班等方式，积极探索师承教育与现代院校教育相结合的人才培养模式。

制定实施《中医药科学研究发展纲要（2006～2020年）》，确定了今后一段时期的目标和任务。国家重点基础研究计划（“973”计划）中医理论基础研究专项进展顺利，“名老中医学术思想、临证经验传承研究”取得进展。中医防治重大疑难疾病、中医治疗常见病、中医药诊疗技术整理与研究、中药资源可持续利用与产业共性技术等10个方面的研究内容列入国家科技支撑计划。推广了56项中医临床适宜技术。组织开展了中医药重点研究室建设。“基于组分活性跟踪与配伍的现代复方中药研发模式”等6项研究成果获得2006年度国家科技进步二等奖。

实施《中医药防治艾滋病工作计划（2006～2010年）》，中医药免费治疗艾滋病试点省（区、市）由11个增加到14个，治疗患者由3500人增加到6000多人，中医药在改善临床症状、降低抗病毒药物的毒副作用、提高病人生活质量等方面显现了良好的效果。“中医药治疗艾滋病疗效评价研究”基本完成了800余例艾滋病患者和HIV感染者临床研究，以及针对不同病理环节的9种药物及特色疗法的初步评价。初步总结了中医药治疗乙型肝炎等病毒性肝炎的经验，对临床诊疗方案进行了筛选优化。中医药治疗氟骨症等地方病的探索取得一定进展。

（四）中医药法制建设不断推进，监督管理得到加强

十届全国人大四次会议452名全国人大代表提出了14件关于中医药立法的议案，反映了社会各界对中医药立法的强烈愿望。十月，全国人大教科文卫委员会召开14位议案领衔人座谈会，进一步听取全国人大代表及有关部门的意见。目前《中华人民共和国中医药法（草拟稿）》起草工作已经完成，待卫生部上报国务院。地方中医药立法继续推进，广西壮族自治区、深圳特区等地正在抓紧制定中医药、民族医药地方性法规。部署“五五”普法活动，推动中医药普法工作深入开展。

颁布实施《中医药标准化发展规划（2006～2010年）》，确定了中医药标准化工作的目标和任务。国家标准《中医基础理论术语》发布，现行有效的中医药国家标准达到7项，《三棱针技术操作》等12项国家标准完成草案制定。

继续开展医院管理年活动，进一步突出中医药特色优势，加强中医医院管理，提高医疗质量，改进服务与环境，推进院务公开，改善医患关系，中医医院服务质量和管理水平有所提高。与卫生部、国家工商总局联合修订了《医疗广告管理办法》，严格限定了中医医疗广告的审批内容，加大了监督管理和处罚力度。继续开展打击非法行医活动和虚假违法广告整治工作，整顿和规范中医医疗服务市场。

加强医德医风建设，认真治理医药购销中的商业贿赂行为，加强思想教育，开展自查自纠，加大监督检查力度。注重对社会广泛关注的中医药热点问题的舆论引导，组织开展了“仲景杯”全国中医药系统文艺汇演，振奋了精神，鼓舞了士气，凝聚了力量。开展中医药文

化宣传教育基地建设，大力弘扬中医药文化。

（五）中医药对外及港澳台交流与合作不断扩大

中医药国际交流与合作逐步从医疗、教育、科研方面，拓展到立法管理领域。加强与世界卫生组织的联系，签署了加强传统医学合作协议，建立了每两年在中国召开国际传统医药政府论坛的合作机制，并举办了“2006国际传统医药政府论坛”。与东盟等区域性合作组织建立了中医药合作关系；与美国等7个国家新签或续签了中医药合作协议；与俄罗斯、意大利、新加坡等国开展了传统医药学术交流、医师培养、管理干部培训等合作。

与科技部、卫生部联合制定实施《中医药国际科技合作规划纲要》，计划投入1亿元，在防治重大疑难疾病、预防和养生保健、中药研发和生产、中医药国际标准等研究领域开展国际科技合作，促进中医药理论与现代科学技术的结合与创新，提高中医药的国际竞争力，推动中医药在国际上的广泛传播。

加强了与港澳特区的中医药交流与合作，继续为香港中医师的注册考试提供技术支持。支持澳门科技大学成立了以中西医互补为特色的附属医院。举办了海峡两岸中医药高层论坛。

2006年我国中医药工作取得的成绩，是在党中央、国务院高度重视、正确领导下，在各级党委、政府和中央各部委大力支持下取得的，是全行业广大干部职工共同努力的结果。在此，我代表国家中医药管理局向一直关心、支持中医药事业发展的各级党委、政府，中央各部委，社会各界和新闻媒体，以及战斗在中医药战线的广大干部职工，表示衷心的感谢和崇高的敬意！

充分肯定中医药工作成绩的同时，我们要清醒地看到，中医药事业发展中还面临着许多困难，还有许多深层次问题没有得到根本解决，还不能满足人民群众对中医药服务的需求，这与构建社会主义和谐社会的要求还存在较大差距。在新的一年里，我们要认真学习贯彻落实中央精神，统一思想，共同努力，加快中医药改革发展。

二、认真贯彻党的十六届六中全会精神，推进中医药继承与创新，努力提高人民健康水平

党的十六届六中全会作出的《决定》，提出了构建社会主义和谐社会的指导思想、目标任务和重大部署。同时明确了卫生事业改革发展的基本原则、目标任务，强调“大力扶持中医药和民族医药发展”。2006年10月23日，胡锦涛总书记在中央政治局第三十五次集体学习会上发表重要讲话，深刻阐述了医疗卫生事业在构建社会主义和谐社会中的重要地位和作用，明确了医药卫生体制改革的方向和任务，对中医药事业发展提出了要求，强调坚持中西医并重、继承发展中医药与民族医药。《决定》和胡锦涛总书记的重要讲话，极大地鼓舞了全国中医药工作者。我们一定要把思想和行动统一到中央的决策上来，坚持继承创新，坚定不移地推动中医药事业发展，为人民健康服务，为构建社会主义和谐社会作出贡献。

（一）正确认识中医药事业在社会主义和谐社会建设中的作用

胡锦涛总书记在讲话中指出，人人享有基本卫生保健服务，人民群众健康水平不断提高，是人民生活质量改善的重要标志，是全面建设小康社会、推进社会主义现代化建设的重要目标。发展医疗卫生事业，在经济发展的基础上不断提高人民群众的健康水平，是实现人民共享改革发展成果的重要体现，是促进社会和谐的重要举措。发展医疗卫生事业，关系到人民群众的切身利益，是坚持立党为公，执政为民的必然要求，是党和政府义不容辞的责任。

中医药是我国医疗卫生事业的特色和优势，是重要的卫生资源。从历史看，几千年来中医药在防治疾病和重大疫病中发挥了重要作用，为中华民族的繁衍昌盛作出了不朽的贡献。从现实看，在国家医疗卫生保健体系中，中医药与现代医药互相补充，共同承担着人民群众医疗卫生保健任务。今后，坚持中西医并重，充分发挥中医药的特色和优势，是解决群众看病难、看病贵问题的有效途径之一。尽管我国经济持续、稳定、快速发展，但还将长期处于社会主义的初级阶段，即便是发达国家也深受卫生费用不断上涨的困扰。中医药以其“简、便、验、廉”的特点，在预防、保健、治疗、康复等领域具有不可替代的价值，对于保障人民群众享受安全、有效、方便、价廉的医疗卫生服务有其独特优势。从健康观念和医学模式变化看，中医药与其发展趋势相一致。对于新发传染病、疑难重症、医源性、药源性疾病等医学问题研究攻克，使用中医药探索是重要选择。中医药在新的历史时期，应该也可以为提高人民健康素质，保障人民健康权益，促进社会主义和谐社会建设发挥积极作用。

《决定》指出要加强医疗卫生服务，提高人民健康水平。实现这个目标，要从我国国情出发，走中国特色发展之路，探索建立中国特色的卫生保健体制。按照《决定》要求，要着力建设四项基本制度：一是建设覆盖城乡居民的基本卫生保健制度，为人民群众提供安全、有效、方便、价廉的公共卫生和基本医疗服务；二是建设多层次的医疗保障体系，包括城镇职工基本医疗保险，建立以大病统筹为主的城镇居民医疗保险，发展社会医疗救助，加快推进新型农村合作医疗，以构成较完善的社会医疗保险体系和救助体系；三是建立国家基本药物制度，整顿药品生产和流通秩序，保证群众基本用药；四是建立科学规范的公立医院管理制度，理顺医药卫生行政管理体制，强化公立医院的公共服务职能。

研究制定大力扶持中医药和民族医药发展的政策，使其在建设中国特色的卫生保健体制中，发挥优势，作出积极贡献。要完善服务网络，提高服务能力，在农村卫生、社区卫生服务、基本医疗服务中发挥中医药作用；要在多层次的医疗保障体系建设中将中医药服务作为重要资源进入保障支付对象；要在国家基本药物制度中考虑中药、民族药特点，制定政策支持其发展，发挥其在基本医疗保健中的作用；要在深化医疗管理体制改革中，研究中医医院的特点，提出相应政策建议，促进其突出特色优势，规范管理，健康发展。

（二）正确认识中医药事业发展面临的形势

改革开放以来，中医药事业得到长足发展，全国基本建立起中医医疗服务网络，服务量逐年增加，技术水平和服务能力不断提高，治疗病种按照国际疾病分类（ICD－10）统计，占总病种的82.83%。队伍建设步伐加快，素质不断提高，初步形成了多形式、多层次、多专业的中医药教育体系。高扬中医药继承创新主旋律，努力发挥特色优势，大量中医药和民族医药得到挖掘整理，众多老中医药专家和民族医药专家的学术经验得到继承，一批学术特点突出、临床优势明显的名院、名科形成，取得多项科学研究成果。中医药法制建设迈出重大步伐。中药产业水平提升，呈现良好势头。中医药在医疗卫生保健体系中发挥着重要作用，这为“十一五”时期中医药发展奠定了坚实基础。

当前，在党中央、国务院和各级党委、政府的关心和支持下，中医药发展面临前所未有的发展机遇。

一是中医药工作一直受到党中央、国务院和各级党委、政府的高度重视，制定了一系列保护、扶持中医药发展的方针政策。《决定》再一次明确提出要“大力扶持中医药和民族医药发展”，为中医药事业的发展奠定了良好的政治基础；二是随着我国经济社会不断发展，近年来对中医药的支持力度不断加大，为中医药的发展打下了良好的经济基础；三是在经济发展的基础上，人民群众生活健康水平日益提高，对中医药服务的需求也不断增长，中医药独特的医疗保健模式的重要价值得到社会各界热切关注，为中医药发展提供了良好的社会基础；四是中医药在世界上130多个国家传播应用，我国中医药对外交流合作发展迅速，政府间及与国际组织合作大大加强，越来越多的国家和地区开始重视、接受中医药，中医药发展有着较好的国际环境。

同时，我们也必须对中医药发展中长期积累的突出矛盾、存在的诸多困难和当前面临的新情况、新问题有清醒的认识，要以高度责任感，认真研究，采取有力措施，逐步加以解决。

一是城乡和地区之间中医药发展不平衡，中医药资源总体不足、基础薄弱的状况还未得到根本改善；农村和城市社区中医药服务网络还不完善，城乡之间、区域之间、不同人群之间可享受的中医药服务差距较大，不能满足人民群众对中医药服务的需求。二是中医药特色与优势发挥不够，继承不够和创新不足的问题还未得到根本解决；优秀中医药人才特别是农村、城市社区中医药人才缺乏，中医药在提高人民健康水平、减轻群众医疗负担方面还没有发挥应有的作用。三是中医药发展面临不断出现的新挑战。中医药原来有优势的一些治疗领域正受到快速发展的现代医学冲击；社会部分人群对中医药接受程度有所减弱。中医药在国家医疗卫生保健体系中的贡献率不够。四是中医药发展不协调。中医中药发展呈现分离的趋势；中医药在预防、保健、康复领域的发展与中医医疗的发展明显不协调。值得关注的是，越来越多的国家在对中医药加大研究开发力度的同时，正加快传统医药立法管理步伐，对我国中医药发展构成竞争压力。

分析产生这些问题的根本原因：一是中西医并重的卫生工作方针落实还不到位。一些地方对中医药在医疗卫生保健体系中的重要地位、作用认识不足，对发展中医药重视不够，政策措施不到位。二是中医药事业发展投入不足。中医、民族医文献整理发掘，中医药基础理论研究，特色诊疗技术开发等缺乏资金；公立中医医院补偿机制不完善，主要靠创收维持生存的运行机制导致服务方向出现了偏差，一些中医医院为了生存，从增加收入的角度，重视引进现代医学诊疗设备和开展相应项目，过多使用西药，忽视了对中医临床科室的建设和中医特色诊疗项目的应用。三是对中医药发展的规律研究不透，对中医药的特点认识不足。在发展和管理的体制机制上没有充分尊重中医药的规律和特点，现行中医药的管理大多参照现代医药的管理模式，借鉴现代医药管理方法和评价标准。在对中医医疗服务模式、中医药人才培养模式、中医药学术发展取向等方面认识不一，研究不够。

（三）认真继承，勇于创新，促进中医药事业发展

处理好继承与创新的关系是关系到中医药事业发展和学术进步的大事，是业内业外非常关注的问题。

继承是创新的基础，创新是继承的发展。在继承方面，要认真继承中医药核心理论和科学内涵，认真继承历代医家在长期医疗实践中积累创造出来的学术思想和丰富经验，认真继承古往今来在中医药人才培养、科学研究、医疗保健等方面一切行之有效的独具特色的方法，加以应用。在创新方面，要在继承历代中医药优秀成果的基础上，积极吸收应用当代科学技术和方法，开阔思路，促进中医药理论与实践的创新，要抓住理论创新、关键技术创新与系统集成创新3个环节。中医基础理论创新是学术发展的基础，诊疗技术、方剂配伍和中药制药等关键技术的创新，是中医药科技创新的核心，在此基础上吸收其他多学科的先进知识和技术而进行的系统集成创新是促进中医学发展，提高中药产业竞争力的重要手段。

当前，中医药继承创新工作取得了不少成绩，但也存在着继承不够、创新不足的问题。在探索过程中，业内外有一些不同的认识和看法，是难免的。当然，思想认识上的问题，必须也只能通过不断的研究探索等实践来解决。在业内，由

于不同的知识结构、不同的工作经历，有的侧重在继承方面多做一些，有的侧重在创新方面多做一些，有的从其他学科角度研究中医药，这是必要的分工，其根本的、共同的目标都是为了发展中医药。在工作中，大家要努力发挥各自的优势，共同探索中医药继承与创新的途径、方式，要相互尊重，相互学习，取长补短。对业外的不同评价与看法，要认真分析，正确认识，既不因其指责而丧失信心，也不因其称赞而沾沾自喜，要锲而不舍，坚持探索。

（四）坚持走突出中医药特色优势的发展之路

中医药学在长期的历史发展进程中，形成了一套完整的理论体系，独特的诊疗技术和方法，积累了丰富的经验，具有确切的疗效，这是她历经数千年而不衰，至今仍保持强大生命力的根本原因所在。党和政府制定保护、扶持中医药的方针政策的基点，也首先在于中医药学术的科学价值及其在防治人类疾病方面的独特而可靠的疗效。在当今中西医将长期并存的格局下，中医药能否更好地担负起保护和增进人民健康的重任，关键在能否进一步提高其学术水平和防治疾病的能力。我们必须把保持中医药特色，发挥中医药优势摆在十分重要的位置来抓，这是发展中医药事业的生命和灵魂，也是我们能否把握机遇、迎接挑战的关键。中医药工作者必须有坚定的信念，忠诚于中医药事业，坚信中医药的科学性和先进性，坚持用中医药的理论和技术从事医疗保健服务，在防治常见病、多发病、传染病、慢性病和现代医学尚未攻克的疑难重症等方面发挥中医药的独特作用。

近些年我们组织研究界定了中医药特色优势的内涵，对何为中医药自身发展规律在探索中初步形成共识，加强了对保持发挥中医药特色优势的宏观指导和管理，组织实施了一批重大项目，促进中医药特色优势的保持和发挥。但是应看到，目前在医疗服务、人才培养和科学研究方面都存在着特色优势发挥不够的问题，有的还比较突出，社会各界对此高度关注，行业内部不少同志也反映强烈。当然这些问题和困难的产生，既有中医药行业内部因素，也有外部环境变化的客观因素，其产生的主要原因，一是中医药在中国近代史的坎坷历程，是中医药特色优势发挥不够的起因；二是中医药文化传承弱化和文化认同差异，是中医药特色优势发挥不够的社会原因；三是中医药学术与队伍自身适应能力不足，是中医药特色优势发挥不够的内在原因；四是公立医院运行中出现的市场化倾向，是中医药特色优势发挥不够的重要原因；五是尚未建立符合中医药自身发展规律的管理体制和运行机制，是中医药特色优势发挥不够的深层次原因。要保持发挥中医药特色优势，首先要逐步建立保持发挥特色优势的评价标准体系，以解决认识上对突出特色优势的标准不统一、差距很大的问题；要加强法制建设，探索建立符合中医药发展规律的管理体制；要调整思路方向，突出为临床服务，探索符合中医药特点的科研模式；要认真总结现代教育与传统师承教育的优势和特点，探索多模式的人才培养途径，大力提高中医药人员的中医药理论水平和服务能力；要鼓励多模式发展，建立完善中医药特色优势突出的中医服务网络。走保持发挥中医药特色优势之路是中医药事业发展的战略选择，必须要统一思想，经过长期坚持不懈努力，才能取得实效。

（五）创造中医药和谐发展的环境

中医药是我国的医学科学，也是中华文明瑰宝，她经历几千年的发展繁荣，深深植根于中华民族文化的土壤之中，在我国有着广泛的社会基础和群众基础，这也是中医药文化不断传承、不断发展的重要条件。随着现代医学的快速发展及东西方文化的激烈碰撞，由于对中医药内涵缺乏了解，有的人对其科学性产生了怀疑，有的把中医与西医对立起来，用一方的长处比另一方的短处，有的对中医药能否在新时期国家医疗卫生保健体系中继续发挥重要作用产生疑问。要解决这些问题，在全体中医药工作者团结奋斗，推进中医药学术和事业进步与发展的同时，也要加强对中医药的宣传，深入浅出地介绍中医药的理论、技术、方法、特色与优势，宣传名医、名科、名院、名药、名店、名厂，以提高人们对中医药科学特征和文化特征的认识，让中医药深入人心，让民众在选择使用中医药时能够安心、放心。

目前业内对中医药学术和事业如何发展的问题有不同认识，是正常的，大家要在科学发展观的指导下，共同研究，共同实践，实事求是，坚持真理。老、中、青三代中医药人员要互相尊重、互相爱护，积极投身于继承发展中医药的伟大实践；中医药、中西医结合、民族医药工作者都是事业发展的重要力量，在政治上要平等相处，在学术上互相切磋，在工作上互相支持，加强团结，共同和谐发展；中医与西医之间也应该是这样，有的同志讲，作为医学而言，互补的特性本应让中医和西医成为联手的“朋友”，更好地防病治病救人，而不是谁击败谁、谁取代谁的“敌人”，我很同意这个看法，实际上这也是我们党和政府一贯倡导的，并且已经成为我国广大医疗卫生工作者的成功实践。

还要指出的是，中医药学术创新是中医药继承发展的不竭动力，中医药学术繁荣是一个时代、一个时期中医药继承发展的重要标志。我们必须坚持“百花齐放、百家争鸣”的方针，避免对中医药学术问题的行政干预，对不同学术见解不打棍子、不扣帽子，各学派、流派之间要互相尊重、互相学习，承认多样，包容差异，大力发扬学术民主，创造相互平等、畅所欲言、宽松和谐的学术氛围和开放包容的团队精神，着力营造追求真理、鼓励探索的良好人文环境。这对中医药学术的创新和繁荣非常重要。

三、2007 年中医药工作

2007 年中医药工作的总体要求

是：以邓小平理论和“三个代表”重要思想为指导，认真贯彻党的十六届六中全会精神，全面落实科学发展观，着力推进继承创新，努力发挥特色优势，大力加强队伍建设，全面提高防治疾病能力，积极发挥中医药在基本卫生保健制度建设中的作用，为人民健康服务，为促进社会主义和谐社会建设服务。

（一）积极发挥中医药在基本卫生保健制度建设中的作用

建立覆盖城乡居民的基本卫生保健制度要有一个努力过程，今年全国卫生工作会议决定从加强公共卫生体系建设、农村卫生服务体系建设和城市社区卫生服务发展3个方面着力推进，中医药要积极发挥作用，努力做好以下工作。

一是加强农村中医药工作，发挥中医药在新型农村合作医疗中的作用。继续实施《农村卫生服务体系建设与发展规划》，做好县级中医医院改扩建项目的实施，在乡镇卫生院改建中加强中医科、中药房基本条件建设。抓好农村医疗机构中医特色专科、县中医医院急诊急救能力、感染性疾病科建设。继续开展全国农村中医药适宜技术推广示范地区建设，研究制定绩效评价标准，建立完善农村中医药适宜技术推广工作的激励机制，发挥其示范带动作用。加大农村中医药人才培养力度，开展县级中医医院专科专病技术骨干培训工作，继续实施乡镇卫生院中医临床技术骨干培训和乡村医生中医专业学历教育，认真总结，加强管理。继续开展“万名医师支援农村卫生工程”，进一步扩大受援面。

今年新型农村合作医疗试点县将扩大到80%。各省在扩大试点的工作中要落实好中医药相关政策措施，研究探索中医药补偿政策，提高中医药服务质量和服务能力，积极引导农民群众选择安全、有效、廉价、方便的中医药服务。

二是发挥中医药在社区卫生服务中的作用，为城市居民提供满意的中医药服务。进一步加强部门协调，全面落实国务院关于发展城市社区卫生中中医药服务的政策，城市社区卫生服务发展规划要充分纳入中医药服务的内容。合理配置城市中医药资源，对于新建的社区卫生服务机构，要按照社区卫生服务机构基本标准，合理配置中医药服务设施设备和人员。政府举办的一级、部分市（地）辖区的二级中医医院可以转型为具有中医药特色的社区卫生服务机构。要针对社区居民的主要健康问题及疾病流行趋势，开展中医药预防、治疗、保健、康复和健康教育。探索建立社区卫生服务机构与公立中医医院双向转诊制度，为社区卫生服务机构提供必要的中医药技术支持。要制定社区卫生服务机构基本药物中药目录，研究制定基本医疗服务中医药服务项目规范和标准，建立社区中医药服务质量考核评价标准。开展中医类别全科医师岗位培训，吸引和鼓励高素质高水平的中医药人员到社区卫生服务机构开展中医药服务。继续开展中医药特色社区卫生服务示范区创建活动。

三是提高中医药防治重大疾病和应对突发公共卫生事件能力。继续实施《中医药防治艾滋病工作计划（2006～2010年）》。切实做好中医药治疗艾滋病试点项目的实施，今年适当扩大省份，增加治疗人数，总结阶段性经验，研究制定中医药治疗艾滋病临床疗效评价标准。加强中医药防治艾滋病基地建设，探索总结综合防治示范区开展中医药服务经验。总结心脑血管疾病、病毒性肝炎、肾病、肿瘤等严重危害人民群众生命健康安全的重大疾病中医药防治经验，针对重点病种，筛选、优化诊疗方案，形成规范并加以推广。继续开展氟骨症、矽肺等地方病、职业病中医药治疗工作，形成氟骨症中医药临床诊疗指南。继续加强人感染高致病性禽流感及其他新发传染病中医药防治研究。组织开展急诊急救、医院感染管理和传染病防治知识与技能培训，提高中医药应对突发公共卫生事件能力。

（二）加强保持和发挥中医药特色优势能力建设

第一，努力增加经费，开展保持和发挥中医药特色优势重点项目建设，引导中医药机构认真做好各项中医药服务。一是认真做好中医临床研究基地和重点中医医院建设项目实施。国家发展改革委将会同我局于今年正式启动实施《重点中医医院建设与发展规划》，计划在“十一五”期间，在全国建设10个中医临床研究基地，强化中医临床科研能力，促进中医药重点学科合理分布，突出中医药防治疾病的重点领域，在重大疾病、疑难疾病的防治研究上取得突破性进展，提高中医疾病防治和科技创新能力。对200余所地市级以上中医医院（含中西医结合、民族医医院）进行建设，改善基础设施和医疗条件，使其成为规模适度、科室设置齐全、服务功能完善、人员结构合理、中医特色突出、专科优势明显、服务质量优良的现代化中医医院。各省中医药管理部门要加强与发展改革委的沟通，按照总体要求和部署，共同做好本地规划编制、项目遴选和组织实施等工作。

二是全面实施保持和发挥中医药特色优势建设项目。今年中央将增加投入，实施一批保持和发挥中医药特色优势建设项目。在专科建设方面，开展中医专科重点建设、农村医疗机构针灸理疗康复特色专科建设、农村医疗机构中医特色专科（专病）建设；在人才培养方面，开展城市社区中医人才培养、乡村医生中医药知识与技能培训、县中医院中医专科技术骨干培养、中医临床特色经典理论培训；在学科建设方面，开展中医优势临床重点学科建设、中医临床重点研究室建设；在中药配制方面，开展中医医院中药制剂室建设等工作。我局将会同财政部深入调查研究，进一步做好项目总体规划方案。各地要按照要求抓好组织实施，通过建设，切实提高保持发挥中医药特色优势的能力。

第二，研究建立保持发挥中医药特色优势的评价机制。在中医医疗服务、人才队伍建设、科学研究等方面都要通过研究，制定保持发挥特色优势的评价标准。首先建立中医医院中医药特色评价标准，对各级中医医院设备配置、科室设置、病房建设、人员配备、临床诊疗的中医内涵要有明确要求。当前，各地要根据我局制定的《关于进一步保持和发挥中医药特色优势的意见》、中医医院中医药特色评价指南和三级中医医院中医药特色评价细则，认真组织开展评价工作。在实践中要不断总结经验，提出改进意见使其日臻完善。继续组织开展各学科学术现状、特色优势评价。

第三，要加大对中医药特色优势的宣传，特别是对中医“名院、名科、名医”和先进典型的宣传。开展中医药科普宣传活动，弘扬中医药优秀文化，提高人民群众对中医药的认知度。

（三）加强中医医院管理，提高服务质量

当前各级中医医院特别是病房保持特色发挥优势不够，已是业内外十分关注的问题，要解决这个问题，需要政府增加投入，改革体制机制，应用现代技术为中医药服务包括改革中药剂型等多方面努力。同时也需要加强管理，规范服务，促进特色优势发挥。要在医院管理年活动中，引导中医医院转变观念，坚持中医为主的发展方向，始终把保持发挥特色优势作为核心任务。大型综合性的中医医院要针对重大疾病、疑难疾病的防治，积极开展相应的科学研究工作，巩固和提高中医药在一些疾病或一些关键环节等方面的特色优势。加强病房中医药业务建设，在病房要选择一些中医药治疗具有优势的病种，探索主要应用中医药手段进行治疗的中医病房模式；积极开展传统中医诊疗中心建设工作；部分城市二级中医医院可向中医专科医院发展；县级中医医院要区别于县人民医院，走小综合、大专科的路子，以中医药为主要手段，为人民群众提供基本医疗服务。

要加强对中医医院院长的培训，明确院长的责任，改善医院管理，使中医医院姓“中”，院长是第一责任人。要按照中医医院的实际需要，合理配置现代诊疗仪器设备。严格医疗服务规范，要按照中医理论审查内外、四诊合参、辨证施治，要合理检查、合理用药、合理治疗，要加强人员与技术的准入管理，规范中医医院和中医医师应用现代高新医疗技术的诊疗活动，应用高新医药技术的机构和人员应取得相应的资质。应用中医药新诊疗技术的，也要按照技术要求实行分级管理。继续推行中医医院院务公开制度，接受群众监督。规范医院收支管理，改革不适当的经济激励机制。根据事业单位改革总体思路，深化人事制度改革，实行岗位管理和人员聘用制度，按需设岗、竞聘上岗、按岗聘用、绩效考核，以调动积极性。在劳动人事分配、职称晋升等方面建立完善有利于保持发挥特色优势的机制。发挥中医药廉、简、便、验特点，继续办好惠民病房。

（四）加强中医药队伍建设，提高运用中医药防病治病的能力和水平

贯彻全国中医药继续教育工作会议精神，完善中医药继续教育相关制度，采取多途径、多方式加强中医药人员的中医药理论和技能的培养。开展中医临床人员中医经典理论培训。组织开展中医药继续教育管理与运行机制研究，探索中医专科医师培训制度。加强中医药重点学科建设，开展检查验收工作。建设一批中医药继续教育示范基地。完成第三批全国老中医药专家学术经验继承和首批优秀中医临床人才研修项目，组织实施第二批优秀中医临床人才研修项目。

（五）加大科学研究力度，推进中医药的继承与创新

贯彻全国中医药科技工作会议精神，突出重点，明确方向，促进中医药特色优势的保持与发挥。加强重大疑难疾病、常见病中医药治疗方案和“治未病”技术方法的总结研究，深入开展名老中医药专家学术思想和经验传承的研究，做好国家科技支撑计划中医药项目、国家“973”计划中医理论基础研究专项的组织实施，实施国家重大新药创制专项，促进中医药继承与创新。大力加强中医药科技成果的推广应用，继续实施中医临床诊疗技术整理研究项目，落实中医临床适宜技术推广计划。加强中医药科技支撑能力建设，建设好一批中医药重点研究室，继续推动中医药科研实验室的评估工作。推进科技体制改革和科技管理改革，提高中医药科技的效率和效益。

（六）推动中医药立法工作

目前，中医药立法工作已经受到全国人大代表、政协委员的高度关注，受到全国人大、国务院有关部门和领导的高度重视。今年，要继续开展调研和论证，积极配合全国人大、国务院法制办做好工作，推动中医药法早日出台。继续贯彻实施《中华人民共和国中医药条例》，各地要结合地方中医药法规的贯彻落实，加大实施力度，并配合有关部门做好执法监督检查。加强“五五”普法宣传，大力宣传卫生、中医药等法律知识，提高全行业干部职工的法律意识和法律素质。

大力推进中医药标准化，实施《中医药标准化发展规划（2006～2010年）》，逐步构建中医药标准体系。年内完成《中医内科名词术语》等23项国家标准制定，继续组织开展中医药名词术语及中医、中西医结合临床各科病证诊疗指南和技术操作规范的编制工作，完成《中医内科病证诊疗指南》等50项行业标准的制定。开展中医药标准化人才的培训。

（七）继续加强中西医结合和民族医药工作

继续加强中西医结合工作。一是加强重点中西医结合医院建设，完成第一批重点中西医结合医院建设任务，开展第二批建设工作。二是启动局“十一五”重点中西医结合专科（专病）建设。三是筛选、优化、推广一批中西医结合优势单病种诊疗规范。四是加强中西医结合人才培养，举办西医师学习中医

高级研修班。

贯彻第三届全国民族医药工作会议精神，以发掘整理总结为基础，以人才培养为重点，积极开展科学研究，努力提高防病治病能力和学术水平，全面推进民族医药事业发展。坚持因地制宜、分类指导。对有完整理论学术体系的，要加强基础和临床研究，培养学科带头人和学术梯队，提高防治疾病能力；对有部分理论和丰富实践经验的，要规范升华实践经验，研究推广特色诊疗技术，整理和逐渐完善基础理论；对民间经验和验方、医学资料处在整理阶段的，要加强对民间经验和验方的整理；对尚待发掘整理的，要努力发掘。开展重点民族医医院和重点专科（专病）建设，做好国家科技支撑计划“民族医药发展关键问题研究”工作。继续做好民族医药本科教材编写工作。扩大傣医执业医师资格考试试点范围，开展朝医执业医师资格考试试点。

（八）加强中医药对外及港澳台交流合作，推动中医药走向世界

扩大与政府间交流与合作，巩固和提高交流合作水平。加强政府间合作项目的协调，确保双边合作协议的落实。巩固与世界卫生组织合作成果。扩大与东盟、欧盟和非盟等国际多边组织的合作。积极参加国际卫生活动，发挥在有关国际传统医学的规则和标准制定中的应有作用。认真落实两部一局《中医药国际科技合作规划纲要》，进一步推动中医药的国际科技合作。

组织开展境外中医药及各国传统医药的现状和发展趋势研究，建设一批中医药对外交流与合作基地，建立中医药对外交流与合作专家库，实施中医药引智项目，加大外向型人才培养力度，健全中医药对外交流与合作渠道和网络，充分利用国际、国内两种资源，加快中医药走向世界的步伐。组织制定《中医药国际交流与合作十年规划（2007～2016）》，适时召开全国中医药对外交流与合作工作会议。

继续推动新形势下与香港、澳门特别行政区和台湾地区的中医药交流与合作。

我还要强调一下治理商业贿赂工作。去年，我们按照中央部署，开展治理医药购销领域商业贿赂专项工作，取得了一定成效。今年，我们要以建立健全防控医药购销领域商业贿赂长效机制的工作为重点，稳步推动中医药行业治理商业贿赂工作深入开展。进一步加强行业作风建设。一是大力弘扬正气，宣传先进事迹，树立良好形象，加强行业精神文明建设。二是加强理想信念和思想道德教育，深入开展反腐倡廉的经常性教育，树立正确的人生观、世界观，保持高尚道德情操，遵纪守法，拒腐防变，坚决抵制不正之风。三是强化公立中医医疗机构公共服务职能，加强制度建设，规范收支管理，增强服务意识，提高服务质量。四是加强监督机制建设，自觉接受社会监督、群众监督，及时纠正出现的问题。五是严格执行纪律，严肃处理损害人民群众利益的违法违纪行为。

同志们，在新的历史时期，饱经沧桑的中医药迎来了新的发展生机。让我们高举邓小平理论和“三个代表”重要思想伟大旗帜，全面落实科学发展观，把思想、认识、行动统一到十六届六中全会精神上来，认真贯彻吴仪副总理重要讲话的要求，振奋精神、增强信心，抓住机遇、迎接挑战，开拓进取、扎实工作，坚定不移地推进中医药事业发展，不断为维护人民群众健康，为构建社会主义和谐社会作出新的贡献，以优异的工作成绩迎接党的“十七大”胜利召开。

谢谢大家！

国家中医药管理局副局长房书亭在2007年全国中医药工作会议上的总结讲话

（2007年1月12日）

同志们：

2007年全国中医药工作会议今天就要结束了。本次会议是在学习贯彻中共中央《关于构建社会主义和谐社会若干重大问题的决定》和医药卫生体制改革进一步深化的新形势下召开的。中共中央政治局委员、国务院副总理吴仪同志出席会议并作了重要讲话；卫生部副部长兼国家中医药管理局局长佘靖同志作了工作报告；卫生部部长高强同志在主持会议时，也对中医药的发展作了重要讲话；广东省中医药局等6个单位进行了大会交流；国家发展改革委等16个国务院有关部委局的领导同志也应邀参加了这次大会。

会上，全体代表对吴仪副总理的重要讲话、高强部长的讲话和佘靖副部长的工作报告进行了认真和热烈的讨论。大家一致认为，吴仪副总理在中医药事业发展的关键时期亲临会议，既体现了吴仪副总理对中医药事业的关爱之情，也充分体现了党中央国务院对中医药事业的高度重视，这对振奋行业信心、鼓舞行业士气、凝聚行业力量具有重大而深远的影响，为新形势下中医药事业的发展指明了方向；高强部长的讲话，对贯彻落实吴仪副总理重要讲话精神提出了明确的要求，具有很强的针对性；佘靖副部长的工作报告思路清晰、内容丰富、重点突出、措施得力，具有很强的指导性和操作性。会议顺利完成了全部议程，达到了预期目的。大家普遍认为，这次会议开得好、开得实、收获大、受鼓舞。下面我对如何贯彻落实好吴仪副总理的重要讲话和这次会议精神讲几点意见。

一、抓好落实，进一步统一思想认识

吴仪副总理的重要讲话通篇贯穿了党的十六届六中全会精神，从中医药事业面临的机遇与挑战出发，从充分发挥中医药的特色与优势，切实解决人民群众看病难、看病贵的要求着眼，从坚定不移地推进中医药的继承与创新、大力扶持中医药事业发展等方面，提出了努力担负起发展中医药历史重任的希望和要求。我们要把思想认识真正地统一到吴仪副总理重要讲话精神上来：

一是要把思想统一到吴仪副总理关于中医药的地位、作用和科学性的深刻认识上来。吴仪副总理在讲话中对中医药的历史地位、现实作用和科学价值做了深刻的阐述，特别强调指出这些是不容置疑的，我们不要被外界的一些议论所干扰，要坚定信念，坚定不移地发展中医药事业。吴仪副总理明确指出，在切实解决“看病难、看病贵”问题上，中医药是可以大有作为的，这是党中央国务院对中医药寄予的厚望，我们一定要克服无所作为、难有作为的思想，切实做好我们的各项工作，担负起历史赋予我们的重任，为构建社会主义和谐社会作出应有的贡献。

二是要把思想统一到吴仪副总理对中医药发展形势的判断上来。吴仪副总理强调要以更宽的视野，从更深的层次看待中医药的发展，并对当前中医药发展所面临的形势进行了深刻的分析，指出在遇到一些困难和问题的同时，中医药发展更面临着有利的机遇，中医药有着巨大的市场需求，发展空间广阔；最具原始创新潜力，是我国自主创新的重要资源，在建设创新型国家中具有独特的作用；在面临新的国际竞争和挑战的同时，中医药理论和实践在世界范围内得到丰富和发展；中医药的发展具备了良好的基础，已经进入加速发展的轨道。我们要正确地把握形势，不为发展中遇到的困难和问题而困惑，克服畏难情绪，坚定信心，真抓实干，乘势而上。

三是要把思想统一到吴仪副总理对加快中医药发展的明确思路上来。吴仪副总理关于中医药发展思路的论述，主要体现为继承创新、临床实践、特色优势这三大要素。继承与创新是中医药生命力之所在，是关系中医药发展全局的根本性问题。在正确认识继承与创新的辩证关系的基础上，目前的关键是要在工作部署、组织管理等实际工作中把两者的关系处理好。临床实践对于中医药的继承与创新具有特别重要的意义，继承什么、创新什么，怎么继承、怎么创新，都要来源于临床实践，又要服务于临床实践、检验于临床实践。要牢牢地把握提高中医药临床疗效这个落脚点。保持和发挥中医药的特色优势是继承与创新的重要目标，要通过继承与创新，把中医药已经有的特色优势继承下来、发扬光大，还要形成新的特色优势。吴仪副总理对中医药事业发展的思路讲得很深很透，具有很强的理论性、思想性和指导性。我们要把这一工作思路体现在我们工作的各个方面，努力实现中医药事业又好又快发展。

二、抓好落实，要突出重点，找准工作的着力点

吴仪副总理在讲话中对中医医疗服务网络建设、中药产业化、中医药科研和人才培养、中医药国际化以及在国家基本医疗卫生保健制度建设等方面的工作，提出了具体的要求，我们要进一步明确我们的工作重点，找准工作的着力点，形成具体的工作方案和措施，保证组织好和落实好。目前，我国医疗卫生体制的改革问题已经提上日程，这个改革在这次卫生工作会议上主要强调了4个方面，我想结合4个方面强调几个问题。

一是要紧紧抓住国家建设覆盖城乡居民的基本卫生保健制度的有利时机，切实把中医医疗服务网络建设的任务落实好。以“名院、名科、名医”为重点，把加强中医医疗服务机构的基本条件建设和加强社区中医药服务、农村中医药工作作为着力点，做好临床研究基地、重点中医医院建设、重点专科、优秀临床人才培养等项目的实施，提高中医医疗服务的水平和可及性，在公共卫生和基本医疗服务领域为人民群众提供安全有效、方便价廉的中医药服务。

二是要认真研究在建设多层次的医疗保障体系中充分发挥中医药作用的相关政策措施。吴仪副总理在讲话中特别提出“要制定有利于充分发挥中医药作用的政策措施，在城镇职工基本医疗保险制度、城镇居民医疗保险制度试点、新型农村合作医疗制度等医疗保健体系建设及社区卫生服务中，增加纳入报销范围的中医诊疗项目和中药品种，降低中医药报销起付线，提高中医药报销比例。”这些政策的落实，将对中医药的发展产生重大影响。这是中医药在整个卫生医疗体系里面的一个基础。这些政策，有些地区已经进行了探索和实践，如不少地区就对新农合中使用中医药给予了优惠政策，收到了非常好的成效，但是还有不少地方虽然经过多次协调，仍然还没有得到确定和具体落实。

关于项目经费管理问题。目前我国主要实行的是项目管理，经费跟着项目走。在不少大卫生的经费里面，既有西医的，也包含着相当部分的中医药项目经费。如在卫生部艾滋病治疗专项里，就包含着中医药治疗艾滋病的经费，这就需要我们提出中医药治疗艾滋病方面的工作措施、实施步骤和经费需求，并进行协调和争取。我局治疗艾滋病的工作小组和部里在这个方面的协调还是比较好的，对中医药治疗艾滋病方面的工作经费，卫生部给予了积极支持。又如执业医师考试的经费，也是大卫生和中医药在一起，这就需要我们在总的经费里协调中医药的份额。在农村卫生服务体系建设专项，包括乡镇卫生院建设项目中，都包括中医科、中医药一些设备建设的经费。各地要积极主动开展协调工作，不要造成被动。要抓好3个方面的工作，第一要把本底情况摸清，项目建设要数据准确。如本省（区、市）有多少乡镇卫生院、有多少乡镇卫生院建立了中医科、还有多少尚未建立、中医药服务能力如何等等。第二，要在认真调查研究的基础上，提出建立中医科所需要的基本设备、设施和资金的数量。第三，是要明确乡镇卫生院中医科建设目标。这些方面明确了，中医药在整个农村卫生服务体系建设中的需求就清楚了，只有这样，才能得到理解，得到支持。希望同志们按照吴仪副总理讲话要求，开动脑筋，除了积极争取并落实好中医专项经费外，对包含在大卫生项目经费里面的中医药部分也要积极争取，以利于中医药工作的开展。

三是要认真研究在建立国家基本药物制度中制定符合中医药、民族医药特点和需求的相关政策措施。建立国家基本药物制度是胡锦涛总书记在第35次政治局学习会上明确提出来的，建立国家基本药物制度是下一段卫生工作改革中的一个很重要的方面。世界上已有许多国家通过建立国家基本药物制度，在保证药品质量、控制药品价格和保障人民群众基本用药需求等方面，取得了很好的成效。中医药、民族医药中的一些品种应该成为国家基本药物组成部分，如果中医药、民族医药在基本药物制度建立过程中工作做得不到位，该列入的没有列入，将来的工作就会陷入被动局面。在制度建立的开始阶段，就要抓紧研究相关工作，国家中医药管理局将加强这方面工作的政策研究和信息沟通。吴仪副总理讲话中强调指出，要研究建立符合中药特点的标准规范体系，进一步完善中药审批管理制度；进一步改进对医疗机构中药制剂的管理，鼓励和支持医疗机构中药制剂的使用和发展；要抓紧组织制定民族药监管措施，扶持民族医药的发展。这都是为下一步建立基本药物制度做准备工作的，这些都对中医药事业的发展有着至关重要的影响。因此，各地都要以国家基本药物制度建设为契机，以有利于发挥中医药作用为着力点，以积极的姿态加强相关研究，积极提出政策建议，配合有关部门把吴仪副总理的讲话落实好。

四是认真研究在建立科学规范的公立医院管理制度中，如何保持发挥中医药特色优势的政策措施。吴仪副总理在谈到国家发展改革委和卫生部正在牵头、有十多个部委局参加的医药卫生体制改革方案工作时，提出“要充分考虑中医药的特点，注重发挥中医药的优势，鼓励和扶持中医药事业的发展。”我们要认真研究在医疗卫生体制改革的相关政策，按照吴仪副总理的讲话要求，结合中医院的特点，提出具体的政策意见，主动与有关部门沟通协调，争取理解和支持。根据党的十六届六中全会的精神，国家中医药管理局已经成立了以佘靖副部长为组长的研究支持扶持中医药和民族医药相关政策措施的领导小组，要研究提出符合中医药、民族医药特点和自身发展规律发展中医药事业的政策和措施，我们还要召开一些座谈会，就某些专题进行调研，这个工作也是非常重要的，佘靖副部长也给我们定了一个具体的时间要求。

要正确处理好发挥中医药特色优势与利用现代科学技术的关系。吴仪副总理在讲话中指出，“在继承与创新中，必须充分遵循中医药自身的特点和发展规律，同时决不排斥现代科学技术，而要借助其支撑为我所用，为我服务。”在中医药实际工作中，必须正确认识和处理好二者的辩证关系。高强部长在讲话中也提到了一些中医院购置大型医疗设备的问题，高强部长的讲话精神主要是反对那些完全脱离中医临床实践、片面追求经济利益的行为。我与高强部长在开幕式结束后谈话时，谈到这个问题，他说我们反对的是搞一些利用率不高，对发展中医药作用不大的一些高精尖的仪器设备。我的理解是，中医院里面有一些现代化的医疗设备是非常正常的，这是整个科学技术发展和中医药创新的必然要求，中医院里面有一些必需的现代化设备，利用现代化的设备来发展中医药，这不叫中西医结合，这叫中医现代化，或者是中医的创新。因为现代化的仪器设备不专属于西医，不是西医所垄断的。用中医的望闻问切，再加上现代化的仪器设备进行诊断，但在治疗上用中医药方法来治疗，这是我们的特色和优势，这是现代化的设备为我所用。

三、抓好落实，要不断提高工作水平

发展中医药事业，当前有许多工作要做，有不少困难要解决，可以说是任务重、要求高、难度大，这就需要我们不断提高工作水平，创造性地开展工作。

一是进一步加强工作协调。吴仪副总理在讲话中对国务院相关部门在发展中医药事业中的职责以及当前要做的重点工作提出了具体的要求，对各个部委要做的具体事项一一列举。近些年来，为了更好地贯彻党的中医药方针政策，保护和扶持中医药发展，相关部门也都做了大量的工作，这充分表明有关部门对中医药工作的认识不断提高，同时也说明我们注重加强了部门之间的沟通协调的重要性，落实好吴仪副总理讲话精神和提出的具体任务、要求，与部门之间的沟通和协调任务十分繁重。我局将在对有关问题进行深入研究的同时，加强与相关部门的沟通协调；希望各地也要把加强所在地部门之间的协调作为提高工作水平的重要内容和手段，既要协调已经决定的政策措施的进一步落实，也要协调制定针对本地区实际情况的政策措施。比如说，关于院内制剂如何使用，好几个省、市、自治区作法就完全不同。属于中医药管理部门主导的工作，我们要积极动起来，多宣传中医药的政策，既要争取本地区党委和政府领导的理解和支持，也要争取相关部门的理解和支持；属于其他部门主导的工作，我们不要有任何的懈怠情绪，认为不是中医药管理部门的事情，与己无关，从而听之任之，而必须从推动中医药事业发展的全局来考虑，以更加积极主动的姿态去参与。

二是进一步总结推广经验。这次进行会议经验交流的6个单位的发言，分别从政策、管理、投入、农村、社区、特色优势等6个方面、从不同角度介绍了他们在推进中医药和民族医药事业发展方面所做的工作和取得的成绩，一定程度上也反映了我们中医药行业在各个方面的工作进展情况，值得我们大家好好研究，认真思考，在工作中加以学习借鉴。在实际工作中，各地不断创造了一些好的经验，涌现出许许多多好的典型，我们积极鼓励这种探索，积极鼓励大家要在工作中进行有创造性的工作。希望大家要及时地总结经验，对于具有普遍指导意义的要认真加以推广。

三是进一步提高管理水平。对于中医药管理机构和队伍建设问题，大家非常关注。从目前情况来看，各地在这个方面的发展是不平衡的。中医药管理机构和队伍建设问题直接关系到中医药行业管理水平，关系到中医药工作的开展，关系到中医药事业的发展。吴仪副总理对这个问题非常重视，在2004年的讲话中就提出过明确要求，在这次讲话中再一次明确提出要进一步健全中医药管理体制，加强中医药管理机构和队伍建设，为加快中医药事业发展提供有力的组织保障。各地要将吴仪副总理的要求和广东、四川、内蒙古等地好的经验、好的做法向有关领导进行专题汇报。同时，进一步加强中医药管理队伍的建设，按照吴仪副总理的要求，保持一种良好的精神状态，全面形成求真务实的工作作风，精诚团结，互相学习，提高科学管理水平，提高工作效率，更好地担负起发展中医药事业的历史责任。昨天吴仪副总理在讲话中，用很长的一段篇幅，点名表扬了广安门医院路志正路老大夫，表扬路老大夫的实质意思是通过表扬路老大夫在工作中的一些成效以及他在处理一些具体问题上怎样搞好同行之间的团结、中西医之间的团结等等方面要发扬我们中医药队伍中专家的良好作风，是从这个角度来讲。

最后，我再谈一下对这次会议精神的传达贯彻问题。

这次会议内容丰富，对做好今年的工作，推动今后一段时期的中医药发展，都具有非常重要的意义。会后，我局将根据各位代表提出的建议以及刚才5个小组对这些工作的意见和建议，对吴仪副总理讲话中提出的工作任务进行深入研究，提出具体的方案抓紧落实；对讲话中涉及的政策要点，要进行全面梳理，明确具体的专题，要尽快组织开展研究；对大家讨论中非常关心和高度重视的建立中医药部际协调机制问题，我们要积极协调相关部门尽早落实。关于同志们关心的吴仪同志的讲话，已经录音整理，并报送国务院办公厅，将另行印发。大家要及时将吴仪副总理重要讲话和这次会议的精神向省委省政府、省卫生厅党组做全面汇报，向各级中医药管理部门和中医药机构进行传达。各地在近期召开的卫生和中医药工作会上，也要认真组织好传达吴仪副总理重要讲话和这次会议精神，除邀请各市、县卫生、中医药行政部门的领导参加外，还要请发改、财政等相关部门的领导参加，听取他们的意见，开展面对面的交流，形成广泛的共识；并针对不同的部门和单位，提出有针对性的具体要求。希望大家要按照佘靖副部长工作报告的精神和今年的工作要点，安排部署好今年的任务，踏踏实实地做好今年的工作。

同志们，经过大家的共同努力，我们这次会议取得了圆满成功。这里，我代表国家中医药管理局向多年来关心支持中医药事业发展的国家有关部委局以及出席这次会议的领导表示衷心地感谢，向出席这次会议的卫生部和国家中医药管理局的老领导及中医药界的老专家代表，表示衷心地感谢，向一直支持中医药事业的各新闻媒体的朋友们表示衷心地感谢。

卫生部副部长兼国家中医药管理局局长王国强在《中医药创新发展规划纲要》发布会上的讲话

（2007年3月21日）

同志们：

今天，由科技部等16个部门共同制定的《中医药创新发展规划纲要》正式发布了，这是事关中医药发展的一件大事。我代表卫生部和国家中医药管理局向多年来关心支持中医药事业发展的有关部门和新闻界的朋友，表示由衷的感谢！作为中医药行业主管部门，我们将以高度的历史责任感和使命感，认真落实好《规划纲要》，发展好中医药事业。

一

中医药是我国重要的卫生资源、优秀的文化资源、有潜力的经济资源、具有原创优势的科技资源，在维护人民群众健康、促进经济社会发展中发挥了不可替代的作用。随着经济和社会的发展，民众对中医药的需求更加迫切，科技对中医药发展的支撑作用更加突显，宣传和实施好《规划纲要》的意义也更加重大。

党中央、国务院高度重视中医药发展。《中共中央关于构建社会主义和谐社会若干重大问题的决定》明确提出，要“大力扶持中医药和民族医药发展”。胡锦涛总书记在中央政治局第35次集体学习会议的讲话中，强调要继承和发展中医药和民族医药，制定扶持中医药和民族医药发展的政策措施，丰富和发展中医药和民族医药的理论和实践，研究探索治疗疾病的新技术新方法，推进中医药和民族医药标准化、规范化、现代化。温家宝总理在刚刚结束的全国人大十届五次会议所作的政府工作报告中，也强调“要大力扶持中医药和民族医药发展，充分发挥祖国传统医药在防病治病中的重要作用”。吴仪副总理在今年初召开的全国中医药工作会议上发表了重要讲话，强调“推进继承创新，发挥特色优势，坚定不移地发展中医药事业”。《国家中长期科学和技术发展规划纲要》提出了推进“中医药传承与创新发展”的重点任务。因此，《中医药创新发展规划纲要》的制定和发布，是贯彻落实中央关于大力扶持中医药事业发展的一系列方针政策的重要举措，是贯彻落实《国家中长期科学和技术发展规划纲要》的战略行动。

近年来，国家中医药管理局和有关部门先后开展了多个战略研究，不仅形成了中医药发展的战略思路，还出台了相关政策措施，取得了比较显著的成效。今天发布的《规划纲要》，也是在国家中医药管理局和科技部共同开展的《中医药现代化战略研究》基础上制定的，并且得到了十多个部门的大力支持，是多部门通力合作，共谋中医药发展的具体体现。因此，《中医药创新发展规划纲要》的制定，也是多部门共同支持和推进中医药创新发展的重要成果。

《规划纲要》客观、科学和全面地分析了中医药发展的趋势、机遇、挑战以及社会发展对中医药的需求，明确了中医药创新发展的战略目标和任务，规划了今后一个时期中医药创新发展的蓝图。按照《规划纲要》提出的指导思想、基本原则、战略目标和基本任务的要求，切实推进中医药的继承创新，必将对中医药事业的发展产生十分重要的影响。因此，《中医药创新发展规划纲要》是指导今后15年中医药创新发展的纲领性文件。

二

我认为《规划纲要》具有以下4个特点：

第一，既有整体筹划，又有重点部署。

《规划纲要》对今后15年的中医药科技创新工作做了全面的、纲领性的规划。既规划了中医现代化科技发展，也规划了中药现代化科技发展，坚持了中医、中药在临床、科研和生产实践中的整体性；既规划了继承和创新中医药理论的任务，也规划了丰富和完善中医临床研究的重点领域，尊重了中医药的发展规律；既规划了中医药的现代化发展，也规划了中医药的国际化发展，体现了以现代化促进国际化的发展思路。

《规划纲要》在全面规划的基础上，针对中医药科技创新的薄弱环节，突出了两个重点。一是构建创新体系，提高创新能力。《规划纲要》强调在继承的基础上推进创新，明确了通过技术创新提高中医医疗服务能力和中药产业技术水平、通过知识创新丰富和完善中医药的理论体系和医疗保健模式的指导思想，提出了中医药创新体系建设的重点任务，要求加强符合中医药自身特点的方法学研究、平台建设与人才培养，不断提高中医药的创新能力。二是加强临床研究，提高服务能力。《规划纲要》突出强调了临床实践在中医药创新发展中的核心作用，提出以提高中医药防病治病能力为目标，加大对重大疾病、常见病、疑难病的研究力度，要求注重从临床研究中发现问题、探索方向，强化以临床疗效为基础的中医药基础和应用研究。

第二，既着眼于长远，又立足于现实。

《规划纲要》提出了中医药创新发展的战略方向，确定了6个体系建设的具体目标，明确了“继承、创新、现代化、国际化”的基本任务，规定了现阶段中医药创新发展的优先发展领域，具有很强的战略性和指导性。

《规划纲要》充分考虑了医学未来发展趋势和发展模式，结合中医药的特色优势和先进性，提出建立具有我国特点的医疗保健模式的创新思路。《规划纲要》还结合现代科技进步对中医药创新发展的技术支撑作用以及现代生命科学的发展需求，提出了从生命科学的创新发展前沿领域和关键问题突破，加强中医独特认识论、方法论研究的新主张，具有很强的前瞻性。同时，《规划纲要》立足于中医药防治疾病的优势，从目前医疗保健的现实需求出发，对中医药理论和技术传承、中医药疗效评价、中医药特色诊疗技术以及面向农村和社区的成果推广等提出了要求，体现了科学规划、远近结合，既放眼未来、又立足现实的特点。

第三，既体现了连续性，又规划了新内容。

2002年国务院发布了《中药现代化发展纲要》，对中药的标准规范完善、中药产品创新、优势产业培育、中药资源可持续利用和产业持续发展等做了部署。《中医药创新发展规划纲要》在此基础上，对中药现代化发展进一步做出规划，并且领域有所拓展，特点更加鲜明，任务更加具体。更为重要的是，《规划纲要》从中医中药协调发展的要求出发，进行了新的、全面的规划部署。例如，将中医理论体系研究作为重要内容，提出要研究阐明中医独特有效的系统思维模式及其知识体系，研究建立与中医理论和临床诊疗特色相适应的方法学体系，以丰富和发展医学和生命科学的认识论和方法论，促进现代医学和生命科学的新发展。

又如，《规划纲要》将预防保健研究和技术推广工作提到重要位置。提出发展人与自然和谐的医疗养生保健理论，完善中医疾病防治、养生保健和诊疗技术体系，加强中医诊疗技术研究及推广等内容，贯彻体现了卫生和中医药工作防治战略“前移”、重心“下移”的方针。

另外，《规划纲要》还对中医药国际科技合作、中医药创新体系建设和符合自身特点的中医药标准规范体系的构建以及中医技术标准研究等提出了重点要求。

第四，既遵循科技创新规律，又体现中医药特点。

《规划纲要》在原则把握和内容规划上，从现代自然科学研究可重复、可测量的基本要求出发，强调了加强中医药标准规范建立、创新平台建设和方法学研究等内容，也从中医药的学科特点和实践需求出发，就名老中医学术思想和临床经验的研究、中医古籍文献的研究、民族医药和民间疗法的整理评价、中医传承方法和个体化诊疗体系的研究等方面进行了重点部署，体现了对医学原本具有的自然和人文两重属性的重视，体现了医学作为以人为本的实践科学的目的回归。

三

《规划纲要》的制定，凝聚着国家多个部门及众多专家学者的智慧，来之不易。《规划纲要》的实施更是任重道远，需要我们团结拼搏，克服困难，创造条件，抓好落实。

贯彻落实《规划纲要》，要坚持以科学发展观为指导，努力服务于国家经济、社会和科技发展的大局。要把落实《规划纲要》与构建和谐社会的发展目标紧密结合起来，将促进中医药创新发展、提高人民健康水平作为和谐社会建设的一项重大任务。要把落实《规划纲要》与创新型国家建设的战略任务紧密结合起来，发挥中医药原创优势，为建设创新型国家作出贡献。要把落实《规划纲要》与建立基本卫生保健制度结合起来，发挥中医药在临床诊疗、预防保健、养生康复等方面的优势和特点，为建设覆盖城乡居民的基本卫生保健制度作出贡献。

贯彻落实《规划纲要》，实现中医药的创新发展，必须正确处理继承与创新的关系。继承是创新的基础和源泉，创新是继承基础上的突破和超越。继承孕育突破，创新延续守恒，离开继承的创新，必然是无源之水、无本之木，脱离创新的继承必然会食古不化、日渐萎缩。我们必须坚持继承与创新的辩证统一，做到继承不泥古，创新不离宗。

贯彻落实《规划纲要》，需要各有关部门和各级政府的通力合作，需要全社会的关心支持。希望各有关部门继续关心支持中医药的创新发展，制定部门落实《规划纲要》的具体实施方案，加强相互间的协调配合，共同营造中医药创新发展的良好氛围。要努力创新体制和机制，构建医学产研紧密结合、人才队伍结构合理、多学科共同参与、科技资源充分共享的自主创新体系。积极支持组建以中医药现代化为目标的区域科技协作共同体，引导企业和社会参与。拓展国际合作方式与渠道，通过政府、国际组织、学术团体、行业协会等推进中医药国际化进程。

贯彻落实《规划纲要》，更需要中医药行业自身的努力。我们要以对人民、对历史高度负责的态度，以饱满的工作热情，以求真务实的工作作风，把《规划纲要》贯彻落实工作抓紧、抓实。各级中医药管理部门都要认真组织《规划纲要》的学习宣传，结合实际制定贯彻落实《规划纲要》的实施方案，积极主动地协调政府和有关方面，切实采取有力措施，完成好《规划纲要》部署的各项任务，全面推进中医药创新发展，大力弘扬中医药传统文化，为维护人民群众健康、构建社会主义和谐社会作出新的更大的贡献。

卫生部副部长兼国家中医药管理局局长王国强在2007年全国卫生监督工作会议上的讲话

（2007年3月23日）

刚才，啸宏副部长作了一个很好的、很重要的报告，他全面总结了2006年的卫生监督工作，深刻分析了当前卫生监督工作面临的形势，进一步明确了加强卫生监督工作的总体思路和要求，重点部署了2007年的卫生监督工作，对做好全国卫生监督工作包括中医药监督工作具有十分重要的指导意义。我相信，各级卫生行政部门、中医药管理部门和卫生监督机构，按照啸宏副部长讲话和高强部长明天上午将要发表的重要讲话的要求以及这次会议的精神，认真抓好贯彻落实，必将会推动全国卫生监督工作取得新的成绩。

近年来，随着社会主义市场经济体制的逐步建立和不断完善，根据卫生事业发展形势的变化，按照政府职能转变的要求，卫生部党组对加强卫生监督工作给予了高度重视，采取了一系列切实有效的措施，积极推进卫生监督体制改革，大力加强卫生监督体系建设，全面推进卫生监督工作。在各级党委、政府的重视和支持下，在各地的共同努力下，我国卫生监督工作取得了显著成绩，积累了宝贵的经验。当前，我国改革开放进入了关键时期，也进入了各种深层次矛盾的凸显期。在经济体制深刻变革、社会结构深刻变动、利益格局深刻调整、思想观念深刻变化的新形势下，随着人民的生活水平不断改善，生活方式不断更新，生活质量不断提高，人们对健康和权益更加关注、意识不断增强。同时，各种损害人民健康的违法行为也有所增多。这些都给我国的卫生监督工作提出了新的艰巨任务和要求。广大卫生监督工作者以对人民、对事业无限忠诚和高度负责的精神，克服种种困难，在卫生监督工作的实践中，努力拼搏，开拓进取，勇于探索，无私奉献，为促进卫生事业的健康发展，为维护人民群众的健康权益做了大量卓有成效的工作，作出了重要的贡献。今天会议上将要表彰的先进集体和先进个人就是他们中的杰出代表。借此机会，我向受表彰的单位和同志，并通过你们向全国的卫生监督工作者，表示热烈的祝贺和衷心的感谢，并致以崇高的敬意！

啸宏副部长在刚才的报告中对加强中医药监督执法工作提出了要求。下面，我就落实报告要求，加强中医药监督工作，再补充讲两点意见：

一、充分认识加强中医药监督工作的重要性和必要性

（一）加强中医药监督工作是落实科学发展观、构建社会主义和谐社会的必然要求

党的十六大以来，以胡锦涛同志为总书记的党中央，从新世纪、新阶段党和国家事业发展的全局出发，提出了科学发展观和构建社会主义和谐社会新的重大战略思想。包括中医药在内的医疗卫生事业，在构建社会主义和谐社会中具有十分重要的地位和作用。坚持以科学发展观统领卫生工作全局，是我们在卫生事业改革与发展中必须长期坚持的指导思想。坚持以人为本，落实科学发展观，要求我们卫生系统必须牢固树立全心全意为人民服务的根本宗旨，时刻把维护人民群众的健康权益、生命安全和切身利益作为出发点和落脚点，努力解决公共卫生和医疗服务等方面群众最关心、最直接、最现实的问题。例如，当前社会上对“看病难、看病贵”的问题反映比较强烈；一些地区非法行医、发布违法虚假医疗广告等现象还比较严重；医患纠纷的问题也比较突出。这些问题的存在，直接关系人民群众的健康和生命安全，直接关系人民群众的切身利益，直接关系社会的和谐稳定。解决这些问题，需要综合治理、标本兼治，其中，切实加强对医疗机构、医疗质量、医疗服务的监管都是很重要的举措。所以，我们要从贯彻落实科学发展观、构建社会主义和谐社会的高度，充分认识做好卫生监督工作包括中医药监督工作的重要性、紧迫性。

（二）加强中医药监督工作是促进中医药事业健康发展的重要保障

中医药作为我们中华民族的伟大创造，不仅在历史上为中华民族的繁衍昌盛作出了不可磨灭的贡献，而且至今在维护和增进人民健康的事业中发挥着不可替代的作用。中医药事业是我国卫生事业的重要组成部分，中西医并重是我们必须长期坚持的卫生工作方针。改革开放以来，我国中医药事业获得了快速发展，中医医疗服务网络逐步建立并不断完善，中医药的服务能力和水平进一步提高，特别是近年来中医药在新型农村合作医疗、城市社区卫生服务中发挥了较好的作用，受到了广大人民群众的欢迎，并且在国际上也引起越来越多的关注。尤其是党中央和国务院高度重视中医药工作，为中医药事业的发展创造了十分有利的条件。但是，我们也清醒地看到，尽管中医药发展的总体形势不错，但与中央的要求相比，与群众的健康需求相比，都还有较大的差距，如中医药的特色优势有所淡化，防治疾病的能力和水平还有待提高等等。特别是还有一些不规范、不健康甚至违法违规的因素在一些地区或一些中医医疗机构中严重存在，并且没有得到及时有力的监督和纠正，或者屡禁不绝，社会反响比较强烈。例如，社会上少数不法分子冒充中医的名义非法开设中医诊所，非法行医，兜售假药劣药，造成严重的医疗安全隐患；一些中医医疗机构违反规定，以营利为目的，对外出租、承包科室，或者聘用非卫生技术人员行医、超范围执业等；一些中医医疗机构违法违规发布虚假医疗广告，任意夸大疗效，诱导、坑骗患者等等。这些行为不仅危害了广大人民群众的生命财产安全，侵害了广大人民群众的合法权益，而且损害了中医药的良好声誉，也阻碍了中医药事业的健康发展。因此，加强中医药监督工作，有利于进一步规范中医药服务行为，建立良好的中医医疗服务市场秩序，从而为促进中医药事业的健康发展提供有力的保障。

（三）加强中医药监督工作是全面推进卫生监督工作的重要内容

随着卫生监督工作的不断推进，近年来中医药监督工作也得到了重视和加强。特别是在全国范围内开展的打击非法行医专项行动、整治虚假违法广告专项行动以及治理医药购销领域商业贿赂等重大活动中，各级中医药管理部门和各级卫生行政部门、卫生监督机构等相互配合，密切合作，都取得了较好的效果。然而，从建立和完善我国卫生监督体系，全面加强卫生监督工作的总的要求来看，中医药监督工作目前还相对薄弱和滞后，还存在着不少困难和问题。例如，中医药监督工作的体制和机制还需进一步理顺，各地卫生行政部门、中医药管理部门和卫生监督机构在中医药监督工作方面的职责、权利与义务还需进一步明确，相互间的沟通、协调还需进一步加强；体现中医药特点的法律法规、规范标准体系还不健全，中医药监督工作缺乏必要的、足够的依据；卫生监督队伍的现状还不能完全适应中医药监督执法工作的需要，具有中医药专业背景的卫生监督人员更是十分匮乏，在一定程度上影响了中医药监督工作的效率和效果。这些问题必须认真研究解决，只有这样，中医药监督工作才能得到更好地加强，全面推进卫生监督工作的任务和目标也才能更好地完成和实现。

二、从实际出发，深入研究探索，切实加强中医药监督工作

在全面推进卫生监督工作中，如何更好地加强中医药监督工作，是摆在我们大家面前的一个重要课题。我们必须从实际出发，进行深入的研究探索。当前要着力从以下四个方面作出努力：

一是要积极探索建立和完善有利于加强中医药监督工作的体制机制。经中央编办批准，国家中医药管理局于去年底调整了内部机构设置，成立了政策法规与监督司，综合管理中医药监督工作并依法组织实施，负责拟订中医药监督工作规范、程序和有关规章制度，对各级各类中医医疗机构执业行为、中医药从业人员执业资格、中医医疗广告审批及《中华人民共和国中医药条例》等中医药相关法律法规执行情况等进行监督检查。这是第一次在国家中医药管理局层面上设立专门负责中医药监督工作的机构，为进一步加强对全国中医药监督工作的综合管理和监督指导创造了良好的条件。但是，目前我国中医药管理体制还很不健全，各省中医药管理机构的设置、职责、任务等都不尽相同，甚至有很大的区别。在中医药监督工作上，更是呈现出不同的情况。因此，如何建立一个有效的有利于实现中医药监督的体制机制，需要我们尽快研究，提出意见和建议。在目前的行政管理体制架构下，各省（区、市）一定要从实际出发，进一步加强中医药管理部门、卫生行政部门和卫生监督机构的通力协作、密切配合，并共同研究探索建立有利于中医药监督工作的体制，逐步完善中医药监督工作机制，进一步加大中医药监督工作力度。我们要求各地中医药管理部门要树立大局意识，主动加强与卫生监督机构的沟通和协作，充分利用现有的卫生监督资源，并进一步加强对卫生监督机构开展中医药监督工作的业务指导。我们也希望各级卫生监督机构在具体监督执法过程中，要充分考虑到中医药行业的特点，有针对性地开展监督执法工作，对涉及中医药行业的有关情况要及时向中医药管理部门通报。

二是要努力提高开展中医药监督工作的能力。当前各级卫生监督队伍中缺乏具有一定中医药知识和实践经验的专业人员，在一定程度上制约了中医药监督工作的开展。我们希望，对在卫生监督机构中从事中医药监督工作的人员要加强中医药知识与技能的专门培训，提高他们对中医药特点和规律、中医药相关法律法规、中医药技术标准规范等的掌握能力，有条件的地方要在卫生监督队伍中充实中医药专业技术人员，负责从事中医药监督工作，以确保中医药监督工作的准确性、规范性。

三是要加强中医药法律法规和技术标准规范的建设和实施。要在系统梳理和分析现行中医药相关法律法规和标准规范的基础上，对于空白和不完善之处逐步加以充实，对于不符合中医药特点和规律的管理制度和标准规范要加以修订，为中医药监督执法工作提供依据。同时，要认真抓好法律法规和标准规范的实施。各地中医药管理部门要督促中医药机构严格按照《中华人民共和国中医药条例》等相关法律法规的规定，加强从业人员管理，规范医疗服务行为，提高医疗服务质量，完善自我监督机制，保障医疗安全，为广大人民群众提供可靠的中医药服务。

四是中医药监督工作应当充分尊重中医药的自身特点。中医药学与现代医学分属两个不同的医学体系，有着各自的理论和技术方法，服务模式也不尽相同。另外，中医药从业人员的构成相对比较复杂，既有院校毕业的，也有以师承方式培养的，还存在一部分经多年临床实践医术确有专长的，在少数民族地区还有大量民族医药人员。特别是在广大的农村基层尤其是偏远地区的农村，一些确有一技之长和实际本领的中医药和民族医药人员，在当地长期为农民群众提供基本医疗服务，享有一定的声誉，受到群众的信赖，但是，由于各种原因，他们暂时还不具有有效的行医资格。对于这些人，我们一定要慎重对待。最近，国家中医药管理局和卫生部正在部署实施试点方案，将那些符合一定条件的具有一技之长和实际本领的中医药和民族医药人员纳入乡村医生管理，以解决他们的执业资格问题，更好地发挥他们在农村卫生服务中的作用。所以，在监督执法过程中，要充分考虑中医药行业的特殊性和复杂性。对于一些特殊案例，还要充分发挥中医药专业学术团体的作用，由专业人员来认定其行为的性质界限。总之，中医药监督工作既要依法严格管理，又要兼顾中医药行业的特殊性，从而确保中医药监督工作的公平、公正和准确、规范。

同志们，啸宏副部长在刚才的报告中已经对今年的卫生监督工作作出了全面的部署和安排，中医药行业一定要结合实际认真贯彻并切实抓好落实。同时，我考虑今年的中医药监督工作有3件事情一定要抓好：一是认真开展中医药监督工作的调研。在此基础上研究制定加强中医药监督工作的指导意见。希望各地的卫生行政部门、中医药管理部门和卫生监督机构给予大力支持和帮助。二是继续严厉打击非法行医，整治违法虚假中医医疗广告。特别是对一批假冒中医名义非法行医、发布违法虚假中医医疗广告的典型案件要进行重点查处并予以曝光，切实维护人民群众根本利益，维护中医药的良好声誉。三是加强对从事中医药监督工作人员的中医药知识培训工作。特别是要加强市县两级和基层从事中医药监督人员的中医药相关知识培训，以提高中医药监督人员的监督执法能力。

目前，中医药监督工作在许多方面还处于探索阶段，面临着许多问题和困难，希望大家给予高度关注和大力支持。让我们团结一致，密切合作，真抓实干，共同努力做好卫生监督和中医药监督工作，保障卫生和中医药事业的健康发展，推动卫生和中医药事业的全面协调发展，切实维护人民群众的健康权益，为构建社会主义和谐社会作出更大的贡献。

卫生部副部长兼国家中医药管理局局长王国强在2007年广东省中医药工作会议上的讲话

（2007年3月27日）

同志们：

今天，广东省召开全省中医药工作会议，能够应邀出席，我感到非常高兴。这也是我到国家中医药管理局工作以来参加的第一个省级中医药工作会议，和我一起来的还有国家中医药管理局几位司长、处长以及人民日报社的记者。广东是人口大省，加上流动人口约占全国的十分之一；广东又是我国改革开放的前沿地区，先进理念、先进科技与改革探索的实践以及比较完备的市场经济体系，为中医药事业发展提供了良好的外部环境；广东在全国率先提出和实施中医药强省战略，这一重大举措对于全国中医药事业发展具有很强的推动和示范作用。所以，我们对广东的中医药工作一直很重视、很关注，也希望能够不断总结和学习广东在中医药工作方面创造的好做法、好经验。我们一行24日到达广州，先后考察调研了肇庆、深圳、惠州、中山等地的中医药工作，所到之处展现出的改革创新的精神风貌和建设中医药强省的浓厚氛围，让我们感到鼓舞和振奋。在此，我代表卫生部和国家中医药管理局对会议的召开表示热烈的祝贺！对各级党委、政府和各相关部门关心、支持、推动中医药事业发展所作出的努力表示衷心的感谢！向各位代表并通过你们向广东全体中医药工作者致以亲切的问候！

刚才，雷于蓝副省长代表广东省政府作了重要讲话，对过去一年在建设中医药强省方面所做的工作和取得的成绩给予了充分肯定，对今后的工作也提出了明确的要求，对于进一步推进中医药强省战略的实施具有很强的指导性。彭炜副厅长兼局长的工作报告全面总结了2006年广东中医药工作，对2007年工作做了详细的部署，报告很全面，目标明确，任务具体，措施切实可行，我都赞成。

去年初，广东省委、省政府召开了“广东省建设中医药强省大会”，作出了建设中医药强省的战略部署。中共中央政治局委员、省委书记张德江同志在会上的讲话寓意深远，催人奋进，不仅对广东省中医药事业的发展具有划时代的意义，对于全国的中医药工作也具有十分重要的指导意义。在过去的一年里，广东中医药系统的广大干部职工认真贯彻落实党的十六届五中、六中全会精神、广东省委省政府关于建设中医药强省的决定和广东省中医药“十一五”发展规划，以科学发展观统领中医药工作全局，按照卫生改革和发展的总体部署，紧紧围绕振兴中医药事业和提高人民健康水平两大根本任务，求真务实，团结奋进，各项工作都取得了可喜的成绩，实现了建设中医药强省和“十一五”规划的良好开局。这些成绩主要表现在以下几个方面：

一是创新了中医药工作领导机制。为全面实施建设中医药强省战略，确保省委、省政府扶持中医药发展的各项任务能够落到实处，广东省成立了由省委书记和省长任顾问、3位省领导任副组长、13个省直部门的主要领导为成员的中医药振兴计划领导小组，这样高规格和强有力的省级中医药工作领导小组，在全国是首屈一指的，是开创先河的，充分体现了广东省委、省政府对中医药工作的高度重视。同时，有17个地市先后成立了振兴中医药领导小组，确保了省委、省政府建设中医药强省战略规划的贯彻实施。今天，各市政府的分管领导都来参加会议，这本身就体现了各级政府对中医药工作的支持和厚爱。广东省在中医药工作领导机制方面的创新之举，不仅使广东省中医药事业发展有了可靠的组织保证，而且在全国也起到了很好的示范作用。

二是形成了部门配合、共同推进中医药发展的格局。在省委、省政府的正确领导下，一个由政府牵头、部门配合、社会支持、共同推进中医药发展的格局正在形成，为广东中医药强省的建设与发展发挥着越来越重要的作用。一年多来，广东省的中医药工作得到了相关部门的大力支持和配合，制定并出台了一系列的政策措施，有力地推动了中医药工作的扎实开展，取得了丰硕的成果。广东省编办和人事厅在机构编制非常紧张的情况下，为省中医药局增加了2个处室和9个人员编制；省物价局制定印发了《关于运用价格杠杆促进中医药强省工作的若干意见》，为中医药特色优势的发挥营造了良好的政策氛围；省食品药品监管局出台了《贯彻落实建设中医药强省工作的若干意见》，在中药管理方面进行了有益的探索；其他有关部门也根据各自的职能提出了加快中医药发展的意见和措施。可以说，没有各相关部门的积极配合和大力支持，广东省的中医药工作就不可能有今天这么好的发展局面。广东省的实践再次表明，政府的坚强领导，部门的配合支持，齐抓共管的机制是实现中医药又好又快发展的可靠保证。

三是自主创新能力明显增强，中医药特色优势进一步发挥。一年来，广东省紧紧围绕实施“中医药科技创新工程”，对包括设备、人才、文献等在内的各类科技创新资源进行了很好的整合，形成了广东中医药科技创新基础平台，大大提高了中医药科技创新资源的统筹协调力度，为中医药科技创新快出成果、出好成果奠定了基础，中医药科技创新工作呈现出迅猛发展的势头。以邓铁涛教授为首席科学家的中医基础理论研究“973”项目进展顺利，58项中医药科研项目列入广东省自然科学基金，55项列入广东省科技计划，青蒿素衍生物及板蓝根颗粒入选了首批中医药国际科技合作计划，15项具有较高水平的中医药科研创新成果通过了鉴定，中医药治疗心肺疾病、老年痴呆等中医药临床治疗具有优势的常见病、重大疾病的系统研究和联合攻关也取得了新成果，有10项科研成果获得了广东省科学技术奖励。有特色的原创中药新药的研发工作越来越受到重视，以“南药”为主进行的中药研发，带动了“南药”的区域交流与协作。中医药教育和人才培养途径的创新，丰富了中医药教育的内涵，突出了中医药的特色，拓宽了中医药人才培养的渠道。通过聘请全国名老中医，采取“集体带、带集体”的师承培养模式，为广东中医药可持续发展培养和储备了高水平的中医药人才队伍，也为全国的中医药人才培养提供了值得学习和借鉴的宝贵经验。

四是“三名两进”工程建设成果喜人，中医药服务能力快速提升。作为实施建设中医药强省战略的一个重大战略步骤，广东省提出了实施建设中医名院、名科，培养名中医，加快中医药进农村、进社区步伐的“三名两进”工程。这项工程的提出和实施，完全符合国家发展中医药的总体思路和要求。吴仪副总理先后两次参加全国中医药工作会议，都强调了要以建设中医名院、名科和培养名医工作为骨干结点，全面提高中医药服务能力，要充分发挥中医药在社区卫生服务和新型农村合作医疗中的作用。广东省实施的“三名两进”工程就是对吴仪副总理重要讲话精神最好、最具体的贯彻，而且我们也高兴地看到，这项工作经过一年多的努力已经取得实质性进展。“三名两进”工程的实施，引导带动了各地财政和社会资金近21亿元，这是一个了不起的数字。这次到过的几个地方我们都亲身感受到党委和政府对“三名战略”的高度重视。惠州市政府决定投入2.5亿元新建惠州市中医院，深圳市政府用于深圳中医院改造建设经费达到3.5亿元，中山市政府贴息贷款新建中山市中医院。据了解，不少地方都增加了对中医院建设的财政投入，还有很多地方政府也都通过不同的方式来关心支持“三名两进”工程的实施。我从地方党委和政府那里感受至深的，是他们贯彻省委、省政府建设中医药强省战略的决心和行动，是他们对中医药事业的高度重视和关心支持，是他们对民生问题、对解决群众看病难、看病贵问题的实实在在的关切和落实。正是有这样良好的发展氛围，广东省“三名两进”工程建设才取得了显著的成绩，如：全省医院中医诊疗人次同比增长30%，中医医院诊疗人次增长33%、住院人次增长1倍，一批全国老中医药专家学术经验继承人正在成长，1200多名乡村医生接受了中医专业学历教育，一批农村和社区中医药适宜技术得到了推广，80%的社区卫生服务机构能够提供8种以上中医药服务，等等。

五是中医中药协调发展，形成了推动经济社会和谐发展的“价值链”。广东省在中医药强省建设中，较好地实现了中医中药的协调发展。过去的一年里，广东省不仅在中医工作的各个方面取得令人鼓舞的进展，中药产业也得到了快速发展，中药销售收入同比增长了15.6%，中成药产量占全国的13%，已成为广东新的经济增长点，实现了中药农业、中药工业和中药贸易的同步快速发展，为广东省的经济社会发展作出了贡献。这次我到肇庆市参观了高要市的肉桂种植基地和加工厂，他们通过中药材种植和加工不仅促进了中医药的发展，而且带来了农民增收和县域经济的发展。广东省正是通过构建“以医带药、以药促医、医药互动、协调发展”的工作格局，让“三名两进”工程在为广大群众提供安全、有效、便捷、经济的中医药服务，有效缓解人民群众看病难、看病贵问题等方面真正发挥效能，以实现维护和促进人民群众健康，造福人民群众的目的；让以中药材种植、加工、流通为主要内容，以公司加农户为主要模式的中药农业，在促进农村经济发展和产业结构调整等方面真正发挥效能，以实现农民增收致富，统筹区域发展和城乡发展，加快新农村建设步伐的目的；让以“名厂、名店、名药”为骨干结点的中药工业和中药贸易，在夯实中医药基础，解决民生问题，形成新的经济增长点、拉动地方经济发展方面真正发挥效能，形成一条具有巨大潜能和发展空间的“价值链”。广东省在促进中医中药协调发展方面所进行的有益探索和取得的成绩，得到了吴仪副总理和张德江书记的高度关注和肯定，并作了重要批示。国家中医药管理局将根据两位领导的批示精神，认真总结广东省的经验和做法，并在全国加以推广。

同志们，广东省的中医药工作之所以能在短短一年的时间内取得这么大的成绩，得益于广东省委、省政府的正确领导和各级党政部门的高度重视以及相关部门的密切配合，得益于建设中医药强省战略的实施，得益于省卫生厅和中医药局的领导，得益于广大卫生和中医药工作者的开拓进取和奋力拼搏。在这里我要表扬广东省中医药局的领导班子，他们为中医药强省战略的实施做了卓有成效的工作。以彭炜同志为班长的省中医药局是一个团结、务实、勤政、有为的团队。实践证明，广东省委、省政府建设中医药强省的战略决策是完全正确的。广东省在建设中医药强省工作中所取得的成绩和积累的经验，不仅是广东省中医药工作的宝贵财富，也是全国中医药工作的重要财富。

今年是广东省中医药强省建设“三年初见成效，五年大见成效”十分关键的一年，也是我国中医药事业步入快速发展轨道的重要一年。以胡锦涛同志为总书记的党中央高度关注中医药事业的发展。党的十六届六中全会通过的《关于构建社会主义和谐社会若干重大问题的决定》中明确提出“要大力扶持中医药和民族医药发展。”胡锦涛总书记在中央政治局第35次集体学习时强调指出：要继承和发展中医药和民族医药，制定扶持中医药和民族医药发展的政策措施，加强中医临床研究基地和中医院建设，丰富和发展中医药和民族医药的理论和实践，研究探索治疗疾病的新技术新方法，推进中医药和民族医药标准化、规范化、现代化。在刚刚结束的“两会”上，温家宝总理所作的政府工作报告提出要“大力扶持中医药和民族医药发展，充分发挥祖国传统医药在防病治病中的重要作用。”再次表明了党中央、国务院坚定不移地扶持、发展中医药事业的鲜明态度，体现了党和国家对中医药工作的高度重视。今年年初，在北京召开了全国中医药工作会议，中共中央政治局委员、国务院副总理吴仪同志出席会议并作了重要讲话，国务院16个部委的领导同志也出席了会议。吴仪副总理在讲话中，深刻阐述了中医药在构建社会主义和谐社会中的重要地位和作用，充分肯定了中医药事业发展取得的成就，明确指出要全面贯彻落实党的中医药方针政策，切实加大支持中医药事业发展的力度，坚定不移地发展中医药，并对中医药系统提出了殷切希望。吴仪副总理对中医药的地位、作用及面临形势的阐述，立意高远，深刻精辟，既反映了党和国家一贯重视中医药发展的政策，又有在新形势下对中医药事业发展做出的新概括、新判断，也为今后的中医药工作指明了方向。吴仪副总理的讲话，我们已印发全国，中医药行业正在掀起学习贯彻吴仪副总理重要讲话精神的高潮。国家中医药管理局也组织召开了学习贯彻吴仪副总理讲话精神和政府工作报告专题学习会，进一步统一思想，提高认识，对照吴仪副总理讲话的各项要求，对在体制、机制、政策等方面存在的影响和制约中医药事业发展的关键问题，进行了认真研究，初步梳理出贯彻落实吴仪副总理重要讲话精神近期需要抓紧落实的20项重点工作，并将工作任务分解到各司办，制订工作方案，列出工作进度表，加强与相关部门的沟通协调和配合，务求取得实效。希望广东省各级卫生和中医药管理部门认真学习中央对中医药工作的一系列重要指示精神，进一步把思想统一到中央的要求上来，并切实抓好贯彻落实。

广东是经济大省，是我们国家改革开放前沿，广东的经济社会发展为全国提供了很多宝贵的经验；广东又是中医药工作大省，广东建设中医药强省的战略实施，为广东的中医药发展提供了良好的机遇，也为广东的中医药工作在全国起到排头兵的作用奠定了坚实的基础。我希望广东省着力抓好以下几个方面的工作，不断创造新鲜经验，为全国做好表率，当好排头兵。

第一，在切实加强领导、创新中医药工作机制方面创经验、做表率、当好排头兵。广东省委、省政府建设中医药强省的举措在全国引起了积极的反响，希望各级党委和政府继续高度重视和大力关心中医药事业的发展，切实加强对中医药工作的领导，把中医药工作摆上重要议事日程，经常了解中医药工作的进展，听取中医药工作情况的汇报并给予指导，及时研究和协调解决中医药发展中遇到的困难和问题，制定并实施扶持中医药发展的政策措施，进一步加大投入，为中医药工作创造更加有利的条件和环境。广东省和17个地市建立的中医药工作领导小组在推动全省中医药工作方面发挥了十分重要的作用，希望在此基础上继续坚持和不断完善这一领导机制。最近，国务院决定成立有19个部委的负责同志参加的中医药工作部际协调小组，吴仪副总理亲自担任组长，就中医药事业发展中的一些重大问题进行研究、加强协调。国务院的这一重大举措，必将对中医药的发展产生重大影响。另外，要进一步完善中医药管理体系，特别是要切实加强市县中医药管理机构的建设，明确相应的职责任务，充实必要的管理人员，确保中医药工作真正有机构、有专人负责，确保中医药各项政策措施和工作任务落到实处，确保广大人民群众分享到中医药改革发展的成果，享受到满意的中医药服务。在这方面，许多市县已经做了很多工作，希望经过一个时期的努力，广东省能够全面建立起比较完善、职能明确、高效协调的中医药管理体系，为建设中医药强省提供更加有力的组织保障。

第二，在推进继承创新、发挥中医药特色优势方面创经验、做表率、当好排头兵。在继承的基础上不断创新，是中医药事业发展的不竭动力，也是中医药工作的永恒主题。吴仪副总理在今年的中医药工作会议上深刻阐述了继承与创新对于中医药发展的极端重要性，强调必须正确认识和处理好继承与创新的关系，必须坚持以临床实践为核心，必须充分发挥中医药的特色优势。前不久，由国家中医药管理局和科技部等共16个部委局联合制定并印发了《中医药创新发展规划纲要（2006～2020）》，这是一个对中医药继承与创新有重大意义的纲领性文件，要认真组织学习和贯彻落实。近年来，广东省在中医药继承创新方面进行了大量有益的探索，积累了丰富的经验，同时也具备雄厚的人才、技术和物质条件。例如，有一批以邓铁涛为代表的老一辈中医药专家，他们深厚的中医药理论功底和丰富的临床经验是广东省乃至于全国的一笔宝贵财富，不仅要认真学习和继承他们的学术理论和临床经验，还要认真学习和继承他们优良的医德、医风，要有一种紧迫感和历史责任感来做好这项工作。另外，蕴藏在各地民间确有疗效的单方、验方和秘方，也需要认真发掘和继承；有一批以省中医院为代表的医疗、科研机构，他们在利用现代科学技术创新发展中医药方面取得的丰硕成果，都需要认真总结和推广，等等。特别是在广东省委省政府的关心重视下，在有关部门的全力支持下，广东省中医科学院目前已经正式建立，广东省中医研修院也正在加紧筹备，这将为广东中医药继承与创新搭建起更好的平台。希望广东以此为契机，继续坚持以人为本、为人类健康服务的根本宗旨，继承不泥古，创新不离宗，在继承发扬中医药优势特色的基础上，通过技术创新不断提高中医医疗保健服务能力和中药产业技术水平，通过知识创新不断丰富和完善中医药理论体系和医疗保健服务模式，加快中医药现代化和国际化步伐，努力提高医疗保健和重大疾病防治水平，不断满足广大群众的医疗保健需求，为人类健康作出更大贡献。要紧紧围绕中医药继承与创新，在中医临床研究、中药产业发展、基础理论研究、标准规范研究、创新体系建设、国际科技合作等领域，结合广东的实际，优化项目，整合资源，聚合力量，创新体制，加强研究，力争多出成果、出大成果。我认为，广东省在中医药的继承与创新方面完全有条件也有能力为全国作出更好的示范，提供更多的经验，出更大的成果。

第三，在面向基层服务百姓、为广大群众提供满意的中医药服务方面创经验、做表率、当好排头兵。中医药在我国具有深厚的群众基础，特别是在广大城市社区和农村基层，人民群众对中医药十分信赖。让百姓从中医药发展中得到实实在在的好处，享受到优质的中医药服务，是我们工作的根本出发点和落脚点，因此，切实加强中医药工作，充分发挥中医药在社区卫生服务和新型农村合作医疗工作中的作用，有利于更好地保障群众健康、减轻医疗负担，有利于更好地促进新型农村合作医疗制度的建立和社区卫生服务的健康持续发展，有利于更好地满足广大居民对中医药服务的需求。当前，人民群众看病难、看病贵的问题比较突出，已经引起了党中央、国务院的高度重视和广大人民群众的广泛关注。吴仪副总理明确指出，在缓解人民群众看病难、看病贵的问题上，中医药大有可为。一方面，中医药确实具有“简便验廉”的特色和优势，但另一方面，中医药的这些特色和优势目前在许多地方并没有得到有效的发挥，还不能满足人民群众的需求，也直接影响了中医药在缓解人民群众看病难、看病贵方面作用的发挥。因此，如何更好地发挥中医药的特色和优势，更好地让中医药服务基层服务百姓，并在缓解人民群众看病难、看病贵问题上有更大的作为，需要我们共同努力。一是要积极推进城乡中医医疗服务网络建设，努力把各级公立中医医院规划好、建设好、发展好，大力加强城市社区和农村基层医疗卫生机构的中医药服务能力建设，切实推进其他各级各类中医医疗机构包括中医个体诊所、门诊部以及综合医院中医科等的标准化、规范化建设与管理。二是要努力培育和打造一批中医“名院、名科、名医”，认真组织筛选和推广一批农村和社区中医药适宜技术，下大力气培养一批社区和农村中医药人才，整体提升中医药服务基层服务百姓的能力和水平。三是要为在社区卫生服务和新型农村合作医疗中充分发挥中医药作用创造良好的政策环境，鼓励广大群众看中医、用中药、接受中医药服务，同时引导中医药人员运用中医药的理论和技术为群众提供医疗保健服务，并不断提升中医药服务的质量和水平。我们十分高兴地看到，广东省实施的“三名两进”工程，有力地带动了城乡中医医疗服务网络建设，增强了城市社区和农村基层中医药服务的可及性、有效性，提升了中医医疗服务能力，为城乡居民提供了良好的中医药服务。实践证明，这是一个整体推进中医药服务能力上台阶、上水平的好抓手、好措施。希望继续在实践中不断总结探索，通过努力，能够使更多的群众享受到更便捷、更优质、更价廉的中医药服务，真正让中医药发展的成果更好更广泛地惠及基层、惠及百姓。

第四，在统筹中医中药协调发展、为促进经济社会全面进步作出更大贡献方面创经验、做表率、当好排头兵。与西医和西药的关系不同，中医与中药历史上同源，理论上同属，我们常讲“药为医用，医因药存”，说明了中医与中药密不可分，相辅相成。在实际工作中，中药新药和中药制剂来源于临床实践，中药产品也要应用于中医临床，离开了中医事业的发展，中药产业的发展就失去了源泉，也失去了赖以生存的市场；中药是中医用以防病治病的主要武器，中药产品的质量直接影响中医临床疗效，离开了中药产业的发展，中医事业发展就失去了重要的物质基础，也就失去了赖以支撑的重要条件。因此，我们必须始终注意处理好中医事业发展与中药产业发展的关系，统筹好中医与中药的协调发展，这也是遵循中医药事业自身发展规律的要求。广东省充分认识到统筹中医中药协调发展的重要意义，坚持做到医、学、产、研的紧密结合，在大力发展中医事业的同时，把中药产业的发展作为全省新的经济增长点来抓，充分利用和发挥资源优势、科技优势、人才优势和市场优势，科学谋划并认真实施中药产业发展规划，取得了明显成效。希望广东进一步加强对中药产业发展的统筹规划、宏观协调，依托科技支撑，大力提升中药产业发展水平，促进中药产业优化升级。要加快构建中药农业技术体系，加强中药道地药材基地建设，提高中药材规范化种植、加工和生产经营水平；开展中药饮片传统炮制经验继承及炮制工艺与设备现代化研究，提高饮片加工生产质量；加强中药工业关键技术创新，积极开展中药制剂、中药新药及相关产品的研发，打造一批名优中成药；促进中药企业和资源、人才、技术有机结合，打造一批中药制造名企、名厂，培育大型中药制造集团；培育壮大一批中药经营企业和企业集团，打造一批中药经营名店、名企。要通过中药产业的发展，更好地满足中医临床用药需求，更好地促进经济增长和社会和谐进步。希望广东在这个方面不断有新的创造、新的进展，出新的成果。

第五，在加强中医药文化建设、弘扬中华民族优秀传统文化方面创经验、做表率、当好排头兵。中医药作为中华民族的伟大创造，凝聚着中华民族的智慧与文明，不仅是我国重要的卫生资源，也是我国优秀民族传统文化的瑰宝。在广东，中医药文化还与岭南文化相互融合，形成了具有鲜明区域特色的岭南中医药文化。广东省委省政府把挖掘、保护和弘扬岭南中医药文化，作为振兴祖国传统医学，弘扬中华文化义不容辞的责任，提出建设中医药强省也是一项岭南文化“复兴工程”，并以此来增强广东文化的竞争力、吸引力，这是非常富有远见的。我希望广东在加强中医药文化建设方面，能够按照省委省政府的部署，精心谋划，科学创意，认真实施。在办院理念、医院管理、人才培养、诊疗活动、建筑风格、内部装潢等方面，各级中医医院都要体现出中医药文化的特色，成为弘扬中医药文化的重要阵地。要加大中医药科普知识的宣传和普及，通过多种群众喜闻乐见的形式介绍中医药知识，使更多的人了解中医药文化；鼓励新闻媒体、文化传播机构和学术团体制作中医药节目，传播中医药文化。目前，国家中医药管理局正在按照吴仪副总理的指示，积极协调教育部将中医药知识纳入中小学教材，这是努力做到普及中医药科学知识要从娃娃抓起的一个重要举措。广东在中医药科普方面已经做了许多有益的尝试和探索，这对于进一步巩固中医药的群众和社会基础很有意义。这次我了解到，广东省正在积极筹建中医药博物馆，我很赞同，希望认真规划，集中力量，整合资源，早日建成为国内一流的中医药博物馆，并要切实管理好，充分利用好，成为富有岭南特色的中医药文化宣传教育基地，更好地发挥向广大群众特别是广大青少年普及中医药知识、传播中医药文化、进行爱国主义教育的作用。

第六，在解决制约中医药发展的关键问题、努力营造中医药发展良好环境方面创经验、做表率、当好排头兵。当前，中医药事业发展已经进入加速发展的轨道。但是，长期以来制约中医药发展的一些政策性、体制性、机制性矛盾和问题还没有得到根本的解决。并且，在经济体制深刻变革、社会结构深刻变动、利益格局深刻调整、思想观念深刻变化的新形势下，特别是随着新一轮医药卫生体制改革的即将启动，中医药发展将面临许多新情况、新问题。我们必须勇于面对，积极应对，努力研究和探索解决这些问题的思路、措施和方法。例如，在建立覆盖城乡居民的基本卫生保健制度、建设多层次的医疗保障体系、建立国家基本药物制度以及建立科学规范的公立医院管理制度等方面，如何形成有利于更好地发挥中医药的作用，更好地保持发挥中医药特色优势的政策措施；在改革和完善公立医疗机构投入补偿机制方面，如何更好地适应中医医疗机构的特点，采取更加有力的措施，在有效保障中医医疗机构发展的同时，引导其更加注重中医药特色优势的保持和发挥，真正解决中医医院要姓“中”的问题；在中医药人才培养方面，如何更好地适应中医药发展需求培养各级各类中医药人才，特别是如何通过教育教学改革，使中医药院校毕业生具备更坚实的中医药理论知识基础和临床实践技能；在中医药师承人员执业医师资格考核考试、专业技术职务评审等方面，如何更好地体现中医药的特点；在医疗机构中药制剂的管理方面，如何采取改革措施，更好地体现鼓励和支持医疗机构中药制剂的使用和发展；如何坚持以人为本、以健康为中心的理念，发挥中医“治未病”的优势，构建预防、保健、养生、康复和医疗为一体的中医药服务体系；在推进中医药法制化、规范化、标准化的过程中，如何抓紧建立和完善符合中医药自身特点和规律的规范、标准和管理办法等；如何在继承与创新的基础上，把中医药特色优势用标准、规范的形式固定下来、推广开去；如何在中医药走出国门、实现国际化的进程中，加强中医药知识产权保护工作；如何在适应中医药发展的特点和规律，规范中医药服务和工作人员执业行为的同时，加强中医药监督工作，打击非法行医，整治违法虚假中医医疗广告，维护群众健康权益；等等。希望同志们结合广东的实际，在这些方面进行深入调查研究和实践探索，不断创造和积累新的经验，为其他地区乃至全国提供有益的借鉴。

第七，在加强中医药管理队伍自身建设，内增素质、外树形象方面创经验、做表率、当好排头兵。发展中医药事业离不开各方面的支持，但归根结底要靠中医药行业自身的努力。当前，发展中医药事业面临着良好机遇，但问题也不少，困难也不小。我们要有强烈的机遇意识，也必须树立强烈的忧患意识，既要正视困难，更要抓住机遇，坚定信心，迎接挑战。只有进一步增强忧患意识，把可能遇到的困难估计得充分一些，把影响发展的因素分析得更加深入、深刻一些，把应对困难的措施考虑得更周全一些，才能牢牢把握中医药发展的主动权。必须看到，时代的发展和变化，历史的机遇和挑战，社会的关注和期盼，百姓的需求和信赖，国外的热心和认同，中央的重视和要求，政府的职能和责任，都要求中医药管理部门进一步强化管理职能，眼界要开阔，思路要清晰，措施要到位。要切实加强自身建设，努力提高政治鉴别能力、战略思维能力、学习调研能力、执行问责能力、综合协调能力和廉洁自律能力，内增素质，外树形象。要努力营造内部团结、外部和谐的发展氛围，坚定不移地担负起发展中医药的历史责任。广东省各级中医药管理部门和全体同志，肩负着建设中医药强省的重要职责，希望继续保持奋发向上的精神状态，大力发扬真抓实干的工作作风，牢记使命，奋发有为，做到有为才有位，有位更有为，努力打造一支团结、和谐、勤奋、奉献的团队，树立中医药管理队伍的良好形象。

同志们，广东省建设中医药强省一年来做了大量卓有成效的工作，取得了明显的成效，创造和积累了许多新经验，值得认真总结和推广。我相信，在广东省委、省政府的正确领导下，全面贯彻落实以人为本的科学发展观和构建社会主义和谐社会的重大战略思想，通过全省上下的共同努力，中医药强省建设的目标一定能够达到，中医药事业必将迎来全面发展、和谐进步的明天！

卫生部副部长兼国家中医药管理局局长王国强在中医药治疗艾滋病试点项目工作总结汇报会开幕式上的讲话

同志们：

今天，国家中医药管理局在这里召开中医药治疗艾滋病试点项目工作总结汇报会，这是自2004年项目实施以来我局召开的规模最大、规格最高的一次会议。这充分体现了国家中医药管理局对这次会议的高度重视，充分体现了国家中医药管理局对该项目实施的高度重视，也充分体现了国家中医药管理局对中医药在防治艾滋病工作中的重要作用的高度重视。

这次会议的主要任务，就是要全面回顾项目实施两年多来的情况，广泛交流各地在项目实施中取得的经验，表彰先进集体和先进个人，总结推广大家的好做法和好典型，同时也要进一步分析形势，提高认识，统一思想，理清思路，部署工作，明确目标，落实措施，加快推进中医药治疗艾滋病试点项目的实施，不断提高项目实施水平，使更多的艾滋病患者能够得到良好的中医药服务，使中医药在治疗艾滋病中的作用和优势得到充分的发挥，使中医药事业更好地服务于我国的经济和社会发展、构建社会主义和谐社会的大局。

我们这次会议选择在河南省南阳市召开，是带有现场意义的。刚才，徐济超副省长和贾崇兰副书记发表了热情洋溢的讲话。他们分别介绍了河南省和南阳市的中医药工作及中医药在治疗艾滋病方面所做的工作和取得的成效，河南省中医管理局还要在大会上全面介绍他们实施中医药治疗艾滋病试点项目的主要做法、经验体会和主要成绩。在参加今天这个会议之前，我带了国家中医药管理局的同志和有关媒体，对河南省的中医药工作进行了调研、考察，先后到了郑州、焦作、洛阳和南阳，走访了中医医疗机构、社区卫生服务机构、农村卫生服务机构、中药材种植加工基地和中药企业，召开了不同层次的座谈会。河南省的中医药工作给我留下了非常深刻的印象，突出表现在：一是河南省委省政府高度重视中医药事业的发展，制定并出台了一系列扶持政策措施，各市县党委、政府认真贯彻省委、省政府发展中医药事业的战略部署，各相关部门协调配合，中医药事业呈现良好的发展势头，取得了很大的成绩，为推动全国中医药的发展发挥了很好的示范作用。二是河南省中医药工作具有良好的工作基础和社会基础。河南是人口大省、农业大省、经济大省，也是中医药大省，中医药资源丰富，群众特别是广大农民群众热爱中医药，中医药在经济社会发展占有十分重要的位置。三是有一支团结进取、积极向上、奋发有为的中医药管理队伍。河南省的中医药工作之所以取得今天这样的成绩，是与这支队伍的努力分不开的，同时，我也高兴地看到，不仅省卫生厅坚持贯彻中西医并重的方针，高度重视和不断加强中医药工作，而且各市县的卫生局也高度重视中医药工作。南阳市、焦作市和平顶山市都成立了中医药管理局，不少县成立了中医药管理机构，为中医药事业的发展提供了组织保障。四是河南省中医药行业全体工作者勤奋、努力，展现了良好的精神风貌。河南有以洛阳正骨医院为代表的一批特色优势突出的中医综合和专科医院，有以宛西制药为代表的优秀中药企业，有以郭春园为代表的理论功底扎实、临床经验丰富、医德医风良好的中医医师队伍，有以郭光俊为代表的扎根基层、运用中医药适宜技术服务广大人民群众的乡村医生队伍。4月14日，我代表吴仪副总理、代表卫生部、国家中医药管理局，专程前往登封看望了优秀乡村医生郭光俊同志。郭光俊同志38年如一日扎根基层服务群众的感人事迹，深深教育和感动着我们。郭光俊同志是优秀乡村医生的代表，他良好的医德医风和精益求精的精神，是白求恩精神的时代体现，是大医精诚精神的时代体现，是焦裕禄、任长霞精神的时代体现，我们应该向郭光俊同志学习。对于中医药治疗艾滋病工作，我们看了河南中医学院第一附属医院中医药治疗艾滋病的临床基地和研究基地、南阳市宛城区中医院的关爱中心和中医药治疗艾滋病的医疗点，与有关专家、医务人员及接受中医药治疗的艾滋病患者进行了座谈，并且也和河南省的主要领导交换了意见，感触很深。经过和艾滋病患者座谈，我很受感动，他们受到了党和政府的关怀，经过中西医特别是中医药治疗之后，生活质量有了明显的改善，对生活充满了信心，和社会的共融性明显增强。和一线医护人员座谈后，为他们克服困难、勇于探索、服务百姓、无私奉献的精神所感动。我们也深深感到，河南省在实施中医药治疗艾滋病试点项目中，开展了大量细致扎实的工作，无论是在项目实施的组织管理方面，还是在项目实施的技术措施方面，都为我们提供了来自实践的、具有典型示范意义的经验，同时所治疗的病人数在整个项目中一直占有很大的比重（目前接近43%），超额完成了项目计划。这些成绩的取得，是河南省参与项目实施的各级中医药管理部门、各级医疗机构和广大中医药工作者努力工作的结果，也是广大专家学者共同参与的结果，更是河南省委、省政府及各级党委、政府高度重视、正确领导、大力支持的结果，在此，我代表国家中医药管理局向河南省委、省政府及各级党委、政府表示衷心感谢！也衷心希望大家利用这次机会，认真学习河南省及其他省市的经验，真正形成互相学习，互相借鉴，共同提高，做好工作的氛围。

刚才，吴刚同志宣读了国家中医药管理局关于表彰实施试点项目的先进集体和先进个人的决定，我们向他们颁发了表彰证书。大家也看到了，我们为这些先进集体代表和先进个人戴上了大红花，据我了解这是国家中医药管理局近年来第一次为受表彰者戴红花。我们这样做，就是为了表达对大家在工作中取得的突出成绩的充分肯定，就是为了表达对大家付出的辛勤劳动的衷心感谢，就是为了表达对大家做出无私奉献的崇高敬意！这些先进集体和先进个人爱岗敬业，不畏困难，勇于探索，甘于奉献，以为病人真心服务的实际行动赢得了群众的信赖和尊敬。这次受表彰的先进集体和先进个人，是在实施中医药治疗艾滋病试点项目中做出了突出成绩的许许多多集体和个人的代表，是我们中医药行业的优秀代表。做好这个项目需要这样的集体和同志，振兴和发展中医药事业需要这样的集体和同志。我们要号召参与项目实施的集体和工作人员以及中医药行业的同志们向这些先进集体和先进个人学习。一是要学习他们把“三个代表”的重要思想和科学发展观、构建社会主义和谐社会、加强党的先进性建设等党的创新理论和重大战略思想，转化为为艾滋病患者服务、为人民群众服务的实实在在的具体行动。是他们的实际行动使艾滋病患者和广大人民群众真正感受到、享受到了实实在在的利益和好处，把党和政府的关怀、帮助真正落实到了艾滋病患者和广大人民群众的心坎上。二是要学习他们不畏艰难、甘于奉献、敬业爱岗、一心为民、勇于探索、开拓创新的精神。无论是临床第一线的工作人员，还是科研人员，他们长期工作在第一线，深入基层，把临床医疗和科研工作结合起来，创造了中医药治疗艾滋病前所未有的技术方案，展示了中医药独特的疗效，使中医药在治疗艾滋病中发挥了重要的作用。三是要学习他们团结协作、协同攻关、合作共事的精神。中医药治疗艾滋病是一个复杂的系统工程，也是一项创新性的工作，要处理好中央和地方管理部门的关系，处理好项目试点地区的党政领导和相关部门的关系，处理好中医中药和西医西药部门间的关系，处理好临床和科研的关系，处理好医生和专家的关系等，从而得到各方面的理解、支持和参与、配合，共同探索，协作攻关，才能取得成效。同时我们要把学习今天受表彰的先进集体和先进个人同学习上海浦东新区社区中医师陈海新同志的先进事迹结合起来，真正把“三个代表”重要思想、科学发展观、构建社会主义和谐社会重大战略思想落实在中医药工作中，为发挥中医药在解决好群众最关心、最现实、最需要的，特别是解决群众“看病难、看病贵”问题，提高人民群众的健康水平，作出我们应有的贡献。

同志们，我们这次会议，对于进一步做好项目的实施具有十分重要的意义。希望大家集中精力，认真参加会议的各项安排。第一要把工作交流好，第二要把经验总结好，第三要把知识培训好，更重要的是要把工作部署好，落实好。让我们一起努力把这次会议开好，真正开出成效来。

卫生部副部长兼国家中医药管理局局长王国强在中医药治疗艾滋病试点项目工作总结汇报会上的讲话

（2007年4月18日）

中医药治疗艾滋病试点项目工作总结汇报会今天就要结束了。在过去的一天半时间里，我们对在项目实施中做出突出成绩的先进集体和个人进行了表彰。各项目省介绍了试点工作实施以来的情况，其中河南等8个省（区、市）的中医药管理部门进行了大会交流。大家立足当地实际，系统回顾了前一阶段的工作，既谈了主要的做法和取得的成效，也谈了开展工作的经验和体会，分析了面临的问题和困难，提出了下阶段的工作计划。今天上午，与会同志又针对工作中存在的问题和不足、重点和难点进行了热烈讨论，对进一步做好中医药治疗艾滋病工作提出了许多很好的意见和建议。国家中医药管理局有关工作小组向会议报告了中医药治疗艾滋病疗效评价标准的修订情况，与会人员特别是中医药治疗艾滋病的临床专家对标准修订工作进行了广泛而深入的讨论，提出了许多建设性的意见和建议。有关专家向会议报告了试点项目临床技术总结，对项目病例数据进行了全面分析，使大家对中医药治疗艾滋病的临床疗效有了更进一步的了解。我们还邀请301医院的专家向大家介绍了TTM技术的临床应用情况，在中医药与现代科学技术结合方面，给我们提供了许多启示。大家普遍认为，中医药治疗艾滋病工作意义深远，肩负的责任很重，面临的困难不少，但只要坚定信心、精心组织，坚持科学精神，以落实对艾滋病患者的关怀救治为根本目的，就一定能够克服暂时的困难，加快推进试点项目的实施，不断提高项目实施水平，使更多的艾滋病患者能够得到良好的中医药服务，使中医药在治疗艾滋病中的作用和优势得到更加充分的发挥，更好地服务于我国经济社会发展和构建社会主义和谐社会的大局。经过大家的共同努力，会议达到了全面回顾工作、广泛交流经验、表彰先进典型、以会代训、总结推广好的做法以及进一步分析形势、提高认识、统一思想、坚定信心、理清思路、明确任务的目标。

下面，我结合大家的工作经验和提出的意见建议，就进一步做好中医药治疗艾滋病试点项目讲几点意见。

一、进一步提高对中医药治疗艾滋病工作重要意义的认识，增强责任感和使命感

（一）开展中医药治疗艾滋病工作是中医药行业服务大局、服务人民的客观需要

艾滋病是严重危害人民群众身体健康和生命安全的重大传染病，已成为严重的公共卫生和社会问题。目前，全国艾滋病疫情虽然呈低流行状态，但感染率呈上升趋势，疫情正从高危人群向一般人群扩散，对经济和社会的不良影响已经显现，引发了一系列的经济和社会问题。党中央、国务院对艾滋病防治工作高度重视，胡锦涛总书记指出，艾滋病防治是关系中华民族素质和国家兴亡的大事。中央领导同志多次深入疫区，体现了对艾滋病患者的关爱。自上世纪90年代以来，国务院对遏制艾滋病的传播和流行作出了一系列重大决策，采取了一系列重大措施，向国际社会郑重作出了“五项承诺”，实施了“四免一关怀”政策。党中央、国务院在艾滋病防治工作总体部署中，高度重视中医药作用的发挥。《艾滋病防治条例》提出“鼓励和支持开展传统医药以及传统医药与现代医药相结合防治艾滋病的临床治疗与研究”。《中国遏制与防治艾滋病行动计划（2006~2010年）》中要求“支持开展中医治疗艾滋病临床服务”和“总结中医诊治规律，完善艾滋病中西医结合综合治疗方案”。温家宝总理、吴仪副总理等领导同志都对中医药参与艾滋病防治工作做出了明确的指示和要求。社会各界和广大人民群众也企盼中医药能够在艾滋病治疗工作中发挥更大的作用。中医药参与对艾滋病的治疗，不仅受到党和国家的重视，更是艾滋病患者的期盼。因此，积极开展中医药治疗艾滋病工作，是中医药工作服务大局、服务人民、促进构建和谐社会的客观需要。各级中医药管理部门和广大中医药工作者要牢记党和人民的重托，牢固树立大局意识，以强烈的责任感和紧迫感，认真做好中医药治疗艾滋病工作，把党中央和国务院对艾滋病患者的关爱变成具体的医疗行为，以扎实有效的工作来体现党和国家对艾滋病患者的关怀，体现“以人为本”的治国理念，为构建和谐社会作出应有的贡献。

（二）开展中医药治疗艾滋病工作为中医药在重大疾病防治中发挥作用提供了契机

目前在我国，肿瘤、高血压等慢性非传染性疾病还没有得到有效控制。同时，传染病仍然严重威胁着人民群众身体健康，新发传染病如艾滋病、非典、禽流感等不断出现。对这些疾病我们目前还缺乏有效的控制措施和治疗办法。在重大疾病防治工作中，中医药应该有所作为，这既关系到维护和增进人民健康，又关系到中医药事业自身的发展。长期以来，中医药学术进展缓慢，理论上没有重大突破；同时，随着疾病谱的变化，中医药学面临着许多新的问题，需要新的学术积淀和理论提升。艾滋病的防治为中医药学术发展提供了一个新的机遇，使其通过参与重大疾病防治，积极探索总结，争取临床实践和理论上有所突破，这对中医药学术的发展有着重大的意义。自发现艾滋病以来，人类在艾滋病治疗领域进行了艰苦的探索，国际公认的西医“鸡尾酒”疗法在20世纪末传到我国，使大量艾滋病人得到了有效治疗。但是，它也有一定的局限性，如费用高、毒副作用大、治疗限制较多、容易产生耐药性等。据报告，国内抗病毒治疗已经出现数种耐药毒株，这给艾滋病治疗工作带来了严峻的挑战。那么，中医药能不能在艾滋病治疗中发挥重要作用，可不可以成为治疗艾滋病的重要组成部分呢？

根据政府间协议，国家中医药管理局从1987年起组织中国中医研究院的专家赴坦桑尼亚运用中医药治疗艾滋病，20年来共接诊病人近万人次，积累了临床经验，初步总结出了治疗方案；在国内一些疫情相对较重的地区，自90年代中期以来，部分中医药工作者也逐步自发地介入艾滋病的中医药治疗。2004年以来我局会同卫生部、财政部组织实施了中医药治疗艾滋病试点项

目，中央财政先后共计投入9000余万元，为近6000名艾滋病患者提供了免费中医药治疗。从目前总结的情况来看，中医药治疗艾滋病的疗效是肯定的、费用是低廉的、方法是简便的，显示了中医药在艾滋病治疗领域具有巨大的潜力。中医药治疗艾滋病的实践证明，中医药在参与重大疾病防治方面是可以大有作为的。

（三）开展中医药治疗艾滋病工作有利于提高中医药的威望和地位

党和政府保护、扶持中医药事业的发展，不仅是因为中医药是传统文化的重要组成部分，更重要的是中医药在保障人民群众身体健康方面能够发挥重要的不可替代的作用。去年以来，社会上出现了一些否定中医的错误言论，我们不仅要用正确的舆论来反击，更重要的是要用铁的事实来证明。我们讲中医药的特色和优势，要靠实践来检验，靠实实在在的临床疗效来体现，让那些对中医药无知的错误言论在事实面前不攻自破。中医药治疗艾滋病的实践已经证明而且将继续证明，中医药不愧是中华民族优秀传统文化的瑰宝，是中国医学科学的重要组成部分，不仅在过去而且在将来仍将为保护和促进人类健康作出重大的贡献。

（四）开展中医药治疗艾滋病工作是中医药为人类健康继续作出贡献的重要突破口

随着经济的发展、生活水平的提高、人口老龄化进程的加快、人类居住环境的恶化、化学合成药品的毒副作用及医源性疾病不断出现等因素的影响，世界上对传统医学、天然药物日益重视，“回归自然”已成为人类追求健康势不可挡的潮流。中医药学的特色和优势，已广泛引起世界上许多有识之士的兴趣。在艾滋病防治方面，世界各国的医药科学家积极探索运用化学合成药物进行抗病毒治疗，但面对抗病毒治疗的诸多缺陷，人们开始把目光转向传统医药，希冀从传统医药中寻求治疗艾滋病有效方法。中医药治疗艾滋病的成效向世人显示了中医药强大的生命力，也引起世界各国的广泛关注。因此，我们要大力推进中医药治疗艾滋病工作，用翔实的统计资料、科学的评价标准、确切的临床疗效，让世界各国的医学科学家信服，让世界各国的人民认可。以此为突破口，使中医药在疾病防治领域继续为人类健康作出重要贡献，让中医药造福全人类。

艾滋病防治关系经济发展、社会稳定、国家安全和民族兴衰，是一项长期、艰巨的任务。因此，各级卫生及中医药管理部门和广大中医药工作者要充分认识中医药治疗艾滋病工作的重要意义，增强政治责任感和历史使命感，大力推进中医药治疗艾滋病工作的深入开展。

二、全面总结中医药治疗艾滋病试点项目取得的成绩，正确认识存在的困难和问题

通过两年多的努力，中医中药治疗艾滋病试点项目进展总体顺利，从最初的5个省份到目前的15个省份，实施范围稳步扩大，在临床、技术、项目管理等方面都取得了阶段性成果；从尝试性摸索到总结出一系列的经验和体会，从不为有关方面认可到社会各界广泛关注，社会影响日益扩大。项目的成功实施，至少有3个方面的积极意义：第一，落实了中央提出的将中医药纳入公共卫生体系，在重大传染病防治中发挥其特色优势的决策精神，是中医药行业第一次根据国家统一部署，在重大传染病防治领域进行的有组织的大范围实践和探索。第二，增加了艾滋病临床治疗手段，扩大了救治范围，丰富了我国艾滋病防治工作体系的内涵。第三，为病人提供了关怀治疗，在一定程度上缓解了他们的病痛，延长了生存时间，提高了生活质量。全面总结并充分肯定两年多来取得的成绩，是我们做好下一步工作的必备条件和坚实基础。

（一）构建起了中医药治疗艾滋病的领导机制和管理体系

中医药治疗艾滋病是一项全新的工作，没有现成的经验可以借鉴，中医药管理部门也普遍缺乏实施此类项目的经验。确保项目顺利实施，必须依靠各级党委政府的理解和支持，必须建立强有力的领导和支持机制，必须精心设计好项目方案并在实施过程中不断总结完善。因此，构建科学有力的领导机制和管理体系是项目实施的首要任务。国家中医药管理局和有关项目省份为此做了大量工作并取得了显著成效。

国家中医药管理局按照中央部署和领导要求，于2004年成立了中医药防治艾滋病工作组织协调小组，最近又进行了调整充实，进一步加大了对局内各部门的协调整合力度。在项目管理上，制定了《中医药防治艾滋病工作计划》、《中医中药治疗艾滋病试点项目管理方案》等，明确了项目目标、实施内容和组织管理要求。据统计，2004～2006年，中央财政共安排8286万元，支持试点项目的实施。国家中医药管理局也从中医专项经费中安排170万元，对首批5个项目省份进行工作补助。

各项目省中医药管理部门积极向当地党委、政府汇报工作，争取支持，成立了卫生厅局主要领导挂帅的中医药治疗艾滋病领导小组，有的地方还吸收了疾控、医政、规财部门和地市卫生局领导参加，提高了领导小组的协调能力。部分项目省中医药管理部门还与项目实施地区的政府签订协议书，明确政府责任，在组织领导上给予支持。各地根据本地实际，制定了项目实施细则和配套工作制度，在项目定位、病人选择、工作流程、人员职责、技术培训、药品管理、经费管理等方面进一步细化，做出明确规定。北京、河北、安徽、江西、河南、湖北、湖南、广东和云南9省还落实了1382万元配套经费。许多项目省中医药管理部门主动与疾病控制、医政、药品监督等部门协调沟通，搞好配合。河南、云南省探索了项目数据库对接，实现资源共享，检测经费统一管理，解决检测经费不足等问题。河南、云南和安徽积极与药监部门进行沟通，使8个制剂获得了批号，保证了项目实施的需要。

（二）建立了临床救治体系和临床专业技术队伍

艾滋病是一种具有特殊社会属性的重大传染病，病人群体特殊、心理特殊、环境特殊、敏感性强。西医治疗中存在的困难和问题，在中医药治疗中同样存在，有的还更为突出。在救治模式选择、治疗点建设、救治队伍建设、病人管理、职业防护等方面，必须立足各地实际，因地制宜，全面统筹。不仅要处理好项目体系内部的各种关系，还要处理好中医药治疗与抗病毒治疗和抗机会性感染的关系。否则，项目的顺利实施就无从谈起。通过两年多的努力，大家克服了种种困难，建立了基本完善的临床救治体系和一支敬业精干的临床专业技术队伍。

第一，建立临床救治体系。2004年，成立了中国中医研究院艾滋病中医药防治中心，作为国家层面中医药治疗艾滋病工作的技术指导中心。在河南、北京、云南、安徽等项目省（市）建立了9个中医药防治艾滋病基地。同时，支持部分承担项目的县级中医院，开展了中医药防治艾滋病治疗点的建设。部分省份根据自身需要，还依托省级中医机构，成立了中医药艾滋病防治中心或临床研究中心。江西、湖北等省根据艾滋病诊疗特点，在定点医疗机构内建立相对独立的“爱心家园”，给病人提供温馨舒适的诊疗环境。以这些机构的建设为核心，在各项目省份范围内已基本上建立起了以省级防治机构为技术支撑、以县级中医医院为主要依托、以病人集中的乡村卫生室或城市定点医院为诊疗现场、各级医务人员共同参与的临床救治体系。

第二，探索多种救治模式。各项目省根据本省艾滋病传播的不同途径，针对经有偿供血、吸毒和性传播3种不同感染途径的艾滋病患者实际，结合城市和农村的社会经济状况和人群特征，逐步探索出几种行之有效的诊疗和管理模式。例如，河南、安徽等省采取专家定点定期巡诊指导、基层中医医务人员提供治疗、乡村医生承担部分组织管理工作等方式，对以有偿供血为主感染艾滋病的农村病人提供中医药服务。北京市采取以医院为纽带、社会志愿者参与、病人自我管理的方式，依托红丝带之家、爱心家园、红树林等，形成城市艾滋病人管理的新模式。云南、陕西等省积极与司法部门联系，在强制戒毒所和监狱内为吸毒感染艾滋病的患者进行治疗，摸索适合吸毒群体的诊疗管理模式。河北等省与疾病控制部门密切配合，建立了艾滋病临床救治统一组织领导、统一病例筛选、统一督导检查的工作机制。云南针对吸毒感染病人发现和管理困难、治疗依从性差等问题，推行同伴教育、家属督导等措施，加强依从性教育，很好地解决了病人管理问题。湖南针对病人分布的不同情况，探索建立了专科病房、示范区治疗、艾滋病村和散在病例等多种诊疗模式。

第三，加强人才队伍建设。成立了国家中医药管理局中医药防治艾滋病专家咨询组和专家组，各项目省也成立了省、市级专家组，指导基层开展中医药治疗艾滋病工作。国家中医药管理局先后举办了4期中医药治疗艾滋病临床技术骨干培训班，为项目省培训了近700名管理和技术骨干。各项目省份在省内举办了培训班，对参与中医药治疗艾滋病的基层医务人员和管理人员进行培训，共培训8036人次。在项目实施过程中，各地省级专家坚持深入基层一线，开展巡诊指导，参与疑难病例会诊，培训基层医务人员。通过技术培训和临床实践，培养和锻炼了一支水平不断提高的中医药治疗艾滋病技术队伍。

（三）取得了确切的临床疗效

两年多来的实践证明，规范的中医药治疗对艾滋病人有确切的疗效。各项目省份的临床总结都提示了基本一致的结果。今年3月份，国家中医药管理局组织多学科专家，按照严谨的工作程序，以河南为现场，对中医药治疗艾滋病临床疗效进行了评估分析，进一步证实了临床技术报告得出的结论。从各省的情况和专家报告的试点项目临床技术总结报告看，中医药治疗艾滋病的疗效主要体现在以下几个方面。

第一，中医药治疗可以明显改善艾滋病人的临床症状，恢复和增加体重。根据治疗前后症状体征积分值分析，中医药对发热、咳嗽、乏力、腹泻、气短、皮疹、黏膜溃疡等症状体征改善明显，其中尤以乏力、气短、皮疹、黏膜溃疡等改善最为显著。同时，大部分患者的体重都有显著的恢复和增加。这是中医药疗效显示度最明显的一个方面，无论是外在表现还是病人自我感受，都高度支持这一结论。

第二，中医药具有提高和稳定艾滋病人免疫功能的作用。检测结果表明，接受中医药治疗两年后，70%左右的病人CD_4+T淋巴细胞计数处于稳定和上升状态。

第三，中医药治疗可以提高病人生活质量。由于免疫水平的稳定和提高，临床上病人有关病症的发生频次明显降低，症状显著减轻，生活质量得以提高，部分病人恢复了劳动能力。处于无症状期的病人，病情进展速度有减缓趋势。

第四，中医药治疗可以减轻抗病毒药物的毒副作用，提高抗病毒治疗依从性。临床资料表明，同时接受抗病毒治疗和中医药治疗的病人，依从性和临床疗效明显高于单纯接受抗病毒治疗的病人。

（四）为开展中医药防治艾滋病科学研究提供了宝贵的临床资料

为指导各地实施好试点项目，项目开始之初，国家中医药管理局组织有关专家制定了《5省中医中药治疗艾滋病试点项目技术方案（试行）》及其《实施细则》，设计了项目病例观察表，开发了项目病历资料计算机管理系统。在项目实施中，强调加强病历资料管理，重视临床总结，不断修订完善技术方案，持续提高救治水平。两年多来，已积累较为完整的临床病历近6000份，为开展艾滋病中医证候学、辨证论治规律的研究，制定疗效评价标准奠定了基础。

国家有关部委也对中医药治疗

艾滋病科研工作给予高度重视。科技部在“十五”期间立项资助了一批相关科研课题，并在“973”计划中医药专项中确定了有关研究内容，科技部、卫生部、国家中医药管理局联合云南、河南两省实施了省部局艾滋病科学研究联动项目。这些项目，大部分由项目省份的省级中医药专家主持或参与，主要依托试点项目开展研究，目前进展基本顺利。

各级专家组在项目实施中，围绕临床需要和关键技术问题，认真开展临床技术总结和研究。比如，我们这次会上所发的《中医药治疗HIV/AIDS疗效评价分期标准及指标体系》（修订草案），就是来源于项目临床总结，以第一手临床资料和病人感受为依据，结合国内外公认的研究成果，并广泛征求了各方面的意见。河南省中医药防治艾滋病专家组通过开展艾滋病中医诊治规律研究，制定了《河南省艾滋病常见病症辨证治疗要点》，在临床应用中收到了很好的效果。这些研究成果提示我们，作为一门实践性很强的学科，中医药治疗艾滋病的科研课题必须来源于临床，必须紧密结合临床，并为临床需求所主导，这样取得的成果才会真实可靠，实用性强。

（五）取得了显著的社会效益

目前，中医药治疗正以其确切的疗效和独特的优势，受到了艾滋病人及其家属和地方政府的欢迎。接受治疗的病人情绪稳定，生活质量明显提高，战胜疾病、生产自救的信心得以增强，促进了当地的社会稳定，达到了政府满意、病人满意、家属满意、群众认同的效果。人民日报、健康报、中医药报等新闻媒体对中医药治疗艾滋病工作都进行了报道，给予了高度评价，引起了很好的反响。

与此同时，中医药治疗艾滋病还具有明显的经济优势。中药价格相对低廉，据统计，单纯接受中医药治疗的艾滋病人药费每人每天低于10元，较抗病毒治疗和抗机会性感染治疗费用具有明显优势。

同志们，通过不懈努力，试点项目取得了阶段性成果。这些成绩的取得，是地方各级党委、政府高度重视、正确领导的结果，是各级中医药管理部门认真组织、通力协作的结果，也是各级医疗机构和中医医务人员齐心协力、团结奋斗的结果。在此，我代表国家中医药管理局，向关心、支持和积极参与项目实施工作的各地各部门的领导和同志们表示衷心的感谢！向兢兢业业、辛勤工作在第一线、为艾滋病人做出无私奉献的专家和医务人员表示崇高的敬意！

总结项目实施的成绩，我们深刻地体会到，建立强有力的领导和协调机制，科学决策，精心策划，是项目顺利实施的前提；建立结构合理、规范运行的诊疗体系，建立适宜中医药特点和各地实际的临床救治模式，是项目顺利实施的基础；制定完善严密可行的项目管理制度，加强总结督导，开展质量控制，是项目顺利实施的关键；尊重科学，勇于探索，不断从临床实践中总结完善中医药治疗艾滋病技术方案，研究治疗手段和有效方药，取得确切的治疗效果，是项目顺利实施的根本；充分调动广大中医药人员的积极性和聪明才智，建立一支技术精湛、无私奉献的临床技术队伍，是项目顺利实施的保证。

目前，试点项目已走过了最困难的开局阶段，但并不意味着今后的项目实施会一帆风顺。我们对中医药治疗艾滋病的成效不能估计过高，还处在初步探索阶段，还有不少需要改进、完善和丰富的地方。随着项目的深入开展，新的困难和问题会越来越多，越来越复杂，原来已经解决的问题也可能会再次出现。在总结成绩的同时，我们要清醒地看到试点项目实施中存在的不足，充分估计所面临的困难。

一是项目进展不平衡。目前，15个项目省份中，有的起步较早，工作已进入正常状态，下一步的任务主要是总结经验，改进工作，完善管理，持续提高。有的还刚刚起步，建立项目领导机制和工作体系的任务依然繁重。就计划任务完成情况看，有的已经超额，有的还有差距，个别省份差距还比较大。

二是协调机制需要进一步完善。中医药治疗艾滋病在艾滋病防治总方案中仍是试点性质，没有纳入常规治疗手段。在病人选择、检验检测、治疗点建设等环节上，还要同疾病控制、医政、基层卫生等部门进一步加强协调。部分省份中西医治疗尚不能很好地衔接，资源不能共享。依托试点项目开展临床研究的科研立项工作还需得到地方和中央有关部门的理解和支持。

三是管理水平有待加强。随着项目省份和治疗人数的增加，项目组织实施的难度也随之加大。从试点项目实施情况来看，尚存在制度不健全，资料收集整理报送不及时、不完整，监督检查力度不够，基层机构和人员的管理水平有待提高等问题，需要进一步完善制度，加强环节管理，不断提高项目实施水平。

四是临床技术水平需进一步提高。首先，中医药治疗艾滋病在技术上还处于起步阶段，现有技术方案有待根据临床资料和研究进展不断改进完善。其次，由于绝大多数项目病人分布在基层，承担一线救治任务的基层医生业务水平有待提高。第三，艾滋病防治工作的艰苦性质和职业暴露的风险，加上工作补助水平较低，影响了临床队伍的稳定，不利于临床救治水平的持续提高。

五是项目经费不足。根据目前的项目方案，治疗费支出与项目预算基本持平，但病人检测费用缺口较大。同时由于试点项目点多线长，管理成本较高，实施过程中发生的交通费、专家巡诊、一线人员补助以及项目管理中的总结评估、督察等经费严重不足。

三、坚定信心，科学谋划，推动中医药治疗艾滋病试点项目取得新的成绩

通过对试点项目进行全面总结，我们对中医药治疗艾滋病工作充满了信心，对中医药事业的发展同样充满信心。信心来自于大家的努力与奉献，来自于确切的临床疗效，来自于我们宝贵的实践。从中医药服从服务于社会经济发展全局出发，从落实以人为本理念、服务民生的责任出发，我们有责任也有信心把这个项目实施得更好。以为艾滋病人解除病痛为突破口，拓展中医药服务领域，向世人展示中医药的功效和作用，提高中医药的威望和影响力，提高社会群众对中医药的信任度，推动我们事业的发展。因此，我们要切实抓好项目实施工作。

（一）加强领导，统筹协调，理清思路，为中医药治疗艾滋病工作提供坚强的组织领导

项目能否顺利实施，领导是关键。在会议上介绍经验的几个省份，都在构建领导体系、加强领导上下了很大工夫。各级中医药管理部门的领导同志，要在思想上做到真正重视，要认识到项目的重要意义和总体目标，能在战略上、全局上把握好项目实施的重点和关键环节，以清晰的思路、全面的谋划、正确的决策、得力的措施领导好项目的实施。

国家中医药管理局已经调整充实了领导小组，由我任组长，3月2日召开的局长扩大会议做出了加强内部协调的决定，今后相关工作要统筹安排，避免政出多头，影响效率。会后，各项目省份，特别是领导机制尚未健全的省份，要根据会议精神，尽快成立或调整充实中医药治疗艾滋病工作领导小组。要有包容精神和主动协调的意识，吸纳疾控、医政、财务、科技等各有关方面负责人参加，以利于赢得多方面的理解和支持，协调工作、整合资源、形成合力、提高效率。中医药管理部门的领导要参加当地艾滋病防治领导机构，项目实施要纳入当地艾滋病防治总体规划中，注意与预防控制、抗病毒治疗和抗机会性感染治疗的协调衔接。临床资料和检测数据要共享共用，管理和技术上要相互支持，最终实现共赢。

在领导项目实施中，要坚持集中力量、突出重点、整体推进的工作思路。要推行目标管理，明确各级管理部门和项目工作人员的职责，集中力量抓好诊疗体系建设和技术队伍建设。技术上依靠专家，重点抓好临床疗效的提高。管理上依靠制度，重点抓好环节质量考核和控制，使管理部门始终掌握项目实施的主动权。

（二）巩固成绩，稳步扩点，积极增量，为艾滋病人提供更多更好的中医药关怀治疗

国家中医药管理局中医药防治艾滋病工作计划（2006～2010年）提出，“到2007年，符合治疗标准的艾滋病病人50%以上接受抗病毒治疗或中医治疗；到2010年，符合治疗标准的艾滋病病人80%以上接受抗病毒治疗或中医治疗。将中医药治疗纳入统一的抗机会性感染治疗服务。”“到2010年，中医药治疗艾滋病人总数要达到15000人。”相对于目前我国的艾滋病感染人数，15000人这个数字并不大，但如何选择好、治疗好、管理好这些病人，实现试点项目的最终目标，复杂和艰巨程度不可低估。

为了实现这一任务，首先，已经纳入试点项目范围的省份要认真总结当前项目实施的成功经验和模式，找准难点和关键点，充分估计好各种可能发生的困难和问题，并研究制定应对措施。加强对现有项目点的管理指导力度，继续提高项目管理水平和临床救治水平，使现有的项目点成为整个项目的先进典型和示范，依靠典型的示范作用，扩大影响，推进试点项目的不断扩大。重点是要提高项目中目前接受中医药治疗的艾滋病患者的依从性，尽可能减少脱落病例，特别是那些以吸毒人群和性传播途径感染为主的省份，要通过加强管理保证这些患者能够长期坚持接受中医药治疗。

其次，要坚持“稳步扩点，积极增量”的原则，循序渐进地增加中医药治疗艾滋病的项目点，积极扩大既定项目点内接受中医药治疗的患者数。

一方面，对于“稳步扩点”，在国家层面上，我们会在与有关省份中医药管理部门协调沟通的基础上，根据各省份的具体情况和要求，稳步增加项目省份，逐步将中医药治疗艾滋病工作扩大至全国范围。在地区层面上，在新增项目点时，要考虑选择那些抗病毒治疗尚未开展，不适应或退出抗病毒治疗的病人较多，地方政府支持，中医药管理和技术实力较强的地方作为新增项目点，以减少项目管理难度和实施成本，提高项目实施的可行性和成功率。

另一方面，对于“积极增量”，主要是针对已经纳入项目范围的项目点而言。这也分两种不同的情况，对于早期开展的试点省份，已经积累了一定的经验，奠定了一定的工作基础，要解放思想，积极大胆地增加治疗人数，不要缩手缩脚，过于谨慎。现在有个别省份的中医药管理部门还有点保守，不想再增加治疗人数。当然，他们目前的项目任务完成也是很好的，但越是有了这种好的基础，就越应该增加人数，满足群众对中医药的需求。对于较晚或新进入项目的省份，在病人选择上，要坚持准确定位，重点选择尚未接受抗病毒治疗的病人、退出抗病毒治疗的病人、不适宜接受抗病毒治疗的病人、接受抗病毒治疗但毒副反应强烈的病人和接近发病的感染者为治疗对象。

第三，各地还要积极协调，将经实践检验有效的成熟方法和药物纳入艾滋病免费救治基本药物目录，在参与艾滋病防治工作的医务人员中推广中医药实用知识和技术，扩大中医药治疗的受益面。特别要在减轻抗病毒药物毒副作用，提高病人依从性，延缓病人发病时间等方面多做探索，提高中医药在艾滋病防治工作中的贡献率。

（三）进一步明确目标，完善制度，加强管理，促进项目实施质量的持续提高

实施中医药治疗艾滋病试点项目的目的，一是为艾滋病人提供中医药关怀治疗，二是验证中医药治疗艾滋病的实际效果，三是总结出中医药治疗艾滋病的技术方案和运行机制，以便在更大范围内为艾滋

病人提供治疗机会和治疗手段，充实完善有中国特色的艾滋病防治体系。只有同时实现这3个目的，才能全面完成试点项目的总体任务。因此，管理水平决定着项目实施的质量，决定着项目的成败。

为确保项目目标任务的最终实现，各项目省份要加强调查研究，全面总结本地项目实施的经验教训，相互学习借鉴，有针对性地充实项目实施方案，完善项目管理制度，加强督导检查，确保各项要求落到实处。一要推广河南提出“三统一、三结合”的原则，即统一组织领导、统一治疗方案、统一观察指标；临床救治与科研相结合、固定方药与辨证施治相结合、中医药治疗与抗病毒治疗相结合。二要加强病历资料和项目档案管理。通过加强培训和指导审核，提高项目病历书写质量，确保完整、真实、可靠，并定期上报汇总。加强项目档案资料的归档保管，做到项目实施有计划、有总结，关键环节有记录。不仅要管好文字资料，也要注意保存音像资料，以备今后查用。重要档案和数据要备份，异地保存，以防丢失和损毁。三要重视把科学的方法运用到总结和研究工作中去。注重研究工作的方法学设计，做到研究结论严谨、客观、合乎逻辑，被医学界和科技界广泛认可。四要重视回顾性研究和小样本探索。不断从临床中总结出有效方法和方药，通过小样本验证，逐步改进，然后放大验证并广泛推广，这应当是临床和科研的有效结合点。

（四）完善体系，稳定队伍，加大投入，保障项目的顺利实施

下一步，我们要把项目体系建设摆到更加重要的位置，以体系建设统领项目实施工作的各项内容。第一，国家中医药管理局将进一步总结适宜全国不同省份、不同情况的中医药治疗艾滋病诊疗模式，协调有关部门制定各项制度、规范和保障政策，保证中医药治疗艾滋病在艾滋病防治工作体系内的正常运行。第二，国家中医药管理局将根据目前项目实施存在的技术问题，抓紧完善出台《中医药治疗HIV/AIDS疗效评价标准》、《中医药治疗艾滋病临床技术方案》，为项目实施提供技术支持。第三，中国中医科学院艾滋病防治中心和中医药治疗艾滋病临床基地要进一步明确建设规划，充实工作内涵，真正建设成为全国和各地区的中医药艾滋病防治中心。第四，各项目省份要在项目管理方案总体框架下，结合本地疫情和临床治疗需求，进一步完善临床诊疗体系和项目管理体系，使试点项目真正融入当地艾滋病防治工作体系之内。

中医药治疗艾滋病临床技术队伍是一支具有敬业奉献精神的队伍。他们有的是全国和各地知名的临床专家，更多的是长期坚持在第一线为群众服务的基层中医药人员。为了试点项目的实施，他们在原有的业务开展、经济收入、时间精力甚至家庭生活上都做出了极大的牺牲。我们要充分理解他们、爱护他们，尽最大努力为他们提供后勤保障，解决他们的实际困难，在各方面给他们充分的关心和支持，维护队伍稳定，使其不断发展壮大。同时，要进一步加强对临床技术队伍特别是基层医务人员的培训，不断提高他们的业务素质。

经费投入是试点项目顺利实施的基本保障，各省都提出项目经费不足是面临的最现实的问题。干事就需要花钱，这是不可回避的。目前，试点项目经费缺口主要集中在检测经费和管理经费两个方面，这也恰恰是实现项目目标的关键，必须高度重视，认真解决。解决经费缺口，主要有以下几个途径：第一，国家中医药管理局将认真测算项目成本，提出建议，向卫生部、财政部争取专项补助，增加项目经费预算。第二，国家中医药管理局从中医药专款或重大疾病防治专项中调剂解决，给各项目省份增加一定的工作补助。第三，项目省中医药管理部门积极向省级财政争取配套经费。省级政府负有艾滋病防治的职责，解决一部分配套经费合情合理，而且是可行的。第四，项目省中医药管理部门积极协调卫生行政部门，真正将中医药治疗艾滋病试点项目纳入艾滋病防治工作体系，统筹解决经费缺口。第五，努力实现科研和临床工作的有机结合，充分利用科研项目投入集中、检验检测经费充足的优势，解决好临床检测经费不足的问题。鼓励各地拓展思路，多方面吸纳资金，用于艾滋病人的中医药治疗。这方面，河南、云南等省为大家提供了有益的经验，请大家积极借鉴。另外，我们还要重视项目资金的管理，提高资金应用效率，确保资金安全。

四、进一步做好中医药治疗艾滋病试点项目工作需要注意的几个问题

（一）积极争取党政领导的支持，将中医药治疗艾滋病纳入艾滋病防治总体规划

开展中医药治疗艾滋病工作不单纯是中医药部门的事，也不单纯是卫生部门的事，需要各级党委政府的大力支持。各地要积极争取把中医药治疗艾滋病纳入艾滋病防治工作的总体规划和防治方案中，列入当地政府的工作目标，统一领导，统一组织，统一部署，统一检查，以确立中医药在艾滋病防治工作中的地位，使其得到应有的重视，保证工作开展所必需的经费和人力等方面的支持，解决工作中存在的困难和问题。

（二）加强与有关部门的协调与配合

中医药治疗艾滋病工作是一项涉及多个部门的复杂的社会系统工程，大家在回顾工作时也已深切体会到，要做好项目实施，必须建立有效的协调机制，必须加强与有关方面的配合。我们在实际工作中，要注意加强与有关部门的沟通和协调，积极主动地向有关部门汇报工作开展情况，取得他们的理解和支持，努力营造中医药治疗艾滋病工作的良好环境。在卫生系统内部，要加强与疾控、医政、计财、科技等部门的协调，互通信息，相互配合，形成合力。在中医药行业内部，管理部门要充分尊重专家的意见和

建议，团结各个学科、各个流派，重视发挥中医药专家的作用。

（三）重视中医药治疗艾滋病的宣传工作

中医药治疗艾滋病工作是一项全新的工作，人民群众特别是艾滋病患者及其家属的信任和支持是我们顺利开展工作的基础。大家在讨论中也提出了要进一步加强宣传力度的建议。我们要高度重视舆论宣传工作，大力宣传中医药治疗艾滋病的政策，大力宣传中医药治疗艾滋病的优势，让人民群众特别是艾滋病患者及其家属了解中医药治疗艾滋病的方法、手段和特点，使更多的艾滋病感染者和艾滋病人能够得到规范的中医药治疗，也让政府和有关部门及社会各界了解、理解并进而支持中医药治疗艾滋病工作。还要把宣传工作同解决艾滋病人及其家庭的实际困难结合起来，切实维护好他们的利益，解决好他们的困难。同时，要宣传在中医药治疗艾滋病工作中涌现的先进典型，调动参与中医药治疗艾滋病工作的单位和人员的积极性。这次国家中医药管理局表彰了一批在中医药治疗艾滋病工作中做出优异成绩的先进集体和先进个人，希望各省（市、区）也要组织开展表彰活动。

（四）改进工作作风，改善工作方法，加强团结协作

中医药治疗艾滋病工作不仅仅是一项技术性工作，而且是一项复杂的社会系统工程，严谨务实的工作作风、实事求是的科学态度、切实可行的工作方法对保证中医药治疗艾滋病工作的顺利开展具有十分重要的意义。因此，各级卫生及中医药管理部门要认真学习党和国家有关艾滋病防治工作的方针政策、法律法规，深入实际，尊重基层，尊重科学，不断总结，积极探索适合当地实际情况和特点的中医药治疗艾滋病工作的管理模式和工作方法，提高中医药治疗艾滋病工作的管理水平。要加强与艾滋病患者的沟通，在治疗过程中要尊重理解艾滋病患者，要把党的关怀和温暖传递给艾滋病患者，消除恐惧，消除隔阂，树立信心，建立信任，提高治疗的依从性。在实际工作中，要加强中央和地方、上级和下级、中医和西医、管理部门和专家、专家与专家之间的团结协作，相互尊重，相互支持，取长补短，形成合力，共同推进中医药治疗艾滋病工作。

（五）注重临床与科研的紧密结合

大家在工作实践中深切感到，中医药治疗艾滋病的临床实践为中医药治疗艾滋病的科学研究工作提供了基础条件，中医药治疗艾滋病的科研工作也必将指导和推动中医药治疗艾滋病的临床实践，进而提高中医药治疗艾滋病的临床疗效。大家也都提出了要进一步加强中医药治疗艾滋病的科研工作的意见。目前，中医药治疗艾滋病工作在某种程度上存在着临床和科研脱节的现象，必须引起我们的高度重视。各地在加强中医药治疗艾滋病临床治疗工作的同时，要高度重视中医药治疗艾滋病的科研工作，注意临床资料的规范与完整，不断规范治疗方案，完善疗效评价体系，为中医药治疗艾滋病科学研究提供基础资料。艾滋病相关科研项目，要以试点项目为主要依托，加强协调，整合资源，突出重点，避免重复，争取有所突破，为中医药治疗艾滋病取得更好的效果提供后续技术支持。在这里我要强调一下，临床实践是第一位的，中医药治疗艾滋病的科学研究必须来源于临床实践，并为临床实践服务，为进一步提高临床疗效服务，这里就是个科研思路和方法的问题，临床和科研都要以疗效为评价标准，在临床经验的基础上进行总结、归纳、提高，上升为理论，然后再到临床实践中进行验证，再总结、归纳、提高，如此循环往复，螺旋式上升，才能不断推动中医药治疗艾滋病的学术进步。要集中力量加强研究，力争在较短的时间内从中医药理论搞清楚治疗艾滋病的病因病机、临床表现、证候分型、治疗原则，在治疗手段和方法上有所突破，形成一个较为成熟的综合治疗方案和几个有确切疗效的方剂或开发成新药。

对于大家提出的其他有关问题以及意见和建议，比如有关治疗艾滋病的制剂管理问题、中医药工作纳入艾滋病防治示范区建设的问题、艾滋病的中西医综合治疗方案制订的问题等，我们将在会后进一步进行梳理，认真加以研究。同时也希望大家及时向同我们报告工作的进展情况，及时反映工作中采取的重大措施以及取得的重大突破、重大成效，及时反映工作中取得的经验和体会，及时反映所遇到的困难和问题，及时提出建设性的意见和建议。我们会及时地将大家好的做法、取得的成绩进行宣传，及时地对大家提出意见建议和遇到的困难问题进行研究。

同志们，我们这次会议是一次内容重要、意义深远的会议。历史将会记载下在中国防治艾滋病的进程中我们这次会议曾经作出的努力和贡献。实施好中医药治疗艾滋病试点项目，为艾滋病人造福，拓展中医药服务领域，扩大中医药的影响力和贡献率，是全体中医工作者的历史责任。我们已经迈出了坚实的第一步，取得了可喜的成绩和基本经验。同志们，我们正在并将继续进行着一次艰巨而充满希望、创新而又富有特色、光荣而又崇高伟大的工作。两年多的试点探索与实践使我们看到：中医药治疗艾滋病工作坚冰已经打破，航道已经开启，方向已经明确，认识更加统一，信心更加坚定，措施更加有力。让我们以振兴中医药事业、弘扬中医药传统文化、提高人民健康水平的历史使命感，以发挥中医药在重大疾病、重大传染性疾病的防治中独特的作用和成效的政治责任感，以推动中医药在治疗艾滋病工作中取得突出成效的时代紧迫感，在以胡锦涛同志为总书记的党中央领导下，在科学发展观、构建社会主义和谐社会重大战略思想和党的创新理论的指引下，认真贯彻落实吴仪副总理重要讲话精神，以党和政府的重托、社会各界的关注、广大艾滋病人的期望和需求为动力，进一步提

高认识，坚定信心，理清思路，积极探索，团结协作，努力工作，奋发有为，有为有位，有位更有为，为在中医药防治艾滋病领域不断取得新的成绩，开创中医药事业发展的新局面而努力奋斗！

卫生部副部长兼国家中医药管理局局长王国强在全国中医药高等院校院校长座谈会开幕式上的讲话

（2007年5月16日）

今天，国家中医药管理局在风景如画、气候宜人的成都召开全国中医药高等院校院校长座谈会。首先，请允许我代表卫生部、国家中医药管理局对各位书记、院校长在百忙之中应邀出席我们的会议表示热烈的欢迎和衷心的感谢！对大家长期以来为发展中医药教育事业、培养中医药人才所付出的辛勤劳动和取得的丰硕成果表示衷心的感谢和祝贺！对刘副省长高度重视、亲临指导我们这次会议并发表热情洋溢的讲话以及成都中医药大学为这次会议如期召开所做的热情周到的各项筹备工作表示诚挚的谢意！

中医药教育（包括民族医药教育，下同）是中医药事业的根基，也是我国教育体系中独具特色和优势的重要组成部分。50多年来，中医药教育取得了有目共睹的成就，院校教育已经成为中医药教育的主体，教育层次逐步完善，课程设置不断优化，初步实现了由传统教育方式向现代教育方式的转变，基本建立了多形式、多层次、多专业的中医药教育体系，为我国卫生和中医药事业培养了大批中医药人才。但与此同时，我们必须看到，由于我国正处于经济转轨、社会转型的特定阶段，由于对中医药认识的偏差以及体制、机制、政策等方面的原因，中医医疗与中医药教育脱节、中医药教育供给与社会需求脱节、中医药理论教育与中医临床实践脱节的矛盾也在日益显现，成为制约中医药事业又好又快发展的关键因素。

党中央、国务院高度重视中医药工作，重视中医药教育工作。特别是在新的历史时期，对中医药教育工作作出了一系列重要指示。中共中央政治局委员、国务院副总理吴仪同志在2004年全国中医药工作会议上作了重要讲话，首次提出了认真实施“名院、名科、名医”战略的要求。在今年年初召开的全国中医药工作会议上，吴仪副总理再次出席会议并发表重要讲话，国务院16个部委的领导同志出席了会议。吴仪副总理在讲话中深刻阐述了中医药在构建社会主义和谐社会中的重要地位和作用，充分肯定了中医药事业发展取得的成就，明确指出要全面落实党的中医药方针政策，切实加大支持中医药事业发展的力度，推进继承创新，发挥特色优势，坚定不移地发展中医药，并对中医药系统提出了殷切希望。其中，在人才培养方面，吴仪副总理指出，要继续实施好“名院、名科、名医”战略，并要求教育部会同我局制订中医药教育发展纲要及中医药专业设置、临床基地、人才培养等标准，加快中医药院校教育教学改革，研究完善师承人员专业学位政策，将中医药知识纳入中小学教材，等等。中央的这一系列重要指示精神，为解决制约中医药教育事业发展的关键问题，推动中医药教育事业健康发展指明了方向。

各位中医药院校长既是中医药院校的领导者，又是中医药教育发展的见证者。今天我们请大家来参加这个会议，主要是基于3个方面的考虑：

一是认真贯彻落实吴仪副总理重要指示精神，深入探讨中医药教育发展的思路、政策、措施。在当前和今后一个时期，认真贯彻落实中央的一系列指示精神特别是吴仪副总理重要讲话精神，是中医药教育工作的一项重要任务。最近，吴仪副总理又在邓老、任老等8位名老中医呈送中央领导同志的“关于理顺中医药管理体制的建议”上作出了重要批示，要求我们认真研究老中医们包括理顺中医药教育体制在内的好建议，在今后的工作中充分采纳。这次会议，就是贯彻落实吴仪副总理关于中医药教育的重要指示精神的一项具体措施。

二是加强中医药行业主管部门与中医药院校的交流，沟通信息，研究问题，相互协作，达成共识。中医药发展和中医药教育有着紧密的联系，两者相互依存，相互促进。中医药事业如果没有中医药教育作为基础，就无法持续发展；中医药教育如果离开了中医药事业，也就失去了发展的根基。中医药院校应根据中医药事业发展需求来培养人才，中医药行业主管部门也应当在职责范围内提出人才需求和信息，协助中医药院校解决有关困难和问题。人才培养单位与人才使用部门保持畅通的经常性联系不仅是是非常必要的，而且是十分重要的。近年来，我局与教育部及各中医药院校在中医药院校更名、专业设置标准制定、中医药教育发展战略研究等方面进行了积极、有效的沟通协作，取得了很好的效果。我局还与有的院校探索实行了局省共建等形式。目前，中医药界特别是许多名老中医对中医药院校培养出来的学生中医理论功底薄弱、中医基本技能不扎实、“不会用中医思维看病”等问题表示了极大的担忧，并建议加大中医药教育改革力度，不断提高教育教学质量，培养出适应中医药事业发展需要的中医药人才。这次会议，就是要充分听取各中医药院校对人才培养工作的意见、建议，加强沟通联系，增进相互了解，促进中医药人才培养和人才需求之间的协调。

三是为召开中医药工作部际协调小组会议进行调研，为协调、推动中医药教育工作提供政策建议。根据吴仪副总理的指示，最近，国务院成立了中医药工作部际协调小组，主要是负责对中医药工作的宏观指导、研究拟定促进中医药事业发展的方针政策，协调解决中医药事业发展中的重大问题，督促检查有关政策措施的落实。吴仪副总理亲自担任组长，有19个部委的负责同志参加，教育部吴启迪副部长也是协调小组成员之一。协调小组办公室设在中医药局，负责研究提出促进中医药事业发展的政策建议。国务院的这一重大举措，必将对中医药事业的发展产生重大影响。近期，协调小组将召开第一次会议。为了开好这次会议，充分发挥协调小组的作用，切实解决实际问题，我们开展了一系列调研活动，今天的座谈会也是为此做准备。

当前，我国的中医药事业发展正处在一个十分重要和关键的时期。改革与发展同步，机遇与挑战并存，希望与困难同在。今年以来，国家中医药管理局组织全系统认真贯彻落实吴仪副总理重要讲话精神，积极推动中医药各项工作取得进展：

一是组织专题学习，进一步统一思想，提高认识。今年2月，我局组织召开了学习贯彻吴仪副总理讲话精神专题学习会，对照吴仪副总理讲话的各项要求，对在体制、机制、政策等方面存在的影响和制约中医药事业发展的关键问题，进行了认真研究，初步梳理出了近期需要抓紧落实的20项重点工作，并将工作任务分解到各司办，制订工作方案，列出工作进度表，加强与相关部门的沟通协调和配合，务求取得实效。同时进一步加强机关队伍建设，提高能力，促进团结和谐，内增素质，外树形象。

二是积极开展相关工作，将吴仪副总理讲话精神落实到具体工作中。目前，国务院中医药工作部际协调小组已经成立；《中医药创新发展规划纲要（2006～2020）》已由我局和科技部等16个部委局联合发布；人事部出台了文件，规定中医药、民族医药人员职称晋升考试可以免考英语；农村中具有实际本领、确有一技之长的中医药人员纳入乡村医师管理工作已由我局和卫生部联合试点；对中医药防治艾滋病试点工作项目进行了总结，启动了中医药治疗艾滋病评价标准工作；正在抓紧制定和实施国家重点中医医院和国家级中医临床研究基地项目以及加快“三名”战略的实施，推动中医药在城乡基层社区的广泛使用，等等，各项重点工作任务都在大力推进。由我局与教育部联合开展、各中医药院校积极参与的中医药教育发展战略研究课题也于近日顺利结题验收，在座的许多院校长都是这个课题的主要研究人员，对这个课题的研究做了大量的工作。中医药知识纳入中小学教材工作也取得了一定的进展，已经初步取得教育部的同意，正在组织专家提出中小学课程标准的修改意见，近期将正式报送教育部。

三是各地认真学习贯彻吴仪副总理重要讲话精神，采取有力措施推动中医药工作发展。各地对贯彻落实吴仪副总理讲话精神高度重视，认真组织实施并取得了一些新进展。广东、四川等省出台了关于推进中医药发展的相关决定和意见，确立实施了中医药强省的战略规划，最近，湖南又以省委省政府文件形式出台了《关于加快中医药发展的决定》，提出了加强包括中医药教育在内的各项工作的政策措施；安徽、湖南、重庆等省市拟提高中医药管理局的规格、增加编制；北京、山东等省市加强组织协调，建立了中医药工作领导协调机制；河南、四川等省研究制定充分发挥中医药作用的政策措施，加大资金投入，加强项目管理，广东省分3年每年投入一亿元，加强“三名工程”建设等。全国各地掀起了认真贯彻落实吴仪副总理重要讲话精神，推动中医药事业健康发展的热潮。

党中央、国务院对中医药工作的高度重视和大力支持，各级党委政府和中医药系统的有力推动和贯彻落实，为中医药事业发展开辟了广阔的前景，也为中医药教育创造了良好的环境和条件。我们要抓住机遇，振奋精神，增强信心，奋发有为，再创佳绩。这次会议为加强培养单位与用人单位、中医药教育机构与中医药行业主管部门之间的交流沟通提供了良好的机会。国家中医药管理局高度重视此次会议，对中医药教育工作高度重视并寄予厚望。我们两位局长和各业务司负责同志都来参会，并将认真听取和研究大家的意见、建议，同大家一道，把中医药教育工作做得更好。为开好这次会议，我们已在通知中对大家提出了要求，下面，我想再对各位书记和院校长提几点希望：

一、遵循中医药教育规律，梳理关键问题。中医药教育除了遵循教育的普遍规律外，还有其自身的特殊性，希望大家在会上认真讨论如何遵循中医药教育的规律和特殊性，梳理出中医药工作中制约中医药教育改革发展的关键问题，提出相关键议、意见。

二、研究协调机制，提供政策建议。今年，我局将会同教育部重点做好《中医药教育发展纲要》的起草和中医药专业设置、临床基地、人才培养等标准的制定工作。同时，还将协调教育部及相关部门，研究制定师承人员专业学位政策，加快中医药院校教育教学改革，将中医药知识纳入中小学教材等。这些工作都需要大家的广泛参与和多方协调，希望大家能在这些方面多提供政策建议和意见。另外在中医药教育改革发展中，如何遵循中医药教育的特点和规律，体现继承和创新的要求，还有哪些问题需要我们帮助解决或需要协调有关部门支持的，也请一并提出来。

三、加强沟通交流，达成共识。希望通过这次会议，加强我局与中医药院校的沟通，增进中医药院校之间的交流，互通有无，互相借鉴，形成合力，共同推进中医药人才培养工作。

总之，希望大家站在中医药事业发展的战略高度，以对中医药人才培养工作高度负责的态度，开诚布公，畅所欲言，把这次会议开好。

国家中医药管理局副局长于文明在全国中医药高等院校院校长座谈会上的总结讲话

（2007年5月17日）

受王国强部长委托，对本次座谈会做一个小结，讲3个方面的意见。一是对本次会议基本情况的小结，二是参加本次会议的几点感受，三是对今后工作的设想和几点希望。

一、本次会议的基本情况

全国中医药高等院校院校长座谈会经过两天紧张而又热烈的讨论、交流，今天下午就要结束了。昨天，王部长做了重要讲话，介绍了召开这次会议的背景、目的以及想要和大家一起研究讨论的问题。各位书记、院校长们根据本校的具体情况并结合王部长的讲话展开了讨论。大家普遍认为王部长的讲话非常好，对过去50年中医药院校教育所取得的成绩的分析是准确的，对中医药事业发展面临的问题、中医药教育发展面临的问题的梳理是高屋建瓴的，提出的几点希望是符合中医药教育发展实际的。特别是王部长对“三个脱节——中医医疗与中医药教育脱节、中医药教育供给与社会需求脱节、中医药理论教育与中医临床实践脱节”问题的分析，抓住了中医药教育发展的关键问题，抓住了中医药院校教育教学改革的重点，得到了大家的共识。

中医药院校是中医药事业发展的重要力量。中医药院校不仅培养了中医药人才，还包括中医药科学研究、医疗服务、产业发展等。我们很多中医医疗机构，特别是大医院，都是各中医药院校的附属医院或教学医院，很多市、县级中医医院是各中医药院校的教学医院。很多科研成果是由中医药院校研究出来的。当今临床一线的很多名医也是由我们今天的中医药院校培养出来的。但中医药院校教育也存在一些问题。书记、院校长们在座谈时，对目前社会上对中医药院校教育担忧的一些问题以及在实际工作中遇到的一些问题，进行了认真的分析、讨论、梳理、研究。如学生就业问题、中医药学生分配到农村及社区就业工作问题、中医药院校教育与中医药服务需求之间的协调问题、中医临床实践能力问题、中医药院校培养的学生姓“中”的问题以及中医药教育、人才培养在中医药事业发展中的地位作用问题。这些问题有认识的问题，有历史的问题，有体制的问题，有机制的问题，有政策的问题，有中医药学科发展特殊性的问题，还有一些是属于中医药院校教育教学改革的问题。我觉得书记、院校长们谈得比较深刻，比较具体，对我来说确确实实是一次非常好的学习机会，因为每位书记、院校长谈的问题，都是亲身经历的，工作中遇到的具体问题，当然也是国家中医药管理局关心并想帮助一起解决的问题。这也是我们召开这次会议的目的。

这次会议是王部长到任后召开的第一个全国性会议，而且带领局各司办的负责同志，来一起倾听大家的意见和心声，就是想和大家一起来研究解决中医药教育发展中的问题。尽管国家中医药管理局对解决这些问题的能力有限，但是责任无可推卸。这次会议，书记、院校长们给我们提供了第一手素材，也提供了解决问题的一些建议和办法，我们将梳理分类，提交中医药工作部际协调机制解决。总之，这次会议是一次比较成功的会议，是大家比较倾心、坦诚地交换意见的一次会议，也是认真梳理问题的一次会议，更是一个团结、和谐、求真务实、研究解决问题的会议。这次会议来了5位书记，31位院校长，大家坐在一起研究中医药事业发展和中医药教育发展的问题，让我很感动。在此，对各位书记、院校长能在百忙之中前来参加会议表示衷心的感谢！同时也对为开好这次会议付出辛勤劳动、提供热情服务的成都中医药大学表示感谢！

二、参加本次会议的感受

参加这次会议，我有以下几点感受：

1. 这次会议是一次座谈会，也是一次交流恳谈会。各位书记、院校长对国家中医药管理局很信任，在座谈时能敞开心扉，畅所欲言，把问题和困难能讲明、讲透；把解决问题的意见、建议和对策，能讲实、讲准。大家的这种实事求是、求真务实的精神值得称赞；大家的发言以及所提出的意见、建议，使我很受教育、很受启发，让我们更熟悉了中医药院校的情况，更了解了院校的困难和苦衷，更体会到中医药教育50年来取得的成绩是如何的来之不易。大家倾心交谈，很多问题达成了共识，这次会议的确是一次交流恳谈会。

2. 这次会议是一次座谈会，也是一次调查研究、发现问题、研究问题、探讨对策的政策研讨会。各位书记、院校长从不同角度、不同方面梳理了中医药教育存在的问题，并认真分析了造成这些问题的原因，特别是根据多年的工作经验和改革经验，针对“三个脱节”等重点问题，提出了非常好的建议，对制定中医药发展的政策措施，深化中医药教育教学改革，有非常好的帮助。

3. 这次会议是一次座谈会，也是一次振奋精神、团结一致、统筹规划、解决问题的工作动员会。会上，各位书记、院校长站在事业发展的高度，来看待、分析中医药教育发展问题，并探讨解决这些问题的办法。我赞同各位书记、院校长的发言，现在是中医药事业发展的关键时期，也是中医药事业发展的机遇期，我们应借吴仪副总理两次重要讲话及最近中央领导一系列批示精神的东风，乘势而上，提高认识、理清思路、抓住机遇，推动中医药教育事业又好又快地发展。

三、今后工作的设想和几点希望

根据大家的这些建议和意见，也根据中医药事业发展的规划和中医药工作的全面部署，提出今后开展的几项重点工作，供大家参考。

1. 加快中医药立法的进程，尽快建立尊重中医药规律，适应社会经济发展需要，满足中医药事业发展和人民群众健康需求的一部《中医药法》。同时，建立与之配套的促进中医药在教育、医疗、科研、产业等诸领域发挥特色优势的，包括中医药人才培养、中医药服务、成果评定、产品注册等一系列标准和评价体系。

2. 加快制定《中医药教育发展纲要》，探索中医药教育、人才培养与卫生事业、中医药事业协调发展的新机制。正如各位书记、院校长座谈时说的那样，国家应有一个统筹中医药教育、人才培养与卫生事业、中医药事业协调发展的规划，协调中医药教育、人才培养的质量、专业、结构、层次及招生数量与中医药服务需求的衔接。在座的很多中医药院校都参与了“中医药教育发展战略研究”课题的研究工作，我们将在这个课题的基础上，根据中共中央、国务院《关于进一步加强农村卫生工作的决定》、《关于发展城市社区卫生服务的指导意见》及相关配套文件精神，联合教育部等相关部委制定未来15年的《中医药教育发展纲要》，并探讨协调机制，解决“三个脱节”等中医药教育发展中的问题。

3. 继续与教育部协调，建立中医药院校专业设置、人才培养、临床教学基地建设等相关标准，并在此基础上，继续与教育部沟通协商，尽快建立尊重中医药规律、突出中医药特点的本科、研究生教学质量评估体系和中医药人才培养的质量评估体系。

4. 继续与教育部沟通，探索师承教育与院校教育的特点与规律，解决高层次师承制教育学位问题，继续推进中医药院校更名和硕、博士学位授予点的扩大工作。

5. 加强中医药文化教育和科普宣传。继续与教育部沟通，在中小学教材中增加有关中医药的内容，提升中小学生的中国传统文化素质和中医药文化素质；并联合有关部门启动“中医中药中国行”中医药科普宣传活动，加强中医药科普宣传力度，营造有利于中医药发展的社会氛围。

6. 与教育部、发改委、财政部等部委沟通协商，一起探讨中医药教育的各级财政投入问题和多渠道投入的机制问题。参照师范类院校学生特殊补助政策，探讨中医药高等院校培养中医临床类和中药传统炮制类学生的特殊补助政策问题。

7. 与人事部、卫生部、发改委、财政部等部委协商研究农村、社区中医药人才需求情况，制定相关分配、就业等配套政策的问题以及中医药相关专业执业医师考试报名资格和执业范围问题。

8. 加强中医药继续教育战略研究，进一步完善中医药继续教育制度，不断探索中医药继续教育新机制。中医药教育与现代医学教育有相同之处，也有其特殊性。现代医学教育实行“三段式”教育——院校教育、毕业后教育、继续医学教育，继续医学教育主要围绕“四新”开展培训。中医药教育是否实行“三段式”？中医药毕业后教育如何开展？中医药继续教育的内容、特点是什么？等等，都需要我们进行认真研究。我们将在中医药继续教育战略研究的基础上，开展毕业后教育试点工作。继续做好如全国名老中医药专家学术经验继承工作、优秀中医临床人才研修项目等高层次中医药人才培养工作。依托现有的中医药教育资源，建立各层次、各类别中医药继续教育基地，开展城市大医院中医骨干人才培养，农村县、乡中医骨干人才培养，中医类别全科医师岗位培训、规范化培训以及乡村医生、城市社区卫生人员的中医药知识与技能、中医药适宜技术培训工作，提高农村、社区以及中医院中医药人才队伍的素质，提高中医药服务能力。

9. 继续推动中医药学科建设。在原有的中医药重点学科建设的基础上，继续开展一批突出中医药特色优势的中医药重点学科。

最后，我提几点希望：

1. 提高认识，振奋精神，增强责任感、使命感。希望各位书记、院校长认真学习吴仪副总理在2004年和2007年全国中医药工作会议上的两次重要讲话精神和中央领导最近关于中医药工作的批示精神，提高认识，增强责任感、使命感，站在国家、民族发展中医药事业的高度，从中医药在全面建设小康社会和构建社会主义和谐社会中的地位和作用出发，推动中医药教育发展，服务经济社会发展，保障人民群众健康。

2. 坚定信心，求真务实，不断深化中医药院校教育教学改革。尽管中医药教育出现了一些令人担忧的问题，但成绩是主要的，问题的原因也是多方面的。我们应该坚定信心，求真务实，扎实工作，从教学改革、课程设置、带教实习等具体的事情做起，由简单到复杂，由容易解决的问题到复杂的问题，由眼前的到长远的，把中医药教育教学改革工作做好、做实。

3. 学习领会王部长讲话精神，共同探索解决“三个脱节”问题的新举措。王部长对50年来中医药院校在医、教、研、产等领域取得的成绩和为中医药发展作出的贡献给予了较高的评价，也对今后中医药院校的发展寄予了较高的期望。特别是希望通过对“三个脱节”问题的分析，能和大家一起，探索出解决这些问题的新机制、新举措，不断开拓进取，为中医药事业的发展作出新贡献。

同志们，这次座谈会只是我们加强沟通交流的一个开始，也是我们调查研究、梳理问题、解决问题的开始，国家中医药管理局将通过多种形式继续加强与中医药院校的交流合作，继续与有关部门沟通，并充分利用国务院中医药工作部际协调小组的这个工作机制来解决中医药教育发展的有关问题，把中医药事业推向一个新的高潮。

抓住机遇 干事创业 扎实推进农村中医药人才培养工作

——卫生部副部长兼国家中医药管理局局长王国强在农村中医药人才培养项目汇报会上的讲话

（2007年5月18日）

同志们：

今天，国家中医药管理局在四川成都召开农村中医药人才培养项目工作汇报会。首先，请允许我代表卫生部和国家中医药管理局，向来自全国各地的会议代表表示热烈的欢迎，向长期以来为培养农村中医药人才付出辛勤劳动、取得丰硕成果的各位领导、专家和同志们表示衷心的感谢！

下面，我讲几点意见，供同志们参考。

一、正确认识和把握当前农村中医药工作面临的形势

农村中医药工作是中医药事业的重要组成部分和重点。农村中医药工作一定要服从和服务于全局，这就必须要了解全局、参与全局，对我国中医药工作和农村卫生工作形势有一个准确的认识和把握。只有把农村中医药工作主动纳入全局工作当中，才能掌握主动权，才能更好地服从和服务于全局。

首先，从中医药工作发展的全局来看。当前，我国的中医药事业发展正处在一个十分重要和关键的时期。改革与发展同步，机遇与挑战并存，希望与困难同在。因此，我们必须看到社会的发展和变化，必须看到历史的机遇和挑战，必须看到社会的关注和期盼，必须看到百姓的信赖和需求，必须看到中央的重视和要求，必须看到政府的职能和责任，必须看到国外的热心和认同。

一方面，中医药事业在党中央、国务院和各级党委、政府的关心和支持下，进入了一个前所未有的发展机遇期。特别是去年，党的十六届六中全会关于构建社会主义和谐社会的决定中明确指出，要“大力扶持中医药和民族医药发展”。胡锦涛总书记在中央政治局第35次集体学习会上讲话时进一步强调“要继承和发展中医药和民族医药，制定扶持中医药和民族医药发展的政策措施，加强中医临床研究基地和中医医院建设，丰富和发展中医药和民族医药的理论和实践，研究探索治疗疾病的新技术新方法，推进中医药和民族医药标准化、规范化、现代化”。温家宝总理在今年的政府工作报告中，也强调“要大力扶持中医药和民族医药发展，充分发挥祖国传统医药在防病治病中的重要作用”。中央政治局委员、国务院副总理吴仪同志先后两次参加全国中医药工作会议并发表重要讲话，特别是在今年，吴仪副总理强调要切实推进继承创新，充分发挥特色优势，坚定不移地发展中医药事业。我国经济社会发展《第十一个五年规划纲要》和《国家中长期科学和技术发展规划纲要》中，也都将中医药发展作为重要内容，支持力度不断加大，实施了一批重大项目。前不久，科技部、国家中医药管理局等16个部门又联合发布了《中医药创新发展规划纲要（2006～2020)》，明确了中医药创新发展的战略目标和任务，规划了今后一个时期中医药创新发展的蓝图。中央这一系列重要指示精神和重大战略规划，为中医药事业开辟了广阔的发展前景，极大地增强了中医药发展的后劲。同时，中医药经历了几千年的发展，积累了深厚的社会基础，有着广泛的群众需求基础。广大老百姓信中医，看中医，使用中医药。改革开放以来，中医药在世界各国（地区）得到广泛传播，中医药服务已经遍及五大洲，中医药产品出口到170多个国家和地区。特别是近几年来，世界卫生组织更加关注和支持传统医药的发展，各国（地区）政府也更加重视发挥传统医药在卫生保健体系中的作用，不少国家与我国签订协议，加强在传统医药领域的交流与合作，中医药走向世界的进程明显加快。中医药有着巨大的发展潜力，只要抓住机遇，干事创业，不仅可以有所作为，而且可以大有作为。

另一方面，我们也要清醒地看到，由于我国正处于经济转轨、社会转型的特定阶段，由于对中医药认识的偏差以及体制、机制、政策等方面的原因，中医药事业发展还面临着许多困难，还有许多深层次问题没有得到根本解决。主要体现在：城乡和地区之间中医药发展不平衡，中医药资源总体不足，农村和城市社区中医药服务网络还不完善、基础薄弱的状况还未得到根本改善；中医药特色与优势发挥不够，继承不够和创新不足的问题还未得到根本解决；中医药原来有优势的一些治疗领域正受到快速发展的现代医学冲击，社会部分人群对中医药接受程度有所减弱；中医中药发展呈现分离的趋势，中医中药同源的传统优势面临丧失的危险；中医药法制建设和规范化、标准化工作滞后，知识产权保护工作亟待加强；部分公众人物不负责任地发表否定中医药的言论，部分媒体盲目地跟风炒作，在群众中造成了一定程度的思想混乱，带来了恶劣的影响；等等。这些问题如果不加以认真研究和解决，将严重制约中医药事业的发展。

再一方面，从农村卫生工作发展的全局来看。我国是一个农业大国，农业人口占到总人口的70%。长期以来，由于农村社会生产力水平比较低，城乡经济社会资源分布不平衡，农村卫生工作不仅是我国卫生工作的重点，也是整个卫生服务体系中最薄弱的环节。党中央、国务院高度重视农民健康和农村卫生事业，党的十六届六中全会通过的《中共中央关于构建社会主义和谐社会若干重大问题的决定》提出，要建设覆盖城乡居民的基本卫生保健制度，为群众提供安全、有效、方便、价廉的公共卫生和基本医疗服务。胡锦涛总书记明确指出，“要强化政府责任，努力缩小城乡之间、地区之间、不同收入群众之间医疗卫生服务差距，加快完善有利于人民群众及时就医、安全用药、合理负担的医疗卫生制度体系，不断提高医疗卫生服务的水平和质量”，为我们进一步做好农村卫生工作，提高农民健康水平指明了方向。近几年来，国家启动了新型农村合作医疗制度试点工作，受到了农民群众的热烈欢迎。今年，国家将进一步加大实施力度，使新型农村合作医疗制度覆盖到全国80%以上的县（市、区），约有6亿人参加，国家财政将为此补助合作医疗基金200多亿元。农村卫生工作的发展和新型农村合作医疗制度的广泛实施，为农村中医药工作提供了机遇和前景。

二、充分认识和把握农村中医药人才培养工作的重要性

国以才立，政以才治，业以才兴。人才资源是经济社会发展的第一资源和核心因素。必须高度重视人才培养工作，提高人才培养质量，为现代化建设提供源源不断的动力支持。

第一，做好农村中医药人才培养工作，是解决“三农”问题、构建社会主义和谐社会、建设社会主义新农村的重要举措。目前我国的“三农”问题比较突出，特别是城乡居民在消费水平、教育、文化、卫生和社会保障等方面的差距较大，容易引发和加剧各种社会矛盾。缩小城乡之间、区域之间、贫富之间的差别，是构建和谐社会的基础。因此，中央提出在推进工业化、城镇化的过程中，实行工业反哺农业、城市支持农村的方针，推进社会主义新农村建设，切实加快农村发展步伐，确保广大农民群众享有平等发展权利，努力形成工业与农业相互促进、城市与农村共同繁荣的新局面，让全体人民共享改革发展的成果。这是建设民主法治、公平正义、诚信友爱、充满活力、安定有序、人与自然和谐相处的社会主义和谐社会的必然要求。做好农村中医药人才培养工作，发挥农村中医药人员在保障农民健康工作中的重要作用，关系到农民的切身利益，关系到党和政府在农民心目当中的形象。因此，我们必须站在全局的战略高度，充分认识农村中医药人才培养的重要意义，进一步增强做好农村中医药人才培养工作的责任感和使命感。

第二，做好农村中医药人才培养工作，是振兴中医药事业的重要举措，是更好地贯彻新型农村合作医疗、社区卫生服务工作的基础。改革开放以来，我国农村中医药队伍不断发展壮大，总人数达52万人，提供的服务量约为农村医疗服务总量的三分之一，已经成为农村医疗保健服务的重要力量，为保护农民群众的健康发挥了重要作用。但是，人才队伍总量不足，学历和职称普遍偏低、结构不合理，整体素质较低，是农村中医药事业发展中的主要矛盾，制约了农村中医药服务质量和水平的提高，与农民日益增长的中医药服务需求不相适应。面对新形势、新任务、新机遇，中医药要有所作为，再创佳绩，就必须牢牢抓住“人才”这个关键，大力实施“人才兴业”战略，努力建设一支素质过硬、技术精湛的高素质中医药队伍，为农村中医药事业的发展提供智力支持。因此，农村中医药人才培养是我们当前迫在眉睫的一件大事，也是今后一个时期要常抓不懈的一项重要工作。

第三，做好农村中医药人才培养工作，是贯彻落实吴仪副总理重要讲话精神的重要举措。充分发挥中医药在社区卫生服务和新型农村合作医疗工作中的作用，有利于更好地保障群众健康、减轻医疗负担，有利于更好地促进新型农村合作医疗制度的建立和社区卫生服务的健康持续发展，有利于更好地满足广大居民对中医药服务的需求。当前，人民群众看病难、看病贵的问题比较突出，已经引起了党中央、国务院的高度重视和广大人民群众的广

泛关注。吴仪副总理明确指出，在缓解人民群众看病难、看病贵的问题上，中医药大有可为。一方面，中医药确实具有“简便验廉”的特色和优势，但另一方面，由于缺乏中医药人才，中医药的这些特色和优势在许多地方特别是农村地区并没有得到有效的发挥，还不能满足人民群众的需求。因此，必须加大农村中医药人才培养力度，提高农村中医药服务的能力和可及性，更好地为农民提供合理、有效、质优、价廉的中医药服务。

三、农村中医药人才培养项目的进展、经验和存在的问题

为发挥中医药在农村卫生工作中的作用，切实提高农村中医药服务能力和农村中医药队伍的整体素质和服务水平，落实《中共中央国务院关于进一步加强农村卫生工作的决定》和卫生部、教育部等五部门《关于加强农村卫生人才培养和队伍建设的意见》，国家中医药管理局在中央有关部委的支持下，经过地方各级政府的共同努力，“十五”期间，将全国农村中医工作先进县建设扩大到310个；开展了农村中医药适宜技术推广示范地区（试点）建设，共确定了18个项目单位；启动了农村医疗机构针灸理疗康复特色专科建设和“万名城市医师支援农村卫生工程”，等等。特别是开展了包括县级中医医院急诊急救能力建设、县级中医医院感染性疾病科建设、农村医疗机构中医特色专科专病建设、乡镇卫生院中医临床技术骨干培训、乡村医生中医专业中专学历教育5个项目在内的农村中医药服务能力建设项目，受到了农村基层和农民群众的欢迎。

乡镇卫生院中医临床技术骨干培训项目是通过对2万名乡镇卫生院中医临床技术骨干的培训，稳定农村中医药人才队伍，带动乡镇卫生院中医科室建设；乡村医生中医专业中专学历教育项目是对5万名在岗无学历的乡村医生进行中医专业中专学历教育，使他们系统掌握中医药基本理论、基本知识和临床技能，提高中医药服务能力和水平，获得参加执业助理医师考试报名资格。这两个项目作为农村中医药人才培养项目，国家共投入1.45亿元，实施两年多来，进展较为顺利，取得了阶段性成果。

一是超额完成了国家下达的前两期培训任务。其中，“乡镇卫生院中医临床技术骨干培训项目”超额培训1659人（超16.6%），乡村医生中医专业中专学历教育项目超额培训14786人（超59.7%）。

二是为农村培养了一批留得住、用得上的实用型业务骨干，稳定了农村中医药队伍，提高了农村中医药服务能力和水平，给老百姓带来了实惠，深受当地群众的信任和称道，对缓解当前农村缺医少药和看病难看病贵的问题发挥了作用。

三是农村卫生人员经过培训，其理论水平、临床疗效均有不同程度的提高。学员学到了一些农村顽疾的治疗方法，应用临床后收到了立竿见影的效果，得到了患者的肯定，既坚定了对中医药的信心，也大大激发了他们学习中医药的积极性，为项目的滚动发展奠定了坚实的基础。

在项目实施过程中，各地区也创造并积累了一些宝贵经验。

第一，领导高度重视，相关部门大力支持。四川省省委、省政府高度重视农村中医药事业，省委、省政府专门制定中医药发展的战略规划，将中医药发展纳入各级政府的每年目标考核，大力支持并发展中医药，省长亲临“乡镇卫生院中医临床技术骨干培训项目”开班典礼并讲话，省中医管理局从制定政策、制度、标准、教学质量等方面，层层抓管理、抓落实，取得了很好的效果。黑龙江连续3年将这两个项目列入省委省政府十项利民工程计划并作为政府年终考核指标之一。河北等地把该项目列为政府卫生工作的年终考核指标。16个省积极协调财政部门，共争取到地方配套资金1600多万元。

第二，积极出台相关政策，建立健全培训制度。山东、云南等地把乡村医生完成继续教育学分情况与个人执业注册、职称晋升、年终考评挂钩，与所在单位的年终考核挂钩，为项目的顺利实施提供了政策支持。

第三，因地制宜，分类指导。河北等地在实施项目之前，专门进行调研，了解乡镇卫生院中医人员的特点，有针对性地开展培训。大部分省份在遵循项目总体要求的基础上，根据本地实际情况，充分发挥主观能动性，增强了项目的实施效果。浙江将培训时间延长为两年；四川、黑龙江等地扩大了培训的规模。部分地区在对乡村医生进行中专教育的基础上，还开展了大专教育，提高了乡村医生的学历层次。

第四，充分发挥专家的指导监督作用。吉林、河北等省成立了乡镇卫生院中医临床技术骨干培训项目专家顾问组，名老中医亲自参加培训大纲的修改和制定，甚至亲自登台授课。很多省份还依靠专家对项目的教学质量进行检查、监督和评估，提高了项目的质量和水平。

在认真总结成绩和经验的同时，我们也要清醒地看到，在项目实施过程中，还存在一些问题，主要表现在：个别地区对农村中医药人才培养工作的重要性认识不足，重视不够，不能按时启动项目，没有完成培训计划；一些省尚未建立系统的培训制度，影响了培训工作的开展；有些省经费投入不足，没有落实匹配经费，特别是一些乡镇卫生院财力短缺，不能保证外出学习人员的工资福利，影响了单位职工的学习积极性；工学矛盾比较突出，自学时间难以保障，一定程度上影响了学习的效果。另外培训内容与方法也还有待改进。我们将认真研究这些问题以及大家在这次会议上提出的意见、建议，努力在今后的工作中加以解决。

四、对农村中医药人才培养和队伍建设的几点要求

事业成败，关键在人。希望大家高度重视，认真贯彻落实中央关于中医药工作的一系列指示精神，切实采取有力措施，将农村中医药人才培养和队伍建设工作抓好，抓出成效。

第一，抓住机遇，加强领导。要紧紧抓住中医药和农村卫生工作发展的机遇，以积极融入新型农村合作医疗制度为着力点，切实加强领导，把农村中医药人才培养与队伍建设工作纳入本地区农村卫生工作的总体规划，作为农村卫生工作的重点任务抓紧抓好。要积极协调相关部门逐项落实有关农村中医药人才培养和队伍建设的各项政策，建立健全保障体系和评估制度，加强督促检查，确保农村中医药人才培养和队伍建设工作的各项政策措施落到实处。

第二，调查研究，完善规划。要摸清本地区农村中医药队伍的现状和需求，根据农村中医药人才培养和队伍建设的目标和任务，不断完善本地区农村中医药人才培养和队伍建设的总体规划与实施方案。要主动协调有关部门和单位，动员社会各方面力量共同参与农村中医药人才培养和队伍建设工作。积极把农村中医药工作纳入农村卫生工作体系中，要根据本地区农村中医药人才培养和队伍建设工作的实际需要，充分利用现有各类中医药教育资源，建立广覆盖、多层次的农村中医药人才培养和在职教育培训网络。县级及以上中医医疗机构要承担农村在职、在岗中医药人员的继续教育和岗位培训任务。要根据农村中医药队伍的人才结构需求情况，坚持分类指导，突出重点，整体推进。要根据不同的教育培训对象，采取不同的教育培训内容和形式，着重培养农村急需的中医药技术骨干和基层适宜人才，带动整个人才队伍建设。

第三，主动协调，建立机制。要主动与教育、人事等部门进行协调，采取有效措施，改善农村中医药人员的工作和生活条件，吸引中医药大、中专毕业生到县级以下农村卫生机构就业，逐步建立和完善农村中医药人才培养的激励机制。对长期在农村基层工作的中医药人员，要在工资待遇和职称晋升上给予政策倾斜。要落实有关优惠政策，鼓励高、中等中医药院校毕业生到农村和边远、贫困地区服务。要落实城市中医医疗机构的医生在晋升主治医师或副主任医师职称前到农村累计服务一年的制度，并组织城市中医医疗机构对口支援农村中医医疗机构，开展以人员培训、技术指导为重点的支援工作。要积极培育农村中医药服务市场和人才市场，进一步发挥市场在人才资源配置中的作用，鼓励城市中医药人员采取兼职、定期服务、技术指导、技术开发、技术培训等方式到农村工作或承担农村中医药人员培训任务。

第四，多方筹资，加大投入。要牢固树立人才投入是效益最大的投入的观念，不断加大对农村中医药人才培养和队伍建设工作的投入力度。要充分动员和组织全社会力量，多渠道筹措资金，逐步建立起政府、社会、单位和个人共同承担农村中医药人才培养和队伍建设费用的多元投入机制，以用于农村中医药人才的培养。“十一五”期间，我局将计划安排一定的农村中医药人才培养专项经费，主要用于农村中医药人才培养的重点项目。希望各级卫生行政部门将农村中医药人才培养纳入卫生人才培养经常性经费补助范围，并在各级政府今后每年增加的农村卫生事业经费中安排一定的比例用于农村中医药人才培养。农村各级医疗卫生机构要按照有关规定，从业务收入中提取一定比例的经费，用于中医药人员的学历教育和继续教育。

同志们，农村中医药人才培养和队伍建设是一项长期而艰巨的系统工程。让我们振奋精神，坚定信心，抓住机遇，团结一致，求真务实，扎实做好农村中医药人才培养和队伍建设各项工作，为提高农村中医药服务能力和广大农民群众健康水平，为构建社会主义和谐社会和建设社会主义新农村作出新的更大的贡献！谢谢大家！

国家中医药管理局副局长于文明在农村中医药人才培养项目汇报会上的总结讲话

（2007年5月19日）

同志们：

农村中医药人才培养项目工作汇报会今天就要结束了，下面根据大家的汇报情况，结合今后全局工作，谈几点意见。

首先，对本次会议做一个小结。

这次会议的主要目的是交流、汇报乡镇卫生院中医临床技术骨干培训和乡村医生中医专业中专学历教育项目的执行情况，总结经验，加强管理，以保障项目按时保质完成。

国家中医药管理局非常重视此次会议，卫生部副部长兼国家中医药管理局局长王国强同志亲自出席了会议，并做了题为《抓住机遇，干事创业，扎实推进农村中医药人才培养工作》的讲话。王部长以“七个必须看到”分析了中医药工作面临的形势，以“三个重要举措”分析了农村中医药人才培养工作的重要性，对各地的项目开展情况给予了充分地肯定，并对今后扎实推进农村中医药人才培养工作提出了要求。

会上，各省（区、市）代表对本省（区、市）的项目执行情况进行了总结汇报，四川省成都市中医管理局、宜宾市中医管理局、成都中医药大学成教学院和良山卫生学校还做了特别发言，介绍了他们在农村人才培养项目实施过程中的工作经验和体会。从各省（区、市）的汇报中可以看出，绝大多数地区在这两个项目实施过程中，都给予了高度重视，创新了管理机制，并根据各省（区、市）实际情况，完善了实施方案，健全了组织机构，创建了培训基地，配套了相应的政策和经费，保证了项目的顺利实施。

从汇报情况可以看出，大家对待农村中医药人才培养工作非常认真，对开好这次汇报会也非常认真。会前大家都做了汇总分析工作，会上又做了多媒体汇报，会议期间大家还都介绍了各自的经验，交流了工作情况和信息，研究讨论了项目存在的问题，并提出了很多好的建议。可以看得出我们中医药队伍为人民服务的高度责任感和求真务实的工作作风。整个会议汇报认真，建议务实，达到了预期的目的。

第二，就继续做好乡镇卫生院中医临床技术骨干培训和乡村医生中等中医专业学历教育项目谈几点意见。

根据会上各省汇报情况，结合王部长讲话要求和下一步工作安排，我在此谈4点意见。

1. 进一步提高认识，加强领导，保证项目顺利实施。希望没有按时启动项目，还没有完成培训计划的省（区、市），要进一步加强领导，尽快启动，并加大宣传力度，充分调动基层主管部门的积极性，保证项目按时完成；对尚未建立培训制度的省（区、市），要按照《乡村医生中等中医专业学历教育教学指导方案》、《乡镇卫生院中医临床技术骨干培训项目管理方案》的要求，尽快建立健全培训制度，规范招生和教学程序，确保教育培养质量。

2. 结合地区特点和实际情况，充分利用现有教育资源，采取灵活适宜的方案，解决工学矛盾。各省（区、市）在两个项目实施中，要充分利用本省（区、市）中医药教育资源，积极探索新的农村中医药人才培养机制和模式，逐步建立和完善农村中医药人才培养的激励机制，采取弹性学制等灵活适宜的方案，切实解决工学矛盾，保证教育质量，减轻学员负担。

3. 加强部门之间的沟通协调，及时反映项目进展中出现的问题。希望各省级中医药管理部门与省卫生厅内（农卫处、教育处）之间，与省教育、人事等部门之间，以及与地、市、县有关部门之间，加强沟通协调，及时研究解决项目进展中存在的问题。

4. 研究制定有关保障措施，落实地方经费匹配，做到专款专用。各省（区、市）要根据本地区情况研究制定有关保障措施，如地方匹配经费等，加大对人才培养项目的支持力度，减轻学员负担，做到专款专用，保证两个项目的顺利实施。

第三、对当前农村中医药人才培养工作谈几点意见。

农村中医药人才培养与队伍建设工作是农村中医药事业发展的关键，是充分发挥中医药在农村卫生服务中的优势与作用的基本保证，是农村中医药工作的重中之重。我想结合当前农村卫生改革的形势、任务和今后全局工作的部署，就农村中医药人才培养工作谈6点意见。

1. 认真学习贯彻吴仪副总理重要讲话精神和中共中央、国务院《关于进一步加强农村卫生工作的决定》要求，深刻领会王部长昨天的讲话要求，切实做好农村中医药人才培养工作。各省（区、市）中医药管理部门要认真体会王部长在讲话中提出的7个“必须看到”和农村中医药人才培养工作的重要性，把农村中医药人才培养工作摆在农村中医药工作和卫生工作的重要位置，认真研究本省（区、市）具体情况，统筹规划，做好部署，落到实处。

2. 建立健全农村中医药人员的继续教育制度，提高农村中医药人员的中医药专业知识与技能。去年，国家中医药管理局修订印发了《中医药继续教育规定》，制定了《中医药继续教育“十一五”规划》。各省（区、市）中医药管理部门要根据这些文件要求，结合本地区实际情况，创新探索本省（区、市）农村中医药人员培训新机制，完善农村中医药人才培养制度。依托现有的中医药教育资源，创建培训基地，健全继续教育实施网络，使农村中医药人员逐步树立终身接受教育培训、不断巩固和更新知识、提高实际工作能力的观念，采取有力措施，保证县、乡两级卫生机构的中医药人员能够按照《中医药继续教育规定》的要求，接受中医药继续教育培训，每年所获学分应达到25学分。村级卫生机构以中医药知识为主的乡村医生每两年要接受100学时以上的在岗培训。

3. 协调相关部门，引导调整院校教育结构，加强农村实用人才培养，确保院校人才培养计划与本地区实际需求相衔接。去年，根据各地反映情况，并考虑中医药人才队伍素质急需不断提高的实际情况，我局协调了教育部门，调整了中医、中药相关专业的审批计划，并根据各地要求，下发了《关于中等中医类专业招生有关问题的通知》(教职成厅〔2007〕2号)，停止了中等中西医结合专业招生，并原则上停止了中等中医学专业招生。但也考虑到西部地区人才需求的实际情况，暂时保留了内蒙古等9个省（区、市）的部分学校一定数量的中等中医学专业招收计划，其具体招生数由省（区、市）中医药管理部门与教育管理部门协商决定。希望各级中医药管理部门要根据本地区农村中医药人才实际需求，协调院校教育部门，合理配置中医药教育资源，指导中医药院校调整教育层次、专业结构及招生数量，突出农村需要的实用性，开展面向农村人才培养工作。

4. 重视中医药在农村卫生服务中的作用，切实加强乡村医生的中医药知识与技能的培训。希望各省（区、市）中医药管理部门根据我局组织制定的《乡村医生中医药知识与技能培训大纲》的要求，将中医药知识与技能的培训内容与农村中医药适宜技术推广工作结合起来，纳入乡村医生在岗培训计划，认真组织实施，着重提高乡村医生运用中医药诊疗方法防治常见病、多发病的实际工作能力，提高农村中医药服务能力。

5. 根据各地实际情况和农村卫生服务需求，不断探索创新农村人才培养工作。希望各省（区、市）在现有人才培养项目经验基础上，积极开展不同层面的农村中医药人才培养项目，以满足县、乡、村三级医疗机构和农村基层人民群众对中医药服务的需求。我局在“十一五”期间，除了继续实施乡村医生中医专业学历教育项目和乡镇卫生院中医临床技术骨干培训项目外，还将启动县级中医技术骨干培养项目、乡镇卫生院中医骨干培训项目、乡村医生中医药知识与技能培训项目等农村中医药人才培养项目。希望各省（区、市）中医药管理部门也应结合本地区实际情况，统筹规划，积极开展本省的农村人才培养项目，并将各个农村人才培养项目有机地结合起来，以点带面，全面提高农村中医药人员服务能力和农村中医药队伍素质。

6. 多渠道筹措资金，增加经费投入，保障农村中医药人才培养工作顺利推进。充分动员和组织全社会力量，多渠道筹措资金，逐步建立政府、社会、单位和个人共同承担农村中医药人才培养和队伍建设费用的多元投入机制，加大投入力度，保证农村中医药人才培养工作的顺利开展。

同志们，会议就要结束了，通过两天紧张的议程，大家彼此交流了工作体会，相互学习了好的经验，研究探讨了农村中医药人才培养的工作重点。最后让我们团结一致，继续努力，不断探索并创新农村中医药人才培养工作，为农村中医药工作和农村卫生工作服务，为不断提高中医药服务能力和贡献率，继续作出新的贡献。

卫生部副部长兼国家中医药管理局局长王国强在纪念“衡阳会议”25周年暨中医药发展战略研究峰会上的讲话

（2007年5月25日）

今天，由中华中医药学会主办的纪念“衡阳会议”25周年暨中医药发展战略研究峰会在历史名城长沙隆重举行。能够应邀出席，与大家共同回顾、总结“衡阳会议”精神，研讨中医药发展大计，我感到十分高兴。在“衡阳会议”25周年这一特殊时机举行这样的盛会，并且要开展战略研讨，我感到十分必要。这次会议，还对2006年度中华中医药学会科学技术奖获奖者和国家科学技术奖获奖者进行了表彰，同时将国家科学技术奖获奖者聘为中华中医药学会科技创新首席专家，举行颁奖和颁证仪式，很有意义。这次会议，是中医药界的一次盛会，对于中医药事业的发展和学术进步将会起到重要的作用。首先，请允许我代表卫生部和国家中医药管理局，对本次会议的召开和获得表彰、奖励、聘任的专家、学者表示热烈的祝贺！同时，借此机会向与会的各位代表并通过你们，向全国的中医药工作者致以崇高的敬意和诚挚的问候！

刚才，甘霖副省长就纪念“衡阳会议”和湖南省中医药事业的发展情况，发表了热情洋溢的讲话。湖南中医药历史悠久、资源丰富，是中医药工作的大省，长期以来，为我国中医药事业的发展作出了积极的贡献。我认为，25年前“衡阳会议”之所以选择在湖南召开，也正是因为湖南中医药事业发展较快，中医药特色优势发挥较为突出。改革开放以来，特别是党的十六大以来，湖南省的中医药事业在省委、省政府的高度重视和正确领导下，得到了迅速的发展，各项工作又有了新的进展。特别是今年，湖南省委、省政府又作出了《加快中医药发展的决定》，明确了今后一个时期中医药发展的目标和任务，制定了一系列扶持中医药发展的政策和措施，进一步加强了中医药管理体制建设，为湖南中医药事业的发展创造了良好的环境和条件。这些好的经验和做法都值得全国各地认真学习和借鉴。

今年，是“衡阳会议”召开25周年。回顾历史，我们由衷地感怀中医药发展辉煌、艰难和曲折的历程，也深切地缅怀那些为中医药事业发展献出毕生精力、作出积极贡献的老领导、老前辈、老同志和老专家。十年“文革”期间，我国中医药事业遭到严重摧残，党的中医药政策受到严重破坏。为促进我国中医药事业的发展，重申和恢复党的中医药政策，1978年中共中央及时转发了卫生部党组《关于认真贯彻党的中医政策，解决中医队伍后继乏人问题的报告》（中共中央〔1978〕56号文件），对办好中医院校、培养中医药人才、办好中医医院、加强中医药研究机构建设、组织西医学习中医等提出了明确要求和措施。在这种形势下，卫生部于1982年4月16日至22日在湖南省衡阳市召开了全国中医医院和高等中医教育工作会议（简称“衡阳会议”）。这次会议，以全面贯彻落实党的中医药政策，继承发扬中医药学、推动中医药事业发展为宗旨，认真贯彻落实中共中央〔1978〕56号文件精神，进一步统一思想、澄清认识，明确提出了“突出中医特色，发挥中医药优势，发展中医药事业”的根本指导方针。会议对关系到中医药事业发展的中医医院建设、高等中医教育等重大问题进行了认真的研究和讨论，制定了《关于加强中医医院整顿和建设的意见》、《全国中医医院工作条例（试行）》、《努力提高教育质量，切实办好中医学院》等文件，提出了加强中医医院建设、提高高等中医院校办学质量和大力培养中医药人才等一系列加快中医药发展的举措。这次会议，是新中国成立以来第一次全国中医医院和高等中医药院校建设工作会议，对全面贯彻党的中医药方针政策，提高对中医药发展的认识，保持和发挥中医药特色，推动中医药事业发展，产生了积极的影响。“衡阳会议”是中医药发展历史上一次重要会议，以“衡阳会议”为契机，我国的中医药事业步入了快速发展的轨道。

今天，我们纪念“衡阳会议”，就是要坚持发扬“衡阳会议”所倡导的主旨精神，进一步贯彻落实好党的中医药方针政策，推进中医药的继承与创新，发挥中医药特色优势，坚持解放思想，与时俱进，加快中医药事业发展，更好地为人民健康服务，为构建社会主义和谐社会服务。下面，我讲5点意见，供大家参考。

一、纪念“衡阳会议”，就是要认真贯彻落实党的中医药方针政策，进一步突出特色，发挥优势，坚定不移地发展中医药事业

当前，在党中央、国务院和各级党委、政府的关心和支持下，中医药事业进入了一个前所未有的发展机遇期。特别是去年，党的十六届六中全会关于构建社会主义和谐社会的《决定》中明确指出，要“大力扶持中医药和民族医药发展”。胡锦涛总书记在中央政治局第35次集体学习会上的讲话进一步强调“要继承和发展中医药和民族医药，制定扶持中医药和民族医药发展的政策措施，加强中医临床研究基地和中医医院建设，丰富和发展中医药和民族医药的理论和实践，研究探索治疗疾病的新技术新方法，推进中医药和民族医药标准化、规范化、现代化”。温家宝总理在今年的政府工作报告中，也强调“要大力扶持中医药和民族医药发展，充分发挥祖国传统医药在防病治病中的重要作用”。中央政治局委员、国务院副总理吴仪同志先后两次参加全国中医药工作会议并发表重要讲话，特别是在今年，吴仪副总理强调要切实推进继承创新，充分发挥特色优势，坚定不移地发展中医药事业。最近，中央领导同志对中医药工作作出了一系列重要批示，为中医药事业的发展指明了方向。在新的历史时期，我们纪念“衡阳会议”，就是要以党的十六届六中全会精神为指引，以贯彻落实吴仪副总理重要讲话精神为重点，把中医药事业进一步推向前进。

今年2月，我局组织召开了学习贯彻吴仪副总理讲话精神专题学习会，对照吴仪副总理讲话的各项要求，对在体制、机制、政策等方面存在的影响和制约中医药事业发展的关键问题，进行了认真研究，初步梳理出了近期需要抓紧落实的20项重点工作，并将工作任务分解到各司办，制订工作方案，列出工作进度表，加强监督检查，加强与相关部门的沟通协调和配合，力求把吴仪副总理讲话中提出的各项任务落到实处。同时，我们进一步加强机关队伍建设，提高工作能力，促进团结和谐，内增素质，外树形象。目前，国务院中医药工作部际协调小组已经成立，吴仪副总理担任组长，19个部委的领导作为成员，明确了协调小组的主要任务，办公室设在国家中医药管理局，这对于协调相关部门推动中医药事业发展提供了重要的组织保障；《中医药创新发展规划纲要（2006～2020）》已由我局和科技部等16个部委局联合发布；人事部出台了文件，规定中医药、民族医药人员职称晋升考试可以免考英语；农村中具有实际本领、确有一技之长的中医药人员纳入乡村医师管理工作已由我局和卫生部在吉林、浙江、四川3个省开展试点，力争今年内在全国普遍推开；与教育部协调将中医药科普知识写入中小学教材的工作也有了明显进展；对中医药防治艾滋病试点工作项目进行了总结，在河南南阳召开了中医药治疗艾滋病工作的项目汇报会，启动了中医药治疗艾滋病评价标准工作；正在抓紧制定国家重点中医医院和中医临床研究基地项目方案以及“三名”战略的实施，推动中医药在城乡基层社区的广泛使用，等等，各项重点工作都在大力推进。

各地认真学习贯彻落实吴仪副总理讲话精神并取得了一些新进展。湖南、广东、四川等省出台了关于推进中医药发展的相关决定和意见，确立实施了中医药强省的战略规划；湖南还提高了中医药管理局的规格，增加了编制；北京、吉林、山东等省市加强组织协调，建立了中医药工作领导协调机制；河南、四川等省研究制定充分发挥中医药作用的政策措施，加大资金投入，加强项目管理；广东省分3年每年投入一亿元，加强“三名工程”建设，等等。全国各地掀起了一个推动中医药事业健康发展的热潮，形势喜人。我认为，当前纪念“衡阳会议”，应该做到3个“明确”和3个“坚持”。

一要明确中医药工作的方向，坚持突出中医药特色。什么是中医药特色？人无我有、人有我新才能称之为“特色”。国家中医药管理局组织专家进行的研究表明，中医药在长期临床实践中显示为“个性化的辨证论治、求衡性的防治原则、人性化的治疗方法、多样化的干预手段、天然化的用药取向”五大特色。当然，我们还要进一步研究中医药特色的指标体系，使之量化，更有利于评估。有特色才能生存，有其名必须副其实。只有突出中医药特色的医院才是中医医院，只有突出中医药特色的院校才是中医药院校，只有突出中医药特色的科研院所才是中医药科研院所，只有突出中医药特色的企业才是中医药企业。

二要明确中医药工作的重点，坚持发挥中医药优势。什么是中医药优势？人有我优、人优我先才能称之为“优势”。同样，国家中医药管理局组织专家进行的研究表明，中医药主要具有“临床疗效确切、用药相对安全、服务方式灵活、费用比较低廉、创新潜力巨大、发展空间广阔”六大优势。有优势才能发展。只有发挥中医药优势的医院才是名院，只有发挥中医药优势的学科才是名科，只有发挥中医药优势的医师才是名医。同样的道理，就中医药领域而言，只有发挥中医药优势的药品才是名药，只有发挥中医药优势的药店才是名店，只有发挥中医药优势的药厂才是名厂。

三要明确中医药工作的目标，坚持发展中医药事业。中医药事业是我国医疗卫生事业的重要组成部分。由于中医药学孕育于中华民族优秀传统文化之中，植根于广大人民群众需求之中，独具特色优势而跻身于世界医林之中，直接体现着中华民族优秀传统文化的传承，直接关系着最广大人民群众的切身利益，直接影响着我国经济社会的发展和国际竞争力的提升，因此，必须坚持以突出中医药特色、发挥中医药优势为根本，促进中医药事业持续健康发展，不断提高人民群众的健康水平。

二、纪念“衡阳会议”，就是要贯彻落实吴仪副总理重要讲话精神，大力实施“六名”战略

针对发展中医药事业的大局，吴仪副总理提出了发展中医药事业的“六名”战略——打造名院、名科、名医；名药、名厂、名店。这是突出中医药特色、发挥中医药优势的重大举措，是发展中医药事业的百年大计。通过培养名医、建设名科、示范名院、创新名药、打造名店、建设名厂，加强中医药优势特色建设，形成示范，带动发展，以医带药，以药促医，医药互动，实现中医药事业和产业的协调发展。“六名”战略涵盖了中医药医、教、研、产等各个领域，事关中医药事业的持续健康发展，必须高度重视，认真实施，采取措施，把中医药事业发展战略扎实向前推进，把贯彻落实吴仪副总理的讲话真正落到实处。

一是要以“名院、名科、名医”为骨干结点，提升中医药服务整体水平。吴仪副总理强调“要以‘名院、名科、名医’为骨干结点，建设中医医疗服务网络，提高中医药服务水平和可及性。”因此，我们要重点建设一批中医药特色优势突出、中医文化浓厚、环境优美、功能完善、管理科学、服务一流、在群众中享有较高声誉，在防治某些重大疾病或疑难疾病方面有显著疗效，处于全国领先水平的中医“名院”。要重点建设一批在防治常见病、多发病以及重大疾病和疑难疾病方面独具疗效，具有广泛社会影响的中医“名科”。要造就一批医术精湛、医德高尚、深受百姓欢迎、被社会广泛认可的中医“名医”。要以中医“名院”建设带动全国中医医院基本建设、服务能力和管理水平的全面提高；以中医“名科”建设带动中医专科（专病）的建设发展，充分发挥中医药在防治重大疾病、重大传染病、常见病、多发病方面的特色优势；以“名医”培养带动中医药队伍建设，提高中医药队伍的整体素质。我认为，在“名院”、“名科”、“名医”中，“名医”是关键，没有名医就没有名科，没有名科就没有名院。要让医生读经典，拜名师，多临床，善悟性，有德性。通过名医树立中医的形象，形成广泛的社会认同，依靠名医建名科，依靠名科树名院，依靠名院造名医，形成良性互动的机制使之相互促进，共同发展。

二是要以“名厂、名店、名药”为骨干结点，推进中药产业化进程。吴仪副总理强调“要以‘名厂、名店、名药’为骨干结点，不断提升和壮大中药产业”。因此，我们要重点支持一批中药工业企业，优化资源配置，加快技术装备改造，提高生产技术水平，生产名牌产品，培育知名品牌，使之发展成为全国有重要影响的中药“名厂”，并通过整合、重组，形成具有国际竞争能力的现代中药产业集团。要加大对药品经营企业的扶持，引导老字号中药店发扬货真价实、品质精良、服务规范的优良传统，不断更新经营理念，着力打造一批中药“名店”，并通过整合资源，培育壮大一批中药经营企业集团，使之成为集仓储、运输、交易、配送和信息服务为一体的中药集散中心和物流中心。要加强对中药材生产和中药新药研制的指导，注重挖掘和传承中药传统生产、加工技术，注重吸收和应用中药现代生产、加工技术。提高中药材种植、加工和生产水平，培育一批道地名优中药材大品种。我在四川调研时，看了一些企业，包括中药厂、饮片加工厂以及中药物流中心，很受启发。有名医，有名方，没有好药，同样会影响疗效。因此，我们必须关注中药的发展，特别是中药饮片质量、中药材的生产和加工。要注重从确有疗效的院内制剂中开发中药新药，注重对名优中成药的二次开发，积极开展中药新药的研发，加强处方筛选评价研究，开发现代中药制剂产品，变名方为名药，研制出具有自主知识产权、药效物质明确、安全有效、质量可控的现代中药新药，打造一批名优中成药。要通过“名厂、名店”建设和“名药”开发，来促进中药产业的发展，更好地满足中医临床用药的需求，更好地促进经济发展和社会进步。现在，不少省份都在大力推动中药产业发展。有人担心，中药现代化如果没有中医理论的指导，将会越走越远，越走越偏，这种顾虑应该引起我们的重视。我认为，中药的发展离不开中医理论的指导。

三是要通过实施“六名”战略，促进中医中药协调发展。中医与中药历史上同源，理论上同属，二者相辅相成，密不可分。中药新药和中药制剂来源于中医医疗实践，中药产品也要应用于中医临床，离开了中医事业的发展，中药产业的发展就失去了源泉，也就失去了赖以生存的市场；中药是中医用以防病治病的主要武器，中药产品的质量直接影响中医临床疗效，离开了中药产业的发展，中医事业发展也就失去了重要的物质基础，也就失去了赖以支撑的重要条件。因此，我们必须始终注意处理好中医药事业发展与中药产业发展的关系，统筹好中医与中药的协调发展，这也是遵循中医药事业自身发展规律的要求。任何重医轻药或废医存药的认识和做法都是错误的，都是有损于中医药事业发展的。我们要充分认识到统筹中医中药协调发展的重要意义，坚持做到医、教、研、产的紧密结合，在大力发展中医事业的同时，把中药产业的发展作为新的经济增长点来抓，通过构建“以医带药、以药促医、医药互动、协调发展”的工作格局，实现中医药事业和产业的协调发展。要综合利用和发挥资源优势、科技优势、人才优势、市场优势和文化优势，积极探索中医中药统筹规划、紧密结合、互相促进、协调发展的途径和机制。

三、纪念“衡阳会议”，就是要面向基层、服务群众、提供质优价廉的中医药服务，让中医药改革发展的成果真正惠及广大老百姓

中医药在我国有着深厚的群众基础，特别是在城市社区和农村基层，广大群众对中医药十分信赖，有着广泛的需求。让群众从中医药发展中得到实实在在的好处，享受到优质的中医药服务，为他们解除病痛、保障健康是中医药工作的根本出发点和落脚点。因此，切实加强中医药工作，充分发挥中医药在社区、农村卫生服务中的作用，有利于更好地保障群众健康、减轻医疗费用负担，有利于更好地促进新型农村合作医疗制度的建立和社区卫生服务的健康持续发展，有利于更好地满足广大居民对中医药服务的需求。当前，人民群众看病难、看病贵的问题比较突出，已经引起了党中央、国务院的高度重视和广大人民群众的广泛关注。吴仪副总理明确指出，在缓解人民群众看病难、看病贵的问题上，中医药大有可为。一方面，中医药确实具有“简、便、验、廉”的特色和优势，但另一方面，中医药的这些特色和优势目前在许多地方并没有得到有效的发挥，还不能满足人民群众的需求。因此，如何更好地发挥中医药的特色和优势，更好地让中医药服务基层、服务百姓，并在缓解人民群众看病难、看病贵问题上有更大的作为，还需要我们共同做出艰巨的努力。到国家中医药管理局工作以来，我先后到了广东、河南、上海和四川考察，这次又来到湖南。通过调研，特别是深入基层、深入乡村、深入社区，我看到了老百姓对中医药的信赖和需求，看到了中医药在解除群众病痛、预防、保健、养生、康复等方面发挥的重要作用，感到中医药事业发展大有希望。同时，通过调研学也深深忧虑，就是在提高服务质量，促进中医药政策真正落实，培养中医药人才，更好地满足群众中医药需求等方面，还存在不少困难和问题，还有许多工作要做。当前，特别要做好以下工作：

一是要积极推进城乡中医药服务网络建设，建立健全覆盖城乡的中医药服务体系。中医药服务对象是健康人、亚健康人和病人，服务领域包括医疗、保健（预防、养生、康复），不但要治已病，还要治未病。因此，要鼓励采取多种渠道、多种形式、多种层次，大力加强中医药服务体系建设。第一，要加强中医医院（中西医结合医院、民族医院）建设。中医医院是我们中医药服务体系的重要组成部分，要坚持“巩固、充实、提高”的原则，建设好各级政府办的中医医院，加快改善中医医院的基础设施条件。要把省、市级中医医院建设成为综合服务功能完善、医疗技术水平较高、中医特色突出、专科优势明显的现代化综合性中医医院；把县级中医医院建设成为基本服务功能齐全、中医专科特色突出、中医药服务优势明显的小综合大专科型中医医院。第二，要鼓励发展中医专科医院，使之能够在保持中医临床特色优势，提供中医药服务方面发挥重要作用。第三，大力发展中医门诊部。中医门诊部有利于体现中医望闻问切、开方用药等特点，发挥中医特色优势，有利于中医施展才能，更好地服务百姓。第四，加强综合医院中的中医科建设。综合医院的中医科是中医队伍中的重要组成部分。据统计，综合医院中医科的注册中医师比中医医院的注册中医师还要多。综合医院的中医科如果不具备中医特色很难生存，因此，它是发挥中医特色优势的一个重要阵地，千万不要忽视这支队伍。第五，要大力发展乡镇卫生院的中医科，大力发展农村及城市社区中医药服务。农村及城市社区卫生机构是基本卫生保健服务的主体，是否具备中医药服务能力直接关系到中医药服务的可及性，因此，应高度重视农村和城市社区中医药服务网络建设。在乡镇卫生院和社区卫生服务中心建设中，要按照有关标准建设好中医科和中药房，配备中医药设施和中医药人员，村卫生室和社区卫生服务站要配置中医药基本设施，并配备中医或能中会西的卫生技术人员，使农村和城市社区中医药服务量逐步提高。要积极采取措施，让村一级的中医药人员有执业资格，有行医的场所。另外，要认真研究中医坐堂行医这种形式，使之能够让百姓得到简便、及时的服务，做到“名店有名医相伴”，进一步扩大中医药的影响。总之，要建立广覆盖的中医药服务体系，满足不同人群的中医药服务需求。这既有利于充分发挥中医药的作用，更有利于更好地运用中医药的特色、优势、理论、方法、技术为群众服务。

二是大力加强城市社区和农村基层卫生服务机构的中医药服务能力建设，整体提升中医药服务基层、服务百姓的能力和水平。要积极采取措施扩大中医药在社区和农村的服务范围，提高服务质量。要重视农村和社区卫生服务机构中医药技术骨干的培养，加强乡村医生和社区全科医师的中医药知识技能培训。大力推广农村和社区中医药适宜技术，不断提高农村和社区中医药服务水平。研究制定有力的政策措施，建立有利于中医药特色优势发挥的激励约束机制，鼓励医疗卫生机构积极运用简、便、验、廉的中医药诊疗技术为群众服务，为在社区卫生服务和新型农村合作医疗中充分发挥中医药的作用创造良好的政策环境。要加大中医药知识的普及和宣传力度，鼓励群众看中医、用中药、接受中医药服务，使更多的群众享受到更便捷、更优质、更价廉的中医药服务，真正让中医药发展的成果更好更广泛地惠及基层、惠及百姓。

三是要积极拓宽中医药服务领域。吴仪副总理在今年全国中医药工作会议上提出了中医“治未病”的要求。长期以来，我们一直存在着重医疗、轻防保，重视解决病人的问题、忽视健康人和亚健康人群健康需要的问题。我们中医药工作应该树立以人为本的理念，服务的对象应该是所有人，包括健康人、亚健康人和病人；服务领域应包括预防、保健、养生、康复和医疗。因此，中医药是为所有人服务的。即便是对中医医院来讲，在突出以病人为中心的基础上，也要强调为所有人服务的观念。开展“治未病”服务，就是要建立以中医药理论为基础，以中医药预防、保健、养生、康复为主要内容的服务体系，从而拓展中医药服务领域。中医“治未病”的理念就在于预防为主，如果中医药能够在预防常见病、多发病方面发挥作用，在提高出生人口素质方面发挥作用，那么中医药的服务范围就会进一步扩大，对国家经济和社会的贡献度就会大大提高。可以说，“治未病”战略的实施，为中医药的发展增添了巨大的活力。因此，我们要认真贯彻落实吴仪副总理关于中医“治未病”的指示精神，在服务理念、服务范围、服务资源、服务体系、服务模式、服务方法以及服务监管等方面，进行认真研究、探索与实践。当前，全国各地积极响应吴仪副总理提出的“治未病”理念，广东省中医院等许多地方都建立了“治未病”中心，受到了群众的欢迎。但同时，我要特别强调，要在深入理解“治未病”理论的基础上，在中医理论指导下来开展“治未病”工作，不要赶时髦、跟风、搞形式主义、急功近利，要避免“挂羊头，卖狗肉”，这些都是有害于中医药事业，有害于老百姓的。

在这里，还有几个问题想跟大家谈谈我的想法：

第一，关于国家级重点中医临床研究基地建设问题。大家都十分关注，争取的积极性都很高，但对于建设的目标，自身是否具备争取的优势以及能否达到国家的要求认识还不深刻。我们希望每一个基地能够对疾病谱上的某一种或几种重点疾病，特别是西医不能治疗或能够治疗但疗效不理想、副作用较大，而经多年中医治疗实践证明疗效比较确切的疾病，能拿出独到、规范、可以推广的治疗方案和办法。这就要求每个省份都要明确优势病种，整合全省力量进行攻关，争取有所突破。

第二，关于中医医院姓“中”与中医医院使用现代化设备的问题。一方面，中医姓“中”，并不等于中医就一定是落后的、陈旧的。另一方面，中医药的发展必须与时俱进，积极运用现代科学技术提升中医药服务的科技含量。关键在于运用现代化设备必须结合中医药理论的指导，体现辨证施治，提高中医诊断与疗效水平。同时，中医院作为一个区域性的卫生定点单位，必须有一些必要的医疗诊断设备来提高应急能力。如果单纯是为了创收而去应用现代化设备，就不是运用现代科技来发展中医了。我们要加大研发力度，积极将生物医学工程等科学理论与中医理论相结合，研制符合中医理论和辨证论治的仪器设备并推广使用，鼓励中医医院开发运用一些现代检测设备来验证中医辨证施治的效果。

第三，关于中医院文化建设的问题。加强中医医院建设，既要加强中医医院的硬件建设，提高管理水平，还要加强中医医院的内涵建设，特别是文化建设。中医医院不是“第二人民医院”，要具有中医药文化内涵，体现中医药文化的精髓。要在办院理念、医院管理、人才培养、诊疗活动、服务方式、建筑风格、内部装潢、科普宣传等方面，都要体现出中医药文化的特色，成为弘扬中医药文化的重要阵地。

四、纪念“衡阳会议”，就是要高度重视中医药教育，大力培养中医药人才事业成败，关键在人

中医药教育（包括中西医结合、民族医药教育，下同）是中医药事业的根基，也是我国教育体系中独具特色和优势的重要组成部分，必须高度重视中医药教育和人才培养工作，为中医药事业发展提供人才保障和智力支持。50多年来，中医药教育取得了有目共睹的成就，院校教育已经成为中医药教育的主体，教育层次逐步完善，课程设置不断优化，初步实现了由传统教育方式向现代教育方式的转变，基本建立了多形式、多层次、多专业的中医药教育体系，为我国卫生和中医药事业培养了大批中医药人才。但与此同时，我们必须看到，由于我国正处于经济转轨、社会转型的特定阶段，由于对中医药认识的偏差以及体制、机制、政策等方面的原因，中医医疗与中医药教育脱节、中医药教育供给与社会需求脱节、中医药理论教育与中医临床实践脱节的矛盾也在日益显现，成为制约中医药事业又好又快发展的关键因素。

国家中医药管理局高度重视中医药教育和人才培养问题。几天前，在四川成都分别召开了全国中医药高等院校院校长会议和农村中医药人才培养项目汇报会，与院校长们沟通交流中医药高等教育情况，共同研究存在的问题，探索中医药高等教育发展的思路，达成了一系列共识。同时认真总结农村中医药人才培养项目的进展、经验和存在的问题，对进一步加强农村中医药人才培养工作进行了部署。在中医药教育问题上，我们要做好两方面的工作：一方面，要大力发展中医药事业，推动中医药事业的改革与发展，坚持发挥中医药的特色优势，为中医药的教育发展提供良好的环境和平台，为中医药人员施展才干提供用武之地。另一方面，要加大中医药教育改革力度，按照中医药的特点和规律，不断完善人才培养的体制、机制，努力培养对中医药事业有深厚感情、对中医药理论有深邃领悟、对中医药技术技能有深入掌握、对中医药文化有深刻认识、对中医药发展充满信心、有着良好医德医风的人才。

中医药教育除了遵循教育的普遍规律外，还有其自身的特殊性。今后一个时期，国家中医药管理局将充分发挥国务院中医药工作部际协调小组的作用，加大与教育部等相关部门的协调，为培养符合中医药事业发展需要的高素质人才积极努力。各地要将中医药人才培养工作纳入重要议事日程，制定本地区中医药人才培养和队伍建设的总体规划与实施方案，加大投入力度，充分利用和整合现有各类中医药教育资源，建立广覆盖、多层次的中医药人才培养和在职教育培训网络，逐步建立和完善中医药各类人才培养的激励机制。特别是要按照中医药进农村、进社区、进家庭的要求，加大基层中医药人员的培养和培训力度，逐步解决基层中医药人员缺乏和技术水平不高的问题，为广大群众提供质优、价廉、方便、有效的中医药服务。

五、纪念“衡阳会议”，就是要加强自身建设，积极营造团结和谐、干事创业的环境和氛围

当前和今后一段时期，是中医药振兴发展的关键时期。发展中医药事业离不开各方面的支持，但归根结底要靠中医药行业自身的努力。在新的形势下，我们中医药人员要认真按照吴仪副总理提出的希望，始终保持奋发向上的精神状态，切实转变工作作风，进一步加强自身建设，不断提高工作水平。

一是要把握形势，坚定信心。信心是我们做好一切工作的基础。坚定信心，我认为首先要准确把握中医药工作形势。当前，我国的中医药事业发展正处在一个十分重要和关键的时期。改革与发展同步，机遇与挑战并存，希望与困难同在。总体来讲，机遇大于挑战。我们必须看到时代的发展和变化，必须看到历史的机遇和挑战，必须看到社会的关注和期盼，必须看到百姓的信赖和需求，必须看到中央的重视和要求，必须看到政府的职能和责任，必须看到国外的热心和认同。只有准确把握形势，看到中医药发展的广阔前景，才能把握机遇，正确面对遇到的困难和挑战，坚定信心，把中医药各项工作做好。

二是要加强学习，增长本领。现代社会已进入信息社会，科技进步日新月异，知识更新速度越来越快，对人的素质的要求越来越高。中医药不仅仅是一个医学问题，也是一个历史问题、文化问题。作为中医药工作者，肩负着振兴中医药的历史使命，仅仅具有业务知识是远远不够的。必须养成终身学习的良好习惯，真正提高学习能力，开阔视野，开阔思路，更新观念，更新知识，提高素质，增长本领，只有这样才能解放思想，实事求是，善于继承，不断创新，才能与时俱进，跟上时代发展的步伐，才能肩负起推动中医药事业发展的重任。

三是要团结协作，干事创业。要进一步营造内部团结、外部和谐的发展氛围。在现代社会条件下，如何促进中医药事业发展，没有现成的模式可遵循。我们鼓励大家多交流，多探讨，多包容，多协调，多提建议，少争论，少指责。在科学发展观的指导下，共同研究，共同实践，共同探索，明确发展思路，更好地促进中医药事业发展。在学术问题上要坚持贯彻“百花齐放、百家争鸣”的方针，坚持实践是检验真理的唯一标准。只要有需求、有疗效，我们就要鼓励不同流派发展，促进学术繁荣；提倡不同流派互相学习、互相尊重，加强各学科、各学派之间的团结，努力营造科学、民主、和谐的学术气氛。我们不仅要加强中医药内部的团结，增强行业的凝聚力和战斗力，还要加强中医药与相关领域、部门的团结，积极争取社会各界的理解和支持，努力形成一个全社会共同关心支持中医药事业发展的良好社会氛围。

同志们，25年来，中医药事业发展取得了令人瞩目的成就。回顾25年来中医药发展所走过的历程，我们感到无比欣慰和自豪。当前，中医药已经进入了加速发展的轨道。今天，我们在这里纪念“衡阳会议”召开25周年，就是要认真总结过去，展望未来，更好地促进中医药在新时期的新发展。这次会议开得很及时，很有意义。中华中医药学会为会议的召开，做了大量的工作，对此，我对他们付出的努力表示感谢！也希望学会在今后的工作中，能够更好地发挥凝聚行业力量、引导学术进步、促进事业发展的作用。同时，湖南省政府高度重视这次会议，湖南省卫生厅、中医药管理局对会议的顺利召开给予了大力支持和帮助，在此向他们表示诚挚的谢意！

同志们，发展中医药事业，责任重大，使命光荣。让我们以纪念“衡阳会议”25周年为契机，振奋精神，乘势而上，坚持以人为本，落实科学发展观，牢固树立全心全意为人民服务的根本宗旨，按照吴仪副总理提出的各项要求，以与时俱进、奋发有为的精神风貌，坚定信心，知难而进，扎实工作，励精图治，促进中医药事业又好又快发展，为迎接党的十七大的胜利召开，为构建社会主义和谐社会作出新的更大的贡献！

卫生部副部长兼国家中医药管理局局长王国强在“中医中药中国行”大型科普宣传活动新闻发布会上的讲话

（2007年6月14日）

女士们、先生们，新闻界的朋友们：

大家上午好！

今天，我们在北京御生堂中医药博物馆举行“中医中药中国行”大型科普宣传活动新闻发布会。首先，我代表卫生部、国家中医药管理局和活动组委会，对各位记者、各位来宾前来出席今天的发布会表示热烈的欢迎和衷心的感谢！

刚才大家参观了御生堂中医药博物馆，尽管这里展出的只是中医药百花园中的一朵，但我想大家一定都对中医药文化的博大精深留下了深刻印象，对中医药在中华民族发展历史上所起的重要作用留下了深刻印象。这也是为什么我们选择在博物馆里召开新闻发布会的原因。

此次中医药“中医中药中国行”大型科普宣传活动，是由国家中医药管理局牵头，17个部门和单位共同主办的一次面向全社会的大规模中医药宣传活动。经过长时间的策划和近几个月以来的积极努力，现在各项准备工作已基本就绪，将于7月上旬正式拉开帷幕，在北京举行启动仪式。

下面，我就这项活动的有关情况向大家作一通报。

一、活动的目的和意义

中医药是我国的国粹，是我国优秀传统文化的瑰宝，是我国劳动人民在长期防治疾病的实践中创造的独具特色的医学科学，千百年来为中华民族的繁衍昌盛作出了不可磨灭的贡献，至今在维护人民群众健康、促进我国经济社会发展中仍发挥着不可替代的作用。

“中医中药中国行”活动是国家中医药管理局首次举办的全国性科普宣传活动。局党组对此高度重视，把它作为今年的一项重要工作，要求精心策划，认真组织，周密实施，务求取得实效。各主办单位积极响应，给予了大力支持。本次活动的主题是：“传承中医国粹，传播优秀文化，共享健康和谐”。举办“中医中药中国行”大型科普宣传活动，就是要大力宣传党的中医药方针政策，大力弘扬中医药文化，集中展示中医药悠久的历史、科学的理论、独特的方法、良好的疗效，让社会更加了解中医药，让中医药更广泛地进入农村、进入社区、进入家庭，为维护人民健康服务。

我认为，举办这项活动具有多方面的重要意义。

首先，是宣传党中央、国务院坚定不移地发展中医药事业的一项重要举措，是落实吴仪副总理在今年全国中医药工作会议上重要讲话精神的一次实际行动。党中央、国务院高度重视中医药事业的发展。2006年10月，党的十六届六中全会作出的《中共中央关于构建社会主义和谐社会若干重大问题的决定》强调：“大力扶持中医药和民族医药发展”。胡锦涛总书记在中央政治局第35次集体学习会议上的讲话中，强调要继承和发展中医药和民族医药，制定扶持中医药和民族医药发展的政策措施，丰富和发展中医药和民族医药的理论和实践。温家宝总理在今年的政府工作报告中，强调“要大力扶持中医药和民族医药发展，充分发挥祖国传统医药在防病治病中的重要作用”。吴仪副总理在今年初召开的全国中医药工作会议上发表重要讲话，深刻阐述了中医药在构建社会主义和谐社会中的重要地位和作用，明确指出了要全面贯彻落实党的中医药方针政策，切实加大支持中医药事业发展的力度，充分发挥特色优势，大力推进继承创新，坚定不移地发展中医药事业。为了加强相关部门之间的统筹协调，研究解决中医药事业发展中的重大问题，国务院今年4月还成立了中医药工作部际协调小组。与此同时，国家各有关部门也从许多方面采取有力措施，大力支持中医药事业的发展。这些都充分说明我国中医药事业当前正面临着良好的发展机遇。“中医中药中国行”就是在新形势下，贯彻落实中央关于中医药工作的方针政策和一系列重要指示精神，让广大人民群众感受到党和政府对百姓健康的关心和重视的一项实际行动。

第二，是宣传中医药科学文化、发展中医药事业的需要。人民群众的需求、理解、认同和支持是中医药事业发展的基础和动力。几千年来，中医药植根于广大人民群众防病治病的实践，不断发展进步，逐渐形成了完整而独特的医学科学体系，为维护人民健康作出了重大贡献，也因此深得广大人民群众的喜爱和信赖。特别是在我国广大农村，中医药具有深厚的群众基础。举办这项活动，就是要进一步加强中医药科普宣传工作，集中展示中医药的科学价值、特色优势、历史贡献，展示中医药在当前维护人民健康、促进经济社会发展、弘扬我国优秀传统文化等方面的重要地位和作用，让广大群众进一步了解中医药、认识中医药、感受中医药，享受到中医药服务，提高健康水平，从而为中医药发展营造良好的社会环境。

第三，是发挥中医药特色优势，满足群众医疗保健需求，提高群众健康水平的需要。满足医疗保健需求，提高健康水平，让老百姓切实得到实惠，是发展中医药的根本出发点。近年来，我国的医疗卫生事业有了较快发展，但是群众看病难看病贵的问题仍然比较突出，已经引起了党中央、国务院的高度重视和广大人民群众的广泛关注。吴仪副总理明确指出，在缓解人民群众看病难、看病贵的问题上，中医药大有可为。中医药作为我国优秀的传统医学科学体系，应当认真贯彻落实中央指示精神，为缓解群众看病难看病贵问题作出贡献。举办这项活动，就是要通过义诊咨询、健康讲座、发放科普宣传资料以及送医送药等形式，让群众切身感受到中医药“简便验廉”的特色优势以及在预防、保健、养生、康复等方面的独特魅力和作用，进一步推动中医药进农村、进社区、进家庭，更好地回报社会，惠及百姓，为提高群众健康水平服务。

二、活动的主要内容和形式

“中医中药中国行”大型科普宣传活动由国家中医药管理局、中共中央宣传部、全国人大科教文卫委员会、全国政协教科文卫体委员会、教育部、科技部、劳动和社会保障部、农业部、卫生部、国家人口和计划生育委员会、国家广播电影电视总局、国家食品药品监督管理局、总后卫生部、中华全国总工会、共青团中央、中国科学技术协会、中华慈善总会等17个部门和单位共同主办，整个活动计划用3年左右的时间完成。2007年先期在北京、河北、山西、辽宁、吉林、黑龙江、广东、厦门、香港等九地举行。主要活动包括：

一是举行现场活动。在今年先期开展活动的省市和香港特别行政区，在90多个城市的中心广场、4000多个城市社区和村镇举办现场活动。现场活动的主要内容包括专家义诊、健康咨询、科普讲座、文化展示、文体表演、知识竞答、发放健康科普资料等。

二是开展赠书和培训活动。这项活动的一项重要内容，是向基层中医人员赠送《乡村中医实用技术》和《社区中医实用技术》，向广大群众赠送《中医药知识普及读本》。这3本手册，是由本次活动组委会委托中国中医药出版社，组织专家专门编写的，适用性强，对乡村医生、社区卫生人员和广大群众具有很强的指导性。同时，活动组委会还将组织开办中医药知识讲座，培训基层中医药人员，提高他们的中医药理论素养和诊疗技术水平。

三是开展“中医大篷车万里行”活动。本项活动启动后，由活动组委会组建的中医大篷车队将深入到北京、河北、山西、辽宁、吉林、黑龙江等省市的农村、厂矿、部队、学校和基层医疗单位，送医送药，发放科普宣传资料，慰问贫困家庭、困难职工、残疾人及军烈属等。

四是开展捐赠活动。本次活动得到了一些药品、医疗器械生产经营企业的积极响应和大力支持。活动组委会将把他们提供的药品、医疗设备、生活用品和学习文具等物资捐赠给基层医疗单位和贫困群体。

五是举办大学生中医药文化辩论赛。邀请部分综合性重点大学和中医药院校组成大学生代表队，围绕中医药文化中大学生所关心的问题展开辩论，决赛实况将在中央电视台播出。

此外，国家中医药管理局还将与中央电视台联合摄制《中华医圣》、《中医堂文化》电视纪录片和专题片，在活动期间播出；《中国中医药报》将推出“中医中药中国行”系列特刊，刊载各地中医药发展成就及特色优势，并将举办“我与中医药”有奖征文活动。

三、活动的主要特点

本次活动的层次高，规模大，范围广，内容丰富，形式多样。

一是各地政府高度重视，相关部门大力支持。这次活动的17个主办单位相互协作，精心组织，共同推动将中医药科学文化知识和服务送到千家万户；各地中医药管理部门作为具体承办单位，得到了当地政府的高度重视和精心指导。这是办好此项活动的根本保障。

二是全国联动，共同推进。在重点省市开展规范统一的启动仪式和现场活动，全国其他省（区、市）广泛动员，配合开展形式多样、各具特色的科普宣传活动，形成点面结合，上下呼应，共同推进的互动格局。

三是充分动员社会力量参与。各地的工青妇等社会团体和计划生育协会等群众组织将积极参与进来，志愿者也将在其中发挥重要作用。同时，还有很多企业表现出很高的热情，以各种方式对活动予以支持。

四是服务百姓，回报社会。这次科普宣传活动突出服务性，核心是让百姓得到实惠。活动将在90个城市的4000多个社区和乡镇举办大型义诊活动，开展900场卫生培训和健康讲座，并发放科普宣传小册子300万份，宣传单页3000万份，印发《中国中医药报》“特刊”500万份，赠送中医药手册20多万册；中医大篷车队预计行程达15000公里；向基层医疗单位捐赠价值2000余万元的物资。

总之，这次“中医中药中国行”大型科普宣传活动，是一次中医药文化之旅，一次中医药科普之旅，一次惠及百姓、服务大众的健康之旅。我们将发扬求真务实、真抓实干、团结协作，开拓进取的精神，确保活动取得圆满成功，并积极探索中医药科普宣传工作的新途径、新方法、新机制，力争把“中医中药中国行”活动打造成一项影响广泛持久的品牌活动。

最后，我代表组委会再次向在座的记者朋友和支持单位表示衷心的感谢。希望大家对这项活动给予更多的关注和支持。希望记者朋友们对这项活动进行更多的采访报道，以进一步扩大中医药文化的影响，扩大活动的影响。我们将积极配合你们的工作，并尽最大努力为大家提供工作便利。

谢谢大家！

国家中医药管理局副局长吴刚在乡镇卫生院中医科中药房建设等工作汇报会上的讲话

（2007年6月23日）

同志们：

乡镇卫生院中医科中药房建设等工作汇报会今天就要结束了。这次会议非常重要。为了开好这次会议，今年3月上旬，我局对各地在新农合中发挥中医药作用的情况进行了调查；5月中旬又对乡镇卫生院中医科中药房建设等情况进行了调查。在过去的一天半时间里，各省级中医药管理部门汇报了乡镇卫生院中医科中药房建设情况和在新农合中发挥中医药作用的工作进展情况。大家总结回顾了前一阶段的工作，既交流了经验，又提出了问题，同时也对今后的工作提出了很好的意见和建议。今天上午，大家又针对工作中存在的问题和不足以及重点、难点进行了热烈的讨论，对进一步做好乡镇卫生院中医科中药房建设和如何在新农合中充分发挥中医药的作用提出了许多很好的意见和建议。今天下午，大家还要实地参观广东省肇庆市乡镇卫生院中医科中药房建设情况，相信他们的工作能够给大家留下深刻的印象，并对今后的工作有所帮助。

经过一天半的会议，大家普遍认为，加强乡镇卫生院中医科中药房建设，在新农合中充分发挥中医药的作用，对于推动农村中医药工作、构建覆盖城乡居民的基本卫生保健制度意义重大；中医药管理部门肩负的责任很重，面临的问题和困难也不少，但只要我们坚定信心、精心组织、扎实工作、稳步推进，就一定能够克服困难，进一步推动乡镇卫生院中医科中药房建设工作，充分发挥中医药在新农合中的作用，使广大农民享受到“简、便、验、廉、效”的优质中医药服务。我认为，经过大家的努力，会议达到了交流工作经验、进一步提高思想认识和明确工作任务的目的。

下面，我讲几点意见，供同志们参考。

一、提高对加强乡镇卫生院中医科中药房建设重要性的认识

我国是一个农业大国，农村人口占总人口的70%。长期以来，由于农村社会生产力水平比较低，城乡经济社会资源分布不平衡，农村卫生工作不仅是我国卫生工作的重点，也是整个卫生服务体系中最薄弱的环节。乡镇卫生院是农村三级卫生服务网的中心，在农村卫生工作中具有非常重要的作用，是广大农民就诊的主要选择之一。正在实施的《农村卫生服务体系建设与发展规划》中，乡镇卫生院就是建设的重点，共安排投资141.26亿元，占投资总额的65.14%，其中房屋建设投资98.55亿元，设备投资42.71亿元，主要用于加强预防、保健、急诊、产科和中医等功能建设，重点解决危旧房改造、业务用房短缺及设备配备配置。在新农合中，卫生部还要求各地通过制定补偿方案、明确门诊补偿范围、设定补偿比例等政策措施，引导农民在乡村两级医疗机构就诊。

农村中医药工作一直都是整个中医药工作的重点和薄弱环节，农村中医药三级服务网络中乡镇卫生院中医科中药房具有十分重要的作用。乡镇卫生院是否设立中医科中药房，能否提供优质的中医药服务，直接关系到广大农民能否真正享受到“简、便、验、廉”的中医药服务。正是由于这个原因，吴仪副总理在2007年全国中医药工作会议上明确要求在乡镇卫生院的改建中要按照有关标准建设好中医科中药房；《农村卫生服务体系建设与发展规划》将中医功能建设作为乡镇卫生院建设的主要内容之一；为了进一步推动乡镇卫生院中医药服务功能建设，2003年卫生部和国家中医药管理局还联合印发了《乡镇卫生院中医药服务管理基本规范》。近年来，我局也通过开展一些项目建设，推动乡镇卫生院中医科中药房建设。如全国农村中医工作先进县建设，将乡镇卫生院中医科中药房建设作为建设工作的重要考核指标加以推进；农村医疗机构中医特色专科（专病）建设和针灸理疗康复特色专科建设均将乡镇卫生院列入项目单位范围；2004年开始开展的乡镇卫生院中医临床技术骨干培训项目，已超额培训1659人，超出计划名额16.6%，为乡镇卫生院培养了一批留得住、用得上的实用型中医业务骨干。

近年来，各地通过实施《农村卫生服务体系建设与发展规划》，将乡镇卫生院中医科中药房纳入建设，一大批乡镇卫生院中医基础设施得到了改善。截止到2007年3月底，对全国27个省（自治区、直辖市）实施“规划”的统计分析结果显示（辽宁、江苏、西藏、青海数据不全）：27个省（自治区、直辖市）共35121所乡镇卫生院中，有25077所乡镇卫生院设有中医科，占乡镇卫生院总数的71.40%；有24903所乡镇卫生院设有中药房，占乡镇卫生院总数的70.91%。其中，有24385个中医科和21370个中药房列入了建设规划，分别占乡镇卫生院总数的69.43%和60.85%；有17107个中医科和14652个中药房已经开展了建设工作，分别占乡镇卫生院总数的48.71%和41.72%；还有7278个中医科和6718个中药房即将开展建设，分别占乡镇卫生院总数的20.72%和19.13%。此外，浙江、河南、四川、甘肃和江西等地制定了乡镇卫生院建设标准，湖南等地开展了乡镇卫生院中医兴院示范单位创建工作。乡镇卫生院中医科中药房建设使中医药服务能力有了较大提高，大多数乡镇卫生院中医药门诊量占总门诊量的30%左右，最高达到70%。但是，在肯定工作成绩的同时，我们也要清醒地看到，乡镇卫生院中医科中药房建设还面临不少困难和问题：一是28%的乡镇卫生院还没有中医科，29%的乡镇卫生院还没有中药房；虽然不少乡镇卫生院设有中医科和中药房，但其基础条件简陋，设备陈旧难以使用；二是人才缺乏，素质偏低，只有87.3%的乡镇卫生院有中医类别医师，中医骨干人才和中医专科人才尤其缺乏；三是乡镇卫生院中医科存在重医疗轻预防、保健、养生、康复服务的现象。产生上述问题的根本原因，既有外部环境的原因，也有我们思想认识不到位的原因。部分省级中医药管理部门对乡镇卫生院中医科中药房建设重视不够，认为乡镇卫生院建设投资的主管部门是各卫生厅局的规划财务部门和农村卫生管理部门，中医药管理部门在管理上无从入手，从而工作缺乏主动性，参与意识不强。

因此，各省级中医药管理部门要切实解决思想认识上的问题，进一步提高对加强乡镇卫生院中医科中药房建设重要性的认识，把加强乡镇卫生院中医科中药房建设作为本部门的重要职责予以高度重视，克服“无关”、“无位”和“无为”的消极、畏难情绪，积极主动、富有创造性地开展工作，加强与有关部门的沟通、协调和配合，不做局外人。

二、以实施《农村卫生服务体系建设与发展规划》为契机，全面加强乡镇卫生院中医科中药房建设

加强农村卫生服务体系建设是建设社会主义新农村的一项重要任务。经国务院同意实施的《农村卫生服务体系建设与发展规划》是新时期加强农村卫生服务体系建设，建立起适应我国经济发展水平的农村卫生服务网络，提高农村卫生机构的服务能力和效率，满足农民群众的初级卫生保健服务需求的重要举措，投资力度大，项目要求高。各省级中医药管理部门一定紧紧抓住这一前所未有的机遇，重点做好以下几点：

第一，加强乡镇卫生院中医科中药房基础设施建设。各省级中医药管理部门要积极与卫生厅局规划财务部门、农村卫生管理部门进行沟通协调，制定乡镇卫生院中医科中药房改造计划，与乡镇卫生院其他工作统筹规划，同步建设。特别是对那些还没有设立中医科中药房的乡镇卫生院，要首先列入建设规划，尽早开展建设工作。力争到2010年，所有的乡镇卫生院都建有设施设备齐全、中医药服务功能完备的中医科中药房；除提供中医医疗服务以外，还能够提供中医预防、保健、养生、康复服务；乡镇卫生院中医药诊疗服务要达到全院总服务量的30%以上。从现在的情况来看，我们离这个目标还有不小的距离，这需要我们加大协调力度，加快工作进程，切实把加强乡镇卫生院中医科中药房建设作为农村中医药三级服务网络的关键环节加以推进。

第二，加强乡镇卫生院中医特色建设。乡镇卫生院要发展，必须有自己的特色和优势，而只有充分发挥中医药的优势和作用，才可能拥有自己的特色。不少乡镇卫生院依靠一、二名老中医或一、二个中医专科，不仅为辖区内的群众服务，而且吸引了周边地区，乃至城市的部分患者，业务红红火火，撑起了一片天的情况比较多见。这为我们提供了一个思路，乡镇卫生院要发展，走中医兴院是重要途径之一。各省级中医药管理部门要积极引导乡镇卫生院针对当地的常见病、多发病，突出中医药特色并逐步形成专科（专病）优势，形成一批以中医药服务为特色的乡镇卫生院。国家中医药管理局和财政部联合开展的农村医疗机构中医特色专科（专病）和针灸康复理疗特色专科建设项目，将适当扩大乡镇卫生院的名额分配比例，以加强引导力度。

第三，加强乡镇卫生院中医药人才培养。乡镇卫生院中医科能否生存和发展，人才是关键。各省级中医药管理部门要切实加强乡镇卫生院中医药人才培养，一是加大县中医院对乡镇卫生院中医药技术支持力度；二是有计划地开展乡镇卫生院中医药人员定期赴县中医院进修学习活动，按照卫生部、国家中医药管理局《关于进一步加强农村中医药工作的意见》的要求，乡镇卫生院中医药人员每5年要参加3～6个月的进修学习；三是在各项农村中医药人才培养项目中加大对乡镇卫生院中医药人才培养的支持力度；四是继续开展乡镇卫生院中医临床技术骨干培训项目。我局正在与卫生部协调继续开展乡镇卫生院中医临床技术骨干培训项目，力争给中西部地区每一个乡镇卫生院培养一名中医临床技术骨干。

第四，加强对村卫生室中医药业务指导。各省级中医药管理部门要把乡镇卫生院作为加强村卫生室中医药业务建设的重要力量加以应用。一是把乡镇卫生院作为农村中医药适宜技术推广的重要环节，加强对乡镇卫生院中医药适宜技术推广的师资培训，引导乡镇卫生院加大对村卫生室推广中医药适宜技术的力度，乡镇卫生院可以通过组织乡村医生月（周）会、进修、培训班等形式推广农村中医药适宜技术；二是通过乡村卫生服务管理一体化，强化乡镇卫生院对村卫生室的中医药业务管理和指导，由乡镇卫生院统筹开展乡村两级卫生服务机构的中医药服务。

三、落实新农合中各项中医药政策，充分发挥中医药在新农合中的作用

2005年我局落实新型农村合作医疗试点工作暨农村中医药工作会议召开以后，各地高度重视在新农合中发挥中医药作用，按照会议的部署和要求，切实采取各种措施，加大工作和协调力度，取得了明显的成效。我局对北京等24个省（自治区、直辖市）的工作进展情况的统计分析结果显示：各地均将符合条件的中医医疗机构纳入新型农村合作医疗定点医疗机构，将适宜的中医药服务项目纳入补偿范围，将必需的中成药和中草药纳入基本用药目录；约 53.5% 的试点县（市、区）采取了采取提高中医药服务补偿比例、降低中医医院住院起付线、将中医药纳入门诊慢性病补偿范围、对中医药治疗的优势病种和对中医类别的乡村医生进行补助、提高对乡镇卫生院补助经费等措施，鼓励参合农民和定点医疗机构选择运用中医药进行诊疗的政策措施。目前，有内蒙古、吉林、浙江、江西、山东、河南、湖北、湖南、广西、海南、重庆、青海、新疆等共 13 个省（自治区、直辖市）制定了全省统一的提高补偿比例和降低起付线的补偿方案，其中部分地区还明确要求将使用中医药补偿比例提高 5% ~ 10%。关于全国中医药在新农合中作用的发挥情况，我局将汇总分析形成报告后发给大家，供大家学习、借鉴和参考使用。

目前，在新农合中发挥中医药作用的政策措施已经相对齐全。吴仪副总理在 2007 年全国中医药工作会议上提出在新农合中，增加纳入报销范围的中医诊疗项目和中药品种，降低中医药报销起付线，提高中医药报销比例。卫生部、财政部和我局即将联合印发的《关于完善新型农村合作医疗统筹补偿方案的指导意见》中，也明确提出要增加纳入新农合补偿范围的中医（含民族医）诊疗项目和中药（含民族药）品种，适当提高中医药服务的补偿比例，引导农民选择在费用和疗效上具有明显优势的中医药服务。各省级中医药管理部门目前的工作重点是将这些已经形成的政策措施落到实处，把这些好的经验进行推广，主要应做到以下几点：

一是要研究增加纳入新农合补偿范围的中医（含民族医）诊疗项目和中药（含民族药）品种，包括中药饮片、中成药、治疗性医疗机构中药制剂和乡村医生自种、自采、自用的中草药。

二是要研究提高新农合中医药服务具体的补偿比例。原则上，纳入补偿范围的中医（含民族医）诊疗项目和中药（含民族药）品种的补偿比例应较同等级医疗机构的西医药服务有一定提高，具体比例由各地根据本地区实际情况确定。

三是要研究降低新农合中医药起付线的政策措施。各地要结合各自的实际情况，选择对中医院降低起付线，或者对以中医药治疗为主的病种降低起付线，还可以探索其他的降低起付线的方式方法。

此外，各地也要研究制定其他补偿政策，引导农民选择运用中医药诊疗疾病，特别是中医药在费用和疗效上具有明显优势的常见病、多发病和慢性病。

同志们，乡镇卫生院中医科中药房建设正面临极好的机遇，发展思路也已经清晰，目标任务也已经明确，在新农合中鼓励发挥中医药作用的政策措施已经相对齐全，时不我待。我们要以这次会议为新的起点，从落实科学发展观、统筹城乡发展、构建和谐社会和实现全面建设小康目标的高度，切实做好我们的本职工作，抓住机遇，锐意进取，扎实工作，稳步推进，努力推动农村中医药事业发展。

卫生部副部长兼国家中医药管理局局长王国强在开展中医“治未病”试点工作座谈会上的讲话

（2007 年 6 月 24 日）

今天，国家中医药管理局在广州召开中医“治未病”试点工作座谈会，十分重要。首先，我代表卫生部和国家中医药管理局，对各位的到来表示热烈的欢迎，对大家在中医“治未病”理论和实践上取得的积极进展表示祝贺！

今年年初，中共中央政治局委员、国务院副总理吴仪同志在全国中医药工作会议上，从历史和时代发展的战略高度，对开展中医“治未病”工作提出了具体要求。根据吴仪副总理的指示，国家中医药管理局进行了认真研究，在积极推动各地开展中医“治未病”工作的同时，决定召开这次座谈会。这次座谈会的主要任务是，交流前一阶段在开展中医“治未病”工作方面所取得的进展，分析存在的困难和问题，进一步认清形势，提高认识，统一思想，理清思路，明确试点工作的目标和任务，落实开展试点工作的具体措施，扎实推进试点工作，为中医医院全面开展中医“治未病”工作，构建有中医药特色的预防保健服务体系提供经验。

今天上午，7 位同志进行了大会发言。广东省中医院通过整合中医体质辨识、健康调养咨询门诊以及传统疗法中心，成立“治未病”中心，积极开展中医“治未病”服务，各项工作很有成效。浙江省中医院在开展中医“治未病”工作中进行“辨体优育”，实施孕产妇体质辨识，提供孕前、孕中和产后的辨体干预和辨体施养，其着眼点、切入点紧紧扣住了中医“治未病”的重点，很有建设性。广西中医学院第一附属医院通过建立“健康保健中心”，为亚健康及健康人群提供中医药服务，思路很好。武汉市中医院在中医药理论指导下，根据不同的季节，针对不同的人群、不同的疾病进行适时干预或预防，深受群众欢迎。他们在开展中医“治未病”服务中，从服务模式、服务范围、服务途径、服务方法等方面进行了有益的探索和尝试，为开展中医“治未病”试点工作提供了许多可资借鉴的经验。北京中医药大学王琦教授带领的课题组，历经30余年的研究，以《黄帝内经》和历代医家的体质理论为依据，建立了《中医体质分类判定标准》，为中医“治未病”工作的开展提供了有效的方法和工具。昆仑健康保险公司联合有关企业、中医医院，将中医“治未病”理念应用于健康文化、健康管理、健康保险，提出了“治未病”健康保障模式（“KY3H”模式），这种与时俱进、敢为人先、开拓创新的精神可嘉，令人感动。国家科技支撑计划“中医‘治未病’及亚健康干预研究”项目将从亚健康量表及评价指标体系、亚健康状态中医辨识与分类、亚健康基础数据库、亚健康中医药干预等方面进行系统研究。听了大家的发言，我深受启发。同时，这次座谈会在广东召开，还要实地参观广东省中医院的“治未病”中心，具有现场意义。这样安排，就是为了便于大家集思广益，从不同的角度、不同的方面对开展中医“治未病”工作进行研究，从而推动中医“治未病”工作的开展。

下面，我就开展中医“治未病”工作谈几点意见，供同志们讨论和在下一步工作中参考。

一、切实提高对开展中医“治未病”工作意义的认识

吴仪副总理在今年全国中医药工作会议上指出：“中医学中有一个理念：‘上工治未病’，我理解就是重视预防和保健的医学，也就是防患于未然。我们现在讲如何治病，如果预防工作做得好，身体强壮，抵抗力增强了，不生病或少生病不是更好吗？我认为，随着疾病谱的改变，医学模式由生物模式向生物、心理、社会和环境相结合模式的转变以及现代医学的理念由治愈疾病向预防疾病和提高健康水平方向作出调整，‘治未病’的重要性将会进一步凸显出来。我建议把‘治未病’作为一个课题来研究，可以先选几个中医院进行试点探索。”

要提高对开展中医“治未病”工作意义的认识，我认为首先应当全面、正确理解什么是中医“治未病”。归纳起来看，大家普遍认为，中医“治未病”始见于《黄帝内经》提出的“上工治未病”，历经长期的实践，逐步构成了“未病先防、已病防变、瘥后防复”的理论体系，并形成了独具特色的丰富多样的技术方法。我理解，其核心就在于“预防为主”，无论是未生病前的预防，还是生病以后的防止进一步严重以及疾病痊愈后的防止复发，都体现在一个“防”字上，贯穿于人体未病预防和疾病治疗的全过程。

通过学习吴仪副总理的讲话，结合大家的研究和工作实践，我认为开展中医“治未病”工作的重要意义有以下几个方面。

（一）开展中医“治未病”是服务我国经济社会发展大局的需要

近几年来，我国医疗费用持续增长，卫生费用占GDP的比重每年提升0.5个百分点，对有限的社会资源提出了严峻挑战，“看病难、看病贵”已成为社会的热点问题。随着我国老龄化社会的到来和慢性非传染性疾病在疾病谱中比重加大等因素的影响，如果按照现有的医疗保障模式和体系，我们将面临更大的压力和更加严峻的挑战。从世界范围看，就是经济社会发达的国家，基于现代医学和以巨额财政补贴为代价的医疗健康保障模式，也被认为是“供不起和不可持续的医学”。相比之下，我国是发展中国家，还处于并将长期处于社会主义初级阶段，是“穷国办大卫生”，用于医疗卫生的投入十分有限。因此，必须将有限的资源投放到那些最具有成本效益的服务中去。通过“治未病”，防患于未然，使人们不生病、少生病或延缓发病，就是最具成本效果的服务之一。大家可以想象一下，通过“治未病”服务的开展，如果能够减少高血压病、冠心病、糖尿病等疾病的发病或将患病年龄推迟几年，不仅能为群众减轻病痛，也能为每个家庭减轻负担，更重要的是能为国家经济社会发展作出贡献，其意义是多么重大。

（二）开展中医“治未病”是满足广大人民群众对中医药服务需求的需要

随着经济社会的发展进步，人们的生活水平不断提高，健康观念发生转变，健康意识进一步增强，人民群众对于保障健康、预防疾病、提高生活质量乃至生命质量的需求正日益增长。同时对医源性疾病、化学药物毒副作用的认识不断深入，“绿色健康”的理念方兴未艾。中医药植根于我国传统文化，内在的文化认同使中医“治未病”思想具有坚实的社会基础，各种中医理论指导下的养生保健方法深受人民群众的欢迎。正是在这种社会背景下，人民群众对中医“治未病”服务的需求将日益增强。我们应该看到这种发展趋势，并站在历史发展的前沿去引导需求、满足需求。

（三）开展中医“治未病”是适应医学模式转变的需要

现代的医学模式已由生物医学模式转变为生物、心理、社会和环境相结合的医学模式，现代的医学理念已由治愈疾病向预防疾病和提高健康水平方向作出调整。现代的医学模式转变和现代的医学理念调整，其实质就是由以疾病为中心转变为以健康为中心，由治“已病之人”转变为“治未病之人”。有专家预测，“治未病之人”必将成为21世纪医学变革的主流。中医“治未病”的思想，完全符合现代的医学发展潮流，开展中医“治未病”工作，完全符合现代的医学模式转变。在这一划时代的医学革命中，中医“治未病”思想的全面继承与发扬，具有重要的现实意义和深远的历史意义。

（四）开展中医“治未病”是中医药自身发展的需要

首先，开展中医“治未病”是继承发扬中医药学术的重要内容。中医“治未病”以《黄帝内经》为发端，历经2000多年的实践与探索，构建起了以保障健康为核心的理论体系，形成了丰富的诊疗技术及干预手段，是中医药学伟大宝库中的精髓。但长期以来，由于种种原因，人们对中医“治未病”的认识不够，重视不够，运用也不够。中医“治未病”工作的开展，必将使中医药“治未病”理论和技术得到全面继承，并在实践中不断丰富和发展。

其次，开展中医“治未病”是彰显中医药特色优势的重要方面。我在不久前召开的纪念“衡阳会议”25周年的讲话中提出了3个“明确”和3个“坚持”，即明确中医药工作的方向，坚持突出中医药特色；明确中医药工作的重点，坚持发挥中医药优势；明确中医药工作的目标，坚持发展中医药事业。“治未病”是中医学中的重要理念，具有完整的理论体系和独特的技术方法，在保护和增进人们健康方面具有显著的优势，是中医药特色优势的重要组成部分。因此，开展中医“治未病”工作，将其特色突出出来、优势发挥出来，是中医药工作的重点和重要目标。

第三，开展中医“治未病”是拓展中医药服务领域的重要手段。长期以来，一直存在着重医疗而轻预防保健、重病人而轻健康人和亚健康人等问题，注重围绕中医药医疗服务下工夫，而对中医药在预防、保健、养生、康复等方面的作用重视不够。因此，中医“治未病”工作的开展，必将使中医药的服务对象由以病人为主拓展到病人、亚健康人和健康人，服务范围由以医疗为主拓展到医疗、预防、保健、养生、康复等方面，中医药服务的活力将进一步增强。总之，我们要充分认识开展中医“治未病”工作的重要意义，坚定工作信心，增强责任感、使命感和紧迫感，积极、主动地推动这项工作的开展。

二、把握试点工作的目标和原则

（一）关于试点工作的目标

这次中医“治未病”试点工作选择在部分中医医院进行，通过试点要实现3个目标，一是形成一批能系统开展中医“治未病”工作的中医医院，总结出在中医医院实现中医“治未病”思想的有效途径和模式；二是为研究制定开展中医“治未病”工作的相关政策措施提供实践经验和依据；三是探索构建有中医特色的预防保健服务体系的办法。

在这里，我想特别强调两点，一是在试点中，构建有中医特色的预防保健服务体系是我们的主要着眼点。因此，要从全局的高度、用战略的眼光来正确把握3个目标之间的关系，全面谋划试点中的各项工作。二是这次试点首先选择在部分中医医院中进行，主要是考虑中医医院有一定的技术资源、服务人群和工作基础，但并不意味着中医“治未病”工作仅仅局限在这些试点的中医医院中，也不意味着中医“治未病”工作只在中医医疗机构中开展，而是列入试点的中医医院需要承担更多的任务和责任。

（二）关于试点工作的原则

一是以人为本，服务群众。开展中医“治未病”工作的出发点和落脚点都必须坚持以人为本，以提高人们的健康水平为核心，以使人们少生病或不生病为着力点，从试点工作实施方案的制定到中医“治未病”模式的建立、服务的提供等各个方面，都必须真正从人民群众的需求出发。

二是结合实际，因地制宜。开展试点工作的各中医医院，要按照试点的总体要求，紧密结合医院和当地实际，认真制定切实可行的试点工作实施方案，积极开展符合当地需求和人群特征的中医“治未病”服务。

三是整合资源，形成合力。在试点工作中，既要有效整合试点中医医院内部机构、设施、人员、技术等资源，又要整合行业内医疗、科研、教育等资源，同时还要积极利用其他社会资源，从而围绕中医“治未病”工作的开展形成合力。

四是形式多样，注重实效。各试点中医医院开展中医“治未病”工作，可以采取多种工作模式，可以在预防、保健、养生、康复等领域选择不同的侧重点，可以运用各种不同的方法手段，但都必须注重实效，把中医“治未病”的优势真正体现出来。

五是突出重点，及时总结。通过试点以求解决的问题很多，各试点中医医院要紧紧围绕这些主要问题，抓住工作的重点和难点，积极探索，大胆实践。在试点过程中，要加强交流，沟通信息，及时总结，形成经验，积极推广，务求实效。

三、明确试点工作的重点

中医医院全面、系统地开展中医“治未病”，是一项创新性的工作，尽管目前不少中医医院进行了尝试，但从总体上看，还没有形成一套成熟的服务模式，还没有构建一个完善的服务体系，还没有建立一套规范的服务方法。与此同时，服务理念还需要进一步转变，服务范围还需要进一步明确，服务资源还需要进一步整合，服务监管还需要进一步加强。

就中医医院开展中医“治未病”试点工作的重点及在试点中要解决的主要问题，试点工作方案（草案）中已提出了初步的意见，请大家进行认真讨论，我们将根据大家的意见和建议，做进一步修改后确定。在这里我就试点工作的重点谈一些看法。

（一）关于服务范围的确定和服务模式的选择问题

中医“治未病”服务范围的确定，必须树立正确的理念。我认为，我们的工作应该树立以人为本的理念，服务对象应该是所有人，包括健康人、亚健康人和病人；服务领域则包括预防、保健、养生、康复和医疗。

中医“治未病”服务模式的选择，必须充分考虑不同的服务对象和服务领域。如中医体质辨识这一中医“治未病”方法，应用在不同的人群，如健康人群的孕产妇、亚健康人群以及病人等不同服务对象时，服务的提供方式或方法应有所区别。同样是中医体质辨识这一中医“治未病”方法，当用在预防、养生、医疗等不同领域时，其服务的提供方式或方法也应有所区别。同时，不同的中医“治未病”技术手段，其提供的方式或方法也是不同的。因此，我们要通过试点，以服务对象、服务领域、服务技术手段为要素，总结出一整套行之有效的中医“治未病”的服务模式。在这里，我还想强调一点，中医“治未病”服务的有效提供，必须具有一定的服务平台，因此各试点中医医院要切实加强平台建设，包括机构建设、运行机制建设等，从而为中医“治未病”工作的扎实、有效开展提供坚实的基础。

（二）关于服务内容和方法问题

中医“治未病”的服务内容和方法，其核心是服务的技术方法和手段。经过两千多年的实践，中医“治未病”的技术方法得到了不断的丰富和发展，既有传统的，又有现代的；既有药物的，更有大量非药物的。在试点中，要注意各种方法的综合应用，合理应用，要通过实践，总结形成技术规范，便于推广。实现上述目标，其基础是要确定这些方法所取得的实际效果如何，为人民群众健康水平的提高究竟发挥了多少作用。因此，在开展试点工作中，必须以科学的态度去提供中医“治未病”服务，以科研的思路和方法去开展中医“治未病”服务，注意基础资料的完整与规范，不断规范技术方案，不断完善评价体系，在提供中医“治未病”服务的同时积极开展相关研究。

开展中医“治未病”试点，要高度重视并切实做好中医“治未病”服务内容和方法的继承与创新。要做到这一点，必须按照吴仪副总理讲话提出的要求，正确认识和处理好继承与创新的关系，坚持以临床实践为核心，充分发挥中医药的特色优势。同时，要积极吸收应用现代科学技术和方法，开阔思路，促进中医“治未病”理论与实践的创新。

（三）关于人才队伍建设问题

开展中医“治未病”工作，要以中医药理论为指导，针对不同服务对象和服务领域，综合、合理运用各种不同的技术方法，提供多种形式的服务。这对相关人员的知识与技能提出了新的要求。这些人员必须具备扎实的中医药基本功，具有丰富的临床实践经验，掌握中医养生保健的基本知识与技能，熟练运用具有中医特色的技术方法（如心理调节、膳食调养、中药调理、运动调摄、针灸、按摩、熏蒸、沐足等）。这可谓是中医药专业技术人员中的复合型人才，目前这类人才十分缺乏。同时，中医“治未病”服务还需要具有养生保健康复知识和实践经验的人才，需要熟练掌握中医养生保健等基本技能的人才。试点中，一方面，各试点单位要加强开展中医“治未病”工作所需的各类人才的培养，为试点工作的顺利推进提供有力的人力资源保障；另一方面，要从开展中医“治未病”工作的人员队伍结构、各类人员的知识与技能结构、各类人员的培养方式等方面，边实践、边探索，并不断总结、提供经验。

（四）关于配套政策保障问题

开展中医“治未病”是一项新的工作，在试点过程中会遇到一些政策性问题，如诊疗科目设置问题、相关服务项目的价格问题、相关诊疗项目和药物纳入医疗保险的问题、经费保障问题等等。这些问题可以分为3个层面，首先是可以与现有的政策相衔接，其次是与现有政策不能直接衔接但可以在现有的政策框架内解决，第三是确实需要制定新的政策规定。对于上述各个层面的问题，特别是后两种问题，希望大家高度关注，认真研究，加强协调，争取突破，为其他地区乃至国家层面的相关政策制定提供有益经验。在政策措施的建立完善过程中，要上下紧密配合，希望大家以实践为基础，注意总结工作经验和实际效果，积极提出建设性的意见和建议，为我们研究制定相关政策措施提供强有力的依据。

（五）关于具有中医特色的预防保健服务体系构建问题

构建具有中医特色的预防保健服务体系，既对中医药事业发展具有重要意义，同时对于建立我国覆盖城乡居民的基本卫生保健制度和多层次的医疗保障体系，解决13亿中国人民的疾病预防控制和卫生保健问题具有深远的意义。

构建具有中医特色的预防保健服务体系，涉及许多方面的内容，既包括该服务体系与现有中医药服务体系的关系，也涉及与城市社区及农村基层医疗卫生服务体系、疾病预防控制体系、健康宣传教育体系等的关系；既涉及中医药行业内部各方面的问题，也涉及整个卫生行业中有关方面的问题；既涉及卫生行业的问题，还涉及医疗保险等其他行业的问题；既涉及服务的技术业务问题，还涉及管理问题。因此，希望大家通过试点，在明确中医“治未病”的服务范围和模式、服务内容和方法等的基础上，就该服务体系的总体构架、组成部分的功能、保障条件等进行研究，并提出意见和建议。

四、关于开展中医“治未病”工作应注意的几个问题

（一）要注重工作基础和服务内涵的建设，不能一哄而起，更不能搞形式主义

开展中医“治未病”，要有必要的工作基础，要结合本地区群众的实际需要，认真探讨中医“治未病”的具体手段和方法，不能盲目行动，草率上马，甚至搞形式主义，简单地把原来的体检中心改为亚健康中心或者叫做“治未病”中心。这样非但做不好中医“治未病”工作，甚至还可能损害群众的利益，影响中医“治未病”的有效开展，并最终影响中医药事业的发展。

（二）要注重在为群众提供服务上下工夫，不能把开展中医“治未病”作为医院创收的手段

开展中医“治未病”工作的最终目的，是通过预防疾病，保障人民群众健康，并最终降低医疗费用，减轻群众负担。因此在开展中医“治未病”工作过程中，每一个服务

项目的开展，都要经过充分论证，在具体的服务上下工夫，在充分体现中医“治未病”简、便、廉、验的优势上下工夫，避免走入“过度医疗”和“过度干预”的误区，更不能把开展中医“治未病”当作创收的手段，巧立名目，违规操作，变相收费，这与我们的宗旨不相容，与我们的目标背道而驰。

（三）要注重处理好开展中医“治未病”与现有规定的衔接

开展中医“治未病”工作，要注意与现有政策、法规的衔接，例如，要按照《医疗机构管理条例》的要求设置相应的诊疗科目，要按照现行的政策要求申报新的服务项目价格，要按照医疗保险的规定报销服务费用，等等。当遇到现有法律法规、规章制度未予以明确规定或者与其发生矛盾的问题时，应及时反映，做好咨询沟通，争取政策支持，切忌自作主张、投机取巧，甚至明知故犯、违规操作。

（四）要注重处理好提供服务与开展科研的关系

在开展中医“治未病”服务中，需要进一步规范和完善技术方法，全面总结服务效果。因此，在中医“治未病”的实践中，要有科研的意识和思路，积极运用科研的方法，注意相关资料的完整与规范，完善技术手段的操作规程，规范技术方案，科学总结服务效果，避免出现中医“治未病”的效果无法评价、规范体系建立缺乏依据等问题。与此同时，有关“治未病”的科学研究要以实践为核心，真正做到来源于实践并为实践服务。

（五）要注重宣传

试点工作过程也是一个向社会展示、普及中医“治未病”理念和效果的过程，因此，在试点中要加强宣传，让更多的人认知中医“治未病”。中医“治未病”服务的重要特点，就是要让大家自己掌握方法、自己能够操作，以更好地发挥作用，这就要求一方面中医“治未病”的技术方法要尽量简单，用起来方便，在家里就可以做，另一方面还要加强宣传，教会大家掌握这些方法，正确使用这些方法。良好的效果是最有力的宣传，因此，在让接受中医“治未病”服务的人真正感受到效果的同时，还要注重服务效果的总结和宣传，让更多的人了解中医“治未病”。另外，还希望各试点单位要加强试点工作的宣传和经验的交流，形成协作机制，互相学习，互相促进。

同志们，我们这次座谈会，是落实吴仪副总理重要讲话的一次具体行动，对做好中医医院开展中医“治未病”试点工作，推进中医“治未病”的深入发展，具有十分重要的意义。希望大家集中精力参加会议，积极为试点工作的开展提出意见和建议，贡献经验和才智，努力把会议开好，真正取得成效。

国家中医药管理局副局长吴刚在开展中医“治未病”试点工作座谈会上的总结讲话

（2007年6月25日）

经过一天半紧张的工作，这次座谈会就要结束了。下面我就会议的情况作一个简要小结，并就试点工作的近期安排提出几点要求。

一、会议取得的主要成效

开展中医“治未病”工作，是吴仪副总理在今年全国中医药工作会议上提出的具体任务。与会人员一致认为，这次会议是国家中医药管理局贯彻落实吴仪副总理指示，在认真研究、积极推动各地开展中医“治未病”工作的基础上，就中医医院开展中医“治未病”试点工作进行的专题研讨，非常及时，非常必要。王国强副部长兼局长对会议的召开高度重视，亲自到会听取大会发言并发表重要讲话。王国强副部长的讲话全面阐述了开展中医“治未病”工作的意义，明确了中医医院开展中医“治未病”试点工作的目标和应当把握的原则，提出了试点工作的重点，强调了开展中医“治未病”工作需要注意的问题，高屋建瓴，思路清晰，全面客观，使大家对开展中医“治未病”工作的意义有了更加深刻的认识，对中医“治未病”的内涵有了更加深入的理解，对试点工作安排有了更加清晰的思路，是指导中医医院开展中医“治未病”试点并扎实推进中医“治未病”工作的纲领性文件。

大家认为，7位同志进行的大会发言，从医疗、科研、产业等不同方面、不同角度分别介绍了本单位在中医“治未病”工作方面进行的探索和实践，各有特色和侧重，对开展中医“治未病”工作有着很好的借鉴意义。同时，通过实地参观广东省中医院的“治未病”中心，对中医“治未病”工作有了更为直观的认识和了解，亲身感受到了其工作内容的丰富和多样以及所体现出来的中医特色和广大群众的认可。

会上，与会人员结合学习王国强副部长的重要讲话，围绕《中医医院开展中医“治未病”试点工作方案（讨论稿）》进行了重点讨论。大家普遍认可《方案》的框架和主要内容，同时根据自己工作中的实际情况、需要解决的问题等提出了许多很好的意见，并建议在对《方案》进一步修改完善后尽快组织实施。

总之，通过这次会议，大家进一步提高了认识，统一了思想，理清了思路，明确了任务，同时更加坚定了开展中医“治未病”工作的信心，增强了责任感和使命感。可以说，经过大家的共同努力，这次座谈会达到了预期目的，其成功召开将为今后一个时期开展中医“治未病”工作奠定良好的基础。

二、近期工作安排

一方面，从国家中医药管理局角度，对于试点工作的安排主要有以下几方面。

一是印发试点工作方案。根据大家提出的意见和建议，我局将尽快修改完善后印发《中医医院开展中医“治未病”试点工作方案》，以明确试点工作的有关安排。

二是确定试点单位。按照医院自愿的原则，在全国范围内选择符合条件的中医医院作为试点单位。这次到会的14家中医医院，在医院有积极性的前提下，原则上将会进入第一批试点单位。确定试点单位后，我局将正式发文予以明确。

三是指导制定试点工作实施方案。我局将会同有关省级中医药管理部门，指导各有关中医医院制定具体的试点工作实施方案，并组织专家对试点工作实施方案进行审定。如果实施方案不能通过专家审定，则该医院暂不列入试点单位。

四是成立协作组。确定试点单位后，将成立中医医院开展中医“治未病”试点工作协作组，旨在加强沟通和交流，互相学习借鉴，共同做好中医“治未病”试点工作。

五是进行阶段小结。在试点工作进行一段时间后，计划今年年底组织召开专题会议，对试点初期工作进行小结，重点是了解试点工作进展情况和存在的问题，提出解决的思路和办法。

各省级中医药管理部门，特别是试点单位所在的省份，要加强调研，了解本省中医“治未病”工作的开展情况，认真研究中医“治未病”工作开展的思路和方式，对试点单位加强指导，并帮助它们解决试点过程中存在的困难和问题。

有关试点工作的时间安排，拟按照发给大家讨论的《试点方案》进行，从现在起到8月份，为试点工作准备阶段，包括制订试点方案、确定试点单位等。9月到明年9月，完成第一轮试点工作。2008年10月~2009年10月，完成扩大试点工作。2009年11~12月，对试点工作进行全面总结。

另一方面，对于拟开展试点工作的医院，大家要做的工作主要是：

第一，研究制定本单位的试点工作实施方案。有关中医医院的院领导要认真学习领会王国强副部长的讲话精神，明确相关工作思路和工作部署。在此基础上，要按照试点工作的总体要求，结合本单位的实际情况，认真研究制定具体的试点工作实施方案，并经过省级中医药管理部门审定后报国家中医药管理局。我强调一点，试点工作实施方案一定要建立在认真分析研究的基础上，要提出明确的总体部署和工作步骤，要做到思路清晰、重点突出、可操作性强。

第二，做好试点准备工作。各中医医院不要等国家中医药管理局的文件，要积极行动起来，先把工作做起来。试点工作实施方案制定后，可以围绕相关方案做好准备工作，包括整合资源、搭建平台、培训人员、制定制度等，条件成熟的医院可以按照王国强副部长的讲话要求进一步拓展工作范围，提升工作能力和水平。

第三，和科研工作密切配合。围绕中医“治未病”工作，国家中医药管理局组织实施了一批科研项目，开展中医“治未病”试点工作的中医医院要对其给予高度关注，积极予以配合，并在试点工作中积极利用研究成果，真正做到互相促进、共同提高。

同志们，中医“治未病”工作是一项崭新的、具有挑战性的工作，但同时也是一项具有历史意义和现实意义的利国利民的工作。让我们共同努力，切实把这项工作开展好。

国家中医药管理局副局长房书亭在部分省市中医药管理部门网站建设座谈会上的讲话

（2007年6月25日）

同志们：

今天召开的部分省市中医药管理部门网站建设座谈会，是在贯彻中央关于加强政府系统政务信息化建设、加快中医药电子政务建设的新形势下，继去年全国中医药管理部门信息化工作会议后召开的又一次信息工作会议。国家中医药管理局党组对做好中医药政务信息化工作非常重视，局党组书记、卫生部副部长兼国家中医药管理局局长王国强对本次会议专门批示：“中医药信息工作很重要，要高度重视。网站不仅是门户、是中医药窗口，也是政务公开的重要手段，要注意做好网站服务”。我们要认真领会王部长讲话精神，贯彻落实中医药政务信息化各项工作部署。

下面，我讲几点意见：

一、充分认识中医药政务信息化建设的重要性、必要性和紧迫性

近年来，党和国家为保护、扶持、促进中医药发展制定了一系列法律法规和方针政策，中医药在应对突发公共卫生事件、重大疾病防治、新型农村合作医疗、社区卫生服务以及预防保健和基本医疗服务中所承担的任务十分艰巨，各级中医药管理部门面临着加强自身建设和增强服务水平的重大任务。如何紧紧围绕党和国家工作大局，以中医药政务信息化建设为重要手段，全面履行中医药服务职能，建设廉洁、务实、高效的政府部门，切实提高中医药管理水平和提升服务质量，是摆在我们面前的一个迫切问题。我们必须充分认识推进和实现中医药政务信息化的重要性、必要性和紧迫性，把政务信息化作为中医药工作的一项战略任务，摆到更加突出的位置。

（一）推进和实现政务信息化是中医药事业发展的重要目标之一

去年，国家信息化领导小组印发了《国家电子政务总体框架》，提出了“各部门要进一步加强和改进管理，把电子政务建设和转变政府职能与创新政府管理紧密结合起来，形成电子政务发展与深化行政管理体制改革相互促进、共同发展的机制”。中医药信息化作为国家信息化的重要组成部分，是中医药现代化的重要标志。中医药系统政务信息化建设作为全国政府系统政务信息化工作的一个有机组成部分，必须统筹规划，加快步伐，全面推进。我们必须从这样的高度来认识中医药政务信息化工作，增强自觉性并发挥主观能动性，加快推进和实现中医药政务信息化进程。

（二）推进和实现中医药政务信息化是中医药管理机制创新的重要内容

中医药管理机制创新是局党组确定的中医药事业发展的重点工作。随着中医药改革的全面推进，中医药信息化建设成果的推广应用，对中医药政务工作提出了新的任务和新的要求。推进和实现中医药政务信息化，建立一套科学高效、运转协调、行为规范的工作机制，不仅是加强中医药政务工作的需要，也是保证中医药医疗、科研、教育等各项管理业务有效运行的必要条件之一。

（三）推进和实现中医药政务信息化是新形势下做好中医药政务公开的重要措施

十六大以来，党中央、国务院高度重视政务公开工作。2005 年，中办、国办下发《关于进一步推行政务公开意见》，将保障人民群众的民主权利、维护人民群众的根本利益为出发点和落脚点，作为提高行政机关行政行为的透明度和办事效率、促进依法行政、更好地为改革发展稳定大局服务的一项重大举措。温家宝总理在十届五次全国人大会上作政府报告时提出：当前和今后一个时期，要以转变政府职能为核心，改进政府管理与服务方式，大力推进政务公开，加快电子政务和政府网站建设，全面提高行政效能，增强政府执行力和公信力。信息化不仅导致政府职能和行政管理方式的重大变革，也为加强和改进政务公开工作创造了十分难得的有利条件。我们要配合既将施行的《政府信息公开条例》，改进工作方法和作风，提高工作质量和效率，自觉地从思想观念、管理方式等方面适应中医药政务公开要求，还要开辟“网上申报”、“在线审批”等栏目，积极推进中医药行政管理现代化，为卫生改革和中医药工作机制创新创造良好的环境。

二、中医药政务信息化发展现状及存在的问题

2003 年颁布的《中医药条例》明确提出中医药现代化，其中很重要的一条就是中医药信息化建设，这也是对中医药工作方法和技术手段所提出的新要求。《中医药条例》实施以来，广大中医药工作者在中医药信息化建设方面做了大量开拓性和基础性的工作，中医药政务信息化就是在此基础上逐步发展起来的。

经过几年努力，各地中医药管理部门积极推进网络建设与互联互通，开展网络应用、政府网站、中医药电子政务信息交换系统、办公自动化系统建设；中医药政务信息资源的开发和应用逐步得到加强，中医药政策数据库建成和标准化研究启动，进一步加强了中医药行业监管和服务的基础；中医药政务信息化机构进一步加强，大多数中医药管理部门配备了政务信息工作人员，一些单位还成立了专门机构，有关规章制度也逐步建立健全；中医药系统各级领导和广大干部的政务信息化意识有所增强，较普遍掌握了计算机办公技能，提高了信息化工作水平。

但是，从总体上看，中医药政务信息化水平与新时期对中医药政务工作的要求相比，还有相当大的差距。如各地之间中医药信息化起步与发展不平衡、技术水平不等；中医药信息资源缺乏有效的整合开发，共享水平不高；信息收集渠道不畅，报送不及时；中医药政务信息化建设主要应用项目缺乏统一的标准和规范，存在重复开发建设现象等；今后政务信息化工作任务更加繁重。

最近，中共中央办公厅、国务院办公厅转发了《国家信息化领导小组关于推进国家电子政务网络建设的意见》，提出了全国政府系统政务信息化的目标、任务和要求。中医药政务信息化是全国政府系统政务信息化的重要组成部分。这次会议的目的，就是按照国务院的要求和《中医药信息化建设“十一五”规划纲要》既定任务，专题研究和规划中医药系统政府网站建设，以此促进中医药信息化建设快速发展。

三、进一步明确中医药政务信息化的主要任务

各地中医药管理部门按照“统筹规划、资源共享、突出重点、分步实施”的方针，采取切实有效措施，积极利用网络技术、信息技术、数字技术，加快中医药系统政务信息化建设步伐。

一是统筹规划基础设施，建立统一的公文处理和信息交换平台，实现机关办公业务的自动化和网络化，逐步建立体系完整、标准统一、内容实时、流程规范的动态政务信息资源库，方便浏览查询。

二是规范政务信息传输体系，重点完善全国中医药电子政务信息交换系统应用建设。包括信息收集、信息建立、信息分析、信息发布等网络服务平台，为实现网上信息传输和交换以及行政管理网络化运行奠定基础。

三是整合各地中医药网络服务系统、信息资源，加强宏观、统一管理。开展中医药政务信息资源目录体系的制定、推广和应用工作，逐步建立起服务功能社会化、网络化的中医药信息服务体系。积极建立中医药应对突发公共卫生事件的信息沟通的长效机制，提高预警预报和快速反应能力。

四是不断改进和拓宽中医药资源门户网站资源建设，完善审核制度、技术规范、数据标准，逐步建立以省级中医药行政管理部门为主体，与相关部门联络通畅、协同关联的中医药政府网站群。提高公共服务水平和社会监督参与度，促进中医药政务管理公开透明，满足社会对中医药信息与政务管理信息日益增长的需求。

四、加强调研工作，重视中医药政务信息的收集、整理和分析

信息调研工作是中医药政务信息化的一项重要工作，它是各部门了解情况、发现问题的重要途径，也是机关内部沟通情况、协调工作的重要渠道和科学民主决策的重要依据。去年，我局下发了《中医药政务信息报送管理暂行办法》，各地围绕中医药中心工作以及社会生活中的重点、热点、难点等问题，向各级中医药管理部门报送了大量信息，为领导决策发挥了重要的参谋助手作用。吉林省中医药管理局在这方面做的比较突出。面对中医药工作新的形势和任务，各级管理部门和广大公众对信息的需求更加迫切，信息工作的地位和作用越来越重要，信息工作必须做到及时、准确、全面，把信息和调研结合起来，提高政务信息质量。

一是注意收集反映中医药事业发展中的新情况、新问题，为领导提供决策依据。

二是注意对大量零散、孤立的原始信息进行归纳整理，深入实际调查研究，形成系统的、有较高参考价值的综合信息，使动态信息更具政治性、全局性和典型性。

三是开展调研工作，一定要有很强的政治敏锐性和鉴别力，善于对中医药改革发展和现代化建设过程中带有全局性的问题进行分析思考。

各省中医药管理部门办公室或综合部门是向国家中医药管理局报送信息的主渠道。希望大家切实履行好这个职责，形成良好的工作机制，使信息真正成为管理部门了解动态、分析形势、科学决策、指导工作的重要依据。

五、加强组织领导，开创中医药政务信息化建设新局面

今年初，局党组研究提出，要把提高政务信息化水平作为领导机关实现“三个转变”（转变工作职能、转变工作方式、转变工作作风）和“两个提高”（提高工作质量和提高工作效率）的重要途径，促进服务型机关键设。

（一）各级领导要高度重视政务信息化工作，带头学习，带头应用

江泽民同志指出：“领导干部，不论是在部门工作还是在地方工作，不论是从事全局的工作还是从事局部的工作，都必须学习科学知识，贯彻科学精神，讲求科学方法，为群众做出表率”。各级中医药机构领导干部一定要结合中医药实际，学习并掌握先进信息系统的新知识、新技术，始终把握对中医药工作领导的主动权。实践证明，一个地区、一个部门政务信息化水平的高低，领导干部往往起着关键作用。领导干部不上网、不用计算机，无纸化流程就会受阻，政务信息化就难以普及、提高。因此，各地中医药机构的主要负责人要亲自抓本单位的网络化、信息化建设和应用工作，带头学习掌握信息化知识和技能，加强对政务信息化工作的指导，以实际行动推动中医药政务信息化建设。

（二）确保政务信息化组织与人员落实

国务院办公厅反复强调，政务信息化工作是政府机构的基本职能，要健全机构，充实人员。政府机构改革以后，编制普遍减少，各地中医药管理机构工作人员更加精减，而职能要求进一步提高。特别是中医药事业发展与改革步伐加快，中医药的管理职能进一步加强，必须依靠信息化手段不断提高机关工作质量和工作效率，提高领导干部和领导机关行政决策的科学化水平。在这种情况下，只能靠应用科技手段和提高人员素质来提高工作质量和工作效率。国家中医药管理局已成立政务公开领导小组和信息工作办公室，负责中医药系统政务信息化组织推动工作。各地中医药机构也要成立相应机构或配备专职人员，采取各种组织管理形式，保证政务信息化工作任务的完成。要制定和落实各地中医药信息化人才的教育和培训计划，加强对工作人员的政务信息化业务、技术培训，为他们创造良好的工作、学习条件。

（三）总结经验，加强交流，共同推进中医药政务信息化建设

这次会议，参会单位都将介绍各自的情况和做法，有很多经验值得学习和借鉴。我们要加强与中医药行业内外的信息技术交流与密切合作，发挥学术团体在中医药信息化建设中的作用，扩大交流，积极学习、积极利用、引进先进设备，运用先进的科学技术和管理经验，增强中医药信息化建设的创新发展能力。

这次部分省市中医药管理部门网站建设座谈会，不仅对做好国家中医药管理局政府网站的保障工作会发挥积极作用，而且对各地中医药网站建设也将起到很大促进作用。我们要通过这次座谈会，紧跟全国政府系统政务信息化建设步伐，统一认识，明确任务，乘势而上，努力开创中医药政务信息化建设的新局面。

谢谢大家！

卫生部副部长兼国家中医药管理局局长王国强在全国中医药工作座谈会上的讲话

（2007 年 8 月 30 日）

同志们：

全国中医药工作座谈会已经完成了既定议程，就要结束了。这次会议的主要任务是，以科学发展观和胡锦涛总书记 6 月 25 日重要讲话为指导，进一步深入学习温家宝总理、吴仪副总理的重要批示和重要讲话精神，全面贯彻落实 2007 年全国中医药工作会议提出的各项任务，认真总结上半年以来的工作，研究部署今后一个时期的任务和重点工作，进一步统一认识，理清思路，明确任务，深化改革，突出重点，研究问题，交流工作，相互学习，推动全国中医药工作取得新进展，开创新局面。这次会议是继 1 月 11 日全国中医药工作会议之后又一次重要会议。今天下午吴仪副总理还将对中医药工作作重要指示，我们要认真学习，并结合会议精神很好地贯彻落实。下面我就这次会议及 2007 年上半年工作和今后一个时期的重点工作，谈几点意见，供大家参考。

一、关于这次会议的主要收获

这次会议开得很好，很成功，达到了预期目的。主要体现在以下几个方面：

（一）统一认识，理清思路

昨天上午我向大家汇报了关于对中医药工作系统及其运行机制的认识与思考。昨天下午，大家围绕报告进行了热烈的讨论，对报告的内容和形式给予了积极肯定，对国家中医药管理局半年多来的工作给予了积极的评价。今天上午，又围绕国家中医药管理局开展的专题研究进行了深入讨论。大家纷纷表示，在以人为本的科学发展观和胡锦涛总书记6 月 25 日在中央党校重要讲话精神指导下，以整体观和系统论对中医药工作系统及其运行机制进行全面总结和阐述，以专题研究形式梳理当前中医药工作中面临的突出问题并提出对策建议，有利于进一步统一认识，理清思路，找准位置，掌握方法，对今后的工作很有帮助。

（二）明确任务，深化改革

这次会议是在中医药改革与发展进入到一个关键时期召开的。年初召开的全国中医药工作会议对全年的工作进行了部署，吴仪副总理在会上对中医药工作提出了明确的要求。最近，中央领导同志又对中医药工作作出了一系列重要指示。半年过去了，我们的任务完成得如何，新的形势对于我们又提出了哪些新的要求？大家是带着问题来的。不少同志在讨论中提到，这次会议紧紧围绕贯彻吴仪副总理重要讲话精神，对今后一个时期的工作作出了规划，对解决存在的重点难点问题提出了思路，对于进一步明确任务，深化中医药改革，很有启示，很有帮助。

（三）突出重点，研究问题

大家认为，这次会议强调务实，特别对在体制、机制和政策上影响和制约中医药发展的关键问题进行了深入研讨。这些问题是国家中医药管理局在认真学习吴仪副总理重要讲话精神、深入总结分析中医药工作取得的成绩和面临的困难、问题以及深化医药卫生体制改革的基础上，梳理和归纳出来的。大家坐在一起，结合本地区、本部门的工作实际，凝聚全系统的智慧提出了很好的意见和对策建议。这对于今后一个时期中医药系统集中力量办大事，解决关键问题发挥了积极作用。

（四）交流学习，树立信心

通过座谈汇报各地的工作，从大家的汇报看，上半年在各地党委政府的重视下，经过大家的努力，中医药工作取得了新进展，呈现了良好的发展态势。大家交流了经验，沟通了信息，增进了了解，增强了信心，营造了相互学习、相互促进的良好氛围，是一次树信心、鼓干劲的会议。

二、关于 2007 年上半年中医药工作的回顾与总结

2007 年上半年，中医药系统紧紧围绕学习领会全国中医药工作会议精神，认真贯彻落实吴仪副总理重要讲话所提出的各项任务，推动中医药工作取得了积极进展，主要表现在：

（一）党委政府高度重视，为中医药发展营造良好环境

①加强了领导。国务院成立了以吴仪副总理为组长、19 个部委局领导为成员的国务院中医药工作部际协调小组，负责对中医药工作的宏观指导，研究拟订促进中医药事业发展的方针政策，协调解决中医药事业发展的重大问题，督促检查有关政策措施的落实。据统计，目前已有天津、吉林、山东、广东、四川、重庆、云南、西藏和新疆等 9 个省（区、市）成立了省级中医药工作领导协调小组。另外还有北京、山西、黑龙江、江苏、安徽、江西、湖北、广西、陕西等 9 个省（区、市），正在积极筹备成立之中。

②充实了机构。湖南省中医局更名为湖南省中医药管理局，升格为副厅级局；重庆市卫生局增设了专门分管中医工作的副局长，并增加了编制；广西壮族自治区成立了中医药管理局，并完善市、县中医

管理机构建设；广东为省中医药局增加两个处室、9个人员编制；北京市中医管理局提出设置区（县）中医管理部门，健全管理体制；吉林省拟在所有市州卫生局加挂中医药管理局牌子，设立职能部门，有条件的县（区）卫生局设中医药科。

③加大了投入。2007年中央财政预计安排保持和发挥中医药特色优势建设项目专项资金6亿元，安排地市级重点中医院建设资金1亿元。与此同时，地方财政也加大了对中医药事业的投入。广东省决定连续3年每年投入1亿元用于加强中医名院、名科建设和名医培养；江西省政府决定从2007年起将全省中医药专项经费由原来的每年300万元增加到2000万元；陕西省自今年起将中医事业费由过去的520万元增加到1000万元；其他绝大部分省（市、区）已经或拟加大对中医药的投入力度。

④召开了大会，出台了文件。广东省委、省政府自去年提出了建设中医药强省战略目标和出台决定后，今年又以省政府名义召开了全省中医药工作会议，提出了全面实施建设中医药强省的规划意见；四川省省委、省政府在去年出台决定和召开中医药发展大会、提出实现由中医药大省向中医药强省转变目标的基础上，今年又印发了《关于贯彻落实决定的几项重大项目的通知》；湖南省委、省政府召开了全省中医药工作会议，作出了《关于加快中医药发展的决定》；湖北省委、省政府制定了《进一步发展湖北中医药事业的意见》；吉林省委、省政府提出了建设中医药强省的战略目标；北京、天津、山西、江西、云南、陕西等地已经上报或正在研究制定以省（市）委、省（市）政府名义印发的关于加快中医药发展的决定或意见；还有不少地方正在积极筹划以地方党委或政府的名义召开中医工作大会；四川绵阳、广东惠州等地市也都出台了中医药工作的文件。

（二）积极协调相关部门，出台政策措施

今年3月，我局联合科技部等16部委印发了《中医药创新发展规划纲要（2006～2020）》，全面规划了今后一个时期中医药创新发展的蓝图和任务；积极协调发改委、财政部，落实了中医药特色优势项目的建设资金和重点中医医院建设项目资金；与卫生部就乡镇卫生院中医科建设、进一步加强综合医院中医药工作、具有一技之长人员纳入乡村医生管理试点、中医师承和确有专长人员医师资格认定、中医坐堂医准入管理等一些重点、难点问题进行了沟通协调，取得了积极进展；与人事部协调实现了中医专业技术人员职称晋升考试免考外语；积极协调商务部等有关部门，制定了《关于加强中医药服务贸易工作的意见（初稿）》；与教育部合作进行了中医药教育发展战略研究，共同起草制定《中医药教育发展纲要》及中医药专业设置、临床基地、人才培养等标准，并就将中医药知识纳入中小学教材等问题进行了积极沟通与协调；召开了全国中医药高等院校长座谈会，促进了交流沟通；与国家食品药品监管局就中药新药审批和注册、中药制剂管理、中医医院制剂管理等问题的协调也取得了进展。

（三）加快推进中医药改革与创新

提出了实施中医“三名三进”和中药“三名三保”工程计划；推动各地开展名中医评选工作，为全国“国医大师”和全国名中医的评选工作进行了前期准备；进行了全国优秀中医临床人才培养项目考核和第三批全国老中医专家学术经验继承总结工作；在四川召开了“农村中医药人才培养项目汇报会”，总结交流了全国乡镇卫生院中医临床技术骨干培训和乡村医生中医专业学历教育工作经验；启动了国家中医药管理局“十一五”重点专科（专病）建设项目申报评审工作，继续组织实施农村医疗机构中医特色专科（专病）建设和针灸理疗康复特色专科建设工作；重点中医医院建设项目已在11个省开始试点；组织实施了第二批重点中西医结合医院建设项目和重点民族医院建设项目。这些工作，对推进“六名”战略发挥了积极的示范和引导作用。

研究提出了积极构建融中医预防、保健、养生康复和医疗为一体的中医药服务体系建设思路，制定了《中医医院开展中医“治未病”试点工作方案》，并在部分中医医院开展试点工作；召开了乡镇卫生院中医科中药房建设会议，对乡镇卫生院中医科中药房建设提出了明确要求；与卫生部联合在吉林、浙江和四川开展了将具有一技之长和实际本领中医药人员纳入乡村医生管理的试点工作；组织在河南、河北、陕西等9个省开展了中医“坐堂医”试点工作，组织起草了《中医坐堂医诊所管理办法》和《中医坐堂医诊所基本标准》；开展了综合医院中医药工作调研，起草了《加强综合医院中医药工作的指导意见》和《综合医院中医科建设标准》；在对小包装饮片使用情况进行调研的基础上，选择了17所中医医院开展小包装中药饮片推广使用试点工作。

明确了中医药科技工作的根本目标和基本理念，即促进继承创新，为提高中医药医疗保健服务能力提供支撑和以人为本、尊重中医药自身发展规律，突出优势特色，走自主发展道路。配合科技部和卫生部参与组织论证了重大新药创制专项和重大传染病防治专项实施方案；与知识产权局共同研究制定中医药知识产权保护的指导意见和建立专门制度，提出了相关的工作思路和初步方案；完善了《国家中医药管理局重点研究室建设项目管理办法及其建设标准研究》，起草了《国家中医药管理局重点研究室建设项目实施方案》；一批中医药治疗有优势的重大疑难疾病和社区、农村常见疾病的防治研究项目、名老中医学术思想和经验传承项目、中医药标准规范技术体系研究项目、针灸诊疗方案和评价研究项目、中医“治未病”及亚健康中医干预研究、中药资源可持续利用与产业共性技术研究项目等多个中医药科研项目在国家支撑计划中深入开展；基于临床的针麻镇痛和中药性味功效相关理论的基础研究，基于中医特色疗法的理论基础研究等项目在“973”专项中获得支持；艾滋病、病毒性肝炎等重大传染性疾病防治专项、重大新药创制研究专项和《生物产业发展“十一五”规划》中现代中药专项等的实施方案编写论证工作已经完成；首批试点的行业科技专项项目也正在有序地推进。

中医药治疗艾滋病项目进展顺利。试点两年来，项目省已扩大到15个，治疗人数达6000人。今年4月，在河南南阳召开了中医药治疗艾滋病试点项目工作总结汇报会，启动了中医药治疗艾滋病临床疗效评价体系的制定工作。两年多的试点工作充分证明，中医药对于改善艾滋病患者的临床症状，恢复体力，延缓艾滋病病毒感染者的发病期具有确切的疗效，充分显示了中医药在治疗艾滋病方面的独特优势和广阔前景。

（四）中医药法制化、标准化进程加快

我局组织起草的《中华人民共和国中医药法（草拟稿）》已列入2007年国务院立法计划，当前正积极征求意见并开展立法调研。力争通过中医药立法真正解决影响和制约中医药发展的关键问题，组织力量对中医药法律法规体系框架进行了研究梳理，提出了中医药法制建设中长期规划。地方性中医药法制建设也取得进展，不少地区中医药管理部门积极配合地方人大共同对地方出台的中医药法规执行情况进行督导检查，收到良好效果。全面实施了《中医药标准化发展规划（2006～2010年）》，完成了灸法、三棱针等11项针灸技术操作规范国家标准草案起草报送工作，启动了《中医内科名词术语》等23项中医药标准草案的起草工作。国家标准委已批准筹建全国中医标准化技术委员会、全国中药标准化技术委员会等7个中医药标准化技术委员会及分技术委员会。

（五）中医药文化建设得到加强，国际交流与合作取得新进展

与卫生部等16个部委局联合启动了“中医中药中国行”大型科普宣传活动，吴仪副总理、蒋正华副委员长以及陈竺部长、高强书记亲自出席活动启动仪式。这项活动得到了各省（区、市）以及香港特别行政区的积极响应，目前已在北京、河北、厦门等地相继启动，效果很好。组织起草了《关于加强中医医院中医药文化建设的指导意见》，明确了中医医院中医药文化建设的原则，提出了要从精神文化、行为文化和形象文化3个方面开展中医药文化建设的要求。确定河北刘守真祠堂、河南仲景医圣祠等6个单位为首批全国中医药文化宣传教育基地建设单位；开展了向人民健康好卫士陈海新学习活动；积极筹建国家中医药博物馆和组织申报世界非物质文化遗产工作，在联合国教科文卫组织人类非物质文化遗产特别会议期间，成功举办了中医药展览并获组委会金奖，向国际组织成员展示了中医药悠久的历史和灿烂的文化。各地也相继建设了一批中医药博物馆，为弘扬中医药文化，普及中医药知识发挥了积极的作用。

与商务部共同就中医药服务贸易问题进行了政策研究，提出了进一步推进的政策建议与措施。与世界卫生组织共同研究、筹备，形成了世界卫生组织2008年北京传统医药大会的方案。经过积极协调，世界卫生组织首次在与中国的国家合作战略中将传统医药作为内容之一。以中法、中意、中俄为代表的政府间合作取得积极进展。国家中医药管理局代表团成功访问香港和澳门，在厦门成功举办了第二届海峡两岸中医药学术研讨会，内地与港澳台的中医药交流与合作有了新进展。

三、关于下半年和今后一个时期的重点工作

今年下半年及今后一个时期中医药工作的主要任务是：在邓小平理论和“三个代表”重要思想指导下，全面落实科学发展观，深入学习领会胡锦涛总书记6月25日在中央党校的重要讲话精神，全面贯彻落实吴仪副总理在全国中医药工作会议上的重要讲话所提出的各项任务，积极探索并解决影响和制约中医药发展的关键问题，大力推进中医药继承和创新工作，不断增强中医药特色优势和临床疗效，努力提高中医药服务能力与水平，使更多的城乡群众得到简便验廉的中医药服务，以奋发有为的精神风貌和发展中医药事业的优异成绩迎接党的十七大的胜利召开。

下半年及今后一个时期重点要做好的主要工作，在昨天的报告中我已做了全面的阐述，请各地结合本地实际认真加以贯彻落实。下面我再强调几点：

第一、进一步深入学习和贯彻落实全国中医药工作会议精神和吴仪副总理重要讲话中提出的各项任务。

吴仪副总理的讲话是指导我国中医药事业发展的纲领性文件，已在《求是》杂志上公开发表。希望各地中医药管理部门、中医药医疗服务机构、中医药工作人员认真学习，深刻领会，认真贯彻落实。要注意把握以下4点：

①要同党中央、国务院的一系列重要指示以及吴仪副总理今天下午的讲话结合起来学习领会，要系统、全面、完整、准确地学习领会，要从中医药事业发展的大局去认识、去思考，要结合工作实际去贯彻落实。

②要以召开座谈会、交流会、专题会等多种形式，组织引导中医药战线包括医疗、教育、科研、中医中药等相关部门的同志们认真学习，用讲话精神指导解决实际问题。

③要对照吴仪副总理重要讲话，结合实际认真梳理本地区中医药工作中的重点任务和突出问题，采取对策研究解决。

④要积极通过新闻舆论媒体宣传吴仪副总理重要讲话精神以及落实的成效，宣传中医药工作的成绩，宣传中医药发展存在的困难和解决困难的办法。

第二、积极主动争取领导，为党委政府对中医药工作的决策当好

参谋助手，把党委政府的决策切实落到实处。

中央领导高度重视中医药的发展，多次作出重要指示。近年来各地党委政府也以前所未有的力度重视支持中医药、民族医药工作，把对中医药事业的支持落实到具体措施上，落实到解决问题上。这是我们中医药部门开展工作、推进事业的一个极好机遇，要紧紧抓住，趁势而上，解决问题。否则稍纵即逝，机不可失，时不再来。上半年不少省份党委政府发了大力扶持中医药工作的决定、意见，有的开了大会，形成了良好的发展态势和外部环境。对此我提3点要求：

①还没有出台文件、规划的省份要认真搞好调查研究，找准问题，提出对策，积极争取领导的支持，为党委政府对中医药工作的决策当好参谋助手，确保出台的文件要管用，能解决问题。

②已经出台文件、规划并召开了大会的省份要加强督察，协调相关部门就落实省（区、市）党委、政府的决定拿出具体的政策和落实措施，确保党委政府的决策能落到实处，确保中医药工作的难点问题得到解决，确保中医药事业有一个新的发展。

③对地市出台决定和规划要加强指导，创新方法，出台政策，并注意总结经验。

第三、努力建立健全中医药工作协调机制，积极主动协调相关部门，构建统一管理、部门分工、形成合力的新格局。

中医药行政管理部门的一项重要任务就是加强综合协调，推动中医药工作发展要靠协调，落实党委、政府的决策也要靠协调，解决中医药发展中的难点问题更要靠协调。一个单位的工作有没有起色，有没有进展，与协调的成效有密切的关系。

请各地抓紧推动成立中医药工作领导或协调小组，中医药部门要切实承担起领导或协调小组办公室的职能作用。

①已经成立的要切实发挥作用，研究解决重大问题，积极协调部门出台政策，推动中医药整体工作发展。

②没有成立的要推动抓紧成立，中医药局要有所作为，当好参谋助手，做好协调服务工作。

③争取协调有关部门出台医疗、保健、教育、科研、产业、文化“六位一体”的中医药发展规划。

第四、需要各地积极配合做好的几项工作

全年工作全国各地都做了部署，大家要切实抓好落实。下半年及今后一个时期，国家中医药管理局和各省（区、市）要配合做好以下工作：

（一）关于加强继承和创新工作，实施好国家中医临床研究基地建设项目

继承和创新是中医药工作永恒的主题，也是紧迫的任务。各地要继续采取措施，实施名老中医经验、学术、文献、技能的抢救工作，要继续高度重视、大力推进中医理论、诊疗技术、仪器设备、疗效评价、中药产品制剂质量等的创新发展进程，落实好16部门《科技创新发展规划纲要》。要把国家中医临床研究基地建设作为继承创新的一个重要抓手和实现途径。

经过努力，国家中医药管理局和国家发改委就建设10个国家中医临床研究基地达成共识，并决定今年筹备，明年启动，共投资30亿。

各地听到消息都很积极，很踊跃，表现出极大热情，希望申请到这一项目。不少省份的主要领导、分管领导都带队到国家发改委、卫生部、国家中医药管理局汇报工作，提出要求。在接触过程中，我们感到，大多数省份对国家建10个基地的目的、要求还不十分清楚，汇报的针对性、申请理由还不够明确，因此有必要在这里给大家做个介绍。

①名称：国家中医临床研究基地。

国家——是国家直接指导，不是只拿钱，要对国家负责。

中医临床——是重点运用中医理论方药（也包括民族医药、中西医结合）对中医有优势特色、有临床疗效、有长期观察病例的优势病种进行临床治疗。

研究——是对优势病种进行临床与科研相结合的研究。要运用中医药理论对优势病种的机理、临床诊断、治疗、药物、疗效评价进行研究，并加以规范标准，向全国推广，有利于走向世界。

基地——是某一优势病种研究的基地，不是一个医院的任务，要举全省全国之力，集全省全国同行业、同病种临床科研人员的力量，共同研究，起到组织领导作用。

②要找准并形成对某一中医优势病种的临床诊疗在同行业、同病种中的优势及建立基地的各种有利条件，包括疗效、病例、人才、科研设备、成果等。因为是在全国范围内评选，因此一定要将本省的优势病种同全国同行业、同病种进行比较，做到心中有数。

③要建立良好的可持续的临床研究机制。

不是给钱盖大楼扩病房，依托医院是为了有利于临床研究，而不是扩建医院。

不是为赢利，省政府要作出为基地提供日常运行经费、保证科研人员工资的承诺，保证科研人员能集中精力搞科研、出成果。我局也将设立大病防治研究专项资金予以支持.

④今年下半年要正式启动中医临床研究基地建设项目单位遴选的前期工作，通过组建专家库，制定遴选指标体系等，按照公开、公平、公正的原则于明年确定项目建设单位。

⑤需要各省（区、市）做的工作是：

一是做好调研分析，选出优势病种及其必备条件，如多少年的积累、病例等。

二是在同行业、同专科、同病种中作比较，分析优势劣势、特点特色。

三是开展优势病种临床研究的人才队伍条件、基础状况、名老中医、中青年梯队，相关领域的人才

等等。

四是开展优势病种临床研究的科研条件、基础状况，如科研能力（临床、文献、疗效评价、药物）状况，如科研仪器设备等。

五是开展优势病种临床研究需要加强、改进、建设的方面、规划、设想。

六是开展优势病种临床研究的方案、设想，如何组织研究、步骤、方法、阶段性成果、最终成果、规范、标准等研究的技术路线与方法。

要按统一格式和规范要求提出申请，有利于专家评审遴选。要广泛听取意见，综合对比分析（中华中医药学会和各专业分会也要积极参与）。

⑥有一点要强调，国家10个基地起示范带头作用，以后还会根据实施情况再增加新的基地。各地也要参照国家的做法在省级建立中医临床研究基地，选择本省优势病种加以研究，以此作为重要载体带动本省的中医药继承创新工作，既为发展本省中医药事业服务，也为今后争取国家临床研究基地创造条件。此外，科技司还部署了中医药重点研究室等工作，也应结合起来，一并规划落实。

（二）关于加强中医医疗服务体系建设，实施好重点中医医院建设项目工作（地市级以上中医医院）

加强中医医疗服务体系建设，实施“三名三进”工程是中医药工作中的重要任务，也是为探索建设中医保健“治未病”服务体系创造重要基础和条件。各地一定要继续大力推进并取得实实在在的成效。重点中医医院建设是中医医疗服务体系建设的重点，具有十分重大的意义。这也是大家普遍关心的大事。我国中医医院建设与发展作为战略任务列入国家“十一五”规划纲要，并由国家组织制定专项规划，是新中国成立以来的第一次。目前国家发改委已原则同意重点中医医院建设与发展规划。根据规划总体要求和部署，今年已确定安排中央专项（国债）资金1亿元，先行用于地市级中医医院建设试点，并确定中西部地区11个省的12所地市级医院（含中西医结合、民族医医院）纳入试点建设项目范围。目前我局正在同发改委研究2008年地市级以上中医医院建设项目备选工作，初步计划安排专项资金6.8亿元，项目建设覆盖所有31个省（区、市）。

这是一件大事，一件好事，也是一件难事。难就难在如何把国家和省（区、市）的钱花好用好，如何建设中医药特色优势明显、优势病种专科突出、受到老百姓欢迎的中医医院，如何体现中医药文化内涵建设，让群众享受中医药服务。具体要求：

①要高度重视，要有强烈的责任感、使命感。

②加强领导，成立中医药局和发改委联合工作领导机构。

③对项目建设要严格按要求、程序审核把关（建筑设计风格、特色，内涵设计不要搞成西医医院）。

④中央预算内专项投资及地方落实资金要纳入项目所在地财政专用账户管理、支配使用，按照工程进度实行集中支付。

⑤先行试点的省份肩负重要使命，要当好示范，带好头。试点地区更要严格管理，加强领导和具体指导。项目建设完成后，要统一组织验收，确保每个项目建设达到国家规定的要求，具有中医药特色优势，发挥最大的投资效益。

⑥对已经实施和正在实施的县级中医医院建设项目，各地要加强监管和督察。对资金的使用、建筑的设计风格、医院使用状况、特色优势、内涵建设等进行检查，做得好的要表扬，不好的要通报并责令改正，必须采取严厉的手段使县、市、省的中医医院建设纳入中医特色优势轨道，真正成为中医医疗服务的阵地。

⑦要通过重点中医医院建设，带动“三名”战略的落实，为实施“三进”工程创造条件，也为发展中医药教育和人才培养提供基础和岗位。

（三）在加强中医医疗服务体系建设方面

①今年我局还要同卫生部、总后卫生部联合组织召开全国综合（专科）医院中医药工作会议，专题研究任何加强综合医院中医药工作，制定综合医院中医科建设标准。这是二十多年来第一次召开此类会议。各地要高度重视，切实加强综合医院中医药工作，使他们发挥重要作用。

②开展中医“坐堂医”试点工作。承担试点的省份要加强领导，积极探索，完善制度，加强监管，总结经验，为面上推广提供借鉴，使这种源于医圣张仲景、服务形式简便、中医特色突出、人民群众喜爱的中医服务形式在解决人民群众看病难、看病贵问题上发挥积极作用。

③我局还对乡镇卫生院中医科建设、村卫生室中医诊疗服务、社区卫生服务中心中医药服务工作作出了部署，希望大家认真抓好落实。在这里我特别要向大家推荐四川成都青羊区新华社区卫生服务中心，他们中医药服务工作做得好，得到了吴仪副总理及各省（区、市）分管领导的好评。希望大家向他们学习。

（四）关于加强基层、服务百姓、实施好“三进”工程，开展好中医工作先进县、中医药特色示范社区建设的活动，切实抓好基层中医药人员的培训，切实提高基层中医药服务的可及性和服务水平

在农村，要积极协调出台有利于充分发挥中医药在新型农村合作医疗中的优势和作用的政策并抓好落实，切实加强农村中医药人员培训和适宜技术的推广；在城市，要按照有关标准配备好城市社区卫生服务机构中医药服务设施和人员，提高社区中医药服务能力。下半年，我局将对17年来的农村中医工作先进县建设工作进行全面系统地总结，梳理出规律性经验后在全国推广。

（五）关于加强中医保健“治未病”工作，探索建立融预防、保健、养生、康复为一体的中医保健服务体系，要认真贯彻落实吴仪副总理关于中医药“治未病”的指示

精神，为此今年上半年我们在广州召开了专门会议，确定了开展中医“治未病”的工作思路和工作任务，选择了十几所中医医院开展试点。各地都积极响应，表现了极大的热情。希望大家积极探索，真正体现中医“治未病”的要求，把中医特色保健服务弘扬光大，切忌一哄而起，切忌翻牌，挂羊头卖狗肉，切忌搞形式主义走过场

（六）关于加强中医中药统筹协调发展，开展好“三保”工程，促进中药产品制剂提高质量，服务百姓

中医中药历史上同源，理论上同属，二者密不可分，相辅相成。中药新药和中药制剂来源于中医医疗实践，中药产品也离不开中医临床。离开了中医事业的发展，中药产业的发展就失去了源泉，也失去了赖以生存的市场；中药是中医用以防病治病的主要武器。必须高度重视并处理好中医与中药的关系，加强对构建中药农业技术体系和中药道地药材基地建设的指导，提高中药材规范化种植、加工和生产经营水平；开展中药饮片传统炮制经验继承及炮制工艺与设备现代化研究，积极开展中药制剂、中药新药及相关产品的研发，打造一批名优中成药；加强对中药产业发展的统筹规划、宏观指导，更好地满足中医临床用药需求，实现中医中药统筹协调发展。

（七）关于加强中医药文化建设。以前我们重视不够，从今往后，各级中医药管理部门要把弘扬中医药文化作为一项重要任务抓紧抓好

①切实加强中医药机构、特别是中医医院的中医药文化建设。我局正在研究制定《关于加强中医医院中医药文化建设的指导意见》，不久将印发给大家，希望结合该意见的贯彻落实，使中医院在办院理念、医院管理、人才培养、诊疗活动、建筑风格、内部装潢等方面，都体现出中医药文化的特色，成为弘扬中医药文化的重要阵地。下半年中国中医药报还要举办中医医院文化建设研讨会。

②认真组织好“中医中药中国行”活动。活动已经启动的要按照组委会的要求和计划继续推向深入，并不断丰富内涵，创新形式；活动尚未启动的，要认真学习和借鉴其他省市的经验，精心策划，周密组织。明年开展活动的今年要提前做好经费预算、申请资金的工作。活动重在内涵、重在实效、重在影响，要善始善终，力戒虎头蛇尾和形式主义。

③大力宣传卫生和中医药战线的先进典型。特别是要重点做好人民健康好卫士陈海新同志先进事迹的宣传工作，努力在全行业形成爱岗敬业、无私奉献、关爱患者、服务社会的良好风尚。

（八）关于加强政策研究。当前，中医药的改革发展面临着许多新情况、新问题，必须积极应对，努力研究和探索解决这些问题的思路、措施和方法。开展政策研究要把握几点

①立意要高。要把中医药纳入本省经济社会发展的全局，站在省委省政府的角度，做好顶层设计。

②要突出重点，紧紧围绕影响和制约本地中医药发展的关键问题，认真分析，深入研究，提出切实可行的政策建议。

③要广泛借助“外脑”，将相关领域的专家、学者吸纳进来，形成多学科、多部门、跨领域的研究成果。

此外，明年11月世界卫生组织将在北京召开传统医药大会，世界各国卫生部长要出席。我局要配合卫生部做好筹备工作。各地也要积极配合做好有关接待工作。这是一次推动和宣传中国中医药的极好机会。我们有一个考虑，准备在大会期间举办一个全国中医药（包括民族医药、中西医结合）成就博览会，请各省（区、市）参展，全面展示中医药发展的成就。请大家做好必要的准备。

四、切实加强中医药队伍自身建设

做好下半年的中医药工作，认真贯彻中央领导同志的一系列重要指示和吴仪副总理重要讲话精神，全面完成年初部署的各项任务，不仅需要艰苦的努力，更需要我们大家振奋精神，苦练内功，不断加强自身建设，提高工作能力和水平。在此，我提出几点要求。

第一，坚定信心，抢抓机遇。信心是我们做好一切工作的基础。当前中医药工作确实遇到一些困难，但有广大人民群众对中医药的广泛需求和深深信赖，有党中央、国务院对发展中医药的坚强决心和坚定支持，只要我们有思路、有办法、有行动、有效果，中医药工作就一定能够进一步发扬光大。当前，中医药工作进入了一个重要的发展机遇期。特别是今年以来，中央领导同志已多次就支持和发展中医药作出重要指示，很多地方加强了对中医药工作的领导，将其摆上重要议事日程。前几天，陈竺部长在《求是》内参刊载的《谈中医的危机与复兴》一文上作出批示，要求卫生部必须按照党的卫生工作方针，旗帜鲜明地支持中医药传承和发展，而且拿出行之有效的具体措施和办法。高强书记也同时作出批示，要求广大中医界人士应增强忧患意识和责任意识，以振兴中医为己任，卧薪尝胆，发愤图强，积极为发展中医作贡献，并且大胆提出保护和振兴中医药的一系列政策措施，使中医药在我辈手中得到发扬光大。否则，将愧对祖先，无颜子孙。各级中医药部门必须坚定信心，认真贯彻领导同志一系列指示精神，把握机遇，趁势而上，有所作为。

第二，更新观念，提高能力。观念决定思路，思路决定出路。面对新的形势和任务，只有首先更新观念，才能创新思路、机制和方法，突破瓶颈，推动发展。在座各位很多都是学中医出身的，学好中医到管好中医，是两个完全不同的课题。必须跳出专业局限，充分领会党的十六大以来中央提出的一系列重大战略思想，紧紧把握经济社会发展的大局和走向，充分吸收现代科技、政治、法律、管理等方面的理念和知识，注重发现和总结基层和群众

创造的新鲜经验，始终保持思想、观念上的与时俱进。具体而言，就是要牢固树立6种意识，即忧患意识、机遇意识、大局意识、学习意识、创新意识、为民意识，切实提高6种能力，即政治鉴别能力、战略思维能力、学习调研能力、执行问责能力、综合协调能力和廉洁自律能力。

第三，深入开展创建学习型组织、服务型机关、和谐团队活动。当今时代，科学技术迅猛发展，知识更新周期不断缩短。要通过大力开展创建学习型组织活动，增强广大中医药工作者学习紧迫感，把学习变成生活习惯、工作状态和实现人生价值的有效方式，学以致用，学用相长，以用促学，促进自身素质和工作能力的提高，营造尊重劳动、尊重知识、尊重人才、尊重创造的良好氛围和环境。要通过开展创建服务型机关活动，把履行管理发展中医药职能与促进干部成长、为人民群众提供简便验廉的中医药服务有机结合起来，努力实践发展为了人，发展依靠人，发展的成果必须惠及全体人民的理念。要通过大力推进和谐团队建设，激发中医药系统的生机与活力，形成和谐、融洽的人际环境，努力形成既有民主又有集中，既有自由又有纪律，既有统一意志又有个人心情舒畅的生动活泼的政治局面。

第四，大力加强班子建设。加强班子建设，一把手的作用非常关键。一把手要率先垂范，以身作则，正己正人，当好班长，抓好班子，带好队伍，有所作为，在倡导精神、培养人才、成就事业等方面发挥应有的组织和领导作用，进一步营造内部团结、外部和谐的发展氛围，努力形成心齐气顺、风正劲足、干事创业的良好局面。

倡导精神，就是要倡导以人为本、大医精诚的精神，诚信至上、励精图治的精神，自强不息、厚德载物的精神，海纳百川、上善若水的精神，敢为人先、永不言败的精神，团结和谐、互敬互爱的精神。中医药系统的领导干部要做到对人民有深厚感情，对事业有执著追求，对工作精益求精，对同志极端热忱，对生活知足常乐。

培养人才，就是要坚持正确的政绩观和人才观，知人善任，善于发现人才、使用人才，用高尚的精神鼓舞人才，用崇高的事业凝聚人才，打造一个敢打硬仗、无坚不摧、团结和谐的高素质团队。

成就事业，就是要有坚韧不拔的毅力，科学求实的态度，知难而上的勇气，乐观平静的心态。要通过我们的努力和奉献，使中医药事业真正为人民群众健康服好务，为经济社会发展服好务，为传承中华民族优秀传统文化服好务，不辜负党和国家的重托，不辜负人民群众的期望。

借此机会，我也想对各省（区、市）卫生厅（局）分管中医药工作的领导提几点希望和要求：

一、加强领导，多加指导；

二、主动协调，多加推动；

三、注重研究，多加引导；

四、严格要求，多加帮助；

五、增进感情，多加关心。

同志们，中医药工作任务重、责任大。让我们以科学发展观为指导，以这次会议为契机，振奋精神，乘势而上，团结和谐，扎实工作，全面完成吴仪副总理重要讲话中提出的各项要求，促进中医药事业又好又快发展，为构建社会主义和谐社会发挥应有的作用，以饱满的工作热情，优良的工作业绩，迎接党的十七大的胜利召开！

谢谢大家！

卫生部副部长兼国家中医药管理局局长王国强在第三届世界中西医结合大会上的讲话

（2007年9月22日）

今天，第三届世界中西医结合大会在广州隆重召开。这是中西医结合工作者的一次盛会，是卫生和中医药界的一件大事。首先，请允许我代表中国卫生部和国家中医药管理局，向大会的召开表示热烈的祝贺，向来自世界各地的专家学者表示诚挚的欢迎，向大家长期以来在中西医结合领域所进行的辛勤探索以及所取得的显著成绩表示衷心的感谢并致以崇高的敬意！

各位代表，各位同仁：

中医药学是我国劳动人民在长期劳动、实践和与疾病斗争中创造的医学科学，是中国文化的瑰宝，是中华文明的结晶，为中华民族的繁衍昌盛作出了不可磨灭的贡献。时至今日，中医药在中国特色医疗保健服务体系和维护人民群众健康中仍然发挥着重要的作用，中医药深受人民群众的欢迎和信赖。

近代以来，随着西方医学的发展和引入，我国逐渐形成了现代医药和以中医药为代表的传统医药并存的局面。新中国成立后，特别是从20世纪中叶开始，我国政府开展了有计划、有组织的西医学习中医的工作和中西医结合的研究，并为中西医结合提供了临床实践、人才培养、科学研究以及政策保障等方面的支持，为中西医结合的发展创造了良好的环境。2003年颁布的《中华人民共和国中医药条例》明确提出，“鼓励中西医相互学习、相互补充、共同提高，推动中医、西医两种医学体系的有机结合，全面发展我国中医药事业。”如果从1958年我国培养第一批西医离职学习中医人员并开展中西医结合研究工作算起，中西医结合到今天已经走过了50年的历程。经过广大中西医结合工作者的艰辛探索和开拓进取，中西医结合得到了长足的发展，取得了显著的成绩。

一、中西医结合在医疗卫生体系中的作用不断增大。我国的医疗卫生体系，既有西医药又有中医药，两者共同承担着防治疾病、维护和促进人民健康的任务。2006年，全国中医、中西医结合医院门急诊量达到2.5亿人次，占全国医院门急诊总量的18%。同时，全国中西医结合医疗、教学、科研体系基本形成，中西医结合医院发展到200多所，不少综合医院也开设了中西医结合科；部分高等院校开展了从本科、硕士到博士的系列中西医结合专业学历教育，逐步形成了比较完整的人才培养体系，中西医结合医师达到5万多人；许多机构开展了中西医结合的研究，并成立了专门的中西医结合研究所。

二、中西医结合在临床实践中的优势不断显现。大量患者在治疗中采用中医药与西医药联用、并用，中西医药在为病人提供最佳治疗方案方面发挥着各自的优势，提高了临床疗效，改善了患者的生活质量，降低了医疗成本和患者费用。如肿瘤的治疗，在使用放疗或者化疗的同时应用中药，可以减轻放化疗的毒副作用，提高病人的生活质量，这已被国际上称为肿瘤治疗的中国模式。2002年中国香港凤凰卫视的著名主持人刘海若在英国遭遇交通事故而陷入深度昏迷，回到中国采用中西医结合的综合性治疗后，最终醒来并逐渐康复。在我国2003年抗击SARS的斗争中，确诊病例中运用中西医结合方法进行治疗的占到58.3%，在提高疗效、减少并发症方面显示了独特的优势。

三、中西医结合在学术研究中的成果不断增多。经过大量的探索和实践，在广大专家学者特别是中西医结合工作者的艰苦努力下，中西医结合的研究领域不断拓展，研究水平不断提高，并已经取得了一些在国内外有着广泛影响的研究成果。如“血瘀证与活血化瘀研究”获得了中国国家科技进步一等奖。围手术期的中西医结合临床和实验研究取得进展，中医药的整体调节和辨证论治的独特疗法，可以广泛应用于外科病人的术前准备和术后康复，显示了广阔的发展空间。从中药砒霜中开发三氧化二砷治疗急性粒细胞白血病的研究，取得了创新性的成果，在国际上产生了重大影响。

四、中西医结合在学术活动中的影响不断增强。中国中西医结合学会作为我国中西医结合工作者之家，目前已有会员6.6万人，设立了42个专业委员会以及31个地方中西医结合学会。中国中西医结合学会每年组织召开的全国性学术会议近40次，先后创办了《中国中西医结合杂志》等15种专业期刊，陆续出版了《中西医结合医学》等数百种专著，在医药卫生界的影响越来越大。

五、中西医结合在国际领域中的交流不断扩大。我国中西医结合的发展，受到国际医药卫生领域的广泛关注和积极参与。SCI收录杂志作为重要的学术交流平台，发表了越来越多的我国原创的中西医结合研究成果。从1997年、2002年的第一、二届世界中西医结合大会，到今天的第三届世界中西医结合大会，会议规模不断扩大，与会人数不断增加，涉及领域不断拓展，论文质量不断提高。这充分反映了世界范围内有越来越多的医学同道对中西医结合产生了浓厚的兴趣，并对中西医结合进行了大量的探索和研究。

各位代表，各位同仁：

21世纪的今天，全球经济一体化的进程加快，人类文明的快速进步，科学技术的日新月异，东西方文化交融合作日益深入，为中西医结合的发展提供了更加良好的机遇。特别是随着疾病谱的变化，老龄化社会的到来，人们健康观念的改变，现代医学模式由生物模式向生物、心理、社会和环境相结合模式的转变，现代的医学理念由治愈疾病向预防疾病和提高健康水平方向做出调整，以中医药为代表的中国传统医药的理论思维和辨证论治方法的生命力和特色优势将进一步凸显出来，这些都为中西医结合的研究与发展创造了有利条件，提供了有力支撑。

中医药与西医药作为两种不同的医学体系，各具特色，各有所长。中西医结合就是要取其各自所长，发挥其各自优势，为人民提供更加有效的医疗保健服务。可以说，离开了中医药和西医药，中西医结合就会成为无本之木、无源之水；不能发挥中西医药各自所长和优势，中西医结合就会背离目标、迷失方向。目前，中医药与西医药相比，在不少方面还处于劣势，中医药所具有的特色优势还没有充分发挥出来。因此，加快中西医结合的发展，关键在于要大力发展好中医药事业，加强中医药的继承与创新，把中医药的特色与优势充分发挥出来，使之成为中西医结合的源泉。同时，也要在推动中西医结合和相互学习的进程中促进中医药的继承与创新，发挥中医药的特色与优势。

我国政府一贯高度重视中医药事业的发展，特别是在落实科学发展观，构建社会主义和谐社会，全面建设小康社会，深化医药卫生体制改革，建立覆盖城乡的基本医疗卫生保健体系，完善基本医疗保障体系的新形势下，中医药得到了更加广泛的重视。我国政府明确提出了要坚定不移地大力扶持和发展中医药事业，国家“十一五”发展规划、国家中长期科技发展规划和卫生事业发展“十一五”规划都将中医药列为重点内容，中央财政对中医药的投入也在大幅增加。可以说，我国的中医药事业已进入快速发展的轨道。中医药系统正在认真贯彻中央关于卫生和中医药的方针政策，抓紧落实中医药各项规划和任务。

一是大力推进中医药的继承与创新。加快名老中医经验、学术、技能、文献的继承、抢救工作的步伐，以重大、疑难、传染性疾病和常见病、多发病、慢性病防治等方面的优势领域、优势病种为重点，以建立国家中医临床研究基地为抓手，坚持临床与科研相结合，充分利用现代科技和手段，积极吸收西医药和其他民族医药的发展成果，加强中医药的科学研究，推进中医药理论和实践的不断创新，在现代化、国际化中永葆生机和活力。

二是大力提高中医药的服务能力和水平。以临床实践为核心，以提高临床疗效为目的，保持和发挥中医药特色与优势，不断完善覆盖城乡的中医医疗服务体系和保健服务体系，深入实施培养名医、创建名科、建设名院和中医药服务进农村、进社区、进家庭的“三名三进”工程，大力推进生产名药、创办名店、建设名厂和保证中药材、中药饮片与炮制、中药产品与制剂质量的“三名三保”工程，不断提高和增强中医诊疗技术和水平，不断提高和增强中药产业发展能力和水平，促进中医中药的统筹协调发展。

三是大力加强中医药人才队伍建设。研究中医药人才成长规律，积极推进中医药教育教学改革，完善人才培养机制，努力营造有利于中医药人才脱颖而出的环境，努力为中医药事业发展提供源源不断的合格的人才保障和智力支持。

四是大力推动中医药文化建设和中医药知识的宣传普及。全面加强中医药服务机构的中医药文化建设，大力培育中医药文化的价值观念体系，努力营造体现中医药文化理念的人文环境，使中医药服务机构真正成为展示与传播中医药文化的重要基地。组织实施好“中医中药中国行”科普宣传活动，让更多的人了解中医药，感受中医药，使用中医药，形成全社会关心支持中医药发展的良好氛围，使广大人民群众更多更好地享受到中医药医疗保健服务和改革发展的成果。

各位代表，各位同仁：

中西医并重，是我国新时期卫生工作的基本方针之一。促进中西医结合，是我国政府的一贯政策。我认为，中国特色的医药卫生发展道路，应当是现代医药和以中医药为代表的传统医药都得到充分发展、广泛应用、相互学习、优势互补、互相汇聚、共同进步、服务人民、造福人类的道路，西医药、中医药、中西医结合工作者都应为探索和实现这一道路做出不懈的努力和应有的贡献。

我们也必须看到，虽然在大家的共同努力下，中西医结合取得了很大发展和显著成绩，但要全面实现中国特色的医药卫生发展道路，真正实现中医药、西医药两个医学体系的有机结合，还任重而道远，还需要我们进行漫长、艰苦、扎实的探索与实践。

第一，以提高临床疗效为目的，为人民提供更加有效的医疗保健服务。要从临床入手，一个病一个病地加以研究，进一步明确中医药和西医药在治疗各种疾病以及疾病的各个阶段之所长，探索在临床实践中取其所长、发挥各自优势的途径和有效措施，通过专家共识、临床路径、诊疗指南等各种形式，将这些途径和措施固定下来，并在此基础上推广开去，使中西医结合的优势惠及广大人民群众。

第二，不断拓宽研究领域，提高研究水平，进一步深化中西医结合的研究。既要重视吸收西医药和其他民族医药的发展成果研究中医药，遵循中医药的规律，把握中医药的特征，探讨理论本质，阐明作用机制；也要重视中西医结合的基础研究，探索、揭示中西医结合防病治病的原理；更要重视中西医结合临床研究，特别是针对严重危害人类健康的重大疾病和疑难疾病，探索、提出中西医结合防治的新方案和新方法；还要重视中西医结合方法学的研究以及标准化、规范化的研究。这既是中西医结合自身发展的需要，也对推进中医药的继承与创新以及促进中医药更快地走向世界，具有十分重要的意义。

第三，以更加包容的精神，进一步加强相互学习，促进团结和谐。包容是相互学习与团结和谐的前提。中西医结合人员之间以及与中医药、西医药人员之间要互相尊重、互相学习、加强协作、取长补短、共同提高。互相尊重是互相学习、团结协作、促进结合的基础。互相学习是中西医结合的动力，只有通过互相学习，才能认清自己之短，了解对方之长；只有敢于面对自己之短，认真学习对方之长，才能使两者的优势相加和互补。西医学习中医，要防止浮光掠影、浅尝辄止，要注重遵循规律、掌握精髓、准确运用；中医学习西医，要防止妄自菲薄、故步自封，要注重坚持特色、掌握科技、与时俱进。在学术问题上，应始终坚持“百花齐放、百家争鸣”，鼓励通过不同途径、采取不同方法进行探索创新，努力营造内部团结、外部和谐的发展氛围。

第四，以更加开放的姿态，进一步加强中西医结合的国际交流与合作。要认真总结中西医结合国际交流与合作的经验，不断拓宽渠道、扩大领域，丰富内涵、完善机制，深化层次、提高质量。通过交流与合作，促进各国相互学习，特别是中国中西医结合工作者更要担负起推动中西医结合国际交流与合作的责任，同时也要学习借鉴各国在中西医结合领域取得的经验与成果，使中西医结合在世界范围内得到丰富和发展，使中西医结合的成果为人类所共享。

各位代表，各位同仁：

中西医结合是一项创新性的工作，道路还很漫长，任务十分艰巨，在发展的进程中难免还会遇到各种挫折和挑战。但我们更应看到中西医结合所具有的广阔前景，更应认清我们肩负的历史责任，更应把握面临的发展机遇。让我们携起手来，同心同德，求真务实，锐意进取，团结和谐，奋发有为，不断推进中西医结合的发展，为人类的健康事业作出新的更大的贡献！

团结和谐兴国医 奋发有为创新业

——卫生部副部长兼国家中医药管理局局长王国强在金秋明月映杏林专家座谈会上的讲话

（2007年9月24日）

同志们：

尊敬的顾秀莲副委员长，尊敬的各位领导，各位专家，同志们，朋友们：

在我国人民寓意为团圆、美好、圆满、光明的传统节日——中秋佳节来临之际，我们在这里欢聚一堂，共庆佳节，共叙友情，共谋发展。这是中医药界的一件盛事。首先请允许我代表卫生部和国家中医药管理局，向应邀出席今天座谈会的各位领导和专家致以诚挚的节日祝福！向长期奋战在中医药战线的同志们表示崇高的敬意！向多年来关心、支持中医药事业发展的各位领导和社会各界表示衷心的感谢！

中医药是中国特色医疗卫生服务体系的重要组成部分。党的十六大以来，在以胡锦涛同志为总书记的党中央亲切关怀和正确领导下，中医药事业发展的篇章翻开了崭新的一页，迎来了前所未有的发展战略机遇期。《中共中央关于构建社会主义和谐社会若干重大问题的决定》中明确提出要“大力扶持中医药和民族医药发展”。胡锦涛总书记和温家宝总理先后多次就中医药工作作出重要指示。特别是吴仪副总理先后参加全国中医药工作会议和全军中医药技术大比武活动总决赛并发表了重要讲话。她强调，要切实推进中医药继承创新，充分发挥特色优势，坚定不移地大力扶持中医药事业发展，充分表明了中央高度重视和大力支持中医药的鲜明态度和坚定立场，为中医药事业发展指明了方向。

今年以来，中医药系统紧紧围绕学习领会全国中医药工作会议精神，认真贯彻落实吴仪副总理重要讲话所提出的各项任务和要求，加强对影响和制约中医药事业发展的体制性、机制性等关键问题的研究，积极协调各相关部门的支持和帮助，推动中医药工作取得了新的进展。目前，国务院成立了以吴仪副总理为组长、19个部委局领导为成员的国务院中医药工作部际协调小组；与科技部等16个部委联合发布了《中医药创新发展规划纲要》；协调国家发改委、财政部，落实了中医药特色优势项目的建设资金和重点中医医院建设项目资金；协调人事部出台了中医药、民族医药人员职称晋升考试可以免考英语的规定；协调教育部，正在起草制定《中医药教育发展纲要》及中医药专业设置、临床基地、人才培养等标准，并就将中医药科普知识写入中小学教材的工作进行了积极协商；与商务部共同研究制定加强国际中医药服务贸易的意见；与国家食品药品监管局就中药新药审批和注册、中医医院制剂管理等问题进行了积极的协调并取得进展。国家中医药管理局实施了一批中医医院、专科专病、人才培养等重点建设项目；积极推进建立健全覆盖城乡的中医药服务体系，加强了对综合医院中医科和乡镇卫生院、社区卫生服务中心中医科建设的指导，开展了中医坐堂医、师承和确有专长的中医药人员纳入乡村医师管理试点工作；积极拓展中医药服务领域，开展了中医“治未病”研究和试点工作；加强中医药对重大疾病的防治，总结了中医药防治艾滋病试点经验，启动了中医药治疗艾滋病评价标准工作；加强中医药文化建设，开展了“中医中药中国行”大型科普宣传活动。

各地贯彻落实吴仪副总理讲话精神也取得了新进展，中医药工作进一步受到各地党委、政府的重视。一些地方以省委、省政府的名义召开了中医药发展大会，出台了关于加快中医药发展的相关决定和意见；许多省份成立了省级中医药工作领导协调小组，加强了中医药管理机构建设；各地都不同程度地增加了对中医药的投入力度。目前，在全国各地已形成了一个推动中医药事业健康发展的热潮，形势喜人。

这些成绩的取得，离不开党中央、国务院的正确领导，离不开各相关部门的大力支持，离不开历届国家中医药管理局领导的不懈努力，更离不开包括在座各位在内的广大中医药、中西医结合、民族医药工作者的团结奋斗。我们要倍加珍惜这来之不易的良好发展机遇，倍加珍惜中医药改革发展取得的成果，倍加珍惜行业上下正在凝聚形成的团结和谐、奋发有为的发展局面。

在看到中医药发展面临的大好形势的同时，我们也必须看到，中医药事业发展还面临着严峻挑战。长期以来制约中医药发展的一些体制性、机制性、政策性矛盾和问题还没有从根本上得到解决。同时，随着我国经济和社会的快速发展，中医药的改革与发展又面临着许多新情况、新问题。认识到面临的困难和问题固然重要，但更重要的是我们以什么样的态度去面对和解决这些困难和问题。在挑战和困难面前，需要我们坚持大医精诚、本立道生、德业双修、精诚专一、淡泊名利的中医传统行为准则，需要我们大兴崇德敬业、精诚团结、协调和谐、甘苦共济、群策群力的中医药行业新风，需要我们倡导上善若水、海纳百川、包容学习、与时俱进的中医药工作新精神。

发展中医药事业，肩负起历史赋予我们的神圣使命，不辜负党和人民的重托，关键在于我们自己，关键在于我们要团结和谐、奋发有为。今天应邀出席会议的都是我国中医药界德高望重的专家学者，在行业内有着举足轻重的地位和影响。我真诚地希望并相信你们一定能够为大局、为人民、为事业发展而真正做到目光远大、胸襟开阔，精诚团结、构建和谐，德业双修、惠泽苍生，身先士卒，引领我们中医药行业打造团结和谐、奋发有为的团队，形成团结和谐、奋发有为的风气，营造团结和谐、奋发有为的环境。

团结和谐、奋发有为，就是要坚持以科学发展观为指导，全面落实党中央、国务院对中医药的方针政策

以人为本的科学发展观，是中医药事业发展的指导思想。在中医药工作中落实科学发展观，就要认真学习领会、全面贯彻落实党中央、国务院的中医药方针政策。当前，特别是要认真学习贯彻吴仪副总理重要讲话精神，把学习贯彻吴仪副总理重要讲话精神同贯彻落实胡锦涛总书记6月25日重要讲话精神，党中央、国务院关于大力扶持中医药、民族医药发展的指示精神结合起来，全面、系统、准确、完整地学习领会精神实质，深刻认识和领会党中央、国务院坚定不移地大力扶持和发展中医药事业的坚强决心；深刻认识和贯彻党中央、国务院发展中医药事业的方针、政策和措施；深刻认识和落实党中央、国务院对继承和创新中医药事业提出的各项任务和目标要求；深刻认识和把握党中央、国务院对中医药系统的殷切期望和加强中医药队伍自身建设的极端重要性，进一步理清思路，统一思想，更新观念，明确任务，查找不足，研究问题，突出重点，抓好落实。

团结和谐、奋发有为，就是要坚持继承和创新，充分发挥中医药特色与优势

21世纪的今天，全球经济一体化的进程加快，人类文明的快速进步，科学技术的日新月异，对医疗保健服务提出了新的更高的要求。特别是随着疾病谱的变化，老龄化社会的到来，人们健康观念的改变，现代医学模式由生物模式向生物、心理、社会和环境相结合模式的转变，现代的医学理念由治愈疾病向预防疾病和提高健康水平方向做出调整，以中医药为代表的传统医药的理论思维和辨证论治方法的生命力将进一步凸显出来，中医药继承创新和发挥特色优势比任何时候都显得更为紧迫和重要。必须正确处理好继承与创新的关系，加快名老中医经验、学术、技能、文献的继承和抢救工作的步伐，以重大、疑难、传染性疾病和常见病、多发病、慢性病防治等方面的优势领域、优势病种为重点，以建立国家中医临床研究基地为抓手，坚持临床与科研相结合，充分利用现代科技和手段，积极吸收西医药、中西医结合和民族医药的发展成果，加强中医药的科学研究，推进中医药理论和实践的不断创新，在现代化、国际化中永葆生机和活力。

团结和谐、奋发有为，就是要坚持不断完善中医药医疗服务和保健服务体系，做到深入基层，面向城乡，服务百姓

中医药有着广泛而深厚的群众基础。广大人民群众对中医药感情深厚，高度信赖。中医药作为一种文化已经深深地渗入人民群众的日常生活当中。实践证明，人民群众需要中医药。让群众从中医药改革和发展中得到实惠，享受到优质的中医药医疗保健服务，是中医药工作的根本出发点和落脚点。要以临床实践为核心，以提高临床疗效为目的，保持和发挥中医药特色与优势，不断完善覆盖城乡的中医医疗服务体系和保健服务体系，深入实施培养名医、创建名科、建设名院和中医药服务进农村、进社区、进家庭的“三名三进”工程，大力推进生产名药、创办名店、建设名厂和保证中药材、中药饮片与炮制、中药产品与制剂质量的“三名三保”工程，不断提高和增强中医诊疗技术和水平，不断提高和增强中药产业发展能力和水平，通过构建“以医带药、以药促医、医药互动、协调发展”的工作格局，促进中医中药的统筹协调发展。当前，我们还要认真落实吴仪副总理关于加强对中医“治未病”研究的指示精神，充分发挥中医药在预防、保健、养生、康复等方面的重要作用，积极开展中医“治未病”服务，将中医药的服务对象由以病人为主拓展到病人、亚健康人和健康人，服务范围由医疗为主拓展到医疗、预防、保健、养生、康复等领域，服务网络由单一的医疗服务体系发展为医疗服务和保健服务两大体系。

团结和谐、奋发有为，就是要坚持发展中医药教育事业，培养高素质的中医药人才

事业成败，关键在人。尽管中医药教育事业取得了有目共睹的成就，但是我们也必须看到，由于我国正处于经济转轨、社会转型的特定阶段，由于对中医药认识的偏差以及体制、机制、政策等方面的原因，中医医疗与中医药教育脱节、中医药教育供给与社会需求脱节、中医药理论教育与中医临床实践脱节的矛盾也日益显现，成为制约中医药事业又好又快发展的关键因素。大力发展中医药事业，推动中医药事业的改革与发展，一方面，必须坚持发挥中医药的特色优势，为中医药的教育发展提供良好的环境和平台，为中医药人员施展才干提供用武之地；另一方面，要加大中医药教育教学改革力度，按照中医药的特点和规律，不断完善人才培养的体制、机制，通过院校教育、师承教育和继续教育，努力培养对中医药事业有深厚感情、对中医药理论有深邃领悟、对中医药技术技能有深入掌握、对中医药文化有深刻认识、对中医药发展充满信心的有精湛医术、崇高医德和良好医风的合格人才。同时，还要充分利用和整合现有各类中医药教育资源，建立多层次、广覆盖的中医药人才培养和在职教育培训网络，特别是要按照中医药进农村、进社区、进家庭的要求，加大基层中医药人员的培养和培训力度，逐步解决基层中医药人员缺乏和技术水平不高的问题，为广大群众提供质优、价廉、方便、有效的中医药服务。

团结和谐、奋发有为，就是要坚持大力加强中医药文化建设，弘扬中医药优秀传统文化

文化建设对事业的发展有着紧密的联系和深远的影响，要把中医药文化建设与中医药事业发展紧密结合起来，相互促进，相得益彰。要全面加强中医药服务机构的中医药文化建设，大力培育中医药文化的价值观念体系，努力营造体现中医药文化理念的人文环境，使中医药服务机构真正成为展示与传播中医药文化的重要阵地。要大力宣传卫生和中医药系统的先进典型，在全行业推动形成大医精诚的良好医德医风。要建立和完善面向社会、面向青少年、面向未来的中医药优秀传统文化普及教育机制，组织实施好“中医中药中国行”科普宣传活动，让更多的人了解中医药，感受中医药，使用中医药，形成全社会关心支持中医药发展的良好氛围。

团结和谐、奋发有为，就是要坚持倡导包容，相互尊重，相互学习，百家争鸣，百花齐放

中医发展历史表明，中医药学是在继承创新中不断成熟、不断完善、不断发展起来的。在发展过程中，仁智互见、优胜劣汰，逐渐形成各种学术流派，繁荣了中医药学术园地，推动了中医药学术进步。由于学习过程、师承渊源、工作经历、知识结构和实践经验等方面的差异，形成了理论学说归依、科学假说设定、临床经验提炼、理法方药选择、技术路线确定等方面百花齐放、推陈出新、异彩纷呈的局面，这是中医药发展的特点和现状，但其根本的、共同的目标都是为了发展中医药。当前，中医药理论和实践继承不够、创新不足的问题，引起了大家的普遍关注和忧虑。我们要按照吴仪副总理的要求，加强团结，倡导包容，相互尊重，相互学习，取长补短，共同提高。包容是相互尊重和相互学习的前提，相互尊重是相互学习的基础，相互学习是共同提高的动力。我们要倡导胸怀开阔、海纳百川、上善若水的精神，通过相互尊重、相互学习，多看对方的长处，多找自己的不足，多想合作的基础，多谋发展的条件，将各自的优势相加和互补，更好地为发展中医药服务。要善于学习借鉴和充分运用现代科技和手段，积极吸收其他领域和学科的发展成果，推动中医药与时俱进，不断创新。在学术问题上，应始终坚持“百花齐放、百家争鸣”，鼓励通过不同途径、采取不同方法进行探索创新，努力营造内部团结、外部和谐的发展氛围。

团结和谐、奋发有为，就是要坚持加强中医药队伍自身建设，内增素质，外树形象

当前和今后一段时期，是中医药振兴发展的关键时期。发展中医药事业离不开各方面的支持，但归根结底要靠中医药行业自身的努力。在新的形势下，中医药行业要认真按照吴仪副总理提出的希望，始终保持奋发向上的精神状态，切实转变工作作风，进一步加强自身建设，不断提高工作水平。要更新观念，始终保持思想、理念上的与时俱进。要加强学习，深刻领会党的十六大以来中央提出的一系列重大战略思想，紧紧把握经济社会发展的大局和走向，学习和掌握现代科技、政治、法律、管理等方面的理念和知识。要深入基层，调查研究，大力发扬真抓实干的工作作风，将中央对中医药工作的重要指示和吴仪副总理重要讲话中提出的各项任务真正落到实处，做到有为才有位，有位更有为。要在中医药行业中深入开展创建学习型组织、服务型机关、和谐团队活动，努力打造一支团结、和谐、勤奋、奉献的团队，在全行业形成学习进取、更新观念、创新思路、爱岗敬业、关爱患者、服务社会的良好风尚。

各位领导，各位专家：

在这硕果清香飘万里的丰收季节，在这金秋明月映杏林的团圆之时，让我们铭记今天这一时刻，2007年中秋佳节，我们曾经欢聚在一起。回首过去，成就辉煌，我们无比自豪；展望未来，前景广阔，我们激情满怀。真可谓：“丁亥中秋庆团圆，群英荟萃岂等闲；团结和谐兴大业，奋发有为创新篇”。让我们携起手来，在以胡锦涛同志为总书记的党中央的正确领导下，全面落实科学发展观，以自强不息、坚韧不拔之志求技艺之精；以厚德载物、悬壶济世之心求医德之馨；弘扬国医，服务人民。只要我们不畏艰辛，共同努力，团结和谐，奋发有为，中医药事业之船必将乘风破浪、勇往直前，去迎来更加美好的明天！

最后，祝大家中秋佳节身体健康，阖家欢乐，前程似锦，花好月圆！

谢谢大家！

卫生部部长陈竺在太平洋健康高层论坛开幕式上的讲话

（2007年10月14日）

尊敬的各位中外来宾、各位同道，女士们、先生们，晚上好！

首先欢迎大家在十月金秋来北京香山参加这个健康论坛，我们在中、西医学汇聚的气氛里一起探讨维护健康的策略，一起重新认识古老的中国医学体系中的一些先进理念。也感谢大会组织者提供的这个机会，让我有幸与各位新老朋友欢聚一堂，向你们讨教医学与健康领域的新观点和新思维。

从多年医学研究的经历中，我能够真切地感受到中医药是中华民族的瑰宝，它构成了我国医学体系的一个特色和优势，也是医疗卫生事业的重要组成部分。但是作为一门学科，中医在继承和发展的同时也会遇到一些我们至今仍无法理解的现象。对此我们应该如何看待？也许我可以借此机会谈一些个人观点。

中国古代有这么一个故事，说的是大教育家孔子有一天在路上看见两个小孩在争论，他问这两个孩子在争什么，其中一个小孩说道："我认为太阳刚出来的时候离我们近，中午时离我们远。因为日出时大得像车盖，到了中午，就只有盘子那么大了。远的东西看起来小，而近的东西看起来大嘛。"另一个小孩反对，说："太阳刚升起来时远些，中午时才近些。因为我感觉太阳刚升起来时凉飕飕的，到了中午就烤得人热烘烘的。"孔子一时答不出来。其实这两个小孩子看似简单的争论，一个是用小手去丈量，也就是依据于分析测定，另一个来自于直觉和感受，二者代表了我们人类两种基本的认知方法。当这两种方法得出相反结果时，我们博学多才的孔老夫子也无言以对了。从这个争论说开去，我们东方文化中占主流的认知方法一直是经验和直觉，

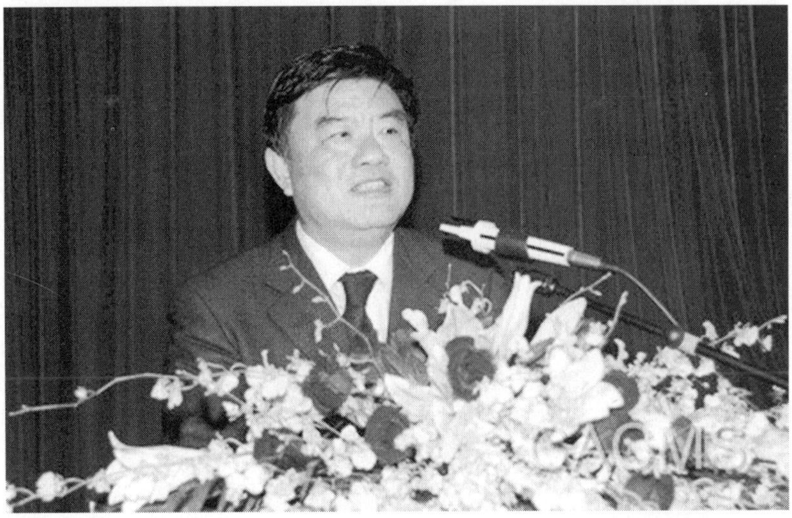

图1 2007年10月14日，卫生部部长陈竺在太平洋健康高层论坛开幕式上发表讲话

人们一开始就想从整体上来认识和处理包括疾病和生命等复杂事物和问题，而不先把它们分割成一个个单元来认识。而西方主要是沿着另一条路——"实证+推理"发展其认知方法的。搞清这两种认知方法的关系可以帮助我们更好地认识中医。在这两种文化背景和认知方法下的医生看病就大不相同了，譬如一个患胃病的病人在西医面前会得到较为准确的诊断，是功能性还是器质性？通过胃镜和生化检查可以更精确到什么病变部位、什么程度以及致病源（如幽门螺旋杆菌）。而中医看的是该病人处于什么样一个证型，是饮食问题还是七情不调，是操劳过度还是季节变换所致，在这种证型下该病人还伴有什么样的问题需要一并调理，从而最终恢复他的整体平衡？因此，西医看到的是清晰的局部，而中医看到的是模糊的整体。这两张图多少有些类似于我们传统的中国水墨画和古典的西洋静物油画。前者勾勒出一个轮廓，模糊而写意，后者描绘出许多细节，精确而写实。

事实上，中医的基本概念与现代生命科学有很多相似之处：中医强调"阴阳平衡"，这与现代系统生物学有异曲同工之妙；中医强调"天人合一"，这与现代西方科学讲的健康环境因素十分相似；中医强调"辨证施治"，类似于西方医学通过药物遗传学为每一个病人找到最适合的药；中医的复方理论，实际上就是现在的西方治疗学越来越强调的各种疗法的综合使用。在我们强调预防疾病，促进人类健康的今天，我们要特别强调对中医的尊重，要了解它，学习它，如果不知道中医的内涵是什么，它的优点是什么，精华是什么，当然也包括它需要改进和改善的部分是什么，就草率对它下结论，这不应是一个严谨的科学家应该有的态度。

在我从事医学研究的过程中，我常常想：医学用于治病救人，就是解决人身上所发生的问题。那么医学的研究就应该首先从人开始，从人这个复杂的生物系统本身开始研究，在捕捉和了解其整体特性和规律的前提下再着手进入微观领域。

也就是说应该采用从整体到局部的研究策略。先有一个整体，尽管开始时很模糊，但我们可以在明确人体的系统运行功能和状态的基础上逐步向局部直至最小单元进行科学的还原分析，最终使之自上而下地逐层清晰化。沿着这个思维往下想，传统中药大都采用含有几十种甚至几百种化合物的多味药材组成的方剂进行治疗，这样的复杂药物体系给现代药理评价带来极大的挑战，也是中医药被认为“说不清、道不明”的一个主要原因。如果我们就将这许多组分的方剂视作为一个整体、一个单一组分的治疗药物，先研究其在人体内的整体生物效应，明确疗效后再去看局部，或许就简单得多或者更有方向了。

另外一个值得我们深思的现象是，现代医学在专业化还原的策略下分工越来越细，致使整个医疗系统和疾病治疗的实施过程逐渐趋于“破碎化”。我本人是研究白血病的，我知道在一些血液学中心，诊治白血病的医生就不必甚至不会看贫血、出血、血栓形成的相关疾病，研究血小板的就不一定关注凝血因子等相关因素了。但是要知道，几乎所有的复杂性疾病都受到多基因和环境的影响。同一种疾病的不同亚型以及不同疾病之间在发生和发展过程中的共性特征在破碎化的诊疗体系下会被丢失，我们会失去不少用简单方法进行治疗或早期干预的机会。所以中医的整体观、辨证施治、“治未病”等核心思想如能得以进一步诠释和光大，将有望对新世纪的医学模式的转变以及医疗政策、医药工业、甚至整个经济领域的改革和创新带来深远的影响。

中医首先看的是“人”，一个缺乏明确物质基础而相对“模糊”的整体，然后通过疾病相关临床表型特征再寻根溯源，逐层推断其病因病机。但是中医在很长的一段时间似乎一直停留在经验和哲学思辨的层面，没能“自上而下”地走下去，这也导致了长期以来中医理论无法用现代语言予以描述，中医与西方医学无法互通互融的格局。所以中医要与时俱进，不断完善。有人说，中医现代化就是要让中医讲现代的话，我觉得这个说法很贴切。

我们当今社会的文化是多元的，中国画中还有具体而微的工笔画，西洋画中也出现了印象派和抽象派等等。在现代医学高度发达的今天，用现代生物学的手段，用中医的这种原始和质朴的、讲究整体、注重变化为特色的“治未病”和辨证施治理念来研究亚健康以及慢性复杂性疾病，是东西方两种认知力量的汇聚，是现代医学向更高境界提升和发展的一种必然性趋势。这种汇聚使中西医的内涵不断丰富和进步。我们科学家应逐步突破中西医学之间的壁垒，建立融中西医学思想于一体的21世纪新医学，这种医学兼取两长，既高于现在的中医，也高于现在的西医，值得我们为之努力和奋斗！

谢谢大家，祝论坛圆满成功！也祝各位在北京期间身心愉快！

卫生部副部长兼国家中医药管理局局长王国强在太平洋健康高层论坛开幕式上的讲话

（2007年10月14日）

尊敬的各位代表，各位来宾，女士们，先生们：

十月的香山，红叶遍布，如火似锦，景色醉人。在这美好的日子，太平洋健康高层论坛隆重开幕了。首先，请允许我代表中国国家中医药管理局，向论坛的开幕表示热烈的祝贺！向参加论坛的各位代表表示热烈的欢迎，并致以亲切的问候！

中医药学是我国人民在长期劳动实践和与疾病斗争的过程中创造的医学科学，是中国文化的瑰宝，是中华文明的结晶，为中华民族的繁衍昌盛作出了不可磨灭的贡献，也为保障人类的健康发挥了积极作用。

我国政府历来高度重视中医药事业发展，强调中医药在抵御疾病、维护健康中的地位和作用，坚持贯彻落实中西医并重的卫生工作方针，坚定不移地大力扶持和发展中医药事业。目前，我国已基本建立起遍布城乡的中医医疗服务网络，县及县以上中医医院有3000多所，中医从业人员达50多万人，担负着为人民群众提供中医药医疗保健服务的任务。中医药以其良好的临床疗效、独特的预防保健作用、相对低廉的服务价格，深受人民群众的欢迎。中医药不仅对许多常见病、多发病有明显的疗效，而且在重大疑难疾病和新发传染病等防治方面也发挥着重要的作用。在2003年抗击“非典”斗争中，中医药在提高疗效、减少并发症方面显示了独到的作用，就是一个很好的例证。同时，随着经济社会的发展和人类健康需求的不断扩大，中医药在世界范围内得到进一步的丰富和发展。目前，中医药服务已遍布世界160多个国家和地区，国际市场对中药产品的需求日益增多，2006年中国中药出口已超过10亿美元，许多国家和地区越来越多的民众选择中医药、针灸作为医疗保健的重要手段之一。

大家知道，21世纪是生命科学快速发展的重要时期，提高健康水平和生存质量是人类社会共同的愿望和需求。我国政府2006年制定的《国家中长期科学和技术发展规划纲要》就明确提出了“疾病防治重心前移，坚持预防为主，促进健康和防治疾病结合”的发展战略，充分发挥中医药在预防保健服务体系中的作用，以适应经济社会的发展、医学模式的转变和全民族的健康需求。当今社会，随着医源性和药源性疾病问题日益突出，人们越来越重视传统医药的医疗保健服务，而中医药学的基本观念和独特的诊疗方法，为未来医学的发展提供了新的思维方法和治疗手段。中医“上工治未病”的理念就是“未病先防、已病防变、瘥后防复”，重视预防保健，防患于未然；就是强调“以人为本”的思想，通过提高自身机能，强壮身体，防御疾病，达到促进健康的目的。

今天，来自海内外15个国家和地区近百名专家学者欢聚一堂，明天大家还将以“发挥中医‘治未病’优势，促进人类健康”为主题，通过讨论互动的形式，共同探讨包括中医药在内的传统医药在促进健康方面所发挥的作用。衷心希望海内外专家学者在学术上发扬百花齐放、百家争鸣的精神，胸怀开阔、海纳百川、相互尊重、相互学习、取长补短、共同提高，为维护人类健康作出应有的贡献。

最后，预祝太平洋健康高层论坛取得圆满成功！祝各位来宾在北京期间工作顺利，生活愉快！

谢谢大家！

认真贯彻落实党的十七大精神 努力开创综合医院中医药工作新局面

——卫生部副部长兼国家中医药管理局局长王国强在全国综合医院中医药工作会议上的讲话

（2007年11月21日）

同志们：

为贯彻党的十七大精神，落实关于坚持中西医并重，扶持中医药和民族医药事业发展的方针和要求，国家中医药管理局、卫生部、解放军总后勤部卫生部共同研究决定召开全国综合医院中医药工作会议。这是继1982年卫生部召开综合医院、专科医院中医科工作会议之后，又一次专题研究部署综合医院中医药工作。这次会议的主要任务，就是要以党的十七大精神为指导，总结综合医院中医药工作，交流经验，表彰全国综合医院中医药工作示范单位，同时进一步分析形势，提高认识，统一思想，理清思路，明确目标，部署工作，落实措施，大力推进综合医院中医药工作，使中医药服务体系更加完善，使中西医学更好地相互学习、优势互补、相互汇聚、共同提高，更好地服务于我国全面建设小康社会、构建社会主义和谐社会的大局，为实现到2020年人人享有基本医疗卫生服务的宏伟目标而努力奋斗。

刚才，我们对105个单位进行了表彰。他们是全国综合医院中医药工作的优秀代表。做好综合医院中医药工作，需要这样的示范单位；振兴和发展中医药事业，也需要这样的示范单位。我们进行表彰，就是要号召所有的综合医院和广大中医医疗机构向他们学习，学习他们以发展中医药为己任，大力弘扬民族优秀文化的信念；学习他们不畏艰难、勇于探索、开拓创新的精神；学习他们中西合作、互相学习、共同提高的作风；学习他们立足需求、突出特色、发挥优势、服务大众的业绩。在这里，请允许我代表卫生部、国家中医药管理局和总后卫生部，向受到表彰的示范单位表示热烈的祝贺，向多年来关心、支持、帮助、推动综合医院中医药工作发展的各位领导和同志们表示衷心的感谢！希望受到表彰的单位珍惜荣誉，不骄不躁，继续努力，不断进取，以奋发向上的精神状态、大医精诚的医德医风、精益求精的医技医术，为广大人民群众提供质优价廉的中医药服务，为弘扬中医药文化，发展中医药事业作出新的更大的贡献。

下面，我就综合医院中医药工作讲几点意见。

一、大力推进综合医院中医药工作，必须认真总结成绩分析问题

综合医院中医药工作是综合医院整体工作的重要内容，是中医药服务体系建设不可或缺的重要组成部分。经过大家的共同努力，特别是广大综合医院中医药工作者的锐意进取、团结奋斗和辛勤耕耘、无私奉献，综合医院中医药工作得到了长足发展，受到广大人民群众的普遍欢迎，取得了显著成绩。主要表现在：一是综合医院中医药科室普遍设立。据不完全统计，目前设立中医临床科室的综合医院8328

个，占综合医院总数的63.5%；设立中药房的综合医院9249个，占综合医院总数的70.5%；全国综合医院中医临床科室床位总数3.2万张，占综合医院床位总数的1.7%。中医药科室在综合医院得到了较大发展。

二是综合医院中医药服务量稳步提升。2006年，全国综合医院中医临床科室门诊人次5921万人次，占门诊总人次的6%；综合医院中医临床科室出院人数100万人，占综合医院出院总人数的2.3%。有相当数量综合医院的中医临床科室提供的门诊服务量已经占到全院门诊服务量的10%以上。首都医科大学附属儿童医院等一些综合医院的中医临床科室的门诊服务量列全院一级临床科室的第一位，广东省广州市第一医院中医科年门诊量占全院总门诊量1/4。

三是综合医院中医药服务能力逐步提高。综合医院中医临床科室的内涵建设得到加强，收治的病种数量明显增多，专科服务能力和服务水平显著提高。在刚刚公布的国家中医药管理局"十一五"重点专科（专病）项目建设中，综合医院有41个项目列入建设范围，占总数的近10%。一些病种的治疗水平已经达到国内外一流水平。四川大学华西医院采用中西医结合治疗重症急性胰腺炎已经达到了国际先进、国内领先水平，5年来治疗的患者居国内单家医院之首，急诊手术率由20世纪80年代的70%下降到目前的20%以下，病死率下降到10%左右。2002年中国香港凤凰卫视的著名主持人刘海若在英国遭遇交通事故陷入深度昏迷，回到中国后，在宣武医院的抢救治疗中运用中医药，取得了很好的效果。

四是综合医院中医临床科室与其他临床科室的协作进一步加强。大部分综合医院中医临床科室采取多种措施，将中医药服务拓展到医院的其他临床科室。不少综合医院通过中医临床科室定期到相关临床科室会诊，使中医药及时介入到治疗过程中，让患者足不出西医科室就能享受到中医药服务。北京市友谊医院中医科在住院楼各层都设置了专门的会诊室，方便患者接受针灸等中医药诊疗服务。一些综合医院建立了中医临床科室与其他临床科室的协作机制。第二军医大学附属长海医院中医科与肝胆外科密切合作，为肝癌术后患者提供中医药综合治疗服务，促进了患者的术后恢复，有效提高了患者的生存质量。一些综合医院中医临床科室在与其他临床科室加强医疗合作的同时，还共同研制开发了独具特色的中药制剂。

五是综合医院中医药队伍建设得到重视。目前，综合医院注册的中医医师4.8万人，占综合医院注册医师总数的6%；中药专业技术人员8200人，占综合医院药学专业技术人员总数的5.6%。综合医院中医药人员素质也明显提高。综合医院的中医临床科室历来就是出人才、出名医的地方，现在有很多名中医在综合医院临床一线工作。还有一些名中医现在虽然不在综合医院工作，但也是从综合医院中成长起来的。在3批全国老中医药专家学术经验继承工作中，均有综合医院的老中医药专家和继承人入选，其中第三批共有84人入选指导老师，135人作为继承人，分别占指导老师和继承人总数的14.3%。在优秀中医临床人才研修项目中，综合医院有28人入选，占总数的13%。综合医院中医药人员已经成为综合医院一支不可忽视的重要力量。

六是综合医院中医药科研成果显著。近年来，综合医院依托现代科技和西医学的背景和特点，认真组织、积极开展中医药科技工作，取得了显著成果。据不完全统计，近十年来各级综合医院获得省部级以上中医药科技成果奖励90项，其中国家级奖励3项。中西医结合抢救多脏器衰竭、治疗重症急性胰腺炎以及肿瘤等研究成果，充分发挥了中医药的特色和优势，进一步丰富了综合医院的临床诊疗途径和手段，有效提高了综合医院的服务能力。其中，使用放疗或者化疗的同时应用中医药治疗肿瘤，能有效延长生存期，提高生存质量，得到了学术界的公认，被国际上称为肿瘤治疗的中国模式。

当前，综合医院中医药工作越来越受到各地和军队的关注与重视。北京、上海、青岛等不少地方开展了综合医院示范中医科创建活动，江西等省制定了关于加强综合医院、专科医院中医科业务建设的意见，河南省还制定了综合医院中医科建设标准。许多综合医院将中医药纳入了医院总体发展规划中，加大工作力度，采取有效措施，改善中医药服务基础设施条件，加强中医药业务建设，不断提高中医药服务能力和水平。一些综合医院的中医科已成为当地的"名科"，培养了不少名医，产生了较大的社会影响。军队中医药工作的主体在综合医院，军队综合医院中医药水平代表了军队中医药工作的水平。特别是在今年，军队通过开展全军中医药技术大比武和评选军队"国医名师"活动，极大地提升了中医药在军队卫生工作中的地位和作用，极大地提高了军队卫生工作者的中医药服务能力和水平。不久前，吴仪副总理、廖锡龙部长亲临现场观摩全军中医药技术大比武活动总决赛并发表重要讲话，这是对军队综合医院中医药工作的充分肯定和高度评价。

这些成绩的取得，凝聚了各级卫生行政部门和中医药管理部门的心血。正是在各级卫生行政部门的正确指导下，中西医并重的卫生工作方针得到了认真贯彻落实，综合医院中医药工作的路子越走越宽阔。这些成绩的取得，凝聚了军队首长和医疗管理部门的心血。正是在军队的高度重视下，军队综合医院中医药工作不断取得新的成绩，始终走在了全社会的前列，为保障和提高军队战斗力发挥了重要作用。这些成绩的取得，凝聚了综合医院几代人的心血，正是在大家的不懈努力下，综合医院中西医相互学习、优势互补、共同提高、造福群众的特色优势越来越明显。在此，请允许我代表卫生部、国家中医药管理局和总后卫生部，向大家表示衷心的感谢，并致以崇高的敬意。

在充分肯定成绩的同时，我们也要清醒地看到，综合医院中医药工作还存在着一些问题和困难。一是一些综合医院中医药科室的规模在缩小，床位数在下降，有的甚至取消了中药房。二是许多综合医院中医药科室设施设备陈旧简陋，未能达到科室设置的基本要求，难以满足工作需要。三是中医药人员队伍不稳定，出现人员老化和断层，有的综合医院中医药专业技术人员数量不增反减，有的十多年都没有引进中医药专业技术人员。四是中医药人员在科研立项、职称晋升、外出培训等方面没有得到重视，缺乏有力支持。五是部分综合医院中医药服务能力不强，专科特色不突出，与本院的发展重点结合不紧密。六是各地综合医院中医药工作发展不平衡。

分析产生这些问题和困难的原因，一是一些地方卫生行政部门和中医药管理部门认识不到位，卫生行政部门认为这是中医药工作，中医药管理部门认为这是综合医院工作，从而缺乏工作主动性，缺乏有效的管理和指导，缺乏具体的支持，使综合医院中医药工作找不着“婆家”。二是有的综合医院的领导对中医药工作重视不够，对发展中医药缺乏具体规划和工作措施；对中医药发展规律认识不够，不能从中医药的自身特点出发实施有效的管理，不能为充分发挥中医药优势提供必要的支撑条件。三是在政府投入不足和补偿不到位的情况下，中医药所具有的“价廉”优势，使中医药服务的经济效益明显弱于社会效益，致使许多综合医院缺乏发展中医药的积极性。我们必须正视这些困难和问题，把握形势，提高认识，振奋精神，增强信心，扎实工作，采取切实可行的措施，逐步加以解决。

二、大力推进综合医院中医药工作，必须正确把握中医药工作的形势

当前，中医药迎来了良好的发展战略机遇期。

首先，党和国家高度重视，为中医药事业发展营造了良好的环境。党的十七大提出了人人享有基本医疗卫生服务的战略目标和建立基本医疗卫生制度、提高全民健康水平的战略部署，明确了坚持中西医并重，扶持中医药和民族医药事业发展的方针和要求。胡锦涛总书记、温家宝总理也曾多次对中医药发展做出重要指示，吴仪副总理今年两次就中医药工作发表重要讲话。今年年初国务院还成立了以吴仪副总理为组长、19个部委局领导为成员的国务院中医药工作部际协调小组，负责对中医药工作宏观指导，研究拟定促进中医药事业发展的方针政策，协调解决中医药事业发展的重大问题，督促检查有关政策措施的落实。国家“十一五”发展规划、国家中长期科技发展规划和卫生事业发展“十一五”规划都将中医药列为重点内容。中央财政对中医药的投入大幅增加，仅2007年就安排专项资金6个亿用于保持和发挥中医药特色优势建设项目。此外，国家中医药管理局还与有关部门积极协调发展中医药的相关政策，取得了明显成效。与科技部等16部委局联合印发了《中医药创新发展规划纲要（2006~2020年）》；积极协调国家发改委、财政部，落实了中医药特色优势项目的建设资金和重点中医医院建设项目资金；与人事部协调实现了中医专业技术人员职称晋升考试免考外语；与教育部合作开展了中医药教育发展战略研究，共同起草《中医药教育发展纲要》及中医药专业设置、人才培养等标准，并就将中医药知识纳入中小学教材等问题进行了积极沟通与协调；与国家食品药品监管局就中药新药审批和注册、中医医院制剂管理等问题的协调也取得了进展。这些对于提升中医药事业在党的全局工作中的地位和作用，对于我们不断推进继承创新，发挥特色优势，坚定不移地发展中医药事业，努力开创中医药工作新局面，必将发挥重要作用，产生深远影响。各地也高度重视中医药事业的发展。已有多个省（区、市）成立了或正在筹备成立省级中医药工作领导协调小组，充实了中医药管理机构，增加了对中医药事业的投入。不少省份以省（区、市）党委、政府名义召开了或正在准备召开发展中医药大会。一个重视中医药、发展中医药的热潮正在兴起，形势喜人。

其次，中医药已经成为我国卫生事业的重要组成部分，在保障人民群众健康中发挥着越来越大的作用。截止到2006年，全国有中医医院3072所、床位数33.3万张，大多数综合医院设立了中医科，92%社区卫生服务中心和54.7%社区卫生服务站能够提供中医药服务，71%以上的乡镇卫生院设立了中医科中药房，50%以上的村卫生室可提供中医药服务，形成了多层次、多形式的中医药服务体系。2006年，全国医疗机构中医药服务诊疗人次达4.02亿人次，占总诊疗人次的16%。在教育方面，有高等中医药院校32所，52所综合院校设立了中医药专业，在校生规模达到27万。目前，具有中医执业（助理）医师资格的有52.4万人，进行执业注册的23.7万人。在科研方面，中医药科学研究更加受到重视，基本形成多层次、多学科、多部门参与的中医药科学研究格局。国家重点基础研究发展计划（“973”计划）2005年设立了“中医理论基础研究专项”。“十五”以来，近20项中医药成果获国家科学进步奖，其中“血瘀证与活血化瘀研究”获得国家科技进步一等奖。

第三，中医药所具有的独特优势，创造了广阔的自我发展空间。中医药具有“简、便、验、廉”的特色和优势。完善中医药服务体系，提高中医药服务能力，是增加人民群众医疗服务选择机会，降低医药成本，缓解看病难、看病贵问题的有效手段之一。中医药不仅在防治常见病、多发病方面具有独特优势，而且在防治重大疾病方面也显示出良好前景。中医药在防治“非典”过程中的作用已得到包括世界卫生组织在内的国际社会的普遍认可，中医药治疗艾滋病取得的积极进展让更多的人对艾滋病治疗前景充满期待。随着人民群众生活水平的提高，老龄化社会的到来，人们健康观念的改变，现代医学模式的转变，现代的医学理念已经由治愈疾病向预防疾病和提高健康水平方向做出调整，中医药的理论思维和辨证论治方法的生命力和特色优势进一步凸显出来。人们对中医药医疗保健服务的需求越来越大，越来越趋于多元化。这些都为中医药发展提供了广阔的空间，展示了更加美好的前景。

第四，中医药的国际影响日益扩大，在世界范围内不断得到丰富和发展。国际上对中医药的认识发生了积极的变化，开展中医药研究和中医人才培养、开办中医诊所和医院、开发和生产中药的国家和地区越来越多，接受中医药服务的人群不断扩大。据不完全统计，分布在世界130多个国家的中医医疗（针灸）机构达5万多家，针灸师超过10万人，注册中医师超过2万名，每年约有30%的当地人、超过70%的华人接受过中医药医疗保健服务。越来越多的国际组织以及国家和地区寻求与我国进行中医药方面的合作。世界卫生组织在亚洲设立的15个“世界卫生组织传统医学合作中心”中有13个与中医药有关，其中7个设立在中国。我国已与70多个国家签订了含有中医药条款的卫生合作协议或中医药合作协议。同时，我国政府派出的42支援外医疗队中有中医师110人，占医疗队员总数的10%。多年来，来华接受中医药教育和培训的留学生人数一直居自然科学领域留学人数首位。中医药走向世界的过程，是不同文明交融合作的过程，是中医药在世界范围汲取营养、丰富发展的过程，也是中医药为人类健康事业作出更大贡献的过程。

我国的中医药事业已经进入快速发展的轨道。作为中医药工作者，我们要以党的十七大精神为指引，高举中国特色社会主义伟大旗帜，以邓小平理论和“三个代表”重要思想为指导，深入贯彻落实科学发展观，继续解放思想，坚持改革开放，推动科学发展，促进社会和谐，为夺取全面建设小康社会新胜利而奋斗。作为中医药工作者，我们要深刻领会党的十七大提出的人人享有基本医疗卫生服务的战略目标和建立基本医疗卫生制度、提高全民健康水平的战略部署；深刻领会中医药在中国特色医药卫生事业中的重要地位和作用；深刻领会十七大报告提出坚持中西医并重和扶持中医药和民族医药事业发展的方针要求的重大意义。作为中医药工作者，我们要进一步坚定发展中医药事业的信心和决心，增强发展中医药事业的忧患意识、机遇意识和责任感、使命感，创新发展中医药事业的思路和方法，明确发展中医药事业、服务百姓、促进健康和谐的目标和方向，抓紧落实中医药各项规划和任务。

一是大力推进中医药的继承与创新。加快名老中医经验、学术、技能、文献的继承、抢救工作的步伐，以重大、疑难、传染性疾病和常见病、多发病、慢性病防治等方面的优势领域、优势病种为重点，以建立国家中医临床研究基地为抓手，坚持临床与科研相结合，充分利用现代科技和手段，积极吸收西医药和其他民族医药的发展成果，加强中医药的科学研究，推进中医药理论和实践的不断创新。

二是大力提高中医药的服务能力和水平。以临床实践为核心，以提高临床疗效为目的，保持和发挥中医药特色与优势，不断完善覆盖城乡的中医医疗服务体系和中医“治未病”保健服务体系，深入实施培养名医、创建名科、建设名院和中医药服务进农村、进社区、进家庭的“三名三进”工程，大力推进生产名药、创办名店、建设名厂和保证中药材、中药饮片与炮制、中药产品与制剂质量的“三名三保”工程，不断提高和增强中医诊疗技术和水平，不断提高和增强中药产业发展能力和水平，促进中医中药统筹协调发展。

三是大力加强中医药人才队伍建设。研究中医药人才成长规律，积极推进中医药教育教学改革，培养名教师，创建名学科，建设名院校，完善人才培养机制，努力营造有利于中医药人才脱颖而出的环境，努力为中医药事业发展提供源源不断的合格的人才保障和智力支持。

四是大力推动中医药文化建设和中医药知识的宣传普及。全面加强中医药服务机构的中医药文化建设，大力培育中医药文化的价值观念体系，努力营造体现中医药文化理念的人文环境，使中医药服务机构真正成为展示与传播中医药文化的重要基地。组织实施好“中医中药中国行”科普宣传活动，让更多的人了解中医药，感受中医药，使用中医药，形成全社会关心支持中医药发展的良好氛围，使广大人民群众更多更好地享受到中医药医疗保健服务和改革发展的成果。

同志们，综合医院中医药工作作为中医药事业的重要组成部分，同样面临着良好的发展机遇，同时也承担着光荣而艰巨的历史使命。我们必须抓住机遇，乘势而上，大力推进综合医院中医药工作。

三、大力推进综合医院中医药工作，必须切实提高思想认识

第一，加强综合医院中医药工作，有利于更好地探索和实践中国特色医药卫生事业发展道路。中国特色的医药卫生事业发展道路及其理论与实践，是中国特色社会主义道路的重要组成部分，是现代医药和以中医药为代表的传统医药都得到充分发展、广泛应用、相互学习、优势互补、相互汇聚、共同提高、服务人民、造福人类的道路。中医药事业作为我国卫生事业不可或缺的重要组成部分，目标都是为了更好地满足广大人民群众日益增长的医疗保健服务需求。加强综合医院中医药工作，使综合医院普遍提供及时、安全、有效、便捷的中医药服务，是进一步完善中医医疗服务体系和中医保健服务体系，多种模式提供中医药服务，提高中医药服务的可及性，探索和实践中国特色医药卫生事业发展道路的重要举措；也是贯彻党的十七大提出的人人享有基本医疗卫生服务的战略目标和建立基本医疗卫生制度、提高全民健康水平的战略部署，落实关于坚持中西医并重、扶持中医药和民族医药事业发展的方针和要求的具体体现。

第二，加强综合医院中医药工作，有利于更好地满足人民群众的医疗保健服务需求。综合医院作为提供综合性医疗服务的机构，承担着大量而繁重的医疗保健任务。随着社会经济的发展，人民群众的医疗保健需求日趋多层次、多元化，从单纯地寻求治疗疾病扩大到预防、保健、养生、康复等各领域。很多人在接受西医辨病诊疗服务的同时，也希望同时得到中医辨证的诊疗服务。中国中西医结合学会对2748名患者的调查显示，喜欢中西医两法治疗的患者占71.2%。目前，许多综合医院还难以满足这一需求，还不能提供及时、安全、有效、便捷、优质的中医药服务。此外，一些地区还没有设立中医医院，中医药服务还主要依靠综合医院来提供。因此，加强综合医院中医药工作，提高综合医院中医药服务能力和水平，有利于让人民群众无论在什么样的医疗机构和什么样的临床科室，都能享受到中医药服务，有利于更好地满足广大人民群众的医疗保健服务需求。

第三，加强综合医院中医药工作，有利于中医药学术继承与创新。在当今世界经济竞争日趋激烈、科学技术飞速发展的形势下，中医药的创新发展比任何时候都显得紧迫和重要。必须清醒地认识到，中医药的继承创新，要在立足于中医药的科学内涵和学术本质，充分遵循中医药自身特点和发展规律的基础上，积极利用包括现代医学在内的科学技术和方法，使中医药的理论和实践不断得到丰富和发展。综合医院设施设备先进、临床专业学科齐全、患者和病种数量多，为开展中医药学术研究提供了良好的技术平台和广泛的临床实践。同时，综合医院中医人员和西医人员朝夕相处，有利于促进中西医相互学习，相互借鉴，相互碰撞，相互交融。这些都为我们提供了一条不同于中医医院的中医药继承与创新之路。因此，加强综合医院中医药工作，对于推进中医药继承与创新具有重要意义。

第四，加强综合医院中医药工作，有利于提高综合医院的综合服务能力。在综合医院林立、竞争日趋激烈的形势下，综合医院要发展，必须不断提高综合服务能力和水平。实践证明，综合医院加强中医药工作、完善中医药服务功能，可以进一步拓展服务领域，实现中医之长与西医之长的相互配合、相互补充，取得1加1大于2的效应；可以有效降低综合医院的人均诊疗费用，更好地体现医院的公益性质。因此，加强综合医院中医药工作，可以使医院的服务能力不仅发生量的变化，更能发生质的变化，使综合服务能力迈上一个新的台阶。

四、大力推进综合医院中医药工作，必须明确指导思想和基本原则

当前及今后一段时期，综合医院中医药工作的指导思想是，以党的十七大精神为指引，高举中国特色社会主义伟大旗帜，以邓小平理论和“三个代表”重要思想为指导，深入贯彻落实科学发展观，围绕卫生和中医药事业发展的中心工作，突出特色优势，注重继承创新，加强中西合作，提高队伍素质，拓展服务领域，提升服务能力，为人民群众健康服务，为社会和谐、全面建设小康社会的战略目标服务。

综合医院和中医医院工作基础不同，工作环境不同，具体任务也不同。综合医院中医药工作要充分利用综合医院西医人才、技术、学术以及现代设施设备的优势，推动中西医学术交流与互动，促进中医药学术继承与创新，为人民群众提供多层次的中医药服务，使人民群众在综合医院接受西医西药诊疗技术服务的同时，也能享受到及时、安全、有效、便捷的中医药服务。综合医院开展好中医药工作，既发挥了中医药的作用，又有效地提高了医院综合服务能力，发展壮大了自己。而中医医院则是以提供中医药服务为主，针对临床的常见病、多发病以及疑难杂症，积极应用中医药诊疗技术，充分发挥中医药的特色优势。因此，综合医院中医药工作与中医医院之间不是互相竞争的关系，而是互相补充、互相促进的关系。中医医院和综合医院中医药工作都是整个中医药工作的重要内容，两手都要抓，两手也都要硬。

加强综合医院中医药工作，必须把握以下基本原则：

第一，坚持突出中医药特色优势，明确发展重点。中医药特色优势是综合医院中医临床科室生存和发展的根本。只有突出特色，发挥优势，在以西医为主的综合医院里，中医临床科室才能以己之长补人之短。没有了中医药的特色优势，中医药科室在综合医院就失去了存在的必要。中医药科室在发挥中医药特色优势时，要注重结合综合医院的实际情况和临床需要以及自身中医药技术水平，确定发展的方向和重点。

第二，坚持中西医相互学习，相互补充，共同提高。综合医院具有很好的促进中西医交流的平台，这是中医医院无法做到的。通过交流与互动，能够让中西医都更加了解对方的优势，在自己的工作中更好地借助对方的长处，更好地探索中医与西医各自优势的有机结合，更好地提高临床疗效，更好地造福病患者，造福民众。因此，综合医院中医药工作的开展，要依托综合医院的人才、技术、设备和学术优势，推动中西医之间的学术交流与互动。同时，不仅综合医院里的中医人员与西医人员，中医临床科室和西医临床科室要相互学习，中医医院也要向综合医院学习，要加强综合医院中医临床科室与中医医院的交流学习，共同为人民群众提供满意的中医药服务。

第三，坚持以人为本，以患者为中心，将中医药服务拓展到综合医院其他临床科室。我们这次会议为什么不叫综合医院中医科工作会议，而是叫综合医院中医药工作会议，就是因为综合医院的中医药服务不应该只局限在中医临床科室，而应该拓展到医院适宜开展中医药服务的所有临床科室，从患者的角度出发，方便患者在任何科室都能享受到及时、安全、有效、便捷的中医药服务。这样做的结果，不仅仅能使中医药在更多领域被更广泛的应用，使更多的患者和人员享受到中医药服务，而且在拓展的过程中，中医临床科室也发展和壮大了自己。因此，综合医院中医药工作的开展，要以患者为中心，要以更好地满足人民群众多元化、多层次的中医药医疗保健服务需求为着眼点和出发点，进一步拓宽服务领域。

第四，坚持中医中药并重，统筹协调发展。中药是中医防病治病的武器，中医、中药相互依存，离开了中药的发展，中医就很难提高医疗质量和临床疗效，而中药的发展也离不开中医理论的指导和临床实践。现在一些老药工逐渐减少，导致中药材的质量难以辨别，最后直接影响中医的疗效。还有一些地方的综合医院取消了中药房。因此，综合医院中医药工作的开展，必须中医中药协调推进。在开展科室建设时，既要加强中医临床科室建设，也要加强中药房建设；在科学研究上，既要考虑中医的科学研究，也要考虑中药的科学研究；在人才培养上，既要培养中医人才，也要培养中药人才。

五、大力推进综合医院中医药工作，必须加强业务建设和条件建设

关于如何加强综合医院的中医药业务建设和条件建设，在提请这次会议讨论的《关于加强综合（专科）医院中医药工作的指导意见》中，进行了全面的阐述，请大家进行认真讨论，我们将根据大家的意见和建议做进一步修改。在这里，我特别强调几点。

第一，要在全面提升中医药基本服务能力的基础上，突出中医专科（专病）优势。综合医院中医临床科室，常常需要面对患有各种疾病的患者，同时还要接受医院其他临床科室的转诊和会诊，这就要求我们的中医临床科室首先要发展成带有全科性质的临床科室，能够面对各类疾病，能够为患者提供包括中药饮片、针灸、推拿在内的多种综合性中医药服务，从而更好地满足人民群众的中医药服务需求，更好地与其他临床科室合作。在此基础上，还要从中医药所具有的特色和优势出发，紧密结合医院的发展重点和优势专科（专病），来加强中医专科（专病）建设，突出中医药在优势病种和环节上的作用，从而形成自身的特色和专长。这对于大中型综合医院中医临床科室来说尤为重要。此外，还要注重发挥中医“治未病”的优势，积极宣传和推行“未病先防、既病防变和瘥后防复”的理念，把“治未病”和治疗结合起来，丰富中医药服务手段，拓宽中医药服务领域。综合医院也可以按照吴仪副总理提出的开展中医“治未病”工作的要求，结合自身的特点和实际情况，探索在综合医院开展中医“治未病”的方式和方法。

第二，要努力拓展服务范围，在医院其他临床科室广泛开展中医药服务。一方面，要探索建立中医临床科室与医院其他临床科室密切配合的协作机制，如通过定期会诊、转诊和到病区服务等方式，把中医药服务拓展到医院相关临床科室。另一方面，各临床科室要加强与中医临床科室的密切配合，针对各种疾病，通过专家共识、临床路径、诊疗方案等方式，找准中医药的切入点和介入时机，明确中医药参与治疗的基本方案，从而使中医药诊疗服务在各个临床科室规范的开展，把中医药所具有的特色和优势充分发挥出来。要尽量避免在西医没有办法时，才想到用中医药的现象。

第三，要切实抓好中医药人才队伍建设，提高人员素质。首先要加强中医药人员配备。要从确保中医药业务持续健康发展的角度出发，配足配好中医药专业技术人员，根据需求有计划地充实队伍，吸收新鲜血液，同时要注意形成人才梯队，重视中医药队伍在年龄、学历、专业等方面的合理性。其次要抓好中医药人员继续教育。中医药人员自身的中医药功底深厚与否，直接关系到能否受到患者和群众以及西医同道的信任和欢迎。综合医院中医药人员的继续教育，应以强化中医药基本功、提升中医药临床技能为重点，不断提高业务素质。同时，作为综合医院的一员，中医药人员也要加强对西医及现代科学技术的学习，了解西医及现代科学技术发展的趋势和重点，知己知彼，更好地开展中西医的交流与合作。在此基础上，以培养优秀中医临床人才为重点，积极探索培养名中医的机制，造就一批全科型的名中医和中西医结合型的名医。

第四，要加强对西医人员中医药知识与技能的培训，大力推广应用中医药。现在综合医院各临床科室应用中成药非常普遍，但中成药也是中药，在临床上使用也必须辨证施治，不按照中医药的理论应用中成药，有时候不但不起作用，反而让病情加重。加强西医人员的中医药知识与技能培训，不仅有利于合理使用中成药，更有利于西医人员认识中医药的特色和优势，了解和熟悉本院中医临床科室的特点和专长，这对于在临床实践中中医药的及时介入、发挥作用具有非常重要的意义。要将中医药知识与技能培训纳入到西医人员的继续教育要求中，并予以考核。在培训过程中，要充分利用本院的中医药资源。中医临床科室要将针灸、推拿、刮痧、穴位贴敷等简便易行的中医适宜技术，作为西医人员中医药知识与技能培训中的重点，使西医人员掌握并在临床实践中应用这些技术方法。

第五，要结合自身资源优势，积极开展中医药科学研究。今年年初国务院16个部委局联合发布了《中医药创新发展规划纲要》，这是今后一段时间内中医药科学研究的纲领性文件，明确提出了中医药创新发展的基本思路、原则和重点任务。综合医院开展中医药科学研究，要根据《规划纲要》提出的要求，以提高临床疗效为首要目的。要坚持中医药的自身规律和特点，充分发挥中医药“个性化的辨证论治、求衡性的防治原则、人性化的治疗方法、多样化的干预手段、天然化的用药取向”等特色，结合本院最具优势的现代医学相关领域，创新和优化临床诊疗方案，进而提升形成自身的优势和特色。要把中医药科研融入临床诊疗活动的各个环节中。要充分利用其现代科技和西医学的背景和特点，注重多学科参与，培育一支多学科结合的高水平研究队伍，积极吸纳现代科技和西医学的研究成果，努力探索中医药和多学科发展相互交融促进的途径和方法。

第六，要切实加强基础设施条件建设，保障中医药工作的顺利开展。国家中医药管理局、卫生部和解放军总后勤部卫生部将联合制定《综合（专科）医院中医临床科室基本标准》和《综合（专科）医院中药房基本标准》。各综合医院要按照《基本标准》的要求，切实抓好中医药服务的基础设施条件建设。在这里，我要特别强调，综合医院要以方便患者就医为原则，合理设置中医门诊和病房，配置好中医药服务设施设备。要以满足临床需要为原则，建设好中药房，保证中药特别是中药饮片质量，做好中药饮片临方炮制，同时要向患者提供中药代煎等便民服务。有条件的医院还要建设中药制剂室，积极研制开发中药制剂。在中医药科室要努力营造中医药文化氛围，门诊和病房等区域内的设施和内部装修、标识、科室简介等要体现中医药文化风格与特色，便于群众了解中医药知识，提高对中医药的认知度。

六、大力推进综合医院中医药工作，必须加强组织领导

做好综合医院中医药工作，是卫生行政部门、中医药管理部门以及综合医院的共同责任。各级卫生行政部门、中医药管理部门和综合医院要进一步明确职责，分工协作，合力推进综合医院的中医药工作。

各级卫生行政部门要将大力推进综合医院中医药工作作为一项重要职责，切实加强领导和支持。要在综合医院的建设和管理工作中，充分考虑中医药的特点，为中医药科室的发展创造条件。要按照《基本标准》的要求，支持并督促综合医院建设好中医药科室。要按照有关要求，将中医药工作纳入到综合医院的建设发展目标和管理评价体系中，纳入到综合医院的院长责任目标考核指标体系中。各级中医药管理部门要高度重视，大力支持，把综合医院中医药工作纳入到整个中医药工作中，真正做到统筹规划、协调发展，不能视而不见、弃而不管。要建立协调机制，主动与卫生行政部门和综合医院沟通，主动关心和支持综合医院中医药工作，主动为综合医院中医药科室服务，帮助他们解决工作中的困难。要切实加强对综合医院中医药工作的业务指导和业务管理，强化对综合医院中医药业务管理的培训，督促综合医院在中医药服务中严格执行中医药行业的标准规范，建立和完善中医医疗质量控制体系。要切实加大对综合医院中医药业务建设的支持力度，在中医药专科建设、人才培养、科学研究等项目中，要把综合医院列入实施范围，统筹考虑。国家中医药管理局在开展重点专科（专病）、农村特色专科（专病）和针灸理疗康复特色专科等建设项目时，要把综合医院纳入建设范围。将要组织开展的高级西医师学习中医项目，要考虑主要从综合医院中遴选一批副主任医师以上的西医师进行专门培训。要加强中医医院与综合医院的交流，推动中医医院和综合医院中医药科室的相互学习，共同提高中医药服务能力和水平。同时，国家中医药管理局也将继续会同卫生部、总后卫生部开展全国综合医院中医药工作示范单位创建活动，树立典型，以点带面，整体推进全国综合医院中医药工作。

综合医院是大力推进综合医院中医药工作的主体。综合医院中医药工作发展与否，关键在于医院领导是否关心与支持。要将中医药的发展纳入到医院整体发展规划中，根据自身实际确定中医药业务重点发展方向，统筹规划中医药工作。要制定切实可行的措施，加大对中医药科室在诊疗设施设备、人才培养等方面的经费投入，改善中医药科室的工作条件，保证中医药科室与其他科室共同进步与发展。在对中医药科室进行绩效考评时，要从中医药服务的数量、质量和所产生的社会效益等综合指标进行考核，避免以单一的经济效益作为考核依据，以鼓励综合医院中医药科室开展中医药服务。要尊重、关心和爱护中医药人员，在职称晋升、进修学习和学术交流等方面为他们提供平等的机会，为他们的发展创造良好的环境。要积极鼓励和大力支持中医临床科室与其他临床科室的合作，建立机制，并为中医药服务拓展到医院相关临床科室提供制度保障。要允许中医药人员在医院中医临床科室之外的其他临床科室开展中医药诊疗活动；允许中医药人员在经过相关专业学习培训并经医院考核同意后，在中医临床科室应用与本专业相关的现代及西医西药诊疗技术和方法。要加强中医医疗质量的管理，建立中医医疗质量控制体系，保证医疗安全，提高中医药服务水平。

同志们，发展中医药事业，使命无比光荣，责任十分重大。加强综合医院中医药工作，是时代发展的要求，是社会各界的期盼，是人民群众的需求，是政府部门的职责。历史将铭记今天，在全国综合医院中医药工作会议上，我们共同见证了中医药发展史上的一个重要里程碑，共同迎来了中医药发展道路上的一个新起点。让我们在以胡锦涛同志为总书记的党中央的正确领导下，在党的十七大精神指引下，深入贯彻落实科学发展观，进一步增强责任感和使命感，坚定信心，抓住机遇，求真务实，开拓创新，团结和谐，奋发有为，大力推进综合医院中医药工作，以良好的精神风貌、优良的工作业绩，为开创中医药事业发展新局面，为全面建设小康社会，构建社会主义和谐社会作出新的更大的贡献！

加强领导　扎实工作　不断提高综合医院中医药服务水平

——卫生部副部长刘谦在全国综合医院中医药工作会议上的讲话

（2007年11月21日）

同志们：

今天，国家中医药管理局、卫生部、解放军总后勤部卫生部共同召开全国综合医院中医药工作会议。这是一次非常重要的会议。刚才国强部长的讲话全面总结了全国综合医院的中医药工作，深入分析了综合医院中医药工作面临的形势和存在的问题，对下一阶段做好综合医院中医药工作进行了部署，提出了要求。陈新年副部长也发表了重要讲话，结合军队医院的实际，进一步强调和部署了有关工作，也提了很好的建议。希望大家认真学习领会，深入贯彻落实。下面，我就切实做好综合医院的中医药工作也谈几点意见，供同志们参考。

一、充分认识中医药在构建和谐社会中的重要作用

从上世纪80年代初，卫生部做出有关加强综合医院中医科工作的决定以来，综合医院的中医药工作得到了有力加强，取得了很大的成绩；但也存在一些突出的问题，中医药在部分综合医院的生存和发展遇到了困难。存在这些困难和问题，既有体制机制的原因，也有综合医院和行政部门的一些管理者对中医药缺乏正确认识的原因。我们必须从中医药的发展历程和它的特定地位及作用，切实提高对中医药的认识。

中医药作为中华民族创造的医学科学，是我国优秀民族文化的瑰宝。它是我国劳动人民在长期劳动和与疾病斗争的实践中，逐步形成的独特而系统的科学理论和诊疗方法，凝聚着中华民族的智慧，不仅是中华民族的优秀传统文化，也是我国卫生事业的重要特色。从战国开始，成书于西汉时期的《黄帝内经》，就奠定了中医学的理论基础；东汉时期的《伤寒杂病论》和《金匮要略》更是提出了临床系统诊疗的方法，开创了辨证论治的先河；明清时期，以《瘟疫论》、《温热论》、《温病条辨》等著作为代表的温病学，标志着中医学在急性传染病以及危重感染性疾病的理论和治疗方面取得了重大进展；明代李时珍所作的《本草纲目》总结了明朝以前历代《本草》的经验和大量宝贵的医药资料，其中，对药物尤其是对药用植物的分类，是具有划时代意义的伟大贡献。这些著作不仅给后人留下了宝贵的医学、药学财富，更对人类防治疾病和医学科学的发展，产生了极为重要的影响。千百年来，每逢重大疫病流行，中医药都挽救了大量人民群众的生命，为中华民族的繁衍生息、日益强盛发挥了十分重要的作用。新中国成立以来，中医药工作更是得到了前所未有的发展，基本形成了中医药的医疗、教学和科研体系，为防病治病，提高广大人民群众健康水平发挥了积极的作用。在早期农村合作医疗、抗击"非典"、治疗一些疑难重症如肿瘤、艾滋病等方面都有出色的表现。当前，中医药已传播到世界120多个国家和地区，其作用正逐步得到世界各国人民的认可。中医药几千年来生生不息、绵延不断，展示了自身强大的生命力。经过长期实践的检验，中医药的历史地位、现实作用和科学价值不断地得到有力的证实，日益成为我国卫生服务体系不可或缺的重要力量。

党的十六届六中全会做出了构建社会主义和谐社会的重大决定，把加强医疗卫生服务、提高人民健康水平作为和谐社会建设的一项重大任务。党的十七大提出了落实科学发展观，全面建设小康社会的新要求。在建设小康社会的过程中，医疗卫生系统的任务光荣而艰巨。中医药的自身特点和优势决定了中医药必然要在建设小康社会的进程中担负重要使命，发挥更加重要的作用。各级卫生行政部门，各级综合医院的管理者和广大医务工作者都要把思想统一到这个高度上来，切实纠正对中医药的错误认识，重视中医药、发展中医药，把综合医院中医药工作抓紧抓好，让中医药不断得到继承和提高，为我国医药卫生事业的发展和人民健康水平的提高作出应有的贡献。

二、创造条件，加强管理，不断提高综合医院中医药服务水平

目前，虽然超出半数以上的综合医院都设有中医临床科室，但是中医科占有的床位数比较少，门诊人次和住院人次在综合医院服务总量中的比例仍然很低。相当一部分中医药科室的设备设施条件落后、人才技术力量薄弱，医疗服务质量不能满足患者的需求；中医药服务还没有渗透到其他相关临床科室；医院内部中西医互补，共同为患者服务的格局和机制还没有形成。加强中医药服务能力，不断提高中医药服务水平，保证医疗质量和医疗安全是当前加强综合医院中医药工作的重要任务。为此，要重点做好以下几项工作：

（一）强化综合医院中医药工作

的定位和目标

综合医院的中医药工作是医疗服务和中医药事业的重要组成部分，既担负着直接为患者服务的任务，又肩负着继承发扬中医药的光荣使命。因此，各级医院领导要高度重视中医药工作，把中医药专业的建设和发展纳入医院总体发展规划，明确医院中医药工作的功能定位和发展目标。要把加强中医药业务工作，提高中医药服务能力摆上重要的议事日程，及时研究解决中医药工作中遇到的困难和问题。本次会议后，各级医院要对本院中医药工作的基本情况做一次调查，摸清情况，并按照会议精神尽早解决一些亟待解决的问题。通过有力的领导、支持和管理，使综合医院的中医药工作进一步得到加强。

（二）加强综合医院中医药科室的建设

由于各种原因，综合医院的中医药科室发展很不平衡，部分综合医院中医药科室的发展明显滞后于医院的整体发展。主要表现为房屋、设备、设施和器材等基础设施建设落后，难以满足基本工作和业务发展需要，有的医院甚至取消了中药房和中药库；中医药专业人员配备严重不足，技术力量薄弱。这些问题削弱了综合医院中医药工作的基础，影响了中医药工作的正常开展和为患者的服务，应当尽快予以纠正。各级医院要加大对中医药科室建设的投入力度，在基础设施、科室布局、人员配备与待遇等方面给予充分的重视和支持，为中医药工作的正常开展创造良好的条件。

（三）提高综合医院中医药人员的素质

从业人员的素质是保证服务质量的关键。目前，国家已投入资金用于疾病预防控制体系、医疗救治体系、血站管理体系、卫生监督体系的建设，使其在规模发展、硬件建设等方面都有了长足的进步，但是，卫生人力资源总量不足、分布不合理、素质不高的问题依然存在，影响和制约着我国医疗卫生事业的健康发展。人才队伍建设不是短期内所能够完成的，而是卫生战线一项长期的、艰巨的任务。从2005年开展“以病人为中心，以提高医疗服务质量为主题”的医院管理年活动以来，很多地区的医院都开展了针对中青年医师的“三基三严”培训，有力地提高了医务人员的执业能力。在提高医务人员业务素质方面，各医院要把中医师和中药药剂师纳入培训范围，重点提高其依法执业的能力；提高中医师望闻问切等基本功以及掌握现代医疗技术和手段的能力；提高其临床辨证施治能力、独立工作能力以及医患沟通能力。要认真贯彻《处方管理办法》和有关医院药事管理规定，不断提高中药药剂师的处方审核、药品调剂和支持临床治疗的能力。通过提高医务人员的业务素质，保障中医医疗质量，提高中医药服务水平。

（四）营造重视中医药的医院文化氛围

先进的医院文化是医院持续健康发展的必要条件。一所好医院往往有着优良的文化、精神和传统积淀。各级综合医院在医院文化建设中要强调挖掘中医药的重要作用，给中医药专业人员创造发挥专业技术知识的空间和舞台。要在医院内部开展有关中医药历史和传统知识的宣传和教育活动，让更多的医务人员了解中医、尊重中医。要创造条件，使中医药服务不仅仅局限在中医科，要扩展到适宜开展中医药服务的各个临床科室，并在患者会诊、疑难病例讨论等过程中充分听取中医药专家的意见和建议，让中医药在诊疗活动中得到充分的应用。要在医院内部形成中西医并重的氛围，建立一批优秀的中西医结合的诊疗团队，共同为患者服好务。

（五）严格综合医院中医药科室的管理与评价

要把中医药科室纳入医院整体管理体系进行严格管理。一是建立健全中医药工作的规章制度，包括人员、技术等的准入、医疗护理、药事管理等方面的规章制度；同时根据工作中的新情况、新任务，不断充实和完善。二是严格执行各项规章制度。各级医院要有明确措施保证规章制度得到有效落实，对于未按规章制度和岗位职责办事的工作人员要敢于管理，敢于处罚。三是对医院中医药科室的工作进行评价和考核。医院管理年活动开展两年来，各地根据《医院管理评价指南（试行）》，结合实际，初步建立了形式多样的医院评价管理办法和具体标准；很多医院加强了医疗质量管理，对医疗服务要素进行准入、控制、评价、检查监督和信息监测，收到了较好的效果。要在前一段工作的基础上，把医院的中医药工作纳入评价和考核范围，以自评、互评等方式查找工作中存在的不足，及时予以改进。同时，根据评价和考核的情况，采取适当的奖惩措施。

三、加强指导，扎实工作，推动综合医院中医药工作的开展

大力推进综合医院的中医药工作，是贯彻落实党中央、国务院关于坚定不移地大力扶持和发展中医药事业而确定的一项重点工作，既是中医药系统也是医疗卫生系统的一件大事。各级卫生行政部门要高度重视，认真贯彻本次会议精神，把加强综合医院中医药工作的各项要求落实到位。

（一）加强对综合医院中医药工作的领导

大力推进综合医院中医药工作是卫生行政部门的一项重要职责。各级卫生行政部门要统一思想，明确任务，落实责任，切实加强对此项工作的领导。各地可根据实际，制定保障和促进综合医院中医药工作的具体措施，并认真组织落实。

（二）指导医院做好中医药工作，帮助医院解决一些突出问题

受学科知识和管理经验等限制，一些综合医院的管理者对中医药工作的规律和特点不十分熟悉。卫生行政部门要与中医药管理部门沟通，协助医院研究中医药工作的定位和发展思路，制定明确的发展规划；帮助医院建立健全有关规章制度，解决一些突出问题，使医院的中医药工作不断得到巩固、发展和提高。

（三）加强对医院中医药工作的

评价和检查，促进中医药服务质量持续改进

各地要把综合医院的中医药工作纳入正在开展的医院管理年活动中去，加强督导，帮助医院查找不足。在建立医院管理和评价的长效机制后，也要把医院中医药工作的情况作为医院评价的一项重要内容，进行定期评价，不断提高医疗服务质量。卫生行政部门还要加强对医院中医药工作的日常监督检查，规范执业行为，维护患者权益。

同志们：

做好综合医院的中医药工作是我国中医药事业和医疗卫生事业发展的要求，也是维护人民群众健康权益，全面建设小康社会的要求。当前，我们要认真学习领会、贯彻落实党的十七大精神，以科学发展观为指导，按照党中央、国务院的有关指示和国家中医药管理局、卫生部、总后卫生部的具体要求，抓住机遇，扎实工作，进一步提高综合医院的中医药服务水平，按照中西医并重，扶持中医药发展的要求，中西医药紧密配合，努力为广大人民群众提供安全、有效、方便、价廉的医疗保健服务，为实现全面建设小康社会的目标，不断作出新的更大的贡献。

卫生部副部长兼国家中医药管理局局长王国强在全国综合医院中医药工作会议总结会上的讲话

（2007年11月22日）

我完全同意吴刚同志代表3个部门所做的会议总结，也完全同意5个小组的召集人代表本小组所做的发言和提出的意见、建议。我们这次会议开得很好，大家很受振奋，收获也很大，关键在于要认真落实会议精神，真正使综合医院中医药工作理清思路，明确目标，研究对策，加强措施，服务基层，真正让我们综合医院从事中医药工作的同志们感受到这次会议的作用。在这里我想补充几点意见。

第一，认真梳理这次会议的主要精神，进一步提高认识。会议贯彻得好不好，精神落实得好不好，首先是取决于认识水平。要真正认识到卫生、中医药、军队卫生系统要坚持中国特色社会主义道路和理论体系，要实现人人享有基本医疗卫生服务的目标，就必须真正落实中西医并重的方针，坚持走中国特色医药卫生事业发展道路。这个道路必然是现代医药和以中医药为代表的传统医药都得到充分发展、广泛运用、相互学习、优势互补、相互汇聚、共同提高、服务人民、造福人类的道路。加强综合医院中医药工作，不仅仅是个医院问题，也不仅仅是个工作问题，而且是个方针问题，是个思路问题，是个道路问题。坚持中国特色医药卫生事业发展道路，就必须坚持中西医并重，我们要站在这个高度来认识。同时我们也要认识到，作为中国特色医药卫生事业发展具体服务平台的综合医院，用两种方法、两种能力、两种手段为群众服务总比只有一种方法、一种手段、一种能力要好得多。这次会上作经验介绍的先进单位的实践证明，只要努力去做，就能把中医药的特色优势发挥出来，专科专病的作用发挥出来。只要中医药人员和西医药人员相互学习、相互沟通、相互借鉴，抱着对人民负责、对患者负责的态度，为提高疗效、缩短病程、减少痛苦、延长生命、减少费用着想，为老百姓着想，中西医就能够密切合作，相互取长补短，就能够使综合医院的服务能力、服务水平得到进一步提高。这也是为什么我们要开这个会，把综合医院中医药工作摆到重要位置的重要原因。综合医院中医药作为中医药服务体系建设、发展中医药事业的重要内容，其工作好坏、影响、作用，直接关系到中医药事业发展的成果以及成果能否被广泛认识和接受。中医在西医林立的综合医院里，之所以能站住脚，关键在于发挥了自己的特色、优势，专科专病有独到之处。因此综合医院中医药工作是中医药事业发展的重要阵地，是中医西医相互交汇、相互学习的重要平台。只有从这个角度去认识、去体会，才能真正认识到召开这次会议的重要性和必要性，才有贯彻落实的动力和压力，这是我想谈的第一个问题。

第二，要汇报好这次会议的主要精神。建议大家回去后，先和有关同志共同研究怎么汇报好，特别是要深入研究当前的综合医院中医药工作面临哪些困难和问题，从本省实际出发，提出贯彻落实好这次会议精神的具体举措和对卫生厅（中医药局）党组加强综合医院中医药工作的建议，下一步工作打算，等等，要真正使会议精神的贯彻落实体现中西医并重的方针和要求，并通过共同推动综合医院中医药工作，进一步促进卫生和中医药部门之间的协调配合。

第三，改进作风，深入基层。要组织联合调查组，共同就本省综合医院中医药工作进行深入调研，切实了解现状，掌握实情，发现问题，提出解决问题的政策措施，一定要把贯彻落实会议精神的过程，作为改进作风、深入基层的过程；一定要俯下身来，眼睛向下，心里装着基层，满腔热情地去关心、去了解基层，满腔热情地去解决问题；一定要加强部门内和部门之间的协作配合。只有主动协调，工作才能取得成效。所以我也希望通过这次会议，推动卫生、中医药部门和军队卫生系统，形成有效的协作协调机制，共同研究解决问题，促进事业发展。

第四，关心全局，服务全局。多年来我们对从事综合医院中医药工作的同志关心不够，在这里我们要向大家作检讨。从今以后我们要相互关心、相互帮助。同时我也特别希望，综合医院从事中医药工作的同志要关心、融入、服务中医药发展的全局，要紧紧跟上中医药发展的大势，抓住机遇，乘势而上，为综合医院增光增彩，为中医药事业发展增光增彩。卫生行政部门、中医药管理部门要主动关心综合医院中医药工作，解决实际问题，共同营造齐心合力、团结和谐、奋发有为的良好氛围。

我们完全有理由相信，有党的十七大精神的正确指引，有卫生部、总后卫生部和国家中医药管理局的坚强领导，有各地方、军队卫生、中医药和相关部门的积极努力，有广大中医药工作者的奋发有为，一定能够开创综合医院中医药工作的新局面，一定能够为发展中医药事业、提高人民健康水平作出新的更大的贡献。

国家中医药管理局副局长吴刚在全国综合医院中医药工作会议上的总结讲话

（2007年11月22日）

同志们：

全国综合医院中医药工作会议就要结束了。这次会议是在党的十七大提出人人享有基本医疗卫生服务的战略目标，做出建立基本医疗卫生制度、提高全民健康水平的战略部署，明确坚持中西医并重、扶持中医药和民族医药事业发展的方针要求，医药卫生体制改革进一步深化的新形势下召开的。

这次会议是继1982年卫生部召开综合医院、专科医院中医科工作会议之后，又一次专题研究部署综合医院中医药工作。会议的召开，对于分析当前综合医院中医药工作形势，认识中医药工作在综合医院中的作用，明确综合医院在整个中医药服务体系建设中的地位，进一步统一思想，理清思路，振奋精神，全面推进综合医院中医药工作的开展，将起到非常重要的作用。下面，我对会议做一个简要的总结。

一、会议基本情况

昨天上午，卫生部副部长、国家中医药管理局局长王国强同志代表国家中医药管理局、卫生部、解放军总后勤部卫生部，做了题为《认真贯彻落实党的十七大精神，努力开创综合医院中医药工作新局面》的会议主报告，对全国综合医院中医药工作进行了总结，全面阐述了新形势下综合医院中医药工作面临的形势，对当前及今后一段时期如何大力推进综合医院中医药工作进行了部署。解放军总后勤部卫生部副部长陈新年同志介绍了军队中医药工作情况，就军队医院进一步做好中医药工作提出了具体要求，对在中医药工作中加强军地合作提出了积极的建议。卫生部副部长刘谦同志进一步阐述了做好综合医院中医药工作的重要性和必要性，明确要求卫生行政部门和综合医院加强指导，创造条件，扎实工作，不断提高综合医院中医药服务水平，推动综合医院中医药工作的开展。

昨天下午，会议进行了分组讨论。全体与会人员围绕3位领导的讲话，党的十七大报告中有关“扶持中医药和民族医药事业发展”的政策建议以及《关于加强综合（专科）医院中医药工作的指导意见》（讨论稿）等文件，进行了认真的学习和讨论，讨论既坦诚又热烈。大家畅所欲言，既交流了经验，研究提出了问题，同时也对今后的工作提出了很好的意见和建议。刚才，5个小组的召集人分别向大会汇报了分组讨论的情况，我们将把大家所提的意见和建议进行认真的归纳整理，并结合到我们的相关政策制定和实际工作中去。

会议开始，我们对包括军队医院在内的105家综合医院中医药工作示范单位进行了表彰。今天上午，大家实地参观了这次被表彰的全国综合医院中医药工作示范单位中的上海市华山医院、普陀区中心医院和第二军医大学长海医院。这次受表彰的单位特别是实地参观的上海3家医院是全国综合医院中医药工作的优秀代表，他们在做好综合医院中医药工作方面所作的有益探索和取得的显著成绩，给大家留下了深刻的印象。相信他们的工作措施和经验，能够给大家的工作有所启示和帮助，在今后的工作中加以学习和借鉴。

上海市卫生局、四川大学华西医院等11个单位还在会议上进行了典型发言，他们立足实际，紧密结合自身的工作，从不同的角度，分不同的层面，有重点、有针对性地介绍了他们在推进综合医院中医药工作中所采取的主要措施和取得的成绩与经验。其中，北京、上海和江西3个省级中医药管理部门从地方中医药行业主管部门的角度，介绍了他们在统筹规划、加强组织领导、加大扶持力度以及组织开展综合医院示范中医科建设等方面的经验和体会。四川大学华西医院、解放军第302医院、广东省人民医院、上海市第六人民医院、山东省临沂市人民医院、首都医科大学附属北京儿童医院、空军总医院、四川省泸州市人民医院等8家医院，分别从医院加强领导、加大扶持力度，整合资源、构建发展中医药的平台，加强中医临床科研工作，实施中医重点专科（专病）建设，拓宽中医服务领域、促进中医临床科室与其他科室的密切配合以及以中西医结合优势学科群带动医院总体发展等方面，介绍了具体做法和经验体会。这些大会交流发言，既有管理部门的也有医院的；在医院中，既有来自地方医院的也有来自军队医院的，既有三级大型医院的也有二级医院的；在内容上，既有全面加强综合医院中医药工作的经验，也有医疗、科研、人才培养等方面的经验。这些经验反映了近年来综合医院中医药工作取得的成绩，其中有许多好的经验，值得推广。会议还对各地综合医院中医药工作进行了书面经验交流。

二、会议取得的主要成效

大家一致认为，两天的会议日程紧凑，内容丰富，重点突出，收获很大，开得很成功，达到了预期的目的。

（一）明确了形势，振奋了精神

王国强副部长在讲话中指出，目前中医药迎来了前所未有的发展机遇。党中央、国务院高度重视中医药事业发展，中医药工作作为卫生工作的重要组成部分，已经成为党的全局工作的内容之一，中医药的影响日益扩大，地位日益提高。大家认为，党的十七大报告中提出“坚持中西医并重，扶持中医药和民族医药事业发展”的方针要求，既为中医药事业加快发展提供了更为广阔的平台，也对中医药工作提出了更高的要求。综合医院中医药工作作为中医药事业的重要组成部分，同样面临着良好的发展机遇，承担着光荣而艰巨的历史使命。大家对此深受鼓舞，倍感振奋，表示一定要抓住机遇，迎接挑战，以新的姿态，新的面貌，不断取得新的成绩，作出新的更大的贡献。

（二）统一了思想，增强了信心

与会代表普遍认为，这次会议是国家中医药管理局、卫生部和解放军总后勤部卫生部贯彻党的十七大精神，落实坚持中西医并重、扶持中医药和民族医药事业发展的方针和要求，经过认真的调查研究，就综合医院中医药工作召开的一次专门会议，开得非常必要，非常及时。会议主题鲜明，充分体现了对综合医院中医药工作的高度重视，体现了把综合医院中医药工作纳入中医药和卫生工作统筹考虑的大局观念，更体现了以使人民群众能够更方便地享受到中医药服务作为出发点和落脚点的民生意识。会议的召开，对增强综合医院中医药工作者的信心、凝聚行业力量具有重大而深远的影响。

（三）表彰了先进，交流了经验

这次会上，我们对作出突出贡献的综合医院进行了表彰，交流了综合医院中医药工作的经验。这既是对他们辛勤工作所取得的成绩的肯定，也是对全国综合医院中医药工作者的一种激励。通过表彰，号召大家学习他们积极探索，爱岗敬业的精神，增强责任感和使命感，为发挥中医药的作用而努力奋斗。通过经验交流，沟通了情况，开阔了视野，启发了思路，起到了相互学习、相互促进和共同提高的作用。

（四）理清了思路，明确了任务

与会人员对王国强副部长和刘谦副部长、陈新年副部长的讲话给予了高度的评价和充分的肯定。大家认为讲话全面客观、实事求是、要求具体，具有很强的指导性和可操作性，为综合医院中医药工作的开展指明了方向。通过认真学习讲话，对今后综合医院中医药工作的开展，目标更加明确，思路更加清晰，重点更加突出，措施更加得力。

会议对党的十七大报告中有关“扶持中医药和民族医药事业发展”的方针要求进行了讨论。大家认为，党的十七大明确提出坚持中西医并重，扶持中医药和民族医药事业发展的方针和要求，表明了党中央、国务院坚定不移地扶持和发展中医药事业的鲜明态度，体现了党和国家对中医药工作的高度重视，对于提升中医药事业在党的全局工作中的地位和作用，对于我们不断推进继承创新，发挥特色优势，坚定不移地发展中医药事业，努力开创中医药工作新局面，必将发挥重要作用，产生深远影响。大家建议，“扶持中医药和民族医药事业发展”，一是要进一步理顺管理体制，实行中医药全行业管理，实行中医中药统一管理；二是要制定完善有利于发挥中医药“简、便、验、廉、效”等特色优势的补偿机制，对中医医疗保健服务和中药饮片服务进行政策性补偿，或由政府购买服务，以鼓励医疗机构更多为民众提供及时、安全、有效、便捷的中医药服务；三是以党中央、国务院的名义制定《关于扶持中医药事业发展的决定》，召开发展中医药大会，把发展中医药事业放到国家战略的高度。

三、贯彻会议精神的几点意见

（一）做好会议精神的汇报

这次会议内容丰富，对推动当前及今后一段时期的综合医院中医药工作，具有非常重要的意义。卫生行政部门和中医药管理部门回去后，要尽快将王国强副部长和刘谦副部长、陈新年副部长的重要讲话和这次会议的精神向省卫生厅党组做全面汇报，向各级卫生行政部门、中医药管理部门和综合医院进行传达。要认真做好会议精神特别是3位领导讲话的学习宣传工作，使全行业、全社会进一步重视综合医院中医药工作，关心和支持综合医院中医药工作。要尽早由省级卫生行政部门和中医药管理部门联合召开会议，传达学习讲话和会议精神，把思想进一步统一到这次会议精神上来。这次会议综合医院代表来的大部分都是业务院长和中医临床科室主任，希望你们回去以后，要及时将会议的情况向医院领导班子特别是医院主要负责人汇报，要组织向全体职工特别是中医药工作者传达、学习会议精神，既要使广大职工认清形势，增加责任感和使命感，又要激发中医药工作者的工作热情，为中医和西医的合作与交流、促进综合医院中医药工作的开展营造良好的氛围。

（二）进一步提高认识

做好综合医院中医药工作是满足人民群众日益增长的中医药服务需求的必然要求，是建设中医药服务体系不可或缺的重要内容，各级卫生行政部门、中医药管理部门和综合医院要从落实科学发展观和构建社会主义和谐社会的高度，进一步提高思想认识，加强领导，转变观念，统筹安排。首先，要把综合医院中医药工作作为中医药工作和卫生工作的重要内容，处理好中医药工作与医院其他工作的关系，处理好综合医院中医药工作与中医药工作全局的关系，不断增强做好综合医院中医药工作的紧迫感和历史责任感，抓住机遇，扎实工作，为维护和增进人民群众健康作出新的贡献。其次，中医药管理部门和卫生行政部门都还要认识到，中医药管理部门和卫生行政部门都是综合医院中医药工作的管理部门，做好综合医院中医药工作，是我们共同的重要责任。在工作中，要按照各自的职责分工，关心和支持综合医院中医药工作，积极帮助解决他们工作中的困难和问题，要避免出现综合医院中医药工作找不着“婆家”的现象。

（三）进一步完善措施

目前，由于种种原因，综合医院中医药工作还存在很多困难和问题，困难和问题的解决有待于建立健全各项措施并真正落实到位。有些地方卫生、中医药管理部门在推进综合医院中医药工作方面已经制定了一些制度，采取了一些有力措施，许多医院也出台了很多推动中医工作开展的措施和办法，但总的来看，各地情况还很不平衡，而且措施也还不完善。各省级中医药管理部门要按照会议要求和部署，认真开展本地区综合医院中医药工作的现状调查，摸清家底，针对综合医院中医药工作中存在的突出问题和薄弱环节，因地制宜，实事求是，研究提出切实可行的措施，创造性地开展工作，务求取得实效，使本地区的综合医院中医药工作更上一个台阶。综合医院要将中医药的发展纳入到医院整体发展规划中，根据自身实际确定中医药业务重点发展方向，统筹规划中医药工作，加大对中医药科室在诊疗设施设备、人才培养等方面的经费投入，改善中医药科室的工作条件，提高中医药服务的能力和水平，以保证中医药科室与其他科室共同进步与发展。

（四）进一步抓典型促示范

从大家的经验来看，抓典型、促示范，是加强综合医院中医药工作的重要抓手和有效途径，通过一些像示范中医科这样项目的实施，充分调动了综合医院的积极性，有力地推动了综合医院中医药工作的开展。国家中医药管理局和卫生部、总后卫生部联合开展的全国综合医院中医药工作示范单位创建活动还要继续搞下去，希望各地在做好国家示范单位创建活动的同时，也要结合本地区的实际，积极开展省级示范单位的创建。同时，仅仅创建示范单位还不够，还要充分发挥他们的示范带动作用。这次进行会议经验交流的8家综合医院的发言，分别从不同角度介绍了他们在综合医院中医药工作方面的做法和取得的成绩，具有很好的借鉴意义。在实际工作中，各地也还创造了不少好的经验和好的做法，但从现状看，我们在经验的总结、典型的培育等方面，做得还不够。我们要学会善于总结和推广经验，善于发现和树立典型，注重发挥典型示范的带动作用，认真总结已有的好的经验和做法，加以推广。

（五）进一步加强政策研究

与中医医院和综合医院的其他工作相比，综合医院中医药工作有其自身的特点和独特的地位，如何在综合医院这种特定的环境和条件下充分发挥中医药的优势和作用，是需要我们认真研究探讨的问题。尽管目前我们已经制定了一些相关政策，也总结了一些好的经验和做法，但还有许多深层次的问题需要我们进一步去研究探索。如中医药管理部门和卫生行政部门在综合医院中医药工作管理中的职责是明确的，但在实际工作中，中医药管理部门和卫生行政部门如何建立良好的协调机制，还需要大家认真去探索。各地要在实际工作中，对中医药管理部门与卫生行政部门以及综合医院如何建立协调机制，综合医院中医科室和人员的建设，中医、西医资源的整合和优势互补，中医药服务拓展的途径和机制，综合医院中医药工作绩效考核等综合医院中医药工作中的重点问题进行认真探索，以建立健全各项工作机制，推动综合医院中医药工作的整体开展。

对于提交会议讨论的《关于加强综合（专科）医院中医药工作的指导意见》（讨论稿）、《综合（专科）医院中医临床科室基本标准》和《综合（专科）医院中药房基本标准》，与会代表发表了很好的意见和建议，希望大家回去后继续组织讨论，意见和建议可以书面反馈给我们，我们将根据大家的意见进行认真的修改，争取早日由国家中医药管理局、卫生部和解放军总后勤部卫生部联合印发。同志们，这次会议得到了上海市人民政府、上海市卫生局、第二军医大学等单位的大力支持，经过大家的共同努力，会议取得了圆满的成功。请允许我代表与会全体同志向上海市人民政府、上海市卫生局和第二军医大学表示衷心的感谢，向新闻媒体的朋友们表示衷心的感谢，向大会全体工作人员表示衷心的感谢！

这次会议是一次内容重要、意义深远的会议。党的十七大为我们指明了前进的方向，党和国家对中医药事业给予了高度的重视，各级政府和部门对我们给予了大力的支持，广大民众对我们寄予了深切的期望。我们一定要紧紧抓住这一大好机遇，珍惜和维护好这良好的局面。做好综合医院的中医药工作，多种模式发展中医药服务，进一步提高中医药服务的可及性，更好地为老百姓服务，这也是中医药管理部门、卫生行政部门和全体中医药工作者的历史责任。我们已经取得了可喜的成绩和基本经验，我们有信心和能力继续创造更大的成就和辉煌。同志们，让我们在党的十七大精神指引下，深入贯彻落实科学发展观，高举中国特色社会主义伟大旗帜，以邓小平理论和“三个代表”重要思想为指导，深入贯彻落实科学发展观，在以胡锦涛同志为总书记的党中央的正确领导下，以振兴中医药事业、弘扬中医药传统文化、提高人民健康水平为目标，进一步提高认识，理清思路，振奋精神，坚定信心，开拓进取，团结协作，转变作风，扎实工作，为综合医院中医药工作不断取得新的成绩，开创中医药事业发展的新局面而努力奋斗！

卫生部副部长兼国家中医药管理局局长王国强介绍我国民族医药工作有关情况，发布《关于切实加强民族医药事业发展的指导意见》

（2007年12月18日）

各位来宾，女士们、先生们、新闻界的朋友们：

今天，正值全国上下深入学习贯彻党的十七大精神之际，由国家中医药管理局和国家民委、卫生部、发展改革委、教育部、科技部、财政部、人事部、劳动保障部、食品药品监督管理局、知识产权局11个部委局联合制定的《关于切实加强民族医药事业发展的指导意见》（以下简称《指导意见》）正式发布了。国家中医药管理局作为民族医药行业主管部门，借此机会，我向多年来关心支持民族医药事业发展的有关部门和新闻界的朋友，表示由衷的感谢！《指导意见》是多部门贯彻落实党的十七大提出的坚持中西医并重，扶持中医药和民族医药事业发展的方针要求的重要举措，是通力合作、共谋民族医药发展的具体体现，是多部门共同支持和推进民族医药事业发展的重要成果，是当前及今后一段时期发展民族医药事业的纲领性文件，它的发布是民族医药事业发展史上具有里程碑意义的一件大事。

一、我国民族医药工作情况

民族医药是我国以中医药为代表的传统医药和优秀民族文化的重要组成部分，是各族人民长期与疾病作斗争的经验总结和智慧结晶，它不仅在历史上为各族人民的生存繁衍作出了重要贡献，而且至今对提高人民群众健康水平、促进经济社会发展仍然发挥着不可替代的独特作用。建国以来特别是改革开放以来，民族医药事业得到了较快发展，取得了一定的成绩。

第一，民族医药事业发展受到党中央、国务院的高度重视。党的十七大明确提出扶持中医药和民族医药事业发展。胡锦涛总书记、温家宝总理也曾多次对中医药和民族医药事业发展作出重要指示。今年年初国务院成立了以吴仪副总理为组长、19个部委局领导为成员的国务院中医药工作部际协调小组，负责对中医药、民族医药工作宏观指导、政策制定，协调解决发展中的重大问题。2005年，中共中央、国务院《关于进一步加强民族工作　加快少数民族和民族地区经济社会发展的决定》等文件，要求各级人民政府加大对民族医药事业的投入，保护、扶持和发展民族医药学。国家“十一五”发展规划、国家中长期科技发展规划和卫生事业发展“十一五”规划、中医药事业发展“十一五”规划都将民族医药列为重要内容，中央财政对民族医药的投入也大幅增加。这些都表明了党中央、国务院坚定不移地扶持和发展中医药和民族医药事业的鲜明态度，体现了党和国家对中医药和民族医药工作的高度重视。近年来，各级地方党委、政府也进一步加大了民族医药工作力度，制定实施了一系列扶持民族医药发展的法规、规划和政策措施。

第二，民族医药以其鲜明的特色疗效和相对低廉的服务价格，受到了民族地区广大群众的欢迎。截至2006年底，全国有藏、蒙、维、傣、壮、朝、苗、瑶、回、彝、土家、布依、侗、哈萨克、羌共15个民族设有本民族医药的医院，共196所，床位7856张，总诊疗人次为464万人次，出院人数12万余人。无论是门诊还是住院，民族医医院的人均诊疗费用大约相当于中医医院的1/2，综合医院的1/3。在民族地区，大多数中医院、乡镇卫生院和部分综合医院设立了民族医科，涵盖了18种民族医。民族地区绝大多数的村卫生室和部分社区卫生服务机构都能够提供民族医药服务。

各民族医药经过几千年的积累和实践，对常见病、多发病和一些疑难重症治疗上有独特的理论和诊疗技术，在一些病种上形成了极具特色的诊疗方法，比如藏医心脑血管专科、外治专科、藏医药浴专科，蒙医的五疗专科、骨科，维医的白癜风专病等，有比较好的疗效。国家中医药管理局在“十五”和“十一五”两次开展民族医重点专科（专病）建设，把一批特色突出、优势明显、临床疗效显著的民族医专科（专病）遴选出来，加以扶持建设，取得了较好的成效。一些民族医专科（专病）已经成为当地患者诊疗某些疾病的首选。

第三，民族医药人才培养工作有了新的发展。目前，全国共有14所教育机构开展了藏、蒙、维、傣、朝、壮、苗等民族医药专业和中医专业民族医药方向教育，在校生约1.7万人。藏医、蒙医均开展了博士、硕士学位教育。目前有国家中医药管理局民族医药重点学科4个，部分省市也确立了一批省级民族医药重点学科。已经出版教材藏医25门、蒙医10门、维医26门、傣医6门、壮医12门。

民族医药继续教育得到重视，近10年在全国老中医药专家学术经验继承工作中，共有55人次民族医药指导老师培养了76名继承人。开展了乡村医生民族医中专学历教育和乡镇卫生院民族医临床技术骨干人才培养。

目前藏、蒙、维、傣4种民族医已经开展了医师资格考试，全国民族医执业医师和执业助理医师总数为5418人。

第四，民族医药发掘整理和科学研究取得了一定的进展。已有35个民族发掘整理了本民族医学资料。对19个民族的83种医药文献进行了发掘整理，其中羌、侗、仫佬、毛南等少数民族的医药文献发掘整理是建国以来第一次。组织了《中华本草》藏、蒙、维、傣4种民族药卷的编纂，收录藏药396种、蒙药422种、维吾尔药423种、傣药400种，具有较高的科学性和权威性。出版了《中国民族药志》、《朝医学》、《中国瑶医学》、《中国壮药志》等100多部民族医药著作。

目前，县级以上民族医药科研机构35所，涵盖12种民族医药，科研人员近1500人。部分高校和企业成立了民族医药研究机构，一批相关学科的科研人员加入了民族医药研究队伍。近10年来，全国民族医药的科研成果近300项。学术交流日益扩大，全国性藏、蒙、维、苗、土家、瑶、侗、彝、畲等民族医药学术会议相继召开。民族医药在国际上也引起关注，藏医药、蒙医药、维医药、朝医药及傣医药等国际学术会议先后召开，参加会议的代表近万人次，有来自美国、英国、俄罗斯、泰国、蒙古、日本等几十个国家的100余名专家学者。

第五，民族药资源保护和开发得到重视。目前，全国民族药企业156家，品种906个，涵盖了7种民族药，出现了金诃药业等一批知名民族药生产企业。药材资源的有效保护和开发利用得到重视，在药材资源普查的基础上，加强了对一些濒危动植物药用资源的保护。

民族医药事业虽然取得了较大的发展，但由于历史、地理、经济、文化等各方面因素的制约，民族医药在发展过程中还有不少困难和问题，面临着较大的挑战。

第一，各民族医药目前处于不同的发展阶段，有些民族医药具有完整的理论学术体系；有些有部分理论和丰富的实践经验；有些有民间经验和验方，医学资料处在整理阶段；有些尚待发掘整理；各民族医药都面临着推进理论与学术进步以适应新时期民众需求的任务。

第二，民族医药发展不平衡，基础薄弱、服务能力有待加强、人才缺乏的现象比较普遍，科学研究起步晚。有些民族医药医疗、教育、科研机构健全，但缺乏竞争力，仍需加强基础建设；有些只有医疗机构或研究机构，在人才培养等方面面临很大困难；有些尚无机构，缺少载体，难以有效地开展发掘整理等工作。

第三，随着现代医学的迅速发展，疾病预防诊断和救治水平不断提高，中医药学术进步和事业的发展，中西医结合事业的发展，各民族群众保健防病治病选择日趋多元化，民族医药原有的优势领域受到较大的冲击。

二、发展民族医药事业的重要意义

民族医药源于自然，对常见病、多发病和一些疑难重症治疗上有独特理论和诊疗技术，疗效确切，费用相对低廉，这些特点和优势，为民族医药自我发展创造了广阔的空间。发展民族医药事业，有利于更好地解决日益增多的医源性、药源性疾病和难以解决的新的医学问题以及日益增长的沉重医疗费用问题；有利于更好地满足各民族人民群众日益增长的、日趋多元化的医疗保健服务需求；有利于探索和实践包括现代医药和以中医药为代表的传统医药都得到充分发展、广泛应用、相互学习、优势互补、相互汇聚、共同提高、服务人民、造福人类的中国特色医药卫生事业发展道路。此外，民族医药源于少数民族人民的智慧，又因地制宜地直接为各族人民的健康服务，与当地群众关系密切并深受欢迎，发展民族医药不仅是一个重要的医疗和学术问题，而且是一个尊重民族感情、增强民族团结、保护民族自尊、传承民族文化的政治问题。

针对民族医药事业发展中存在的困难和问题以及面临的形势和挑战，充分考虑民族医药特点和自身发展规律，通过认真的调查研究，我们制定了《指导意见》。

三、《指导意见》的主要内容

应该说，《指导意见》准确把握了当前形势，提出了破解制约民族医药事业发展问题的对策，明确了民族医药发展的战略目标和任务，规划了当前及今后一个时期民族医药发展的蓝图。下面，我向大家介绍一下《指导意见》的主要内容。

第一，《指导意见》明确了民族医药事业发展的指导思想。发展民族医药事业，要以邓小平理论和“三个代表”重要思想为指导，全面贯彻落实科学发展观和党的十七大精神，要以发掘整理总结为基础，人才培养为重点，科学研究为先导，加强民族医药机构和服务网络建设，努力提高防治能力和学术水平，进一步促进民族医药事业发展，为人民健康服务，为促进民族团结，构建社会主义和谐社会作出应有的贡献。

第二，《指导意见》提出了发展民族医药事业的工作思路。针对各民族医药所处的不同发展阶段，《指导意见》提出了因地制宜、分类指导的基本原则，不搞一刀切。对于具有完整理论学术体系的，以加强基础研究和临床研究，培养学科带头人和学术梯队，提高防治能力和水平为重点，促进理论与实践的发展；对于有部分理论和丰富实践经验的，以规范升华实践经验，研究推广特色诊疗技术，整理和逐渐完善基础理论为重点；对于有民间经验和验方、医学资料处在整理阶段的，以整理和规范民间经验和验方为重点；尚待发掘整理的，要努力发掘。

第三，《指导意见》提出了加强民族医药服务能力建设的主要任务。发展民族医药事业，其根本目的是为各族人民群众提供更多更好的医疗保健服务，以满足日益增长的、日趋多元化的医疗保健服务需求。民族医药事业发展与否，关键要看民族医药服务能力提高与否，各族人民群众是否享受到了安全、有效、实惠的民族医药服务。《指导意见》明确提出，要针对目前普遍存在的民族医医疗机构基础条件较差状况，切实加大投入，改善就医条件；根据本地区的实际情况和当地群众对民族医药服务的需求，在有条件的综合性医院、乡镇卫生院、社区卫生服务中心设立民族医科（室）；充分发挥民族医药在预防、保健、养生、康复等领域中的作用，充分发挥民族医药农村卫生和城市社区卫生服务工作中的优势与作用。为了探索新形势下民族医医院发展的有效模式，进一步提高民族医的诊疗水平，国家中医药管理局启动了重点民族医医院和重点民族医专科（专病）项目建设，通过建设，建成一批具有示范带动作用的民族医医院和民族医专科。

第四，《指导意见》提出了民族医药发掘继承和科研工作的重点。在过去整理研究民族医药文献的基础上，有计划、有步骤地完成一批民族医药文献的校勘、注释、出版工作，并将其中的重要著作汉译出版。对历史上无通行文字的民族医药深入发掘整理，继续将口传心授的医药资料编著成书，保存保护下来。加强对民族医药发展的科学技术研究工作的支持，重点开展民族医特色诊疗技术、单验方及临床治疗方案整理评价等方面的研究；开展常见病与多发病民族医药临床诊疗指南、临床技术操作规范、疗效评价标准的研究；筛选推广一批民族医药适宜技术。为了加大对民族医药科学技术研究的扶持力度，国家中医药管理局与科技部、国家民委还共同开展民族医药发展关键技术研究工作。

第五，《指导意见》提出了民族医药人才队伍建设的目标。加强现有民族医药院校的基础设施建设，鼓励和扶持民族地区举办高等民族医药教育，鼓励有条件的高等学校设立民族医药学院、民族医药系，或设立相应的专业、专业方向，鼓励有条件的民族医药积极开展专业研究生教育；在高等医学院校开展的医学专业教育加入民族医药内容。继续扶持建设藏医、蒙医、维药、傣医等民族医药重点学科建设点，加强其学科内涵建设和研究。逐步完善民族医药教材。继续做好全国老民族医药专家学术经验继承和优秀民族医临床人才培养工作，造就一批民族医药学科带头人和技术骨干。加强农村、社区民族医药人才培养和队伍建设，鼓励民族医药人员参加民族医药技术骨干培训、乡村医生民族医药知识与技能培训和城市社区岗位培训、规范化培训。鼓励在职的中医药、西医药人员积极学习民族医药知识与技能。

第六，《指导意见》提出了完善民族医从业人员准入制度的政策。在继续完善藏、蒙、维、傣医师资格考试的同时，开展中医类别中医（朝医）专业和中医类别中医（壮医）专业医师资格考试。允许跟师学习已经开考的民族医的人员参加医师资格考试。对确有实际本领和一技之长、以亦农亦医形式提供民族医药服务的人员，可以纳入乡村医生管理。

第七，《指导意见》提出了加强民族医药知识产权保护和药用资源保护利用的具体措施。建立民族医药文献出版、国际学术交流与合作等方面的民族医药知识产权保护审查制度，完善相应的保密措施，避免民族医药传统知识不当泄密或流失。明晰民族医药知识产权的权利归属，研究建立民族医药知识产权保护名录及其数据库，规范民族医药的开发和利用行为，防止对民族医药传统知识的不当占有和利用。

建立民族药濒危品种和道地药材养殖种植基地；建立民族药自然保护区，加强家种、家养驯化研究；建立规范的民族药材生产基地，保证民族医医疗的需要；对民族药材和民族成药实行原产地保护和标识保护。

第八，《指导意见》提出了加强民族医药工作组织领导的具体要求。《指导意见》要求各级政府加大对民族医药的投入，为民族医药事业发展提供必要的物质条件；要求各级中医药、民族医药管理部门加强组织领导，安排专人负责民族医药工作，在制定实施中医药工作计划和方案时，要将民族医药工作纳入其中。国务院中医药工作部际协调小组今年成立以后，各地也纷纷成立了协调小组，加强对发展中医药和民族医药事业的领导。《指导意见》还要求做好民族医药法制化和标准化建设，加强民族医药学术交流和对外合作，在民族医药的有关审批和鉴定活动实行同行评议制度。

各位来宾，各位朋友，《指导意见》的制定，凝聚着国家多个部门及众多专家学者的智慧，它的实施任重道远，需要我们团结拼搏，克服困难，创造条件，抓好落实。

贯彻落实《指导意见》，要坚持以科学发展观为指导，努力服务于国家经济社会和医疗卫生发展的大局。要把落实《指导意见》与构建和谐社会的发展目标紧密结合起来，把落实《指导意见》与建立基本卫生保健制度结合起来，为实现人人享有基本医疗卫生服务的战略目标作出贡献。

贯彻落实《指导意见》，需要各有关部门和各级政府的通力合作，需要全社会的关心支持。作为《指导意见》的联合发文单位，我们11个部委局要加强相互间的协调配合，制定贯彻落实《指导意见》的具体措施，加大对民族医药工作的扶持力度，共同营造民族医药发展的良好氛围。

贯彻落实《指导意见》，更需要民族医药行业自身的努力。我们要以对人民、对历史高度负责的态度，以饱满的工作热情，以求真务实的工作作风，把《指导意见》贯彻落实工作抓紧、抓实。各级中医药、民族医药管理部门都要认真组织《指导意见》的学习宣传，结合实际制定贯彻落实《指导意见》的实施方案，积极主动地协调政府和有关方面，切实采取有力措施，完成好《指导意见》部署的各项任务。

我们相信，《指导意见》的实施，必将为加快我国民族医药事业发展、满足我国各族人民群众健康需求产生积极而深远的影响。民族医药这一功在民族、利在国家、造福群众、继往开来的伟大事业必将得到社会各界和广大人民群众的欢迎和支持，必将取得丰硕的成果。

谢谢大家！

（二）2008年

认真贯彻落实党的十七大精神　努力开创中医药事业发展新局面

——卫生部副部长兼国家中医药管理局局长王国强在2008年全国中医药工作会议上的讲话

（2008年1月24日）

同志们：

2008年全国中医药工作会议，是在中医药系统深入学习党的十七大精神，贯彻落实党中央、国务院关于扶持中医药和民族医药事业发展一系列重要指示的关键时期召开的一次重要会议。国务院对这次会议十分重视，吴仪副总理亲自到会并作了重要讲话。吴仪副总理的讲话站在国家发展战略的高度和新的历史起点上，深刻总结了5年来中医药工作取得的成绩和经验，深刻论述了中医药科学与文化的内涵和价值，深刻分析了中医药在中国特色社会主义卫生事业和经济社会发展中的地位和作用，深刻阐述了坚持中西医并重与扶持中医药和民族医药事业发展的方针和要求，对今后的中医药工作提出了希望。吴仪副总理5年来3次亲自出席中医药工作会议并发表重要讲话，去年以来多次对中医药工作作出重要批示，多次出席中医药工作的重大活动，并组织成立了国务院中医药工作部际协调小组，推动有关部门共同支持中医药事业的发展，给了我们强有力的指导、支持和巨大的鼓舞、鞭策。我们一定要认真贯彻落实吴仪副总理的一系列重要讲话和指示精神，决不辜负吴仪副总理对中医药事业的高度重视和倾注的心血，对中医药行业的亲切关怀和大力的支持，对广大中医药工作者的深厚感情和殷切的期望。我们一定要不负重托，团结奋进，开拓创新，推进中医药事业又好又快发展，更好地为提高人民健康水平作出贡献。

这次会议的主要任务是：高举中国特色社会主义伟大旗帜，认真学习贯彻党的十七大精神和科学发展观，深入贯彻落实中央经济工作会议和全国卫生工作会议精神，回顾总结2007年工作进展，研究部署2008年工作任务，进一步解放思想，改革创新，明确重点，狠抓落实，团结和谐，奋发有为，努力开创中医药工作新局面。

下面，我代表国家中医药管理局讲几点意见，供大家讨论。

一、认真总结2007年工作新进展，坚定发展中医药事业的信心

党的十六大以来，在党中央、国务院的正确领导下，中医药事业快速发展，取得了有目共睹的成绩。以中医医院为主体的中医药服务体系不断完善，服务能力不断增强。中医药继承与创新扎实推进，一批老中医药专家的学术思想、经验、技能得到继承，形成了一批有价值的中医药科研成果，中医药特色优势得到进一步发挥。中医药教育和人才培养取得成效，中药产业不断壮大，中医药的国际影响日益扩大，为新时期中医药事业又好又快发展奠定了良好基础。

2007年，中医药系统以党的十六届六中全会和十七大精神为指引，深入贯彻落实科学发展观，紧紧围绕学习领会全国中医药工作会议精神，认真贯彻落实吴仪副总理两次重要讲话所提出的各项任务，推动中医药工作取得了新进展。

一是着力于理清和明确中医药事业发展思路，推动中医药事业发展政策研究取得新进展。

去年以来，我们认真贯彻落实胡锦涛总书记、温家宝总理、吴仪副总理和卫生部主要领导同志关于全面研究扶持中医药事业发展政策的重要指示精神，举全局之力，集各方智慧，开展了11个专题的政策研究，明确提出了建立和完善整体思维、系统运行、“三观”互动、科学管理的中医药工作系统及其运行机制，明确提出了全面推进中医药医疗、保健、科研、教育、产业和文化“六位一体”协调发展的思路，明确提出了深入实施中医“三名三进”、中药“三名三保”和中医药教育“三名三培”工程等发展战略。在广泛征求意见的基础上，起草形成了《关于扶持中医药事业发展的若干意见（讨论稿）》，将提交国务院中医药工作部际协调小组第一次会议讨论，进一步修改后上报国务院。北京、四川等地也组织开展了中医药发展战略和政策研究。

大力推动中医药立法，《中医药法》列入国务院立法计划。广西、深圳等地中医药、民族医药地方性法规的制定进展顺利。大力加强中医药标准化建设，完成了针灸技术操作规范等25项国家标准的起草制定，编制了中医内科、妇科、儿科、骨伤科等一批中医病证诊疗指南。筹建了全国中医、中药等7个标准化技术委员会。内蒙古、新疆等民族地区积极研究制定民族医药标准。中医药国际标准化建设取得新进展。

二是着力于建立和健全中医药工作部门协作机制，推动相关部门支持和参与中医药工作取得新进展。

在国务院中医药工作部际协调机制下，我们主动协调相关部门，出台有利于中医药事业发展的政策措施，取得了积极进展和明显成效。和科技部等16个部门联合出台了《中医药创新发展规划纲要（2006～2020年）》；与国家民委等11个部门共同制定了《关于切实加强民族医药事业发展的指导意见》；与发改委共同编制了《重点中医医院建设与发展规划》，第一批建设单位资金已经到位；在财政部支持下，用于保持和发挥中医药特色优势建设项目的补助资金由2006年的3亿元增加到6亿元；与卫生部共同修订发布了传统医学师承和确有专长人员医师资格考核考试办法，完善了相关政策；与食品药品监管局共同起草制定了中药注册管理的补充规定，以进一步体现中药新药研制的规律和特点；与文化部共同推进了将中医申请为世界人类非物质文化遗产代表作的工作；与教育部、卫生部签署了共建北京中医药大学的协议，并加强了对中医药高等院校教育的行业指导；与商务部共同起草了加快中医药服务贸易的若干政策意见，并着手开展中医药服务贸易的试点工作；人事部出台文件规定中医专业技术人员职称晋升可免考外语；与卫生部、工商总局等部门加大了对打击假冒中医名义的非法行医和整治虚假违法中医医疗广告的力度。此外，在中医药知识产权保护、中医药科普知识纳入中小学教材等方面也取得了积极进展。

三是着力于推动和支持各地加强对中医药工作的领导，推动基层抓好落实创造经验取得新进展。

去年，我们把深入实际调查研究，积极推动各地加强对中医药工作的领导作为一项重要任务。中医药工作进一步得到各地党政领导和相关部门的重视与支持。天津、吉林、山东、广东、四川、重庆、云南、西藏、新疆、江西、陕西、广西、内蒙古、河北、江苏、黑龙江、宁夏17个省（区、市）成立了省级中医药工作领导协调小组。广东、湖南、江西等省以省委省政府名义召开了发展中医药的大会，湖南、湖北、江西等省以省委省政府名义出台了加快中医药事业发展的决定或意见。四川绵阳、广东惠州等一些地市也出台了扶持中医药事业发展的相关文件。各地普遍加大了对中医药事业的投入。湖南省成立了副厅级中医药管理局，吉林、重庆、广西也都采取不同形式加强了中医药管理体系建设。地方党委政府的高度重视和加强领导为中医药事业发展创造了良好的环境。

与此同时，各地在推动和实施中医“三名三进”工程，抓好中医药服务在基层的落实方面做了大量工作。大部分省份出台了推动中医药服务进社区、进农村的相关政策，青海等18个省份明确要求提高新农合中医药服务报销比例，山东等6个省份明确要求降低新农合中医药服务报销起付线，北京等21个省份出台了在城市社区卫生服务中充分发挥中医药作用的实施意见，四川实施了“中医药服务基层利民工程”，宁夏建立了社区中医药人员学历教育、岗位培训和继续教育“三位一体”的教育模式，上海成立了“中医药适宜技术推广应用讲师团”并定期开展培训。各地涌现出一批全国农村中医工作先进县和全国中医药特色社区卫生服务示范区，发挥了良好的示范带动作用。

四是着力于构建和完善中医医疗和保健服务体系，推动中医药服务扩大覆盖面提高可及性取得新进展。

认真贯彻落实吴仪副总理关于“继续完善覆盖城乡的中医医疗服务体系和保健服务体系”的指示精神，着力构建以中医医院、中医专科医院、综合医院中医科、中西医结合医院、民族医医院、乡镇卫生院中医科、社区卫生服务机构和村卫生室中医诊疗及中医门诊部、中医“坐堂医”诊所等为主体的中医医疗服务体系。与卫生部、总后卫生部共同召开了全国综合医院中医药工作会议，形成了《加强综合医院中医药工作的指导意见》和《综合医院中医科建设标准》，这是自1982年之后首次对综合医院的中医药工作作出部署，受到行业内外的高度重视和积极支持。与卫生部在吉林、浙江和四川等地开展了将具有一技之长和实际本领的中医药人员纳入乡村医生管理的试点，对解决农村具有一技之长中医人员的行医资格问题进行了探索。从试点省份看，这些人员发挥了积极作用，受到了农民群众的欢迎。与卫生部协调制定了在药品零售企业设置中医“坐堂医”诊所的有关规定，并在河南、河北、陕西、黑龙江等9个省进行了药品零售企业中医“坐堂医”诊所的试点，为规范中医“坐堂医”诊所、促进中医药服务进社区积累了经验。开展了重点中医医院、民族医医院、中西医结合医院建设项目工作，实施了“十一五”重点专科（专病）建设和乡镇卫生院中医科中药房建设项目，加强了社区中医药服务网络建设。还在部分医院开展了小包装中药饮片推广使用试点，对饮片的调剂和管理进行了探索。

去年，我们认真贯彻落实吴仪副总理提出的关于开展“治未病”课题研究和试点探索的指示，并作为中医药工作创新服务领域和体系的一项重要工作来抓，努力探索构建融中医预防、保健、养生、康复于一体的中医保健服务体系。充分发挥中医“上工治未病”的优势，启动并及时总结交流中医医院“治未病”试点工作的经验和做法，积极开展中医“治未病”服务，探索将中医药的服务对象由以病人为主拓展到病人、亚健康人和健康人，服务范围由医疗为主拓展到医疗、预防、保健、养生、康复等领域。特别是上海、浙江、广东、广西等地与昆仑炎黄健康保险公司等密切合作，运用融健康文化、健康管理、健康保险为一体的KY3H健康保障模式，在“治未病”的理念、思路、方法、机制等方面进行大胆探索，取得了初步成果。

五是着力于发挥和遵循中医药特色优势和特点规律，推动中医药临床、科研、教育、国际合作等工作取得新进展。

中医药科技工作重点加强了一批与中医临床诊疗紧密相关的理论和应用问题的研究，中医药治疗有优势的重大、疑难疾病和社区、农村常见疾病、中医“治未病”及亚健康中医干预等方面的研究进展顺利，取得了一批新的科研成果。中医药治疗艾滋病试点取得进展，安徽、河南、湖北、云南等15个试点省份的6000多名艾滋病病人和感染者的治疗结果表明，中医药治疗艾滋病可以明显改善临床症状，提高生活质量，显示出良好的发展前景。

实施中医类别全科医师、乡镇卫生院中医临床技术骨干、乡村医生中医专业学历教育等人才培养项目，近3年来累计培养2万多名乡镇卫生院中医临床技术骨干，有5万多名乡村医生接受了中医专业中专学历教育，农村、社区中医药人员的服务能力明显提高。第三批全国老中医药专家学术经验继承工作和第一批优秀中医临床人才研修项目结业，培养了一批全国优秀中医临床人才和中药技术人才，传承了一批老中医药专家的学术思想和经验，为探索高层次中医药人才培养的模式和机制积累了宝贵经验。对基层中医医院院长进行了培训。

中医药多边、双边合作更加富有成效。首次在世界卫生组织与我国的国家合作战略中将传统医药作为合作内容。中法政府之间签订了中医药合作协议，成立了中法中医药合作委员会并开展了活动。在中俄友好年活动中，温家宝总理对中俄中医药合作发展给予了积极评价。与港澳台的中医药交流与合作有了新进展，我局与香港食物及卫生局签署了关于中医药领域的合作协议。

六是着力于探索和加强中医药文化建设，推动“中医中药中国行”活动和中医医院文化建设取得新进展。

为充分发挥中医药系统先进模范典型的示范带动作用，倡导行业新风，去年国家中医药管理局先后作出了向陈海新、王学诗同志学习的决定。为了更好地推动各地的学习，联合中宣部、卫生部、总后卫生部组织了六省的巡回演讲报告团，吴仪副总理亲切接见了报告团的成员，中央各大媒体进行了宣传报道，取得了良好的反响，有力地推动了医德医风建设及和谐医患关系的构建。

大力加强中医药文化建设，弘扬中医药优秀传统文化，把中医药文化建设与中医药发展紧密结合起来，相互促进，相得益彰。联合卫生部、中宣部等16个部门启动了为期3年的“中医中药中国行”大型科普宣传活动，去年已在北京、河北等8个省市以及香港特别行政区隆重展开，得到了各地的大力支持和广泛参与，受到了广大人民群众的热烈欢迎，取得了良好的社会效果。通过活动，也探索了中医药文化宣传教育工作的新机制和新平台，增进了协作，锻炼了队伍，树立了形象。大力推进中医医院中医药文化建设，制定了《加强中医医院中医药文化建设的指导意见》，确定了一批重点建设单位。河北刘守真祠堂和上海中医药博物馆成为首批中医药文化教育基地。注重与新闻媒体的沟通协作，引导舆论宣传取得了积极效果。

七是着力于加强和改进中医药部门自身建设，推动中医药部门改进作风、提高效率、求真务实取得新进展。

中医药部门认真学习贯彻吴仪副总理对中医药行业自身建设的要求，深刻认识肩负的历史使命和职能责任，深入开展了建设学习型组织、服务型机关、和谐团队活动，制定了工作方案，努力提高科学领导中医药事业发展的能力和水平，努力在全系统营造团结和谐、奋发有为的环境和氛围。一年来，中医药系统干部职工坚持议全局、抓大事，在思想观念的更新、工作思路的调整、工作方式的改变、工作效率的提高、工作作风的转变、工作机制的健全等方面都有了进一步改进，得到了系统内外的认可。

通过一年的工作，我们深刻体会到：只有紧紧围绕经济社会发展和卫生改革发展的大局，认真落实党中央、国务院对中医药工作的指示精神，坚持解放思想、改革创新，坚持议全局、抓大事，坚持加强沟通、协作共赢，坚持团结和谐、奋发有为，才能牢牢把握工作主动权，不断推动事业向前发展。我们也深刻认识到：这些成绩的取得，是党中央、国务院正确领导和决策的结果，是各级党委、政府和各部门大力支持的结果，是社会各界和人民群众关心参与的结果，更是广大中医药工作者团结协作、努力奋斗的结果。在此，请允许我代表国家中医药管理局，向与会的同志并通过你们向各相关部门和全国的中医药工作者表示衷心的感谢，并致以崇高的敬意。

在看到成绩的同时，我们也必须清醒地认识到，中医药工作与中央的要求和人民群众的期望相比还存在较大差距。中医药管理体制机制还不完善，政策法规还不健全，继承不足、创新不够的问题还比较突出，人才培养还不适应事业发展的需要，文化建设还没有得到足够的重视，中医药队伍的整体素质还有待进一步提高。我们要高度重视这些问题，认真查找原因，加强协调，探索有效途径和办法，下大力气逐步推动解决。

二、坚持和探索中国特色社会主义卫生发展道路，不断推进中医药事业科学发展

党的十七大是在我国改革发展关键阶段召开的一次十分重要、意义深远的大会。大会确定的重大理论观点、重大战略思想、重大工作部署为我们做好中医药工作指明了前进方向。我们要把学习贯彻党的十七大精神作为当前和今后一个时期的首要政治任务，联系中医药工作实际，把全体中医药工作者的思想认识统一到党的十七大精神上来，把全体中医药工作者的智慧和力量凝聚到贯彻落实党的十七大对中医药工作的方针和要求上来，高举中国特色社会主义伟大旗帜，深入贯彻落实科学发展观，坚持中西医并重，扶持中医药和民族医药事业发展，为探索中国特色社会主义卫生发展道路而努力奋斗。

（一）深刻领会十七大对中国特色社会主义卫生发展道路提出的新要求

党的十七大指出，中国特色社会主义伟大旗帜，是当代中国发展进步的旗帜，是全党全国各族人民团结奋斗的旗帜。高举中国特色社会主义伟大旗帜，最根本的就是要坚持中国特色社会主义道路和中国特色社会主义理论体系。中国特色社会主义卫生发展道路是中国特色社会主义道路的重要组成部分，充分体现了中国医疗卫生事业的特点和规律。在2008年全国卫生工作会议上，卫生部领导对中国特色社会主义卫生发展道路的方向、本质、方针、体制、保障、重点、目标作了全面深刻的阐述，我们要认真学习领会和贯彻落实。中医药系统高举中国特色社会主义伟大旗帜，坚持中国特色社会主义道路和理论体系，就是要努力探索和实践中国特色社会主义卫生发展道路。中医药是最具中国特色的诊疗手段和服务体系，是中国特色社会主义卫生发展道路的一个重要特征。中国特色社会主义卫生发展道路必然是在中国特色社会主义理论体系指导下，现代医药和以中医药为代表的传统医药都得到充分发展、广泛运用、相互学习、优势互补、相互汇聚、共同提高、服务人民、造福人类的道路。我们中医药系统全体干部职工要为探索和实践这条道路而不懈努力，为丰富和发展中国特色社会主义卫生事业作出应有的贡献。

党的十七大报告强调要“坚持中西医并重”，“扶持中医药和民族医药事业发展”。这在党的代表大会报告中还是第一次，充分体现了我们党对发展中医药的高度重视和坚强决心，充分表明了发展中医药已经成为全党共识和党的全面工作的重要内容，从而从根本上确立了中医药在中国特色社会主义卫生发展道路中的地位和作用。中西医并重是中国特色社会主义卫生事业的基本政策，是我国卫生工作必须长期坚持的指导方针，也是中医药事业科学发展的重要保障。坚持中西医并重，扶持中医药事业发展，是各级政府义不容辞的责任。在新的历史时期，坚持中西医并重就是要把中医药与西医药摆在同等重要的位置，坚持中医药与西医药在法律上、学术上、服务上的平等地位；就是要尊重和遵循中医药的自身特点和发展规律，根据经济社会发展水平和人民群众的需求，把中医药纳入卫生事业发展的总体布局，统筹规划；就是要把中医药作为基本医疗卫生制度建设的主要方面，同步建设；就是要各级党委政府更加关心和重视中医药，加强领导，创新体制机制，完善制度措施，为中医药发展提供良好的物质条件、奠定坚实的基础，促进中西医药协调发展，让人民群众共享中西医药发展成果；就是要中医药系统紧抓机遇，真抓实干，把十七大精神和科学发展观贯彻落实到工作的各个方面，实施“健康中国2020”战略，努力提高中医药在维护人民群众健康、促进经济社会发展方面的贡献率，努力实现人人享有包括中医药服务在内的基本医疗卫生服务的宏伟目标。

（二）深刻理解贯彻落实科学发展观对中医药事业发展的重要指导意义

科学发展观是党中央立足我国基本国情，总结我国发展实践，借鉴国外发展经验，适应新的发展要求提出的重大战略思想，是我国经济社会发展的重要指导方针，也是坚持中国特色社会主义卫生发展道路和推动中医药事业发展的重要指导方针。我们要按照中央的统一部署和要求，紧密联系中医药系统实际，深入开展学习实践科学发展观活动，不断深化对中医药工作特点规律的认识，着力转变不适应、不符合科学发展的思想观念，着力解决影响和制约科学发展的体制、机制、制度等突出矛盾和问题，把科学发展观贯彻落实到中医药工作的各个方面。

中医药工作贯彻落实科学发展观，就是要把发展作为第一要务。加快发展并努力做到又好又快发展是中医药工作的首要任务，解决中医药工作中的矛盾和问题，根本的办法是发展。中医药事业只有发展，才能履行好中医医疗卫生公共服务的职责，不断满足人民群众日益增长的多层次、多样化的中医医疗保健服务需求，才能不断开创工作新局面。保守和封闭没有前途，停顿和倒退没有出路。要着力把握中医药发展规律、不断创新发展理念、积极转变发展方式、有效破解发展难题、努力提高发展质量，实现中医药事业科学发展。要认真继承和发扬历代医家在长期的医疗实践中积累的丰富经验和行之有效的理论思维与特色方法，积极借鉴和吸取现代科技、现代医药的新思想、新经验、新成果，不断丰富和发展中医药理论和实践，在保持民族性、继承传统性、体现时代性、富有创造性中永葆中医药的生机和活力。

中医药工作贯彻落实科学发展观，就是要始终坚持以人为本。中国特色社会主义卫生事业发展的根本目的是为人民健康服务，一切医疗卫生工作都必须围绕保障人民健康权益、维护社会公平正义来进行，中医药也不例外。中医药从来就是为了解除人民病痛、增进人民健康而存在的，中医药工作孜孜以求的就是服务人民、造福人类。要始终把实现好、维护好、发展好人民群众的健康权益作为中医药工作的奋斗目标，始终把满足人民群众对中医药服务的需求作为中医药工作的出发点和落脚点，始终把维护和增进人民群众健康水平作为中医药工作的检验标准，大力弘扬大医精诚的医德医风，牢固树立以人为本的服务理念，努力形成以人为本的服务模式，充分尊重和实现人民群众对中医药服务的知情权、选择权、参与权和获得权，不断提升服务能力和水平，不断扩大服务覆盖面，不断提高服务可及性，保证人人享有包括中医药服务在内的基本医疗卫生服务，真正实现中医药发展为了人民、依靠人民，发展成果由人民共享。

中医药工作贯彻落实科学发展观，就是要做到全面协调可持续发展。中医药工作是一项完整、统一、复杂，涉及多部门、多领域、多学科的系统工程。只有推进全面协调可持续发展，才能化解制约中医药事业发展的各种不利因素，调动有利于中医药事业发展的各种积极因素，实现又好又快发展。要按照人民群众需求和中医药发展规律，推进中医医疗、保健、教育、科研、产业和文化相互促进，相得益彰，“六位一体”全面发展。要正确处理和协调好中医药继承与创新的关系，中医与中药的关系，中医药、民族医药、中西医结合之间的关系，中医药教育与人才培养的关系，中医药临床与科研的关系，中医药现代化与走向世界的关系，中医药医疗保健服务与中医药传统文化的关系；正确处理和协调好中医药部门与相关部门的关系，中医药相关政策措施之间的关系，提高改革决策的科学性，增强改革措施的协调性。要大力推进继承与创新，保持和发挥中医药特色与优势，使中医药在为人民健康服务中形成更广泛、更深厚的群众基础，获得更广阔的发展空间。要加强对现有中药资源的保护，实现好有限资源的合理开发和可持续利用。要加强对中医药传统知识和技能的保护与发掘，防止传统知识和技能的流失与消亡。要大力弘扬中医药优秀传统文化，为建设中华民族共有精神家园服务。

中医药工作贯彻落实科学发展观，就是要做到统筹兼顾。统筹兼顾是我们处理各种矛盾和问题必须坚持的重大战略方针，是党治国理政的重要历史经验，也是科学有效的工作方法。要着眼于社会主义初级阶段的基本国情，着眼于卫生和中医药工作实际，坚持以统筹兼顾这一根本方法为指导，妥善处理好中医药改革发展中的各种关系。要统筹城乡中医药发展，合理配置城乡中医药资源，加大对农村中医药发展的倾斜力度，提高城乡中医药服务的可及性；统筹区域中医药发展，根据东、中、西不同区域的发展现状和功能定位，推动区域之间中医药资源共享、分工合作，加大对革命老区、民族地区、边疆地区、贫困地区中医药发展的倾斜力度；统筹中医药发展与卫生事业发展，坚持中西医相互学习、优势互补、共同提高，充分发挥中医药在医疗卫生服务体系中的重要作用；统筹中医药发展与经济社会发展，坚持中医药服从和服务于国家发展大局，为全面建设小康社会、构建和谐社会作贡献；统筹国内中医药发展和中医药走向世界，坚持以我为主、为我服务，注重相互促进、实现共赢。既要总揽中医药发展的全局问题，统筹考虑，整体规划，加强协调，加大投入；又要抓住影响和制约中医药发展的关键问题，深入研究，集中攻关，重点突破，实现跨越。

（三）深刻认识发展中医药在全面建设小康社会中的地位与作用

十七大提出的全面建设更高水平的小康社会的宏伟目标，对中医药事业发展提出了新的更高的要求。我们要站在国家战略高度和新的历史起点上，充分认识中医药的科学文化价值和在医疗保健方面的特色优势，充分发挥中医药在全面建设小康社会中的作用。

充分发挥中医药在改善民生、维护人民健康方面的作用。中医药历经长期的实践和发展，形成了个性化的辨证论治、求衡性的防治原则、人性化的治疗方法、多样化的干预手段、天然化的用药取向，深受广大人民群众的欢迎和信赖。不仅形成了独到的特色优势，也符合医学模式转变的要求和未来科技发展的潮流，在维护人民健康中发挥着越来越重要的作用。特别是在预防保健“治未病”，破解医源性、药源性疾病等医学难题，防治重大、疑难、传染性疾病和常见病、多发病、慢性病，控制医疗卫生费用过快增长，缓解人民群众看病难、看病贵问题等方面，中医药将大有作为。

充分发挥中医药在促进经济发展、建设创新型国家方面的作用。中医药是我国自主创新的重要资源，将中医药的资源优势和知识优势转化为产业优势和经济优势，有利于提高我国自主创新能力，有利于形成新的经济增长点，促进经济发展。特别是要通过加强中医药科学研究，开发对未来医学发展产生重要影响的技术和方法，开发中医理论指导下的现代诊疗仪器设备，开发在经方、验方和院内制剂等基础上形成的中药新药，开发符合现代人养生保健需求的中医药保健产品，提升和壮大医药产业；通过发展中药农业，形成规模化道地药材种养殖基地和专业市场，促进农村产业结构调整，增加农民收入，推动解决“三农”问题，加快社会主义新农村建设的步伐；通过发展中医药养生保健，提供就业机会，增加就业岗位，促进服务业的发展；通过发展中医药服务与产品的国际贸易，增加国家外汇收入，提高我国医药科技和产业在国际市场上的竞争力；实施中医药知识产权战略，培养创新人才和科技领军人才，为建设创新型国家作贡献。

充分发挥中医药在繁荣中华优秀文化，提高国家文化软实力方面的作用。中医药凝聚着中华民族的智慧，承载着中华优秀文化的精华，其源于华夏文明的东方哲学思维、崇尚人与自然和谐的理念、系统整体的养生防病思想、独特的保健治疗方式等传统文化的元素，深深融入人民群众的日常生活中，成为中华民族优秀传统文化和中华民族共有精神家园的杰出代表。充分发挥中医药文化价值，开发中医药文化资源，普及中医药文化知识，保护中医药文化遗产，发展中医药文化产业，促进中医药文化传承，加强中医药文化对外交流，对于进一步提高民族思想文化素质，增强健康意识，弘扬中华优秀文化，增强中华民族凝聚力，打造社会主义核心价值体系，提高中华文化国际影响力，都具有积极的意义。

三、坚定不移地解放思想、改革创新，努力开创中医药工作新局面

坚持中国特色社会主义道路和理论体系，就是要坚持解放思想、实事求是、与时俱进，就是要勇于变革、勇于创新，永不僵化、永不停滞，不为任何风险所惧，不被任何干扰所惑。解放思想是党的思想路线的本质要求，也是中医药工作应对前进道路上各种新情况新问题，不断开创事业发展新局面的一大法宝。改革开放是决定中国前途和命运的正确抉择，也是建立不断创新、充满活力的中医药工作体制机制的必然要求，是发展中医药事业的强大动力。与中国特色社会主义事业发展的要求相比，与人民群众的需求和愿望相比，我们的思想还不够解放，观念还不够更新；我们的行业还不够开放，学术还不够创新。我们一定要敢于破除思想束缚、抛弃陈旧观念，勇于解放思想、更新观念，一定要敢于打破封闭、借鉴吸纳，勇于改革创新、与时俱进，实现坚持遵循中医药发展规律、保持中医药特色与坚持中医药改革创新、推进中医药现代化有机结合，着力构建充满活力、富有效率、更加开放、有利于科学发展的中医药工作体制机制。只有这样，才能更好地继承与创新，才能更好地推动发展。

（一）要善于把握大势，进一步转变政府职能

世界潮流，浩浩荡荡。要顺应潮流，始终走在时代的前列，必须把握大势，紧扣时代脉搏。要把握经济全球化的大势，深刻认识世界经济一体化条件下中医药发展环境的风险性和复杂性；要把握科学技术飞速发展的大势，深刻认识中医药充分吸收现代科技成果、加快改革创新的重要性和紧迫性；要把握现代医学发展的大势，深刻认识以中医药为代表的传统医药和现代医药相互学习、优势互补、相互汇聚、共同提高的方向性和必然性；要把握现代人生活方式和健康需求模式发展的大势，深刻认识中医药以人为本、满足人们日益增长的多层次多样化医疗保健需求、促进和谐的目的性和艰巨性；要把握我国经济社会发展的大势，深刻认识中医药管理部门转变职能、建设服务型政府的必要性和长期性。

在经济调节、市场监管、社会管理和公共服务的政府职能总体框架下，中医药管理部门要进一步把工作重心从微观服务、中观管理向微观服务、中观管理、宏观调控“三观”互动转移，更加突出“研究战略、制订规划、创造环境、依法行政”。研究战略，就是要服从和服务于经济社会发展大局，深入开展中医药发展战略研究，增强中医药改革决策的整体性、科学性、预见性和协调性；制订规划，就是要在中医药发展战略研究的基础上，科学设定并不断完善未来一个时期中医药发展的规划、目标、任务，制定相应的法律法规、政策制度、规则标准、步骤措施等；创造环境，就是要积极争取党委政府进一步加强对中医药工作的领导，积极协调相关部门出台有利于中医药发展的政策措施，积极推动社会各界形成关心支持中医药发展的良好氛围；依法行政，就是要按照法律法规的要求，正确行使行政权力，严格依法办事，切实维护人民群众享受安全、有效、方便、价廉的中医药服务的权益。

（二）要善于包容学习，进一步繁荣学术

吐故纳新，生生不息。中医药在发展过程中，仁智互见，优胜劣汰，逐渐形成各种学术流派，繁荣了中医药学术，推动了中医药学术进步。要充分尊重中医药的历史地位和巨大贡献，充分尊重现代医药的有益成果和现实作用，不断坚定走中国特色社会主义卫生发展道路的自觉性。要大力加强团结，倡导包容，相互尊重，相互学习，取长补短，共同提高。包容是相互尊重和相互学习的前提，相互尊重是相互学习的基础，相互学习是共同提高的动力。我们要倡导胸怀开阔、海纳百川、上善若水的精神，通过相互尊重、相互学习，多看对方的长处，多找自己的不足，多想合作的基础，多谋发展的条件，将各自的优势相加和互补，更好地为发展中医药服务。要善于学习借鉴和充分运用现代科技和手段，积极吸收其他领域和学科的发展成果，推动中医药与时俱进，不断创新。在学术问题上，应始终坚持“百花齐放、百家争鸣”，鼓励通过不同途径、采取不同方法进行探索创新，努力营造内部团结、外部和谐的发展氛围。

当前，中医药学术发展缓慢的问题，引起了社会的普遍关注和忧虑。要坚持医、教、研、产紧密结合，充分运用生命科学、信息、计算机工程等先进科学技术，积极组织多部门、多学科、多领域力量共

同参与的科研合作平台，努力探索统一规划、归口牵头、分工协作、联合攻关、重点突破的科技管理机制；要加快古典医籍文献和名老中医经验、学术、技能等抢救的步伐，不断提高中医药继承创新的能力和水平；要加强以提高临床疗效和防病治病能力为目标的中医药理论、学术、临床、药物继承与创新研究，以中医药（民族医药、中西医结合）临床疗效确切、优势明显的病种和重点专科（专病）为突破口，尽快形成一批诊疗技术规范、临床疗效显著、疗效评价科学、群众普遍欢迎的中医药优势病种、专科、专病，并加快在全国范围内培训推广；要以研制开发中医药临床诊疗技术与常用仪器设备、推广适宜技术为抓手，创新、推广一批遵循中医药理论和特色、科技含量高、能够有效提高诊疗水平和疗效的中医药诊疗技术和仪器、设备、器械。

（三）要善于突出特色，进一步创新管理制度

中医药有着完整的理论体系，蕴涵着深厚的科学内涵，有其自身的发展规律和特点。在现代医学高度发达的条件下，中医药只有突出特色，才能获得更大的发展。要坚持中医的整体观和辨证论治的科学思维，坚持个性化、人性化的治疗手段，注重临床实践对科学研究的基础性作用，把中医药已有的特色优势继承下来，发扬光大。要认真把握中医药发展的内在规律，注重研究和继承中医药哲学的、文化的、人文的特点，顺应现代科技发展潮流，不断丰富中医药特色的内涵，不断挖掘中医药特色的潜力，不断形成新的特色优势。要认真研究并解决好中医医疗机构中一定程度上存在的坚持特色就没有效益、不能生存的错误认识，努力形成坚持特色与促进发展的良性循环。

要根据中医药发展规律，加快推进管理制度创新。要全面总结和认真研究当前中医药行政管理问题，推动建立统一管理、归口协调、分工合作的中医药管理体制；要加强中医药法制化建设，推动建立符合中医药特点的中医药法律法规体系；要在深化医药卫生体制改革总体方案中，逐步完善以扶持为主的中医药事业发展投入保障机制；要制定鼓励使用中医药的政策措施，充分发挥中医药在新型农村合作医疗等医疗保障制度建设中的作用；要完善中医医疗、保健康复、中药等从业人员的准入与管理制度，建立使中医药院校毕业生具备更坚实的中医药理论知识基础和临床实践技能的中医药人才培养机制；要充分发挥中医“治未病”优势，建立健全中医药保健服务管理制度及其运行机制；要创新医院管理制度，建立有利于中医医疗机构保持和发挥特色、弘扬中医药传统文化的激励机制。

（四）要善于面向基层、面向群众，进一步创新服务模式

让群众从中医药发展中得到实惠，享受到优质的中医药服务，是中医药工作的根本出发点和落脚点。要牢记全心全意为人民服务的宗旨，牢固树立大医精诚的理念、诚信理念、质量理念、人文关怀理念、医疗公平理念和品牌理念，不断提高中医药服务的可及性，不断拓展中医药服务的领域，不断提高中医药服务的能力和水平，努力满足群众的中医药服务需求，努力提高群众对中医药服务的满意度。各级卫生、中医药管理部门要俯下身子，眼睛向下，关心基层中医药的发展状况，关心基层中医药服务机构、管理部门、科研单位、教育机构和中药企业的运行情况，为中医药在基层的发展创造良好的环境和条件。

创新服务模式，要从单一的医院服务模式转变为医院、门诊部、诊所等形式并存的多元服务模式；从单一的中医药治疗服务模式转变为融治疗、预防、保健、养生、康复为一体的多元化中医药服务模式，满足不同人群对中医药服务的需求；从单一的公立中医医院发展模式转变为政府主导、有机引入市场机制、多种所有制形式并存的发展模式，为人民群众提供多层次、多形式、多功能的中医药服务。要主动深入基层调查研究，帮助解决实际问题。面对基层出现的新形势、新情况、新问题，要加强科学论证，积极通过试点方式，探索总结经验，加快推进改革。要加强追踪问效，建立健全科学的评估和评价体系，提高问责能力，实行问责制，确保工作落实。

四、突出重点、推动改革、抓好落实，切实做好 2008 年中医药工作

今年是全面贯彻落实党的十七大精神的第一年，也是中医药推动改革、抓好落实的关键一年。围绕卫生工作的总体部署，今年中医药工作的总体要求是：深入贯彻落实党的十七大精神和科学发展观，建立和完善中医医疗与中医保健服务体系，组织实施好中医“三名三进”工程，推进中医药继承与创新，组织实施好国家中医临床研究基地建设，提高重大疾病防治能力和研究水平，加强人才培养和队伍建设，推进中医药文化建设，努力开创中医药工作新局面。

全国卫生工作会议对今年的卫生工作作了部署，并对中医药工作提出了要求。《2008 年中医药工作要点（讨论稿）》也已印发大家征求意见，修改后正式下发。

下面我就今年重点要抓好的几项工作以及对各地的要求讲几点意见。

（一）积极参与医药卫生体制改革，充分发挥中医药作用

今年，国务院将出台深化医药卫生体制改革的有关文件，并选择部分地区，围绕改革重点内容开展试点，为在全国范围深化改革探索经验。中医药行业要充分认识深化医药卫生体制改革工作的必要性、紧迫性和艰巨性，深刻领会改革的指导思想、基本原则、目标和政策措施，认真思考并尽早参与提出在深化医药卫生体制改革中充分发挥中医药优势与作用的政策和办法。试点地区中医药管理部门要按照统一部署，积极参与，加强协调，做好配合，稳妥实施。在制定具体实施方案时，既要积极争取将中医药纳入，也要充分考虑中医药的特点，协调出台有利于发挥中医药特色优势的政策措施。

今年，城镇居民基本医疗保险将扩大试点范围，医疗救助规模将进一步扩大，国家基本药物制度也将探索建立。各级中医药管理部门要加强调查研究，注意信息收集分析，及时查找问题、总结经验，为改革提供强有力的支持，提出切实可行的政策措施。

（二）围绕建立基本医疗卫生制度，加强中医医疗服务体系建设和管理

今年国家中医药管理局将全面推进中医医疗服务体系建设，同时将切实加强中医医疗机构内涵建设和管理。制定中医医院发挥中医药特色优势评价方案，开展中医药特色评价工作；建立中医药特色优势监测评价制度，分省对中医医院中医药特色情况进行监测；加强中医医院的管理，规范中医医院名称、临床科室设置、人员配备、设备配置；加强中医护理队伍建设，提高中医护理的水平和质量；继续加强中医医院管理者的培训，提高管理能力；提高中药饮片调剂质量，推广应用小包装中药饮片；加强医疗机构中药煎药室规范建设，修订有关管理规范；继续组织实施中医医院中药制剂能力建设项目。各地要按照国家关于建设基本医疗卫生制度的总体要求，进一步完善农村三级中医医疗服务网络和以社区中医药卫生服务为基础的新型城市中医医疗服务体系，并切实加强中医医疗机构内涵建设和管理。

一是组织落实好重点中医医院建设项目。今年，《重点中医医院建设与发展规划》将正式实施，重点中医医院项目建设范围也将在去年试点的基础上扩大到全国，各地要高度重视，加强领导，成立省级中医药管理部门和发改委联合工作领导机构。对项目建设单位要按照标准和程序审核，严格把好入口关。要加强项目建设过程的监管，管理好项目资金的使用。做好项目完成后的检查验收，确保每个项目建设达到国家规定的要求。二是要加快社区中医药服务网络建设，各地要按照国务院关于加强社区卫生服务的指导意见及配套文件的要求，推进社区卫生服务中心中医药科室的建设，落实社区卫生服务人员和设施的配备。三是要加快县、乡、村中医药服务网络建设，认真落实《农村卫生服务体系建设与发展规划》。对正在实施的县级中医医院建设项目，要加强监管，对资金的使用、医院运营状况、特色优势、内涵建设等进行检查。要建设好乡镇卫生院中医科和中药房。扩大具有一技之长和实际本领的中医药人员纳入乡村医生管理的试点范围，逐步提高村一级的中医药服务能力。四是加强综合医院中医药工作，落实好《关于加强综合医院中医药工作的指导意见》，并对综合医院中医药工作情况进行督导。五是鼓励发展多种形式的中医医疗机构，总结推广中医“坐堂医”诊所试点经验，扩大试点范围，制定相关标准和管理办法。鼓励和规范民营中医医疗机构的发展。六是贯彻落实好《关于切实加强民族医药事业发展的指导意见》，切实做好民族医药工作。国家中医药管理局将联合相关部委局适时就实施情况进行督导。七是做好第一批重点中西医结合医院建设单位评审验收工作。

（三）实施“治未病”健康工程，探索构建中医保健服务体系

充分发挥中医“治未病”的特色和优势，积极开展中医保健服务，探索构建中医特色明显、技术适宜、形式多样、服务规范的保健服务体系，是今年的一项重点工作。国家中医药管理局将继续组织中医医院开展“治未病”试点工作，适当扩大试点范围，加强对上海、广东等地开展构建中医保健服务体系试点工作的指导，在总结试点的基础上研究制定加强中医保健服务工作的指导意见，明确有关原则、目标和任务，总结实现“治未病”理念的有效途径和方法。同时，加强科研对中医“治未病”工作的支撑，筛选、推广一批中医“治未病”的技术方法和手段。明天将举办首届“‘治未病’高峰论坛暨‘治未病’健康工程启动仪式”。

各地中医药管理部门要高度重视，加强领导，注重实践，搞好调研和试点，加强指导。一要积极探索中医“治未病”的服务模式、服务范围和服务方法，加强符合中医药特点的健康管理平台建设，规范技术方案，完善评价体系。二要加强中医“治未病”人才队伍建设，培养一批中医药基本功扎实、具有丰富的临床实践经验、掌握中医养生保健知识和技能的医师队伍，培养一批具有养生保健康复基本知识、掌握中医特色技术方法等中医“治未病”职业技能的实用型人才。三要鼓励、支持中医医院和城市社区、农村基层医疗机构开展中医“治未病”保健服务，积极协调在各级疾病预防控制机构配备中医药专业技术人员，积极运用中医药知识与技术，鼓励、支持社会力量投资兴办中医药保健服务机构。四要探索中医保健服务的体制机制、政策措施。研究制定机构、人员准入的条件和开展业务的范围，健全有关管理规范，为中医保健服务的发展提供制度保障。五要积极探索政府引导、市场主导的运行机制，认真探索完善 KY3H 健康保障模式及服务方法。必须强调的是，在“治未病”工作的起始阶段，注重实效尤为重要，决不能搞形式主义，也决不能把“治未病”泛化而导致庸俗化。

（四）实施“三名三进”工程，提高农村、社区中医药服务能力

实施中医“三名三进”工程，不仅是国家中医药管理局的重点工作，也列入了卫生部今年的工作要点。要以重点专科（专病）建设和首届“国医大师”、“国家名中医”评选以及创建“农村中医工作先进县”和“中医药特色社区卫生服务示范区”活动为载体，深入实施“三名三进”工程，充分发挥典型示范带动作用，使中医药服务在农村和社区得到落实，进入千家万户。

一是加强重点专科（专病）建设。各建设单位要围绕中医药具有优势的重点病种进行临床研究，优化诊疗方案，形成诊疗规范，开发院内中药制剂，使中医临床诊疗水平和疗效

切实得到提高。在此基础上，打造一批在防治常见病、多发病以及重大疑难疾病方面独具疗效，具有广泛社会影响的中医“名科”，带动“名医”培养，推动“名院”建设。

二是组织开展好首届“国医大师”、“国家名中医”评选活动。这项工作是逐步建立中医药人员荣誉、奖励制度的一项重要举措。各地要高度重视，在开展好省级名中医评选的基础上，做好推荐工作，确保公平性与权威性。

三是深入开展“农村中医工作先进县”创建活动。多年来的实践证明，这是促进农村中医药工作的有效举措，应该深入持久地开展下去。今年，国家中医药管理局将召开专门会议，对此项工作进行全面总结和表彰，并对深入推进这项工作进行部署。希望各地认真总结经验，巩固好现有成果，并与时俱进，不断赋予新的内涵，创新体制机制，强化政府责任。对已授予先进县的地区，要进一步加强管理，建立长效机制，对建设情况进行检查复审。今年，新型农村合作医疗制度将实现全面覆盖，各地要结合实际，进一步完善并落实鼓励应用中医药的政策。加强农村中医药人才培养，实施好县级中医医院中医专科（专病）技术骨干培训、乡村中医专业中等学历教育、乡镇卫生院中医人员培训以及乡村医生中医药基本知识与技能培训等项目，做好农村基层中医专业大专学历教育试点工作。推广一批安全有效、成本低廉、简便易学、适用农村的中医药技术和方法，探索建立农村中医药适宜技术推广的新机制。

四是深入实施创建“全国中医药特色社区卫生服务示范区”活动。这是加强社区中医药服务能力建设、提高社区中医药服务水平的一项重要举措。卫生部已将社区卫生工作列为重点工作，国家中医药管理局今年也将就此进行总结和部署。希望各地高度重视，进一步加强社区中医药服务能力建设，落实好社区中医药服务的各项政策，达到中医药服务基本标准。要建立中医医院与社区卫生服务机构的分工协作机制，加强中医医院对社区中医药服务的技术支持和指导。探索建立城市社区中医药人才培养机制，对社区卫生服务机构中医药专业技术人员开展岗位培训，启动中医类别全科医师规范化培训试点，提高社区中医药人员的素质和中医药服务水平。要以家庭和居民为对象，主动服务、上门服务，引导群众学习中医药防病治病知识，掌握自我保健方法。

（五）以提高临床疗效为核心，加强中医药防治重大疾病的攻关

中医药科技工作要以提高临床疗效为核心，坚持医、教、研、产紧密结合，加强中医药理论、临床、药物继承与创新研究，提高对重大、疑难、传染性疾病治疗、评价、规范的研究能力与水平。要以中医药治疗优势病种为突破口，形成一批临床疗效显著的诊疗规范，并加以推广。要以开发研制中医临床诊疗设备、推广适宜技术为抓手，全面提高中医药科研与服务能力。

一是做好国家中医临床研究基地建设项目组织申报工作。今年，国家中医临床研究基地建设项目将正式启动。国家中医药管理局已经明确，要以国家中医临床研究基地建设为重要载体，整合优势科研资源，针对优势病种，集中力量攻关，争取用几年时间，拿出一批实实在在的重大研究成果。我们将会同有关部门，根据相关要求，组织专家筛选、评审，确定建设项目单位，开展基地建设。希望各地提前做好调研分析，在全国范围内选出优势病种，整合资源，优化人才、科研等各方面条件，按统一格式和规范要求提出申请。同时也要参照国家的做法建立省级中医临床研究基地，抓好首批国家中医药管理局重点研究室建设，切实提高本地区的中医药科研能力。

二是加强对防治重大疾病的科研攻关。要结合组织申报国家中医临床研究基地项目，集中力量组织针对心脑血管病、肿瘤、病毒性肝炎、结核病等重大疾病、传染性疾病防治的联合攻关，力争在治疗手段和方法上有所突破，形成较为成熟的综合治疗方案和几个有确切疗效的方剂或新药。要继续组织实施中医药治疗艾滋病试点项目，试行《中医药治疗 HIV/AIDS 疗效评价分期标准及指标体系》，做好艾滋病中西医综合治疗方案的制订工作。

三是充分运用现代科技成果，组织多领域、多学科、多部门的联合攻关，积极研究中医特色的健康状态检测、监测、评估、干预方法，研发体现自主创新的中医诊疗仪器设备。

四是加强重大中医药项目的组织管理。国家中医药管理局将深入贯彻落实《中医药创新发展规划纲要（2006～2020 年）》，联合有关部门制定“中医药继承创新科技行动计划”。希望各地抓好已经启动的行业科研专项、科技支撑计划项目、“973”专项及将要启动的重大传染病、重大新药创制专项的组织实施。加强科研项目过程监管，建立公开、公正、透明的科技评估及监督机制，建立课题终止、淘汰的制度。充分发挥学术组织作用，培育相应的评估机构及中介服务机构。开展好中医药传统知识保护试点工作。

五是探索建立中医药科技管理的工作机制。国家中医药管理局将与科技部、国家自然科学基金委等部门协商，形成统筹协调合作的中医药科技管理工作机制。也希望各地充分发挥在科技工作中的作用，对实施的一些重点项目，建立起国家有关部委局、省局、项目承担单位权责分明、密切配合、齐抓共管的分层管理机制。

（六）遵循中医药人才成长规律，培养合格中医药人才

积极探索和实践符合中医药人才成长规律、培养合格中医药人才的体制和机制以及院校教育、继续教育与师承教育相结合的新模式，推进中医药教育教学改革。努力培养名教师、创建名学科、建设名院校，培养能够运用中医药理论整体思维、辨证论治的合格人才，培育能够坚持以人为本、大医精诚、医德医风好的合格人才，培训能够深入基层、心系百姓、运用中医药服

务群众的合格人才。

今年，国家中医药管理局将与教育部共同组织起草《中医药教育发展纲要》，发布《中医学专业本科生中医药理论知识与技能基本标准》等6个文件，建立中医药人才培养质量评估体系，启动中医药院校教育质量监控试点工作。在与教育部、卫生部共同建设北京中医药大学的基础上，探索中医药院校省部局共建模式。

建立健全中医药师承教育制度，开展中医药师承教育与专业衔接的试点工作，探索建立健全中医药师承教育制度。抓好中医药人才培养专项，启动第四批全国老中医药专家学术经验继承工作和第二批全国优秀中医临床人才研修项目。加强中医药继续教育基地建设，建立一批局级中医药优势学科继续教育基地和城市社区、农村中医药知识与技能培训示范基地。组织制定中西医结合和中医护理专业技术职务评聘条件。

继续推进中医药重点学科建设工作，制定《中医药重点学科建设中长期规划》。对“十五”期间的中医药重点学科建设点进行验收。推进中医药重点学科共享管理平台建设工作。启动“十一五”中医药重点学科建设工作，逐步建立科学、合理、结构完善的学科体系，形成一批高水平的中医药临床、教学和科研基地，培养一批高层次中医药人才。

（七）加强中医药文化建设，宣传普及中医药知识

中医药文化建设是我们刚刚探索并已取得初步成效的一项重要工作，对于中医药事业发展具有重要而深远的影响。今年要着重做好以下几项工作。

一是继续开展好“中医中药中国行”大型科普宣传活动。今年，天津、山东、广西等14个省（区、市）将启动“中医中药中国行”活动，这些省（区、市）中医药管理部门要切实加强组织领导，认真学习去年开展“中医中药中国行”活动的经验，进一步动员社会各界支持，深入基层群众，扩大中医药社会宣传面、服务覆盖面，进一步丰富活动内涵，创新活动形式，增强活动效果，打造文化宣传品牌。进一步锻炼队伍、增强能力、提高水平，探索创新中医药文化宣传的机制和方法。

二是加强中医医院文化建设。中医医院要将中医药文化建设与医院总体发展规划相衔接，将中医药文化建设与行业作风建设相结合，大力加强医德医风建设，落实好《关于加强中医医院中医药文化建设的指导意见》。各省级中医药管理部门要加强对中医医院中医药文化建设工作的督促和指导，使各级中医医院成为弘扬和传播中医药文化的重要阵地。

三是建立面向社会的中医药科普宣传长效机制。继续开展全国中医药文化宣传教育基地建设工作，组织和培养一批中医药科普宣传专家队伍，大力普及中医药科学知识，真正使广大人民群众了解中医药、感受中医药、喜爱中医药、享受中医药。

四是要加强中医药文化建设的内容、形式和方法等方面的研究，开发利用中医药文化的丰富资源，推进中医药文化的创新。今年北京将举办奥运会，要充分利用这一有利时机，展示和宣传中医药的特色和文化。

五是加强中医药新闻宣传工作，牢牢把握正确导向，切实提高舆论引导能力。建立沟通顺畅、反应迅速的新闻发布机制，完善新闻发布会制度，及时准确地向社会发布中医药有关信息，增强中医药工作的透明度，让全社会关注、支持中医药事业的发展。努力办好“中医寻医指南”。

（八）加强中医药法制建设，强化行业监管

推进《中医药法》的立法进程，配合卫生部做好草拟稿的修改完善，并上报国务院；协调全国人大、国务院法制办开展立法专项调研，争取列入全国人大立法规划。开展中医药知识产权、野生药材资源保护的立法调研。积极参与中医药相关法律法规的起草，使之充分体现中医药的内容和特点。协调相关部门，加强中医药医疗、教育、科研、中药等部门规章的制定，逐步探索建立相对独立、符合中医药特点的法律法规体系。做好普法和行政复议工作。围绕中医药发展重大战略问题，加强调研，组织力量，继续开展政策研究，为中医药发展提供支撑。

加大《中医药标准化发展规划（2006～2010年）》的落实力度。开展一批中医药相关管理标准的研究制定。完成针灸名词术语、火针技术操作规范等24项国家中医药技术标准的起草制定。继续支持中华中医药学会、中国针灸学会等行业学术组织开展标准化工作，完成一批中医常见病证诊疗指南等行业标准的制定，组织《中医内科病证诊疗指南》等标准的实施推广。进一步参与国际标准的制定，加强针灸技术操作规范向国际标准转化工作。加强中医药标准化支撑体系建设，建立若干中医药标准化研究中心和培训基地。开展中医药标准化人才的培训，建立中医药标准化骨干队伍。开展中医药认证认可工作，启动中医药行业特有工种职业技能鉴定、中医药服务贸易等认证的研究和试点。

坚持依法行政、依法管理，加强中医药监督队伍建设。推行政务公开、院务公开，加强对中医医疗机构、从业人员的资格准入和中医医疗服务的行业监管，依法规范医疗服务行为，提高医疗质量，保证医疗安全。继续严厉打击非法行医活动，进一步加强中医医疗广告的审批和监管，规范中医医疗服务市场秩序。

（九）加强中医药国际合作与交流，推动中医药走向世界

继续推进中医药国际合作与交流，不断扩大中医药的国际影响。积极推进政府间中医药的双边合作，落实业已签署的中法、中俄、中意等有关双边合作协议，注重合作质量和效果。积极开展中美中医药合作的研究和磋商。进一步重点研究国际区域中医药合作战略。做好中医药“申遗”工作，正式向联合国教科文组织申报。继续加强与世界卫生组织等国际组织的合作，集中力量，高质量地办好第一次在我国

举办的全球性的世界卫生组织2008年传统医药大会，请各地按照有关要求积极做好参会、展览等工作。

加强对中医药服务贸易工作的组织领导，会商各部门出台促进政策。与商务部共同开展中医药服务贸易工作试点，组织人才培训，优先扶持一批中医药服务项目，在有需求、条件成熟的国家，开展“中医药示范中心”的试点工作。以落实《中医药国际科技合作纲要》为基础，确定中医药科技合作的优先领域和重点合作国家，有针对性地开展合作与交流。制定实施《中医药对外合作与交流10年规划（2008～2017）》。加强中医药对外合作与交流的支撑条件建设，加强中医药外向型人才培养和对外合作与交流基地建设。加强国际中医药及传统医药信息的采集分析。

实施好我局与香港关于中医药领域的合作协议，并积极争取与澳门签署有关中医药合作协议，提高交流合作的层次和质量。办好第三届海峡两岸中医药学术研讨会，进一步建立完善两岸交流长效机制。

同志们，天下大事必作于细，古今事业皆成于实。今年中医药工作的总体思路和主要任务已经明确，关键在于狠抓落实。要大力发扬求真务实精神，真抓实干，紧密结合实际，不折不扣地贯彻落实好既定的各项方针政策和工作部署，对关键环节和重点难点问题要一抓到底，切实抓出成效。要深入基层，深入群众，加强指导，开展调查研究，帮助基层解决制约发展的各种困难和问题。要建立健全抓落实的领导机制和工作机制，不断完善和严格执行责任制度、督察制度、考核制度。要增强团结和谐，充分发挥广大中医药工作者的积极性和创造性，努力形成心齐气顺、风正劲足的创业氛围。

同志们，中医药事业正站在新的历史起点上，面临着前所未有的良好机遇。只要我们想干事、能干事，我们必定能够干成事，使中医药在我们手中进一步发扬光大。让我们紧密地团结在以胡锦涛同志为总书记的党中央周围，高举中国特色社会主义伟大旗帜，深入贯彻落实党的十七大精神和科学发展观，振奋精神、坚定信心，解放思想、改革创新，抓住机遇、迎接挑战，团结和谐、奋发有为，坚定不移地推进中医药事业发展，为维护人民健康、全面建设小康社会、构建社会主义和谐社会作出新的更大的贡献。

谢谢大家！

卫生部副部长兼国家中医药管理局局长王国强在2008年全国中医药工作会议上的总结讲话

（2008年1月25日）

同志们：

2008年全国中医药工作会议马上就要结束了。这次会议是在中医药系统深入学习党的十七大精神，贯彻落实党中央、国务院关于扶持中医药和民族医药事业发展一系列重要指示的关键时期召开的一次重要会议。在大家的共同努力下，会议完成了全部议程，开得很好、很成功，达到了预期目的。

国务院对这次会议十分重视，吴仪副总理在百忙之中出席会议并发表重要讲话。吴仪副总理的讲话充分肯定了中医药工作取得的成绩，全面总结了5年来中医药工作的经验，深刻阐述了中医药在维护人民健康、促进经济社会发展中的地位和作用，对今后一个时期的中医药工作提出了明确要求。卫生部部长陈竺、党组书记高强、国务院副秘书长项兆伦以及国务院中医药工作部际协调小组17个成员单位的领导同志出席了会议。我代表国家中医药管理局向大会作了工作报告。湖南、广东、四川省政府等9个单位进行了大会经验交流。会议还表彰了优秀中医临床人才研修项目、第三批全国老中医药专家学术经验继承工作先进集体和优秀个人，发布了2007年中医药十大新闻。

这次会议虽然时间较短，但安排紧凑，内容丰富。大家普遍感到深受鼓舞，很有收获。主要体现在以下几个方面：

一是进一步坚定了信心。与会代表紧紧围绕吴仪副总理的重要讲话和会议工作报告，联系实际进行了认真讨论。大家一致认为，吴仪副总理的重要讲话立意高远，情真意切，鼓舞斗志，振奋人心。5年来，在吴仪副总理的亲切关怀和正确指导下，一系列符合中医药发展规律和自身特点、扶持中医药事业发展的政策措施逐步出台并得到落实，一系列事关中医药事业发展全局的重大专项得以顺利实施，为中医药事业在新时期又好又快发展奠定了坚实的基础。在过去的一年里，我们认真贯彻落实党中央、国务院关于中医药工作的一系列指示和吴仪副总理的重要讲话精神，进一步解放思想、开拓创新，进一步遵循规律、科学发展，进一步统筹兼顾、全面推进，各项工作都取得了良好的进展，呈现出可喜的发展势态，更加坚定了我们加快中医药事业发展的信心。

二是进一步统一了思想。大家一致认为，要认真学习这次会议精神，把全体中医药工作者的思想统一到党的十七大对中医药工作的方针和要求上来，统一到吴仪副总理重要讲话精神上来，在党的十七大精神和科学发展观指引下，为探索使现代医药和以中医药为代表的传统医药都得到充分发展、广泛应用、相互学习、优势互补、相互汇聚、共同提高、服务人民、造福人类的中国特色社会主义卫生发展道路作出应有的贡献。大家一致表示，一定要认真贯彻落实吴仪副总理的一系列重要讲话和指示精神，决不辜负吴仪副总理对中医药工作的高度重视和倾注的心血，对中医药行业的亲切关怀和大力的支持，对广大中医药工作者的深厚感情和殷切的期望，统一思想，凝聚共识，团结奋进，开拓创新，努力开创中医药工作新局面。

三是进一步深化了认识。大家一致认为，吴仪副总理的重要讲话使大家进一步深化了对中医药事业发展方向、目标的认识，就是要坚持以人为本，把满足人民群众对中医药服务的需求、不断提高人民群众健康水平作为中医药工作的出发点和落脚点；坚持中西医并重，把中医药与西医药摆在同等重要的位置，为中医药事业发展创造良好的条件；坚持继承与创新的辩证统一，把保持和发扬中医药的特色与优势作为中医药工作的着力点；坚持统筹兼顾，努力促进中医药发展与经济社会发展相适应，与卫生事业发展相协调。大家也一致认为，工作报告使大家进一步深化了对高举中国特色社会主义伟大旗帜、坚定走中国特色社会主义卫生发展道路的认识，深化了对贯彻落实科学发展观、推进中医药事业科学发展的认识，深化了对坚持中西医并重、扶持中医药和民族医药事业发展的方针和要求的认识，增强了解放思想、改革创新、科学发展、促进和谐的责任感和使命感，增强了用党的十七大精神武装头脑、指导实践、改进工作、服务人民的自觉性和坚定性。

四是进一步明确了任务。党的十七大把人人享有基本医疗卫生服务作为全面建设小康社会的重要奋斗目标之一，明确了今后一个时期卫生改革发展的主要任务。吴仪副总理站在国家发展战略高度和新的历史起点上，从5个方面对中医药工作提出了新的要求。大家一致认为，吴仪副总理对全国各级中医药管理部门和广大中医药工作者的殷切希望，为中医药事业的发展指明了方向。我们一定要按照吴仪副总理的要求，结合工作报告中部署的2008年工作任务，进一步推进中医药继承与创新，保持和充分发挥中医药特色优势；进一步加强中医药服务体系建设，不断提高服务的可及性；进一步提升中医药人才队伍整体素质，不断提高中医药服务能力和水平；进一步推进中药现代化，着力提高产业水平；进一步加强中医药文化建设，切实巩固和扩大中医药的社会基础。

五是进一步交流了经验。近年来，各地大力推进中医药改革创新，积累了许多好的做法和新鲜经验。如湖南、广东和四川从省委省政府的高度统筹谋划，切实加大支持力度，努力推进中医药强省建设；北京、内蒙古、吉林、浙江、江西、山东、新疆等地中医药管理部门抓住机遇，加强协调，争取政策，推动本省（区、市）中医药和民族医药事业发展；四川省成都市、绵阳市市委市政府加强对中医药工作的领导，大力扶持中医药事业发展，努力构建城乡中医药服务体系；上海市闸北区、江西省修水县坚持政府主导，因地制宜，大力推进社区中医药服务工作，全面推进中医药参与新型农村合作医疗，充分发挥中医药在基层医疗卫生服务中的特色、优势和作用；山西省永和县中医医院王学诗院长和上海市闸北区彭浦新村街道社区卫生中心薄海艳同志怀着一颗全心全意为人民群众服务的赤诚之心，扎根基层、服务百姓，一个努力创办百姓医院，一个以中医药服务居民，把青春和真情撒在了最基层。这些宝贵的经验对推动全国中医药工作十分重要，值得各地学习借鉴。

总之，这次会议内容丰富，成果丰硕。认真学习领会这次会议精神，对于做好今年的工作，推动今后一个时期中医药事业发展，都具有重要意义。在这里，我对会议精神的贯彻落实提几点要求。

第一，要把吴仪副总理的重要讲话精神学习好、贯彻好。在学习吴仪副总理讲话时，希望大家牢牢记住，吴仪副总理要求我们在总结过去所取得的成绩时，千万不要忘记为中医药事业发展付出心血和艰辛努力的老领导、老同志，我们要在过去几代人、几届领导班子不懈努力奋斗的基础上继续把工作推向前进；希望大家牢牢记住，吴仪副总理要求我们中医药系统要紧密团结，相互学习，善于包容，共同努力；希望大家牢牢记住，吴仪副总理要求我们中医药工作者要解放思想、改革创新、团结奋斗；希望大家牢牢记住，吴仪副总理强调要充分发挥中医药工作协调机制的作用，深入研究制定扶持中医药事业发展的政策措施，促进中医药事业的全面协调可持续发展。

吴仪副总理的讲话内容非常丰富，强调要牢牢记住这几点主要是着眼于我们中医药部门自身的建设和努力。希望大家全面、系统、深入地学习吴仪副总理的讲话，并与十七大精神的学习贯彻和科学发展观的落实紧密结合起来，与学习吴仪副总理前几次关于中医药工作重要讲话精神紧密结合起来，深刻领会精神实质，全面贯彻落实。

第二，要把工作报告的主要内容领会好、落实好。我代表国家中医药管理局所作的工作报告，是全系统同志共同实践、共同探索、共同思考的结果，是国家中医药管理局各位局领导、各司办认真调查研究、集思广益、深入思考和总结的成果，是集体智慧的结晶。我们要深刻领会和把握报告的精神内涵。

这个报告虚实结合。所谓“虚”，就是有战略思维、理性思考，把十七大的精神与中医药事业发展紧密结合，用科学发展观来指导中医药事业发展。报告对如何认识和理解中医药在中国特色社会主义发展道路、中国特色社会主义卫生事业发展道路中的定位，如何认识和把握“中西医并重”的科学内涵，如何认识和把握科学发展观对中医药事业发展的指导意义，如何认识和把握中医药在全面建设小康社会中的作用以及针对中医药系统存在的种种与科学发展观不适应、不利于改革创新、影响事业发展的问题，中医药系统应如何解放思想、改革创新，如何从观念、制度、体制上进行深刻思考、深入研究、提出思路等方面进行了深刻阐述，需要我们深刻领会、准确把握。

所谓“实”就是总结工作要实，部署工作要实。报告从7个方面总结了工作，但没有按照科研、教育、医疗等各个司的工作职能进行总结，而是是从政策与发展战略研究、部门出台政策和指导意见、指导各省加强工作、服务体系建设等工作来总结的。部署工作我们也没有按照以往的惯例来做，而是首先告诉大家国家层面要做哪些工作，然后对省级层面应如何与国家层面进行密切配合提出了要求。这个报告内容很丰富，形成这个报告不容易，希望大家一定要认真学习，把这个报告领会好、贯彻好，并用以指导做好本省（区、市）的工作，制定符合当地实际的工作方案。

第三，要把今年的重点工作部署好、落实好。关于今年的工作，工作要点已经发给大家了，我在报告中也提出了具体的要求。需要指出的是，各地有各地的实际，面临的任务不一样，需求不一样，条件也不一样，希望大家根据当地实际，充分发挥主观能动性，创造性地开展工作。但我要强调一点，大家在部署工作的时候一定要准确把握国家在想什么，国家要求的是什么，要重点做好哪几项工作

这些大家一定要了解，一定要紧跟，一定要配合。没有国家的支持地方的工作难以做好，没有地方的配合，国家的重点工作难以落实。

这里，我再特别强调切实做好几项重要工作：

一是政策研究。我们在11个课题研究的基础上，广泛征求部际协调小组成员单位和专家学者的意见后，已经形成了关于扶持中医药事业发展的若干意见，准备提交国务院中医药工作部际协调小组第一次会议讨论，这个意见已经印发给各省，希望大家回去后认真研究，提出建议和意见，尽快反馈我们。

二是重点建设项目。今年，要开展的重点建设项目很多，希望大家要按照国家的要求抓好落实，不要走样。当然允许创新，但是创新一定要在规范的基础上。现在项目多了、资金多了，我们一定要把资金用好、管好，把项目做好做实，真正达到预期目的，造福人民群众。今年我局将对各地项目、资金使用和落实情况进行督察。

三是“三名三进”工程。这是最能体现中医药事业发展、最能让老百姓感受到中医药发展成果的工作，是一项民心工程，并已纳入卫生部今年的重点工作，我们一定要把这件事做实、做好。今年工作部署中的“农村中医工作先进县”创建活动、“中医药特色社区卫生服务示范区”创建活动等都是“三名三进”工程的重要内容，大家一定要关注，一定要配合。

四是临床研究基地建设。临床研究基地不是由国家来指定，而是需要各地按照国家的要求去努力争取，最后通过公平公正的评估确定。地方怎么样配合好，先做好哪些基本工作，我在去年8月份已经讲过，希望大家不要将眼睛盯着上面，要盯着自己，把事情做实，努力争取，争取到项目之后要把项目做好。

五是“治未病”健康工程。探索构建中医特色明显、技术适宜、形式多样、服务规范的保健服务体系，是今年的一项重点工作，各地要高度重视，搞好调研与试点工作，加强指导，把这项创造性工作做好，做实，多出成果。

六是人才培养机制。我们要积极主动地与教育部门加强协调，合作共赢。去年，我们与教育部签署了共建北京中医药大学的协议，探索如何加强中医药院校的行业指导，如何推动中医药院校的教育教学改革，如何培养合格的中医药人才，取得了积极进展。目前，大多数省（区、市）都有中医药院校，也希望地方加强这方面的探索。

七是“中医中药中国行”活动和中医医院文化建设工作。要认真总结去年的经验，创造性地开展中医药科普知识宣传，使更多的人能了解中医药、享受中医药、宣传中医药。要使中医医院成为弘扬中华民族优秀传统文化的基地、典范、窗口。不仅要使到中医医院的人能够享受到中医药服务，而且也要能够感受到中医药文化，为中医药事业发展奠定坚实的文化根基。另外，我们还要以今年8月在北京举办奥运会为契机，做好中医药的对外宣传工作。

八是世界传统医学大会。今年11月世界卫生组织要在北京召开世界传统医药大会。这个大会特别是会议举办的展览要请各地给予配合、支持，不仅要积极参与，而且还要利用这个机会向国际上充分展示党和国家对中医药工作的重视，充分展示中医药在维护人民群众健康中的作用，这对于保证中医药在世界传统医药中起到引领作用具有十分重要的意义。

第四，要把各地介绍的经验学习好、运用好。这次会议上的经验交流，无论书面交流材料，还是大会发言，都从不同的角度反映了各地在各方面工作中的一些探索和成功经验，对每个省都有借鉴意义，希望大家从中认真汲取。

第五，要把会议的精神传达好、贯彻好。大家回去以后，要认真梳理这次会议提出的工作思路、重点任务和主要措施，真正吃透会议精神，真正把思想统一到会议精神上来。及时把吴仪副总理的重要讲话和这次会议的精神向省（区、市）党委、政府和卫生厅（局）党组做全面汇报，与省级中医药领导协调小组成员单位进行沟通，努力争取领导和相关部门的支持。同时，要结合本地区实际，提出贯彻落实会议精神的具体举措以及对党委和政府扶持中医药事业发展、相关部门支持中医药工作、卫生厅（局）党

组加强中医药工作的建议及下一步工作打算，等等。

各地要在近期召开会议，认真传达吴仪副总理重要讲话和这次会议精神。会议除要有市、县卫生、中医药行政管理部门的领导参加外，还要邀请市、县政府的分管领导参加，听取他们的意见，争取他们的支持。会议要根据工作报告的精神和今年的工作要点，制定好工作方案，做好今年的工作部署。要深入基层，加强指导，开展检查监督，加大督导力度，切实抓好各项工作部署的落实。

第六，要把自身的建设谋划好、落实好。所有的工作能否取得成效，这次会议的精神能否贯彻落实，关键在于加强中医药管理部门的自身建设，不断提高领导科学发展的能力和水平。在这方面，国家中医药管理局已经就开展学习型组织、服务型机关、和谐团队建设出台了文件，开展了活动。也希望各地借鉴国家中医药管理局的思路和做法，推动机关三项建设。

同志们，今年是全面贯彻落实党的十七大精神的第一年，也是中医药工作的改革落实年，面对繁重的工作任务，我们必须增强责任感和使命感，以振兴中医药为己任；必须振奋精神、坚定信心，善于抓住机遇，敢于迎接挑战；必须解放思想，改革创新，勇于探索，敢于实践；必须求真务实，真抓实干；必须团结和谐、奋发有为，内增素质、外树形象。

让我们紧密地团结在以胡锦涛同志为总书记的党中央周围，高举中国特色社会主义伟大旗帜，深入贯彻落实党的十七大精神和科学发展观，以这次会议为契机，抓住机遇，乘势而上，扎实工作，奋发有为，努力促进中医药事业又好又快发展，为提高人民群众健康水平、实现人人享有基本医疗卫生服务的宏伟目标，为全面建设小康社会、构建社会主义和谐社会作出新的更大的贡献！

三、相关部门领导人讲话（2007～2008 年）

2007 年

科技部副部长刘燕华在《中医药创新发展规划纲要（2006～2020 年）》新闻发布会上的讲话

（2007 年 3 月 21 日）

各位来宾，女士们、先生们、新闻界的朋友们：

上午好！经国务院同意，由科技部、卫生部、国家中医药管理局、国家食品药品监督局等 16 个部门共同制定的《中医药创新发展规划纲要》（以下简称《纲要》）今天在这里正式发布了，这是继 2002 年国务院办公厅转发《中药现代化发展纲要》后，国家为了支持中医药全面发展制定的又一个纲领性文件和全局性规划，将对弘扬中华民族优秀文化，保障人民健康，推动我国经济、社会协调发展，建设和谐社会，实现中国和平崛起产生积极的促进作用，因此具有重要的现实意义和深远的历史意义。

一、起草《纲要》的背景

历史上，中医药为中华民族的繁衍昌盛和人类健康作出了不可磨灭的贡献。时至今日，充分发挥中医药“预防、治疗、康复、保健”一体化的服务模式和“简便验廉”的技术优势，解决老百姓看病吃药的问题以及发挥中药产业在解决“三农”问题，扶助贫困地区，改善生态环境，调整产业结构等多方面的综合作用，依然有着很强的现实意义。但是，随着时代发展和科技进步以及生活水平的不断提高，人们对中医药的认识和发展水平提出了新的要求，而近年来欧美等西方国家利用其技术和资金优势，已经开始运用新的理论和方法研究中医药。因此，把握机遇，迎接挑战，加快中医药现代化发展步伐，已经成为时代赋予我们的重大任务。

我国政府高度重视中医药发展，近年来推出了一系列政策和有关行动。1997 年科技部就与国家中医管理局等国家新药研究与开发协调领导小组成员单位一起向国务院有关领导汇报，提出并组织实施了“中药现代化科技产业行动计划”；2002 年 11 月，科技部会同原国家计委、原国家经贸委、卫生部、原国家药品监督管理局、国家中医药管理局、国家知识产权局和中国科学院共同制定了《中药现代化发展纲要》并由国务院办公厅转发实施；2003 年，卫生部、国家中医药管理局制定的《中医药条例》由国务院正式发布实施。同时，国家食品药品监督局制定和颁布了一批与中药研究开发、生产和管理有关的法规、标准规范；国家发改委将现代中药列入高技术产业专项计划；财政部对中医药给予了新增经费支持；教育部积极动员综合性大学参与中医药科研，同时重视做好中医药人才培养；国家民委大力推进民族医药发展，跟国家中医药管理局一起制定了《关于切实加强民族医药事业发展的指导意见》；农业部、林业局积极推进中药农业的规模化、规范化发展和中药野生资源的保护；商务部把推动中药出口创汇作为“科技兴贸”行动的重要内容；文化部积极弘扬中医药特有的文化内涵；国家人口计生委加强对中药避孕节育新产品的研制；国家质检总局积极支持中医药有关标准的制定；国家知识产权局积极研究和制定保护中医药的知识产权的有关政策；中国科学院、中国工程院动员多学科专家积极参与中医药现代化研究工作。全国许多省市，如四川、吉林、贵州、云南、广东、山东、江苏等都把中药产业作为地方经济新的增长点或支柱产业加以培育，在“西部开发”和“振兴东北”的国家战略中发挥了重要作用。

二、制定《纲要》的思路

制定《纲要》的基本思路是，落实中央构建社会主义和谐社会、建设创新型国家等重大战略任务，及时把握经济全球化和多元文化相互交融带来的传统医药国际化发展的新机遇，充分运用现代科学从分析向综合回归的发展趋势带来的有利条件和科技支撑，认真总结中医药发展的历史经验，对中医药的创新进行整体规划，加快中医药现代化、国际化步伐，支撑中医药事业的全面、快速、协调发展，不断提高我国医疗保健和重大疾病防治水平，满足广大民众日益增长的社会需求，为人类健康服务。

《国家中长期科学和技术发展规划纲要》确定了“自主创新，重点跨越，支撑发展，引领未来”科技工作指导方针，我们认为，中医药由于与西方医学采用了不同的认识论和方法论来认识生命和疾病现象，是我国最具有原始创新潜力和可能的学科领域。实现其自主创新，既是中医药自身发展的关键，也关系到中国科技能否实现重点跨越，争取在医学和生命科学方面有所突破，从而成为中国科技走向世界的突破口之一。中医药发展必须根据自身的特点和规律，切实加强理论创新和技术创新，通过创新支撑发展，解决中医药传承和发扬问题，提高中医医疗服务能力和中药产业技术水平，不断提高中医药对我国经济和社会发展的贡献率，巩固和加强我国在传统医药领域的优势地位。通过科技创新还可整合中医药学和现代医学的优势及各自成功经验，促进东西方医学优势互补、相互融合，为建立具有中国特色的新医药学奠定基础，从而引领未来的医学发展。

三、有关内容解读

1. 指导思想。

《纲要》提出，推动中医药创新发展，就是要“在继承发扬中医药优势特色的基础上，充分利用现代科学技术，努力证实、阐明中医药的科学内涵，通过技术创新提高中医医疗服务能力和中药产业技术水平，通过知识创新丰富和完善中医药理论体系和医疗保健模式”。这两个“创新”的目的，都是强调要在运用现代科学技术认识中医药自身特点和规律的基础上来推动中医药乃至整个医学的发展，因为现代科技因其自身发展阶段的局限性还不能很好解答人体生命、疾病现象及其与社会、环境的关系，而通过中医药的创新发展可以从另一个角度来加以补充和完善。这是中国有可能为人类健康作出新贡献的重要领域之一。

2. 基本原则。

《纲要》提出要坚持“继承与创新并重，中医中药协调发展，现代化与国际化相互促进，多学科结合”的基本原则，这是对前一阶段中医药工作指导思想的补充和完善。“九五”期间提出的“中药现代化发展战略”是围绕当时国家以经济建设为中心的目标，从推动产业发展入手，以中药发展促进社会对中医药的理解。事实证明，经过两个五年计划的支持，中医药行业整体上有了显著的进步，受到了海内外的普遍关注和支持。而由于一些新的科学理论的产生，现在开展中医的现代研究才刚具备一定的条件和基础，一些方法学问题还有待通过多学科结合加以创立。此外，上述原则还将改变过去一段时间重创新轻继承研究的情况，同时将国际化过程中有关问题纳入到议事日程。

3. 战略目标。

为了实现《纲要》提出的总体目标，不断提高中医药的创新能力是必由之路。“努力完善中医疾病防治、养生保健和诊疗技术体系；健全中药现代产业技术体系；丰富发展中医药理论体系；建立国际认可的中医药标准规范体系；构建符合中医药特点的科技创新体系；形成国际科技合作网络体系。”这6个体系的建立将会使中医药的创新发展能力得到明显提升和加强，从而为整体上解决中医药发展的问题提供有力支撑。

4. 基本任务。

从中医药创新发展的全局出发，《纲要》确定了“继承，创新，现代化，国际化”4个方面的基本任务。如果说“继承”是为了保存、挖掘、认识、利用好前人留给我们的宝贵财富，“创新”是我们这一代人将中医药进一步丰富发展、充实完善，从而为未来建立新医药学打下基础，“现代化”和“国际化”则是希望通过将中医药的科学内涵用更容易被广大民众理解的语言加以表达来沟通中医与西医、传统与现代、东方与西方，从而让中医药更好地被社会普遍理解、接受，进而满足现实需求、服务整个人类的过程。可以说这4项任务是从时间上对研究中医药的过去、现在和将来，空间上对其国内、国际发展都做出了安排和部署。

四、落实《纲要》的措施

为了切实落实《纲要》提出的各项任务，我们将采取以下几个方面的措施。

1. 统筹协调，全面推进。

中医药创新发展工作内容丰富，涉及广泛，战略影响深远。因此，必须切实加强统筹和规划，协调相关部门和各级政府，调动社会各界和海内外各方面的力量，共同推动本规划纲要的实施。要在国务院中医药部际协调小组的领导下，加强沟通，相互合作，形成有利于推进中药现代化发展的高效、协调的管理机制；充分发挥区域资源特色和优势条件，积极支持组建以中医药现代化为目标的区域科技协作共同体；要积极引导企业和社会参与，“官产学研金”协调配合，促进本规划纲要目标的实现。

2. 加大投入，科技支撑。

在政府的积极支持和引导下，中医药现代化工作已初步形成了国家、地方、企业共同投入的局面。科技部在国家科技支撑计划对中医临床和亚健康、中药资源和产业发展、标准规范以及民族医药等问题已开始立项研究；在重点基础研究计划（“973”计划）中设立了中医基础理论专项；在国际科技合作计划中也列出中医药专项予以支持；同时还将在重大传染病和新药创制两个国家重大科技专项中作为重要内容加以部署。目前还在考虑纳入“十一五”科技部的重点专项进一步加大支持力度。我们将在进一步加大政府科技投入的同时，加强集成，协调用好农业、林业、生态、扶贫、外贸、产业发展等有关项目资金，形成项目联动机制。同时积极引导企业加大研发经费投入比例，并充分利用创业投资机制等市场化手段，扩大中药新药研发和产业化的融资渠道，积极吸引社会投资和国际合作资金，形成支持中医药创新发展的多元化、多渠道的投入体系。

3. 积极加强中医药领域的国际交流与合作。

以我为主，应用全球科技资源推动中医药发展，促进国际社会对中医药的理解和以中医药为代表的传统医药的推广应用。在已经发布的《中医药国际科技合作规划纲要》的指导下，积极拓展国际合作方式与渠道，通过政府、国际组织、学术团体、行业协会等多渠道、多途径推进中医药国际化进程，促进中医药进入国际主流市场，开展国际传统医药科技合作和交流。

4. 强化对中医药创新发展的政策支持。

推进中医药创新发展是政府部门的一项重大战略任务。各有关部门将积极研究制定促进中医药创新发展的有关政策措施，推动适合中医药特点的标准规范的建立与完善，加强中医药知识产权和资源的保护与利用，建立成果、信息管理和推广、共享机制，加紧制定适合中医药特点的人才政策，为中医药创新发展营造良好的政策环境。

各位来宾，各位朋友，推进中医药创新发展利国利民，对于保障人民健康、带动经济增长、调整产业结构、促进区域发展、增加农民收入、弘扬中华民族优秀传统文化均有重要意义。我们相信，《中医药创新发展规划纲要》的实施，必将为加快我国中医药现代化国际化的发展、满足我国人民健康保障的需求并造福整个人类产生积极而深远的影响。中医药现代化这一功在民族、利在国家、造福人类、继往开来的伟大事业必将得到社会各界和广大人民群众的欢迎和支持，并将取得丰富的成果。

谢谢大家！

中央军委委员、解放军总后勤部部长廖锡龙出席全军中医药技术大比武总决赛活动时的讲话

（2007年8月30日）

组织这次全军中医药技术大比武活动，目的是全面检验军队中医药建设水平，推动中医药事业的创新发展。今天的总决赛，全体参赛选手以饱满的精神和精湛的技能，集中展示了军队广大中医药工作者忠诚事业的好思想、好作风，展示了近年来我军中医药事业取得的新成就、新进步。特别是中共中央政治局委员、国务院副总理吴仪同志，在百忙中亲自出席这次活动，并给我们作重要讲话，充分体现了党中央、国务院和胡主席对军队建设的高度重视，对我军后勤工作的关心，对军队中医药事业和广大医务工作者的亲切关怀。吴副总理的重要讲话，坚持以科学发展观为指导，坚持以胡主席发展中医药事业的重要指示为遵循，坚持历史与现实、理论与实践的统一，深刻揭示中医药工作的重要地位和作用，科学判断中医药事业面临的良好机遇和广阔前景，明确要求我们坚定不移加快中医药事业的发展。吴副总理的重要讲话，对于我们进一步贯彻落实胡主席发展中医药的重要指示精神，扎实做好军队中医药工作具有重要的指导意义。全军后勤一定要用心把吴副总理的重要讲话学习好、领会好，结合后勤工作实际认真贯彻落实，努力把军队中医药事业推向新阶段。

一是要全面系统准确把握党中央、国务院和胡主席发展中医药事业的重大决策部署，进一步增强军队中医药工作深入贯彻落实科学发展观的坚定性和自觉性。吴副总理的重要讲话，从深入贯彻落实科学发展观的高度，深刻阐述了党中央、国务院和胡主席对发展中医药事业的方针原则和指示要求。军队各级后勤领导和机关以及广大医务工作者，要认真学习领会吴副总理重要讲话精神，既要认清这些年军队中医药工作全面贯彻落实科学发展观，在学科建设、人才培养、科学研究、服务保障方面取得的成绩；更要充分认清深入贯彻落实科学发展观对军队中医药工作提出的新

任务新要求，始终坚持以最大限度地满足广大指战员医疗保障需求为基本出发点和落脚点，坚持走投入较少、效益较高的建设发展路子，坚持以提高自主创新能力为重要途径，坚持以优质服务为检验标准，更加坚定自觉地把科学发展观贯彻落实到军队中医药工作的各个方面和全过程，牢牢把握军队中医药事业发展的正确方向。

二是要深刻认识中医药事业对中华民族繁衍昌盛和人类文明进步的重大意义，进一步增强做好军队中医药工作的责任感和紧迫感。吴副总理的重要讲话，系统阐述了中医药学是我国劳动人民的伟大创举，为人类医学事业发展作出了独特贡献。军队各级后勤要认真学习领会吴副总理重要讲话精神，深刻认识中医药的科学理论和实践价值，深刻认识振兴中医药事业是人民军队传承中华民族传统文化的光荣责任。军队各级后勤领导和机关特别是医疗卫生部门，对发展中医药事业要做到认识到位、政策到位、组织到位、保障到位；全军广大医务工作者特别是中医药工作者，对发展中医药事业要做到忠于职守、甘于奉献、善于创新、勇于实践，进一步在全军形成信赖中医、使用中医，关心中医、发展中医的良好氛围。

三是要始终着眼于有效履行我军历史使命，充分发挥中医药在巩固和提高军队战斗力、保障力中的特殊作用。吴副总理的重要讲话，紧密联系我军80年建设发展的光辉历程，充分肯定了军队中医药工作为我军在不同时期履行党和人民赋予的使命任务，为巩固和提高部队战斗力、保障力作出的历史性贡献。军队各级后勤学习贯彻吴副总理重要讲话精神，就要始终着眼于保障打赢未来战争的需要，充分发挥中医药就地取材、作用独特、成本低廉的优势，充分发挥广大中医药工作者的创新精神和奉献精神，在战创伤救治、军事训练伤防治、部队常见病多发病防治、特殊环境下卫勤保障和野外生存保健等方面，努力探索运用中医药、发展中医药的有效途径和办法，为我军扎实做好军事斗争准备、有效履行使命任务，提供有力的卫勤保障。

四是要大力发扬与时俱进的创新精神，在新的起点上推动军队中医药事业又好又快发展。吴副总理的重要讲话，科学分析发展中医药事业面临的新形势、新机遇、新课题，明确提出了坚定不移加快中医药事业发展的具体要求。军队各级后勤学习贯彻吴副总理重要讲话精神，就要坚持"走在全社会前列"的标准，努力提高我军中医药事业的整体水平。要不断总结、吸收和利用现代科学技术成果，切实推进中医药继承和创新；要继续完善边防、海岛、基层部队中医药预防、医疗和保健条件，切实加强中医药服务网络建设；要扎实组织实施军队中医药"十位名师、百位优秀学科带头人、千名技术骨干、万名基层卫生人员"人才战略工程，切实加强中医药人才队伍建设；要深化拓展配套保护、扶持、促进中医药发展的政策制度，切实加大对中医药事业的支持力度，努力使我军中医药事业始终保持特色，始终充满生机活力，始终呈现科学发展、和谐发展的良好局面。

五是要继续保持我军优良传统，发挥中医药人才技术优势，努力在服务人民的实践中作出新的更大贡献。吴副总理的重要讲话，提出的一个重要观点，就是人民群众创造了中医药、需要中医药。我军永远坚持的根本宗旨，就是全心全意为人民服务。军队广大医务工作者学习贯彻吴副总理重要讲话精神，就要大力弘扬我军听党指挥、服务人民、英勇善战的优良革命传统，自觉以白求恩、华益慰等模范医务工作者为榜样，对工作极端负责任，对同志和人民极端热忱，努力把从人民群众中学到的本领运用于为人民群众服务、为基层官兵服务之中，在服务人民的实践中升华思想、锤炼品质、提高技能。特别值得一提的是，中医药不但是为中国人民服务的，也是为世界人民服务的。吴副总理热情邀请各位驻华武官和朋友，到有关医院参观考察、求医问药。我们军队中医是开放的，如果国际友人和外军朋友有兴趣或者有需要，我们将按照吴副总理的要求，以精湛的技术和良好的医德提供优质服务。

最后，衷心感谢吴副总理对军队中医药工作的关心和厚爱！衷心感谢国家和地方卫生、中医药主管部门对军队中医药工作的支持和帮助！衷心感谢各位驻华武官和朋友们的光临！祝吴副总理，各位同志、各位朋友，身体健康，工作顺利！

解放军总后勤部卫生部副部长陈新年在全国综合医院中医药工作会议上的讲话

（2007年11月21日）

各位领导、各位专家、同志们：

这次会议是在举国上下深入学习贯彻党的十七大精神，为夺取全面建设小康社会新胜利而奋斗的大好形势下，召开的专门研究部署综合医院中医药工作的重要会议。首先，我代表总后卫生部对会议的召开表示热烈的祝贺！对出席这次会议的军地代表表示诚挚的欢迎！

刚才，王国强副部长兼局长客观总结了成绩，深入分析了形势，对当前和今后一个时期综合医院中医药工作指明了方向，作出了部署，提出了要求，我们相信本次会议必将有力推动综合医院中医药学科的发展。我们一定要认真落实、扎实推进。借此机会，我简要介绍军队中医药工作情况，并就下一步做好军队医院中医药工作，加强军地合作谈点想法，供大家参考。

一、军队医院中医药工作的基本情况

中医药工作是军队卫生工作的重要组成部分，军队中医药工作是伴随着我军的建立而同步发展的。经过80年的努力奋斗，军队中医药工作从小到大，从弱到强，经历了不平凡的发展历程。进入新世纪新阶段，我们先后召开了全军中医药工作会议和全军医院建设工作会议，为中医药建设和发展带来了新的机遇和动力，医疗服务、学科建设、人才培养和科学研究等方面，都取得了长足的进步。

（一）医疗服务优质高效

军队医院注重发挥中医药在预防医疗保健中的重要作用，大力开展中医药工作，诊治了大批常见病、多发病和疑难疾病。发明了平衡针、电元针、浮针、中医诊疗保健箱、脉象诊疗仪、体疗牵引床等多种特色疗法和器具，研制了止泻、防暑、抗缺氧、抗疲劳和康复等一批中药新药，拓展了中医药在军事医学上的应用。长期坚持对口帮带，为基层部队提供了有力的中医药技术服务和支撑，受到广大官兵的普遍欢迎。

（二）学科建设全面提升

军队医院不断加大中医学科的建设力度，学科水平得到全面提升。“十五”以来，建成教育部重点学科1个，国家中医药管理局重点学科15个、重点实验室5个、中医重点专科（专病）34个，国家中药临床研究基地9个，全军中医专科中心（研究所）10个。形成了以重点学科为龙头、重点专科（专病）为骨干、普通中医药科室为支撑的全军医院中医药学科格局，有力促进了中医药的临床服务和理论研究，产生了一大批中医、中西医结合诊疗新理论、新技术、新方法和新方案，进一步增强了中医药学科的发展实力和影响力。

（三）人才培养成效明显

军队中医药“十百千万”人才战略工程启动以来，人才队伍建设得到了全面加强。通过学历教育、学科带头人拜院士为师、中医师承研究生培养、中医药继续教育、中医药技术大比武等措施，使人才培养模式日臻完善。全军医院现有中医药人员数千名，博士、硕士研究生导师百余名，形成了一批以军队中医药“国医名师”为代表的优秀人才队伍。

（四）科学研究实现跨越

通过需求牵引、申请基金、专项扶持、加大投入、协作攻关等办法，军队医院中医药科学研究取得明显成绩。“十一五”以来，共承担军队（省部）级以上中医药科研课题400余项，获经费资助近亿元。其中，有国家“973”项目、科技支撑项目、杰出青年基金以及自然科学基金重点项目等高水平的研究课题。近年来，还获得一批高水平科研成果，其中有国家科技进步二等奖、军队科技进步一等奖、中华中医药学会一等奖、中国中西医结合学会一等奖等高等级奖项。

回顾近年来军队中医药工作取得的成绩，我们深刻体会到，要做好中医药工作，一是必须提高认识，更新观念，坚决贯彻党的中医药方针政策。党的中医药方针政策是军队中医药工作的根本依据。军队历来高度重视中医药事业的发展，2005年，中央军委委员、总后勤部廖锡龙部长亲自出席全军中医药工作会议，深刻阐述了中医药工作在军队的政治、经济、军事、社会意义，并对当前和今后一个时期的中医药工作提出了明确要求。廖部长的指示，使我们进一步坚定了发展中医药事业的信心和决心，迅速掀起了军队中医药工作的热潮。二是必须把握特点、遵循规律，始终坚持以科学发展观为指导。中医药延续几千年，不断丰富发展，必然有它的特点规律，我们在西医为主的综合医院中，建设发展中医药学科，也必须把握西医发展的特点规律，只有把中西医的不同特点规律有机地统一起来，只有最大限度地发挥中医药诊治特色，只有实实在在地进行中西医结合，才能使综合医院中医药学科实现又好又快地发展。三是必须发挥特色，突出优势，紧紧抓住增强核心竞争力这个战略重点。特色优势是军队医院中医药工作的生命线，正是有了鲜明的专业特色，中医药才有别于其他传统医药而生生不息，源远流长，至今仍在发挥着重要作用。随着军队医院对中医药工作重视程度的加深，不断挖掘潜力，形成特色，突出优势已成为军队医院中医药发展的重要思路。四是必须大胆创新、勇于突破，不断探索中医药发展的新机制新模式。综合医院中医药工作的持续发展，需要我们在实践中不断改革创新。近年来，我们做了一些有益的尝试，例如创建了中医“院中院”、中医药一体化管理、中医师承研究生培养、中医药优势学科协作等新的发展机制和模式，取得了较好的效果。

此外，还有一条更重要的经验，就是军队中医药工作的建设和发展，必须得到国家中医药管理局的大力支持和帮助。在此，我谨代表总后卫生部向国家中医药管理局领导和机关表示衷心的感谢！

二、进一步做好军队医院中医药工作的意见

在总结成绩和经验的同时，我们必须清醒地看到，军队医院中医药工作还存在着不少困难和问题，与地方兄弟医院相比，在学科人才技术等方面还有不小的差距；与医院其他优势学科相比，中医药还比较薄弱；与广大官兵和人民群众的需求相比，供需矛盾还比较突出。面对困难和问题，我们必须进一步提高认识、把握特点、发挥特色、大胆创新，按照全军中医药会议和本次会议要求，狠抓落实，抓出成效，并希望着重抓好以下4个方面的工作：

（一）必须提供高质量的中医药服务

临床疗效是中医药在综合医院赖以生存和发展的根本。只有充分发挥中医药特色和优势，提供疗效确切的中医药诊疗服务，才能赢得伤病员的信赖，才能在综合医院中发展壮大，才能使中医药学健康发展。因此，我们必须提供优质高效的中医药服务。

（二）必须实现高水平的中西医结合

中医药与西医紧密结合，取长补短，可以为广大官兵和人民群众提供更加完善有效的医疗服务。西医有病理学、生理学、形态学以及辅诊检查的优势，中医则有望闻问切、辨证论治、系统整体的特色。我们应该将西医的优势与中医药特色有机结合并相互补充，充分发挥各自特长，形成整体优势，造福于人类。

（三）必须锻造高素质的中医药队伍

坚持以人为本，培养高素质人才，打造高素质队伍，这是军队医院中医药发展的关键。军队医院要把中医药人才建设放在应有的高度，按床位编配应有的医护人员，通过毕业分配、地方引进、进修学习，攻读学位等办法，切实抓好中医药人才队伍建设。

（四）必须建设高层次的中医药学科

学科建设是实现综合医院中医药学科发展的关键。军队有关部门和医院要结合实际，给予必要的政策倾斜，改善硬件条件，力争使中医药学科建设上水平，上规模。广大中医药科技工作者，要在继承的基础上，勇于创新，敢于突破。要从中医和中西医结合的不同角度，深入研究其基础理论、临床疗法、方剂药效等，不断推出中医和中西医结合的特色学科。

三、加强军地中医药工作合作的建议

胡主席在党的十七大报告中，对中医药工作提出了新的要求，明确指出要坚持“中西医并重”、“扶持中医药和民族医药事业发展”，如何在新的历史起点上进一步加强军地合作，共同把综合医院中医药工作推向新阶段，我提几点建议：

（一）加强组织领导，建立长效机制

加强组织领导是军地中医药协同发展的根本保证。希望军地各级卫生部门之间加强联系，探索建立双向协作机制和定期交流机制，在国家中医药管理局的领导下，为中医药工作全面发展提供强有力的组织保证。

（二）广泛开展交流，增进相互了解

广泛交流是军地中医药协同发展的基本前提。希望军地医院围绕中医药工作进一步加强合作，相互交流，相互学习，共同提高，努力营造军地中医药工作者友好合作、充满活力的良好氛围。

（三）深化协作攻关，加快科技创新

科技创新是军地中医药协同发展的不竭动力。面对日趋激烈的技术竞争，中医药只有把科技创新摆在优先发展的战略地位，才能抓住先机，赢得发展的主动权。应当强化军地协作，扩大协作领域，深化协作内涵，提升中医药科技创新的整体水平和竞争能力，不断为中医药事业发展注入生机和活力。

（四）促进团结凝聚，推动和谐发展

团结和谐是军地中医药协同发展的本质要求。在新的历史条件下，我们应当继承与弘扬中医药注重和谐的传统，求同存异，取长补短，共同开创军地综合医院中医药工作团结和谐发展的新局面。

同志们，弘扬和发展中医药事业，是历史的重任、时代的要求、广大官兵和人民群众的期盼。让我们以十七大精神为指引，深入贯彻落实科学发展观，与时俱进，开拓进取，为创造中医药事业的美好未来，推进综合医院中医药工作又好又快发展，提高广大官兵和人民群众健康水平，作出更大的贡献！

四、重要文献

处方管理办法

中华人民共和国卫生部令第53号

《处方管理办法》已于2006年11月27日经卫生部部务会议讨论通过，现予发布，自2007年5月1日起施行。

部　长　高　强

二〇〇七年二月十四日

第一章　总　则

第一条　为规范处方管理，提高处方质量，促进合理用药，保障医疗安全，根据《执业医师法》、《药品管理法》、《医疗机构管理条例》、《麻醉药品和精神药品管理条例》等有关法律、法规，制定本办法。

第二条　本办法所称处方，是指由注册的执业医师和执业助理医师（以下简称医师）在诊疗活动中为患者开具的、由取得药学专业技术职务任职资格的药学专业技术人员（以下简称药师）审核、调配、核对，并作为患者用药凭证的医疗文书。处方包括医疗机构病区用药医嘱单。

本办法适用于与处方开具、调剂、保管相关的医疗机构及其人员。

第三条 卫生部负责全国处方开具、调剂、保管相关工作的监督管理。

县级以上地方卫生行政部门负责本行政区域内处方开具、调剂、保管相关工作的监督管理。

第四条 医师开具处方和药师调剂处方应当遵循安全、有效、经济的原则。

处方药应当凭医师处方销售、调剂和使用。

第二章 处方管理的一般规定

第五条 处方标准由卫生部统一规定，处方格式由省、自治区、直辖市卫生行政部门（以下简称省级卫生行政部门）统一制定，处方由医疗机构按照规定的标准和格式印制。

第六条 处方书写应当符合下列规则：

（一）患者一般情况、临床诊断填写清晰、完整，并与病历记载相一致。

（二）每张处方限于一名患者的用药。

（三）字迹清楚，不得涂改；如需修改，应当在修改处签名并注明修改日期。

（四）药品名称应当使用规范的中文名称书写，没有中文名称的可以使用规范的英文名称书写；医疗机构或者医师、药师不得自行编制药品缩写名称或者使用代号；书写药品名称、剂量、规格、用法、用量要准确规范，药品用法可用规范的中文、英文、拉丁文或者缩写体书写，但不得使用“遵医嘱”、“自用”等含糊不清字句。

（五）患者年龄应当填写实足年龄，新生儿、婴幼儿写日、月龄，必要时要注明体重。

（六）西药和中成药可以分别开具处方，也可以开具一张处方，中药饮片应当单独开具处方。

（七）开具西药、中成药处方，每一种药品应当另起一行，每张处方不得超过5种药品。

（八）中药饮片处方的书写，一般应当按照“君、臣、佐、使”的顺序排列；调剂、煎煮的特殊要求注明在药品右上方，并加括号，如布包、先煎、后下等；对饮片的产地、炮制有特殊要求的，应当在药品名称之前写明。

（九）药品用法用量应当按照药品说明书规定的常规用法用量使用，特殊情况需要超剂量使用时，应当注明原因并再次签名。

（十）除特殊情况外，应当注明临床诊断。

（十一）开具处方后的空白处画一斜线以示处方完毕。

（十二）处方医师的签名式样和专用签章应当与院内药学部门留样备查的式样相一致，不得任意改动，否则应当重新登记留样备案。

第七条 药品剂量与数量用阿拉伯数字书写。剂量应当使用法定剂量单位：重量以克（g）、毫克（mg）、微克（μg）、纳克（ng）为单位；容量以升（L）、毫升（ml）为单位；国际单位（IU）、单位（U）；中药饮片以克（g）为单位。

片剂、丸剂、胶囊剂、颗粒剂分别以片、丸、粒、袋为单位；溶液剂以支、瓶为单位；软膏及乳膏剂以支、盒为单位；注射剂以支、瓶为单位，应当注明含量；中药饮片以剂为单位。

第三章 处方权的获得

第八条 经注册的执业医师在执业地点取得相应的处方权。

经注册的执业助理医师在医疗机构开具的处方，应当经所在执业地点执业医师签名或加盖专用签章后方有效。

第九条 经注册的执业助理医师在乡、民族乡、镇、村的医疗机构独立从事一般的执业活动，可以在注册的执业地点取得相应的处方权。

第十条 医师应当在注册的医疗机构签名留样或者专用签章备案后，方可开具处方。

第十一条 医疗机构应当按照有关规定，对本机构执业医师和药师进行麻醉药品和精神药品使用知识和规范化管理的培训。执业医师经考核合格后取得麻醉药品和第一类精神药品的处方权，药师经考核合格后取得麻醉药品和第一类精神药品调剂资格。

医师取得麻醉药品和第一类精神药品处方权后，方可在本机构开具麻醉药品和第一类精神药品处方，但不得为自己开具该类药品处方。药师取得麻醉药品和第一类精神药品调剂资格后，方可在本机构调剂麻醉药品和第一类精神药品。

第十二条 试用期人员开具处方，应当经所在医疗机构有处方权的执业医师审核，并签名或加盖专用签章后方有效。

第十三条 进修医师由接收进修的医疗机构对其胜任本专业工作的实际情况进行认定后授予相应的处方权。

第四章 处方的开具

第十四条 医师应当根据医疗、预防、保健需要，按照诊疗规范、药品说明书中的药品适应证、药理作用、用法、用量、禁忌、不良反应和注意事项等开具处方。

开具医疗用毒性药品、放射性药品的处方应当严格遵守有关法律、法规和规章的规定。

第十五条 医疗机构应当根据本机构性质、功能、任务，制定药品处方集。

第十六条 医疗机构应当按照经药品监督管理部门批准并公布的药品通用名称购进药品。同一通用名称药品的品种，注射剂型和口服剂型各不得超过两种，处方组成类同的复方制剂1～2种。因特殊诊疗需要使用其他剂型和剂量规格药品的情况除外。

第十七条 医师开具处方应当使用经药品监督管理部门批准并公布的药品通用名称、新活性化合物的专利药品名称和复方制剂药品名称。

医师开具院内制剂处方时应当使用经省级卫生行政部门审核、药品监督管理部门批准的名称。

医师可以使用由卫生部公布的药品习惯名称开具处方。

第十八条 处方开具当日有效。特殊情况下需延长有效期的，由开具处方的医师注明有效期限，但有效期最长不得超过3天。

第十九条 处方一般不得超过7日用量；急诊处方一般不得超过3日用量；对于某些慢性病、老年病或特殊情况，处方用量可适当延长，但医师应当注明理由。

医疗用毒性药品、放射性药品的处方用量应当严格按照国家有关规定执行。

第二十条 医师应当按照卫生部制定的麻醉药品和精神药品临床应用指导原则，开具麻醉药品、第一类精神药品处方。

第二十一条 门（急）诊癌症疼痛患者和中、重度慢性疼痛患者需长期使用麻醉药品和第一类精神药品的，首诊医师应当亲自诊查患者，建立相应的病历，要求其签署《知情同意书》。

病历中应当留存下列材料复印件：

（一）二级以上医院开具的诊断证明；

（二）患者户籍簿、身份证或者其他相关有效身份证明文件；

（三）为患者代办人员身份证明文件。

第二十二条 除需长期使用麻醉药品和第一类精神药品的门（急）诊癌症疼痛患者和中、重度慢性疼痛患者外，麻醉药品注射剂仅限于医疗机构内使用。

第二十三条 为门（急）诊患者开具的麻醉药品注射剂，每张处方为一次常用量；控缓释制剂，每张处方不得超过7日常用量；其他剂型，每张处方不得超过3日常用量。

第一类精神药品注射剂，每张处方为一次常用量；控缓释制剂，每张处方不得超过7日常用量；其他剂型，每张处方不得超过3日常用量。哌甲酯用于治疗儿童多动症时，每张处方不得超过15日常用量。

第二类精神药品一般每张处方不得超过7日常用量；对于慢性病或某些特殊情况的患者，处方用量可以适当延长，医师应当注明理由。

第二十四条 为门（急）诊癌症疼痛患者和中、重度慢性疼痛患者开具的麻醉药品、第一类精神药品注射剂，每张处方不得超过3日常用量；控缓释制剂，每张处方不得超过15日常用量；其他剂型，每张处方不得超过7日常用量。

第二十五条 为住院患者开具的麻醉药品和第一类精神药品处方应当逐日开具，每张处方为1日常用量。

第二十六条 对于需要特别加强管制的麻醉药品，盐酸二氢埃托啡处方为一次常用量，仅限于二级以上医院内使用；盐酸哌替啶处方为一次常用量，仅限于医疗机构内使用。

第二十七条 医疗机构应当要求长期使用麻醉药品和第一类精神药品的门（急）诊癌症患者和中、重度慢性疼痛患者，每3个月复诊或者随诊一次。

第二十八条 医师利用计算机开具、传递普通处方时，应当同时打印出纸质处方，其格式与手写处方一致；打印的纸质处方经签名或者加盖签章后有效。药师核发药品时，应当核对打印的纸质处方，无误后发给药品，并将打印的纸质处方与计算机传递处方同时收存备查。

第五章　处方的调剂

第二十九条 取得药学专业技术职务任职资格的人员方可从事处方调剂工作。

第三十条 药师在执业的医疗机构取得处方调剂资格。药师签名或者专用签章式样应当在本机构留样备查。

第三十一条 具有药师以上专业技术职务任职资格的人员负责处方审核、评估、核对、发药以及安全用药指导；药士从事处方调配工作。

第三十二条 药师应当凭医师处方调剂处方药品，非经医师处方不得调剂。

第三十三条 药师应当按照操作规程调剂处方药品：认真审核处方，准确调配药品，正确书写药袋或粘贴标签，注明患者姓名和药品名称、用法、用量，包装；向患者交付药品时，按照药品说明书或者处方用法，进行用药交代与指导，包括每种药品的用法、用量、注意事项等。

第三十四条 药师应当认真逐项检查处方前记、正文和后记书写是否清晰、完整，并确认处方的合法性。

第三十五条 药师应当对处方用药适宜性进行审核，审核内容包括：

（一）规定必须做皮试的药品，处方医师是否注明过敏试验及结果的判定；

（二）处方用药与临床诊断的相符性；

（三）剂量、用法的正确性；

（四）选用剂型与给药途径的合理性；

（五）是否有重复给药现象；

（六）是否有潜在临床意义的药物相互作用和配伍禁忌；

（七）其他用药不适宜情况。

第三十六条 药师经处方审核后，认为存在用药不适宜时，应当告知处方医师，请其确认或者重新开具处方。

药师发现严重不合理用药或者用药错误，应当拒绝调剂，及时告知处方医师，并应当记录，按照有关规定报告。

第三十七条 药师调剂处方时必须做到“四查十对”：查处方，对科别、姓名、年龄；查药品，对药名、剂型、规格、数量；查配伍禁忌，对药品性状、用法用量；查用药合理性，对临床诊断。

第三十八条 药师在完成处方调剂后，应当在处方上签名或者加盖专用签章。

第三十九条 药师应当对麻醉药品和第一类精神药品处方，按年月日逐日编制顺序号。

第四十条 药师对于不规范处方或者不能判定其合法性的处方，不得调剂。

第四十一条 医疗机构应当将本机构基本用药供应目录内同类药品相关信息告知患者。

第四十二条 除麻醉药品、精神药品、医疗用毒性药品和儿科处方外，医疗机构不得限制门诊就诊人员持处方到药品零售企业购药。

第六章 监督管理

第四十三条 医疗机构应当加强对本机构处方开具、调剂和保管的管理。

第四十四条 医疗机构应当建立处方点评制度，填写处方评价表，对处方实施动态监测及超常预警，登记并通报不合理处方，对不合理用药及时予以干预。

第四十五条 医疗机构应当对出现超常处方3次以上且无正当理由的医师提出警告，限制其处方权；限制处方权后，仍连续两次以上出现超常处方且无正当理由的，取消其处方权。

第四十六条 医师出现下列情形之一的，处方权由其所在医疗机构予以取消：

（一）被责令暂停执业；

（二）考核不合格离岗培训期间；

（三）被注销、吊销执业证书；

（四）不按照规定开具处方，造成严重后果的；

（五）不按照规定使用药品，造成严重后果的；

（六）因开具处方牟取私利。

第四十七条 未取得处方权的人员及被取消处方权的医师不得开具处方。未取得麻醉药品和第一类精神药品处方资格的医师不得开具麻醉药品和第一类精神药品处方。

第四十八条 除治疗需要外，医师不得开具麻醉药品、精神药品、医疗用毒性药品和放射性药品处方。

第四十九条 未取得药学专业技术职务任职资格的人员不得从事处方调剂工作。

第五十条 处方由调剂处方药品的医疗机构妥善保存。普通处方、急诊处方、儿科处方保存期限为1年，医疗用毒性药品、第二类精神药品处方保存期限为两年，麻醉药品和第一类精神药品处方保存期限为3年。

处方保存期满后，经医疗机构主要负责人批准、登记备案，方可销毁。

第五十一条 医疗机构应当根据麻醉药品和精神药品处方开具情况，按照麻醉药品和精神药品品种、规格对其消耗量进行专册登记，登记内容包括发药日期、患者姓名、用药数量。专册保存期限为3年。

第五十二条 县级以上地方卫生行政部门应当定期对本行政区域内医疗机构处方管理情况进行监督检查。

县级以上卫生行政部门在对医疗机构实施监督管理过程中，发现医师出现本办法第四十六条规定情形的，应当责令医疗机构取消医师处方权。

第五十三条 卫生行政部门的工作人员依法对医疗机构处方管理情况进行监督检查时，应当出示证件；被检查的医疗机构应当予以配合，如实反映情况，提供必要的资料，不得拒绝、阻碍、隐瞒。

第七章 法律责任

第五十四条 医疗机构有下列情形之一的，由县级以上卫生行政部门按照《医疗机构管理条例》第四十八条的规定，责令限期改正，并可处以5000元以下的罚款；情节严重的，吊销其《医疗机构执业许可证》：

（一）使用未取得处方权的人员、被取消处方权的医师开具处方的；

（二）使用未取得麻醉药品和第一类精神药品处方资格的医师开具麻醉药品和第一类精神药品处方的；

（三）使用未取得药学专业技术职务任职资格的人员从事处方调剂工作的。

第五十五条 医疗机构未按照规定保管麻醉药品和精神药品处方，或者未依照规定进行专册登记的，按照《麻醉药品和精神药品管理条例》第七十二条的规定，由设区的市级卫生行政部门责令限期改正，给予警告；逾期不改正的，处5000元以上1万元以下的罚款；情节严重的，吊销其印鉴卡；对直接负责的主管人员和其他直接责任人员，依法给予降级、撤职、开除的处分。

第五十六条 医师和药师出现下列情形之一的，由县级以上卫生行政部门按照《麻醉药品和精神药品管理条例》第七十三条的规定予以处罚：

（一）未取得麻醉药品和第一类精神药品处方资格的医师擅自开具麻醉药品和第一类精神药品处方的；

（二）具有麻醉药品和第一类精神药品处方医师未按照规定开具麻醉药品和第一类精神药品处方，或者未按照卫生部制定的麻醉药品和精神药品临床应用指导原则使用麻醉药品和第一类精神药品的；

（三）药师未按照规定调剂麻醉药品、精神药品处方的。

第五十七条 医师出现下列情形之一的，按照《执业医师法》第三十七条的规定，由县级以上卫生行政部门给予警告或者责令暂停6个月以上一年以下执业活动；情节严重的，吊销其执业证书：

（一）未取得处方权或者被取消处方权后开具药品处方的；

（二）未按照本办法规定开具药品处方的；

（三）违反本办法其他规定的。

第五十八条 药师未按照规定调剂处方药品，情节严重的，由县级以上卫生行政部门责令改正、通报批评，给予警告；并由所在医疗机构或者其上级单位给予纪律处分。

第五十九条 县级以上地方卫生行政部门未按照本办法规定履行监管职责的，由上级卫生行政部门责令改正。

第八章　附　则

第六十条　乡村医生按照《乡村医生从业管理条例》的规定，在省级卫生行政部门制定的乡村医生基本用药目录范围内开具药品处方。

第六十一条　本办法所称药学专业技术人员，是指按照卫生部《卫生技术人员职务试行条例》规定，取得药学专业技术职务任职资格人员，包括主任药师、副主任药师、主管药师、药师、药士。

第六十二条　本办法所称医疗机构，是指按照《医疗机构管理条例》批准登记的从事疾病诊断、治疗活动的医院、社区卫生服务中心（站）、妇幼保健院、卫生院、疗养院、门诊部、诊所、卫生室（所）、急救中心（站）、专科疾病防治院（所、站）以及护理院（站）等医疗机构。

第六十三条　本办法自2007年5月1日起施行。《处方管理办法（试行）》（卫医发〔2004〕269号）和《麻醉药品、精神药品处方管理规定》（卫医法〔2005〕436号）同时废止。

国家中医药管理局关于印发中医药继续教育“十一五”规划的通知

国中医药发〔2007〕6号

各省、自治区、直辖市卫生厅局、中医药管理局，局各直属单位：

现将我局编制的《中医药继续教育“十一五”规划》印发给你们，请结合本地区、本单位工作实际，认真贯彻落实。

二○○七年一月十日

中医药继续教育“十一五”规划

第一章　总　则

“十一五”时期是我国全面建设小康社会的关键时期，中医药面临着新的发展机遇和严峻的挑战。为了加强中医药人才培养，全面提高中医药队伍素质，为中医药事业发展提供可靠的人才保障，根据《中医药事业发展“十一五”规划》，制定本规划。

一、规划背景

“十五”期间，中医药继续教育工作取得了新的进展。中医药继续教育工作的领导和组织管理进一步加强，已初步建立起全行业的继续教育管理体系。开展中医药继续教育工作有关法规和制度的逐步健全，保证了中医药继续教育的健康发展。中医药继续教育的内容不断丰富，形式更加多样化，以各类专门人才培养为主要任务的专项继续教育有了较好发展，如老中医药专家学术经验继承、优秀中医临床人才研修、乡镇卫生院中医临床技术骨干培训等取得了显著成效，有效地推进了中医药人才队伍建设。中医药继续教育的规模和实施领域继续扩大，教育质量和效益有一定的提高。开展中医药继续教育的省、自治区、直辖市覆盖率达到100%，县（市、区）覆盖率达到85%；医疗机构中的中医药专业技术人员接受继续教育的比率达到77.9%；实施中医住院医师规范化培训制度的省、地市级中医医院比率达到67.3%，县级中医医院比率达到50.9%。“十五”计划提出的中医药继续教育覆盖率和中医药人员受教育率的主要指标基本实现。

但是，中医药继续教育工作还存在不少问题。中医药继续教育发展不平衡，农村、城市社区和西部一些地区的中医药继续教育工作仍是薄弱环节；中医药继续教育管理体系尚不健全，相关制度和配套措施尚不完善，管理不够规范；中医药继续教育内容、形式和途径还不能完全适应培养各类中医药人才的客观需要，教育质量和效益有待提高；中医药继续教育实施网络尚不健全。这些都有待于“十一五”期间逐步改进和加以解决。

二、指导思想和基本原则

“十一五”时期开展中医药继续教育工作的指导思想是：以邓小平理论和“三个代表”重要思想为指导，全面贯彻落实科学发展观，牢固树立科学人才观，以提高中医药队伍整体素质、增强继承与创新能力为出发点，重点加强高层次中医药人才和农村、城市社区中医药人才培养，全面提升中医药服务能力，为人民群众的健康服务。

“十一五”时期开展中医药继续教育工作的基本原则是：

（一）突出特色、继承创新

中医药继续教育必须保持和发扬中医药特色优势，走突出自身特点的发展道路。要遵循中医药学术特点和中医药人才成长规律，构建具有行业特色的继续教育模式。要把中医药继续教育的重点放到提高中医药专业技术人员的中医药继承与创新能力、保持和发扬中医药特色和优势上。

（二）统筹兼顾、协调发展

要统筹不同形式的中医药继续教育，实行以开展各类继续教育项目为主要形式的学分制继续教育与以专门人才培养为主要任务的专项继续教育并举，兼顾不同地区、不同领域、不同层次、不同类别中医药人才的培养。要统筹兼顾城市大中型医疗机构继续教育与农村及城市社区基层医疗机构继续教育、高层次人才培养与基层人才培养、中医人才培养与中药人才培养，促进协调发展。

（三）强化管理、条块结合

要加强各级各类中医药继续教育管理机构建设，加强中医药管理部门对中医药继续教育工作的指导和管理，加强地方中医药管理部门与地方政府其他有关职能部门的协调与合作，取得多方的支持与指导，逐步健全完善中医药继续教育管理体系。

（四）联系实际、讲求实效

要紧紧围绕继承和发展中医药事业的需要，紧密联系各类中医药人员的工作实际和人民群众的健康需求，增强中医药继续教育的针对性、实用性和先进性。要加强质量监控和效果评价，实现中医药继续教育规模、数量与质量、效益的协调发展。

三、发展目标和主要任务

（一）“十一五”时期中医药继续教育发展目标

1. 总体目标：

在“十五”中医药继续教育发展的基础上，中医药继续教育规模继续扩大，领域进一步拓展，质量和效益明显提高，管理制度与运行机制比较健全与完善，中医药人才培养和队伍建设得到加强，与中医药事业发展的需要相适应。

2. 分类目标：

中医药继续教育规模继续扩大。到“十一五”期末，各省、自治区、直辖市开展中医药继续教育工作的县（区）覆盖率达到90%；按登记制度规定实施中医药继续教育的省、地（市）级中医医院的比率保持100%，县级中医医院的比率达到90%。医疗机构中的中医药专业技术人员接受继续教育并获得规定学分的比率达到85%。

中医药继续教育实施领域进一步拓展。巩固和扩大高层次中医药人才培养成果，继续开展优秀中医临床人才研修和老中医药专家学术经验继承等工作。开展临床中药师和中医护理人员培训的试点工作。拓展农村和城市社区中医药人才培养范围。开展各层次中医药人员必修内容的培训，提高运用中医药理论和方法进行中医药服务的能力。大力开展特色疗法、适宜技术等专项技能培训，更好地发挥中医药特色和优势。

中医药继续教育质量和效益明显提高。建立健全和完善中医药继续教育质量和效益评估制度，加强中医药继续教育师资队伍建设和教材建设，提高各类继续教育项目和各种人才培养项目的质量和效益，推进中医药人才队伍建设。

进一步探索并完善中医药继续教育管理与运行机制。有效的激励机制和约束机制基本建立，管理机制、经费保障机制趋于完善。建立全行业继续教育信息化管理体系，60%以上的省（区、市）实施计算机网络管理。

（二）“十一五”期间中医药继续教育的主要任务

1. 推进各级各类中医药专业技术人员的继续教育。不断丰富中医药继续教育内容，积极探索中医药继续教育新形式，大力开展现代远程继续教育，不断推进学分制继续教育工作。“十一五”期间重点开展中医经典理论培训、临床中药知识与技能培训、中医特色诊疗技术与临床技能培训。

2. 加强高层次中医药人才培养。继续做好老中医药专家学术经验继承工作，在总结前三批继承工作经验的基础上，启动第四批继承工作，再培养1000名中医药继承人。开展第二批优秀中医临床人才研修项目，再培养200名优秀中医临床人才。启动西医师学习中医高级研修项目，培养100名能应用中医药理论和方法解决临床问题的高层次临床人才。

3. 突出农村和城市社区中医药人才培养。开展县级中医医院专科（专病）技术骨干培训项目，培养专科（专病）技术骨干5000名。继续实施乡镇卫生院中医临床技术骨干培训项目，到2007年年底，培养2万名中医临床技术骨干。根据《乡村医生中医药知识与技能基本要求》，继续开展乡村医生的中医药知识与技能培训工作。继续总结和推广农村基层优秀中医成才规律与临床经验。开展城市社区中医类别全科医师岗位培训工作和规范化培训试点工作，对城市社区卫生技术人员和护理人员进行中医药知识与技能的培训，加强城市社区中医类别全科医学师资培养和教材建设，满足城市社区对中医药服务的需求。

4. 继续加强中医住院医师规范化培训，开展中医专科医师培训试点工作，研究、探索中医专科医师培训制度。

5. 加强中医药继续教育基地建设。“十一五”期间，国家中医药管理局依托现有的中医药医疗、教育、科研等机构，建设一批局继续教育示范基地（中医药优势学科继续教育示范基地、农村与城市社区中医药知识与技能培训示范基地等）。各地中医药管理部门根据本地区实际情况和需求，建设一批中医药继续教育基地，加强本地区各层次、各类别中医药继续教育工作。

四、保障措施

（一）建立健全中医药继续教育管理组织

各地中医药管理部门要提高对中医药继续教育在继承和发展中医药事业中的重要地位和作用的认识，增强发展中医药继续教育的责任感和使命感。建立健全各级中医药继续教育管理组织，逐步完善中医药继续教育管理组织。中医药管理部门应加强与其他相关部门的沟通，积极营造中医药继续教育发展的良好环境。

（二）完善中医药继续教育运行机制

积极推进中医药继续教育的法规建设，完善中医药继续教育运行机制，重点强化对受教育者与实施继续教育单位的激励机制和约束机制。定期对中医药继续教育管理工作进行评估，对先进单位和个人予以表彰和奖励，对出现的问题及时予以纠正。认真落实中医药继续教育与中医药专业技术人员的考核、聘任、晋升和执业再注册等密切结合的有关政策法规和相应规定的制度，并把单位开展中医药继续教育工作的情况作为单位年终考核和领导干部考核的主要内容之一，探索中医药继续教育新机制。

（三）规范中医药继续教育相关制度

按照《中医药继续教育规定》的要求，建立健全中医药继续教育登记制度、统计制度、评估制度。强化对中医药继续教育过程的监督检查，制定评估指标，加强质量监控。疏通管理渠道，创新管理手段，利用现有信息、网络资源，构建中医药继续教育信息管理体系，力争实现中医药继续教育管理的科学化、规范化和制度化。

（四）保障中医药继续教育经费投入

充分调动各方面积极性，多渠道筹集中医药继续教育经费。各地中医药管理部门要担负起对中医药人才培养的责任，逐步增加对中医药继续教育的经费投入。各中医药机构要切实把中医药继续教育作为增强单位核心竞争力的重要手段，确定继续教育的经费投入比例，并随着业务的发展逐步增加投入。中医药人员是继续教育的直接受益者，也有义务承担相应责任。鼓励社会各界支持中医药继续教育，积极筹集并探索建立中医药继续教育基金，保障中医药继续教育可持续发展。

（五）加强中医药继续教育的理论和政策研究

充分发挥中医药继续教育委员会及各有关学术团体的作用，积极开展中医药继续教育的理论和政策研究，研究执业不同阶段中医药继续教育的内涵、目标、任务与形式，提出具有中医药继续教育特点的不同领域、不同层次的继续教育质量要求与标准，建立与其相适应的中医药继续教育的运行机制、管理制度及相关法规政策。

国家中医药管理局、卫生部关于印发《医院中药饮片管理规范》的通知

国中医药发〔2007〕11号

各省、自治区、直辖市卫生厅局、中医药管理局，新疆生产建设兵团卫生局：

为加强医院中药饮片管理，保障人体用药安全、有效，根据《中华人民共和国药品管理法》及其《实施条例》等法律、行政法规的有关规定，国家中医药管理局和卫生部制定了《医院中药饮片管理规范》，现印发给你们，请遵照执行。

二〇〇七年三月十二日

医院中药饮片管理规范

第一章 总 则

第一条 为加强医院中药饮片管理，保障人体用药安全、有效，根据《中华人民共和国药品管理法》及其《实施条例》等法律、行政法规的有关规定，制定本规范。

第二条 本规范适用于各级各类医院中药饮片的采购、验收、保管、调剂、临方炮制、煎煮等管理。

第三条 按照麻醉药品管理的中药饮片和毒性中药饮片的采购、存放、保管、调剂等，必须符合《麻醉药品和精神药品管理条例》、《医疗用毒性药品管理办法》和《处方管理办法》等的有关规定。

第四条 县级以上卫生、中医药管理部门负责本行政区域内医院的中药饮片管理工作。

第五条 医院的中药饮片管理由本单位法定代表人全面负责。

第六条 中药饮片管理应当以质量管理为核心，制定严格的规章制度，实行岗位责任制。

第二章 人员要求

第七条 二级以上医院的中药饮片管理由单位的药事管理委员会监督指导，药学部门主管，中药房主任或相关部门负责人具体负责。药事管理委员会的人员组成和职责应当符合《医疗机构药事管理办法》的规定。一级医院应当设专人负责。

第八条 直接从事中药饮片技术工作的，应当是中药学专业技术人员。三级医院应当至少配备一名

副主任中药师以上专业技术人员，二级医院应当至少配备一名主管中药师以上专业技术人员，一级医院应当至少配备一名中药师或相当于中药师以上专业技术水平的人员。

第九条 负责中药饮片验收的，在二级以上医院应当是具有中级以上专业技术职称和饮片鉴别经验的人员；在一级医院应当是具有初级以上专业技术职称和饮片鉴别经验的人员。

第十条 负责中药饮片临方炮制工作的，应当是具有三年以上炮制经验的中药学专业技术人员。

第十一条 中药饮片煎煮工作应当由中药学专业技术人员负责，具体操作人员应当经过相应的专业技术培训。

第十二条 尚未评定级别的医院，按照床位规模执行相应级别医院的人员要求。

第三章 采 购

第十三条 医院应当建立健全中药饮片采购制度。

采购中药饮片，由仓库管理人员依据本单位临床用药情况提出计划，经本单位主管中药饮片工作的负责人审批签字后，依照药品监督管理部门有关规定从合法的供应单位购进中药饮片。

第十四条 医院应当坚持公开、公平、公正的原则，考察、选择合法中药饮片供应单位。严禁擅自提高饮片等级、以次充好，为个人或单位谋取不正当利益。

第十五条 医院采购中药饮片，应当验证生产经营企业的《药品生产许可证》或《药品经营许可证》、《企业法人营业执照》和销售人员的授权委托书、资格证明、身份证，并将复印件存档备查。

购进国家实行批准文号管理的中药饮片，还应当验证注册证书并将复印件存档备查。

第十六条 医院与中药饮片供应单位应当签订“质量保证协议书”。

第十七条 医院应当定期对供应单位供应的中药饮片质量进行评估，并根据评估结果及时调整供应单位和供应方案。

第四章 验 收

第十八条 医院对所购的中药饮片，应当按照国家药品标准和省、自治区、直辖市药品监督管理部门制定的标准和规范进行验收，验收不合格的不得入库。

第十九条 对购入的中药饮片质量有疑义需要鉴定的，应当委托国家认定的药检部门进行鉴定。

第二十条 有条件的医院，可以设置中药饮片检验室、标本室，并能掌握《中华人民共和国药典》收载的中药饮片常规检验方法。

第二十一条 购进中药饮片时，验收人员应当对品名、产地、生产企业、产品批号、生产日期、合格标识、质量检验报告书、数量、验收结果及验收日期逐一登记并签字。

购进国家实行批准文号管理的中药饮片，还应当检查核对批准文号。

发现假冒、劣质中药饮片，应当及时封存并报告当地药品监督管理部门。

第五章 保 管

第二十二条 中药饮片仓库应当有与使用量相适应的面积，具备通风、调温、调湿、防潮、防虫、防鼠等条件及设施。

第二十三条 中药饮片出入库应当有完整记录。中药饮片出库前，应当严格进行检查核对，不合格的不得出库使用。

第二十四条 应当定期进行中药饮片养护检查并记录检查结果。养护中发现质量问题，应当及时上报本单位领导处理并采取相应措施。

第六章 调剂与临方炮制

第二十五条 中药饮片调剂室应当有与调剂量相适应的面积，配备通风、调温、调湿、防潮、防虫、防鼠、除尘设施，工作场地、操作台面应当保持清洁卫生。

第二十六条 中药饮片调剂室的药斗等储存中药饮片的容器应当排列合理，有品名标签。药品名称应当符合《中华人民共和国药典》或省、自治区、直辖市药品监督管理部门制定的规范名称。标签和药品要相符。

第二十七条 中药饮片装斗时要清斗，认真核对，装量适当，不得错斗、串斗。

第二十八条 医院调剂用计量器具应当按照质量技术监督部门的规定定期校验，不合格的不得使用。

第二十九条 中药饮片调剂人员在调配处方时，应当按照《处方管理办法》和中药饮片调剂规程的有关规定进行审方和调剂。对存在“十八反”、“十九畏”、妊娠禁忌、超过常用剂量等可能引起用药安全问题的处方，应当由处方医生确认（“双签字”）或重新开具处方后方可调配。

第三十条 中药饮片调配后，必须经复核后方可发出。二级以上医院应当由主管中药师以上专业技术人员负责调剂复核工作，复核率应当达到100%。

第三十一条 医院应当定期对中药饮片调剂质量进行抽查并记录检查结果。中药饮片调配每剂重量误差应当在±5%以内。

第三十二条 调配含有毒性中药饮片的处方，每次处方剂量不得超过2日极量。对处方未注明“生用”的，应给付炮制品。如在审方时对处方有疑问，必须经处方医生重新审定后方可调配。处方保存两年备查。

第三十三条 罂粟壳不得单方发药，必须凭有麻醉药处方权的执业医师签名的淡红色处方方可调配，每张处方不得超过3日用量，连续使用不得超过七天，成人一次的常用量为每天3～6克。处方保存3年备查。

第三十四条 医院进行临方炮制，应当具备与之相适应的条件和设施，严格遵照国家药品标准和省、自治区、直辖市药品监督管理部门制定的炮制规范炮制，并填写“饮片炮制加工及验收记录”，经医院质量检验合格后方可投入临床使用。

第七章 煎 煮

第三十五条 医院开展中药饮片煎煮服务，应当有与之相适应的场地及设备，卫生状况良好，具有通风、调温、冷藏等设施。

第三十六条 医院应当建立健全中药饮片煎煮的工作制度、操作规程和质量控制措施并严格执行。

第三十七条 中药饮片煎煮液的包装材料和容器应当无毒、卫生、不易破损，并符合有关规定。

第八章 罚 则

第三十八条 对违反本规范规定的直接负责的主管人员和其他直接责任人，由卫生、中医药管理部门给以通报批评，并根据情节轻重，给以行政处分；情节严重，构成犯罪的，依法追究刑事责任。

第三十九条 对违反本规范规定的医院，卫生、中医药管理部门应当给以通报批评。

第四十条 违反《中华人民共和国药品管理法》及其《实施条例》、《医疗机构管理条例》及其《实施细则》等法律、行政法规规章的，按照有关规定予以处罚。

第九章 附 则

第四十一条 其他医疗机构的中药饮片管理和各医疗机构的民族药饮片管理，由省、自治区、直辖市卫生、中医药管理部门依照本规范另行制定。

第四十二条 乡村医生自采、自种、自用中草药按照《关于加强乡村中医药技术人员自种、自采、自用中草药管理的通知》的有关规定执行。

第四十三条 本规范自发布之日起施行，1996 年 8 月 1 日国家中医药管理局发布的《医疗机构中药饮片质量管理办法（试行）》同时废止。

第四十四条 本规范由国家中医药管理局、卫生部负责解释。

国家中医药管理局关于印发中医药信息化建设“十一五”规划纲要的通知

国中医药发〔2007〕12 号

各省、自治区、直辖市及计划单列市、副省级省会城市卫生厅局、中医药管理局，新疆生产建设兵团卫生局，局各直属单位：

现将我局制定的《中医药信息化建设“十一五”规划纲要》印发给你们，请结合本地区、本单位实际，认真组织实施。

二〇〇七年三月二十三日

中医药信息化建设“十一五”规划纲要

中医药信息是医药卫生事业的重要基础信息，大力推进中医药信息化是中医药事业发展的重要保障，是贯彻落实科学发展观、全面建设小康社会、构建社会主义和谐社会的重要措施。

近年来，随着信息技术的不断创新和信息网络的广泛普及，中医药信息化建设取得了一定成效。中医药政务信息化建设已经启动，在网络建设和现代办公技能等方面取得一定进展；中医药应用网络初具规模，中医医院信息管理、中医医疗质量监测网络、中医药继续教育网络、中药信息网络等建设初见成效；中医药信息资源建设得到加强，中医药统计信息、中医药文献、中医药法规等数据库初步建立；国家和有关部门相继制定颁布了一些中医药信息方面的技术标准和规范。这些都为中医药信息化建设进一步发展奠定了良好的基础。但从整体上看，各地区中医药信息化发展还不平衡，中医药信息化建设与中医药事业发展还不相适应。一些地方和部门对中医药信息工作认识不足，基础建设还相对薄弱，中医药信息标准与规范尚待完善，中医药信息队伍建设有待加强。

“十一五”期间，是中医药事业发展的重要时期。充分利用信息技术，促进中医药信息资源的开发、利用和共享，加快中医药信息化建设，对于提高中医药科学管理水平和创新能力，促进中医药事业加速发展，实现中医药现代化具有十分重要的意义。为加快中医药信息化建设，适应中医药事业发展，根据《2006 ~ 2020 年国家信息化发展战略》和《中医药事业发展“十一五”规划》，制定本规划纲要。

一、指导思想和建设目标

“十一五”中医药信息化建设指导思想：以邓小平理论和“三个代表”重要思想为指导，全面贯彻落实科学发展观，遵循国家信息化发展战略，按照统筹规划、资源共享、突出重点、分步实施的方针，加强中医药信息化建设，不断提高中医药信息化水平，推动中医药行业管理效率、服务水平和创新能力的提升，促进中医药事业又好又快地发展。

“十一五”中医药信息化建设目标：中医药电子政务系统得到完善，逐步实现办公自动化、信息交换和资源共享，提高办事效率和管理水平。中医医疗服务信息系统不断加强，逐步完善医院信息系统功能规范和标准，实现中医医院信息化管理。中医药信息资源库建设取得明显进展，建设一批影响全行业、支撑中医药主要业务的基础性、战略性数据库，使中医药行业信息基础资源建设迈上一个新台阶。中医药信息标准化水平得到较大提高，形成一批中医药信息建设示范基地，基本建立起覆盖中医药医疗、教育、科研、管理以及对外交流与合作等多方面的较为全面的中医药信息网络平台，使信息技术在中医药防病治病的实际应用上取得创新性进展。初步建立适应中医药事业发展要求，满足政府、社会和公众需求，高效便捷的中医药信息化体系，推动中医药行业信息化整体水平的提高。

二、主要任务

（一）中医药电子政务系统建设

——办公自动化。完善办公业务软件，建立统一的公文处理和信息交换平台，实现机关办公业务的自动化、数字化和网络化，节约行政管理成本，提高工作效率。

——中医药政府网站。积极推行政务信息公开，增强中医药管理的透明度，完善服务功能，扩大服务范围，提升公共服务能力，为公众咨询、网上办理中医药业务提供统一平台，推动政府职能转变和服务型政府建设。逐步建立以省级中医药行政管理部门为主体，与相关部门联络通畅、协同关联的中医药政府网站群。

——中医药行政管理网络。整合各类中医药行政管理应用系统，开展政务信息资源目录体系应用工作，实现各级中医药行政管理部门的互联互通，形成具备数据处理、资源共享、网上办公等功能的中医药行政管理网络。依托中医药电子政务平台，促进和规范各级中医药行政管理部门之间的政务信息传输与交流，使中医药行政管理、应急指挥和快速反应能力进一步提高，为各级中医药行政管理部门宏观管理和科学决策服务提供技术保障。

（二）中医药公共信息系统建设

——中医药统计信息网络。建立中医药综合统计信息网络报送体系，完善中医药统计信息网络报送规范，在全国范围内推广使用统一的中医药统计信息管理软件，充分利用国家统计信息资源，为中医药科学决策服务。

——中医医疗质量监测网络。进一步加大中医医疗质量监测系统项目的管理力度，加快中医医疗质量监测中心的信息化建设步伐，完善中医医疗质量监测系统，进行中医医疗质量监测数据库和信息管理系统的升级换代。有条件的省（市、区）应建立本地区的医疗质量监测中心，实现监测数据库上报的网络化。

——中医药信息基础数据库。建立完整的中医药数据体系，完善并充分发挥中医药统计信息数据库、中医药文献数据库、中医药专业技术标准与规范数据库、中医药机构数据库、中医药专业技术人才数据库、中医药政策法规数据库、中医药科研数据库、中医药教育数据库、中药数据库、中医方剂数据库、中医临床数据库、公共与行政管理数据库、中医药国际交流与合作数据库等基础数据库在中医药事业发展中的作用，形成可持续发展机制。利用现代信息技术，进一步加强中医古籍文献数据的挖掘和集成，加速中医药资源的数字化进程。

——中医药数字图书馆和博物馆。建立中医药电子文献资源共享平台，提供中医药文献信息资源的网络服务。充实并完善中医药数字图书馆和博物馆，充分发挥中医药数字图书馆和博物馆的网络宣传和教育作用，提高中医药信息资源的管理水平和公众对中医药的认知度。

（三）中医医疗服务信息系统建设

——中医医院信息管理系统。根据医院的功能定位和发展趋势，制定医院信息系统建设规划，整合开发具有中医药管理特色、适合中医、中西医结合以及民族医疗机构特点的医院信息管理系统。改进和不断完善医院信息管理程序和机制，在全国范围内，基本实现中医医院管理信息化，不断提高信息化应用和管理水平。

——中医药医疗服务信息网络。加强中医药医疗服务信息网络建设，规范中医药医疗服务信息网络管理，开展网络预约挂号、社区卫生服务、远程医疗会诊、专家在线咨询等，不断提高中医药医疗信息网络服务水平，为广大人民群众提供方便、优质的中医医疗保健服务。

——智能化辅助中医诊疗系统。整理开发名老中医及专家诊疗系统，规范智能化辅助中医诊疗系统的研究，努力建立并积极推广能够体现中医辨证规律、充分运用中医中药理论特点的智能化辅助中医诊疗系统。研究开发中医诊疗仪器和设备，促进中医诊疗技术现代化。

——电子病历。完善和规范中医电子病历信息标准，积极推广和应用电子病历，建立具有中医特点的包括四诊、辨证、立法、处方等内容的电子病历信息系统，为实现医疗信息共享创造必要的条件。

（四）中医药科技和教育信息系统建设

——中医药科技信息系统。进一步加强中医药科技信息系统的研制工作，完善和推进中医药行业的科技管理信息化和网络化。推进中医药学科数据体系建设，制定中医药科学信息术语标准，完善科技信息查新系统，搭建中医药科技信息研究支撑平台，开展中医药科学数据分析与挖掘研究，提高科研数据库的使用能力。整合科技资源，建立基于国际互联网的中医药科研成果推广平台和国际传统医学科技信息管理与利用平台，提高科技项目管理水平和效率。

——中医药继续教育信息系统。充分利用现代信息技术和网络教育资源，采取政府主导、企业参与、多方协作的模式，逐步建立和完善全国中医药继续教育信息网络。积极开发和推广中医药电子课件和传媒系统，充分利用中医药校园网络资源，满足乡村医生、社区医生、专科医生等中医药专业技术人员接受中医药教育的需要。利用信息网络技术，加强对继续教育项目申报、审定、实施、检查与评估的管理，提高中医药继续教育管理水平。

三、保障措施

（一）加强组织领导

进一步提高对中医药信息工作的认识，加强组织领导，实行中医药信息工作领导责任制。坚持以需求为导向，以应用促发展，充分发挥统筹规划、科学管理、宏观决策的作用。各级中医药管理部门和中医药机构要切实加强本地、本单位中医药信息化建设的领导，建立领导机构和管理协调机制，设立信息管理部门或配备专职人员，承担并负责中医药信息化具体工作。积极引导学术团体参与中医药信息化建设，充分发挥学术团体在行业信息化建设中的作用。

（二）加快人才队伍建设

积极引进和培养中医药行业信息化专业人才，将中医药信息化培训列入中医药继续教育项目管理，采取多种形式，有计划、有步骤地开展对中医医院院长等人员的信息技术培训。鼓励和引导中医药院校开设中医药信息管理专业，培养一批既懂中医药业务又懂信息技术的复合型人才。逐步规范中医药行业信息人才的使用制度，不断巩固和扩大中医药信息化队伍。对于在信息化建设中作出突出贡献的单位和个人给予表彰奖励。

（三）做好经费保障工作

建立中央和地方多级财政投入机制，各地中医药事业经费中应规定适当比例用于中医药信息化建设。信息化建设经费要纳入年度预算。坚持信息化技术支持和运行维护社会化、专业化的方向，积极开辟多种资金筹集渠道，充分利用企业和社会力量，扩大资金来源，确保稳定的信息化建设经费投入。加强信息化建设的资金管理，规范资金使用，提高资金使用效率。

（四）完善规范制度建设

根据中医药信息化建设的需要，有计划制定一批体现科学性、先进性、实用性的中医药信息标准和规范。重点开展中医药信息化规章制度、中医药信息平台技术规范、中医药数据库技术标准的制定。加强自主研制开发的中医药信息产品的知识产权保护。加强网络信息安全制度建设，建立和完善网络信息安全防御系统，不断提高网络安全防御水平，确保中医药网络信息安全。

国家中医药管理局、卫生部关于印发中医类别全科医师岗位培训管理办法等文件的通知

国中医药发〔2007〕21号

各省、自治区、直辖市卫生厅局、中医药管理局：

为进一步贯彻落实《国务院关于发展城市社区卫生服务的指导意见》（国发〔2006〕10号）、《关于加强城市社区卫生人才队伍建设的指导意见》（国人部发〔2006〕69号）和《卫生部、国家中医药管理局关于在城市社区卫生服务中充分发挥中医药作用的意见》（国中医药发〔2006〕36号）等文件的精神，加强中医类别全科医师岗位培训工作，国家中医药管理局会同卫生部组织制定了《中医类别全科医师岗位培训管理办法（试行）》、《中医类别全科医师岗位培训大纲（试行）》。现将其印发给你们，请结合本地区实际情况，制定具体的实施细则与培训考核要求，认真组织实施。

实施中医类别全科医师岗位培训，是培养中医类别全科医师的重要环节，是加强城市社区卫生人才队伍建设的重要举措。各地要加强对这项工作的领导，认真总结经验，逐步完善培训制度，扎扎实实地推进这项工作。具体实施情况请及时反馈国家中医药管理局人事教育司。

附件：1. 中医类别全科医师岗位培训管理办法（试行）

2. 中医类别全科医师岗位培训大纲（试行）

二〇〇七年五月九日

附件1 中医类别全科医师岗位培训管理办法（试行）

第一章 总 则

第一条 为了充分发挥中医药在城市社区卫生服务工作中的特色优势，规范中医类别全科医师岗位培训（以下简称“岗位培训”），提高城市社区中医药服务水平，根据《国务院关于发展城市社区卫生服务的指导意见》、《关于加强城市社区卫生人才队伍建设的指导意见》等，制定本办法。

第二条 岗位培训的对象是从事城市社区卫生服务工作的中医类别执业医师。

第三条 岗位培训的任务是使培训对象保持高尚的职业道德，掌握全科医学概念和社区卫生服务工作特点，熟练运用中医药理论与方法，开展社区中医药预防、养生保健、康复、计划生育技术服务、健康教育和常见病、多发病的诊疗服务，达到中医类别全科医师岗位执业的基本要求。

第四条 凡在社区卫生服务机构中从事社区卫生服务工作，但未参加经省级中医药管理部门认可的中医类别全科医师规范化培训者，均需参加岗位培训，并取得《中医类别全科医师岗位培训合格证书》，作为在社区卫生服务机构从事中医全科医学工作，申请注册中医类别医师执业范围中"全科医学专业"为执业范围的条件之一。

第二章 职 责

第五条 国家中医药管理局负责管理和指导全国中医类别全科医师的岗位培训工作。其主要职能是：

（一）研究制定岗位培训政策，提出岗位培训规划；

（二）制定并发布《中医类别全科医师岗位培训大纲》，组织教材编写、师资骨干培训和培训基地建设，制定统一的《中医类别全科医师岗位培训合格证书》格式；

（三）检查、指导各省、自治区、直辖市岗位培训工作的实施。

第六条 省、自治区、直辖市中医药管理部门负责组织和管理本地区岗位培训工作。其主要职责是：

（一）结合本地区实际情况，制定岗位培训的实施方案；

（二）负责本地区岗位培训的师资骨干培训和基地建设；

（三）负责监管本地区岗位培训工作，组织本地区岗位培训的考核，颁发由国家中医药管理局统一格式的《中医类别全科医师岗位培训合格证书》。

第七条 岗位培训实施机构应指定专人负责岗位培训管理工作，建立培训档案，对培训对象的学习情况、各科考核情况等进行真实记录和管理。

第三章 实施与考核

第八条 省、自治区、直辖市中医药管理部门应结合本地区实际情况，采取脱产或半脱产的方式，开展理论授课、临床实践与社区实践培训工作，突出实践技能培训，合理使用现代化教学手段，提高教学效果。

第九条 省、自治区、直辖市中医药管理部门应当设立相对固定的岗位培训基地。岗位培训基地的培训内容包括理论培训、临床实践和社区卫生服务实践。

第十条 岗位培训应当具备相对稳定的师资队伍。省级以上中医药管理部门应当积极开展师资骨干培训；岗位培训的师资应专兼职结合，以兼职为主，选聘具有较高专业技术水平、丰富实践经验和一定全科医学理念的专业技术人员担任培训教师；可选聘一批有丰富临床和基层工作经验的专家，经过必要的培训，充实到师资队伍中。

第十一条 省、自治区、直辖市中医药管理部门统一组织岗位培训考核工作。考核工作应当根据本地区实际情况，采取培训结束后综合考核或分阶段培训、分阶段考核等方式。

第十二条 培训对象完成全部培训任务，考核合格者，由省、自治区、直辖市中医药管理部门审核后，颁发国家中医药管理局统一格式的《中医类别全科医师岗位培训合格证书》。

第十三条 岗位培训所需经费实行政府、单位、个人等多渠道筹集，鼓励社会捐助。

第四章 监 管

第十四条 国家中医药管理局和省、自治区、直辖市中医药管理部门应加强对岗位培训的监管力度，保证岗位培训质量。

第十五条 省、自治区、直辖市中医药管理部门应及时将岗位培训方案、计划和考核结果报国家中医药管理局备案。

第十六条 国家中医药管理局和省、自治区、直辖市中医药管理部门对在岗位培训工作中做出显著成绩的单位和个人，给予表彰；对在岗位培训工作中弄虚作假的单位和个人，一经查实，严肃处理。

第五章 附 则

第十七条 现在社区卫生服务机构从业的中医类别执业助理医师，参照上述规定执行。根据居民需求和当地实际，地方区（县）级以上卫生行政部门可适当限制高等专科以下学历的医学院校毕业生到社区卫生服务机构从事全科医学工作，以逐步提高全科医学岗位新执业者的学历层次。

第十八条 本办法由国家中医药管理局负责解释。

第十九条 本办法自发布之日起施行。

附件 2

中医类别全科医师岗位培训大纲（试行）

一、培训目标

通过培训，使学员掌握全科医学概念和社区卫生服务工作特点，能够熟练运用中医药理论与方法，开展中医药预防、养生保健、康复、计划生育技术服务、健康教育和常见病、多发病的诊疗服务，达到中医类别全科医师岗位执业的基本要求。

二、培训对象

从事城市社区卫生服务工作的中医类别执业医师。

三、培训方法

1. 根据各地区实际情况，采取脱产或半脱产的集中培训方式。

2. 教学方法采用理论授课、临床实践与社区实践相结合的方式，突出实践技能的培训，合理使用现代化教学手段，提高教学效果。

3. 参考学时：500 学时，其中：理论教学 300 学时，实践教学 200 学时。

四、培训内容与要求

（一）全科医学概论

1. 基本理论。

掌握全科医学的概念，具有中医药特色的全科医疗的基本原则和服务模式，中医类别全科医师临床诊疗与思维方式。掌握中医学的健康概念，以及未病先防、既病防变、病后调护等理论。掌握家庭的定义、结构与功能、家庭与健康及疾病的关系。掌握社区为导向的基层医疗模式和原则。熟悉病人管理与教育及医源性疾病的预防。熟悉中医药、社区卫生服务管理有关卫生法律法规、医疗保险的相关政策及有关问题。

掌握社区合理用药的基本原则和不同人群的用药特点。

2. 基本技能。

掌握具有中医药特色的全科医疗健康档案的建立和病历的书写，中医药特色的全科医疗综合模式和医患交流的技巧，掌握社区诊断的方法，熟悉居民家庭档案的建立和运用。

掌握处方药、非处方药区别，老年用药、儿童用药特点，中药、西药合用的用药方法和注意事项。

3. 参考学时。

理论教学 34 学时，社区实践 2 学时。

（二）医学心理学与精神卫生

1. 基本理论。

掌握医学心理学的基本知识，掌握社区常见精神疾病（老年痴呆、抑郁症等）防治的中医药基本知识，熟悉医学伦理学的基本知识，了解这些知识与全科医学的关系和在社区卫生服务中的应用意义。

2. 基本技能。

掌握社区心理咨询的内容和方法，掌握社区常见精神疾病的中医药防治用药及方法，熟悉社区卫生服务中常见伦理问题的处理。

3. 参考学时。

理论教学 14 学时，临床实践 2 学时。

（三）预防医学

1. 基本理论。

掌握流行病学的基本概念，熟悉疾病时间、地区、人群分布的概念，掌握疾病频率测量的常用指标。熟悉常用计量、计数资料的分析方法与适用范围。掌握社区疾病预防策略与三级预防的概念，熟悉突发公共卫生事件的相关预案，了解我国卫生工作基本方针。了解居住环境、饮水、空气卫生等对健康的影响。熟悉健康教育的基本原则和内容。

2. 基本技能。

熟悉流行病学调查分析方法与技术，掌握资料收集与整理的基本方法。掌握社区计划免疫工作的实施措施。熟悉社区营养调查和监测方法与技术，社区营养干预、检测与计价技术。

3. 参考学时。

理论教学 16 学时，社区实践 4 学时。

（四）中医养生保健学

【一般人群养生保健】

1. 基本理论。

掌握中医养生学基本理论和原则，掌握中医精神调摄、药膳食疗、运动功法、四季养生、药物养生等常用养生保健的机理与方法。熟悉开展社区中医养生保健的策略与步骤。

2. 基本技能。

掌握四季调神、怡养心神的方法，熟悉中医药膳的配伍、制作方法与要领，熟悉太极拳、太极剑、八段锦等运动功法，熟悉常用中药养生的名方组成与使用方法。

3. 参考学时。

理论教学 12 学时，社区实践 12 学时。

【重点人群养生保健】

1. 基本理论。

老年保健：熟悉老年脏腑功能、气血津液、情志变化特点；掌握养生保健和延缓衰老的知识；掌握老年常见健康问题的防治和临终关怀；熟悉开展社区老年中医养生保健的策略与步骤。

妇女保健：了解妇女各期的生理、心理特点及气血津液、情志变化特点；掌握妇女各期保健、疾病的预防，熟悉中医关于计划生育、优生优育和母乳喂养的相关知识以及我国人口和计划生育政策；熟悉开展社区妇女中医养生保健的策略与步骤。

儿童保健：掌握小儿生长发育规律及其影响因素，掌握小儿中医生理、病理特点；掌握儿童保健、意外伤害预防、疾病的预防；熟悉开展社区儿童中医养生保健的策略与步骤。

2. 基本技能。

老年保健：掌握老年四季养生、情志调摄、饮食调养、运动保健、起居调护、体质调理的原则和方法；掌握社区老年人健康分级管理办法、生活质量评价方法及与老年人交流的技巧；熟悉老年常见病的社区干预措施。

妇女保健：掌握中医对孕、产妇的保健方法，熟悉中医对围产期、绝经前后的保健方法，了解优生优育的指导方法。

儿童保健：掌握儿童计划免疫程序及其他预防接种方法，掌握母乳喂养、人工喂养及添加辅食的顺序和原则，了解青春期儿童的中医保健方法及常见问题的处理。

3. 参考学时。

理论教学 12 学时，社区实践 12 学时。

（五）中医康复学

1. 基本理论。

掌握中医康复学的基本理论和原则，社区常见病中医康复的基本知识，熟悉残疾的分类及等级。

2. 基本技能。

掌握社区常见病中医社区康复的物理康复、药物康复和自然疗法的基本方法，熟悉残疾康复指导、康复服务和康复训练方法。

3. 参考学时。

理论教学 12 学时，临床实践 4

学时，社区实践8学时。

（六）社区基本诊查技能

1. 基本理论。

掌握中医四诊的理论和方法，掌握八纲辨证、脏腑辨证、六经辨证、卫气营血辨证等基本理论。掌握各类常用检验报告、x线、超声波、心电图的临床意义。

2. 基本技能。

掌握中医四诊和常规查体的规范化操作，能够分析常见病的各类检验报告、心电图、X光片、超声波等影像学诊断结果。掌握常见病的临床诊断、辨证方法。

3. 参考学时。

理论教学16学时，临床实践16学时。

（七）中医适宜技术应用

【针灸疗法】

1. 基本理论。

了解经络学、腧穴学的基本理论，掌握常用穴位的归经、主治，熟悉常见病、多发病的针灸临床适应证及配穴原则。

2. 基本技能。

掌握单手、双手进针法及针刺基本手法，熟悉常用穴位的刺灸方法和针刺禁忌。掌握三棱针放血、艾灸、穴位注射等操作方法和技巧。了解针刺异常情况的处理及预防方法。掌握本地区针灸适宜技术的应用。

3. 参考学时。

理论教学12学时，临床实践12学时。

【推拿疗法】

1. 基本理论。

掌握推拿的基本理论和基础知识，掌握推拿的适应证和禁忌证以及在社区的应用原则。

2. 基本技能。

掌握推拿的基本手法，掌握滚、按、揉、摩等手法的技巧。掌握本地区推拿适宜技术的应用。

3. 参考学时。

理论教学12学时，临床实践12学时。

【其他疗法】

1. 基本理论。

熟悉刮痧、贴敷、拔罐、中药熏蒸等的适应证和应用原则。

2. 基本技能。

熟悉刮痧、贴敷、拔罐、中药熏蒸等的一般应用方法。掌握本地区刮痧、贴敷、拔罐、中药熏蒸等适宜技术的应用。

3. 参考学时。

理论教学8学时，临床实践8学时。

（八）临床常见病证及处理（总学时260学时，其中理论学习152学时，实践教学108学时，学员可根据自己原有的基础、原来从事的专业和将来承担的工作内容，选择学习或申请免修部分内容）

【内科】

1. 基本理论。

掌握中医常见病证（感冒、咳嗽、喘证、头痛、心悸、胸痹、不寐、胃痛、呕吐、泄泻、便秘、淋证、痹证、眩晕、中风、消渴等）的概念、病因病机、临床表现、辨证要点、类证鉴别、转诊原则、理法方药、养生保健、健康教育、康复指导。熟悉常见病（高血压、冠心病、脑血管病、糖尿病、慢性支气管炎、肺炎、慢性胃炎、消化性溃疡、急慢性肾炎、泌尿系感染等）的诊断、鉴别诊断、转诊原则及基本用药。

掌握常见肿瘤的临床特征及其发病征兆；了解肿瘤的发病趋势、分布规律及预后；了解肿瘤综合治疗的概念（内分泌治疗、生物治疗及其他治疗），各种治疗手段的特点及在综合治疗中的作用；掌握肿瘤的中医病因、病机和中医肿瘤治疗的法则、手段以及常用抗肿瘤中药。

2. 基本技能。

掌握中医常见病证的诊治，掌握针灸、推拿等中医适宜技术在内科疾病中应用。熟悉西医常见病的诊断、鉴别诊断和社区处理。掌握疾病终末期患者临终关怀的基本技能。

熟悉肺癌、肝癌、胃癌、大肠癌、食管癌、胰腺癌、膀胱癌以及恶性淋巴瘤常见证候表现，熟悉肿瘤常见并发症（疼痛、发热、出血、胸腹水、恶病质）的中西医治疗原则，熟悉现代肿瘤治疗所导致的常见不良反应（贫血、营养不良、放射性炎症以及心、肝、肾等重要脏器的损伤）的预防和中西医结合治疗，熟悉常见肿瘤影像学表现及肿瘤标志物的临床意义。

3. 参考学时。

理论教学40学时，临床实践16学时，社区实践4学时。

【外科】

1. 基本理论。

掌握中医外科常见病证（疮疡、疖肿、肠痈、乳腺肿块及溢液、乳痈、癃闭、痔疮、肛裂等）的概念、病因病机、临床表现、辨证要点、类证鉴别、转诊原则、理法方药、养生保健、健康教育、康复指导。

熟悉常见病（急腹症、急性尿潴留、外伤、烧伤、破伤风、结石、前列腺增生症、褥疮等）的诊断、鉴别诊断、转诊原则及基本用药。掌握无菌概念，掌握轻微创伤、常见外科感染处理原则及抗生素合理使用原则。

掌握常见骨伤疾病的概念、病因病机、临床表现、辨证要点、类证鉴别、转诊原则、理法方药、养生保健、健康教育、康复指导。

2. 基本技能。

掌握无菌操作技术、换药等技能；掌握肛门直肠指诊检查；掌握常见手术后康复指导；掌握中医外治技巧，如化腐清创、点刺放血、中药熏洗；掌握褥疮的预防及护理方法。掌握常用的消毒剂、消毒方法及注意事项。

掌握社区常见骨伤科疾病如软组织损伤、颈腰椎病、骨关节炎、骨质疏松症的治疗方法。了解骨伤科常用的牵引方法及其应用原理。熟悉骨伤科疾病的术后康复指导。掌握社区常见骨伤疾病的治疗手法及各类骨伤疾病的适应证和注意事项。

3. 参考学时。

理论教学36学时，临床实践16学时，社区实践4学时。

【妇科】

1. 基本理论。

掌握妇科常见病证（崩漏、月经病、带下病、妇人腹痛等）的概念、病因病机、临床表现、辨证要点、类证鉴别、转诊原则、理法方药、养生保健、健康教育、康复指导。

熟悉常见病（痛经、宫颈炎、阴道炎、盆腔炎、子宫内膜异位症、绝经期综合征、乳腺癌、卵巢癌等）的诊断、鉴别诊断、转诊原则及基本用药。

2. 基本技能。

掌握中医妇科四诊内容与特点，掌握针灸、推拿等中医适宜技术在妇科疾病中应用，掌握基础体温（BBT）的测量方法与临床意义，掌握妇科常规检查方法，掌握早孕HCG试纸的使用。

3. 参考学时。

理论教学16学时，临床实践8学时，社区实践4学时。

【儿科】

1. 基本理论。

掌握小儿常见病证（感冒、咳嗽、腹泻、腹痛、虫积、疳积、佝偻病等）的概念、病因病机、临床表现、辨证要点、类证鉴别、转诊原则、理法方药、儿童保健、健康教育、康复指导。

熟悉常见病（上呼吸道感染、支气管炎、小儿肺炎、小儿腹痛、贫血及小儿常见急性传染病，如幼儿急疹、麻疹、风疹、水痘、流行性腮腺炎、猩红热等）的诊断、鉴别诊断、转诊原则及预防、护理措施。

2. 基本技能。

掌握中医儿科四诊特点及体格检查方法，掌握小儿捏脊手法、食疗等中医适宜技术在儿科疾病中的应用，掌握小儿用药特点、药物剂量计算及喂药方法。

3. 参考学时。

理论教学16学时，临床实践8学时，社区实践4学时。

【眼科与耳鼻喉科】

1. 基本理论。

掌握眼与脏腑经络的关系及发病特点；掌握红眼病、近视眼、白内障等眼病的预防保健知识及宣教手段，掌握简便的中医治疗及预防、康复的方法；了解老年性眼病的临床表现及处理原则等。

掌握耳鼻咽喉与脏腑经络的关系；掌握耳鸣、耳聋、慢性鼻炎、慢性咽炎等耳鼻咽喉常见疾病的中医治疗及预防、康复方法。

2. 基本技能。

掌握视力、色觉的检查方法和眼部冲洗方法，如电光性眼炎、化学性眼外伤的判断及处理，熟悉角、结膜异物取出的方法，熟悉眼底镜的使用方法。

了解耳鼻咽喉的直观检查方法，掌握耵聍、耳疖、前鼻孔出血的处理方法，掌握耳瘘、脓耳的换药及滴药方法。掌握耳鼻咽喉疾病的针灸、穴位注射、按摩推拿、鼻腔冲洗、超声雾化等治疗方法。

3. 参考学时。

理论教学12学时，临床实践12学时。

【皮肤病与性病】

1. 基本理论。

掌握中医根据皮损辨证的方法、常用外用药的作用、剂型及治疗原则；掌握常见皮肤病（鹅掌风、脚湿气、湿疹、癣、痱子、冻疮、疥疮、痤疮等）、常见性病的概念、病因病机、临床表现、辨证要点、类证鉴别、转诊原则、理法方药、健康教育、康复指导。熟悉日晒疮（日旋光性皮炎）、蛇串疮（带状疱疹）、漆疮（接触性皮炎）、隐疹（荨麻疹）、药毒（药疹）、白疕（银屑病）、油风（斑秃）的临床表现、转诊指征。

2. 基本技能。

掌握皮损的检查方法并正确辨识皮肤的基本损害，能够根据皮损情况正确选择适当的外用药剂型；掌握中药溻渍疗法、药浴疗法等中医适宜技术的操作方法。熟悉常用西药如抗组织胺药、皮质类固醇激素的使用方法和副作用。

3. 参考学时。

理论教学8学时，临床实践8学时。

【传染病】

1. 基本理论。

熟悉传染病的基本概念、发病机制、流行过程、临床特征、治疗及预防原则，了解传染病的防治法规；掌握流行性感冒、病毒性肝炎、流行性脑脊髓膜炎、结核病、出血热、细菌性痢疾、霍乱、艾滋病、麻疹、伤寒（副伤寒）、传染性非典型肺炎、禽流感的病原学、传播途径、临床表现、诊断、鉴别诊断、转诊原则及防治、处理。

2. 基本技能。

掌握常见传染病的消毒隔离方法，掌握传染病的报告程序、法定传染病报告卡的填写、计划免疫程序，掌握传染病大规模爆发及突发事件的应急处理措施。

3. 参考学时。

理论教学8学时，临床实践8学时。

【急诊与急救】

1. 基本理论。

掌握社区常见急诊的临床特征；掌握外伤、心搏骤停、中风、抽搐、高热、厥脱、昏迷、暴喘、暴泻、真心痛、心衰、骨折、急性中毒等院前急救的相关知识及抢救常规；掌握病情判断、呼叫、首诊报告及安全转送病人的基本要求；掌握基本抢救医疗设备的应用；熟悉常见急诊病证的诊断与鉴别诊断；掌握中医急诊必备药物、适宜技术的应用。

2. 基本技能。

掌握心肺复苏术；掌握常用中西医急救药物及医疗器械的使用方法，如心电图、吸氧、吸痰、导尿、外伤包扎、止血、固定及针灸、刮痧等；掌握不同急诊病种的转诊指征及注意事项。

3. 参考学时。

理论教学16学时，临床实践16学时。

五、考核与结业

考核分为各科考核和结业考核。各科考核全部合格，方可参加结业考核。各科考核由培训实施机构负责，结业考核由省级中医药管理部门负责。结业考核合格者，由省级中医药管理部门颁发国家中医药管理局统一格式的《中医类别全科医师岗位培训合格证书》。

六、其他

现在社区卫生服务机构从业的中医类别执业助理医师，参照上述规定执行。根据居民需求和当地实际，地方区（县）级以上卫生行政部门可适当限制高等专科以下学历的医学院校毕业生到社区卫生服务机构从事全科医学工作，以逐步提高全科医学岗位新执业者的学历层次。

国家中医药管理局关于印发《国家中医药管理局重点民族医医院建设项目管理办法》和《国家中医药管理局重点民族医医院建设工作目标与要求》的通知

国中医药发〔2007〕28号

各有关省（自治区、直辖市）卫生厅局、中医药管理局：

现将《国家中医药管理局重点民族医医院建设项目管理办法》和《国家中医药管理局重点民族医医院建设工作目标与要求》印发给你们，请遵照执行。

附件：1. 国家中医药管理局重点民族医医院建设项目管理办法

2. 国家中医药管理局重点民族医医院建设工作目标与要求

二〇〇七年五月十七日

附件1　国家中医药管理局重点民族医医院建设项目管理办法

第一条　为加强对国家中医药管理局重点民族医医院（以下简称重点民族医医院）建设项目的管理，保证建设工作的顺利实施，特制定本办法。

第二条　国家中医药管理局负责确定重点民族医医院建设单位（以下简称建设单位）、审定建设单位建设计划和监督管理，委托中国中医药科技开发交流中心承担项目建设中的日常管理工作。

地方各级中医药、民族医药管理部门负责对辖区内的重点民族医医院建设工作的组织管理、督促检查，并在人力、物力、财力等方面对建设工作予以支持。

建设单位负责重点民族医医院建设工作的具体实施，建设单位主要领导要作为项目建设的第一负责人，建立工作责任制，为切实完成各项建设任务提供保障。

第三条　重点民族医医院建设工作要在全面加强医院建设的基础上，重点抓好内涵建设，加强民族医专科建设，提高临床各科室民族医诊疗水平，培养民族医药优秀人才。通过4年建设，使其成为民族医特色突出、专科优势明显、临床疗效显著、管理规范科学、具有示范带动作用的重点民族医医院。通过总结重点民族医医院建设经验，推动全国民族医医院整体建设水平的提高，促进民族医药事业的发展。

第四条　建设单位要根据《国家中医药管理局重点民族医医院建设目标与要求》制定建设计划。建设计划须经省级中医药、民族医药管理部门审核同意并报国家中医药管理局审定后实施。

建设单位应当严格执行经国家中医药管理局审定的建设计划，切实开展建设工作。

第五条　国家中医药管理局委托中医医院医疗质量监测中心和聘请有关专家对建设单位建设工作进行动态监测和督察。

中医医院医疗质量监测中心应当按照《国家中医药管理局重点民族医医院建设目标与要求》，研究制定监测指标体系，经国家中医药管理局审定后实施。监测情况要及时报告国家中医药管理局，并报建设单位所在省级中医药、民族医药管理部门和建设单位。

第六条　重点民族医医院建设周期为4年，自国家中医药管理局审定批准建设计划实施之日开始计算。建设周期中，国家中医药管理局将对重点民族医医院建设工作实施中期评估。

第七条　建设单位自建设实施的第二年开始，须于每年的一月底以前将上一年的工作总结及当年的工作方案，以书面形式报送所在地省级中医药、民族医药管理部门审核同意后，报送国家中医药管理局备案。

第八条　因特殊原因需调整建设计划的，应由建设单位将调整计划的说明和调整后的计划以书面形式报送所在地省级中医药、民族医药管理部门审核并报国家中医药管理局同意后实施。

建设计划的调整，原则上应当在中期评估前提出。

第九条　国家中医药管理局对建设单位给予一定的经费补助。补助经费实行动态管理并根据建设工作情况及中期评估结果分批拨付。建设单位及所在的地方中医药、民族医药管理部门要按照各单位填报的《国家中医药管理局重点民族医医院建设单位申请表》所计划安排的经费数额，安排专项经费，用于建设工作。

经费使用计划须由建设单位提出并经省级中医药、民族医药管理部门审核同意后实施，做到专款专用。

第十条 对建设措施不力、建设经费不落实、未按要求报送有关材料及建设期间出现其他重大问题的建设单位，其所在的省级中医药、民族医药管理部门及有关单位应及时组织改进并报告国家中医药管理局。

对改进不力、建设工作长期无进展以及在建设工作中弄虚作假、挪用专项建设经费的建设单位，国家中医药管理局将取消其建设单位资格。

第十一条 建设工作期满后，国家中医药管理局将对建设单位组织评审验收，评审验收的具体办法与细则由国家中医药管理局另行制定。评审工作采取建设单位自评、建设单位所在地省级中医药、民族医药管理部门初审和国家中医药管理局组织专家终审的程序，以专家现场考核和日常监测考核相结合的方式进行。

第十二条 评审验收合格的建设单位，国家中医药管理局将批准其为重点民族医医院；评审验收不合格的建设单位，给予一年的整改时间，整改后评审验收仍不合格的，国家中医药管理局将取消其建设单位的资格。

附件2 国家中医药管理局重点民族医医院建设工作目标与要求

一、建设任务和目标

重点民族医医院建设工作要在全面加强医院建设的基础上，重点抓好内涵建设，加强民族医专科建设，提高临床各科室民族医诊疗水平，培养民族医药优秀人才。

通过4年建设，使其成为民族医特色突出、专科优势明显、临床疗效显著、管理规范科学、具有示范带动作用的重点民族医医院。通过总结重点民族医医院建设经验，推动全国民族医医院整体建设水平的提高，促进民族医药事业的发展。

二、具体要求

1. 综合。

项目	项目要求
1. 床位	①市地级医院床位总数不低于150张，省级医院床位总数不低于300张； ②平均每床建筑面积不少于$70m^2$。
2. 人员结构	①卫生技术人员比例不低于职工人员总数75%； ②民族医医师和能运用民族医药诊疗方法的其他医师占医师总数的比例不低于70%； ③民族医医师和能运用民族医药诊疗方法的其他医师中，高级职称人员不低于20%，中级职称不低于30%； ④护理人员应占卫生技术人员总数比例不少于45%，护师以上技术职称占护理人员总数不低于30%。
3. 民族医临床科室	①设置民族医一级临床科室不低于10个； ②占医院临床科室比例不低于60%。
4. 特色专科门诊	民族医特色专科门诊数不少于20个。
5. 设备	①设备配置参照重点中医医院设备标准执行； ②医疗设备完好率达到90%以上； ③医疗设备使用率达到60%以上。
6. 质量管理	①设立医疗质量管理委员会、药事管理委员会、医院感染管理委员会等医疗管理组织； ②健全医院规章制度和人员岗位责任制度，严格落实医疗质量和医疗安全的核心制度； ③加强基础医疗和护理质量管理，强化“三基三严”训练； ④建立质量控制体系，定期对医疗、护理、医技、药品、病案质量进行检查、评价； ⑤医院开展和引进的新业务和新技术符合国家的有关法律法规要求。
7. 医院服务	①建立医德医风及职业道德建设的相关制度并认真实施； ②无违法、违纪、违规事件发生； ③改进服务流程，改善就诊环境，方便病人就医； ④提高服务意识，改善服务态度，转变服务作风，注重诚信服务，增进医患沟通，构建和谐的医患关系； ⑤利用多种形式公示医疗服务相关信息，如医疗服务项目、服务流程、医疗质量、医疗费用、服务绩效、投诉及处理等； ⑥门诊及住院患者的满意度达到95%以上。

（续表）

项　　目	项　目　要　求
8. 财务管理与费用控制	①加强财务管理，规范收支活动，完善分配办法，控制医药费用； ②合理检查、合理治疗、合理用药； ③严格医药费用管理，杜绝不合理收费。
9. 医院信息系统	医疗、护理、药品、挂号、收费、财务管理、病人查询等方面实施信息化管理。

2. 医疗。

项　　目	项　目　要　求
1. 门诊量	①地级医院年门诊量不低于10万人次，省级医院年门诊量不低于15万人次； ②采用非药物民族医技术治疗人次占医院门诊总人次的比例不低于10%。
2. 病床使用率	不低于75%。
3. 病床周转次数	不低于每年15次。
4. 急危重症患者病房救治	①ICU、CCU设备齐全； ②成功率不低于85%。
5. 区域外患者比例	不低于10%。
6. 急诊功能	①急诊床位数能满足临床需要； ②抢救成功率不低于90%； ③院内急救符合规范； ④急诊科（室）设备满足需要； ⑤院内急救规范制度建设完备； ⑥应对突发公共卫生事件应急救治体系完善。
7. 执行病历书写基本规范	执行相关的病历书写规范。
8. 执行行业有关技术标准与规范	严格执行。
9. 诊断水平	①出入院诊断符合率不低于90%； ②手术前后诊断符合率不低于90%； ③优势病种的ICD—10诊断正确率不低于95%。
10. 疗效水平	①非手术病例针对主病主证使用民族医药治疗，主要病种民族医治疗率不低于60%； ②2个以上优势病种的疗效达到国内先进水平，4个以上优势病种的疗效达到省内先进水平； ③建设期间疗效水平有显著提高。
11. 病案书写	①甲级病案率不低于90%； ②门诊病案书写合格率不低于90%； ③处方书写合格率不低于95%。
12. 临床诊疗规范	已形成民族医诊疗技术规范的病种不低于30个。
13. 院内民族药制剂	取得院内制剂批号的民族药制剂数量不少于20种，使用率应占优势病种诊疗人次的50%以上。
14. 药品占收入比例	①药品收入占业务总收入的比例不高于60%； ②民族药收入占药品收入的比例不低于50%。
15. 护理	①民族医护理病区数不低于70%； ②建立具有民族医特色的专科护理常规并应用于临床； ③建立健全严格的护理查房制度。

3. 民族医重点专科（专病）。

项　　目	项　目　要　求
1. 专科数量	省级以上不低于4个。
2. 病床数	每个省级以上专科（专病）病床数占医院床位总数不低于15%。
3. 病床使用率	病床使用率不低于80%。
4. 年门诊人次	①每个国家级专科（专病）年门诊量在本院中所占比例不低于10%； ②每个省级专科（专病）年门诊量在本院中所占比例不低于7%。
5. 年出院人次	①国家级：每个专科年出院人次在本院中所占比例不低于15%，每个专病年出院人次不低于10%； ②省级：每个专科年出院人次在本院中所占比例不低于10%，每个专病年出院人次不低于7%。
6. 民族医药治疗率	非手术病例针对主病主证使用民族医药治疗，主要病种民族医治疗率不低于70%。
7. 区域外患者比例	不低于15%。
8. 临床诊疗规范	研究制定不低于5个诊疗规范，突出民族医药诊疗方法的综合运用。
9. 民族医药特色疗法	不低于10项，应有明显的临床优势（以医疗服务收费项目计算）。
10. 专科设备投入	专科设备投入充足。
11. 护理规范	建立具有民族医特色的专科护理规范。
12. 人员	①学术带头人具有民族医高级职称，且在相关专业委员会或相关专业期刊编委会任职； ②不低于3名大专学历以上的民族医学术继承人； ③人才梯队结构合理； ④本专科（专病）的执业医师占医师总数的80%以上，具有大专学历以上医师占医师总数的50%以上； ⑤不低于70%的医师熟练掌握本专科民族医药基础理论和基本技能。
13. 民族药（饮片、成药、制剂）使用	①门诊处方中，民族药（饮片、成药、医院制剂）处方比例不低于60%，民族药饮片处方比例不低于30%； ②民族药（饮片、成药、医院制剂）收入占药品收入比例不低于50%，民族药饮片收入占药品收入比例不低于15%； ③民族药院内制剂品种：专科不少于3种，专病不少于2种；使用率占优势病种诊疗人次不低于50%。

4. 科技进步与继续教育。

项　　目	项　目　要　求
1. 科研课题	①有地厅级以上（含地厅级）在研课题不少于3项，其中省部级在研课题不少于1项； ②获得国家、部委（省、市）科技进步（成果）奖不少于1项； ③在省级（含省级）以上学术刊物及核心刊物上发表论文不低于20篇，其中民族医论文不低于12篇； ④民族医药课题占研究课题总数比例不低于80%。
2. 民族医药文献及临床经验整理与应用	①对本民族医药文献进行收集、整理； ②对民间具有实用价值的方药、诊疗经验和技术方法以及老专家学术思想及实践经验进行发掘、整理和应用。
3. 技术、成果的推广应用	有新技术或成果向区域外推广。

（续表）

项　　目	项　目　要　求
4. 继续教育	①临床医生系统接受民族医基本知识与技能培训率100%； ②护理人员系统接受民族医基本知识与技能培训者占护理人员总数不低于80%； ③每年不少于6人赴院外进修，每人进修时间不少于半年。
5. 接受进修	每年接收进修人员不少于6名。

国家中医药管理局关于印发出国中医药类专业技术人员资格认定管理办法（试行）的通知

国中医药发〔2007〕37号

各省、自治区、直辖市卫生厅局、中医药管理局，新疆生产建设兵团卫生局，局直属单位：

为做好对出国从事医疗活动的中医药类专业技术人员的服务工作，确保这部分人的正当权益，维护国家声誉，并加强对此项工作的管理，我局制定了《出国中医药类专业技术人员资格认定管理办法（试行）》，现印发给你们，请遵照执行。

附件：出国中医药类专业技术人员资格认定管理办法（试行）

二〇〇七年七月三十日

附件　出国中医药类专业技术人员资格认定管理办法（试行）

第一条　为加强出国中医、中西医结合、民族医、中药、中医护理专业技术人员以及中医药行业职业技能人员的管理，维护其合法权益，依据《中华人民共和国执业医师法》、《中华人民共和国中医药条例》、《中华人民共和国护士管理办法》以及其他相关法律法规，特制定本办法。

第二条　国家中医药管理局中医师资格认证中心（以下简称认证中心）负责出国中医师（助理及以上）、中西医结合医师（助理及以上）、民族医师（助理及以上）、中药师（士及以上）、中医护师的执业资格、技术资格以及中医药行业职业技能人员的资格认定工作。

第三条　本办法适用于：

（一）出国从事医疗活动的中国中医师、中西医结合医师、民族医师的执业资格及技术资格认定；

（二）出国从事中药工作的中国中药师（士）的执业资格及技术资格认定；

（三）出国从事医疗护理活动的中国中医护师的执业资格及技术资格认定；

（四）出国从事中医药职业技能活动以及相关工作的中国中医药行业职业技能人员的资格认定。

第四条　资格认定申请者，须向认证中心提交下列全部材料：

（一）资格认定申请表；

（二）近期二寸免冠正面彩色照片两张；

（三）身份证明复印件；

（四）中华人民共和国中医师、中西医结合医师、民族医师资格证书、执业证书原件及复印件；

中华人民共和国中医师、中西医结合医师、民族医师技术资格证书原件及复印件；

中华人民共和国中药师（士）资格证书、执业证书原件及复印件；

中华人民共和国中药师（士）技术资格证书原件及复印件；

中华人民共和国中医护师资格证书、执业证书原件及复印件；

中华人民共和国中医护师技术资格证书原件及复印件；

中华人民共和国中医药行业职业技能鉴定证书原件及复印件。

第五条　申请者可委托个人或单位进行申请，受委托的个人或单位在申请时尚须出具申请人签署的授权委托书。

第六条　符合本办法第三条所列情形者，认证中心应当自接到认定申请材料5个工作日内提出受理意见，通知申请人；对不受理的，应当说明理由。

第七条　认证中心应当自接到申请者提交本办法第四条所列全部材料之日起30个工作日内给予认定意见。

第八条　认证中心对审核合格者颁发《中华人民共和国中医师资格认定证书》、《中华人民共和国中西医结合医师资格认定证书》、《中华人民共和国民族医师资格认定证书》、《中华人民共和国中药师（士）资格认定证书》、《中华人民共和国中医护师资格认定证书》、《中华人民共和国中医药行业职业技能人员资格认定证书》等。

第九条 审核未通过者，认证中心将通知申请人或受其委托的个人或单位，退还申请材料中的证件原件。

第十条 因认定证书遗失需要补办的人员，须填写补办申请表，提供身份证明材料，经认证中心核实并登报声明作废后予以补发。

第十一条 在认定过程中发现申请材料弄虚作假的，经认证中心核实，不予认定。

第十二条 以不正当手段取得证书的，认证中心将注销其认定证书。

第十三条 对认证中心出具的结论有异议，申请者可在30日内向认证中心提出质疑。认证中心须在接到异议后10个工作日内给予答复。

第十四条 认证中心建立认定查询数据库，为国内、国外机构和个人提供查询。有关信息安全保密和个人隐私的按国家有关要求执行。

第十五条 外国政府、机构和组织提出需要核实是否在中国取得中医师、中西医结合医师、民族医师、中药师（士）、中医护师的执业资格、技术资格以及中医药行业职业技能人员的资格的请求，按相关法律法规，参照本办法予以认定。

第十六条 本办法第八条所述各类证书由认证中心统一印制管理。

第十七条 认定费用按物价部门核定标准执行。

第十八条 到香港特别行政区、澳门特别行政区和台湾地区从事医疗护理活动的中医师、中西医结合医师、民族医师、中药师（士）、中医护师的执业资格、技术资格以及中医药行业职业技能人员的资格认定工作参照本办法执行。

第十九条 本办法由国家中医药管理局负责解释。

第二十条 本办法自发布之日起施行。

国家中医药管理局关于实施国家中医药管理局重点研究室建设项目的通知

国中医药发〔2007〕38号

各省、自治区、直辖市卫生厅局、中医药管理局，中国中医科学院，有关单位：

为落实《中医药事业发展“十一五”规划》和《中医药创新发展规划纲要（2006～2020年）》提出的重点任务，加强中医药科研基地建设，开展体现中医药特点的研究，增强中医药创新发展能力，提高中医药临床疗效和服务水平，我局在认真研究、广泛调研和充分论证的基础上，决定在“十一五”期间实施重点研究室建设项目。

现将《国家中医药管理局重点研究室建设项目管理暂行办法》、《国家中医药管理局重点研究室建设标准》及《国家中医药管理局重点研究室命名原则》印发给你们，请及时组织你省（区、市）有关科技管理和科研人员认真学习讨论，领会精神，并按照管理暂行办法中提出的申报条件及其他文件的相关要求，组织基本符合条件的研究室进行申报准备。为便于大家正确领会精神，掌握要领，做好申报工作，我们初步定于8月中下旬召开重点研究室建设项目说明会，请认真收集大家在学习讨论、准备申报过程中的问题，在说明会上可以一并进行解答和讨论。说明会之后再请各省（区、市）按照限额进行申报，具体事宜另行通知。

本文附件电子版请从国家中医药管理局网站（www.satcm.gov.cn）自行下载。

附件：1. 国家中医药管理局重点研究室建设项目管理暂行办法

2. 国家中医药管理局重点研究室建设标准

3. 国家中医药管理局重点研究室命名原则

二〇〇七年七月三十一日

附件1　国家中医药管理局重点研究室建设项目管理暂行办法

第一章　总　则

第一条 为规范国家中医药管理局重点研究室（以下简称重点研究室）建设项目的管理，制定本办法。

第二条 重点研究室是依托于科研院所、高等院校、医疗机构或企业建设，有固定人员编制和稳定研究方向，专门从事中医药研究的组织机构，是聚集多学科人才，按照中医药发展规律及学术发展需求，在重点方向或关键领域深入开展综合性中医药研究的重要基地；是组织学术交流，运用传统和现代研究方法获取原始创新和自主知识产权成果，培养卓越科技人才的重要基地；是对重点学科、重点专科、中药产业基地发挥引领支撑作用的科学研究的重要基地，是国家中医药创新体系的重要组成部分。

第三条　重点研究室的主要任务是围绕中医药事业发展的重大科技需求，针对制约中医药发展的关键理论和共性技术问题，组织开展符合中医药自身发展规律的前瞻性、纵深性及综合性研究，为理论、临床和产业发展提供支撑。

第四条　重点研究室建设项目是国家中医药继承与创新体系建设项目的重要组成部分。通过该项目的实施，建立一批基于中医药学科特点、代表国家水平的研究基地，加强队伍建设，促进中医药的继承与发展，保持和发扬中医药的特色和优势，提高中医药学术水平和防病治病能力。

第五条　重点研究室建设项目实行“政府引导，专家指导，单位建设，主任负责，动态管理，持续发展”的建设和运行机制。

第二章　职　责

第六条　国家中医药管理局的主要管理职责是：

（一）编制重点研究室项目建设规划方案，制定重点研究室建设标准，批准项目立项，确立重点研究室并进行宏观管理；

（二）组织设立重点研究室建设项目专家委员会。专家委员会在重点研究室的遴选、建设、评估过程中发挥咨询、建议和指导作用。

第七条　省级中医药行政管理部门的主要管理职责是：

（一）按照国家中医药管理局重点研究室项目建设总体部署，组织实施本地区重点研究室项目建设，并负责建设过程的组织监督管理，协调解决运行中存在和遇到的问题；

（二）负责本地区重点研究室建设年度考核工作，并将结果报送国家中医药管理局备案；

（三）协同专家委员会做好重点研究室的检查评估工作。

第八条　依托单位对重点研究室建设的主要管理职责是：

（一）负责提出本单位重点研究室5～15年科学研究发展规划，确立重点研究室重点任务和目标；

（二）负责重点研究室建设和日常管理，落实重点研究室建设和运行所需经费及相关保障条件；

（三）建立重点研究室发展的保障机制；

（四）聘任重点研究室主任、学术委员会主任和成员，并报省级中医药行政管理部门备案；

（五）及时逐级上报重点研究室项目建设和运行中出现的重大问题。

第三章　立　项

第九条　重点研究室申报必须具备下列条件：

（一）研究室主任应热爱中医药事业，贯彻执行国家发展中医药的方针政策，深刻理解、尊重中医药的理论价值和科学内涵，是本领域有较高威望的领军人物，具有较强的组织管理和协调能力，有足够的时间和精力从事重点研究室的建设和运行管理工作；

研究室的科研团队应具有立足中医药理论、临床或生产实践，开展自主创新的能力；年龄、职称和知识结构合理，人员相对稳定；在每个研究方向上均有优秀学术带头人，曾承担完成国家重大中医药科研任务。

（二）研究工作结合本单位的优势和发展重点，有明确、相对稳定的研究方向，并在本领域有一定的影响。

（三）具有必备的研究条件。涉及实验研究工作的重点研究室要有所需技术的国家中医药科研三级实验室或相应技术实验室作为技术平台支撑，涉及临床研究工作的重点研究室要有满足临床研究条件的专科门诊和病房。

（四）依托单位能为重点研究室提供建设经费和后勤保障等配套条件，建立有利于重点研究室运行的管理机制，能保证重点研究室建设和建成后的运行。

第十条　国家中医药管理局发布申报文件。依托单位根据要求进行申报并填写《国家中医药管理局重点研究室建设申请书》，省级中医药行政管理部门进行审核并向国家中医药管理局择优推荐。国家中医药管理局组织专家委员会进行遴选评估、审核后批准立项，申请单位填报《国家中医药管理局重点研究室建设计划任务书》。

第四章　建　设

第十一条　重点研究室立项后即进入首个建设实施期，建设期期限为3年。

第十二条　在首个建设周期内，实行重点研究室依托单位日常管理、省级中医药行政管理部门年度考核和国家中医药管理局组织专家委员会评估相结合的动态管理模式。

第十三条　建设期内实行建设情况年报制度。重点研究室依托单位每年向省级中医药行政管理部门报送项目建设情况的书面材料，省级中医药行政管理部门要组织进行年度考核，并将考核情况书面报国家中医药管理局备案。

第十四条　建设期内由专家委员会进行评估，对未通过考核、评估的重点研究室建设单位采取限期整改、取消建设项目等措施。

第十五条　首个建设期满后3个月内提交验收申请，由国家中医药管理局组织专家委员会进行验收评估。验收工作按照《国家中医药管理局科技项目管理办法（试行）》的有关规定执行，通过验收的由国家中医药管理局予以确认，并进入下个建设期管理。

第十六条　确认后的重点研究室，应继续按照重点研究室建设管理的要求运行，每2年由专家委员会进行一次检查评估，评估不通过的重点研究室予以撤销。

第五章　运　行

第十七条　重点研究室要坚持相对稳定的研究方向，通过国家重大项目在本领域的研究中发挥引领作用，积极开展成果转化与推广，探索符合中医药特点，有利于突出和发挥中医药特色优势的多种运行机制和组织模式。

第十八条 重点研究室实行依托单位领导下的主任负责制。同时应当成立由与本研究室研究方向相关的优秀专家组成的学术委员会，指导重点研究室的科研活动。

第十九条 重点研究室由固定人员和流动人员组成。固定人员以学术（学科）带头人和相对稳定的研究队伍为主，可根据研究工作的需要和承担研究课题的实际情况由重点研究室聘任流动人员。

第二十条 重点研究室要建立良好的开放机制，采取措施吸引优秀的多学科人才，积极组织开展国内、国际学术交流，学术、科研合作，并设立开放课题，形成较强的学术辐射能力。

第二十一条 重点研究室应加强知识产权保护。重点研究室完成的专著、论文、软件、数据库等研究成果均应注明重点研究室名称，专利申请、技术成果转让、申报奖励按国家有关规定办理。

第六章 经费管理

第二十二条 国家、地方和项目依托单位均应当投入相应配套的建设和运行经费，并对经费使用进行规范管理。要建立有效机制，多渠道筹措资金。

第二十三条 重点研究室经费使用由重点研究室主任根据项目建设需求，提出预算和计划，报项目依托单位审核批准后使用。

第二十四条 政府投入为引导性经费，主要用于开放课题启动、人才培养和梯队建设、组织开展国内外学术交流以及完善数据库、信息网络建设等。

第七章 附 则

第二十五条 重点研究室在遵循中医自身规律和体现中医药科研特点的前提下，以研究的重点领域、技术方法或关键问题命名。

第二十六条 本办法在国家中医药管理局重点研究室建设项目实施期间执行。

第二十七条 本办法由国家中医药管理局科技司负责解释。

附件2 国家中医药管理局重点研究室建设标准

为做好重点研究室项目建设工作，依据《国家中医药管理局重点研究室建设项目实施方案》，制定本标准。

一、总体目标和基本要求

重点研究室建设要按照创新与继承、创新与发挥中医药特色优势、创新与遵循中医药自身发展规律紧密结合的建设思路，形成一批能够按照中医药规律开展高水平研究的科研基地；培育一批科技领军人物和相对稳定的高水平的中医药研究的专门人才；取得一批对中医药学术和技术发展有影响的重大成果，初步构建符合中医药科学研究特点的微观科研机制和模式。

（一）重点研究室作为国家中医药创新体系的重要组成部分，是遵循中医药自身发展规律、保持和发扬中医药特色优势、开展中医药科学研究的重要基地。它既是提供科研条件、汇聚专门人才，针对中医药发展的重点领域、重大需求和关键问题进行深入科学研究的重要基地，又是培养中医药科技领军人物、开展高层次学术交流的重要平台。

（二）重点研究室的任务，就是根据国家中医药发展的战略目标，瞄准未来中医药科技发展的关键科学问题和中医药现代化、国际化的需求，有重点地深入开展相关的基础研究、应用基础研究和应用研究。既要出思路、出方法、出成果，又要出人才、出机制、出效益，还要积累基本科学数据、资料和信息，提供共享服务和学术交流的平台，并为中医药战略决策提供科学依据。

（三）研究室应具有一支年龄和知识结构合理的高素质的相对稳定的研究团队，包括中医药领军人物、若干优秀的学术带头人、高素质研究骨干、高水平技术人员及精干的管理人员。能够承担国家重大中医药科研任务并有较高的科研效率，积极开展高水平和实质性的国内外学术交流与科技协作。

（四）研究室应能够凝聚和吸引优秀中青年人才，并具有良好的培养学术接班人和优秀中青年人才的条件和机制。

（五）研究室应具备兼收并蓄、公平民主、利于创新的学术氛围和科学严谨、求真务实、乐于奉献的科研风气。

（六）研究室的研究方向应是依托单位的重点发展方向之一，依托单位重视和支持研究室的建设和发展，提供满足研究需求的支撑条件。

（七）研究室应具备较高的管理水平，探索符合中医药特点、有利于中医药特色优势发挥的多种运行机制和组织模式。

二、建设内容与标准

（一）研究工作和成果。

研究工作应坚持中医学研究方法与现代科技手段、中医学研究与多学科研究、理论与实际紧密结合的研究方法与手段。研究取得的成果应能够解决制约中医药学发展的关键科学问题和重大技术问题，丰富和发展中医药学术内涵，为促进理论创新、临床应用和产业进步提供技术支撑。

1. 研究方向。

（1）重点研究方向和预期的创新目标明确，主要研究工作紧密围绕国家中医药科技发展的重大关键问题。

（2）基础研究应立足于中医药研究领域的前沿和交叉学科的新生长点进行探索性研究，其研究应具有前瞻性，以产生新观点、新学说、新理论等理论性成果为目标。

（3）应用基础研究应结合中医临床和中药现代化的长远需要，为解决实际需求而进行应用理论基础及技术基础研究，通过产生新方法、新方案和建立新标准等解决应用中的基本问题。

（4）应用研究应以解决中医临床、中药生产中的关键技术问题为主要任务，以创新有效治疗方法、治疗方案及创造新诊疗设备或新药来提高中医临床诊疗水平，或通过创新技术和方法来解决安全用药、中药生产及其可持续发展中存在的关键技术问题。

2. 研究工作。

（1）课题总体设置必须符合研究室学术研究方向，重点突出，没有低水平重复和课题分散现象，且创新明显、特色突出。

（2）截至申请验收时间，在每个研究方向上至少要有 1 项国家级课题或 3 项省部级课题运行。

（注：国家级课题指国家“973”、“863”、支撑或攻关课题、国家自然科学基金课题、国家发展与改革委员会的项目等；省部级课题指其他部委、中央直属局、省、自治区、直辖市科技主管部门下达的课题等。）

3. 开放交流。

（1）研究室应开展高水平、高层次和实质性的国内外学术交流与合作。主要研究人员所参与的国际性、全国性、地区性学术交流活动，每年不少于 1 次。

（2）开放课题与研究室的主要研究方向一致，支持的重点应属于研究室的重点研究内容。客座研究人员应具有较高的学术水平，并有足够的时间来研究室进行研究工作。

（3）研究室有较好的、能满足对外开放需要的环境和条件，包括客座人员的工作与生活条件、交流与合作的学术气氛等。

4. 标志性研究成果。

各重点研究室在建设周期内必须产出以研究室固定人员为主产生的、符合其发展方向的、代表其研究工作水平的标志性研究成果，如获省部级科技二等奖以上的成果、发明专利及实施、在核心期刊上发表的文章及引用、技术转让和技术应用、出版的学术专著以及在科学或技术水平上有所发现或有所突破的其他成果等。所提交的标志性成果的知识产权必须归属研究室。不同类型的标志性成果应按不同标准予以评价。

（1）基础研究应侧重于在学科前沿的探索研究中取得的创新性的原创成果，或在解决中医药重大科学技术问题中提出具有创新的思想与方法，实现关键技术创新或系统集成。

（2）应用基础研究应侧重于在解决中医药重大科学技术问题中具有创新的思想与方法，或在实验研究方面取得突破性进展，实现关键技术创新或系统集成，能够为推动中医药发展提供理论基础和技术储备，拥有自主知识产权，并提供良好的公共服务和资源共享。

（3）应用性研究成果应是在中医临床或中药生产中，为解决应用推广而进行的新工艺和技术整合的研究成果，应已经在医疗或生产实践中应用并对提高临床疗效或中药生产的水平和质量发挥了重要作用。

（二）队伍建设和人才培养。

1. 队伍建设。

（1）研究室主任应热爱中医药事业，能够贯彻执行国家发展中医药的方针政策，深刻理解、尊重中医药的理论价值和科学内涵，是本领域有较高威望的领军人物，思想敏锐，能够掌握本学科国内外发展现状与趋势，具有较强的组织管理和协调能力，并有足够的时间和精力在研究室从事科研和组织领导工作，在研究室的建设与发展中起主导作用，每年在研究室的工作时间不得低于 60%。

（2）研究室有一支高素质的年龄、职称与知识结构合理的相对稳定的长期从事该领域研究的科研团队。每个研究方向至少有 1 名具有正高级中医药专业技术职务的优秀学术带头人，同时有高素质的中青年构成的研究群体和精干稳定的管理人员，能够满足研究室承担国家重大科研项目的要求，并具备促进研究室进一步发展的潜力，能够团结合作，具有献身精神和良好的学风。有不少于 60% 的固定人员参加了所提交的标志性成果的研究工作。

（3）学术带头人是本学科领域或交叉学科领域的优秀学者，能够与研究室主任协同合作，学术思想活跃，研究成果显著，在研究方向及研究结构调整、组织科研项目和人才培养等方面发挥重要作用。在国际、国家级学术组织中担任重要职务。

2. 人才培养。

研究室是本学科领域高水平科研人才的培养基地，能够吸引国内外优秀中青年人才，具有良好的培养学术接班人和优秀中青年人才的措施与业绩，培养质量得到同行的公认。建设期满时引进、培养高层次青年人才占总固定人员数的 30% 以上。

（三）机制建设和运行保障。

1. 研究室具备较高的管理水平，建立了良好的运行机制，能够积极促进研究室人员的合理流动和结构优化，充分调动科研人员的工作积极性，激励创新意识，营造加快中青年科技人员脱颖而出的学术氛围和工作条件。

2. 研究室规章制度健全，日常管理工作科学有序，经费管理规范，人员岗位职责明确，研究资料真实、完整，环境整洁。

3. 研究室具备与研究方向和研究内容相匹配的先进的条件和设备，有不低于 $80m^2$ 的独立、专有的办公用房，科研业务用房相对集中，信息网络化管理应用良好。

4. 依托单位高度重视重点研究室建设工作，纳入年度工作考核指标，建设经费配套到位，支持重点研究室的综合建设，并在科研活动、技术支撑、机制建设、人才保障和后勤保障等方面给予足够的支持。

附件3　国家中医药管理局重点研究室命名原则及说明

一、命名原则

国家中医药管理局重点研究室在遵循中医自身规律和体现中医药科研特点的前提下，以研究的重点领域（包括3个左右明确的研究方向）、技术方法或关键问题命名。

二、命名说明

1. 重点研究室统一命名为“国家中医药管理局×重点研究室”其中，“×”原则上为该研究室所研究的重点领域，也可以是研究室研究的主要技术方法或者关键问题。

2. 重点研究室的命名必须能够体现对中医药自身规律的遵循和对中医药科研特点的凸显；命名上体现的方向、内容要与国家或行业发展目标和需求相一致。

3. 避免以过于宽泛的研究领域命名。重点研究室的研究领域应该是本研究室在全国最为领先的几个有机联系研究方向的最小概括，能够反映中医药学科分化的深度或跨学科综合集成的前沿。即：本研究室在该领域的研究要代表全国最高水平或具有鲜明的中医药特色，能够包括3个左右密切相关的明确研究方向，每个研究方向的学术发展达到一定的成熟度，工作基础达到研究室建设的基本条件和要求。因此，“中医临床重点研究室”、“针灸学研究室”、“现代中药研究室”等均是不合适的。另外，以疾病命名亦不合适，如中医肝病、肾病研究室等。

4. 避免将实验室简单换名来命名和建设重点研究室。因此单纯以现代实验技术为内容和方向来申报建设重点研究室是不允许的。

5. 避免以区域性问题或不具行业共性特点的技术和关键问题来命名和建设研究室。

6. 命名的一般性要求：要凝练、通俗，并考虑翻译的便利。

国家中医药管理局关于印发中医药继续教育基地管理办法的通知

国中医药发〔2007〕45号

各省、自治区、直辖市卫生厅局、中医药管理局，新疆生产建设兵团卫生局，局各直属单位：

为指导和规范各层次中医药继续教育基地建设，提高中医药继续教育质量，加强中医药继续教育管理，现将修订后的《中医药继续教育基地管理办法》印发给你们。请结合实际，认真贯彻执行。

二○○七年十月十八日

附件　中医药继续教育基地管理办法

第一章　总　则

第一条　为了指导和规范各层次各类别中医药继续教育基地（以下简称“继续教育基地”）建设，提高中医药继续教育质量，推动中医药行业继续教育发展，根据《中医药继续教育规定》，制定本办法。

第二条　继续教育基地是实施中医药继续教育的平台，其主要任务是培训各级各类中医药专业技术人员、培养中医药继续教育师资等。

第三条　继续教育基地的建设要合理布局、明确分工、突出特色，按照不同的培训内容和培训对象，确定基地的类别和任务。

第四条　继续教育基地按照政府主导、社会广泛参与的原则，由各级中医药管理部门依托能够满足培训要求的中医药医疗、教育、科研及其他机构建设。

第二章　类别和任务

第五条　国家中医药管理局和省、自治区、直辖市中医药管理部门组织建设国家中医药管理局局级（以下简称“局级”）和省级继续教育基地，有条件的地（市）、县根据本地区实际情况，建设相应的继续教育基地。

第六条　继续教育基地主要分为以下类别：

（一）中医药优势学科继续教育基地：主要依托具有优势学科、特色专科的医疗、教育、科研等机构，实施本学科（专科）的中医药继续教育项目和特色技术培训，并承担本学科继续教育师资培训任务。

（二）城市社区中医药知识与技能培训基地：主要依托具有全科医学培训条件的医疗、教育等机构，实施中医类别全科医师岗位培训、规范化培训、全科医学师资培训和社区卫生服务人员中医药知识与技能培训等。城市社区中医药知识与技能培训基地根据培训内容的不同，包括城市社区中医药知识与技能理论培训基地、临床实践基地和社区实践基地。

（三）农村中医药知识与技能培训基地：主要依托县级以上医疗、教育等机构，实施农村中医药人员培训、师资培训和农村卫生服务人员中医药知识与技能培训等。

第七条 根据中医药事业发展和中医药人才需求情况，鼓励探索建设不同类别的继续教育基地。

第三章 基本条件

第八条 中医药优势学科继续教育基地应当具备以下基本条件：

（一）局级中医药优势学科继续教育基地应当具有国家级重点学科、实验室，或国家中医药管理局重点学科、重点专科（专病），或国务院学位委员会认定的硕士或博士授权点等；

省级中医药优势学科继续教育基地应当具有省级重点学科、重点专科（专病）、实验室，或国务院学位委员会认定的硕士或博士授权点等。

（二）具有满足培训需要的、相对稳定的继续教育师资队伍和现代化教学设施以及良好的教学环境。

（三）具有明确的分管领导、管理人员和管理制度。

第九条 城市社区中医药知识与技能培训基地应当具备以下基本条件：

（一）理论培训基地：能够开展全科医学理论教学的中医药教育机构或三级医疗机构。

临床实践基地：临床科室设置基本齐全的二级甲等或县级以上中医医院。

社区实践基地：经卫生行政部门批准设立的能够满足社区卫生服务实践培训要求的社区卫生服务中心。

（二）具有满足培训需要的师资队伍、教学设施。

（三）具有明确的分管领导、管理人员和管理制度。

第十条 农村中医药知识与技能培训基地应当具备以下基本条件：

（一）中医药教育机构或县级以上中医医疗机构，具有满足培训需要的师资队伍、教学设施、临床实践场所。

（二）具有明确的分管领导、管理人员和管理制度。

第四章 申报认可程序

第十一条 申报局级继续教育基地，由申报单位提出申请，填写《国家中医药管理局局级中医药继续教育基地申报书》，经所在省、自治区、直辖市中医药管理部门初审合格后，报国家中医药管理局。申报省级或地（市）、县级继续教育基地，由申报单位提出申请，填写《省级（地市级、县级）中医药继续教育基地申报书》，报所在省、自治区、直辖市中医药管理部门或地（市）、县中医药管理部门。

第十二条 局级继续教育基地由国家中医药管理局委托局中医药继续教育委员会组织评审，国家中医药管理局审核、公布。省级或地（市）、县级继续教育基地由所在省、自治区、直辖市中医药管理部门或地（市）、县中医药管理部门委托其继续教育委员会或继续教育工作小组组织评审，所在省、自治区、直辖市中医药管理部门或地（市）、县中医药管理部门审核、公布，并报国家中医药管理局备案。

第十三条 符合申报条件的单位可同时兼报各类继续教育基地。符合申报条件的单位可单独申报或兼报城市社区中医药知识与技能理论培训基地、临床实践基地和社区实践基地。

第五章 职责与管理

第十四条 局级继续教育基地应当根据基地培训内容，逐年制订工作计划，经所在省、自治区、直辖市中医药管理部门审核后，报国家中医药管理局。

第十五条 省级继续教育基地应当根据基地培训内容，逐年制订工作计划，报所在省、自治区、直辖市中医药管理部门。

第十六条 局级中医药优势学科继续教育基地是实施国家级中医药继续教育项目的主要单位，具备实施本学科（专科）国家级中医药继续教育项目并授予相应学分的资格。其拟举办的下一年度本学科（专科）国家级中医药继续教育项目，经所在省、自治区、直辖市中医药管理部门审核后，于当年10月30日前报国家中医药管理局中医药继续教育委员会备案。其学分的计算标准按照《中医药继续教育学分管理办法》执行。

第十七条 省级中医药优势学科继续教育基地是实施省级中医药继续教育项目的主要单位，具备实施本学科（专科）省级中医药继续教育项目并授予相应学分的资格。其拟举办的下一年度本学科（专科）省级中医药继续教育项目，于当年10月30日前报所在省、自治区、直辖市中医药继续教育委员会备案。其学分的计算标准按照《中医药继续教育学分管理办法》执行。

第十八条 继续教育基地实行分层次管理。

国家中医药管理局负责局级继续教育基地的管理，并对省级和地（市）、县级继续教育基地进行指导和监督。

省级和地（市）、县级中医药管理部门分别负责本地区继续教育基地的管理。

继续教育基地所在单位负责基地的日常管理工作。

第十九条 继续教育基地应当建立健全基地管理制度，应用现代化管理手段，实现规范化、科学化管理。

第二十条 继续教育基地应当加强师资队伍建设，重视教材建设，改进教学方法和教学手段，加强教学过程管理和质量监控，不断提高教学水平。

第二十一条 继续教育基地经费实行多渠道筹集，加强经费管理，保证专款专用。继续教育基地举办中医药继续教育项目，可根据国家有关规定合理收费。

第六章 检查与评估

第二十二条 建立继续教育基地评估制度，对继续教育基地实行动态管理。各级中医药管理部门委托其中医药继续教育委员会或中医药继续教育工作小组定期对其负责管理的继续教育基地进行评估，评估结果应当逐级上报，并向社会公布。评估优秀的，予以表彰；评估不合格的，限期整改，逾期达不到要求的，取消其继续教育基地的资格及直接举办中医药继续教育项目的资格。

第二十三条 继续教育基地实行年度自查自评制度。局级继续教育基地年度工作总结和自查自评报告经所在省、自治区、直辖市中医药管理部门审核后，报国家中医药管理局。省级或地（市）、县级继续教育基地年度工作总结和自查自评报告，报所在省、自治区、直辖市中医药管理部门或地（市）、县中医药管理部门，并报国家中医药管理局备案。

第七章 附 则

第二十四条 本办法由国家中医药管理局负责解释。

第二十五条 本办法自发布之日起施行。2002 年 7 月 11 日国家中医药管理局发布的《国家中医药管理局中医药继续教育基地管理办法》同时废止。

关于印发中医药继续教育学分管理办法等文件的通知

国中医药继续教育委发〔2007〕2 号

各省、自治区、直辖市卫生厅局、中医药管理局，局各直属单位：

为进一步规范中医药继续教育管理，贯彻落实《中医药继续教育规定》，适应新时期中医药继续教育发展的需要，现将修订后的《中医药继续教育学分管理办法》、《国家级中医药继续教育项目管理办法》、《国家中医药管理局中医药继续教育委员会章程》印发给你们。请结合实际，认真贯彻执行。

附件：1.《中医药继续教育学分管理办法》

2.《国家级中医药继续教育项目管理办法》

3.《国家中医药管理局中医药继续教育委员会章程》

二〇〇七年十月十八日

附件 1

中医药继续教育学分管理办法

第一章 总 则

第一条 为了提高中医药继续教育质量，加强中医药继续教育学分管理，根据《中医药继续教育规定》，制定本办法。

第二条 对中医药专业技术人员接受继续教育的考核，实行学分制。

第三条 中医药专业技术人员接受继续教育并获得规定的学分，作为年度和任期考核、专业技术职务晋升、聘任和执业再注册的必备条件之一。

第二章 学分分类

第四条 中医药继续教育学分分为Ⅰ类学分和Ⅱ类学分。

第五条 以下中医药继续教育活动授予Ⅰ类学分：

（一）国家中医药管理局中医药继续教育委员会公布的中医药继续教育项目。

（二）国家中医药管理局组织实施的中医药人才培养专项。

（三）省、自治区、直辖市中医药继续教育委员会公布的中医药继续教育项目。

（四）省、自治区、直辖市中医药管理部门组织实施的中医药人才培养专项。

第六条 以下中医药继续教育活动授予Ⅱ类学分：

（一）中医药机构自行举办并在县级以上中医药继续教育委员会（工作小组）备案的中医药继续教育活动。

（二）经上级中医药继续教育委员会（工作小组）或中医药继续教育管理部门认可的各种形式的中医药继续教育活动。

1. 有计划、有考核的自学。

2. 国际性、全国性、省际、省级学术会议。

3. 在学术刊物上发表论文。

4. 出版学术著作。

5. 专题调研和业务考察后撰写的调研、考察报告。

6. 单位组织的临床病例讨论会、学术讲座、技术操作示教、手术示范、新技术推广等。

7. 外出进修。

第三章 学分要求

第七条 中医药专业技术人员接受继续教育，每年至少应取得 25 学分。

初级专业技术职务和其他未受聘专业技术职务的中医药专业技术人员，每年至少应取得Ⅰ类学分5学分。

中、高级专业技术职务的中医药专业技术人员，每年至少应取得Ⅰ类学分10学分；其中，省级中医医院和三级中医医院的中、高级中医药专业技术人员，5年内至少应取得国家级中医药继续教育项目的学分10学分。

第八条 接受中医住院医师规范化培训的人员，在培训期内，可不另行参加其他继续教育活动，按照《中医住院医师培训试行办法》对其进行考核。

第四章 学分计算方法

第九条 Ⅰ类学分计算方法。

（一）参加国家级中医药继续教育项目学习者，经考核合格，按3学时授予1学分计算，授课教师按1学时授予2学分计算。

（二）参加省级中医药继续教育项目学习者，经考核合格，按6学时授予1学分计算，授课教师按1学时授予1学分计算。

（三）参加省级以上中医药人才培养专项学习，培训期在6个月以上者，经考核合格，每年授予25学分；培训教师按计划完成培训任务，每年授予25学分。

（四）经单位批准，在重点学科、重点专科（专病）、重点实验室以及省级以上中医药继续教育基地进修6个月以上者，经考核合格，授予25学分。

（五）由国家中医药管理局中医药继续教育委员会或省、自治区、直辖市中医药继续教育委员会批准实施或指定的中医药现代远程教育项目（包括上网学习、光盘等形式），学习后经考核，按该项目所规定的学分数授予学分。

第十条 Ⅱ类学分计算方法。

（一）参加中医药机构自行举办并向县级以上中医药继续教育委员会（工作小组）备案的中医药继续教育活动者，经考核合格，按6学时授予1学分计算，授课教师按2学时授予1学分计算。

（二）以自学形式接受继续教育的中医药专业技术人员，应先制订计划，经单位继续教育管理部门审定后执行；自学后经考核核定，授予5~10学分。本项全年所获学分数，最多不超过10学分。

（三）去外单位短期进修，经接受进修单位考核合格，每1个月授予5学分。每次进修所授学分，最多不超过20学分。

（四）在学术会议上宣读论文，按会议类别授予学分：

国际性、全国性学术会议：分别授予第一至第三作者6、5、4学分（余类推，下同）；

省际、省级学术会议：分别授予第一至第三作者5、4、3学分。

以书面形式发表论文者，国际性、全国性学术会议授予3学分，省际、省级学术会议授予2学分。参加学术会议，但未宣读或书面形式发表论文者，国际性、全国性学术会议授予2学分，省际、省级学术会议授予1学分，全年所获学分数，最多不超过5学分。

（五）在学术刊物上发表论文、译文，按刊物类别授予学分：

国内外公开发行（具有国际标准刊号ISSN和国内统一刊号CN）的刊物：分别授予第一至第三作者6、5、4学分（余类推，下同）；

国内发行（具有国内统一刊号CN）的刊物：分别授予第一至第三作者5、4、3学分；

内部刊物：授予1学分。

本项全年所获学分数，最多不超过10学分。

（六）出版学术著作，在出版年度内每2000字授予1学分。本项全年所获学分数，最多不超过10学分。

（七）专题调研和业务考察后撰写的调研、考察报告，每4000字授予1学分。本项全年所获学分数，最多不超过10学分。

（八）单位组织的临床病例讨论会、学术讲座、技术操作示教、手术示范、新技术推广等，每次授予主讲者2学分、参加者0.5学分。本项全年所获学分数，最多不超过10学分。

（九）中医药现代远程教育Ⅱ类学分授予的具体规定，由省、自治区、直辖市中医药继续教育委员会制定。

第五章 学分授予权限

第十一条 参加第五条第（一）、（二）款所列举的中医药继续教育项目的人员，由国家中医药管理局中医药继续教育委员会审定授予学分数，由项目主办单位发放国家中医药管理局中医药继续教育委员会统一印制、编号的学分证书。

第十二条 参加第五条第（三）、（四）款所列举的中医药继续教育项目的人员，由省、自治区、直辖市中医药继续教育委员会审定授予学分数，由项目主办单位发放本省、自治区、直辖市中医药继续教育委员会统一印制、编号的学分证书。

第十三条 参加第六条所列举的中医药继续教育活动的人员，由所在单位继续教育管理部门负责审查、核定、授予学分。

第六章 学分登记与审核

第十四条 中医药继续教育学分实行登记制度，登记按照《中医药继续教育登记办法》有关规定执行。

第十五条 各级中医药管理部门对所辖地区中医药专业技术人员接受继续教育获得继续教育学分的情况进行监督和审核。

第七章 附 则

第十六条 本办法由国家中医药管理局中医药继续教育委员会负责解释。

第十七条 本办法自发布之日起施行，2002年11月19日国家中医药管理局中医药继续教育委员会发布的《中医药继续教育学分授予办法》同时废止。

附件 2

国家级中医药继续教育项目管理办法

第一章 总 则

第一条 为了提高中医药继续教育质量，加强国家级中医药继续教育项目管理，根据《中医药继续教育规定》，制定本办法。

第二条 国家中医药管理局中医药继续教育委员会公布的中医药继续教育项目统称为国家级中医药继续教育项目（以下简称“继续教育项目”）。

第三条 承办继续教育项目的医疗、教育、科研机构和学术团体等称为项目主办单位。

第二章 申报、审定

第四条 项目主办单位要同时具备开展项目培训所必需的管理部门、管理人员和相关的管理制度或规程等条件，并符合以下资质之一：

（一）地（市）级以上医疗机构。

（二）教育部登记注册的开设中医药类专业的教育机构。

（三）省级以上中医药科研机构。

（四）省级以上中医药学术团体。

（五）国家中医药管理局重点学科或重点专科（专病）。

（六）受国家中医药管理局中医药继续教育委员会委托开办中医药继续教育项目的单位。

第五条 授课教师应符合下列条件之一：

（一）具有高级职称和较丰富的教学经验。

（二）长期从事中医药医疗、教育、科研、中药产业等专业技术或管理工作。

（三）有独到的临床经验或技术专长，在本学科领域内具有较大的学术影响。

第六条 继续教育项目内容须符合下列条件之一：

（一）中医经典著作、名家流派的学术思想传承与临床应用研究新进展。

（二）中医药新兴学科学术内容；国内外中医药研究新进展；运用边缘学科、交叉学科研究中医药的新进展。

（三）国内外中医药先进技术及具有显著社会效益、经济效益或获省部级二等奖以上的中医药新技术、新方法和科研成果的引进应用与推广。

（四）中医药教育新理论、新方法、新教材、教改新成果等的推广。

（五）应对突发公共卫生事件能力的培训；医药卫生法律、法规、政策；中医药医疗、教育、科研管理规范、标准、制度；知识产权保护等。

（六）为提高农村、城市社区中医药服务能力而开展的培训和推广项目。

第七条 项目实施形式主要包括培训班、研修班、现代远程教育等。

第八条 项目申报须按照以下程序进行：

（一）拟举办下一年度继续教育项目的单位按要求填写《国家级中医药继续教育项目申报表》，报所在省、自治区、直辖市中医药继续教育委员会。

（二）省、自治区、直辖市中医药继续教育委员会对申报项目进行初审、核准后，于当年 9 月 30 日前向国家中医药管理局中医药继续教育委员会推荐。

（三）符合申报条件的国家中医药管理局直属单位和全国性中医药学术团体拟举办下一年度继续教育项目，按要求填写《国家级中医药继续教育项目申报表》后，于当年 9 月 30 日前直接向国家中医药管理局中医药继续教育委员会申报。

第九条 项目审定按照以下程序进行：

（一）国家中医药管理局中医药继续教育委员会办公室对申报项目进行形式审查。

（二）国家中医药管理局中医药继续教育委员会组织专家对形式审查合格的项目进行评审。

（三）国家中医药管理局中医药继续教育委员会根据专家的评审意见，审核并公布下一年度的继续教育项目。

第十条 国家中医药管理局局级中医药优势学科继续教育基地开展的本学科（专科）继续教育项目，实行年度备案制。拟举办的下一年度本学科（专科）继续教育项目，经所在省、自治区、直辖市中医药管理部门审核后，于当年 10 月 30 日前报国家中医药管理局中医药继续教育委员会备案。

国家中医药管理局公布的中医经典理论研修、适宜技术推广等项目，纳入国家级中医药继续教育项目管理，授予相应的学分。

第三章 组织实施

第十一条 项目主办单位应当按照国家中医药管理局中医药继续教育委员会公布的项目内容组织实施，不得随意更改项目编号、项目名称、授课教师、授课内容及授予学分数等。

第十二条 继续教育项目应当按年度计划实施，本年度内未实施的项目须重新申报。

第十三条 项目主办单位应当做好项目的组织、培训管理，提供满足培训要求的环境与条件。

第十四条 继续教育项目完成后，由项目主办单位对考核合格者授予国家中医药管理局中医药继续教育委员会统一印制、编号的学分证书。

第十五条 继续教育项目完成后 10 个工作日内，项目主办单位应当按要求将所举办项目的相关材料（包括授课计划、授课内容、教材讲义、授课教师及学时、学员通讯录、考核成绩、学员反馈意见等）报所在省、自治区、直辖市中医药继续教育委员会；符合申报条件的国家中医药管理局直属单位和全国性中医药学术团体直接报国家中医药管理局中医药继续教育委员会。

第四章 检查、评估

第十六条 国家中医药管理局中医药继续教育委员会和省、自治区、直辖市中医药继续教育委员会对项目实施情况进行检查、评估，并将检查结果定期公布。

第十七条 检查、评估结果作为下一年度继续教育项目申报、评审依据。评估不合格的，取消项目主办单位下一年度继续教育项目申报资格。

第五章 附 则

第十八条 本办法由国家中医药管理局中医药继续教育委员会负责解释。

第十九条 本办法自发布之日起施行，2002 年 11 月 19 日国家中医药管理局中医药继续教育委员会发布的《国家级中医药继续教育项目申报、认可办法》同时废止。

附件 3　国家中医药管理局中医药继续教育委员会章程

第一章 总 则

第一条 根据国家中医药管理局发布的《中医药继续教育规定》的要求，成立国家中医药管理局中医药继续教育委员会。

第二条 国家中医药管理局中医药继续教育委员会在国家中医药管理局领导下，组织和指导全国中医药继续教育工作。

第二章 职 能

第三条 国家中医药管理局中医药继续教育委员会贯彻执行《中医药继续教育规定》及有关政策、法规，其主要职能如下：

（一）研究中医药继续教育的政策，提出中医药继续教育规划建议；

（二）制定中医药继续教育学分管理办法和国家级中医药继续教育项目管理办法；

（三）审定和公布国家级中医药继续教育项目，并对项目的实施进行指导、检查和评价；

（四）负责国家中医药管理局局级中医药继续教育基地的评审和业务指导；

（五）负责编制中医药继续教育科目指南；

（六）对各省、自治区、直辖市中医药继续教育工作进行业务指导。

第三章 组 织

第四条 国家中医药管理局中医药继续教育委员会由国家中医药管理局，部分省、自治区、直辖市中医药管理部门，部分中医药医疗、教育、科研机构和中医药学术团体的领导以及有关专家组成。

第五条 委员会设主任委员 1 人，副主任委员 4～5 人，委员若干人，秘书长 1 人，副秘书长 2～3 人。主任委员由国家中医药管理局分管中医药继续教育的局领导担任；副主任委员、秘书长由主任委员提名。

委员会每届任期 5 年，委员会成员如有工作变动等情况，由委员所在单位提出更换人选，经主任委员批准后，进行调整。

委员会每年召开一次全体会议，遇有重大事情或特殊情况，可由主任委员临时组织召开全体或部分委员会议。在委员会休会期间，由秘书长主持委员会的日常工作，行使委员会委托的有关职能。

第六条 委员会下设若干学科组。各学科组成员由委员会聘请本学科专家若干人组成。学科组每年召开 1～2 次会议。其主要职责如下：

（一）研究并提出开展本学科中医药继续教育的建议和意见；

（二）审定本学科国家级中医药继续教育项目；

（三）编制本学科中医药继续教育科目指南；

（四）对本学科的中医药继续教育进行业务指导；

（五）承办委员会交办的其他工作。

第七条 国家中医药管理局中医药继续教育委员会下设办公室，作为委员会的办事机构，由秘书长兼任办公室主任，主持执行委员会的决议，处理日常事务。办公室设在国家中医药管理局人事教育司。其主要职责如下：

（一）执行委员会的决议，处理委员会的日常事务；

（二）负责国家级中医药继续教育项目的征集，送交有关学科组评审后报委员会批准和公布；

（三）负责国家级中医药继续教育项目实施情况的监管及学分证书的印制、编号、发放。

（四）组织中医药继续教育管理人员的培训；

（五）组织中医药继续教育工作的学术研究和经验交流；

（六）负责委员会经费的筹集、管理和使用；

（七）承担委员会交办的其他工作。

第四章 经 费

第八条 国家中医药管理局中医药继续教育委员会工作经费列入国家中医药管理局年度经费预算。

第九条 在法律法规允许的范围内，多渠道筹集资金，扩大经费来源。

第十条 经费实行专款专用，严格管理。

第五章 附 则

第十一条 本章程由国家中医药管理局中医药继续教育委员会负

责解释。

第十二条 本章程自发布之日起施行，2002年9月25日发布的《国家中医药管理局中医药继续教育委员会章程》同时废止。

关于切实加强民族医药事业发展的指导意见

国中医药发〔2007〕48号

各省、自治区、直辖市卫生厅局、中医药管理局，民（宗）委（厅局），发展改革委，教育厅（委、局），科技厅（委），财政厅局，人事厅局，劳动和社会保障厅局，食品药品监管局，知识产权局：

为深入贯彻党的十七大精神，落实十七大报告中关于坚持中西医并重，扶持中医药和民族医药事业发展的重要论述，切实加强民族医药事业的发展，现提出以下意见。

一、发展民族医药事业的指导思想、基本原则和工作目标

（一）指导思想。以邓小平理论和“三个代表”重要思想为指导，全面贯彻落实科学发展观和党的十七大精神，以发掘整理总结为基础，人才培养为重点，科学研究为先导，加强民族医药机构和服务网络建设，努力提高防治能力和学术水平，进一步促进民族医药事业发展，为人民健康服务，为促进民族团结，构建社会主义和谐社会作出应有的贡献。

（二）基本原则。坚持保持和发挥民族医药特色优势，遵循民族医药自身发展规律和特点；坚持政府主导，鼓励社会参与，多渠道发展民族医药；坚持以社会需求为导向，拓宽民族医药服务领域，提高服务能力和水平；坚持民族区域自治，统筹协调发展；坚持因地制宜，分类指导，稳步发展。

（三）工作目标。到2015年，民族医医疗、教育、科研机构和民族药企业的基础设施条件得到明显改善；民族医药应对突发公共卫生事件和防治常见病、多发病及部分重大疾病能力得到增强；民族医药人才培养体系逐步完善，队伍素质明显提高；逐步建立完善符合民族医药特点的执业准入制度；民族医药继承与创新取得新进展，学术水平进一步提高；民族医药资源和知识产权得到有效保护与合理利用；初步建立民族医药标准；民族药产业进一步扩大；民族医药国际交流与合作更加广泛。

二、推进民族医药服务能力建设

（四）加强民族医医疗机构服务能力建设。民族医医疗机构承担着继承、发掘、整理民族医药，满足广大人民群众对民族医药服务需求的重要任务。各地要根据区域卫生规划和各民族医的特点，制定民族医医疗机构标准，针对目前普遍存在的民族医医疗机构基础条件较差状况，切实加大投入，改善就医条件；要根据本地区的实际情况和当地群众对民族医药服务的需求，在有条件的综合性医院、乡镇卫生院、社区卫生服务中心设立民族医科（室）。民族医医疗机构要注重发挥民族医药特色和优势，加强民族医专科（专病）建设，进一步提高诊疗水平；同时，要发挥民族医药在预防保健和养生康复中的作用。鼓励社会力量举办民族医医疗机构，对民办民族医医疗机构一视同仁，营造各类民族医医疗机构平等参与竞争的环境。鼓励和支持民族医医疗机构间、民族医医疗机构与其他医疗机构间的合作、联合，实现优势互补、资源共享。

（五）发挥民族医药在基层卫生工作中的优势与作用。各地要组织民族医医院和综合性医院民族医科开展对农村医疗机构民族医药的业务指导工作，采取培训、技术合作、巡回医疗等方式，提高农村民族医药业务水平和服务能力；要加强乡镇卫生院民族医药服务能力建设，使有条件的乡镇卫生院特别是中心卫生院，进一步突出民族医药专科（专病）特色并逐步形成优势，并通过多种形式加强对村卫生室的民族医药业务管理和指导；要在民族地区乡镇卫生院、村卫生室组织推广安全、有效、简便、价廉的民族医药适宜技术；在规范农村民族医药管理和服务的基础上，允许乡村民族医药技术人员自种自采自用民族草药。各地要根据当地群众对民族医药服务的需求，将民族医药服务纳入本地区社区卫生服务发展规划，统一安排、统筹发展。在调整现有卫生资源时，要将民族医药作为社区内卫生资源的重要组成部分加以充分利用；民族聚居地区要按照《城市社区卫生服务中心基本标准》和《城市社区卫生服务站基本标准》，在有条件的社区卫生服务中心开设民族医诊室，配备一定数量的民族医医师，社区卫生服务站至少要配备1名能够提供民族医药服务的医师。

（六）加强民族医药服务的监督管理。各地要认真贯彻执行《中华人民共和国执业医师法》、《中华人民共和国药品管理法》、《中华人民共和国中医药条例》、《医疗机构管理条例》、《乡村医生从业管理条例》等法律法规，加强民族医医疗机构、民族医药从业人员、民族医诊疗技术的准入和民族药使用的管理。健全民族医医疗机构“质量、安全、服务、费用”等项管理制度，探索建立民族医医疗机构科学管理的长效机制。坚决打击各种出租、承包科室和聘用非卫生技术人员、虚假民族医医疗广告、制售假劣民族药品等违法违规行为，规范民族医药服务市场，保证广大人民群众的医疗用药安全。

三、加强民族医药人才队伍建设

（七）继续加强民族医药院校教育工作。教育行政部门要会同中医药等部门加强现有民族医药院校的基础设施建设，鼓励和扶持民族地区举办高等民族医药教育，鼓励有条件的高等学校设立民族医药学院、民族医药系，或设立相应的专业、专业方向，鼓励有条件的民族医药积极开展民族医药专业研究生教育；高等医学院校开展的医学专业教育应有民族医药内容。继续扶持建设藏医、蒙医、维药、傣医等民族医药重点学科建设点，加强其学科内涵建设和研究。在完成藏、蒙、维、傣医学教材编写的基础上，积极组织好壮医、藏药等民族医药教材的编写工作，逐步完善民族医药教材。进一步加强对民族医药院校教育办学方向、突出特色、教学质量等方面的宏观指导，探索建立民族医药教育质量保障机制，积极开展民族医药教学质量评估试点工作，提高民族医药院校教育教学质量。

（八）切实加强民族医药继续教育工作。各地要充分利用现有的民族医药资源，依托各民族医药医疗、教育、科研机构，建立一定数量的民族医药继续教育基地。继续做好全国老民族医药专家学术经验继承和优秀民族医临床人才培养工作，造就一批民族医药学科带头人和技术骨干。加强农村、社区民族医药人才培养和队伍建设，鼓励民族医药人员参加民族医药技术骨干培训、乡村医生民族医药知识与技能培训和城市社区岗位培训、规范化培训。鼓励在职的中医药、西医药人员积极学习民族医药知识与技能。

四、加强民族医药挖掘继承和科研工作

（九）继续做好民族医药文献发掘整理工作。国家中医药管理局将在过去整理研究民族医药文献的基础上，进一步组织有关民族医药单位和专家，编著文献目录，有计划、有步骤地完成一批民族医药文献的校勘、注释、出版工作，并将其中的重要著作汉译出版；对历史上无通行文字的民族医药深入发掘整理，继续将口传心授的医药资料编著成书，保存保护下来。民族地区省级中医药、民族医药管理部门要结合当地民族医药实际，制定出本地区民族医药文献整理计划，并组织好民族医药文献课题的申报工作。

（十）加强民族医学临床应用研究。科技部门要加强对民族医药发展的科学技术研究工作的支持。重点开展民族医特色诊疗技术、单验方及临床治疗方案整理评价等方面的研究；开展常见病与多发病民族医药临床诊疗指南、临床技术操作规范、疗效评价标准的研究；筛选推广一批民族医药适宜技术，并在部分地区开展基层民族医药适宜技术推广示范地区建设工作，研究探索民族医药适宜技术推广的方式方法。

（十一）加强民族药物研究与产业化。组织有条件的民族医药机构和人员积极开展民族药物理论研究；开展民族药材质量控制、种子种苗、民族药资源保护等技术标准研究；加强工艺、设备等生产共性技术和民族药成药特殊成分和特殊工艺的研究；做好民族药中的濒危动植物药的保护、应用、替代、栽培、养殖等方面的研究；积极研究开发具有自主知识产权、安全有效、附加值高的的创新民族药产品，实现产业化。

（十二）加强民族医药科研管理和支撑条件建设。民族地区省级中医药、民族医药管理部门要根据民族医药科研特点，加强对各级民族医药科研机构的建设和指导，鼓励支持民族医药科研机构与高校、企业开展科研合作，按照“多学科、跨行业、医教研产结合”的思路组织开展科研工作。要积极探索符合民族医药自身发展规律的科学研究方法和组织管理形式；要明确民族医药科研机构的研究方向和重点。国家中医药管理局在藏、蒙、维等民族医药医疗、研究机构中建设若干重点研究室（实验室），设立2～3个中医药、民族医药特色技术和方药筛选评价中心。在民族医药科学研究中充分考虑民族医药的特点并作为单独序列加以管理，增大课题立项比例。

五、加强民族医药知识产权保护和药用资源保护利用

（十三）加强民族医药知识产权保护。知识产权部门要会同中医药部门研究制定民族医药传统知识保护的相关法规和政策。加大宣传力度，增强民族医药知识产权保护与利用的意识，充分利用现有的知识产权制度保护民族医药传统知识。明晰民族医药知识产权的权利归属，规范民族医药的开发和利用行为。建立民族医药文献出版、国际学术交流与合作等方面的民族医药知识产权保护审查制度，完善相应的保密措施，避免民族医药传统知识不当泄密或流失。研究建立民族医药知识产权保护名录及其数据库，防止对民族医药传统知识的不当占有和利用。符合《中药品种保护条例》的民族药品种要依法进行品种保护。

（十四）认真做好民族药资源的保护。在开展民族药资源普查的基础上，继续做好《中国民族药志》的编著工作。要建立民族药濒危品种和道地药材养殖种植基地；要建立民族药自然保护区，加强家种、家养驯化研究；要选好品种，建立规范的民族药材生产基地，保证民族医医疗的需要；要对民族药材和民族成药实行原产地保护和标识保护。

六、完善发展民族医药事业的政策措施

（十五）着力推进符合民族医药特点的执业医师、执业药师资格制度建设。对于已开展国家医师资格考试的民族医，符合条件的民族医师承和确有专长人员可以按照《传统医学师承和确有专长人员医师资格考核考试办法》（卫生部令52号）的规定参加国家医师资格考试。具有中医医师资格并能够熟练运用民族医诊疗技术防治疾病的人员，经省级中医药管理部门考核合格，可注册相应民族医专业开展执业活动。

对具有一技之长和实际本领的民族医药人员，经县级以上中医药、民族医药管理部门组织培训、考核和公示合格后，可以按照《乡村医生从业管理条例》的有关规定注册为乡村医生，但要限定执业的地点和提供服务的技术方法和病种。在执业药师资格制度中，增设民族药专业。

完善民族医药人员专业技术职务聘任制度。对于长期从事民族医药工作、符合晋升条件的专业技术人员，由地方政府人事行政部门会同业务主管部门按照职称政策有关规定，评聘相应民族医药专业技术职务。

（十六）积极发挥民族医药在医疗保障体系建设中的作用。劳动保障、卫生部门在制定政策时要考虑充分发挥民族医药的作用，在城镇基本医疗保险和新型农村合作医疗中，要将符合条件的民族医医疗机构纳入定点医疗机构，将符合条件的民族医诊疗项目及民族药纳入相应的目录。在研究制定新型农村合作医疗补偿政策时，要增加纳入报销范围的民族医诊疗项目和民族药品种，降低民族医药报销起付线，提高民族医药报销比例。要采取有效措施，引导参保人员和参合农民充分利用民族医药服务。

（十七）扶持民族药医疗机构制剂开发与使用。经省级食品药品监督管理部门批准的民族药医疗机构制剂，经批准可以委托本辖区内符合条件的医疗机构和药品生产企业配制；符合《医疗机构制剂注册管理办法（试行）》减免申报项目条件的民族药医疗机构制剂，可免报相关研究资料。对于民族药医疗机构制剂的审批，各省、自治区、直辖市食品药品监督管理部门要根据《医疗机构制剂注册管理办法（试行）》，结合本地实际制定实施细则。符合《医疗机构制剂注册管理办法（试行）》医疗机构制剂调剂使用有关规定的民族药医疗机构制剂，经省级食品药品监督管理部门批准，可以在本辖区内指定的民族医医疗机构和综合性医院民族医科之间调剂使用。

（十八）民族医药的有关审批和鉴定活动要实行同行评议制度。在民族医药专业技术职务任职资格的评审，民族医药医疗、教育、科研机构的评审评估，民族医药科研项目立项评审和成果鉴定，民族医药相关产品的评审、鉴定等工作中，要成立专门的民族医药评审、鉴定组织或者由民族医药专家进行评审、鉴定。在评审的相关要求、条件和标准制定上，要充分考虑民族医药的特点和实际。

七、加强对民族医药工作的领导

（十九）加强组织领导，加大经费投入。各级中医药、民族医药管理部门要加强组织领导，安排专人负责民族医药工作，在制定实施中医药工作计划和方案时，要将民族医药工作纳入其中。各级政府要加大对民族医药的投入，为民族医药事业发展提供必要的物质条件，对涉及政府安排投资的建设性项目应按建设程序审批。各地要积极拓展筹资渠道，广泛动员和筹集社会各方面的资金，发展民族医药事业。

（二十）做好民族医药法制化和标准化建设。各民族地区要根据《中华人民共和国民族区域自治法》以及相关法律法规中有关民族医药的规定，结合本地区实际情况，制定相应的地方性法规和实施细则，推动民族医药的发展。

积极开展民族医药标准化、规范化建设。通过政府主导和全行业共同参与，分类指导、循序渐进地开展民族医药标准化、规范化建设工作，制定并颁布一批民族医药名词术语标准、临床诊疗指南、技术操作规范及疗效评价标准。具备较为完整医学理论的民族医药要重点开展民族医药基础标准、技术标准和管理标准的研究制定。医学理论相对还不够完整的民族医药，要结合本民族医药的实际情况，比照较为完整医学理论的民族医药，本着先易后难、突出重点的原则，开展规范化、标准化建设的前期研究。目前尚无医学理论的民族医药，要在做好发掘、收集、整理的基础上，进行研究总结，重点要对本民族医药治疗优势病种进行系统总结，逐步形成技术规范。

（二十一）加强民族医药学术交流和对外合作。充分发挥民族医药学术团体在引导学术发展、促进学术交流、规范行业行为等方面的积极作用。各民族医药社会团体、报刊等机构要积极开展形式多样的学术活动，加强学术交流，鼓励学术创新，开展民族医药的科普宣传和科技咨询活动，促进民族医药科学技术的普及与推广。加强中医药、西医药和民族医药之间的学习和交流。大力开展民族医药的国际交流与合作。推动民族医药政府间及民间的合作，积极与世界各国特别是民族地区周边国家开展合作办医、合作办学和合作开展科学研究。通过出访讲学、召开国际学术会议、出版外文民族医药学术刊物，以加强民族医特色诊疗技术、科研成果和民族药的对外宣传与交流，扩大民族医药的国际影响。同时，还要积极学习、吸收、运用国际先进的科学技术、方法和管理经验，增强民族医药的创新发展能力。

国家中医药管理局
国家民族事务委员会
卫　生　部
国家发展和改革委员会
教　育　部
科学技术部
财　政　部
人　事　部
劳动和社会保障部
国家食品药品监督管理局
国家知识产权局

二〇〇七年十月二十五日

关于印发国家中医药管理局“十一五”重点专科（专病）项目建设目标与要求的通知

国中医药发〔2007〕50号

各省、自治区、直辖市卫生厅局、中医药管理局，中国中医科学院，北京中医药大学：

根据《中医药事业发展“十一五”规划》有关工作部署，我局组织实施了“十一五”重点专科（专病）项目建设。为加强对项目建设的管理，确保项目建设取得实效，我局组织制定了《国家中医药管理局“十一五”重点专科（专病）项目建设目标与要求》。现印发给你们，请结合实际情况贯彻落实。

附件：国家中医药管理局“十一五”重点专科（专病）项目建设目标与要求

二〇〇七年十一月十五日

附件　国家中医药管理局“十一五”重点专科（专病）项目建设目标与要求

第一部分　中医药、中西医结合项目建设目标与要求

一、基本目标与要求

该部分为国家中医药管理局“十一五”重点专科（专病）建设项目中的所有中医药、中西医结合项目通过建设应实现的目标。

（一）基础条件

项　目	项目要求
1. 床位数	不低于40张，或者高于医院设置病床的临床科室平均床位数。
2. 设备配备	①共用与专用的诊疗设备满足临床业务工作的需要，其中专用设备配备达到国内先进水平； ②配备必要的中医药专科诊疗设备。
3. 经费投入	①建设经费做到专款专用； ②本院对专科建设按计划足额投入专项经费。
4. 信息技术应用	①拥有计算机的数量能够满足工作需要； ②建立项目建设信息库，内容应包括：项目所在科室业务工作信息、病人信息、医疗质量监测信息及本专科医学情报文献信息等。
5. 对口支援	建设周期内至少对口支援2个单位的中医药专科（专病）建设，并取得一定成效。
6. 接收进修人员	三级医院建设周期内平均每年接收进修人员不少于5名。 二级医院建设周期内平均每年接收进修人员不少于2名。

（二）基础管理

项　目	项目要求
1. 质量管理	①严格执行医疗质量安全核心制度； ②建立质量控制体系，完善质量管理与费用控制措施； ③对重点病种实行单病种质量管理。
2. 技术标准与规范的执行	①实行中、西医双重诊断，并严格执行相关的诊断标准； ②实行中、西医双重疗效判断，并严格执行相关的疗效标准； ③严格执行其他相关技术标准与规范。

（续表）

项　　目	项　目　要　求
3. 患者随访	①开展患者随访并完善随访制度； ②重点病种的出院患者随访率大于50%。
4. 医德医风	①建立医德医风及职业道德建设的相关制度并认真实施； ②无违法、违纪、违规事件发生； ③门诊及住院患者的满意度达到85%以上。
5. 监测数据报送	按照《国家中医药管理局“十一五”重点专科（专病）项目建设管理办法》要求及时准确报送监测数据。
6. 协作组工作	积极参加协作组的各项活动并完成所承担的协作组中的相关任务。
7. 中医药文化建设	体现本专科（专病）中医药文化特色，开展中医药文化推广普及工作。

（三）临床能力

项　　目	项　目　要　求
1. 门诊量	在国内中医药、中西医结合同专业科室中较高，并逐年增加。
2. 平均门诊人次费用	不高于本区域同一病种平均门诊费用。
3. 出院人数	在国内中医药、中西医结合同专业科室中较高，并逐年增加。
4. 病床使用率	达到90%以上。
5. 病床周转次数	不低于国内同级医院中医药、中西医结合同专业科室的平均水平。
6. 平均住院日	低于国内同级医院中医药、中西医结合专业同一病种的平均住院天数。
7. 平均住院人次费用	不高于本区域同一病种平均住院费用。
8. 收治病种	重点专科：重点病种收治人数占项目所在科室收治人数的60%以上。 重点专病：收治专病人数占项目所在科室收治人数的50%以上。
9. 急危重症患者比例	领先于本区域内同级医院中医药、中西医结合专业相同单病种的急危重症患者比例。
10. 疑难病症患者比例	领先于本区域内同级中医药、中西医结合专业相同单病种的疑难病症患者比例。
11. 临床诊疗规范	①研究制定本专科中医药、中西医结合诊疗常规，突出中医药诊疗方法的综合运用； ②规范应用本专科中医药、中西医结合诊疗常规； ③定期对主要病种和重点病种的诊疗常规实施情况进行分析、总结和评估，及时修订诊疗常规，优化诊疗方案。
12. 诊断水平	①诊断准确率达到相应级别甲等中医医院的要求； ②中医药辨证论治准确率达到90%以上（辨证论治准确率，采用综合评价的方法，要点为：病史资料真实齐全——病史、症状、舌象、脉象等，病因病机分析合理，证候诊断准确，治则治法正确，依法组方，君臣佐使合理选药，体现理法方药的完整统一）。
13. 疗效水平	①重点专病：该病种的临床疗效在建设期间有显著提高，并达到国内先进水平； ②重点专科：重点病种的临床疗效在建设期间有显著提高，其中2个以上病种的临床疗效达到国内先进水平； ③定期对主要病种和重点病种的疗效进行分析、总结和评估。

（四）特色优势

项　　目	项　目　要　求
1. 中医药治疗率	重点病种门诊中医药治疗率达到85%以上，住院中医药治疗率达到70%以上。

（续表）

项　目	项　目　要　求
2. 临床经验整理与应用	①对本专科领域文献记载的诊疗方法进行发掘、整理与应用； ②对本专业有代表性的老中医的学术思想及实践经验进行系统性整理与应用； ③对民间具有一定科学和实用价值的方药、诊疗经验和方法进行收集、整理、应用、提高。
3. 特色疗法	①大于2项，并有明显的临床效果； ②积极应用中医药非药物疗法，重视中医药康复。
4. 院内中药制剂	①品种数量，重点专科大于5种，重点专病大于2种； ②使用率应占重点病种诊疗人次的50%以上。
5. 单病种优化治疗方案制定与实施	①对重点病种的疗效及中医药特色优势进行年度分析、总结和评估，不断优化治疗方案； ②优化的治疗方案在临床全面应用。
6. 护理	①开展辨证施护； ②建立具有中医药特色的专科护理常规； ③对中医药特色护理进行评价并制定改进措施。

（五）人员队伍

项　目	项　目　要　求
1. 人员结构	①医师职称结构：高级的比例，三级医院占30%，二级医院占20%； ②医师类别结构：中医药类别执业医师占执业医师的比例达到70%以上； ③医师学历结构：三级医院研究生学历应占30%以上；二级医院本科学历应占70%以上。
2. 老专家作用的发挥	在把握本专科学术前沿动态、制定建设规划、明确研究思路、确定研究课题、优化诊疗方案等方面，充分发挥本专科老中医专家的业务指导作用。
3. 专科学术带头人	①年龄：一般为60岁以下（院士、全国各中医药学术团体和二级学会的主任委员或副主任委员、博士生导师、全国师承指导老师除外）； ②资历：具有正高级中医药、中西医结合医学专业技术职务任职资格，三级医院应为研究生导师； ③学术影响：在国内该专业领域中享有一定知名度，受聘全国二级以上学术团体的委员（理事）及以上职务； ④知识结构与创新能力：熟悉本专业国外进展和现代医学信息技术；能把握本专科学术前沿动态，领导制定专科建设规划；理论研究、诊疗技术等方面有独特见解，获得同行认可；对本专科的人才梯队建设有思路、有措施。
4. 专科学术继承人	①年龄：一般为50岁以下； ②资历：至少有1名具有副高级以上中医药、中西医结合专业技术职务任职资格； ③知识结构和创新能力：有扎实的中、西医专业基础知识和丰富的临床经验，对本专业的学术建设有创新思路，具有解决本专业临床工作中复杂和疑难问题的能力。
5. 其他人员	①中医药类别执业医师熟练掌握中医药基础理论和基本技能； ②医师熟练掌握本专科主要病种特别是重点病种的中医药、中西医结合诊疗常规； ③中级以上中医药专业技术人员熟悉本专科的相关经典文献。
6. 继续教育	全体人员每年均达到有关规定要求。
7. 赴外院进修	建设周期内每年不少于1人，每人进修时间不少于3个月，进修内容与本专科（专病）建设密切相关。

（六）科学研究

项　目	项　目　要　求
1. 研究重点与方向	①以临床应用研究为重点，以提高临床疗效为核心； ②保持稳定的研究方向，并不断深入。

（续表）

项　　目	项　目　要　求
2. 科研课题	①围绕重点病种的临床应用研究设立相关研究课题，建设周期内课题数量占项目所在科室课题总数的比例，重点专科达到50%以上，重点专病达到30%以上； ②建设周期内围绕重点病种的临床应用研究课题，三级医院至少有省部级以上（含省部级）在研课题2项，二级医院应有省部级以上（含省部级）在研课题1项。
3. 学术活动	①重点专科：每年不少于6次，建设周期内举办省级以上继续教育项目不少于3个；重点专病：每年不少于3次，建设周期内举办省级以上继续教育项目不少于2个； ②建设周期内主办或联合主办1次国际性或全国性的本专科（专病）的学术会议，或者在国际性、全国性学术会议上围绕重点病种作专题报告或大会发言。
4. 技术创新与引进	建设周期内围绕重点病种创新或引进的中医药特色疗法不少于2项。
5. 技术、成果的推广应用	建设周期内至少有1项围绕重点病种的中医药临床应用新技术或新成果向本省（区、市）推广。
9. 创新	在中医药理论、技术、药物及设备、器械等方面有创新。
6. 研究室建设★	建有专门研究室，并开展本专科研究工作。
7. 科研成果奖★	建设周期内以重点病种的临床应用研究或临床基础研究为主题的研究成果获得国家级、省部级成果。
8. 学术论文与专著★	建设周期内以重点病种的临床应用研究或临床基础研究为主题在国内、国际医学类核心期刊上发表学术论文或出版专著。

注：标“★”的指标不作为各建设项目必须达到的目标与要求。

二、领先目标与要求

国家中医药管理局“十一五”重点专科（专病）建设项目中的中医药、中西医结合项目，在实现基本目标与要求的基础上，达到这部分目标与要求的，将成为国家中医药管理局“十一五”重点专科（专病）建设项目中的领先专科（专病）项目。

项　　目	项　目　要　求
1. 疗效水平	①有1个以上主要病种的疗效处于国内领先水平； ②重点专科对3个以上相关疑难病种的中医药疗效非常突出。
2. 诊疗方案应用	至少1个重点病种的诊疗方案在制定全国该病种中医药、中西医结合诊疗方案（指南、规范、标准等）时被采纳。
3. 门诊量	在国内中医药、中西医结合同专业科室中处于领先。
4. 出院人数	在国内中医药、中西医结合同专业科室中处于领先。
5. 急危重症患者比例	领先于国内同级医院中医药、中西医结合专业相同单病种的急危重症患者比例。
6. 疑难病症患者比例	领先于国内同级中医药、中西医结合专业相同单病种的疑难病症患者比例。
7. 区域外患者比例	达到30%。
8. 会诊与转诊	每年接受院外会诊与转诊的数量较大，在国内中医药、中西医结合同专业中处于领先水平。
9. 特色疗法	形成了独特的疗法，并具有非常显著的临床效果。
10. 护理	形成了独特的中医药专科护理方案。
11. 科研课题	建设周期内围绕重点病种的临床应用研究课题，三级医院至少有省部级以上（含省部级）在研课题4项，二级医院应有省部级以上（含省部级）在研课题2项。
12. 技术、成果的推广应用	建设周期内至少有1项围绕重点病种的中医药临床应用新技术或新成果向全国推广。
13. 创新	在中医药理论、技术、药物及设备、器械等方面有创新并得到同行公认。

第二部分　民族医药项目建设目标与要求

一、基础条件

项　　目	项　目　要　求
1. 床位数	专科：不低于30张，或占医院实际开放床位数的比例不低于25%； 专病：不低于15张，或占医院实际开放床位数的比例不低于15%。
2. 设备配备	①共用与专用的诊疗设备总值逐年增高，能满足临床业务工作的要求； ②配备必要的民族医药专科诊疗设备。
3. 经费投入	①建设经费按照建设计划及时足额到位并做到专款专用； ②本院对专科建设按计划足额投入专项经费。
4. 信息技术应用	①拥有计算机的数量能够满足工作需要； ②建立项目建设信息库，内容应包括：项目所在科室业务工作信息、病人信息、医疗质量监测信息及本专科医学文献信息等。

二、基础管理

项　　目	项　目　要　求
1. 质量管理	①严格执行医疗质量安全核心制度； ②建立质量控制体系，完善质量管理与费用控制措施； ③对重点病种实行单病种质量管理。
2. 技术标准与规范的执行	严格执行相关技术标准与规范。
3. 患者随访	①开展患者随访并完善随访制度； ②重点病种的出院患者随访率大于50%。
4. 医德医风	①建立医德医风及职业道德建设的相关制度并认真实施； ②无违法、违纪、违规事件发生； ③门诊及住院患者的满意度达到85%以上（查医院管理年标准）。
5. 监测数据报送	按照《国家中医药管理局“十一五”重点专科（专病）项目建设管理办法》要求及时准确报送监测数据。
6. 协作组工作	积极参加协作组的各项活动并完成所承担的协作组中的相关任务。
7. 民族医药文化建设	体现本专科（专病）民族医药文化特色，开展民族医药文化推广普及工作。

三、临床能力

项　　目	项　目　要　求
1. 年门诊量	①在本院中所占比例不低于10； ②建设周期内年门诊人次逐年增高，增长率高于医院年门诊人次平均水平。
2. 平均门诊人次费用	不高于本区域同一病种平均门诊人次费用。
3. 出院人数	①在本院中所占比例，专科不低于25%，重点专病不低于15%； ②建设周期内年出院人数逐年增高，增长率高于医院年出院人数平均水平。
4. 病床使用率	达到80%以上。
5. 平均住院日	不高于本地区同级医院同一病种平均住院天数。
6. 平均住院费用	不高于本区域同一病种平均住院费用。
7. 收治病种	重点专科：重点病种收治人数占项目所在科室收治人数的80%以上； 重点专病：收治专病人数占项目所在科室收治人数的80%以上。
8. 临床诊疗规范	研究制定民族医药诊疗规范，突出民族医药特色诊疗方法的综合运用。

（续表）

项　目	项 目 要 求
9. 区域外患者比例	不低于15%。
10. 诊断水平	出入院诊断符合率达到90%以上，建设周期内逐年增高。
11. 疗效水平	建设周期内疗效水平逐年提高，重点专科对2个以上相关疑难病种的治疗有较突出的疗效。
12. 护理	①建立具有民族医药特色的专科护理常规； ②对民族医药特色护理进行评价并制定改进措施。

四、特色优势

项　目	项 目 要 求
1. 民族医药治疗率	①门诊民族医药治疗率达80%以上； ②病房民族医药治疗率达70%以上。
2. 临床经验整理与应用	①对本专科领域文献记载或其他方式传承下来的诊疗方法进行发掘、整理与应用； ②对本专业有代表性的老专家的学术思想及实践经验进行系统性整理与应用； ③对民间具有一定科学和实用价值的方药、诊疗经验和方法进行收集、整理、提高、应用。
3. 特色疗法	①大于2项，并有明显的临床优势； ②积极应用民族医药非药物疗法。
4. 技术推广应用	建设周期内至少有2项民族医药诊疗技术进行推广应用。
5. 民族药院内制剂	①品种数量重点专科大于3种，重点专病大于2种； ②使用率应占重点病种诊疗人次的50%以上。
6. 单病种民族医药优化治疗方案制定与实施	①不断优化诊疗方案； ②优化的治疗方案在临床全面应用。

五、人员队伍

项　目	项 目 要 求
1. 人员结构	①本专科（专病）的执业医师占医师总数的80%以上； ②民族医医师或能运用民族医药诊疗方法的医师占医师总数50%以上； ③具有大专学历以上医师占医师总数的50%以上； ④至少有1名高级职称民族医专科学术带头人和3名大专学历以上的民族医药专科学术继承人。
2. 老专家作用的发挥	充分发挥民族医药老专家的作用，指导临床业务工作，并开展民族医药诊疗技术和学术经验的传承工作。
3. 专科学术带头人	①年龄：一般为60岁以下（全国各民族医药学术团体和二级学会的理事长或副理事长、博士生导师、全国师承指导老师除外）； ②资历：具有高级民族医药或中医药专业技术职务任职资格； ③学术影响：在本民族医药领域享有较高知名度； ④知识结构：熟悉本专业民族医药学术继承与发展的动态和方向，领导制定专科建设计划；在民族医药理论研究、诊疗技术研究等方面有独特见解，获得同行认可；对本专科的人才梯队建设有思路、有措施。
4. 专科学术继承人	①年龄：一般为50岁以下； ②资历：具有大专以上学历； ③知识结构：有扎实的民族医药专业技术知识和丰富的临床经验，具有解决临床工作中复杂和疑难问题的能力。
5. 其他人员	①熟练掌握民族医药基础理论和基本技能； ②熟练应用民族医药诊疗技术开展诊疗活动。

（续表）

项　　目	项　目　要　求
6. 继续教育	专科：每年不少于3次，建设周期内举办省级以上继续教育项目不少于1个； 专病：每年不少于2次，建设周期内举办省级以上继续教育项目不少于1个。
7. 赴外院进修	建设周期内每年不少于1人，每人进修时间不少于6个月，进修内容与本民族医药专科（专病）建设密切相关。

六、科学研究

项　　目	项　目　要　求
1. 研究重点与方向	①以临床应用研究为重点，以提高临床疗效为核心； ②保持稳定的研究方向，并不断深入。
2. 科研课题	①围绕重点病种设立民族医药临床应用研究课题； ②建设周期内至少有1项省级以上卫生、中医药（民族医药）、科技等行政管理部门确定的在研课题。
3. 创新	在民族医药理论、技术、药物及设备、器械等方面有创新并得到同行公认。
4. 学术论文与专著	建设周期内在国内医学类核心期刊上以重点病种的临床应用研究或临床基础研究为主题发表学术论文或出版专著。

关于印发国家中医药管理局“十一五”重点专科（专病）项目建设管理办法的通知

国中医药发〔2007〕51号

各省、自治区、直辖市卫生厅局、中医药管理局，中国中医科学院，北京中医药大学：

根据《中医药事业发展“十一五”规划》有关工作部署，我局组织实施了“十一五”重点专科（专病）项目建设。为加强对项目建设的管理，确保项目建设取得实效，我局组织制定了《国家中医药管理局“十一五”重点专科（专病）项目建设管理办法》。现印发给你们，请结合实际情况贯彻落实。

附件：国家中医药管理局“十一五”重点专科（专病）项目建设管理办法

二〇〇七年十一月十五日

附件　国家中医药管理局“十一五”重点专科（专病）项目建设管理办法

第一条　为加强对国家中医药管理局“十一五”重点专科（专病）建设项目（包括中医药、中西医结合、民族医药项目。以下简称“重点专科建设项目”）的管理，保证项目的顺利实施并取得预期成效，制定本办法。

第二条　重点专科建设项目以临床医疗为主体，以提高中医药（含民族医药，下同）临床疗效为核心，以继承发扬中医药特色优势为重点，加强基础设施条件建设，优化临床诊疗方案，提高人才队伍素质，提高科学管理水平，推动学术技术创新，增强可持续发展能力。

第三条　国家中医药管理局负责重点专科建设项目的宏观管理，确定建设项目，制定项目建设目标要求，组织项目实施的中期评估和评审验收等，委托中国中医药科技开发交流中心承担重点专科建设项目的日常管理工作。

地方中医药管理部门负责对本辖区内重点专科建设项目的组织管理、督促检查，并对项目建设工作予以支持。

重点专科建设项目单位负责项目的具体组织实施与管理，在人力、物力、财力等方面为完成项目任务提供保障；重点专科建设项目负责人全面负责项目实施中的具体建设工作。

第四条　重点专科建设项目由省级中医药管理部门根据国家中医药管理局的要求组织申报，经国家中医药管理局组织专家评审确定重点专科建设项目入选名单。

入选的重点专科建设项目，由省级中医药管理部门根据国家中医药管理局要求，依据本办法和《国家中医药管理局“十一五”重点专科（专病）项目建设目标与要求》，组织项目单位制定项目建设计划。建设计划经国家中医药管理局组织专家审定合格的确定为重点专科建设项目。建设计划一经确定，原则上不得调整。

《国家中医药管理局“十一五”重点专科（专病）项目建设目标与要求》，由国家中医药管理局另行制定。

第五条　重点专科建设项目单位应当严格执行经国家中医药管理局批准的项目建设计划，并切实按计划做好各项工作。

第六条　重点专科建设项目按专业组成专科协作组，加强专科建设中临床诊疗方案、人才培养、科学研究、学术交流、技术推广等方面的协作，研究制定临床科室设置、病名、诊疗设备配备等标准规范，并加强与各中医药学术团体合作。

第七条　重点专科协作组按照有关重点病种划分为若干个协作分组，主要开展该病种临床诊疗方案的总结、整理、优化、提高工作。确定协作组、协作分组组长、副组长单位，组成该协作组工作委员会。建立监督机制，国家中医药管理局组织专家对协作组工作进行督导检查。

第八条　国家中医药管理局委托中医医院医疗质量监测中心，对重点专科项目建设实施情况进行动态监测。

中医医院医疗质量监测中心应当按照《国家中医药管理局“十一五”重点专科（专病）项目建设目标与要求》，研究制定监测指标体系，经国家中医药管理局批准后实施，并将监测情况及时报告国家中医药管理局，通报各省级中医药管理部门和重点专科建设项目。

重点专科建设项目应当按照监测要求，及时、真实、准确地报送监测数据。中医医院医疗质量监测中心对各项目报送的临床资料负有保密责任。

第九条　各省级中医药管理部门应当聘请有关专家组成督导组，对辖区内重点专科建设项目开展督导，对每个项目的督导每年不少于一次。

督导组应当按照省级中医药管理部门的要求，依据项目建设目标与要求、项目建设计划等，对项目实施进行督促、检查、评估和指导，并形成督导意见报省级中医药管理部门。

省级中医药管理部门对督导情况汇总整理后报中国中医药科技开发交流中心。

第十条　“十一五”重点专科项目建设的实施周期为3年，从国家中医药管理局批准项目建设计划之日开始计算。

第十一条　在项目建设实施过程中，国家中医药管理局组织开展项目建设中期评估。未能通过中期评估的建设项目，经3个月整改仍不能达到要求的，取消项目建设资格。

中期评估的具体办法和要求，由国家中医药管理局另行制定。

第十二条　国家对重点专科建设项目的经费资助，主要用于诊疗规范研究制定、人员培训、学术交流与协作、适宜技术推广、信息收集整理及相关设备的购置等。

重点专科建设项目所在地方中医药管理部门和项目建设单位应当安排一定的专项经费用于项目建设，以保证项目建设计划的完成。地方与单位投入经费总额应不低于国家投入的经费额。立项不资助项目参照执行。

重点专科建设项目所在地方中医药管理部门和项目建设单位应保证专项经费及时、足额到位。

专项经费使用应当严格按照项目建设计划执行，做到专款专用。

第十三条　重点专科项目建设期满后，项目建设单位应当及时向省级中医药管理部门提出评审验收申请。省级中医药管理部门审核同意后向国家中医药管理局提出正式评审验收申请，逾期不予受理。

第十四条　重点专科建设项目的评审验收，采用现场检查与专家集中评审、同专业集中复核等相结合的方式，具体办法与细则由国家中医药管理局另行制定。

第十五条　重点专科建设项目通过评审验收后，由国家中医药管理局公布名单并授予标牌，有效期为5年。

第十六条　在重点专科建设项目实施过程中，对建设措施不力、建设经费不落实、未按要求报送有关材料及建设期间出现其他重大问题的，省级中医药管理部门及有关单位应当及时组织改进，并报国家中医药管理局。对改进不力及建设工作长期无进展的，国家中医药管理局将予以通报，情况严重的将取消项目资格。

对严重违规违纪、弄虚作假、挪用专项建设经费的，由国家中医药管理局取消项目资格并予以通报。

国家中医药管理局关于加强中医医院中医药文化建设的指导意见的通知

国中医药发〔2007〕54号

各省、自治区、直辖市卫生厅局、中医药管理局，新疆建设兵团卫生局，中国中医科学院，北京中医药大学：

为进一步加强中医医院中医药文化建设，我局组织制定了《关于加强中医医院中医药文化建设的指导意见》。现印发给你们，请结合实际情况贯彻落实。

附件：关于加强中医医院中医药文化建设的指导意见

二〇〇七年十二月三日

附件

关于加强中医医院中医药文化建设的指导意见

中医药文化是中华民族优秀传统文化的重要组成部分，是中医药学发生发展过程中形成的精神财富和物质形态，是中华民族几千年来认识生命、维护健康、防治疾病的思想和方法体系，是中医药服务的内在精神和思想基础。中医医院作为中医药文化继承和创新、展示和传播的重要场所，加强中医药文化建设，有利于体现中医医院的基本特征，有利于巩固中医为主的发展方向、更好地保持发挥中医药特色优势、满足广大人民群众对中医药服务的需求，有利于提高核心竞争力。为进一步推动中医医院加强中医药文化建设，提出以下意见。

一、指导思想、基本原则和主要目标

（一）指导思想

高举中国特色社会主义伟大旗帜，以邓小平理论和“三个代表”重要思想为指导，深入贯彻落实科学发展观，坚持以人为本，弘扬中华文化，建设社会主义核心价值体系。以大力培育和倡导中医药文化的价值观念为核心，以营造特色鲜明、内涵丰富的中医药文化氛围为重点，以为人民群众提供优质的中医药服务作为出发点和落脚点，不断推进中医药文化创新，增强其发展活力，更好地为人民健康服务，为构建社会主义和谐社会和全面建设小康社会服务。

（二）基本原则

坚持突出特色。以中医药文化为主体，融合时代文化特征，在继承传统的基础上创新发展，与时俱进，充分体现中医药文化特色。坚持统筹规划。中医药文化建设与医院总体发展规划相衔接，与医院文化建设相结合，做到价值观念、行为规范、环境形象的有机统一。坚持因地制宜。按照总体要求，从医院实际出发，制定切实可行的措施，使建设工作充分体现医院个性特征和区域文化特征。坚持促进发展。紧紧围绕医院改革发展的中心工作，以中医药文化建设促进科室建设、技术服务、学术研究、人才培养以及科学管理等各项工作水平的不断提高。

（三）主要目标

中医医院在价值观念、行为规范、环境形象等方面充分体现中医药文化特色，进一步增强中医药文化底蕴，彰显中医药文化氛围，提高中医药服务质量，扩大社会影响，实现物质文明、精神文明、管理文明的有机统一，达到医院内部、医院与社会的和谐，提升核心竞争力，为保持发挥中医药特色优势提供有力的思想保障和精神动力。通过中医药文化建设，使人民群众从诊疗环境、就诊方式、服务态度等方面切实感受到独特的中医药服务。

二、中医医院中医药文化建设的主要内容

（一）在培育医院价值观念体系中充分体现中医药文化

1. 中医药文化的价值观念是中医药几千年发展进程中积累形成的文化精髓，是中华民族深邃的哲学思想、高尚的道德情操和卓越的文明智慧在中医药中的集中体现，是中医医院中医药文化的内在精神和根本，主导着中医医院的基本特征和基本方向。在培育医院价值观念体系中充分体现中医药文化，是中医医院加强中医药文化建设的关键。

2. 中医医院要深入挖掘中医药文化中“医乃仁术”、“大医精诚”等价值观念，并融合时代文化特征加以发扬光大，认清自身价值需要、价值创造和价值实现的关键，在思想理念上决定“提倡什么、反对什么”，在发展战略上决定“做什么、不做什么”，在价值取向上决定“追求什么、放弃什么”，在培育医院价值观念体系，如医院精神、医院宗旨、医院理念、质量方针等方面充分体现中医药文化。

3. 要通过在培育医院价值观念体系中充分体现中医药文化，切实改进科室建设、技术服务、学术研究、人才培养和思想教育、医德医风建设等各方面的工作。要通过培训、教育，大力倡导中医药文化价值观念，使全院上下达成共识，并转化为全体员工的自觉行动。

（二）在完善医院行为规范体系中充分体现中医药文化

1. 行为规范是中医药文化在中医医院的执行方式，是保障中医医院及其职工的行为遵循和体现中医药文化的主要手段。在完善医院行为规范体系中充分体现中医药文化，是中医医院加强中医药文化建设的基本内容。

2. 中医医院要深刻认识和充分发挥中医药文化对行为规范的主导作用，将中医药文化融入各种规章制度、工作规范以及员工手册的制定和实施过程中，从语言、举止、礼仪以及服务方式、服务流程等方面，建立并不断完善行为规范体系，形成富含中医药文化特色的服务文化和管理文化，促进服务价值、服务质量和服务效率的提升。

3. 要通过在完善医院行为规范体系中充分体现中医药文化，在服务、教学、科研等各项工作中不断巩固以中医为主的发展方向，不断加深中医药特色优势的底蕴，不断提高各级人员的中医药文化修养，促进医院的整体行为和职工的个体行为始终坚持遵循和体现中医药文化。

（三）在优化医院环境形象体系中充分体现中医药文化

1. 环境形象是中医药文化的物质载体，是中医医院展示与传播中医药文化的重要途径。在优化医院环境形象体系中充分体现中医药文化，是中医医院加强中医药文化建设的重要体现。

2. 中医医院的中医药文化环境形象建设，要从建筑风格、内部装潢、诊疗环境、形象识别等方面入手，充分利用庭院、大堂、走廊、候诊区、诊室等区域，全面展示中医药文化，在全院形成浓郁的中医药文化氛围。

要通过主题活动、图文实物等多种载体和多种形式，充分利用医院的宣传栏、墙报、展架、展室、视频系统、指示标牌等各种设施，从中医药的起源、基本知识、特色疗法、养生保健方法、名医名家介绍、就诊指南等方面，广泛宣传中医药文化。要采取群众看得懂、听得懂、喜闻乐见的形式，积极开展以广大群众为对象的中医药文化推广活动，促进中医药文化进农村、进社区、进家庭，扩大社会对中医药文化的认知度。

3. 要通过在优化医院环境形象体系中充分体现中医药文化，全方位、规范化展示和传播中医药文化，不断优化中医医院的公众形象和品牌价值，不断提高中医药服务的信誉度和知名度，引导广大群众主动、早期应用中医药服务，促进中医医院在公共卫生体系和医疗保健服务中发挥更大作用。

三、切实做好中医药文化建设的组织实施

（一）组织管理

国家中医药管理局将中医医院中医药文化建设作为中医医院建设、管理和考核的重要内容，并开展评优等工作。

各省级中医药管理部门必须高度重视中医药文化建设工作，明确职责，落实任务，对各级中医医院中医药文化建设工作加强督促、指导。

（二）制定建设规划

各级中医医院要以战略的眼光、科学的态度、务实的作风，制定和实施中医药文化建设规划。要将中医药文化建设规划作为医院总体发展规划的有机组成部分，坚持近期与长远结合，立足自身历史传承、建设发展情况及实际，明确发展目标，突出建设重点，细化建设要求，做到指标量化、职责明确。当前的主要任务是加强中医药文化的宣传与普及，营造中医医院的中医药文化氛围，做到中医药文化内涵与形式的完美统一。

（三）落实建设责任

中医医院院长是本单位中医药文化建设的第一责任人，必须加强领导，统筹协调，确保中医药文化建设规划的有效实施。各中医医院应确定具体负责中医药文化建设的专门部门或专门人员，明确工作职责和内容，纳入年度考核目标，做到每年有推进计划，每年进行检查评估，不断提高建设水平。

（四）加强人员培训

各中医医院要采取有效措施，对从事中医药文化建设工作的人员进行必要的培训，不断提高其工作能力。加强对职工尤其是青年医护人员的中医药文化以及中华民族传统文化的培训，努力提高全员的中医药文化素养。

（五）保障建设经费

中医医院要设立中医药文化建设专项经费，列入医院年度经费预算，并确保中医药文化建设必需的场地、设备等资源。

国家中医药管理局办公室关于印发国家中医药管理局中医、中西医结合传染病临床基地项目建设要求的通知

国中医药办发〔2007〕16号

有关省（区、市）卫生厅局、中医药管理局：

国家中医药管理局中医、中西医结合传染病临床基地建设已经启动。为进一步明确各基地的建设目标、内容和发展方向，我局组织制定了《国家中医药管理局中医、中西医结合传染病临床基地项目建设要求》，现印发给你们。

此要求是项目建设期满后评审验收的重要依据，并指导本周期的项目建设工作，请各项目建设单位在建设过程中认真遵照执行。各省（区、市）中医药管理部门要以此为依据，对项目建设进展情况进行督促检查。

附件：国家中医药管理局中医、中西医结合传染病临床基地项目建设要求

二○○七年四月二日

附件　国家中医药管理局中医、中西医结合传染病临床基地项目建设要求

第一条　中医、中西医结合传染病临床基地要在中医药理论指导下，充分体现中医、中西医结合防治传染性疾病的特色和优势，及时了解掌握传染病发生发展动态，不断探索和总结中医、中西医结合防

治传染病的方法和规律，主动承担防治任务，有效应对突发公共卫生事件中的传染性疾病，努力成为防治传染病的重要力量。

第二条 了解掌握本地区传染病流行情况，具备处理法定和新发传染病的基本能力。根据中医药防治传染病的特色优势和医院现有工作基础，确定3种以上传染性疾病作为重点病种。

第三条 围绕确定的重点病种，以提高临床疗效为核心，挖掘、整理、总结中医、中西医结合防治传染病方法，继承名老中医传染病防治的学术思想和临床经验，制定中医、中西医结合诊疗规范。制定的诊疗规范应当全面执行，并定期对执行情况进行总结评估，修订并不断优化诊疗规范。

第四条 学科带头人应当具备中医、中西医结合正高级医学专业技术职务任职资格，从事防治传染性疾病临床工作10年以上，有较高的中医学术造诣，在本专业领域内具有一定知名度和影响力。

学术继承人应当具备中医、中西医结合副高级以上医学专业技术职务任职资格，从事防治传染性疾病临床工作5年以上。

第五条 在重点病种所在科室中，从事传染病专业工作3年以上的人员占医务人员的比例应当不低于60%，中医、中西医结合执业医师占执业医师的比例应当不低于60%，其中具备高级专业技术职务任职资格的人员占20%以上，研究生学历占30%以上。

第六条 传染病门诊和病房设施条件应当符合传染病防治法律法规和标准规范的有关要求，满足传染性疾病诊治的需要。

第七条 重点病种所在科室的床位总数不少于40张，设立功能独立、相互隔离的病房和重症监护专用病床。

第八条 具备传染病急危重症的诊治能力。实行中、西医双重诊断，严格执行相关的诊断、疗效标准。诊断准确率达到98%以上。

第九条 注重中医药方法的综合应用，有2项以上特色疗法和3种以上院内中药制剂。不断提高中医治疗率、参与率，重点病种的疗效达到国内先进水平，对相关疑难病种有较好的疗效。

第十条 加强重点病种所在科室专业技术人员的继续教育，其中每年赴院外进修不少于1人，每人每次进修时间不少于3个月，进修内容与中医、中西医结合防治传染病相关。

第十一条 设立专门的临床研究室，开展中医、中西医结合防治传染病临床研究，促进学术和技术进步。

第十二条 配备信息技术设备，建立基本工作情况、临床与科研情况、国内外本专业学术动态和传染病流行情况等信息资料库。

第十三条 参加基地建设工作协作组的各项活动。建立以本基地为中心的协作网络，相关专业的成员单位不少于5个，开展技术协作、学术交流、业务培训、合作研究等。

第十四条 开展中医、中西医结合防治传染病临床专业知识培训，每年接收一定数量的人员来院进修，推广临床诊疗新技术、新方法。开展中医、中西医结合防治传染病科普教育。

第十五条 严格执行传染病防治的法律法规和标准规范，建立健全各项医疗规章制度。建立能够紧急处置突发公共卫生事件中的传染性疾病的指挥系统和专业技术队伍。

第十六条 成立医院领导负责的基地建设领导组织和专家组，有效整合资源，建立工作制度，明确工作职责，落实建设任务。

国家中医药管理局办公室关于印发国家中医药管理局中医、中西医结合急诊临床基地项目建设要求的通知

国中医药办发〔2007〕17号

有关省（区、市）卫生厅局、中医药管理局，中国中医科学院，北京中医药大学：

国家中医药管理局中医、中西医结合急诊临床基地建设已经启动。为进一步明确各基地的建设目标、内容和发展方向，我局组织制定了《国家中医药管理局中医、中西医结合急诊临床基地项目建设要求》，现印发给你们。

此要求是项目建设期满后评审验收的重要依据，并指导本周期的项目建设工作，请各项目建设单位在建设过程中认真遵照执行。各省（区、市）中医药管理部门和局直属（管）医院的上级主管单位要以此为依据，对项目建设进展情况进行督促检查。

附件：国家中医药管理局中医、中西医结合急诊临床基地项目建设要求

二〇〇七年四月二日

国家中医药管理局中医、中西医结合急诊临床基地项目建设要求

第一条 中医、中西医结合急诊临床基地以三级中医、中西医结合医院为依托，以急诊科为主体，围绕重点，整合资源，在加强医院急诊急救综合能力的基础上，充分发挥中医药特色优势，促进中医、中西医结合急诊学术水平的提高和临床技术的发展，增强应对突发公共卫生事件的能力。

第二条 具备常见急危重症的急诊急救能力，在急诊急救中综合应用中医药方法。

根据中医、中西医结合急诊优势和医院工作基础，确定2个以上急危重症作为重点并保持稳定。

第三条 围绕确定的重点，以提高临床疗效为核心，挖掘、整理、总结中医、中西医结合急诊急救临床诊疗方法，继承名老中医专家急诊学术思想和临床经验，制定诊疗规范。诊疗规范应当注重中医药治疗方法的综合应用，体现中医药在诊治急症方面的特色与优势。

第四条 制定的诊疗规范应当在急诊科全面执行，并及时纳入医院相关专科的临床诊疗规范。定期对诊疗规范的执行情况进行总结评估，修订并不断优化诊疗规范。

第五条 学科带头人应当具备中医、中西医结合正高级医学专业技术职务任职资格，从事急诊临床工作10年以上，有较高的中医学术造诣，在本专业领域内具有一定知名度和影响力。学术继承人应当具备中医、中西医结合副高级以上医学专业技术职务任职资格，从事急诊临床工作5年以上。

第六条 急诊科应当设置为一级专业科室，具备24小时提供内、外、妇、儿、骨伤等专业急诊服务和药房、检验、放射、超声等服务的能力。

第七条 急诊科专业技术人员应当从事相关专业的临床工作3年以上，其中中医、中西医结合执业医师应当占执业医师的比例不低于70%。各专业技术人员配备合理，能满足急诊业务的需要并保持相对稳定，其中内科专业的医师应当实行定编定员，其他专业的医师轮换时间不少于半年。

第八条 急诊科应当设置抢救室和观察室。抢救床位不少于3张，观察床位数量能满足急诊业务的需要，每床使用面积达到有关规定要求。

第九条 建立重症监护病房（ICU）。ICU的管理及人员、设备、设施配备应当符合有关要求并满足急诊业务的需要。

第十条 健全急诊工作程序，完善预检分诊、急诊急救、留观、ICU救治一体化体系，建立院内急救指挥系统和抢救队伍，保证绿色通道畅通。建立重点病症急诊病人的随访制度。

第十一条 具备急危重症的现场抢救和运送途中的救护能力，成为本区域内急诊急救网络的成员单位。

第十二条 医护人员应当掌握基本的急诊急救技术，具备开展体温、呼吸、血压、心电、氧饱和度、血液动力学等监测技术及氧疗、气管插管、机械通气、血管置管、心肺脑复苏、电复律、肠内营养、血液滤过等治疗技术的能力。辅助检查能够满足急诊业务的需要。

第十三条 系统探索、总结、推广、应用针灸、手法及其他特色中医药急诊急救诊疗技术。

第十四条 实施急诊急救专业知识与技能培训，全面提高医院专业技术人员的中医、中西医结合急诊急救能力。其中急诊科、ICU专业技术人员在同级或以上院外机构进修培训每年不少于2人，每人每次进修培训时间不少于3个月，进修培训内容与业务主攻方向密切相关并加以应用。

第十五条 成立专门的研究室，系统总结中医、中西医结合急诊急救实践经验，以临床为重点，围绕重点病症等深入开展科学研究，促进学术与技术进步。

第十六条 配备信息技术设备，建立基本工作情况、临床与科研情况、名老中医专家学术经验继承等信息资料库。

第十七条 参加基地建设工作协作组的各项活动。建立协作网络，相关专业的成员单位不少于5个，开展技术协作、学术交流、业务培训、合作研究等。

第十八条 积极采用学术讲座、技术培训、接受进修等形式，开展中医、中西医结合急诊急救专业教育工作，为基层培养专业人才，推广中医、中西医结合急诊急救诊疗方案和技术。

第十九条 成立医院领导负责的基地建设领导组织和专家组，明确工作职责，建立工作制度，落实建设任务。

关于印发《中医药创新发展规划纲要（2006~2020年）》的通知

国科发社字〔2007〕77号

各省、自治区、直辖市、计划单列市政府有关部门，新疆生产建设兵团：

为了贯彻落实《国家中长期科学和技术发展规划纲要（2006~2020年）》，指导全国中医药创新发

展工作，科技部、卫生部、国家中医药管理局、国家食品药品监督管理局、教育部、国家民族事务委员会、农业部、商务部、文化部、国家人口和计划生育委员会、国家质量监督检验检疫总局、国家林业局、国家知识产权局、中国科学院、中国工程院、国家自然科学基金委员会等十六个部门联合制定了《中医药创新发展规划纲要（2006～2020年）》，经国务院同意，现印发给你们，请结合本地区、本部门的实际情况贯彻落实。

科学技术部　卫生部　国家中医药管理局　国家食品药品监督管理局　教育部　国家民族事务委员会　农业部　商务部　文化部　国家人口和计划生育委员会　国家质量监督检验检疫总局　国家林业局　国家知识产权局　中国科学院　中国工程院　国家自然科学基金委员会

二〇〇七年一月十一日

附件

中医药创新发展规划纲要（2006～2020年）

根据《国家中长期科学和技术发展规划纲要（2006～2020年）》提出的推动“中医药传承与创新发展”的重点任务，为了满足国家经济社会发展和人民健康的需求，建设小康社会，实现中华民族的伟大复兴，进一步加快中医药现代化和国际化进程，特制定《中医药创新发展规划纲要》（以下简称《纲要》）。

（中医药泛指中华民族传统医药，包括中医药和民族医药。）

一、形势分析

中医药是中华民族在与疾病长期斗争的过程中积累的宝贵财富，其有效的实践和丰富的知识中蕴含着深厚的科学内涵，是中华民族优秀文化的重要组成部分，为中华民族的繁衍昌盛和人类健康作出了不可磨灭的贡献。在继承发扬中医药优势特色的基础上，充分利用现代科学技术，推动中医药现代化和国际化，以满足时代发展和民众日益增长的医疗保健需求，是历史赋予我们的责任

1. 趋势。

——努力丰富和完善自身体系建设已成为医学发展的重要任务。随着经济发展、社会进步和生活水平的不断提高，人们的健康观念和生活方式已经发生转变。人类疾病谱的改变和老龄化社会的到来，使得现有的疾病防治模式和手段已不能适应日益增长的社会需求。东西方医学优势互补、相互融合的趋势已经出现。

——科学技术出现从分析向综合回归的发展趋势。随着人类对客观世界认识的不断深入，以还原论和分解分析为主的方法已经不能满足现实要求，科学技术出现了从分析向综合、局部到整体、结构到功能、静态向动态、简单向复杂的转变。尤其在生命科学领域，多学科交叉相互渗透，创建新理论、新技术、新方法认识生命和疾病现象已成热点。

——经济全球化促进多元文化相互交融。随着经济全球化带来的多元文化相互交流的不断扩展，中医药在世界范围的传播与影响日益扩大，中医药医疗、教育、科研和产品开始全面走向国际。因为原有的疾病没有得到充分治疗，新的疾病不断出现，医疗费用不断上涨，许多发展中国家和发达国家都在重新关注传统医药的作用和价值，世界卫生组织也提出，为了实现“人人享有卫生保健”的目标应当推广使用传统医药，从而给以中医药为代表的传统医药带来了广阔的发展前景。

2. 需求。

——解决我国广大民众“看病难，看病贵”的问题，需要充分发挥中医药的医疗保健作用。在提高医疗保健水平和覆盖范围的同时降低医疗费用和成本是中国和世界面临的共同问题。中医药具有易于普及和“预防、治疗、康复、保健”一体化的医疗模式，能够为民众提供“简便验廉”的医疗保健服务，充分发挥其特色优势将有可能为现代社会提供新的医疗保健模式。

——实现我国医药产业结构调整，需要大力发展中药产业。中医药产业是我国拥有资源优势和知识优势的传统产业。挖掘传统医药宝库，推动其创新发展，培育以中药为基源、具有自主知识产权的大健康产业，将对提高中医药市场份额，发展中药农业，提高农民收入，扶助贫困地区，保护生态环境，调整医药产业和产品结构以及相关产业的发展产生综合带动作用，同时促进区域经济发展。

——建设创新型国家，实现中华民族伟大复兴，需要中国在科技创新方面有所突破并对世界有所贡献。作为我国最具原始创新潜力的领域，中医药系统性和复杂性等关键问题的突破，将对生物医学、生命科学乃至整个现代科学的发展产生重大影响，将会促进多学科的融合和新学科的产生，使人类对生命和疾病的认识得到进一步提高和完善，使具有现代人文思想和中国传统文化内涵的中医药医疗保健模式和价值观念得到传播，从而成为中华民族对人类的新贡献。

3. 挑战。

——中医医疗保健服务能力有待提高。由于历史、文化背景和思维方式的差异，中医学未能充分吸收近代科学的成果而始终保持着具有自身特点的发展方式，相对于现代医学解决问题的能力和普及水平的快速提高显得发展比较缓慢，还不能很好满足现代生活条件下不断增长的社会需求。在西方发达国家，中医药还未能进入医药保健主流市

场，其医疗价值和市场潜力亟待挖掘。

——中医药现代产业基础不强。总体来看，缺乏优质高效的产品，研发和创新能力薄弱。中药产业链尚有待完善，中药农业刚刚起步，中药资源的可持续发展与合理利用及相关生态环境问题尚未得到有效解决；中药工业生产工艺和工程化技术落后，生产效率和综合利用能力相对低下，缺乏标准化的专用制药工业装备；中药商业流通方式亟待改造。中药出口以原料为主和依赖老品种的局面没有明显改观，中药产品在发达国家进行药品注册尚未取得实质性突破，而“洋中药”返销进口有增长趋势。

——中医药现代科学基础薄弱。中医以整体、动态和辨证的思维方式认识生命与疾病的复杂现象，但用传统概念表达的中医药理论的科学内涵难以被现代社会普遍理解和接受；复方中药的物质基础和作用机理等现代研究一直没有突破；适合自身特点的研究、评价方法和标准规范体系尚未建立，适应时代要求的自主创新体系尚未形成，制约了中医药现代化、国际化进程。而西方国家利用其技术和资金优势，已经开始运用新的理论和方法研究中医药，这无疑是一个挑战。

4. 机遇。

——中药现代化为中医药整体发展打下了良好基础。十年前国家提出的中药现代化发展战略，经过广泛探索和实践积累了很好的经验，为充分利用现代科学技术成果，推动中医药整体发展开创了良好局面。在此基础上通过整体规划，有效集成国内外资源，开展中医药的知识创新和技术创新，有可能突破中医药传承与创新发展中的关键问题，从而使人类认识生命和疾病过程的方法和手段从整体和综合的角度得到充实和完善，进而走出中国特色的医药自主创新之路。

——医学模式的转变为中医药充分发挥作用创造了有利条件。“生物－社会－心理－环境”医学模式的建立，改变了西方生物医学模式只重视“病”而忽视“人”的问题。以人为本，人与自然和谐共存的科学发展观以及疾病防治战略的“前移”和重点的“下移”，为中医药发挥整体观、辨证观、个体化思想，对疾病、亚健康状态进行防治和综合调理，在延长生命的同时提高生存质量的优势创造了机会。

——现代科技发展为中医药传承创新提供了有力支撑。随着科学技术的迅速发展，新理论、新技术、新方法不断产生。21 世纪以生命科学、生物技术、信息科学、电子科学、材料科学、复杂科学和系统科学为前沿的世界科学技术迅猛发展，自然科学与人文科学间相互交叉、渗透、融合，新兴学科不断产生，不断增长的知识、大量的数据库、分析工具和技术，为证实和阐明中医药理论的科学内涵及关键问题的解决提供了新的方法和可能，为中医药的跨越式发展提供了可能。

二、指导思想、基本原则和战略目标

1. 指导思想。

坚持以人为本、为人类健康服务的根本宗旨，按照“自主创新，重点跨越，支撑发展，引领未来”的新时期科技工作方针，在继承发扬中医药优势特色的基础上，充分利用现代科学技术，努力证实、阐明中医药的科学内涵，通过技术创新提高中医医疗服务能力和中药产业技术水平，通过知识创新丰富和完善中医药理论体系和医疗保健模式，加快中医药现代化和国际化进程，全面提高我国的医疗保健和重大疾病防治水平，不断满足广大民众的社会需求，确立我国在传统医药领域的优势地位，提高中医药的国际化能力和国际市场份额，为人类健康作出更大贡献。

2. 基本原则。

坚持“继承与创新并重，中医中药协调发展，现代化与国际化相互促进，多学科结合”的基本原则，推动中医药传承与创新发展。

——继承与创新并重。继承是中医药发展的基础，创新是中医药发展的动力。要在系统继承中医药的学术思想和宝贵经验，保持中医药优势特色的基础上，切实加强自主创新，挖掘中医药的科学内涵，丰富和完善其理论和技术体系，进而提出医学整体发展新思路，探索新方法，开展新实践，争取新突破。

——中医中药协调发展。中医是中药应用的指针和开发的源泉，中药是中医医疗保健的主要手段。中医中药相互依存的关系是中医药学的显著特点。坚持中医中药在临床、科研和生产实践中的整体性，要注重从中医临床研究中发现问题和探索方向，重视中医基础研究的作用，强调以临床疗效为基础的中药基础和应用研究，中药研究成果为中医临床服务，促进中医中药协调发展。

——现代化与国际化相互促进。国际化是现代化的重要目的之一，现代化是国际化的前提和基础。通过现代化推进中医药国际化进程，以国际化促进中医药现代化发展，两者相辅相成，互为促进，达到沟通中医与西医、传统与现代、东方与西方的目的。

——多学科结合。中医药理论融合了多学科的知识，多学科结合是中医药发展的必然途径。中医药具有自然科学和人文科学的双重属性，要认识和挖掘中医药的科学内涵并加以丰富和发展，必须博采众长，充分运用现代科学的新理论、新技术和多学科交叉渗透的思路和方法，通过多学科、跨领域、产学研、海内外的合作加以突破。

3. 战略目标。

中医药创新发展的总体目标是：通过科技创新支撑中医药现代化发展，不断提高中医药对我国经济和社会发展的贡献率，巩固和加强我国在传统医药领域的优势地位；重点突破中医药传承和医学及生命科学创新发展的关键问题，争取成为中国科技走向世界的突破口之一；促进东西方医学优势互补、相互融合，为建立具有中国特色的新医药学奠定基础；应用全球科技资源推进中医药国际化进程，弘扬中华民族优秀文化，为人类卫生保健事业作出新贡献。

为提高中医药创新发展能力，要努力完善中医疾病防治、养生保健和诊疗技术体系；健全中药现代产业技术体系；丰富发展中医药理论体系；建立国际认可的中医药标准规范体系；构建符合中医药特点的科技创新体系；形成国际科技合作网络体系。

——完善中医疾病防治、养生保健和诊疗技术体系。中医药预防、治疗、康复和养生保健的作用得到充分发挥；具有中医特色的诊疗技术与设备的水平与规范化程度明显提高；重大疾病防治、突发公共卫生事件应对能力和技术水平显著提高，农村和社区医疗服务水平及普及程度进一步提高，中医医疗服务对国家医疗服务体系的贡献率进一步加大。

——健全中药现代产业技术体系。发展中药农业，提升中药工业，改造中药商业，培育中药知识产业，促进中药产业链的形成与健康发展；保障中药资源可持续利用，强化合理开发和综合利用；研制一批能够进入国际医药保健主流市场的中医药新产品；形成一批拥有自主知识产权的国际知名品牌和国际竞争力较强的优势企业；发展一批集聚效应突出的中药科技产业基地；中医药产品在国内外医药市场的份额显著提高。

——建立国际认可的中医药标准规范体系。基本完成中医药标准规范体系的构建，制定一批符合中医药特点的中医药基础标准；建立多语种的中医药名词术语译释规范，中医临床诊疗和技术规范，中医药疗效和安全性评价与再评价标准，中药材、中药饮片、提取物及制剂的质量标准，中药生产和质量管理规范等主要技术标准；构建符合中医药特点的中医药评价和市场准入标准体系，最终形成国际认可的中医药标准规范体系。

——丰富发展中医药理论体系。加强中医药人才队伍建设，建立高效的中医药学术思想和实践经验的传承方法，初步完成中医药理论和经典文献的系统整理和诠释；开展民族医学及民间医药的系统整理和评价研究；多学科结合，深入认识和挖掘中医药理论的科学内涵，建立中医药知识库；在丰富和完善中医药理论体系的同时，丰富发展医学和生命科学的认识论和方法论，促进东西方医学优势互补、相互融合。

——构建符合中医药特点的科技创新体系。在集成多学科理论与技术的基础上进行创新，建立符合中医药特点的方法学体系；建立适应中医药现代化、国际化发展需求的科技创新平台，通过重点研究室（实验室）、临床研究基地、工程中心、科技产业基地等创新能力建设和研究型人才队伍的培养，构建中医药现代化发展的知识与技术创新体系。

——形成国际科技合作网络体系。中医药的国际及区域合作发展取得突破。建立一批有重要国际影响的中医药联合实验室和研究中心；开展内容广泛、形式多样的国际合作研究和学术交流；培育中医药国际化人才队伍；建立国际传统医药科技合作协调机制；包括一批发达国家参加的中医药国际科技合作计划取得显著进展；中医药文化的全球传播体系开始形成。

三、基本任务

中医药创新发展的基本任务是：“继承，创新，现代化，国际化”。

1. 继承。

系统继承中医药的宝贵知识和经验是中医药发展创新的源泉和基础。做好中医药继承工作的主要任务是：对中医药理论进行系统整理和现代诠释，研究挖掘中医药科学文献和古典医籍，构建中医药知识库；收集整理名老中医的学术思想、临床经验和用药方法并进行系统研究，建立高效的传承方法和个体化诊疗体系；对传统制药技术和老药工经验进行深入研究，使之成为规范化的工艺技术；对民族、民间医药传统知识和技术逐步开展系统的继承、整理和挖掘研究；努力培养新一代名医。

2. 创新。

推动传统医学和现代医学协同发展，促进医学科学体系创新是中医药现代化的长远目标。推进中医药创新的主要任务是：充分运用中国所具有的中医、西医和中西医结合三支力量共同发展的历史积累和独特经验以及现代系统科学与复杂科学等理论和方法，对中医药学蕴含的生命科学问题开展广泛深入的研究和探索，在丰富和发展中医药理论和方法学体系的同时，争取在与中医药科学内涵相关的若干问题上取得突破；加强中药作用的物质基础和作用机理的研究，运用现代科学方法和技术诠释中医药理论，并指导创新药物的开发；探索建立系统和综合的医学方法学体系，对个体生命的健康、亚健康和疾病发生、发展、演变、转归过程进行认知和干预，促进中西医药学的优势互补及相互融合，为创建具有中国特色的新医药学奠定基础。

3. 现代化。

提高中医药医疗服务能力和产业技术水平是中医药自身发展的需求。推进中医药现代化发展的主要任务是：建设现代中医诊疗体系，开展中医药防治重大、疑难疾病以及预防、保健、康复作用的研究；建立中医药疗效、安全性评价方法与标准；研发中医诊疗技术与专用仪器设备，提高中医诊疗水平。选择疗效确切的传统中药进行深入细致的系统研究和开发（“二次开发”）；开展以中药为基源的药品、食品、保健品、化妆品和农用、兽用等高附加值的新产品研发；提高中药产品的质量标准和技术水平。发展绿色中药材种植（养殖）业，促进中药材规范化生产，确保中药产业可持续发展；研制适用于中药生产的工程技术及其装备，提高中药制造业水平；加强对中药商业及其流通方式的现代化研究。

4. 国际化。

加强国际交流与合作，加快中医药国际化进程。中医药国际化的目标是要使中医药理论和实践得到国际社会的公认，使中医药服务和产品逐步进入国际医药和保健主流市场，中医独特的医疗保健康复模式及其价值逐渐被国际社会所理解和接受。中医药国际化发展的主要任务是：建立符合中医药特点的标准规范并争取成为传统医药的国际标准；加强符合国际市场需求的医疗、保健产品研究开发；争取中医药的合法地位，使中医药能够进入西方国家医院、药房和医疗保险系统；建立国际化的中医药研究与技术平台、信息平台和人才队伍；积极推进中医药医疗、教学、科研、生产合作与学术、技术交流；通过联合办医、办学、合办研究机构等，使中医药知识与文化得到有效的传播。

四、优先领域

1. 中医临床研究。

以提高中医药防病治病能力为目标，既要解决制约中医药在防治重大疾病、常见病、疑难病中特色优势发挥的关键问题，又要加强个体化特色治疗经验的总结。注重发挥中医药在临床治疗、预防保健、养生康复等方面的优势和特点，为拓展服务领域、提升防治能力和学术水平服务。

（1）中医药防治重大疾病研究。

开展重大传染性疾病和慢性非传染性疾病的防治研究。以提高具有中医药治疗优势的重大疾病防治方案的实用性为目标，通过规范化的临床方案设计，开展临床验证与评价研究，实现防治方案的优化和推广应用，同时为应对突发公共卫生事件做好技术储备。

（2）中医药优势病种疗效评价与推广研究。

以中医药临床治疗具有疗效优势的常见病和疑难病为对象，在开展疗效评价的基础上，进行病证结合诊断标准、辨证规范、临床实用技术操作规范、中医药诊疗手段和方法等研究并加以推广，以提高农村、社区基层医疗服务水平。

（3）中医药传承研究。

运用信息技术和数据挖掘技术，开展名老中医学术思想、临床经验和辨证论治方法的总结研究；古籍和文献的整理、挖掘研究；民族医药、民间疗法的系统整理和评价研究。探讨经验传承的有效方法和符合中医药临床需求的现代中医辨证治疗方法。

（4）中医诊疗技术研究。

开展中医诊疗技术研究；研制具有中医特点的诊疗仪器设备；探索中医四诊客观化、规范化方法。重点研究人体功能与自觉症状评价客观化方法及其指标体系的建立；个体化诊疗方案及其评价方法。

2. 中药产业发展。

以建立现代中药产业链、保障中医药疗效为目标，不断提高中药产业和产品创新能力，为市场提供疗效确切、品质优良、安全方便、质量可控的中药产品，为培育健康产业服务。

（1）加快构建中药农业技术体系。

开展中药材规范化生产技术、绿色无公害技术、中药材质量系统评价、珍稀濒危品种保护、繁育和替代品等研究。在进行中药资源调查的基础上建立中药材种质库、基因库、化学样品库等。按照中药材生产的特点，借鉴现代农业和生物技术，完善中药材资源保护与可持续利用的关键技术，使中药农业向现代化、专业化、规模化发展。

（2）加强中药工业关键技术的创新研究。

开展中药饮片传统炮制经验继承及炮制工艺与设备现代化研究；中药提取、分离、浓缩、干燥、制剂、辅料生产技术集成创新的研究；借鉴现代制造技术、信息技术和质量控制技术，加强符合中成药生产特点的新工艺、新技术、新装备的研究开发，提高中药制造业的现代化水平。

（3）开展以中药为基础的相关产品的研发。

重点开展疗效确切的传统中药的“二次开发”和物质基础与作用机理相对明确的现代中药研发，包括用于生育调节和生殖保健产品的开发研究；以中药为基础的保健品、日用品、化妆品、食品添加剂和以中医诊疗技术为基础的医疗保健器械以及中药农药、兽药、饲料添加剂等绿色产品的开发研究。

（4）构建体现中药特点的研发技术平台。

建立中药基础研究、复方药物作用机理、疗效及安全性评价、药理及代谢、药物相互作用、临床研究、制剂与质量控制、工艺、生产装备研制等专业技术平台，提高中药创新能力和研究水平。

3. 基础理论研究。

以证实和阐明中医药的科学内涵为目的，充分运用中医药学的历史积累、实践经验和现代系统科学、复杂科学的思想方法与技术手段开展多学科交叉研究，为建立具有中国特色的新医药学打下基础。

（1）中医药理论体系研究。

以中医药理论的系统研究为出发点，在整理分析以往研究成果的基础上，充分应用现代科学成果和多学科方法，深入阐明其独特有效的系统思维模式及其知识体系，阐明其基本理论的概念内涵、生理观、病理观和治疗观的现代生物学基础及其逻辑关系，人与自然和谐的医疗养生保健理论等，揭示中医药学认识自然、人体、生命、疾病现象及其相互关系的规律。

（2）临床基础理论研究。

以满足临床辨证论治需求为出发点，系统分析以往临床研究成果，重点开展病因病机与治法理论、脏腑经络理论、证候与辨证论治、中医药防治重大疾病和疑难疾病的研究以及相关临床疗效评价的基础研究，经穴特异性及针灸治疗机理、养生保健与疾病预防方法等研究；并针对目前死亡率较高的重大疾病和难以解决的慢性复杂性疾病的基础理论问题开展示范研究。

（3）中药基础理论研究。

重点开展中药药性理论、四气五味、归经理论、方剂配伍理论、中药复方药效物质基础和作用机理等研究，对中药道地药材、中药药性理论和方剂配伍理论进行科学表征，探索方剂多组分的药物代谢与相互作用关系，研究中药复方组成成分的量效、时效、谱效和毒效关系等。

（4）医学发展模式研究。

在整合中医药学和现代医学优势及各自成功经验的基础上，按照医学的自然科学和人文科学的双重属性，根据未来医学发展模式，探索建立以系统－动态的观点和分析－综合的方法，对个体生命的健康、亚健康和疾病发生、发展、演变、转归过程进行认知和干预，并形成统一的理论体系和标准规范指导临床实践，以维护人类健康、提高生命质量的医学科学，为创建具有中国特色的新医药学打下基础。

4. 标准规范研究。

以构建符合自身特点的中医药标准规范体系、提高中医药标准水平为目标，在借鉴现代医药和其他国家传统医药经验的基础上，争取使中医药标准规范成为国际传统医药标准规范。

（1）中医药标准体系的构架。

建立国际社会能够认可的医疗、教学、科研、产业、市场准入等中医药标准体系框架，重点开展建立中医药基础标准与技术标准的内容、方法、要求和规范研究，中医药名词术语及译释规范化、中医药计量（化）等研究，制定中医药信息分类与代码标准等。

（2）中医技术标准研究。

以突出辨证论治特色的中医药临床诊疗技术标准规范研究为重点，研究建立中医疾病和证候分类标准、临床诊断和疗效评价标准、中医诊疗技术操作标准、诊疗仪器研制标准等。

（3）中药技术标准研究。

以提高中药产品和产业技术水平为目标，按照中药多组分、非线性、多元化、多环节发挥效应的特点，研究建立中药材种质、品种、质量、种植、采集、加工、饮片炮制、提取等技术标准与技术规范，中药疗效与安全性评价标准、中成药生产工艺与装备标准、质量控制标准、中药标准品（对照品）库等。

5. 创新体系建设。

以构建服务于中医药现代化和国际化发展的知识与技术创新体系为目的，加强符合中医药自身特点的方法学研究和平台建设以及人才培养，提高自主创新能力。

（1）建立符合中医药特点的方法学。

根据中医药的整体观念、辨证论治、因人而异、复方用药等认识论和方法论特色，集成生物医学、信息科学、系统科学、复杂科学等研究方法，建立面向未来医学、与中医药理论和临床诊疗特色相适应的方法学体系，丰富和发展生命科学的认识论和方法论。重点开展辨证论治个体化干预过程的临床信息采集与复杂数据分析方法、中医药个体化疗效评价方法、中药复杂成分及与人体的相互作用、中医药继承与技术创新等现代方法学研究。

（2）建立中医药创新发展平台。

根据认识中医药科学内涵以及探索未来医学发展模式的需要，针对人体具有整体、动态、开放和非线性等复杂系统的特点，整合资源，结合国家科技基础条件平台建设，研究建立中医药科技创新平台及其运行机制，通过重点研究室（实验室）、临床研究中心和产业化基地建设以及中医药基础数据库和国际化信息库的建设，促进适应中医药现代化和国际化发展需求的创新体系的建立，提高科技支撑能力。

（3）培育创新型人才队伍。

加强中医药学科建设和人才成才规律的研究，培养传承型和创新型人才；加速具有新型知识结构的研究型人才的培养，造就有深厚中医药理论基础和实践经验、把握中医药发展规律、掌握现代科学技术方法、具有战略思维和组织才干的学科带头人；加强中医药研究和科技成果转化所急需的复合型管理人才和国际化人才的培养；积极扶持多学科结合的创新团队。

6. 国际科技合作。

以应用全球科技资源推动中医药进入国际主流市场为目标，以学为主开展国际传统医药科技合作和交流，促进国际社会对中医药的理解和以中医药为代表的传统医药的推广应用。

（1）促进中医药进入国际主流市场。

重点开展中医药防治重大疑难疾病的国际联合临床研究，中医药（含针灸）疗效与安全性评价、中药质量控制技术及标准、复方药物的药效物质基础及其药代动力学特征、中医药名词术语译释规范研究，国际传统医药政策的合作研究等，促进国际社会对中医药的理解，争取在中医药进入国际主流市场方面取得突破。

（2）建立中医药国际科技合作网络。

建立中医药国际科技合作平台和合作网络，加强与世界不同传统医药和现代医药间的交流与合作。利用全球科技资源，通过中医药合作项目的示范研究，加速中医药学术、临床和产业国际化发展关键问题的解决，促进中医药医疗保健康复模式的国际传播和应用。

（3）制定传统医药国际科学研究计划。

以国际科学共识为基础制定传统医药国际科学研究计划，针对传统医药应用和发展的关键问题开展广泛的合作研究，深化对传统医药科学内涵的认识和理解，促进传统医药与现代医药的相互融合及共同发展；逐步建立传统医药的国际标准，提高传统医药产品的研发效率和生产、应用及管理水平；建立推动传统医药发展的国际协调机制，在政府间框架协议指导和国际组织支持下，形成若干个具有权威性的国际传统医药科学研究中心和信息中心，促进信息交流和资源共享。

重要会议和重大活动篇

重要会议和重大活动篇

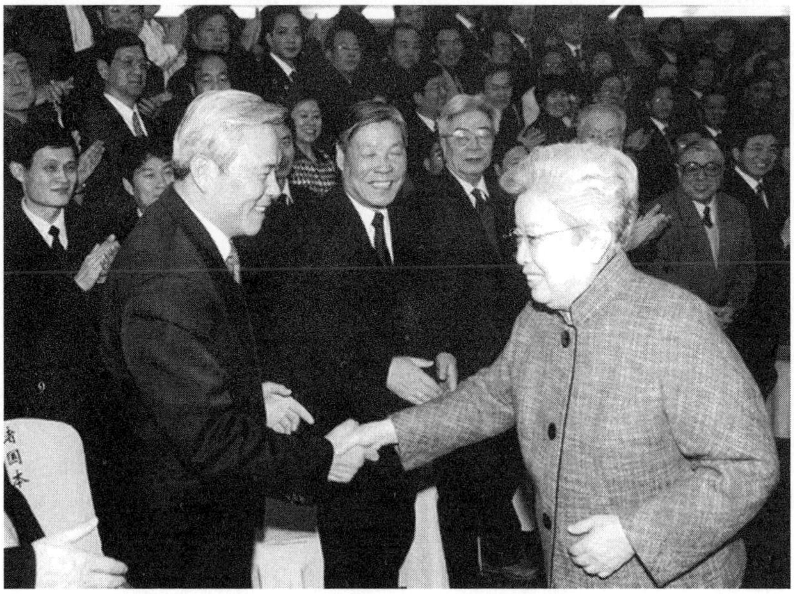

图2　2007年1月11日，2007年全国中医药工作会议召开，吴仪副总理亲切接见与会代表

【2007年全国中医药工作会议】 2007年1月11日，2007年全国中医药工作会议在北京举行。中共中央政治局委员、国务院副总理吴仪出席会议并发表重要讲话，亲切接见与会代表（见图2）。卫生部部长高强主持会议，卫生部副部长兼国家中医药管理局局长佘靖做了工作报告。来自中共中央、全国人大、国务院、全国政协、国家质检总局、国家发改委、教育部、科技部、国家民委、财政部、人事部、劳动和社会保障部、商务部、文化部、国家工商总局、国家食品药品监督管理局、国务院法制办、外交部、国家知识产权局、总后卫生部的领导出席了会议。

吴仪副总理的讲话立意高远，思想深刻，内涵丰富，论述精辟，围绕深入学习贯彻党的十六届六中全会精神，深刻阐述了中医药的地位、作用和科学价值，强调要坚定不移地发展中医药事业，保持发挥中医药特色优势，切实推进中医药继承与创新；要加强统筹协调，充分调动各方面的积极性，整合各种资源，大力扶持中医药事业的发展。同时，对广大中医药工作者提出了殷切希望，要求中医药行业要加强自身建设，提高自身素质，共同团结奋斗，努力担负起中医药发展的重任。

佘靖副部长兼局长在报告中全面总结了2006年中医药工作，认真分析了中医药工作面临的形势，深刻阐述了中医药在构建社会主义和谐社会和全面建设小康社会中的重要作用，对2007年中医药工作做了安排部署。她提出2007年工作的总体要求是：以邓小平理论和“三个代表”重要思想为指导，认真贯彻党的十六届六中全会和十七大精神，全面落实科学发展观，着力推进继承创新，努力发挥特色优势，大力加强队伍建设。全面提高防治疾病能力，积极发挥中医药在基本卫生保健制度建设中的作用，为人民健康服务，为促进社会主义和谐社会建设服务。

参加会议的代表有各省、自治区、直辖市和副省级市卫生厅局主管中医工作的领导，各省（区、市）中医药管理局、卫生厅局中医处和国家中医药管理局直属单位的负责人以及卫生部和国家中医药管理局的老领导、老专家等。

（高　欣）

【《中医药创新发展规划纲要2006～2020年》新闻发布会】 2007年3月21日，科技部、卫生部和国家中医药管理局等16个部门联合召开新闻发布会，正式发布《中医药创新发展规划纲要（2006～2020年）》（以下简称《纲要》）。卫生部副部长、国家中医药管理局局长王国强出席发布会并发表了讲话。

讲话中，王国强副部长兼局长指出《纲要》的制定和发布，是贯彻落实中央关于大力扶持中医药事业发展的一系列方针政策的重要举措，是贯彻落实《国家中长期科学和技术发展规划纲要》的战略行动，也是多部门共同支持和推进中医药创新发展的重要成果。《纲要》立足于现实，着眼于长远，既遵循科技创新规律，又体现中医药特点，在以往各类科技战略规划的基础上，对今后15年的中医药科技创新工作做了全面的、纲领性的规划，并突出了“构建创新体系，提高创新能力”和“加强临床研究，提高服务能力”两个战略重点。

王国强副部长兼局长指出，《纲要》的制定凝聚着国家多个部门及众多专家学者的智慧，来之不易，而实施工作更是任重道远。贯彻落实《纲要》，要坚持以科学发展观为指导，努力服务于国家经济、社会和科技发展的大局；要把落实《纲要》与构建和谐社会的发展目标紧密结合起来，将促进中医药创新发展、提高人民健康水平作为和谐社会建设的一项重大任务；要把落实《纲要》与创新型国家建设的战略任务紧密结合起来，发挥中医药原创优势，为建设创新型国家作出贡献；要把落实《纲要》与建立基本卫生保健制度结合起来，发挥中医药在临床诊疗、预防保健、养生康复等方面的优势和特点，为建设覆盖城乡居民的基本卫生保健制度作出贡献。

（陈丽娜）

【中医药治疗艾滋病试点项目工作总结汇报会】 2007年4月17～18日，国家中医药管理局中医药治疗艾滋病试点项目工作总结汇报会议在河南南阳举行，卫生部副部长、国家中医药管理局局长王国强，河南省副省长徐济超，国家中医药管理局副局长房书亭、吴刚等出席。

这次会议的主要任务是全面回顾项目实施两年来的情况，广泛交流各地经验，总结推广好做法和好典型，表彰先进集体和先进个人，并通过进一步分析形势，统一思想，理清思路，部署工作，明确目标，落实措施，加快推进项目的实施，不断提高项目的实施水平，使中医药在治疗艾滋病中的作用和优势得到充分发挥，更好地服务于我国经济社会发展和构建社会主义和谐社会的大局。

为充分发挥中医药的优势，体现党和政府对艾滋病人的温暖与关怀，自2004年起，国家中医药管理局会同财政部、卫生部实施了中医药治疗艾滋病试点项目，目前已覆盖15个省份，为近6000位艾滋病患者提供了免费中医药治疗。该项目的实施，是中医药行业第一次根据国家统一部署，在重大传染病防治领域进行的有组织的大范围实践和探索，增加了艾滋病临床治疗手段，扩大了救治范围，丰富了我国艾滋病防治工作体系的内涵。该项目实施近3年来，构建起了中医药治疗艾滋病的领导机制和管理体系，探索了多种救治模式，建立了基本完善的临床救治体系和一支敬业精干的临床专业技术队伍，在改善临床症状、恢复和增加体重、提高病人生活质量、提高和稳定艾滋病人免疫功能、减轻抗病毒药物的毒副作用、提高抗病毒治疗的依从性等方面的疗效确切，为开展中医药防治艾滋病科学研究提供了宝贵的临床资料，取得了显著的社会效益。

王国强副部长兼局长在讲话中指出，这次会议是该项目实施以来规模最大、规格最高的一次会议，体现了国家中医药管理局对项目实施的高度重视，体现了对中医药在治疗艾滋病方面发挥重要作用的高度重视。开展中医药治疗艾滋病工作，是中医药行业服务大局、服务人民的客观需要，为中医药在重大疾病防治中显现作用提供了契机，有利于提高中医药的威望和地位，是中医药为人类健康继续作出贡献的重要突破口。各级卫生和中医药管理部门以及中医药工作者要进一步提高对中医药治疗艾滋病工作重要意义的认识，增强责任感和使命感。

对下一步的项目实施工作，王国强副部长兼局长作了具体的部署，一是要加强领导，统筹协调，理清思路，为中医药治疗艾滋病工作提供坚强的组织领导。二是要巩固成绩，稳步扩点，积极增量，为艾滋病人提供更多更好的中医药关怀治疗。三是要进一步明确目标，完善制度，加强管理，促进项目实施质量的持续提高。四是要完善体系，稳定队伍，加大投入，保障项目的顺利实施。

王国强副部长兼局长强调，为切实做好项目的实施，各地要积极争取党政领导的支持，加强与有关部门的协调与配合，将中医药治疗艾滋病纳入艾滋病防治总体规划，重视中医药治疗艾滋病的宣传工作，改进工作作风，改善工作方法，加强团结协作，注重临床与科研的紧密结合，为中医药防治艾滋病不断取得新的成绩而努力奋斗。

会上，先进集体和先进个人代表先后发言，河南、云南、安徽、河北、湖南、陕西、湖北、北京8个省市作了大会交流，中医药专家对疗效评价标准以及试点项目技术作了专题报告。15个项目省的厅局长、项目负责人、专家和有关人员百余人参加了会议。

（周　颖）

【全国中医药高等院校院校长座谈会】 2007年5月16～17日，由国家中医药管理局主办、成都中医药大学承办的全国中医药高等院校院校长座谈会在成都召开。卫生部副部长兼国家中医药管理局局长王国强，四川省人民政府副省长刘晓峰，国家中医药管理局副局长于文明，国家中医药管理局相关部门的领导、工作人员及全国中医药院校、民族医药院校的院校长、代表共67人参加了座谈会。会议结合吴仪副总理的讲话，梳理了中医药高等教育发展的关键问题，就中医药高等教育的规律和特殊性，制约中医药高等教育发展的外部环境、政策机制等进行了讨论和分析，并提出了相应的对策和建议。

王国强副部长兼局长在会议上发表了重要讲话。他认为，33位院校长和书记发表了非常好的讲话，全面反映了我国中医药教育的概貌，感到院校长们很有水平，很有思想，具有战略性，思路很清晰，提出的建议有针对性，表现出对中医药教育的责任感、使命感和危机感。中医药院校对国家中医药管理局充分信任，寄予了厚望。本次会议达到了预期的3个目的：首先，认真学习了吴仪副总理讲话和批示，并以此为作为会议指导。其次，达到了加强沟通的目的，提出的许多真知灼见对推动政府部门了解基层情况、履行职能、解决问题有很好的作用，参会的代表也会从中受益。第三，为筹备中医药工作部际协调会收集了素材。

王国强副部长兼局长认为本次会议在5个方面达成了共识。第一，充分肯定了中医药教育事业发展50年来取得的显著成绩，正确认识了中医药高等教育目前面临的问题和困难。第二，对中医药事业和中医药教育事业要充满信心。要看到时代的变化，看到历史的机遇和挑战，看到社会的关注和老百姓的期盼，看到中央对中医药工作的重视和支持，看到政府相关部门的支持，看到国外的热心和认同。第三，大力推进中医药事业的发展，坚持继承和创新，发挥特色和优势，为中医药教育创造良好的条件和环境。第四，改革完善中医药教育教学体系，更好地服务。中医药院校一定要做好中医药传统文化的传承，将文化渗透到所有工作中，体现中医药的特色。学校要做好教书育人的工作。第五，加强沟通，经常协调，促进中医药主管部门与中医药院校的交流和合作。

于文明副局长对会议进行了小结。他认为，此次会议是非常好的调研形式，是非常好的梳理问题、研究解决问题的形式，院校长们结合自身工作，以切身体会就中医药教育有关的问题进行了座谈，提供了一手的素材以及建议和办法，是一次坦诚交换意见、务实解决问题的比较成功的会议。

（周景玉）

【全国农村中医药人才培养项目汇报会】 为了加强对《乡村医生中医专业中专学历教育项目》和《乡镇卫生院中医临床技术骨干培训项目》的监督管理，及总结交流经验，国家中医药管理局于2007年5月18～19日在成都召开了全国农村中医药人才培养项目工作汇报会。

卫生部副部长兼国家中医药管理局局长王国强到会并作了题为《抓住机遇，干事创业，扎实推进农村中医药人才培养工作》的重要讲话，四川省副省长刘晓峰同志代表省委省政府为会议致辞，国家中医药管理局副局长于文明作了会议总结。出席本次会议的领导同志还有国家中医药管理局姜在旸、许志仁、洪净、蒋健、桑滨生、苏钢强等相关司室负责人，四川省卫生厅厅长沈骥、四川省中医药管理局副局长罗良娟，各省、自治区、直辖市中医药管理部门的领导和具体负责农村人才培养工作的同志以及四川省地、市中医管理部门和教学单位的代表，共计70余人。

王国强副部长兼局长在讲话中指出农村中医药人才培养工作十分重要，“第一，做好农村中医药人才培养工作，是解决‘三农’问题、构建社会主义和谐社会、建设社会主义新农村的重要举措；第二，做好农村中医药人才培养工作，是振兴中医药事业的重要举措，是更好地贯彻新型农村合作医疗、社区卫生服务工作的基础；第三，做好农村中医药人才培养工作，是贯彻落实吴仪副总理重要讲话精神的重要举措”。王国强副部长兼局长还对各地农村中医药人才培养项目开展的情况给予了充分地肯定，并对今后扎实推进农村中医药人才培养工作提出了具体要求。

会上，来自全国31个省市的代表汇报了本地区“乡镇卫生院中医临床技术骨干培训”和“乡村医生中医专业中专学历教育”项目的执行情况、取得的成绩和存在的问题以及下一步的工作计划。四川省宜宾市中医管理局、成都中医药大学成教学院和四川省凉山卫生学校代表交流了他们在农村人才培养项目中承担任务的工作经验和体会。

通过各地的汇报交流，农村中医药人才培养项目主要取得了以下成绩：

一是提高了农村中医药人员的中医药服务能力。农村中医药人员经过培训，其中医基础理论水平、临床诊疗技能均有了不同程度的提高，掌握了简、便、廉、验的中医药防病治病技术，丰富了服务手段，提高了服务水平。如江西省乡镇卫生院中医人员经过培训，个人门诊量增加了30.2%，所在乡镇卫生院中医门诊量增加了40.2%，中医药业务收入增加了40.3%。

二是扩展了农村中医药服务领域。通过培训，农村中医药人员服务范围逐步扩大，中医药服务需求逐步增多，中医药特色优势更加突出，农村中医药适宜技术的应用更加广泛，为推动新型农村合作医疗建设、构建农村基层中医药服务网络发挥了重要作用。

三是坚定了农村中医药人员的信心和决心。通过培训，坚定了乡村医生和乡镇卫生院中医药人员学好中医、用好中医、发扬祖国传统医学的信心，坚定了他们扎根农村，服务农民的决心，既稳定了农村中医药队伍，又巩固了农村中医药阵地。

四是带动了农村乡镇卫生院中医科建设。经过乡镇卫生院中医临床技术骨干培训后，由于服务水平的提高带动了门诊和收入的提高，使一些中医科已经成为乡镇卫生院的支撑科室。

五是获得了农民群众和各级政府的认可。部分乡村医生培训后结合医疗需要，充分利用当地的中药资源，自采、自种、自用中草药，降低了医疗成本，提高了疗效，使农民群众得到满意；缓解了农民看病难、看病贵的问题，为政府分了忧，各级政府也满意。中医药在农村的信誉度进一步得到提高，为建设社会主义新农村起到了积极的推动作用。

在项目实施过程中，各地积累了许多经验，如：一是各级领导重视和相关部门支持，许多省把两个项目的实施列入了各级政府对卫生工作的考核指标。二是组织落实，机制完善，为项目实施提供了保障。多数省成立了以卫生厅局或中医药管理局领导为组长的领导小组、以老中医专家为组长的专家指导组，各省都制定了项目的实施方案和相关配套政策，使项目实施有章可循。三是因材施教、因地制宜，提高了培训质量。绝大多数省根据乡村医生的特点，科学的制订教学计划、课程内容；为缓解工学矛盾，在基层设教学点，送教下乡。四是规范管理，加强监督，保证了项目实施成效。围绕项目目标与培训基地和有关单位签订协议，明确职责；严格项目过程监管，实行定期检查汇报；组织统一考试，监督教学质量；征求学员意见，评价培训效果等。五是严格经费管理，同时争取配套经费支持，保证了项目的顺利实施。

在汇报过程中，各省市也提出了一些问题和建议，如领导重视程度参差不齐、对项目实施准备工作参差不齐、对项目管理力度参差不齐、对项目相关配套政策落实程度参差不齐以及经费投入不足等。

建议要进一步完善管理机制，加强工作的制度化和规范化；进一步整合中医药教育资源，采取多种形式加大农村各级中医人才培养；进一步增加项目经费，扩大培训覆盖面等。

全国农村中医药人才培养项目工作汇报会领导重视，安排紧凑、内容丰富，与会者相互学到了经验，是一次团结、高效、务实的会议，为今后更好地开展农村中医药人才培养起到了推动作用。

（徐金香）

【纪念“衡阳会议”25周年暨中医药发展战略研究峰会】 纪念衡阳会议25周年暨中医药发展战略研究峰会2007年5月24日在湖南省长沙市召开，来自全国中医药界的250多名专家学者参加了会议。卫生部副部长、国家中医药管理局局长王国强，湖南省人民政府副省长甘霖出席会议并讲话。中华中医药学会会长佘靖代表学会致开幕词，国家中医药管理局副局长、中华中医药学会副会长房书亭主持了会议。有关方面的专家和学者发表了中医药发展战略研究的意见和建议。

王国强在讲话中回顾了衡阳会议25年来中医药事业发展的历程，概括了衡阳会议的主要精神，高度评价了衡阳会议在中医药发展中的重要影响和历史地位。他强调，中医药事业的发展要实施“六名”战略，发挥特色优势，保障人民健康。他指出，今天我们纪念衡阳会议25周年，就是要坚持发扬衡阳会议所倡导的主旨精神，进一步落实党的中医药方针政策，推进中医药的继承与创新，发挥中医药特色优势，坚持解放思想，与时俱进，以科学发展观为指导，加快中医药事业发展，更好地为人民健康服务，为构建社会主义和谐社会服务。王国强副部长兼局长就如何发扬中医药特色优势，提出了5点意见：

一是要认真贯彻落实党的中医药方针政策，进一步突出特色，发挥优势，坚定不移地发展中医药事业。当前要做到3个“明确”和3个“坚持”。一要明确中医药工作的方向，坚持突出中医药特色；二要明确中医药工作的重点，坚持发挥中医药优势；三要明确中医药工作的目标，坚持发展中医药事业。

二是要认真贯彻落实吴仪副总理重要讲话精神，大力实施“六名”战略。这是突出发挥中医药特色优势的重大举措，事关中医药事业发展的大局。“六名”战略涵盖中医医、教、研、产、贸等各个领域，关系到中医药事业的持续健康发展，我们必须高度重视并认真贯彻落实。一要以“名院、名科、名医”为骨干结点，提升中医药服务整体水平；二要以“名厂、名店、名药”为骨干结点，推进中药产业化进程；三要通过实施“六名”战略，促进中医和中药协调发展。

三是要面向基层、面向群众，提供质优价廉的中医药服务，让中医药发展的成果惠及广大人民群众。中医药在我国有着深厚的群众基础，特别是在城市社区和农村基层，广大群众对中医药十分信赖。让群众从中医药发展中得到实实在在的好处，享受到优质的中医药服务，是我们工作的根本出发点和落脚点。一要积极推进城乡中医医疗服务网络建设，建立健全覆盖城乡的中医药服务体系；二要大力加强城市社区和农村基层医疗卫生机构的中医药服务能力建设；三要积极拓宽中医药服务领域。

四是要高度重视中医药教育，大力培养中医药人才。事业成败，关键在人。中医药教育是中医药事业的根基，也是我国教育体系中独具特色和优势的重要组成部分，必须高度重视中医药教育和人才培养工作，为中医药事业发展提供人才保障和智力支持。

五是要加强自身建设，积极营造团结和谐、干事创业的环境和氛围。当前和今后一段时期，是中医药振兴发展的关键时期。发展中医药事业离不开各方面的支持，但归根结蒂要靠中医药行业自身的努力。一要把握形势，坚定信心；二要加强学习，增长本领；三要团结协作，干事创业，进一步营造内部团结、外部和谐的发展氛围。

甘霖代表湖南省人民政府对大会的召开表示热烈的祝贺，她向与会代表介绍了湖南悠久的中医药历史和丰富的中医药资源以及近年来湖南省中医药事业发展的情况。

会议还对“2006年度中华中医药学会科学技术奖”获得者进行了表彰。2006年国家科学技术奖获得者吴以岭、李彭涛、肖小河、曹洪欣、齐明琦、李大鹏被中华中医药学会聘为科技创新首席专家。与会专家还围绕医、教、研等工作中如何突出中医特色、发挥中医优势等问题，进行了广泛交流和研讨。

本次会议由中华中医药学会主办，湖南省卫生厅支持，湖南省中医管理局、湖南中医药大学、国讯医药集团承办，中国中医药报社、健康报社协办。

（中国中医药报）

【全国乡镇卫生院中医科、中药房建设等工作汇报会】

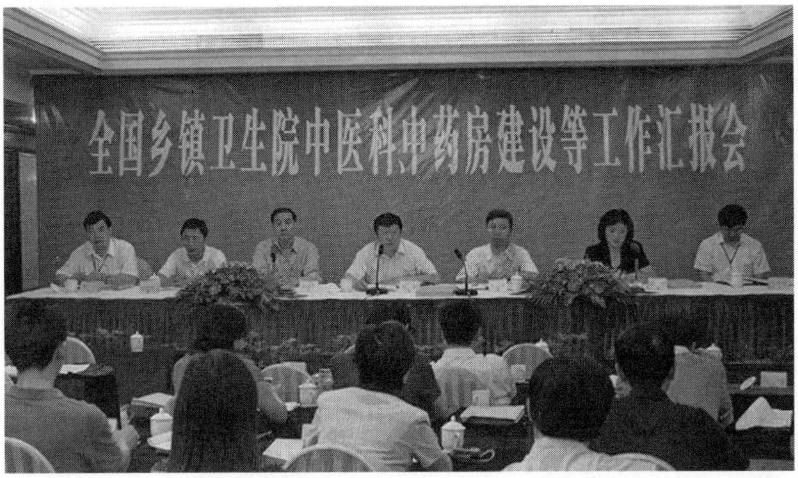

图3 全国乡镇卫生院中医科、中药房建设等工作汇报会在广东肇庆召开

2007年6月22~23日，国家中医药管理局在广东省肇庆市召开全国乡镇卫生院中医科中药房建设等工作汇报会（见图3）。国家中医药管理局副局长吴刚，国家中医药管理局办公室主任王志勇，国家中医药管理局医政司巡视员许志仁、副司长查德忠，广东省中医药局副巡视员张英哲，肇庆市副市长黄玲以及各省、自治区、直辖市卫生厅（局）的分管领导等40多人参加了汇报会。

吴刚副局长介绍了召开这次会议的背景。他指出，这次会议的召开对推动全国乡镇卫生院中医科中药房等的建设，发挥中医药在农村工作中的作用，都具有积极的意义。

为了本次会议的顺利召开，广东省卫生厅副厅长兼省中医药局局长彭炜多次到现场进行指导筹备工作。

肇庆市副市长黄玲介绍了肇庆市的基本情况。抓住建设中医药强省建设的大好机遇，落实中医药服务进农村、进社区的工作要求，肇庆市把加快发展中医药作为落实“建设和谐安康肇庆”战略的重要举措，作为缓解群众看病难、看病贵问题的有力措施，作为培育新经济增长点的重要内容，采取扎实有效措施加快中医药发展。目前，肇庆市已成为广东特色南药生产区之一，农村中医三级医疗服务体系建设走在全省前列。

会上，各代表分别汇报了乡镇卫生院中医科中药房建设以及新型农村合作医疗的进展情况。会议期间，吴刚副局长到肇庆市中医院、华佗医院调研，与会代表参观考察了肇庆高要市的新桥、白土两个乡镇卫生院。

（广东省中医药局）

【开展中医“治未病”试点工作座谈会】 由国家中医药管理局、上海市卫生局主办的上海市开展“治未病”试点工作座谈会暨“‘治未病’健康工程”启动仪式于2007年1月11日举行。卫生部副部长、国家中医药管理局局长王国强，上海市副市长杨定华以及中华医学会副会长白书忠、名老中医颜德馨及陈凯先院士、沈自尹院士、胡之璧院士等领导和专家出席。

上海市卫生局局长徐建光介绍，该市治未病试点工作以实施“治未病健康工程”为抓手，以“治未病”理念为核心，应用融健康文化、健康管理、健康保险为一体的“KY3H健康保障模式”，建立“治未病”服务提供体系、服务技术体系和服务支撑体系，加快发展“治未病”服务网络，开展中医预防保健服务，形成“治未病”理念实现的有效途径和模式，完善相关政策措施，探索构建中医特色预防保健服务体系。上海市卫生局为此成立“治未病”试点工作领导小组、专家咨询组和“治未病”发展研究中心，将在各级中医医院、综合医院、社区卫生服务中心及其他医疗卫生机构中遴选一批“治未病”试点单位，并选择若干个试点区（县）开展试点，加强政府、医疗卫生机构和其他社会资源之间的合作，加快“治未病”服务网络建设。同时，实施“治未病”科研专项计划，围绕开展“治未病”服务的需求，按照“治未病”服务技术体系建设的要求，组织实施一批科研项目，并加强“治未病”人才队伍建设，开展“治未病”理念和知识的宣传推广。

王国强副部长兼局长在讲话中指出，国家中医药管理局认真落实吴仪副总理的指示要求，组织开展了中医“治未病”试点工作，加强宣传和引导，积极探索构建中医特色预防保健服务体系。国家中医药管理局还将于2008年1月25日在北京举行首届“治未病”高峰论坛暨“‘治未病’健康工程”启动仪式，进一步推动“治未病”工作广泛深入地开展。

王国强副部长兼局长表示，国家中医药管理局将上海市作为构建中医“治未病”预防保健服务体系试点市，给予大力支持和积极指导，并希望上海市按照吴仪副总理的指示和国家中医药管理局的要求，精心组织实施，积极探索创新，及时总结经验，不断取得实效，力争经过几年的努力，初步形成特色鲜明、技术适宜、服务规范、群众欢迎的中医“治未病”预防保健服务体系，在开展“治未病”试点工作中发挥引领作用，在构建中医特色预防保健体系方面为全国作出示范。

“治未病”先期试点单位上海曙光医院院长沈远东、岳阳中西医结合医院院长房敏分别汇报了建立“KY3H治未病中心”、开展“治未病”服务的实践和经验。长宁区卫生局局长张平、北新泾社区卫生服务中心主任沈世豪也分别介绍了开展“治未病”试点工作的设想。座谈会上，与会专家对上海市开展"治未病"试点工作、实施"治未病健康工程"的方案进行了专题讨论，并给予了充分肯定。

（中国中医药报）

【全国中医药工作座谈会】 2007年8月29日，全国中医药工作座谈会在北京举行。会议主要任务是以科学发展观和胡锦涛总书记6月25日在中央党校发表的重要讲话为指导，深入贯彻落实温家宝总理、吴仪副总理对中医药工作的重要批示和重要讲话精神，总结上半年工作，部署下半年及今后工作，研究问题，交流经验，进一步统一认识，理清思路，明确任务，深化改革，开创中医药工作新局面，推动中医药事业又好又快发展。

卫生部副部长、国家中医药管理局局长王国强在会上作了"整体思维、系统运行、'三观'互动、科学管理———对中医药工作系统及其运行机制的认识与思考"的主题报告。报告深入分析了当前中医药工作面临的机遇与挑战，从微观、中观、宏观层面，对当前中医药工作系统及其运行机制进行了全面、系统、深刻的阐述。

在微观落实与服务方面，中医药工作的出发点和落脚点是坚持以人为本、医疗保健、服务健康、促进和谐，服务的方式是预防、保健(养生康复)、医疗，服务的要求是体现中医药特色。要树立以人为本、大医精诚的理念；切实维护患者的知情权、选择权、参与权和获得权；努力提高整体思维、辨证施治的能力；运用望闻问切、药针推膳等方法，达到安全有效、简便验廉的效果。

在中观推动与管理方面，要加强中医药行政管理体制建设；加强中医药法规制度和依法行政体系建设；加强中医药服务体系和网络建设；加强中医药临床疾病诊疗方法、技术、设备等科研与服务能力建设；大力实施中医药"六名"发展战略，促进中医药统筹协调发展；加强中医药院校教育、师承教育、继续教育体系建设；加强中医药科普宣传与文化建设；加强中医药信息与统计规范化科学化建设；加强中医药国际合作与交流，加快中医药走向世界的战略；加强中医药队伍的自身建设，内增素质，外树形象。

在宏观调控与保障方面，要建立中医药党政领导科学决策机制；建立健全和不断完善中医药法规体系；坚持中西医、中西药并重方针，将中医药事业纳入卫生发展规划；建立中医药相关部门协调机制，努力构建中医药统一管理、部门分工、协作配合、形成合力的新格局；建立中医药财政保障机制，落实和完善有利于中医药发展的各项财政政策；全面贯彻落实中医药继承创新科技发展规划、中药科研产业发展规划、中医药传统文化发展规划、中医药政策研究与标准化建设规划；加强中医药社会团体、学术组织建设。

王国强副部长兼局长指出，中医药工作是个复杂的系统工程，具有整体性、综合性、层次性、动态性、包容性和目的性，整体观与系统论是指导中医药工作整体思维、系统运行、科学管理的重要理论基础和方法。

与会代表一致认为，报告是以人为本的科学发展观对中医药工作的具体指导和实践，是贯彻落实胡锦涛总书记6月25日重要讲话的具体行动和举措，是中医学整体观和系统论在中医药管理工作中的具体运用和体现，是科学管理中医药工作的思维方式与方法，体现了中医药工作要服务于经济社会发展的全局，体现了中医药事业所有相关领域发展的大局，体现了落实吴仪副总理重要讲话提出的各项要求，体现了当前中医药工作改革发展的主要任务，对指导当前和今后中医药工作具有十分重要的意义。大家还结合各地中医药工作实际进行了热烈的讨论，提出了许多建设性的意见和建议。

全国各省（区、市）主管中医药工作的卫生厅局长，中医药管理局（处）领导，国家中医药管理局各司室和局直属单位的负责同志以及著名中医药专家近200人参加了会议。

（周　颖、柴　玉）

【第三批全国老中医药专家学术经验继承工作继承人出师审核会】 第三批全国老中医药专家学术经验继承工作自2003年开始迄今已基本结束，根据人事部、卫生部、国家中医药管理局关于《全国老中医药专家学术经验继承工作暂行规定》精神，国家中医药管理局会同人事部、卫生部组织专家于2007年9月5日在北京召开了第三批全国老中医药专家学术经验继承结业考核工作出师检查验收会议（以下简称验收会）。人事部专业技术人员管理司范勇巡视员、职称处陈哲浩，卫生部人事司王苏阳副司长，国家中医药管理局人事教育司王明来副司长、张为佳处长和由省中医药管理部门领导和专家组成的专家组参加了会议，于文明副局长出席会议并讲话。验收会由国家中医药管理局人教司洪净副司长主持，教育处赵明处长向专家验收组汇报了三批师承及结业考核工作情况，根据各省结业考核结果，教育处提出审核意见，既对按照规定培养目标和教学要求完成学习任务，成绩合格的877人，建议同意出师，成绩不合格的5人不予出师，4名跟师时间不足者延缓结业。验收组对考核结果和审核意见进行了充分讨论和检查验收，最后达成如下意见：

1. 原则同意教育处审核意见，对成绩合格的877人予以出师；

2. 同意并通过指导老师荣誉证书和继承人出师证书样式；

3. 对推荐优秀指导老师评选条件：限定在承担两批以上继承工作者；

4. 对于终止跟师的继承人进行追踪调查，查明终止原因；

5. 第四批师承工作专家们建议，要注重提高质量，少而精，同时要解决好政策衔接、老师和学生待遇等问题。

于文明副局长最后讲话指出，感谢人事部、卫生部多年来对师承工作的支持和配合，要认真总结三批师承工作的经验，研究制定相关配套政策和激励机制，与教育部、学位办加强沟通，争取师承工作与学位挂钩，使这项突出中医药人才培养特点的工作继续深入下去。

（徐金香）

【全国综合医院中医药工作会议】 继1982年卫生部召开综合医院、专科医院中医科工作会议之后，国家中医药管理局与卫生部、总后卫生部在上海联合召开全国综合医院中医药工作会议，又一次专题研究部署综合医院中医药工作。来自全国31个省（区、市）卫生厅局分管中医药工作的厅局长、中医药管理局局长，中医药管理局医政处处长或卫生厅局中医处处长，卫生厅局医政处处长，新疆生产建设兵团卫生局分管领导、医政处处长，军队各大单位卫生主管部门负责人，部分综合医院代表近300人参加了会议。卫生部副部长刘谦、解放军总后勤部卫生部副部长陈新年出席会议并讲话。会议还表彰命名了北京协和医院、上海复旦大学附属华山医院等105所医院为全国综合医院中医药工作示范单位。会议受到了行业内外的高度重视和积极支持。

（严华国）

【中医药国际科技合作大会】 由科技部联合卫生部、国家食品药品监督管理局、国家中医药管理局、国家知识产权局和世界卫生组织共同举办的中医药国际科技合作大会于2007年11月28～29日在北京召开（见图4）。来自41个国家、地区和国际组织的中医药、主流医药研发和产业界近500位代表，共同探讨进一步推动中医药国际科技合作。国务院副总理吴仪出席会议并做重要讲话。科技部部长万钢、希腊卫生与社会互助部部长阿乌拉莫普罗斯、卫生部部长陈竺、国家食品药品监督管理局局长邵明立和国家中医药管理局局长王国强出席开幕式并致辞。开幕式由科技部副部长尚勇主持。

吴仪副总理在讲话中指出，中医药是中华文化的瑰宝和中华文明的结晶，为中华民族的繁衍昌盛作出了不可磨灭的贡献。中医药也是世界医学宝库中独具特色的财富和人类历史上的伟大发明之一，为世界文明作出了杰出贡献。随着人民生活水平的提高、健康观念的变化和现代医学模式的改变，中医药发展前景十分广阔。中医药作为重要的卫生资源，不仅对许多常见病、多发病疗效显著，而且在重大疑难疾病和新发传染病等防治方面也发挥着重要的作用。当前，人类健康仍然面临着诸多尚未彻底攻克的重大疾病的挑战，为中医药的发展提出了新的课题，也带来了新的机遇；科技进步日新月异，为中医药继承创新提供了强大的智力支撑和技术支撑。中西医发挥各自优势，相互补充配合，潜力巨大，必将在加强疾病预防和保健方面发挥越来越大的作用。

要更加注重中医药的继承与创新，不断增强中医药服务能力，切实加强中医药人才队伍建设，继续加大对中医药事业的支持力度，也就是要坚定不移地大力扶持和发展中医药。

吴仪副总理向大会发出倡议：第一，进一步加强中医药的继承与创新，在推进中医药现代化和国际化中为中医药注入新的生机与活力；第二，丰富和发展中医药的理论体系，深入挖掘并深刻认识中医药理论的科学内涵；第三，加强中医药的知识产权保护，制定符合中医药特色的市场标准和准入办法；第四，加强中医药经验交流与人才培养。

中医药国际科技合作大会由科技部牵头，卫生部、中医药局、食品药品监管局、知识产权局和世界卫生组织共同举办，大会通过了中医药国际科技合作《北京宣言》。

科技部部长万钢在致辞中强调，

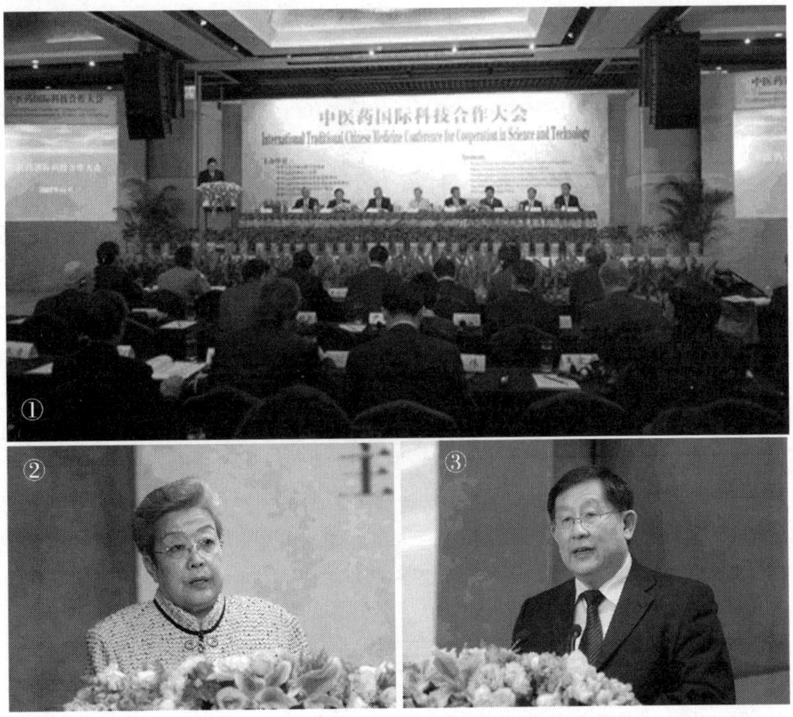

图4 ①2007年11月28～29日，中医药国际大会在北京召开； ②国务院副总理吴仪出席大会并做重要讲话； ③科技部部长万钢讲话

吴仪副总理强调，中国政府历来高度重视中医药事业的发展，并把“中西医并重”作为医疗卫生事业发展一贯坚持的方针，始终强调

国际医药发展趋势和人类对健康的追求是中医药创新的动力。当今世界科学，特别是包括生物医学在内的生命科学，出现了从分析向综合、

从局部向整体的发展趋势，也使得中医药的整体观念、天人合一的价值被重新认识。解决中医药发展中的关键科学技术问题，将为新兴的科学领域提供创新理念，帮助扩展现有对健康、疾病和治疗的理解。可以预见，中医药等传统医药将成为科技重大原始创新的源泉和基础平台，中医药国际科技合作的领域和前景是广阔的。

卫生部部长陈竺提出，应充分认识中医药学所蕴含的丰富学术和实践价值，充分认识中医药学理论与实践对当代医学的启示作用，充分认识加强中医药学科学研究的重要意义。在中医药的科学研究中要坚持中医的整体观、辨证施治、"治未病"等核心思想，以提高临床疗效为根本出发点，探索和组织多中心随机对照研究，积极利用多学科的交叉融合，营造宽松民主的学术氛围，促进中医药理论的发展水平和实践能力的提高。

随着《中医药国际科技合作规划纲要》和《中医药创新发展规划纲要》的颁布以及"中医药国际科技合作计划"的启动，中医药越来越受到世界各国和相关国际组织的关注。这次大会是迄今为止举办过的最高规格的中医药科技合作的国际性会议，旨在增进国际社会对中医药的了解，提升中医药的研发水平，弘扬中医药文化，加快中医药国际化和现代化进程。

大会在国内外中医药、主流医药研发和产业界中引起了积极的反响和高度的参与热情，希腊、法国、意大利、英国等国家率代表团出席大会。在部长论坛中，来自马来西亚、老挝和我国香港等国家和地区的12位部长、副部长或副部长级官员向与会代表介绍各自国家的医药国际科技合作政策和现状。

为期2天的大会分为全会和分会论坛。在全会上，有34位知名专家和企业家代表分别就中医药及传统药物的研究现状和进展、中医药的临床与应用、中医药国际合作的机遇和挑战、中医药知识产权保护和分享、信息平台建设等议题作主题发言。

大会还分为政策法规和知识产权、中药、中医3个小组进行分组交流，与会代表就推进适合中医药国际化的政策法规和建立标准体系、保护中医药知识产权、建立中医药国际科技合作的长效合作机制、开展"计划"专家委员会筹委会的工作等主要议题进行了广泛的交流和讨论。在大会闭幕式上，与会代表共同发表《中医药国际科技合作北京宣言》，宣布"计划"专家委员会筹委会成立并公布委员名单，这将是一支具有国际水平的专家队伍。

（国家中医药管理局）

优秀文化，共享健康和谐"为主题的"中医中药中国行"大型科普宣传活动（见图5）。通过在全国范围内举办义诊咨询、科普讲座、文化表演、中医大篷车万里行等多种形式的科普宣传活动，集中展示中医药悠久的历史、科学的理论、独特的方法、良好的疗效，让社会了解中医药为中华民族繁衍生息所作出的巨大贡献，了解中医药在维护人民健康、促进经济社会发展、弘扬我国优秀传统文化等方面的重要地位和作用，使广大人民群众了解中医、认识中医、感受中医，让中医药惠及千家万户，为大众健康服务。

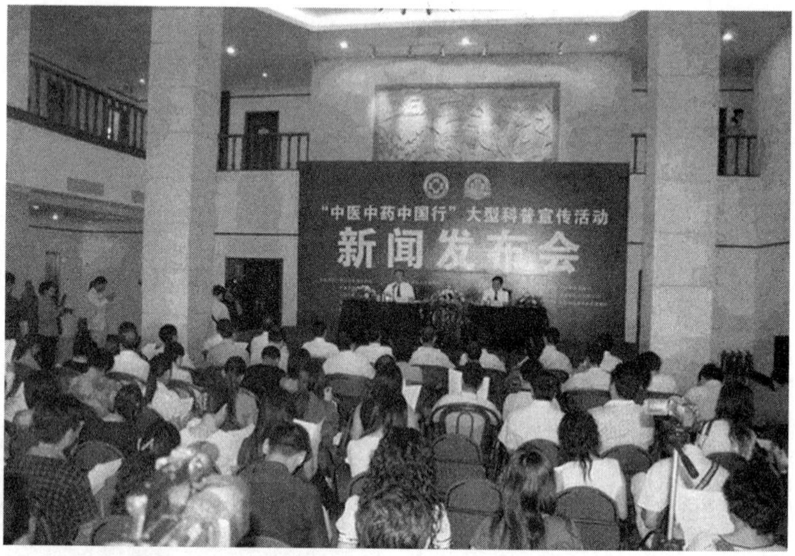

图5 2007年6月14日，卫生部副部长、国家中医药管理局局长王国强在北京举行的新闻发布会上宣布，由国家中医药管理局联合16个部委局共同主办的"中医中药中国行"大型科普宣传活动于2007年7月正式启动

【中医中药中国行】

◆ **2007年组织开展中医中药中国行活动**

2007年，国家中医药管理局联合中宣部、全国人大教科文卫委员会、全国政协教科文卫体委员会、教育部、科技部、劳动和社会保障部、农业部、卫生部、国家人口和计划生育委员会、国家广播电影电视总局、国家食品药品监督管理局、总后卫生部、中华全国总工会、共青团中央、中国科学技术协会、中华慈善总会16个部委和单位共同组织开展了以"传承中医国粹，传播

"中医中药中国行"活动计划用3年完成，2007年先后在北京、厦门、河北、山西、辽宁、吉林、黑龙江、广东8省、市和香港特区举办了160场活动，地级以上城市参加现场活动的群众近60万人；发放科普宣传资料百万余套，赠送科普图书15万册；各地义诊咨询现场服务群众40万人，组委会捐赠医疗设备价值近2500万元，组委会直接组织培训农村和城市社区中医药人员3万余人；中医大篷车先后奔赴22个活动点，深入农村、社区、厂矿、部队和学校，送医送药，义诊咨询，总行程

1.3万公里，接待群众1.5万人。活动达到了宣传中医药，使广大群众认识、了解和感受中医药的目的，取得了满意效果。

（欧阳波）

◆“中医中药中国行”（2007）组委会

主　　任：

王国强　卫生部副部长、国家中医药管理局局长

常务副主任：

房书亭　国家中医药管理局副局长

副主任：

董俊山　中宣部宣教局副局长

宋　森　全国人大教科文卫委员会人口卫生体育室主任

张文康　全国政协教科文卫体委员会副主任

吴建伟　教育部农林医药教育协调办公室主任

刘燕华　科技部副部长

胡晓义　劳动和社会保障部副部长

危朝安　农业部副部长

江　帆　国家人口和计划生育委员会副主任

胡占凡　国家广播电影电视总局副局长

张敬礼　国家食品药品监督管理局副局长

陈新年　总后卫生部副部长

乔传秀　中华全国总工会副主席、书记处书记

刘可为　共青团中央宣传部部长

程东红　中国科学技术协会书记处书记

邓铜山　中华慈善总会副会长

吴　刚　国家中医药管理局副局长

于文明　国家中医药管理局副局长

李大宁　国家中医药管理局副局长

成　　员：

王志勇　国家中医药管理局办公室主任

蒋　健　国家中医药管理局办公室副主任兼新闻办主任

姜在旸　国家中医药管理局人事教育司司长

闫树江　国家中医药管理局政策法规与监督司司长

许志仁　国家中医药管理局医政司巡视员

高思华　国家中医药管理局科技司司长

张　奇　国家中医药管理局国际合作司司长

杨　锐　国家中医药管理局直属机关党委常务副书记

孙　涛　国家中医药管理局机关服务局局长

陈贵廷　中国中医药报社社长

谢阳谷　北京市中医管理局局长

王振邦　河北省中医药管理局局长

文　渊　山西省卫生厅中医管理局局长

董德刚　辽宁省卫生厅副厅长

邱德亮　吉林省卫生厅副厅长兼中医药管理局局长

索天仁　黑龙江省卫生厅副厅长兼中医药管理局局长

彭　炜　广东省卫生厅副厅长兼中医药局局长

曾超英　厦门市卫生局副局长

王国辰　中国中医药出版社社长

李怀荣　中国中医科学院党委书记

曹洪欣　中国中医科学院院长

李俊德　中华中医药学会秘书长

王桂华　中国中药协会副会长

穆大伟　中国中西医结合学会秘书长

刘保延　中国针灸学会秘书长

诸国本　中国民族医药学会会长

李振吉　世界中医药学会联合会副主席兼秘书长

组委会下设办公室

主　任：王志勇

副主任：蒋　健、陈贵廷

成　员：赵文华、李　昱、陈伟、朱海东、关树华、刘志旭、王华章、濮传文、胡京京、陆静、何春生、吴宝康、胡秀英、王一安、屠志涛、韩同彪、赵红娟、冷荣久、丛丹江、靳万庆、甘远宏、孙　健

◆ 面向基层　服务农村　惠及百姓　传承中医国粹　传播优秀文化　共享健康和谐“中医中药中国行”大型科普宣传活动

主办单位：

国家中医药管理局

中共中央宣传部

全国人大教科文卫委员会

全国政协教科文卫体委员会

中华人民共和国教育部

中华人民共和国科学技术部

中华人民共和国劳动和社会保障部

中华人民共和国农业部

中华人民共和国卫生部

国家人口和计划生育委员会

国家广播电影电视总局

国家食品药品监督管理局

中国人民解放军总后卫生部

中华全国总工会

共青团中央

中国科学技术协会

中华慈善总会

承办单位：

中国中医药报社

相关省（区、市）中医药管理部门

执行机构：

北京纵横杏林广告有限公司

肇远世纪国际广告传媒（北京）有限公司

协办单位：

中国中医药出版社

中国中医科学院

中华中医药学会

支持单位：

中国中药协会

中国中西医结合学会
中国针灸学会
中国民族医药学会
世界中医药学会联合会

指导思想：

以邓小平理论和“三个代表”重要思想为指导，认真贯彻党的十六大和十六届六中全会精神，全面落实科学发展观，认真落实吴仪副总理在2007年全国中医药工作会议上的重要讲话精神，紧紧抓住中医药发展的良好机遇，深入广泛地开展中医药科普宣传，为中医药发展营造良好的社会环境。

目的意义：

通过在全国范围内举办大规模的中医药科普宣传活动，集中展示中医药悠久的历史、科学的理论、独特的方法、良好的疗效，让社会了解中医药为中华民族繁衍生息所作出的巨大贡献，了解中医药在维护人民健康，促进经济社会发展，弘扬我国优秀传统文化等方面的重要地位和作用，使广大人民群众了解中医、认识中医、感受中医，让中医药惠及千家万户，为大众健康服务。

活动时间：

“中医中药中国行”活动计划历时3年，2007年7～11月为活动的第一阶段。

活动项目：

第一阶段：在北京、河北、山西、辽宁、吉林、黑龙江、广东的省会城市、地级市、中药材基地开展城市科普宣传活动；以上城市进入社区的义诊健康服务活动；向社区医生、乡村医生赠送中医书籍活动；捐赠医疗物资活动；组建大篷车队深入乡村、厂矿、油田、学校、部队以及基层医疗机构送医送药送健康服务活动；庆祝香港回归10周年的香港中医药活动；全国中医药文化大学生电视辩论赛活动；拍摄中医纪录片和专题片活动等。

活动进程：

2007年第一阶段2007年6月14日“中医中药中国行”新闻发布会，2007年7月上旬举行“中医中药中国行”全国启动仪式暨北京启动仪式，2007年7～11月全国活动和大篷车活动，2007年9月大学生中医药文化电视辩论赛。

活动口号：

发展中医，利国利民；发展中医药，健康你我他；发展祖国医学，造福人类健康；弘扬传统文化，服务大众健康；传播中医文化，打造健康生活；您的健康，我的责任；发挥中医优势，护佑百姓安康；弘扬国粹，惠泽民众。

主要内容：

1. “中医中药中国行”活动全国启动仪式暨北京站启动仪式：

2007年7月上旬在北京中华世纪坛举行“中医中药中国行”活动全国启动仪式暨北京站启动仪式，党和国家领导人、各主办单位领导、北京市领导将出席启动仪式，同时举行“中医中药中国行”向社区、乡村医生的赠书仪式和大篷车的授旗仪式，并宣布活动启动。

2. “中医中药中国行”活动城市现场活动：

（1）现场科普宣传活动（在90个城市广场开展）。

时间：2007年7～11月

地点：各省省会城市、地级城市所在地广场

主要内容：（广场）

当地党政领导、中医药管理机关领导为分站启动仪式剪彩、致辞；

向社区中医从业人员和乡村卫生人员赠书仪式；

科普知识资料的发放，每一个地点发放一万份，同时发放收集三千份中医药相关情况调查表；

中医药科普宣传百米展廊（申请世界非物质文化遗产展，中医药防病基础知识展，中医药历史文化展，名医、名院、名科、名厂、名药、名店展等）；

中医文化体育表演（太极扇、太极剑、太极拳等）；

中医药文化知识现场互动参与活动；

一招三式授中医；

中医义诊咨询活动；

“弘扬国粹、爱我国医”的签名墙签名活动；

中医大采访活动。

（2）走进社区健康服务活动（走进4000个社区）。

向社区医院中医医师赠书活动，确定城市的社区医院，请各社区医院组织人员到各活动现场领取赠阅的中医图书。

城市各社区医院张贴中医科普宣传画，发放中医科普宣传册和单页。

走进百家社区，提供健康咨询、开办健康讲座、发放科普资料、调查健康状况；为社区居民提供中医特色的便民服务等；城市的中医院开辟知识橱窗，开展科普书籍发放工作、义务咨询工作；为贫困人员提供义务医疗咨询和健康体检。

每家中医院组织3场以社区医院医生为主要对象的精品讲座、10场以社区居民为对象的健康讲座。

在中国中医药报上组织一次《我与中医药》的征文活动。

3. 中医大篷车万里行活动。

组织由一辆大篷车、4辆越野车、2辆多功能车和1辆指挥车组成的中医大篷车队，携带流动舞台、科普资料、捐赠物资、医疗队伍、宣传队伍，走进农村、山区、厂矿、油田、学校、部队、边防哨所等地开展义诊咨询、赠送书籍、科普讲座、技能培训等工作。

在以上地区进行专家义诊咨询和健康教育，中医中药防治疾病示范，慰问贫困农民，开展健康调查；宣讲新农村合作医疗制度等。慰问军烈属，开展送医送药、送慰问款等活动；在以上地区乡村卫生院开展培训、讲座和建立常年扶助计划，捐助医疗物资等；组织贫困山区乡村卫生院与城市医院建立实习和定期寻访计划。

形成一道亮丽的中医风景线，一支流动的中医药宣传队。

4. 赠书和派发资料活动。

“中医中药中国行”活动将发送近20万册《乡村中医实用技术》、《社区中药实用技术》、《中医药知识普及读本》和科普知识读本，发送近300万册科普小册子、3000万张宣传单页、500万份中国中医药报特刊等，使群众在日常生活中了解中医和中药。

5. *物资捐赠活动。*

“中医中药中国行”活动将向乡村卫生院和农村居民捐赠价值两千万元的医疗物资、生活物资，把党和政府的关怀和温暖带到基层，带给群众。

6. *庆祝建军80周年活动。*

为庆祝建军80周年，“中医中药中国行”活动和部队医院配合，走进部队、边防哨所，走进革命老区，慰问战士和军烈属等。

7. *大学生辩论赛活动。*

赛程：2007年6月底前，组织专家组进行辩论赛题目的筛选，确定健康大讲堂讲座专家，2007年7月确定参加辩论赛的8所大学，2007年7～8月健康大讲堂走进大学校园，邀请中医行业相关专家进大学进行相关宣传，普及中医药知识，宣传中医药文化。由各学校协调教室并组织讲座；校园内悬挂条幅，张贴海报与展板。

传播方式：本次辩论赛初赛将通过“中医中药中国行”官方网站做图文直播。半决赛将通过CCTV－10（科教频道）录播，决赛将通过CCTV－10（科教频道）进行现场直播。

8. *香港站活动。*

为了庆祝香港回归10周年，“中医中药中国行”活动将走进香港，开展丰富多彩的中医文化和科普宣传活动。

9. *电视节目活动。*

为了扩大活动的影响度，增强与大众的互动，更好地利用电视媒体这种最广泛、最有影响力的传播形式，树立正确的舆论导向，使“中医中药中国行”活动效果得以有效的延伸，活动成果的影像资料得以留存，利用活动营造广大人民群众关注中医药的良好氛围，同时策划制作播出2项配套电视媒体节目，保障中医药科普宣传活动的顺利延续，形成持久的社会关注度，为中医药发展打下坚实的群众基础发挥作用。

10. *《中医药堂文化》纪录片。*

“堂”是传统中医药企业和品牌的缩影，“堂”的历史是中医药的历史缩影。我们集中精力制作折射出国医科学和文化演进历程的“堂”文化系列纪录片（8～10集）。这些百年老店的起伏和重新振兴是反映中医中药文化的重要内容之一。该系列纪录片将在电视专题里向广大观众陆续播映。同时约20家“堂”的事迹在报纸上刊登连载，扩大“堂”文化的知名度和影响力。整理出版“堂”文化系列丛书《中国堂》，该丛书也是各个中医药老字号的传记，具有历史价值，同时拍摄《中华医圣》节目。

支持媒体：

中国中央电视台、新华社、中新社、人民日报、中央人民广播电台、中国国际广播电台、经济日报、光明日报、中国日报、科技日报、中国教育报、农民日报、工人日报、中国改革报、健康报、解放军报、中国妇女报、中国青年报、北京晚报、中国医药报、人民政协报、健康时报、中国卫生画报、中国体育报、医药经济报、文汇报、新华网、人民网、新浪网、网易网、搜狐网、雅虎网、中华网、千龙网等。

活动效果：

2007年第一阶段活动效果：

9个省、直辖市和特别行政区；

90个城市现场活动；

900个乡村卫生培训活动和健康服务农民行动；

900场新农合宣传和卫生培训、健康讲座；

9000个社区科普和健康服务活动；

900000册乡村医生医疗指导书籍的发放；

900000名乡村医生的中医文化活动；

900000人参与的现场大型科普活动；

9000000份科普资料的发放；

90000000人媒体受众；

1300000000人共享健康和谐；

通过“中医中药中国行”的活动，把中医药文化精髓传下去，中医药的健康理念带下去，中医药的健康服务做下去，中医药的正确认识和使用观念建立起来，中医药的教育、培训延续下去。

◆“中医中药中国行”工作交流会在广州举行

2007年11月26日，2007年“中医中药中国行”工作交流会在广州举行。卫生部副部长、国家中医药管理局局长王国强，副局长房书亭，香港特别行政区政府卫生署副署长谭丽芬等领导出席会议，来自北京、吉林、广东等省市中医药管理部门的代表200多人参加了会议。

会上，王国强副部长兼局长发表了重要讲话，他充分肯定了2007年中医中药中国行活动所取得的成绩，再次强调了活动的意义和作用，并对明年的活动提出了明确要求。

房书亭副局长代表中医中药中国行活动组委会，就2007年活动情况作了报告。他说，中医中药中国行大型科普宣传活动目前已经先后走进北京、厦门、河北、山西、辽宁、吉林、黑龙江和香港，在各地掀起了一股一股的热潮。活动启动以来，得到了各级领导的高度重视和大力支持；行业内外积极动员，充分发动，广泛参与；活动内容丰富，形式多样，精彩引人；活动因地制宜，亮点频出，高潮迭起；能发挥新闻媒体作用，及时充分报道活动开展情况，形成舆论声势。各地地级以上城市参加现场活动的群众达40多万人，共发放科普宣传资料近百万套，赠送科普图书15万册，发放中国中医药报特刊近百万份，发放中医认知度调查表近6万份。广大群众进一步认识到中医药悠久的历史、科学的理论、独特的方法和良好的疗效，从而更多地选择中医药，受益于中医药。活动现场征集到“弘扬国粹、爱我国医”签名7万个，充分证明发展中医药深得民心，深孚众望。各地义诊咨询现场服务群众超过21万人，组委会捐赠医疗设备价值总计近2000万元，培训农村和城市社区中医药人员2万余人。中医大篷车先后奔赴22个活动点，总行程1.3万公里，随车义诊专家计400多人次，接待群众1.5万人，发放中医药科普资料8万份，访问因病致贫户20户，赠送药品价值20余万元。他指出，2007年工作的经验主要为：各级领导高度重视是活动取得成效的关键，有关部门大力支持配合是活动取得成效的重要保障，各方面力量广泛参与是活动取得成效的重要基础，因地制宜是活动取得成效的重要方法，内容和形式的创新是活动取得成效的重要条件。

房书亭副局长强调，中医中药中国行活动是中医药科学知识的大普及、支持中医药事业发展的大宣传、中医药博大精深文化的大弘扬。2008年，中医中药中国行活动将走进天津、内蒙、上海、江苏、浙江、安徽、福建、山东、陕西、甘肃、青海、宁夏、新疆、广西等14个省、市、自治区。要以学习宣传和贯彻落实党的十七大精神为契机，以党的十七大精神为指导，坚持政府主导性、社会公益性、各方面广泛参与性的原则，面向基层、面向农村、惠及百姓，进一步把这项活动办好。

房书亭副局长对明年的活动提出了4项具体要求：一是提高认识，明确目的。举办这项活动，是贯彻党的十七大精神，宣传党和国家的中医药方针政策，认真贯彻落实中央对中医药工作的重要指示和吴仪副总理重要讲话精神的实际行动；是弘扬祖国传统文化，传播中医药科学知识，发展中医药事业的生动体现；是发挥中医药特色优势，满足群众医疗保健需求，服务百姓健康的具体实践。二是加强领导，精心组织。要高度重视，把这项工作列入重要议事日程，主动向分管党政领导汇报，赢得支持；要增强合作意识，提高协调能力，争取更多部门加入本地的活动组委会，形成扶持促进中医药事业发展的合力；要认真策划，研究制订工作方案，创新形式，形成亮点，精心组织，确保方案落到实处；特别要注意少数民族地区民族医药科普宣传工作。三是惠及百姓，务求实效。要深入了解百姓所想，贴近百姓所需，把解决群众最关心、最直接、最现实的预防、保健、养生、医疗、康复问题作为活动的重点内容，进一步突出"惠及百姓"的目的，成为"民心"工程。四是点面结合，全国联动。除明年14个省区市启动此项工作之外，其他省区市也要紧紧围绕促进中医药进农村、进社区、进家庭、进学校、进厂矿、进军营，深入开展形式多样的中医药文化传播和科学普及活动，形成点面结合，全国联动的格局，扩大声势和影响，促进中医药科普宣传工作的可持续发展。

吉林省卫生厅副厅长兼省中医药管理局局长邱德亮、香港卫生署赵佩燕女士、河北省保定市卫生局局长杨运杰分别介绍了本地区举办中医中药中国行活动的成功经验。全国组委会活动组组长吴宝康和经济日报社记者韩霁分别从活动执行者和随行记者的角度谈了个人体会。会上还对2007年中医中药中国行活动中表现突出的地区、单位和个人进行了表彰。共有9个省市地区获得组织奖和特别组织奖，22个地市、单位获得创意奖，7家企业获得突出贡献奖和贡献奖，24人获得优秀工作者奖。

◆"中医中药中国行"（2007）表彰名单

一、组织奖

中医中药中国行北京市组委会

中医中药中国行河北省组委会

中医中药中国行山西省组委会

中医中药中国行辽宁省组委会

中医中药中国行吉林省组委会

中医中药中国行黑龙江省组委会

中医中药中国行广东省组委会

中医中药中国行厦门市组委会

特别组织奖

中医中药中国行香港组委会

二、创意奖

北京：密云区、房山区

河北：保定市、邯郸市、唐山市

山西：长治市、运城市、临汾市

辽宁：辽阳市、盘锦市、铁岭市

吉林：辽源市、白山市、白城市

黑龙江：绥化市、黑河市、齐齐哈尔市

广东：广州市、深圳市、湛江市、江门市、广州中医药大学

三、突出贡献奖

以岭医药集团

北京华锋行电子技术有限责任公司

贡献奖

山东东阿阿胶股份有限公司

河南宛西制药股份有限公司

北京北大维信生物科技有限公司

通化东宝药业股份有限公司

北京东华原医疗设备有限责任公司

四、优秀工作者

陈　勇（北京市中医管理局）

黄　毅（《北京中医》编辑部）

韩同彪（河北省中医药管理局）

郭领波（保定市卫生局中医处）

李俊峰（山西省卫生厅）

文　渊（山西省卫生厅中医管理局）

付维利（辽宁省中医管理局）

赵　午（沈阳市卫生局）

孟庆彬（吉林省中医药管理局）

孙艳静（长春市卫生局中医处）

靳万庆（黑龙江省中医管理局）

刘世斌（哈尔滨市卫生局中医处）

彭　炜（广东省卫生厅、省中医药局）

甘远洪（广东省中医药局）

孔祥廉（中山市中医院）

赵佩燕（香港卫生署）

张秀玲（香港卫生署）

孙　健（厦门市卫生局）

王　双（秘书组成员，国家中医药局新闻办）

孟昭艳（新闻组成员，中国中医药报社）

任　壮（材料组成员，中国中医药报社）

王春鸣（综合组成员，中国中医药报社）

吴保良（保卫组成员，中国中医科学院）

武修成（活动组成员，中国中医药报社）

（国家中医药管理局）

重要工作篇

重要工作篇

一、学习贯彻党的十七大精神

【关于学习宣传党的十七大精神工作方案（国中医药机党宣〔2007〕21号）】 各直属单位党委（总支、支部），局机关各支部：

党的十七大召开在即，认真学习、宣传、贯彻、落实十七大精神，是当前和今后一个时期的重大政治任务。为把学习宣传十七大精神的工作落在实处，根据党组工作部署，特制定以下学习宣传十七大精神工作方案。

一、抓好学习工作

认真抓好会前、会中和会后的收看收听、传达学习等工作。

1. 10月12日通知各单位做好收看收听十七大开幕式和其他新闻发布会、记者招待会等实况转播的准备工作。开会时间正式明确后立即再通知。收看收听后尽快收集和上报党员群众反响。

2. 会后及时组织传达学习，拟请局十七大代表作报告，传达十七大精神。党委要为党组中心组学习做好服务工作。并根据党组工作部署，起草党组学习贯彻十七大精神的通知。

3. 接到中央国家机关工委学习贯彻通知后，立即根据工委和党组通知精神和要求，起草党委关于学习贯彻十七大精神的通知，部署有关工作，提出具体要求。

4. 党委及时下载和编发、购买和发放有关学习材料。

5. 根据党组工作部署，党委分期分批组织局机关和直属单位处级以上领导干部培训班，采取辅导报告、研讨、答题等形式，开展为期3天左右的短期集中培训，专题深入学习研讨十七大精神。

6. 各级党组织要运用集中学习研讨、报告会、看辅导光盘、交流会、知识竞赛、支部活动等形式，开展内容丰富、形式多样的学习活动。

7. 党委组织开展联系实际学习贯彻十七大精神的主题征文活动。

二、加强宣传工作

运用报刊、网络、宣传栏等多种载体，集中宣传报道十七大精神和学习贯彻工作，形成良好的宣传声势和学习氛围。

1. 中国中医药报社做好大会期间有关十七大精神的重点新闻报道宣传。

2. 局内网、局政府网开设专题窗口和专页，分为十七大报道（包括新闻报道、社论、评论、政治报告全文等）、工作文件、相关辅导材料（分为文字辅导材料和视频辅导讲座）、各部门各单位学习贯彻工作的进展情况、学习体会交流（包括设立优秀征文专栏）等。

3. 各单位网站加强对十七大精神的宣传和学习贯彻十七大精神工作情况的报道。

4. 局机关和各单位还要充分利用宣传栏、黑板报等多种形式，宣传十七大精神，宣传学习贯彻工作，宣传交流学习体会。

5. 各单位要及时向局党委报送学习贯彻十七大精神的工作情况简报，简报在内外网上刊登。

三、做好贯彻工作

学习领会十七大精神，必须坚持学用结合、学以致用的马克思主义学风，切实落实到指导实践、推动工作上来。

1. 学习贯彻十七大精神要紧密结合思想实际和工作实际，用十七大精神统一思想、统一意志、统一行动、统领工作，切实把十七大精神贯彻落实到本部门本单位的实际工作中。

2. 各部门各单位以十七大精神为指导，制定好2008年的工作计划、要点和任务，做好今后一个时期的工作规划。

3. 继续深入研究中医药发展的重大理论与实践问题。

4. 继续加强领导干部作风建设，在局机关深入开展学习型组织、服务型机关和和谐团队建设活动。

5. 按照十七大精神要求，继续深入开展党风廉政建设和反腐败工作，继续加强行业作风建设和精神文明建设，继续深入推进治理商业贿赂各项工作。

四、推进党建工作

按照十七大精神和党要管党、从严治党的要求，认真推进党的建设新的伟大工程，努力把局机关和直属单位党建工作提高到新的水平。

1. 协助党组制定好学习中心组近期学习计划和2008年学习计划。

2. 按照十七大精神和要求，继续做好日常工作，制定党委2008年工作要点，全面推进局机关和直属单位基层党组织的思想、组织、作风、制度和党风建设。

3. 组织开展党建工作调研，查找问题，研究措施，突出重点，分类指导，使党建工作更好地适应形势发展要求，真正发挥政治核心和战斗堡垒作用。

4. 认真执行关于贯彻落实保持党员先进性长效机制的党建工作各

项制度、“三重一大”必须集体讨论决定制度、发扬党内民主有关制度和党风廉政建设责任制等为重点内容的一系列党建工作制度，推动党建工作规范化、制度化建设。

5. 工青妇等群团组织根据上级群团组织工作部署，结合自身工作特点，积极做好有关学习、宣传和贯彻工作。

6. 着力加强党务干部队伍及其后备队伍建设。

（国家中医药管理局直属机关党委）

【国家中医药管理局党组关于认真学习贯彻落实党的十七大精神的意见（国中医药党组〔2007〕10号）】

各直属单位，局机关各部门：

为了深入学习宣传贯彻党的十七大精神，用十七大精神统一局直属机关干部职工的思想和行动，奋力推进中医药和民族医药事业发展，奋力开创中医药工作的新局面，现提出以下意见：

一、充分认识学习宣传贯彻党的十七大精神的重要意义

党的十七大是在我国改革发展关键阶段召开的一次十分重要的大会。大会通过了关于十六届中央委员会报告的决议、关于中央纪律检查委员会工作报告的决议、关于《中国共产党章程（修正案）》的决议，选举产生了新一届中央委员会和中央纪律检查委员会。党的十七大高举旗帜，继往开来，求真务实，开成了一个团结的大会，胜利的大会，奋进的大会，是我们党、我们国家和中华民族发展史上的又一个重要里程碑。

认真学习贯彻党的十七大精神，关系党和国家工作全局，关系中国特色社会主义事业长远发展，对于统一全党思想，集中全党智慧，凝聚全国各族人民力量，承前启后，继往开来，坚定不移地全面推进中国特色社会主义伟大事业和党的建设新的伟大工程，夺取全面建设小康社会新胜利，加快推进社会主义现代化，开创中国特色社会主义事业新局面，实现中华民族伟大复兴具有重大的战略意义和深远的历史影响。

认真学习贯彻党的十七大精神，关系卫生和中医药事业改革发展大局，关系人民群众的切身利益，关系实现全面建设小康社会的奋斗目标。十七大报告为我们探索和实践中国特色医药卫生事业发展道路指明了方向。特别是十七大报告中关于坚持中西医并重，扶持中医药和民族医药事业发展的重要论述，对于中医药事业（包括民族医药，下同）在党的全局工作中的地位和作用，对于我们不断推进继承创新，发挥特色优势，坚定不移地发展中医药事业，努力开创中医药工作新局面必将发挥重要作用，产生深远影响。

二、全面准确深入学习领会党的十七大精神

局直属机关各级党组织要组织领导干部和党员群众认真研读党的十七大文件，原原本本学习党的十七大报告和党章，全面准确学习领会党的十七大精神，进一步提高认识，统一思想，明确方向。

要深刻领会党的十七大的主题，坚定不移地高举中国特色社会主义伟大旗帜；要深刻领会党的十六大以来党和国家取得新的重大成就，更加自觉地贯彻党的理论和路线方针政策；要深刻领会改革开放的伟大历史进程和宝贵经验，坚定不移地坚持改革开放，不断巩固和发展改革开放的成果；要深刻领会中国特色社会主义道路和中国特色社会主义理论体系，全面准确地把握这条道路和这个理论体系的精髓和实质；要深刻领会科学发展观的科学内涵、精神实质和根本要求，增强贯彻落实科学发展观的自觉性和坚定性；要深刻领会实现全面建设小康社会奋斗目标的新要求，为夺取全面建设小康社会新胜利而奋斗；要深刻领会社会主义经济建设、政治建设、文化建设、社会建设等方面的重大部署，努力促进各项事业协调发展、共同进步；要深刻领会以改革创新精神全面推进党的建设新的伟大工程，使党始终成为中国特色社会主义事业的坚强领导核心。要通过学习，真正弄懂弄通党在我国改革发展关键阶段举什么旗、走什么路、以什么样的精神状态、朝着什么样的发展目标继续前进等重大问题。

作为中医药工作者，还要深刻领会党的十七大提出的人人享有基本医疗卫生服务的战略目标和建立基本医疗卫生制度、提高全民健康水平的战略部署；深刻领会卫生改革在我国改革发展全局中的重要地位和承担的历史任务；深刻领会中医药在中国特色医药卫生事业中的重要地位和作用。要更加深刻领会十七大报告提出的坚持中西医并重和扶持中医药和民族医药事业发展的工作方针和要求的重大意义。要通过学习，进一步坚定发展中医药事业的信心和决心，增强发展中医药事业的忧患意识、机遇意识和责任感、使命感，创新发展中医药事业的思路和方法，明确发展中医药事业，服务百姓，促进健康和谐的目标和方向，使中医药发展为探索和实践具有中国特色的医药卫生事业发展道路作出应有的贡献。

三、坚持理论联系实际，学以致用，用以促学

学习贯彻党的十七大精神，要坚持理论联系实际的马克思主义学风，紧密联系本单位本部门的工作实际，紧密联系广大党员的思想实际，坚持学以致用、用以促学、注重问题，把用党的十七大精神武装头脑、指导实践、解决问题、推动工作作为学习的出发点和落脚点，务求取得实效。

各级党组织要创造性地开展学习贯彻党的十七大精神的工作，要结合中医药事业发展的历程，与学习贯彻党的十六大以来中央对中医药工作的一系列重要指示精神结合起来，运用多种形式，组织广大干部职工深入思考中医药系统和本单位如何深入贯彻落实党的十七大精神和科学发展观；深入思考中医药系统和本单位如何研究解决影响和制约中医药事业发展的关键矛盾和问题；深入思考中医药系统和本单位如何联系实际，为推进中医药继承与创新、不断开创中医药工作新局面作贡献；深入思考中医药传统文化如何在社会主义文化大发展大繁荣中发挥作用；深入思考中医药系统和本单位如何进一步明确具体奋斗目标，提出改革发展的新思路、新举措，确定明年中医药工作的思路和重点；深入思考中医药系统和本单位如何加强党的领导和党的建设，不断提高执政能力和水平，提高拒腐防变能力；深入思考中医药系统和本单位如何开展好学习型组织、服务型机关、和谐团队创建活动，切实做到内增素质、外树形象，以崭新的精神风貌，承担起中医药事业改革发展的历史责任。

要通过学习宣传党的十七大精神，把科学发展观贯彻落实到中医药改革发展的各个方面；按照以人为本、执政为民的要求，在建立基本医疗卫生制度中更好地发挥中医药的特色、优势和作用，努力解决群众看病就医问题，使群众共享医疗卫生体制改革的成果和中医药医疗保健的服务，促进社会和谐；不断加强各级党组织的思想、组织、作风、制度和反腐倡廉建设，加强局直属机关自身建设，营造团结和谐、奋发有为的发展氛围。

四、切实加强对学习宣传贯彻党的十七大精神的组织领导

学习贯彻党的十七大精神，要认真落实领导责任制，充分发挥领导干部示范带头作用。局机关和直属单位各级党组织要实行书记责任制，切实加强对学习贯彻党的十七大精神的组织领导，周密部署，精心实施，稳步推进，扎扎实实地把学习贯彻党的十七大精神不断引向深入。

各级领导班子要按照中央文件精神和党组的工作部署和要求，结合本单位本部门实际，认真研究、提出学习贯彻十七大精神的具体工作计划，提出明确的学习内容、学习方式和学习要求，集中时间、集中力量组织专题学习，结合工作实际认真开展讨论；各单位分管领导和上级党组织要切实加强对分管部门、分管单位和下级党组织学习贯彻工作的指导，了解和掌握学习贯彻工作的进度和情况，加强检查督促；要认真组织好基层党支部学习贯彻十七大精神的工作，保证每个党员都能参加学习，都能有所收获；局直属机关党委要做好统筹安排，组织专题辅导讲座，对各单位各部门学习情况进行抽查，并列席部分单位或部门组织召开的有关学习贯彻工作会议。

学习贯彻党的十七大精神，要鼓舞行业士气，振奋精神。要开展多种形式的宣传工作，重视发挥各类媒体的优势和特色，主动运用网络、报刊、宣传橱窗、宣传栏等多种形式，广泛深入宣传党的十七大精神，宣传本单位本部门学习贯彻党的十七大精神的工作进展，宣传学习领会党的十七大精神的体会收获，宣传贯彻落实党的十七大精神的工作成效，宣传学习贯彻工作的先进事迹和新鲜经验，并及时总结，加以推广。各单位各部门学习贯彻党的十七大精神的情况，请及时报送局直属机关党委。

（中共国家中医药管理局党组）

【国家中医药管理局党组关于党的十七大精神学习安排（国中医药党组〔2007〕11号）】 各直属单位，局机关各部门：

为了深入学习贯彻党的十七大精神，切实把局直属机关学习十七大精神的工作落到实处，努力用十七大精神统一广大干部群众的思想，更好地指导和推动中医药工作，根据《国家中医药管理局党组关于认真学习贯彻落实党的十七大精神的意见》，就当前和今后一段时期学习贯彻党的十七大精神的工作安排提出以下意见。

一、关于党组及党组中心组的学习工作安排和要求

党组要根据中央学习贯彻十七大精神的工作部署和有关要求，切实抓好自身的学习贯彻工作，同时，要认真组织引导局直属机关和整个中医药系统及时传达学习十七大精神，认真学习领会胡锦涛总书记的报告、中央纪委的工作报告、《中国共产党章程（修正案）》和中央有关文件精神。

1. 10月24日，召开党组会议专题传达学习十七大精神，研究学习贯彻十七大精神的工作部署。

2. 10月25日上午，召开国家中医药管理局传达学习党的十七大精神大会，在局机关全体干部职工、直属单位党政领导干部、中国中医科学院二级单位处级以上领导干部、局机关和直属单位离退休老领导、老干部范围内传达学习十七大精神。

3. 10月25日下午至26日全天，召开党组学习中心组扩大学习会，联系中医药工作实际深入学习贯彻党的十七大精神。

4. 制定印发《国家中医药管理局党组关于认真学习贯彻落实党的十七大精神的意见》和总体学习安排，并督促检查落实。

5. 近期每2周组织1次中心组集体学习，每次学习不少于1天。

6. 12月中旬以前，组织1次中医药工作专题研讨会，深入研究在2008年和今后一个时期的中医药工作中认真贯彻落实党的十七大精神。

要切实发挥好党组理论学习中心组的示范带动作用和领导干部带头作用，每位党组学习中心组成员都要率先垂范，带头学习并指导、督促所分管或联系的单位和部门学深、学透、用好、用活十七大精神，通过全面、深入、系统的学习，真正把十七大精神作为指导和推动中医药工作发展的强大理论武器，努力用中心组学习成果带动局直属机关基层党组织的学习。

二、关于各单位各部门的学习工作安排和要求

直属单位各级党组织和局机关各支部要根据党组有关工作部署及直属机关党委的具体工作安排，切实抓好领导班子的学习工作，同时，认真组织本单位本部门广大干部职工学习贯彻好十七大精神。

1. 认真落实党组和直属机关党委布置的各项学习任务，结合自身工作实际，妥善安排工学时间，切实把学习贯彻十七大精神作为当前和今后一个时期首要的政治任务抓紧抓实。

2. 各单位各部门要结合工作实际，制定学习十七大精神的具体工作计划，分层次、分阶段、有计划地学习十七大报告和有关文件精神，并扎扎实实地抓好学习计划的执行落实工作。

3. 各单位各部门领导班子、党委（总支、支部）理论学习中心组要带头抓好自身学习，近期每2周组织1次集体学习，每次学习不少于2天。

4. 11月底以前每个基层党支部组织学习不得少于2天。

5. 各级党组织的学习活动要做到有计划、有记录、有交流、有总结，对中医药工作有推动。学习情况和收获体会要逐级汇总、及时报送上一级党组织。

6. 各单位各部门要善于发现和总结身边的一些好的典型与经验，及时上报、宣传和推广。

各单位各部门要切实加强组织领导，实行学习工作书记责任制，通过精心组织，周密安排，扎扎实实地把学习贯彻党的十七大精神不断引向深入；各级党政领导班子、理论学习中心组和广大党员干部都要切实发挥表率作用，带头学习好、领会好、掌握好、贯彻好十七大精神，用自身言行带动本单位本部门的学习工作；要深刻领会精神实质，认真研读党的十七大文件，全面准确深入学习领会十七大精神的基本观点、科学内涵和精神实质，深化对中国特色医药卫生事业的认识，深化对十七大关于卫生和中医药工作目标、任务、要求的认识，用十七大精神统一思想，明确方向；要坚持理论联系实际，努力把十七大精神转化为促进中医药事业发展的科学思路，转化为积极有效的政策措施，转化为党员干部的自觉行动；要丰富学习交流形式，利用集中学习、办班、报告会、辅导讲座、专题研讨、座谈交流、知识竞赛、主题征文等多种方式，充分利用报刊、网络、宣传橱窗、宣传栏等宣传工具，组织开展内容丰富、形式多样的学习活动，努力形成学习贯彻十七大精神的良好氛围。

三、直属机关党委做好组织保障和服务的工作安排和要求

直属机关党委要根据党组的工作部署和工委有关要求，认真组织做好以下几方面工作：

1. 为党组中心组学习做好服务工作，并根据中央关于学习贯彻十七大精神有关要求，协助党组起草学习贯彻十七大精神的有关文件。

2. 及时编印、发放有关十七大精神的学习材料和辅导材料。

3. 及时向局内外网、工委《紫光阁》网站和《中国中医药报》报送信息，汇总编发局机关和直属单位学习贯彻十七大精神的进展情况。

4. 印发学习贯彻十七大精神的通知，部署有关工作，提出具体要求，组织、督促各单位各部门做好学习交流、贯彻落实等工作。

5. 采取抽查、参加部分单位和部门的学习交流活动等方式，对各单位各部门的学习情况进行督促检查。

直属机关党委要坚持边学边干，在深刻领会十七大精神、中央工作部署、上级有关部门工作要求和局党组总体思路的基础上，积极主动地做好有关服务工作和组织保障工作。要根据党组的总体部署，认真做好统筹安排，提出明确要求，加强督促检查，把握学习进度，分层次、分阶段、有计划地落实好具体的组织引导工作。要充分依靠各级党组织，协助党组把学习贯彻十七大精神、推动中医药工作新思路、新方法、新举措方面的意图和成果，及时准确地传达到局机关和直属单位全体干部职工中去，同时要重视收集、总结、宣传各单位各部门学习过程中的好经验、好方法及推动中医药工作的好思路和好建议，并及时向上级有关部门反映我局的学习进展情况和主要成果。

（中共国家中医药管理局党组）

【迎接党的十七大胜利召开，认真学习宣传贯彻十七大精神】 圆满完成党的十七大代表推荐选举工作。局机关党委把推荐提名过程作为对党员进行党性教育、党性锻炼，开展民主集中制教育和倡导正气、学习先进的过程，引导广大党员积极认真地履行党员权利。局机关和直属单位145个党支部做到了100%参与，党员参与投票率达95.1%。

迅速掀起学习宣传贯彻十七大精神热潮。按照中央要求和党组《关于认真学习贯彻落实党的十七大精神的意见》和“学习安排”，国家中医药管理局紧紧围绕党组提出的“12个深刻领会”和“7个深入思考”，联系实际迅速组织广大党员及时传达、认真学习、深刻领会党的十七大精神，兴起了学习贯彻党的十七大精神热潮；组织开展了对学习工作的督促检查和调研，充分利用中医药报和局内外网站及时反映交流各单位各部门学习进展情况，在工委紫光阁网站刊发了11条学习信息。

（金二澄）

二、农村中医药

【各地采取有力措施发挥中医药在新型农村合作医疗中的作用】 新型农村合作医疗（以下简称新农合）试点工作以来，各地在试点工作中对如何发挥中医药作用进行了积极探索，积累了一定的经验。特别是2007年全国中医药工作会议之后，各地认真贯彻落实吴仪副总理在会议上的重要讲话精神，采取各种措施，努力发挥中医药在新农合中的作用，取得了明显成效。

一、将中医（民族医，下同）医疗机构纳入新农合定点医疗机构

为了提高参合农民利用中医药（民族医药，下同）服务的可及性，各地均将符合条件的中医医疗机构作为新农合定点医疗机构。吉林、海南等省将开设中医科、开展中医药服务项目作为综合医院和乡镇卫生院纳入新农合定点医疗机构的准入条件之一。浙江、甘肃等省部分试点县将符合条件的民营中医医疗机构和中医诊所也纳入定点医疗机构。

二、将中医药服务纳入新农合补偿范围

（一）将中药（民族药，下同）纳入新农合补偿范围

全国各地均将适宜的中药纳入新农合补偿范围，大部分省（市、区）制定了含有中药的省级新农合基本用药目录。青海省专门制定了《青海省农牧区新型农村合作医疗中草药藏药基本用药目录》，包含中成药、中药饮片和167种藏成药。四川、云南、吉林、内蒙古、河南、湖北、湖南、青海等省（区）将符合条件的医疗机构中药制剂纳入省级新农合基本用药目录。四川、青海、湖南、重庆、山西等省（市）鼓励乡村中医药技术人员自采、自种、自用中草（藏）药，并将其纳入省级新农合基本用药目录，参照同种同属中药定价。

（二）将中医诊疗项目纳入新农合补偿范围

全国各地均将适宜的中医诊疗项目纳入新农合补偿范围。北京、浙江、吉林、湖南等省（市）制定了含有中医诊疗项目的省级新农合基本诊疗项目目录，其中，北京市共有117项中医诊疗项目被纳入。浙江省绍兴市将各级定点医疗机构开展的贴敷疗法、中药化腐清创术等中医医疗服务纳入新农合基本诊疗项目目录。

三、采取多种政策措施鼓励参合农民选择中医药服务

（一）降低参合农民选择中医药服务的起付线

河南、安徽、山东、吉林、河北、陕西等省明确要求降低中医药服务起付线。河南、安徽等省在县级中医医院住院的报销起付线较同级综合医院降低100元，引导参合农民选择中医医院就诊。

部分试点县也采取了降低中医药服务起付线的政策。内蒙古呼伦贝尔市新巴尔虎左旗所有医疗机构的住院参合农民采用蒙医药治疗较其他手段治疗起付线降低100元。北京房山区、大兴区对在中医医院住院的参合农民不设住院起付线。

（二）提高参合农民选择中医药服务的补偿比例

河北、山西、内蒙古、吉林、浙江、安徽、江西、山东、河南、湖北、湖南、广东、广西、四川、重庆、陕西、青海、新疆等省（区、市）明确要求提高中医药服务的补偿比例。山东省要求提高使用中医诊疗技术、中成药、中药制剂、中药饮片的补偿比例幅度不低于10%，提高使用针灸等非药物疗法和中医适宜技术的补偿比例幅度不低于20%。江西省要求在定点医疗机构中采用中医药治疗手段较西医药治疗手段补偿比例提高10%，新疆维吾尔自治区要求提高5%。

部分试点县也采取了提高补偿比例的政策。贵州省黔东南州锦屏县在县中医医院住院治疗按70%予以报销，与乡镇卫生院报销比例相同。四川省广元市旺苍县对参合农民大病产生的中医中药费用与西医西药分开核算，无论是在县中医医院还是在县人民医院、乡镇卫生院，中医中药均按80%的比例报销；而西医西药在县级医院按40%的比例报销，在乡镇卫生院按55%的比例报销。

（三）其他优惠措施

四川、山东等省还要求各试点县采取限额补偿、享受住院补偿比例等措施，引导参合农民选择中医药服务。山东省要求采用中医药手段治疗常见病或疑难病的，门诊费用可享受住院补偿比例。江西省瑞金市对20种慢性病在门诊采用纯中医药治疗的，不设起付线，补偿比例为50%，年内最高补偿额为1500元。贵州省遵义县对部分慢性病运用中医药治疗的，医疗费用直接减免80%。浙江省开化县将中医药门诊费用列入新农合特殊病种门诊补偿范围，年累计达300元起报，补偿比例同特殊病种门诊补偿比例。

此外，北京市房山区、大兴区在区中医医院就诊的参合农民免挂号诊察费，各种检查治疗费免50%，住院床位费免50%，住院救护车费免50%。黑龙江省林甸县县、乡两级定点医疗机构中药价格在国家定价的基础上下降20%，村卫生所中药零售价不能高出批发价的10%。甘肃省金昌市中成药全部由厂家直销，减少了药品流通环节的加价。

四、鼓励农村中医药人员提供中医药服务

（一）调动乡村医生提供中医药服务的积极性

江西省修水县对从事中医药服务的乡村医生每人每年补助1200元。陕西省有4个试点县对从事中医药服务的乡村医生给予每人每月60~120元不等的补助。内蒙古通辽市对从事蒙医药、中医药服务的乡村医生给予每人每年补助1000元，阿拉善盟对从事蒙医药、中医药服务的乡村医生每月补助40~50元。

（二）保障农村中医药人员工资待遇

内蒙古阿拉善盟乡镇卫生院蒙医药、中医药人员工资由当地财政部门全额支付，调动了蒙医药、中医药人员提供蒙医药、中医药服务的积极性，有效地避免了基层蒙医药、中医药人员流失。

（国家中医药管理局办公室）

【中医药在新型农村合作医疗中的作用得到高度重视】 卫生部、财政部和国家中医药管理局联合印发了《关于完善新型农村合作医疗统筹补偿方案的指导意见》，明确要求各地要在研究制定新型农村合作医疗补偿政策中，专家纳入新型农村合作医疗补偿范围的适宜的中医（含民族医）诊疗项目和中药（含民族药）品种，适当提高中医药服务的补偿比例，引导农民选择安全、有效、价廉的中医药服务。各地积极采取各种措施，努力发挥中医药在新农合中的作用，取得了明显成效。全国各地均将适宜的中药纳入新农合补偿范围，大部分省（市、区）制定了含有中药的省级新农合基本用药目录。全国各地均将适宜的中医诊疗项目纳入新农合补偿范围。北京、浙江、吉林、湖南等省（市）制定了含有中医诊疗项目的省级新农合基本诊疗项目目录。河南、安徽、山东、吉林、河北、陕西等省

明确要求降低中医药服务起付线。河北、山西、内蒙古、吉林、浙江、安徽、江西、山东、河南、湖北、湖南、广东、广西、四川、重庆、陕西、青海、新疆等省（区、市）明确要求提高中医药服务的补偿比例。四川、山东等省还要求各试点县采取限额补偿、享受住院补偿比例等措施，引导参合农民选择中医药服务。

（严华国）

【乡镇卫生院中医科中药房建设得到加强】 自2006年8月卫生部、国家中医药管理局、发改委、财政部联合印发《农村卫生服务体系建设与发展规划》（以下简称《规划》）以来，各地按照规划要求积极开展乡镇卫生院中医科中药房建设，取得了一定的进展。截止到2007年3月底，全国30个省（自治区、直辖市，不包括上海市）共有38561所乡镇卫生院，其中共有27845所乡镇卫生院设有中医科，占乡镇卫生院总数的72.21%；共有27758所乡镇卫生院设有中药房，占乡镇卫生院总数的71.98%。各地采取了多种措施加强乡镇卫生院中医药服务能力建设，将乡镇卫生院中医科中药房建设与乡镇卫生院中医药人员培养相结合，与农村中医药适宜技术推广相结合，与中医特色专科（专病）建设相结合，与农村中医工作先进县建设相结合，有效地提高中医药服务在农村的可及性。

（严华国）

三、中医药社区卫生服务

【中医类别全科医师岗位培训管理办法及大纲出台】 为进一步贯彻落实《国务院关于发展城市社区卫生服务的指导意见》、《关于加强城市社区卫生人才队伍建设的指导意见》和《卫生部、国家中医药管理局关于在城市社区卫生服务中充分发挥中医药作用的意见》等文件的精神，加强中医类别全科医师岗位培训工作，充分发挥中医药在城市社区卫生服务工作中的作用，国家中医药管理局会同卫生部组织制定了《中医类别全科医师岗位培训管理办法（试行）》、《中医类别全科医师岗位培训大纲（试行）》，并于2007年5月正式印发。

实施中医类别全科医师岗位培训，是培养中医类别全科医师的重要环节，是加强城市社区卫生人才队伍建设的重要举措。《中医类别全科医师岗位培训管理办法（试行）》及《培训大纲（试行）》的印发，将有利于规范和推进中医类别全科医师岗位培训工作，完善全科医师培训制度。

（周景玉）

【社区中医药服务工作普遍开展】《国务院关于发展城市社区卫生服务的指导意见》及其配套文件出台后，21个省（自治区、直辖市）卫生厅局、中医药管理局专门出台了《关于在城市社区卫生服务中充分发挥中医药作用的实施意见》，29个省（自治区、直辖市）对社区中医药服务工作提出了明确具体的要求。各地把加强社区中医药服务网络建设作为社区中医药服务工作的重点内容加以推进，在中医科（室）设置、人员配备、设施设备配备和中药品种数量等方面提出明确的要求和标准。各地还积极组织实施社区卫生服务机构中医药专业技术人员岗位培训和中医类别全科医学培训工作。

国家中医药管理局与卫生部联合印发了《社区卫生服务机构用药参考目录》，以保证社区卫生服务机构基本用药，规范社区诊疗行为。其中中成药243种，占药物品种总数的47.8%。

全国中医药特色社区卫生服务示范区创建活动继续开展，2007年共有30个地区成为全国中医药特色社区卫生服务示范区，至此，全国中医药特色社区卫生服务示范区共有55个。

（严华国）

四、中医药防治重大疾病和应对突发公共卫生事件能力

【国家中医药管理局成立中医药防治艾滋病工作领导小组】 为进一步加强中医药防治艾滋病工作，国家中医药管理局中医药防治艾滋病工作领导小组成立。卫生部副部长、国家中医药管理局局长王国强任组长，国家中医药管理局副局长吴刚、于文明任副组长，下设办公室。

领导小组的主要职能是：研究制定全国中医药防治艾滋病总体规划；研究解决中医药防治艾滋病工作中的重大问题；研究确定中医药防治艾滋病的重大项目方案；组织审定中医药防治艾滋病的技术规范；研究确定中医药防治艾滋病专项经费安排。

（周 颖）

【我国重视发挥中医药在艾滋病防控中的作用】 在2007年11月29日国务院防治艾滋病工作委员会办公室、卫生部、联合国艾滋病中国专题组联合举行的《中国艾滋病防治联合评估报告（2007年）》专题新闻发布会上，卫生部部长陈竺指出，我国非常重视中医药在艾滋病防控当中的作用，尤其是在艾滋病高发区，现在都在尝试中西医结合治疗的办法。

新发布的《中国艾滋病防治联合评估报告（2007年）》中指出，我国15个省开展中医药治疗工作，目前正在接受中医药治疗的病人达6000多人。通过治疗，绝大多数病人症状得到改善，部分病人恢复了劳动能力。

中华预防医学会会长王陇德表示，中医药治疗已经包括在艾滋病病人的治疗手段范围之内，卫生部和国家中医药管理局正在对一些治疗艾滋病和提高艾滋病感染者免疫力有“苗头”的中药组织科研观察。目前抗病毒治疗标准是CD_4细胞降到200以下才能进行抗病毒治疗，

但 CD_4 细胞从 500 降到 200 这个阶段，目前没有任何解决办法，而在这方面，中医药大有用武之地。

（樊 丹）

【中医药防控流感列入国家科技支撑计划课题】 广州中医药大学第一附属医院承担的“寒温并用中药复方防治流感的系统监控性临床与试验研究”2007 年列入“十一五”国家科技支撑计划课题，该院是国家“人用防治禽流感病毒药物和新型疫苗研制”项目 6 家承担单位中唯一一家中医单位，获资助经费 400 万元。该课题由邓铁涛教授担任顾问。

该课题内涵丰富，构思新颖，以秉承邓老的学术观点与诊治思路为基础，采用寒温并用的辨证论治原则，借鉴现代医学方法和基础，建立中医防治流感的病案数据库，并初步建立以广州为中心的多个地区共同协作的具备现代化管理、具有中医特色的流感监控系统。同时开展古籍文献的整理工作，进一步完善中医外感病理论，并在现代临床与实验研究的经验基础上，制定流感的临床治疗及实验方案，通过多中心的随机临床试验及相关实验研究，建立起中医药寒温并用法治疗流感的临床综合方案，为各类流感疫情中医药预防及控制治疗提供疗效确切、易于推广、价廉方便的应对措施，并初步探讨其理论依据。

（方 宁）

【国家中医药管理局继续开展中医药治疗艾滋病工作】 国家中医药管理局继续深入开展中医药治疗艾滋病工作，成立了国家中医药管理局中医药防治艾滋病工作领导小组和专家组。国家中医药管理局医政司组织召开了中医药治疗艾滋病试点项目工作总结会，对在项目实施中做出突出成绩的先进集体和个人进行了表彰。制定了《中医药治疗HIV/AIDS 疗效评价分期标准及指标体系（修订草案）》，提出了一种新的评价思路和办法，为科学、客观评价中医药的治疗效果奠定了基础。

中医药防治艾滋病试点项目工作目前已扩大至 15 个省（区、市），治疗艾滋病病人和感染者 6000 多人，取得了较好的临床疗效。

（严华国）

五、民族医药

【国家重点民族医医院建设项目启动】 卫生部副部长、国家中医药管理局局长王国强 2007 年 12 月 1 日在北京藏医院建院 15 周年庆祝大会上宣布，包括北京藏医院在内的国家重点民族医医院建设项目正式启动。

重点民族医医院建设周期为 4 年。项目启动后，地方各级中医药、民族医药管理部门要在人力、物力、财力等方面对建设工作予以支持，在全面加强医院建设的同时还要加强民族医专科建设。为进一步提高我国民族医学术水平和诊疗技术水平，国家中医药管理局对各地申报的重点民族医医院进行了评审，并于 2007 年初公布了全国 10 所国家重点民族医医院建设单位，分别是：新疆维吾尔自治区维吾尔医医院、青海省藏医院、内蒙古自治区兴安盟蒙医院、广西壮族自治区壮医医院、内蒙古自治区蒙医医院、吉林省延边朝鲜族民族医医院、西藏自治区藏医院、北京藏医院、新疆维吾尔自治区和田地区维吾尔医医院、西双版纳傣族自治州傣医医院。

（国家中医药管理局）

【卫生部要求优先支持民族地区卫生工作】 2007 年，卫生部下发通知要求进一步支持民族地区卫生事业发展，采取有力措施对民族地区给予重点、优先支持，力争在“十一五”期间使民族地区卫生工作有一个较大改观。

通知指出，民族地区的医疗卫生条件近些年来得到改善，民族地区卫生工作逐步加强。但是，由于民族地区医疗卫生基础差、底子薄，民族地区卫生工作仍然存在许多困难。通知要求，各地卫生行政部门要切实推进民族地区卫生事业的发展，在研究制定有关卫生改革与发展政策时对民族地区卫生工作给予倾斜和照顾。少数民族地区多数处于高山、边远等地区，传染病、地方病等发病率高，各地卫生行政部门要在技术上、项目上、资金上给予倾斜。特别是在艾滋病、结核病、血吸虫病、大骨节病、包虫病和鼠疫等防治工作方面要重点给予支持，要优先保证民族地区计划免疫工作经费的投入，努力提高接种质量和接种率，防止疫苗可预防疾病的暴发流行。中央专项资金对民族地区给予重点优先倾斜，各省区市在安排具体项目和分配资金时要将上述专项资金向其所辖民族地区倾斜，优先投向民族地区。各省区市设立的专项资金也要对所辖民族地区给予优先重点扶持。

（厉秀昀）

【国家中医药管理局等 11 个部委联合印发《关于切实加强民族医药事业发展的指导意见》】 《关于切实加强民族医药事业发展的指导意见》明确了民族医药发展的指导思想、主要原则，提出了今后一段时期民族医药事业发展的主要任务，要求因地制宜、分类指导地发展各民族医药，加强民族医药服务能力建设，加强民族医药挖掘继承和科研工作，确定不同类型民族医药传承的途径和方法，加强民族医药知识产权保护和药用资源保护利用。同时，也要求各级政府加大对民族医药的投入，为民族医药事业发展提供必要的物质条件。

国家中医药管理局和国家民委联合对 11 个全国民族医药工作先进集体和 51 个先进个人进行了表彰。这是建国以来的第一次，在社会上产生了积极的影响。

（严华国）

【我国加强民族医药整理和研究】 为了开启我国民族医药宝库，近年来，国家组织对藏、蒙、维、傣、苗、彝等 19 个民族的 83 种医药文献进行了发掘整理，其中，羌、侗、仫佬、毛南等少数民族的医药文献发掘整理是新中国成立以来第一次。

截至2007年，国家民委共组织了《中华本草》藏、蒙、维、傣4种民族药卷的编纂，收录藏药390多种、蒙药420多种、维药420多种、傣药400种，具有较高的科学性和权威性。出版了《中国民族药志》、《朝医学》、《中国瑶医学》《中国壮药志》等100多部民族医药著作，现已有35个民族发掘整理了本民族医学资料。

与此同时，国家还组织开展了一批民族医药课题研究，取得近300项科研成果。学术交流日益扩大，全国性藏、蒙、维、苗、土家、瑶、侗、彝、畲等民族医药学术会议相继召开，民族医药在国际上引起关注。

（丁　铭）

【全国民族医药博览会举办】　为弘扬民族医药文化，贯彻落实第三届全国民族医药工作会议及《少数民族事业“十一五”规划》有关发展民族医药的精神，为少数民族医药的快速发展搭建更加广阔的交流、展示、合作平台，经国家民委批准，由《中国民族报》主办、中民国际经济合作公司承办、商务部外贸发展局和国家中医药管理局医政司作为支持单位的“全国民族医药博览会”于2007年9月在北京民族文化宫展览馆举办。

博览会通过展示、展销、广告宣传、经贸洽谈、现场义诊、政策介绍、专题论坛等方式，宣传少数民族医药企业及其产品，介绍推广少数民族特色疗法、技法。

此次博览会的展览面积达到3800平方米。参展内容主要有民族药成药、医疗机构民族药制剂、保健食品饮料；民族地区珍贵药材、名优中药材、中药饮片；民族医特色疗法、天然疗法、草药护理展示及现场义诊；民族医药图书文献、报刊及网络等。参展单位包括民族医药的保健品生产企业、研究所、民族医医院、民族药材种植基地及民族医药媒体等。

全国民族医药博览会还举办了民族医药发展论坛，主要议题为：国家的产业政策及民族企业发展的相关政策介绍；民族医药的管理、民族医药资源和知识产权保护政策措施探讨；民族医药的发掘、整理经验介绍；民族医药的研发、应用及产业化经验介绍；民族医药国内、国际市场的开拓及市场营销策略；民族民间医药对常见病、复发病、疑难杂症的特色疗法、技法及经验推广等。

（国家中医药管理局）

【内蒙古自治区蒙医药标准化建设项目完成】　在内蒙古自治区人民政府的直接领导和国家中医药管理局的大力支持下，内蒙古蒙医药标准化各编审委员会经过2年多的编写，圆满完成了制定《蒙医病证诊断疗效标准》、《蒙药材炮制规范化研究》、《内蒙古蒙药制剂规范》、《蒙药材质量标准化研究》4部标准和规范的预期目标任务。

蒙医药标准化工作是蒙医药行业发展的基础性工作，是蒙医药实现现代化的必经之路和关键的技术平台，也是蒙医药基础研究和开发的契入点。内蒙古自治区人民政府2005年成立了“蒙医药标准化建设领导小组”，并拨付专项经费，开展蒙医药的标准化研究工作。

蒙医药标准化建设项目主要由以下几个部分组成：由内蒙古卫生厅负责研究制定《蒙医病证诊断疗效标准》；内蒙古食品药品监督管理局负责研究制定《内蒙古蒙药制剂规范》；内蒙古医学院、内蒙古民族大学负责《蒙药材炮制规范化研究》、《蒙药材质量标准化研究》。

《蒙医病证诊断疗效标准》是国家中医药管理局立项的标准化项目，由蒙医内科153种病证、外科35种病证、骨科54种病证、妇科29种病证、儿科31种病证、五疗（传统疗术）科25种病证、五官科61种病证、温病科36种病证8个临床学科的424种病证的诊断、疗效标准组成。

《蒙医病证诊断疗效标准》以各级蒙医医院的蒙医人员在临床诊治中的病例资料以及蒙医文献的大量资料等为依据，按照国家关于中医药（包括民族医药）的有关要求，以蒙医临床中常见的病证为“经”，以诊断与疗效判定标准为“纬”，不仅填补了蒙医目前无一部最具权威、最具影响的有关蒙医病证诊断与疗效判定标准的空白，也具备了科学性、先进性、新颖性、指导性、实用性和规范性。将在内蒙古自治区、辽宁、青海、甘肃、黑龙江、吉林、北京等8个省市蒙医医疗、科研、教学机构试用，同时，翻译成汉文，报国家标准化委员会审批作为国家标准。

（伊乐泰）

六、中医药申报世界非物质文化遗产

【《本草纲目》等6部传统医药文献通过专家评审向国家档案局申报《中国档案文献遗产名录》】　2007年3月30日，中国传统医药档案文献申报《中国档案文献遗产名录》专家评审会在北京举行。《本草纲目》、《补遗雷公炮炙便览》、《履巉岩本草》、《尊生图要》等6种文献作为第一批中国传统医药档案文献申报《中国档案文献遗产名录》。

评审专家组对参加申报的中医古籍进行了认真的审核，专家认为：中国传统医药档案文献档案保存状况堪忧，亟待采取有力措施加以保护。认为上述6种文献在珍贵性、稀有性、代表性方面最为突出，并体现了文献形式和风格的多样性，推荐作为第一批中国传统医药档案文献申报《中国档案文献遗产名录》。

《中国档案文献遗产名录》是2001年国家档案局制定中国档案文献遗产保护总计划时设立的，入选文献的标准有珍贵性、稀有性和代表性（标志性）。迄今已有两批83种珍贵档案文献入选该名录，其中3项档案文献已经进入联合国教科文组织设立的《世界记忆遗产工程名录》。

（秦　秋）

【中医药申报世界非物质文化遗产专家研讨会召开】 2007年中医药申报世界非物质文化遗产专家研讨会在北京举行。国家中医药管理局副局长李大宁、中国民族医药学会会长诸国本、世界中医药学会联合会副主席兼秘书长李振吉等领导和专家40余人出席了会议。

李大宁在讲话中指出，国家中医药管理局被正式列入中国非物质文化遗产部际联席会的成员单位，中医药的非物质文化遗产申报工作已经提升到国家层面上来。中医药是我国非物质文化遗产中的杰出代表，我们要从国家的层面，从传播和弘扬中华文化的角度来看待中医药非物质文化遗产的申报工作。要依照相应的规则最终制定出一个充分体现中医药价值的高质量、高水平的规范的申遗方案和文本，确保申报成功。

中国中医科学院院长曹洪欣表示，2005年以来，通过充分的交流探讨，中医药界对申遗基本形成了广泛共识。通过专家们的辛勤工作，完成了中医药申报世界人类非物质文化遗产的方案与文本讨论稿，希望各界专家提出宝贵意见和建议。

中国医史文献研究所柳长华在会上介绍了申报文本及方案。与会专家一致认为，中医申遗是中华民族守护精神家园的集中表现，体现了对人类文化多样性的尊重和保护，既是中医药自身可持续传承发展的需要，也更有利于让世界了解中医。目前是中医药申报人类非物质文化遗产的有利时机，申报工作应当既反映中医药的客观内容又符合教科文组织的申报要求，"创始人+知识+文化"的申报形式符合中医药自身发生发展的规律。成功的申报，不仅能够使中医药完整地展现给世界，弘扬中医药文化，更可以促进相关的制度建设，促进中医药的发展。

（秦　秋）

【中国传统医药保护专题展在北京推出】 2007年6月9日，由文化部、国家中医药管理局主办，中国中医科学院承办的国家非物质文化遗产保护专题展——中国传统医药保护，在中国中医科学院开幕。国家中医药管理局副局长李大宁和中医药界专家学者100余人出席了开幕式。

在首批国家级518个非物质文化遗产保护项目中，包含了中医生命与疾病认知方法、中医诊法、中药炮制技术、中医传统制剂方法、针灸、中医正骨疗法、同仁堂中医药文化、胡庆余堂中医药文化、藏医药9个传统医药项目。

（秦　秋）

【首批国家级非物质文化遗产项目代表性传承人确定，传统医药类29人入选】 为有效保护和传承国家级非物质文化遗产，鼓励和支持国家级非物质文化遗产项目代表性传承人开展传习活动，文化部确定了第一批国家级非物质文化遗产项目代表性传承人。该批分为民间文学、杂技与竞技、民间美术、传统手工技艺、传统医药等5大类，在226名代表性传承人中，传统医药类有29名。

中国中医科学院申报的"中医生命与疾病认知方法"项目，传承人是路志正、王绵之、颜德馨、曹洪欣、吴咸中、陈可冀；中国中医科学院申报的"中医诊法"项目，传承人是邓铁涛、周仲瑛；中国中医科学院、中国中药协会申报的"中药炮制技术"项目，传承人是王孝涛、金世元；中国中医科学院、中国中药协会申报的"中医传统制剂方法"项目，传承人是颜正华、张伯礼；中国中医科学院、中国针灸学会申报的"针灸"项目，传承人是王雪苔、贺普仁；中国中医科学院申报的"中医正骨疗法"项目，传承人是郭维淮、孙树椿、施杞；中国北京同仁堂（集团）有限责任公司申报的"同仁堂中医药文化"项目，传承人是卢广荣、金霭英、关庆维、田瑞华；浙江省杭州市申报的"胡庆余堂中药文化"项目，传承人是冯根生；西藏自治区申报的"藏医药（拉萨北派藏医水银洗炼法和藏药仁青常觉配伍技艺）"项目，传承人是强巴赤列、尼玛次仁、索朗其美、嘎务、多吉；四川省甘孜藏族自治州申报的"藏医药（甘孜州南派藏医药）"项目，传承人是唐卡·昂翁降措、格桑尼玛。

（周　颖）

七、中医"治未病"

【开展中医"治未病"试点工作】 国家中医药管理局积极探索构建中医预防保健服务体系，对当前中医保健服务情况进行了分析，起草了《关于构建中医预防保健服务体系的指导意见》（初稿），选择在广东省、上海市开展构建中医预防保健服务体系的试点。

国家中医药管理局医政司确定了首批13家中医医院为预防保健服务试点单位，召开了中医"治未病"试点工作部署会和阶段性的经验总结交流会，制定了试点工作方案，并组织有关中医医院实施，初步探索了中医医院"治未病"工作的方式和途径。

（严华国）

【中医"治未病"太平洋健康高层论坛在北京举行】 2007太平洋健康高层论坛于2007年10月14～15日在北京举行，主题为"发挥中医'治未病'优势，促进人类健康"。卫生部部长陈竺出席并致辞，卫生部副部长、国家中医药管理局局长王国强发表书面讲话并出席了开幕式招待会。

太平洋健康峰会系由全美亚洲研究所、美国佛耐德赫金癌症研究中心及盖茨基金会于2005年共同组织发起的，其目的是倡导更有效地利用在疾病预防和早诊早治上的科学进展，促进人类健康；共同商讨如何将科技发展的最新成果与全球健康政策联系起来，一起分享经验与成果，并促成多边长期合作伙伴关系。

与会者是来自中国、日本、澳大利亚、新加坡、韩国、美国、英国、加拿大、马来西亚、印度、泰国等国家的科学界、政府、工业界、医学界和公共卫生学界的决策者。这次高层论坛的举办，为全球的科学家、政策制定者和企业领袖们提供了一次重新认识中医学、维护健康先进理念的机会，共同探讨如何最有效地传播与应用“治未病”思想，应对现代健康问题的严峻挑战。

在这次论坛会上，中国中医科学院聘请美国系统生物学研究所所长 Leroy Hood、英国伦敦帝国学院生化系主任 Jeremy Nicholson、奥地利欧亚太平洋学术网主席 Brigitte Winklehner、可口可乐公司饮料与健康研究所所长 Maurice Arnaud 4 位专家为学术顾问，这是该院首次聘请外籍专家担任顾问。

国家中医药管理局副局长吴刚、于文明、李大宁，国务院研究室综合司副司长王敏，国务院发展研究中心社会发展研究部副部长葛延风，WHO 西太区传统医学顾问崔昇勋，中国中医科学院院长曹洪欣等出席。来自 15 个国家和地区的 120 余名专家参加了本次论坛。

本次论坛由中国中医科学院、全美亚洲研究所和上海系统生物医学研究中心主办。

（高新军）

【中医“治未病”科研课题及中医医院试点工作实施方案讨论会在北京召开】 为落实吴仪副总理关于中医“治未病”工作的指示和 2007 年 6 月 24 日开展中医“治未病”试点工作座谈会精神，切实抓好中医“治未病”的科研和中医医院的试点实施工作，2007 年 11 月 12～14 日，国家中医药管理局在北京组织召开了中医“治未病”科研课题及中医医院试点工作实施方案讨论会，卫生部副部长兼国家中医药管理局局长王国强到会并讲话。会议主要就中医“治未病”科研工作和中医医院试点工作展开讨论，各有关省、自治区、直辖市中医药管理局、卫生厅局中医处，中国中医科学院，北京中医药大学相关负责人参加了会议。

（高　欣）

【第三届泛中医论坛·思考中医 2007——中医“治未病”暨首届扶阳论坛举行】 第三届泛中医论坛·思考中医 2007——中医“治未病”暨首届扶阳论坛于 2007 年 12 月 22 日在广西人民会堂开幕。广西壮族自治区区委书记郭声琨致信祝贺，卫生部副部长、国家中医药管理局局长王国强，广西壮族自治区政府副主席吴恒等领导出席开幕式。来自内地和港澳台地区及东盟部分国家的专家学者约 1000 人参加了论坛。

王国强副部长兼局长在讲话中强调，预防保健是中医药工作的一大特色和重要内容。2007 年，国家中医药管理局认真贯彻落实吴仪副总理关于加强中医“治未病”研究、构建中医“治未病”预防保健服务体系的指示精神，充分发挥中医药在预防、保健、养生、康复等方面的重要作用，启动了中医“治未病”试点工作，是贯彻落实党的十七大关于“中西医并重”、“扶持中医药和民族医药事业发展”的方针和要求的具体举措，也是实现十七大提出的到 2020 年人人享有包括中医药在内的基本医疗卫生服务宏伟目标的有效措施。

广东省中医医院、上海曙光医院、浙江省中医医院、广西壮族自治区中医医院等单位，与昆仑－炎黄健康保险公司等密切合作，运用融健康文化、健康管理、健康保险为一体的“KY3H”健康保障模式，在理念、思路、方法、机制等方面进行大胆探索，取得了初步成果。随着中医“治未病”的开展，中医药服务将由医疗为主拓展到预防、保健、养生、康复等领域，服务网络将由单一的医疗服务体系发展为医疗服务和预防保健服务两大体系。中医“治未病”预防保健服务体系将拥有更为广阔的发展前景。

本届论坛不仅活跃了广西中医药的学术氛围，也为促进广西中医药事业发展，加强与国内外特别是东盟各国的学术交流与合作搭建了平台。

在为期两天的论坛上，国家中医药管理局医政司司长许志仁、北京中医药大学教授王琦、中华中医药学会亚健康分会主任孙涛、中国中医科学院副院长刘保延、广西中医学院教授刘力红、扶阳学派第四代传人卢崇汉等发表了主题演讲。

（柴　玉、梁启成、黎甲文）

【广东省启动中医“治未病”工程】 中医中药中国行广东行暨中医“治未病”健康工程启动仪式在广州市举行。国务院副总理吴仪出席仪式并宣布正式启动，广东省省长黄华华、卫生部副部长兼国家中医药管理局局长王国强、广州市市长张广宁等出席了启动仪式。

中医中药中国行广东行暨中医“治未病”健康工程活动由广东省中医药局等 22 个部门和单位共同主办，是 2007 年中医中药中国行大型科普宣传活动的最后一站。活动历时 1 个月，广东省 21 个市、121 个县（市、区）、1188 个乡镇的 1066 个医疗机构参加这次活动。在启动仪式上，广东省中医药局对 10 个中医“治未病”试点单位和 1 个示范单位授牌。卫生部副部长兼国家中医药管理局局长王国强宣布确定广东省为构建中医“治未病”预防保健服务体系试点省。

（严华国）

八、专题研究

【国家知识产权战略研究第十二专题——中医药知识产权保护与利用研究通过验收】 国家知识产权战略研究第十二专题“中医药知识产权保护与利用研究”于 2005 年 10 月立项，由国家中医药管理局作为牵头单位，知识产权局、法制办、科技部、环保总局、卫生部、食品药品监管局、农业部、林业局、版权局、质检总局、商务部、外交部、文化部、工商总局等 14 个部门作为责任单位，有法学界、司法界、知识产权、管理、企业、中医药等方面人员参加研究。

专题研究受到各界高度重视，吴仪副总理曾两次作出重要指示。研究工作历经近14个月的时间，共收集、参考了数百万字的国内外相关成果，翻译、整理了近20万字的国外资料，组织撰写了11万字的分析调研报告以及近20万字的5份子课题研究报告，在此基础上形成了《中医药知识产权保护与利用研究报告》。

该研究总结了国际上对传统医药知识产权保护的现状与趋势；立足从中医药特点谈“源”和“流”的保护，提出充分利用现行制度，并且发挥它的激励作用；同时要研究建立适应中医药保护所需要的专门制度。研究提出了“通过国家知识产权战略的实施，形成完善的包括中医药传统知识保护专门制度在内的中医药知识产权保护体系”的中医药知识产权保护与利用战略总体目标。

2007年2月，专题研究通过了国家知识产权战略制定工作领导小组办公室组织的结题审议，其主要成果被纳入《国家知识产权战略纲要》。

（邱　岳）

【开展扶持中医药和民族医药发展的11个专题研究】　党的十七大报告强调要“坚持中西医并重”、“扶持中医药和民族医药事业发展”，中医药事业发展迎来了前所未有的大好机遇。为贯彻落实温家宝总理关于全面研究扶持中医药事业发展问题的重要批示和吴仪副总理关于中医药工作的一系列重要讲话精神，提出扶持中医药事业发展的政策建议，国家中医药管理局成立了全面扶持中医药发展政策研究小组，由政策法规与监督司总体组织协调中医药发展的11个专题研究工作，认真梳理分析了体制、机制、政策方面影响和制约中医药事业发展的关键问题，多次组织召开中医药发展政策专家咨询会，征求行业内外专家的意见。在广泛论证的基础上形成了《建设有中国特色的中医药管理体制》、《加强中医药事业发展的财政投入 完善补偿政策》、《培养和造就合格的中医药人才队伍》、《建设覆盖城乡的中医医疗保健服务体系》、《构建中医药法律法规体系的基本框架》、《中医中药紧密结合 协调发展》、《依靠科技进步 推进中医药继承创新》、《统筹协调 扶持民族医药发展》、《加快中医药走向世界的步伐》、《中医药现代化概念、内涵及相关政策措施的研究》、《中西医结合的概念、内涵及相关政策的研究》11个专题研究报告和中医药发展政策研究总报告，并汇编成册。在此基础上，一方面积极主动协调有关部门，共同制定出台了有利于中医药事业发展的政策措施；另一方面研究制定全面解决影响和制约中医药事业发展的指导性文件，起草了《关于扶持中医药事业发展的若干意见》，在多次征求国务院中医药工作部际协调小组成员单位和地方中医药管理部门的意见后，上报国务院中医药工作部际协调小组讨论。

（国家中医药管理局政策法规与监督司）

九、国际合作与交流

【《中华人民共和国政府和法兰西共和国政府关于中医药领域合作的协议》在北京签订】　2007年3月1日，《中华人民共和国政府和法兰西共和国政府关于中医药领域合作的协议》在北京签订，卫生部部长高强与来访的法国外交部部长杜斯特·布拉齐分别代表两国政府在协议上签字。根据协议，双方将在基础研究、临床研究、中药研发、有关中药工业生产过程研究、中药产品在欧洲市场注册准备研究、学术专题研讨、企业交流合作等方面开展合作，双方将以公开征集和推荐的方式遴选确定合作项目与执行单位。在合作中，双方将遵循各自的国家法律，依据相关领域的国际标准，同时尊重和借鉴中国在中医药应用方面的经验和有关法律法规。

（肇　红）

【《国家中医药管理局与香港特别行政区政府食物及卫生局关于中医药领域的合作协议》签署】　2007年11月23日国家中医药管理局与香港特别行政区政府食物及卫生局签署《国家中医药管理局与香港特别行政区政府食物及卫生局关于中医药领域的合作协议》，建立两地中医药合作长效机制，统筹协调两地资源，打造高水平的交流平台，进一步促进两地中医药领域的务实合作。

（魏春宇）

【我国卫生部、国家中医药管理局与俄罗斯联邦卫生和社会发展署在莫斯科共同举办了“中俄卫生周”】　2007年10月27日~11月3日，我国卫生部、国家中医药管理局与俄罗斯联邦卫生和社会发展署在莫斯科共同举办了“中俄卫生周”，其中国家中医药管理局主办的中俄传统医学研讨会、中俄传统医学展、中国中医专家针灸按摩推拿诊疗方法展示等活动均取得了圆满成功。作为“中国国家年”在俄罗斯活动的重要组成部分，国家中医药管理局此次参与主办的卫生周活动为扩大中医药在俄影响起到了积极作用。

（马宁慧）

专业工作篇

专业工作篇

一、中医药政策法规与监督

【概述】 2007年是中医药系统解放思想、改革创新，努力开创中医药工作新局面的关键一年，国家中医药管理局政策法规与监督司认真贯彻十六届六中全会和十七大精神，深入落实科学发展观，紧紧围绕吴仪副总理在2007年全国中医药工作会议上对中医药行业提出的新要求，紧紧围绕卫生改革发展的各项任务，紧紧围绕制约和影响中医药事业发展的关键问题，着力加强中医药发展政策和发展战略的研究，着力推进中医药法制化及标准化建设，切实加强中医药监督工作，各项工作取得了积极进展。

在中医药政策研究方面，为贯彻落实温家宝总理的批示精神，全面研究扶持中医药事业发展的政策问题，国家中医药管理局成立了全面扶持中医药发展政策研究小组，由政策法规与监督司总体组织协调中医药发展的11个专题研究工作，认真梳理分析了体制、机制、政策方面影响和制约中医药事业发展的关键问题，多次组织召开中医药发展政策专家咨询会，征求行业内外专家的意见。在广泛论证的基础上形成了中医药发展政策研究报告。在此基础上，一方面积极主动协调有关部门，共同制定出台了有利于中医药事业发展的政策措施；另一方面研究制定全面解决影响和制约中医药事业发展的指导性文件，起草了《关于扶持中医药事业发展的若干意见》，在多次征求国务院中医药工作部际协调小组成员单位和地方中医药管理部门的意见后，上报国务院中医药工作部际协调小组讨论。

在中医药法制建设方面，《中华人民共和国中医药法》立法稳步推进，积极配合卫生部做好论证工作，2007年4月与卫生部政策法规司邀请了20余位专家、学者和管理人员，在北京联合召开了中医药立法研讨会，围绕中医药立法难点问题进行了深入细致的讨论。2007年5月与卫生部政策法规司对安徽、浙江两省的中医药教育机构、中医医院、乡镇卫生院和村卫生室进行了实地考察，为有关法律制度的设计提供了大量的实践依据。目前，全国人大教科文卫委员会已经建议将中医药法列入十一届全国人大立法规划。积极协调国家食品药品监督管理局制定出台《中药注册管理补充规定》，广泛征求专家意见和企业意见，研究提出了许多符合中医药特点的中药注册管理制度措施建议，这些建议在《中药注册管理补充规定》得到了充分体现，得到了行业内的充分肯定。配合《中药注册管理补充规定》的实施，组织了古代经典名方目录和病证诊疗标准的研究。做好有关法律法规草案的征求意见工作，回复了近20部法律法规草案征求意见稿的修改意见，积极参与了国家的法制体系建设。深入开展中医药系统“五五”普法工作，完成了全国中医药行业“五五”普法教材《常用中医药法规汇编》的编辑出版工作，发送地方中医药管理部门和有关单位。与卫生部政策法规司共同组织召开全国卫生和中医药法制培训会。按照全国普法办的要求，组织参加保护知识产权宣传周等普法活动。

在中医药标准化工作方面，进一步贯彻落实《中医药标准化发展规划（2006～2010年）》，国家中医药管理局组织湖北中医学院等有关单位，开展中医药标准体系研究，提出中医药标准体系基本框架。研究拟订了《中医药标准化发展规划（2006～2010年）》实施方案，对实施工作提出具体安排。由国家中医药管理局组织筹建的全国中医标准化技术委员会、全国针灸标准化技术委员会等7个全国中医药专业标准化技术委员会筹建工作进展顺利，将在2008年完成全部的技术委员会的筹建工作并上报审批。由中国针灸学会承担的灸法、三棱针、穴位埋线、皮肤针等11项针灸技术操作规范国家标准制修订项目按照预定计划顺利完成，已经正式上报国家标准化管理委员会审批。23项中医药标准项目列入国家标准计划，所有项目都已经完成国家标准草案的起草，目前正在开展征求意见工作和论证修改工作，其中火针、电针技术操作规范等14项国家标准完成起草，并通过了专家审查，待上报国家标准化管理委员会。中医药行业标准制修订工作取得进展，《糖尿病中医防治指南》等15项系列标准已由中华中医药学会发布，《中医内科常见病诊疗指南》项目完成近140项标准草案起草工作并通过了专家审查，将于近期由中华中医药学会发布。民族医药标准化扎实推进，内蒙古、新疆等地开展蒙医、维医标准示范项目制定工作，在蒙医病证诊断疗效标准、维吾尔医临床技术操作规范与病证诊疗指南研究制定方面取得阶段性成果。

在中医药监督工作方面，2007年是中医药监督工作的开局之年。2006年12月经国家中医药管理局党组讨论通过，决定设立国家中医药管理局政策法规与监督司，下设政策法规处和监督处，其中监督处核定编制3人。其主要职能是综合管理中医药监督工作并依法组织实施；负责拟订中医药监督工作规范、程序和有关规章制度；对各类中医、中西医结合、民族医医疗机构的执业行为进行监督；监督检查医疗、保健、护理、中药等人员的执业资格标准；监督检查《中华人民共和国中医药条例》等卫生、中医药法律法规有关中医方面规定的执行情况；指导中医医疗广告审查并打击虚假违法中医医疗广告的发布；配合有关部门，组织协调、办理相关案件的查处工作，并进行相关的执法检查。

2007年中医药监督工作思路：监督是政府职责，体现政府职能，监督工作应以维护人民群众切身利益为出发点和落脚点。加强中医药监督工作的重要性可以体现在切实维护人民群众利益、促进社会稳定和谐和社会经济发展、维护中医药队伍和在人民群众中的良好声誉3个层面。工作原则应是依法监督，科学监督，建促打结合；以监督促建设，以监督促完善，以监督促发展；纵向到底，横向到边，不留死角。

在具体工作中，局政策法规与监督司探讨如何做好中医药监督工作，赴天津、吉林、黑龙江调研，召开华北片区中医药监督工作座谈会。在调查研究的基础上，起草了《中医药监督工作指导意见（征求意见稿）》。加强中医医疗广告管理并打击虚假违法中医医疗广告。主动与信息产业部、国家广电总局和新闻出版总署负责广告工作的相关司处负责人进行座谈，共同探讨打击虚假违法中医医疗广告的联动机制。在湖北省武汉市组织召开了2007年全国中医医疗广告审查工作座谈会。积极参加国家工商行政管理总局牵头组织的整治虚假违法广告专项行动，共同协商整治虚假违法中医医疗广告，分赴广东和黑龙江两省进行检查。与卫生部医政司联合下文查处了10批260余件违法发布医疗广告案件，其中虚假违法中医医疗广告60余件。重点加大网络虚假违法中医医疗广告整治力度，要求全国各地中医药管理部门对本地区互联网中虚假违法中医医疗广告进行监测，对15家发布虚假违法中医医疗广告的网站进行甄别查处。商请信息产业部从搜索引擎中删除35家虚假违法中医医疗广告网站，并建议关闭158家虚假中医医疗机构网站。针对一些未经批准擅自使用“中国”名称建立网站的实体中医医疗机构，对其机构负责人进行了戒勉谈话，促其改正。吊销15家发布虚假违法中医医疗广告医疗机构的《医疗广告审查证明》批准文号，并处一年内不受理其广告审查申请。积极沟通协调配合卫生部做好打击非法行医专项行动。共参加了4次打击非法行医专项行动部际协调会和1次全国部署大会。先后赴河南省、湖南省、云南省开展打击非法行医专项行动督察工作，通过督察促进专项行动的顺利进行。严肃查处重点案件。重点查处了北京国大中医门诊部涉嫌出租承包科室、雇佣“医托”等非法行为案件、天津“刘太医”涉嫌非法行医及非法制售假药案、吉林两药业集团盗用院士名义案件等。认真及时处理来信来访。协调处理了天津市天穆骨科医院部分从业人员资质的问题、陈春香反映山东省齐河县中医院超范围执业的问题、群众苗力反映内蒙古中蒙医医院五疗萨病病房的有关问题等。

（国家中医药管理局政策法规与监督司）

【《中华人民共和国中医药法》立法工作稳步推进】 2005年3月，国家中医药管理局启动了《中医药法》起草工作，经深入调研、重点研究、反复论证和广泛征求意见，于2006年8月形成了《中医药法》（草拟稿），9月上报卫生部。2007年，《中医药法》列入国务院2007年立法工作计划二档项目。2007年，国家中医药管理局根据吴仪副总理对中医药立法工作的指示精神，积极配合卫生部做好论证工作，与卫生部政策法规司邀请了20余位中医药及西医专家、学者和管理人员，于4月10～11日在京联合召开了中医药立法研讨会，国务院法制办有关领导出席了会议。座谈会围绕中医医疗机构发展模式与管理、中医药从业人员分类与管理、中医药教育与人才培养模式等中医药立法难点问题进行了深入细致的讨论。通过这次研讨，对在中医医疗、人才培养等方面如何突出中医药的特点，有关制度设计更具有可操作性有了更深刻的认识。5月9～13日国家中医药管理局政策法规与监督司与卫生部政策法规司对安徽、浙江两省的中医药教育机构、中医医院、乡镇卫生院和村卫生室进行了实地考察，就我国中医医疗保健服务体系建设、中医医疗机构突出中医药特色的制度保障、中医从业人员管理和中医医师执业范围确定、中医药人才培养及医疗机构中药制剂管理等问题与当地有关人员进行了研讨。通过这次调研，对立法要解决的问题有了更清醒的认识，为有关法律制度的设计提供了大量的实践依据。

目前，全国人大教科文卫委员会认为中医药法立法时机基本成熟，已经建议将中医药法列入十一届全国人大立法规划。

（国家中医药管理局政策法规与监督司政策法规处）

【中医药标准化工作进一步取得新进展】 为进一步贯彻落实《中医药标准化发展规划（2006～2010年）》，国家中医药管理局政策法规与监督司组织湖北中医学院等有关单位，开展中医药标准体系研究，提出中医药标准体系框架表，研究拟订了《中医药标准化发展规划（2006～2010年）》实施方案，进一步加大中医药标准化工作力度。

一、中医药标准化技术委员会筹建进展顺利

根据国家标准化管理委员会的

批复筹建通知，由国家中医药管理局组织筹建的全国中医标准化技术委员会、全国针灸标准化技术委员会等7个全国中医药专业标准化技术委员会筹建工作进展顺利，目前筹建工作方案已经通过局长会议的审议，各秘书处承担单位正在抓紧筹建工作，下一步将全面开展技术委员会委员的公开征集工作和技术委员会组成方案的拟订工作。通过7个全国中医药专业标准化技术委员会的建立，将进一步加快中医药标准化的进程，提高中医药标准制修订质量。

二、11项国家标准草案上报国家标准化管理委员会审批

根据国家标准化管理委员会国家标准计划项目任务，由中国针灸学会组织承担的灸法、三棱针、穴位埋线、皮肤针等11项针灸技术操作规范国家标准制修订项目按照预定计划顺利完成，通过了包括国家标准化管理委员会和中国标准化研究院专家在内的专家委员会的严格审查，已经正式上报国家标准化管理委员会审批。

三、23项中医药标准项目列入国家标准计划并正在抓紧起草制定

按照《全国服务标准2005～2008年发展规划》和《中医药标准化发展规划（2006～2010年）》的任务安排，2007年国家中医药管理局将承担23项国家标准项目的制修订任务。目前，所有项目都已经完成国家标准草案的起草，通过国家标准化管理委员会的网上申报系统上报，目前，承担具体任务的中国针灸学会、中华中医药学会等单位正在按照国家标准的制定程序，开展征求意见工作和论证修改工作。此外火针、电针技术操作规范等14项国家标准完成起草，并通过了专家审查，待上报国家标准化管理委员会。

四、中医药行业标准制修订工作取得进展

针对中医药发展关键、亟须、薄弱领域的技术标准的制定，国家中医药管理局重点开展了中医病证诊疗指南和临床技术操作规范等一批行业标准项目的制修订，进一步系统总结临床治疗有优势病证的诊疗经验成果，整理归纳凸显特色的诊疗方法，以提高临床防病治病能力。在中华中医药学会具体组织下，以中医内科病证为重点，以儿科、妇科、骨伤科病证为试点，全面开展中医病证诊疗指南的制修订。目前，《糖尿病中医防治指南》等15项系列标准已由中华中医药学会发布，《中医内科常见病诊疗指南》项目完成近140项标准草案起草工作并通过了专家审查，近期将由中华中医药学会发布。国家中医药管理局加强了民族医药标准制定工作，开展了蒙医、维医标准示范项目制定工作，在蒙医病证诊断疗效标准、蒙药制剂规范、维吾尔医临床技术操作规范与病证诊疗指南研究制定方面取得阶段性成果。

（国家中医药管理局政策法规与监督司政策法规处）

【探索建立中医医疗广告联动监管机制】 2007年9月中旬至10月上旬，国家中医药管理局政策法规与监督司主动与信息产业部、国家广电总局和新闻出版总署负责广告工作的相关负责人进行座谈，共同探讨打击虚假违法中医医疗广告的机制。

在与信息产业部的协商中，双方初步就网络上的虚假违法中医医疗广告达成共识，今后只要国家中医药管理局政策法规与监督司认定的虚假违法中医医疗广告以正式文件形式商请信息产业部查处，信息产业部将通知相关网络运营商将其列为非法网站予以关闭。在与广电总局和新闻出版总署的协商中，针对广播电视、报纸、杂志等平面媒体中的虚假违法中医医疗广告，国家广电总局和国家新闻出版总署都同意从行业主管部门的角度出发，对中医医疗广告的发布加强管理，将对存在严重虚假违法广告的单位进行通报批评，对典型的严重违法案例作出相应的处罚。

（林超岱、张峘宇）

【加大互联网上虚假违法中医医疗广告整治力度】 2007年6月针对互联网中大量虚假违法中医医疗广告使用“中国中医＊＊＊中心”、“中国中医药＊＊＊研究总院”等名称，国家中医药管理局政策法规与监督司要求全国各地中医药管理部门对本地区互联网中虚假违法中医医疗广告进行监测，发现一起，查处一起，并对国家中医药管理局政策法规与监督司监测到的15家发布虚假违法中医医疗广告的网站进行甄别查处。通过调查发现，许多发布虚假违法中医医疗广告网站从未向医疗网审批部门申报，因而未经过审批。许多打着医疗机构名义在网上发布虚假违法医疗广告的网站，实际是虚设无实体网站，难以确认违法主体，无法落实处罚。根据这种状况，国家中医药管理局政策法规与监督司积极与信息产业部进行沟通，2007年10月信息产业部电信管理局就国家中医药管理局政策法规与监督司认定的35家发布虚假违法中医医疗广告网站通知相关引擎搜索商，将其从搜索引擎上给予了删除。

针对一些未经批准擅自使用“中国”名称建立网站的实体中医医疗机构，如“中国抗癌在线”、“中国肾病网”等，国家中医药管理局政策法规与监督司对其机构负责人进行戒勉谈话，收到了较好效果，相关网页均迅速按要求进行了修改。

针对互联网上未经审批擅自以“中国”、“中华”、“国家”及军队等名义建立的涉及中医药的虚假中医医疗机构网站，肆意发布虚假违法中医医疗广告，欺骗群众，严重伤害广大群众切身利益，破坏社会和谐稳定，严重损害中医药良好声誉。为此，国家中医药管理局政策法规与监督司监测并认真检查，提出了第一批158家虚假中医医疗机构网站名单，致函信息产业部商请予以关闭网站。

为配合贯彻落实2007年11月国家工商总局等12部委局联合下发的《关于进一步治理整顿非法“性药品”广告和性病治疗广告的通知》，国家中医药管理局在认真分析形势的基础上，于2007年12月下发了《国家中医药管理局办公室关于集中开展整治虚假违法中医医疗广告行动的通知》，要求各地中医药管理部门加大案件查处力度，明确提出了整治范围和5条整治措施，至2008年1月31日已吊销15家发布虚假违法中医医疗广告医疗机构的《医疗广告审查证明》批准文号，并处一年内不受理其广告审查申请。

（林超岱、张峘宇）

【积极参与全国打击非法行医专项行动】 按照全国打击非法行医专项行动领导小组的统一部署，七部委局（包括国家中医药管理局）共同研究下发了2007年《关于继续深入开展打击非法行医专项行动的通知》，确定了打击非法行医工作重点，对“打非”工作进行了安排和部署，全年共参加了4次打击非法行医专项行动部际协调会和1次全国部署大会。2007年4月卫生部召开了2007年全国卫生监督工作会议，卫生部副部长王国强、马晓伟、陈啸宏分别在讲话中提出要充分认识加强中医药监督工作的必要性和重要性，将中医药监督工作列入卫生监督部门职责范围和工作内容，将打击非法行医工作作为中医药监督工作的重要内容之一抓紧、抓好。

根据全国打击非法行医专项行动领导小组的部署和要求，2007年1月和12月，国家中医药管理局李大宁副局长带队先后赴河南省、湖南省、云南省开展打击非法行医专项行动督察工作，通过督察促进专项行动的顺利进行。各地本着边打击、边整改、边规范、边总结、边探索建立长效监管机制的原则，严厉打击各种非法行医行为，切实加强对医疗机构的监管，医疗服务市场秩序有了明显好转，医疗机构管理工作得到了进一步加强。督察组对3个省打击非法行医专项行动的总体评价是领导重视，部门配合，部署到位，措施得力，真抓实干，成效明显。

（林超岱、张峘宇）

【举办2007年全国中医医疗广告审查工作座谈会】 2007年11月14～16日，国家中医药管理局政策法规与监督司在湖北省武汉市组织召开了2007年全国中医医疗广告审查工作座谈会，会议邀请各省（市、区）负责中医医疗审查出证工作的人员参加，全国除西藏和青海以外的29个省（区、市）全部派人到会。会议就2007年1月1日实施的新的《医疗广告管理办法》等相关法律法规进行了解读；北京市、湖北省和重庆市中医药管理部门的代表介绍了各自在中医医疗审查工作中的经验和做法，全体与会人员对中医医疗广告审查出证工作及事前事后监管中存在的问题进行了充分的讨论，提出许多积极的建议，会议取得了较好的效果。与会人员对国家中医药管理局政策法规与监督司提出的拟在国家中医药管理局网站上建立全国分省审查出证的中医医疗广告公示平台的方式表示赞同，并将积极给予配合，此举将促进与各种媒介信息沟通，从机制上探索避免虚假违法中医医疗广告的发布。

（林超岱、张峘宇）

【华北片区中医药监督工作座谈会召开】 2007年3月国家中医药管理局在北京召开了华北片区中医药监督工作座谈会，卫生部卫生监督局、医政司及国家工商行政管理总局广告监管司和北京市、天津市、河北省、山西省、内蒙古自治区卫生厅卫生执法监督、中医药监督管理的有关领导以及北京市朝阳区、海淀区、怀柔区卫生监督所、东直门医院、广安门医院、望京医院的专家等共计20余人参加了会议。会议研讨了中医药监督工作的职责、任务、方式方法、运行机制等问题，对如何加强中医药监督工作提出了许多积极的意见和建议。卫生部卫生监督局表示将积极要求各级卫生监督部门将中医药监督工作列入日常工作内容，并对国家中医药管理局部署的中医药监督工作给予贯彻落实。国家工商行政管理总局广告监管司和卫生部医政司分别就医疗广告监管介绍了相关法律法规及监管要求。国家中医药管理局李大宁副局长出席了座谈会并做了总结讲话，指出：加强监督工作是强化政府职责，体现政府职能，切实维护人民群众切身利益的需要。国家中医药管理局为了加强中医药监督工作，于2006年底设立政策法规与监督司，以加强中医药相关方面的监督工作，加强制度建设、组织建设和队伍建设，全面探索建立中医药监督管理体系及完善运行机制。

（林超岱、张峘宇）

【2007年查办处理的一批违法案件】

一、查处北京国大中医门诊部涉嫌出租承包科室、雇佣“医托”等非法行为

2007年7月13日《健康报》和2007年7月15日《北京晚报》分别以“退休医生揭内幕”和“一个黑诊所医托上百人”为题，报道了北京国大中医门诊部涉嫌出租承包科室、雇佣“医托”以及开“大处方”等严重损害群众利益的问题，国家中医药管理局政策法规与监督司随即于2007年7月17日下发了《关于请对北京国大中医门诊部雇佣医托等行为进行调查的函》（国中医药政函〔2007〕15号），要求北京市中医管理局认真调查处理，并及时将处理情况上报。北京市中医管理局接到文件后，立即将相关情况通知了北京市卫生局及海淀区卫生局，要求海淀区卫生局严肃查处。海淀区卫生局经认真调查核实，北京国大中医门诊部属北京市海淀区卫生局注册的民办中医门诊部，法人代表是中医个体行医者，该机构在执业活动中出租承包科室、非卫技人员行医、非法医疗广告及雇佣医托等违法行为属实，为此，海淀区卫生局依法对该机构做出行政处罚，决定对其没收非法所得人民币10500元，罚款人民币5000元，吊销《医疗机构执业许可证》。

二、查办天津“刘太医”涉嫌非法行医及非法制售假药案

2007年9月14日《北京晚报》

以“天津‘刘太医’何许人”为题，报道了天津市塘沽区刘弘章涉嫌非法行医以及售卖虚假药品“控岩散”等问题。国家中医药管理局政策法规与监督司随即于2007年9月17日下发了《关于请对天津“刘太医”进行调查的函》（国中医药政函〔2007〕26号），请天津市卫生局对相关情况进行调查处理。2007年11月5日天津市卫生局中医处上报了此事的查处情况报告。经查刘弘章系天津市塘沽区人，居住在唐山里12－1－102，无《医师资格证书》。目前未进行诊疗活动，无法界定非法行医，故未对其采取任何行政措施，但鉴于刘弘章在家中自制“秘方粉”，行为属于制造、销售假药，违反了《药品管理法》的规定；还因自2005年1月至2006年4月间，刘弘章以邮寄的方式向北京、河北、山西等地十余人销售无国家药品生产批准文号的多种药品，销售金额8万余元，涉嫌违反了《刑法》第140、141和149条的有关规定，2007年7月2日，塘沽区药监局将此案移送公安机关。2007年7月11日，公安塘沽分局经侦支队受理了移送的“刘弘章、赵秀敏涉嫌制贩假药案”，并于2007年8月22日批准立案侦查。

三、查办吉林两药业集团盗用院士名义案件

2007年4月，国家中医药管理局先后收到中国科学院院士陈可冀、中国工程院院士李连达来信反映吉林金泉宝山药业集团盗用中国科学院院士陈可冀的名义，对该公司生产的所谓“增力再生丸”进行虚假广告宣传和吉林永利制药有限公司盗用中国科学院院士陈可冀、中国工程院院士李连达的名义，对该公司生产的所谓“国医圣方精制冠心软胶囊”进行虚假广告宣传的案件。国家中医药管理局政策法规与监督司立即发函商请国家食品药品监督管理局、国家工商总局对两起案件进行查处。两起案件已得到妥善查处。

四、调查处理陈春香反映山东省齐河县中医院超范围执业的问题

2007年4月国家中医药管理局收到全国打击非法行医专项行动领导小组办公室转来陈春香反映齐河县中医院涉嫌超范围行医的问题，立即责成山东省中医管理局进行调查。山东省中医管理局在认真调查的基础上，对涉案的相关责任人的违法行为进行了处理，停止了3名超范围执业人员的执业行为，调离原岗位，对4名不具备单独执业资格的医士人员加强管理，安排在上级医师的指导下开展工作。

（林超岱、张峘宇）

二、医政管理

【概述】 2007年中医医政管理，以落实吴仪副总理重要讲话精神为主线，以推动中医医疗和保健服务体系建设、促进中医药特色优势发挥、加强中医医院管理以及完善中医从业人员准入制度、进行相关政策研究为工作重点，抓关系全局的大事，抓老百姓关心的事，全面开展各项中医医政工作，取得了一定的进展和成效。

（严华国）

【药品零售企业设置中医坐堂医诊所试点工作在河北等9个省10个地区开展】 为充分发挥中医坐堂医的作用，探索符合“坐堂医”这一中医传统行医方式特点的管理办法和标准，国家中医药管理局与卫生部在联合开展药品零售企业设置中医坐堂医诊所试点工作。试点工作要求，只有中药饮片数量不少于400种的药品零售企业才能申请设置中医坐堂医诊所，执业时只允许开中药饮片处方，设有独立隔开的诊室，诊室不超过2个，每诊室的建筑面积不得低于15平方米，聘请的中医从业人员必须是在医疗、预防、保健机构中连续从事中医临床工作5年以上。

（严华国）

【符合中医、民族医特点的中医从业人员准入制度逐步建立】 国家中医药管理局与卫生部联合印发《关于妥善解决中医、民族医医师资格认定工作有关问题的通知》，允许1989年12月31日前取得有效行医资格的中医师承和确有专长人员，通过省级中医药管理部门考核后予以认定中医执业（助理）医师资格。

国家中医药管理局制定印发了《传统医学出师考核和确有专长考核实施方案（试行）》和《传统医学出师考核和确有专长考核大纲（试行）》以及《师承关系合同》、《出师考核合格证书》等式样，逐步完善了传统医学师承和确有专长考核制度，为不具备医学专业学历的人员参加医师资格考试疏通了途径。

为弥补农村卫生技术人员特别是农村中医药人员的不足，国家中医药管理局和卫生部在吉林、浙江、四川3省7个县市联合开展了农村一技之长中医人员纳入乡村医生管理试点工作，通过农村居民评议、考核培训、社会公示等程序，将具有一技之长和确有实际本领的农村中医药人员纳入乡村医生进行管理。

（严华国）

【国家中医药管理局“十一五”重点专科（专病）建设工作正式启动】 在国家中医药管理局“十五”重点专科（专病）项目建设的基础上，国家中医药管理局制定了《国家中医药管理局“十一五”重点专科（专病）建设项目总体工作方案》，对“十一五”重点专科项目建设工作进行了总体规划。

2007年6月4日，国家中医药管理局下发了《国家中医药管理局办公室关于开展“十一五”重点专科（专病）建设项目申报工作的通知》，组织各地开展项目申报工作；组织制定了《国家中医药管理局“十一五”重点专科（专病）建设项目遴选工作方案》和《国家中医药管理局“十一五”重点专科（专病）建设项目遴选细则》，通过初审和专家复审、终审，确定了442个国家中医药管理局“十一五”重点专科（专病）入选建设项目。起草了《项目建设管理办法》和《项目建设目标与要求》，并组织开展建设工作。

为加强重点专科建设项目之间在临床诊疗方案、人才培养、科学研究以及技术推广等方面的协作，国家中医药管理局医政司组织起草了《重点专科协作组管理方案》，将重点专科按专业组成了23个协作组，并在协作组内按照重点病种组成若干个协作分组，确定了协作组和协作分组的牵头单位。通过协作组开展技术协作，促进专科诊疗方案的整理、优化、提高、推广，提高全国中医专科治疗的整体水平。

同时，国家中医药管理局医政司组织通过评审验收的161家“十五”重点专科项目单位报送强化建设计划，开展强化建设工作。

（严华国）

【开展中医寻医指南——专科服务信息网络介绍工作】 为向人民群众发布权威、准确的医疗服务信息，引导患者自主选择就诊医院，避免盲目求医和虚假医疗广告诱导给患者造成的身心损害和经济负担，努力解决广大人民群众患病后“找谁看、到哪看”的问题，国家中医药管理局医政司开展了中医寻医指南——专科服务信息网络介绍工作，对171家评审验收合格的国家中医药管理局“十五”重点专科（专病）项目和民族医重点专科（专病）项目进行集中网上介绍。网络介绍在国家中医药管理局政府网站上开辟了中医寻医指南——重点专科服务信息专栏。

网络介绍的内容主要包括医院基本情况、科室基本情况、专科特色、人员情况、联系人及联系方式等。同时，网络介绍建立了可按照地区、专业、病种等进行查询的多种检索方式，以方便广大患者查询。

（严华国）

【积极推动中医医院中医药文化建设】 国家中医药管理局医政司积极开展中医医院中医药文化建设，印发了《关于加强中医医院中医药文化建设的指导意见》，明确了中医医院开展中医药文化建设的原则和基本框架，主要从精神文化、行为文化和形象文化3个方面开展建设，充分体现了中医药特色。在全国范围内选择了22家中医医院作为重点建设单位，探索中医医院加强中医药文化建设的措施和途径，总结经验以便推广，并会同中国中医药报社在深圳召开首届全国中医药书画摄影大赛颁奖大会暨全国中医院文化建设与传播研讨会。

国家中医药管理局在其政府网站上开通了中医医院文化建设专栏，登载部分中医医院开展中医药文化建设的好的经验、做法以及中医药警言警句、体现中医药特色的建筑和装饰等。

（严华国）

【积极开展小包装饮片试点推广使用工作】 为进一步提高中药饮片调剂质量，探索改进中药饮片调剂方式，促进中医医院药房工作效率和管理水平的提高，国家中医药管理局医政司组织开展了小包装中药饮片推广使用试点工作。

医政司利用实地调研、问卷调查、召开座谈会等形式，对小包装饮片使用的有关情况进行了深入的研讨，全面分析了小包装饮片的优缺点和推广使用需要解决的问题，并于2007年7月下旬在广东深圳召开了小包装饮片试点推广使用工作座谈会，听取了有关医院及中药饮片生产厂家开展小包装饮片使用、生产工作情况介绍，讨论了小包装饮片试点推广使用工作方案。

2007年8月，国家中医药管理局正式下发了《国家中医药管理局办公室关于开展小包装中药饮片推广使用试点工作的通知》，组织19家试点单位开展试点工作。试点过程中，医政司及时了解各试点单位试点工作情况，并组织相关单位起草了《小包装中药饮片应用指南》。

（严华国）

【卫生部和国家中医药管理局下发通知：符合条件的台湾居民可以参加大陆医师资格考试】 卫生部和国家中医药管理局下发关于台湾地区居民和取得国外医学学历的中国内地公民参加医师资格考试的有关问题通知。按照通知规定，符合条件的台湾居民可以参加大陆医师资格考试。

通知规定，自2007年起，具备下列条件、符合《中华人民共和国执业医师法》及其有关规定的台湾地区居民，可以报名参加大陆相应类别的医师资格考试：在台湾地区取得合法行医资质，其学历经过教育部留学服务中心认证的，可以报名参加医师资格考试。在台湾地区未取得合法行医资质，其学历经教育部留学服务中心认证的，应当在大陆三级医院或台湾地区的医院实习期满一年并经实习医院考核合格的，可以报名参加医师资格考试。在台湾地区医院实习期满并经考核合格的台湾地区居民，可按照就近和自愿的原则，向大陆任何一个考点提出报考申请。在大陆三级医院实习的台湾地区居民应当向实习机构所在地的考点申请。报考提交材料参照《关于香港、澳门永久性居民参加国家医师资格考试的规定》执行。

符合上述规定条件的台湾地区居民，可以申请参加临床、中医和口腔类别的医师资格考试。其考试方式、考试内容、分数线和收费标准与报考同类别的大陆考生相同。其《医师资格证书》和《医师执业证书》的发放按照有关规定执行。

通知还提出，中国内地公民取得国外医学学历，其学历学位证书经教育部留学服务中心认证，符合《中华人民共和国执业医师法》及其有关文件规定的，可以报名参加医师资格考试。医师资格考试涉及境外学历的其他事项，按照《医师资格考试报名资格规定（2006版）》执行。

（厉秀昀）

三、教育管理

【概述】 2007年，中医药教育工作紧紧围绕中医药事业发展的中心工作，全面贯彻落实科学发展观，以提高中医药队伍整体素质、增强继承与创新能力为出发点，以培养造就能够推动中医药事业发展的各类中医药优秀人才为目标，重点进行了高层次中医药人才和农村、城市社区中医药人才培养，进一步加强对高等中医院校人才培养质量的监管以及中医药重点学科建设，全面提升中医药人员的服务能力。

工作中，国家中医药管理局坚持中医药“特色与继承创新，统筹兼顾、协调发展，强化管理、注重质量，联系实际、讲求实效”的工作原则，根据《中华人民共和国中医药条例》和国家中医药管理局职能，在中医药继续教育中，按照《全国老中医药专家学术经验继承工作管理暂行规定》、《中医药继续教育规定》、《中医药继续教育登记办法》、《中医药继续教育基地管理办法》、《中医药继续教育学分管理办法》、《国家级中医药继续教育项目管理办法》、《国家中医药管理局中医药继续教育委员会章程》等管理中医药专业技术人员的继续教育工作；在城市社区中医药人才培养工作和农村中医药人才培养中，根据人事部、卫生部、教育部、财政部、国家中医药管理局《关于加强城市社区卫生人才队伍建设的指导意见》和卫生部、国家中医药管理局《中医类别全科医师岗位培训管理办法》、《中医类别全科医师岗位培训大纲》以及《关于加强农村中医药人才培养和队伍建设的实施意见》，加强了城市社区和农村中医药人才培养工作；在院校教育中，通过制定《高等中医药本科教育中医学专业设置要求》、《高等中医药本科教育中药学专业设置要求》、《中医药高等专科教育中医学专业设置要求》、《高职高专教育中药专业设置要求》、《高等院校中医临床教学基地要求》、《中医学专业（本科）中医药理论知识与技能基本标准》，监控中医药教育质量、办学特色。

根据《中医药事业发展“十一五”规划》的要求，国家中医药管理局开展了中医药继续教育工作、农村和城市社区中医药人才培养工作、中医药重点学科建设工作，完成了第三批老中医药专家学术经验继承工作、全国优秀中医药临床人才研修项目的考核与总结，并表彰了一批先进集体和优秀个人，有力地推动了中医药人才培养和队伍建设工作。协调国务院学位委员会、教育部、人事部、卫生部，提出全国老中医药专家学术经验继承工作与专业学位挂钩的政策，推动继承工作的开展；与教育部协调，提出在中小学教材中增加有关中医药内容的课程标准修改内容及相关中医药素材，加强中医药优秀传统文化的传承与推广；与教育部协调，共同制定《中医药教育发展纲要》，提出中医药教育发展中长期规划框架等。

（赵　明）

【第一批优秀中医临床人才研修项目顺利完成】　为加强高层次中医药人才培养，贯彻落实吴仪副总理“名医、名科、名院”战略要求，国家中医药管理局于2004年3月启动了优秀中医临床人才研修项目（以下简称“研修项目”）。

研修项目的培养对象从具有大学本科以上学历、连续从事中医临床工作15年以上、年龄不超过50岁、具有主任医师专业技术职务的中青年学科带头人和学术骨干中推选，通过各省遴选、笔试、面试等环节，共确定研修学员217名，覆盖30个省，8个专业。项目实施过程中，国家中医药管理局组织成立了由邓铁涛、任继学等名老中医组成的专家指导委员会；制定了相关管理制度；组织了12期“中医经典”和“中医临床”培训讲座，邀请百位全国名老中医药专家现场讲授中医药学术思想和临床经验；积极创造条件，让研修学员到国家级、省级重点学科、专科（专病）进修；并全程进行了网络管理。通过3年研修学习，215位学员完成了研修内容，达到了该项目设计的预期目标和各项指标要求，顺利结业。

这个项目的实施，培养了一批高层次中医临床人才；探索建立了一套高层次中医临床人才培养新模式，创新了传统名医培养模式；抢救了一批名老中医学术思想与临床经验的珍贵影像、文字资料；充分发挥辐射作用，带动了各地中医药人才培养工作，加速了高层次中医临床人才的培养，促进了中医药学术发展，扩大了中医药在社会上的影响。

（周景玉）

【第三批全国老中医药专家学术经验继承工作顺利完成】　第三批全国老中医药专家学术经验继承工作自2003年正式启动，覆盖全国31个省市，共有586名老中医药专家被确定为继承工作指导老师，942名从事中医药工作的同志被确定为学术继承人，其后又增补指导老师10人，继承人33人。

第三批全国继承工作，在党中央、国务院和各级党政领导的高度重视下，在有关部门的大力支持和各方面的协调配合下，进展顺利，成效显著。经过3年跟师学习和临床实践，大多数继承人基本掌握了指导老师的学术思想和疾病诊治经验，并通过撰写结业论文、发表文章、出版专著等，全面系统地整理、总结和研究，有效地继承了一批老中医药专家的宝贵学术经验。继承人自身的临床实践能力、专业素质和科研创新能力也都得到了大幅度的提高，培养和造就了大批高层次中医临床人才和中药技术人才。

2007年9月5日，由国家中医药管理局会同人事部、卫生部组织专家在北京召开了第三批全国老中医药专家学术经验继承结业考核工作检查验收会议，对第三批全国老中医药专家学术经验继承工作及结业考核结果进行了检查验收。在975名继承人中有877人按照规定的培养目标和教学要求完成学习任务，合格出师，出师率达90%。

2008年1月，国家中医药管理局对合格出师的继承人和指导老师颁发了出师和荣誉证书，对在第三批继承工作中表现突出的优秀指导老师、优秀继承人以及优秀管理单位和个人进行了表彰。第三批全国老中医药专家学术经验继承工作圆满完成。

（徐金香）

【中医药继续教育“十一五”规划及相关管理文件出台】 “十一五”时期是我国全面建设小康社会的关键时期，中医药面临着新的发展机遇和严峻的挑战。为了加强中医药人才培养，全面提高中医药队伍素质，为中医药事业发展提供可靠的人才保障，根据《中医药事业发展“十一五”规划》，国家中医药管理局组织制定了《中医药继续教育“十一五”规划》，系统总结了“十五”中医药继续教育工作成绩，明确了“十一五”期间中医药继续教育工作的思路、任务和主要措施。

根据新修订的《中医药继续教育规定》和全国中医药继续教育工作会议精神，国家中医药管理局还组织修订并印发了《中医药继续教育基地管理办法》、《中医药继续教育学分管理办法》、《国家级中医药继续教育项目管理办法》和《国家中医药管理局中医药继续教育委员会章程》，完善了中医药继续教育制度建设。

（周景玉）

【中医类别全科医师岗位培训管理办法及大纲出台】 为进一步贯彻落实《国务院关于发展城市社区卫生服务的指导意见》、《关于加强城市社区卫生人才队伍建设的指导意见》和《卫生部、国家中医药管理局关于在城市社区卫生服务中充分发挥中医药作用的意见》等文件的精神，加强中医类别全科医师岗位培训工作，充分发挥中医药在城市社区卫生服务工作中的作用，国家中医药管理局会同卫生部组织制定了《中医类别全科医师岗位培训管理办法（试行）》、《中医类别全科医师岗位培训大纲（试行）》，并于2007年5月正式印发。

实施中医类别全科医师岗位培训，是培养中医类别全科医师的重要环节，是加强城市社区卫生人才队伍建设的重要举措。《中医类别全科医师岗位培训管理办法（试行）》及其培训大纲（试行）的印发，将有利于规范和推进中医类别全科医师岗位培训工作，完善全科医师培训制度。

（周景玉）

【《中国中医药教育发展战略研究》项目开展】 《中国中医教育发展战略研究》项目在国家中医药管理局科技教育司和教育部高教司主持下，由全国12所中医药院校、2个省（市）中医药行业主管部门组成14个专题课题组，近200人的研究队伍，开展了《中国中医教育发展战略研究》项目研究工作。历经一年多的研究，形成了各专题研究报告、《中国中医教育发展战略研究报告》、《中国中医药教育发展纲要》（讨论稿）及研究论文15篇。项目研究较为系统地总结了中医药教育50年的成就与经验，分析了中医药教育的现状和中医药教育面临的主要问题；阐明了中医药教育在我国医药教育中的重要地位；研究了社会、政策、经济、科技、文化因素对中医药教育发展产生的重要影响；预测了未来5～10年，中医药行业发展趋势、中医药人力资源发展趋势和需求；明确了中医药教育发展战略目标、重点、任务；提出了中医药教育发展的政策建议，项目研究采用SWOT矩阵分析法、外部因素评价矩阵（EFE）、内部因素评价矩阵（IFE）、SPSS自回归－移动平均模型、S型曲线模型、Logistic数学模型等研究方法，引入中医药教育发展战略研究，提高了研究结论的科学性和可信度。

本项研究首次在中医药教育领域较大规模地组织开展了战略研究，初步总结了中医药教育的规律和特点，为中医药教育发展和《中国中医药教育发展纲要》的制定提供了科学依据。

（周　杰）

四、科研管理

【概述】 2007年，中医药科技工作紧紧围绕国家中医药管理局党组确定的中心工作，切实落实年初中医药工作会议上吴仪副总理重要讲话精神，完成了大量的工作：

一、认真落实吴仪副总理重要讲话中提出的工作任务

2007年3月，国家中医药管理局联合科技部等16个部门，共同发布了《中医药创新发展规划纲要》，明确了今后一个时期中医药科技工作的重点任务。完成了“影响中医药发展若干关键问题研究”之第七专题“中医药继承创新发展的科技问题研究与政策措施建议”研究报告，对下一步中医药科技工作提出了建议。国家知识产权战略研究第十二专题“中医药知识产权保护与利用研究”顺利通过验收，提出了“国内立足于改建，国际争取话语权”的战略目标和系列战略建议，正在加紧制定《加强中医药知识产权保护的指导意见》和《中药发明专利审查标准》等文件。紧密配合国家中医药管理局中医“治未病”试点工作，国家设立了中医“治未病”科研专项，确定21个课题为中医“治未病”科研专项第一批立项课题，浙江、北京等地也组织开展中医“治未病”科研工作，发挥了科技的支撑作用。

二、进行中医药科技管理工作改革

着眼于提高中医临床服务能力的科技需求，国家中医药管理局先后召开中医“治未病”试点科研立项讨论会和中医药治疗艾滋病试点科研课题讨论会，针对中医“治未病”和治疗艾滋病的临床实践中的科学问题，提出项目建议，进行立项研究。做好中医药重点研究室项目启动的相关工作，下发了《国家中医药管理局重点研究室建设项目管理办法及其建设标准研究》等文件，组织了重点研究室的申报工作并制定了评审标准和评审方案。在各类计划中充分发挥了专家作用，提高科技项目组织的公正、透明度。成立“973”中医专项项目办公室，支撑计划中医药项目办公室，加强重大项目的过程管理，提高科研管理的效率，并着手进行了局科技专项管理改革方案的研究制定工作。

三、认真做好国家科技计划有关项目的管理工作

国家中医药管理局做好了科技支撑计划中医药项目的启动工作，完善管理机制，组织成立咨询专家委员会、办公室等；完成了“重大疑难疾病中医综合防治研究”（重大项目）、“针灸诊疗方案和评价研究”、“中医‘治未病’及亚健康中医干预研究”、“中药资源可持续利用与产业共性技术研究”等“十一五”科技支撑计划已立项项目实施方案的完善，启动了课题研究工作；完成“中医治疗常见病研究”、“名老中医药临床经验、学术思想传承研究”、“民族医药发展关键技术研究”课题立项评审和课题任务书填写等工作；起草支撑计划备选项目建议书并组织了项目的可行性论证。

国家中医药管理局做好了国家重大科技专项的启动准备工作，组织专家讨论起草艾滋病、病毒性肝炎等重大传染病防治研究专项中医药内容的实施方案，参与了“重大新药创制”重大专项实施方案的论证工作。

国家中医药管理局完成了“973”计划中医理论基础研究专项2007年项目的审评立项和项目启动工作；组织调研，形成了“973”计划中医基础理论研究重点支持方向规划（初稿）。完成了“十五”科技攻关计划部分项目验收工作。

四、国家中医药管理局完成了局科学研究专项在研项目的论证、实施、监管和验收管理工作。组织中医药行业科研专项项目申报工作，23个项目列入公益类行业科研专项，经费支持6159万

五、其他

国家中医药管理局组织中华中医药学会、中国中西医结合学会、中国针灸学会等进行了近10年来中医药学术进展和科研成就的总结。启动了“建国以来省级以上中医药科技成果分析总结”项目。组织完成了2007年度国家科学技术奖励项目推荐工作，共获科技进步奖4项、技术发明奖1项。

（陈梦生）

【国家中医药管理局科学技术研究专项“体现中药、民族药特点的新药评价体系”课题通过验收】 2007年7月12日，国家中医药管理局立项的“体现中药、民族药特点的新药评价体系”课题通过验收。该课题对我国中药新药和民族药物的研发、生产、审评和监管现况进行了调研分析。通过研究，对我国中药、民族药新药评价标准提出了创新性的建议，其研究成果为制定《中药注册管理办法补充规定》提供研究依据。

（孙丽英）

【国家中医药管理局科学技术研究专项“中药指纹图谱关键技术与对照谱库建立的方法学”课题通过验收】 2007年9月25日，由北京大学医学部等单位承担的国家中医药管理局科学技术研究专项“中药指纹图谱关键技术与对照谱库建立的方法学”研究课题通过验收。该课题以丹参、三七和芍药3种中药材及其相关制剂为载体，进行了系统深入的中药指纹图谱技术研究，建立了具有普遍适用意义的指纹图谱研究技术方法，针对中药指纹图谱数据管理和知识信息库建立了一套综合信息管理系统，提供了数据记录模版，对指纹图谱研究及应用的数据管理具有指导意义。

（孙丽英）

【“十五”国家科技攻关计划“中药生产新工艺新技术的标准规范化研究”课题通过验收】 2007年3～4月，“十五”国家科技攻关计划重大项目“中医药疗效及安全性基本问题研究”中的“中药生产新工艺新技术的标准规范化研究”10个课题通过验收。10个课题分别对中药荷电提取技术的标准化、大孔树脂用于中药生产的技术标准、有机高分子膜分离在中药生产中应用的标准化、中药微乳载药体系关键技术、动态逆流提取在中药生产中标准化、中药浸膏真空带式干燥工艺标准化、新型吸附技术用于中药脱重金属的标准化、中药微波辅助萃取技术的标准与产业化、泡沫分离技术在皂苷成分分离中应用、超声提取技术应用在中药生产中的适应性和应用范围进行了研究，建立了相应的工业化技术标准和规范，并应用于生产实践。

（孙丽英）

【“十五”国家科技攻关计划“含毒性中药材中成药安全性评价”课题通过验收】 2007年1月31日～2月1日，“十五”国家科技攻关计划重大项目“中医药疗效及安全性基本问题研究”中的“含毒性中药材中成药安全性评价”6个课题通过验收。6个课题分别对青木香、木通、柴胡、附子、千里光、大黄及其复方制剂进行了安全性评价研究，揭示了部分中药“毒副作用”及其产生原因、中药配伍减毒的科学内涵，建立了不同类型毒性的评价方法，提出中药临床安全合理用药的对策及其科学依据。

（孙丽英）

【“973”计划中医理论基础研究专项立项及管理情况】 2007年，国家重大基础研究发展计划（“973”计划）中医理论基础研究专项在科技部基础司、科技部“973”计划中医专项专家组和国家中医药管理局科技司的共同组织下，完成2007年项目立项、2005年和2006年立项项目中期评估和中医理论专项调研及专项研究规划起草等工作，进展顺利。

一、3个项目通过评审立项

2007年，共有3个项目20个课题获得立项资助，国拨经费6100万。

“基于临床的针麻镇痛的基础研究”项目下设7个课题，首席科学家韩济生。研究目标是选择针麻临床的适宜病证，坚持中医针灸理论指导，在肯定针麻临床优势的基础上，围绕针刺麻醉中镇痛这一关键环节，运用传统与现代研究的方法，开展针麻镇痛的中医理论（如穴位特异性、选穴规律、针刺麻醉方法等）及作用机制的研究，阐明针麻

镇痛的理论依据和科学内涵，为针麻临床的推广应用提供科学依据。

“中药药性理论相关基础问题研究”项目下设8个课题，首席科学家王振国。研究目标是以中医理论为指导，运用多学科手段和方法，以中药性味理论为核心，开展包括性味、归经、升降沉浮等在内的与中药的安全性、有效性密切相关的关键问题的基础研究，重点研究药性的物质基础、治疗过程中所体现的药效作用及其运用规律，揭示中药药性理论的科学内涵，为中药新药的创制和提高中医药临床疗效提供理论依据。

“基于中医特色疗法的理论基础研究”下设5个课题，首席科学家房敏。选择确有疗效、有较好推广应用和研究基础、但尚未纳入正规中医院校教材的中医特色疗法，结合临床开展理论基础研究，以期提出新观点、新学说，丰富或完善其理论内涵，为发展中医临床治疗的新方法提供理论依据。

二、7个项目通过中期评估

“973”计划项目实行“滚动支持，动态调整”的管理模式。项目实施两年左右进行一次中期评估，目的是进一步明确项目的研究计划和目标，调整和优化课题设置、经费和人员配置。根据科技部的中期评估安排和中医专项专家组的要求，2007年11月13～14日，完成了2005年3个项目“络病学说与针灸理论的基础研究”（首席科学家吴以岭）、“方剂配伍规律研究”（首席科学家张伯礼）、“中医基础理论整理与创新研究”（首席科学家邓铁涛）的中期总结工作。2007年12月1～18日，完成了2006年4个项目：“中医病因病机理论继承与创新研究”（首席科学家刘平）、“中药药性理论继承与创新研究”（首席科学家黄璐琦）、“基于临床的经穴特异性基础研究”（首席科学家梁繁荣）、“中医辨证论治疗效评价方法基础理论研究”（首席科学家刘保延）的中期总结工作。2008年1月13～15日，科技部组织专家对7个项目通过了中期评估。

三、开展专项调研，制定专项研究规划

为加强中医专项研究的整体规划，提高专项支持效率，根据科技部基础司、国家中医药管理局科技司、专项专家组的要求与安排，2007年下半年集中开展了中医专项调研和中医专项规划的制定工作。2007年9月8日～10月19日，在专家顾问组和专项专家组的带领下，国家中医药管理局派人分赴广东、黑龙江、吉林、辽宁、上海、浙江、江苏、河南、四川、山东、天津、北京等12省、市进行调研，召开专家座谈会13场，听取了各地300多位专家和10余位名老中医对中医理论基础研究的建议，对“973”立项项目课题的研究进展情况和存在的问题进行了分析研究，撰写了6万余字的调研报告。调研结束后，组织专家集中时间对调研成果进行梳理，形成2万余字的《“973”计划中医理论专项规划》（初稿）。

（王思成）

【“十一五”国家科技支撑计划中医药项目立项及管理情况】 “十一五”国家科技支撑计划2007年设立了“中医治疗常见病研究”、“名老中医药临床经验、学术思想传承研究”、“民族医药发展关键技术研究”和“中医药标准规范技术体系研究”4个中医药项目，国家中医药管理局作为组织部门，完成了各项目立项评审、课题任务书填报等组织工作。

“十一五”国家科技支撑计划“重大疑难疾病中医防治研究”等项目研究进展顺利，组织管理进一步规范。国家中医药管理局作为项目组织部门，进一步明确了支撑计划中医药项目的管理程序，提出了中医临床研究实施方案的规范、临床研究方案的优化原则和程序、临床研究课题实施的要求和程序，同时组织制定了中医临床研究质量控制和质量保证规范。

成立支撑计划专家委员会和支撑计划项目办公室。为进一步做好国家科技支撑计划中医药项目的管理工作，国家中医药管理局科技司于2007年8月6日成立了“支撑计划中医药咨询专家委员会”和“支撑计划中医药项目办公室”。咨询专家委员会由28位专家组成，主要提供项目立项、监督检查、评估验收和绩效考核等有关评估咨询，并对评估咨询结果的公正性、科学性负责。办公室主要受科技司委托，负责承担支撑计划中医药项目运行管理的具体日常工作。咨询专家委员会和办公室在支撑计划组织实施过程中，发挥了很好的作用。

重视方案优化，提高研究水平。2007年4月，国家中医药管理局科技司组织起草并下发的《中医临床研究方案优化的参考原则》、《中医临床研究课题实施方案参考提纲》等文件，明确中医临床研究方案优化包括临床治疗方案优化和临床研究设计方案优化两部分。其中治疗方案优化是中医临床研究的根本、目标和基础；研究设计方案优化是保障临床研究水平和质量的重要环节和前提。同时有效地规范了优化工作的基本原则和程序，各课题组参考相关程序和要求，充分吸纳行业内外有关专家的意见和建议，对中医临床研究方案进行认真优化，不断提高研究水平。2007年9月7日、11月28日国家中医药管理局科技司两次组织支撑计划中医药专家咨询委员会召开“课题实施方案论证会议”，对“重大疑难疾病中医防治研究”、“针灸诊疗方案和评价研究”、“中医‘治未病’及亚健康中医干预研究”3个项目72个课题的实施方案进行认真论证，已经陆续进入临床研究。

加强质控培训，保证研究质量。在项目实施过程中，注重加强研究质量控制。通过举办培训班、参加学术会议、派出进修等形式，加强中医临床研究和质量控制人才培养。2007年12月3日，国家中医药管理局科技司组织起草并下发了《中医临床研究质量控制与质量保证规范》。2007年12月26日、27日，国家中医药管理局科技司组织召开“‘十一五’国家科技支撑计划项目中医临床研究课题质量控制与保证培训会议”，150 多个临床研究课题组负责人及主要研究人员 300 余人参加了培训，授课任务主要由“中医临床研究的方案优化与质量控制研究”课题组专家承担。通过培训，强化了课题研究者的质量控制意识，提高了监察员的水平。这一切，对于中医临床研究质量控制与质量保证体系的构建、确保研究目标的实现，起到了积极的促进作用。

附表：

“名老中医药临床经验、学术思想传承研究”立项课题表

序号	课题名称	承担单位
1	名老中医药专家经验传承与数字化研究	中国中医科学院
2	名老中医临床经验（病证结合）应用与评价研究	广东省中医院
3	名老中医养生保健经验挖掘整理与推广应用研究	江西中医学院
4	当代名老中医学术流派分析整理研究	山东中医药大学
5	中医传承规律与传承方法应用研究	广东省中医院
6	名老中医学术思想临证经验现代分析挖掘方法研究	中国中医科学院广安门医院
7	民间医药的挖掘整理及评价方法研究	中国中医药科技开发交流中心

“中医治疗常见病研究”立项课题表

序号	课题名称	承担单位
1	中医标本同治法治疗不孕症研究	广州中医药大学第一附院
2	中医药治疗儿童哮喘缓解期的研究	南京中医药大学附属医院
3	腰椎间盘突出症（腰痛）治疗方案及规范的诊疗体系研究	中国中医科学院望京医院
4	“隧道拖线——对口切旷术”治疗复杂性肛瘘规范化研究	上海中医药大学附属龙华医院
5	偏头痛辨证治疗方案与疗效评价体系的研究	北京中医药大学
6	痛风的中医分期治疗方案研究	浙江中医药大学
7	老年高血压病中西医结合优化防治方案研究	山东中医药大学附属医院
8	哮喘急性发作期中医综合治疗方案优化研究	天津中医药大学第二附属医院
9	功能性消化不良中医辨证论治的规范化方案研究	中日友好医院
10	慢性肾脏病（CKD）“同病异治”方案和技术研究及评价	山西省中医药研究院

“中医药标准规范技术体系研究”立项课题表

序号	课题名称	承担单位
1	中医技术标准分类研究	湖北省中医院
2	中医标准制定方法与共性技术的示范研究	中国标准化研究院
3	中医疾病分类代码等基础标准示范研究	中国中医科学院中医药信息研究所
4	冠心病、中风诊疗标准等中医技术标准示范研究	中国中医科学院广安门医院
5	中医药国际标准制定方法和技术的示范研究	北京中医药大学

“民族医药发展关键技术研究”立项课题表

序号	课题名称	承担单位
1	藏医治疗类风湿、中风后遗症及萎缩性胃炎的临床疗效评价研究	青海省藏医院
2	藏医佐太、寒水石和诃子的特色炮制技术研究	中国科学院西北高原生物研究所藏药现代化研究中心
3	蒙医治疗关节黄水病、过敏性紫癜和脑震荡的临床疗效评价研究	内蒙古自治区中蒙医医院
4	蒙药草乌、水银和瑞香狼毒的特殊炮制技术研究	内蒙古自治区食品药品检验所
5	维医治疗白癜风和子宫肌瘤的临床疗效评价研究	新疆维吾尔自治区维吾尔医院
6	维药膏剂、散剂、酊剂等传统制备工艺研究	新疆维吾尔自治区维吾尔医药研究所
7	壮、朝、彝等民族医特色诊疗技术规范化整理研究	广西民族医药研究所
8	苗、傣、土家等民族药中有毒药材的特殊炮制技术研究	中南民族大学民族药物研究所
9	民族名老专家医技医术的抢救性传承研究	北京民族医院（北京藏医院）
10	10个尚未发掘整理的民族医药抢救性研究	中国中医科技开发交流中心

（王思成）

【中医药行业科研专项2007年立项情况】 为贯彻落实《国家中长期科学和技术发展规划纲要（2006～2020年）》，支持开展公益性行业科研工作，中央财政设立了公益性行业科研专项经费。由财政部、科技部组织在包括中医药行业在内的11个公益性行业开展试点工作。该专项主要定位于支持行业应急性、培育性、基础性科研工作，以各行业应用基础研究、重大公益性技术前期预研、实用技术研究开发、标准和行业重要技术标准研究、计量检验检测技术研究等为主要支持范围。

2007年，国家中医药管理局科技司结合落实《中医药创新发展规划纲要》和《中医药事业发展“十一五”规划》的重点任务，按照财政部、科技部共同制定的《公益性行业科研专项经费管理试行办法》，组织完成了2007年中医药行业科研专项的立项工作。先后经国家中医药管理局组织全国范围内征集项目建议，国家中医药管理局科技司组织专家论证和评审，科技部技术审查和财政部经费审核，确定了23项2007年中医药科研行业专项立项项目，总计投入经费6159万元。

附表： **2007年中医药行业科研专项立项项目表**

序号	项目名称	负责人	承担单位
1	基于临床科研一体化技术平台的中风等疾病中医药临床诊疗研究	刘保延	中国中医科学院
2	中医传统养生保健方法的系统整理研究	刘铜华、王　琦	北京中医药大学
3	“量化针刺手法治疗中风后遗症”等50项中医特色临床诊疗技术规范化的示范研究	杨德昌、孙塑伦	中国中医药科技开发交流中心
4	基于糖尿病周围神经病变等7个病种中医最佳诊疗方案的临床路径共性技术研究	吕玉波	广东省中医院
5	应用TTM技术开展肿瘤中医临床辨证规范的示范研究	陆　华	成都中医药大学附属医院
6	符合中药特点的增溶性药用辅料的筛选与评价	杨　明	江西中医学院
7	中药材多基源品种的质量等同性研究	陈士林	中国医学科学院药用植物研究所
8	中药毒性的评价方法学研究和科学应用	张陆勇	中国药科大学
9	适宜于中医药特点的多指标中药质量评价方法和技术研究	王智民	中国中医科学院中药研究所
10	针对病毒性疾病的中药活性发现关键技术研究	朱晓新	中国中医科学院中药研究所

（续表）

序号	项目名称	负责人	承担单位
11	妊娠期应用中药有效性、安全性评价的关键技术研究	宋殿荣	天津中医药大学第二附属医院
12	治疗心血管疾病常用治则的中药药效学特点评价方法学示范研究	叶祖光	中药复方新药开发国家工程研究中心（北京中研同仁堂医药研发有限公司）
13	中医传统推拿手法的规范化研究	严隽陶、房　敏	上海中医药大学附属岳阳医院
14	苍术等道地药材鉴别特征的提取研究	黄璐琦	中国中医科学院中药研究所
15	小儿中药直肠滴注疗法的研究	史正刚	甘肃中医学院
16	激素不同使用阶段的中医药治疗对策研究	温成平、李学铭	浙江中医药大学
17	脊柱推拿诊治评估技术的规范化研究	詹红生、程英武	上海中医药大学附属曙光医院
18	适宜社区的慢性阻塞性肺疾病中医干预技术研究	李建生	河南中医学院
19	基于中风病预防的TIA（短暂性脑缺血发作）中医综合干预研究	周建伟	四川省中医药研究院
20	脑卒中社区二级预防和康复的中医药综合方案研究	赵　敏	河南中医学院第一附属医院
21	基于疗效优势的肺病喘憋（小气道功能障碍）异病同治路径研究	李友林	中日友好医院
22	针灸临床选穴的新技术新方法研究	张　栋	中国中医科学院针灸研究所
23	腰椎间盘突出症中医社区综合干预方案研究	黄锦军	广西中医学院第一附属医院

（陈丽娜）

【国家中医药管理局中医药科学研究专项2006～2007年度课题立项情况】 2006～2007年国家中医药管理局中医药科学研究专项立项工作，继续坚持遵循中医药发展规律，以发挥优势特色、加强继承创新为主线，以提高防病治病能力和学术水平为中心，努力提高中医药科技对临床和生产支撑能力。经过各地中医药管理部门和局直属单位组织初审、局科技司组织终审，最终从文献理论、临床研究、针灸与骨伤推拿、中药和民族医药等多个方面，共计立项224项，其中中医基础课题76项，中医临床课题85项，中药课题79项。

（陈丽娜）

【国家中医药管理局通告第二批中医临床适宜技术推广项目】 根据《国家中医药管理局关于实施中医临床适宜技术推广计划的通知》（国中医药函〔2006〕58号）精神，国家中医药管理局进一步加强和推进中医临床诊疗技术筛选和推广工作，组织专家从“中医临床诊疗技术整理与研究专项”通过鉴定的技术和各地推荐的已经在本地区推广使用的农村和社区中医临床适宜技术中，筛选出农村和社区适宜技术19项，作为国家中医药管理局第二批中医临床适宜技术推广项目，正式予以通告并开始组织推广工作。

附表：　　国家中医药管理局第二批中医临床适宜技术推广项目

序号	技术名称	研究单位	推荐单位
1	贺氏针灸三通法治疗缺血性中风病技术	北京中医医院	北京市中医管理局
2	皮神经卡压性颈肩部疼痛的铍针治疗技术	北京中医医院	北京市中医管理局
3	肛裂的扩肛治疗技术	北京中医医院	北京市中医管理局
4	小儿缺铁性贫血的捏脊治疗技术	北京中医医院	北京市中医管理局

（续表）

序号	技术名称	研究单位	推荐单位
5	梅花磁针灸综合疗法治疗良性前列腺增生症技术	北京伯鸿医药科技发展有限公司	北京市中医管理局
6	急性中风病意识障碍的手十二井穴刺络放血应急救治技术	天津中医药大学	天津市卫生局中医处
7	伤食性婴幼儿腹泻的推拿治疗技术	河北省中医院	河北省中医药管理局
8	经穴电体操疗法治疗中风偏瘫技术	上海中医药大学	上海市卫生局中医药管理处
9	腰椎间盘突出症的中医电针治疗技术	上海交通大学附属第六人民医院	上海市卫生局中医药管理处
10	儿童哮喘的火罐疗法防治技术	浙江省杭州市萧山区中医院	浙江省中医药管理局
11	“万应点灸笔”点灸治疗功能性消化不良（痞满型）技术	安徽中医学院附属针灸医院	安徽省卫生厅中医管理局
12	腰椎峡部裂并滑脱症中的“应力滑移率”诊断技术	山东省文登整骨医院	山东省中医管理局
13	隔姜灸治疗化疗所致白细胞减少症技术	河南中医学院第三附属医院	河南省中医管理局
14	邵氏“五针法”治疗肺脾亏虚型哮病（缓解期）技术	河南中医学院第三附属医院	河南省中医管理局
15	调卫健脑针法治疗失眠症技术	河南中医学院第三附属医院	河南省中医管理局
16	伸膝装置外伤性粘连的“开缝”手法治疗技术	河南中医学院第一附属医院	河南省中医管理局
17	寻常痤疮的围刺结合耳穴贴压治疗技术	湖北省襄樊市中医医院	湖北省卫生厅中医处
18	火针治疗结节性囊肿性痤疮技术	四川省中医药研究院针灸经络研究所	四川省中医药管理局
19	成人完全性直肠脱垂的消痔灵双层四步注射技术	中国中医科学院广安门医院	中国中医科学院

（王思成）

【“中医体质分类判定标准的研究及其应用”等5个中医药成果获得2007年度国家科学技术奖】 在2008年1月8日召开的国家科学技术奖励大会上有5项中医药科技成果获得2007年度国家科学技术奖。其中“虫类药超微粉碎（微米）技术及应用”荣获2007年度国家技术发明二等奖；“黄芪活性产物代谢调控的基因工程关键技术研究”、“辽东楤木的研究及应用”、“补血方药对血虚证的基础与应用研究”、“中医体质分类判定标准的研究及其应用”4项成果荣获2007年度国家科技进步二等奖。

由以岭药业有限公司吴以岭等完成的“虫类药超微粉碎（微米）技术及应用”针对动物药化学成分不易分离提纯等问题，应用超微粉碎技术对传统工艺进行了改进。该发明填补了没有适合虫类动物药的超微粉碎设备，缺少系统研究资料等多项空白，为该技术推广应用奠定了理论与实践基础。

由上海中医药大学胡之璧院士等完成的“黄芪活性产物代谢调控的基因工程关键技术研究”以常用重要中药黄芪为模式药材，应用基因工程手段，创建了黄芪代谢相关内源基因的扩增技术，调控黄芪活性成分生物合成，大幅度提高了黄芪中有效成分黄芪甲苷与黄芪多糖的含量和生长速度，在中药资源可持续利用和改良药材品质中取得了重大突破，开创了中药基因工程新领域。创建了黄芪毛状根30升大规模培养体系，为工业化规模生产提供了技术指导和示范。

由黑龙江中医药大学匡海学教授等完成的“辽东楤木的研究及应用”，发现了辽东楤木叶的生药鉴别特征，找出了与相关植物叶的相互区别点，为保证临床疗效和用药安全提供了科学依据。发现了新的药用资源，辽东楤木叶已经收入黑龙江省地方药物标准，为临床治疗癌症提供了新的药物选择；应用生物工程技术对辽东楤木进行组织培养工厂化育苗研究，成功解决了辽东楤木愈伤组织诱导与植株再生等技术问题，并研究出辽东楤木经济林营建和丰产技术，为辽东楤木栽培产业提供技术支撑。

由军事医学科学院放射与辐射医学研究所高月研究员等完成的“补血方药对血虚证的基础与应用研究”以四物汤为例，揭示了补血方药对血虚证的干预作用机制。基本阐明了补血名方四物汤的药效物质基础，重构了基于有效成分的新组方（果糖、芍药苷、阿魏酸、川芎嗪）。首次发现了果糖和芍药苷的补血活性。创建了基于基因和蛋白组学的中药复方差异活性筛选的技术平台。建立了基于基因芯片、二维电泳、蛋白质组学分析和化学组学相结合的方法，为中药现代化、特别是复方配伍规律、多靶点整合调节作用机制和药效物质筛选提供了重要技术支撑。建立了方证结合的研究模式。以血虚证为背景，揭示了血虚证发生、演变的细胞分子学机制。将血虚证与四物汤、红益胶囊有机地结合起来，从方证到理法的逆向辨证探求方剂与证候间的内在联系，体现了中医药方证结合研究的特色和优势。研究还首次发现了红景天的补血活性，研制开发了治疗血虚证的军民两用药物红益胶囊。该药列为军队特需药物，填补了现有急救战备药箱的不足。

由北京中医药大学王琦教授等完成的"中医体质分类判定标准的研究及其应用"在"体质可分论"的基础上，运用文献学、信息学、临床流行病学、数理统计学、遗传学、分子生物学等多学科交叉方法建立了中医体质分类方法，提出中医9种基本体质类型的概念，建立了中医体质分类的理论模型及体质文献数据库。开发中医9种基本体质量表，通过流行病学调查，得到论证。制定中国人群中医9种体质判定标准，为体质分类提供了标准化的工具和方法。

（邱　岳）

【国家中医药管理局重点研究室建设项目正式启动实施】 为落实《中医药事业发展"十一五"规划》和《中医药创新发展规划纲要（2006～2020年）》提出的重点任务，加强中医药科研基地建设，开展体现中医药特点的研究，增强中医药创新发展能力，提高中医药临床疗效和服务水平，国家中医药管理局在认真研究、广泛调研和充分论证的基础上，于2007年7月31日正式发出通知，决定在"十一五"期间实施重点研究室建设项目。

重点研究室是依托于科研院所、高等院校、医疗机构或企业建设，有固定人员编制和稳定研究方向，专门从事中医药研究的组织机构，是聚集多学科人才，按照中医药发展规律及学术发展需求，在重点方向或关键领域深入开展综合性中医药研究的重要基地；是组织学术交流，运用传统和现代研究方法获取原始创新和自主知识产权成果，培养卓越科技人才的重要基地；是对重点学科、重点专科、中药产业基地发挥引领支撑作用的科学研究的重要基地，是国家中医药创新体系的重要组成部分。重点研究室的主要任务是围绕中医药事业发展的重大科技需求，针对制约中医药发展的关键理论和共性技术问题，组织开展符合中医药自身发展规律的前瞻性、纵深性及综合性研究，为理论、临床和产业发展提供支撑。

重点研究室建设项目是国家中医药继承与创新体系建设项目的重要组成部分。通过该项目的实施，建立一批基于中医药学科特点、代表国家水平的研究基地，加强队伍建设，促进中医药的继承与发展，保持和发扬中医药的特色和优势，提高中医药学术水平和防病治病能力。重点研究室建设项目实行"政府引导，专家指导，单位建设，主任负责，动态管理，持续发展"的建设和运行机制。

重点研究室建设项目的实施中，国家中医药管理局将主要负责编制重点研究室项目建设规划方案，制定重点研究室建设标准，批准项目立项，确立重点研究室并进行宏观管理；组织设立重点研究室建设项目专家委员会。专家委员会在重点研究室的遴选、建设、评估过程中发挥咨询、建议和指导作用。同时，该项目将充分发挥各省级中医药行政管理部门的作用，其主要管理职责包括：按照国家中医药管理局重点研究室项目建设总体部署，组织实施本地区重点研究室项目建设，并负责建设过程的组织监督管理，协调解决运行中存在和遇到的问题；负责本地区重点研究室建设年度考核工作，并将结果报送国家中医药管理局备案；协同专家委员会做好重点研究室的检查评估工作。

为更好组织实施重点研究室建设项目，国家中医药管理局发布了《国家中医药管理局重点研究室建设项目管理暂行办法》、《国家中医药管理局重点研究室建设标准》及《国家中医药管理局重点研究室命名原则》，指导和规范重点研究室的建设。同时，国家中医药管理局还聘请天津中医药大学校长张伯礼院士、上海中医药大学校长陈凯先院士、国家中医药管理局原副局长李振吉教授等18位专家，成立了国家中医药管理局重点研究室建设项目咨询专家委员会，负责在重点研究室的遴选、建设、评估过程中发挥咨询、建议和指导作用。

（王思成）

【中药领域国家工程研究中心通过验收】 从我国国民经济和社会发展的需要以及我国高技术产业发展和经济结构战略性调整的长期需要出发，为促进科研成果加快向现实生产力转化，国家以"科技成果产业化、运行机制企业化、发展方向市场化"为核心，采取机制创新与技术创新并重的方针，通过建设高水平的创新与产业化基地、形成高水平的创新与产业化团队，促进科研成果转化为具有自主知识产权的成套技术和工艺，缩短技术转移和推广应用的周期，推动传统产业的技术进步和结构调整，加快高技术产业发展为指导思想，在若干重点高技术领域有重点、有步骤地建设一批国家工程研究中心。

"十五"期间，国家在中药领域批准建设了4个国家工程研究中心，分别是：中药复方新药开发国家工程研究中心、中药提取分离过程现代化国家工程研究中心、中药固体制剂制造技术国家工程研究中心、中药制药工艺技术国家工程研究中心。以上工程研究中心按照国家有关规定，在3年的建设期内完成了建设目标，现均已通过验收。中药领域的国家工程研究中心作为中医药创新体系的重要组成部分，将为中医药行业技术进步、加快科技成果转化、提升中药产业竞争力、促进科技与经济的结合发挥重要作用。

（陆建伟）

【国家中医药管理局专项“中医药特色技术和方药筛选评价中心建设”项目启动】 为落实《中医药事业发展“十一五”规划》提出的“建设2～3个中医药特色技术和方药筛选评价中心”重点项目，国家中医药管理局于2007年启动了“中医药特色技术和方药筛选评价中心建设”项目，拟通过“筛选中心”开展名老中医、中药专家学术思想及经验传承研究、中医药古籍文献方药整理、民间挖掘的中药单验方和特色诊疗技术筛选及对来源于中医药无偿捐献等方药进行评价，使筛选出的方药和技术能在预防保健和医疗服务中发挥很好的作用。同时，通过“筛选中心”建设，建立起适应中医药特色技术和方药研究要求、有利于整合优势资源、实现可持续发展的运行机制和投入机制，完善中医药特色技术和方药筛选研究的支撑平台，为聚集、培养中医药研究创新能力突出的人才营造良好环境。

（孙丽英）

【国家中医药管理局专项“传统名优中药生产示范基地建设模式研究及试点”和“道地药材规范化种植基地模式研究及试点”项目启动】 为落实《中医药事业发展“十一五”规划》提出的重点任务和项目，科学、规范地开展传统名优中药生产示范基地、道地药材规范化种植基地建设工作，2007年国家中医药管理局启动了“传统名优中药保护与生产示范基地建设及试点”和“道地药材保护与规范化种植基地建设及试点”项目。拟通过试点，引导企业针对传统名优中成药产品质量保障、知识产权保护、核心技术和关键技术提升、临床疗效的再评价、二次开发和新产品开发、市场开拓等方面开展工作，以提高传统名优中成药企业的现代化水平和生产能力、市场开拓能力和核心竞争力，培育中成药大品种，拉动地区经济发展和相关产业的进步，提高传统名优产品的疗效和市场占有率，为公众提供安全、高效、优质的中成药；研究道地药材形成的相关因素，赋予“道地”科学内涵，建设一批优质名牌道地药材生产基地，全面提升药材质量。通过试点建立完善管理模式和运行机制，为扩大以上两类基地的建设规模提供科学依据。

（孙丽英）

五、国际合作与交流

【概述】

一、工作围绕重点

国家中医药管理局国际合作司以邓小平理论和“三个代表”重要思想为指导，深入贯彻党的十六届六中全会、十七大的有关精神，全面落实国家重点发展传统医药的工作重点，深入分析海内外的中医药形势，以全方位、多层次、宽领域的格局积极开展与政府间合作与交流工作，同时也在民间中医药交流方面做出了一定成绩，形成以政府间交流为主，向政府间和民间两个渠道并进，对外交流与国际合作并重的对外交流合作工作模式。

二、重点工作进展

国家中医药管理局国际合作司2007年主要开展了以下工作：

（1）接待了法国、美国、印度、俄罗斯、巴基斯坦、德国和我国香港、澳门等国家和地区的14个副部级以上团组。

（2）安排和协助部级等重要团组出访日本、韩国、巴基斯坦、文莱和我国香港、澳门等国家和地区。安排8个局级出访团组。

（3）“申遗”工作取得阶段性进展，在成都国际会议期间和国家“文化日”举办展览；并多次进行申报文本的修改，并计划在2008年上报文化部。

（4）中医药服务贸易工作已得到吴仪副总理的批示，步入前期试点准备工作。

（5）与科技部共同开展欧洲中医药科技国际会议和北京中医药科技国际大会，推进《中医药国际合作规划纲要（2006～2020）》。

（6）组织协调中法政府双边会面，并签订了历史上最高级别的中医药合作协议，成功召开了中法中医药合作委员会第一次会议。

（7）成立了中俄中医药合作协作组，组织了俄罗斯中国卫生周的中医药活动。

（8）中意合作协议得到落实，首批联合培养的中医药硕士研究生已经毕业。

（9）中韩签署了新的合作备忘录，合作内容更加具体。

（10）中医药首次被纳入世界卫生组织与中国的国家合作战略之中；世界卫生组织正式提出在北京召开2008世界卫生组织传统医药大会的申请。

（11）援助坦桑尼亚医疗队在新形势下继续服务。

（12）青蒿素复方快速控制疟疾技术方案在科摩罗开展实验性治疗。

（13）与香港食品及卫生局签署了关于中医药合作的协议。

（14）组织并参加了“中医中药中国行”香港站活动。

（15）成功举办了第二届厦门海峡两岸中医药论坛。

（朱海东）

【卫生部副部长兼国家中医药管理局局长王国强会见澳大利亚卫生与老龄部常务副部长简霍顿女士】 2007年4月24日，卫生部副部长兼国家中医药管理局局长王国强会见澳大利亚卫生与老龄部常务副部长简霍顿女士，双方回顾了过去10年来良好的合作过程，介绍了对医疗安全、药品监管、疗效评定、立法进程、人员培训等方面的情况，表达了拓宽合作领域，加大合作力度，让双方人民享受到安全、有效的中医药服务的愿望，并就进一步推进中医药领域的合作进行了探讨。

（马宁慧）

【卫生部副部长兼国家中医药管理局局长王国强出访香港、澳门】 卫生部副部长兼国家中医药管理局局长王国强率代表团于2007年6月出访香港，代表团应邀出席了香港首届中医药节开幕典礼和香港中医药界举办的欢迎酒会，与中央驻香港联络办公室、香港卫生福利及食物局、香港卫生署、香港医院管理局等相关领导就两地中医药发展与交流合作进行了会谈，并参观考察了香港浸会大学中医药学院、香港东华三院中医药临床研究服务中心。香港访问后，代表团出访澳门，期间，代表团分别与中央驻澳门联络办公室、澳门特区政府社会发展司等相关领导就两地中医药发展与交流合作进行了会谈，并应邀出席了“中国中医科学院中药所澳门中心”挂牌仪式和澳门医药卫生界欢迎大会，并参观考察了澳门科技大学、澳门大学、澳门中医药学会等。

（朱海东）

【中国与意大利合作举办的首批中医硕士在罗马大学和米兰大学毕业】 自2004年中国国家中医药管理局与意大利卫生部签署中医药合作谅解备忘录以来，合作进展顺利。2007年6月，罗马大学和米兰大学的中医硕士班圆满结束，在首都罗马举办了毕业典礼，科技部尚勇副部长、意大利卫生部副部长质量总司司长、国家中医药管理局国际合作司张奇司长及南京中医药大学吴勉华校长出席了毕业典礼。

（肇 红）

【“2007海峡两岸（鼓浪屿）中医药发展与合作论坛”在厦门召开】 由国家中医药管理局和厦门市人民政府主办、国家中医药管理局与台港澳交流中心、厦门市卫生局于共同承办的“2007海峡两岸（鼓浪屿）中医药发展与合作论坛”于2007年7月1～3日在福建省厦门市举行。海峡两岸的中医界著名人士、专家和学者参加了会议。卫生部副部长兼国家中医药管理局局长王国强出席了本次论坛的开幕式。此次大会是海峡两岸中药界交流的一次盛会，业界代表会集一堂，互通有无，共图发展，对充分发挥海峡两岸各自优势、促进我国传统医药产品在全球的推广、促进人类健康产生积极而深远的影响。会后双方达成共识，将充分利用厦门市独特的人文、地理优势打造立足两岸、面向亚太的中医药界长效的交流合作新平台——“海峡中医药合作发展中心”，主要开展中医药人才培训、医疗活动、中药研发、养生保健、食疗药膳、投资贸易、会议旅游等活动，逐步形成服务两岸、面向亚太的中医药合作交流与投资商贸交易中心。

（朱海东）

【国家中医药管理局副局长房书亭率团出访冰岛、英国】 应冰岛卫生与社会保障部和英国中医药学会的邀请，国家中医药管理局副局长房书亭率4人代表团于2007年7月1～10日出访了冰岛和英国。在冰岛期间，代表团参观访问了冰岛卫生与社会保障部、驻冰岛大使馆、国家大学医院和两家康复诊所。这是国家中医药管理局第一次派出代表团访问冰岛。代表团圆满完成了预定出访任务，加强了双方的沟通和了解，为下一步开展具体交流和实质性合作打下了良好的基础。在英国期间，代表团会见了英国中医药学会理事会代表和“时代中国”组织委员会负责人，详细了解了中医药在英国的立法进展情况以及2008年在英国举办“时代中国——中医药周”筹备情况。此次出访达到了预期目的，完成了相关任务，为今后双边合作的进一步开展打下了基础。

（吴振斗）

【国家中医药管理局与商务部、香港贸易发展局联合举办“中医药服务贸易研讨会”】 2007年7月16日，国家中医药管理局与商务部、香港贸易发展局联合举办了“中医药服务贸易研讨会”。共有来自内港两地70名政府官员、行业协会、企业及中医院代表参会。参会代表就发挥香港优势、加强合作、促进中国中医药服务贸易发展进行了深入研讨。

（马宁慧）

【国家中医药管理局副局长吴刚率团赴苏里南、巴西进行工作访问，并与苏里南卫生部签署传统医药合作备忘录】 2007年8月3～16日应苏里南卫生部和巴西卫生部的邀请，国家中医药管理局副局长吴刚率团赴苏里南、巴西进行工作访问，与苏里南卫生部签署了传统医药合作备忘录。访问巴西期间，我国就巴西针灸医师权职法案与巴西参议院议长、总统办公室主任及巴西卫生部交换了意见，介绍了我国中医药的管理体系和方法，同时也维护了华人中医针灸从业人员在巴西的利益。

（李亚婵）

【国家中医药管理局召开对俄中医药合作协作组成立暨第一次会议】 2007年8月16日，国家中医药管理局召开了对俄中医药合作协作组成立暨第一次会议，会议制定了协作组工作机制，并明确了各成员单位的权利和义务。协作组的成立将进一步整合国内资源，规范各成员单位开展对俄中医药合作。

（马宁慧）

【国家中医药管理局副局长李大宁率团出访蒙古】 应世界卫生组织邀请，国家中医药管理局副局长李大宁于2007年8月23～27日率团赴蒙古乌兰巴托参加世界卫生组织传统医学地区会议。来自世界15个国家传统医学部门的80多位代表参加了此次会议。会议由世界卫生组织传统医学技术合作与基础药物司官员张小瑞主持，与会代表分享了关于传统医药在初级卫生保健体系/国家卫生保健体系中的应用，交流传统医药在中国、柬埔寨、老挝、泰国、缅甸等国家的发展情况。各国代表参观了蒙古传统医药药箱项目基地，并于2007年8月26日在研讨会上对基地参观提出了反馈意见，积极探讨了蒙古传统医药药箱项目在本国实施的可行性、优势与劣势。

（魏春宇）

【国家中医药管理局副局长于文明率团出访墨西哥、加拿大】 2007年9月国家中医药管理局副局长于文明率团出访墨西哥、加拿大。这是国家中医药管理局数年来首次派出局长团赴墨西哥访问。代表团访问了墨卫生部，墨卫生部副部长出面接见并与代表团进行工作会谈，探讨未来中医药双边合作途径，双方建立了工作联络机制。代表团还访问了加拿大安大略省卫生部、BC省中医针灸管理局等机构，全面宣传了我国传统医药发展现状，积极促进中医针灸在加拿大的发展。双方未来的合作领域将继续向纵深发展。

（魏春宇）

【国家中医药管理局副局长李大宁率团出访日本】 国家中医药管理局李大宁副局长于2007年10月15～22日率中医药代表团赴日本长崎参加了由九州大学和北京大学联合主办的亚洲药学学术研讨会，相互交流了中日传统医药发展概况。会议期间代表团参观考察了富山大学（国立）、富山县国际传统医学中心、国立医药品食品卫生研究所、北里大学（私立）等中医药研究机构及有关大学。通过在亚洲药学学术研讨会上交流和考察上述相关单位，既宣传了我国中医药发展现状，也对日本的汉方医药研究及应用现状有了较深刻的认识。

（魏春宇）

【国家中医药管理局副局长房书亭率团出访印度】 应印度卫生与家庭福利部邀请，国家中医药管理局副局长房书亭于2007年10月26日～11月6日率中医药代表团访问印度，拜会了印度卫生和家庭福利部传统医药局，就两国传统医药领域备忘录内容展开会谈，并就备忘录的内容及签署事宜达成初步共识。代表团在印期间参加了印度卫生和家庭福利部与印度医药出口促进会等部门联合主办的传统医药政策与产业国际会议，参观了AROGYA印度传统医药产销博览会，访问了位于首都新德里的国家瑜伽研究院、阿育吠陀医药公司和ARYA VAIDYA SALA KOTTAKKAL阿育吠陀医院以及位于孟买的P. A Podar医学院附属阿育吠陀医院，并与印度传统医药企业协会进行了会谈，充分而全面地考察了印度传统医药管理、医疗、科研、教育和产业等相关机构。

（魏春宇）

【卫生部副部长兼国家中医药管理局局长王国强接待世界卫生组织总干事陈冯富珍女士一行】 2007年10月30日卫生部副部长兼国家中医药管理局局长王国强接待了世界卫生组织总干事陈冯富珍女士一行。王国强副部长兼局长向代表团介绍了中国政府对发展中医药事业的高度重视、中医药的继承创新、中医药医疗服务体系和保健服务体系的建设，中医药服务更好地融入基层、中医药教育与中医药文化建设等内容，并表达了国家中医药管理局今后将继续加强与世界卫生组织的合作，协助办好2008年在北京召开的世界卫生组织传统医药大会，制定好世界卫生组织与中国国家合作战略中有关中医药的内容，完善中国的中医药工作与世界卫生组织的合作机制，同时希望世界卫生组织能够为中国中医药事业的发展提供更多的技术支持与指导。世界卫生组织总干事充分肯定了中国在传统医药领域所取得的成绩及对世界各国医疗保健事业所作出的贡献，希望中国继续在本国发展中医药事业的同时，把经验和体会交流给其他国家，与世界卫生组织其他成员国分享经验，为人类健康作出更大的贡献。

（魏春宇）

【第六届中新中医药合作委员会会议召开】 2007年11月20日在北京召开了第六届中新中医药合作委员会会议。新加坡卫生部副部长萨库教授率代表团与会，卫生部副部长兼国家中医药管理局局长王国强接待了代表团，双方进一步商讨了加强中新两国传统医学交流与合作的有关事宜。会议在回顾过去一年工作的基础上，确定了新的合作内容与方式。

（魏春宇）

【卫生部副部长兼国家中医药管理局局长王国强访问香港，参加“中医中药中国行”香港站活动】 2007年11月23～25日卫生部副部长兼国家中医药管理局局长王国强率领中医药代表团访问香港特别行政区，参加“中医中药中国行”香港活动。活动由17个部委和机构、香港食物及卫生局、香港卫生署共同主办，主要内容是组织全港中医师义诊、开展中医药健康咨询、举办中医药文化和健康展览、举办中港中药心连心嘉年华、为安老院老人提供中医药服务、组织面向医生的中医药专题学术讲座、组织面向市民的中医药健康知识讲座、为市民提供巡回义诊等等。代表团出席活动期间与香港特区政府、中医药团体和大众传媒进行了广泛接触，全面推动了中医药文化宣传。

（朱海东）

【中法中医药合作委员会成立】 为落实《中华人民共和国政府和法兰西共和国政府关于在中医药领域合作的协议》内容，2007年11月30日，中法双方在北京共同召开了中法中医药合作委员会第一次会议，就委员会职责和工作机制、项目合作计划（草案）进行了讨论，并达成一致。（见图6）

（肇　红）

【卫生部副部长兼国家中医药管理局局长王国强率团出访韩国、日本】 2007年12月6日～12月14日，卫生部副部长兼国家中医药管理局局长王国强率团出访韩国、日本，与韩国保健福祉部签署了第10次中韩传统医学协调会备忘录，与日本劳动厚生省和科学文部省进行了工作会谈，参观了韩国的医、教、研、产等传统医药机构。

（李亚婵）

希望。

二、加强国际合作，推动中医药的创新

中医药服务于世界人民，必须以更大的创新发展为基础。以现代生命科学和生物医学为核心的科技进步，是中医药创新发展提供强有力的技术支撑。加强多边、双边国际科技合作，鼓励世界的科学家、医学家、企业家联手，发挥各自特长和优势，大力推动中医药的创新发展进程。

三、营造良好的政策法规环境

营造良好的政策法规环境是国际合作的重要保证。不断丰富合作形式，如设立合作研发基金、建立双边或多边中医药临床研究中心、联合实验室等，重视知识产权保护和合理分享，将有力地促进国际合作与人才和信息的交流，共享创新成果。

四、中欧中医药合作的互补性

中欧中医药合作具有很强的互补性和良好的合作基础，中西医相互借鉴，必将取得双赢的成果，造福于世界人民。

会议确定了中欧中医药科技合作的5个重点合作领域：

（1）加强中医药科学原理和机理的合作研究。

重点围绕精神类疾病、心脑血管疾病、肿瘤、艾滋病等重大疑难疾病，开展中医治疗、预防和养生保健临床研究。

（2）开展中医药药理合作研究，特别是在中医药药物创新研究开发方面进行合作。

（3）开展中医药国际标准、规范和政策领域的合作研究。

（4）在双边或多边合作方面取得实质性进展，包括促进大学、研究机构、医院、企业间的合作，共建一批双边或多边中医药临床研究中心、联合实验室、联合医院和诊所等。

（5）共同促进中医药科学的国际交流与传播，包括中医药古籍和学术刊物的整理、普及等。

（驻欧盟使团科技处韩军）

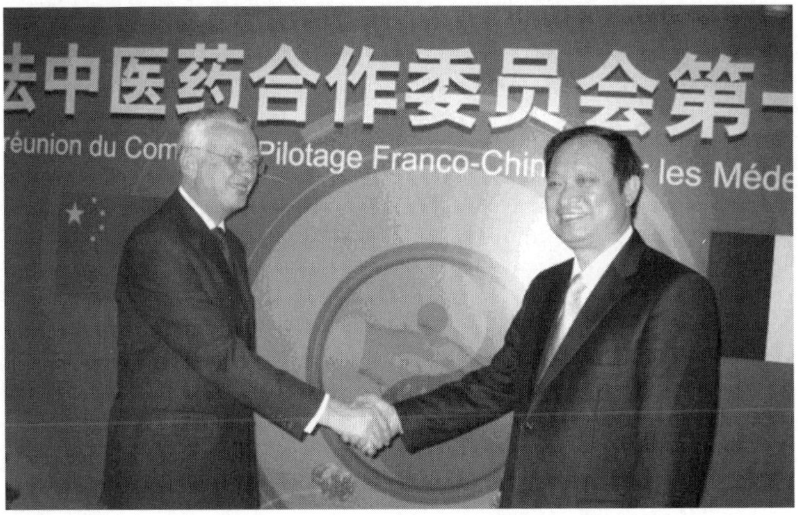

图6 王国强与佛朗索瓦·基诺亲切握手

【中欧中医药大会在罗马召开】 由中国科技部、意大利卫生部和欧盟研究总司联合主办的“中欧中医药大会——国际科技合作与展望”于2007年6月27～28日在罗马成功举办。这是一次中医药国际合作的盛会，共有中欧科技界、医学界、企业界和政府官员等400多人参加了大会。科技部尚勇副部长、意大利卫生部祖该利副部长、欧盟研究总司雅高博副总司长出席了开幕式并致辞。

大会期间，与会代表就推动中医药国际化、中西医结合、确定科技合作重点项目等达成以下4项共识：

一、中西医学相结合，造福于全人类

中医药这一发源于中华民族的人类文明成就，以东方哲学的整体论、系统论和辩证法为基础，是一门系统生物医学，是具有独特优势的生命科学体系和疾病诊治体系。它与现代生命科学、生物技术、西方医学的有机结合，将在医学上取得新的突破，为人类应对重大疾病的挑战提供新的途径，展现新的

六、新闻出版与宣传

【概述】 2007年中医药新闻宣传工作坚持以党的十六届六中全会和十七大精神为指导，宣传贯彻吴仪副总理关于全国中医药工作的重要讲话精神。加强制度建设，建立和畅通中医药新闻信息采集渠道，健全新闻宣传管理制度，不断完善局新闻宣传日常工作机制和工作责任制。及时关注社会热点，分析舆情动向，掌握舆论主动权，逐步建立舆情收集、分析及报送机制。加强与各大新闻媒体的沟通和联系，结合行业工作中的新进展、新成果、新经验，多渠道、多角度地宣传中医药工作。围绕国家中医药管理局的重点工作，精心策划，统筹安排，开展形式多样的宣传活动，努力营造事业发展的良好氛围。

（欧阳波）

【举办第三届全国中医药优秀期刊评选活动】 为表彰近年来做出优异成绩的中医药期刊，充分调动广大中医药期刊工作者的积极性和创造性，国家中医药管理局组织开展了第三届全国中医药优秀期刊评选活动。全国中医药期刊主管、主办单位及期刊社（编辑部）积极参加评选活动。各省（区、市）中医药主

管部门、局各直属单位高度重视，共筛选推荐88种中医药期刊（含民族医药期刊）参加了本次评选。经专家审读和评阅，并召开终评会进行现场评议，最终确定了一等奖5名，二等奖10名，三等奖36名。此项活动的开展，对于总结办刊经验，提高期刊质量，推动中医药期刊的全面发展起到了积极的促进作用。

（欧阳波）

【开展第八届中医药好新闻评选活动】 为进一步调动广大新闻工作者宣传报道中医药工作的积极性，提高中医药新闻报道的质量，鼓励和表彰在中医药新闻宣传工作中作出突出贡献的优秀新闻工作者，鼓励媒体、记者更多地报道中医药的新闻，写出更好的作品，国家中医药管理局举办了“第八届中医药好新闻评选活动”。为组织好此次评选活动，国家中医药管理局成立了由新闻、传播、中医药等专家组成的评委会，并由王国强副部长兼局长担任评委会主任。本次评选活动得到了中央有关新闻单位和各地中医药管理部门及局直属单位的大力支持，受到了广大中医药新闻工作者的积极响应。各有关单位高度重视本次评选活动，认真组织，积极推荐，圆满完成了初评、推荐工作，共推荐参评作品200余件。此次评选活动严格遵循“公开、公平、公正”的原则，先由评委会评委分别对参评作品进行评分，再由专家组对评分结果进行审核和复评，然后召开终评会进行现场评议确定。最终评出51件获奖作品，其中特等奖1名，一等奖5名，二等奖15名，三等奖30名。

2007年1月18日国家中医药管理局在京举办新春媒体座谈会暨第八届中医药好新闻颁奖仪式（见图7）。

（欧阳波）

【开展2007年度中医药十大新闻评选活动】 为集中展示年度中医药行业发生的重大事件和中医药工作所取得的重大成就，为中医药事业健康发展创造良好的舆论环境。国家中医药管理局新闻办和中国中医药报社共同主办了2007年度中医药十大新闻评选活动。本次评选活动得到了全国各级中医药企事业单位的高度重视和积极响应。评委会办公室共收到全国12个省、市14家中医药管理部门、中医药有关单位以及个人推荐新闻条目52条。经过仔细筛选、反复讨论，认真评议，本着公开、公正、公平的原则，按照评选标准和要求，从2007年中医药重大新闻事件中确定了18条候选条目，并通过报纸和网络征求广大读者和网友的意见，最后由评委会全体评委召开会议现场评议，确定了2007年度中医药十大新闻。

一、“中西医并重”、“扶持中医药和民族医药事业发展”首次写入全国党代会报告

胡锦涛总书记在党的十七大报告中明确提出，坚持“中西医并重”，“扶持中医药和民族医药事业发展”。中医药方针政策首次写入党的全国代表大会报告。

二、国务院中医药工作部际协调小组成立

吴仪副总理代表党中央、国务院在2007年全国中医药工作会议上发表了“推进继承创新，发挥特色优势，坚定不移地发展中医药事业”的重要讲话。以吴仪为组长的国务院中医药工作部际协调小组成立。全国16个省（区）相继建立了中医药工作协调领导小组。广东、四川、湖南、江西等省委省政府作出了关于发展中医药事业的决定。吉林、湖南、广西、重庆等省（区、市）进一步加强中医药管理机构和队伍建设。

三、为期3年的“中医中药中国行”活动启动并取得成效

由17部门和单位联合主办的为期3年的“中医中药中国行”大型科普宣传活动拉开帷幕，吴仪、蒋正华等领导出席启动仪式。在北京等8省、市和香港特区开展的活动中，参加地级以上城市现场活动群众达60万人，赠送科普图书15万余册，义诊咨询服务40万余人次，培训基层人员3万余人次，赠送医疗设备近2500万元；大篷车先后奔赴22个活动点，总行程1.3万公里。

四、中医“治未病”拓展中医药服务新领域

中医“治未病”理念深入人心，各地积极开展中医“治未病”研究，上海、广东、浙江等地中医院先后设立中医“治未病”中心，“治未

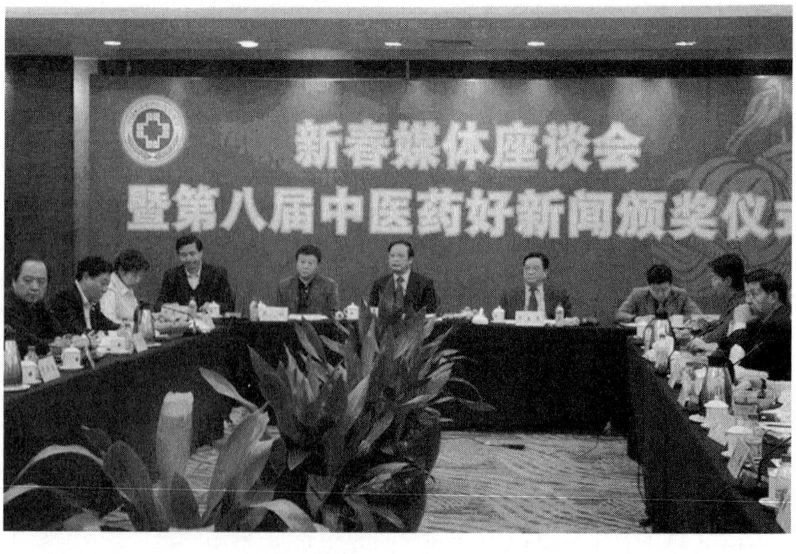

图7 2007年1月18日国家中医药管理局在京举办新春媒体座谈会暨第八届中医药好新闻颁奖仪式

病”试点工作陆续在各地展开，积极探索构建中医预防保健服务体系。

五、中医药国际合作与交流取得新突破

中法两国政府签署“中医药领域合作协议”，合作委员会正式成立，并召开了第一次会议；世界卫生组织亚太区颁布实施《传统医学术语国际标准》；由我国制定完成的《中医基本名词术语中英对照国际标准》，在世界中医药学会联合会会员国推广使用；中医药国际科技合作《北京宣言》发表；首届中医药国际贡献奖颁发。

六、全军首次开展中医药技术大比武

全军首次开展中医药技术大比武，首次评出9名全军中医药“国医名师”。吴仪副总理出席总决赛，为“国医名师”颁发奖章、奖牌，并发表重要讲话。

七、政府部门共推中医药创新发展

科技部、卫生部、国家中医药管理局等国务院16部门联合发布《中医药创新发展规划纲要（2006～2020）》，全面推进中医药创新发展。科技部对国家科技经费投入重点进行调整，一批中医药现代化项目被列入“十一五”国家“863”计划课题。6项中医药科技成果获国家科技奖。

八、百姓欢迎的中医药服务方式回归民间

国家中医药管理局、卫生部发出《关于开展药品零售企业设置中医坐堂医诊所试点工作的通知》，出台《传统医学师承和确有专长人员医师资格考核考试办法》。零售中药店设置中医坐堂医诊所开始试点；传统医学师承和确有专长人员有了用武之地。为帮助百姓正确选择就医，国家中医药管理局网站开通“中医寻医指南”查询系统。

九、综合医院中医药工作受到高度重视

国家中医药管理局、卫生部和解放军总后勤部卫生部联合召开“全国综合医院中医药工作会议”，时隔25年，综合医院中医药工作被统一纳入中医药服务体系建设。北京协和医院等105所医院被命名为全国综合医院中医药工作示范单位。

十、民族医药事业发展有了政策保障

国家中医药管理局、国家民委、卫生部等11部委局联合发布《关于切实加强民族医药事业发展的指导意见》，加大支持力度，共同推进民族医药事业发展。

（欧阳波）

【国家中医药管理局与中宣部、卫生部和总后卫生部联合举行全国卫生系统先进典型事迹全国巡回报告会】 2007年12月19日，由中宣部、卫生部、国家中医药管理局和总后卫生部联合主办的全国卫生系统先进典型事迹首场报告会在北京人民大会堂举行。

2007年度全国卫生系统先进典型中医界代表有山西省永和县中医医院院长王学诗、上海浦东新区社区卫生服务中心中医科医生陈海新（已故）。卫生界其他先进典型有河南省人民医院妇产科主任张菊新、山东大学第二医院骨科副主任医师陈增海、新疆哈密市二堡镇二堡村乡村医生刘玉莲、解放军总医院骨科模范专家群体。报告会前，国务院副总理吴仪亲切接见报告团全体成员。

随后，报告团先后到达山西、上海、山东、河南、新疆开展了巡回报告，受到了各地政府、广大医务工作者和社会各界的热烈欢迎。

（国家中医药管理局新闻办）

【王学诗同志事迹简介】 王学诗同志于1966年从山西省中医学校毕业后，主动要求到革命老区山西省永和县工作，1984年起任永和县中医医院院长至今。王学诗同志40多年来扎根农村，敬业奉献，创新管理，开拓进取，发挥中医药特色优势，坚持为农民健康服务，被群众誉为“百姓院长”。1995年他被山西省卫生厅授予赵雪芳式的白衣战士称号；1995年、1997年、1999年3次被评为评为山西省优秀院长；2005年被评为山西省卫生系统先进个人；2007年获得全国道德模范提名。国家中医药管理局于2007年12月1日发布《关于向王学诗同志学习的决定》。

（国家中医药管理局新闻办）

【陈海新同志事迹简介】 陈海新同志是上海市周家渡社区医院的一名中医师。1993年毕业于上海中医药大学。陈海新同志自幼身患先天性小脑扁桃体疝和颈髓空洞症瘫痪而致残，但她身残志坚，怀着生命不息、奋斗不止的信念，以顽强的毅力完成了学业，以满腔的热情和无私的奉献精神全心全意为病人服务，被评为上海浦东新区“三八红旗手”和“十佳好医生”。2007年2月2日，陈海新同志因病医治无效不幸逝世，年仅37岁。国家中医药管理局于2007年4月2日发布《关于开展向陈海新同志学习的决定》。卫生部、国家中医药管理局于2007年4月26日发布《关于追授陈海新“人民健康好卫士”荣誉称号的决定》。

（国家中医药管理局新闻办）

【中医药文化建设研究启动】 2007年度，国家中医药管理局将中医药文化建设工作列入《中医药事业发展“十一五”规划》。该项目研究小组分别邀请北京中医药大学、中国社会科学院、北京大学、人民大学、北京师范大学专家、学者以及《人民日报》的记者，深入研究了中医药文化建设的定义、内容、表现形式和传播方式，初步理清了中医药文化建设的主要任务和下一步拟开展的重点工作，取得了阶段性研究成果。

（国家中医药管理局新闻办）

【中医药文化宣传教育基地建设取得新进展】 2007年度，上海中医药博物馆、河北省保定市刘守真祠堂、河南南阳医圣祠、湖北蕲春李时珍陵园、广东省中医院、甘肃省庆城岐伯圣景6家第一批被认定的中医药文化宣传教育基地建设单位认真开展了基地建设工作。2007年度，河北保定中医院刘守真祠堂和上海中医药博物馆提出验收申请。2007 年 7 月，河北省保定刘守真祠堂通过国家中医药管理局组织的中医药文化宣传教育基地建设验收，于 2007 年 8 月 16 日在“中医中药中国行”河北省保定市活动仪式上揭牌。

（国家中医药管理局新闻办）

七、规划财务管理

【概述】 2007 年国家中医药管理局预算改革、财务和基建管理工作顺利开展，从严落实各项工作要求，进一步加强了财务会计工作的科学化、规范化，取得了成效。

（王振宇）

【做好公务员津补贴规范和公积金核定工作】 按照《中共中央纪委、中共中央组织部、监察部、财政部、人事部、审计署关于“托低”部门做好第一步规范津贴补贴工作的通知》（中纪发〔2006〕29 号）精神，国家中医药管理局办公室（财务司）同人事教育司共同落实国家中医药管理局第一步规范津贴补贴工作；配合财政部专员办对国家中医药管理局的津补贴核查，并落实有关改进措施。加强局机关公积金管理，及时按照有关政策调整局机关公务员公积金水平。国家中医药管理局办公室规划财务处被国管局评为公积金业务优秀单位。

（王振宇）

【进一步提高预算、决算编制和财务管理水平】 加强项目库建设。结合财政部有关文件精神，国家中医药管理局继续构建成连续 3 年的滚动项目库，各单位申报的预算项目按不同的分类方法纳入项目库管理，按轻重缓急排序，有效实现了项目筛选和滚动管理。在 2008 年部门预算编制过程中，国家中医药管理局对实行项目库滚动管理进行了探索并取得了一些有益的经验，得到了财政部有关领导的认可。

努力深化项目支出预算的专家咨询、项目论证工作。根据中央财政预算编制改革的精神和要求，国家中医药管理局大力推进局级预算管理制度改革，严格按项目支出预算管理，细化国家中医药管理局项目支出预算，深化预算的专家咨询、项目论证工作，坚持专家评估论证，合理配置预算，充分发挥资金使用效益。国家中医药管理局逐步建立起了预算项目论证和评审科学化、规范化体系，进行有效探索和研究，使项目评审过程和结果更加公平、公正和科学。

按时高质地完成年度行政事业单位、国有建设单位、企业决算报表、购房补贴决算等的编制、审核、汇总和上报工作。其中，部门决算、企业财务决算获得财政部二等奖，国家中医药管理局已连续 6 年（2001～2006 年）被财政部评为年度部门决算报表工作先进、企业财务会计决算报表工作先进单位。

较好完成银行账户的年审。国家中医药管理局组织局机关和直属（管）单位的银行账户年审工作得力，全部审核通过，获得财政部驻北京专员办的发文好评。

（王振宇）

【开展财务和项目监管工作】 加大对项目预算经费的监管力度。根据财政部关于加强财政拨款结余资金和预算执行管理、审计署关于各中央部门进行财务自查的要求，国家中医药管理局组建专家组对局直属（管）单位开展了财政专项督察工作，督促各单位加强项目预算执行和规范结余资金使用；对 2007 年专项资金预算执行情况进行实行追踪问效，逐步建立专项资金管理、使用效果的评审规范制度。

按照财政预算拨款结余资金管理办法，国家中医药管理局加大结余资金统筹力度，初步建立了国家中医药管理局系统内部的财政资金支付进度月报和季报制度、预算执行通报制度、预算项目执行监督、检查和服务机制。针对目前出现的个别项目沉淀时间长、结余资金大的问题，国家中医药管理局研究有关方案，加大了对结余项目和结余资金的管理。结合国库集中支付改革的要求，加大结余资金的统筹力度，尤其是针对财政部核定的净结余资金，国家中医药管理局经过科学论证，重新安排项目重点解决急需问题和历史遗留问题。同时，国家中医药管理局要求各单位认真分析，深入查找项目未完成的主客观原因，建立健全规范、安全、有效的预算执行管理机制。

积极利用网络和信息化手段，初步建成预算执行监控系统。为进一步加强财政拨款结余和预算执行管理，严格预算执行和项目管理，国家中医药管理局利用网络和信息化手段，初步建成了预算执行监控系统。该系统具有管理精细、流程科学、强于监控的特点，能够达到跨年度的所有项目和重点基本支出的预算、审核、执行、进度的动态体系控制（跨年度的事前控制和事中过程控制），重在预算控制，有效配合会计电算化软件的精细监控和核算。

（王振宇）

【加强对财务人员的培训和管理】 在国管局开展的中央国家机关会计知识大赛中获得优胜奖。2007 年国家中医药管理局开展财务系统人员会计知识比赛，鼓励优秀者积极参与国管局、财政部组织的有关比赛，形成良好的学习上进风气。经参赛队员的拼搏努力，国家中医药管理局取得了中央国家行政事业团队第 12 名的成绩，跻身于中央国家行政事业团队的前 15 强并获得了中央国家机关会计知识大赛优胜奖。

积极举办内部控制制度培训班。2007 年 12 月国家中医药管理局联合卫生部规划财务司共同举办了第一期直属（管）单位财务会计内部控制规定培训班，加强局直属（管）单位财务会计内控制度建设，督促所属单位建立和完善重要经济事项的民主决策机制。

（王振宇）

【深化财政国库管理制度改革和政府收支分类改革工作】 2007 年国家

中医药管理局继续深化实行财政部财政国库管理制度改革，及时完成国库试点单位管理、国库集中拨付试点范围划分、年末结余指标的注销和结转、按季分月用款计划和直接支付申请书的编制、审核、汇总、上报等工作。国家中医药管理局深化实行财政国库管理制度改革取得显著成效。

国家中医药管理局作为财政部确定的6个政府收支分类改革模拟试点部门之一，所有直属（管）预算单位全部纳入模拟预算编制试点和模拟预算执行试点范围，克服了人员少、设备不齐全等困难，积极推动并圆满完成国家中医药管理局政府收支分类改革模拟试点工作，所提建议被财政部采纳并获得好评。2007年国家中医药管理局加大工作力度，积极进行总结和研究，深入开展了政府收支分类改革工作。

（王振宇）

【进一步加强基建项目的财务管理、资金效益分析和工程质量管理工作】 2007年国家中医药管理局进一步加强基建的项目管理、资金使用效益和工程质量管理，并按照北京市建委的要求，做好2006年基建项目结转2007年工作。按照国家中医药管理局制定实施的《国家中医药管理局直属单位基本建设项目管理办法》，2007年国家中医药管理局进行了世界针灸学会联合会业务用房的购置工作；开展北京中医药大学东方医院临床教学楼医疗配套工程、中国中医科学院望京医院门诊楼项目工程建设和经费下达等有关工作；加强中国中医科学院西苑医院改扩建项目、广安门医院医疗业务改扩建项目前期有关工作；开展2007年基建项目的工程管理、资金效益分析和财务管理工作。

（王振宇）

【财政部、国家中医药管理局全面组织实施《保持和发挥中医药特色优势建设项目》】 在2006年中央财政安排专项资金5000万元启动实施保持和发挥中医药特色优势建设试点工作基础上，财政部、国家中医药管理局认真贯彻落实吴仪副总理在2007年全国中医药工作会议上的重要讲话精神，2007年全面组织实施了保持和发挥中医药特色优势建设项目。2007年保持和发挥中医药特色优势建设项目中央财政投入专项资金6亿元，组织实施了包括中医重点专科（专病）建设项目等7个子项目。其中：中医重点专科（专病）建设项目安排专项资金12350万元，支持建设247个中医重点专科（专病）；农村医疗机构针灸理疗康复特色专科建设项目是2006年延续项目，安排专项资金13500万元，支持建设农村医疗机构针灸理疗康复特色专科450个；全国名老中医药专家学术经验继承项目安排专项资金4500万元，确定500名指导老师和1000名继承人开展继承工作；中医医院中药制剂能力建设项目是2006年延续项目，安排专项资金13000万元，支持130所地市级以上中医院开展制剂能力建设；县级中医医院中药房建设项目安排专项资金7800万元，支持156所县级中医院开展中药房建设；中医临床疗效能力建设项目安排专项资金3100万元，支持31所三级甲等中医院开展重点研究室建设，不断提高中医临床疗效能力；基层常见病多发病中医药适宜技术推广项目安排专项资金5750万元，支持200个县（市）开展中医药适宜技术推广工作，覆盖人员43600名。保持和发挥中医药特色优势建设项目覆盖范围包括全国31个省、自治区和直辖市，既有中医和中药建设内容，也包含了医疗、教育和科研等多个方面，是一个推进中医药事业全面协调发展的建设项目，充分体现了党中央、国务院对中医药事业的重视、关心和支持，进一步坚定了中医药行业继承和发展好中医药事业的信心和决心。

（刘群峰）

【县级中医医院基础设施建设项目进展顺利】 2007年《农村卫生服务体系与建设发展规划》进入中期实施阶段，中央继续安排专项资金1.1亿元支持了64所县级中医院、民族医医院进行土建建设。截至2007年底，中央已安排专项资金4.9亿元支持了284所县级中医医院进行土建建设，投资计划近半，建设任务过半。在组织实施2007年项目的同时，国家发展改革委会同国家中医药管理局组织各相关省召开衔接会议并明确了2008年县级中医医院建设项目单位137所，核定投入专项资金2.4亿元。为确保建设项目落到实处，卫生部规划财务司会同国家中医药管理局办公室，2007年在广西举办了第三期中西部地区农村卫生建设项目管理培训班。在财政部、亚洲开发银行支持下，国家发展改革委委托卫生部经济研究所组织相关专家开展了对该规划实施情况的独立评估工作，并形成中期评估报告。与此同时，卫生部、国家中医药管理局、国家发展改革委三部门于2007年11月组织专家组赴部分省（区、市）开展了农村卫生服务体系建设专项督促调研工作。总体来看，建设项目进展顺利，并取得了应有的成效。

（刘群峰）

【"中医辨证论治"纳入全国医疗服务价格项目规范】 从2006年10月开始，国家发展改革委价格司、卫生部规财司和国家中医药管理局办公室一道启动了《全国医疗服务价格项目规范（试行）》（2001年版）增补工作。2007年9月，历时近一年，三部门完成了《全国医疗服务价格项目规范》（以下简称《规范》）新增和修订项目（2007年）。为做好该项工作，国家中医药管理局办公室组织成立课题组，克服了行业管理体制不健全，管理职能不到位等困难，通过各省中医药管理部门收集新增中医医疗服务价格项目458项，并请专家逐项进行审理。2007年版《规范》增加中医医疗服务价格项目27项，占新增项目的13%（2001年版《规范》中医医疗服务价格项目所占比例为

2.4%），并且行业期盼已久、能较好体现中医药劳务与技术价值的“中医辨证论治”项目被纳入其中。截至目前，全国医疗服务价格项目规范共包括124项中医医疗服务价格项目。为做好中医医疗服务价格项目的贯彻落实工作，国家中医药管理局组成课题组正在抓紧研究确定项目的临床路径和标准，计划于2008年在全行业推广应用。

（刘群峰）

【组织实施《重点中医医院建设与发展规划》取得初步成效】 中医医院建设与发展作为战略任务列入国家“十一五”规划纲要，并由国家组织制定专项规划是新中国成立以来的第一次。国家中医药管理局严格按照专项规划编制程序，集中精力，从2006年5月开始，历经一年半时间，于2007年年底基本完成了《重点中医医院建设与发展规划》（以下简称《规划》）编制工作。《规划》将于2008年上半年由国家发展改革委会同国家中医药管理局正式印发实施。《规划》初步确定到2012年，中央投入专项资金35亿余元，支持建设10所中医临床研究基地和完成240所左右地市级以上重点中医医院房屋设备的改造和建设任务。在《规划》未正式印发之前，2007年国家发展改革委投入专项资金1亿元，会同国家中医药管理局启动开展了地市级重点中医医院建设试点工作，中西部地区11省、自治区的12所中医医院、中西医结合医院、民族医医院纳入建设范围。与此同时，国家发展改革委和国家中医药管理局启动开展了中医临床研究基地建设单位遴选工作，初步完成了遴选指标体系编制专家库建设；另外，通过召开全国地市级以上重点中医医院建设项目衔接工作会议，基本明确了2008年支持建设地市级以上重点中医医院建设项目单位59所，核定投入专项资金6亿元。

（刘群峰）

八、党建工作与精神文明建设

【国家中医药管理局认真学习宣传贯彻十七大精神】 国家中医药管理局各级党组织认真组织学习胡锦涛总书记6月25日在中央党校省部级干部进修班上的重要讲话精神，提高认识，统一思想，为迎接党的十七大胜利召开奠定思想基础。党的十七大胜利召开后，各级党组织按照中央要求和《国家中医药管理局党组关于认真学习贯彻落实党的十七大精神的意见》、《国家中医药管理局党组关于党的十七大精神学习安排》，迅速组织广大党员及时传达、认真学习、深刻领会党的十七大精神，兴起了学习贯彻党的十七大精神热潮。国家中医药管理局党组书记王国强以身作则，多次主持中心组学习，并亲自在党组中心组学习扩大会上作辅导报告，传达党的十七大会议精神，对学习宣传贯彻落实党的十七大精神进行研究部署。直属机关党委认真组织做好有关服务、宣传和督促工作，一是及时收集、编印、发送各类学习材料；二是认真汇集、编发学习进展情况，除了充分利用中医药报和局内外网站及时反映交流各单位各部门学习进展情况外，还在工委紫光阁网站刊发了11条学习信息；三是组织开展了对直属单位学习工作的督促检查和调研。各单位各部门紧紧围绕党组提出的关于深刻领会、深入思考的学习要求，紧密联系工作实际和广大党员的思想实际，坚持学以致用、用以促学、注重问题，把用党的十七大精神武装头脑、指导实践、解决问题、推动工作作为学习的出发点和落脚点。中国中医科学院党委切实发挥理论学习中心组的示范带头作用，认真制定、落实学习计划与安排，原原本本学习十七大报告和党章，全面准确领会十七大精神，以“深入贯彻党的十七大精神，全面推进中医科学院建设”为主题，先后召开党委全委扩大会议、党委中心组学习扩大会和学习十七大精神座谈会，传达党组关于学习贯彻落实十七大精神的意见和具体要求；全院及时组织处级以上干部听取了王国强副部长兼局长在传达学习十七大精神报告会上所作的题为《认真学习党的十七大精神，努力开创中医药工作的新局面》的讲话；邀请中央党校教授董振华作了题为《以科学发展观统领中国特色社会主义》的辅导报告；举办了第一期处以上干部学习党的十七大精神轮训班；组织部分干部职工参观了《复兴之路》大型主题展览；向全体党员发放了《中国共产党章程》，向基层党组织发放了“新党章专题学习讲座”光盘，为学习贯彻党的十七大精神创造了良好条件。通过学习，广大干部职工进一步认清了在奋力推进中医药事业发展中肩负的责任，巩固了全院团结奋斗的政治思想基础，激发了为中医药事业作出新贡献的热情。

（杨　锐、刘　灿）

【思想教育工作概况】 局直属机关党委按照以党委中心组为龙头、处级干部为重点、党支部抓落实的理论学习工作格局，采取多种形式促进局机关和直属单位党组织理论武装工作深入开展，取得了良好效果。党组多次以党组中心组学习扩大会的形式组织学习。先后围绕加强领导干部作风建设、学习贯彻吴仪副总理重要讲话、学习贯彻十七大精神等专题，组织开展学习研讨活动和专题报告。党组中心组重视并带头落实学习制度，起到了良好的示范作用，带动了各级党组织中心组理论学习制度的落实。党组书记王国强还提出中医药工作系统及其运行机制的思考。各级党组织认真组织党员干部深入学习党的十六大以来党中央提出的一系列重大战略思想，认真学习《江泽民文选》，认真学习贯彻“三个代表”重要思想、科学发展观和胡锦涛总书记“6·25”讲话精神，认真学习贯彻十七大精神，坚持把马克思主义中国化的最新成果和中国特色社会主义理论作为开展理论武装工作的中心内容，结合开展经常性的国情和形势政策教育，不断增强党员干部贯彻落实党的理论、路线、方针、政策的自觉性和坚定性，不断增强建设中国特色医药卫生事业的自觉性和坚定性。按照铸造灵魂、突出主题、把握精髓、打牢基础的基本要求，引导广大党员干部牢固确立以马克思主义指导思想、中国特色社会主义共同理想、以爱国主义为核心的民族精神和以改革创新为核心的时代精神、社会主义荣辱观为基本内容的社会主义核心价值体系，巩固思想道德基础，培育和弘扬公务员精神，把道德品质作为考核评议党员干部的重要内容。各级党政领导干部重视围绕中医药改革与发展，组织好对中央领导同志关于中医药工作一系列重要指示精神的学习贯彻和实践，紧密围绕党组和单位的中心工作，研究本单位本部门工作中带有全局性、战略性、系统性问题及面临的突出矛盾，完善思路、举措和办法。继续坚持《国家中医药管理局党支部（总支）书记理论学习责任制》、《国家中医药管理局在职领导干部自学制度》，继续抓好理论学习量化考核工作。各级党组织认真贯彻落实《干部教育培训工作条例（试行）》和《2006～2010年全国干部教育培训规划》，认真执行《国家中医药管理局机关和直属单位处级以上党员领导干部2006～2010年到党校脱产进修5年规划》，统筹安排工学时间，积极创造条件，保证党员领导干部按照规划按时参加脱产培训。全年又有9名司局级干部和12名处级干部参加脱产培训。

（杨　锐、刘　灿）

【组织工作概况】 局直属机关党委重视以提高党支部书记抓党建的意识和能力、推动先进性长效机制在基层党组织的健全和落实为重点，继续自主开展好“五个日常五个一”的基层组织工作（即理论学习、维护稳定、组织发展、党费收缴、廉政建设和一次办班、一次党课、一次活动、一次生活会、一次民主评议）。各级党组织坚持“三会一课”等党的基本工作制度。在基层党组织换届选举工作中，注意保障党员民主权利。落实党内生活制度，提高党员领导干部民主生活会质量。继续做好党员发展工作，重视在高知识群体、工作一线和青年中发展党员，办好入党积极分子培训班，2007年发展党员52名。初步完成了局机关和直属单位党员信息库建设。进一步加强和改进了离退休干部党支部建设工作。各单位各部门还以党的十七大召开、香港回归祖国10周年、中国人民解放军建军80周年、迎接北京奥运会等重大活动为契机，认真组织开展了生动活泼、形式多样、有教育意义的支部活动。

（杨　锐、刘　灿）

【统战群团工作概况】 局直属机关党委落实中央关于加强新时期统战工作精神，加强与局直属单位民主党派的联系，发挥各民主党派参政议政的积极性。继续落实工作情况通报和座谈会制度、党员领导干部及党委负责人联系党外代表人士制度、走访慰问党外代表人士制度等基本统战工作制度。年初直属机关党委协助党组召开民主党派与台港澳同胞座谈会，党组书记王国强主持座谈会，听取大家意见。完成了北京市第十三届人大代表、第十一届政协委员的推荐、考察工作。充分发挥工青妇侨等群团组织的作用，支持他们按照自身特点开展工作。

局直属机关党委认真贯彻落实工委印发的《中央国家机关工会工作办法》，继续推进职代会制度，活跃机关文化生活和群众性体育健身活动，进一步加强对工会干部的培训考察力度，并积极开展利益协调机制、维权机制、帮扶机制、了解和反映群众呼声机制等制度建设，开展帮助困难职工和对口扶贫等工作。“七一”前夕，局直属机关党委与卫生部直属机关党委与工会、中国医学科学院和北京大学医学部在北京联合举办了以“一切为了人民健康”为主题的“卫生部迎七一文艺汇演”，较好地调动了各单位的参与热情，加强了彼此的联系沟通，促进了团结合作。积极为共青团工作创造条件，以活动为载体，不断深化“知荣辱·明使命·共奋进”、“读书·实践·成才”和“树典型·学榜样·赶先进”主题活动。2007年5月，局直属机关党委与中国邮政集团公司联合组织了“情系山水间”青年联谊活动。2007年10月，组织局机关团员青年开展“登东岳泰山，览中华文明”活动。举办局妇工委委员学习党的十七大精神培训班，积极动员妇女组织维护女职工权益，在推进依法行政中发挥作用，搭建舞台激励女职工岗位建功，支持各单位妇女组织结合各自实际，积极开展各种形式的活动，注重提高妇女工作干部素质，主动为妇女同志提供服务。

（杨　锐、刘　灿）

【精神文明建设工作概况】 局直属机关党委按照中央文明办、全国妇联、中央国家机关工委关于掀起窗口行业“迎奥运、讲文明、树新风”系列活动的要求，结合迎接北京奥运会，积极组织开展各项活动。认真完成2007年度中央国家机关文明单位的审核、申报工作。按照卫生系统青年文明“号、手”创建活动的要求，认真组织直属单位开展“号、手”创建活动和有关申报表彰工作，交流、推广创建工作经验。进一步深入开展“创建文明机关，争做人民满意公务员”活动，扩大创建活动覆盖面，引导机关各部门党组织把争创活动作为机关党建工作围绕中心、服务大局、与业务工作紧密结合的重要载体，广泛发动党员干部和公务员参加创建活动。引导直属单位各级党组织以这项工作为契机，广泛开展适合自身特点的创建文明单位、服务基层群众等活动。通过开展创建活动，对增强党员干部大局意识、改革意识、服务意识，着力提高党员干部开拓创新的能力、依法行政的能力和服务基层服务群众的能力起到了积极作用。2007年，广安门医院获得中央国家机关和首都精神文明标兵单位、中央国家机关平安建设先进单位，西苑医院、望京医院获得中央国家机关和首都精神文明单位，进一步展示了良好的精神风貌。

（杨　锐、刘　灿）

【加强领导干部作风建设集中教育活动】　为深入贯彻落实中央纪委第七次全会和国务院第五次廉政工作会议精神，切实加强局机关和直属单位领导干部作风建设，按照党组工作部署，国家中医药管理局组织开展了加强领导干部作风建设集中教育活动。局党组高度重视这次教育活动，多次开会，进行传达部署，专门成立了以党组书记王国强为组长的教育活动领导小组，下设办公室，切实加强对活动的组织领导和督促、检查、指导工作。局党组制定印发了《国家中医药管理局关于开展加强领导干部作风建设集中教育活动的实施方案》。教育活动以深入学习贯彻胡锦涛同志关于加强领导干部作风建设的8个方面要求为主题，以开好专题民主生活会为关键环节，把开展教育活动与加强领导班子作风建设密切结合起来，健全领导干部学习教育、民主决策、干部任用、廉洁自律等各项制度，完善长效机制，并加强监督检查，确保领导干部作风建设取得实效。各位党组成员按照分工确定联系单位，参加联系单位的专题民主生活会，督促指导联系单位教育活动。局机关各部门和直属单位主要负责人切实履行第一责任人的职责，领导制定具体工作方案，扎实开展教育活动。教育活动分学习教育、召开专题民主生活会和整改提高3个阶段进行。第一阶段，认真开展学习党章、学习中央关于党风廉政建设的一系列文件、学习卫生系统典型人物的先进事迹等活动，认真查找自身存在的不足。第二阶段，召开党员领导干部专题民主生活会。第三阶段，针对领导干部作风建设中存在的问题，领导干部个人和单位领导班子分别制定整改措施，明确整改重点，确定整改时限，落实整改责任。局直属机关党委专门下发通知，对召开民主生活会提出明确要求，严格程序制度，协调领导小组成员单位派人参会，进行督促指导，切实提高质量。各直属单位和局机关多数党组织认真召开了民主生活会。各单位各部门党委、总支、支部广泛征求群众意见，并将群众意见书面汇总，反馈给班子成员；领导班子成员深入开展谈心活动，查找在作风方面存在的突出问题；深入剖析思想根源，提出整改措施，写出有认识、有体会、有分析、有思考的自我剖析材料；在专题民主生活会上严肃认真地开展批评与自我批评，取得了良好的效果。通过开展集中教育活动，局机关和直属单位领导干部心系群众，服务人民的作风得到了进一步加强，基本达到了“牢记宗旨，提高思想水平；健全制度，完善长效机制；严格监督，做到令行禁止”的目标。

（杨　锐、刘　灿）

【保持共产党员先进性长效机制建设】　各级党组织认真贯彻落实中央关于保持共产党员先进性长效机制文件、《中共中央国家机关工作委员会关于加强和改进中央国家机关党的建设的意见》以及《中共国家中医药管理局党组贯彻落实中央〈关于加强党员经常性教育的意见〉4个保持共产党员先进性长效机制文件的实施意见》，进一步建立健全了支部书记抓党建工作责任制、民主集中制、“三重一大”必须经集体讨论决定的规定等重要基本工作制度，不断促进基层党建工作科学化、制度化和规范化。各级党组织还根据中央国家机关工委有关要求，按照党组指示，组织局机关和各直属单位对贯彻落实4个长效机制文件进行了自查、抽查和互查。

（杨　锐、刘　灿）

九、反腐倡廉工作

【概述】　国家中医药管理局党组高度重视反腐倡廉工作，坚决贯彻落实中央纪委第七次全会和国务院第五次廉政工作会议精神，并对2007年党风廉政建设和反腐败工作提出要求。局机关及直属单位各级党组织和纪检监察部门结合实际，不断强化围绕中心、服务大局的意识，切实把纪检监察工作体现到中医药管理的各项工作中，在加强领导干部廉洁自律工作、制度建设和治理商业贿赂专项工作等取得了一定成绩，有力推动了局机关及直属单位反腐倡廉工作深入开展。

（严建文）

【深入开展反腐倡廉宣传教育工作】局党组在局机关和直属单位开展了加强领导干部作风建设集中教育活动，将学习胡锦涛总书记和温家宝总理的重要讲话，学习党章，学习中央关于党风廉政建设的一系列文件，作为党组（党委）中心组学习和党支部专题学习内容。把开展教育活动与加强领导班子作风建设紧密结合起来，局机关各司办、各直属单位领导班子认真开好2007年加强领导干部作风建设专题的民主生活会，认真查找干部作风方面存在的问题，制定整改措施，落实整改责任。

按照建设社会主义核心价值体系的要求，加强以坚定理想信念、树立正确权力观和遵纪守法为主要内容的反腐倡廉教育，广泛开展学习先进典型和警示教育活动。国家中医药管理局认真总结先进人物的典型经验，先后作出了向陈海新、王学诗同志学习的决定。加大宣传力度，联合中宣部、卫生部、总后勤部组织了六省的巡回演讲报告团，吴仪副总理亲切接见了报告团成员，中央各大媒体进行了宣传报道，取得了良好的反响。

党的十七大召开以后，根据局领导安排，局直属机关党委、纪委及时召开局属（管）单位纪委书记、纪检监察审计干部集体学习党的十七大会议精神的工作报告。用两天时间集中学习《新时期领导干部反腐倡廉教程》，座谈学习体会，交流经验，提出问题，研究下一步工作思路。

直属机关党委纪委组织局机关

及局属（管）单位参观最高人民检察院举办的“惩治与预防职务犯罪展览”，近千名职工参加。

各医院的党委书记、纪委书记等多位领导参加北京市卫生局组织的旁听法院对医疗卫生机构涉嫌受贿的领导干部和工作人员案件的开庭审理。

中国中医科学院对拟选拔任用干部人选进行廉政审核，普遍开展领导干部任职廉政谈话。

局直属机关党委、纪委加强对中医药系统党风廉政建设和反腐败工作宣传，充分利用“中医纪检监察工作”、局域网等传媒，宣讲中央对党风廉政建设的总体部署和要求，把廉政建设的规定和要求，工作进展及时通报给广大党员干部。通过卫生部纪检组向中央纪委，以投稿的方式向国家机关纪工委及时反映和汇报国家中医药管理局党风廉政建设和反腐败等方面的情况。

（严建文）

【推进制度建设，抓好制度的落实】 局机关纪委与驻部纪检组配合，督促局机关和各直属单位，把惩防体系建设和业务建设结合起来，使廉洁自律的各项规定和监督制约机制真正落实到业务监管、岗位职责、权力运行等具体环节中去。2007 年局机关各党支部、直属单位普遍制定了“三重一大”集体讨论决定制度，领导干部民主生活会制度，不断补充和完善管人、管钱、管物部门管理制度，实施领导干部经济责任审计、工程建设项目招投标和政府采购等一系列制度，注重提高制度的质量，使出台的每一项制度都行得通，管得住，用得着，有利于事业的发展。

根据国家中医药管理局《关于建立健全教育、制度、监督并重的惩防腐败体系的具体意见》的要求，局机关各党支部和直属单位开好专题民主生活会，重点抓好广泛征求意见、开展谈心活动、认真分析总结、开展批评与自我批评 4 个环节，述职述廉是每个党员领导干部进行对照检查的重要内容。民主生活会上各单位领导班子成员紧密联系思想和工作实际，认真查找自身存在的突出问题，深刻剖析思想根源，提出切实可行的整改措施。

局人事司、直属机关党委、纪委组成干部选拔任用联席会，沟通信息，交流情况。局人事司正在研究制定干部选拔任用前征求纪检部门意见的实施办法，加强对干部人事工作的监督。

认真落实《卫生系统内部审计工作规定》，各单位已经把经济责任审计、基建工程审计、经济合同审计等纳入单位必审项目，并已取得实效。

认真贯彻《中共中央纪委关于严格禁止利用职务上的便利谋取不正当利益的若干规定》。卫生部党组和国家中医药管理局党组制定了关于贯彻落实该“若干规定”的实施意见，要求局机关和直属单位各级党组织要切实加强组织领导工作，认真组织全体党员干部特别是党员领导干部学习、领会和把握“若干规定”和“实施意见”的重要意义、工作程序和政策规定，认真开展对照检查和督导工作，务必使贯彻落实“若干规定”和“实施意见”的工作落到实处。

各级党组织认真组织全体党员干部贯彻落实“实施意见”提出各项要求，采取多种形式组织学习贯彻工作。各基层党支部以组织党员集体学习为主要形式，通过学习讨论，强调重要意义，明确基本概念，统一思想认识。局机关各部门党员结合本职工作进行了深入讨论和领会。一些单位党组织还把“若干规定”的 8 条禁令列入当年党员领导干部专题民主生活会检查内容。

讨论中大家一致认为，中央纪委印发“若干规定”，是党在新形势下加强党风廉政建设和反腐败斗争的重要举措，是对党纪党规的重要补充，也是给予有所禁行为同志报告纠正行为的一次重要机会，表示要坚决执行“若干规定”，在工作、生活各个方面恪守党员行为规范，自觉做到严于律己，警钟长鸣，不触犯党纪国法，在带领群众实践党的宏伟目标的伟大历史进程中，永葆共产党员的先进性。

中央纪委通报了安徽省人民检察院出国团组违反外事纪律问题，局领导指示：“国际合作司向局直属单位主要领导传达，要引以为戒”。纪委积极组织协调，国际合作司迅速召开会议，要求各单位重新审核年初国家中医药管理局批准的出访计划和所派出国团组报批材料，坚决防止以公务为名公款出国（境）旅游的不正之风。

认真落实领导干部个人重大事项报告制度，纪委和人事部门加强对局机关及直属单位执行情况的监督检查。

驻部纪检组和机关党委、纪委对一些单位领导班子贯彻党的路线方针政策，贯彻民主集中制和执行党风廉政建设责任制的情况开展调查工作。

（严建文）

【高度重视信访举报和案件检查工作】 各单位纪检监察部门高度重视信访举报和案件检查工作，及时组织力量了解核实。2007 年，根据审计署审计建议，局机关纪委协助机关服务中心完成对国中公司有关问题的整改。协助直属单位解决了职工反映有关工作待遇的遗留问题。依据分级负责的工作程序，及时将反映局属（管）单位的举报信件转交相关单位查办。对一些反映重要问题的举报，及时进行了查办和督办，局机关纪委转变工作作风，到基层单位现场解决群众信访问题。通过对信访处理，加强了对领导干部正确履行职责的监督。

（严建文）

【不断拓展从源头上防治腐败工作领域】 紧紧围绕“权、钱、人、项目”4 个重点，将预防腐败的要求体现在有关措施和规定之中。局机关进一步规范行政审批行为，将行政审批纳入规范化、制度化轨道。全面推进政务公开工作，制定局政府信息公开目录，利用多种形式发布中医药工作信息。建立健全资金使用制度规定，先后制定了《外事经费管理办法》、《局机关经费支付和报销管理办法》、《国家中医药管理局中央本级财政专项资金管理暂行办法》、《局直属单位基本建设项目管理办法》等。强化对项目管理和监督，制定《国家中医药管理局科技项目管理办法》、《中医药继续教育学分管理办法》和《国家级中医药继续教育项目管理办法》等。认真执行公务员公开招考、干部选拔任用等制度，局人教司正研究制定局机关公务员转任、挂职锻炼等规定。严格执行《国家中医药管理局业务主管社会团体管理办法》，每年初组织召开社团工作座谈会，加强对社会团体的管理工作。

（严建文）

【党风廉政责任制得到加强】 为全面贯彻落实中央纪委第七次全会和国务院第五次廉政工作会议精神，进一步明确责任和要求，确保中央部署的党风廉政建设和反腐败各项工作任务落到实处，局党组制定了《国家中医药管理局2007年党风廉政建设和纠风工作任务分工意见》（以下简称《分工意见》），从7个方面确定了43项任务，提出了抓好落实的具体要求。按照党风廉政建设责任制的规定，结合局机关各司办和有关直属单位的工作职责，明确了每项具体工作的牵头单位和协办单位。

局机关各司办、直属单位按照任务分工，切实抓好职责范围内的工作，在制订工作方案、规章制度时，把廉政要求作为有机组成部分考虑进去，工作中形成了许多好的制度和做法，建立了年初分工部署、年中督促检查、年底工作总结并进行述职述廉的有效工作机制。2007年驻卫生部纪检组监察局领导两次组织对局机关各司办、直属单位落实党风廉政建设和纠风工作任务情况的监督检查，听取贯彻落实《分工意见》情况和各司办主要负责人履行职责、廉洁自律等方面的情况汇报。

（严建文）

【深入开展治理医药购销领域商业贿赂专项工作】 按照卫生部、国家中医药管理局部署，局治理商业贿赂领导小组及办公室认真履行职责，继续推进局及局属（管）单位治理商业贿赂专项工作。定期召开全体人员例会，学习文件，通报信息，研究和安排工作。以《简报》的方式，及时向卫生部治理商业贿赂领导小组办公室、驻部纪检组监察局和局属（管）单位，汇报工作进展情况和开展专项工作的做法、体会、经验以及有关的意见、建议等。多次组织召开局属（管）单位治贿工作座谈会、汇报会、交流会等。3次召开会议，专门研究长效机制建设工作。还采取深入局属（管）单位，开展督促检查，听取工作进度情况汇报，督促各局属（管）单位尽快汇编本单位的治理商业贿赂制度。

除抓好治贿工作的正面督导外，局治理商业贿赂领导小组还主动了解有关案件情况，同时参与办理个别案件。

各局属（管）单位把宣传教育工作贯穿于专项治理工作始终，继续开展形式多样、针对性强的思想政治教育、法律法规教育和警示教育。

局治理商业贿赂领导小组把自查自纠工作贯穿于专项治理工作始终，采取有效措施，抓好自查自纠工作检查评估和“回头看”。重视发挥党员的先锋模范作用，让党员带领群众，让群众监督党员，让患者评价医院，加强内外监督力度，创建人民满意医院，更好地为患者服务。

各局属（管）单位在抓好自查自纠和查办案件工作的同时，从制度建设入手，切实做到边查边改边建，不断研究完善长效机制。特别是将全面推行院务公开、推进药品和医疗器械的集中采购工作、认真落实《处方管理办法》、贯彻执行医疗卫生机构接受社会捐赠资助管理办法、研究完善医院经济财务管理等重要制度落到实处。各单位还收录和认真执行“三重一大”集体讨论决定制度以及整合历年来在党风廉政建设、纠风工作、医院管理年中已经制定完善的各项规章制度，通过长效机制使各单位制度建设进一步完善。

（严建文）

【加强卫生行业作风建设，切实解决损害群众利益的突出问题】 按照卫生部的要求，局机关局属（管）单位重点抓好，严格收费管理，坚决防止医疗乱收费；严格规范医疗服务行为，促进因病施治、合理用药、合理检查；切实改善服务态度，建立和谐医患关系；改进药品和医用器材采购等工作。

北京市纠风办、北京市卫生局围绕“创建人民满意医院”这个主题，在全市卫生系统开展民主评议政风行风活动。国家中医药管理局直属（管）医院也参加了民主评议政风行风活动，接受了评议组的明察暗访，以求真务实的态度，对评议组反映的问题，在调查核实的基础上，立即整改。

继续深入开展医院管理年活动，国家中医药管理局与卫生部联合印发了《2007年“以病人为中心，以提高医疗服务质量为主题”的医院管理年活动方案》，并联合召开了医院管理年工作会议，对2007年医院管理年活动作了部署。局医政司先后制定下发了《医院中药饮片管理规范》、《中医护理常规技术操作规程》、《关于加强中医医院中医药文化建设的指导意见》等规定。

严厉打击虚假违法医疗广告，局法监司与卫生部有关司局共同查处了虚假违法中医医疗广告60余件。参与对河南、湖南、云南打击非法行医工作的督察。

（严建文）

【做好培训工作，不断提高纪检监察干部的业务素质和工作能力】 局纪委组织局系统纪检干部参加全国卫生系统纪检监察暨纠风工作干部培训班，学习纪检监察工作业务知识，接受纠正卫生行业不正之风工作、治理医药购销领域商业贿赂工作培训。与北京市卫生局治贿办北京协调组共同组织直属单位纪委书记赴华西医院开展学习交流活动，组织局系统纪检监察干部集中学习十七大精神等，这项工作得到纪检干部的支持好评。

当前反腐倡廉建设还存在不少需要解决的问题，突出表现在：转变思想观念、改进工作作风、加强队伍建设、改善内部管理不容易。有的单位和部门的领导还存在重业务、轻学习的现象，对党员领导干部教育仍是薄弱环节，领导干部作风建设需要不断加强，有的单位和党员干部在经济活动中仍存在违规违法的问题，有的单位和党员干部没有严格执行领导干部廉洁自律各项规定，一些专项资金在使用管理方面还存在制度不健全、管理监督不到位等问题。商业贿赂虽然得到有效遏制，还只是阶段性的，商业贿赂在一些单位仍然存在，而且形式多样，隐蔽性强，查处难度大，防治商业贿赂长效机制尚未完全建立反腐倡廉工作与局党组要求和本单位群众期望仍有一定差距。

（严建文）

十、政务公开信息化建设

【国家中医药管理局调整政务公开工作领导小组】 为贯彻落实《中共中央办公厅、国务院办公厅关于进一步推行政务公开的意见》，加强对各地中医药行政管理部门政务公开工作的指导和协调，认真做好中医药系统政务公开工作，2006年，国家中医药管理局成立了政务公开工作领导小组。2007年5月，因工作需要和人员变动情况，国家中医药管理局对政务公开领导小组成员进行相应调整，卫生部副部长兼国家中医药管理局局长王国强任组长，国家中医药管理局副局长房书亭、李大宁任副组长，各部门主要负责人为成员组成新的政务公开工作领导小组。领导小组办公室设在局办公室综合处。

（陈　伟）

【国家中医药管理局制定政务公开目录】 为更好地提供中医药政务信息，配合做好政务公开工作，国家中医药管理局政务公开工作领导小组在充分调研和讨论的基础上，根据《中华人民共和国政府信息公开条例》要求，制定了政务信息公开指南。指南按政务信息内容分类为机构职能、政策法规、规划计划、行政许可、中医药标准、中医药统计、规范性文件、工作动态、办事分类等。指南按政务信息获取方式分别规定了主动公开信息和依据申请公开信息。

（陈　伟）

【国家中医药管理局办公室召开《中医药信息化建设“十一五”规划纲要》实施方案专家咨询会】 为落实《中医药信息化建设“十一五”规划纲要》（以下简称《纲要》），切实做好中医药信息化建设及任务的实施工作，提升中医药行业信息化整体建设水平，国家中医药管理局办公室于2007年12月21～22日在湖北武汉市召开中医药信息化建设规划工作研讨会。会议邀请京外专家，就《纲要》实施方案中重点项目、建立中医药信息化建设示范单位、中医药信息标准体系框架和分类规范、工作计划等实施方案的起草和论证工作，广泛听取专家的意见，并在此基础上形成《纲要》实施方案（讨论稿）。

（陈　伟）

【召开部分省市中医药管理部门网站建设座谈会】 2007年6月25日，国家中医药管理局在吉林省召开部分省市中医药管理部门网站建设座谈会（见图8）。卫生部副部长、国家中医药管理局局长王国强对会议作出重要指示，国家中医药管理局副局长房书亭到会并讲话。吉林省卫生厅副厅长兼吉林省中医药管理局局长邱德亮到会祝贺。

王国强副部长兼局长对本次会议专门批示：“中医药信息工作很重要，要高度重视。网站不仅是门户，是中医药窗口，也是政务公开的重要手段，要注意做好网站服务”。

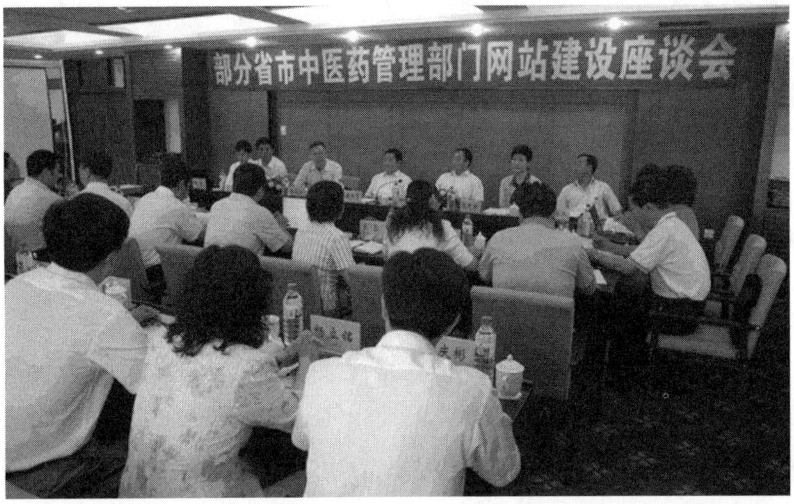

图8　部分省市中医药管理部门网站建设座谈会在吉林召开

房书亭副局长在讲话中要求，各地中医药管理部门要充分认识中医药政务信息化建设的重要性、必要性和紧迫性；要按照“统筹规划、资源共享、突出重点、分步实施”的方针，采取切实有效措施，积极利用网络技术、信息技术、数字技术，加快中医药系统政务信息化建设步伐；同时要加强调研工作，重视中医药政务信息的收集、整理和分析。

来自北京、吉林、黑龙江、江

苏、浙江、河南、广东、四川、陕西、青岛10个省、市中医药管理部门信息工作负责人和网络管理技术人员参加了会议。各地代表交流了本省（市）中医药管理部门信息化和政府网站建设的经验和做法。

会前，房书亭副局长在邱德亮副厅长等陪同下，看望了著名老中医、“白求恩奖章”获得者、长春中医药大学终身教授任继学。

（高新军）

十一、全国人大代表建议与全国政协提案办理工作

【十届全国人大代表建议的办理答复工作】 自全国人大十届一次会议以来，国家中医药管理局共承办人大代表建议185件（其中主办129件，会办46件，分办4件，参阅6件），人大代表建议数量呈逐年上升趋势。人大代表建议主要涉及关于健全中医药管理体制、尽快制定《中华人民共和国中医药法》、推广中医药非药物疗法、加强中医基础和技术研究、筹建“中国中医药博物馆”、加强中医药继承和创新工作、保护中药资源和保障中药产业可持续发展、在社区卫生服务和农村新型合作医疗中发挥中医药优势、解决“看病难”以及重视民族传统医药建设和发展等方面内容。

几年来，按照全国人大常委会办公厅要求，国家中医药管理局重视人大代表所提建议，努力提高办理工作效率和水平，将办理情况适时答复代表，做到了案案有人办、件件有落实、事事有回音，不断提高办理质量，讲究时效，加强督办，切实解决实际问题，圆满完成了人大代表建议的办理工作。

（陈　伟、张印生）

【全国政协十届委员提案的办理答复工作】 自全国政协十届一次会议以来，国家中医药管理局共承办政协提案201件（其中主办130件，会办50件，分办14件，参阅7件），提案数量呈逐年上升趋势。提案主要涉及关于健全中医药管理体制、尽快制定《中华人民共和国中医药法》、筹建“中国中医药博物馆”、加强中医药继承和创新工作、保护中药资源和保障中药产业可持续发展、在社区卫生服务和农村新型合作医疗中发挥中医药优势、解决“看病难”以及大力扶植民族医药发展等方面内容。

几年来，按照全国政协提案办公室要求，围绕提高全国政协委员提案的办复质量，国家中医药管理局从对国家、对人民负责的高度出发，明确责任，注重实效，努力提高办理工作效率和水平。各承办部门精心安排，认真组织实施，圆满完成了政协委员提案的办理工作。

（陈　伟、张印生）

【全国政协提案委员来国家中医药管理局调研】 全国政协提案委员会办公室2007年9月25日组织部分提案委员会委员到国家中医药管理局调研，并召开提案办理工作座谈会。卫生部副部长、国家中医药管理局局长王国强出席了座谈会。

座谈会上，全国政协提案委员会副主任范宝俊介绍了提案委员会有关调研情况。国家中医药管理局办公室主任王志勇就国家中医药管理局认真做好全国政协提案办理工作作了汇报发言。政策法规与监督司、医政司等部门负责同志分别介绍了本部门提案办理情况

（陈　伟、张印生）

中药工作篇

中药工作篇

【概述】 2007年，国家食品药品监督管理局开展了中药非法添加化学物质、中药材专业市场等专项检查；鼓励利用现代科技提高中药、民族药的质量控制水平，加强中药、民族药的安全性和有效性研究，促进中药、民族药的标准化、规范化和现代化；加快法律制度建设，完成《中药品种保护条例》修订；加强中药标准化建设，完善技术标准体系。

【《医院中药饮片管理规范》发布施行】 国家中医药管理局和卫生部联合发布并开始施行《医院中药饮片管理规范》（以下简称《规范》），1996年国家中医药管理局发布的《医疗机构中药饮片质量管理办法（试行）》（以下简称《办法》）同时废止。该《规范》针对目前医疗机构中中药饮片管理中的一些薄弱环节，以质量为核心，重点加强医院内部中药饮片的过程管理、环节管理和规范化管理，以提高医疗机构中药饮片管理水平，保障群众用药安全。

该《规范》分为总则、人员要求、采购、验收、保管、调剂与临方炮制、煎煮、罚则和附则九章，是医院内部中药饮片管理需要遵照执行的规范性文件。与原来的《办法》相比，该《规范》具有以下一些特点：一是考虑到验收和煎药环节在医院中药饮片管理中的重要性，将“验收”和“煎煮”分别单列为一章，同时删除了部分规定过细的内容和实际工作中难以达到且存在争议的内容。二是对人员资质作出了严格规定并提高了人员职称方面的要求。三是为强调毒性、麻醉性中药饮片的管理，保证医疗、教学和科研的安全性，增加了毒性、麻醉性中药饮片管理的内容。四是医院中药饮片管理中的加工炮制应当根据临证处方用药的特殊需要，对中药饮片进行“临方”加工炮制，因而采用原药材进行的饮片加工炮制未列入《规范》的管理范围。

《规范》还指出，因医疗机构范围较广，且不同地区经济水平不同，不同级别、类别的医疗机构人员条件、基础设施差异较大，难以在同一规范中统一，故只对医院类别的中药饮片管理作出规定。同时，考虑到民族药饮片管理有很强的地域性，因此，规定由各省级卫生、中医药管理部门负责其他医疗机构中药饮片及民族药饮片管理相关办法的制定工作。

（厉秀昀）

【青蒿素复方快速控制疟疾技术方案研讨会召开】 2007年4月9～10日，由世界卫生组织和国家中医药管理局联合主办的青蒿素复方快速控制疟疾技术方案研讨会在北京召开。会议就青蒿素复方快速控制疟疾方案及相关技术问题进行了研究讨论。世界卫生组织（WHO）基本药物和传统医学司传统医学协调员张小瑞、国家中医药管理局副局长李大宁、国际合作司司长张奇以及商务部、外交部、卫生部、科技部、国家食品药品监管局有关领导和抗疟方面的专家30多人参加了研讨。

与会的领导和专家对方案中存在的问题进行了讨论，并提出了相关建议，对方案加以完善。李大宁副局长在讲话中指出，青蒿素的发现是我国卫生界，特别是祖国传统医学为全世界人民抗击疟疾作出的一项重大贡献。数十年来，以青蒿素为基础的抗疟药物及医疗、预防技术不断地取得发展与进步。青蒿素复方快速控制疟疾技术方案既是从传统青蒿素类抗疟技术上发展而来，又是对传统技术的进一步改进和发展，提出了一种新的思路和新的方法。

（高新军）

【我国食品药品安全“十一五”规划提出：建立完善中药标准规范和技术评价体系】 国务院办公厅2007年印发的《国家食品药品安全“十一五”规划》（以下简称《规划》）中，我国政府对食品药品安全领域未来5年发展进行战略部署，并特别明确了提升中药药品安全的具体任务。

《规划》明确了食品药品安全工作的指导思想与基本原则，并提出了“十一五”期间的发展目标，部署了“十一五”期间食品药品安全工作的18项主要任务，提出了一系列保障措施。

在提升药品安全监管水平的任务中，《规划》针对加强中药生产质量监管特别提出，加强中药源头监管，完善《中药材生产质量管理规范》实施管理体系，推行《中药材生产质量管理规范》，保证中药材生产质量。建立完善中药标准规范和技术评价体系。建立完善中药管理分类系统，制定相应管理规范和技术评价标准；研究构建具有中国特色、符合中医药规律的中药标准规范和技术评价体系基本框架，制定完善中药材种质标准、中药材标准、中药饮片标准和中成药标准，建立中药材种质资源收集、繁育技术规范、地道药材种质特性鉴定技术规范；进一步完善生产加工中药材、中药饮片、中成药过程中的标准和规范；制定地道药材质量保证体系；制定中药上市前技术审评标准和上市后再评价标准；制定中药对照物质研究指导原则，建立国家中药标准物质库。加大对民族药的扶持和监管力度。积极倡导建立传统药物国际协调机制。在强化药品市场监管的任务中，《规划》提出，加强中药材专业市场、中药材和中药饮片监管，深入整顿和规范其市场流通秩序。

《规划》是依据《中华人民共和国国民经济和社会发展第十一个五年规划纲要》和党中央、国务院有关方针政策，由国家食品药品监督管理局牵头。组织环保、科技、商务、农业、卫生、工商、质检等有关部门共同编制，经国务院审议批准的。

《规划》的实施，由食品药品监管部门负责综合协调，各相关部门按照职责分工，在各自职责范围内负责相关领域工作任务的组织落实。《规划》要求各级政府要加大投入，对所提出的规划项目均应结合实际，本着实事求是、量力而行的原则，在充分利用和合理配置现有资源的基础上，给予必要的支持，提供资金保障。

（张东凤）

【中药饮片产业创新与发展论坛举行】 由中国医药保健品进出口商会、国家出口商品医药技术服务中心主办的中药饮片产业创新与发展论坛暨中国中药饮片出口工作会议2007年9月22日在成都举行。中药饮片出口产品行业标准的制定工作同时宣告启动。

国家中医药管理局副局长李大宁、国家食品药品监督管理局原副局长任德权、成都中医药大学校长范昕建、四川省中医药管理局局长杨殿兴、中国医药保健品进出口商会副秘书长崔彬出席会议并致辞。

李大宁副局长指出，中药饮片行业是中医药产业发展中最关键的战略环节，中药饮片炮制是中医药安全用药的基础保障。随着国民经济高速增长和国内外医药市场需求的加大，各部门对中药产业逐步重视和加强，中药饮片行业迎来了恢复性的增长，但中药饮片行业集中度仍然较低、企业规模偏小、科技创新能力较弱、产品和行业标准不统一、中药炮制基础研究不够、人才队伍流失严重、市场秩序还需进一步规范、龙头企业辐射带动能力不强、行业利润增长缓慢等问题依然突出，影响和制约了中药饮片产业的快速发展。特别是当前用药安全矛盾十分突出，国内外对中药饮片的质量标准要求越来越高。他表示，这次会议对推动中药饮片快速健康发展将产生积极而重要的影响。国家中医药管理局将协调有关部门，与医保商会、协会、企业共同探索研究对策，创造良好条件，促进中药饮片的发展。

任德权指出，中药炮制技术的运用和中药用药安全息息相关，中药炮制技术的创新发展是中药产业发展的重要保证。国家应对中药饮片创新能力建设加大投入，促进中药炮制技术发展，保障中药用药安全。

与会专家和企业代表在会上呼吁，加强中药炮制技术的继承和创新，突破关键技术，促进行业和产品标准的建立，引导中药饮片产业行业自律，推进企业发展战略转型，培育行业国际竞争能力。

中国医药保健品进出口商会在会上宣布，正式启动中药饮片出口产品行业标准的制定工作。医保商会中药部主任刘张林介绍，标准由医保商会和国家出口商品医药技术服务中心在研究欧美主要国家的市场准入制度基础上，组织有关企业共同制定。目前，冬虫夏草标准已形成草案，尚有20余个品种的标准在制定中。商会还将开展出口名优中药饮片诚信品牌评选活动，推动中药饮片业的提升。

国家中医药管理局、国家食品药品监管局、商务部、国务院扶贫办等部门以及中医药科研、教育、生产和贸易单位的有关领导和专家，分别就中药产业可持续发展，加大中药饮片创新能力建设的投入，加强中药炮制技术的继承和创新，突破中药饮片关键技术，促进行业和产品标准的建立等方面问题作了主题演讲。

（张东凤）

【我国启动毒性中药材饮片及其制剂相关研究】 2007年，我国对毒性中药材、饮片及其制剂的相关研究工作开始启动。2007年11月12日，“十一五”国家科技支撑计划“药品安全关键技术研究”项目“常见与重要药品安全标准研究”课题启动会议在广州市召开。“药品安全关键技术研究”项目主要研究内容包括：建立并提高所选取的6种化学药品注射剂、14种毒性或有毒中药材及6种含毒性药材或有毒药材的中成药质量控制标准，综合运用多学科理论和技术，开展用于注射剂的辅料质量的研究，建立用于注射剂的辅料的质量标准，开展注射剂组方、使用方法、稳定性等一系列影响其安全性的研究，毒性成分和有效成分的提取分离、分析方法研究，研究建立相应毒性成分或有效成分对照品的提取工艺并制备国家中药化学对照品，建立具有中药自身特色的毒性中药材质量评价方法，建立与完善毒性中药材、饮片及其制剂毒性成分的定性与定量检测方法和限量标准，将毒性中药材或有毒药材真正纳入我国现代药品管理体系，确保临床用药的安全性、有效性，汇总药品相关信息，为科学合理地评价药品质量提供最基本保障。课题分7个子课题进行。

项目组织单位为国家食品药品监督管理局，承担单位为中国药品生物制品检定所，北京大学、上海中医药大学、天津中医药大学、北京同仁堂股份有限公司以及北京、江西、黑龙江、湖北、江苏、四川、湖南、山西、广州市、青岛市药品检验所等单位将参与研究工作。

（张东凤）

【《中药、天然药物注射剂基本技术要求》出台】 我国《中药、天然药物注射剂基本技术要求》（以下简称《要求》）2007 年 12 月 17 日正式出台。

《要求》规定，中药、天然药物注射剂的处方及临床使用方法的确定，需要有相关的药效学及毒理学、药代动力学等研究结果的支持。同时，注射给药途径应该是解决口服等其他非注射给药途径不能有效发挥作用时的剂型选择。注射剂用药材一般应固定品种、药用部位、产地、产地加工、采收期等，以炮制品入药的应明确详细的炮制方法。注射剂中所含成分应基本清楚。有效成分制成的注射剂，其单一成分的含量应不少于 90%；多成分制成的注射剂，总固体中结构明确成分的含量应不少于 60%。

《要求》对注射剂的原料、辅料、制备工艺、质量研究、质量标准、稳定性研究等都作了详细规定。注射剂应建立色泽、pH 值、重金属（汞、铅、镉、铜）、砷盐、炽灼残渣、总固体、草酸盐、钾离子、树脂、蛋白质、鞣质、降压物质、异常毒性检查及刺激、过敏、溶血与凝聚试验等检查项目，注射用无菌粉末应检查水分。此外，有效成分注射剂应对主成分以外的其他成分的种类及含量进行必要的控制。原料（药材、饮片、提取物、有效部位等）、中间体、制剂均应分别研究建立指纹图谱。明确结构的成分，应当在指纹图谱中得到体现，一般不低于已明确成分的 90%，对于不能体现的成分应有充分合理的理由。处方中含有毒性成分或已上市单一成分药品的，应测定其含量。注射剂质量标准中含测指标均应规定其含量的上下限。

《要求》规定，新的中药、天然药物注射剂应进行一般药理学试验、急性毒性试验、长期毒性试验、制剂安全性试验。如处方组成中含有首次用于注射给药途径的原料，还应提供遗传毒性、生殖毒性等试验资料，必要时尚需提供致癌性试验资料。其处方中包含已上市注射剂的处方，且两者功能主治（适应证）基本一致，应增加已上市注射剂的阳性对照组，并注意两者之间剂量的可比性。

《要求》规定，中药、天然药物注射剂应当进行Ⅰ期、Ⅱ期、Ⅲ期临床试验。《要求》对中药、天然药物注射剂说明书和包装标签的撰写也提出了明确要求。

（张东风）

【超微粉技术首次成功应用于中成药生产】 2007 年 6 月 10 日，“超微粉技术应用于现代特色中药成果发布会”在清华大学隆重举行，由河北以岭医药研究院院长吴以岭教授和清华大学材料系粉体工程研究室主任盖国胜博士领衔的科研团队，在国家发改委、科技部等部门支持下，经过 5 年多的联合攻关，第一次将超微粉技术成功应用于中成药生产，标志着我国中药现代化迈出重要步伐。

（张东风）

直属机构篇

直属机构篇

【中国中医科学院2007年工作概况】

一、概况

中国中医科学院2007年完成了科技体制改革方案中的各项任务。进一步完善了科技委员会咨询机制，召开了一届二次职代会，推进了民主管理与监督机制。加强了临床基础医学研究所和医学实验中心的建设，组建了中医药发展研究中心。完善了院所长目标责任制，实施了全员聘用制和目标管理。

2007年，全院共组织申报各级科研课题635项，获得国家及部局级科研项目171项。97项课题通过验收和结题；启动了132项科技人员自主选题的科研项目。全年荣获省部级一等奖5项、二等奖5项；评选唐氏中药发展奖2名，发表学术论文1046篇，比2006年增加了477篇。13个局级重点学科在局评估验收中取得好成绩，评选推荐10个局级重点研究室。中国中医科学院荣获文化部非物质文化遗产保护先进集体奖，图书馆被文化部确定为国家古籍保护重点单位。9种科技期刊获奖。举办了包括中医药发展论坛在内的260次学术交流会。2007年全院门急诊总量突破300万人次，出院人数3.4万人，中医药治疗率达80%。启动了第二批22个中医优势病种临床研究项目，9个专科（专病）成为局“十一五”重点专科（专病）建设单位。各医院参加“中医中药中国行”、“中医中药北京行”义诊咨询活动。2007年共录取硕士研究生106名，博士研究生50名，授予学位157名，有46名博士后研究人员进站工作。新增博士研究生导师49名、硕士研究生导师73名。在全国率先启动了著名中医药专家学术经验传承博士后工作，35名老中医药专家学术经验继承人出师，6名优秀临床研修项目人员被授予“全国优秀中医临床人才”称号。新增设“中健行”中医药传承创新奖。成功举办太平洋健康高层论坛，聘请美国系统生物学研究所Leroy Hood教授等4位国际著名专家担任学院学术顾问。举办世界针灸学术大会和第三届世界中西医结合大会等国际会议。以中国中医科学院为主编制的《传统医学名词术语国际标准》已由WHO发布。组建了中奥中医药合作中心和中可中医药研究中心。俄罗斯外交部授予曹洪欣院长国际合作发展奖，并颁发胸章。中国中医科学院还被科技部授予“中医药国际合作基地”，被卫生部授予“全国卫生外事工作先进集体”称号。2007年接待国外来访3700人次，其中部长以上代表团7个，对外培训1190人。院办产业稳步发展，基建项目按计划基本完成。

二、2007中医药发展论坛

2007年6月10日，中国中医科学院召开2007中医药发展论坛。全国人大常委会副委员长许嘉璐，全国人大法律委员会副主任洪虎，全国人大教科文卫委员会副主任桑国卫院士，卫生部副部长兼国家中医药管理局局长王国强，中国医学科学院院长刘德培院士等出席会议。会议由中国中医科学院院长曹洪欣主持。

中国中医科学院作为国家公益性的科研机构承担的任务艰巨，责任重大。中医药如何坚持主体发展，发挥特色优势，推进自主创新；如何在人类健康中发挥更大作用，科学推进中医药全面、协调、可持续发展，既是这次论坛的主题，也是社会关注的热点。与会专家从不同角度，围绕中医药在我国医药卫生体系中的地位与作用；制约中医药发展的关键问题与对策；中医药的振兴发展与人才培养；如何突出发挥中医药特色优势，提高中医药的防病治病能力；中医药的科技体制改革与创新体系建设等方面的问题，先后阐述了自己的观点和看法，提出了具有建设性的意见和建议。许嘉璐从国家发展战略和中华民族伟大复兴的高度，结合对中国传统文化的深刻认识和体会，阐述了大力发展中医药事业的重大意义，鼓励中医药工作者要自强、自信和有韧劲，要坚定振兴和发展中医药事业的决心和信心。中医界的人士要有韧性，要有持续不断地发展、创新中医药的恒心。洪虎在讲话中强调，中医药在构建我国社会主义和谐社会中具有十分重要的作用，要把扶持中医药事业发展作为我国卫生医疗事业发展的战略重点。

中国中医科学院紧紧围绕中医药发展战略，精心设计年度专题，一年组织一次，积极扩大论坛的影响，把论坛做精、做实、做成品牌，使之成为中医药领域具有影响力的精品论坛。

三、2007太平洋健康高层论坛

2007年10月14～15日，2007太平洋健康高层论坛在北京举行（见图9）。本次论坛是由中国中医科学院、全美亚洲研究所和上海系统生物医学研究中心、可口可乐公司和英特尔公司联合主办。其主题是“发挥中医‘治未病’优势，促进人类健康”。卫生部陈竺部长、王国强副部长出席会议，并发表重要讲话。开幕式由全美亚洲研究所太平洋健康峰会执行主任伯特主持。论坛目的是倡导更有效地利用在疾病预防和早诊早治上的科学进展，促进人类健康。共同商讨如何将科技发展的最新成果与全球健康政策联系起来，一起分享经验与成果，并促成多边长期合作伙伴关系。与会者多为科学界、政府、工业界、医学界和公共卫生学界的决策者，来自15个国家和地区的120多名代表出席了论坛。会议采取互动形式，围绕大会议题开展了热烈的讨论。与会者就现代生活对健康影响及中医"治未病"理论的指导意义、系统生物学与中医药、中医"治未病"实践与研究及推广途径、经济和政策等领域的问题展开研讨，40余位专家学者就议题进行了发言讨论。专家学者们认为，为了应对"全球人类健康重大挑战"这一议题，在发展中国家准确而经济地衡量健康状态，势必要大力研究能够定量评估人类健康的科学技术。评价"健康"状态（而不是评价疾病或死亡）是中医学中一个重要的组成部分，中医学力求寻找维护健康的途径，通过长期的观察和维护，达到预防或通过早期诊断而更有效地治疗疾病的目的。相信中医学已有的一系列健康预警信号和诊断方法，均可为更进一步开展研究以应对这些挑战提供有价值的指导。太平洋健康高层论坛构建了中医药专家学者与国际顶尖科学家交流合作的新平台。以Leroy Hood博士为首的世界著名科学家了解、认识、支持、研究中医药，有利于利用现代科学技术发展中医药，这对中医药国际发展具有重要的现实意义。在这次论坛上，中国中医科学院还聘请美国系统生物学研究所所长Leroy Hood、英国伦敦帝国学院生化系主任Jeremy Nicholson、奥地利欧亚太平洋学术网主席Brigitte Winklehner、可口可乐公司饮料与健康研究所所长Maurice Arnaud 4位专家为学术顾问，这是中国中医科学院首次聘请外籍专家担任顾问。

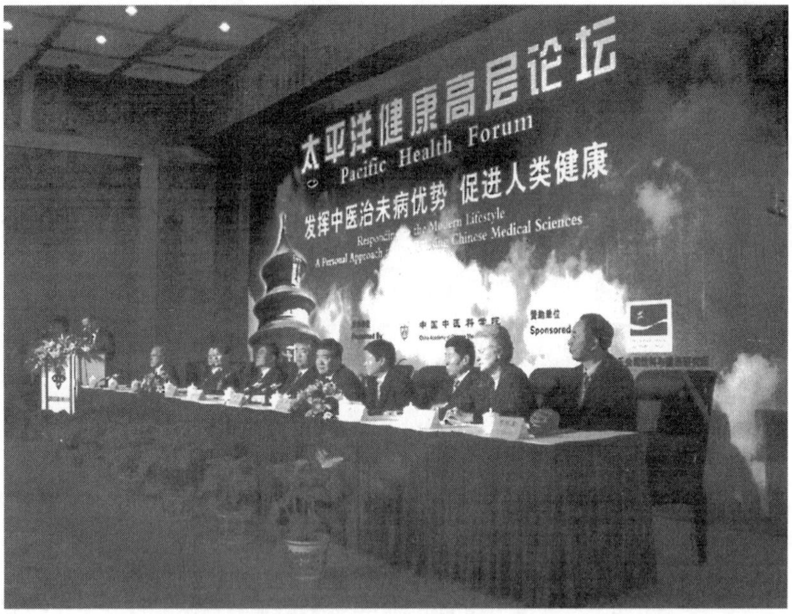

图9 2007年10月14日，太平洋健康高层论坛在北京召开

四、国家非物质文化遗产保护专题展

2007年6月8～14日，由中华人民共和国文化部、中华人民共和国国家中医药管理局主办、中国中医科学院承办的"国家非物质遗产保护专题展——中国传统医药保护"展览在中国中医科学院举行。国家非物质文化遗产传统医药传承人代表王雪苔、王孝涛、孙树椿、曹洪欣以及来自中医药界的专家学者100余人出席了开幕式。中国中医科学院副院长梁菊生主持会议。国家中医药管理局副局长李大宁、中国中医科学院院长曹洪欣分别致辞。此次展出的主要内容以国家级第一批非物质文化遗产保护名录的项目和保护成果为主，在首批国家级518个非物质文化遗产保护项目中，包含了中医生命与疾病认知方法、中医诊法、中药炮制技术、中医传统制剂方法、针灸、中医正骨疗法、同仁堂中医药文化、胡庆余堂中医药文化、藏医药9个传统医药项目，前6项均为中国中医科学院及所属机构提出申报。中国中医科学院荣获国家非物质文化遗产保护先进集体光荣称号；中国医史文献研究所、针灸研究所、中国针灸学会、中医基础理论研究所、中药研究所、望京医院分别被文化部授予"项目保护单位"；沈志祥、柳长华获得国家非物质文化遗产保护先进个人荣誉称号。展览对社会公众开放。

五、世界针灸学会联合会成立20周年庆典暨世界针灸学术大会

世界针灸学会联合会（世界针联）成立20周年庆典暨世界针灸学术大会2007年10月20～22日在北京隆重召开。大会由世界针联、世界卫生组织、中国中医科学院和北京市中医管理局共同主办，中国针灸学会承办。大会得到了中华人民共和国卫生部、国家中医药管理局及中国科学技术协会的大力支持。国务院副总理吴仪、巴西联邦共和国总统卢拉、卫生部部长陈竺、世界卫生组织传统医学与基础药物技术合作司司长Matsoso等向大会发来贺信，蒋正华副委员长宣布大会开幕，许嘉璐副委员长致辞。卫生部副部长兼国家中医药管理局局长王国强出任大会名誉主席并发表了讲话。

大会以"针灸医学的回顾与展望"为主题，设有经络与针灸机理研究、腧穴理论研究与应用、传统医学立法管理与标准化、针灸教育与人才培养、针灸特色诊疗法的发展与应用、针灸与康复、针灸临床实践与评价以及针灸医疗产业发展8个学术论坛。大会邀请世界卫生组织官员、国内外著名针灸专家做主题演讲。来自30多个国家和地区的1200余名针灸工作者出席了这次历时3天的学术盛会。面对针灸医学在世界上迅速发展的新的历史机遇和严峻挑战，本次大会邀请政府和国际组织的高层管理者、学术界著名专家进行深入探讨、广泛交流，大会对进一步促进针灸科学研究、临床治疗水平的提高，推进针灸合法化进程，实现针灸规范化标准化，提高针灸从业者的水平和能力等，将发挥积极的作用，并产生深远的影响。为展示世界针联成立20年来全球针灸学术的研究成果，展现当代针灸医学的发展状况，促进国际针灸组织间的交流与合作，大会还同期举办了国际针灸产业新技术新成果展览会。

六、冬病夏治消喘膏贴敷疗法50周年暨中医“治未病”工程

2007年7月11日，中国中医科学院广安门医院举行冬病夏治消喘膏贴敷疗法50周年暨中医“治未病”工程启动仪式。卫生部副部长兼国家中医药管理局局长王国强、副局长吴刚、北京市中医管理局局长谢阳谷、中国工程院院士李连达、中国中医科学院领导以及名老中医专家路志正、刘志明、田从豁、刘猷枋、薛伯寿、董征以及中国中医科学院广安门医院、西苑医院、望京医院、眼科医院的领导和医务工作者以及兄弟单位的嘉宾200余人出席了大会。启动仪式由广安门院长王阶主持。

中国中医科学院广安门医院冬病夏治的敷贴疗法已经走过了50年的历程，1955年在挖掘古代医籍治疗哮喘经验的基础上，率先将冬病夏治的穴位敷贴疗法用于治疗呼吸系统疾病。在长期的临床实践中，通过对不同病种、不同人群、不同处方的筛选对比以及在药物炮制、制剂工艺、敷贴的穴位乃至时间等方面不断的改进，最终形成了院内制剂哮喘膏，并完善了临床操作流程技术标准规范。随着疗效的提高，进行敷贴治疗的人数逐年增加，2006年度已超过15000人。本次中医“治未病”工程主要有7方面内容：一是消喘膏的二次开发和冬病夏治疗法的系统研究；二是亚健康干预方案临床研究评价及其监测网络的建设；三是重大疾病的早期发现、早期干预方案研究及其推广运用，针对严重危害人类健康的心血管疾病、糖尿病、肿瘤等重大疾病的三级预防，充分发挥中医优势，提高治疗效果，减少复发；四是肝炎、艾滋病等重大传染病的二级预防，延缓和阻止乙肝和艾滋病的发生；五是名老中医学术思想的整理和评价；六是中医心理气功等非药物疗法综合预防方案的应用研究，建立全方位的中医体质电子系统、中医体质评估、中医人格心理评价等；七是中医辨证施膳“治未病”的研究。

七、国务院学位委员会中医学中药学专家评议组到中国中医科学院考察调研

受国务院学位办的委托，国务院学位委员会中医学中药学学科评议组就博士学位培养质量问题，对部分中医院校和科研院所进行调研考察。2007年5月14~16日，国务院学位委员会中医学中药学专家评议组一行到中国中医科学院进行考察和调研。评议组成员王永炎、戴锡孟、栗德林、廖品正、李祖伦、姚乃礼、黄启福、曹洪欣等在3天的考察调研期间，听取了中国中医科学院研究生教育自评估报告，参加了4位博士生的学位论文答辩，调阅了27份博士研究生毕业论文，与研究生导师及博士研究生分别进行了座谈，进行了120人次的问卷调查。

中国中医科学院是中医药学术界的领军单位，几十年来，获得了一大批国家级的重大成果，培养了一大批各学科的一流的专家教授，在促进中医药事业的发展中发挥着非常重要的作用，占有举足轻重的地位。调研期间，评议组专家着重围绕医学科学学位和医学专业学位博士生的培养模式、学位课程设置、博士研究生论文质量等问题进行了深入的探讨。评议组考察了中医科学院学位与研究生教育特别是博士研究生培养质量方面的状况，找出问题，总结经验，以促进全国中医院校包括各科研院所博士学位培养水平的进一步提高。调研考察结束时，评议组对中国中医科学院博士学位培养质量给予很高的评价，认为中国中医科学院对研究生教育工作高度重视，博士学位培养突出中医药特色和主体地位，明确学科专业培养目标，注重培养过程的规范化管理和相关条件保证，注重培养博士生中医思维、创新意识、人文素养和科研能力，注重规范遴选博士生导师和科研方向的稳定。

八、曹洪欣院长被俄罗斯授予国际合作发展奖

2007年4月27日，俄罗斯驻华大使拉佐夫受俄罗斯总统和政府的委托，在俄罗斯驻华大使馆向中国中医科学院院长曹洪欣授予国际合作发展奖。拉佐夫大使在授奖仪式上宣布了俄罗斯外交部的颁奖决定，并向曹洪欣院长颁发了奖章和证书。曹洪欣院长是因为积极推动中国中医科学院与俄罗斯各健康机构和医疗组织间的合作，向俄罗斯人民提供了中医药医疗保健服务，切实加强了中俄两国在医疗卫生领域和传统医学领域的合作而获此奖项的。

九、中奥中医药合作中心揭牌

2007年9月16日，中国与奥地利合作建立的“中奥中医药合作中心”在中国中医科学院成立。国家中医药管理局副局长李大宁、奥地利卫生家庭青年部副部长施罗格先生、奥地利驻华大使馆公使舒适先生、欧亚太平洋学术网温克琳娜主席、中国中医科学院领导曹洪欣、李怀荣以及双方专家100余人出席了“中奥中医药合作中心”揭牌仪式。

欧亚太平洋学术网络由萨尔茨堡大学布里吉特·温克琳娜教授于2000年创办，得到奥地利联邦教育、科学与文化部的资助和支持。该网络旨在建立与加强奥地利各所大学与东亚、中亚及太平洋地区国家的大学和教育机构之间的联系和科学合作关系。中国中医科学院与奥地利欧亚太平洋学术网强强联合、优势互补，共同建立的“中奥中医药合作中心”，是对促进中医药国际化发展的有益探索。双方在北京建立“中奥中医药合作中心”，在奥地利建立“奥中中医药研究平台”，以充分发挥各自优势，为中奥两国合作开展中医药科学研究创造良好条件。该中心是双方合作共建的公益性非营利中医药研究机构。中心以项目为依托开展工作，项目由管理委员会论证立项后，由合作中心负责管理。项目将由合作中心组织，中国中医科学院所属科研机构以及国内相关大学、研究机构，欧亚太平洋学术网络组织奥地利相关大学机构承担。中心设在中国中医科学院医学实验中心。

揭牌仪式之后，中国中医科学院举办了“2007中奥中医药专家论坛”。中奥双方专家就中药在防治老年性疾病和代谢综合征的作用、抗炎中草药的植物化学特点和药理学评价、中医药治疗冠心病的进展、中医药的理论结构、生物工程和高科技针灸的临床评价等14项合作课题进行了深入的研讨。

十、世界卫生组织西太区首次颁布传统医学名词术语国际标准

2007年10月16日，世界卫生组织和国家中医药管理局联合召开新闻发布会。世界卫生组织西太区传统医学官员崔昇勋通报了中医药标准化工作的研究进展情况：通过中、韩、日等国家及地区专家4年来的持续努力，完成了世界卫生组织（WHO）传统医学术语国际标准的制定任务，成为传统医学发展历程中的一座里程碑。该标准包括总论、基础理论、诊断学、临床各科、治疗学、针灸（学）、药物治疗、传统医学典籍等8大类，3543词条。每个名词都有序号、英文名、中文名及定义/描述。其中，传统医学典籍部分的术语按照序号、中文名、拼音、作者/编者、成书年代、国家、英文名称的顺序编排。这是世界卫生组织首次推出此类标准。

十一、中国中医科学院与可口可乐公司组建中医药研究中心

2007年10月14日，中国中医科学院与可口可乐公司合作组建的“中医药研究中心”在北京正式成立。作为中国中医科学院和跨国企业共同成立的第一个研究中心，中心将致力于根据中医学基础理论及中药学原理共同开发健康型中药饮料，并进行相关的科学研究。同时，中医“治未病”在现代生活中的有效应用也成为该中心的研究方向之一。可口可乐公司更是世界上首屈一指的跨国公司，是全球软饮料市场的领导品牌。鉴于消费者对健康饮料的需求，可口可乐公司于2005年与中国中医科学院即建立了正式的合作关系，签署了《在健康领域开展全面合作的框架协议》。双方对中心的成立及其在中医药研究中发挥相应作用充满希望和信心。

（李宗友）

【中国中医药报社2007年工作概况】

一、紧密围绕中心工作，坚持办报方针，充分发挥新闻宣传作用

一是围绕中心工作，大局意识和服务意识明显增强。中国中医药报社对党和政府的中医药方针政策以及中医药重大新闻事件和重要工作部署，突出进行重点报道，确保及时、准确地传递给业内外广大读者。在一年来的中医药重大新闻事件报道中，报社均发挥了行业媒体重要的舆论宣传作用，有些还配发了社论和评论员文章，坚持了正确的舆论导向，为促进中医药事业改革与发展提供了有力的舆论支持，收到了良好的宣传效果。二是在及时反映中医药行业的最新动态，沟通行业内外工作及学术信息，交流中医药行业的先进经验，推广中医药的最新科技成果，加大普及中医药医疗保健知识，反映中医药行业职工的心声和精神风貌，宣传中医药行业的先进人物和模范事迹，弘扬优秀中医药传统文化，推动中医药现代化和促进中医药行业政治文明、精神文明、物质文明、社会文明建设等方面，均较好地发挥了积极的舆论宣传作用，促进了中医药事业的发展。报社全年采编出版报纸196期，1568版，12544千字，出版增刊24版，192千字。加印“中医中药中国行”等特刊近百万份。

二、“中医中药中国行”活动开局良好

由17部门和单位联合主办、由报社承办的为期3年的“中医中药中国行”大型科普宣传活动拉开帷幕，吴仪、蒋正华等领导出席启动仪式。在北京等8省市和香港特区开展的活动中，参加地级以上城市现场活动群众达60万人，赠送科普图书15万余册，义诊咨询服务40万余人次，培训基层人员3万余人次，赠送医疗设备近2500万元；大篷车先后奔赴22个活动点，总行程1.3万公里。这次活动得到了党中央、国务院和国家有关部门领导的高度重视，活动所到之处得到了各省市领导和有关部门的积极响应和大力支持，受到了广大民众的普遍欢迎，产生了良好的社会宣传效果，对各地中医药工作也起到了有力的推动作用，为中医药事业发展营造了良好的社会舆论氛围。

三、大力弘扬和促进中医药文化建设

报社自2007年开设“中医药文化专版”以来，普遍受到广大读者的欢迎。2007年11月报社与深圳市中医院在深圳成功举办了“首届全国中医药书画摄影大赛暨中医医院文化建设与传播研讨会”。此项活动受到全国中医药行业和本报广大读者的高度关注和积极参与。大赛组委会办公室共收到27个省、市、自治区572名参赛者寄来的作品1396件。其中书法作品501件、处方作品249件、美术作品104件、摄影作品542件。书画参赛作品90%以上为中医药工作者，其中年龄最大的96岁，最小的9岁，其中也包括多位名老中医的墨宝和处方书法作品。经初评和终评，最终评出书法、处方书法、美术作品和摄影作品一等奖各1名，二等奖各2名，三等奖各6名，优秀奖各若干名。本次研讨会共收到论文180余篇，收入论文集122篇。

四、扩大对外宣传，促进中医药国际传播

2006年年底，经中共中央对外宣传办公室正式批准（中外宣发〔2006〕88号），从2007年1月1日起，报社与美国《国际日报》合作已出版《中国中医药专版》49期53个专版，共计424千字，并在世界各地发行。报社充分利用这一国际舆论平台，真实、准确地向世界各国读者传播了我国中医药事业发展的最新成就，让世界各国人民更多地了解中医药的预防、医疗、保健和文化知识，为推动中医药走向世界发挥了积极的作用。

五、采编与经营业务“两分开，两促进”

自2006年9月以来，报社根据国家文化体制改革和新闻出版总署的要求，积极推进报社经营管理体制改革，实行了报纸采编业务与报社经营业务“两分开”。就报社广告经营工作与北京纵横杏林广告有限公司正式签订协议，授权该公司独家经营和代理报社的广告业务。通过2007年一年来双方的密切配合，资源共享，优势互补，友好合作，目前经营状况良好，呈现出“两分开、两促进”的良好态势，实现了报社广告经营工作的平稳转制。

六、通联及报纸发行工作进一步加强

在党的“十七大”即将召开前夕，报社召开了“2007年全国中医药新闻宣传工作会议”。会议传达了党中央、国务院关于大力发展中医药和民族医药的一系列重要指示精神，特别是吴仪副总理在2007年全国中医药工作会议和全军中医药技术大比武总决赛上的重要讲话精神，向全国各记者站和部分中医药单位的代表通报了报社一年来的工作，统一了思想，明确了任务，听取了对办好报纸和新闻宣传工作的意见和建议，交流了经验，表彰了先进代表，就新形势下如何进一步努力做好中医药新闻宣传工作提出了要求。2007年1月报纸通过邮局订数基本保持稳定。

七、完善质控和管理制度，加强长效机制建设

深化内部改革，狠抓质量管理。在学习借鉴兄弟报社办报先进经验、认真总结以往工作的基础上，经过大量调研和反复论证，2007年年初进一步修订和完善了《中国中医药报社报纸采编质量管理办法》。该办法已从2007年7月开始实行。这个办法把报社所有采编人员的工作质量全面纳入指标考核进行管理，并与采编人员以及管理人员的经济效益挂起钩来。在强化制度规范管理方面，2007年年初学习借鉴了《中国人口报》等单位的经验，修订和完善了报社的规章制度，形成了《中国中医药报采编业务和行政管理制度汇编》。报社各项工作全面纳入制度化管理的轨道。

八、中医药新闻图片库及网络建设得到加强

报社2007年投入十多万元开始建立了中医药新闻图片资料数据库，经大家共同努力，目前图片库已初具规模，已收集图片2万余张，初步解决了报纸图片信息的采集、存储和检索利用问题。此外，2007年对《中国中医药报》网络版进行全新改版，隆重推出《岐黄视界》视频节目。新改版推出的《中国中医药报》网络平台，主要包括行业动态新闻、报纸电子版、《岐黄视界》视频点播和直播、中国中医药论坛等内容。特别是《岐黄视界》的播出，一是计划全程跟踪报道中医中药中国行活动，及时将地面活动的盛况搬上网络视频，进一步扩大这项活动的影响；二是陆续播出由报社和新华社音像中心联合摄制的《中华国医国药》大型系列电视专题片；三是精选播放其他有关中医药的专题片和科普节目。《中国中医药论坛》也是报社为中医药人士和爱好者提供的一个网上学术讨论交流的互动平台，目前已有注册会员万余人，论坛主题总数万余篇，回复主题数万余篇，历史最高日发帖量596篇，日在线人数637人。

九、组织开展2007年度中医药十大新闻评选工作

为了向国内外充分展示我国中医药行业一年来取得的辉煌成就，报社配合国家中医药管理局在“2007年度全国中医药十大新闻”评选过程中，前期做了大量细致的工作。评选结果在2008年全国中医药工作会议上发布，达到了预期的目的和效果，受到了各方面的好评，为中医药事业发展营造更加良好的舆论氛围。

十、初步完成了报社事业单位岗位设置和人员聘用工作

在国家中医药管理局人政司的精心指导下，按照有关文件精神要求，完成了报社岗位设置和人员聘用工作。报人事部核定岗位62人，现有人员基本都能得到妥善安排，套改工资也基本到位。

十一、认真抓好党的建设和纠风工作

2007年根据国家中医药局直属机关党委、纪委的部署和要求，报社制定了党建和纪检纠风工作计划，并抓好贯彻落实；组织党员干部认真学习了党的十六届六中全会和十七大精神，促进大家在思想上、政治上与党中央保持一致；认真抓好治理医药购销领域商业贿赂专项工作，特别是加强了长效机制建设，编印了报社《治理商业贿赂有关文件汇编》和《党建工作制度汇编》，并设立专栏配合国家中医药管理局做好治贿纠风宣传报道工作；加强了党的组织建设，2007年报社在积极分子中发展了1名新党员，1名预备党员转正，并对4名入党积极分子加强了培养和教育；与工会、共青团联合组织参观了“全国检察机关惩治与预防职务犯罪展览”等；加强行业作风建设和教育，明示纪律和规定，要求编辑记者坚决杜绝有偿新闻。

（陆　静）

【中国中医药出版社2007年工作概况】 2007年，出版社实现发稿7532万字，出版新书300种，重印书417种，印刷码洋1.2亿，发行码洋9946万，增长15.66%，回款

4950万，增长19.28%，出版成本控制实现了预期目标，平均成本率22.2%，3个公司也完成了年初制定的利润指标。

一、高举中国特色社会主义伟大旗帜，全面学习贯彻落实十七大精神

认真学习和贯彻落实吴仪副总理讲话精神。在社会上出现了一些怀疑中医科学性，并进而提出“告别中医”的极端言论之时，吴仪副总理亲自出席了2007年全国中医药工作会议，并作了重要讲话，这充分表明了党中央国务院对中医药事业的充分信任和坚定支持。吴仪副总理以国际眼光，指出了中医药的发展机遇与挑战并存，机遇大于挑战，这使广大中医药工作者既受到了巨大的鼓舞，又感到了肩上的责任之重大。王国强副部长兼局长年初考察时针对出版社具体工作明确要求具有4个意识，即忧患意识、机遇意识、权威意识、精品意识。树立意识，就是为了形成思想、指导实践、促进发展。

认真学习领会胡锦涛总书记6·25讲话精神。胡锦涛总书记6月25日在中央党校发表的重要讲话，科学分析了党和国家面临的新形势新任务，深刻阐述了事关党和国家工作全局的若干重大问题。党的十六大以来，以胡锦涛同志为总书记的党中央继承和发展了党的3代中央领导集体关于发展的重要思想，提出了科学发展观，从世界观和方法论的结合上进一步指明了出版社追求的发展是惠及全体人民和子孙后代的发展，出版社要走的发展道路是体现社会主义本质要求、符合经济社会发展规律的又好又快发展道路。

以制度建设促进党建工作的开展。根据《党章》和中央保持共产党员先进性教育的基本要求，出版社党总支狠抓内部制度建设，在认真学习研究了中央办公厅印发的《关于加强党员经常性教育的意见》等4个保持共产党员先进性长效机制文件的基础上，结合出版社工作实际编制了《中国中医药出版社治理商业贿赂专项工作长效机制文件汇编》、《中共中国中医药出版社党建工作制度汇编》。制度汇编内容不仅涵盖了党员、领导干部先进性要求，党支部各委员工作职责，各项会议、管理制度，加强党风廉政建设，“三重一大”、“三会一课”制度，还包含了社务信息公开、内审制度、经费报销管理以及基建项目管理等内容。完善制度建设，对进一步加强和改进出版社党的思想建设、组织建设、作风建设以及廉政建设起到了极大的促进作用，并推动出版社党建工作向制度化、规范化方向发展。

开好专题民主生活会，加强班子的凝聚力和战斗力。按照中央关于加强领导干部作风建设的要求，在局党组具体部署下，出版社在2007年6月分别召开领导班子、中层干部专题民主生活会，在民主生活会上党员领导干部对照胡锦涛总书记提出的八项要求自查并开展批评与自我批评，会后针对群众反映强烈和关心的问题进行了整改。

坚定不移地高举中国特色社会主义伟大旗帜，全面贯彻十七大精神。出版社党总支根据局党组要求，认真组织全体职工收看了十七大开闭幕式，还以组织生活会的形式学习了报告内容，总支书记还及时传达了王国强副部长兼局长对胡锦涛总书记的报告的体会及要求。

二、紧紧围绕国家中医药管理局中心任务，积极服务于中医药工作大局

作为新闻出版单位，出版社始终牢牢把握坚定正确的出版方向，始终把为广大人民群众生产更多更好的精神文化产品为己任，坚持“贴近群众，贴近生活，贴近实际”的原则。出版社领导也始终以高度的政治责任感，努力发挥行业优势，加强与局各司办的沟通与联系，不断争取、积极参与和配合国家中医药管理局有关中医药文化与科技等方面的工作。中医中药中国行是国家中医药管理局主办的建国以来规模最大、范围最广的中医药科普知识推广大行动。图书捐赠是这次活动的重要内容之一，出版社在没在任何经费投入的情况下，时间紧，任务重，迅速组织专家，在2个月内编写出版了简明、实用的《中医药基础知识》、《社区医师手册》、《乡村医师手册》，保证了活动的按时正常进行，出版社现已投入资金70余万元。

在局新闻办、人教司、科技司、法监司等部门支持下，出版社承担了乡村中医人才培养项目、全科医师培训项目、中医规范化建设项目等的有关出版方面的任务。在时间紧、任务重、要求严的情况下，出版社动员全社的力量，在4个月内，经过通力合作，按时出版了200万字的《经典传承临证录》、《中医临证思辨录》、《薪火传承集》，得到了局领导和项目负责人王永炎院士认可。出版社积极配合局新闻办组织了3次中医药文化建设专家咨询会，为国家中医药管理局中医药文化建设形成思路打下了基础。出版社还利用出版社有利的出版资源，积极筹备中医药科普专家人才库的建设。这都将为国家中医药管理局中医药宏观政策的制定和实施提供有力的支持。

《中国中医药年鉴》是国家中医药管理局一项重要工作，在局领导的重视和关怀下，《年鉴》出版已形成了从资料汇集、审稿定稿等较为完备的机制。

三、外树形象，内增素质，狠抓主业，多元化发展

多年来，出版社通过不断围绕市场调整产品结构，使出版社规模效益不断扩大和提高，步入了中等规模科技社的行列，而且行业知名度也有了大的提升。

（一）继续强化编辑的基础性作用，提高选题策划能力

2007年，为了保证出版社图书结构更加合理，出版社成立了3个室，每个室都明确了任务指标。为了提高选题质量，严把选题入口关，出版社改革了沿袭多年的选题会制度，从选题申报材料上要求写出5个以上同类书，使编辑要了解市场，关注市场；而且选题要有策划方案；

增设了二次选题会，加强论证。而且，为了提高编辑选题策划意识和能力，出版社对编辑选题数量做出了明确要求。

为了加强中医药文化建设，形成出版社特色的中医药文化书系，出版社尝试与社会力量合作，成立了第四编辑室。一些图书已经面市，效果有待市场的反馈。

《中国民间疗法》杂志作为广大基层中医药人员学术交流的平台，经过期刊室人员的不懈努力，管理日趋规范，稿源数量和质量都有较大提高，发行量也逐年上升。2007年，该刊还获得了国家中医药管理局评选的优秀期刊二等奖。

2007年出版的由名老中医周仲瑛主编的教材《中医内科学》，获得了国家图书奖提名。

（二）继续加大教材推广力度，树立良好社会形象

教材建设几年来一直是出版社工作的重中之重，经过6年的努力，出版社基本形成了全层次、多专业、广覆盖的教材出版体系，其中159种进入了国家规划教材。2007年，在调研的基础上，出版社又启动了药学专业教材主编遴选以及中西医结合基础教材17种的编写工作，这将使出版社的教材体系日趋完备。

出版社在取得发展的同时，始终不忘用爱心回报社会，积极树立良好的社会形象。2007年，出版社启动了“百万图书万名学子图书捐助活动”，对全国中医药院校的贫困生捐赠全套教材，这在中医药院校中得到了较好的反响。目前已捐赠教材53万余元。

（三）质量是企业永恒的生命

2007年，出版社在图书装帧设计以及印制质量上都有了较大提高，这对提高产品形象起到了重要作用。2007年，出版社购买了电脑控制光盘存储系统，为出版图书光盘提供了安全规范的保存条件和高效便捷的管理模式。因管理系统的应用提高了工作效率，也方便了各部门间数据的交换，节约了成本，缩短了出书周期。2007年在纸张及印制费用的支付上社里也给予倾斜，达到了2000万元，为历年之最，这不仅增强了出版社信誉，也为图书按时出版提供了有力保障。

（四）不断强化发行的龙头作用

出版社效益的最终实现要靠发行任务的完成来取得。2007年发行部虽没完成原定任务指标，但仍较去年在发货和回款上均有10%以上的增长。2007年是执业药师考试用书改版第一年，发行部实行区域总代理制，由经销商维护市场，风险共担，利益同享，这调动了经销商的积极性，这对市场维护，打击盗版起到了积极作用。特别是在教材的推广上，出版社组织了云南等省的优秀教师、优秀教材座谈会，在四川组织了高职高专教材区域推广会，与全国各中医药院校教务处、教材科密切联系，适时反馈教材使用信息等，这都为出版社教材市场的巩固和扩大起到了积极作用。

书店作为出版社对外展示宣传的窗口，在2007年的工作中做出了较为突出的成绩，全年营业额达463万元，他们成立了读者会员俱乐部，已吸收会员5000余名。

（五）加强市场调研，探索市场规律

企业离不开市场，企业只有谙熟了市场规律，才会在市场中如鱼得水。2007年企业也做了许多基础性工作。最值得褒扬的是《求医不如求己》一书的策划和推广，这本书单本发行达20万册，创出版社单本发行量之最。

（六）以求实精神坚持多元化发展道路

2007年，出版社对主业以外的公司依然坚持了“有所为，有所不为”的指导思想，经过公司人员的努力，都实现了年初制定的目标任务，实现了效益的突破，步入了良性发展的轨道。正蘊医院管理公司在社里一定的扶持下实现年合同额500余万元。联亿康广告公司组织策划了青岛国风药业集团对新疆生产兵团健康教育图书的捐赠活动，出版社捐赠图书360万元。此项目的成功举办，开创了社企联合从事公益事业的先河。新疆鑫天山本草科技有限公司利用自身人才和科技优势，取得了新疆科技厅60万元的科技项目。

四、努力创建学习型组织，构建和谐出版社

树立终身学习目标。2007年各部门累计参加社会、行业培训达10余人次。出版社还在参加版协组织的编辑技术比武基础上，组织本社全体编辑进行了比武，通过比武使大家获得许多不曾掌握的知识。而且从2007年起，出版社还对新招录用的毕业生实行轮岗实习，有意识地培养他们对出版工作全面的认识。

出版社的发展离不开社会各界的帮助与支持。出版社利用该社的出版优势与各方密切联系与合作，形成多赢的和谐外部氛围。积极参与了广东名医师承大会，并作为协办单位，就此与广东省中医院建立了密切的联系；积极参与了广西泛中医论坛，与广西中医学院合作，启动了“广西中医百部著作（教材）出版建设工程”。

（罗会斌）

【中华中医药学会2007年工作概况】
（见本书417页）

【中国中医药科技开发交流中心2007年工作概况】

一、加强学习教育

2007年，中心根据局党组要求、机关党委和纪检委的安排，认真组织学习了胡锦涛总书记提出的树立8个方面良好风气的要求，构建和谐社会的有关精神，学习了关于开展治理商业贿赂专项工作的文件和党的十七大文件等重要文件精神，坚持以“三个代表”重要思想为指导，贯彻落实科学发展观，保障了中心各项任务的圆满完成。

建立以党支部集中学习为主，党员干部自学为辅的学习制度，切实加强领导干部的理论学习。为丰富学习内容，提高学习教育质量，开展了多种形式的学习，有集中学、自学、讲课式的学习。中心支部始终把党风廉政建设作为落实“三个

代表”重要思想和科学发展观的重要举措。为了使中心各项工作规范化、制度化，中心认真落实各项规章制度，2007年还建立、整合和完善了治理医药购销领域商业贿赂专项工作长效机制文件，并装订成册，人手一本。

二、积极开发和拓展业务工作

（一）重视筛选评价、研究开发工作

中医药特色技术和方药筛选评价与研究开发工作。在局科技司的领导下，中心承担了中医药受理无偿捐献工作以来，中心接到50多个来信、来电、来访，对来信均进行了电话联系回复，并对20余个项目组织了专家筛选、评价。对筛选评价工作，中心贯彻落实吴仪副总理对肖相如教授建议的批示精神，开始实施民间民族特色中医药诊疗技术、方药的收集整理和研究工作，组织专家进行了3次论证，确定了中心开展筛选评价工作的主要方向。

重视开发研究工作。新药开发研究获得临床批件2个，通过国家食品药品监督管理局核查项目22个，完成临床研究项目2个，开展制剂工艺等5个方药研究，开展中药抗病毒研究、毒理研究1个；开展了中医药技术转移平台建设，获得北京市科委的支持资金，并转让新药成果1个。

国家中医药管理局立项的“供高通量筛选用100种中药组分资源库建设”项目通过了国家中医药管理局科技司组织专家进行的评审验收和鉴定。

申报科技部“十一五”支撑课题“民间医药发掘整理和评价方法研究”、科技部“十一五”支撑课题“10个尚未发掘整理民族医药的抢救性研究”课题项目研究、国家中医药管理局特色优势专项“农村与社区中医特色技术推广项目建议书”、中医专款预算项目“中医‘治未病’技术支撑、中医专款预算项目中医药科技成果推广应用（三进）”、“量化针刺手法治疗中风后遗症”等50项中医特色临床诊疗技术规范化的示范研究，撰写了国家中医药科技成果推广示范基地建设方案、引导社会资金支持中医药科学研究的工作方案框架以及“十一五”课题相关筹备工作。承担科技部“中药现代化战略研究”课题2007年已结题。申报了适宜技术的筛选评价工作，已经开始组织相关合作单位，计划筛选出50种有特色和优势的中医药技术予以规范化研究并进行推广。

（二）完成局有关司委托的职能工作

2007年，中心开展了“十一五”国家中医药管理局专科（专病）建设项目的申报和600多个项目的评审工作，在评审前期准备工作中，认真仔细并按时保质保量圆满完成了全部申报材料的整理工作，并参与评审工作的全程服务和后续工作。之后又组织了建设计划的申报和审定。还制定了全国重点中西医结合医院评审工作的工作方案，计划近期开展评审验收。开展了全国农村重点专科、全国民族医院的评审工作；协助组织了重点民族医院建设和特色优势项目的评审。继续开展新药开发和科技成果推广工作。

中心参与组织并实施了重庆、河北两期“全国名老中医临床经验高级讲习班”，受到基层中医药工作者的热烈欢迎，听课的学员达400多人。完成了1～11期的授课光盘的制作，并对1～7期讲习班授课光盘的DVD进行改版。现光盘分为两类（讲习班专集和病种专集）共计22册，总计授课时间长约580小时。

中心承办局医政司、科技司各类会议和培训工作，提供组织、接待等各种服务，参加会议11次，有3000多人次与会。在人事教育司的领导和支持下，中心继续承担着中医药职称标准的研究，协助继续教育纲要的制定，人事教育司的领导还专程来到中心指导开展事业单位岗位设置的改革和中心作为科研单位的改革工作。

（三）中医药科技成果的推广工作

科技推广工作是中心的一项基本工作。2007年，中心共组织了30余项技术在近百家医院推广应用。据初步的估算，受益人群达三万人。中心举办技术推广培训班20个，累计培训1400余人次。这些项目的实施，带动基层医院的建设和发展，增加了医院的竞争力，提高了诊疗水平和服务能力。同时，中心还研究、探索多种途径开展中医药科技推广的新模式，与中华慈善总会合作成立“健行天下”办公室，开展医疗救助活动。已付印出版《中医基层临床适宜技术》书籍，内容包括40项中医药诊疗技术，准备将涉及技术的操作视频进行整理，合为一张光盘，随书赠送。《乡村医药杂志》以连载形式刊登中医药科技成果，至今已连载13期，介绍了12项中医药科技成果。中心组织沈阳、河北地区医院临床医师和管理人员到沈阳、广东省中医院、佛山妇幼医院、南海医院等考察当地医院管理和特色技术，并开展相关交流研讨活动。

中心组织相关中医药医疗器械生产研究机构，开展中药煎药机的优化研究，经穴信息诊断分析设备申报了医政司组织的医疗器械调查，分时取穴治疗相关疾病的设备进行了推广。目前中心积极探索寻求资本支持，开展药材种植基地，健康保健基地，一站式体检咨询及中医药文化产业等方面的合作。

中心在局办公室、医政司、新闻办公室、法监司的领导下，稳妥、规范地组织了中医《寻医指南》的项目建设。从资料收集、审核、版面设计、程序编写、信息录入和管理，中心层层把关，按时并保质保量地完成了《寻医指南》网络建设工作，现已在国家中医药管理局网站上公布，局新闻办公室召开了新闻发布会。

（四）参与倡议发起“治未病”健康工程

中医“治未病”有着独特的优势，吴仪副总理对中医“治未病”工作给予了高度的关注和支持，提出可以在一些试点单位开展“治未病”的研究；国家中医药管理局非常重视该项工作，多次在会上布置了相应工作。中心在落实吴仪副总理指示和国家中医药管理局工作要求时，努力结合中心开展的各项工作，积极探索构建中医特色预防保健服务体系的方法。中心与昆仑－炎黄公司一起，共同倡议发起“治未病”健康工程，工程包括3个子工程：以健康文化子工程为先导，健康管理子工程为核心，健康保险子工程为保障；工程中将要建立中医“治未病”预防保健体系，同时进行开发研究，推广相应成果，为此中心专门成立了健康事业部，目前该工程正在顺利进行。

（五）国际合作及其他

在国际合作司的领导下，中心组织了出国团组两个，拜访了德国、捷克卫生部和瑞典等国中医药同行，交流了对传统医药技术的应用和社会保障管理经验，就传统医药、管理等方面内容进行广泛的交流和研讨。与境外相关团体探索中医药的合作，与美国、加拿大、阿曼、匈牙利等国相关机构进行了会谈。特别是积极参加外交部牵头的原中国驻德国大使馆波恩使馆改建为中医药国际交流合作中心的工作。为此，2007年外交部牵头召开了四部一省联席会议，共同决定了对此项目应给予支持。

2007年初，中心完成了审计署对国家中医药管理局审计时对中心的延伸审计工作，并按照审计组的要求，调整了财务工作的一些不足，在2007年国家中医药管理局办公室组织检查落实审计意见的工作时，得到了认可。

三、科学管理、增强实力

2007年，中心继续加强管理，基本上保证领导班子每周召开工作会议和部门每月碰头会研究工作，及时研究问题、共同决策、沟通情况、互相促进。领导班子严格执行“三重一大”的原则，重大事项必须由班子成员集体讨论，做出决策，注重调查研究。中心深化部门的体制改革，对内放宽搞活，强化部门之间的相互沟通与协作，使内部管理更科学化、规范化，制度化。注意心系群众，服务人民，解决群众困难，并创造氛围，积极搭建平台，制定新的相关政策，鼓励大家创收。

2007年经过全体职工的努力，总计完成了320万元的业务收入，总支出为193万元。中心还准备为职工缴纳社会养老保险和提高其他福利待遇标准，为群众办实事。这些年来，中心日常的收入能够保证开支所需；在列入的收入之外，中心还增加了实际可利用、支配的资金450万元以上，实力有所增强。

中心引进了一些高层次人才，2007年新增博士后毕业生1名，研究生毕业人员1人；目前已有博士、硕士6人，大学毕业生15名，大专毕业9名，干部队伍的知识水平和总体结构进一步合理，人员素质进一步提高。

（刘　穗）

【国家中医药管理局传统医药国际交流中心2007年工作概况】

一、深入学习领会党的十七大精神，提高认识，统一思想

在党的十七大召开后，局国际交流中心党支部带领全体职工认真学习党的十七大的精神，支部制定了周密的学习计划，深刻领会党的十七大主题，明确了中心的工作要以十七大精神为指引，深入贯彻落实科学发展观，结合中心工作实际，深化改革，加快中医药国际化现代化进程。

二、进一步加强党建工作

切实加强局国际交流中心领导干部作风建设，制定《加强领导干部作风建设集中教育活动实施方案》、《国际中心党建工作制度汇编》以及《中心治理医药购销领域商业贿赂专项工作长效机制文件汇编》。

三、完善人事制度改革

按照局人事司的要求，局国际交流中心进一步加大人事制度改革的力度，制定了《中心岗位设置管理实施方案》及中心聘用人员条件和任职资格，明确了中心各个岗位职责，完善了符合中心性质和特点的岗位管理制度。

四、国家中医药管理局传统医药国际交流中心加强财务管理，严格执行财务制度

2007年5月经中龙会计师事务所审计，认为局国际交流中心财务报表能够按照《事业单位会计准则》和《事业单位会计制度》的规定编制，在所有重大方面均反映了局国际交流中心的财务状况以及2006年度的经营成果。

2007年6月经亚太中江会计师事务所（财政部委托）审计，审计意见认为中心各项内部控制制度基本健全，并能够得到有效执行。

2007年12月，局财务司进行了项目预算执行和规范资金使用督察工作，有关专家肯定了中心财务工作，认为中心能严格执行内控制度，账目清楚。

五、国家中医药管理局传统医药国际交流中心对外交流与合作

局国际交流中心与瑞士传统中国医药国际股份公司已有11年的合作，目前在瑞士9个城市开设了中医诊所，现有18名中医专家在瑞士工作。

局国际交流中心在双方的合作过程中，不断地总结工作经验，进一步调整、规范了选派标准和选派程序，提高派出人员质量，使瑞士中医药中心进入了一个健康有序的发展阶段。

俄罗斯莫斯科诊所2007年继续派出中医针灸、中医推拿及中医美容专家各一名赴俄诊所工作，诊所业务范围为针灸、推拿、中医美容和减肥。为配合俄罗斯“中国年”活动，进一步拓展俄罗斯诊所业务，局国际交流中心与俄罗斯OHS公司签署协议，设立中医诊疗中心，已派出由中医推拿、针灸、中医美容、中医足疗组成的医疗小组共计5人赴俄工作。

局国际交流中心与俄罗斯梅塔保健集团公司合作，签署了框架合作协议，为执行此协议，中心与梅塔集团将在中医药咨询、经验交流、投资业务等方面展开合作，同时开展和组织向俄罗斯推荐出口中药和中医的合作。

局国际交流中心与澳大利亚康

平医疗中心商谈关于邀请国内有关医疗专家赴澳康平医疗中心工作。现已就工作方式、工作时间、工作待遇及澳大利亚各省、州对国内专家赴澳工作的有关规定进行了多次探讨与沟通。

局国际交流中心与香港“今日健康网”达成进一步合作意向。此次合作增加了专家治病疗法讨论、洽谈会计划、国内中医师库、国内中医健康产品库及中草药介绍等板块。

局国际交流中心与捷克TCM中心就在捷克建立“中医药中心”，选派中医药专家及有关人员赴捷克开展医疗保健、培训等合作达成意向。

为加强中医药对外宣传，扩大中医药在国际上的影响，局国际交流中心分别应美国草药产品协会、纽约皇后综合医院和奥地利对华友好及文化关系促进协会、捷克国家卫生部、捷克TCM中心邀请，组织国内中医药专家、学者赴美国和奥地利、捷克举办中医中药国际研讨会和产品洽谈会，进行中医药成果交流与展示。

六、政府合作项目

根据李大宁副局长主持的局国合司与局国际交流中心联席会的决定，局国合司在局国际交流中心设立了局政府合作项目办公室，按照局外事工作整体部署。

局国际交流中心起草了《促进中医药服务贸易发展的若干意见》，并承办了全部中医药服务贸易有关会议的安排。

局国际交流中心组织参加商务部于2007年7月在香港举办“首届香港中国国际服务贸易洽谈会”。具体负责局国际合作司开展的国际交流合作基地和专家库的评审工作。

2007年10月底至11月初，局国际交流中心在俄罗斯境内举办“俄罗斯中国年”之“中俄卫生周”活动，局有关领导率代表团参加卫生周活动，项目办公室负责全部行程安排及会务工作。

国家中医药管理局于2007年11月底在北京举行“中法中医药合作委员会第一次会议”，王国强副部长兼局长、李大宁副局长主持会议，项目办承办了会议的会务安排协调联络工作。

项目办公室主任陪同李大宁副局长出访日本，参加在长崎召开的亚洲药学学术研讨会。

局国际交流中心作为项目执行单位与局国际合作司共同申请了世界卫生组织2008～2009年度的项目课题研究任务，目前已共同撰写出项目申请书及项目研究计划书。

局国际交流中心与全国人大教科文卫委员会就在中医药领域开展合作，达成初步意向，正在具体落实中。

七、先进技术的开发与推广

EFB益生菌系列产品项目推广工作。局国际交流中心在北京成功举办了EFB益生菌系列产品新闻发布会。与上海理工大学生物系就益生菌的深入开发初步达成协议，确定“通过饮食对成年病常见病的有效控制”科研课题。确立“治未病”为目标的益生菌饮品生产方向。

局国际交流中心与北京中企海华科技发展中心就共同开展中医药技术项目推广进行了筹划，对技术培训、会议宣传、观展参展等具体项目的实施进行了商讨。

局国际交流中心与天津北洋物产集团有限公司就双方开展中医药贸易活动进行洽谈，尝试中医药贸易经营活动。

肝病协作部的项目推广。肝病协作部在这一年中，经历了市场整顿、医疗体制改革等多重困难，正在努力寻求开拓一条新型的合作方式，并已经与北京中医药大学第三附属医院、北京藏医院、安贞医院等商谈合作开办肝胆特色中心。

八、参与政策法规汇编工作

国务院人大立法办责成国家中医药管理局收集整理世界各国传统医药法规作为借鉴，着手制定我国中医药法律法规，局国际交流中心受政策法规与监督司委托，负责该法规汇编的校对、印刷等工作，目前已正式印刷成册（上、中、下3册）。

（邵晓丹）

【国家中医药管理局对台港澳中医药交流合作中心2007年工作概况】

一、概况

国家中医药管理局对台港澳中医药交流合作中心按照2007年全国中医药工作会议、全国中医药工作座谈会议精神及《2007年中医药工作要点》的要求，认真深入学习贯彻党的十七大报告，紧紧围绕中心2007年工作要点，扎扎实实地开展工作。在理论学习、党建工作、制度建设、交流合作、实体建设等方面取得了显著成绩。中心在2000年亏损200多万生存十分困难的情况下，经过几年的艰辛努力，2007年中心经济总收入7114万元，总支出6907.6万元，纳税82万元，盈利206.4万元（其中，中心本部收入74万元，支出87万元，亏损13万元）。

二、认真学习，提高认识

（一）精心安排全年理论学习内容

中心认真制定全年计划和学习安排，采取多种形式组织党政干部认真学习；及时为党政干部购买书籍，为大家深入学习提供了多种渠道。党的十七大召开后，中心党政领导多次组织大家深入细致、逐段逐节、逐句逐字的认真学习，领会精神。尤其是结合十七大报告中对台港澳地区的方针政策，结合中医药对台港澳地区的优势和特点，进行学习和讨论，制定中心的工作方向和工作重点，认真学习领会党的理论建设、先进性建设、执政能力建设和我国改革开放的成果，引导大家深刻认识党领导全国人民建设有中国特色社会主义取得的巨大成就，为促进中医药事业的发展和繁荣提高认识，统一思想，树立信心。

中心多次组织全体人员认真学习吴仪副总理的讲话和王国强副部长《关于中医药工作系统及其运行机制的认识与思考》的专题报告，结合中心实际，进行认真的讨论，找出差距，明确目标，研究对策，并及时向上级组织报送了学习心得和工作规划。

（二）以“八个一”为主要内容，开展学习治理商业贿赂长效机制实践活动

中心以“责任、效率、服务”为核心内容，力求通过开展教育活动，在转变作风、创新工作、提高效率、优化服务方面取得实实在在的效果。全中心以“八个一”为主要内容组织好教育实践活动。一是组织广大党政干部熟读十七大报告；二是组织一次研讨征文活动；三是进行一次知识测试；四是组织党政干部献一次爱心；五是召开一次专题民主生活会；六是开展一次主题实践活动；七是参加一次成果展览；八是学习一批先进典型。

（三）健全制度，深化改革

中心一年来对以往的各项制度根据实际情况，进行了修订，制定了治理商业贿赂专项工作长效机制的各项制度，并汇编成册，使大家有章可循，提高了管理水平。根据人事部《事业单位岗位设置管理试行办法》，中心制定了《岗位设置管理实施意见》，明确岗位，竞聘上岗，目标管理。为进一步调动职工的积极性，解除后顾之忧，中心自筹资金争取在2008年初给职工办理四险。

三、加强交流，增进友谊

2007年度，中心群策群力，广泛开展中医药学术交流。在台港澳通过主办各种会议，组织赴台港澳地区的考察参观，互相学习和借鉴现代管理经验；在内地通过举办海峡两岸会议，邀请台港澳地区中医药界人士参加学术会议、成果展示，寻求合作。

（一）第二届海峡两岸（鼓浪屿）中医药发展与合作论坛在厦门召开

在国务院台湾事务办公室和科技部的大力支持下，在海峡两岸中医药界的共同努力下，由国家中医药管理局和厦门市人民政府共同主办的“第二届海峡两岸（鼓浪屿）中医药发展与合作论坛”于2007年7月1~3日在厦门市隆重召开。

卫生部副部长兼国家中医药管理局局长王国强，国务院台湾事务办公室交流局副局长陈昕，厦门市副市长郭振家，福建省卫生厅副厅长阮诗玮，国家中医药管理局国际合作司司长张奇以及知名中医药学者李连达、周福成、曹洪欣、高学敏、杨甲禄、林瑞超等150余人；台湾代表有台湾公定分析化学家协会创会理事长廖俊亨、中国医药研究所所长吴天赏、台湾中国医药研究发展基金会董事长陈介甫、中国医药大学中药研究所所长张永勋、台湾区制药工业同业公会中药经营委员会主任委员李威著、台湾顺天本草股份有限公司副董事长沈重光、台湾庄松荣制药厂股份有限公司董事长庄孝彰、台湾中华医药产业股份有限公司董事长杨荣光等台湾中医药界专家和学者、企业界人士70多人出席了会议。此外，澳门卫生局、香港卫生署也应邀派代表出席。

本届论坛是海峡两岸中医药界重大交流项目，同时也是落实《中医药创新发展规划纲要（2006~2020年）》的实质性工作。

在本届论坛分会场，另有27位代表作了精彩演讲，并与来自两岸四地及美国的中医药界专家、学者进行了深入的交流与探讨，大家汇聚一堂，畅所欲言，共商中药发展大计。

在本届论坛闭幕式上，与会代表一致认为应联合两岸中医药界的专家、学者以及企业界人士，发挥各自优势，充分利用厦门市独特的人文、地理优势打造立足两岸、面向亚太的中医药界长效的交流合作新平台——“海峡中医药合作发展中心”（以下简称“中心”）；并由国家中医药管理局对台港澳中医药交流合作中心、厦门市第一医院、厦门市中医院、台湾中华医药产业股份有限公司作为共同发起单位成立中心筹备组，并签署了相关合作协议。该中心的宗旨是：“合作交流、发展共享”，主要探讨中医药发展的战略思路，研究解决中医药继承发展中的重大问题，促进两岸中医药合作与发展，共同为两岸中医药事业的繁荣、两岸乃至全世界人民的健康福祉服务。中心主要开展中医药人才培训、医疗活动、中药研发、养生保健、食疗药膳、投资贸易、会议旅游等活动，逐步形成服务两岸、面向亚太的中医药合作交流与投资商贸交易中心。

（二）组团赴台考察中医药医院管理

2007年12月11日，中心应台湾中国医药大学的邀请，组织了“中医药医院管理考察团”14人赴台考察，主要成员来自四川省中医医院的管理人员，与台湾相关人士进行了广泛的交流，同时，进行了医院管理的课程培训。

（三）参加传统中医中药发展与合作交流会

2007年12月14日，中心应台湾医疗产业管理发展学会邀请，组织28位中医药专家赴台参加“传统中医中药发展与合作交流会”，通过参观学习深刻感受到同台湾地区开展中医药交流与合作，两岸同胞携手合作，建立两岸中医药交流的长效机制，必将提升两岸中医药发展的水平，提高中医药的服务能力，为中华民族的健康福祉作出新的更大的贡献。

（四）参加“海峡两岸医院管理高级论坛”

2007年3月24日中心参加了在上海召开的“海峡两岸医院管理高级论坛”，会上与来自台湾医院管理的多位专家进行深入交流，商讨合作中医医院管理培训计划，为打造品牌性交流项目奠定了基础。

（五）参加“樟树第38届全国药交会”

中心参加了2007年10月在江西樟树举办的“樟树第38届全国药交会”。会上与江西中医学院、樟树庆仁中药饮片公司、江西桑海制药等多家企事业单位商谈了对台合作事宜，为进一步推动对台合作奠定了基础。

四、热情接待，扩大影响

2007年，中心分别接待了台湾中华医药产业股份有限公司杨荣光先生一行12人、台湾万国企业集团董事长蔡赐松一行6人、台湾远东生物科技有限公司执行长阙蓁仪一

行8人、台湾农牧产业发展协会马爱珍董事长一行9人、台湾营养师人才学术交流协会杜世文理事长一行19人、台湾新同盟会谢台喜顾问一行5人、台湾中药商业同业公会全联会前理事长林天树一行6人、台湾中华国际美食艺术协会代表团一行15人、台湾中国台海关系研究发展协会张建恕副主席一行6人、台湾彰化县中药商业同业公会陈东辉理事长一行6人、台湾运筹实业有限公司陈光华董事长一行5人、台北市立联合医院前中医院长陈春发教授一行6人、台湾新华国际机构刘钧董事长一行11人、台湾荣高娱乐公司高雪涛顾问一行4人等十多个赴大陆考察团，扩大了交流，增进了友谊，加深了感情，为中医药事业两岸四地的发展奠定了坚实的基础。

中心在做好台湾来访团组的接待工作的同时，还接待了澳门科技大学、香港大学、香港东华三院、香港中医师注册协会以及澳大利亚悉尼利物浦医院的相关来访人员达30多人次。

五、优化实体，增强实力

根据2006年局办公会议对中心经济实体进行重组，要求对经济效益好的实体予以保留，对经营困难的实体要剥离的意见，中心对基础较好、有优势的北京广安医药联合中心、北京广安西单门诊部加强了管理，健全了制度，扩大了宣传，并积极拓展市场，坚持依法经营、质量第一、诚信为本、优质服务的理念，使之一年内发生了显著变化。全年门诊50119人次，为广大患者解除了病痛，得到了社会好评。全年总收入7040万元（其中药品经营部收入5590万元，门诊部收入1450万元），增幅21.4%，支出6820.6万，盈利219.4万，交税82万。北京圭明药业有限公司因厂房搬迁，资金有限，董事会决定注销该厂，经过一年多的清产清资，安置职工，处理遗留问题，工作现已全部结束。中心收回投资70万，收益38.3万。北京顺天德中医院因各种原因亏损，现已将医院产权转卖给贵州同济堂医药集团，法律手续正在办理之中，对方已全部接收财务和管理，中心收回全部投资165万元。债权债务由对方全部承担，双方继续合作，共同办好北京顺天德中医院。

（张　博）

【国家中医药管理局中医师资格认证中心2007年工作概况】

一、概况

2007年，国家中医药管理局中医师资格认证中心在国家中医药管理局的正确领导下，在有关司室的指导和支持下，以邓小平理论和“三个代表”重要思想为指导，认真贯彻落实党的十六届六中全会、十七大精神以及吴仪副总理在2007年全国中医药工作会议上的重要讲话精神，坚持以科学发展观统领工作全局，以加强内涵建设为中心，以提高试题质量、强化考务管理、加强保密工作为重点，努力拓宽服务领域，在不断改革创新中推动考试工作健康发展。

二、思想作风建设取得了新进展

根据中央和国家中医药管理局的部署，2007年国家中医药管理局中医师资格认证中心继续开展治理医药购销领域商业贿赂专项工作。中心坚持正面教育为主，通过进一步完善相关制度建设，防患于未然，堵塞工作中可能出现的漏洞。通过开展这项工作，使中心党员干部和群众提高了法制观念和道德水平，筑牢了抵御商业贿赂的思想基础，进一步树立起正确的权利观、人生观和价值观。

2007年适逢党的十七大胜利召开，中心支部通过组织收看、学习、座谈等多种形式学习胡锦涛同志在党的十七大所作的报告等有关文件，深入贯彻落实科学发展观，并把科学发展观和每个人的日常工作实际结合起来，进一步增强了大局意识、服务意识、责任意识。

三、规章制度建设不断加强

在规章制度建设上，国家中医药管理局中医师资格认证中心2005年就制定了“三重一大”等28项工作制度，并认真落实。目前，中心陆续制定了工作制度37项、党建工作制度10项。通过规章制度的不断完善，做到了日常工作中事事有章可循，中心的管理水平得到进一步提升。

四、引进人才，更新结构，不断提高整体素质

鉴于国家中医药管理局中医师资格认证中心服务范围的不断拓展，为了更好地开展工作，中心通过公开招聘和重点听取用人部门的需求和意见，两年来充实了部分中医药、计算机专业人员，鼓励并创造条件组织他们进行考务管理、考试方法、考试技术方面的培训和学习；为了更好地学习西方国家的医学考试经验，还组织中心工作人员参加赴美国、澳大利亚的医学考试考察团，学习其在医学考试、认证等方面的技术、方法以及现代管理模式。通过参加培训、考察等形式，进一步提高了中心工作人员的整体素质。

五、将保密工作列为重中之重，强化环节管理

2007年国家中医药管理局中医师资格认证中心在保密管理方面进一步加强了制度建设，强化了保密环节的管理，收到了很好的成效。

中心制定了《认证中心保密工作规定》、《认证中心计算机信息系统保密管理暂行办法》等相关的保密工作制度。平时注意组织对《国家保密法》、《国家医学考试保密办法》的宣传和学习，新录用的工作人员也首先进行保密知识方面的培训，并一直加强对中心工作人员经常性的保密意识教育工作，使中心全体工作人员的保密意识、责任意识、大局意识得到进一步提升，每位同志都能自觉遵守有关保密规定。

为了加强保密工作，中心采取了将外网和内网完全分离的网络管理方式，用于命题的笔记本电脑也都拆除了无线上网卡，对涉密计算机和涉密介质等都严格按照制度进行管理；在试题保密管理方面，国家中医药管理局中医师资格认证中心一直坚持“全程保密管理”的原则，并切实配套了管理措施。重点在会议管理、存储器管理、专家回避管理、审卷管理等环节采取了一些切实可行的、有效的管理办法：严肃会议纪律，专家不得中途离会；会议中严禁使用存储器；专家只进行专项审题，内容互相不交叉；遴选具有一定政策水平，能自觉遵守保密纪律的专家固定地点审卷，同时中心配备专人负责审卷管理；试卷修改、换题等上机操作，一律由中心工作人员在专用机上完成；会议期间，严格通讯管理；涉密人员有直系亲属参加考试实行“回避制”；所有涉密人员，一律签署保密协议；试卷“Angoff”的测试，则安排在医师资格考试综合笔试结束后进行。以上探索得到了专家的称赞，也取得了较好的工作成效。中心每年在考前及考试期间派出巡考人员对部分省市试卷保管、考场纪律等中间环节进行巡视检查。

2007年西医医师资格考试泄题事件发生后，国家中医药管理局中医师资格认证中心班子高度重视，并要求中心各级各部门吸取教训，引以为鉴，对命题、考务工作的各个环节查找可能出现的漏洞，加强管理，进一步提出改进措施，防患于未然。

六、考试命题工作基地建设稳步推进，试题质量不断提高

为了充分发挥全国中医药院校的作用，进一步扩大命审题专家的覆盖面，2008年国家中医药管理局中医师资格认证中心在上海、山东、南京、长春、浙江5个命审题工作基地的基础上，增加了天津、辽宁等地中医药大学作为新的命审题工作基地，同时注意适当增加了中青年专家的比例；根据各基地学术实力的不同，分配不同的命题任务；通过专家对基地试题质量进行评价，并将评价意见表反馈给基地，使其能够及时查找原因，推进了基地的建设，在从源头上提高试题质量方面做了积极的探索。

在已经建立的“全程质量控制”的命审题管理模式的基础上，紧密结合中医药的特点和规律，在如何加强命题质量的源头掌控，如何进一步提高中心预验收效果，如何进一步规范试题表述，如何提高命题会议管理实效等方面加大了探索力度，如加强命审题规则、组卷工作流程制度建设，建立命题工作标准，明确流程和职责，减少随意性，提高管理水平；采取自学、培训等方式，加强与命题有关的专业知识和管理知识学习，加强命审题专家培训，不断提高命审题技术与管理水平。

七、2007年中医类别医师资格考试基本情况

2007年中医类别（含中医、中西医、民族医）实考人数为169871人，实践技能考试通过人数为116005人，通过率为68.29%。综合笔试考试人数为115996人，通过人数为44276人，通过率为38.17%，总通过率为26.06%。执业医师通过26869人，助理医师通过17407人。

中医执业医师（学历）实考人数为33146人，通过18126人，总通过率为54.69%；中医执业医师（师承）实考人数为5078人，通过1985人，总通过率为39.09%；中医助理医师（学历）实考人数为43307人，通过8199人，总通过率为18.93%；中医助理医师（师承）实考人数为1116人，通过205人，总通过率为18.37%。

中西医结合执业医师实考人数为14137人，通过6257人，总通过率为44.26%；中西医结合助理执业医师实考人数为70343人，通过8572人，总通过率为12.19%。

民族医（含蒙藏维傣学历）执业医师实考人数为982人，通过496人，总通过率为50.51%；民族医（含蒙藏维傣师承）执业医师实考人数为30人，通过5人，总通过率为16.67%；民族医（含蒙藏维傣学历）执业助理医师实考人数为1568人，通过396人，总通过率为25.26%；民族医（含蒙藏维傣师承）执业助理医师实考人数为164人，通过35人，总通过率为21.34%。

中医类别境外人员（含台港澳）共有609人报名参加考试，其中：实践技能考试通过人数为431人，通过率为70.77%；综合笔试通过人数为210人，通过率为48.72%，执业医师通过206人，助理医师通过4人。

2007年与2006年相比全国报考医师资格考试的人数继续呈明显上升趋势，报名人数总体增加了85110人，增加比率为11.80%，其中中医类别增加了23786人，增加比率为16.28%。

八、加强考务保密管理监督

为贯彻落实一部两局《关于印发<国家医学考试安全保密工作管理办法>的通知》要求，针对医学考试试卷保管方面存在的问题，在各地进行自查的基础上，2007年国家中医药管理局中医师资格认证中心会同相关部门组织联合检查组对国家医学考试试卷保密室进行了安全保密抽查工作，抽查范围包括保密环境、设施、值班人员管理、保密安全制度等。通过坚持不懈地开展对考区、考点的巡考督察，提升了考场监管力度。

九、加大考务管理力度

2007年继续加大了考务管理力度，为体现中医实践技能考试的公平、公正性，明确要求各地统一开考时间，尽量缩短考试天数。对于人数较少且较为分散的类别，有条件的考区组织了集中考试；考试之前考区报送了实践技能考试具体计划安排。

为进一步规范考务管理人员及考官的执考行为，加大技能培训工作，积极探索培训内容和培训方式的改革，对以往的培训方式进行了调整，适当增加了医师考试相关法律法规方面的内容，强化了考务人员、考官的责任意识、法律意识和保密意识以及依法执考水平。

为进一步提高中医中西医结合医师资格实践技能考试工作质量，促进考试的规范化和科学化，国家中医药管理局中医师资格认证中心组织专家制定了《中医中西医结合医师资格实践技能考试基地建设标准》和《中医中西医结合医师资格实践技能考试基地评估细则》，经卫生部医师资格考试委员会批准，已印发至各考区。

十、中医药标准化考试题库子系统研发基本完成并通过验收

在局医政司领导下，2007年国家中医药管理局中医师资格认证中心在专家的支持配合及计算机公司的合作下，克服种种困难，经多次测试、修改完善，完成了中医药标准化考试题库子系统的软件开发工作，2007年中医中西医结合医师资格综合笔试命审题会议期间，选题、审题、组卷、审卷的全过程均采用了计算机试运行，配合完成了2007年医师资格综合笔试的命审题、组卷任务。

2007年12月6日中心召开了由局领导、各司领导及管理专家、教育专家、计算机专家和负责保密工作的领导参加的"中医药标准化考试题库子系统"验收会议。会上验收组专家一致认为：题库系统设计科学，功能完善，流程合理，操作灵活方便，标准化、通用性强。系统采用指纹、密码、多重身份校验等综合技术和方法，具备比较完善的安全保密性能。

十一、在医师资格考试命题工作中进一步突出了中医特色

按照局医政司实践技能考试试题也必须严格按照规定的中、西医试题比例进行命题，中医试卷中、西医试题比例为8:2，中西医结合试卷中、西医试题比例为5:5和"第一站辨证论治试题中有关西医的内容需作为西医分值进行统计"的要求，对2007年的实践技能考试命题中对第一站、第二站和第三站考试的试题数量和试题分值进行了调整，使之完全符合要求，正确引导专家在命审题工作中进一步突出了中医特色。

十二、完成了卫生部2006年52号令配套文件的起草任务

受局医政司的委托，国家中医药管理局中医师资格认证中心负责制定了《传统医学师承和确有专长人员医师资格考核考试办法》（卫生部令2006年第52号）的配套实施方案和考试大纲，并独立开发了《传统医学师承和确有专长人员医师资格考核管理系统软件》作为工作的平台，编写了《传统医学师承和确有专长人员医师资格考核考务培训指导手册》，涵盖了考核办法的性质、考核办法与考务管理要求内容、考务工作的组织管理职责、考务工作流程与工作规程、报名管理系统软件简介等内容。

十三、民族医医师资格考试水平不断提高

为进一步规范民族医医师资格考试的内容，2007年国家中医药管理局中医师资格认证中心统一了民族医考试试卷结构。

2007年藏、蒙、维医师资格考试综合笔试中的西医考试科目与卫生法规试题首次由国家中医药管理局中医师资格认证中心统一命制，占民族医医师资格考试综合笔试总题量的20%，均以汉文出题和作答。

为进一步规范民族医医师资格考试的内容，2007年国家中医药管理局中医师资格认证中心提出了《民族医医师资格考试大纲编制指导意见》，各民族医根据该指导意见分别修订了《藏医考试大纲》、《蒙医考试大纲》、《维考试大纲》、《傣医考试大纲》，报国家中医药管理局审核后，上报卫生部医师资格考试委员会审批，2008年将正式启用。

十四、临床中医药专业技术资格考试首次实现人机对话

根据人事部、卫生部有关要求，2007年度起，卫生专业技术资格考试部分专业"专业知识"和"专业实践能力"两个科目的考试均由原来的纸笔作答考试方式改为人机对话的考试方式进行。临床中医药专业共有15个专业的专业知识和专业实践能力实行了人机对话考试。

十五、完成了首次中医全科医学中级技术资格考试

为落实国务院关于发展城市社区卫生服务中有关中医药的政策，在局人教司领导下，国家中医药管理局中医师资格认证中心完成了首次中医全科医学中级技术资格考试的命题组卷工作。

自2006年以来，国家中医药管理局中医师资格认证中心组织专家积极筹备，设计了考试方案，制定了考试大纲，组织编纂了考试辅导用书。在此基础上，2007年国家中医药管理局中医师资格认证中心首次顺利组织了考试的命题组卷工作。据统计，该专业考试报考人数为807人，通过人数为387人，通过率为48%。

十六、首次组织实施医古文考试

在局人教司领导下，2007年国家中医药管理局中医师资格认证中心承担了局直属中国中医科学院系统相关人员首次职务晋升医古文代替英语考试试点工作。为此，中心相关人员精心组织筹备：在具体组织专家命题时，首先确定了适合试点考试的题型、题量、考试大纲及考试组卷方案，尽量把握专业技术人员的医古文实际应具有的水平，分别命制了正高、副高、中级3个级别的试卷，力求试题难易度适中，入卷试题合理覆盖了各级考试范围要求的全部篇目及考试要点；在考试管理环节方面则从严要求，按全国性考试程序和要求运作，尤其在试卷保密和考场管理环节不放松，考场现场执考严明；在阅卷、评分及统计工作中严格按保密程序操作，以确保考试公平有效。据统计，考试报名人数为71人，实际考试人数为60人，其中正高14人，通过13人；副高27人，通过25人；中级19人，通过18人。

十七、积极稳妥开展职业技能鉴定工作

为了提高中医药相关从业人员的素质和专业水平，加强中医药行业技能型人才队伍建设，同时发挥国家中医药管理局中医师资格认证中心的专业优势和技术优势，在局人教司领导和中心的共同努力下，经中央编办批准，于2007年3月9日在国家中医药管理局中医师资格认证中心原有机构基础上加挂了"国家中医药管理局职业技能鉴定指导中心"的牌子，为开展中医药特有（工种）职业技能鉴定工作奠定了基础。

为了做好此项工作，国家中医药管理局中医师资格认证中心加强了与劳动和社会保障部的沟通工作，通过国家中医药管理局转报劳动部《中医药行业特有工种职业技能鉴定实施办法（试行）》以及第一批《中医药行业特有职业（工种）目录》；对拟批准的项目制定鉴定标准、组织编写培训教材和遴选具有培训资质的培训基地；同时遴选、报批了一批具有中医药行业特征的新职业。

十八、努力开展对出国中医药类专业技术人员资格认定工作

为加强对出国中医、中西医结合、民族医、中药、中医护理专业技术人员以及中医药行业职业技能人员的管理，维护其合法权益，国家中医药管理局于2007年7月30日颁布了《出国中医药类专业技术人员资格认定管理办法（试行）》。该办法明确了由国家中医药管理局中医师资格认证中心负责出国中医师（助理及以上）、中西医结合医师（助理及以上）、民族医师（助理及以上）、中药师（士及以上）、中医护师的执业资格、技术资格以及中医药行业职业技能人员的资格认定工作。

国家中医药管理局中医师资格认证中心制定了认定工作流程及有关管理制度，与国家发展和改革委员会进行了积极沟通后初步拟订了收费标准，设计、印制了认定证书，同时为了推广此项工作，利用报纸、网站等多种渠道进行宣传。迄今为止，已引起了较为广泛的社会关注并已有人申请对其资格进行认定。

十九、圆满完成了优秀中医临床人才研修项目结业考核相关任务

在局人教司领导下，2007年国家中医药管理局中医师资格认证中心为做好优秀中医临床人才研修项目结业考核工作，组织资深专家完成了笔试命审题任务、策论命审题任务及评分标准的制定，之后完成了考试的组织实施、阅卷、分数统计等工作。据统计，参加考试学员共210名，其中90分以上2人，占0.95%；80分以上68人，占32.4%；70分以上121人，占57.6%；60分以上17人，占8.1%；60分以下2人，占0.95%。

二十、完成了新加坡首次执业西医医生“针灸师注册资格考试”英文试卷的命题组卷任务

2007年国家中医药管理局中医师资格认证中心组织专家完成了新加坡首次执业西医医生“针灸师注册资格考试”英文试卷的命题组卷工作，这是中心成立以来首次承担英文试题的命制任务，为此，中心班子十分重视，精密组织，精心筹备，组织专家召开专门会议，圆满完成了命题任务，得到了新加坡中医管理委员会的很好评价。

（刘陆阳）

地方篇

地 方 篇

1. 北京市

【北京市2007年中医药工作概况】

一、依托政策调研，科学制定全面促进中医药事业发展的政策措施

2007年全国中医药工作会议上，吴仪副总理发表了重要讲话，提出要“坚定不移地发展中医药事业”。北京市委、市政府高度重视首都中医药事业发展，主管卫生工作的丁向阳副市长到北京市中医管理局考察，并多次召开相关委办局参加的中医药工作调研会，共同协调、制定促进首都中医药事业发展的政策措施。

6项专题调研为科学决策提供依据。在北京市卫生局直接领导下，北京市中医管理局针对首都中医药事业发展面临的政策层面和管理体制、运行机制方面的问题，抽调首都各中医机构的医疗、教育、科研和管理专家组成中医药政策、人才、服务、价格、饮片和制剂6个专题调研组，深入全市各中医机构开展政策调研。通过分析、归纳初步理清了当前首都中医药事业发展存在的主要问题，并掌握了翔实的数据，为科学制定促进中医药事业发展的相关政策措施提供了依据。

依据调研分析提出《关于促进首都中医药事业发展的若干意见》。遵照市领导的要求，北京市中医管理局充分依据调研数据，科学分析首都中医药发展存在问题的成因、后果，并对解决问题的每一条相关政策、措施的可行性、必要性以及出台的政策、措施对促进中医药事业发展的效果进行前瞻性测算、分析，初步拟定了《关于促进首都中医药事业发展的若干意见》（以下简称《意见》）。北京市政府主管领导、卫生局领导对《意见》的起草工作十分关注，多次听取汇报，并作出具体的指示。北京市财政局、发改委、药监局、劳动和社会保障局等有关部门，也对《意见》的起草工作给予大力支持，从支持中医药事业发展的角度出发，提出了许多很好的意见和建议。由于《意见》中提出的每一条政策、措施都附有数据翔实、分析准确、理由充分的调研、分析背景材料，经过与有关部门反复协调、修订，使《意见》中提出的13项政策、措施具有可操作性，为正式出台奠定了基础。

《意见》中提出的13条政策、措施在全国具有示范作用。国家中医药管理局的领导认为北京即将出台的许多政策、措施在全国具有示范作用。例如：对政府举办的中医医疗机构人员基本工资、国家规定范围内津贴由财政全额拨款；将中药新型配方颗粒饮片纳入基本医疗保险中药饮片报销目录、医保报销起付线以上的针灸治疗费用和列入基本医疗保险目录的传统中药饮片费用给予全部报销；根据中药的特点在注册申报、生产配制和共同使用上给予扶持；提高中医服务项目收费标准，鼓励医疗机构提供优质中医诊疗技术服务等一系列扶持保障政策，为促进中医药事业发展创造了良好的政策环境，将有力地推动中医药继承创新发展。

二、中医药在医疗卫生体系中的地位和作用显著提高

（一）城乡社区中医药服务覆盖面和服务能力迅速提升

“携手网络工程”和“中医专家巡诊制”把优质服务资源向城乡社区转移。在农村继续实施城区大医院重点中医专科（专病）对口支援农村的“携手网络工程”，在一期工程已建立国家级农村重点专科7个、市级专科（专病）项目19个的基础上，2007年又启动了二期工程，使郊区县中医医院已形成“院院有中医专科（专病）特色”的局面。在城区建立了社区卫生服务中心上挂区域内二级、三级中医医院，下牵所属社区卫生服务站的模式。在全市18个区县推动建立“中医专家巡诊制”，组织大医院中医专家定期到社区应诊。目前中心城区专家巡诊已达到100%，其他城区也已达到80%以上。优质服务资源向基层转移使城乡社区中医药服务能力和水平得到迅速提高。

完成3500名社区医生和全部乡村医生中医适宜技术培训。努力在2010年实现社区卫生服务中心中医、中西医结合医生占医生总数25%（农村为15%）、社区卫生服务站都有中医或能提供中医药服务的医生的目标。目前城市社区卫生服务中心中医、中西医结合医生已占医生总数的20%，乡村医生全部接受了每人200学时的中医药适宜技术培训和自采自种中药培训，基本实现村村有中医药服务。

以中医药特色社区卫生服务示范区创建活动推动城乡社区中医药服务发展。2007年年底，大兴区、海淀区通过了全国中医药特色社区卫生服务示范区验收，北京市已经有4个区成为全国中医药特色社区卫生服务示范区，6个区成为北京市中医药特色社区卫生服务示范区，在全市社区卫生服务中心（站）建成了15家中医药特色诊区。典型引路推动了社区卫生中医药服务的快速发展，目前全市运行的340个社区卫生服务中心（乡镇卫生院）已有284所设置了中医科、中药房，占83.5%；2074个社区卫生服务站已经有1991个能够提供中医药服务，占96.0%。

（二）医疗服务领域中医药特色优势不断扩大和延伸

中医医院持续开展中医特色专科（专病）建设，突出中医特色。2007年第三批10家中医医院的11个专科（专病）建设单位通过了评审验收，使全市中医医院拥有的国家级和市级中医特色专科（专病）已达到30个。2007年北京市又启动了全市“十一五”期间第四批21个专科（专病）建设。北京市中医医院的中医药服务特色愈加鲜明，北京中医医院的皮肤科、中国中医科学院广安门医院的肿瘤科等一批专科（专病）已成为全国知名的北京中医药特色服务品牌。北京藏医院成为全国第一批重点民族医医院建设单位，该院藏医心脑血管病专科成为国家级民族医重点专科，藏医糖尿病专科和藏医肝胆病专科又成为国家级民族医重点专科（专病）建设单位。

通过示范中医科创建活动把中医药特色服务延伸到综合医院。全市综合医院中86.10%设有中医科，推动综合医院中医工作建设，可以不断提高中医药在医疗卫生服务领域的地位和作用，更好地满足群众对中医药服务的需求。近年来在全市综合医院持续开展示范中医科建设项目，2007年第二批9家综合医院示范中医科达到了建设标准，全市已有15家综合医院建成了示范中医科，其中协和医院、人民医院、朝阳医院和儿童医院中医科首批成为国家级示范中医科。2007年北京市第三批10家综合医院示范中医科建设工作已经启动，使建成和在建的示范中医科占全市综合医院中医科的8%。

开通北京地区中医、中西医结合、民族医医疗机构医疗服务信息网上查询系统。收集整理各级卫生行政部门、中医行政管理部门审核批准注册的中央、市属、区属、县属的非营利性、营利性569所中医医疗机构的资质、科室设置、开展的诊疗项目、人员资质、医疗服务情况等资料，建立了覆盖全市各级、各类中医医疗机构的相关信息网上查询系统，使广大群众可以通过此系统了解到全市中医医疗机构有关专家、特色专科（专病）等准确的服务信息，方便患者就医，努力营造和维护良好的中医医疗环境。

中医药在医疗服务领域的作用和比重稳步提升。2007年1～11月全市各级各类医疗机构的中医年门、急诊量占全市的23.50%；年出院患者占全市的13.18%。与2006年同期相比，医院年门、急诊量和出院患者数占全市医疗服务总量的比重分别提高了8.76%和4.18%。

（三）公共卫生领域突出中医药“治未病”的特色优势

完善中医专家会商机制，突出中医药传染性疾病、慢病防治和四季养生“治未病”的优势。根据季节性流行病的发生，专家及时会商出台预防方案，组织编写了《北京市基层、农村中医传染病培训教材》和多媒体课件光盘，为全市18个区、县培训了241名农村基层中医药传染病防治骨干，加强了农村基层传染病的中医药防治工作。为贯彻落实吴仪副总理关于重视中医“治未病”工作的指示，北京市中医管理局成立了北京地区“治未病”试点工作领导小组和办公室，根据首都中医药在常见病、多发病防治的技术优势制定了试点工作的实施方案，启动了首批7家中医“治未病”试点单位建设，重点在中医体质辨识、健康管理、中医养生保健、常见病和多发病的临床前干预、慢病防治、冬病夏治、非药物疗法等领域，积极探索在首都公共卫生预防保健体系中充分发挥中医药的特色优势。

中医药艾滋病防治工作成绩显著。北京市中医管理局以地坛医院、佑安医院、中国中医科学院广安门医院3家艾滋病定点医院为临床基地，组织开展中医药免费诊治、指导艾滋病的防治工作。中医药“祛毒扶正”治疗艾滋病具有疗效确切，费用低廉的优势，尤其在无症状HIV感染期对防治艾滋病具有确切的疗效，在2007年举行的防治艾滋病国际学术研讨会上，得到来自美国、日本、泰国、肯尼亚、赞比亚等国家专家的一致肯定。北京整合首都中医药科研临床优质资源，充分发挥专家的指导作用，组织实施中医药防治艾滋病项目工作的经验，被国家中医药管理局推荐在全国中医药防治艾滋病工作会议做了典型发言，受到了一致的好评。

三、“四个率先”创新中医药人才培养和科技创新工作机制

北京市率先探索名医传承长效工作机制和运行模式。启动了“名老中医学术传承和优秀传承人才培养联动工程”（薪火传承3+3工程），率先建立传承工作“两室一站”（名家研究室、名老中医工作室和名医传承工作站）60个，形成了优秀中医传承临床人才、科普人才和科研人才分类遴选培养体系。

北京市率先开展西医执业医师合理使用中成药全员培训。完成了12个学科近万名西医执业医师合理规范使用中成药的培训，普及中医药知识、保障群众用药安全、扩大中医药服务。

北京市率先在青年医师培训考核中引入名医验案分析能力水平测试。在全市范围统一对3年和5年住院医师以及新毕业的研究生进行的临床考核中，在全国同行业率先引入名医验案分析能力水平测试，通过分析名医验案将中医基本功培训与临床实践应用相结合，加强青年医师中医临床实践能力的培养。

北京市率先开展中医全科医师规范化培训和岗位培训综合试点项目。为适应首都城乡社区卫生服务发展的需要，加快中医全科医师培养，在全国率先启动了中医全科医师岗位培训、规范化培训、骨干培训和师资培训综合试点项目，利用首都丰富的医教研资源，采取“边培训、边规范、边辐射”的工作方式，建立中医全科医师培训体系。

四、加强行业管理，提高中医药服务质量

深入开展“医院管理年活动”，使患者对中医医院总满意度达到96%。按照卫生部、国家中医药管理局2007年“医院管理年”活动方案的要求，北京市修改完善了《北京地区中医医院管理评价标准及实施细则》，制定了《北京地区中医常见病证诊疗常规》、《全国中医、中西医结合病历书写指南》（讨论稿），加大对全市中医医院的督察考核力度，促进医院规范化、标准化建设。在全市中医医院“医院管理年”督导和检查工作中，患者对中医医院总满意度达到96%。

中医医疗质量监测网为医院规范化、标准化管理评价提供了可靠的依据。通过定期收集北京地区二、三级中医医院医疗质量信息和资料，北京市中医药管理局及时对北京市中医医院服务状况、运行效率、病种管理等进行全面分析，提出中医医院发展中存在的问题和改进建议，使医院规范化、标准化管理水平不断提高。

五、中医药科普宣传和对外交流工作跃升新高度

吸引数十万群众参加的“中医中药中国行”北京站活动在全国发挥了示范和引领作用。国家中医药管理局在“中华世纪坛”组织了“中医中药中国行”大型科普宣传活动启动仪式，吴仪副总理参加了启动仪式并为活动剪彩、授旗。首站“中医中药北京行”宣传活动中，全市各中医机构在当地政府的大力支持下，采取多种形式在全市城乡广泛开展了中医药科普宣传活动。百名中医专家大型义诊、中医大篷车下乡慰问宣传义诊活动吸引了数十万人次参加，数万名群众在签名墙上签名表示支持首都中医药事业发展。全市18个区县的中医健康宣传大课堂共完成中医慢病防治及养生保健讲座200余场，向社区居民免费发放《中医中药与健康》、《中医药预防流行性感冒》、《四季感冒的中医药防治》等系列宣传资料50万份。“中医中药北京行”宣传活动取得的良好宣传效果，为此次全国范围的大型中医药科普宣传活动开了好头，在国家中医药管理局年底举行的总结会上受到表彰。

建立了首家“中医药传统文化青少年教育基地”。落实吴仪副总理提出的中医药知识要“进教材、进课堂”的指示，在“世界非物质文化遗产日”到来之际，北京市开展了“中医中药伴你健康、为你服务”主题宣传活动，与崇文区教委和同仁堂集团共同建立了首家“中医药传统文化青少年教育基地”。

首都中医药文化又有5项列入市级非物质文化遗产目录。中医药作为我国独创的医学科学，蕴含着丰富的中国传统优秀文化。北京市中医管理局积极组织开展中医药非物质文化遗产申报工作，挖掘整理首都丰富的中医药文化遗产，保护和弘扬中医药文化，为首都中医药事业发展夯实基础。

主办了世界针灸学会联合会成立20周年暨世界针灸学术大会。落实丁向阳副市长“要开展高层次首都中医药对外交流工作”的指示，北京市中医管理局与国家中医药管理局等单位联合主办的此次大会，有30多个国家和地区的1200余名针灸工作者参加。北京市中医管理局承办此次大会的“传统医学立法管理与标准化论坛”，吸引了百余位世界各国和地区传统医学政府管理机构和行业协会、专业学会的管理者、专家，在传统医药立法管理、国外中医药针灸合法化的发展现状、针灸标准化研究等方面开展了交流。论坛荣获了大会颁发的“论坛组织奖”。

以健康奥运为契机，向世界展示中医药优秀文化。按照奥组委“关于协助奥运中医志愿者招募和培训”的要求，北京市完成了306名（含针灸、按摩师）志愿者的招募和培训工作。通过为奥运会提供中医保健工作的平台，向世界展示首都中医药工作者的风采，弘扬中医药优秀文化。2007年北京市中医管理局主办的全国首家中医药数字博物馆完成了二期建设，将在奥运会期间加强中医药对外宣传，扩大中医药的国际影响。

六、依法行政情况

在中医行政管理工作中，北京市中医管理局依照《行政许可法》、《北京市发展中医条例》、《行政复议法实施条例》等法律法规，严格依法行政，规范行政许可，推行政务公开，建立健全了中医医疗机构日常监督管理的长效机制。

加强中医医院管理干部法规培训。为了提高中医管理干部依法管理的水平，北京市中医管理局编写了相关的培训教材，并对区县的卫生行政及中医院管理干部进行了法规培训。

加强中医医疗机构审批和监管，维护中医医疗市场秩序。2007年北京市中医管理局参加了北京市打击非法行医的专项整治活动，并针对全市民办中医医疗机构存在的问题向全市18个区县卫生局发出通知，加强对全市中医医疗机构审批和监管，加强行业自律，建立中医医疗机构审批备案上报制度，加强中医医疗市场秩序的整顿，提高广大居民对民办中医医疗机构的满意度和信任度。在北京市中医管理局督办下，北京市卫生监督所和区县卫生局对3家违规的中医医疗机构予以处罚。

完成了1532名中医类别的医师资格考试和851名执业医师注册工作。2007年报考中医、中西医结合类别的医师资格共1532人，经审查，符合报考条件的1461人，有944人通过中医类别医师资格考试实践技能考试，获得参加中医类别医师资格考试医学综合笔试资格。截至目前，北京市完成执业医师注册851人（含变更），涉及46家医疗机构。

严格中医医疗广告许可。北京市中医管理局继续对本市中医医疗广告行政许可结果实现网上公示，实行动态监测，按季公布违规单位。截至目前，北京市受理中医医疗广告148件，批准59件。协助工商行政管理部门查处中医广告5件。

（陈　勇）

2. 天津市

【天津市2007年中医药工作概况】

一、概述

2007年中医药工作在天津市市委、市政府和国家中医药管理局的领导下，以邓小平理论和“三个代表”重要思想为指导，贯彻落实党的十七大精神，落实科学发展观，深化医院管理，建立长效机制，提高医疗机构的管理水平和医疗质量，构建和谐的医患关系；继承名医、名家学术思想和临床经验，突出中医药优势与特色，加强医疗质量管理，提高临床疗效，促进医院发展。加强中医药研究室、实验室建设，提高中医药科研能力和学术水平，创建中医药科技创新体系；培养复合型临床人才，提高中医药队伍整体素质，建立适应中医药发展需求的人才梯队。

二、领导重视，推进中医药工作

为促进天津市中医药事业快速发展，加强部门间的统筹协调，大力扶持中医药事业发展，2007年6月，天津市副市长张俊芳率有关专家及市有关部门负责同志赴国家中药管理局汇报工作，争取全国中医临床研究基地落户天津，卫生部副部长、国家中医药管理局局长王国强针对天津中医药事业发展状况提出具体指导意见，天津市市委书记张高丽、市长戴相龙对此高度重视，并就天津中医药事业的发展均作出重要批示；成立了由天津市副市长张俊芳为组长的中医药工作协调小组；下发了《关于进一步加快中医药事业发展的决定》和《天津市加快中医药事业发展规划（2007～2015年）》；由天津市政府副秘书长率市发改委、市财政局、市卫生局等有关部门赴四川省学习加快中医药发展的经验；并就成立天津市中医药管理局进行了可行性分析，完成了《关于成立天津市中医药管理局的可行性分析报告》。

三、深化医院管理年活动，加强中医药特色建设

继续深化“以病人为中心，以提高医疗服务质量为主题”的医院管理年活动，依照“医院管理年”检查标准和《中医医院中医药特色评价指南》，天津市从加强基础医疗服务质量入手，建立和完善管理制度，以“质量、安全、服务、费用”为重点，指导各医疗机构认真查找问题和不足，从完善规章制度、提高人员素质、完善服务措施、加强监督检查等方面，对天津中医药大学第一附属医院、天津中医药大学第二附属医院、南开医院进行督导检查，并按要求完成了督导报告，上报国家中医药管理局。

天津市积极引导医院以科学发展观为指导，全面落实各项规章制度，探索建立医院规范管理的长效机制。举办医师执业注册法律法规培训，共培训200人。完成了2006年中医医师资格证书发放工作。组织部分医政干部参加全国中医医政干部管理培训。组织部分护理人员参加全国《中医护理技术操作规范》的培训。组织专家对6所三级中医、中西医结合医院病历进行了抽查。经查，病历平均分为93.44分，甲级病历率为84.07%。

四、保持和发挥中医药特色优势，提高中医药服务能力

天津市卫生局组织申报国家中医药管理局“十一五”重点专科专病项目。天津市共有31个项目申报，经专家评定，推荐19个专科专病参加全国的遴选。经国家中医药管理局组织的专家审核，天津市共有12个项目被确定为国家中医药管理局“十一五”重点专科专病建设项目。

五、加强综合医院中医科建设

综合医院中医科工作是天津市中医药事业的组成部分，天津市召开了全市二级以上综合医院中医工作座谈会，与会人员就中医科如何发展和存在的问题进行了交流，将中医工作开展比较好的医大总医院、传染病医院、第四中心医院推荐到国家中医药管理局成为全国综合医院中医科示范单位，传染病医院中医药工作经验在全国综合医院中医药工作会上做了书面交流。

六、加强农村中医药工作

天津市充分发挥中医药在新型农村合作医疗中的作用，加强农村中医药基础设施建设和能力建设，发挥县级中医医院的“龙头”作用，将中医药适宜技术推广到农村，真正服务于农民群众。天津市卫生局组织专家起草了天津市乡村医生中医专业大专学历教育方案；完成了农村区县乡镇卫生院中医科建设情况的摸底；组织2007年万名医师支农活动，并对出勤进行督察，使此项工作做到实处。

七、注重培养中医药临床人才

开展优秀中医临床人才研修项目结业考核工作。按照国家中医药管理局的统一要求，天津市卫生局组织天津市优秀中医临床人才研修项目结业考核，经过国家中医药管理局组织有关专家的考核，天津市10名研修学员都通过了考核。

天津市卫生局组织编印天津市第三批全国老中医药专家学术经验继承人结业论文集。

八、促进中医药科技创新

天津市卫生局起草并印发了《天津市卫生局中医药重点研究室建设标准》及管理办法、《中医药重点研究室命名原则》。开展了中医药重点研究室遴选工作，从现有的29个中医药研究室中遴选出18个市级重点研究室，其中5个推荐申报国家中医药管理局国家级重点研究室。吴咸中院士荣获天津市科技重大成就奖。

天津市卫生局制定了《天津市卫生局中医药科研立项课题管理办法》，规范中医药科技管理工作。起草了天津市卫生局2007～2008年度中医中西医结合科研招标指南，部署了2007年度天津市卫生局中医中西医结合科研招标工作，经专家评议立项90项。举办了中医中西医结合科研管理干部及科研骨干培训班。

九、天津市中医药工作协调小组成立

2007年8月13日，天津市人民政府批准成立天津市中医药工作协调小组（津政人〔2007〕33号）。为协调解决天津市中医药事业发展中的一些重大问题提供了有利的组

织保障。组长为天津市副市长张俊芳担任协调小组的组长。副组长为天津市人民政府副秘书长张峻屹、天津市卫生局局长程津新，成员单位由各委办局共计19位同志担任协调小组成员。协调小组职责主要负责对中医药工作的宏观指导；研究拟定促进中医药事业发展的方针政策；协调解决中医药事业发展中的重大问题；督促检查有关政策的落实。协调小组下设办公室，办公室设在天津市卫生局，主任由程津新兼任。主要负责协调小组的日常工作，研究提出促进中医药事业发展的政策建议，督促落实协调小组的议定事项，承办协调小组交办的其他事项。

十、天津市中医中西医结合工作会议召开

2007年3月26～27日，2007年天津市中医中西医结合工作会议在津南区宝成宾馆召开。副局长申长虹长作了2007年天津市中医中西医结合工作报告。本次会议传达了全国中医药工作药工作会议精神，总结了2006年天津市中医中西医结合工作，分析了当前天津市中医中西医结合工作面临的形势和存在不足，部署了2007年的中医中西医结合工作。中医学院第一附属医院等5个单位进行了经验交流。

（王福菊）

3. 河北省

【河北省2007年中医药工作概况】

一、概述

2007年，河北省中医药系统以邓小平理论和“三个代表”重要思想为指导，以科学发展观为统领，进一步贯彻落实《中华人民共和国中医药条例》和《河北省发展中医条例》，紧紧围绕《2007年河北省中医药工作要点》开展工作，努力发挥特色优势，推进继承创新，全面提高中医药防病治病能力，各项工作都取得了新的进展。

二、2007年度河北省中医药工作会议

河北省于2007年3月9日在石家庄召开了全省中医药工作会议，各市卫生局主管中医工作的局长，中医科（处）长、省直中医药单位和市级中医院院长共60余人参加了会议。会议传达了2007年全国中医药工作会议精神，并就如何贯彻这次会议精神、做好今后的中医药工作提出了意见和要求。会议要求，面对新形势下的中医药工作，必须要树立群众观念、大局观念、发展观念、创新观念和机遇观念。会议总结了该省2006年度中医药工作情况，安排部署了2007年的中医药工作任务，重点要抓好以下6项工作，推进全省中医药工作更好更快发展：一要加强农村中医药工作，全面提升农村中医药服务能力和水平；二要健全城市中医药服务网络，拓展社区中医药工作；三要规范与特色并重，加强中医医院规范化建设；四要大力实施科教兴医战略，不断提高专业队伍素质和水平；五要加强规范管理，保证国家有关项目建设顺利、高效实施；六要加强法制、文化建设，做好信息宣传工作。

三、“医院管理年”和“中医特色年”活动

2007年，河北省继续深入开展了“医院管理年”和“中医特色年”活动，进一步规范中医医院管理和突出中医药特色。河北省中医药管理局与河北省卫生厅联合制发了《2007年河北省医院管理年活动实施方案》，并召开全省电视电话会议进行了统一部署。认真落实《中医医院（三级）中医特色评价细则（试行）》，并制发了《河北省中医医院（二级）中医特色评价细则（试行）》。对中医医院实行严格评定，坚持突出中医特色的办院方向，加强中医医院科学化、规范化管理，促进中医医院健康、快速、可持续发展。河北省中医药管理局组织召开了全省示范中医院现场经验交流会，现场参观了唐山市中医院、丰润区中医院、迁安市中医院3所省级示范中医院，总结、交流了近两年来全省中医药系统开展“医院管理年”和“中医特色年”两项活动取得的经验，并就中医院如何进一步突出特色优势、提高中医药综合服务能力等工作进行了安排。2007年底，河北省中医药管理局组织专家对各地申报的省级示范中医院候选单位进行了复核，评选出唐县中医院等11家“河北省示范中医院”。

四、“农村中医工作先进县”创建工作

河北省中医药管理局组织专家对唐山市丰润区、邯郸市曲周县“全国农村中医工作先进县”的创建工作进行了中期评估，帮助查找并解决了存在的问题，两县（区）进行了积极的整改，于2007年9月顺利通过了国家中医药管理局的评审验收，被命名为“全国农村中医工作先进县”。经积极申报，迁安市、井陉县被国家中医药管理局批准为“全国农村中医工作先进县”建设单位。至此，该省已有国家级农村中医工作先进县及建设单位13个，省级农村中医工作先进县24个。

五、社区中医药工作

河北省深入落实国务院关于发展城市社区卫生服务中有关中医药的政策，合理配置城市中医药资源，为广大城市居民提供简、便、廉、验的中医药预防、治疗、保健、康复等服务。河北省制发了《社区卫生服务机构用药参考目录》，保障了社区居民的用要安全。继续开展全国中医药特色社区卫生服务示范区创建工作，组织专家对邯郸市丛台区创建全国中医药特色社区卫生服务示范区工作进行了初评，并帮助其进行了整改，顺利通过了复核，被国家中医药管理局命名为“全国中医药特色社区卫生服务示范区”，石家庄市桥东区也通过了国家中医药管理局的复核。

六、“名医、名科、名院”工程建设工作

河北省继续加强“名医、名科、名院”建设，以点带面，以先进带动后进，促进该省中医药诊疗水平全面提高。为提高中医药专家的学术地位和社会知名度，河北省充分调动广大中医药工作者的积极性，着手起草了《河北省名中医评选管理办法（暂行）》，准备在全省范围内评选出50名省级名中医，充分发挥名中医的技术优势，为群众提供更加优质的中医药服务。河北省加大中医专科专病建设力度，组织专家制定了《河北省重点中医专科建设考评标准》，对全省47个省级重点中医专科进行了考核评价，总结了重点中医专科建设取得的成效及存在的问题和不足。河北省中医药管理局指导廊坊市中医院血液病科等5个国家“十五”重点专科（专病）进行了强化建设，申报河北省中医院脾胃病科等16个省级重点专科（专病）为国家中医药管理局“十一五”重点中医专科建设单位。认真组织实施地市级重点中医医院建设项目，沧州市中西医结合医院被国家发改委和国家中医药管理局确定为2007年重点中医医院建设项目，廊坊市中医院、邯郸市中医院申报2008年地市级重点中医医院建设项目。

七、中医药治疗艾滋病试点项目

在2007年国家中医药管理局召开的中医药治疗艾滋病试点项目工作总结汇报会上，河北省作为国家中医药治疗艾滋病先行试点项目省介绍了经验，廊坊市永清县卫生局被评为“全国中医药治疗艾滋病工作先进集体”，沙河市中医院李保印同志被评为“全国中医药治疗艾滋病工作先进个人”。会后，河北省中医药管理局组织专家对所有项目县进行了现场指导，帮助解决实际问题，并召开了河北省中医药治疗艾滋病项目试点工作汇报会，对临床治疗的病案数据进行了分析，总结了河北省中医药治疗艾滋病的工作经验。

八、中医药教育

河北省组织了“全国优秀中医临床人才培养项目”中培养对象的结业考试，9名学员全部顺利结业并被国家中医药管理局授予了“全国优秀中医临床人才”称号。对“河北省优秀中医临床人才培养项目”的50名学员进行了年度考核并安排外出跟师进修学习。组织了2007年度的“3515”项目考试，全省有188名项目学员参加了考试，大部分学员成绩合格顺利结业。加强对中医药专家学术继承工作的管理，组织专家对延期的省级12名学术经验继承人进行了考核验收。受国家中医药管理局委托，河北省中医药管理局在石家庄市举办了为期4天的“全国名老中医专家临床经验高级讲习班”，8位全国知名专家进行了学术讲座。

为进一步加强农村中医药人才培养，河北省中医药管理局与河北省教育厅联合下发了《河北省乡村医生中医专业中专学历教育项目实施方案》，组织发动各地大力开展了乡村医生中医专业中专学历教育，2007年有1037名学员参加了学习，项目实施3年来，累计培养乡村医生2863名。开展了第三轮中医临床技术骨干培训工作，2007年为乡镇卫生院和社区卫生服务中心培训中医临床技术骨干810人。在全省遴选出30名农村基层优秀中医，对他们的临床经验和成才规律进行了全面系统整理和总结，并加以推广。

九、中医药科研工作

河北省加强了对该省承担的各级中医药科研课题的监督管理，举办了中医药科研培训班，普及中医药研究方法和产权保护等知识，进一步提高了中医药队伍的科研水平，保证研究工作的顺利实施。上半年河北省中医药管理局对2005年以前立项的课题进行了调查清理工作，对57项已完成的局级课题进行了集中验收，其中39项课题通过鉴定，18项课题通过了结题。全年共组织评审了局级中医药、中西医结合立项课题245项，其中指令性课题91项，指导性课题154项。组织评选出省中医药学会科学技术奖65项，其中一等奖28项，二等奖27项，三等奖10项，并推荐其中22项获奖成果参加河北省科技进步奖的评审。按期完成了“十五”攻关计划“名老中医药专家学术思想、经验传承研究”3项课题的工作任务，顺利通过了验收。确定了省级中医药继续教育项目共计42项。加强中医药科研实验室规范化建设，按国家中医药管理局颁布的实验室分级标准，对已登记的一、二级实验室进行复查，对申报国家中医药管理局三级实验室的单位进行督导，并确定了3个国家级重点研究室的建设单位。做好国家中医药管理局中医临床诊疗技术推广及示范单位的建设工作，举办了“全省中医药诊疗新技术、新成果项目推广培训班”，选择了5项国家级和省级新技术推广到临床和生产实践当中，加快成果转化，促进成果应用。

十、河北省中医药工作厅际协调小组成立

为进一步加强省直各部门之间的统筹协调，大力扶持河北中医药事业发展，更好地为建设和谐河北及沿海经济社会发展强省服务，该省成立了河北省中医药工作厅际协调小组。孙士彬副省长任组长，省政府副秘书长李同亮、卫生厅厅长王玉梅、卫生厅副巡视员王兰校任副组长，省发改委、省财政厅等18个省直部门领导为小组成员。小组下设办公室，河北省中医药管理局局长王振邦担任办公室主任。协调小组主要负责对全省中医药工作的宏观指导，研究拟订促进中医药事业发展的方针政策，协调解决中医药事业发展的重大问题，从而为扶持河北医药事业的发展提供了有力的组织保障。

十一、中医中药河北行大型科普宣传活动

按照国家中医药管理局等17个部委的统一部署和安排，河北省各地市相继开展了“中医中药河北行”大型科普宣传活动。2007年8月15日，河北省在省会文化广场成功举办了“中医中药河北行”大型科普宣传活动启动仪式，卫生部副部长兼国家中医药管理局局长王国强、副省长孙士彬、省委宣传部等15个共同主办单位的领导出席了启动仪式。王国强副部长兼局长在冀期间，还参观了河北省中医院、河北以岭医药集团、保定市中医院、安国药城等单位，对河北省的中医药工作进行了深入的调研。各市、县通过开展义诊咨询、健康讲座、科普展览、赠送书籍、送医送药等多种形式的科普宣传活动，使更多的人民群众有机会感受中医、了解中医、认识中医，让中医中药更好地服务大众，为中医药事业发展营造了更加良好的社会环境，得到了国家中医药管理局领导的首肯。活动期间，共捐赠医疗物资400万元，举行义诊活动20余场，参加的专家1200余人，接待义诊咨询群众44000人次，向基层卫生医疗机构和从业人员赠送图书27300册，发放中医药科普宣传资料近20万份，发放并收集的《中医药民众认知度调查问卷》12660份，参加“弘扬国粹、爱我国医”签名墙签名活动25000多人，组织基层中医药从业人员培训22场，培训乡村医生和社区医生3300余人，开展健康讲座20余场。（见图10）

（陈振山）

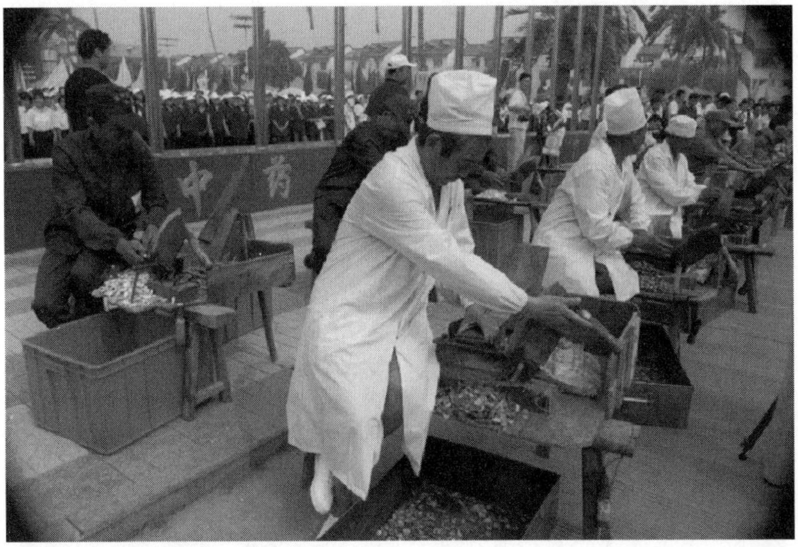

图10 中医中药河北行活动期间，安国老药工精湛的中药切片技艺令现场群众赞叹不已

4. 山西省

【山西省2007年中医药工作概况】

一、认真落实国家和省领导的批示精神，研究制定推动中医药事业发展的政策措施

（一）研究制定加快中医药事业发展的政策措施

为了贯彻落实吴仪副总理讲话精神，保持和发挥中医药特色优势，推动山西省中医药事业快速发展，按照省委书记张宝顺同志两次对中医药工作批示意见，山西省专门成立工作组，与省内部分名老中医药专家、中医药管理专家进行了3次座谈，起草了《关于加快中医药继承与发展的决定（草稿）》，分送省内部分老中医药专家们征求意见。经过多次沟通、交流，反复修改，形成了代拟稿在全省范围内广泛征求意见。

（二）出台政策，充分发挥中医药在新型农村合作医疗试点工作中的作用

为了落实全国中医药新型农村合作医疗工作会议精神，山西省积极参与新农合有关工作的组织、协调、监督和管理。召开县、乡、村三级中医药人员座谈会，探索中医药在新农合发挥作用的途径和模式，取得初步成效。

一是制定下发《山西省卫生厅关于充分发挥中医药在新农合中作用的意见》（以下简称《意见》），为发挥中医药在新农合中的作用提供政策保障。《意见》明确要求：在全省新型农村合作医疗试点县中，县级中医医疗机构应当全部纳入定点服务医疗机构；纳入定点服务机构的综合医院和乡镇卫生院应当设置中医科和独立的中药房；对运用中医药方法治疗的，可适当降低起付线标准，补偿比例的提高幅度不低于10%，针灸等非药物疗法和中医适宜技术的提高幅度不低于20%；鼓励中医机构或中医药人员自种、自采、自制、自用中草药，“四自”中草药参照同种同属中草药定价，纳入合作医疗补偿范围；鼓励试点县开展单病种中医药治疗限价工作。

二是加强中医药宣传，扩大影响力。积极组织基层中医药工作者深入乡村，通过医疗服务和健康宣教，使农民对中医药在防病治病中的作用有了更多的了解和更高的认识，并逐步更多地选择使用中药和接受中医诊疗技术进行治疗，努力形成信任中医药、选择中医药、乐意接受中医药的氛围，为中医药在新农合中的运用奠定了较好的群众基础。

三是明确检查衡量指标，促进中医药在新农合中的广泛运用。到2010年底，县级综合医院中药处方量逐步达到参合农民处方量的20%以上，乡镇卫生院逐步达到30%以上。针灸、推拿、按摩、刮痧、埋线、穴位注射、熏洗等非药物疗法和中医适宜技术全部纳入合作医疗的补偿范围。

（三）制定下发《山西省关于在城市社区卫生服务中充分发挥中医药作用的实施意见》

为了在城市社区卫生服务中充分发挥中医药在医疗、预防、养生、保健、康复等方面的特色与优势，合理利用全省中医药资源，逐步缓解城市居民看病难、看病贵问题，在充分调研的基础上，山西省组织制定了《山西省关于在城市社区卫生服务中充分发挥中医药作用的实施意见》（以下简称《意见》），经与有关部门协调，通过省政府法制办审核，正式下发。

二、保持和发挥中医药特色优势，实施农村中医药服务能力建设等项目

（一）继续实施农村中医药服务能力建设项目，提高县级中医院服务水平

本着统筹安排，重点建设的原则，结合全省县级中医院等级创建

工作和整体建设水平，山西省制定了《2006年中央财政补助山西省农村中医药服务能力建设项目实施方案》，确定急诊急救能力项目建设单位21个，感染性疾病科项目建设单位5个，农村医疗机构特色专科（专病）项目建设单位8个。每个项目单位国家将补助一定数额资金，主要用于设备购置与人员培训。为了保证设备配置合理、适用，山西省组织专家组确定了设备的主要技术参数。经报省财政部门批准，共招标采购了59种设备，完成了设备配置、安装、调试工作。各项目单位根据项目方案的要求，分别组织相关人员参加了急诊急救、感染性疾病方面的知识与技能培训。特色专科建设项目单位认真开展了中医医疗质量监测工作。

（二）实施中药制剂能力建设和针灸理疗康复特色专科建设项目

为了做好项目规划，山西省组织开展了专项调研，对全省中药制剂的现状进行了调查。根据山西的现状，提出了市级中医院中药制剂室的基本规模、基本设备、人员配备和生产剂型等建设标准。项目申报工作已经结束，经国家审核确定了太原市中医院为中药制剂能力建设项目单位，晋城市城区中医院、潞城市中医院为针灸理疗康复特色专科建设项目单位。

三、加强中医药人才培养和科教工作

（一）组织完成国家级高层次中医药人才培养项目结业考核工作

一是按照国家中医药管理局《关于开展第三批全国老中医药专家学术经验继承人结业考核工作的通知》的要求，山西省组织开展该省三批师承学术继承人的结业考核工作。经过对继承人3年跟师学习的实绩和结业论文等内容的原始材料进行审核，26名继承人中有22名符合条件参加结业考核。本着公开、公正、公平的原则，山西省中医管理局会同人事部门成立考核专家组，召开了专家组工作会议，对于国家下发的结业考核工作方案中具体内容和要求进行了讨论、学习，进一步明确了考核目标和任务，统一了评分标准，制定了实绩考核、结业论文考核和实践技能考核的工作程序。经专家组评议参加考核的22名学术继承人全部达到要求，其中优秀3名，良好17名，合格2名。经报国家中医药管理局审核，参加考核的22名继承人全部出师。

二是按照国家中医药管理局《关于印发优秀中医临床人才研修项目结业考核工作方案的通知》的要求，山西省中医管理局组织专家对3名研修人员的理论学习、临床实践、跟师学习情况及科研工作等平时学习工作情况进行了考核，并对提交的结业论文进行了重点评审，形成书面意见上报国家中医药管理局。

（二）继续实施农村中医药人才培养项目

为了充分发挥中医药在农村卫生工作中的特色与优势，山西省针对该省农村中医药人员素质偏低的现状重点开展了以下工作：一是实施乡镇卫生院临床技术骨干培训项目，提高人员整体素质，进一步推动乡镇卫生院中医科的建设。按照国家实施方案的要求，2007年在全省范围共遴选464名乡镇卫生院从事中医临床工作、具有执业（助理）医师资格的人员，进行为期半年的集中培训。目前，培训项目方案已经下发，共确定了大同、运城、忻州、晋中4个市分别承担培训任务，负责制定了教学计划、教学内容，组织开展培训工作。二是继续实施乡村医生中医专业学历教育项目。认真总结项目实施以来取得的成绩和存在的问题，按照项目实施方案的整体目标和任务要求，由教学基地山西中医学院成教学院负责组织招生与培训工作，年底前完成1126名学员的录取工作。

（三）实施农村中医药适宜技术应用示范研究项目

按照科技部“十一五”国家科技支撑计划“农村卫生适宜技术及产品研究与应用”重大项目课题申报工作的要求，由山西省科技厅牵头，山西省卫生厅中医管理局、山西省计生委共同参与组织，通过努力，山西已经被确定为项目省份之一。中央财政投入480万元，省级财政配套200万元，选择5个试点县开展以中医药适宜技术为主的应用研究与推广工作。项目承担单位山西中医学院根据任务要求，整合人力、物力资源，积极开展项目实施工作。

（四）开展中医药防治地方病工作

在对忻州市氟骨症医院的郭氏疗法治疗氟骨症回顾性总结评价、制定临床观察技术方案、开展临床观察、扩大治疗点等工作顺利完成的基础上，以国家科技支撑计划“重大疑难病中医防治研究”项目——“郭氏疗法治疗氟骨症研究”为依托，开展了中医药治疗氟骨症这一难治性地方病的临床治疗进行科学化、规范化研究工作。

（五）加强中医临床教学基地建设

山西省开展了山西中医学院临床教学基地评审工作，通过专家评审，达到附属医院标准的17所、教学医院标准的8所、实习医院标准的13所。2007年，根据有关协议，确定山西省人民医院、阳煤总医院、吕梁市人民医院、晋中市第二人民医院、晋中市中医院、太原市第二人民医院、运城市中医院、长治市中医院、长治市中医研究所附院、忻州市中医院、太原市人民医院等11医院为山西中医学院非直属附属医院。

四、落实“三名”战略，努力打造中医品牌

（一）开展“山西省名老中医”评选工作

“三名”战略的核心是名医，有了名医才能有名科、名院。名中医是中医药事业发展的中坚力量，其作用发挥得好，不仅能有效地推动中医药事业的发展，而且可以为经济发展提供新的增长点。通过树立一批省名老中医，配套实施“名老中医工作室”建设项目，来带动中医药临床经验传承研究、中医药人才培养，推动中医药学术继承、创新与发展。通过充分酝酿，多次讨

论、研究，山西省制定了《山西省名老中医评选办法》，并下发了《关于开展“山西省名老中医”评选工作的通知》，名老中医评选工作已全面启动，目前申报工作基本结束。配合评选工作，同时组织开展了《山西省名老中医经验集》编纂工作。

（二）实施重点中医专科（专病）建设规划

根据“十五”期间全省重点中医专科（专病）创建工作进展情况，结合各市重点中医专科建设计划和县级以上中医院内涵建设情况，山西省确定45个专科为省级重点中医专科项目创建单位。通过3～5年的建设，打造一批省级重点中医专科，使其成为中医特色明显、诊疗水平较高、临床疗效显著、学术水平较高、人才梯队合理、具有示范带动作用、有一定辐射能力的中医名科。

（三）加快中医院发展，推动中医名院建设

一是加快省级中医院基本建设，启动了山西省中医院、山西中医学院第二中医院建设项目。在综合长远发展、借鉴省内外医院建设模式的基础上，山西省中医院制定了总体建设规划方案，通过项目的实施，努力步入全国一流水平的中医院行列。二是积极与国家和省发改委协调，推动12个市级中医院建设，进一步提高其业务用房质量和医疗设备配置水平。三是实施国债项目县级中医院基本建设。“十一五”期间，中央预算内专项资金（国债）用于加强县级中医医院基本建设。2007年，对2006年度确定的4个项目单位平陆县、闻喜县、五台县、兴县中医院的经费落实、项目实施进行了督导检查。根据项目确定原则，确定2个县级医院为2007年度项目，9个县级中医院纳入2008年度拟建设项目单位。在县级中医院基本建设方面，值得一提的是孝义市人民政府，高度重视中医药事业发展，投资5000万元用于孝义市中医院用房和医疗设备的改善。

五、把好中医执业医师准入关，认真做好中医执业医师考试工作

医师资格考试是贯彻《中华人民共和国执业医师法》，实施医师准入制度的国家统一考试。按照“2007年全国医师考试工作会议”精神，结合本省中医类执业医师考试与西医类执业医师“联合组织，单独管理”的原则，山西省对全省报考执业医师的人员进行了报名审核。一是组织专家参加了中医、中西医结合医师资格实践技能考官培训，对中医类别医师资格考试的组织、安排、实施做了周密细致的部署、协调和管理工作。二是经过审核，2007年参加中医类执业（助理）医师考试共7011人，其中参加中医执业（助理）医师考试的2849人，中西医结合执业（助理）医师考试的4162人。三是严格按照卫生部医师资格考试委员会和国家医学考试中心的工作部署和要求，共设置考点12个，根据各考点报名人数及工作安排，将中医类别实践技能试题及考官评分册分发至12个考点。7月和9月中医类执业（助理）医师实践技能考试和综合笔试考核工作顺利完成。

《传统医学师承和确有专长人员医师资格考核考试办法》已经出台，为民间中医师取得执业资格开辟了一条途径。运城市卫生局率先举措，在2007年9月中旬～10月下旬，组织了全市中医师进行临床技能考试，考试包括笔试和面试，共有1635名中医师参加了考试，其中也包括一批在基层从事中医临床工作的民间传统医师，年龄最大的逾80岁。

六、深入开展医院管理年活动，进一步提高中医院内涵建设水平

（一）开展医院管理年督导工作

为了贯彻落实2007年医院管理年工作会议暨中医医政工作座谈会精神，深入推动各地医院管理年活动扎实、有效开展，不断提高活动质量和工作水平，按照《国家中医药管理局办公室关于做好中医医院2007年医院管理年活动督导工作的通知》的有关要求，山西省组织专家制定了《山西省2007年医院管理年活动方案及考核细则》，组成了12个检查组进行了相关培训，于2007年10月9～15日对全省34所二级甲等以上中医院进行督导检查。专家组依据《山西省2007年医院管理年活动方案及考核细则》对医院的综合管理、医疗质量、护理质量、院感控制、药剂管理和医德医风建设等6个方面进行评价。

（二）继续加强中医院分级管理工作

中医院分级管理工作已经开展了十几年，2002年《山西省中医院分级管理办法与标准》进行第一次修订。随着中医药事业发展趋势的变化，如何把中医院内涵建设和规范化管理与国家提出的保持和发挥中医药特色与优势的工作目标有机地结合起来，促进中医院医疗质量水平的提高，从而更好地为群众提供更加优质的中医药服务。为此，山西省组织专家认真总结近几年中医院分级管理工作实践中的经验和存在的问题，结合国家中医药管理局《中医医院管理评价指南（试行）》和《中医医院中医药特色评价指南（试行）》的要求，对《山西省中医医院分级管理办法与标准》进行第二次修订。先后共组织召开专家讨论会10余次，对医疗、护理和药品质量管理方面的有关标准进行了进一步的补充和完善。同时，组织制定了《山西省中西医结合医院分级管理办法与标准（试行）》。针对新出台的标准，举办了全省中医、中西医结合医院分级管理培训班，医院的业务院长、相关科室主任200余作参加了学习。中医医院等级评审委员会的专家对新标准的内容及其所涵盖的意义进行了详细的讲解。

七、加强学会工作，开展中医药学术交流活动

（一）成立山西省中医药学会妇科专业委员，召开了全省中医妇科学术交流会

2007年6月28日，全省各级医疗机构妇产科专家代表50余人参加会议。中华中医药学会妇科委员会副主任委员、上海中医药学会妇科分会主任、主任医师胡国华宣读贺信贺词。会议通过了山西省中医药

学会妇科专业委员会的活动章程，选举了新一届妇科专业委员会组织机构。会议还特别邀请来自上海市中医院胡国华教授和上海市第一妇婴保健院庄桂霞教授作了精彩的学术报告。省内10余位专家进行了学术交流。

（二）召开了全省中医学术思想与临床交流会议

山西省中医药学会于2007年5月12日在太原召开“全省中医学术思想与临床经验交流会议”。国家中医药管理局吴刚副局长到会。会议邀请了北京中医药大学王琦教授作专题报告。省内20余名中医药界知名学者、专家从中医药创新发展、中医药适宜技术、中医临床成果和名医经验等方面进行了学术交流。

（三）举办了“傅山中医药国际学术研讨会”

为了纪念傅山先生诞辰400周年，扩大山西省中医药的对外影响，推动中医药特色品牌建设，弘扬中医药文化，太原市委、市政府及山西省卫生厅共同组织召开了“傅山中医药国际学术研讨会”。国家中医药管理局副局长吴刚、山西省政协副主席周然及太原市委、市政府领导和国内外中医药专家学者200多人参加大会。此次会议荟萃国际、国内傅山医学研究的最新成果，傅山医学思想和成就在中国医学史上占有重要地位，深入挖掘傅山医学学术资源和宝贵精神财富，对推动中医药事业进步乃至全国和世界医学发展都具有重要意义。

（四）召开全省中医药学术年会

2007年度山西省中医药学术年会于2007年12月18日在太原召开，山西省政协周然副主席、省科协关原成副主席等领导到会，全省200余名代表参加了本次学术年会。会上，北京中医药大学著名学者、国务院特贴专家、博士生导师周平安教授作了“慢性肺原性心脏病急性发作期的中医药辨治”的精彩学术报告。省内5位知名专家从中医临床研究、中药饮片质量等不同角度作了专题讲座，10位专家、学者进行了大会学术论文交流，65篇论文汇编成集。

八、成功组织“中医中药中国行”山西省大型活动，扩大中医药影响力

为了确保“中医中药中国行”山西省活动的顺利开展，山西省积极协调，成立由省卫生厅、省委宣传部、省人大教科文卫委、省政协教科文卫体委等15部门作为主办单位，11个市卫生局作为承办单位，14个厅直属单位作为协办单位的组织机构。各市对本次活动予以高度重视，相应成立了组织机构，对活动进行了周密的部署和细致的安排，值得一提的是阳泉、朔州、吕梁市由市政府分管市长亲自挂帅，对这次活动在该地区开展予以了大力支持。

活动内容丰富，涉及面宽，带来的任务量也随之增大。为了保证前期准备组织有序、工作到位，山西省先后下发了《“中医中药山西行”活动实施方案》、《“中医中药山西行”各市活动执行细案》和《“中医中药山西行”启动仪式暨太原站现场活动执行细案》，成立了活动指挥部、秘书组、材料组、宣传组、综合组、保卫组、应急组7个部门，明确了工作职责和任务。准备期间，共组织召开了3次全省性的工作安排会，组织机构内部工作沟通会10余次，并多次向省里有关领导汇报进展情况。由于组织到位，措施得当，有效地保证了前期准备工作的顺利开展。

活动目的是面向基层、服务农村、惠及百姓，为了使广大的百姓真正了解本次活动的目的、意义和内容形式，让更多的群众成为参与主体并从中受益，2007年8月12日，山西省召开“中医中药山西行”新闻发布会，李俊峰厅长进行活动新闻发布，中央、省、市级的50余家新闻媒体参与了本次活动的宣传报道工作。

2007年9月2日8时58分，“中医中药中国行”山西省活动启动仪式在太原市滨河体育中心隆重举行。卫生部副部长、国家中医药管理局局长王国强，省人大赵劲夫副主任，省政府胡苏平副省长，省政协周然副主席，香港特别行政区卫生署谭丽芬副署长，太原市张兵生市长，省卫生厅李俊峰厅长及15个成员单位的领导出席，省城中医药系统41个单位的医护人员和工作人员，“中医中药中国行”大篷车的工作人员，来自34个国家的第9届国际针灸班的70余名外国学员，省城近30家新闻媒体，近5000名群众参加了盛大的启动仪式和现场文体表演、义诊咨询和科普宣传活动。国家中医药管理局向山西省捐赠了价值400万元的医疗设备和图书。

11个市、119个县活动同时拉开帷幕，全省掀起了中医药宣传高潮，各市、县（市、区）的中心广场举办了大型中医咨询、科普宣传活动，各中医院走进社区农村举办300余场社区医生中医药知识培训和健康知识讲座。中医大篷车行程1000公里，深入到农村、社区、矿区，受到广大群众的欢迎。

整个活动得到了各地政府的高度重视和新闻媒体、人民群众的关注。新华社、中新社、中国中医药报、人民政协报、人民代表报、山西电视台、太原电视台、黄河电视台、山西人民广播电台、山西日报、山西青年报等30余家媒体进行报道，各市活动也得到50余家媒体的充分报道，产生了广泛的社会影响。2007年11月25日，国家中医药管理局在广东召开了“中医中药中国行”总结大会，会上国家中医药管理局对2007年活动组织实施和取得的效果进行了总结，对先进单位和先进个人进行了表彰。山西省卫生厅获得了“中医中药中国行”2007年度组织奖，李俊峰厅长、文渊局长获优秀个人称号。

九、接待卫生部副部长兼国家中医药管理局王国强来山西省调研，树立全国先进典型

卫生部副部长、国家中医药管理局局长王国强2007年9月2～5日带领局人事司、法规司、科技司、医政司、国合司、新闻办6位司长来山西调研。期间，调研团先后参观、考察了山西省中医院、山西省中医学院及其附属医院、山西省肿瘤医院、太原市类风湿病医院和晋中市中医院，认真了解了医院在基本建设、质量管理、人才培养、重点学科（专科）建设等方面的情况，并与医院医护人员亲切座谈。王国强副部长充分肯定了山西中医药事业近几年发展所取得的成就，听取了临汾市卫生局关于永和县中医院院长王学诗同志先进事迹的情况汇报，国家中医药管理局决定，在全行业深入开展向王学诗同志学习的活动，号召全体中医药工作者向王学诗同志学习。王学诗同志的先进事迹也得到省委宣传部、卫生部、中宣部的高度重视，获得了2007年度全国道德模范提名，并作为卫生部先进人物事迹报告团的一员，在全国范围内进行先进事迹宣讲。

十、拓宽渠道，加强宣传，努力营造山西省中医药事业发展良好氛围

一是充分发挥中国中医药报驻地记者站的作用，通过对典型事例、活动的宣传，营造全省中医药事业发展的良好氛围。

二是以传播中医药知识为切入点，加大中医药工作的综合协调力度。从2007年起，山西省专门为省政府办公厅、省发改委、经委、监委、财政厅、公安厅、科技厅、教育厅、民政厅、工商局等10个部门订了45份中国中医药报，免费赠阅，宣传中医药政策。其中包括6位省长、2位秘书长、6位厅长和18位主任、15位处长。

三是充分运用网络信息技术，在山西中医学院建立并开通了中医药电子博物馆，为广大中医药工作者提供了更加便捷的获取行业信息的平台。此外，以《山西中医工作简报》和《杏林通讯》为载体，进一步加强了全省中医药行业动态信息的沟通与交流。

十一、认真学习政策文件，加强工作作风建设

一是重点学习了中纪委《八条禁令》、省委《关于加强作风建设狠抓工作落实的决定》和卫生部、国家中医药管理局有关治理商业贿赂的文件，进一步改进工作作风，提高行政效能。二是认真学习、领会党的十七大会议精神。

（刘　浚）

5. 内蒙古自治区

【内蒙古自治区2007年蒙中医工作概述】

一、概况

2007年全区蒙医中医工作的重点是落实全国中医药工作会议和2006年底召开的全区蒙医中医工作会议精神，落实《内蒙古自治区人民政府关于进一步加强蒙医中医工作的决定》，以发挥特色优势为核心，加强医院基础设施建设，强化医院管理不断提高医疗服务水平，全面促进蒙中医药法制化、科学化、规范化发展。

一是依法推动蒙医中医事业发展成效显著。由自治区政府办公厅牵头，对《内蒙古自治区人民政府关于进一步扶持蒙医中医事业发展的决定》贯彻落实情况进行了督察，各级政府和各有关部门自觉、积极贯彻落实对蒙医中医事业的扶持政策，在思想上高度重视，在行动上积极主动，在措施上具体有力，在成效上立竿见影，蒙医中医工作取得了显著发展，为蒙医中医事业的传承与发展创造了有利条件。

二是筹建内蒙古自治区蒙医医院工作进展顺利。自治区政府成立了内蒙古自治区蒙医医院筹备小组，完成了对自治区蒙医医院的建设规划，制定了《内蒙古自治区蒙医医院建设项目可行性研究报告》并由自治区发改委批准立项。自治区党委、政府高度重视，主要领导亲临现场察看，研究确定新建28000平方米的门诊、病房、急诊、医技综合楼和3000平方米蒙药制剂中心，以及4150平方米辅助用房。开放床位400张。项目总投资约需16696万元。国家中医药管理局和国家发改委也大力支持内蒙古自治区蒙医医院建设，批准为全国重点民族医医院建设单位，并给予一定的建设经费支持。2007年12月23日内蒙古自治区政府隆重举行了内蒙古自治区蒙医医院开工奠基仪式，国家中医药管理局、国家民委和自治区党委、人大、政府、政协的有关领导为内蒙古自治区蒙医医院开工奠基剪彩。

自治区蒙医医院将建成一所蒙医特色明显、综合服务能力强、医疗设备先进，服务功能、科研能力和人才水平领先的现代化的三级甲等蒙医医院及集蒙医医疗、科研、临床教学为一体的蒙医药中心。不仅为内蒙古自治区各族群众进行蒙医药预防、医疗、保健、康复等服务，而且作为全国蒙医药工作领头单位，对全国八省区开展蒙医药临床、科研工作进行指导和示范。同时还作为一个国际性的医院，是对邻国蒙古国及俄罗斯等国公民进行医疗服务的主要窗口。

三是蒙中医机构建设逐步加强。蒙中医机构建设力度加大，盟市级蒙中医机构也加快了基础设施改造建设步伐，自治区成立60周年，26所旗县级蒙医医院改造建设项目按年度计划正在实施，极大地改善了就医环境。同时3所盟市级蒙中医机构实施蒙药制剂室建设项目，将建成达到GPP标准的现代化蒙药制剂中心。

四是蒙中医机构内涵建设加强，申报批准了9个蒙中医专科专病列入国家“十一五”重点专科专病建设项目，每个项目补助经费50万元。自治区组织制定了《内蒙古自治区蒙医医院建设标准》、《蒙中医医院建设标准》和《中医医院建设标准》，并重新修订了《内蒙古自治区蒙中医医疗机构评价指南实施细则及评价考核评分方法》，进一步强化各级蒙中医医院内部管理。

五是蒙医药被批准为非物质文化遗产，蒙医药标准化建设完成任务。作为内蒙古自治区成立60周年大庆献礼项目，自治区完成了《蒙医病证诊断疗效标准》、《蒙药材炮制规范化研究》、《内蒙古自治区蒙药制剂规范》、《蒙药材质量标准化研究》等标准和规范，并于2007年7月28日由内蒙古自治区党委宣传部及新闻出版局召开新闻发布会。

六是蒙中医人才培养计划全面实施。将解放军253医院作为培训基地，分期分批对全区旗县级蒙中医医院100名急诊科人员和感染科人员进行蒙中医药急诊急救、传染病防治、医院感染等知识与技能的在职培训。同时，配备中央对内蒙古自治区旗县级蒙中医机构配备医疗设备的举措，与自治区人事厅共同实施人才培养计划，拟利用自治区人才开发基金，与对口支援省市协作，为旗县级蒙中医医院培养影像诊断人员200名。

七是农村牧区蒙中医药服务能力建设得到加强。重点实施了旗县级蒙医中医机构急诊急救能力建设项目6个、感染性疾病科建设项目5个、农村特色蒙中医专科专病建设项目7个和546名乡村医生蒙中医专业中专学历教育、280名乡镇卫生院蒙中医临床技术骨干培训项目等，全面提高了农村牧区蒙医中医服务能力。

八是完成了全国第三批老中蒙医药专家学术经验继承工作8名指导教师和13名学术继承人及全国优秀中医临床人才研修项目的结业考核；2007年蒙中医专业高级技术资格评审工作按计划完成；蒙中医执业医师资格考试工作顺利完成。

九是对外宣传交流工作取得新进展。与俄罗斯布里亚特共和国卫生部共同举办了“中国内蒙古——俄罗斯布里亚特医学学术会议”；在澳门进行了蒙医药专题学术论坛，赴澳门参加由国家食品药品监督管理局和澳门特区政府卫生局合办的“国际医药博览会与健康论坛”，组织医院、药厂等设立蒙医药展位；与内蒙古电视台合作，进行电视专题片“祖国民族医药之林中的璀璨奇葩——蓬勃发展的蒙医蒙药”的录制；内蒙古自治区蒙、中医药学会各专业委员会学术活动频繁，学术气氛活跃，共举办15期培训班和学术交流会。

二、督察《内蒙古自治区人民政府关于进一步扶持蒙医中医事业发展的决定》

2007年9月，内蒙古自治区人民政府办公厅下发文件，决定对各地和有关部门贯彻落实《内蒙古自治区人民政府关于进一步扶持蒙医中医事业发展的决定》进行督察，督察内容主要包括：对蒙医医院人员经费全额补助、对中医医院人员经费补助达到80%以上；盟市卫生局单独设置蒙中医科；蒙中医事业费单独列入财政预算，并有所增加；在农村合作医疗、城市社区卫生服务、城镇职工医疗保险制度中体现蒙中医特色优势，并采取优惠政策；等等。根据督察结果，12个盟市卫生局全部单独设置了中蒙医科；将蒙中医事业费单独列入预算的有7个盟市；有9个盟市已经对蒙医医院100%全额补助，中医医院达到80%以上；其他3个盟市对蒙中医医院的人员经费补助从10%～40%提高到了60%～80%。12个盟市在制定卫生政策时都充分发挥蒙中医药作用，体现蒙中医药特色优势，不同程度地制定了优惠政策。特别是落实决定得到了各盟市行署、政府的高度重视，得到了有关厅局的高度重视，采取了切实可行的有效措施，为蒙医中医事业的传承与发展创造了有利条件。

三、筹建内蒙古自治区蒙医医院

2007年12月23日内蒙古自治区政府隆重举行了内蒙古自治区蒙医医院开工奠基仪式，国家中医药管理局副局长房书亭、国家民委王居和自治区党委、人大、政府、政协的有关领导为内蒙古自治区蒙医医院开工奠基剪彩。

关于加强自治区级蒙医医疗机构建设，成立内蒙古蒙医医院的问题，是内蒙古自治区人大代表、政协委员和卫生部门及社会各界十分关注的热点问题之一。近年来在全国和自治区“两会”期间，自治区人大代表和政协委员曾多次提出过建议、提案。对于成立自治区蒙医医院一事，自治区党委和政府领导非常重视，各届领导都曾作过专门批示。自治区政府曾组织计委、卫生厅进行调研，并提出过成立自治区蒙医医院的专题报告。自治区办理人大代表建议和政协提案联合办公领导小组办公室也专门多次进行调研。2006年10月19日，自治区人民政府召开第10次常务工作会议，确定在改扩建内蒙古中蒙医医院的基础上建一所自治区蒙医医院。2006年12月4日，自治区政府办公厅下发了关于成立自治区蒙医医院筹备小组的通知。

2007年，内蒙古组织专家完成了对自治区蒙医医院的建设规划，制定了《内蒙古自治区蒙医医院建设项目可行性研究报告》并由自治区发改委批准立项。自治区党委、政府高度重视内蒙古自治区蒙医医院建设，自治区主席杨晶、自治区党委宣传部部长乌兰、自治区副主席罗啸天亲临现场察看原房屋情况，多次主持办公会议研究，最后确定房屋建筑总面积35150平方米，新建28000平方米的门诊、病房、急诊、医技综合楼和3000平方米蒙药制剂中心以及4150平方米辅助用房。开放床位400张。项目总投资约需16696万元，其中土建工程投资11796万元，设备投资4900万元。

同时，国家中医药管理局和国家发改委也大力支持内蒙古自治区蒙医医院建设，批准为全国重点民族医医院建设单位，并给予一定的建设经费支持。

自治区蒙医医院将建成一所蒙医特色明显、综合服务能力强、医疗设备先进，服务功能、科研能力和人才水平领先的现代化的三级甲等蒙医医院及集蒙医医疗、科研、临床教学为一体的蒙医药中心。不仅为内蒙古自治区各族群众进行蒙医药预防、医疗、保健、康复等服务，而且作为全国蒙医药工作领头单位，对全国八省区开展蒙医药临床、科研工作进行指导和示范。

四、内蒙古自治区蒙中医药管理局揭牌

2007年12月23日，自治区举行了内蒙古自治区蒙中医药管理局揭牌仪式，内蒙古自治区蒙中医药管理局是2006年底由内蒙古自治区机构编制委员会批准成立的，局长由自治区卫生厅副厅长乌兰兼任。

国家中医药管理局副局长房书亭、国家民委司长王居和内蒙古自治区党委宣传部部长乌兰、党委秘书长符太增、人大副主任宝音德力格尔、政府副主席罗啸天等领导出席揭牌仪式。

自治区依据《执业医师法》，负责蒙中医医师资格认定工作，执行蒙中医、中西医结合医疗、护理等人员的执业标准，组织蒙中医医师、护理人员执业注册；拟订与完善蒙中医药行业专业技术人员专业技术职务评定标准；参与制定蒙中医药行业专业技术人员执业资格标准。

自治区研究蒙中医药科技教育的发展战略；拟定和组织实施自治区蒙中医药科技教育发展的中、长期计划与总体规划；组织、协调、管理自治区蒙中医药科学研究、技术创新、开发项目和科技教育成果的奖励和推广，组织重大科技成果的鉴定；指导蒙中医学科建设，高、中等蒙中医药教育教学工作和成人蒙中医药教育工作；组织实施蒙中医药继续教育、在职教育和岗位培训工作。

自治区加强蒙中医药对外交流与合作，推进蒙医药领域的国内、国际合作，促进蒙医药走向全国、走向世界。

五、蒙医药标准化建设

2007年7月28日，内蒙古自治区党委宣传部及新闻出版局召开新闻发布会，对《蒙医病证诊断疗效标准》、《蒙药材炮制规范化研究》、《内蒙古自治区蒙药制剂规范》、《蒙药材质量标准化研究》等标准和规范完成并进行了发布。这是内蒙古自治区蒙医药标准化体系初步形成的重要建设项目，是自治区成立60周年献礼项目。

2005年底，自治区政府提出了以蒙医药标准化建设为奠基石和突破口，进一步推动蒙医药事业的继承和创新的发展思路，在自治区政府乌兰副主席的亲自主持下，成立了以乌兰副主席为组长的蒙医药标准化建设领导小组，办公室设在卫生厅，由卫生厅副厅长乌兰任主任。同时，制定了《蒙医药发展规划》，首先确定《蒙医病证诊断疗效标准》、《蒙药材炮制规范化研究》、《内蒙古自治区蒙药制剂规范》、《蒙药材质量标准化研究》等4个标准化项目，由自治区卫生厅、自治区食品药品监督管理局、内蒙古医学院等分别牵头组织编写工作。自治区卫生厅承担了《蒙医病证诊断与疗效标准》的编写工作，组成了以乌兰副厅长任主任、57名蒙医各学科领域知名的高级专业技术职务专家组成的编审委员会，并由苏荣扎布等19名德高望重的名老蒙医药专家组成审定委员会。2006年召开了4次编审工作会议、1次编写工作会议、1次培训会、1次阶段总结会和20余次审稿会议，确定了编写方案和工作方案，已完成统稿工作。通过积极申请，该项目被批准为国家中医药管理局立项课题。《蒙医病证诊断与疗效标准》由蒙医内科93种病证、外科30种病证、骨科42种病证、妇科26种病证、儿科44种病证、五官科77种病证、传统疗术90种病证、温病科30种病证8个学科432种病证的诊断、疗效标准组成。根据蒙医药临床研究情况，对蒙医各科病证归纳、分类，在广泛参考蒙医文献与现代临床医疗相结合的基础上，采用计算机等现代工具，对蒙医药临床各学科文献及临床资料进行科学、规范、系统的整理研究，突出蒙医药特色，为蒙医临床提供指导性和操作性强的诊断、治疗和疗效判定标准。

（石海燕）

6. 辽宁省

【辽宁省2007年中医药工作概况】

一、概述

2007年，辽宁省中医工作取得了快速发展。全省中医医疗机构全年共收治门诊病人7025535人次，急诊病人521451人次，住院病人247482人次，比上一年分别增长5%、27%、16.7%；总收入203652.4万元，比去年增长19.4%；全省75%以上的中医院业务收入都比上一年有了较大程度的提高。“十五”期间的9个国家级重点专科被确定为“十一五”重点专科强化建设项目，又有18个专科（专病）被确定为“十一五”全国重点专科（专病）建设项目，其中有6所大型综合医院的中医、中西医结合重点专科中标，占全国综合医院41个项目的14.6%，数量居全国之首；辽宁中医药大学附属医院心血管科等6个专科（专病）迈入省重点专科（专病）行列，目前共有省重点专科（专病）39个。沈阳市精神卫生中心、沈阳市第六人民医院、大连市中心医院被国家中医药管理授予“全国综合医院中医药工作示范单位”称号；沈阳、大连市中西医结合医院被国家中医药管理局确定为第二批全国重点中西医结合医院（全国11所）。有5个县（市、区）迈入了“辽宁省中医工作达标县”行列，覆盖率已达37.5%；沈阳市和平区被确定为全国中医药特色社区卫生服务示范区，沈阳铁西区、鞍山铁东区被确定为辽宁省中医药特色社区卫生服务示范区；目前，沈阳市内五区全部是中医药特色社区卫生服务示范区，成为辽宁省中医药进社区工作标杆市。举办乡镇卫生院中医临床技术骨干培训班，免费为乡镇卫生院培养中医临床技术骨干226名；开展“乡村医生中医专业中专学历教育项目”，招收乡村医生学员1124名；沈阳市启动了乡村医生中医药知识与技能培训项目，投入20万元免费对3512名乡村医生进行了培训，占总人数的94.5%。全省16名学员全部通过了优秀中医临床人才研修项目结业考核，4名同志被国家中医药管理局评选为优秀学员，其中张明雪、徐艳玲两名同志的考核成绩进入前8名，受到了吴仪副总理的接见和颁奖；第三批全国老中医药专科学术经验继承工作成绩显著，17名继承人完成结业考核，2位老师被评为全国优秀指导老师；辽宁中医药大学附属医院获得第三批全国老中医药专家学术经验继承工作先进管理单位和优秀中医临床人才研修项目先进管理单位荣誉称号。共有4个研究室被评为国家中医药管理局中医药重点研究室；辽宁中医药大学全年共有87项各级各类科研课题获准立项，辽宁中医药大学附属一院被国家中医药管理局批准为全国首批中医医院中医“治未病”试点工作单位；辽宁省中医药研究院GCP中心全年共承担Ⅰ期临床试验观察项目64项，项目数量在全国同类机构中名列前茅。评选“辽宁省名中医”34名，已构成全省百名“名中医”队伍。在“中医中药中国行”大型科普宣传和首届全国中医药书画摄影大赛中，“中医中药中国行”辽宁省组委会和辽宁省中医管理局分别荣获“优秀组织奖”。

二、辽宁省中医工作会议

2007年3月14日，辽宁省中医工作会议在沈阳隆重召开（见图11）。各市卫生局主管中医工作的局长，中医（医政）处（科）长，省市中医、中西医结合医院院长，省发改委、财政厅相关领导，辽宁中医药大学杨关林副校长，省卫生厅机关各处（室）领导等80余人参加了会议。

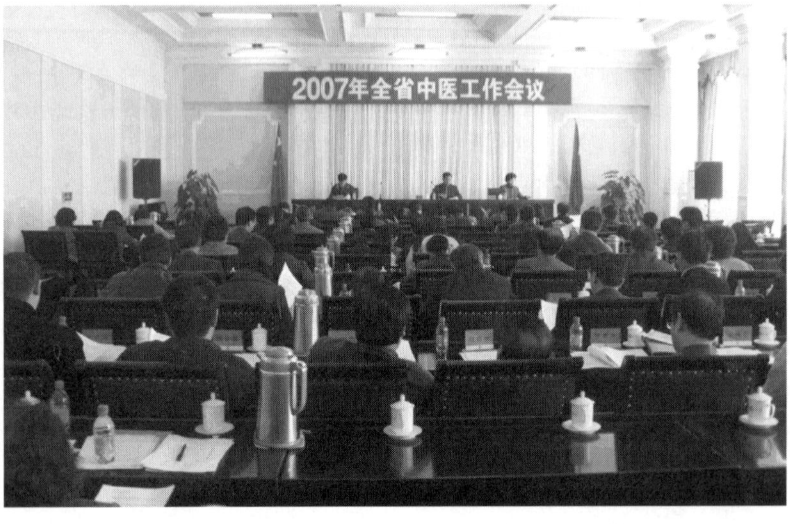

图11　2007年3月14日，辽宁省中医工作会议在沈阳隆重召开

会上，辽宁省卫生厅姜潮厅长作了重要书面讲话，就辽宁省中医工作讲了3点意见；辽宁省中医管理局温家祥副局长传达了全国中医药工作会议精神；辽宁省卫生厅董德刚副厅长对辽宁省2006年中医工作作了总结讲话；辽宁省中医管理局丛丹江局长对2007年中医工作进行了全面部署并要求全省中医界要把贯彻吴仪副总理的讲话精神作为辽宁省今后中医工作的头等大事来抓。

三、“中医中药辽宁行”活动

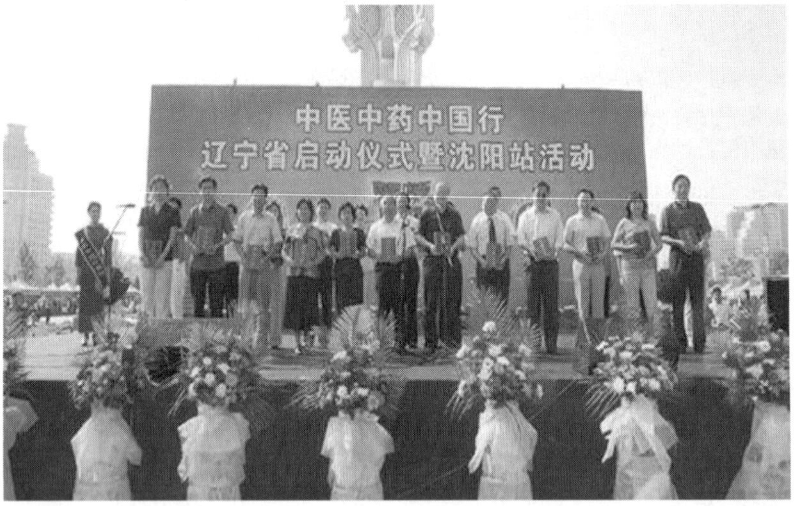

图12　中医中药中国行辽宁省启动仪式上为辽宁省名中医颁发证书

“中医中药辽宁行”大型科普宣传活动于2007年9月9～16日分3个阶段在辽宁省全面展开。全省共开展义诊活动23场次，165所医院的916位专家参加义诊，接受义诊36500多人；向社区和乡村医生赠送图书2.5万册，向群众发放中医药科普宣传资料（含自制）12.8万份，发放《中国中医药报》辽宁特刊3万份；举办社区医生培训班23场次，参训人员2209人；举行大型健身活动26场次，3200余人参加；大篷车现场活动4次，赠送药品金额达35000元，慰问贫困户4户；各市组织开展特色活动57场次（见图12）。辽宁省组委会获得了本次活动的优秀组织奖；辽阳、铁岭、盘锦市组委会获得了最佳创意奖。辽宁省中医管理局付维利、沈阳市卫生局赵午被评为优秀工作者。在活动筹备和实施过程中，各级政府高度重视，均成立了由政府主管领导为组长、委、办、局负责人为组员的组委会，制订实施方案，组织召开专题会议进行全面部署；各市卫生局主管局长亲自组织协调，现场指挥督导；大部分市政府领导以及有关部门负责人出席了本市仪式并参加现场活动；各市中医院均承担了整个活动的筹办工作。同时，各级政府和卫生行政部门能充分利用各大媒体进行活动宣传。《中国中医药报》先后对辽宁省活动报道9次，全省省市各类报刊报道50次，电视、广播报道100余次，网络、杂志、院报等报道20余次，起到了较好的轰动效应。

四、中医药扶持政策

2006年11月，辽宁省成立了中医管理局，尽管仍是卫生厅内一个处室，但赋予了一定独立权利，为2007年全面开展中医工作得到了良好的组织保障。2007年，辽宁省又将卫生局中医科（处）建设列入政府目标责任状，得到了各市政府的重视。沈阳市成立了中医管理局，于2007年12月27日正式挂牌。营口、盘锦市设立了独立的中医科。抚顺市卫生局增调了中医专业人员，充实了中医管理队伍。其他没有设中医科（处）的市，都在医政科内设置了中医专管人员。目前，已有8个市卫生局设有独立中医管理部门，占全省的57%。

辽宁省财政厅加大了对中医药的投入，中医补助经费由前年的200万元增加到了2007年的1000万元。

中医药服务在“新农合”中得到重视。在全省“新农合”基本用药目录中，中成药481种，占药品总数的41%；已经有相当一部分县政府为鼓励农民看中医、用中药，纷纷出台了降低门槛费和提高报销比例等政策。全省有沈阳新民等11个县（市、区）新农合中药报销比例比西药高出5～20个百分点；在兴城市，凡到中医院使用饮片，可享受减免40%药费的优惠政策，并当场兑现。

五、农村中医工作

2007年，辽宁省积极组织开展争创全国中医工作先进县和省中医工作达标县活动。先后有沈阳东陵、铁岭开原、辽阳灯塔、阜新彰武、大连金州5个县（市、区）组织申报并通过了评审验收，迈入了辽宁省中医工作达标县行列，超过了过去几年农村中医工作达标县评审数的总和，目前全省先进县和达标县总覆盖率达37.5%。在开展创建活动中，各级政府实施了目标责任制，加大了政策扶持与资金投入，收到较好的效果。大连金州区制定了《金州区农村中医工作发展的建设规划和实施方案》，政府先后投资2674万元用于中医院综合住院大楼的扩建和配备先进诊疗设备；除了把中医院列入医疗定点单位外，还按照每床2700元进行定额拨款。阜新彰武县把中医中药在新农合报销中的比例提高到了35%，比县级医院高出15%；实施了中医药财政预算单列，并逐年增加专项经费补助。3年中，为中医院投入了75万元，改善了医院的基础设施和医疗设备；投入了69万元，解决了乡镇卫生院中医科室基础设施差，中成药、中草药等配备不够完善的问题。

发挥特色优势，提高服务能力。新民市中医院肛肠科，凌源市、西丰县中医院血栓病科，彰武县中医院中风科，台安、本溪县中医院骨伤科，于2007年4月被国家中医药管理批准为农村医疗机构中医特色专科（专病）建设项目。苏家屯区等18家中医院申报了“国家农村医疗机构针灸理疗康复特色专科建设项目”。清原、岫岩、台安县中医院分别被列入2008年县级重点中医院建设项目。

六、科研与人才培养

第三批全国老中医药专家学术经验继承工作圆满结束。辽宁中医药大学附属医院车戬等17名继承人通过结业考核。查玉明、李寿山、王心毓被评为全国老中医药专家学术经验继承工作优秀指导老师，车戬、李吉彦被评为优秀继承人，丛丹江同志被评为第三批全国老中医药专家学术经验继承工作优秀管理干部。

辽宁省优秀中医临床人才研修项目16名学员全部通过了结业考核。其中辽宁中医药大学张明雪、姜树民、徐艳玲、刘宝文4名同志还被国家中医药管理局评选为优秀学员，占全国总人数的13.3%。辽宁省李德新教授被授予优秀指导老师称号，温家祥同志被评为优秀中医临床人才研修项目优秀管理干部。辽宁中医药大学附属医院获得第三批全国老中医药专家学术经验继承工作先进管理单位和优秀中医临床人才研修项目先进管理单位荣誉称号。

辽宁省启动第二批“辽宁省名中医”评选活动。经过筛选、综合评价、考试和专业知识答辩3个程序，全省参评的70人中有34名成绩优秀、德艺双馨者被命名为第二批“辽宁省名中医”。至此，辽宁省已有省名中医近百名。

注重中医药科研实验平台建设。2007年，辽宁省共有辽宁中医药大学血脉病研究室等4个单位被评为国家中医药管理局中医药重点研究室；有“补肾益法治疗重症肌无力的临床疗效评价研究”等6个项目中标“十一五”国家科技支撑计划。辽宁省中医药学会成立了亚健康专业委员会，辽宁中医药大学附属医院被国家中医药管理局批准为全国首批中医医院中医“治未病”试点工作单位，其课题“鬃针预防青少年近视（方案）”被列入首批“治未病”科学研究立项。

（付维利、张洪邈）

7. 吉林省

【吉林省2007年中医药工作概况】

一、中医药领导协调机制初步建立，行政管理体系进一步完善

吉林省政府高度重视中医药事业发展。2007年5月，吉林省成立了由分管副省长为组长，分管副秘书长、卫生厅厅长、中医药管理局局长为副组长，21个相关部门为成员单位的中医药工作厅际协调小组，是第一个在全国成立省级中医药工作领导协调机构的省份。目前，按照协调小组的部署安排，各成员单位正在认真总结规划中医药相关工作，共同谋划中医药强省建设的整体思路，积极筹备召开第一次全体会议。

2007年9月，经吉林省政府批准，吉林省编办专门下发文件，要求各市州、县市（区）卫生局加挂中医药管理局的牌子，着手建立自上而下完善的中医药行政管理体系。目前，经过各级卫生行政部门、编制管理部门的积极努力，全省已有7个市州、2个县市成立了中医药管理局，长春、延边、四平、白山4个市州和桦甸市还设置了独立建制的中医药处（科），进一步理顺了内部管理职能，推进了中医药工作的归口管理。吉林省政府这一重大决策，在吉林省乃至全国中医药发展史上具有里程碑式的重要意义，被国家中医药管理局评选为“2007年中医药十大新闻”。

二、中医医疗服务质量和管理水平有新的提高，特色优势得到较好发挥

中医药服务能力建设继续加强。

2006年确定的48个国家级在建项目进展顺利，初见成效。2007年新争取国家重点地市级以上中医医院等建设项目53个，国家投入资金达3600万元。继续在全省中医医疗机构深入开展“医院管理年”活动，全面启动中医医院等级复核评审（评价）工作，开展中医护理技能“岗位大练兵”活动，强化中医医院管理调研与培训，组织编写《吉林省中医医疗机构管理制度汇编》，医院管理逐步规范，内涵建设得到加强，医疗服务质量进一步提高。长春中医药大学附属医院等单位，努力强化科学管理，拓展中医药服务领域，通过实施“一攻两进”工程，采取了一系列便民、利民举措，千方百计地让中医药服务惠及百姓；辽源市中医院注重以中医药文化建设带动医院发展，取得明显成效。

专科专病建设稳步推进。吉林省强化规范管理，注重建设质量，6个“十五”国家重点建设项目全部通过评审验收，并被确定为“十一五”强化建设项目，新争取17个“十一五”重点建设项目，新启动8个“十一五”省级重点建设项目。各级中医医院坚持以专科专病建设为抓手，带动中医“名医”培养和“名院”创建，中医“三名”战略得到稳步实施，中医药特色优势得到进一步巩固和发挥。

中医医疗市场监管进一步规范和加强。吉林省严格中医医疗机构、从业人员准入管理，较好地组织完成了全省中医类别执业医师考试。吉林省中医药管理局与卫生厅共同出台符合中医药自身发展规律的政策措施，调整了中医医师执业范围和条件，进一步规范了中医医疗市场监管；国家“具有一技之长和实际本领中医药从业人员纳入乡村医生管理”试点工作在吉林省取得成功经验，并将在全国进行推广。吉林省在全国率先成立省级民营中医医疗机构协会，民营中医医院纳入了规范管理体系。

三、进一步完善政策措施，中医药在农村和城市社区卫生服务工作中的作用逐步显现

中医药有效参与新农合的政策体系和运行机制进一步完善。吉林省继续扩大中医药在药品目录、诊疗项目目录内的份额，提高中医药服务项目报销补偿标准，并将全省新农合定点中医医院院内制剂全部纳入了报销补偿范围。磐石、榆树、前郭县积极开展“发挥中医药特色新农合试点县”试点工作，当地百姓切实得到了实惠。

以农村中医工作先进县建设和新农合工作为载体，吉林省积极推进县、乡、村三级农村中医医疗服务网络建设，县级中医医院改造项目进展顺利，乡镇卫生院中医科、中药房建设得到强化，农村中医药服务水平和可及性得到提高，带动了当地中医药事业的整体发展；双阳、镇赉、抚松县被国家中医药管理局批准为全国先进县建设项目，全国先进县项目数量达到全省县（市）的30%，在全国处于较高水平。

积极参与“万名医师支援农村卫生工程”和“村级医疗卫生专业技术人才培养项目”、“人才支援农村医疗卫生项目”实施，提高农村卫生人员中医药服务能力。吉林省大力实施国家乡镇卫生院中医临床技术骨干培训项目、乡医中医中专学历教育项目，培训技术骨干283人，招收中专学员440人。吉林省教育厅、吉林省招生办大力支持中医药发展，将中医中专学历教育招生工作纳入了全省招生计划。继续加强农村中医药适宜技术及科技成果推广培训，推广技术和成果20余项，培训1000余人，深受基层单位欢迎。

中医药在社区卫生服务工作中的地位和作用得到强化。在全省标准化社区卫生服务机构建设规划中，吉林省明确了中医药特色机构不低于20%的总体目标。制定了全省社区卫生服务机构中医药工作考核标准、全省中医药特色社区卫生服务机构建设标准。长春市南关区在“全国中医药特色社区卫生服务示范区”创建工作中取得有效进展，2007年底通过了国家级检查验收。长春、吉林地区的首批中医药特色社区服务中心，配置了必需的中医药服务设施、设备和中医药人员，并积极运用中医中药、民族医药、中西医结合适宜技术开展“六位一体”的社区卫生服务，满足广大居民对中医药服务的需求，取得了很好效果。

四、高层次中医药人才培养继续加强，省名中医评选工作实现重大突破

吉林省人事厅、财政厅、卫生厅、中医药管理局共同启动第二批省名中医评选工作，将省名中医纳入“省管专家”管理范畴，每人将获得10000元的一次性奖励津贴，切实保障了省名中医的地位和待遇，建立了“四部门”联合评选的长效机制。在全省“经济建设服务月”活动中，吉林省人事厅、中医药管理局与通化市人民政府共同举办了“中医药产业发展论坛暨吉林省中医药高层次人才研修班”，150多名中医药高层次管理人才、研发人才参加了培训，中科院戴汝为院士、工程院张伯礼院士、国家中医药管理局于文明副局长及国家发改委有关领导作了主旨演讲，产生了强烈反响，并与吉林省人事厅初步达成建立常态运行机制的意向，推动全省高层次中医药人才培养。

第三批全国名老中医药专家学术经验继承工作、第一批国家优秀中医临床人才研修项目取得可喜成绩，任继学教授等18名相关人员和长春中医药大学附属医院、吉林省中医药科学院受到国家表彰，遵循中医药人才成长规律的师承教育工作得到加强。长春中医药大学在全国本科教学工作评估中取得优异成绩。

五、科研工作稳步推进，“中医药科技管理年”活动取得阶段性成果

中医药科技规章制度不断完善，规范化管理得到加强。中医药科研项目进展顺利，以提高临床疗效为核心的中医药基础理论研究、重大疾病防治研究等取得积极进展，中医药治疗艾滋病试点工作取得积极成效。中医药科技成果不断涌现，科研实力进一步增强，2个“973”项目、6个“十一五”国家科技支撑项目、15个国家自然科学基金项目落户吉林省，在研项目共获得资助资金2208万元，为强化中医药科技服务事业发展和经济建设的能力创造了条件。中医药发展战略研究取得新进展。80个中医临床单病种诊疗规范即将完成。

中医药科技平台建设得到加强，中医药重点实验室、重点研究室、名老中医药专家学术经验研究工作室建设稳步推进；在吉林省质量技术监督局、吉林省编办、吉林省科技厅等部门大力支持下，吉林省中医中药研究院更名为吉林省中医药科学院，成立了中国北方中药材质量检测中心、中药标准化研究中心，中国人参生命科学院、满族医药研究中心、中医“治未病”中心筹建工作进展顺利。

学术团体对中医药工作的助推作用进一步显现。吉林省中医药学会不断创新思维，创新方法，大力加强自身建设，积极构建学术活动平台，开展了卓有成效的学术活动。首届吉林省中医药学会科学技术奖评选工作圆满结束，极大地激发了科技工作者深入开展中医药科学研究的积极性。

六、科普宣传和文化建设得到加强，“中医中药中国行”活动在吉林省取得成功

按照国家中医药管理局、卫生部、中共中央宣传部等17个部委的统一部署，吉林省省直29个部门、9个市州人民政府共同主办了“中医中药中国行”吉林省系列活动，王国强副部长兼局长、金振吉副省长亲自出席启动仪式，并为吉林省中医药科学院、长春市中医药管理局成立揭牌；各地党委、政府对本次活动给予了高度重视，有关领导亲自出席，辽源市、白山市“五大班子”成员全部参加启动仪式，国家、省、市等各级主流媒体联动，全面报道系列活动，很好地推动了中医药发展；9个市州卫生局、中医药管理局主动协调相关部门，积极动员全行业参与，创新模式，服务基层，中医药科普宣传和文化建设得到强化，中医药“三名”品牌得到广泛宣传，中医药在社会和群众中的认知度、满意度进一步提升。

截至2007年底，全省共举行了512场专场培训和健康讲座，培训基层医生1.3万人次，健康讲座直接受益群众近5万人；面向社会群众和基层单位，发放了近80万份科普宣传资料、17.5万份《中国中医药报》吉林特刊、10万册中医药实用技术手册、1200盘《蓬勃发展的吉林省中医药事业》宣传光盘，在行业内外产生了较大的社会反响；“中医大篷车”车队在吉林省行程1000多公里，捐赠了近800万元的医疗物资，受到基层单位欢迎。吉林省活动得到了国家中医药管理局的充分肯定，吉林省中医药管理局在全国总结大会上介绍了经验，获得“中医中药中国行”活动优秀组织奖，辽源、白山、白城市获得创意奖。

七、其他中医药工作取得积极进展

中医药精神文明和行业作风建设得到加强，吉林省中医药科学院被卫生部、人事部、国家中医药管理局评为“全国卫生系统先进集体”，延吉市中医医院行风建设的做法和经验在全省卫生系统大力推广。中医药对外交流与合作继续扩大，在第三届东北亚投资贸易博览会、香港国际现代化中医药及健康产品博览会期间，吉林省组织了富有成效的中医药推介活动。机构队伍建设不断加强，吉林省中医药管理局继续深入开展“学习型、服务型、竞争型、创新型”四型机关创建活动，在更新观念、创新思路、提高效率、转变作风、健全机制等方面进行积极探索，公务员队伍政治业务素质、管理能力和服务水平得到提高，在全省政府机关绩效评估考核中受到好评。中医药新闻宣传和政务信息工作稳步推进，多次受到国家中医药管理局和省委、省政府专项表彰，覆盖全省的中医药信息网络平台初步建立，中医药事业发展的舆论环境得到进一步优化。

（孟庆彬）

8. 黑龙江省

【黑龙江省2007年中医药工作概况】

一、中医药防治艾滋病

按照国家中医药管理局关于农村中医药服务能力建设项目的要求，黑龙江省落实了阿城等7所县级中医医院为全国农村中医医疗机构感染性疾病项目建设单位，确定克山县等10所县级中医医院为急诊急救项目建设单位。经国家中医药管理局批准，黑龙江省确定齐齐哈尔市中医院为全国中医、中西医结合急诊临床基地项目建设单位。继续落实黑龙江省《中医药防治艾滋病研究工作规划》，组织中医药专家13次到双鸭山等地察访艾滋病人，目前已为哈尔滨、双鸭山市13例艾滋病人建立了中医药治疗艾滋病档案，坚持送药到第一线，省市专家每月为病人进行一次会诊换药，13例患者的临床症状均有不同程度的改善。

二、中医药进农村及参与医疗保险

积极推进农村中医药服务网络建设，县级中医医院改造项目进展顺利，全省919所乡镇卫生院有607所恢复建立了中医科、中药房，特别是中心乡卫生院中医科积极探索中医特色专科的发展之路，有的在当地已初步形成了中医专科特色优势。中医药有效参与新农合的政策体系和运行机制进一步完善，在新农合试点工作中，不断完善政策措施，扩大中医药在药品目录、诊疗项目目录中的份额，逐步提高了中医药服务项目报销补偿标准，符合条件的县级中医医院均被确立为新农合医疗定点医疗单位，并将适宜的中医药服务纳入补偿范围，拓宽了中医药的服务范围，使乡镇卫生院中医药服务功能不断增强。

三、中医药进社区

中医药在社区卫生服务工作中的地位作用得到强化，黑龙江省70%的社区卫生服务中心都能提供中医药服务。在黑龙江省标准化社区卫生服务机构建设中，加强了中医特色机构建设，一些社区服务中心配置了必需的中医药服务设施、设备和中医药人员，并积极运用中医中药、民族医药、中西医结合适宜技术开展“六位一体”的社区卫生服务，满足广大居民对中医药服务的需求。

四、万名医师支农工程

继续实施了“万名医师支农工程”，落实了黑龙江中医药大学第二附属医院支援延寿县中医院、哈尔滨市中医院支援汤原县中医院，双方签订了帮扶协议，此次支农的重点是帮扶受援单位的特色专科建设，双方按照“帮扶协议”规定，认真落实各自的责任义务，使支农工作进展顺利进行。

五、开展“医院管理年”活动

黑龙江省中医管理局继续在黑龙江省中医医疗机构开展了“医院管理年”活动，制定了《黑龙江省中医管理局2007年开展“医院管理年”活动工作方案》，全面开展中医医院等级复核评审工作，中医局抽调130余名医院管理和专业技术人员组成了13个“医院管理年”活动检查督导组，对3年来黑龙江省二级以上70所中医医院开展“医院管理年”活动进行了全面检查和总结。

六、提高和规范中医医院管理和诊疗水平

为提高和规范中医医疗机构管理和诊疗水平，黑龙江省组织专家和相关人员参加了“中医医院质量管理监测会议及农村医疗机构中医特色专科（专病）监测工作”培训；参加了黑龙江省贯彻实施处方管理办法培训，参加了由国家中医药管理局组建的“中医医政管理知识培训班”；并组织有关专家参加了《中医、中西医结合病历书写指南》的修订工作。

为全面提升中医护理质量，树立人性化服务理念和护理安全意识，提高中医护理纠纷的防范能力，黑龙江省中医管理局组织全省中医医院100余名护理部主任进行了集中学习，开展了中医护理常规技术操作规程的培训。

七、中医医政监管依法行政

中医医疗市场监管进一步规范和加强。黑龙江省严格中医医疗机构从业人员管理，较好地组织完成了黑龙江省中医类别执业医师考生资格审查和实践技能考试工作。按照厅党组的统一部署，开展了集中打击虚假违法中医广告活动。

八、开展“三名”战略

结合国家地市以上重点中医医院项目建设，2007年黑龙江省启动了5所省级名优特色中医院建设工程，积极培育一批中医特色突出、技术能力强、服务质量好、管理水平高的“名院”。同时，认真总结了6个国家级重点专科中医建设经验，加强了36个省级重点专科的规范化管理，各级中医医院坚持以专科专病建设为抓手，带动中医“名医”培养和“名院”创建。

黑龙江省启动了第三批中青年名中医评选工作，黑龙江中医管理局与黑龙江省人事厅联合下发了《关于开展黑龙江省第三批中青年名中医评选工作的通知》，规定了评选的程序和标准，并确定了侧重临床疗效，侧重基层，突出专科（专病）特色等特点，差额评选出100名青年名中医，完成了评分标准的制定和其他前期准备工作。

九、医院的中医内涵建设

初步建立了保持发挥中医药特色优势的评价机制。为科学、客观评价中医医院的中医药特色，黑龙江省中医管理局根据国家中医药管理局《中医医院中医药特色指南（试行）》和《中医医院（三级）中医药特色评价细则（试行）》精神，结合该省情况，制定了贯彻实施意见，在医院管理、临床科室、重点专科、急诊、药事和护理等方面提出了评价指标，为黑龙江省创建名院提供了评价标准。

十、中医药重点学科建设

中医药创新基地建设规模进一步扩大。2007年，黑龙江省对18个省级中医重点学科建设情况进行了综合绩效评估，配合国家中医药管理局完成了4个国家级重点学科进行了评估验收。经过专家评估论证，向国家中医药管理局申报了7个国家级重点研究室建设项目。

十一、中医药人才培养

加大了人才培养力度。国家中医药管理局在全国评选出30名优秀学员，黑龙江省李显筑、张佩清、宋立群、沈卫平4名同志入选，并受到了国家中医药管理局的表彰奖励。同时张琪研究员被评为优秀指导教师，黑龙江中医药大学第一附属医院被评为管理工作先进单位。黑龙江省继续实施了“3612”工程，对学员进行了有针对性的高层次培训，取得了较好的效果。第三批名老中医药专家学术继承工作的19名教师、37名学员，全部通过国家中医药管理局出徒考核，准予出徒。4名学员被评为优秀继承人，9名老中医药专家被评为优秀指导教师。完成了乡镇卫生院中医业务主干培训项目的培训任务，落实了农村中医中专学历教育项目，2007年新招生500人。

十二、中医药科技成果

2007年，黑龙江省评选省中医药科技奖29项，其中一等奖10项，二等奖13项，三等奖6项。推荐参评黑龙江省政府科技奖，获一等奖2项，二等奖5项，三等奖6项。获科技部科技支撑项目9项，国家“973”项目2项。3项国家“十五”攻关计划名老中医学术思想经验传承课题顺利通过国家中医药管理局评估验收。

十三、科普宣传和“中医中药中国行”活动

按照国家中医药管理局、卫生部、中央宣传部等17个部委的统一部署，黑龙江省省直19个部门、12个地市人民政府及相关部门共同举办了“中医中药中国行”黑龙江省系列活动。王国强副部长、董浩副主任、程幼东副省长、何小平副主席出席启动仪式。各地党委、政府对本次活动给予了高度重视，有关领导亲自出席。国家、省、市等各级主流媒体联动，全面报导系列活动，有力地推动了中医药发展。12个地市卫生局主动协调相关部门，积极动员全行业参与、创新模式，服务基层，中医药科普宣传和文化建设得到强化，中医药“三名”品牌得到广泛宣传，中医药在社会和群众中的认知度、满意度进一步提升。黑龙江省活动得到了国家中医药管理局的充分肯定，获得“中医中药中国行”活动优秀组织奖，齐齐哈尔、黑河、绥化市获得创意奖。

十四、中医药立法

中医药工作进一步得到黑龙江省委省政府领导和相关部门的重视和支持，2007 年 9 月 7 日，黑龙江省政府成立了中医工作协调小组。《黑龙江省发展中医条例》修订工作进展顺利。

（于黎明、曲 峰、靳万庆）

9. 上海市

【上海市 2007 年中医药工作概况】

一、概述

2007 年上海市中医工作围绕上海市卫生局和国家中医药管理局中心工作，以维护和增进人民群众健康为目标，把满足人民群众对中医药服务需求作为出发点和落脚点，全面落实科学发展观，以提高中医临床疗效为核心，积极推进继承创新，充分发挥中医药特色优势，把名医、名院、名科“三名”战略做精做细，大力加强中医学科带头人的培养和学科建设力度。通过完善覆盖城乡的中医药体系，积极探索构建中医药预防保健服务体系，加强科研与临床的结合，实施“三名三进”工程，努力实现人人享有基本医疗卫生服务这一目标。

二、召开 2007 年上海市中医工作会议

2007 年 5 月 9 日，上海市卫生局在上海展览中心友谊会堂地召开 2007 年上海市中医工作会议，卫生部副部长兼国家中医药管理局王国强、上海市副市长杨定华出席会议并作重要讲话。会议传达了全国中医药厅局长会议的精神，并总结上海市 2006 年中医工作，部署 2007 年中医工作，明确 7 项重点。会上为获得国家中医药管理局继续教育管理工作先进集体和个人及科技管理 4 个先进集体和 6 位个人颁发了荣誉证书。为严世芸等 19 位为上海市中医药发展作出突出成绩的同志进行表彰。会上浦东新区等 19 家单位作了书面交流。

三、第三批确定新增 5 项中医药适宜技术推广项目

为了满足广大人民群众对中医药服务的需求，上海市卫生局印发了《关于 2007 年度上海市卫生局中医药适宜技术推广研究项目招标的通知》（沪卫中医〔2007〕18 号）精神，全市共申报各类别中医药适宜技术 64 项，遵照安全有效、便于推广的原则，经专家按照初审、复审的有关程序筛选。上海市卫生局 2007 年 12 月 24 日印发了《关于确认上海市第三批专项中医药适宜技术推广项目的通知》，推荐上海市中医医院“董氏指压法治疗婴儿吐乳症”、徐汇区华泾镇社区卫生服务中心“温针治疗老年膝关节炎临床研究”、上海中医药大学附属龙华医院“施氏十二养生功防治颈椎病技术推广临床试验”、上海市皮肤病性病医院“耳背静脉针刀割刺治疗面部扁平疣技术”、上海中医药大学附属岳阳中西医结合医院“推拿功法易筋经防治老年骨骼肌减少症技术推广研究”。

上海市卫生局给予每个项目 4 万元资助，并建议项目承担单位给予不低于 1∶1 匹配，制定推广工作方案，做好师资培训，如期完成推广任务。

四、全国综合医院中医药工作会议在沪召开

为贯彻落实党的十七精神，进一步推动全国综合医院中医药工作，国家中医药管理局、卫生部和解放军总后勤部卫生部于 2007 年 11 月 21 ~ 23 日在上海联合召开全国综合医院中医药工作会议。

来自全国 31 个省市自治区卫生厅局分管中医药工作的厅局长、中医药管理局局长、新疆生产建设兵团卫生局分管领导、军队各大单位主管部门负责人和部分综合医院的代表近 300 人参加了会议。会议部署了全国综合医院中医药工作，表彰命名了北京协和医院、上海复旦大学附属华山医院等 105 个医院为全国综合医院中医药工作示范单位。卫生部副部长兼国家中医药管理局局长王国强在会上作了《认真贯彻落实党的十七大精神，努力开创综合医院中医药工作新局面》的报告；卫生部副部长刘谦、解放军总后勤部卫生部副部长陈新年出席会议并讲话；上海市副市长杨定华到会祝贺；国家中医药管理局副局长吴刚主持会议。会议代表们对国家中医药管理局印发的《关于加强综合（专科）医院中医药工作的指导意见》（讨论稿）、《综合（专科）医院中医临床科室基本标准》（讨论稿）进行座谈讨论，提出了修改意见和建议。

五、卫生部副部长兼国家中医药管理局局长王国强专题调研上海的中医药工作

2007 年 5 月 8 ~ 11 日，卫生部副部长兼国家中医药管理局局长王国强率领国家中医药管理局有关司（室）7 位领导来沪专题调研上海的中医药工作。在沪期间，调研人员听取了上海市卫生局就上海中医工作情况汇报；先后考察了闸北区彭浦新村街道社区卫生服务中心及下属服务站、普陀区中医医院、上海中医药大学附属岳阳中西医结合医院、龙华医院、曙光医院、同济大学中医研究所；出席了 2007 年上海市中医工作会议，并作了重要讲话；考察了张江中药研发中心和部分中药生产经营企业等中药单位；专门召开了上海市中医药界座谈会，听取了来自不同部门和单位中医药专家管理人员和群众的意见。

六、卫生部、国家中医药管理局授予陈海新同志“人民健康好卫士”荣誉称号

2007 年 4 月 29 日，卫生部、国家中医药管理局在上海市浦东新区周家渡社区卫生服务中心（陈海信同志生前工作的地方）举行追授陈海新同志“人民健康好卫士”荣誉称号仪式。

七、上海卫生代表团访问俄罗斯圣彼得堡（中国年上海周）活动

2007 年 6 月 12 日，由上海市卫生局陈志荣局长率领上海市卫生局中医药管理处处长季伟苹及中医药专家为代表团共8人赴俄罗斯圣彼得堡访问。期间，代表团参观了圣彼得堡市第三人民医院，宾主双方还就共同关心的问题进行能够深入地探讨。2007年6月15日代表团在圣彼得堡市第三人民医院举办了中医药材展示和中医专题演讲、演示，吸引了众多圣彼得堡市医务工作者。

八、上海举行百名中医专家大型医疗咨询活动

为庆祝《中华人民共和国中医药条例》颁布实施4周年和《上海市发展中医条例》颁布实施9周年，并配合国家中医药管理局等17个部门和单位联合举办"中医中药中国行"大型科普宣传活动。由上海市卫生局主办，上海市中医药学会、上海市中西医结合学会、上海市针灸学会、上海市中医药报承办，上海雷允上药业有限公司协办的第四届"上海市百名中医大型义诊活动"于2007年9月30日在上海图书馆举行。全国著名老中医颜德馨、朱南孙及全国、上海市名中医和中医内、外、妇、儿、针灸、推拿、骨伤科等专业委员会主任委员、主任医师共97人参加义诊，为1200多名患者进行诊治和咨询。

九、推广《社区常见病症中医药适宜技术（验方）应用百例》

为推进中医药社区卫生服务工作，上海市组织开展了中医药适宜技术社区推广工作，形成了以专家委员会为顾问，以各适宜技术的领衔专家为讲师，社区卫生服务机构中医药技术骨干为应用主体的三级社区中医药服务技术网络。选择一些简单、有效、可操作性强的中医药诊疗适宜技术，编写《社区常见病症中医药适宜技术（验方）应用百例》，面向全市社区卫生服务中心中医师及其他从事社区卫生服务工作和家庭保健工作的医护人员推广，以提高社区医务人员中医药基本知识和基本技能，为社区居民提供基本中医药服务。

十、开展上海市（专项）中医药适宜技术推广与应用骨干培训工作，实现社区卫生服务中心全覆盖

"大力推广中医药适宜技术在社区的应用，为群众提供简、便、验、廉的中医药服务"是2007年上海卫生工作十大任务之一。为此，上海卫生局中医药管理处委托上海市中医药社区卫生服务研究中心中医药适宜技术推广应用研究室主任吴耀持教授（上海交通大学附属第六人民医院）组建"上海市中医药适宜技术社区推广与应用"讲师团（成员均由各适宜技术的领衔专家担任），于每月赴各区（县）传授中医药适宜技术，以便更好地帮助、指导社区卫生服务中心医务人员提高技术水平，为广大社区居民提供优质、价廉、方便、可及的中医药服务。目前已遴选出7项临床长期使用，疗效确切，适宜社区开展的中医药专项诊疗技术，开展社区中医师骨干培训。从2006年底开始，适宜技术专家讲师团每月赴各区（县）传授中医药适宜技术，目前已培训212家社区卫生服务中心近1100人次，完成了徐汇、长宁、虹口、闸北、宝山、嘉定、青浦、松江、崇明、南汇、浦东新区、奉贤等区县内社区卫生服务中心全覆盖。此外，专家讲师团还编撰完成《上海市中医药适宜技术社区推广与应用指南》专著一本，制作完成中医药适宜技术社区推广与应用影像教学光碟，建立上海市中医药适宜技术社区推广与应用网站主页（www.zhentuishang.net），开通适宜技术咨询热线，在方便社区中医药人员学习的同时，也方便与社区居民沟通交流。

十一、《中医临床"三基"手册》出版，"三基"培训工作启动

为保持和发扬中医特色，强化临床中青年中医医务人员中医基础理论、基本知识和基本技能训练，提高中医临床诊疗水平，上海市中医临床"三基"培训工作会议于2007年6月6日在上海市医疗急救中心召开。来自区县卫生局、各大学医院管理处及各级中医、中西医结合医院、市中医医疗质量监控中心有关负责人约60余人参加会议。

《中医临床"三基"手册》是上海市卫生局委托上海中医药大学组织专家编写，经过一年的努力已正式出版。年内重点完成了各级中医、中西医结合医院及综合性医院中医科"三基"师资人员培训共111人。在此基础上，由各区县卫生局、大学医管处负责落实各自管辖范围内医院的中医人员培训工作，并争取明年将中医临床"三基"培训工作辐射至全市社区卫生服务中心。

十二、2007年度华东区保持发挥中医药特色优势协作网第三次工作会议在上海召开

2007年5月24～25日，由上海市卫生局中医药管理处承办的华东区保持发挥中医药特色优势协作网第三次工作会议在上海市青浦东方绿舟宾馆召开。来自江苏、浙江、安徽、山东、江西、福建和上海的六省一市中医药行政管理部门领导和部分中医医院院长参加了会议。上海市卫生局副局长马强同志、国家中医药管理局医政司一处处长刘文武同志到会致辞并参加研讨。

会上，华东六省一市协作组决定于2007年10月在上海召开2007年华东地区院长高峰论坛会。华东区保持发挥中医药特色优势协作网第四次工作会议于2008年7月在福建召开。

十三、2007年度华东六省一市保持和发挥中医药特色优势论坛在上海召开

2007年11月23日，由华东六省一市保持发挥中医药特色优势协作组和上海市卫生局主办，上海中医药学会管理分会、上海市中医医院及上海市中医药社区卫生服务研究中心共同承办的"2007年度华东六省一市保持和发挥中医药特色优势论坛"在上海新梅华东大酒店召开。来自上海、山东、江西、江苏、浙江、安徽、福建的六省一市中医药行政管理部门领导和中医医院院长、综合医院中医科主任、社区卫生服务中心中医药人员70余人参加了论坛。国家中医药管理局副局长吴刚、国家中医药管理局医政司司长许志仁、副司长查德忠到会致辞并讲话。

十四、组织申报并配合国家中医药管理局对徐汇区、虹口区、长宁区全国中医药社区卫生服务示范区验收和复核评审

继上海市闸北区列为全国中医药社区卫生服务示范区以来，上海各区积极开展中医药社区卫生服务示范区的创建工作，经国家中医药管理局组织专家对徐汇区进行复核验收工作，并进行公示后，正式确定上海市徐汇区为全国中医药社区卫生服务示范区建设单位。同时2007年上海市卫生局又推荐虹口、长宁区申报全国中医药社区卫生服务示范区建设项目，并配合国家中医药管理局做好对2个区的复核验收工作。

十五、确定2007年度上海市中医药特色社区卫生服务示范区创建单位4家

为贯彻落实《国务院关于发展城市社区卫生服务的指导意见》（国发〔2006〕10号）和《国家中医药管理局关于继续开展创建全国中医药特色社区卫生服务示范区活动的通知》（国中医药发〔2006〕54号）文件精神和要求，进一步推动上海市社区中医药工作的开展，上海市在“十一五”期间开展上海市中医药特色社区卫生服务示范区申报工作（以下称示范区）。2007年，共有5个区县进行了申报。通过对申报材料初审、专家评议，经行政审核同意，上海市卫生局确定2007年度上海市中医药特色社区卫生服务示范区创建单位4个（浦东新区、静安区、宝山区、普陀区），并同时要求各创建单位进一步明确政府和社会责任，推动当地政府相关职能部门加强协调，促进创建活动深入、有序开展，引导社区中医药服务健康、持续发展。要求各创建单位应根据《上海市中医药特色社区卫生服务示范区建设标准及相关指标解释》要求，加强社区中医药服务的内涵建设。

十六、开展医院管理年中医质量督察活动

卫生部、国家中医药管理局在全国开展“以病人为中心，以提高医疗服务质量为主题”的“医院管理年”活动。到2007年底，“医院管理年”活动持续了3年，3年来，上海市将中医医疗质控工作与“医院管理年”活动督察工作紧密结合，通过“一个目标、二套标准、三支队伍、四项原则、五个专项”的建设以及相关的调研和质控数据的监测，点面结合，以面促点，达到了进一步规范医疗行为，提高上海市中医医疗机构临床医疗质量，加强内涵建设，促进和谐可持续发展，提高核心竞争能力的战略目标。

十七、加大中医药应对突发公共卫生事件和防治重大疾病的能力建设

2003年抗击“非典”战役取得重大胜利后，上海市制定、实施了《上海市加强公共卫生体系建设3年行动计划（2003～2005年）》已经顺利完成。为了巩固阶段性的成果，进一步提升本市公共卫生体系的服务和保障能力，制定了《上海市加强公共卫生体系建设3年行动计划（2007～2009年）》，要求加强1个国家级中西医结合传染病临床基地和2个国家级中医、中西医急诊临床基地建设；按照区域卫生规划总体布局要求，对部分二级中医医疗机构急诊科或感染科进行改造完善。目前，有17家中医医疗单位填写了上海市公共卫生体系建设新3年行动计划项目任务书，其中，上海中医药大学附属龙华医院、上海市中医药大学附属曙光医院为国家中医药管理局明确的中医、中西医结合急诊临床基地，浦东新区传染病医院为国家中医药管理局明确的传染病临床基地，其余为独立法人的二级中医医院。按照建设项目类型来分，国家级基地建设（2个急诊临床基地和1个传染病基地）；急诊科改造的有10家中医医院；感染科完善的有4家中医院。

十八、开展国家中医药管理局“十一五”重点专科（专病）建设项目申报

根据国家中医药管理局关于开展“十一五”重点专科（专病）建设项目申报工作的要求，上海市按照要求对各单位申报的32个项目进行了专家评审和行政审核。经国家中医药管理局组织评审、审批，上海市的12个项目列为国家中医药管理局“十一五”重点专科（专病）建设项目。

十九、2007年中医继续医学教育项目开展情况

2007年上海市举办了继续医学教育项目37项，其中国家级继续医学教育项目35项，市级项目2项，共计近4000人次参加培训，通过考核获得了继续教育学分证书。

上海市继续医学教育的主要承担单位为上海市中医药学会和上海中医药大学。上海市中医药学会举办的继续医学教育项目主要以临床为主，基本覆盖临床主要科室、学员以本市医务人员。尤其可贵的是上海市中医药学会采用组织专家下基层，分区、分片授课并进行临床示范，受到医院领导和广大医师的欢迎。上海中医药大学举办的项目内容覆盖面较广，包括了基础理论、男科、妇科、皮肤科、五官科、伤骨科、肛肠科、中医外科、中医治疗肿瘤、中医护理、针推、管理等方面。学员分别来自26个省市的医院。同时，为了提高学习班层次和水平，加强学术交流，大学的15个培训项目还特别邀请了相关领域部分国内著名的专家学者来沪参与授课，使相关的继续教育项目的培训质量得到进一步的保证和提升。

二十、上海市老中医学术经验继承高级研修班工作进展

上海市老中医学术经验继承高级研修班于2007年1月举行了拜师大会和开学典礼，项目实施过程中，逐步完善了培养考核方案，制定了《上海市老中医学术经验继承高级研修班管理手册》，管理手册内容主要包括培养方案和结业考核方案两大部分。该班在上海首次将中医传统的师承教育与现代的院校学位教育相结合，现已经完成了第一年的部分学位课程和跟师教学任务，并已完成了两次半年一次的阶段考核。

二十一、上海市社区卫生服务中心（郊区）中医临床技术骨干岗位培训班

为贯彻落实卫生部等五部委《关于加强农村卫生人才培养和队伍建设的意见》，国家中医药管理局和财政部组织实施了《乡镇卫生院中医临床技术骨干培训》项目。根据上海市的实际情况，经过多次调研、论证，开展了“上海市社区卫生服务中心（郊区）中医临床技术骨干岗位培训班”。以期通过对上海市郊区社区卫生服务中心的中医临床技术骨干的培训，使其掌握中医学的基础理论和基本技能，提高中医药在防治社区常见病、多发病和解决社区常见健康问题的应用能力，从而带动郊区社区卫生服务中心中医科室建设，提升中医药服务水平，同时为中医全科医师转岗培训打好基础。

上海市社区卫生服务中心（郊区）中医临床技术骨干岗位培训班开学典礼于2007年5月11日在上海职工医学院召开。全市共有10个郊县164名医师名参加学习，培训从2007年5月始至2008年1月止，半脱产的培训历时达8个月之久，且多利用周末的时间进行教学。

此次培训由上海中医药大学和上海职工医学院联合承办理论培训。培训主要采用半脱产学习方式，集中授课时间为300学时（含自学时间），然后根据学员自身实际情况，安排在二、三级医院进修，均由副高以上医师带教，学时数也为300学时。课程设置除了中医相关学科的内容外，还增补了现代社区所需要的有关全科医师培训方面的内容。

最终，共有153位学员通过结业考核获得结业证书，10位学员获优秀学员奖，10位学员获优秀论文奖，5家单位获优秀组织奖。会上分别颁发了结业证书、优秀学员证书及优秀论文奖、优秀组织奖。

二十二、启动乡村医生中医大专学历培养工作

根据财政部、国家中医药管理局联合发文要求，为加强基层中医药队伍建设和人才培养，提高基层中医药人员学历水平和业务水平，上海市卫生局对在岗无大专学历的乡村医生、各区县社区卫生服务中心的中医药人员开展大专学历的选拔培养。该项目为学历教育，学制4年（业余制），经费主要由国家财政补贴。此项工作由上海市卫生局委托上海中医药大学继续教育学院承担，通过全国统一成人高等教育入学考试，47人被录取，学员分布于全市9个区县基层医疗机构。为加强管理，有关区县卫生局分别成立了管理工作小组，并指定联系人。

二十三、国家中医药管理局优秀中医临床人才研修项目结业和表彰工作

国家中医药管理局优秀中医临床人才研修项目研修期自2004年3月至2007年3月，根据国家中医药管理局培养目标完成了全部研修计划，按照要求由上海市卫生局组织专家对本市学员完成部分结业考核。经国家中医药管理局全面考核和严格审定，上海市入选学员全部成绩合格，准予结业，并被授予第一批“全国优秀中医临床人才”称号。同时，国家中医药管理局对优秀指导老师、优秀学员、优秀管理干部以及先进管理单位进行了表彰并颁发荣誉证书。

二十四、上海市高级西学中研修班和上海市高级针推伤临床人才班管理工作

为不断提高上海市中医药工作水平，促进中医药事业全面和可持续发展，进一步加强高级人才队伍建设，上海市卫生局依托上海中医药大学继续教育学院，于2005年、2006年开展了上海市高级西学中研修班和上海市高级针推伤临床人才班培养2个专项高级人才培养工作，培养期分别为3年和2年。目前，2个项目均按实施方案顺利进行中，将于2008年结业。

二十五、上海市中医临床优势专科（专病）建设项目管理

2007年是上海市中医临床优势专科（专病）项目建设的第一年。为加强管理力度，使优势项目建设有一个良好的开局，上海市组织对17个专科（专病）建设项目进行启动情况交流汇报，由专家进行点评指导，年底根据分期计划任务进行年度考核及实地检查。通过督促，进一步明确建设目标，修正实施计划，抓牢特色，凸显优势。

二十六、2007年度“973”计划中医理论专项4项

二十七、国家中医药管理局下达2007年度中医药行业科研专项立项计划有2项，经费预算175万元

二十八、国家中医药管理局下达中医药科学技术研究专项2006～2007年度课题计划10项，经费共38万元

二十九、2006～2007年度上海市卫生局中医药科研重大项目2项

三十、国家中医药管理局中医药重点学科建设项目通过属地验收项目4项

三十一、2007年中医药科研课题验收项目32项，中医药科研鉴定项目6项

三十二、成果奖励

上海市2007年度获国家科技进步奖励项目1项；获2007年度中华医学科技奖一等奖1项，三等奖1项；获2007年度中国中西医结合学会科技奖8项；获2007年度上海市科学技术奖11项，其中技术发明一等奖1项，三等奖1项，科技进步二等奖2项，三等奖6项。

（刘文选、韩亚男、祝培英）

10. 江苏省

【江苏省2007年中医药工作概况】

一、概述

2007年，江苏省认真学习党的十七大精神，贯彻落实“中西医并重”、“扶持中医药和民族医药事业发展”的方针政策，以科学发展观为指导，坚持以人为本，加快推进全省中医药事业全面协调可持续发展。江苏省成立了江苏省中医药工作领导小组，切实加强对全省中医药工作的组织领导，为中医药工作全面深入地开展提供了坚强有力的组织保证；充分发挥中医药的特色和优势，坚持以中医药为主的办院方向，加强对二级以上中医医疗机构保持发挥中医药特色的管理考评；大力发展农村和社区中医药服务工作，现有全国农村中医工作先进市1个、建设单位1个，先进县（市）12个、建设单位2个，建成省级农村中医工作先进县28个、建设单位6个，农村中医工作先进乡镇300余个。继续实施薄弱中医院第三轮帮扶计划，提升薄弱中医院可持续发展能力，促进全省中医药事业平衡协调发展。江苏省以加强中医医疗机构建设为基础，以重点专科建设、人才培养、科学研究和内涵建设为根本，加强中医医疗机构及医疗市场监管，加大中医药信息和宣传工作力度，全面推进全省中医药事业“十一五”发展规划，2007年中医药事业发展态势良好，中医药工作取得了显著成绩。

二、江苏省成立省中医药工作领导小组

为切实加强对全省中医药工作的组织领导，大力扶持中医药事业发展，充分发挥中医药的特色和优势，更好地提高人民群众健康水平，江苏省于2007年成立了省中医药工作领导小组。领导小组组长由江苏省人民政府副省长何权担任；副组长由江苏省政府办公厅及江苏省卫生厅领导担任；成员由江苏省发改委等18个委、办、厅、局有关负责同志组成。领导小组办公室设在江苏省中医药局，由江苏省卫生厅副厅长吴坤平任主任。江苏省中医药工作领导小组的成立为江苏中医药各项工作的开展提供了坚强的组织保证。

三、加强全省中医机构“十一五”建设规划工作

江苏省针对全省中医机构未来5年的建设发展规划开展客观、细致的调查研究，组织专家到每一家中医医院现场，针对现状、优势以及不足进行科学分析，结合各中医机构的实际情况和“十一五”事业发展规划，提出合理性、可行性强的建议。同时，江苏省中医药局加强与当地政府及卫生行政部门领导的有效沟通，帮助中医机构解决建设中的具体困难。编纂《江苏省中医机构“十一五”建设规划集》。

四、发挥中医药特色优势，促进中医药事业健康发展

为了科学、客观地评价中医医疗机构的中医药特色，2007年江苏省进一步加强全省各级中医医疗机构内涵建设，突出中医药特色，充分发挥中医药优势，一是组织专家制定了《江苏省三级中医医疗机构保持发挥中医药特色考评细则（试行）》和《江苏省二级中医医疗机构保持发挥中医药特色考评细则（试行）》，要求全省各级中医药管理部门和医疗机构充分认识保持和发挥中医药特色优势的重要性和紧迫性，把保持发挥中医药特色与医院管理年、医疗机构年度综合目标考核等结合起来，坚持以中医药为主的办院方向，研究制定有利于促进中医药特色优势发挥的措施办法，建立长效机制，引导专业技术人员钻研中医药学术，并在临床工作中积极使用中医中药，不断提高临床疗效和学术水平；二是制定了《江苏省三级中医医疗机构药剂工作规范化管理考评细则（试行）》，推进全省中医医疗机构药剂管理工作的现代化、科学化、规范化，提高药事管理和药学工作水平。

五、大力发展农村中医药服务工作

通过创建国家、省“农村中医工作先进县（市）”这一抓手，江苏省大力推动农村中医药工作全面发展。镇江丹阳市、南通海安县成为“全国农村中医工作先进县”建设单位。吴江等6县（市）列入“省农村中医工作先进县”建设计划。泰州市作为全省第一家全国农村中医药适宜技术推广示范区项目建设单位，继常州市获江苏省首个“全国农村中医工作先进市（地级）”称号以后，经国家中医药管理局评估，被列入建设计划。同时，为推动中医药服务“进农村、进社区、进家庭”的“三进”工程，江苏省组织专家进行筛选审定，最终确定30项适合在农村和基层使用的中医药适宜技术在全省进行推广。以防治农村常见病、多发病为重点，提高中医药的使用率和知晓率，降低农民群众看病费用，充分发挥中医药在农村医疗、预防、保健工作中的作用，使农村中医药工作能够健康有序地进行，使广大农民群众充分享受到“少花钱，治好病”的实惠。

六、薄弱中医院第三轮帮扶计划进展顺利

按照江苏省委、省政府支援苏北建设的要求，2007年江苏省继续推进实施薄弱中医院帮扶计划。江苏省筛选了“人均业务收入不足9万元、专业设备总值不足800万元、中医专科特色优势不明显”的8所县中医院作为被帮扶对象，选择“综合实力较强、中医专科特色显著”的地市级以上中医院为扶助单位，8所市级中医院与8所薄弱中医院结对。计划用4年时间，通过对口支援、结对帮扶等，着重加强专科建设，带动全院发展，促使薄弱中医院明显缩小与其他中医院的差距，使每个医院具有1～2个在当地有一定影响的中医药特色专科，造就一批中青年技术骨干，管理水平有较大提升，服务能力有较大提高，可持续发展能力有较大增强，社会效益和经济效益显著增强，促进全省中医药事业的平衡协调发展。

七、继续推进全省社区中医药工作

对照《江苏省城市中医药特色社区卫生服务中心建设标准》有关要求，江苏省在2006年底全省评选出10家“江苏省中医药特色社区卫生中心建设单位”的基础上，2007年新增11家建设单位。泰州市海陵区通过数年努力，利用全区中医药事业基础较好的有利条件，充分发挥中医药在社区卫生服务中的作用，加强中医全科医学知识培训，加强中医药业务必备条件、设施的督察考核，加强中医药工作内涵质量的管理，增加资金经费的投入，全面促进了中医药工作。目前该区已建成社区卫生服务中心7个，社区卫生服务站40个，基本形成了覆盖城乡的社区卫生服务网络。2007年，该区的创建工作分别通过了省级评估和国家验收。

八、加强中医药人才培养和科

学研究

按照2007年《江苏省乡镇卫生机构中医临床技术骨干培训项目实施方案》，江苏省中医药局和江苏省卫生厅、江苏省财政厅联合开展乡镇卫生机构中医临床技术骨干第三轮培训工作，在前两轮共培训196名乡镇卫生机构中医临床技术骨干的基础上，2007年共组织了277名进行培训，学时半年。江苏省继续开展第二轮乡村医生中医专业中专学历教育项目，组织对符合报名条件的乡村医生进行入学考试，共筛选了1408名乡村医生接受教育。确定江苏省职工医科大学、连云港中医药高等职业技术学校、海安针灸推拿学校负责招生、培养工作，采取弹性学分制，学制3年，取得学历后可参加全国执业助理医师资格考试，目前这批乡村医生已经入学。

同时，江苏省中医药局制定了《江苏省西学中临床研究生课程班项目实施方案》，委托南京中医药大学开设“江苏省西学中临床研究生课程班”，共招收112名学员，系统培训中医药基本理论和基本技能，为中医药事业发展和保障人民健康培养高层次中西医结合专门人才；举办“优秀中青年中医临床人才高级研修班”，2007年在全省选拔了40名理论基础扎实、具有较高临床技能和培养前途的优秀中青年中医临床骨干进行重点培养，通过3年时间的“读经典、跟名师、做临床”，培养他们尽快成长为热爱中医药事业、全心全意为人民服务、医德高尚、理论深厚、医术精湛的省级优秀中医临床骨干人才。2007年全省各级医疗机构共有5项课题在科技部“十一五”支撑计划疑难病专项中立项；常见病专项和国家中医药管理局2006～2007年科研项目也即将公布。5个研究室经省评审推荐，即将被国家中医药管理局命名为全国重点研究室。2007～2008年科研项目已经完成招标和专家评审。

九、认真做好“全国优秀中医临床人才研修项目”和“三批师承”工作

根据实施方案及国家有关要求，完成省内学员的论文及平时学习的考核工作。江苏省中医院因项目管理出色，被确定为“全国优秀中医临床人才研修项目”和“三批师承”先进管理单位。江苏省中医药局周柏林同志被评为“全国优秀中医临床人才研修项目”优秀管理干部，管红叶同志被评为“三批师承”优秀管理干部，同时，一批专家和学员被分别评为“优秀指导老师”、“三批师承”优秀继承人、“全国优秀中医临床人才研修项目”优秀学员。

十、加强专科建设，狠抓内涵管理

江苏省中医药局继续深入开展“以病人为中心，以提高医疗服务质量为主题”的医院管理年活动，按照卫生部、国家中医药管理局颁发的《中医医院管理评价指南（试行）》和督导方案的要求以及江苏省卫生厅修订的《江苏省医院管理年活动考核细则》，结合专项工作对省直属中医单位进行相关考核，同时，组织各市卫生局对辖区内各级中医医疗机构，围绕质量、服务、安全、费用4个方面，开展医院管理年专项检查。

围绕提高中医临床疗效，突出中医优势特色这一主题，继续推动各级中医临床重点专科（专病）建设。江苏省继“十五”期间建成8个全国重点中医临床专科后，目前19个全国重点中医临床专科建设单位正在进行建设；7个专科被国家中医药管理局确定为第二批农村医疗机构中医特色专科（专病）建设单位；44个省级重点中医临床专科和125个市级重点专科已完成周期建设任务，新增30个省级重点专科和14个省级示范专科建设单位。

十一、加强中医药信息化建设

江苏省通过加强中医药信息化建设，借助信息技术、网络平台等有效方式，建立并投入使用了全省中医药信息报送平台，为全省中医机构的信息建设、无纸化管理创造有利条件，为中医机构的医院管理工作提供指导，为提高全省中医药信息传递、互通、报送效率提供了更快捷、更方便的服务；建立了“江苏中医药”网站，为宣传党的中医药方针政策、展示江苏省中医药事业发展成就、发布中医药工作动态、宣传中医药医疗保健知识提供了窗口，一方面将中医药事业发展进程中的点点滴滴展现给广大的老百姓，一方面也让百姓有了更便捷的方式来了解中医药、认识中医药、接受中医药。

十二、加大中医药宣传工作力度

2007年12月4日，江苏省召开全省中医药信息宣传工作会议暨信息宣传员培训班（见图13），邀请

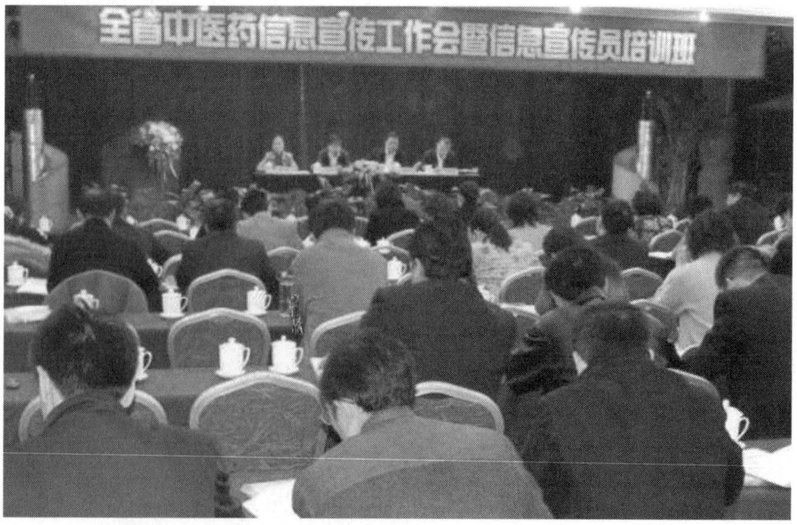

图13　2007年12月4日，江苏省中医药局在南京举办“全省中医药信息宣传工作会议暨信息宣传员培训班”。

国家及省卫生行政主管领导、新闻人及媒体研究专家来授课。会上，吴坤平副厅长兼局长到会并发表重要讲话，对做好全省中医药信息宣传工作，尤其是2008年的“中医中药中国行”等重点工作还作出了重要部署。通过这次会议和培训，进一步明确了中医药信息宣传工作的规范和要求，进一步强化了信息宣传工作者的业务素质，进一步提高了信息宣传工作的能力和水平。

同时，江苏省制定下发了《江苏省中医药信息宣传员工作制度》，针对信息宣传员的担任条件、工作职责、报送制度、培训制度以及考核制度5个方面的内容，提出了更加规范、更加明确的要求，为中医药信息与宣传工作的顺利开展提供保证。

十三、加强中医医疗机构及医疗市场监管

按照国家和省有关规定，江苏省在负责医疗机构校验、组织中医类别执业医师考试、师承和确有专长人员执业资格认定等基本职能的同时，继续进一步深入开展打击非法行医专项行动，通过全省督察，巩固前阶段专项行动的成果。根据新发布的《医疗广告管理办法》，会同厅有关处室举办医疗广告审查培训，加强对中医医疗广告的监督与管理，将每月审核的医疗广告证明上网公示，并及时和工商部门通报违规医疗广告情况。

（朱　蕾）

11. 浙江省

【浙江省2007年中医药工作概况】

一、认真调查，深入研究，积极制定有利于中医药发展的政策措施

浙江省开展影响中医医院特色优势发挥的相关经济因素及实现机制的调研，探讨中医药特色优势及推动中医院可持续发展的研究和公立中医医院负债经营情况，制定利于发挥中医药特色优势特点的政策措施。同时，针对浙江省欠发达地区中医医院生存和发展困难的现实问题，实地调研了丽水等地中医药工作和中医医院发展现状，并分析了21家欠发达地区中医医院的经济运行状况，提出政策建议，并在中医药攀登工程项目中予以扶持。

浙江省开展全省中医医院院内中药制剂调研，对全省中医医院中药制剂室的数量、制剂的数量以及实行GMP前后变化情况进行了调查分析，提出了进一步加强浙江省中药制剂工作的政策建议。

加强调研和政策的研究，浙江省出台了有利于中医药事业发展的政策和措施。杭州市首次将中医药知识培训率、中医药适宜技术引进和利用率纳入市政府公共卫生目标考核责任书；宁波奉化市将适宜的中医药服务纳入新农合基本诊疗和药品目录，将新农合参保人员的有效中医药报销比例从15%提高到30%；湖州市政府及有关部门研究出台城镇职工和非医保人员中医药优惠报销办法，除报销比例提高5%～10%外，将单味中药颗粒剂纳入城镇职工医保报销范围；绍兴市组织专家对“中医药医疗服务价格”进行讨论，提出修订意见；丽水市人大对《中医药条例》贯彻情况和中医药发展状况进行调研，并提出建设性意见。衢州市开化县取消了中药饮片在新农合门诊的起付线，并进一步扩大中医药服务的报销范围；台州市黄岩区将门诊中药饮片报销比例提高5个百分点等。

二、创新思路，整合资源，进一步强化中医药特色优势

整合全省名中医资源，浙江省成立省名中医研究院，构建中医药学术传承研究网络。在全国首家成立了名中医研究院。名中医研究院以浙江省历代名医和中医流派为学术基础，以省级名中医为骨干，吸纳全国中医药大家，它兼具科技创新平台、传承研究基地和学术交流园地三大属性，以促进中医学术经验传承和临证实践、培养中青年名中医和繁荣中医药学术为主要任务。名中医研究院共投入300多万元，建立了11间名中医工作用房，购置了800余册中医名家丛书、22部中医古籍经典、4套教学光盘及录音笔、摄像机、脉象仪等工作设备；确定组织结构及人员，建立名中医研究院全省联络机制，在11个地市分别设立了联络员；制定了《浙江省名中医研究院章程》、《浙江省名中医研究院专家学术委员会章程》、《浙江省名中医研究院办公室工作制度》、《浙江省名中医研究院名医诊室工作制度》；邀请数十位中医学教育家、国家级名中医为广大中医药工作者以“名医论坛”、学术讲座等形式讲授他们的学术理念及多年的临床诊治心得；选派研究员到各市为基层中医药工作者授课，促进及繁荣学术交流，扩大浙江省名中医学术流派的辐射作用；编辑了2期《浙江省名中医研究院院报》。

浙江省成立省中医优势病种研究推广中心，构建中医优势病种诊疗规范研究推广网络。该中心启动了优势病种诊疗规范研究专项，共立项36项；遴选省内外在中医药临床诊疗标准化研究领域有建树的专家成立优势病种研究项目专家库，每个优势病种确定指导专家2～3名，并采取动态管理，使优势病种的研究与推广工作得以科学、规范地开展；修订再版《浙江省中医（中西医结合）单病种诊疗规范》，完成58个优势病种诊疗规范的研究工作，并在全省中医医疗机构推广应用。

整合全省中医“治未病”研究力量，浙江省成立省中医“治未病”研究中心，积极推进中医“治未病”整体工作。浙江省全面启动了中医“治未病”研究专项科技计划，共申报相关课题87项，覆盖了全省11个市、39个县75%的地域，其中立项25项；开展新型健康保障模式的运行和试点工作；成立KY3H“治未病”中心，根据“政府引导、市场主导、医院指导、社会参与”机制，整合社会力量，发挥各自优势，盘活已有资源，探索形成一套成熟的服务模式，完善的服务体系，规范的服务方法，构建我国中医特色的预防保健体系；丽水市、湖州市分别将中医“治未病”与干部保健和农民健康体检相结合进行探索，扩大了中医在干部保健和农民健康体检中的应用；切实促进中医“治未病”在社区中的应用和推广，浙江省中医院通过为社区人群建立中医体质辨识健康档案，指导社区开展日常保健及常见病的自我保健、合理膳食和健康调养等，促进中医“治未病”理念对提升社区卫生服务水平的影响；杭州市拱墅区将中医“治未病”在社区卫生服务机构中进行试点；进一步开展中医“治未病”的干预手段优化和适宜技术培训工作，开展特色膳食指导、冬病夏治（穴位贴敷）、冬令进补（滋补膏）干预、运动调摄、心理治疗和中医非药物疗法等中医传统疗法在干预过程中的标准化、规范化研究工作；举办“中医‘治未病’在健康管理中的运用”、“冬令膏方制作工艺培训”、“冬令膏方在临床上运用”等培训班，共有200余名学员参加了学习。

浙江省成立了浙江省中医药临床研究试验基地。该基地以浙江省中医院等中医药研究力量强、基础扎实的机构为核心，吸收中医基础研究、中医临床评价、中药开发研究、系统生物学研究等领域的专家，根据确定的研究方向，建立了中医临床基础研究中心、中医临床研究中心和中药研究开发中心。

三、突出特色，强化内涵，奋力推进中医“三名”建设工作

浙江省落实名院、名科建设项目，召开“三名”建设工作现场会，全面推进“三名”工作。根据《浙江省中医药攀登工程实施方案》和“名院”、“名科”项目实施办法，在各地申报的基础上，浙江省组织专家评审，确定了浙江省中医院等33家中医医院为中医“名院”项目建设（扶持）单位，确定了190个浙江省中医“名科”建设项目，其中浙江省中医药重点学科建设项目58个，浙江省中医药重点专科建设项目106个，浙江省示范中医科建设项目26个。浙江省认真研究制定了《浙江省中医名院建设细则》、《浙江省中医药重点专科建设细则》和《浙江省示范中医科建设细则》等，进一步规范名院、名科的建设和管理。同时，以杭州市中医院名院、名科建设和名医培养为典型经验，成功举办了中医“三名”建设工作现场会，进一步总结交流了中医“三名”建设实施以来取得的成绩和经验，提高了认识，明确了目标，并研究和部署下一步工作重点，有利于全面推进浙江省中医“三名”的开展。

各市也根据当地实际开展了“三名”建设工作。温州市确定市级“名院”建设项目2家，市级中医药重点学科3个和市级中医药重点专科项目3个在建设中，综合医院市级示范中医科2家，评选市级名中医25名。台州市多部门联合制定下发《台州市中医（中西医结合）重点专科评审实施方案》，评选重点专科，并设立“市中医（中西医结合）重点专科扶持建设专项基金”；评选市级名中医10名。丽水市评选了13市级名中医和12名市级中青年名中医。

国家级中医医院建设项目硕果累累，中医医院内涵建设进一步得到增强。22个中医药重点专科被国家中医药管理局初步确定为“十一五”重点专科建设项目，并且10个“十五”期间重点专科进入滚动建设。浙江省立同德医院等3家中医医院列入国家重点中医院建设单位。浙江省中医院被确定为中医、中西医结合急诊临床基地项目建设单位，浙江省中西医结合医院被确定为国家中医药管理局重点中西医结合医院建设单位和传染病临床基地项目建设单位。平阳县中医院等6家单位被确定为农村医疗机构中医特色专科（专病）建设项目单位。经过研究和部署，浙江省组织各建设单位严格按照项目建设要求，认真制定建设工作计划，狠抓落实，以项目建设为载体，促进中医药特色优势发挥，提高医院的生存力和竞争力。

四、面向需求，促进创新，全面提升中医药科学研究水平和成果转化能力

浙江省加强中医药重点学科建设，开展2004年度第二批29个重点学科终期评估工作。据统计，3年来，29个学科共承担科研项目780项，其中国家级91项，省部级153项，厅局级项目536项，科研经费累计达到1.33亿元。浙江省共获各级奖励142项，其中省部级以上科技奖励62项；共公开发表论文1468篇，其中SCI收入论文212篇，国际专业学术期刊发表92篇，中华医学系列期刊发表232篇，正式发表著作112部；博硕士人员占学科队伍的75%左右，学科群在提升浙江省中医药科技创新能力方面发挥了积极的作用。全部学科通过评估，达到了预期建设目标。

浙江省加强中医药重点实验室和重点研究室建设，开展26个中医药重点实验室的年度检查工作。一年来，实验室共承担项目443项，其中国家级项目76项；科研经费累计达9000余万元；共获得各级成果奖励74项；共发表学术论文622篇，其中SCI论文139篇，发表专著29部；主办各类学术会议46次，接受国内外学术访问605人次；有博士点9个、硕士点13个，培养博士生、硕士生262人。中医药重点实验室建设取得较好的成效。浙江省开展国家中医药管理局重点研究室申报工作，按照“前瞻性、综合性、纵深性”的建设要求，逐个反复修订研究室的建设方案并择优推荐重点研究室7项。

浙江省开展中医药科学研究工作，加快推进科研立项改革，开展专项研究，浙江省分别设立了中医药临床研究重大专项、中医药软科学研究专项、中医药青年基金课题、中医优势病种诊疗规范研究专项、中医“治未病”研究专项、中医适宜技术规范化研究专项等。全省共立项344项，其中重点项目23项，普通项目208项，适宜技术项目14项，青年基金项目38项，诊疗规范项目36项，“治未病”项目25项。同时，浙江省争取国家级项目的立项，组织申报国家中医药管理局

2006～2007年中医药行业科研专项征集建议27项，组织专家对3项“十五”国家科技攻关计划进行了评估验收，共获“973”计划2项，国家自然基金面上项目3项，重大项目1项，国家“十一五”支撑计划项目20项。

浙江省开展成果奖励工作，共有71项中医药科技成果获2007年度省中医药科技创新奖，其中一等奖7项，二等奖23个，三等奖41个。市县单位获奖数达到36项，占获奖总数的51%。

浙江省不断加强中医药适宜技术推广工作。针对临床实际需要，浙江省组织专家编写了中医药适宜技术项目培训教材《中医药适宜技术精编》；举办了“捏脊疗法的临床使用技术推广培训班”、“医院中药药事管理培训班”及两期“中药熬膏技术培训班”，推广捏脊、中药煎煮及熬膏技术，共有200余人参加了培训，《中国中医药报》、《健康报》作了宣传介绍，取得了较好的成效；绍兴市作为全国农村中医适宜技术推广试点地区，专题召开了农村中医适宜技术推广工作会议，出台了《绍兴市农村中医药适宜技术推广工作方案实施细则》，制定了《绍兴市中医适宜技术推广工作计划》，开展5期共9项国家级、省级中医药适宜技术和3项自有技术的培训班。

五、优化结构，提升素质，全面加强中医药人才培养

浙江省组织修订了《浙江省中医药继续教育规定》、《浙江省中医药继续教育项目申报、认可办法》、《浙江省中医药继续教育学分授予办法》等管理制度。浙江省启动了中医药继续教育基地建设工作，出台了《浙江省中医药继续教育基地管理办法》，并开展了优势学科、社区中医药知识培训、农村中医药人才及住院医生规范化培训4类继续教育基地的第一批建设工作，确定了第一批优势学科继续教育基地19项、社区中医药知识培训继续教育基地22项、农村中医药人才继续教育基地18项及住院医生规范化培训继续教育基地17项。浙江省列入国家中医药管理局中医药继续教育项目计划22项；确定省中医药继续教育项目135项，目前开展国家和省级继续教育项目100多项，共有1万多人次参加了学习。浙江省开展了老中医药专家学术继承工作数据库建设，完成对浙江省第二批师承工作进行的结业考核，制定了中青年名中医及基层名中医培养考核方案，并顺利完成中期考核，开展了浙江省中医住院医师规范化培训公共必修课考试，全省共有1600余人次参加了考试。

浙江省加强农村中医药人才培养工作，继续大力实施“浙江省农村中医骨干培训项目”和“基层名中医培养项目”，共培养农村中医临床骨干493人，其中157人已完成培训任务，在培训336人。浙江省培养基层名中医107名，从而提高了基层中医药人员素质水平，较好地缓解了基层中医药人员紧缺的问题，稳定了农村中医药人员队伍。浙江省启动了乡村医生大专学历提升项目，目前已有毕业生136人，2007年招生124人。丽水市制定了《乡镇卫生院中医临床技术骨干培训大纲》、《乡村医生中医药知识与技能培训大纲》，举办乡村卫生室人员中医药知识普及班、中医药知识骨干提高班、村级医疗机构中医人员中医药知识加强班、中医医疗机构西学中人员结业班4个班，取得较好的效果。台州市制定了《台州市农村中青年中医骨干培训项目管理方案》，在全市推广黄岩区农村中医药人才培养经验。

浙江省加强中医临床优秀人才研修项目的管理，完成了12位国家优秀中医临床人才研修项目培养对象结业考核。3年来，研修人员采取多种形式的跟师指导学习，以专题指导、临诊研讨等多种形式，提高临床诊疗水平。12名研修人员共跟师达65位，撰写跟师笔记73篇，平均日门诊量逐年增长，撰写读书笔记及论文348篇，医案1135篇。该项目建设取得了预期的成效。

六、积极探索，加强示范，大力推进城乡社区中医药服务

浙江省加快制定实施意见，创建全国示范区，制定了《浙江省关于在城乡社区卫生服务中充分发挥中医药作用的实施意见》，开展全国有中医药特色社区卫生服务示范区的创建工作。吴兴区被国家中医药管理局确定为全国中医药特色社区卫生服务示范区，拱墅区和海曙区也顺利通过国家复核组的现场复核。一些有利于中医药发展的优惠扶持政策陆续出台，有力地推动了社区中医药服务，如吴兴区探索制定了在新农合中提高中医药补偿比例，拱墅区提出了“促中医药进社区，使看病贵有效缓解”的目标，2007年上半年门诊均次费用下降了8.75%，达到了预期的目标；海曙区在实施城镇居民合作医疗过程中充分发挥了中医药作用。

浙江省继续开展农村中医工作先进县建设。淳安县获得了全国农村中医工作先进县（市、区）的称号，开化县、江山市和黄岩区也顺利通过了现场评估验收。浙江省完成了湖州市创建全国农村中医工作先进市中期评估，湖州市在制定中医药政策、加强农村中医药人才培养和中医重点专科建设上取得了显著成绩。加强对平湖、上虞、嵊州等新创建单位的监督和管理，确保创建任务的顺利完成；确定海盐县和桐庐县为省级农村中医工作先进县建设单位。

七、加强督导，整改提高，中医医院管理年活动成效显现

围绕提高医疗质量、保障医疗安全、方便就医、合理收费、规范财务管理、建立治理商业贿赂长效机制等重点内容，浙江省研究活动实施方案和具体措施，以保障医院管理年活动在全省中医院范围内继续深入开展。浙江省严格按照《医院管理年活动检查表》和《中医医院（三级）中医药特色评价细则（试行）》中的有关指标和内容，制定了《浙江省中医医院2007年医院管理年活动督察标准》，按照2个阶段对省级中医医疗机构和各市、部分县级中医医院进行了督察。督察内容包括管理、临床科室、重点专科、急诊、药事、护理和院内感染7个部分，着重对医院管理、规范医疗行为、提高医疗服务质量及充分发挥中医药特色优势等方面进行检查。

浙江省组织开展中医类别执业医师考试工作，加强医师资格考试报名的资格终审、实践技能考试主考官培训工作和实践技能、综合笔试的巡考工作，确保考试安全。2007年全省共有4492人报名，2753名考生通过了实践技能部分考试，通过率达到61.3%。为解决民间中医的执业问题，顺利完成了具有一技之长和实际本领中医药人员纳入乡村医生管理的试点工作，兰溪和缙云各有30人和9人通过了考核考试，为国家中医药管理局全面开展此项工作，奠定了坚实的基础，提供了积极有效的经验。

八、加大宣传，繁荣学术，努力营造有利于中医药发展的学术氛围和工作环境

浙江省拓展宣传渠道，丰富宣传形式。浙江省中医药管理局与浙江省电视台联合开设《钱塘名中医故事》。每周一次，至2007年底已完成30期。浙江在线、浙江日报和浙江电视台联动报道中医，联合推出了“中医，你看了吗”在线讨论互动报道。在线直播一小时，点击达到5万人次，跟帖达100多条。

浙江省全面改版“浙江中医药”网站，内容更丰富，更新更及时，加强硬件建设；明确了网站的功能定位；丰富网页内容，将原来12个栏目调整到现在的20余个栏目。

浙江省加强《浙江中医药》内刊建设，加强对国家和省的相关中医药信息与政策的宣传和对省内外先进的中医药管理经验宣传，加强对“三名”战略的宣传，提高全省中医“名医、名科、名院”的知名度和影响力。

浙江省宣传保护中国传统医药，提高对保护中国传统医药文化遗产的认识。在我国第二个“文化遗产日”前，浙江省下发《关于做好第二次“文化遗产日”活动的通知》，开展了一系列的宣传工作。悬挂主题宣传横幅；利用媒体营造氛围；举办义诊，开展实地宣传；以具有厚重的中医药“堂”文化，深入宣传中医药文化。

（王　颖）

12. 安徽省

【安徽省2007年中医药工作概况】

一、认真贯彻吴仪副总理重要讲话和全国中医药工作会议精神，积极争取相关优惠政策，营造良好的发展环境

2007年5月22日，安徽省中医工作会议在合肥隆重举行。高开焰厅长出席会议并发表了重要讲话，李劲风副厅长作了题为“认清形势，坚定信心，抢抓机遇，开拓进取，为实现安徽中医事业的奋力崛起而奋斗”的工作报告。会议认真学习了吴仪副总理重要讲话和全国中医药工作会议精神，总结了2006年的中医工作，部署了2007年的工作任务。会议之后，安徽省政府向国家中医药管理局申报全国中医临床基地研究项目，在省政府文件中明确在新型农村合作医疗中对中医药的优惠政策；积极争取省政府成立中医药工作厅际协调小组、专题研究中医药工作、将中医药服务能力建设纳入民生工程建设项目等。安徽省认真办理人大、政协有关中医药工作的议案、提案，妥善处理有关中医药的人民来信来访，营造和谐的社会氛围。同时，安徽省加强中医药的社会宣传工作，扩大中医药的社会影响，安徽省卫生厅会同省科协举办《中医药特色与优势论坛·安徽2007》，在《新安晚报·医卫前沿》编辑出版了一期中医药专版，在安徽省卫生厅网站发布信息100多条，编辑《中医药工作动态》6期，并积极向《健康报》、《中国中医药报》和本地主流媒体投稿，宣传安徽的中医药工作。

二、加强中医药服务能力建设，提高中医药社会贡献率

（一）认真实施农村中医药服务能力建设项目

根据财政部和国家中医药管理局有关文件要求，安徽省卫生厅会同安徽省财政厅印发了《2006年中央补助安徽省农村中医药服务能力建设项目实施方案》，确定了县级中医医院急诊急救能力建设项目、感染性疾病科建设项目、特色中医专科（专病）建设项目、乡村医生中医专业中专学历教育项目和乡镇卫生院中医临床技术骨干培训项目的实施单位，县级中医医院急诊急救能力建设项目、县级中医医院感染性疾病科建设项目、农村医疗机构中医特色专科（专病）建设项目医疗设备招标采购工作基本完成，人员培训基本结束，其他各项建设工作有序进行；全省乡镇卫生院中医临床技术骨干培训工作于2007年7月3日在安徽中医学院成人教育学院开始进行理论培训，362人参加了培训，全省基层中医临床技术骨干培训班于2007年10月10日开学，221人参加了培训；乡村医生中医专业中专学历教育工作顺利开展，安徽省卫生厅会同安徽省教育厅印发了《关于继续开展乡村医生中医专业中专学历教育的通知》，组织了报名、考试和录取工作。

国家中医药管理局中医药服务能力建设项目的实施连续3年取得了显著的成效，安徽省中医医院门诊人次比例从2004年的15.2%上升至目前的19.3%，仅此一项即直接降低患者医药费用2.4亿元。同时加强了中医机构的特色优势建设，提升了市场竞争力和可持续发展能力。

（二）继续开展中医药治疗艾滋病试点项目工作

2007年，安徽省完成了全省项目县软件培训班任务，全省有20余人参加学习；接受了国家中医药管理局对临泉和利辛2县的督察；安徽省卫生厅组织专家对2007年度中医药治疗艾滋病试点项目工作进行年度督察，5个项目县基本完成了各项任务。安徽省及时调整了安徽省中医药治疗艾滋病试点项目工作组和专家组，使全省中医药治疗艾滋病试点项目规范有序地开展。通过3年多的实践和探索，安徽省建立了一个符合安徽中医药治疗艾滋病工作实际的运行机制，培养了一支精干的中医药治疗艾滋病技术队伍，总结了一批有效方药和治疗方法。中医药治疗艾滋病工作，不仅为不能接受抗病毒治疗的病人提供了关怀治疗，增加了临床治疗手段，扩大了救治范围，降低了治疗费用，同时提高了病人对抗病毒治疗的依从性，为构建符合安徽省的艾滋病防治工作体系发挥了积极作用。该省有1个先进集体和2个先进个人受到国家中医药管理局的表彰。

（三）加强全国农村中医工作先进县建设工作

2007年以来，安徽省卫生厅中医管理局加大了对全国农村中医工作先进县建设工作的指导力度，局领导多次带队深入创建单位了解工作进展情况，协调解决创建工作中存在的问题。2007年7月10～11日和9月26～27日，安徽省卫生厅受国家中医药管理局委托组成以江苏省中医药局原副局长丁冠明为组长的评审专家组，分别对祁门县和庐江县全国农村中医工作先进县建设工作进行了评审验收并上报国家中医药管理局。国家中医药管理局已分别批准上述2县为全国农村中医工作先进县，至此，该省的全国农村中医工作先进县已经达到6个。

（四）积极推动中医药参与新型农村合作医疗工作

安徽省政府在《关于进一步加快农村卫生事业发展的意见》中制定了对中医药参与新型农村合作医疗的优惠政策，提出“采取提高报销比例、降低起付线等办法，鼓励开展和选择中医药服务项目，发挥中医药在新型农村合作医疗中的作用”。阜阳市人民政府认真落实省政府的意见，提出中医医疗机构起付线要低于同级综合医院100元，中医医疗机构的补偿比例要高于同级综合医院补偿比例10%以上。宁国、歙县、濉溪等地均采取对中医药服务项目实行优惠的政策。这些优惠政策的实施，扩大了新农合的受益面，使广大农民享受到了质优价廉的中医药服务，对新农合制度的巩固和完善发挥了重要作用。

（五）积极促进中医药进入社区

2007年2月，安徽省卫生厅出台了《关于在城市社区卫生服务中充分发挥中医药作用的实施意见》，明确了中医药参与社区卫生服务的基本原则和工作目标，制定了相关配套政策和措施。2007年10月，安徽省卫生厅又为全省社区卫生服务中心和部分卫生服务站免费培训掌握中医药适宜技术的人才各1名。

三、强化以中医药特色建设为重点的中医院内涵建设与管理

（一）继续推动中医专科专病建设工作

安徽省组织了“十一五”国家中医药管理局中医重点专科专病项目申报工作，经国家中医药管理局批准，该省有11个中医专科专病项目新增列入“十一五”国家中医药管理局中医重点专科专病项目，加上“十五”已经建设合格的4个项目，该省国家级重点中医专科专病已达15个。同时，安徽省继续加强省级重点中医专科专病建设工作，2007年省卫生厅投入了500多万元用于省级60个重点中医专科专病建设。

2007年，安徽省卫生厅还结合专科专病建设，开展了以中医方法为主要治疗手段的中医模式病房的试点工作，安徽省中医院、针灸医院分别筛选2～3个病种进行试点，试点工作正在进行中。

（二）开展重点中医医院建设

安徽省政府专文申报安徽中医学院第一附属医院为全国中医临床研究基地项目建设单位；滁州市中西医结合医院列入国家中医药管理局“十一五”重点中西医结合医院建设单位（全国12个）；有2个市中医院和2个县中医院分别列入2007年国家重点中医院建设项目中央预算内专项资金投资计划；芜湖市中医院、六安市中医院经过积极创建，被安徽省卫生厅批准为三级甲等中医医院，该省三级甲等中医医院已达到4所。

（三）强化中医医疗机构的监督管理

2007年3月和9月，安徽省卫生厅组织对全省三级中医院进行医院管理年活动督察，各市卫生局也于2007年10月分别对辖区内二级以上中医院进行管理年督导。全年查处中医医疗机构6起，分别予以警告、罚款；开展医疗广告监测工作，警告2起，移送1起；中医医疗机构行政许可全部纳入窗口统一受理，受理中医医疗机构校验23件、变更13件，受理中医医疗广告15件，核准中医医疗广告文号13件，均按时限办结，并由窗口统一出证。

四、以“江淮名中医”培养工程为重点，加快中医药人才培养步伐

（一）认真实施“江淮名中医”培养工程

安徽省“江淮名中医”（第二周期中医学术和技术带头人）培养按照实施方案的要求，2007年对第一年度培养对象进行了考核，考核内容包括医德医风、学习经典情况、跟师学习情况、临床实践和科研论文等5个方面。经考核，优秀5人，良好19人，合格67人。

（二）完成国家中医药管理局优秀中医临床人才研修项目

该项目自2004年项目启动以来，带教单位加强领导，确保项目顺利实施。研修人员勤奋学习，完成各项学习任务。该省3名研修人员通过了省级的平时考核、论文评审和国家中医药管理局的综合考评。其中，薛西林获得优秀学员称号，安徽中医学院附属针灸医院获得先进管理单位称号，肖锋获得优秀管理干部称号。

（三）组织完成了对安徽省第三批全国老中医药专家学术经验继承工作总结和评优组织工作

安徽省第三批全国老中医药专家学术经验继承工作，经省级评审上报的11人全部合格。国家中医药管理局对三批全国老中医药专家学术经验继承工作进行了总结表彰，安徽省徐经世（安徽中医学院第一附属医院）、马骏（安徽中医学院附属针灸医院）、孔昭遐（安徽医科大学第一附属医院）3人获得优秀指导老师称号，胡顺金获得优秀继承人称号，芜湖市中医院获得先进管理单位称号，徐经凤获得优秀管理干部称号。

（四）加强中医药继续教育工作

根据国家中医药管理局《中医药继续教育规定》等有关文件要求，2007年安徽省卫生厅成立了由分管厅长任主任、厅相关处室负责人参加的安徽省中医药继续教育委员会，负责规划、计划、管理和实施全省中医药继续教育工作。2007年安徽省对中医药继续教育实行了行业管理，省级项目由省中医药继续教育委员会批准认可，统一公布；国家级中医药继续教育项目经省级核准后向国家中医药管理局中医药继续教育委员会申报。在继续教育学分管理上，对中医药实行了优惠的政策，组织完成了40项2008年省级中医药继续教育项目申报、审核工作，3项2008年国家级中医药继续教育项目申报工作。

（五）圆满完成年度中医类别执业医师资格考试任务

安徽省组织开展了2007年中医类别执业医师报名资格审查及实践技能考试，全省5548人参加中医类别执业（助理）医师实践技能考试，中医类别执业医师资格考试工作按照国家要求顺利完成。

五、加强中医药科研工作，提升安徽中医药学术水平

（一）安徽省首次承担的国家“十五”科技攻关计划项目“名老中医学术思想、经验传承研究”2项课题通过省级专家验收，完成了国家中医药管理局专项课题检查验收

安徽中医学院第一附属医院刘安平承担的“丁锷学术思想及临证经验研究”和安徽医科大学第一附属医院干磊承担的“孔昭遐学术思想及临证经验研究”课题，经过2年的研究，通过随师采集、整理和分析病例，对老专家的学术思想、临证思辨特点及其成才之路进行了系统的总结，为总结、整理、推广名老中医学术思想及临证经验研究积累了经验。

根据《国家中医药管理局科技项目管理办法（试行）》规定，安徽省卫生厅中医管理局对国家中医药管理局科研专项课题进行检查验收，现承担专项课题4项，其中完成课题3项，继续执行1项。

（二）确认安徽省第一批名医医案整理与研究项目

为了总结、整理名老中医医案，安徽省开展了第一批名医医案整理与研究，共收到项目申报书32项，经专家评审，17项列入名医医案整理与研究项目计划。其中，立项资助项目13项，立项不资助项目4项。项目周期为2年，共资助项目经费13万元，项目经费已下拨给课题承担单位。

（三）积极申报国家中医药管理局相关课题及项目

安徽省申报国家中医药管理局重点研究室建设项目4项，国家中医药管理局2007年计划下达1项，该项目已通过省级专家评审并上报国家中医药管理局。为总结安徽省中医药治疗艾滋病试点项目疗效和经验，申报国家中医药管理局中医药治疗艾滋病研究课题5项。根据财政部《关于开展2008年公益性行业科研专项经费项目组织和申报有关工作安排的通知》要求，安徽省申报国家中医药管理局2008年中医药行业科研专项10项。

（王继学）

13. 福建省

【福建省2007年中医药工作概况】

一、概况

2007年卫生部副部长兼国家中医药管理局局长王国强、国家中医药管理局副局长房书亭等领导先后到福建视察指导，推动中医药事业发展。福建省重点加强对中医医疗机构督导与管理，着力推进继承创新，努力发挥中医药特色优势，大力加强人才队伍建设，进一步提高防病治病能力，在基本医疗保健制度中发挥中医药的作用，努力推进中医药事业全面协调可持续发展。主要开展工作如下：一是加强农村和社区中医药工作，发挥中医药在基本医疗保健制度中的作用。认真做好中央支持福建省重点建设的县中医院基础设施建设项目和省级农村中医工作先进县建设项目评估工作；开展“乡镇卫生院中医药科室与人员配备情况调查”，确定“福建省第二批乡镇卫生院示范中医科”建设项目，努力巩固、完善农村中医药服务网络。继续组织开展“省级有中医药特色社区卫生服务示范中心”创建工作，提高社区中医药工作水平。二是加强中医行业监管，提升中医药服务水平。福建省研究制定了《福建省中医医院（二级）中医药特色评价细则（试行）》，组织开展医院管理年活动和中医医院办院方向督导工作，编制《福建省医疗机构中成药基本用药目录》，规范临床用药。福建省立医院等3个单位由卫生部、国家中医药管理局评为全国综合医院中医药工作示范单位。中医医疗广告审批管理工作得到加强。三是贯彻实施执业医师法，强化中医人员准入管理。按照《中华人民共和国执业医师法》和《传统医学师承和确有专长人员医师资格考核考试暂行办法》的有关规定，福建省组织开展传统医学师承和确有专长人员医师资格考试的资格考核工作和中医类别医师资格考试工作，严把人员入口关。福建省完成传统医学和确有专长人员医师资格模拟考试试点工作，为国家中医药管理局制定相关政策提供依据。四是加强中医专科专病建设，努力发挥中医药特色优势。福建省人民医院肛肠病专科等11个专科入选“十一五”国家级重点专科（专病）建设项目；福建省第二人民医院肾病专科等2个专科通过省级重点中医专科（专病）复评、审核，被福建省卫生厅确定为“福建省中医、中西医结合重点专科（专病）”。永定县中医院骨科等7个专科被确定为2006年度国家中医药管理局农村医疗机构中医特色专科专病建设项目。福建省确定厦门同安区中医院中医男科等10个项目为省级农村医

疗机构中医特色专科（专病）建设项目；遴选推荐9项申报国家中医药管理局农村医疗机构针灸理疗康复特色专科建设项目，连江县中医院等11项为福建省农村医疗机构针灸理疗康复特色专科建设项目。五是加强中医药队伍建设，进一步提高防病治病能力。高层次中医人才培养取得成效。第三批全国“师承工作”顺利完成，陈立典等18位继承人通过出师考核；郑健等8名全国优秀临床研修项目学员和张敏建等3名省级研修学员通过结业考核，分别被授予“全国优秀中医临床人才”、“福建省优秀中医临床人才”称号。基层中医药人才培养得到加强，940名在岗乡村医生通过入学考核，进入厦门、龙岩、宁德3所卫校进行为期3年的中医专业中等职业学历教育项目学习。福建省继续开展以乡镇卫生院中医人员为主的基层中医临床技术骨干培训工作，128名基层中医人员接受为期3个月的中医理论与临床培训；5个国家级中医药继续教育项目顺利完成，313人接受培训。六是加强科研课题管理，促进中医药科技进步。“福建历代名医临床医案整理研究”重点专项确定明、清两代中医医案整理研究课题11项。福建省承担的2项“十五”国家科技攻关计划“名老中医学术思想、经验传承研究”课题和3项局级课题通过省级验收，已报国家中医药管理局验收。3个省级中医药重点科研项目形成一批成果，培养了一批中医药科研人才，顺利通过结题评估。14项中医药适宜技术在安溪等县市得到推广应用，900多人接受适宜技术的培训。七是其他工作。宁德市卫生局陈泽远同志荣获“全国民族医药工作先进个人”称号。

二、王国强副部长兼局长来闽考察

2007年7月1日，卫生部副部长、国家中医药管理局局长王国强参加了在厦门举办的“第二届海峡两岸中医药发展与合作论坛”暨2007年海峡两岸中医药成果交流会开幕式，并听取了福建省和厦门市中医药工作汇报。王国强副部长兼局长对福建省、厦门市的中医药工作所取得的成效给予充分肯定，并就今后中医药工作提出要求：中医医疗应始终抓两头，一抓重大疾病，二抓基层医疗；中医教育也应抓两头，一要办好本科院校教育，二要抓好继续教育；中医药科研应注重联合攻关；中药产业要大力实施“三名三促”战略；加强闽台联合，搭建合作平台；重视中医药文化建设；加强政策支持；注重内涵建设与能力建设等。

三、房书亭副局长等来闽考察

2007年8月3~7日，国家中医药管理局副局长房书亭和办公室副主任、新闻办主任蒋健等一行4人来厦门参加“中医中药厦门行”大型科普宣传活动启动仪式后，实地考察了厦门市、泉州市、宁德市中医院，福建中医学院及其附属人民医院、第二人民医院，分别听取了福建省卫生厅和厦门市、泉州市卫生局等各有关单位中医药工作的汇报。房书亭副局长充分肯定了福建省各级政府为中医药事业发展提供创造良好的环境和保障，各级卫生、中医药主管部门认真贯彻党的中医药方针政策，努力实施吴仪副总理提出的“三名”战略，在完善中医药服务体系，加强人才培养、专科建设以及提升科研水平等方面采取了一系列措施，取得了可喜成效。在考察期间，房书亭副局长就各地各单位提出的“十一五”国家中医药管理局重点项目——中医临床研究基地建设和地市级以上重点中医院建设等问题作了解答、沟通与指导。

四、扶持县级中医院建设

根据卫生部、国家中医药管理局、国家发改委和财政部的要求，福建省卫生厅配合福建省发展改革委员会认真做好中央支持重点建设的县中医院项目的立项调研、遴选申报和督导实施工作。省级专项经费扶持9个经济欠发达县的县级中医院设备建设。福建省中医药管理局开展53所县级中医院基本医疗设备配备情况调查，建立专项档案；组织10所县级中医医院申报中华慈善总会医疗设备捐赠项目，获赠医疗设备价值人民币129.5万元。

五、农村中医工作先进县建设项目

为加强农村中医药工作，满足农民群众对中医药的医疗保健需求，经过多年努力，周宁县和邵武市经自查、设区市卫生局督察和省农村中医工作专家组评审，分别于2007年9月27日和12月25日经福建省卫生厅审核确认为福建省农村中医工作先进县（市）。

六、乡镇卫生院中医科建设

福建省组织开展“乡镇卫生院中医药科室与人员配备情况调查”，基本摸清了福建省922个乡镇卫生院中医药科室与人员配备情况，建立了档案资料库，为进一步加强乡镇卫生院中医药工作奠定了基础。福建省组织开展“第二批乡镇卫生院示范中医科”建设单位申报与评审工作，在申报的58个乡镇卫生院中确定20个中医药工作基础较好的单位为第二批示范中医科建设单位，建设周期2年，自2007年12月~2009年12月。

七、“有中医药特色社区卫生服务示范中心”项目建设

为了充分发挥中医药在社区卫生服务中的作用，福建省卫生厅组织开展了有中医药特色社区卫生服务示范中心建设项目。第二批省级有中医药特色社区卫生服务示范中心建设单位经过一年多的努力，各项工作取得明显成效，经各设区市卫生局督察、初评和专家评估验收，福建省卫生厅于2007年1月29日确定福州市仓山区城门、台江区瀛洲、台江区洋中、仓山区盖山、晋安区王庄、厦门市思明区厦港、漳州市龙海市石码、三明市将乐、梅列区徐碧等9个社区卫生服务中心为“省级有中医药特色社区卫生服务示范中心”。

为了进一步加强社区中医药工作，福建省卫生厅组织开展了第三批“有中医药特色社区卫生服务示范中心”建设项目申报工作，在各地推荐上报的22个社区卫生服务中心中，经专家评审，确定7个中医药工作基础较好的单位为福建省第三批“有中医药特色社区卫生服务示范中心”建设单位，建设周期2年，自2007年5月~2009年5月。

八、中医药特色评价工作

为全面贯彻落实《国家中医药管理局关于进一步保持和发挥中医药特色优势的意见》，福建省中医药管理局组织有关专家，参照国家中医药管理局《中医医院中医药特色评价指南（试行）》和《中医医院（三级）中医药特色评价细则（试行）》，结合福建实际，制定了《福建省中医医院（二级）中医药特色评价细则（试行）》，于2007年3月12日印发各地实施。

九、编制《福建省医疗机构中成药基本用药目录》

为缓解群众看病贵问题，切实发挥中医药优势，为人民健康服务，福建省卫生厅组织编制《福建省医疗机构中成药基本用药目录》，以临床疗效确切、药品费用合理并能满足临床需要为编制原则，将符合编制原则的中成药纳入其中，作为医疗机构中成药采购、临床使用的基本范围。编制工作于2007年4月起步，经过5次修订形成。该目录初稿共收集了内、外、肿瘤、妇、儿、眼、耳鼻喉、骨伤、皮肤、民族药10个科别，39类方剂，865种中成药。经过专家历次讨论、修订，现保留中成药679种；删除疗效不确切、价格不合理的中成药186种；于2007年10月19日下发各地贯彻执行。

十、开展医院管理年活动和办院方向督导

根据国家中医药管理局《关于做好中医医院2007年医院管理年活动督导工作的通知》要求和《关于进一步保持发挥中医药特色优势的意见》，福建省中医药管理局部署开展全省中医医院管理年活动和办院方向督导工作。督导工作分两个层面安排：设区市级以上中医、中西医结合医院，由省中医药管理局组织专家开展检查评价工作；县级中医医院，由各设区市卫生局组织专家开展检查评价工作。2007年9月、10月、11月，福建省组织专家先后对11家设区市级以上中医、中西医结合医院进行检查评价。专家组按照《2007年医院管理年活动检查表》和《三级中医医院中医药特色评价细则》，通过听汇报、查资料、看病历、书面考试、实地检查以及访谈院领导、职工及病人等形式，对11家医院落实医院管理年活动各项要求情况及坚持突出中医、中西医结合的办院方向情况，进行检查评价，评价结果向各设区市卫生局、各受检单位反馈，并将设区市级以上中医院中医药特色评价结果与本年度中医专项经费挂钩，按得分高低予以补偿和奖励。

对福州中西医结合医院除督导其落实医院管理年活动各项要求外，还对其创建国家中医药管理局重点中西医结合医院中期评估存在问题整改情况进行督导。

十一、福建省第二人民医院二化分院编制床位核定

2007年3月，福建中医学院附属第二人民医院向福建省卫生厅请示关于其二化分院床位编制的问题，福建省卫生厅根据该院提供的有关材料，对其进行了实地考察，二化分院的床均建筑面积和床均占地面积以及病房每张床的平均净使用面积均符合卫生部、建设部《综合医院建设标准》和国家中医药管理局《三级中医医院分级管理标准》。福建省卫生厅于2007年4月2日批复同意福建中医学院附属第二人民医院二化分院设立编制床位150张。

十二、加强综合医院中医科工作

根据国家中医药管理局部署，福建省卫生厅于2007年8~9月组织开展综合医院中医药工作示范单位申报工作，并开展综合性医院中医药工作情况调研。按照《全国综合医院中医药工作示范单位评选方案》所确定的评选条件和分配的推荐名额，推荐省立医院、福建医科大学附属第一医院、福鼎市医院为全国综合医院中医药工作示范单位候选单位。在11月下旬召开的全国综合医院中医药工作会上，这3所医院均受到确认和表彰。全省综合性医院中医药工作基本情况，形成总结报告报送国家中医药管理局。

十三、加强中医医疗广告监管

2007年7月医疗广告审批职能从福建省卫生厅医政处划归给福建省中医药管理局。福建省中医药管理局根据《医疗广告管理办法》规定，审批事项实行公告公示制，各申报要求、申报所需材料等信息均在福建卫生信息网站上公告，同时公示《医疗广告审查证明》和《医疗公告成品样件》，严格依法审批、依法管理。截至2007年12月底福建省共受理中医医疗广告10件，开出医疗广告审查证明7件。

十四、开展中医药服务投入补偿试点调查

根据国家中医药管理局办公室的布置，福建省中医药管理局开展中医医疗机构及中医药服务投入补偿试点有关情况的调查，选择福州市中医院、安溪县中医院为试点单位，填报《中医医疗机构投入补偿试点情况调查表》、《城镇医疗保险对中医药服务费用补偿调查表》、《新型农村合作医疗对中医药服务费用补偿调查表》报送国家中医药管理局，为国家制定符合中医药发展规律和特点，有利于群众享受到更多更好中医药服务的财政投入和补偿政策提供参考。

十五、传统医学师承和确有专长人员医师资格考试的资格考核

按照《中华人民共和国执业医师法》和《传统师承和确有专长人员医师资格考核考试暂行办法》的有关规定，福建省组织符合条件的127名考生参加传统医学师承和确有专长人员医师资格考试的资格考核工作，其中报考执业医师资格考核的考生76人，考核合格38人，合格推荐率为55.1%；报考执业助理医师资格考核的考生51人，考核合格27人，合格推荐率为64.3%。

十六、开展中医类别医师资格考试工作

一是组织报名资格复核工作。福建省对全省2382名中医类别医师资格考试考生的报名资格进行复核，复核不合格人员26人，查出提供虚假毕业证书1人，资料不全50余人，严把考试报名审核关。二是加强考官培训，福建省对承担2007年中医类别医师资格实践技能考试的考点和考试机构负责人、各考试小组主考官以及首次承担考试工作的考官计212名进行培训，培训结束后颁发考官聘书。三是组织2007年中医类别医师资格实践技能考试，做好试卷接收清点、分发试卷、考务管理、下考点巡考、信息统计等考试相关工作。2007年全省中医类别符合报名资格考生2355人，考试合格1753人，通过率74.4%。

十七、全国中医确有专长人员资格考核模拟工作在福建试点

为配合国家中医药管理局贯彻落实《传统师承和确有专长人员医师资格考核考试办法》（第52号令），根据国家中医药管理局在福建、湖南两省开展确有专长考核模拟工作的部署，结合福建实际，福建省选择福州、宁德两个设区市作为模拟考核点，召开考核模拟工作会议；制定《福建省传统师承出师考核和确有专长人员考核实施方案》和《确有专长人员资格考核模拟工作进度表》；组织专家命题，2007年5月底完成考核模拟工作，同时就本次考核工作征求考点、考官和考生的意见，形成《福建省传统医学确有专长人员模拟考核工作总结》上报国家中医药管理局。

十八、中医就诊指南——“名科”服务信息网络介绍申报工作

根据《国家中医药管理局办公室关于开展中医就诊指南——“名科”服务信息网络介绍申报工作的通知》（国中医药办发〔2007〕38号），为向人民群众提供权威、可靠的医疗服务信息，方便患者就医，扩大重点专科影响，福建省卫生厅指导福建省人民医院、厦门市中医院两个项目建设单位开展中医就诊指南——“名科”服务信息网络申报工作。2007年8月福建省将福建省人民医院眼底病专病、厦门市中医院肝病专科、慢性胃炎专病3个“十五”重点专科建设项目申报的服务信息网络介绍材料报送中国中医药科技开发交流中心。

十九、11个专科入选“十一五”国家级重点专科（专病）建设项目

根据国家中医药管理局部署，福建省组织开展“十一五”重点专科（专病）建设项目申报工作，推荐福建省人民医院肛肠科等16个专科（专病）为国家中医药管理局“十一五”重点专科（专病）建设申报项目。经过国家中医药管理局组织专家论证，确定其中11个专科为国家中医药管理局“十一五”重点专科（专病）建设项目，建设周期为2008年1月~2010年12月。

二十、省级重点专科项目建设

2007年5月，厦门市中医院脾胃病专科和福建省第二人民医院肾病专科顺利通过省级重点中医专科（专病）专家组复评、审核，于2007年5月18日经福建省卫生厅复核，确认为“福建省中医、中西医结合重点专科（专病）”。

二十一、农村医疗机构中医特色专科项目建设

为进一步加强农村中医医疗机构建设，提高农村中医药服务能力，经福建省中医药管理局推荐并经国家中医药管理局批准，永定县中医院骨科等7个项目入选2006年度国家中医药管理局农村医疗机构中医特色专科（专病）建设项目，建设周期2年，为2007年4月~2009年4月。

福建省中医药管理局同时开展第二批省级农村医疗机构中医特色专科（专病）项目筛选工作，有厦门同安区中医院中医男科等10个项目入选，建设周期2年，为2007年8月14日~2009年8月14日。

二十二、农村医疗机构针灸理疗康复特色专科项目建设

为发挥中医非药物疗法的特色和优势，促进农村中医药防病治病适宜技术的使用，福建省中医药管理局组织开展农村医疗机构针灸理疗康复特色专科建设项目。在各地推荐上报的24个项目中，经评审确定11项为福建省农村医疗机构针灸理疗康复特色专科建设项目。建设周期2年，为2007年12月27日~2009年12月27日。

二十三、全国“三批师承”工作顺利完成

第三批全国老中医药专家学术经验继承工作顺利完成，福建省18位继承人通过考核顺利出师。其中，吴熙主任医师被评为全国老中医药专家学术经验继承工作优秀指导老师，陈霖、周文强被评为优秀继承人，罗源县中医医院被评为先进管理单位，林颖欣被评为优秀管理干部，受到国家中医药管理局表彰。

二十四、全国优秀中医临床人才研修项目

通过3年的研修学习，福建省首批全国优秀中医临床人才研修项目8名学员完成了研修学习任务，顺利通过省级、国家级结业考核，被国家中医药管理局授予“全国优秀中医临床人才”称号。福建中医学院附属人民医院被评为优秀中医临床人才研修项目先进管理单位；崔晓榕被评为优秀中医临床人才研修项目优秀管理干部，受到国家中医药管理局表彰。

福建省卫生厅组织专家对3名省级研修学员进行结业考核，福建省人民医院张敏建、福建省第二人民医院叶玲、厦门市中医院邱英明3位学员结业考核成绩合格，授予“福建省优秀中医临床人才”称号。

二十五、乡村医生中医专业中等职业学历教育项目

根据国家中医药管理局部署安排，福建省继续组织开展在岗乡村医生中医专业中等职业学历教育培训项目。2007年计划招生940名，按1∶2比例组织招生，各地推荐上报1581人。经审查符合条件的有1441人，不合格140人。通过入学考试，厦门、龙岩、宁德3所卫校共招收940名45岁以下的在岗乡村医生进入为期3年的中医专业中等职业学历教育学习，其中，厦门卫校招收320名，龙岩卫校招收310名，宁德卫校招收310名。

二十六、基层中医临床技术骨

干培训

2006年度基层中医临床技术骨干培训班于2007年3月初在福州正式结业，培训对象为具有执业医师资格的农村、社区中医临床人员，福建中医学院成人教育学院承担培训任务，40名来自全省各地的学员完成为期6个月的培训任务。

2007年基层中医临床技术骨干培训工作继续开展。福建省共举办2期为期3个月的中医理论与临床培训。其中第一期73名来自农村、社区等基层单位的中医人员已完成为期3个月的中医理论与临床培训。第二期55名也开始接受培训。

二十七、中医药继续教育项目管理

2007年福建省组织申报13项国家级中医药继续教育项目，其中福建省有11个项目列入全国计划。经查5个项目已完成计划任务，共培训313人。其中，"中医儿科学术流派及其临床研究"和"中医心病进展学习班"与中华中医药学会合办，由中华中医药学会核发学分。

二十八、专项课题招标工作

根据国家中医药管理局要求，福建省组织开展"福建历代名医临床医案整理与研究"重点专项课题招标工作，共收到申报课题12个。经形式审查、组织专家多次评审、论证，对各课题进行整合，确定2个专题，11项课题立项。

二十九、国家中医药管理局科研课题结题审核

2007年4月，根据国家中医药管理局科技司有关文件要求，福建省卫生厅组织7名专家对福建省承担的"十五"国家科技攻关计划"名老中医学术思想、经验传承研究"2个纵向课题（《杨春波学术思想及临证经验研究》、《康良石学术思想及临证经验研究》）和3项局级课题进行了结题验收工作，课题均通过省级验收，报国家中医药管理局审核。

三十、省级中医药重点科研项目管理

2002～2004年度省级中医药重点科研项目，经多年努力完成研究任务。福建省组织专家对"中医药防治血管性痴呆的临床与基础研究"项目、"中西医结合防治老年性白内障的基础与临床研究"项目、"中医温病的临床与基础研究"3个项目14个课题进行了结题评估。评估结果：课题完成质量很好的5个，好的6个，较好的2个，1个申请延期。共发表论文59篇，培养人才博士1人、硕士7人。

三十一、中医药科普与适宜技术推广工作

为进一步发挥中医药特色优势，使简便实用的中医诊疗技术更大范围地服务于临床，福建省卫生厅委托福建省中医药学会组织专家编写《常见病中医药防治》一书，该书涉及中医临床内、妇、儿、外各科105个病种的诊治、预防和保健，具有实用性、科学性和有效性，下发全省1320多所乡镇卫生院、社区卫生服务机构，供基层普及中医药知识使用。同时组织专家在安溪、福鼎、连江三县推广中医药适宜技术14项，参加培训人员达900多人。

三十二、陈泽远荣获"全国民族医药工作先进个人"称号

为进一步推动民族医药工作的深入开展，经省级中医药（民族医药）管理部门和民族事务部门推荐、专家评议、领导小组审议和社会公示等程序，国家中医药管理局、国家民族事务委员会决定授予内蒙古自治区中蒙医院等11家单位为"全国民族医药工作先进集体"称号，授予黄福开等51人为"全国民族医药工作先进个人"称号。福建省宁德市卫生局陈泽远同志荣获"全国民族医药工作先进个人"称号，受到国家中医药管理局、国家民族事务委员会表彰。

（林秀明、崔晓榕、林巧红、林颖欣、陈晓苓）

14. 江西省

【江西省2007年中医药工作概况】

一、概况

2007年江西省中医工作在省委省政府和卫生厅党组领导下，在国家中医药管理局的指导下，以邓小平理论、"三个代表"重要思想和党的十七大会议精神为指导，全面贯彻落实科学发展观，以全省中医药事业良好发展氛围为契机，积极参与医院管理年活动，重点抓好中医机构的特色优势发挥和规范管理、中医药参与新农合和社区卫生服务，农村中医药人才培养，科教兴中医，促进全省中医事业持续稳定健康地发展。据统计全省中医院门诊量为800余万人次，住院病人26万余人次，病床使用率为68%，业务收入达13亿元，人均业务收入达9万余元。

二、召开江西省发展中医药大会

江西省人民政府于2007年9月15～16日在南昌市隆重举行江西省发展中医药大会。会议以邓小平理论和"三个代表"重要思想为指导，认真贯彻吴仪副总理在全国中医药工作会议上的重要讲话精神和《江西省人民政府关于促进中医药事业发展的意见》，总结了自1995年江西省第二次振兴中医大会以来的中医药工作，部署今后的中医药工作，进一步推进全省中医药事业又好又快地发展。江西省委书记孟建柱就加快江西中医药事业发展作出重要批示并提出要求，省长吴新雄讲话，卫生部副部长、国家中医药管理局局长王国强讲话并作专题报告，副省长胡振鹏主持会议并作工作报告，省人大副主任万学文、省政协副主席刘运来、省卫生厅厅长李利等出席了会议。大会对全省中医系统先进集体、先进个人以及国家级和省级农村中医工作先进县进行了表彰。

三、《江西省人民政府关于促进中医事业发展的意见》出台

江西省委、省政府对全省中医事业发展十分重视，省委书记孟建柱两次就中医工作到江西中医学院及其附属中医院进行调研座谈，对全省中医工作提出了明确要求，特别是2006年8月31日在江西省中医院调研座谈会上明确指示，省委、省政府要考虑出台一个支持促进中医事业发展的意见。省长吴新雄就加强中医名医、名科、名院建设作出了明确指示。省政府副省长胡振鹏就落实孟书记指示提出了明确要求。按照省委省政府领导的指示精神，在认真调研的基础上，根据国家有关中医药法规和政策等，结合全省中医工作实际，参考广东、四川等省近两年颁布的关于加强中医药工作的决定或意见等，组织起草了《江西省人民政府关于促进中医事业发展的意见》，并多次召开各层次各类人员座谈会，进行讨论修改，反复征求省发改委、财政、人事等有关部门意见，最后由省政府印发各地执行。为全省今后一段时期中医药事业的发展指明了方向，提供了政策。

四、协调争取省财政和国家财政的支持

经过多方协调，在省财政的大力支持下，省级中医专款由原来的300万元增加到2000万元。2007年专项经费已下达各有关单位，在全省范围内重点建设了一批特色中医医院和中医特色专科（专病），改善了中医药科研条件，扶持了一批中医药教育科研项目，加强了农村中医工作和中医药社区建设，中医药事业发展有了好的经费保障。同时，积极争取国家对江西中医药事业的支持，2007年国家对江西省重点地市中医院、重点专科建设项目等扶持经费近4000万元。

五、成立江西省中医药工作厅际协调小组

为加强对中医药工作的组织领导和部门间的统筹协调，大力扶持中医药事业发展，根据《国务院办公厅关于成立国务院中医药工作部际协调小组的通知》精神，江西省卫生厅协调省发改委等17个委、办、厅、局，呈报省政府批准成立了“江西省中医药工作厅际协调小组”。协调小组组长由省政府副省长胡振鹏担任；副组长由省政府办公厅及省卫生厅领导担任，并制定了具体的工作职责。

六、表彰全省中医工作先进集体和先进工作者

根据江西省人事厅、卫生厅《关于做好全省中医系统先进集体和先进工作者评选工作的通知》（赣人字〔2007〕112号）要求，江西省在各设区市人事局、卫生局联合行文等额推荐和省直有关单位评选推荐基础上，经过认真审核、评选和网上公示，评选出全省中医系统先进集体19个、先进工作者22名，在江西省发展中医药大会上进行表彰授牌。同时，推荐了1个全国卫生系统先进集体和2名先进工作者。

七、依法行政、党风廉政建设和反商业贿赂工作

江西省配合开展打击非法行医专项整治行动及虚假广告专项整治行动，对中医、中西医结合医疗广告的出证严格审核把关，有效地遏制了虚假中医、中西医结合医疗广告。江西省积极做好政务公开工作，通过江西省卫生厅网站公开中医药法律法规、中医工作动态、制定的有关文件等，已上网公布的共30多件（条）。江西省认真做好党风廉政建设和反商业贿赂工作。在江西省发展中医大会和举办的各类学习班上，认真组织学习党风廉政建设和反商业贿赂的有关文件精神，强调中医系统要积极参与，认真自查自纠，要积极参与药品器械的招标采购，主动降低医药成本，切实缓解广大群众看病难、看病贵的矛盾。

八、特色中医医院建设

江西省下发开展江西省特色中医医院建设单位申报通知，制定了《江西省特色中医医院评选细则》，从医院基本规模、政府重视、管理水平、服务能力、中医药特色优势、社会经济效益6个方面提出了申报要求，重点是要坚持中医药的办院方向，坚持发挥中医药特色优势。经各地申报、专家评选，确定了江西省中医院等37所中医医院为江西省特色中医医院建设单位，并为每个建设单位资助内涵建设经费100万元左右，分3～4年到位，要求当地政府以1:2的比例落实配套经费。各建设单位将发挥中医药特色优势，严格按照建设计划，扎扎实实开展建设工作，确保通过3～4年的建设，能够达到江西省特色中医医院建设标准，带动全省中医医院全面发展。

九、重点中医专科（专病）建设

根据《江西省中医药事业发展“十一五”规划》，在认真总结“九五”、“十五”重点中医专科（专病）建设经验的基础上，“十一五”期间继续开展中医特色专科（专病）建设。在全省遴选出基础设施条件较好，设备较为完善，人才结构较为合理，技术力量较为雄厚，以中医或中西医结合为主要治疗手段，对某些或某种疾病的治疗疗效较为显著，在当地乃至周边地区具有较高知名度的重点临床科室进行重点建设。通过3～4年的建设，成为诊疗技术水平较高、临床疗效显著、中医药特色优势突出的省级重点中医专科（专病），不断满足人民群众对中医药服务的需求。经各地申报、专家评选，江西省确定江西省中医院消化科等164个中医专科（专病）为江西省“十一五”中医特色专科（专病）建设项目单位。同时，江西省从全省中医医院中评选确定了17个中医专科（专病）项目申报国家中医药管理局“十一五”重点专科（专病）项目建设单位。

十、2007年农村中医药服务能力建设

江西省卫生厅会同省财政厅确定项目建设单位、制订实施方案，根据各项目单位申报，按照《江西省卫生事业专项资金管理暂行办法》、《江西省卫生专项资金项目财务管理暂行办法》和《江西省卫生专项资金项目货物采购管理暂行办法》的规定，组织了项目单位所需医疗设备的招标采购工作，为全省33所中医院，各建设好一个急诊科、感染性疾病科和重点中医专科，配备添置968万元的诊疗设备，有效地提高了中医院的服务能力。

十一、综合医院中医科建设

根据国家中医药管理局要重视综合医院中医工作的要求，江西省结合全省综合医院中医药工作实际，从建设有中医特色卫生事业，加强中医药行业管理，全面发展中医药事业的角度出发，加强了综合医院中医科工作。一是进行了调查摸底，准确掌握了综合医院中医药工作现状；二是明确政策要求，为综合医院中医药发展创造良好氛围；三是落实扶持措施，为综合医院中医药工作开展提供必要条件，使综合医院中医科室建设得到加强，中医药特色优势得到发挥，绩效不断提高，既发展了中医药事业，也为开展全行业管理提供了思路。江西省的做法在全国综合医院中医药工作会议上被选为典型交流。江西省妇幼保健院、南昌大学第一附属医院、九江市人民医院中医科还被选为全国综合医院中医药工作示范单位，受到表彰。

十二、中医药治疗艾滋病试点工作

自2005年6月江西省在南昌、萍乡两个设区市开展中医治疗艾滋病试点工作以来，截至2007年10月31日，全省治疗人数194人、脱落43人、死亡14人、正在接受治疗137人。经过3年的试点工作，江西省通过对临床技术总结和对病人的随访、检测等发现，病人在接受治疗18个月后，常见症状和机会性感染明显减少，中医药为艾滋病病人提高生活质量作出了积极的贡献。南昌市中西医结合医院熊卫标被评为全国中医药治疗艾滋病试点工作先进个人。江西省整合省内中医药优势资源，积极申报了中医药防治艾滋病专项科研课题。

十三、创建农村中医先进县

2003年江西省确定了14个省级农村中医工作建设县（市、区）。在3年建设期满、各地申报的基础上，按照农村中医工作先进县建设标准、评审细则和评审方案，江西省组织专家组进行了检查评审。黎川县、南城县、靖安县、武宁县、新干县、泰和县、兴国县等7个县在3年创建期间，加强对中医工作的领导，倾斜政策，强化了县、乡、村三级卫生服务网络中的中医药功能，已达到省级农村中医工作先进县建设标准，通过评审验收，被批准为全省农村中医工作先进县。江西省继续指导宜春市开展了创建全国农村中医工作先进市活动。

十四、中医药在社区卫生服务中发挥作用

景德镇市珠山区自2006年5月列为省级中医药特色社区卫生服务示范区创建单位以来，在社区卫生服务中充分发挥中医药作用，健全了社区卫生服务中的中医药功能，努力发挥中医药的特色优势，为社区居民提供了良好的中医药预防、医疗、保健、康复等服务，被授予“江西省中医药特色社区卫生服务示范区”称号，并在2007年11月底迎接了国家中医药管理局组织的评审验收。九江市浔阳区被列为省级中医药特色社区卫生服务示范区创建单位、赣州市章贡区南外社区卫生服务中心被列为省级中医药特色社区卫生服务示范机构创建单位，目前，正在按照制定的工作方案扎实开展工作。

十五、药品零售企业设置中医坐堂医诊所工作试点

国家中医药管理局、卫生部确定江西省南昌市为开展药品零售企业设置中医坐堂医诊所工作试点市。根据文件精神，江西省积极开展了试点工作，决定在南昌市东湖区、西湖区先行试点，召开了拟试点工作会议，对试点区药品零售店情况进行了调查摸底，制定了《南昌市药品零售企业设置中医坐堂医试点实施方案》，采取公开招标的形式选择中医坐堂医诊所设置单位，东湖区已批准3家零售药店开设中医坐堂医诊所，西湖区也将于近期批准中医坐堂医诊所，试点工作正顺利进行。

十六、全国优秀中医临床人才研修项目

6名全国优秀中医临床研修人员自2004年正式启动以来，无一人因故中断学习，完成了《优秀中医临床人才研修项目培训大纲》中要求的全部研修内容，通过平时考核、年度考核、结业考核等程序顺利结业，被授予“全国优秀中医临床人才”称号，成为新一代优秀中医临床人才，江西中医学院附属医院被推荐为先进管理单位。

十七、第三批全国中医药师承工作

根据国家中医药管理局的统一部署，江西省中医管理局组织对江西省第三批全国老中医药专家学术经验继承人进行了结业考核，28名继承人顺利出师结业。新余市卫生局被推荐为先进管理单位，江西中医学院附属医院皮持衡等2名指导老师被推荐为优秀指导老师，江西中医学院附属医院杨淑荣等3人被推荐为优秀继承人，王万春等3人结业论文被推荐为优秀结业论文。

十八、乡镇卫生院中医临床技术骨干培训

继续加大项目的宣传力度，江西省制定了2007年培训规划和具体实施方案，制定并完善了管理制度，提高了培训质量。全省244个乡镇卫生院培训了262名中医临床技术骨干，其中163人已培训结业，132人正在培训中。中医临床技术骨干经过培训提高后，回到原单位中医临床技术水平和疗效明显提高，诊疗人次和效益比培训前提高达80%以上。

十九、乡村医生中医专业中专学历教育

根据2007年工作实际，江西省制订了实施方案，启动了落实生员、报名及教学安排等工作。经过自愿报名、各级卫生行政部门审核，有946名乡村医生参加培训学习，完成国家中医药管理局下达培训900名的任务。

二十、国家中医药管理局局级中医药重点学科

江西省对2个国家中医药管理局重点学科进行年度检查，督促指导建设单位按建设计划完成建设任务，通过3年建设，2个重点学科在学术水平、人才培养、队伍建设、科学研究、条件建设、管理水平等方面取得了明显进展，已申请国家中医药管理局的评估验收。

二十一、名中医培养工程建设

江西省对全省名中医现状进行调查摸底，制定了江西省中青年名中医培养计划，通过3年时间培养300名左右中青年名中医，使每个中医医院都有1名以上中青年名中医。

二十二、获取重大中医药科技项目

江西省中医系统共获得国家重点基础研究发展计划（“973”计划）课题1项、国家“十一五”科技支撑计划课题14项、省重大科技项目2项，累计资助经费3000余万元，并组织申报了国家中医药管理局行业专项、中医药“治未病”和防治艾滋病等中医药科研课题。

二十三、中医药科技成果

江西中医学院陈日新教授的新灸法临床研究通过江西省科技厅组织的成果鉴定，该成果被全国专家评价为原始创新和达到国内国际领先水平，被评为2007年度江西省科技进步一等奖。江西中医学院研制的“槐定碱抗癌注射液”已取得国家一类新药证书，投入了临床应用，转让费达2000万，同时也被评为2007年度江西省科技进步一等奖。

二十四、厅级中医药科研工作

一是江西省加大了对厅级中医药科研课题的投入。由原来的每年20万科研经费增加到2007年的近70万元。二是江西省下发了2007年厅中医药科研课题申报通知，受理申报课题215个，经过形式审查、专家评审等程序，下达科研计划159项。三是江西省督促课题单位及课题组按时完成科研计划。2007年有7项国家中医药管理局科技专项课题完成任务，正在申请国家中医药管理局组织的专家验收；4项中医临床诊疗技术整理与研究项目课题申请验收，1项申请国家级鉴定。80余项厅级中医药课题通过了省卫生厅的结题，结题率达到当年立项数的80%。

（张欣霞）

15. 山东省

【山东省2007年中医药工作概况】

一、认真学习贯彻十七大和吴仪副总理讲话精神

一是认真学习贯彻十七大精神，山东省及时组织召开了山东省中医药发展座谈会，邀请政府、部门和学术界的同志和专家，共同研究分析当前中医药工作存在的主要问题，共商促进山东省中医药事业又好又快发展的政策措施，取得良好效果，为山东省卫生系统深入学习贯彻十七大精神起到很好表率作用。二是努力做好学习贯彻吴仪副总理讲话精神的有关工作，山东省及时转发吴仪副总理在全国中医药工作会议上的重要讲话，并提出学习贯彻要求。根据国家要求，经山东省政府批准，2007年7月成立了山东省中医药工作协调领导小组，并于2007年11月由分管省长主持召开了第一次全体会议，研究协调中医药事业发展有关政策问题。三是积极开展省内外中医药调研工作。为认真做好山东省中医药工作会议筹备工作，山东省中医药管理局在对山东省县级以上中医医疗、教学和科研机构进行调查摸底的基础上，与山东省财政厅联合成立调查组，由厅领导带队，专门赴浙江、湖南两省进行中医药工作调研考察，形成调研报告，并向山东省政府和有关部门提出政策建议。针对目前中医医疗机构补偿机制、中医药特色优势发挥等影响中医药发展的重点问题，山东省中医药管理局组织召开了山东省中医药改革发展座谈会，进行了研究探讨，提出了相应对策。同时，山东省中医药管理局积极开展评先树优工作，与山东省人事厅联合下发了《关于印发山东省名中医药专家评选办法的通知》，评选公布了第二批50名山东省名中医药专家。山东省卫生厅印发了《关于开展山东省名中医专科评选的通知》，评选公布了全省首批8个名中医专科。

二、切实加强中医医疗机构建设与管理

山东省制定下发了《山东省中医医院评审标准（试行）》，并选择部分二、三级中医医院开展医院分级管理试评；组织完成了国家中医药管理局“十一五”重点中医专科申报工作，经积极申报和争取，有22个专科被批准为国家中医药管理局“十一五”重点中医专科建设单位；开展了第三批省级重点中医专科建设单位验收工作，山东中医药大学附属医院肛肠科等23个专科通过验收，被正式确定为省级重点中医专科；认真做好国家中医药管理局农村医疗机构中医特色专科（专病）建设日常监督管理和信息收集工作；组织实施了山东省中医医院管理年活动督导和中医药特色评价工作，积极推进医院管理年活动的深入开展；举办了山东省中医护理常规与技术操作规程培训班，不断提升中医护理队伍素质和水平；加强中医医师考试工作的管理，总结和改进了中医类执业医师资格考试和执业注册工作，完成了9700多名中医类别考生的报名资格审核、实践技能和理论考试组织工作；规范中医医疗机构设置、变更、执业登记，打击非法行医；贯彻实施新修订的《医疗广告管理办法》，配合有关部门，加强了中医医疗广告管理。

三、努力推进农村和社区中医药工作

在认真总结平阴、嘉祥、宁阳县试点经验的基础上，山东省召开了中医工作座谈会，重点推广了3个试点县的经验和做法；积极协调有关部门，认真做好2007年新增46个县（市、区）工作方案审查工作，落实中医药在新农合中的相关政策措施；对山东省第三批农村中医工作先进县建设单位和国家级农村中医药工作先进市、先进县创建工作进行督导检查；在继续推广50项中医适宜技术的同时，开展了中医适宜技术应用推广示范研究；“山东农村常见病、多发病卫生适宜技术应用示范研究”课题，获得科技部重大科技支撑计划立项；认真实施国家农村中医药人才培养项目，印发了《山东省2007年乡镇卫生院中医临床骨干培训方案》，举办了4期培训班，免费培养了427名乡镇卫生院中医临床骨干；与山东省教育厅联合下发了《关于做好2007年乡村医生中医专业中专学历教育项目实施工作有关事宜的通知》，通过考试择优录取了4000余名乡村医生接受中医中专学历教育报名；抓好社区卫生服务有关政策落实，开展了中医药特色社区卫生服务示范区创建活动，青岛市李沧区、淄博市张店区通过了国家中医药管理局中医药特色社区卫生服务示范区验收。

四、不断强化中医药科技管理

按照科技部《"十一五"科技支撑计划招标指南要求》，山东省组织完成了申报工作，获科技部"十一五"科技支撑计划牵头项目3项，参与项目10余项，获资金支持1000万元。在国家中医药管理局科学技术专项招标中，山东省申报15项，中标8项；完成了3项"973"项目中期评估和4项国家中医药管理局老中医药学术经验传承项目的验收工作。山东中医药大学作为牵头单位获"973"计划1项，并设立了首席专家，实现了山东省省部属院校"973"计划牵头单位零的突破。山东省制定印发了《山东省2007～2008年度中医药科技发展计划招标指南》，完成了立项课题的申报工作，对山东省有研究基础的重大疾病临床研究及中医、中西医结合综合防治方案研究、齐鲁中医学派学术研究、道地药材的质量标准研究等进行评审立项。按照《山东省中医药科技项目管理办法》，山东省对该省"十一五"中医药科技攻关计划和年度计划项目执行情况进行了督导检查。有6项中医药成果获省科技进步二等奖。

五、进一步加大中医药人才培养力度

按照国家统一要求，山东省对入选"全国优秀中医临床研修项目"的人员进行了结业考核，20名研修人员全部通过考核，被国家中医药管理局授予"全国优秀中医临床人才"称号；制定了"全省百名优秀中医临床人才培养对象"中期考核方案，对40名培养对象进行了中期考核；通过理论考核、材料审核、面试答辩，遴选确定了第二批省级优秀中医临床人才培养对象，其中中医学术带头人10名、学科骨干30名；开展了中医四部经典著作强化学习活动，将《内经》、《伤寒论》、《金匮要略》、《温病学》四部经典作为中医药继续教育公共必修课程，并将其作为中医执业（助理）医师再注册的重要条件；举办了"全省中医四部经典著作《内经》师资骨干培训班"，组织完成了有13000多名中医执业医师参加的《内经》课程考试，中医队伍的理论功底得到了进一步加强。

中医药文化、法制、医德医风建设，中医药对外交流与合作以及宣传工作等也都取得明显进展。

（禹金涛）

16. 河南省

【河南省2007年中医药工作概况】

一、中医机构基础设施建设进一步改善

抓住国家加大对中医投入的有利时机，河南省中医管理局协同河南省发改委和河南省财政厅，争取到贫困县中医院建设项目、地市级重点中医院建设项目、农村中医药服务能力建设项目和中央补助地方中医药公共卫生项目222个，得到国家各类资金1.5亿多元，数量居全国前列。5年来，全省累计投入10多亿元用于中医机构的基础设施建设，新增建筑面积50多万平方米。河南中医学院第一附属医院、河南省洛阳正骨医院、郑州市骨科医院、信阳市中医院、三门峡市中医院、漯河市中医院等一批大型项目相继建成投入使用。河南省中医院及安阳市、鹤壁市、驻马店市、商丘市、洛阳市中医院等迁建新址或进行了改扩建。周口市中医院、平顶山市中医院、开封市中医院等项目正在建设中。长垣、辉县、武陟、滑县、卢氏、原阳、上蔡、郸城、灵宝、渑池、睢县、淅川、嵩县等20多家县级中医院新建了门诊楼或病房楼。全省中医医院基础设施和技术装备水平有了较大改善，138家中医院达到二级医院规模，中医医院床位数增长39%，达到2.5万多张。床均固定资产增长63%，达到10.3万元。

二、中医人才培养和队伍建设进一步加强

一是人才培养形成了良好机制。中医药学科建设稳步推进，建成3个国家中医药管理局重点学科。高层次学历教育与临床结合进一步密切，河南省中医药研究院、洛阳正骨医院、安阳市中医院等单位积极与高等院校合作，培养临床研究生。河南中医学院一附院、洛阳正骨医院建成博士后工作站。河南省中医院承办的河南省中医高层论坛，正逐步成为全省中医临床骨干学术交流的重要场所。

二是中医药继续教育体系进一步完善。各项制度得到较好落实，河南省确定22个省级中医药继续教育基地，完成省级以上继续教育项目300余项，全省各级中医院院内继续教育活动广泛开展。河南省举办了两次全省中医知识竞赛，发现了一批优秀人才，促进了学习型行业氛围的形成。洛阳正骨医院等邀请国内名医，选拔优秀青年拜师学习，河南中医学院三附院等单位利用院内老专家较多的优势，组织中青年医生拜师学习。河南省中医管理局、河南中医学院一附院被评为全国中医药继续教育先进单位。全省各地按照省局的统一部署，采用多种形式对中医药技术人员进行全面培训，培训率达到90%以上。

三是继续实施"四类人才"培养计划。河南省已培养"四类人才"1000多名，其中两期继承型高级中医人才培训班成效显著，一批中青年临床专家脱颖而出。河南省圆满完成了全国优秀中医临床人才研修项目和第三批全国老中医药专家学术经验继承工作，19名主任中医师获得全国优秀中医临床人才称号，23位老中医专家的37名继承人学成出师。

四是开展中医管理干部培训，通过举办EMBA研修班和专题培训班、召开院长座谈会等形式，河南省培训中医管理干部500余人次，引进先进的管理理念、管理模式，强化院长的管理意识，推动中医管理水平的提高。

截至2007年底，全省中医药从业人员超过7万人，其中近2.5万人具有执业医师或执业助理医师资格，注册乡村中医2.8万人。从业队伍不断壮大，整体素质持续提高。

三、中医医院管理进一步规范

从2005年开始，围绕提高中医药服务能力，缓解群众“看病难、看病贵”问题，河南省连续3年开展了医院管理年活动。一是明确重点，建立标准。河南省以“依法执业、基础管理、特色管理和优质服务”为重点，制定了《河南省中医医院管理评价标准》。二是坚持遵循自身规律，完善各项管理制度。河南省出台了《河南省中医医师执业范围管理办法》、《河南省中医医疗机构临床诊疗科室命名规范》、《河南省中医医疗机构校验现场评估手册》等一批规范性文件。为建立符合自身规律的医院管理体系，率先在全国进行了有益探索。三是加强监管督导，建立长效机制。目前河南省已经建立中医医院管理评价督导、业务信息监测分析、医院等级动态管理等制度。根据历年评价结果，河南省对排名前列的郑州市中医院等46家中医医院授予医院管理年活动先进单位称号。结合医院等级评审，河南省先后授予52家中医院二甲医院资格，暂停3所医院二甲资格。河南省建立了中医医院医疗质量监测中心，为提高管理效率和管理水平提供了保障。

中医医院依法执业意识进一步增强，基础管理水平进一步提高，中医特色优势得到较好发挥，综合服务能力明显增强，较好地满足了人民群众的中医药服务需求。中医药服务量大幅度增加，门急诊总量稳步增长，90%左右的中医院床位使用率在80%以上。中医医院在不到7%的卫生事业费支持下，为社会提供了15%以上的医疗服务量。据统计，中医医院每门诊人次费用和每出院病人费用分别为全国中医医院平均水平的50%和60%。省内比较，每门诊人次平均费用县级中医院为45.28元，是同级西医院的68.65%，城市中医院为89.55元，为同级西医院的80.49%；住院患者每床日平均费用县级中医院为180.76元，是同级西医院的80.51%，城市中医院为273.59元，为同级西医院的75.57%；出院者平均费用县级中医院为1452.34元，是同级西医院的84.83%，城市中医院为4411.05元，为同级西医院的92.50%，显示出中医药服务的廉价优势。

2005年以来，在部分药品降价、医疗服务收费水平下调、实行单病种限价等政策背景下，由于全省中医医院不断提高服务质量，加强管理，服务量大幅度增加，管理水平进一步提高，业务收入仍然以较快速度增长，收入结构不断改善。药品收入占业务收入比例过大的问题得到较好的控制，已降至45%。

四、中医药特色优势得到进一步发挥

河南省采取切实措施，不断加强以突出中医特色为核心目标的内涵建设。一是开展特色病证管理。河南省对97个中医优势病种实行特色病证管理。规范诊疗行为，合理应用药物，突出特色优势，提高临床疗效，降低医疗费用，并将其纳入医院管理评价和专科验收标准，初步形成了中医医院、重点专科、特色病证三级特色管理和评价体系。

二是强力推进专科建设。河南省始终把专科建设作为突出特色优势、增强服务能力的有效措施。河南省建成8个国家重点专科、23个省级重点专科。2007年又有21个专科列入国家中医药管理局“十一五”重点专科建设计划，入选数量在全国名列前茅。河南省修订了《河南省重点中医专科建设验收标准》，进一步明确了专科建设的方向和目标。新确定了28个省级重点专科建设单位，实行动态管理，加大资金支持力度。全国重点学科河南中医学院一附院儿科创新专科建设模式，形成了3个明确的专业方向，建立了结构比较合理的二级专业队伍，各专业之间形成了既分工协作又相互促进的局面，病床规模不断扩大，诊疗条件不断改善，服务水平不断提高，在全国儿科领域具有重要影响。

各级中医院采取了一系列有效措施，提高中药使用率。洛阳正骨医院运用计算机技术推行临床诊疗规范，防止手术扩大化；鹤壁市中医院、郏县中医院等采取倾斜政策，大力发展针灸康复专业。全省中药收入占药品收入比例、饮片收入占中药收入比例连续3年以3%的速度提升。中医诊疗方法不断丰富，非药物疗法广泛应用，针灸推拿、康复、外治等以传统诊疗方法为主的科室得到较好的恢复和发展。河南中医学院一附院被确定为全国中医“治未病”试点单位。

五、中医药防治重大疾病的作用进一步显现

2003年，河南省中医药专家积极参与“非典”一线救治工作，为提高治疗水平，抢救重症病人，取得抗击“非典”决定性胜利发挥了重要作用。根据国家中医药管理局统一部署，河南省从2004年10月启动了中医中药治疗艾滋病试点项目。截至2007年底，试点项目扩大到5个省辖市的13个县（区），累计为2546名艾滋病人提供免费中医药治疗。目前，河南省已经建立了比较全面的项目管理制度和一支精干的临床专家队伍，积累了宝贵的临床资料，研制出了以“益艾康”为代表的一批有效方药，开展了一系列临床研究。河南省总结出了《河南省艾滋病常见病证辨证治疗要点》，制定了《中医药治疗艾滋病试点项目质量控制与管理方案》。中医药的积极参与，为不能接受抗病毒治疗的病人提供了关怀治疗，增加了艾滋病临床治疗手段，在一定程度上扩大了救治范围，降低了治疗费用，为构建符合河南省情的艾滋病防治工作体系起到了积极作用。

国家中医药管理局和河南省政府领导多次听取河南省试点项目汇报，充分肯定中医药治疗取得的成绩。国家中医药管理局先后在河南省召开了“全国中医药治疗艾滋病试点项目总结汇报会”、“科研立项会议”，开展临床疗效评估，总结推广河南经验。河南省的5位专家被评为“全国中医药治疗艾滋病工作先进个人”，河南省中医管理局、河南中医学院一附院被命名为先进集体。

六、农村和社区中医工作进一步加强

一是加强项目建设。河南省连续3年实施了农村中医药服务能力建设项目，支持76所县级中医院重点建设103个急诊科、感染性疾病科和特色中医专科。1.8万名农村无学历中医药人员接受了中专学历教育，1200余名乡镇卫生院中医临床骨干接受了强化培训。河南省继续开展全国农村中医工作先进县市建设，南阳市、焦作市先后建成全国农村中医工作先进市，柘城、荥阳、武陟、孟州等县市建成全国农村中医工作先进县，中牟等5个县建成河南省农村中医工作重点县。河南省完成国家“十五”科技攻关项目“农村卫生适宜技术推广示范研究”中医分课题，制定了《河南省乡镇卫生院中医科建设标准》和《河南省基层医务人员中医药知识培训考核大纲》。根据国家中医药管理局统一部署，河南省在洛阳市开展了中医坐堂医诊所试点工作。

二是落实和完善有关政策。根据党中央、国务院关于在农村和社区卫生工作中充分发挥中医药作用的精神，河南省先后出台了《关于在城市社区卫生服务中充分发挥中医药作用的实施意见》、《关于实施“两进战略”，推动中医药服务进农村、进社区的实施意见》和《关于在新型农村合作医疗工作中鼓励和引导中医药服务有关问题的通知》，中医药服务相关指标纳入社区卫生服务基本标准，常用中药饮片、中成药、中药制剂和中医诊疗项目纳入报销补偿范围，规定县级中医院新农合报销起付线降低100元，参合农民中医药服务费用报销比例提高10%。河南省卫生厅、财政厅、中医管理局联合下发的《河南省新型农村合作医疗统筹补偿方案》，将降低报销起付线的范围进一步扩大到所有中医院及综合医院和西医专科医院中医科。焦作市人民政府出台了《关于进一步加快中医事业发展的决定》，大幅度增加中医专款，明确对中医机构按服务总量给予经费补助。

目前，河南省县级中医院服务能力较5年前有了大幅度提升，龙头作用进一步显现。全省90%以上的乡镇卫生院和50%以上的村卫生室可以提供较为完善的中医药服务。中医药在城市社区卫生服务中的作用日益显著。

七、中医药继承与创新能力进一步提升

一是坚持以临床科研为重点，以提高临床疗效为核心，河南省进一步明确中医药科研思路，科研与临床结合日益紧密，中医药人员参与科技创新的积极性不断提高。

二是科研立项实现突破。5年来全省中医系统承担省部级以上科研课题240多项。特别是“十一五”以来，河南省在高层次中医药科研立项方面不断实现突破。两项课题获得“973”计划立项，实现了河南省中医系统在“973”计划立项中零的突破。20余项课题中标国家“十一五”科技计划、“863”计划和自然科学基金项目。一批重点研究项目获得河南省重大科技攻关项目、省杰出人才创新基金、省杰出青年基金支持。河南省获省部级科技进步奖85项，河南省中医药科技成果奖121项。河南省启动了“河南省中医药继承与创新专项”，支持重点专科开展协作攻关，研究制定中医优势病种临床诊疗方案。中医药学术活动日趋活跃，继承与创新能力的逐步提高，为保持河南省在中医相关专业优势地位，进一步提高河南中医药学术水平奠定了基础。

三是科研基础条件进一步改善。河南省开展了中医药科研实验室分级管理和中医药重点研究室建设，已建成三级中医药科研实验室3个、二级实验室5个，全国重点中医药研究室4个。河南省中医药研究院等3家单位建成临床药理基地。河南中医学院第一附属医院申报全国中医临床研究基地的各项准备工作已基本完成。

八、行业作风和中医药文化建设进一步加强

切实加强思想道德建设和医德医风教育，河南省积极参加“廉医、诚信、为民”医院创建活动，涌现出了以全国卫生系统先进集体河南省洛阳正骨医院为代表的一批先进单位和以“人民健康好卫士”郭春园为代表的一批先进人物。多次举办郭春园先进事迹报告会，筹资拍摄了反映郭春园先进事迹的电影《苍生大医》。省直中医机构在近年来行风评议中，受到社会群众的普遍好评。

切实加强中医药文化建设，河南省起草了《河南省中医医院文化建设方案》，引导中医医院重视和加强文化建设，营造浓厚的中医药文化氛围，在办院理念、医院管理、诊疗服务、就医环境等方面体现中医药文化特点，提高社会群众对中医药的认知度和信任度。洛阳正骨医院投资拍摄的电视连续剧《大国医》，重现平乐正骨200年传奇历史，用艺术形式向群众普及中医药文化知识。

（樊英戈）

17. 湖北省

【湖北省2007年中医药工作概况】

一、概述

（一）开展中医药现状调研

在加快中医药事业发展中，湖北省注重调查研究、总体规划。湖北省中医管理局组织了全省中医医院、综合医院、乡镇卫生院、社区卫生服务机构、村卫生室和非政府举办的中医医疗机构中医药服务条件和服务开展情况的调研活动，分析了湖北省中医药工作的现状和存在的主要问题。在调研的基础上，湖北省组织人员积极参与《湖北省委省政府关于进一步加快中医药事业发展的决定》起草工作，会同有关部门拟定了加快全省中医药事业发展的思路，初步确定中医药服务体系、中药产业和中医药文化3个重点建设领域，提出了支持中医药研发和鼓励提供中医药服务的相关政策。

（二）农村和城市社区中医药工作

湖北省继续推进和开展农村中医工作先进市（州）、县建设。竹溪县经过3年创建，在中医药服务网络建设、服务能力提高、政策支持等方面取得了较大成绩，通过了全国农村中医工作先进县评审验收，成为该省第7个全国农村中医工作先进县。省级农村中医工作先进县建设工作稳步推进，湖北省中医管理局对10个建设单位进行了检查与指导。

湖北省积极发挥中医药在新型农村合作医疗制度建设中的作用。一是各地将符合条件的中医医院优先纳入新型农村合作医疗定点医疗机构；二是推荐中医药专家进入湖北省新型农村合作医疗专家技术指导组，并对新型农村合作医疗的基本用药目录中药部分进行调整，合理地增加了中成药和中药饮片的种类；三是提高中医药及适宜技术服务的报销比例达5%以上；四是完善中医药服务的监管制度，开展了中医药参与新型农村合作医疗制度的日常监测工作。

湖北省认真落实国家中医药管理局《关于在城市社区卫生服务中充分发挥中医药作用的意见》，新设社区卫生服务机构均按照社区卫生服务机构基本标准设置了中医科或中医诊室，并配备基本的中医诊疗设备和中药。湖北省积极推进中医药特色社区卫生服务示范区建设，组织专家对武汉市洪山区创建全国中医药特色社区卫生服务示范区进行了评审，并申报国家中医药管理局验收。

湖北省大力推广应用中医药适宜技术，制定了《湖北省中医药适宜技术推广实施方案》，成立中医药适宜技术推广领导小组和专家指导组，组织筛选87项中医药适宜技术，编印《湖北省中医药适宜技术推广手册》，建立中医药适宜技术推广基地，召开全省中医药适宜技术推广大会，分层次举办培训班，加强了农村和城市社区卫生服务机构人员的中医药适宜技术培训。

（三）中医医院建设

湖北省加强县中医医院建设。2007年新组建一所县中医医院，湖北省县（市、区）中医医院达到70家，以县市为单位，中医医院覆盖率达90%。国债项目安排的13所县级中医医院改扩建工程陆续竣工，同时，湖北省组织专家对各县中医医院急诊科、感染性疾病科建设进行了指导，县中医医院的基础设施进一步改善，应对突发公共卫生事件的能力进一步增强。

湖北省推进中医“名院”建设。湖北省中医院和武汉市中医医院分别被国家中医药管理局确定为全国中医、中西医结合传染病和急诊临床基地建设单位。武汉市中西医结合医院创建全国重点中西医结合医院继续深入推进。湖北省襄樊市和宜昌市中医医院按照全国重点中医医院建设的要求，完成了建设规划的制定和立项工作。

湖北省深入开展中医重点专科（专病）建设。继“十五”期间10个国家中医药管理局中医重点专科（专病）全部通过验收之后，湖北省又有19个中医专科（专病）被国家中医药管理局确定为“十一五”中医重点专科（专病）建设项目，重点专科（专病）建设单位数量位于全国前列。湖北省组织专家对20个省中医管理局中医重点专科（专病）进行了中期评估，其中有19个基本达到了建设规划目标。通过加强重点专科建设的管理与指导，各重点专科建设进一步规范，基础设施明显改善，人才队伍素质得到提高，中医特色优势更加突出，中医临床诊疗水平进一步提高，病人满意度普遍较高。

湖北省加强中医医疗质量管理。湖北省中医管理局按照《湖北省医院管理年活动中医医院督导检查方案》、《湖北省中医医院管理评审实施细则》，开展了全省中医医院管理年活动督导和管理评审工作。通过评审与督导，各中医医院坚持以病人为中心，进一步明确办院宗旨，健全规章制度，完善医疗质量和医疗安全控制体系，加强药事、护理、急诊、检验和医院感染管理，促进临床合理检查、合理治疗、合理用药，进一步优化医疗服务，提高医疗质量，保障患者医疗安全。

（四）中医药人才培养

湖北省举办了优秀中医临床人才“中医经典理论”辅导讲座，按照国家中医药管理局优秀中医临床人才研修项目结业考核工作要求，制订实施方案，精心组织了结业考核工作，巴元明等20名同志通过考核。对名老中医药专家学术经验继承和优秀中医临床人才研修项目的管理经验进行了认真总结，做好了第四批学术经验继承项目的相关准备工作。

湖北省卫生厅与湖北省教育厅、湖北省财政厅联合印发了《关于实施湖北省乡村医生中医专业中专学历教育项目的通知》，下达了2007年招生计划，招收乡村医生639名，对教学基地教学质量管理工作进行了检查。湖北省举办了3期乡镇卫生院中医临床技术骨干培训班，培训学员215名。湖北省举办了中医类别全科医师培训班，社区卫生服务机构的59名中医服务人员参加学习。

湖北省组织相关单位认真实施国家级和省级中医药继续教育项目，培训中医临床人员350名，举办了县级中医医院急诊急救能力、感染性疾病科人员培训班，着力提高中医药临床人员的专业技术水平。

湖北省加强中医药管理干部培训，举办了全省中医医院院长论坛和中医医院院长培训班，提高了中医医院管理人员的政治素质、业务水平和管理能力。

（五）中医药科研

湖北省完成一批国家和省级科研项目。3项“十五”国家科技攻关课题通过验收，“茯苓棚室袋料栽培技术研究”等10项课题通过鉴定，分别达到国内领先和国内先进水平，1项课题获国家科技进步三等奖，2项课题获湖北省科技进步三等奖。2007年湖北省申报“十一五”国家科技支撑计划科研课题7项，国家“973”计划中医理论专项科研课题1项，国家中医药管理局中医“治未病”科研课题2项，中医药行业专项科研课题15项，中医治疗艾滋病科研课题7项；申报国家中医药重点研究室3个；下达省级中医、中西医结合科研课题35项。

（六）中医药治疗艾滋病项目

湖北省继续实施中医药治疗艾滋病项目，该省随州、大冶、浠水、巴东4所试点中医医院按照相关要求，对141例艾滋病患者进行了诊治，其中新增病例37例，初步建立了中医药治疗艾滋病的临床诊断标准和疗效评价标准，开展临床研究，对治疗方案进行优化，取得了较好的临床疗效。湖北省召开中医药治疗艾滋病工作座谈会，总结了近年来该省中医药治疗艾滋病工作的经验，对下一阶段工作进行了部署。

（七）依法进行行业管理

湖北省严格执行法律法规，认真组织中医执业医师考试，严格进行中医医疗机构登记注册、审核校验工作。坚持从严把好中医医疗广告审批出证关，配合有关部门加强对中医医疗广告和医疗市场秩序的整顿。

二、召开全省中医工作会议

2007年1月31日～2月1日，湖北省中医工作会议在黄石市召开（见图14）。全省各市（州）、县卫生局分管中医工作的局长、中医科长和三级以上中医医院院长以及湖北省卫生厅有关处室、湖北省卫生监督局、湖北中医学院、湖北省中医管理学会的主要负责同志参加了会议。湖北省卫生厅党组书记、厅长朱忠华同志出席会议并作了重要讲话，胡菊萍副厅长作了题为《统一思想，振奋精神，促进全省中医事业持续发展》的工作报告。

三、举行中医药参与新型农村合作医疗工作座谈会

2007年7月12～13日，湖北省中医药参与新型农村合作医疗工作座谈会在保康县召开（见图15）。会议通报了中医药参与新型农村合作医疗研究项目的工作进展情况，分析了监测县中医药参与新型农村合作医疗工作存在的问题，研究了进一步完善中医药参与新农合的政策措施。有关专家就健全农村中医药服务网络、加强新型农村合作医

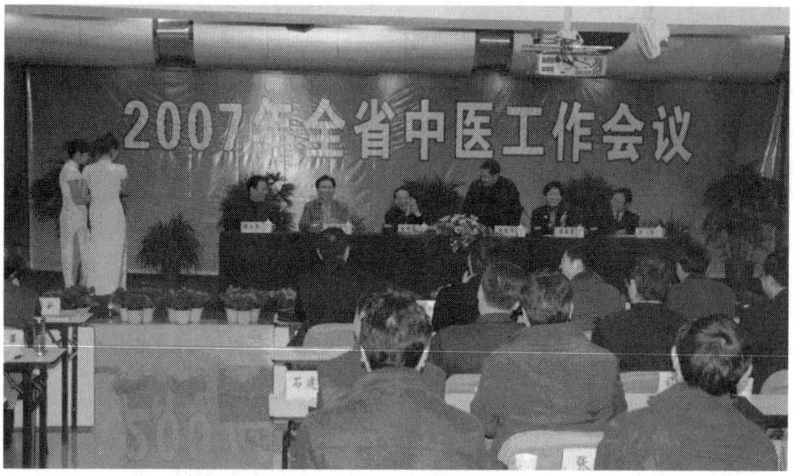

图14 2007年1月31日～2月1日，湖北省中医工作会议在湖北省黄石市召开

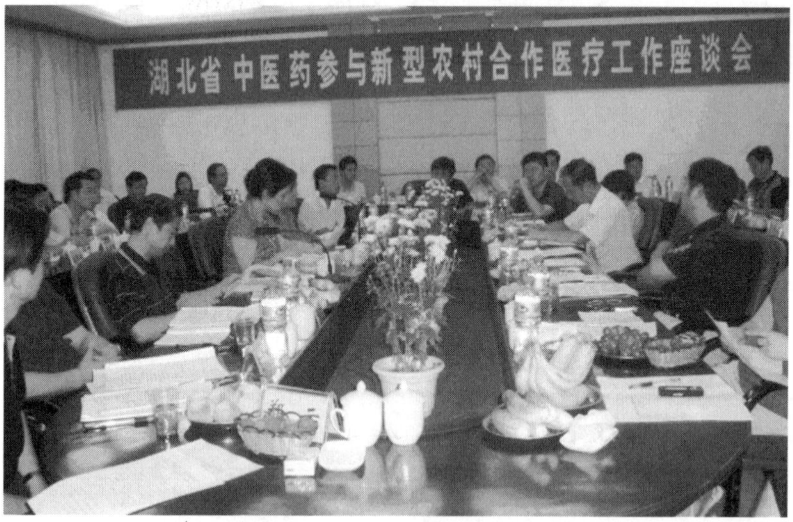

图15 湖北省中医药参与新型农村合作医疗工作座谈会在湖北省保康县召开

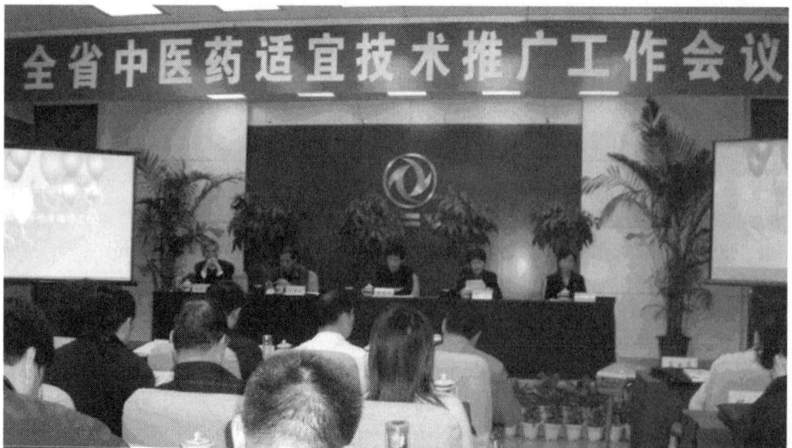

图16 2007年10月20～21日，湖北省中医药技术推广工作会议在湖北省十堰市召开

疗制度运行的监督管理和信息化建设等问题作了专题讲座。湖北省卫生厅副厅长胡菊萍同志出席座谈会并作会议总结。湖北省中医管理局负责同志、项目研究的有关专家、有关市县的卫生局分管领导、中医科长等参加了座谈会。

四、召开全省中医药适宜技术推广工作会议

2007 年 10 月 20 ~ 21 日，湖北省卫生厅在十堰市召开了全省中医药适宜技术推广工作会议（见图 16）。各市州卫生局分管领导、中医处（科）长、各市县中医院院长 140 余人参加了会议。湖北省十堰市和恩施州等地在会上介绍了工作经验，与会代表实地考察了十堰市各类医疗机构推广中医药适宜技术的工作情况。湖北省卫生厅副厅长、全省中医药适宜技术推广工作领导小组组长胡菊萍同志出席会议并作了题为《大力推广中医药适宜技术，促进中医药事业全面健康发展》的讲话。

五、开展全省中医现状调研

湖北省中医管理局委托湖北中医学院对全省中医现状进行了调查。调查对象包括政府举办的 82 所中医医院、216 所综合医院中医科、1191 所乡镇卫生院，750 个社区卫生服务机构，23171 个村卫生室，59 个非政府举办的中医医疗机构。调查的主要内容包括中医药资源的基本情况、中医药资源服务提供情况、中医药服务收支情况和中医药特色建设发展情况。通过调查，湖北省掌握全省中医药事业发展的现状，分析存在的主要问题，理清全省中医药事业发展的思路，为政策制定提供了科学依据。

（张志由）

18. 湖南省

【湖南省 2007 年中医药工作概况】

一、中医药扶持政策得到落实

一是出台了《关于加快中医药发展的决定》。通过积极主动做好相关协调工作，湖南省中医药管理局争取湖南省委、省政府于 2007 年 3 月作出了《关于加快中医药发展的决定》，进一步明确了今后一段时期中医药工作的指导思想和目标任务，制定了一系列扶持中医药发展的政策措施，成为全省中医药工作的纲领性文件。

二是召开了高规格的中医药发展大会。2007 年 6 月 16 日，湖南省中医药管理局力促湖南省历史上首次由省委、省政府召开了高规格的中医药发展大会 。

三是加强了中医药管理机构的建设。湖南省委、省政府作出决定，将湖南省中医管理局更名为湖南省中医药管理局，升格为副厅级管理机构，调整了职能，扩充了人员，并由湖南省政府办公厅印发了《湖南省中医药管理局主要职责、内设机构和人员编制规定》，进一步强化了对全省中医药的行业管理，加强了中医药管理机构建设。

二、农村和社区中医药工作得到发展

一是推进农村中医药三项建设工程。湖南省继续抓好“乡镇卫生院中医兴院示范单位”创建工作，确认长沙市宁乡县资福乡等 31 个乡镇卫生院为省乡镇卫生院中医兴院示范单位，完成了 32 个乡镇卫生院中医兴院示范单位建设任务；组织开展农村示范中医医院创建工作，根据《湖南省农村示范中医医院建设标准》，组织制定了《湖南省农村示范中医医院评审验收细则》。通过组织专家对农村示范中医医院建设单位评审验收，湖南省确认了 8 所医院为省农村示范中医医院；指导湘潭市积极开展“全国农村中医先进市”创建工作，并取得一定成效。

二是加强农村中医药服务能力建设。湖南省抓好农村中医药服务能力建设项目，完成了国家下达的 18 个急诊急救能力建设、11 个感染性疾病科建设、6 个农村医疗机构特色专科项目的设备装备和人员培训工作。湖南省组织召开了农村医疗机构中医特色专科（专病）建设项目工作会议及培训班。通过项目建设促进了农村中医药服务水平和质量的提高。

三是抓好基层中医药人才培养。湖南省继续实施乡村医生中医专业中专学历教育项目。2007 年国家下达湖南省培训计划 1800 名，实际纳入培训对象 1364 名。在项目启动阶段，湖南省召开了有项目承办学校分管领导和部门负责人以及省教育厅相关部门负责人参加的项目招生工作会议，部署培养对象申报工作，并按照“方便就学、质量优先”的原则，调整、明确了各校负责招生地区，同时加强了项目承办学校的项目实施情况督导，对发现的问题及时提出了整改意见，保证了项目顺利实施。湖南省继续实施乡镇卫生院中医临床技术骨干培训项目。2007 年国家下达项目培训计划 420 人，实际完成培训 770 人。

三、中医医疗服务体系建设得到加强

一是湖南省中医药管理局与湖南省发展改革委员会联合制定了《湖南省中医药服务体系建设与发展规划》，对全省各级各类中医机构的建设进行科学规划，并对各级政府财政投入提出了相应的要求。湖南省组织申报了贫困县、民族县中医医院建设项目与重点中医医院建设项目，并指导项目单位及时启动项目建设。

二是继续加强了重点中医专科（专病）建设。湖南省组织了国家“十一五”重点中医专科建设单位的申报遴选，有 19 个专科（专病）被确认为国家“十一五”重点中医专科（专病）建设单位；组织了第三批省重点中医专科（专病）建设单位的申报评审工作，确认了一批省重点中医专科（专病）建设单位。

四、中医医院管理更加规范

一是湖南省组织制定了《湖南省中医医院建设与管理标准》及《湖南省中医医院建设与管理标准考核评价细则》，分别对常德市第一中医医院、安乡县中医医院分别进行了三级甲等中医医院、二级甲等中医医院的评审验收。二是湖南省继续在全省中医系统深入开展了医院管理年活动。在总结 2006 年工作的基础上，湖南省对 2007 年医院管理年活动进行了全面部署。2007 年 7 ~

8月，湖南省组织对17所市级以上中医医院开展医院管理年活动情况进行了阶段评估，并将评估情况在全省进行了通报。三是加强对中医医疗机构与人员依法执业的监管。针对近年来医疗机构诊疗科目设置与新技术、新项目准入中出现的问题，在中医医疗机构校验和换发新《医疗机构执业许可证》过程中，湖南省进一步明确了相关要素条件，对全省各级中医医疗机构的诊疗科目及新技术开展项目进行了清理，规范了医护人员的执业行为。四是受国家中医药管理局的委托，湖南省组织开展了《传统医学师承出师考核和确有专长人员医术确有专长考核》的模拟考核工作。五是根据国家中医药管理局、卫生部《关于妥善解决中医、民族医医师资格认定工作有关问题的通知》精神，湖南省制定下发了工作方案，已开始组织实施。六是根据国家中医药管理局卫生部《关于开展药品零售企业设置中医坐堂医诊所试点工作的通知》，湖南省中医药管理局在长沙市启动了药品零售企业设置中医坐堂医诊所试点工作。

五、继续组织实施中医药治疗艾滋病项目

一是湖南省制定下发了2007年中医药治疗艾滋病项目工作计划，调整了技术方案，加强了专家巡诊与技术指导，全年共组织省级专家巡诊28次，全省接受中医药治疗的艾滋病病人数达到506人。湖南省组织开展了中医药治疗艾滋病工作的总结表彰，评选出先进集体5个、先进个人13名，并在全省中医药治疗艾滋病工作会议上进行了表彰。二是湖南省组织召开全省中医药治疗艾滋病工作会议暨艾滋病防治工作培训班，对全省中医医疗机构医务人员及项目实施单位临床医生进行了艾滋病防治和科研知识的培训。三是组织了中医药治疗艾滋病科研攻关。“中医药诊疗HIV AIDS方案及临床疗效、作用机理研究”和“中医药对不同阶段艾滋病干预作用特点的研究”分别获得湖南省科技厅和湖南省卫生厅立项支持，报请湖南省食品药品监督管理局同意，科研用药已经制备，临床研究工作正进入实施阶段。

六、中医药科研工作

湖南省开展国家中医药管理局重点中医研究室的申报工作，组织人员参加了申报工作培训，向国家申报了6个研究室，经评审，有3个研究室纳入“十一五”国家重点研究室建设；向国家中医药管理局申报2006～2007年中医药行业科研项目23个；申报中医药防治艾滋病项目3个，获国家级科研立项10项，其中民族医药科研4项，国家“十一五”科技支撑计划3项；获省科技厅中医药课题立项6项，验收国家中医药管理局2000～2001年度、2002～2003年度科技专项课题8个；上报7个中医临床诊疗技术整理与研究项目课题验收、鉴定情况；鉴定中医药科技成果7项，获省科技厅科技进步奖3项。湖南省积极开展中医药科技成果与适宜技术推广示范工作，以湘潭市为点，先后举办了3期中医药适宜技术推广学习班，推广了15项适宜技术，培训了200多名中医药人员，中医药适宜技术在湘潭市农村和社区得到了广泛应用。

七、组织开展中医药继续教育

2007年湖南省公布国家级、省级中医药继续教育项目50项，已实施完成26项。通过网络教育形式培训达866人次，发放学分证2902册。湖南省组织“国家中医药管理局中医临床人才研修项目”研修人员结业考核。从2003年开始，湖南省有6人参加国家中医药管理局中医临床人才研修项目。通过3年的研修学习，除2人调离湖南省外，其余4人顺利完成了研修计划。对完成研修计划的4名研修人员平时考核成绩进行了审核，对结业论文进行考核评分，并对学员研修、项目管理、经费配套及使用、结业考核等情况进行了全面总结。

八、2007年重要活动

（一）出台《中共湖南省委湖南省人民政府关于加快中医药发展的决定》

为促进湖南省中医药事业的发展，2006年以来，湖南省中医药管理局以发放调查表、召开座谈会和深入基层重点调查等形式对全省中医药工作现状进行了较全面的调查研究，还派人参加了省人大组织的中医药工作考察团，赴兄弟省进行了考察学习，并形成专题调研报告，针对湖南省中医药工作现状，提出了加快湖南省中医药发展的意见和建议。省委、省政府主要领导作出重要批示，强调要高度重视和支持中医药事业的发展，并要求各有关部门认真研究中医药发展问题，达成共识，出台政策。

2007年3月27日，湖南省委、省政府作出了《关于加快中医药事业发展的决定》，针对中医药发展现状与存在的主要问题，确定了中医药发展的指导思想和主要目标，提出了加快湖南省中医药发展的6项措施：一是实施“惠民工程”，加快完善中医药服务体系；二是实施“名医战略”，大力加强中医药人才队伍建设；三是实施“创新工程”，努力提高中医药自主创新能力；四是实施“名牌战略”，加快构建中医药现代产业体系；五是积极推进中医药文化事业发展；六是完善保障措施，进一步加强对中医药工作的领导。

（二）召开全省中医药发展大会

2007年6月16日，湖南省历史上首次由省委、省政府召开的中医药发展大会在省会长沙举行。中共中央政治局委员、国务院副总理吴仪致信祝贺，全国人大常委会蒋正华副委员长亲临大会并作重要指示，卫生部副部长、国家中医药管理局局长王国强莅临大会指导，省委书记、省人大常委会主任张春贤在会上发表重要讲话，省委副书记、省长周强主持会议。省委常委、省委秘书长于来山在会上宣读了吴仪的贺信，省人大常委会副主任王四连出席会议，副省长甘霖作工作报告。省人民政府省长周强主持上午的大会，并就贯彻落实本次会议精神，进一步推动湖南省中医药发展，讲了几点意见。会上，有8个单位和个人的代表作了典型发言，16 个单位和个人书面交流了工作经验，会议还为“全国中医工作先进县市区”、全省第二批“名中医 ”授牌和颁证。来自省直相关部门，各市州、县市区的有关负责人和全省中医药战线的 500 余名代表参加会议。

（三）在长沙召开纪念“衡阳会议”25 周年暨中医药发展战略研究峰会

由中华中医药学会主办的纪念“衡阳会议”25 周年暨中医药发展战略研究峰会于 2007 年 5 月 24 ~ 25 日在长沙市召开。卫生部副部长兼国家中医药管理局局长王国强、湖南省人民政府副省长甘霖出席会议并讲话。中华中医药学会会长佘靖致开幕词，国家中医药管理局副局长房书亭主持了会议。来自全国各省、市、自治区卫生（中医）行政部门的领导和中医药界的专家学者 300 多名代表参加了会议。

这次会议得到了国家中医药管理局高度重视和大力支持，是全国中医药界一次高层专家论坛性学术会议。大会有 16 名代表分别作了专题发言，与会代表就有关中医药发展战略进行了广泛深入的探讨，发表了很好的意见和建议。会议还对 2006 年度“中华中医药学会科学技术奖”获得者进行了颁奖表彰。

（四）举办全省第九届中医医院管理研讨会及现代医院管理知识培训班

2007 年 11 月 22 日，湖南省第九届中医医院管理研讨会暨现代医院管理知识培训班在长沙举行，会议回顾总结了历届中医医院管理研讨会的主要议题和所开展的工作，聘请了省内外知名管理专家授课，全省县级以上中医医院院长、市州卫生局分局长、中医科科长 150 多人参加了会议与培训。

（熊士敏、杨文洲、谭同元、肖文明）

19. 广东省

【广东省 2007 年中医药工作概况】

一、概况

2007 年，广东省中医药资源配置更趋合理，服务体系日趋完善。中医卫生资源总量合理增长。全省中医机构 2687 个，其中县级以上中医、中西医结合医院 147 家。中医、中西医结合医院床位 21287 张，卫生技术人员 26994 人，中医执业（助理）医师 10589 人，分别比 2002 年增长了 38%、23% 和 25%。中医医院固定资产 74.8 亿元，比 2002 年增长了 1.05 倍。中医药服务体系日趋完善。91% 的综合医院、75% 的乡镇卫生院设置了中医科。60% 的村卫生室和现有社区卫生服务机构能够提供中医药服务。中医和能中会西的乡医占乡医总数的 61%。中医预防保健服务体系建设扎实起步。广东省制定了《广东省中医“治未病”健康工程实施方案》和《广东省构建中医特色预防保健体系指导意见》两个指导性文件，被国家中医药管理局确定为中医“治未病”健康工程试点省，全省遴选了 11 个单位开展试点工作。广州市越秀区列为全省第一个中医特色预防保健服务体系建设示范试点区。

“三名两进工程”建设初见成效。广东省建成了 10 所中医名院和 40 个基层中医药特色示范单位，确定了 43 个中医名院创建单位；建成 40 个国家级和省级重点专科；5 个综合医院中医药工作被评为全国示范单位；84 位全国第三批老中医药专家学术经验继承工作继承人出师结业，数量居全国第一；11 名全国优秀中医临床人才顺利结业，开展了 100 名优秀中医临床人才培养工作。广东省建成了 12 个国家和省级农村中医工作先进县；开展乡镇卫生院中医科、中药房规范化建设，实施卫生院中医技术骨干培训、乡村医生中医药知识培训项目；加大政策倾斜力度，规定在县级中医院和卫生院住院，中医药费用占 50% 以上的，新农合住院报销比例提高 5%，进一步发挥中医药在新型农村合作医疗中的作用。社区中医药工作积极推进，广州市荔湾区和深圳市盐田区先后建成全国中医药特色示范社区，在建的广州市黄埔区已接受国家中医药管理局的专家复核评审。以区为单位大力向医疗机构和基层卫生单位推广适宜技术，80% 的社区卫生服务中心掌握了 8 ~ 12 项适宜技术。

中医药服务能力显著增强。全省中医医院的治愈好转率达 96.32%，出院者平均住院日 11.39 天，病床使用率 74.52%。据初步统计，2007 年全省中医诊疗人次 4625 万，住院服务量 52.5 万人次，比 2002 年增长 42.3% 和 78%。中医药应对突发事件和重大疾病能力进一步加强。广州、深圳、江门等市中医药治疗艾滋病试点工作取得新进展，316 例艾滋病人得到了系统的中医药治疗。

人才培养渠道进一步拓宽。广东省坚持院校打基础，继续教育再提高的原则，多层次、多渠道提高中医药队伍素质；国家级和省级中医药继续教育立项项目 140 项，培训了 1.8 万多人次，县级以上中医院继续教育覆盖率 100%；培训了卫生院中医临床技术骨干 172 名，继续招收 605 名乡村医生参加中等中医类专业学历教育；实施社区中医师岗位培训，培训了 287 名社区医生；科技创新能力不断增强，广东省建成国家级重点实验室（中心、基地）4 个，省级重点实验室（中心、基地）5 个，国家中医药管理局三级实验室 10 个；实施重点课题招标，着重在中医药基础理论自主创新、中医医案及经方验方整理、临床诊疗技术规范化整理和重大疑难疾病防治等方面开展研究，共立项中医药科研课题 440 项，其中重点支撑项目 16 项；申报 2008 年中医药行业科研专项项目建设书 10 项，协助完成“十五”国家科技攻关计划“名老中医学术思想、经验传承研究”纵向课题研究；获省级以上科技进步奖 15 项。

中医医院文化建设得到加强，管理水平进一步提高。广东省涌现出省中医院等一批中医药文化特色浓厚的中医院；组织编制了全省统一的中医药文化宣传挂图；成功举办了“中医中药中国行”广东省活动；广泛开展向先进典型学习活动，树立以人为本、患者至上的服务理念，营造和谐医患关系；扎实开展医院管理年活动，中医医院管理上了一个新台阶。

中医药对外交流不断扩大。广东省先后与韩国、日本、新加坡、印尼、澳大利亚、美国和我国香港、澳门等国家和地区建立了交流合作机制；牵头组织了粤澳中医药产业合作专责小组的工作，签署了粤澳两地中医药产业合作框架协议。

二、广东省中医药强省建设一周年座谈会召开

2007年1月4日，广东省中医药振兴计划领导小组召开中医药强省建设一周年座谈会，深入贯彻广东省建设中医药强省大会和《省委、省政府关于建设中医药强省的决定》（以下简称《决定》）精神，听取在一线的中医药工作者贯彻落实建设中医药强省各项部署的情况反映和持续推进各项工作的意见和建议。广东省委常委、常务副省长、广东省中医药振兴计划领导小组组长钟阳胜出席会议并作重要讲话。广东省副省长、广东省中医药振兴计划领导小组副组长雷于蓝，广东省政协副主席、卫生厅厅长、广东省中医药振兴计划领导小组副组长姚志彬，广东省卫生厅副厅长、广东省中医药局局长彭炜出席会议。

三、广东省建设中医药强省书画展暨雅集隆重举行

2007年1月24日，广东省政协办公厅、省卫生厅、省中医药局在广东省政协机关大楼联合举办“广东省建设中医药强省书画展暨雅集”（见图17），以中华传统艺术的形式纪念广东省实施建设中医药强省战略一周年。广东省政协主席陈绍基出席开幕式并讲话。广东省政协副主席许德立，广东省政协副主席、广东省卫生厅厅长姚志彬及广东省卫生厅副厅长、广东省中医药局局长彭炜等领导出席了今天的活动。广东省政协秘书长杨懂主持开幕式。陈绍基主席、姚志彬副主席以及15位中医界和书法界的专家即席挥毫，讴歌建设中医药强省决策，抒发坚定发展中医药的信心和决心。90岁高龄的中医泰斗邓铁涛教授题写了“建设中医药强省广东先行”和“振兴中医药是解决群众看病难、治病贵的良方”。

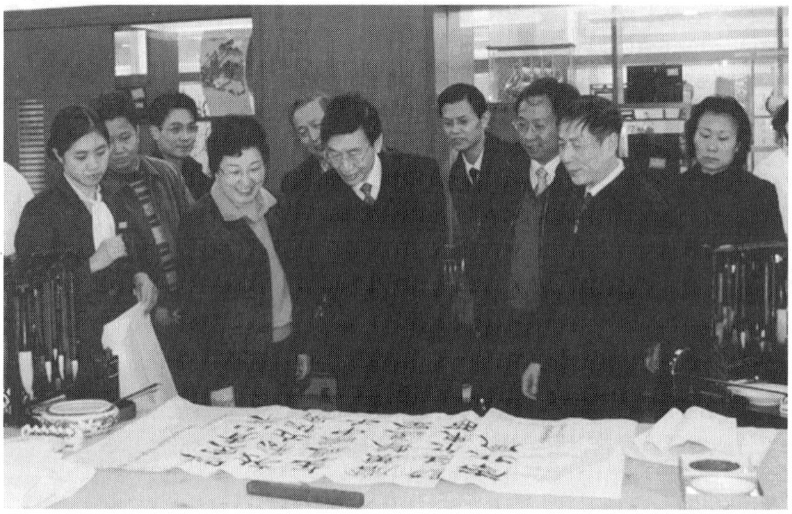

图17　2007年1月24日，广东省政协办公厅、省卫生厅、省中医药局在省政协机关大楼联合举办“广东省建设中医药强省书画展暨雅集”

四、广东省中医药界专家新春团拜会隆重举行

2007年2月12日，广东省中医药局隆重举办广东省中医药界专家新春团拜会，广东省有关部门、社会各界代表与百名广东省名中医欢聚一堂，共贺新春，广东省政府副省长雷于蓝出席会议并讲话。

五、广东省中医药工作会议召开

2007年3月27日，全省中医药工作会议在广州召开。会议的主要任务是：学习贯彻十六届六中全会、全国两会以及广东省委九届九次、十次会议精神，传达全国中医药工作会议精神，总结一年来建设中医药强省、推进“三名两进”工程建设情况，研究部署2007年工作，加快推进中医药强省建设。会议举行了中医名院和中医药特色示范单位授牌仪式。卫生部副部长、国家中医药管理局局长王国强、广东省政府副省长雷于蓝出席会议并作重要讲话。广东省卫生厅副厅长、中医药局局长彭炜作了《抓住机遇，开拓进取，加快推进中医药强省建设》的工作报告。广东省政府副秘书长李捍东及广东省政协副主席、广东省卫生厅厅长姚志彬出席大会。各地级以上市人民政府分管卫生中医药的领导，广东省中医药振兴计划领导小组成员单位领导，广东省卫生厅有关处室领导，广东省中医药局老领导；各市、县卫生局领导和市卫生局中医科（处）长；部属、省属医疗机构，有关高等医学院校和中医药学校，省级中医药社团，首批名院建设单位的负责人，有关中药企业的代表和新闻界的朋友共320多人出席会议。

六、王国强副部长兼局长率团考察广东中医药工作

2007年3月24～29日，卫生部副部长、国家中医药管理局长王国强率国家中医药管理局有关司室领导考察广东省中医药工作。2007年3月27日，中共中央政治局委员、广东省委书记张德江书记会见王国强同志一行。2007年3月29日，广东省委副书记、省长黄华华会见了王国强同志一行。

七、广东省中医药科学院、广东省中医研修院、广东省中西医结合医院挂牌

2007年3月28日，广东省建设中医药强省重大项目：广东省中医药科学院、广东省中医研修院、广东省中西医结合医院分别举行挂牌仪式。卫生部副部长、国家中医药管理局长王国强，广东省委常委、常务副省长钟阳胜，广东省副省长雷于蓝，广东省政协副主席、广东省卫生厅厅长姚志彬分别出席了仪式。

八、世界中医药学会联合会理事会在穗召开

2007年4月7日，世界中医药学会联合会第一届四次理事会在广州召开，佘靖主席出席会议。广东省卫生厅副厅长、广东省中医药局长彭炜出席会议并致辞。

九、广东省委组织部举办中医药发展与战略专题研讨班

2007年5月21日，广东省委组织部从加强党的执政能力建设和先进性建设，积极构建社会主义和谐社会的高度，主办中医药发展与战略专题研讨班。各地级以上市分管医疗卫生和中医药工作的市领导和职能部门主要负责人，省直部门的领导参加这次专题研讨班。广东省卫生厅副厅长、广东省中医药局局长彭炜出席开学典礼并讲话。

十、广东省中医名院、名院创建单位院长会议召开

2007年5月28～29日，广东省中医药局在深圳市召开广东省中医名院、名院创建单位院长会议，加快推进中医名院建设工作。广东省卫生厅副厅长、广东省中医药局局长彭炜出席会议。

十一、全国乡镇卫生院中医科中药房建设等工作汇报会召开

2007年6月22～23日，国家中医药管理局在肇庆召开全国乡镇卫生院中医科中药房建设等工作汇报会，国家中医药管理局副局长吴刚率有关司领导出席会议，部分省卫生厅（中医药局）长及31个省（市、区）的中医医政部门领导约40人出席会议。

十二、全国中医“治未病”试点工作座谈会在穗召开

2007年6月24日，全国中医“治未病”试点工作座谈会在穗召开，卫生部副部长兼国家中医药管理局局长王国强在会上对构建有中医特色预防保健体系工作发表重要讲话。会议确定广东省中医院为全国中医“治未病”健康工程试点单位，在全国率先挂牌成立了“KY3H治未病中心”并具体运作。

十三、广东省中西医结合学会成立综合医院中医专业委员会

2007年8月25日，广东省中西医结合学会成立综合医院中医专业委员会，旨在推动综合医院的中医药学术发展。陈可冀院士和广东省中医药局副局长曹礼忠出席成立会议。

十四、第三届世界中西医结合大会在穗召开

2007年9月22～24日，第三届世界中西医结合大会在广州市召开。全国人大常委会副委员长、中国科协主席韩启德，卫生部部长陈竺分别致信祝贺。全国政协教科文卫体委员会副主任、宋庆龄基金会主席张文康，卫生部副部长、国家中医药管理局局长王国强，广东省常务副省长钟阳胜，广东省副省长雷于蓝，世界卫生组织西太区传统医学官员崔昇勋博士，全国政协委员、卫生部原副部长朱庆生，广东省政协副主席梁国聚、广东政协副主席、卫生厅厅长姚志彬，美国食品药品管理局医学政策办公室主任罗伯特坦姆乐，香港医院管理局中西医结合顾问黄谭智媛等出席。广州中医药大学终身教授、著名中医学家邓铁涛，中国工程院院士吴咸中、姚新生、李连达以及来自中、美、英、德及我国港澳台等15个国家和地区的1000多名体表参加了会议。大会共收到1200余篇论文，内容涉及基础与实验研究、临床观察、教育与管理、新药研究与开发等。会议还举办了为期3天的医药展览会。大会由中国中西医结合学会主办、广东省中医院和广东省中西医结合学会承办。

十五、卫生部副部长兼国家中医药管理局局长王国强在穗作专题报告

2007年9月23日，广东省中医药局召开中医药发展专题报告会，卫生部副部长、国家中医药管理局局长王国强作题为《整体思维、系统运行、三观互动、科学管理——对中医药工作系统及其运行机制的认识与思考》的专题报告。广东省有关地市人民政府分管领导，广东省中医药振兴计划领导小组成员单位领导，省、市、县级卫生行政部门领导、地市卫生局中医科长，省名中医、优秀中医临床人才，各级中医药机构负责人，有关中药企业，广州中医药大学学生代表共500多人参加报告会。

十六、香港卫生署署长林秉恩一行访粤

2007年9月22～23日，香港卫生署署长林秉恩一行访粤，广东省卫生厅副厅长、中医药局局长彭炜会见了访问团一行，访问团还考察了广东省有关中医药机构。

十七、云浮市创建成为广东省首个全省农村中医工作先进地级市

2007年10月25日，经广东省中医药局组织专家审核验收，云浮市创建成为全省首个全省农村中医工作先进地级市。

十八、广东省中医特色预防保健服务体系建设、中医“治未病”健康工程座谈会召开

2007年12月28日，广东省中医特色预防保健服务体系建设、中医“治未病”健康工程座谈会召开，会议主要任务是：贯彻党的十七大精神、吴仪副总理在全国中医药工作会议和全军中医药技术比武总决赛上的讲话精神及王国强副部长在6月24日开展中医“治未病”试点工作座谈会上对构建有中医特色预防保健体系的讲话精神，结合广东建设中医药强省需要，研究如何构建中医特色预防保健体系及开展中医“治未病”健康工程，切实发挥中医药特色优势，提高人民健康素质。广东省确定了广东省中医院为中医“治未病”示范单位。按照分类分层的原则，在2007年11月底确定并启动11个试点单位，涵盖5个市、5个区的妇幼保健院、中医院和社区卫生服务中心。

十九、广东省中医药局成立“中医‘治未病’健康工程办公室”

2007年，广东省中医药局成立“中医‘治未病’健康工程办公室”，积极探索“治未病”健康工程试点工作，探索构建全省中医特色预防保健体系建设的新路子。

二十、深圳市开始药店设置中医坐堂医诊所试点工作

2007年10月11日，根据《国家中医药管理局办公室、卫生部办公厅关于开展药品零售企业设置中医坐堂医诊所试点工作的通知》，深圳市开始药店设置中医坐堂医诊所试点工作，探索中医坐堂医诊所的管理和设置的有关办法，完善中医坐堂医诊所的执业活动的监督管理，充分发挥中医坐堂医的作用，构建中医药特色服务体系，更好地满足群众对中医药服务的需求。

二十一、中医中药中国行广东省活动暨中医“治未病”健康工程启动

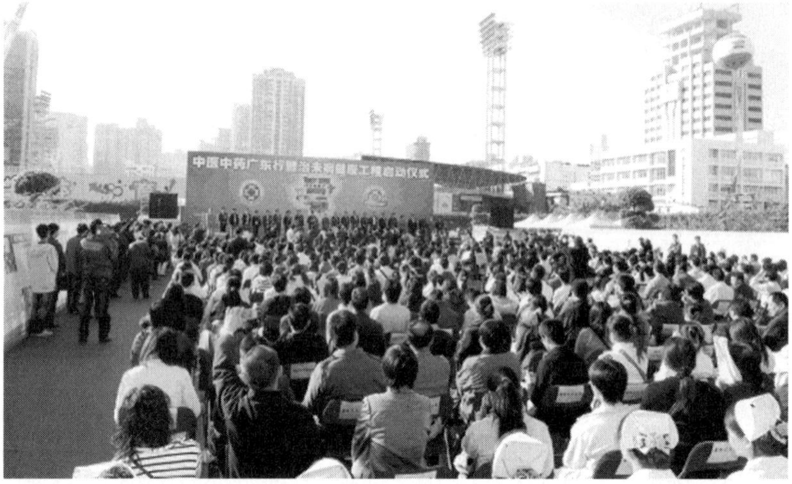

图18 “中医中药广东行”暨“治未病”健康工程启动仪式现场

2007年11月29日，“中医中药广东行”活动暨中医“治未病”健康工程启动仪式在广州市英雄广场举行（见图18）。国务院副总理吴仪出席仪式并宣布正式启动，广东省省长黄华华致辞，卫生部副部长、国家中医药管理局局长王国强讲话，广东省副省长雷于蓝主持仪式。国家质检总局局长李长江，国家食品药品监督管理局局长邵明立，广东省委常委、广州市委书记朱小丹，广东省副省长佟星，广东省政协副主席、省卫生厅厅长姚志彬，广州市市长张广宁，国家中医药管理局副局长房书亭等领导也出席了启动仪式。房书亭副局长代表中医中药中国行组委会向广东省赠送中医药科普图书、医疗物资，广东省卫生厅党组书记、副厅长黄小玲代表广东省组委会接受捐赠。广东省中医药局为本次活动制作了全省统一的中医药健康教育宣传挂图，再版了《通俗中医药丛书》，广东省政协副主席、省卫生厅厅长姚志彬在仪式上代表广东省活动组委会向各地市赠送了这套挂图和丛书。广东省卫生厅副厅长、省中医药局局长彭炜向广东省中医“治未病”示范单位授牌。

全国21个省、区、市卫生、中医药行政部门和香港特别行政区卫生署的代表，省、区、市有关部门和中医医疗单位、中医药院校代表共600余人参加了启动仪式。广州地区39家中医医院、部分综合性医院的百名中医药专家在现场联袂举行了大型义诊咨询活动，受到广州市民的热烈欢迎。

启动仪式结束后，21辆健民直通车满载中医药图书、医疗药械、中医药宣传挂板、科普资料等，从现场出发，开赴全省城乡。活动历时1个月，覆盖面和深度在全省中医药行业历史空前，涉及全省21个市、121个县（市、区）、1188个乡镇，全省各级中医院、综合医院的中医科共1006个医疗机构参加这次活动，惠及数百万群众。

在随后举行的广东省中医“治未病”健康工程新闻发布会上，中国工程院院士俞梦荪，中国科学院力学研究所研究员、中国生物医学工程学会副理事长陶祖莱，北京中医药大学校长郑守增等专家就中医“治未病”建立KY3H健康保障模式的相关问题与《人民日报·海外版》、新华社、《健康报》等多家媒体面对面交流，进行了热烈的讨论。中医“治未病”健康工程运用工程科学的观念、思路和方法，采用“政府引导、市场主导”的运行机制，以企业开发中医健康产品为主体，以医疗和社区卫生服务等机构为支撑，构建起融健康文化、健康管理、健康保险为一体的中医特色预防保健服务体系，充分发挥各方作用，形成中医“治未病”的强大合力和服务网络，真正发挥中医“治未病”的优势。

二十二、农村中医工作先进县创建工作

广州市番禺区、从化市、增城市在创建成为全省农村中医工作先进市的基础上，被国家中医药管理局列入全国农村中医工作先进区（市）创建单位。翁源、德庆、博罗、紫金、五华县、阳山县创建全省农村中医工作先进县进展顺利，部分已准备验收。

二十三、中医药参与新型农村合作医疗工作政策出台

广东省加强政策支持，加大中医药在新型农村合作医疗工作中的作用。在县级中医医院和乡镇卫生院住院，中医药费用占50%以上的，住院报销比例提高5%，积极引导农民群众选择安全、有效、方便、价廉的中医药服务。

二十四、中医药进社区工作

广东省大力开展创建中医药特色的社区卫生服务示范社区活动，积极推进社区中医药服务能力建设。新建成全国中医药特色社区卫生服务示范区1个，广州市黄埔区为在建的示范区，已接受国家中医药管理局的专家复核评审。

二十五、中医药文化建设工作

广东省中医药局再版《通俗中医药丛书》，组织编写了《中医特色诊疗简易读本》，编制了一批中医药文化宣传板，免费赠送给基层，并开通“中医药健民直通车”开展“四送十进”活动。《岭南中医药库》、《岭南中医药名家》等文化产品的编辑工作启动。

二十六、中医药国际交流与合作

广东省的地缘、人缘、亲缘的侨务大省优势和粤港澳区域优势充分发挥，加强了与澳大利亚、印尼、美国加州、新加坡的交流与交往。广东省充分利用泛珠三角合作平台，加强了交流合作。广东省中医药局牵头组织了粤澳中医药产业合作专责小组工作，粤澳两地政府签署了中医药产业合作框架协议。

（肖纹绮）

20. 广西壮族自治区

【广西壮族自治区2007年中医药工作概况】

一、概述

2007年，广西中医药事业在发挥中医药特色与优势，加强中医医疗机构管理，加强农村和社区中医药工作，加快人才培养等方面取得了一定的进展，为广大人民群众提供了简、便、廉、验的中医药服务。以自治区人民政府名义成立了广西壮族自治区中医药工作厅际协调小组，申请成立广西壮族自治区中医药管理局；加强农村中医药工作，努力发挥中医药在新型农村合作医疗中的作用；加强社区中医药工作，积极发挥中医药在社区卫生服务中的作用，创建全国中医药特色社区卫生服务示范区；继续实施中医中药治疗艾滋病试点项目；加强中医医院的内涵建设和管理工作，扎实稳妥地开展“以病人为中心，提高医疗服务质量为主题”的医院管理年活动，继续开展等级医院评审活动；认真贯彻吴仪副总理讲话精神，开展中医“治未病”试点工作；加大中医药重点专科（专病）的覆盖面，提高服务能力；加快中医类别中医（壮医专业）医师资格考试试点工作的进程；健全中医管理体制，做好《广西壮族自治区发展中医药壮医药条例》出台前的准备工作；卫生部副部长、国家中医药管理局局长王国强在广西考察指导。

二、广西中医药工作厅际协调小组

经广西壮族自治区人民政府研究同意，广西壮族自治区中医药工作厅际协调小组于2007年11月底成立。协调小组组长由自治区人民政府副主席刘新文兼任，副组长由自治区人民政府副秘书长郭宏伟、自治区卫生厅厅长高枫兼任，成员由自治区外事办、发改委、教育厅、科技厅、民委、财政厅、人事厅、劳动保障厅等17个委厅局的主管领导兼任。协调小组下设办公室，自治区卫生厅副厅长韦波兼办公室主任，主要负责协调小组的日常工作，研究提出促进全区中医药事业发展的政策建议，督察落实协调小组议定事项，承办协调小组交办的其他事项等。

三、申请成立广西中医药管理局

2007年4月，广西卫生厅向自治区机构编制委员会提交了《自治区卫生厅关于申请成立“广西壮族自治区中医药管理局”的请示》，申请增加5个行政编制。广西壮族自治区中医药管理局的成立将大大促进广西中医药、民族医药事业的发展。

四、农村中医药工作

（一）继续贯彻实施《农村卫生服务体系建设与发展规划》，在本级经费中拿出50万元对桂林市33个乡镇卫生院中医科、中药房添置基本设施，包括药柜、针灸器具、火罐、牵引床等

（二）组织实施国家中医药管理局和财政部下发的《2004、2005、2006年中央补助广西农村中医药服务能力建设项目》

加强县级中医医院中医药服务能力建设。在继续做好2004、2005年选出的15所县级中医医院进行急诊急救能力建设，7所县级中医医院进行感染性疾病科建设，6所县级中医医院的专科作为农村医疗机构中医特色专科（专病）建设项目的基础上，2006年选择了马山县中医院等15个中医医院作为县级中医医院急诊急救能力建设项目，三江县中医院等8个中医医院作为县级中医医院感染性疾病科建设项目，永福县中医院脑血管科等4个专科作为农村医疗机构中医特色专科（专病）建设项目。

为了改善乡村医生学历低、技术水平低的现状，提高乡村医生中医服务能力和整体素质，更好地应用中医药为广大群众提供医疗服务。按照国家中医药管理局和财政部下发的《乡村医生中医专业学历教育项目管理方案》的要求，在2005、2006年共培养861名乡村医生的基础上，2007年继续培养1109名；根据《乡镇卫生院中医临床技术骨干培训项目管理方案》要求，在2005、2006年培训乡镇卫生院中医临床技术骨干和县级中医医院技术骨干270人的基础上，2007年继续培训272人。

自治区认真贯彻落实广西卫生厅制定的《广西新型农村合作医疗试点地区中医药应用工作方案》，根据方案的要求，大力在农村推广适宜中医药诊疗技术，将中医药列入新农合报销方案，中医医院列入定点医疗服务机构，将适宜的中医药服务项目纳入补偿范围，将常用的中成药和中草药纳入《新型农村合作医疗基本用药目录》。继续落实广西卫生厅与财政厅联合下发的《关于提高参合农民使用中医中药诊疗疾病补偿比例的通知》中有关在新农合中降低中医药报销起付线和提高报销比例的政策措施。

五、社区中医药工作

按照卫生部、国家中医药管理局《关于印发〈创建全国社区卫生服务示范区活动实施方案〉的通知》和国家中医药管理局提出的实施方案，自治区大力发展中医药社区卫生服务，积极探索提供优质、方便、价格合理的中医药服务的措施和途径，增加中医药社区卫生服务的广度，引导社区卫生服务站提供中医

药服务。在北海市海城区成为全国中医药特色全国社区卫生服务示范区的基础上，2007年南宁市青秀区和桂林市七星区开展了全国中医药特色社区卫生服务示范区创建活动，2007年10月广西组织区内专家对两创建单位进行了评估，2007年11月28日~12月3日，两单位接收了全国中医药特色社区卫生服务示范区创建活动复核工作组的复核评估。

六、中医药防治艾滋病工作

自治区继续贯彻实施《中央补助广西中医中药治疗艾滋病试点项目实施方案》，做好自治区中医中药防治艾滋病项目，及时解决工作中的问题和困难，并于2007年10月和2007年12月在南宁分别举办了广西中医中药防治艾滋病中期总结会和全区中医药防治艾滋病培训班，聘请中国中医科学院的专家到南宁讲学，收到了良好的效果。

七、中医医院的内涵建设和管理工作

自治区扎实稳妥地开展医院管理年第三周期活动。为贯彻落实2007年医院管理年工作会议暨中医医政工作座谈会精神，深入推动各地医院管理年活动扎实、有效开展，不断提高活动质量和工作水平，按照卫生部、国家中医药管理局关于开展“以病人为中心，提高医疗服务质量为主题”的医院管理年活动要求以及《2007年“以病人为中心，以提高医疗服务质量为主题”的医院管理年活动工作方案》，2007年3月和8月，自治区卫生厅组成中医专家考评组，分成3个小组，对全区9所三级中医医院开展了医院管理年督察活动，各受检单位在2007年第三期医院管理年督察活动中，较第二期在医疗质量、医疗服务、医德医风等方面有很大改进，并将督察情况及时向国家中医药管理局作了汇报。

自治区继续开展等级医院评审活动。为加强医院内涵建设，中医医疗机构在开展“医院管理年”活动的同时，继续开展等级医院评审活动，组织专家制定印发了《广西壮族自治区三级中西医结合骨科（伤）医院分级管理办法与标准实施细则》。2007年总共评审了6家医院，梧州市中医医院、钦州市中医医院和广西骨伤医院被评为三级乙等中医医院，平南县中医医院、北流市中医医院和浦北县中医医院被评为二级甲等中医医院。

认真贯彻吴仪副总理在2007年全国中医药工作会议上的讲话和王国强副部长在开展中医“治未病”试点工作座谈会上的讲话精神，广西中医学院一附院近10年来，通过健康体检中心、元之源亚健康医疗中心及各临床学科开展特色项目研究与实践，已积累并具备了预防、保健、养生、康复等工作基础。2007年，该院被国家中医药管理局列为全国14个中医“治未病”试点工作单位。

八、重点专科（专病）工作

扩大重点专科（专病）建设覆盖面。2007年全区共获得国家中医药管理局“十一五”重点专科（专病）建设项目16个，其中中医、中西医结合重点专科（专病）建设项目14个，重点民族医专科（专病）项目2个。自治区将6个2006年经国家中医药管理局评审建成的“十五”重点专科（专病）项目列为强化项目进行建设。

九、中医类别中医（壮医专业）医师资格考试试点工作

结合2006年国家中医药管理局对广西进行的中医药和民族医药的调研工作，2007年10月，国家中医药管理局专门召开壮医、朝医医师资格有关问题的座谈会，商讨如何进行壮医、朝医的医师资格考试事宜，根据座谈会的统一部署，自治区向国家中医药管理局提交了申请2008年开展中医类别中医（壮医专业）医师资格考试试点工作的请示。

十、中医药立法工作

加强中医药法律法规的研究和制定。在民族自治法的基础上，自治区结合广西中草药资源大省的有利条件，积极配合区人大、法制办在2006年调研的基础上尽快出台《广西壮族自治区发展中医药壮医药条例》，2007年已过二审，争取2008年进入三审后，颁布并实施，真正以法律的形式对中医药事业的发展保驾护航。

十一、王国强副部长兼局长在广西考察指导

2007年12月21~23日，卫生部副部长兼国家中医药管理局局长王国强到广西考察指导中医药、民族医药工作。王国强副部长兼局长出席第三届泛中医论坛·思考中医2007——中医“治未病”学术论坛暨首届扶阳论坛开幕式并讲话。王国强副部长兼局长和广西人民政府副主席吴恒出席广西中医药百部学术专著出版建设工程启动仪式，并为建设工程启动揭幕。

王国强副部长兼局长在吴恒副主席陪同下出席了广西中医药、民族医药工作座谈会，听取了广西卫生厅高枫厅长代表广西中医药工作厅际协调小组的工作汇报。中医药工作厅际协调小组成员单位自治区发改委、自治区科技厅、自治区食品药品监督管理局等领导分别发言，从各自角度阐述了对广西中医药事业发展所做的工作，并提出了意见和建议。广西壮族自治区主席陆兵于2007年12月23日会见了王国强副部长兼局长一行。王国强副部长兼局长一行考察了南宁市东葛社区卫生服务中心、广西中医药研究院、广西中医学院、广西药用植物园、广西壮族自治区中医医院，并出席该院KY3H中医“治未病”健康工程合作签字仪式。

（刘　畅）

21. 海南省

【海南省2007年中医药工作概况】

一、中医医院管理工作

海南省以提高医疗质量为重点，继续加强中医医疗机构管理和内涵建设。深化基础管理和落实基本制度，突出抓好各项规章制度的落实，突出抓好健全各项诊疗技术规范和服务流程规范的落实，突出抓好人员岗位职责的落实，特别是落实与医疗质量和安全有关的核心制度，不断提高医疗质量和保障医疗安全。在医院管理中，引导中医医院转变观念，坚持中医为主发展方向，努力发挥特色优势，加强和改善医院管理。海南省中医院重视管理队伍的教育提高，采取措施强化中层干部的管理知识培训。一年来先后邀请知名管理专家到该院对中层干部进行管理知识培训，还分批派出中层干部近100人次前往广东省中医院挂职跟班学习，促进了医院管理水平的提高。各市县中医院也注重加强医疗质量安全管理，不断完善各项医疗管理措施，使医院的医疗质量、服务水平不断得到提高，中医医疗机构“两个效益”也明显提高。据2007年全省17家中医医疗机构效益情况报告：门诊总人数1122309人次，住院总数28761人次，每门诊人次平均费用55.39元，每出院患者平均费用2296元，年总收入1.91亿元，年业务收入1.56亿元。

2007年11月，海南省召开了全省中医药工作会议，听取各市县卫生局、厅直中医机构2007年中医医院管理和中医药工作情况汇报，部署下一步中医药服务能力建设和讨论研究了中医医院管理工作，组织修订《海南省中医医院（中西医结合）病历书写格式》及《海南省中医医院住院病历质量评价标准》，统一全省中医医疗机构病历书写规范，将在全省各中医医疗机构强化执行；组建海南省中医医院中医药专家库，组织开展对全省中医医院中医药特色评价和等级评审的准备工作。

二、农村和社区中医药工作

海南省继续抓好三亚、文昌两市创建农村中医先进市建设工作，加强督察指导，推进建设进度。受国家中医药管理局委托，海南省按照《全国农村中医工作先进县（市、区）建设标准与评审细则》，海南省组织专家组完成了对两市的评审验收工作，并报国家中医药管理局呈报审批。

按照国家有关中医药服务能力建设项目的要求，认真抓好县（市）中医院急诊急救能力、感染性疾病科等建设项目的实施工作，根据项目管理方案制订相应的实施办法，落实组织实施。急诊急救能力建设项目单位为琼山、定安等8个县（市）中医院；感染性疾病科建设项目单位为琼海、文昌、屯昌、乐东县（市）中医院；中药制剂能力建设项目单位为三亚市中医院。

海南省开展乡镇卫生院中医科中药房建设情况和中医药参与新农合工作情况调研，形成《海南省乡镇卫生院中医科中药房建设及在新农合中发挥作用工作情况汇报》，参加了在广东肇庆召开的全国乡镇卫生院中医科中药房建设工作汇报会。

海南省卫生厅会同有关部门认真贯彻落实《海南省人民政府关于加快发展城市社区卫生服务的意见》（琼府〔2006〕66号）精神，加快发展社区卫生服务，加强社区中医药服务能力建设。海南省出台《海南省中医药特色社区卫生服务中心（站）建设评价标准》，推进市县开展中医药特色社区卫生服务示范区创建活动。

三、中医重点专科（专病）建设工作

海南省按照《海南省中医医院重点专科专病建设标准》，推进中医特色专科专病建设。2007年实施省级重点专科专病建设项目2个，分别为海南省中医院的针灸推拿专科和中风专科。在实施重点专科专病建设中，海南省同时要求各中医院根据实际情况自行确定院内重点专科专病建设项目，努力强化中医医院的中医特色建设。

海南省组织实施国家中医药管理局中医特色专科专病建设项目。海南省卫生厅抓好琼海、儋州等9个项目单位的建设工作，加强对项目建设单位的业务建设和设备招标采购的督导工作，发挥专科专病建设示范带动作用，推进医院业务建设和发展，进一步提高中医医院综合服务能力；组织开展“十一五”国家重点专科（专病）建设项目申报工作；组织了海南省中医院、海口、三亚市中医院等单位8个重点项目申报，3个项目获得审批。

为加强中医医院特色专科（专病）医疗质量管理，规范中医医院医疗质量监测工作，动态掌握专科（专病）建设进展情况，海南省按照国家中医药管理局要求，全面启动了中医医疗机构特色专科（专病）监测工作。

四、中医药人才培养工作

海南省进一步推进中医药继续教育和岗位培训工作，重点抓好强化在岗临床人员的中医基本理论、基本知识、基本技能的规范化培训，在全省各中医医疗机构开展在岗临床人员中医“三基”学习活动。为促进学习效果，2007年11月，海南省组织了中医临床“三基”统考，全省中医医疗机构在岗人员（医、药、护）1464人，参考人数1227人，占83.8%，考试总平均分为83分。

海南省组织制定《“十一五”海南省中医药继续教育规划》，成立“海南省中医药继续教育基地”，公布2007年度海南省中医药继续教育培训项目，完成中医药继续教育培训项目及适宜技术推广应用项目培训计划人数875人。

海南省组织实施乡村医生中医中专学历教育、乡镇卫生院中医临床技术骨干培训项目，完成乡医中专学历班51名学员的招生工作及40名乡镇卫生院中医临床技术骨干的培训工作。

上半年各市县中医院共派出11名专科专病技术骨干赴全国各地重点专科专病基地进修学习。海南省继续实施中医药重点人才的培养工作，完成全省2名优秀中医临床人才研修项目学员的结业考核工作。

五、中医医院基础设施建设工作

海南省实施《海南省农村卫生服务体系建设与发展规划》，按照填平补齐的原则，积极与有关部门抓好中医医院基础设施建设，追踪督察国家和省在临高、琼中、东方、定安、陵水、昌江、琼海、三亚、澄迈（县）市中医院的9个重点工程建设项目及省中医院门诊病房综合大楼建设项目的实施。

六、其他工作

海南省卫生厅加强中医药新闻

宣传，与海南广播电视台电视新闻中心《早点新闻》栏目共同主办大型电视系列片《中医：我们共同关注》，分14期连续展播，弘扬该省中医药事业发展，社会反映良好。

海南省认真贯彻落实《执业医师法》，严格中医机构、中医人员的准入管理。组织2007年度海南省中医类执业医师考试考务工作，2007年全省中医类考生717人；进一步规范中医医疗服务市场秩序，严厉打击非法行医活动，加强中医医疗广告的审批和管理，配合有关部门做好清理中医医疗广告市场工作；完成厅属管理的中医医疗机构的年审工作。

2007年9月，海南省在海口召开中南六省中医药工作座谈会，各省（区）就中医药工作的经验和做法、中医药特色优势的保持和发挥、中医药在新形势下的改革与发展举措进行了研究、探讨和交流。

2007年10月，海南省根据卫生部安排，组织该省专家组赴俄罗斯挑选第二批别斯兰恐怖事件受伤儿童来琼接受中医康复治疗，顺利完成了出访任务。

（邢伯茹）

22. 重庆市

【重庆市2007年中医药工作概况】

一、重庆市政府大力扶持和发展中医事业

2007年，重庆市政府进一步重视中医工作，采取多项措施支持中医工作，使重庆市中医事业得到快速协调发展。

大力加强市级中医机构服务能力建设。重点改善市级中医机构基础设施条件。近两年重庆市政府投入4.7亿元建设新的重庆市中医院，整合市级中医资源，初步建成重庆市中医医疗服务中心。

大力促进中医药特色技术发展。重庆市政府在不断增加中医事业投入的同时，2007年将中医特色建设专项经费从2006年的400万元增加到1200万元，一批中医药特色重点项目建设得到加强。

加强中医管理队伍建设。重庆市政府在重庆市卫生局中医处原编制的基础上，2007年新增设重庆市卫生局副局长1名，专职负责中医管理工作，中医管理人员由5人增至11人，以加强市级中医管理力量，同时要求各区县卫生局增加中医管理人员编制，加强中医行业的管理。

成立重庆市中医药工作协调小组。重庆市政府成立了中医药工作协调小组，谢小军副市长任组长，19个委办局的负责同志参加。协调小组主要研究促进中医药事业发展的政策措施，协调解决中医药事业发展中的重大问题，督促政策措施的落实。2007年重庆市政府协调解决了重庆市中医院建设资金缺口及配套设施建设问题以及中医药在农村和社区卫生服务中的政策措施落实问题。

二、以项目建设带动全市中医事业发展

（一）中医药基础设施建设取得新进展

新建重庆市中医院一期工程已完成，将于2008年5月投入使用，二期工程方案正在报批。万州、合川、黔江被批准为国家中医药管理局地市级中医医院建设项目；巫山、巫溪、秀山等7个贫困县的县级中医医院被批准为国家县级中医医院建设项目。

（二）继续开展中医特色优势建设工作

积极推进农村和社区中医药建设项目。重庆市永川区和重庆市垫江县被批准为全国农村中医工作先进县建设单位，建设周期为3年，拟于2010年完成建设任务。云阳、奉节和彭水等县继续开展市级农村中医工作先进县建设工作。云阳、开县、綦江等10个县中医医院实施急诊急救能力建设，城口、南川、巫溪等7个区县中医医院实施感染性疾病科建设。渝中区顺利完成创建全国中医药社区卫生服务示范区的复核评估，被评为全国中医药特色社区卫生服务示范区。忠县拔山中心卫生院等26个乡镇卫生院成为重庆市首批中医药特色乡镇卫生院，并开展中医科中药房建设工作。丰都县中医院创建为重庆市示范中医院。

中医药重点学科、专科建设得到加强。中医皮肤病学、中药生药学强化内涵建设，已做好国家中医重点学科评估验收的准备。重庆市中医院针灸科、重庆市中西医结合医院神经内科、重庆市药物种植研究所中药栽培学被确定为重庆市中医药重点学科建设项目。重庆市中医院、重庆市中西医结合医院等8个中医医疗机构的10个重点专科作为国家中医药管理局“十一五”重点专科建设，有14项专科疾病诊疗技术纳入全国专科（专病）协作网，奉节、璧山县等15个中医医院中医特色专科（专病）建设项目实施。

积极推进中医业务项目建设。2007年7月，重庆市召开了中医项目建设工作会议，全面总结了重庆市近5年农村中医工作先进县、中医药重点学科、重点专科、特色专科等近100项中医业务建设项目工作。中医项目建设促进了重庆市中医机构基础设施的快速改善，增强了中医药特色和优势，提高了中医药服务能力，培养了大批人才，中医机构规范化建设和管理水平得到很大的提高。重庆市对2007年组织实施的31项国家中医药服务能力建设项目，加大建设工作的指导力度。重庆市医科大学附一院、三峡中心医院、垫江县人民医院被评为全国综合医院中医药工作示范单位。

重庆市通过中医特色优势项目建设，大大提高了重庆市中医机构服务能力和综合实力，促进重庆市中医药事业又好又快的发展。截至2007年11月，全市市、县级中医医疗机构门诊人次420.2万，同比增长12.78%，住院人次17.8万，同比增长16.61%。

三、规范管理，促进中医行业健康发展

继续深入开展医院管理年活动。重庆市卫生局2007年下发了《关于开展中医医院2007年医院管理年活动督导工作的通知》，要求各区县卫生行政部门、各级中医医疗机构认真开展医院管理年活动。重庆市卫生局组织专家对部分市、区县级中医医疗机构进行了现场督导。通过开展医院管理年活动，医疗规章制度进一步健全和落实，医疗服务质量得到进一步提高，医疗安全明显增强，医疗费用得到有效控制。

积极探索中医行政管理新模式。根据《重庆市人民政府关于创新行政管理，培育六大区域性中心城市的决定》（渝府令第200号）要求，重庆市卫生局依法界定、授予、委托给重庆市万州区、涪陵区、黔江区、永川区、江津区、合川区六大区域性中心城市部分中医行政权项，下放的权项包括100～499张床位的中医类医疗机构和100张床以下的中医类专科医院的设置审批权、监督管理权；执业医师的注册和注册事项变更审批权和麻醉药品使用审批权等部分行政权力。

进一步规范中医从业人员准入管理。2007年重庆市有5101名中医类考生报名参加医师资格考试，重庆市卫生局对考生学历、试用期合格证明进行了严格审核，在实践技能考试和综合笔试中严格考场纪律，严格培训考官和考务人员，确保医师资格考试的严肃与公正。全市3288人通过实践技能考试并参加了综合笔试。

规范中医医疗广告审批。重庆市严格执行颁布的《医疗广告管理办法》，严格审查医疗机构发布的医疗广告信息，并及时在“重庆卫生信息网”上予以公布。重庆市卫生局共受理中医医疗广告发布申请46项，审查出证24项中医医疗广告。在全市范围内集中开展虚假违法中医医疗广告行动，并配合重庆市工商局对各种媒体上发布的广告进行监督管理，从源头上杜绝虚假违法的中医医疗广告发布现象。

加强学习，开拓发展思路。重庆市卫生局组织部分中医医院院长等10余人考察了云南、贵州、广西、西藏四省区省级中医院，考察学习中医药工作。重庆市卫生厅组织部分中医医院院长考察日本、韩国医院管理及传统医药发展情况，使中医药管理人员开阔了视野，更新了观念，进一步开拓了发展中医事业的思路。

四、中医药科研和人才培养取得新成绩

中医药科研工作再上新台阶。重庆市中西医结合皮肤免疫研究室纳入国家中医药重点研究室建设项目。重庆市获得了科技部支撑计划中医药项目8项、攻关项目2项、重庆市科技攻关和基金项目11项、重庆市卫生局计划课题38项，获资助经费638万元。中医药科研成果获中华中医药学会、中国中西医结合学会科学技术二等奖2项、三等奖3项和重庆市科技进步三等奖2项。“托里败毒散加减方案对无症状早期艾滋病病毒（HIV）感染者延迟发病的临床研究”等课题申报国家中医药管理局艾滋病研究专项课题。

深入开展中医药政策调研。重庆市组织开展“中医药参与社区卫生服务调研”、“中医医院中医药特色调研”和“中医药在重庆市新农合体系中的主体地位调研”；继续开展《建国以来中医政策研究》工作，对我国1949年以来出台的中医、中西医结合政策进行全面总结和分析，拟在2008年初完成研究报告；完成重庆市“十五”期间中医医院经济运行情况分析研究工作。

老中医药学术经验继承工作取得良好成绩。全国第三批老中医药专家学术经验继承工作通过评审验收，15名继承人出师，其中2名继承人获优秀学员，3名导师获优秀指导老师。重庆市完成市级首批老中医药专家学术经验继承工作结业考核工作，12人通过验收，顺利结业。整理聂天义等11名老中医药专家学术思想和临床经验，张光宗等7名中医医生纳入《全国农村基层优秀中医临床经验选编》。

突出中医药特色的继续教育。重庆市开展中医经典著作学习活动，将《内经》、《伤寒论》、《金匮要略》、《温病学》纳入继续教育必修课程；举办了1期全国名老中医专家临床经验高级讲习班，张学文、王灵台等10名全国知名专家来渝授课，300余名学员参加了学习；对274名乡镇卫生院中医临床技术骨干进行培训，473名乡村医生参加中医中专学历教育。

（唐丽灵）

23. 四川省

【四川省2007年中医药工作概况】

一、概况

2007年，四川省中医药管理局认真学习贯彻党的十七大和全国中医药工作会议精神，贯彻落实四川省第九次党代会以及《中共四川省委、四川省人民政府关于加快中医药发展的决定》精神，坚持以科学发展观为指导，紧紧围绕加快中医药发展的工作主题，突出重点，全面推进，较好地完成了全年各项工作任务。2007年3月，四川省人民政府召开了全省农村中医工作现场会；2007年11月，四川省人民政府召开了全省民族医药工作会议，下发《四川省人民政府办公厅关于加快民族医药事业发展的意见》和《四川省人民政府办公厅关于实施“四川省民族地区中医药民族医药惠民工程”的通知》；四川省级财政加大对中医药事业的投入力度，2007年已经达到1.3亿元，建设县级中医院和大力实施“三名”工程，有力地推动了全省中医药事业的发展。

四川省全面启动“中医药服务基层利民工程”，推动中医药进农村、进社区、进家庭工作。重庆市81.2%的乡镇卫生院和79.3%的社区卫生服务中心设置了中医科（室），农村、社区中医药服务量分别达31.6%、26.8%。中医药人员配置达卫生技术人员的28.1%，建成省级农村中医工作先进县5个，开展“乡村医生中医学专业学历教育项目”工作，组织实施四川省“乡镇卫生院中医临床骨干”培训项目，对全省72个新增的新农合试点县的乡镇卫生院约1159名中医药临床骨干人员进行了培训，组织开展了首批社区中医类别全科医师岗位培训试点班，138人参训、组织申报国家行业科技计划43项，承担国家

“十五”科技攻关课题“名老中医传承研究”的4项课题达到国家验收要求，实施“中医药防治重大疾病研究工程”，将中医药治疗5个重点疾病列为专题研究。

二、四川省中医医疗机构总数及运行情况

2007年，四川省中医医疗机构总数为232个（含中西医结合、民族医），编制床位数21874张，实有床位数19564张，在职人员25246人，门诊14657556人次，业务总收入2171725万元。全省有三级甲等中医医院6所、三级乙等中医医院6所、二级甲等中医医院33所、二级乙等中医医院74所。

三、学习宣传贯彻党的十七大精神

党的十七大胜利召开后，四川省中医药管理局局党组立即召开会议对学习宣传贯彻党的十七大精神进行了专题研究和部署，要求局直属机关各级党组织加强领导、精心组织，迅速掀起学习贯彻党的十七大精神的热潮，以科学发展、和谐理念指导发展，以务实作风推动发展，联系实际，关注民生，充分发挥省级中医药单位的龙头作用，奋力推进全省中医药事业又好又快发展。

四、贯彻落实《中共四川省委、四川省人民政府关于加快中医药发展的决定》精神，推进各项工作

四川省人民政府下发了《四川省人民政府办公厅关于贯彻落实〈中共四川省委、四川省人民政府关于加快中医药发展的决定〉几项重要政策的通知》（川办函〔2007〕128号）。要求各市（州）人民政府、省级有关部门认真贯彻落实该决定，围绕贯彻落实该决定中的几项重要政策，尽快制定相应的措施和实施方案，切实为中医药发展创造良好的条件。

四川省中医药管理局会同四川省人大教科文卫委对绵阳等四地执行《四川省中医条例》的情况进行了执法调研；会同四川省发改委、四川省财政厅、四川省卫生厅对县级中医医院的相关情况进行了调研，制定了《四川省县级中医医院建设指导意见》；会同省卫生厅制定了《关于健全农村中医药服务体系的实施意见》以及《关于在城市社区卫生服务中充分发挥中医药作用的实施意见》；会同省级有关部门完成了《关于加快中医药人才队伍建设的指导意见》（征求意见稿）的起草等工作。

四川省积极推进全省各市（州）贯彻落实该决定。截至2007年年底，全省21个市（州）已召开中医药发展大会的有19家，占90%；以市委、市政府名义出台贯彻落实该决定文件的有14家，占66%；评选出“十大名中医”的有9家，占42.8%；有政策性突破（如增加中医专项经费投入、提高中医药报销比例、增加中医药人员待遇等）的有14家，占66%。

五、四川省中医药工作汇报会

2007年3月，四川省人民政府蒋巨峰省长带队在北京举行四川省中医药工作汇报会。卫生部副部长兼国家中医药管理局局长王国强，国家中医药管理局副局长房书亭、吴刚、于文明、李大宁以及各司司长出席了汇报会。四川省政府刘晓峰副省长主持汇报会。王国强副部长兼局长充分肯定了四川省中医药工作并指出，发展中医药事业关键要落实到基层，让广大农民和社区居民都能够看得上中医，用得上中药。四川省在这方面有很好的经验，要总结推广。他要求四川省组织开展“中医药发展战略研究”，认真总结四川省中医药工作的成功经验，探索全面推进中医药的新路子，为全国中医药事业发展提供新鲜经验。

六、《中医药发展战略》课题研究

按照四川省中医药工作汇报会上卫生部副部长兼国家中医药管理局局长王国强要求四川省认真总结探索新路子，为全国中医药事业发展提供经验的指示精神，四川省成立了四川省中医药管理局“中医药发展战略研究工作领导小组”，并就“中医药发展战略研究”课题研究工作进行分工部署，形成了《中医药发展战略研究》课题研究成果，上报国家中医药管理局。国家中医药管理局对四川省中医药管理局组织开展中医药战略研究相关工作给予高度评价。

七、成立四川省中医药工作厅际协调小组

四川省中医药发展大会召开后，四川省中医药管理局全力组织贯彻落实发展大会和加快中医药发展的决定工作的精神，建立了良好的中医药发展协调机制。四川省积极筹备“四川省中医药工作厅际协调小组”。四川省人民政府办公厅于2007年5月18日下发通知，成立了四川省中医药工作厅际协调小组，刘晓峰副省长任协调小组组长，成员由四川省发改委等19个成员单位构成。

八、王国强副部长兼局长到四川调研

2007年5月，卫生部副部长兼国家中医药管理局局长王国强率队在四川省进行了为期一周的调研工作。王国强副部长兼局长一行视察了部分省级卫生、中医药医疗、教育、科研机构和中药制药企业、示范种植基地、中药物流企业，并深入成都、德阳、绵阳市社区和农村，对基层中医药工作进行了调研。四川省中医药管理局召开了局直属单位中医药工作会议，传达了王国强副部长兼局长来川调研有关指示精神，并对局直属单位贯彻落实此次会议的情况逐一进行了督导。

九、“中医药服务基层利民工程”

2007年3月，四川省人民政府召开全省农村中医工作现场会，总结了“十五”以来四川省农村中医工作的成绩和经验，分析了存在的问题，安排部署了四川省中医药进农村、进社区、进家庭工作。

2007年11月，四川省人民政府召开全省民族医药工作会议，启动实施四川省民族地区中医药民族医药惠民工程，大力推进民族医药进农村、进社区、进家庭。四川省人民政府下发《四川省人民政府办公厅关于加快民族医药事业发展的意见》和《四川省人民政府办公厅关于实施“四川省民族地区中医药民族医药惠民工程”的通知》，明确了发展目标和发展重点。在全省少数民族地区1400多个乡镇卫生院和社区卫生服务中心启动了“中医药民族医药惠民工程”，筹措700万元，为全省民族地区的51个少数民族自治县和6个享受民族地区待遇县的每个乡镇卫生院和社区卫生服务机构一次性无偿投入药物周转资金，做到一次性投入、专款专用、滚动发展、良性循环、多方受益，使全省最困难的民族地区的广大农牧民都能享受到的中医药、民族医药服务，充分体现了党和政府关注和解决民生问题的重要实践。

十、中医药“名医、名科、名院”建设

造就一批著名中医专家。四川省完成了“四川十大名中医”继承人的遴选和协议书的签订工作，继承人已入岗跟师学习；确定了四川省名中医工作室21个、四川省名中医诊疗室14个；以优势重点学科和博士点为载体，有计划、有重点地培养和引进一批学术造诣高、国内同行公认的知名中医药、中西医结合学科带头人，造就一批中医药学术领军人物；完成局第二批学术技术带头人25名和后备人选35名遴选工作。四川省着力从建立人才机制入手，政府推动，县、市、省层层评选名医，逐次推进，形成宝塔型结构的名医梯队，形成了以名医带动名科、名院发展的良性循环状态，有效促进中医药事业的健康可持续发展。

加强中医名科、名院建设。按照中医重点专科建设国家、省、市、县、院“五级联动”的要求，四川省继续加强中医重点专科（专病）建设工作；组织向国家中医药管理局申报了27个国家级重点专科，其中21个入选，在建省级重点专科49个；启动了“四川省十大名科”建设工作。

建设一批知名医院。四川省中医管理局指导成都中医药大学附属医院申报全国中医临床研究型基地建设项目；指导攀枝花市中西医结合医院申报国家级重点中西医结合医院建设项目，已被国家中医药管理局确定为建设单位；对24所四川省精品中医医院建设项目实施医院开展了建设中期评估工作，强化中医药特色病区、中药使用量和文化建设等关键性指标，探索一条以中医药服务为主体的中医院的良性发展路子。

十一、推进中医药防治重大疾病研究

根据《四川省中医药事业“十一五”发展规划》工作目标和任务以及建设国家临床研究型基地的要求，四川省组织启动了“中医药防治重大疾病研究”专项，由四川省中医药科学院、成都中医药大学、四川省中医院、四川大学华西医院等单位承担的治疗糖尿病并发症、中风急性期与后遗症、重症急性胰腺炎、艾滋病等5个专题、10个子题已列入专项。

四川省完成了“中医药为奥运争光——奥运星运动饮料研制”项目安全性实验和人体预试实验；组织申报国家中医药管理局行业科技计划43项；组织申报科技部重大传染病中医药防控示范社区建设模式研究项目。

四川省开展中医药治疗艾滋病首诊工作。实施中医药治疗艾滋病项目工作，四川省组织省级专家到成都、乐山、凉山、攀枝花等地开展培训和首诊，目前有210个病例接受中医药治疗。四川省组织召开了四川省首届中医药学术和技术带头人科研方法培训会，全省共30多名中医药学术和技术带头人参加了学习。

十二、开展中医药对外交流与合作，加强行业作风建设

四川省积极争取对外交流与合作项目，组织开展对外及港、澳地区的交流活动，谋求合作机会，促进四川中医药对外发展。四川省组织完成了香港东华三院访问团来蓉考察访问工作，协助四川省侨办组织四川省中医药专家出访菲律宾，开展“四川文化活动周”的有关工作。

紧紧围绕“坚持科学发展，构建和谐四川”这个主题，四川省深入开展“富民惠民，改善民生”作风建设活动，采取有力措施，认真抓好中医系统的行业作风建设，积极推进中医医疗单位的医德医风建设。紧密结合医院管理年活动，四川省进一步建立健全医德医风长效机制，严格规范医务工作人员诊疗和服务行为，促进医德医风建设的制度化、规范化；继续深化治理医药购销领域商业贿赂工作，组织开展对“治贿”工作评估、督导和调研，促进“治贿”工作的深入开展。

（罗　建、覃　珊）

24. 贵州省

【贵州省2007年中医药工作概况】

一、概述

（一）加强中医药服务能力建设

贵州省开展县级中医院急诊急救能力、感染性疾病科、中医特色专科、农村针灸理疗康复特色专科建设。通过组织申报，经国家中医药管理局审批，确定息烽县中医院、遵义县中医院、桐梓县中医院、水城县中医院、平坝县中医院、罗甸县中医院、望谟县中医院、德江县中医院、余庆县中医院、湄潭县中西医结合医院为县级中医医院急诊急救能力建设项目单位；务川县中医院、普定县中医院、独山县中医院、黔西县中医院、大方县中医院为县级中医医院感染疾病科建设项目单位；贵定县中医院、习水县中医院、荔波县中医院、剑河县民族医院、锦屏县民族中医院、玉屏侗族自治县中医院、印江县民族中医院、赫章县中医院为中医特色专科建设单位；盘县中医院、黎平县中医院作为针灸理疗康复特色专科建设项目单位。贵州省根据项目要求，制定了项目建设管理方案，开展各项目的设备招标采购，培训各科专业技术人员90名。

贵州省开展省级重点中医专科建设项目，拟定了项目建设计划、项目评审细则、项目申报书，组织了项目的申报，共遴选出省级重点中医专科建设单位24个，建设单位涵盖了省、地、县三级中医医院。

贵州省申报完成国家中医药管理局“十一五”重点专科（专病）建设项目。根据《国家中医药管理局办公室关于开展“十一五”重点专科（专病）建设项目申报工作的通知》（国中医药办发〔2007〕30号）精神，贵州省中医管理局组织全省市（州、地）级以上中医院按照国家级项目申报要求积极申报。经认真初选推荐，并经国家中医药管理局专家评审，贵州省7个专科（专病）被确定为国家中医药管理局“十一五”重点专科（专病）建设单位。

（二）继续深入开展医院管理年活动，加强全省中医院质量管理和内涵建设

贵州省组织专家组对县级以上中医院开展医院管理年活动情况进行督导检查，重点对各医院的医疗护理质量、环境流程、服务意识、服务态度、财务管理等内容进行了检查。

（三）加强农村和社区中医药工作

加强农村中医工作先进县建设工作。上半年，贵州省对思南、余庆等县全国农村中医工作先进县建设工作进行督导检查。根据余庆县自查自评的情况，贵州省组织专家组对该县创建全国农村中医工作先进县工作进行了省级预评审验收。受国家中医药管理局的委托，贵州省组织由国家中医药管理局委派的专家为主组成的专家组，对余庆县农村中医工作先进县进行了正式评审验收，经过专家认真评审，余庆县农村中医工作先进县建设达合格标准，评审结果上报国家中医药管理局。

贵州省开展了中医药特色示范社区的试点工作，积极探索中医药融入社区卫生服务的途径和方法，丰富中医药服务项目，强化中医药服务功能，推广中医药适宜技术，为广大社区居民提供简、便、验、廉的中医药服务。

（四）加强中医药科研教育工作

贵州省完成了2007年省级中医药、民族医药科研课题立项工作，制定了2007年《中医药、民族医药专项科研课题申报指南》，组织课题申报、评审，共申报课题130余项，确定立项课题59项；完成了全国优秀中医临床人才研修项目结业考核工作，按照国家中医药管理局《优秀中医临床人才研修项目结业考核工作方案》的安排和要求，对贵州省学员肖家翔进行情况了考核；组织全省乡镇卫生院中医临床骨干培训；基本完成培训乡镇卫生院中医临床骨干268名的培训任务；继续实施乡村医师中医专业中专学历教育项目，组织召开了项目工作会等相关工作，制定下发了《贵州省实施2006年财政部、国家中医药管理局乡村医生中医中专学历教育项目方案》及《2007年乡村医生中医中专招生办法》，完成招生计划965名。

二、中医药服务能力建设

贵州省完成了国家中医药管理局项目感染性疾病科、中医特色专科、农村针灸理疗康复特色专科、中药房建设等项目建设单位的申报推荐工作。贵州省各级中医医院获国家支援建设急诊急救科10个、感染科5个、中药房7个、针灸理疗科2个，重点专科7个，中药制剂室2个。

三、开展省级重点中医专科建设

贵州省开展省级重点中医专科建设，共遴选并资助省级重点中医专科建设单位24个；拟定项目建设计划，建设单位涵盖了省、地、县三级中医医院。

四、中医药特色示范社区卫生服务

贵州省开展了中医特色示范区的建设，贵阳市小河区作为试点建设单位，积极探索中医药融入社区卫生服务的途径和方法，不断丰富中医药服务项目，强化中医药服务功能，推广中医药适宜技术，为广大社区居民提供简、便、验、廉的中医药服务。

五、名老中医师带徒工作

贵州省完成了第三批全国名老中医师承工作，共合格出师9名继承人。贵阳中医学院第一附属医院被评为师承工作管理先进单位。贵州省中医药管理局周茜同志被评为优秀管理干部。

六、优秀中医临床人才研修项目

贵州省完成了第一批全国优秀中医临床人才研修项目工作。贵阳中医学院第一附属医院肖家翔同志经考核合格。贵州省中医药管理局被评为项目管理先进单位，贵州省中医药管理局黄维中同志被评为优秀管理干部。

七、乡村医生中医中专学历培训

贵州省完成了965名乡村医生参加中医中专学历教育的招生工作。

八、乡镇卫生院骨干培训

贵州省组织了全省乡镇卫生院中医临床骨干培训，基本完成了乡镇卫生院中医临床骨干268名的培训任务。

九、省级中医药科研项目立项

贵州省制定了《2007年贵州省中医药、民族医药专项科研课题申报指南》，组织了课题申报、评审；共申报课题130余项，确定立项课题59项。

（周　茜）

25. 云南省

【云南省2007年中医药工作概况】

一、概况

2007年，云南省中医药工作以邓小平理论和“三个代表”重要思想为指导，在云南省委、省政府及卫生厅党组的领导下，认真贯彻党的十六届六中全会、十七大、云南省第八次党代会及2007年全国卫生、中医药工作会议精神，全面贯彻落实科学发展观，坚持中西医并重及中医、中西医结合、民族医药统筹发展，大力加强队伍建设，着力提高防病治病能力，努力发挥特色优势，不断推进继承创新，积极发挥中医药在基层卫生和基本卫生保健制度建设中的作用，推进中医药事业全面协调可持续发展，全省中医药工作取得良好进展。

云南省认真贯彻落实全国中医药工作会议精神。一是及时草拟会议精神上报厅党组和省委、省政府，并在全省卫生工作会议上作了传达；二是云南省政府成立了中医药工作领导小组；三是云南省卫生厅代省政府拟定了《关于加快云南省中医药事业发展的决定》，并上报省政府供研究决策。

云南省加强医院建设，促进中医医院发展。云南省组织昆明市、昭通市中医院申报2008年州市级重点中医院建设；成立云南省中医临床研究基地建设项目协调领导小组，帮助指导云南省中医院联合全省中医药资源积极申报全国中医临床研究基地建设项目；完成2007年3所县级中医院国债项目的遴选。

云南省加强农村中医药工作，服务能力得到提升。一是加强对6个“全国农村中医工作先进县”、10个先进乡镇创建工作的督促、指导。二是组织制作了乡村医生中医药适宜技术网络培训课件，第一批将在18个县开展网络培训工作。三是制定下发了《云南省2006年农村中医药服务能力建设项目实施方案》，安排了9个急诊急救能力、7个感染性疾病科、5个特色专科（专病）建设项目。四是组织草拟了《云南省卫生厅关于在新农合中充分发挥中医药作用的实施意见》。

云南省加强中医专科专病建设，中医药特色优势得到发挥。一是组织申报了15个 国家重点专科（专病）建设项目，有8个纳入国家建设项目范围；二是组织了第三批省级重点中医专科（专病）申报工作，75家医院申报了110个专科（专病）；三是楚雄市中医院、洱源县中医院的针灸理疗康复特色专科被国家中医药管理局确定为建设单位；四是昆明市、楚雄州中医院制剂室能力建设纳入国家中医药管理局建设项目；五是组织开展了中医名院的评选工作，评出云南省中医院、昆明市中医院为“云南省中医名院”。

中医药社区卫生服务工作得到加强。云南省出台了《云南省城市社区卫生服务中心基本标准》和《云南省城市社区卫生服务站基本标准》，将中医药人员和科室设备配置纳入其中，并下发了《云南省卫生厅关于在社区卫生服务中充分发挥中医药作用的实施意见》。

中医药人才培养和科研工作有新进展。云南省举办了22项省级中医药继续医学教育项目，1995名医务人员参加了培训；完成了全国第三批师承工作的收尾工作，云南省25名继承人全部合格出师；启动了云南省第二批中医药师带徒工作，拟定了19名指导老师和36名继承人；900名乡村医生参加中医专业中专学历教育；培训了297名乡镇卫生院中医临床骨干；对“十五”国家科技攻关计划“名老中医学术思想、临证经验传承研究纵向课题”2个项目进行了鉴定和验收；对2003年度49项立项课题进行了督察；组织申报了“民族医药发展关键问题研究”项目建议24项，有14个子课题被纳入研究项目。

民族医药工作得到进一步加强。一是民族医药文献整理工作取得新进展。二是国家中医药管理局和教育部批准同意2008年在西双版纳州开设傣医药大专班。三是组织了2007年傣医医师资格考试试点工作，有218人报名参加考试。

中医药治疗艾滋病项目稳步推进。一是制定下发了《云南省中医药防治艾滋病工作计划（2007～2010年）》。二是组织召开了项目专家评估会、阶段小结及年度总结会。三是启动了临沧市项目基地，云南省项目基地扩大到8个。四是云南省中医药治疗艾滋病试点工作得到国家中医药管理局的肯定，红河州中医院和方路、李顺英等人受到表彰。

二、云南省成立省级中医药工作领导小组

为认真贯彻落实吴仪副总理在2007年全国中医药工作会议上提出的“坚定不移地发展中医药事业”，云南省政府决定成立云南省中医药工作领导小组。组长由云南省政府高峰副省长担任，副组长分别由云南省政府办公厅卫星副秘书长、云南省卫生厅陈觉民厅长和云南省卫生厅副厅长兼云南省中医管理局局长杨鸿生同志担任，云南省发改委、教育厅、科技厅、民委、财政厅等17个相关厅局的领导为成员，旨在切实加强对中医药工作的领导，大力扶持中医药事业发展，充分发挥中医药的特色和优势，保障人民群众的身体健康。

云南省中医药工作领导小组，负责对全省中医药工作的宏观指导，研究制定促进中医药发展的政策措施，协调解决中医药发展中的重大问题，并督促检查有关政策措施的落实，确保云南省中医药事业健康、持续发展。

三、云南省高峰副省长带队赴北京专题汇报中医药工作

2007年9月13日，云南省政府高峰副省长、云南省政府卫星副秘书长、云南省卫生厅陈觉民厅长一行8人赴国家中医药管理局，向王国强副部长兼局长就近年来云南省中医药工作情况作专题汇报。汇报会上，云南省卫生厅陈觉民厅长就云南省中医药工作情况作了专题汇报，并重点汇报了国家中医药临床研究基地申办情况。

王国强副部长兼局长对云南的中医药工作提出了9点要求：一是要求云南省要认真贯彻落实吴仪副总理的2次重要讲话精神，一方面充分发挥中医药在新农合工作中的作用，做好新农合工作，另一方面要充分利用云南植物资源，做好三农工作，解决农民经济问题。二是拟定《关于加快云南中医药事业发展的决定》要由省委、省政府共同发出，并结合中医药工作实际，解决云南的实际问题。三是要充分发挥中医药特色优势。四是要继续做好名老中医药专家继承工作。五是要加强对民间民族医药的收集、整理和研发工作，发挥云南民族医药优势，实现民族医药快速发展。六是要加强人才培养工作。七是要对云南中药资源进行调查，包括植物药材规范和发展规划等。八是要发展中医药文化。九是要做好州市中医院重点建设项目和县级中医院建设工作。

四、云南省民族医药工作取得新突破

近年来云南中医药工作一方面加强省、州、市、县级中医医院基础设施建设，认真组织实施好《农村卫生服务体系国债建设项目》，全省中医药事业进一步发展，农村中医药服务能力得到明显提升；另一方面加强了民族医药工作，全省民族医药工作取得新突破。一是《中国彝医临床学》、《中国彝医方剂学》、《中国纳西东巴医药学》《纳西东巴医药学研究》等一批民族医药文献整理项目和《二十一世纪傣医大学本科教材的编撰》课题，通过鉴定相继出版发行，教育部和国家中医药管理局已批准同意，从2008年起，在西双版纳州职业技术学院开办“傣医学”专业大专班。二是云南省创建了“滇南本草馆”和“神农本草馆”2个生药标本室，已收集、整理和鉴定民族药与中草药蜡叶标本逾1000多种，药材标本逾800种。三是云南省充分发挥高等院校及科研机构科技力量雄厚的优势，加强协作攻关，加大科研力度，一批民族医药课题列入国家和省的科研项目。四是研制开发了一批以傣药、彝药、藏药及中医验方为主的民族药和中药院内制剂。五是云南省西双版纳州傣医院被国家中医药管理局确定为全国10所重点民族医院建设项目。六是傣医医师资格考试（试点）工作与全国医考工作同步顺利进行，218人报名参加了考试，从卫生技术许可执业源头解决了傣医执业准入的问题。

五、云南省民族药院内制剂研发项目成绩显著

为扶持中医药、民族医药事业的健康发展，促进中医药、民族医药特色与优势进一步发挥，真正做到“院有专科、科有专病、病有专药、人有专长”。2004年以来，云南省财政厅、卫生厅组织实施了民族药院内制剂研发项目，重点支持州市以上中医、民族医医疗和科研机构开展院内制剂研发。项目实施4年来，各州市卫生局十分重视对项目的组织领导工作，云南省中医医院、云南省彝族医院、西双版纳州傣医院（西双版纳州民族传统医药研究所）、普洱市民族传统医药研究所、普洱市中医院、迪庆州藏医院等11家项目单位认真组织实施项目的研发工作，共有嘿良冲剂、彝伤药膏、雅解嘎罕乱等132种院内制剂纳入民族药院内制剂研发项目，取得了显著的成绩。

六、云南省中医“三名”工作取得成效

自2004年吴仪副总理提出要积极开展中医“三名”工作以来，云南中医“三名”工作成效显著。2005年，云南省制定出台了《云南省中医名院、名科、名医评选办法》，启动中医“三名”工作，开展云南省荣誉名中医和名中医评选，评出14位荣誉名中医和23位名中医；2006年开展云南省中医名科的评选，评出12个云南省中医名科，在此基础上，2007年云南省开展了中名院的评选，评出云南省中医院和昆明市中医院为首批云南省中医名院，完成了第一批中医“三名”的评选工作。结合“三名”评选工作，云南省卫生厅与春城晚报社等新闻媒体联合开展中医“三名”的宣传报道，根据时令常见病、多发病，由名中医介绍中医药防病治病的科普知识，不定期的开设名中医热线电话，为广大患者答疑解惑。通过开展“三名”工作，既树立了云南中医品牌，又促进了中医药文化建设。今后，云南省将每5年开展一次中医“三名”评选工作，做强、做大中医“三名”品牌。

（张旭芳、赵　勇、姜　旭）

26. 西藏自治区

【西藏自治区2007年中藏医药工作概况】

一、认真贯彻落实2007年全国中医工作会议及全国中医药工作座谈会精神

2007年1月，西藏自治区在召开全区卫生工作会议之际，组织全区各地（市）卫生行政部门和藏医药机构的负责人，认真传达、学习2007年全国中医药工作会议精神，特别是学习领会中共中央政治局委员、国务院副总理吴仪同志在中医药会议上所作的重要讲话精神，结合西藏自治区藏医药工作实际，自治区总结了2006年全区藏医药工作，认真分析和研究当前西藏自治区藏医药事业发展中存在的突出问题及解决问题的对策建议，并部署年度工作。

为进一步加强有关部门之间的统筹协调，加强对藏医药工作的宏观指导，研究制定促进藏医药产业发展的方针政策，协调解决藏医药产业发展中的重大问题，督促检查有关政策措施的落实，大力扶持藏医药业发展，充分发挥藏医药特色和优势，做大做强藏医药产业，根据吴仪副总理的重要讲话精神和以国务院中医药工作部际协调小组指导，报经自治区人民政府批准，成立了“西藏自治区藏医药特色产业发展协调领导小组”。

2007年11月8～9日，西藏自治区卫生厅在拉萨召开了全区藏医药工作座谈会，各地市卫生局分管局长、藏医科长、地区级以上藏医院院长和医务科长参加了会议。会议认真传达、学习全国中医药工作座谈会精神，总结近年来全区藏医药工作，安排部署了今后一段时期工作，研讨在体制机制和政策上影响西藏自治区藏医药事业发展的关键问题，各地市卫生局交流了各自工作经验。

二、加大农牧区藏医药工作力度，继续做好农村中医药服务能力建设等项目的实施和管理工作

为进一步做好藏医药特色疗法和适宜技术的推广工作，卫生厅藏医药管理局投入25万元订制了100套藏医传统医疗器具，包括金针、火罐、火灸、牛角吸器和放血器具等，并于2007年12月，在拉萨集中对来自地、县、乡三级藏医机构的80名基层藏医药技术骨干进行了培训，同时，配发了藏医传统医疗器具。培训由著名藏医药专家加央伦珠、西藏藏医学院副教授以上专家和自治区藏医院重点专科技术骨干进行授课，培训内容包括藏医特色疗法、适宜技术以及对常见病、多发病和疑难病的藏医药防治方法等。

为广大农牧区藏医药技术人员提供一本通俗易懂、内容实用的藏医药专业读本，更好地服务于广大农牧民群众，组织有关专家编写《乡村藏医医生手册》，初稿基本完成，待有关部门和专家修改、审定后，出版、发行。

按照国家中医药管理局和财政部2006年“农村中医药服务能力建设项目”实施计划的要求，自治区制定了《西藏自治区2007年度农牧区藏医药服务能力建设项目实施方案》。经国家中医药管理局批准，那曲嘉黎县藏医院等14个县级藏医机构纳入建设计划。到年底，建设资金已全部到位，各建设单位按照实施方案进行建设。

按照该实施方案，经自治区教育厅批准，2007年自治区继续举办农牧区藏医药学专业中专学历函授班，共招收了108名基层藏医药专业无学历人员，将进行为期3年的学历教育。

根据国家中医药管理局实施的“保持和发挥中医药特色优势建设”项目的要求，结合西藏自治区的实际，自治区制定了《西藏自治区藏医医院藏药制剂能力建设项目实施方案》和《西藏自治区藏医医院外治专科建设项目实施方案》。经国家中医药管理局批准，对山南地区藏医院藏药制剂室和那曲索县、日喀则昂仁2个县级藏医院的特色外治专科进行提高能力建设。

根据国家中医药管理局的安排，为继续做好农牧区藏医药技术人员的培养工作，对2004年和2005年“西藏自治区农村中医服务能力建设项目——农牧区藏医药中专学历教育项目和乡镇卫生院藏医临床骨干培训项目”实施情况作了全面的总结，并在2007年5月在成都召开的全国农村中医药人才培养项目汇报会上进行了汇报。

三、加强内涵建设，不断提高医疗质量

截至2007年底，自治区藏医院和山南等5个地区级藏医院通过等级医院评审并批准为三级甲等藏医院和二级甲等藏医院。为了进一步巩固好创建工作成果，更好地发挥等级医院的作用，自治区安排部署了各级藏医医院开展创建工作“回头看”，要求认真总结经验、巩固创建工作成果，在提高服务能力上下工夫，确保医疗质量和医疗安全。

自治区组织相关专家编写《藏医病历书写指南》（草稿），并广泛征求各级藏医机构对草稿的修改意见，待审定后在全区各级藏医医疗机构中试行。

各级藏医医院抓巩固创建等级医院成果为重点，深入开展医院管理年活动，切实提高医疗服务质量和综合管理水平，狠抓医疗安全，紧紧围绕医院中心工作，积极完成了年初制定的工作任务与目标。据2007年1～11月统计，全区7所地区级以上藏医医院的总床位达到621张，病床使用率达74.61%，病床周传次数达12.58次，门、急诊量达到48.9万人次（不包括门诊挂号以外的专家接诊、出诊、三下乡接诊、接诊外宾等），收治住院病人7340人次，出院7134人次，平均住院天数为18.6天，年总收入5676万元（不包括财政补助），免费送医送药等价值达75.8万元，制剂产量达到54.9吨。

四、加强专科建设，突出藏医特色优势

为全面实施“三名”战略，进一步突出藏医药特色优势，加强专病专科建设，自治区制定了专科建设实施方案，并安排75万元用于日喀则地区藏医院胃肠科、那曲地区藏医院心血管专科和昌都地区藏医院肝胆科的专科建设。

自治区向国家中医药管理局上报全区藏医院心脑专科等8个国家中医药管理局“十一五”重点专科（专病）建设计划，经国家中医药管理局审核，确定自治区藏医院心脑专科、山南地区藏医院外治科、林芝地区心脑专科和昌都地区藏医院乙肝专科为建设单位，自治区藏医院外治科被列入“十一五”特色专科强化建设项目，并选派本专科人员参加了全国重点专科（专病）建设项目培训班。

五、进一步加强对科研工作的管理及指导工作

为更好地做好“十一五”期间藏医药科研工作，自治区组织藏医药研究院和自治区藏医院科研人员编制并向国家中医药管理局申报了“中医药科学技术研究专项2006～2007年度课题”共10项，2006年和2007年中医药行业科研专项建议8项，“十一五”国家科技支撑计划《藏医药发展关键问题研究项目建议书》和《2008年中医药行业科研专项项目建议书》共7项等藏医药重大科研项目。

自治区对在研国家和自治区科研课题的进展情况进行经常性的督察，确保各项课题按期完成。

自治区卫生厅与西藏林芝地区卫生局共同完成了《林芝地区藏药材普查可研报告》的编制和审定工作，将充分利用藏医药研究院人才力量对林芝地区藏药材进行全面普查。

六、做好藏医药“十一五”综合建设项目规划的衔接工作

按照藏医药“十一五”综合建设项目规划，西藏自治区藏医药管理局加强了与国家中医药管理局、自治区发改委等部门的沟通，积极争取项目的早日立项。西藏藏医药管理局积极协助自治区卫生厅计财处召开了卫生建设项目“十一五”规划前期布置会，对藏医药“十一五”建设项目进行了全面安排部署，并完成了全区18个县级藏医院和林芝等部分地区级以上藏医院建设项目的行业内评审。

国家中医药管理局已批准自治区藏医院列为“全国重点民族医医院建设单位”之一，医院派专人参加了国家中医药管理局组织召开的重点民族医院建设项目审定会，修改和完善了项目建设计划。同时，狠抓了自治区藏医院改扩建项目的前期工作，完成了改扩建方案、初步设计等工作。

通过与自治区发改委的沟通、衔接，西藏藏医药管理局对林芝地区藏医院的制剂中心建设项目、山南地区藏医院住院部建设项目和昌都地区藏医院住院部改造、药浴中心、科研医技楼建设项目等部分建设项目已落实，国家共投入了2787万元。

七、完成全国藏医执业医师考试联合命审题等工作

自1999年医师资格考试开考以来，全国藏医医师资格考试命审题均由西藏承担，为了更好地体现国家医师资格考试的公正、公平及部分省区的要求，国家中医药管理局决定从2007年起将涉及5个省区的全国藏医医师资格考试命审题任务交由西藏、青海、四川3个省区共同承担。西藏作为组长单位，制定了《藏医医师资格考试命审题工作方案》，并于2007年4月在拉萨召开了全国藏医医师资格考试命审题协调会，来自西藏、青海、四川的管理人员及专家共13人参加了会议，会上讨论通过了联合命题相关事宜，部署了2007年命审题工作，组织完成了2007年度全国藏医医师资格考试的综合笔试和实践技能考试的命审题工作。

受国家中医药管理局委托，西藏藏医药管理局组织完成了《全国藏医医师资格考试大纲（综合笔试和技能）》修订工作，并广泛征求了青海、四川、甘肃、西藏等区内外专家的意见后，《全国藏医医师资格考试大纲（综合笔试和技能）》（修订稿）已报国家中医医师资格认证中心审定。

八、完成第三批全国老中医药专家学术经验继承项目的验收和总结工作

经过3年的跟师学习，第三批全国老中医药专家学术经验继承项目已顺利完成。2007年3月，西藏藏医药管理局组织区内部分专家对西藏自治区的第三批全国老藏医药专家学术经验继承项目进行了验收。经国家中医药管理局审核，西藏自治区19名继承人已顺利出师，并有3名指导老师和2名继承人被评为优秀指导老师和继承人，2篇论文评为优秀继承论文，同时，自治区藏医院和自治区藏医院医教处尼玛顿珠分别被评为继承工作先进单位和个人。

九、成功举办了2007全国藏医药学术研讨会

2007年9月14～15日，由中国民族医药学会和西藏自治区卫生厅联合举办的2007全国藏医药学术研讨会在拉萨胜利召开，本次会议是继“2000年国际藏医药学术会议”后又一个在古城拉萨召开的藏医药学术盛会，来自西藏、青海、甘肃、四川、云南、广西等省区的135名代表参加了本次会议。大会共收到论文220篇，经大会专家委员会审定，共有172篇论文被大会收录在《中国民族医药杂志》2007年专刊上。

十、积极推进藏医药产业化进程

各级政府和自治区卫生厅高度重视藏医药产业的发展，积极促使西藏自治区藏药厂牵头组建“藏药集团”，为此，政府领导多次与自治区藏药厂探讨组建藏药集团有关事宜，积极促成集团的成立。积极向相关部门咨询，与相关企业探讨，积极筹备“促进藏医药产业发展协会”的成立。

据2007年1～11月统计（卫生厅统计），全区18家藏药生产企业完成工业总产值6.62亿元，销售收入4.5亿元，上缴税费0.56亿元。

十一、加强了藏医药立法工作

自1999年开始，西藏藏医药管理局着手起草《西藏自治区促进藏医药发展条例》。7年多来，反复论证，深入调研，广泛听取行业内外专家、学者、管理人员和有关部门意见，形成了《西藏自治区促进藏医药发展条例》（第8稿）。2007年1月，自治区八届人大六次会议将该条例的立法列入2007年工作任务，为此，自治区卫生厅专门成立了西藏自治区促进发展藏医药条例起草领导小组，组织专家对条例进行补充、修改，形成了《西藏自治区促进藏医药发展条例（送审稿）》，并于2007年4月上报政府法制办公室审定。

（德　吉）

27. 陕西省

【陕西省2007年中医药工作概况】

一、概述

2007年，陕西省的中医药工作以学习贯彻十七大精神为指导，积极落实全国中医药工作会议精神，按照年初制定的工作要点，扎实工作，圆满完成了中医医疗、教育、科研工作的各项任务。全省中医药服务体系建设取得阶段性成果，中医医疗服务水平得到进一步提高。截至年底，全省共有中医医疗机构182个，中医药人员20286人，中医病床12571张；国家级示范中医院6所，省级示范中医院14所；全国农村中医工作先进县6个，省级农村中医工作达标县21个，参与新农村试点县级中医院107个；中医特色专科73个，急诊科70所，农村中医特色专科9个；国家级和省级师承指导老师114名，学术继承人148名；国家级中医重点学科（专科）9个，省级重点中医专科25个；实现了全省所有的县级中医院均为新型农村合作医疗定点医疗单位，86%的社区卫生服务中心和社区卫生服务站有中医人员、中药房，所有综合医院和80%的乡镇卫生院设有中医科、中药房，能够提供中医医疗服务，中医药的社会贡献率达到38%。

二、中医医政工作

（一）实施“三名”战略，深入开展“以病人为中心、以提高医疗服务质量为主题”的医院管理年活动

陕西省完善了《陕西省中医医院管理评价指南和实施细则》，制定下发了《陕西省中医医院（二级）特色评价指南和细则》。

2007年9月4～11日，陕西省抽调21位专家成立3个督导组分赴陕南、陕北、关中各中医院开展“医院管理年”活动督导工作。

2007年11月，陕西省组织专家

分6个小组按照《陕西省中医医院管理评价指南和实施细则》和《中医医院特色评价指南和细则》的规定，对西安市中医院、西安中医脑病医院等6家中医医院进行了实地检查评估、验收。宝鸡市中医院等9所中医医院通过了等级复审。其中，三级甲等中医医院5所，二级甲等中医院3所，二级甲等中医专科医院1所。

（二）农村中医药服务网络进一步完善

1. 农村中医工作达标县和先进县建设。

陕西省实施国家中医药管理局农村中医工作先进县建设和省级第三批农村中医工作达标县建设项目，确定了高陵、镇安、千阳、城固等10个达标县和麟游县、旬阳县2个先进县建设单位，同时对西乡县等4家先进县在建单位加强了管理。按照《陕西省农村中医工作达标县建设标准》，国家和省财政共下拨项目建设经费220万元，同时要求市、县人民政府按照1∶1∶1的比例安排配套资金。力争通过两年的建设，使当地的中医药医疗服务水平能够得到较快提高。10个建设单位均能扎实落实各项建设任务。2007年年底，高陵县、镇安县、西乡县、府谷县、蓝田县、户县等先进县建设单位已经通过陕西省中医管理局验收，并申报国家中医药管理局进行评估验收。

达标县建设单位：佳县、延川县、印台区、华县、高陵县、泾阳县、千阳县、镇安县、城固县、凤皋县。

先进县建设单位：西乡县、府谷县、蓝田县、户县、麟游县、旬阳县。

2. 加强农村中医药服务能力。

按照3年建设好农村卫生设施和县、乡、村三级卫生服务网络的要求，认真开展了县级中医院基础设施建设、西部地区农村中医药服务能力建设和特色专科建设等工作，完成了5所县级中医院基础设施建设工作。扎实落实国家中医药管理局西部地区农村中医药服务能力建设项目。投入项目建设经费804万元，建设急诊急救能力建设项目10个、感染性疾病科8个、中医特色专科（专病）4个、针灸理疗康复特色专科建设单位3个，农村中医药服务能力得到了进一步加强。

3. 创建中医药特色示范区。

在做好现有的国家中医药管理局级中医药特色示范区工作的同时，陕西省积极争取新的建设项目。一是向西安市莲湖区下拨建设经费引导资金10万元。二是组织专家前往已经确定为创建单位的西安市莲湖区检查指导工作，与社区工作人员交流社区开展中医药服务存在的困难和问题。三是制定下发了《陕西省中医药特色示范区评分细则》。四是积极与四川、重庆、湖北等省中医局联系，选派人员前往四川等省市参观中医药特色示范区，学习创建示范区的先进经验。五是组织西安市未央区申报国家中医药管理局中医药特色示范区创建单位。

（三）整合中医药优势资源，提高中医药竞争力

根据西安市卫生局和陕西省中医药研究院申请，陕西省中医管理局在广泛调研的基础上提出了在西安市第五医院的基础上成立陕西省中西医结合医院、将西安市中医院确定为陕西省中医研究院附属医院的建议，并报陕西省卫生厅党组。经厅党组会议研究决定，在西安市第五医院的基础上成立“陕西省中西医结合医院”，西安市中医院为“陕西省中医药研究院附属医院”，原隶属关系不变。

（四）认真实施国家中医药建设项目

重点中医专科建设。按照国家中医药管理局开展第二批重点中医专科建设项目申报工作等文件要求，陕西省及时组织中医医疗机构开展了申报工作，共推荐15个重点中医专科，争取国家重点中医专科建设项目专项建设资金880万元。其中，宝鸡市中医医院急诊科被国家中医药管理局确定为中西医结合急诊基地建设单位，西安市中医院药剂科被确定为中医医院中药制剂能力建设项目单位。

中医药防治艾滋病试点工作成果显著。陕西省为加强中医药防治艾滋病试点工作，一是成立了陕西省中医药防治艾滋病技术指导中心，由陕西中医学院附院传染科专家具体负责。二是组织省级专家组多次前往2个试点县指导工作，与基层中医医院和医疗技术人员座谈，看望28名患者，为他们调整了中药处方。三是积极培训人员，提高了试点工作有关人员的防治能力和为患者服务的水平，培训20人次。四是陕西省在中医药防治艾滋病工作中成绩显著，受到了国家中医药管理局的表扬，试点单位山阳县张水民同志被国家中医药管理局评为先进个人。

顺利完成国家中医药管理局局级重点学科建设任务。陕西省共有国家中医药管理局局级中医药重点学科2个（中医诊断学、临床中药学）、西部地区局级中医药重点学科1个（中药药理学），3个学科建设任务均由陕西中医学院承担。经过建设，3个重点学科均完成了建设任务书和规划书规定的目标任务。专家组对3个学科的建设情况进行了属地验收检查。2007年1月31日，陕西省3个局级重点学科入选国家中医药管理局组织的局级重点学科验收集中复核会议，复核效果良好，顺利通过验收。

（四）中医医疗机构监测与考试管理

按照国家中医药管理局要求和《医疗机构管理办法》的有关规定，陕西省重点加强了中医医疗机构监测和考试管理。一是开展中医医疗机构年度校验工作。2007年2月，陕西省中医药管理局对其批准成立的中医、中西医结合医疗机构进行了年度校验。重新认证登记了部分诊疗科目，核查了人员资质。二是成立了陕西省中医医疗质量监测中心。陕西省中医医疗质量监测中心成立于2007年12月，设在陕西省中医药研究院文献信息所。主要承担国家中医药管理局重点中医专科（专病）、重点学科、特色专科建设

单位的医疗质量监测；定期向国家中医医疗监测中心上报监测数据；同时指导项目建设单位数据监测工作。三是受国家中医药管理局委托举办了全国中医医院医疗质量监测工作第十次会议暨农村医疗机构中医特色专科（专病）建设项目监测培训班。召开了省级培训班会议，全面启动监测工作。各项目单位监测员、主管院长、专科负责人共计60余人参加了会议。四是加强中医类别医师考试工作。陕西省制定了中医类别考试报名资格的新规定和新要求；组织召开了陕西考区工作会议，传达了全国执业医师考试会议精神；组织实施了2007年陕西考区考试工作。

（五）中医广告管理

陕西省严格中医医疗广告审批程序，仔细审查广告内容，防止和杜绝在医疗广告中发布虚假违法宣传信息，净化了中医医疗广告市场。全年批准发布中医、中西医结合类医疗广告12个。

三、人才工作

（一）开展陕西省名中医评选活动

经过陕西省中医管理局与陕西省人事厅多次协商，在广泛调研的基础上，陕西省人事厅、陕西省卫生厅、陕西省中医管理局共同印发了《陕西省名中医评选管理暂行办法》，并于2007年9月3日启动了陕西省第一次名中医评选活动。按照活动安排，经过个人申请、单位公示、主管部门推荐的程序，各地市卫生、人事部门和省直各单位共推荐名中医86名，名老中医53名。

同时，陕西省组织有关人员对《陕西省名中医评选管理暂行办法》中规定的名中医和名老中医评选条件逐条进行了细化和量化，制定了《陕西省名中医评分表》。2007年10月8日，陕西省组织召开了名中医评选评分标准论证会议，组织有关专家对评分表的各项内容进行了论证，对部分内容进行了必要的修改和调整，最终形成了《陕西省第一次名（老）中医评选工作评分表》。

2007年12月20日，陕西省名中医评选领导小组召开会议，听取了省名中医评选工作汇报，决定了评审工作的具体原则和入选比例，通过了名中医评审委员会名单，研究决定成立由省卫生厅和省人事厅纪检组有关人员为成员的省名中医评选监督小组。

2007年12月22～25日，陕西省在临潼召开了陕西省名中医第一次评审会议，来自省内外的13名评委在认真查看各位候选人资料的基础上对候选人进行了评审打分。评审结果经省名中医评选领导小组审定后公示。

（二）中医乡村医生学历教育和乡镇骨干培训

中医乡村医生学历教育。陕西省争取乡村医生中医专业中专学历教育项目资金226万元，陕西省中医药管理局会同陕西省教育厅、陕西省卫生厅制定了《陕西省乡村医生中医中专学历教育项目实施方案》，积极开展乡村医生中专学历教育培养工作，圆满完成本年度的招生计划，共招生1144人，比计划多招生144人。

乡镇卫生院中医骨干培训。争取2007年度乡镇卫生院中医临床技术骨干培训项目资金120万元，制定了《陕西省镇卫生院中医临床技术骨干培训实施方案》，安排陕西省中医学院继续教育学院和榆林卫生职业中专学校承担培训任务。全年共培训乡镇卫生院中医临床技术骨干586人，比计划多培训186人。

（三）师承与人才研修工作

老中医药学术经验继承工作。陕西省认真总结了第三批全国和第二批全省老中医药学术经验继承工作总结。陕西省的师承管理工作受到国家中医药管理局的充分肯定。陕西省中医管理局苏荣彪同志被国家中医药管理局评为师承工作优秀管理干部。陕西省中医医院被评为师承工作先进单位。郝建梅、田耘被评为第三批国家师承优秀继承人。

人才研修工作。陕西省组织专家考核组对该省6名国家优秀中医临床研修人才的结业论文和平时学习情况进行了考核，并将结业考核情况上报国家中医药管理局。6名研修人员顺利通过了国家中医药管理局组织的结业考核，成绩良好。因为工作突出，陕西省中医管理局孔群同志被评为国家优秀中医临床研修人才优秀管理干部。西安市中医院被评为国家优秀中医临床研修人才先进单位。

（四）短期培训

陕西省组织申报国家级中医药继续教育项目3项，同时在各级中医医院申报的基础上公布了2007年省级中医药继续教育项目；举办省级继续教育学习班6个，培训各类中医药人才490余人。

四、中医科研工作

科研招标。陕西省组织开展了2007年度中医药科研课题招标工作，共收到申报课题198项，有104项课题中标。

课题申报。为做好课题申报工作，陕西省中医管理局邀请中国中医科学院和北京中医药大学的专家就课题设计和单位条件等方面进行了专题培训，全省课题设计水平得到了显著提高。陕西省积极组织申报国家重大科研专项，申报课题20项。其中，90万元经费资助课题1项，国家中医药管理局中医药科研专项资助课题2项，国家中医药防治艾滋病科研项目课题1项，省科技厅攻关项目和中医药现代化项目资助18项。申报陕西省科技厅科学研究发展计划项目共16项。

课题验收。陕西省组织专家对“十五”科技攻关项目——名老中医经验传承研究课题进行了评审验收。陕西省组织开展2007年省科技成果奖申报工作，共有3个项目经陕西中医药管理局推荐到省科技厅，并会同省科技厅共同组织鉴定中医药类课题3项，获得省级二等奖。

中医药实验室规范化管理。根据国家中医药管理局制定的《中医药科研实验室分级管理登记管理办法（试行）》，陕西省组织开展了中医药二级实验室申报工作，全省共申报20个中医药科研实验室。

重点中医药研究室申报。一是陕西省邀请国家中医药管理局主管领导指导重点研究室申报工作，多次组织项目候选单位负责人按照要求就研究室研究方向、目标、名称等关键问题现场辅导。二是按照国家中医药管理局的重点研究室项目建设要求，陕西省组织10家单位申报重点研究室，第四军医大学中医药防治炎性结肠病研究室被确定为国家中医药管理局重点研究室，获得先期建设经费100万元。

召开中草药研究研讨会。2007年11月，陕西省中医管理局组织召开了太白山中草药研究研讨会。会议为挖掘和整理太白山中草药，整合理清省内中医药研究机构的研究思路，确定了研究方向和目标。

五、综合与财务管理

（一）综合工作

陕西省政府成立了陕西省中医药工作联席会议制度。为认真落实《国务院办公厅关于成立国务院中医药工作部际协调小组的通知》精神，进一步加强部门之间的统筹协调，研究加强陕西省中医药工作的政策措施，陕西省政府批准成立了以罗振江副省长为召集人的陕西省中医药工作联席会议制度。陕西省中医药联席会议由陕西省办公厅、陕西省卫生厅、陕西省发改委等21个厅局组成。

在全省遴选进入中医药国际交流专家库人员及中医药国际交流合作基地，并上报国家中医药管理局。

在全省范围内开展文化遗产日（6月9日）中医药宣传活动。各级中医医疗机构采取悬挂“文化遗产日”主题横幅、张贴标识、宣传画，开展义诊、中医疗法参观、体验等多种形式的宣传活动。陕西中医学院组织学生、中医药人员参观传统医史博物馆，医史博物馆于文化遗产日免费向社会开放。

政务公开和中医药宣传。利用陕西卫生网、健康报、中国中医药报等媒介，陕西省推进中医药政务公开、宣传中医药工作，编发中医药信息50余条；回复省人大、省政协的提案、建议4件，办理领导批示件1件；接待群众来信来访100余件（次）；正式运行国家中医药政务信息报送系统，与国家中医药管理局的文件传递工作实现了网络化，收报各类文件150余件；参加国家中医药管理局举办的中医药管理部门网站建设座谈会，被确定为国家中医药管理局政府网站信息报送试点省。

（二）财务管理

1. 积极争取国债资金，建设中医院基础设施。

在对全省未利用中央、省资金建设的74所县级中医院进行了翔实的摸底、统计的基础上，按照国家《国债项目县中医医院建设指导意见》和《陕西省卫生资源配置标准》、《区域卫生规划》等文件要求，编制了《全省市级中医医院基本建设规划》和《全省县级中医医院基本建设规划》。陕西省中医管理局分别向国家中医药管理局和陕西省政府专题汇报，编制上报了《2007、2008年陕西省中医医疗机构基础设施建设项目投资计划》。经国家发改委、国家中医药管理局批准，蒲城、镇巴等4所县级中医院和宝鸡市中医院得到中央国债资金重点建设。总投资5840万元，其中中央投资1720万元，地方配套资金4120万元。总建设面积36837平方米。

2. 中医事业费和日常财务管理。

陕西省严格遵守财经纪律和财务法规，认真执行财政预算方案。陕西省积极申请专项经费并及时拨付，确保各项资金落到实处。2007年陕西省申请中央中医事业费1295元，其中农村中医药服务能力建设经费770万元（700万元用于设备采购），专项经费525万元。申请省财政中医事业费1799万元，其中中医专款1000万元，离退休经费560万元。陕西省采取先由各项目单位按照备选目录申报医疗设备需求表、后制定采购计划的方法，为县级中医院的设备集中招标采购。10月全部设备采购完毕，12月设备装备配置到位、经费全部下达，此法深受项目单位欢迎。

陕西省扎实开展日常报账、记账、核算、报表编制和清产核资工作。陕西省汇总上报了2007年度预算编制与和2006年度省级部门财务决算及卫生部财务报表中医部分；按照《陕西省医院药品收支两条线管理暂行办法》规定，认真做好陕西省中医院、中医学院附院的医院药品收支两条线管理工作；按照《陕西省行政事业单位国有资产处置管理暂行办法》核实了盘盈及报损资产数额，并按规定程序和权限履行了报批手续。陕西省中医管理局被评为2007年度预算编制及2006年度年终决算报表编报先进单位。

六、学习贯彻党的十七大等会议精神，强化工作作风

陕西省认真学习传达2007年全国中医药工作会议精神。2007年1月15日，在全厅职工干部大会上，苏荣彪副局长先后传达了吴仪副总理的重要讲话、佘靖副部长兼局长的工作报告、高强部长对中医工作提出的6点要求和房书亭副局长的总结发言。自2007年6月中旬起，陕西省在全省开展了学习吴仪副总理讲话精神活动。2007年9月初苏荣彪副局长在全省院长培训班上传达国家中医药管理局王国强副部长兼局长的“三观互动”中医工作思路。

（刘远霸）

28. 甘肃省

【甘肃省2007年中医药工作概况】

一、加快了市级中医医院的建设步伐

2007年全国中医药工作会议之后，各市（州）人民政府、省卫生厅认真贯彻落实会议和吴仪副总理讲话精神，进一步加大了市级中医医院建设力度。兰州市人民政府将原兰西铁路医院改建为兰州市中医医院。张掖市中医医院已完成了整体上交市政府管理的所有工作。定西、陇南、平凉市报经省卫生厅审批后，在市政府所在地的区级中医医院的基础上，组建成立了市级中医医院。白银市还对全市卫生资源进行了整合，扩大了市中医医院的规模。

二、中医医院基础设施建设得到加强

庆阳市中医医院被列为全国中

药制剂能力建设项目单位，已完成制剂室的土建任务。天水市中西医结合医院被国家中医药管理局确定为全国重点中西医结合医院项目建设单位，酒泉市中医医院被国家发改委确定为全国重点市级中医医院项目建设单位。镇原县等4家贫困县中医医院基础设施建设项目立项并组织实施。许多中医医院自筹资金改扩建门诊住院楼、装修改造病房、整治院内环境，使中医医院的医疗环境有了较大改善，服务功能逐步完善。

三、县级中医医院服务能力建设项目顺利实施

在已经实施国家中西部地区县级中医医院急诊急救能力、感染性疾病科、中医特色专科（专病）建设项目两年的基础上，2007年，经国家中医药管理局审核批准，甘肃省合水县中医医院等8家单位为急诊急救能力建设项目单位；甘谷县中医医院等8家单位为感染性疾病科建设项目单位；靖远县中医医院等4家单位为农村医疗机构中医特色专科（专病）建设项目单位，国家划拨项目经费789万元，省上配套经费136.6万元已经到位。目前，各项目单位的相关人员正在外出进修，医疗设备集中招标采购工作正在顺利进行。

四、农村中医工作先进县建设工作取得新进展

敦煌市、张掖市甘州区、民勤县、秦安县的创建工作通过国家中医药管理局组织的专家组的评审验收，结果上报国家中医药管理局待批复。经申报，陇西县、山丹县2007年又被国家中医药管理局确定为全国农村中医工作先进县建设单位。创建全省农村中医工作先进县活动自2006年启动后，高台县、徽县2007年被确定为全省农村中医工作先进县建设单位。目前甘肃省有7个县正在创建全国、全省农村中医工作先进县。此项工作有效地提升了创建县中医药工作的整体水平。

五、中医药参与城市社区卫生服务工作又有新成绩

酒泉市肃州区在巩固全省中医药特色社区卫生服务示范区工作成果的基础上，积极申报全国中医药特色社区卫生服务示范区，经国家复核评估，2007年9月被国家中医药管理局命名为全国中医药特色社区卫生服务示范区。天水市秦州区也积极创建并申报全国中医药特色社区卫生服务示范区，2007年12月接受了国家专家组的复核评估，结果上报国家中医药管理局待批复。2007年11月甘肃省在甘肃中医学院举办了首届中医类全科医师培训班，38名中医师接受培训，推动了全省中医药进社区的工作。

六、加强了中医药行业准入管理

在机构管理方面，按照《甘肃省实施〈医疗机构管理条例〉办法》，甘肃省对8家床位增加到60张以上的中医医院，由甘肃省卫生厅重新进行了执业注册登记，换发了13所中医医院的医疗机构执业许可证。在人员准入方面，2007年全省共有5834人报考中医类别（含中西医结合、民族医）执业（助理）医师资格考试，经过县、市、省三级卫生行政部门的报名资格审查，有5660人符合报考条件，其中，执业医师1969人，执业助理医师3691人。通过精心组织实施，考试工作已顺利结束。

七、医院管理年活动进入巩固提高阶段

根据卫生部和国家中医药管理局继续深入开展“以病人为中心，以提高医疗服务质量为主题”的医院管理年活动的总体部署，甘肃省卫生厅印发了《2007年甘肃省开展以病人为中心，以提高医疗服务质量为主题的医院管理年活动实施方案》，并召开全省医院工作会议，安排部署了开展医院管理年活动的工作重点。在各中医医院认真开展医院管理年活动的基础上，2007年10月，甘肃省对部分中医医院开展医院管理年活动的情况进行了督导，中医医院针对自身存在的一些医疗服务质量问题和管理缺陷进行了梳理剖析和整改提高，并与西医综合医院进行了横向交流，全省中医医院管理水平得到了进一步提升。

八、全省中医医院等级评审工作逐步展开

为贯彻执行《甘肃省二、三级中医医院等级评审方案》，使全省中医医院等级评审工作规范、有序地开展，2007年2月5～8日，甘肃省中医管理局在兰州举办全省中医医院等级评审专家培训班，对来自各市、州卫生局分管中医工作的局长、中医（医政）科科长和评审专家100多名同志进行了培训。年内，对部分中医医院进行了等级评审，甘肃省中医院、甘肃中医学院附属医院被评审为三级甲等中医医院。天水市、庆阳市中医医院被评审为三级乙等中医医院。武威市中医医院通过三级乙等中医医院的预评审。各市州也开展了二级中医医院的评审，陇南市武都区、成县中医医院通过了二级甲等中医医院的评审，徽县中医医院通过了二级乙等中医医院的评审。其他大多数中医医院正在积极开展等级医院的创建工作。

九、中医药专科（专病）建设工作有新突破

经过评审验收，甘肃省中医院骨伤科、天水市中医院血栓病科和甘南州藏医药研究院附属藏医院胃病科，2007年被国家中医药管理局正式命名为全国重点中医药专科（专病）。在国家中医药管理局开展的“十一五”重点专科（专病）建设项目申报工作中，除已命名的3所外，又有8所省、市级中医医院的9个中医药专科被列为建设单位。在巩固提高已命名的32个省级重点中医药专科（专病）业务水平同时，第三批15个省级重点中医药专科（专病）建设单位也正在加紧建设。省内大部分市州也确定和命名了一批市州级重点中医药专科（专病）。

十、大力培养乡村中医药人才

根据《2006年甘肃省乡镇卫生院中医临床技术骨干培训项目实施方案》的相关要求，通过与省财政部门的积极协调，甘肃省中医管理局在落实配套经费的前提下，认真组织实施乡镇卫生院中医临床技术骨干项目，采取3个月集中理论学习和3个月临床进修相结合的办法，对来自全省乡镇卫生院的278名中医、中西医结合执业（助理）医师进行为期半年的培训。依照甘肃省卫生厅制定下发的《2006年甘肃省普通中专乡村医生中医学专业学历教育项目招生实施办法》，1732名乡村医生参加了中医中专学历教育项目，项目的实施将为农村培养一批留得住、用得上的中医药人才。

十一、中医药学历教育、师承教育和继续教育成绩显著

在学历教育方面，甘肃中医学院和甘肃省中医学校2007年共培养中医药类研究生85人，本科生874人，大专生382人，中专生766人。在师承教育方面，为继承老中医药专家学术思想和临床经验，培养高层次临床技术骨干，甘肃省卫生厅和甘肃省人事厅在总结前三批师承工作经验的基础上，又启动了甘肃省第四批老中医药专家学术经验继承工作，确定指导老师52人，学术继承人104人。在继续教育方面，通过专家评审，有4个项目被确定为国家级中医药继续教育项目，省级中医药继续教育项目52项，有5319人参加了中医药继续教育项目培训。其中，202人参加了国家级项目培训，4607人参加了省级项目培训，500人参加了“世中联远程教育甘肃分中心”远程中医药继续教育。

十二、开展了第二批甘肃省名中医评选工作

为了调动广大中医药工作者的积极性，向社会推出一批德高望重的名中医，根据《甘肃省发展中医条例》和《甘肃省名中医评选管理办法》，经甘肃省政府同意，甘肃省卫生厅和甘肃省人事厅开展了第二批甘肃省名中医评选工作，已评选产生了28名第二批甘肃省名中医初步人选，已经公示无异议。评选结果提交省名中医评选工作领导小组讨论通过后，报省政府审核批准命名。

十三、中医药科研工作进一步加强

2007年初，甘肃省对全省申报的99项中医药科研课题进行了评审，择优确定了50项2007年度省卫生厅中医药科研课题，并给予经费资助。2007年底又完成了2008年度省卫生厅中医药科研课题评审工作，从全省申报的77项课题中，择优确立了32项，给予立项资助。甘肃省认真组织科研鉴定工作，全年鉴定了20项已完成并申请鉴定的中医药科研项目。根据省科技厅的安排，对全省2004年以来立项的中医药方面的30项省级科学事业费和技术开发研究项目进行了检查和清理。受国家中医药管理局委托，甘肃省中医药管理局对“十五”国家科技攻关计划“名老中医学术思想、经验传承研究”课题和2000年以来国家中医药管理局立项的中医专项课题进行了检查和验收。为加强科研支撑条件建设，规范中医药科研实验室管理，甘肃省开展了中医药科研实验室等级评估工作，组织专家对申报的6个单位15个实验室开展评估工作，通过评估将确定一批中医药科研等级实验室。

十四、认真进行中医药调查研究

2007年，甘肃省中医管理局进行了多项调研活动，开展了全省市级以上中医医院基本情况的调研工作、全省市级以上中医医院制剂室的调研工作、建国以来甘肃省取得的中医药科技成果及获奖情况的调研工作、全省乡村卫生机构中医科（室）及中医药人员的调研工作，所有调研工作均汇总了相关资料，撰写了调查报告。李存文副厅长率领厅机关同志赴陇南、天水等地就中医药工作进行了专项调研。一年里，因工作需要，还到北京、上海、广东、四川、香港等地考察学习，学到了先进经验，开阔了眼界。

十五、积极开展中医药文化建设和宣传交流

全省各中医医院认真贯彻执行《关于加强全省中医医院文化建设的指导意见》，中医医院文化建设取得了明显的成效，涌现出一批中医药文化氛围浓厚的中医医院。在大力弘扬岐伯文化和皇甫谧文化方面有了新突破，岐伯圣景被国家中医药管理局确定为第一批全国中医药文化宣传教育基地后，加紧进行二期建设。庆城县人民政府举办了黄帝内经千家碑林奠基仪式暨《当代著名书法家中医家墨书黄帝内经》首发仪式，成立了庆城县岐黄文化促进会。平凉市人民政府举办了《皇甫谧遗著集》发行仪式，成立了甘肃省皇甫谧文化研究会。甘肃省中医药学会、甘肃省针灸学会、甘肃省中西医结合学会积极开展学术活动，举办全国全省中医药继续教育项目与学术会议。甘肃省充分利用甘肃中医药信息网站等媒体刊载和发布甘肃省中医药方面的政策和信息，及时指导中医药工作，传播了中医药知识和文化。2007年还接待了吉林等省的中医药工作考察团，交流了中医药管理和业务建设方面的经验，加深了双方的了解和友谊。

（张红伟）

29. 青海省

【青海省2007年中藏医药工作概况】

一、概述

青海省地处青藏高原东北部，全省总面积72万平方公里，是一个多民族、欠发达、西部大开发地区，全省共辖1个地级市、1个地区和6个民族自治州，46个县（市、区），有汉、藏、土、回、撒拉、蒙古、哈萨克等43个民族，人口547万，各少数民族人口占全省总人口的46.32%，其中藏族人口119.1万人，占总人口的21.96%。

中藏医药在青海具有悠久的历史和广泛深厚的群众基础，青海省也是藏医药学的重要发祥地之一，公元1711年，著名的黄教寺院塔尔寺便建立了“曼巴扎仓”，培养了一大批藏医药人员，其中有许多知名的藏医药专家，为藏医药学的繁荣作出了很大的贡献。至1949年，全省有藏医药人员570名。由于特定的地理位置、自然环境、历史渊源、文化背景、民族人口分布和生产生活等状况，长期以来，在青海既有中医又有藏医，形成了中藏医长期并存，共同发展的格局。中医药主要分布在东部农业区，藏医药主要分布在西部牧区草原，据统计，在东部农业区有50%以上的患者就诊首选中医药，西部牧业区达到70%。

青海省省委、省政府始终把发展中藏医药事业摆在十分重要的位置，对中藏医药工作采取“特事特办”的原则，提出把青海省建设成为全国藏医药学术继承发展的重要地区。青海省政府先后制定了许多优惠政策，促进中藏医药事业的发展。青海省人大常委会于2002年颁布实施了《青海省发展中医藏医蒙医条例》和《青海省发展中药藏药蒙药条例》，为中藏医药事业的发展提供了长效的政策保障和宽松的发展环境。

“十五”以来，在青海省省委、省政府的正确领导及国家中医药管理局的大力支持下，全省中藏医药工作紧紧围绕质量和效益这一中心，不断加强内涵建设，发挥特色优势，通过加强基础设施、人员培训、科学管理，提高综合服务质量和技术水平等工作，促进了中藏医医疗、教育、科研、生产机构的建设和发展，基本形成了中藏医药的医疗、预防、保健、康复服务网络和教育、科研、生产、销售体系。目前，全省有中藏蒙医医院53所，其中中医医院16所（省级1所，市级1所，县区级12所，民营医院2所），藏蒙医医院37所（省级1所，州级6所，县级22所，乡镇及民营医院8所）；共开设病床2100张；有中医药人员2247名，其中高级专业技术人员179名；藏医药人员2461名，其中高级专业技术人员87名。据统计，中藏蒙医医疗机构年门诊服务140余万人次，占全省总门诊服务量的42.3%，住院服务5.5万人次，占全省总住院服务量的34.4%，中藏医药已成为全省卫生工作中一支不可或缺的重要力量。

二、中藏医基础建设不断加强

青海省中医院、青海省藏医院通过贷款、自筹资金等形式多方筹集资金开展医院基础设施建设，两所医院的住院楼相继落成并投入使用。经国家发改委、国家中医药管理局立项支持，海南州、黄南州两所州级藏医院住院楼正在建设之中，年内可投入使用，4所县级中藏医院门诊楼、综合楼已建成并投入使用。全省乡镇卫生院已全部完成新建或改造任务，乡镇卫生院中藏医科建设得到进一步加强。

青海省成立全省中藏医医院评审委员会，制定《青海省藏蒙医医院分级管理办法与标准》，在全国率先开展了藏蒙医医院分级管理工作。现全省共有三级甲等中医医院、三级甲等藏医医院各1所，二级甲等中医医院10所，二级甲等藏蒙医医院9所，二级乙等藏蒙医医院7所。

青海省成立青海省中藏医医院医疗质量督察委员会和青海省中藏医医院医疗质量监测中心，开展了医疗质量监测、督察和公示工作；制定实施了《藏医疾病诊断疗效标准》等5个藏医行业技术标准，促进了藏医药科学化、规范化、标准化建设。

三、专科专病建设工作成效显著

为加强中藏医专科建设，青海省通过专科建设带动医院整体发展，走大专科、小综合的医院发展之路，制定了《青海省省级重点中藏蒙医专科专病建设方案》。截至目前，全省共建设国家中医药管理局局级重点专科2个，省级重点专科基地25个，州（地、市）级专科42个，创建省级重点试验室、省级特色专科6个，有20个科室被评为省内知名科室，各类专科病床占中藏医病床总数的37%。现各级专科已由基础建设、框架建设全面向学科的深层次、宽领域、全方位发展。通过专科专病的建设，中藏医药特色和优势得到了有效发挥，中藏医药的技术水平和防病治病能力显著提高。

为进一步发挥中藏医药的特色和优势，青海省制定了《青海省中藏医医院特色建设工作方案》，对中藏医药业务建设、科室建设、专科专病建设、人才培养、开展传统诊疗技术、中藏药制剂等提出了详细具体的要求，规定了17条硬性指标。各中藏医医院积极挖掘中藏医药传统诊疗技术和方法，在全面继承的基础上，充分运用现代科学技术，不断总结、创新、提高，形成了中藏医药的特色和优势。

四、农牧区中藏医药工作稳步推进

青海省组织开展了全省中藏医工作示范县和全省示范中藏医医院建设工作。“十五”以来共创建1个全国农村中医工作先进县、5个全省农村牧区中藏医工作示范县和8个全省示范中藏医医院。

青海省开展了中心卫生院中藏医科和乡镇卫生院、村卫生室中藏医药业务建设，向农村牧区推广中藏医药适宜技术100余项，编发《青海省乡村中医手册》和《青海省乡村藏医手册》。目前全省70%的乡镇卫生院设有中藏医科，所有乡镇卫生院和60%以上的村卫生室能提供中藏医药服务。

青海省组织实施的县乡两级医疗机构“两培双带”项目为县级中藏医医院和乡镇卫生院培养优秀临床中藏医医师480名。

在新型农村合作医疗工作中，青海省将中藏医医院全部纳入定点医疗机构，将符合规定的中藏药及中藏医药服务项目全部纳入补偿范围，修订《青海省农牧区新型合作医疗基本用药目录》，增补民族药87种，将各中藏医医院院内制剂纳入报销目录。同时将中藏药及所有中藏医药服务项目补偿比例比西医西药提高了5个百分点。

在社区卫生服务工作中，所有社区卫生服务中心和70%以上的社区卫生站能提供中医药服务。青海省对人员进行中医药知识及适宜技术集中培训，并配备了中医药基本设备。西宁市城北区于2007年年底通过国家中医药管理局组织的专家评估。

在城镇居民基本医疗保险工作中，青海省将符合规定的中藏医医院全部纳入定点医疗机构。将中医外治诊疗费、中医特殊诊疗费及藏医特殊疗法诊疗费、藏医综合诊疗费等诊疗类项目全部纳入补偿医疗费用项目。将常用中藏药品种和院内制剂纳入支付费用范围。

五、中藏医药人才培养与科研工作长足发展

“十五”以来，青海省实施了“振兴工程”，培养学科带头人和专科专病技术骨干180名；培养中西医结合、藏医硕士研究生17名。2006年，国务院学位委员会批准青海大学医学院民族医药学（藏医药学方向）博士学位授予点；实施“青海省名院、名科、名医建设工程”，共建设中藏医名院6所，中藏医名科24个，培养中藏医名医44名。通过开展全国和全省中藏医药专家学术经验继承工作已培养高层次中藏蒙医药人员57名。

青海省中藏医药科研工作坚持立足高原、面向临床、市场需求和经济建设，将现代科学技术研究手段与传统中藏医药研究方法相结合，不断增强了中藏医药科研的创新能力，在临床研究、古籍文献整理、药物研制与开发等方面取得了显著成绩。2002～2007年，青海省共承担省部级科研课题21项，承担地厅级科研课题40余项。青海省藏医药研究所藏药药理实验室和藏药分析实验室被确定为国家中医药管理局中医药科技实验室。青海省藏医院被国家食品药品监督管理局确定为国家药品临床研究机构。在国家中医药管理局领导下，青海省牵头编写出版“21世纪藏医本科教育规划教材”25部。

青海省成立了全省藏医药古籍文献整理工作委员会和编辑委员会，对全省的藏医药古籍文献整理研究工作实行统一规划，统一组织，统一实施；对藏医药古籍文献分布、版本、成书年代、作者等进行了摸底调查，共筛选出具有历史价值或实用价值的藏医药古籍1240余部，同时制定了整理研究出版工作计划。

六、中藏药研发步伐加快

青海省九届人大二次会议提出，要把高原特有的中藏药加工业发展成为青海省最具特色的战略产业。2005年12月，胡锦涛总书记视察青海金诃藏医药集团公司时，作出了重要指示：你们的工作是一项光荣的事业，祖先们留下了这样宝贵的藏医药学，希望能够继承下来，发扬光大，为全人类的健康事业作出贡献，你们的事业大有作为。目前，全省共取得国家批准文号的中藏药品种500余个，在中藏药品种中，藏药品种占80%。全省现有中藏药生产企业21家，年产值达6亿元。

青海省中藏医药事业经过改革开放30年的努力，在医疗、教育、科研、生产等方面取得了长足的进展，已成为青海卫生事业的特色和优势。但是，由于中藏医药事业发展起步晚、起点低、底子薄，与广大人民群众多层次、多样化的医疗保健需求和社会经济发展还不相适应，还存在许多问题和困难。主要表现为：农村牧区中藏医药工作的基础仍很薄弱，优势和特色还未充分发挥，中藏医药普及率较低；大部分中藏医医疗机构设施不齐全，条件较简陋，亟须建设；中藏医药专业队伍知识、年龄结构不合理，缺乏中青年业务骨干和学科带头人，特别缺乏名老中藏医药专家；学术发展缓慢，缺乏重大的理论创新和技术创新；急救水平较低，方法和手段单一；中藏药产业化进程与中藏医发展不协调。这些困难是阻碍青海省中藏医药事业发展的主要矛盾。

七、申请国家中医药管理局给予支持的重点项目

近年来，国家中医药管理局在资金投入等多方面对青海的中藏医药工作给予了大力支持，极大地促进了青海省中藏医药事业持续快速发展，但由于青海省属欠发达地区，地方财政拮据，中藏医药事业发展仍存在一定困难和问题。

州县两级中藏医医院基础建设项目。青海省有州县级中藏医医院41所，其中16所分布于国家扶贫开发工作重点县，有7所分布于省定扶贫开发工作重点县，另有16所分布于各民族自治州或民族自治县。其中36所医院的基础条件较差，功能不健全，与所承担的任务和功能不相适应，亟须新建或改建。

重点专科（专病）建设项目。全省有一批有地域特色和高原优势的专科，如中医按摩、糖尿病诊疗，藏医外治、蒙医五疗等，在全省享有盛誉，深受广大患者的信赖。这些专科的建设和发展将带动了医院整体业务水平的提高，并能为全省培养一批专科人才。

中藏医继续医学教育基地建设项目。建设一个全省中医继续医学教育基地，每年培训100名中医医院管理人才、学科带头人及相关专业人才，同时每年培训200名乡镇卫生院和社区卫生服务中心中医药技术骨干，培训200名村卫生室和社区卫生服务站中医药适用型人才。建设一个全省藏医继续医学教育基地，每年对100名藏医药人员重点开展藏医药知识“三基三严”、现代医学知识、藏药加工炮制的规范化培训或轮训，同时每年培训200名乡镇卫生院藏医药技术骨干，培训200名村卫生室藏医药适用型人才。

藏医药研究院建设。在青海藏医药研究所的基础上组建藏医药研究院，加强与中国中医科学院的联系和协作，将其建设成为中国中医科学院藏医药研究分院，成为全国藏医药研究的主要基地和对外交流的窗口。

藏医药古籍文献整理。继续实施“青海省‘十一五’藏医药古籍文献整理研究规划”，对具有较高学术价值、临床应用价值和文化价值的藏医药古籍文献进行整理出版，至“十一五”末，再整理、出版60部藏医药古籍文献。

（华旦诺尔桑）

30. 宁夏回族自治区

【宁夏回族自治区2007年中医药工作概况】

一、概述

（一）加强领导，明确思路，推动中医事业协调持续发展

自治区召开全区中医工作会议，安排部署全区中医工作；制定完善了《宁夏中医事业发展“5年”规划》；在郑小明副主席带领下向国家中医药管理局汇报宁夏中医工作；

在自治区政府支持下，协调成立宁夏回族自治区中医工作协调领导小组；邀请国家中医药管理局房书亭副局长调研指导宁夏中医工作。

（二）认真组织实施加强职业道德、专业素质两项建设和医院管理年活动

（三）围绕中心工作抓农村和社区中医药工作

自治区组织对全区乡村卫生机构中医药服务能力调查；推行新型农村合作医疗制度；制定下发《关于在城市社区卫生服务中充分发挥中医药作用的实施意见》；加强县级综合医院中医科建设指导。

（四）加强中医科技管理指导工作

自治区加强对国家中医药管理局中医药科技专项课题的管理；"十五"国家科技支撑计划"名老中医学术思想经验传承研究"课题通过国家中医药管理局验收；加强对宁夏医学院中医学院国家重点中医学科建设的管理；会同局科教处完成了国家农村卫生适宜技术推广项目总结、评估、验收工作；中卫市沙坡头区被国家中医药管理局确定为全国10个局级农村适宜技术推广示范区即将组织实施；组织整理编纂了《宁夏回族自治区全国第二批、第三批老中医药专家学术经验继承论文荟萃》；组织区内有关单位申报国家中医科研项目、国家科技支撑项目。

（五）紧抓中医人才培训，取得显著成效

自治区完成宁夏第三批全国老中医药专家学术经验继承工作师承工作；加强自治区级第一批师承工作管理；贯彻全国中医药继续教育会议精神，组织开展宁夏中医药继续教育培训活动；全面完成了国家项目300名"乡村医生中医专业中专学历教育"和250名"乡镇卫生院中医临床技术骨干培训实施方案"招生培训任务；指导完成全国优秀中医临床人才研修项目。

（六）以国家项目为支撑，中医专科专病建设为重点，加强内涵建设

宁夏组织完成了自治区中医院国家中西医结合肾病重点专科评审验收；2007年11月，组织专家组对全区"十五"期间卫生厅确定的10个重点中医专科检查考核验收；按照国家要求建立了中医特色专科项目建设监测网络信息数据库；组织市级以上中医院申报国家重点中医专科。

（七）加强中医院基本建设

自治区组织地市级以上中医院扩建项目申报工作；指导自治区中医院完成了扩建病房楼的规划，可行性研究报告，并被列入2009年重点建设单位；按照国家县级中医院建设指导意见，争取国家中医院建设项目。

（八）加强回族医药研究工作的指导管理

贯彻全国民族医药会议精神，自治区调整回族医药文献整理编纂委员会，指导自治区中医研究院完成《回医方萃》的编纂、审核工作；组织申报国家中医药管理局《回医发微》、《大拱北医术》两部回医文献课题；指导固原中医研究所伊正回药有限公司开发回医药和回回养生保健食品；配合文化厅完成张宝玉回医骨伤专科医院张氏回医正骨、杨华祥回族卫生保健汤瓶八诊申报自治区传统医药文化遗产名录；协助宁夏医学院成立了医学回医药研究所，召开回医药研讨会。

二、召开全区中医工作会议

2007年1月28日，全区中医工作会议在银川召开，刘天锡厅长出席会议并在讲话中充分肯定了中医工作取得的成效，并提出了重要的指导意见。马秀珍副厅长作了工作报告，总结了2006年中医工作，对2007年中医工作作了安排部署。会议明确了2007年中医药工作重点任务，提出了"三名"、"两进"工程，大力推进农村和社区中医药服务工作，使中医药全方位的进农村，进社区。

三、加强中医项目管理

王忠和局长在全区中医工作会上作了专题安排，组织实施国家中医药管理局"十一五"中医药服务能力建设项目和重点中医专科（专病）建设、中医人才培养等项目，提高各级中医医院中医药服务能力，为群众提供优质高效的中医药服务。

四、完成"卢化平学术思想及临证经验"课题

"十五"科技攻关计划"名老中医学术思想、临证经验传承研究"、"卢化平学术思想及临证经验"课题，由银川市卫生局、银川市中医院认真组织实施，卫生厅中医药管理局精心指导，并直接参与课题研究和组织协调，课题研究受到国家中医药管理局验收专家组的充分肯定。

五、国家中医药管理局局级西部重点学科建设顺利完成终期验收

宁夏医学院中医学院国家中医药管理局局级西部重点学科建设顺利完成终期验收，建设工作得到验收评审专家组的肯定。2006年、2007年卫生厅中医药管理局组织两次检查考核促进宁夏医学院中医学院加强师资队伍建设，教学质量、教学管理、科研工作，完成了建设任务，形成了一系列成果。2007年12月底，国家中医药管理局委托中国中医科学院广安门医院院长王阶教授担任组长对学科建设进行终期验收，2008年元月30日自治区又在国家中医药管理局顺利通过复审，并受到专家组充分肯定。

六、调研自治区中医院中医工作

2007年初，卫生厅党组书记、厅长刘天锡带领卫生厅领导班子集体深入自治区中医院调研中医工作，对中医院工作给予了充分肯定，对今后中医院发展提出了重要指导意见。

七、自治区中医院"优秀中医临床人才研修项目"顺利通过国家验收

2007年8月，自治区中医院童安荣承担"优秀中医临床人才研修项目"顺利通过国家验收结业，童安荣被国家中医药管理局授予"全国优秀中医临床人才"称号，自治区中医医院被评为"优秀中医临床人才研修项目先进管理单位"，中医

药管理局王忠和局长被评为全国“优秀中医临床人才研修项目优秀管理干部”。

八、开展全区卫生系统“讲奉献、比技能”竞赛活动

2007年5~7月，自治区卫生厅召开全区卫生系统“讲奉献、比技能”竞赛活动，各级中医医院主动参与，组队参赛，通过比赛强化了职业道德教育和专业技能，完善和落实核心医疗制度等措施，提高了医务人员职业道德和专业素质，树立了中医医疗行业的良好形象。

九、全国民族医药工作先进集体和个人受到表彰

2007年6月，自治区中医研究院回医药研究所被国家民委、国家中医药管理局评为“全国民族医药工作先进集体”，自治区中医药管理局局长王忠和被评为“全国民族医药工作先进个人”。

十、石嘴山市中医医院迁建工程正式开工

2007年6月12日，石嘴山市中医医院迁建工程正式开工，国家支持经费1000万元，石嘴山市中医医院的迁建，对石嘴山市中医事业的快速发展、卫生资源的优化整合、促进中医事业发展有着重要的作用。

十一、农村中医适宜技术推广项目获奖

2007年，“十五”国家科技支撑计划农村卫生适宜技术（中医）推广项目被自治区政府评为科技进步一等奖，王忠和、刘瑛、赵自强受到表彰奖励。

十二、银川市兴庆区成为全区双示范区

银川市兴庆区被国家中医药管理局命名为“全国中医药特色社区卫生服务示范区”，成为全区唯一的全国社区卫生服务、全国社区卫生中医药服务双示范区。2007年，按照国家中医药管理局要求，中医药管理局和银川市卫生局兴庆区卫生局紧密配合，艰苦努力，确保了创建国家中医药特色社区卫生示范区工作顺利通过国家专家组评审和验收，银川市兴庆区被国家中医药管理局批准命名为“全国中医药特色社区卫生服务示范区”。

十三、2007年7月6日宁夏医学院回族医学研究所正式成立

十四、召开全区中医药服务能力建设项目会议

2007年7月6日，自治区卫生厅中医药管理局召开“全区中医医院中医药服务能力建设项目工作会议”，阶段性总结中医药服务能力建设项目，贯彻落实国家中医药管理局中医药项目建设管理要求，指导各项目建设单位加强项目建设管理，加快项目实施，对中医特色专科信息监测工作进行了部署。

十五、卫生部副部长考察宁夏中医工作

2007年7月30日，原卫生部副部长兼国家中医药管理局佘靖局长赴宁夏考察全区中医工作。

十六、制定完善《宁夏中医事业发展“五年”规划》

自治区卫生厅制定完善了《宁夏中医事业发展“五年”规划》并上报自治区政府，进一步明确了中医事业发展的指导思想、工作重点、奋斗目标和对策措施。

十七、完成对自治区中医医院综合目标责任考核

根据安排，卫生厅中医药管理局组织相关处室对自治区中医医院2007年上半年度、全年度综合目标管理责任书的目标和任务完成情况进行综合考核、测评并反馈意见。通过督导考核，进一步落实综合目标考核责任书各项目标任务，充分调动医院各方面的积极性，促进医院的建设和发展，医院取得了社会、经济效益双丰收。

十八、宁夏中西医结合学会风湿病专业委员会正式成立

2007年8月9~14日，中国中西医结合学会风湿病专业委员会在银川举办“全国知名风湿病专家临床经验介绍暨中西医结合诊治风湿病新进展学习班”。同时，经宁夏中西医结合学会同意，宁夏正式成立中西医结合学会风湿病专业委员会，秦扬风湿病医院院长、副主任医师杨仓良被推选为委员会第一届主任委员。（见图19）

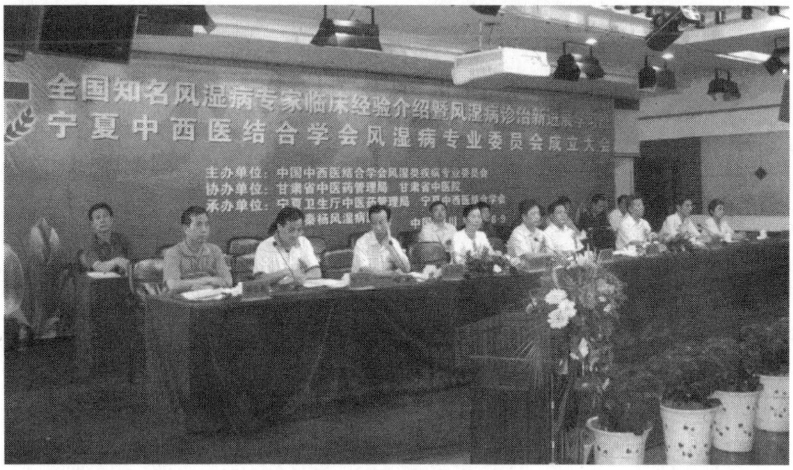

图19　2007年8月9日，中国中西医结合学会风湿病专业委员会在银川举办“全国知名风湿病专家临床经验介绍暨中西医结合诊治风湿病新进展学习班”

十九、国家中医药管理局副局长调研宁夏中医工作

2007年8月17~21日，国家中医药管理局房书亭副局长一行赴宁夏回族自治区调研指导中医工作，受到王正伟代主席、郑小明副主席亲切会见。房书亭副局长一行听取了宁夏中医药工作，对宁夏近年来进一步明确中医药工作思路，完善政策措施，加快中医药事业发展，提高中医药服务能力所做的努力给予高度肯定。房书亭副局长一行在深入全区7所中医医院、社区卫生服务站进行了考察调研后，还特地前往中宁县中医院、石嘴山市中医院、吴忠市中医院基建工地视察指导工作，并对宁夏今后工作给予了重要指导意见和建议。

二十、平罗县中医院中医骨伤针灸推拿中心成立

2007年9月27日，经自治区卫生厅批准，平罗县中医院中医骨伤针灸推拿中心成立，王忠和局长揭牌并讲话。

二十一、宁夏乡村医生中专学历教育招生工作全部完成

全区300名乡村医生中医专业中专学历教育项目招生工作全部完成。2007年10月，宁夏回族自治区第三批乡村医生中医专业中专学历教育在宁夏医学院中医学院正式开班，同时也标志着宁夏回族自治区乡村医生中医中专学历教育300名招生培训任务已全部完成。

二十二、自治区副主席带队赴北京汇报中医工作

2007年10月，自治区政府郑小明副主席带领自治区卫生厅刘天锡厅长、马秀珍副厅长及中医药管理局王忠和局长等负责同志专程赴北京向国家中医药管理局汇报了全区中医工作，王国强副部长兼局长等国家中医药管理局领导热情接待并对宁夏中医工作提出了重要指导意见。

二十三、自治区中医药工作协调领导小组成立

2007年10～11月，自治区人民政府成立自治区中医药工作协调领导小组。自治区副主席郑小明担任协调小组组长，自治区政府副秘书长雷志明、自治区卫生厅厅长刘天锡担任副组长。成员由自治区卫生厅、发改委、财政厅、民委、商务厅、人事厅、劳动和社会保障厅、编办、教育厅、科技厅、文化厅、政府法制办、食品药品监督管理局、自治区中医药管理局16家委、办、厅、局有关负责同志组成。协调小组下设办公室，自治区卫生厅副厅长马秀珍兼任办公室主任，自治区卫生厅中医药管理局局长王忠和兼任副主任。

二十四、全区中医医院“医院管理年”活动取得成效

按照国家中医药管理局和卫生厅安排要求，在马秀珍副厅长的指导和带领下，2007年自治区组织了两次中医医院管理年督导检查，在指导各级中医医院坚持中医办院方向，完善医院综合服务功能的同时，把保持发挥中医药特色优势作为重要内容安排和考核，经检查医院管理年活动取得明显成效。

二十五、张宝玉回医骨伤医院被评为全国优秀民营中医院

2007年11月，张宝玉传统回医骨伤专科医院被中华中医药学会评为“全国优秀民营中医院”。

二十六、平罗医院被评为中医科建设先进单位

2007年11月，经过自治区卫生厅中医药管理局和平罗卫生局推荐，国家中医药管理局与卫生部、总后卫生部审议和社会公示，平罗县医院被命名为“全国综合医院中医药工作示范单位”。

二十七、完成对自治区重点专科考核验收

2007年11月底，宁夏中医药管理局组织专家组对全区“十五”期间确定的10个重点中医专科检查考核验收。10个自治区重点中医专科（专病）建设项目达到建设要求和标准，取得了明显成效。

二十八、宁夏第三批师承工作单位和个人受到表彰

2007年12月，国家中医药管理局评选银川市中医医院为“第三批全国老中医药专家学术经验继承工作先进管理单位”，刘瑛为“第三批全国老中医药专家学术经验继承工作优秀管理干部”，授予陈卫川“全国老中医药专家学术经验继承工作优秀指导老师”，授予龙一梅“第三批全国老中医药专家学术经验继承工作优秀继承人”称号。

二十九、石嘴山市、吴忠市中医院列入国家建设项目

2007年，宁夏中医药管理局加强和国家中医药管理局的协调，积极争取项目支持，石嘴山市中医院已被列为全国重点中医院建设项目，争取国家补助资金1000万元已到位；吴忠市中医院列为2008年建设计划已确定，申请补助1000万元计划已上报国家。

三十、争取2006年、2007年县级中医院建设项目

中宁县、西吉县、盐池县、同心县列入2006年、2007年县级中医医院建设项目，争取国家530万元资金支持。

三十一、制定城市社区中医药服务实施意见

为了建立社区中医药卫生服务的长效机制，国家中医药管理局制定并以卫生厅、社保厅联合下发了《关于在城市社区卫生服务中充分发挥中医药作用的实施意见》，对宁夏回族自治区今后社区中医药服务能力建设提出了具体指导和意见。

三十二、完成自治区中医院肾病重点专科验收

2007年下半年，国家中医药管理局组织完成了对自治区中医院国家中西医结合肾病重点专科评审验收，并配合国家专家组评审验收合格。该专科被国家中医药管理局正式批准为全国重点专科，同时获得“十一五”计划继续延续建设支持。

三十三、审核出版二、三批师承论文汇编

自治区卫生厅中医药管理局组织协调，认真审核完成了第二批、第三批老中医药专家学术经验继承人学术论文汇编，为今后中医学术发展留下宝贵的资料。

三十四、《回医方萃》已审定即将交付出版

由自治区中医研究院高如宏、陈卫川主编的《回医方萃》一书已审定通过，即将交付出版。

三十五、宁夏医学院中医学院迁入新校区

（俞大鸿、王忠和、刘　瑛、王孟妍、沙利荣）

31. 新疆维吾尔自治区

【新疆维吾尔自治区2007年中医药工作概况】

一、组织落实自治区发展中医民族医药事业专项经费

2007年，自治区继续加强对新疆维吾尔自治区中医民族医药事业的投入，设立自治区发展中医民族医药事业专项经费300万元。根据厅领导的批示，新疆维吾尔自治区卫生厅中医处制定了《自治区发展中医民族医药事业专项经费300万元的实施方案》，主要用于自治区中医民族医科研、师承、专科（专病）、农村和社区工作建设。根据实施方案，新疆维吾尔自治区卫生厅中医处分别制定了《自治区中医民族医青年科技人才专项计划管理办法》、《自治区名老中医民族医师承管理办法》、《自治区中医民族医医院专科（专病）建设方案》、《自治区乡镇卫生院示范中医（民族医）科实施方案》和《自治区社区卫生服务中心示范中医（民族医）科实施方案》。

目前，新疆维吾尔自治区卫生厅中医处已按照各项目的管理办法和实施方案，组织申报、论证并确定了自治区中医民族医青年科技人才专项25项、自治区中医民族医专科（专病）建设项目18个、社区中医民族医药服务能力建设项目3个，农村中医民族医药服务能力建设项目4个。针对以上项目，新疆维吾尔自治区卫生厅中医处将安排召开项目启动会。

专项计划的实施，引导和调动了全疆中医民族医发展的积极性，为促进全疆中医民族医工作全面、协调、可持续发展提供了平台。

二、深入开展中医民族医医院管理年工作

2007年初，新疆维吾尔自治区卫生厅中医处根据国家中医药管理局《中医医院管理评价指南》、《中医医院中医药特色评价指南》和《中医医院（三级）中医药特色评价细则》，组织专家研究制定了《新疆维吾尔自治区中医医院管理评价指标体系》和《新疆维吾尔自治区民族医医院管理评价指标体系》（汉文版），随后又翻译了《新疆维吾尔自治区民族医医院管理评价指标体系》（维文版），下发全区各级中医民族医医疗机构执行。

2007年8月18～21日，新疆维吾尔自治区卫生厅中医处在乌鲁木齐举办了全疆中医民族医医院管理评价指标体系培训班，来自全疆各地、州、市卫生局医政管理人员，县级以上中医民族医院及部分民营医院的院领导、医务部主任、护理部主任共103人参加了培训。

2007年10月16日～12月4日，新疆维吾尔自治区卫生厅中医处组织有关专家分中医和民族医开展了2007年中医民族医医院管理年督导评估工作，对自治区共20所地州级以上的中医民族医医院、二级甲等中医院进行了督导评价，并抽查了3所县级维吾尔医医院。两个督导评价组均分为管理行风组、医疗组、护理医技组、院感检验组、药事组、财务物价组6个小组，采取听汇报、实地评价赋分（实地查看、走访病人、与医务人员座谈、夜查）以及反馈的形式进行督导评估。

新疆维吾尔自治区卫生厅中医处以医院管理年为契机，为加强中医民族医医疗机构在护理、院感、药事等薄弱环节的质量管理，研究成立了自治区中医民族医医院护理质控中心、院感质控中心和药事质控中心，促进了各中医民族医医疗机构间的交流与合作，提高了全区中医民族医医院护理、院感、药事质量管理水平。

三、抓好国家级中医民族医药项目的实施和管理工作

2007年，国家进一步加大了对中医民族医医疗机构的投入，新疆维吾尔自治区组织实施了县级中医民族医医疗机构基本建设（国债）项目、国家中医药管理局组织的农村中医民族医药服务能力建设项目、中医医院中药房建设项目、农村医疗机构针灸理疗康复特色专科建设等项目、国家中医药管理局地州级以上重点中医民族医医院建设和中药制剂能力建设项目等。

对往年已启动、2007年仍继续实施的各项目，新疆维吾尔自治区卫生厅中医处加强管理和督导，确保项目顺利实施。新疆维吾尔自治区卫生厅中医处多次前往项目单位了解项目实施进展情况，并协调解决有关问题。对涉及医疗设备招标采购的项目，新疆维吾尔自治区卫生厅中医处根据各项目的实施方案，按程序组织专家确定参数后报自治区采购中心，与厅规财处联合完成了设备的招标采购工作。

对2007年启动的各国家级项目，新疆维吾尔自治区卫生厅中医处高度重视项目的申报和确定工作，经多次请示厅领导，结合自治区各级中医民族医医疗机构的实际发展情况，新疆维吾尔自治区卫生厅中医处多次在厅领导的带领下前往国家中医药管理局、国家发改委、自治区发改委、财政厅等有关部门协调、商议，慎重确定了2007年各项目的实施单位。另外，根据国家中医药管理局和财政部《关于印发农村中医药服务能力建设项目管理方案的通知》要求，新疆维吾尔自治区卫生厅中医处还制定了《2006年农村中医民族医药服务能力建设项目实施方案》。

近年来，国家各项目投资力度大，覆盖面广，新疆维吾尔自治区通过加强中医民族医医疗机构基础设施建设、专科（专病）建设、人才培养、中药（民族药）制剂能力建设、中药房建设等，对项目单位发挥中医民族医药特色和优势，尤其是对提高农村中医民族医医药服务能力和水平具有重要作用，将对自治区中医、民族医药的发展产生广泛的影响。

四、积极开展中医民族医药社区卫生服务工作

为深入贯彻落实《国务院关于发展城市社区卫生服务的指导意见》及配套文件精神，进一步推动社区中医药工作的开展，国家中医药管理局组织开展了创建全国中医药特色社区卫生服务示范区活动。乌鲁木齐市新市区经过近一年的努力创建，最终通过国家验收，2007年8月被国家中医药管理局命名为“全国中医药特色社区卫生服务示范区”，有效期为5年。同时，乌鲁木齐市水磨沟区也积极申请创建全国中医药特色社区卫生服务示范区工作，经新疆维吾尔自治区卫生厅中医处组织自治区评估、推荐，国家中医药管理局已于2007年11月底组织有关专家进行验收，目前验收结果待国家中医药管理局公布。

与全国其他省份比较，新疆维吾尔自治区卫生厅积极组织申报创建全国中医药特色社区卫生服务示范区工作。目前，新疆维吾尔自治区卫生厅组织申报的3个区中已有2个区通过国家验收被命名，1个区待批准。为了更好地开展此项工作，新疆维吾尔自治区卫生厅2007年还出台了《关于在城市社区卫生工作中充分发挥中医民族医药作用的实施意见》，为在社区卫生服务中提供优质的中医民族医药服务提供了良好的氛围。同时，为在社区卫生和农村卫生工作中积极推广和普及中医民族医药基础知识，新疆维吾尔自治区卫生厅中医处组织专家编写了《普及维吾尔医药知识手册》，并已印刷出版。

五、加强中医民族医药科研教育水平

新疆维吾尔自治区卫生厅中医处积极协调解决并向有关部门反映新疆维吾尔医学高等专科学校和新疆维吾尔自治区维吾尔医研究所发展问题。新疆维吾尔自治区卫生厅积极向自治区党委、政府和有关部门反映，自治区分管副主席亲自安排、协调有关部门，解决了新疆维吾尔医学高等专科学校用地和师资不足的问题，将该校卫生事业补助改为人均拨款，并给予了3000万元的基础设施和设备补助专项经费。维吾尔医研究所的用地和用房也得到了解决，并争取到自治区100万元的设备补助专项经费。

为了进一步提高维吾尔医实习医院带教教师水平和带教质量，2007年3月18～23日，新疆维吾尔自治区卫生厅中医处与新疆维吾尔医学高等专科学校举办了一期实习医院带教教师培训班，共培训23个县级以上维吾尔医院的带教老师71名。

新疆维吾尔自治区组织专家论证编写了《维吾尔医药“十一五”科技支撑计划——维吾尔医药发展关键问题研究项目建议书》、《民族医药文献挖掘整理和特色诊疗技术推广专项建议书》，已上报国家中医药管理局。自治区组织申报国家中医药管理局中医药科学技术研究专项课题12项，“十一五”国家科技支撑计划中医临床研究课题24项。

新疆维吾尔自治区组织申报国家级中医药继续医学教育项目15项，其中14个项目通过国家级中医药管理局审核并确定；申报自治区中医药继续医学教育项目27项，已通过审核并确定。

根据人事部、卫生部、国家中医药管理局关于《全国老中医药专家学术经验继承工作管理暂行规定》和国家中医药管理局《关于开展第三批全国老中医药专家学术经验继承工作若干问题的意见的通知》精神，新疆维吾尔自治区卫生厅中医处组织专家对自治区第三批全国老中医药专家学术经验继承人进行了结业考核，共有13位继承人通过了结业考核，通过率为72%。

根据国家中医药管理局《优秀中医临床人才研修项目实施方案》和《优秀中医临床人才研修项目结业考核工作方案》，新疆维吾尔自治区卫生厅中医处组织专家对自治区2名国家级优秀中医临床人才研修学员进行了结业考核，2名研修学员均考核合格。

国家中医药管理局科技开发交流中心于2007年6月9日在乌鲁木齐举办了2006年版《中医护理常规技术操作规程》培训班，为提高自治区中医民族医医疗机构护理工作人员的业务水平，新疆维吾尔自治区卫生厅中医处积极组织全区各级各类中医民族医医疗机构护理人员80余人参加了培训。

六、积极筹划成立自治区中医药管理局的有关事宜

2007年7月，卫生部副部长、国家中医药管理局局长王国强一行来疆调研，王国强副部长兼局长在与中共中央政治局委员、新疆维吾尔自治区党委书记王乐泉会见时提出自治区应尽快成立中医药管理局的建议，王乐泉书记亲自批示组建新疆维吾尔自治区中医药管理局和中药民族药产业开发办公室。新疆维吾尔自治区卫生厅中医处根据领导批示，积极制定了成立新疆中医药管理局的方案，经多次修改、审定，经王乐泉书记同意，目前有关部门正积极组织落实。

七、继续做好日常、连续性工作

做好执业医师资格考试的有关考务工作。新疆维吾尔自治区卫生厅中医处根据国家中医药管理局要求，组织专家修订编写了《维医执业医师资格考试综合笔试大纲》（草案）、2007年《维医执业医师资格考试实践技能考试大纲》（草案）、2007年《维医执业医师资格考试实践技能考试实施方案（汉文，维文）》（草案）；完成了2007年维医执业医师资格实践技能考试命题及编写参考答案工作，完成了2007年维医执业医师资格实践技能考试命题卡等工作。新疆维吾尔自治区卫生厅中医处还积极配合新疆维吾尔自治区卫生厅卫生考试中心，顺利完成了2007年中医、民族医类别执业医师资格考试的资格审查、接卷、巡考等考务工作。

自治区顺利完成中医、民族医、中西医结合类广告的审批工作，2007年共审批30件广告。

自治区妥善解决信访事件，按照新疆维吾尔自治区卫生厅信访工作管理办法，耐心、热情接待来访人员，注意工作方法和接待态度，2007年共接待来访人员12人。

（赵新建）

32. 大连市

【大连市2007年中医药工作概况】

大连市拥有中医、中西医结合医院11所，其中三级甲等中医、中西医结合医院各1所；二级甲等中医医院4所（旅顺口区中医医院、金州区中医医院、瓦房店市中医医院、庄河市中医医院）；二级中医院1所（普兰店市中医医院），一级中医医院4所（中山区：大连市干部疗养院推拿正骨医院；沙河口区：大连赫连中医脑病医院；大连神谷中医胃肠病医院；甘井子区：大连中医脊椎病医院）；中医门诊部、诊所226个。有中医、中西医结合研究所各1所。在职中医、中西医结合人员共2315人。大连市7所中医、中西医医院（一级除外）中医床位 1670 张，年门急诊总量 83.7 万余人次，年总收入 30336.5 万元，每床拥有设备值 9.8 万元。

大连市现有国家中医药管理局“十五”重点专科 1 个（大连中医医院脑病专科）；国家中医药管理局“十一五”重点专科 4 个（大连市中医院的血管专科、大连市中西医结合医院的脑病专科、大连市皮肤病医院的皮肤专科和大连医科大学第一附属医院的急腹症专科）；国家中医药管理局农村医疗机构中医特色专科（专病）2 个（庄河市中医院的“骨伤专科”、金州区中医院的“老年病养护专科”）；辽宁省重点专科 6 个（大连市中医院的皮肤和肿瘤专科、大连市中西医结合医院的骨科、心血管和脑血管病专科、大连市皮肤病医院的皮肤专科）；辽宁省重点中医科 2 个（大连市中心医院、大连市第六人民医院）。

大连市有 11 名指导老师和 21 名继承人先后参加了三批全国老中医药专家学术经验继承工作；入选国家中医药管理局第一批“优秀中医临床人才研修项目”3 人；辽宁省名中医 14 人，大连市中医名医 5 人，大连市中医小名医 10 人；参加“辽宁省乡村医生中医专业中专学历教育项目”学习 170 人。

一、克服困难，坚持中医药发展的目标和方向

在实施《大连市 3 年公共卫生体系建设 3 年规划》（2005～2007 年）中，市级财力没有安排中医基础建设和设备购置专项资金，但区市县卫生行政部门坚持以人为本，把满足人民群众对中医药服务的需求，不断提高人民健康水平作为中医药工作的出发点和落脚点，努力将中医医疗预防保健服务体系纳入到公共卫生服务体系、基本医疗服务体系中统筹规划，同步建设，大力扶持中医药发展。金州区政府把中医工作列入了区政府工作目标和区经济发展规划，制定了《金州区创建辽宁省农村中医工作达标区实施方案》，将中医基础建设与全区 3 年公共卫生规划建设相结合，在扩建区医院、新建妇幼保健院同时，投资 2000 万元新建了区中医院大楼。庄河市市委书记亲自到国家中医药管理局汇报庄河市作为“全国农村中医工作先进市”的中医工作开展情况，在地方财力有限的情况下，争取得到国家专项资金资助，改善庄河市中医院条件。

全市中医医疗机构坚持中医药传承和创新，充分保持和发挥中医药特色优势，不断提高中医药服务的可及性。从 2005 年到 2007 年，全市中医药服务能力不断提高，各项业务指标不断刷新，床位利用率从 2005 年的 77.84% 提高到 2007 年 96.42%，名列全省第一，年总收入从 2005 年的 26889 万元提高到 2007 年的 30336.5 万元，名列全省第二，人均业务收入从 2005 年的 10.28 万元提高到 2007 年的 11.74 万元，名列全省第一，每床装备值从 2005 年的 7.36 万元提高到 2007 年的 9.81 万元，名列全省第二。大连市卫生局中医处连续 3 年获得辽宁省中医管理先进工作单位称号。

二、加强中医、中西医结合医院内涵建设，提高中医药服务质量

2007 年，大连市在中医、中西医结合医院中继续深入开展“医院管理年”活动，紧紧围绕医疗质量、服务质量、科技兴院、重点专科、行风建设、科学管理等内涵建设，走名医、名科、名院发展之路，充分发挥中医药特色优势，注重特色科室建设，实施院有专科、科有专病、人有专长的兴院策略，以“品牌”战略为指导，用特色和优势参与医疗市场的竞争，努力提升医院整体水平。

加强中医护理工作。大连市继续在县级以上中医医疗机构贯彻落实国家中医药管理局《中医护理常规、技术操作规程》，加强护理人员的基本功训练，促进护理工作标准化、规范化建设。金州区中医医院制定了中医护理病志书写要求和中医护理技术操作规程，规范中医技术操作用语。全面开展中医辨证施护，开展了拔罐、艾灸、耳穴压豆、中药熏蒸、中药泡足、中药用于褥疮护理等中医特色护理技术，受到广大患者的好评。

2007 年，大连市中医院被批准为“国家中医药管理局国际交流合作基地”，并获得省廉洁行医、诚信服务单位称号。大连市中西医结合医院被国家中医药管理局批准为“国家中医药管理局重点中西医结合医院建设单位”。

三、加强重点专科和人才队伍建设

2007 年，大连市根据国家中医药管理局推出的“培养名医、创建名科、建设名院”的“三名”工程，加强中医重点专科的建设和中医药人才队伍的梯队培养。

2007 年，大连市有 4 个专科（大连市中医院的血管专科、大连市中西医结合医院的脑病专科、大连市皮肤病医院的皮肤专科和大连医科大学第一附属医院的急腹症专科）被国家中医药管理局确定为“十一五”重点专科项目。大连市中医医院的中医脑病专科经国家中医药管理局验收合格，被评为“十五”期间 18 家优秀单位之一，并纳入“十一五”期间国家中医重点专科强化建设单位。大连市中心医院被国家中医药管理局确定为“全国综合医院中医药工作示范单位”。大连市中医医院的国家“十五”科技攻关计划“名老中医学术思想、经验传承研究”课题《李寿山学术思想及临证经验研究》，通过了国家中医药管理局的评审鉴定。

在人才队伍建设方面，大连市完成了全国第三批老中医药专家学术经验继承工作，6 名继承人均顺利出师，其中李寿山、王心毓被评为全国优秀指导老师，李吉彦被评为全国优秀继承人；李铁、战丽彬、张有民被推荐为“国家中医药管理局中医药国际交流专家库入选专家”；尹小星、王荣欣、李铁和战丽彬 4 人荣获第二批“辽宁省名中医”的称号。至此，大连市已拥有 14 名“辽宁省名中医”；为加强大连市中医医务人员对中医基础、中医经典知识的掌握和临床应用，提高中医医务人员在临床疑难杂症诊治中辨证和认证的能力，邀请国家中医药管理局优秀人才项目授课老师白长川主任对大连市中医人员进行《中医基础、中医经典在临床疑难杂症中的应用》讲座；组织农村基层百余名人员参加全省农村中医中专学历教育和县级中医院、乡镇卫生院中医技术骨干培训班；农村卫生技术人员3791人和社区卫生技术人员1286人接受了全科医师中医药知识和技能培训；组织了全市2007年全国中医执业医师考试报名、审核、送审、实践技能考试、笔试考试工作，共受理报名574人。受理执业医师注册145人，受理执业医师变更注册245人。

四、开展中医药进农村、进社区、进家庭的“三进”工程

从2005年市局带队到海城市学习农村中医工作达标县创建经验后，金州区争创“辽宁省农村中医工作达标区”的工作正式启动，金州区政府、卫生局、中医院、乡镇卫生院等各相关单位根据国家标准进了数次自评，经过3年的充分准备，于2007年12月接受了省专家组的验收评审，被批准为“辽宁省农村中医工作达标区”。通过开展创建农村中医工作达标区的活动，有力地促进了金州区中医工作的开展：金州区中医院新建了1.1万平方米的综合住院大楼，金州区中医医院的综合服务能力和水平不断提升；率先开展了乡镇卫生院中医科的规范化建设，配置了46名中医药专业技术人员，使全区所有乡镇卫生院都设置了中医科，使全区卫生院中医特色更加突出；加强了以村卫生所为网底的基层网络建设。全区167个村卫生所中337名乡村医生都能掌握中医药常见病、多发病的防治，全区85%的村卫生所中医药治疗率达到30%以上。

通过开展创建农村中医工作达标区工作，大连市以此为契机也带动了全市其他区市县中医工作的开展。乡镇卫生院中医药服务网络进一步完善，提供中医药服务能力进一步提高。如庄河市大郑镇中心卫生院和普兰店市城子坦镇卫生院开展中药饮片、火罐、推拿等特色中医药服务，中医药年收入分别达到80万元和30万元，占各自业务总收入的38%和29%。

同时，大连市积极发展社区中医药事业，组织大连市内四区社区卫生服务中心中医药现状情况调查。经过长期的建设，社区中医药服务内容不断得到拓展，100%社区卫生服务机构开展了中医药项目，70%以上的社区卫生服务中心开展了两种以上的中医疗法。其中甘井子区泡崖南区社区卫生服务中心和沙河口区中山公园民权社区卫生服务中心中医药年收入分别为88万和41万，开展的中药饮片、针灸、火罐等中医特色疗法极大地方便了周围老百姓就医。

五、开展“中医中药中国行”活动，切实推进中医药科学普及和文化建设

2007年，由国家中医药管理局发起的“中医中药中国行”大型科普宣传活动在全国范围内启动开展，大连市承办了“中医中药中国行”辽宁省大连站的启动仪式，国家中医药管理局向大连市中医医院赠送了价值30多万元的诊疗设备及向大连市市内四区社区医疗机构和农村乡镇卫生院赠送了中医相关内容的图书和科普资料等。大连市中医医院、大连市中西医结合医院及大连市中心医院等16家医疗机构共抽调45名高水平的国家和省市级名老中医专家在胜利广场开展了大型义诊活动，免费为1000多名市民提供了诊疗服务，并向市民发放了近千份的中医药认知度的问卷调查和近万份的中医科普宣传资料。国家中医药管理局的专家们还深入社区，为大连市社区医疗机构的100多名医生举办了社区中医实用知识的科普讲座。共计6000多名市民在“弘扬国粹、爱我中医”的签名墙上签名。

（王金玉）

33. 青岛市

【青岛市2007年中医药工作概况】

一、概述

（一）抓重点，上水平，“科教兴业”工作取得突破

科教兴业是中医药工作的难点问题，除系列科教项目进入国家队外，青岛市海慈医疗集团呼吸科被评为省名中医专科，青岛市海慈医疗集团肾病科、青岛市黄岛区中医医院肝胆科被评为山东省重点中医专科；青岛市组织国家级、省级优秀中医临床人才研修项目培养对象参加考察学习，并通过了结业考核；山东青岛中西医结合医院姚开炳等3人增补为山东省名中医；青岛市出台了包括9个子计划的《2007年青岛市中医药人才培养计划》，配套培养经费192万元，启动实施《青岛市中医事业四名工程第二周期实施方案（2007～2011)》，启动了市级高层次优秀中医（中西医结合）临床人才培养工作，经资格审查、笔试、面试，遴选6名学科带头人、21名重点技术骨干培养对象进行重点培养，下发了考核标准与要求；青岛市召开了第三届全市中医药学术交流大会，对获奖优秀中医药学术论文、中医病历和中医护理文书进行了表彰，举办了11期“名师论坛”学术活动；青岛市组织全市1200余名中医执业医师参加中医四部经典著作学习考试，下发了《青岛市2006～2007年度中医科研计划》。

（二）抓弱点，顾全局，夯实基层中医药工作基础

为做好社区和农村中医药工作，青岛市开展了中医专业中专学历教育考试报名工作，遴选了438名乡村医生参加山东高等中医药专科学校中专学历教育考试，436名乡医考试合格被录取；遴选推荐了14名乡镇卫生院中医临床技术骨干赴山东中医药大学培训；遴选出青岛市城阳区夏庄街道东宅子头社区卫生室等116个中医特色村卫生室建设单位、青岛市市北区敦化路街道社区卫生服务中心等7家第二批中医特色社区卫生服务中心和青岛市崂山区王哥庄中心卫生院等14家第二批中医特色乡镇卫生院建设单位，使青岛市中医特色社区卫生服务中心建设单位达到12家、中医特色乡镇卫生院建设单位达到22家，同时对首批5个中医特色社区卫生服务中

心和8个中医特色乡镇卫生院进行了建设期满验收评审；在国内率先举办了首期中医类别全科医师岗位培训班，70余人参加；开展了首期社区卫生技术人员中医药培训，张新德等369人成绩合格；组织专家编写了《社区中医药应用》，由人民军医出版社正式出版，受到同行好评；积极协调指导李沧区创建全国中医药特色社区卫生服务示范区，该区通过了国家中医药管理局专科的评估验收。

（三）抓难点，强管理，中医内涵建设稳步推进

内涵建设是中医药事业的焦点问题，青岛市召开了中医工作现场会，交流了工作经验，下发了本年度对区、市卫生局和局直单位中医工作的考核指标；中医工作博客“医路有你”（www. qdzyc. bokee. com）访问量达74500人次，青岛市通过工作博客做好信息宣传工作的做法在全国部分省市中医药信息工作座谈会上介绍了经验；青岛市组织贯彻学习国家中医药管理局《中医医院中医药特色评价指南（试行）》和《中医医院（三级）中医药特色评价细则（试行）》，修订《青岛市中医（中西医结合）医院医疗质量监测考评标准》，开展了中医、中西医结合医院进行年度医疗质量考评以及中医医院管理年活动督导，在山东省中医医院管理年活动检查中青岛市受到检查组高度评价；青岛市卫生局指导青岛市药膳研究会顺利改选换届，指导成立了青岛市中医药学会养生保健专业委员会成立；青岛市遴选出的青岛市海慈医疗集团感冒门诊等29个中医特色感冒门诊为广大群众提高中医药防治感冒特色服务；青岛市组织召开了青岛市中医护理工作研讨会，聘请中华中医药学会护理分会主任委员冯运华教授等来青岛讲解新版《中医常规技术操作规程》；青岛市卫生局带领有关中医医院院长、区（市）卫生局分管局长（中医管理专干）赴沪甬考察当地中医工作先进经验；青岛市编印《青岛中医药动态》3期；全市10所公立中医机构在均次费用得到有效控制的情况下，业务收入以10% ~20%的速度稳步提升。

二、推进大众绿色医疗工程

为缓解“看病难 看病贵”的热点问题，青岛市积极推进大众医疗工程，遴选出大众绿色医疗定点机构达106家，控费病种（项目）62个，全年为患者节约费用1200余万元，服务4.9万人次。青岛市编写了《绿色医疗就医指南》，开展了绿色医疗健民行动暨迎奥运养生保健宣传月，组织106家定点机构分12个区片为55岁以上中老年人免费进行有针对性的养生保健指导，服务人群达20万人次。青岛市开展了“养生保健科普宣讲与中医药适宜技术推广活动”，共发放《青岛市居民养生保健指南》、《常见病中医适宜技术50项》、《社区中医适宜技术50项》共计4万余份，宣讲推广1万余人次。

三、系列科教项目进入国家队

2007年，青岛市有系列科教项目进入国家队，取得科教兴业的重大突破。山东青岛中西医结合医院被确定为国家中医药管理局重点中西医结合医院建设单位；青岛市海慈医疗集团肺病科、针灸推拿康复科和山东青岛中西医结合医院胆石症科被评为全国重点中医专科（病），胶南市中医医院中风科被评为全国农村中医特色专科，至此青岛市拥有国家级中医重点专科4个、国家级中医特色专科2个；3项课题首次被科技部纳入国家“十一五”中医药科技支撑计划，获得科研经费70万元；中华中医药学会血栓病分会在青岛成立，吉中强任主任委员，结束了青岛市无国家级分会主任委员的历史；系统医学与中医药科学研究中心在青岛市成立，中科院院士戴汝为教授为中心首席科学家。

（汪运富）

34. 宁波市

【宁波市2007年中医药工作概况】

一、概述

宁波市积极推进中医药参与城乡社区卫生服务。该市2007年下发了《关于印发宁波市中医药参与城乡社区卫生服务项目建设实施方案的通知》，成立宁波市中医药进农村、进社区专家顾问团，全面启动中医药参与城乡社区卫生服务项目建设。宁波市海曙区、慈溪市、江东区分别申请创建全国中医药特色社区卫生服务示范区和省级中医药参与社区卫生服务示范区，海曙区和江东区还分别以政府名义召开了中医药参与社区卫生服务的工作会议，并进行了中医药适宜技术培训；奉化市大力开展中草药研制与开发应用，在农村积极推广中草药适宜技术与协定处方，还将适宜的中医药服务纳入新农合基本诊疗和药品目录，从2007年起将新农合参保人员的有效中医药报销比率从15%提高到30%。另外，宁波市各社区卫生服务中心积极开展省、市级中医药参与社区卫生服务示范单位创建，纷纷将“简、便、验、廉”的中医药服务融入整个社区卫生服务工作之中，促进全市城乡社区中医药服务的健康发展。

宁波市加强中医医院管理和学科（专科）建设。2007年以来，宁波市8家公立中医医院建设得到不断推进，宁波市中医院和镇海区中医院移址新建工程进展顺利，其中宁波市中医院总建筑面积62227平方米的医疗综合楼（包括住院楼、医技楼和门诊楼三大部分）主体结构全面结顶，医疗综合大楼将进入全面装修阶段；海曙区中医医院已完成门诊部改造；宁波市中医院、奉化市中医院、象山县中医院进入省卫生厅第一批中医“名院”建设项目。2007年4月，宁波市成立中医医疗质量控制中心，加大了中医医疗质量管理和控制的力度，以促进中医医疗质量的提高。2007年共有10个学科（专科）被省卫生厅评审确定为浙江省首批中医“名科”建设项目；6个学科（专科）确立为宁波市新一轮中医重点学科（专科，含扶植）。2007年有1个合作项目获2007年浙江省中医药科学技术创新奖一等奖，3个自主项目获三等奖。

宁波市继续推进中医药人才培养工作。宁波市在持续推进中医人才队伍建设过程中，2007年特别加强了中医传承工作。王建康、马伟民等9位基层名中医在2007年6月顺利通过了省中医药管理局专家考核组的中期考核；林刚、陈霞波、朱可奇顺利通过第三批全国老中医药专家学术经验继承人出师验收；王芳、王建康、蔡航波被国家中医药管理局授予第一批“全国优秀中医临床人才”称号；钟顺儿、陈霞波被中华中医药学会授予全国首届“中医药传承高徒奖”。另外，宁波市与浙江中医药大学成教学院合作举办“农村中医骨干”学习班，制定了宁波市农村中医骨干人才培养项目实施方案，并由该局配套经费解决教学点成本、管理学员、接待委派教师的食宿与交通等相关开支。

中医药学会工作成效明显，学术交流气氛活跃。2007年宁波市中医药学会工作推进较好，开展了诸如“全国第三届四大经典著作临床应用学习班”、“浙江省2007年中医外科、耳鼻喉科学术年会”、“2007年宁波市中医药学术年会”、“消化系统难治病中医诊治新进展”等继续教育项目6项；2007年5月，宁波市举行“访药乡送健康”活动，组织8位老中医药专家亲赴国家级药乡磐安，为当地群众开展医疗咨询和服务。2007年8月，宁波市组织6位中医药专家到慈溪市把脉中医质控工作。2007年9月底，宁波市中医药学会承办了全国首届中医护理先进集体表彰暨第二届第二次中医护理学术交流会，来自全国各中医医院近200余名代表参加了会议，较好地宣传和推动了宁波中医药事业的发展。另外，宁波市还举办学术沙龙5次，为广大中医药人员提供业务培训，提高基本理论和业务水平。

二、实施中医药参与城乡社区卫生服务项目建设

2007年7月30日，宁波市卫生局下发《关于印发宁波市中医药参与城乡社区卫生服务项目建设实施方案的通知》，成立宁波市中医药进农村、进社区专家顾问团，全面启动中医药参与城乡社区卫生服务项目建设。宁波市海曙区和江东区分别以政府名义召开了中医药参与社区卫生服务的工作会议；海曙区申请创建全国中医药特色社区卫生服务示范区；慈溪市、江东区申请创建省级中医药参与社区卫生服务示范区；奉化市利用其山区丰富的中医药资源，大力开展中草药研制与开发应用。另外，宁波市各社区卫生服务中心积极开展省、市级中医药参与社区卫生服务示范单位创建，纷纷将“简、便、验、廉”的中医药服务融入整个社区卫生服务工作之中，促进全市城乡社区中医药服务的健康发展。

三、深入开展医院管理年活动

2007年以来，宁波市各中医医院继续深入开展医院管理年活动，进一步建立健全各项规章制度，狠抓医疗护理核心制度的落实，积极采取“一站式”服务手段，改进服务流程，增设多项便民服务项目和内容，主动提供便民服务措施，不断提高服务水平。2007年10月10～20日，宁波市卫生局组织对全市7家二级以上中医医院进行了医院管理年活动组团式交叉督察，督察发现各医院扎扎实实将医院管理年活动融入医疗质量、学科（专科）建设、科研管理、后勤服务等各个环节，认真开展医疗质量评估和反馈，积极开展中医单病种规范化管理与应用，强化中医特色医疗建设，医院综合服务能力得到较大提升。

四、开展新一轮中医重点学科（专科）评审

宁波市在2007年全面开展了新一轮中医重点学科（专科）评审。为提高评审质量、确保公平公正，宁波市卫生局专门邀请了6名省内知名中医药专家作为评审专家，通过严格评审，确定中西医结合妇科学、中西医结合骨伤专科等6个宁波市新一轮中医重点学科（专科，含扶植）。同时，加大重点学科（专科）经费投入，补助每个学科每3年25万元，要求建设单位按1∶2的比例给予配套（专科减半补助）。通过加强中医学科（专科）建设，一些学科（专科）规模和效益得到进一步扩展和提升，基本做到“人无我有，人有我专”，较好地发挥了示范和辐射作用，也受到了广大患者的青睐。

五、中医药发展战略报告会

2007年5月25日，宁波市卫生局、宁波市中医药学会联合举行“中医药发展战略报告会”。上海中医药大学研究生院原院长、上海市名中医王庆其教授应邀莅会作了《用科学的观点认识中医学》的大型报告。宁波市国家级、省级名中医及他们的继承人，各县（市、区）卫生局领导、相关人员，中医药学会各专业委员会主委，各中医医院院长，新闻界人士等150多人参加了此次会议。会议号召全市中医界人士统一认识，抓住中医药发展新的机遇，以实际行动推动事业发展。

（柯春海）

35. 深圳市

【深圳市2007年中医药工作概况】

一、中医发展呈现好的势头

第一，中医医疗服务能力显著提高。2007年，深圳市中医医疗机构263家，其中医院5家，中西医结合医院2家，中医门诊部10家，中医诊所246家，比2006年增长10.97%；以上5家中医院的门（急）诊疗人数共398.3万人次，占全市诊疗总量的6.7%。

第二，中医药立法进入快车道。深圳市卫生局领导高度重视中医药立法工作，下大力气与市人大和市法制办等有关部门进行沟通、协调，组织有关部门对《深圳经济特区中医药条例》进行了反复修改，并上报市法制办。经过多方协调，《深圳经济特区中医药条例》由上半年调研项目调整为预审议项目，力争2008年通过审议立法。

第三，重点项目建设进展顺利。深圳市认真落实《“十一五”卫生发展规划》，以建设市中医院为重点，带动区级中医院与综合医院中医科的建设。市政府投入1.8亿元的市中医院新住院大楼建成并投入使用，医院病床总数将由目前的400张增至600张；深圳市中西医结合医院经市编委批准，筹建工作进展顺利；深圳市中医院一门诊将改建为针灸推拿专科医院，此项工作将填补省内空白；福田区中医院新大楼建成；罗湖区中医院住院楼已列入新建项目计划；宝安区中医院综合门诊部已经立项；龙岗区中医院已奠基。

第四，中医药事业发展的瓶颈问题得到高度关注。深圳市卫生局高度关注中医药发展的瓶颈问题，专门组织开展了对深圳市中医医疗服务价格体系、中医医疗服务与医疗保险偿付标准、医疗机构中药制剂情况、中医保健服务行业的调查，并就调研结果形成了4个调研报告，提出了意见或建议。

二、中医社区服务网底初步形成

一是建设一批中医示范社区。2007年5月，经广东省、国家两级评审，盐田区已获得国家级中医药特色社区卫生服务示范区的光荣称号；宝安区公明医院、福田区梅山社区健康服务中心被广东省卫生厅、广东省中医药局授予“广东省首批中医药特色示范单位”称号。二是加强社区健康服务机构的中医药服务能力建设。深圳市要求每个社区健康服务中心选拔1名非中医专业医务人员，参加“中医药适宜技术进社区培训班”，集训3周时间，使他们了解中医药基本知识，掌握火罐、艾灸等中医药适宜技术。目前，全市600个社区健康服务中心，能开展中医药服务的中医专业人员有260多人，每个社区健康服务中心至少有1人能够开展中医药适宜技术。与此同时，深圳市还有29名名优中医主动请缨，到社区服务，向社区医生传授医疗经验，直接为市民解决“看病难，看专家更难”问题。三是大力推进中医药科普知识进社区活动。为充分发挥中医在疾病预防和治疗中的作用，深圳市加大对社区居民中医药防病治病的科普知识的宣传，专门成立了由60名中医专家组成的“中医药科普知识进社区讲习团”，确定了70多个与市民健康息息相关的题目，在深圳市各个社区免费为市民讲座，让广大人民群众了解中医药、认知中医药。目前，中医社区服务网底初步形成。

三、中医行业亮点纷呈

一是“中医坐堂”率先破冰。2007年2月，深圳市卫生局印发《关于在中药店设置中医医疗服务试点工作的通知》，在全国率先启动“中医坐堂”试点工作。

二是中医影响逐渐扩大。深圳市加强中医药新闻宣传报道工作，普及中医药科普知识，正确引导舆论导向，为中医药事业发展服务和人民群众健康服务。在《深圳特区报》、《中国中医药报》、《深圳卫生》等媒体开辟专栏专刊，让广大人民群众了解、认知、感受中医药，享受中医药发展带来的成果。

三是中医科研硕果累累。2007年全市中医系统共承担各级科研课题106项，国家级课题4项，省级课题34项，其中深圳市中医院立项课题28项。全市中医系统发表论文452篇，其中国家级184篇，省级268篇。

四是中医继续教育不断深入。深圳市承担各级中医药继续教育项目44项，其中国家级2项，省级10项，市级31项；有5674人次参加了2007年中医药继续教育培训。

四、“名院、名科、名医”工程建设初见成效

在名院建设方面，深圳市中医院被确定为广东省首批中医名院单位，宝安区中医院被确定为广东省首批中医名院创建单位。

在名科建设方面，深圳市中医院肝病专科通过了国家“十五”重点中医专科建设验收，成为深圳市卫生系统第一个国家级重点专科；深圳市中医院针灸科、肾病科和深圳平乐骨伤科医院老年骨科被国家中医药管理局确认为中医重点专科建设单位。

在名医建设方面，在深圳市评选出67位名优中医的基础上，深圳市卫生局提供并扩大了名中医的服务平台，下发《深圳市“名中医馆”的建设标准》（试行），在深圳市中医院等9个单位设立“深圳市名中医工作馆”。

五、中医服务水平得到全面提升

深圳市以“医院管理年”活动为契机，围绕“质量、安全、服务、费用”的主题，在2006年检查的基础上，加强行业规范化管理，深化医院管理年的内涵。第一，关口前移，深圳市抓好检查医院“三级”查房、中药处方、中医病历和中药饮片质量。第二，深圳市开展中药饮片和中药处方、病历书写规范大练兵活动，确保医疗质量安全。第三，深圳市积极推进全市放心中药房Ⅱ期建设，逐步提高中药处方规范化水平及中药饮片质量。深圳市开展《处方管理办法》及《中药处方与调剂规范》培训，全市有250余名中医药人员参加培训。第四，深圳市卫生局与市总工会联合在深圳市开展医疗机构中医药技术竞赛活动。第五，深圳市完成了2007年全国执业医师资格考试（中医类）的报名受理、资格审查和考务工作，共受理214人报名，参加实践技能考试人数214人，参加笔试人数152人。

六、中医文化功能得到彰显

一是借助深圳读书月活动，深圳市开展第八届深圳读书月“中医文化系列活动”。该项活动荣获第八届深圳读书月“优秀活动奖”；二是深圳市中医院与中国中医药报社联合成功举办了“首届全国中医药书画摄影大赛暨中医院文化建设与传播研讨会”，成为全国中医药机构文化建设的一次盛会，得到广泛的好评。卫生部副部长、国家中医药管理局局长王国强出席了会议；三是深圳平乐骨伤科医院把医院文化建设与业务建设结合起来。四是深圳市加强对行业学会的指导，促进中医药对外交流与合作。

（廖利平、武肇玲）

36. 厦门市

【厦门市2007年中医药工作概况】

一、概述

2007年厦门市共有三级乙等市

级中医院1家，区级中医院1家，中医门诊部4家，诊所72家。全市中医总床位数达1450张，每千人口床位数为0.62张。

中医类别医师总数1241人（含乡村医），每千人口医师数0.53人，其中各类各级医院中医师326人，社区卫生服务中心中医师总数137人，个体诊所中医师121人，乡镇卫生院中医师60人，村卫生所中医师14人，乡村中医134人，449人为能中会西的乡村医师。

厦门市在市区两级中医院继续推行医疗、人事、分配、后勤理等方面的改革，推行绩效管理，促进中医医院的全面发展。厦门市中医医疗系统还大力改进了医疗质量评估与检查方法，实施关键环节质量监控，抓医疗重要环节，杜绝差错事故与安全隐患，全市中医医疗工作质量稳定良好。注重中医临床科研与教学工作，促进教研相长，厦门市制定了中医药科技工作计划，加大科研投入与管理力度，2007年全市共投入近200万元进行中医科研工作，中医药科研成绩突出，首次获得国家科技“十一五”支撑计划重点项目1项。厦门市重视中医院急诊科建设，不断加强设备配备与人员培训，提高中医院的应急能力。

加强中医人才队伍建设，至2007年底，厦门市共有第一批国家级名老中医2名、第二批国家级名老中医2名，第三批国家级名老中医3名，第四批国家级名老中医2名，共带徒14人，经选拔成为全国优秀中医人才研修项目者1名、福建省级优秀中医人才研修项目2名、福建省优秀农村中医人才1名、厦门市优秀中青年中医后备人才10人。

加强中医重点学科建设，至2007年底，厦门市共建有国家级中医重点专科项目1个，重点专病项目1个，在建国家级中医重点专科项目2个，省级中医重点专科项目4个，在建项目3个，市级医学中心1个，市级重点专科3个，规划重点专科2个。

农村中医药工作取得成绩，至2007年底，厦门市共有国家级农村中医药特色专病建设项目2个，省级农村中医药特色专科建设项目2个，省级乡镇卫生院示范中医科建设项目2个，市级农村中医重点专科建设项目4个。厦门市加强管理，组织市级中医专家组对农村中医特色专科专病项目进行考核与指导，明确各农村特色专科的建设目标与努力方向。通过农村医疗机构中医重点专科专病建设，抓人才引进与培训、学术交流、技术引进，取得了良好的经济效益与社会效益。厦门市启动福建省第三届乡村医生中医中专学历教育项目，2007年在厦门卫校培训点扩增乡医学生320名。厦门市组织第三期113名乡医中医中专学历班报名审核。选送厦门市农村及社区卫技人员18名参加福建省乡镇卫生院中医临床技术骨干培训班，提高了基层单位中医临床诊疗水平。

加大中医中药服务社区的工作力度，目前厦门市有福建省中医药进社区示范中心4个，分别为思明区鼓浪屿社区卫生服务中心、思明社区卫生服务中心、厦港社区卫生服务中心、梧村社区卫生服务中心。根据2007年全市社区卫生服务新规划，中医药系统积极参与社区卫生服务体系建设。厦门市中医院主动与相关社区卫生服务中心如梧村社区卫生服务中心商谈调研相关卫生服务事宜，并加大了禾祥东门诊建设力度，努力为社区居民提供方便、快捷、经济、综合的医疗护理服务。

二、医院建设

厦门市中医院以创三甲工作为重点，加强内涵建设。规范医院各项管理工作，取得了优异成绩。全年收治门诊病人118万人次（与去年同比增长14%），住院病人2.3106万人次（与去年同比增长21.8%），各项医疗指标均达到三甲医院标准，完成总收入3.35亿元（与去年同比增长7153万元增长33.8%），收支节余2601万元，实现了持续、稳步发展目标。

厦门市中医院从基本素质入手，狠抓“三基三严”训练，并在厦门市“2007年岗位练兵技能大比武”竞赛中获团体三等奖。

2007年9月，厦门市中医院荣获“全国首届中医护理先进集体”称号。

2007年厦门市中医院成为福建中医学院第三临床医学院。

三、中医学科与特色建设

厦门市始终把保持发挥中医药特色作为核心任务，围绕中医做精、西医做强、坚持走中西优势互补的发展道路，强化和支持中医药特色病种和中西医科室建设。厦门市进一步修订了中医诊疗常规，提高中医中药参与率，市区级中医院的中医治疗率达85%以上，中西医结合治疗率达95%以上，形成了中医院独特的技术优势。2007年全市开设了46个特色中医门诊，成立了中医“治未病”领导小组讨论和开展中医“治未病”，取得了良好的社会和经济效益。

开展中西医结合特色护理，推行人性化服务。在原有开展整体护理工作的基础上，厦门市积极发挥传统医学优势，运用中医整体观念观察病情、辨证施护，将中医护理理念与现代护理模式有机结合，在全市建立了中医特色护理模式，并坚持以病人需求为导向，创造性地为病人提供感动服务，大大提高了病人满意度。

厦门市认真实施名医、名科、名院战略，重点专科建设成绩显著。2007年肝病中心、慢性胃炎专病通过国家中医药管理局组织的专家评审，成为国家中医药管理局首批重点专科专病，中医儿科、中医肛肠科成为国家中医药管理局重点专科建设单位。

四、中医药海外合作与交流

厦门市卫生局积极开展国际中医药培训交流工作，与东南亚各国如新加坡、马来西亚中医药组织建立了良好的稳定的互动关系。2007年联合举办了“中医临床各科（中医外科、儿科、男科、妇科、针灸等专业）高级研修班”共5个海外班。

借助海峡西岸经济区的优势，

厦门市卫生局积极拓展台湾的培训市场。厦门市中医院与台湾俊达公司成功签订10年的培训计划，长期为台湾俊达公司提供中医药的特色培训。2007年共举办3期60名学员，均获得台湾同仁的赞誉，为促进两岸同仁民间往来，以医会友积极努力。

2007年3月25日，金门红十字会来厦门市进行中医药工作交流，代表团参观访问了厦门市中医院。

2007年3月29～31日，泰国卫生部和庄甲盛大学访问厦门市。泰国卫生部替代医学司司长威猜先生、庄甲盛大学校长玛诺教授、替代医学院院长、泰国中医总会理事长等访问团一行就中医药在两国的发展状况进行了交流，并对未来合作机会进行了探讨。

2007年5月，菲律宾华侨善举总会董事长李逢梧等人访问厦门市卫生局，邀请厦门市组织中医师前往菲律宾义诊，并宣传中医药文化。2007年12月，厦门市政府组织厦门市中医院高级医师组成义诊团赴菲律宾义诊，接诊1200多人次，受到当地华侨好评，当地华文媒体也做了很高的评价。

为进一步弘扬我国传统中医药文化，扩大厦门市与墨西哥瓜达拉哈拉市两个友好城市的医学交流，美国永嘉公司董事长黄永平先生提议并出资，厦门市外办与厦门市卫生局积极配合，拟由厦门中医院与瓜市合作，在瓜市开办中医学院和中医医疗保健机构，目前墨西哥方面已正式邀请厦门市政府与医院代表前往墨国进行市场调研与合作考察。

第二届海峡两岸中医药发展与合作论坛在两岸中医药界同仁的共同努力下，于2007年7月1～2日在厦门市隆重召开。卫生部副部长、国家中医药管理局局长王国强，国务院台湾事务办公室交流局副局长陈昕等领导及省市领导和台湾中药界研发、生产、商贸代表68人，香港、澳门卫生局代表等共计180人出席了会议。第二届论坛取得了实质性成果，已签订关于在厦门成立海峡中医药交流与合作中心合作意向书，作为2007后论坛及两岸四地乃至东南亚地区中医药交流合作的基地，开展中医药人员培训，学术交流、承办会议、科研合作、境外客户来厦门开展医疗服务和中介服务、开办专题论坛、投资商贸、保健旅游、展览展示活动等进行合作，研究国家对台政策，为中医药的发展提供相应政策支持，并研讨中医药继承发展中的重大问题，研究发展中医药的战略思路，互动互进，互利共赢，在厦门形成服务两岸、面向亚太的中医药合作交流与投资商贸交易中心。

五、中医中药厦门行

2007年8月3日，由国家中医药管理局等17个部门和单位共同主办的“中医中药中国行”大型科普宣传活动第二站——“中医中药厦门行”活动，在厦门市隆重举行了启动仪式。组委会向厦门市基层医务工作者代表赠送了10000册《乡村中医实用技术》、《社区中医实用技术》和《中医药知识普及读本》等图书和价值20万元的医疗设备。启动仪式后，出席活动的领导、嘉宾与群众一起参观了厦门中医药文化展廊，并参加了“弘扬国粹，爱我国医”万人签名活动。厦门各医疗机构的中医药专家还在现场进行了义诊咨询活动。现场发放了中医药科普宣传资料和中国中医药报特刊，开展了“中医认知度调查”等活动，厦门市还组织了百名社区医生参加了专题培训活动。

六、中医药杂志

《中医药通报》杂志社注重人才培养，提高编辑人员的专业素质，树立严谨的作风，明确编辑人员的工作职责，突出中医特色，提高杂志内涵和品位，明确杂志的定位，坚持走精品办刊的方向，使《中医药通报》逐渐得到港澳台及东南亚各国中医药同仁认可，成为香港浸会大学“中医大讲堂”、马来西亚东方中医药进修学院、新加坡中医药学院、澳门中医药学院等东南亚及海外各中医学术团体重点推荐的中医药学术期刊之一，在海内外读者中具有较高的知名度。

2007年4月在全国中医药期刊评选活动中，《中医药通报》杂志获得国家中医药管理局颁发的全国中医药优秀期刊奖，成为福建省唯一获此殊荣的期刊，得到福建省及厦门市新闻出版行政管理部门的关注和赞赏。

（孙　健）

37. 沈阳市

【沈阳市2007年中医药工作概况】

一、概述

2007年在市委、市政府的领导下，沈阳市的中医工作有了快速的发展，圆满地完成了各项任务，有些工作取得了历史性的突破，得到了前所未有发展。在这一年中，沈阳市成立了沈阳市中医管理局，实现了沈阳市中医界人士多年的夙愿，建设了全省首家沈阳中医名医馆，加强了中医人才培养、专科专病建设，强化了中医医院管理，加强了中医药社区卫生服务和农村中医工作，为沈阳市中医事业又快又好的发展奠定了良好的基础。由于工作成绩突出，沈阳市中医管理局受到辽宁省中医管理局、沈阳市卫生局表彰，被沈阳评为“2007年度辽宁省中医管理工作先进单位”，被沈阳市卫生局评为“先进集体”。

二、中医医疗机构各项指标明显提升

截止到2007年11月30日，沈阳市13家二级以上中医医疗机构（不含康平县、法库县中医院）有中医药人员635人，编制床位1704张，年门诊量1524276人次，年急诊量139788人次，年总收入37547.83万元，人均业务收入12.18万元，医疗设备总值13150.05万元，以上指标均较去年有明显提高。沈阳市中西医结合医院、苏家屯区中医院年总收入均过亿，在辽宁省中医院行列内排前三名。

三、中医医院管理得到了加强

沈阳市继续贯彻全国、省中医工作会议精神，在全市中医医疗机构组织开展了“以病人为中心，以提高医疗服务质量为主题”的医院管理年活动。按照国家中医药管理局《关于印发中医医院中医药特色评价指南（试行）》、《中医医院（三级）中医药特色评价细则（试行）》及辽宁省中医管理局的有关要求，沈阳市组织专家开展了2次对全市二级以上中医医疗机构管理年督导活动；受辽宁省中医管理局委托沈阳市组织专家对辽宁中医药大学附属一、二、三院及本溪市中医院进行了管理年督导检查。通过医院管理活动开展，全市中医医院管理工作更加规范，医疗服务质量和服务能力有较大程度提高。

四、沈阳市中医管理局成立

为进一步把沈阳市中医工作做大做强与沈阳市经济发展速度相适应，近年来，有不少有识之士、人大代表、政协委员、党派代表多次呼吁成立沈阳市中医管理局，在沈阳市市委、沈阳市市政府关心、支持下，经沈阳市卫生局的积极努力，2007年8月沈阳市卫生局领导班子研究同意向沈阳市编委申请成立沈阳市中医管理局。2007年10月11日沈阳市编委同意成立中医管理局，12月27日正式挂牌。沈阳市中医管理局的成立，是沈阳市历史性的突破，为沈阳市更好地发展中医事业提供了有力的组织保障，为今后中医工作的开展打下了良好的基础。

五、沈阳中医名医馆建设初具规模

沈阳市市委、市政府《关于进一步落实科学发展观，加快沈阳市卫生事业发展的若干政策措施》，加快了沈阳中医名医馆的建设步伐。在沈阳市市委、市政府的亲切关怀和沈阳市财政的大力支持下，目前辽宁省首家“沈阳中医名医馆”门诊和病房改造工程基本完成，已于2007年5月15日开始试运行，暂有8名老中医出诊。截止到年末，已有5913名患者接受了名老中医的医疗服务，深受患者欢迎。

六、5个城区实现中医药特色社区卫生服务示范区全面覆盖

按照国家中医药管理局关于继续创建全国中医药特色社区卫生服务示范区活动的通知要求，沈阳市和平区顺利通过国家中医药管理局组织专家的验收，成为全国中医药特色社区卫生服务示范区。与此同时，铁西区也开展了创建全省中医药特色社区卫生服务工作，经辽宁省中医管理局组织专家验收，成为辽宁省中医药特色社区卫生服务示范区。目前，沈阳市已有2个全国、3个全省中医药特色社区卫生服务示范区，沈阳市5个城区已形成中医药特色社区卫生服务示范区的全面覆盖。

七、开展沈阳市名中医评选活动

按照沈阳市名中医评选方案，沈阳市首次开展了沈阳市名中医评选活动，通过评审考核，并将评审结果在沈阳卫生信息网上进行了公示，最终在2007年7月31日有15人被授予沈阳市名中医称号。在此基础上，沈阳市积极向辽宁省中医管理局申报省名中医，2007年7月30日沈阳市又有3人被辽宁省卫生厅评为辽宁省名中医。

八、开展沈阳市中医学科带头人评选工作

为进一步提高沈阳市中医药防病治病水平，建设一支高水平的中医临床队伍，为人民群众提供优质的中医药服务，沈阳市组织开展了首批中医学科带头人评选活动，按照中医学科带头人评选要求，最终在2007年10月8日有13人被评为沈阳市首批中医学科带头人。

九、中医专科专病建设得到加强

沈阳市中西医结合医院接受了国家中医药管理局组织专家的评审，成为国家中医药管理局重点中西医结合医院建设单位。沈阳市中西医结合医院皮肤科、苏家屯区中医院脑病被国家中医药管理局确定为“十一五”重点专科建设项目进行强化建设。

沈阳市综合专科医院的中医工作取得了突出成绩，沈阳市传染病院、沈阳市精神卫生中心中医科被国家中医药管理局、卫生部、总后勤部卫生部授予全国综合医院中医药工作示范单位称号。沈阳市传染病院的肝病专科、沈阳市精神卫生中心的精神疾病科入选了国家中医药管理局“十一五”重点专科建设项目。沈阳市传染病医院被辽宁省卫生厅授予辽宁省中西医结合肝病医疗中心。

农村中医医疗机构通过开展重点专科（专病）建设工作，提高了中医药服务能力，使中医特色优势更加突出，临床疗效更加显著。新民市中医院肛肠科通过了国家中医药管理局组织的专家评审，成为国家中医药管理局农村医疗机构中医特色专科（专病）建设项目单位。苏家屯区、于洪区中医院申报了“国家农村医疗机构针灸理疗康复特色专科建设项目”。

十、启动了沈阳市优秀青年中医人才培养项目

沈阳市在2006年开展评选沈阳市十佳优秀青年中医师评选活动的基础上，对评选出的沈阳市优秀青年中医人才进行了3期（总时间为1年）高层次系统的培训，取得了良好的效果，为沈阳市中医事业的发展打下了良好基础。

十一、开展沈阳市乡村医生中医药知识与技能培训工作

2007年8月，沈阳市启动了乡村医生中医药知识与技能培训项目。在沈阳市财政的大力支持下，沈阳市投入20万元免费对全市乡村医生进行大规模的培训。沈阳市组织专家结合全市农村常见病和多发病的实际情况为乡医编写了中医培训教材，并深入到各区县举办培训班，为乡医更好地学习创造了有利的条件，截止到年底，全市有3512名乡村医生接受了培训，占乡村医生总数的94.5%。通过培训，提高了广大乡村医生的中医药知识与技能水平。

十二、推动全市中医药社区卫生服务工作

为进一步推动全市中医药社区卫生服务工作，沈阳市在皇姑区召开一次沈阳市进一步深入开展中医药社区卫生服务工作现场会，对全市16家中医药社区卫生服务示范中心（站）进行了表彰和奖励，市财政给予了50万元设备奖励，购置了电脑熏蒸治疗机、电加热式煎药机等47台（件），此项活动极大地推动了沈阳市中医药社区卫生服务工作的发展。

十三、东陵区成为辽宁省农村中医工作达标区

东陵区开展了创建辽宁省农村中医工作达标县（区）活动，经辽宁省中医管理局组织专家验收成为辽宁省农村中医工作达标区。目前，沈阳市有2个全国农村中医工作先进县（区），1个辽宁省农村中医工作达标区，沈阳市农村中医事业的发展起到了示范和推动作用。

十四、开展药品零售企业设置中医坐堂医诊所试点工作

按照国家中医药管理局《关于开展药品零售企业设置中医坐堂医诊所试点工作的通知》，在充分调研的基础上，沈阳市下发了开展药品零售企业设置中医坐堂医诊所试点工作的实施方案，决定在沈阳市5个城区开展试点工作，原则上每区可开办1~2家中医坐堂医诊所，实施方案下发后，有27家药品零售企业提交了设置医疗机构申请书，各区卫生行政部门通过审验文字材料和组织专家现场勘验，全市共批准了11家中医坐堂医诊所。

十五、中医中药中国行辽宁省启动仪式暨沈阳站活动圆满完成

为贯彻落实《国家中医药管理局关于举办“中医中药中国行”大型科普宣传活动的通知》及辽宁省卫生厅《关于印发〈辽宁省实施“中医中药中国行”大型科普宣传活动方案〉的通知》精神，2007年9月9日、10日分别在沈阳市政府广场和新民市大柳屯乡举行了中医中药中国行辽宁省启动仪式暨沈阳站活动及中医中药中国行大篷车走进新民大柳屯活动。沈阳市卫生局、沈河区卫生局、新民市卫生局承办了中医中药中国行辽宁省启动仪式暨沈阳站活动及大篷车走进新民大柳屯活动。在辽宁省启动仪式暨沈阳站活动中，来自辽宁中医药大学附属医院、沈阳市中医院等19家医疗机构的165名专家在活动现场义诊，其中国家、省、市名中医近30人。现场义诊3723人，咨询5125人，发放了中医科普宣传资料26430份、中医中药报特刊1000余份、中医认知度调查问卷350份，1200余名群众在签名墙上签名。

王国强副部长等国家、省、市、区领导参加了启动仪式，并率随行人员视察了沈阳市中西医结合医院及沈河区朱剪炉社街道社区卫生服务中心，并对两所医院给予了很高的评价。

（王　莉）

38. 长春市

【长春市2007年中医药工作概况】

一、依法行政，不断规范中医医疗市场

依法行政是现代法制社会的基本要求，是落实科学发展观、构建和谐社会的重要手段之一。2007年长春市卫生局着重加强了医疗机构整顿和校验工作。根据吉林省中医药管理局下发的文件精神，在2007年6月制发了《关于做好长春市中医医疗机构校验工作的通知》。要求对全市通过执业登记取得《医疗机构执业许可证》的各级各类中医医疗机构进行校验，并进行了责任分工，长春市卫生局中医处负责医院的校验工作，县（市）区卫生局要认真做好门诊部、诊所的效验工作。2007年10月长春市完成了长春地区的11家中医医院民营（社会）医院的《医疗机构执业许可证》的校验工作，对不符合《医疗机构管理条例》要求的长春中西医结合医院、长春中医学院中西医结合医院、长春红高耀风湿骨病医院共3家医院做出了暂缓校验2个月的行政处理；对尚未校验的长春仁人中西医结合医院下发了校验通知。

打击非法行医是2007年卫生工作重点之一，它不仅关系到人民群众的身体健康和生命安全，同时对维护医疗市场平稳、健康的发展、维护社会稳定具有十分重要的意义。2007年长春市卫生局在各县（市）区卫生局自查的基础上，将打击非法行医活动与医疗机构执业许可证校验工作紧密结合起来，重点对中医医疗机构聘用非卫生技术人员行医的行为，出租、承包科室的行为，非法从事性病诊疗活动的行为，非法为他人进行胎儿性别鉴定或选择性别的终止妊娠手术的行为，非法开展医疗美容的行为，非法义诊、超范围执业等活动进行了明察暗访，发现并责令终止执业，进一步规范了中医机构的医疗服务行为。

二、加强基础管理，完善中医医院的制度建设

深入开展“以病人为中心，以提高医疗服务质量为主题”的“医院管理年活动”是努力实践“三个代表”的重要思想，全面树立和落实科学发展观，也是着重解决群众看病难、看病贵问题的重大举措。

为了继续深入贯彻落实“医院管理年活动”，按照吉林省中医药管理局《2007年“以病人为中心，以提高医疗服务质量为主题”的医院管理年活动方案》的总体要求，长春市卫生局转发了此方案，要求各单位加强组织领导，明确活动思路和要求。各县（市）区卫生局、中医医院十分重视开展医院管理年活动，在成立领导小组、制订活动方案、明确工作目标的基础上，将此方案中的指标逐级分解，责任到部门、责任到人，对各有关人员进行了专题培训。各中医医院还结合各单位的实际情况进行自查自纠，对医院已有的规章制度进行了梳理和完善，加大了对三级医师查房、三查七对，急、危、重症病人的管理，手术期病人管理和重大手术前讨论、疑难、危重、死亡病例讨论等核心制度执行情况的考核，加强对医务人员“三基三严”的培训，使医院管理逐步走向制度化、规范化，使医疗服务质量和水平得到了进一步的提升。通过医院管理年活动，各中医院在思想认识、组织措施、管理水平等方面都取得了成效。2007年9月长春市卫生局还组织有关管理人员和专家对全市其中4个县（市）、4个区的二级中医医院开展医院管理年活动进行了专项督导检查，进一步规范了医院管理，取得了实效。

为了进一步加强中医标准化、规范化建设，提高中医医疗机构的病历、处方书写质量，防范医疗纠纷事故的发生，确保医疗安全，长春市卫生局还制发了《中医医疗机构病历书写暂行规定的通知》，使全市中医医疗机构病历、护理表格的书写得到了进一步的规范、统一了标准。

2007年长春市顺利完成中医、中西医结合执业医师、助理执业医师的临床实践技能和综合理论笔试的考务工作。2007年度共计报名考生2125人，其中中医执业医师815人，中医助理执业医师870人，中西医结合执业医师240人，中西医结合助理执业医师200人。

三、以点带面，农村中医药工作取得新进展

在做好农村中医药工作中，长春市以创建农村中医工作先进县为突破口。长春地区的榆树市被批准为全国农村中医工作先进县后，长春市卫生局通过召开现场会、经验交流会，不断总结推广榆树市的创建经验，以点带面，极大地推动了农村中医药工作的开展。各县（市）积极参与先进县的创建工作。2006年，经吉林省中医管理局检查、考核、验收，确定长春市双阳区为省级农村中医工作先进县，为全国农村中医工作先进县创建单位。长春市双阳区在创建全国农村中医工作先进县工作中，突出工作重点，优化中医资源，强化网络建设，现在双阳区中医工作基本上形成了“上建中心，下打基础”的格局，加快了创建工作的步伐，现积极准备迎接国家及吉林省中医药管理局的中期验收工作。

农村中医药服务网络建设得到加强。几年来长春市始终坚持加强对各县（市）农村中医工作的督导，要求各县（市）中医院成立中医管理指导科，有计划地指导乡村中医工作的开展。乡镇卫生院要建立中医科，村卫生所要有开展中医药服务的基本设施，每年都将其列入年度中医工作考评目标。目前50%县（市）中医院已成立了中医管理指导科，60.7%乡镇卫生院均设立较为完善的中医科，50%村卫生所均能开展中医药服务。

长春市充分发挥中医药在基层卫生服务中的作用：一是积极开展中医药适宜技术的推广工作。2007年10月，长春市卫生局在长春中医药大学附属医院举办了长春地区中医适宜技术培训班。通过举办培训班，对中医医疗机构开展的中医药适宜技术进行筛选，将筛选的适宜技术有计划地向社区、乡村医生推广，确保他们学得会，用得上，更好地突出中医专科特色，提高中医医疗技术水平。二是研究探索在新型农村合作医疗工作中充分发挥中医药作用的政策措施。各县（市）区均将适宜的中医药服务项目纳入新农合的补偿范围，将必需的中成药和中草药纳入基本用药目录，更好地为农民群众服务。

城市支援农村中医工作顺利开展。每年长春市都组织中医专家到农村巡回医疗，送医送药。同时以长春市中医院为依托，长期支持乡镇卫生院建设，定期派中医专业人员到乡镇卫生院进行业务指导，免费接收乡镇卫生院医生进行短期培训，有力地推动了农村中医药工作的开展。

四、发挥优势，促进中医药融入社区

中医药是社区卫生服务中的特色，由于其“简、便、验、廉”的优势，深受百姓的喜爱。在促进中医药融入社区卫生服务中，我们加大了工作力度。一是每年组织开展社区医务人员中医药技术培训，通过培训使社区医务人员基本熟悉和掌握了中医药治疗常见病、多发病的小方剂和针灸、拔火罐、刮痧、按摩等治疗方法，满足了广大群众的基本医疗需求。目前长春市社区卫生服务站均能开展中医药服务。二是积极参与创建中医药特色社区卫生示范区活动。2006年，长春市卫生局组织专家巡回考察、评比，确定长春市南关区为全国中医药特色社区卫生服务示范区创建单位。长春市南关区在2007年的创建过程中，切实把“简、便、验、廉”的中医药服务融入医疗、预防、保健、康复、健康教育和计生指导“六位一体”社区卫生服务之中，解决了患者的疾苦，同时也提高了居民中医药知识的知晓率及社区卫生中医药服务的知名度，加快推进了社区中医药的服务工作。

五、加强中医药知识宣传，岗位练兵，营造良好的发展环境

为深入贯彻吴仪副总理在全国中医药工作会议上的讲话精神，根据吉林省中医药管理局关于开展“中医中药中国行”大型科普宣传活动与《开展“弘扬中医药文化，建设中医药强省”主题宣传系列活动通知》的要求，长春市卫生局制发了《“中医中药中国行”大型科普宣传吉林省暨长春地区启动仪式现场活动工作方案》，在吉林省中医药管理局的领导下，经过长春市卫生局的积极协调与周密组织，于2007年9月24日在长春市文化广场举办了“中医中药吉林行”大型科普宣传吉林省暨长春地区启动仪式现场活动，取得了圆满成功，得到了国家中医药管理局和吉林省中医药管理局的充分肯定和好评。为了进一步弘扬中医药文化，建设中医药强省，2007年6月9日（世界遗产日）在吉林省工人文化宫门前组织开展了“弘扬中医药文化，建设中医药强省”宣传及义诊活动。为进一步活跃中医系统文化体育生活，激发全系统职工拼搏向上、奋发进取的精神，更好地为中医药事业发展服务，长春市卫生局组织驻长的各级中医院、中西医结合医院、民族医院，参加了2007年6月吉林省中医药管理局举办的“全省中医系统第一届职工乒乓球比赛”。为推动长春市中医医疗机构护理工作，提高中医医疗机构护理人员的专业技术水平，加强能力素质建设，根据吉林省中医局《关于举办全省中医医疗机构护理“岗位大练兵”竞赛活动的通知》要求，长春市卫生局举办了长春地区参加“护理岗位大练兵”竞赛选拔赛，被选上的各队参加了全省的竞赛，在竞赛中长春市中医院取得了团体第4名的好成绩，中医护理工作得到了进一步的加强。为进一步加快推进长春地区中医药建设，2007年，长春市卫生局组织召开了全市“深入贯彻吴仪副总理讲话精神，加快推进长春地区中医药建设”座谈会。通过座谈，大家交流了经验，统一了思想，增强了责任感、使命感。

（徐道君、董大伟）

39. 哈尔滨市

【哈尔滨市2007年中医药工作概况】

一、积极参加医院管理年、形象年和治理商业贿赂3项活动

2007年哈尔滨市卫生局组织检查组，对宾县、方正、依兰、通河、木兰、巴彦等县中医医院3年来管理年活动开展情况进行了专项检查。同时，积极帮助哈尔滨市中医院、哈尔滨市骨伤科医院完善管理年各项整改措施，在黑龙江省中医管理局的专项检查中获得好成绩。根据黑龙江省中医管理局的安排，哈尔滨市卫生局代表黑龙江省中医管理局对齐齐哈尔市的依安、克东等县中医院的管理年活动情况进行了交叉检查。

在哈尔滨市开展的形象年活动中，哈尔滨卫生局对市直13家医疗单位的形象年活动的开展情况进行了督导，并对13家市直医疗单位的形象年活动的开展情况进行了小结。

在治理商业贿赂专项检查活动中，哈尔滨先后对尚志、延寿、呼兰、香坊、哈尔滨市中医院及哈尔滨市口腔医院等地区和单位的进行了专项检查。

二、积极开展中医人才培养

哈尔滨市卫生局开办了3个培训班。一是开办了哈尔滨市第3期乡镇卫生院中医骨干培训班，历时1个月，培训乡村中医骨干130多名。二是按照省中医管理局确定哈尔滨市为全省社区中医类别全科医师岗位培训试点地区的要求，哈尔滨市开办了黑龙江省首期社区中医全科医师岗位培训班，本期培训人数80名，按照国家中医药管理局培训大纲的要求，每期500学时，半脱产，大约需4个月，需要跨年度完成。三是开办了第3期乡村医生中医专业中专学历教育班。2007年参加学习的学员有100名，学制为3年，这也是哈尔滨市举办的最后一期，目的是到2010年基本解决乡村中医人员无学历的问题，使这些人获得参加执业医师考试的资格，使之能够继续在乡村医生岗位上从事医疗工作创造条件。

经过认真筛选和初评，哈尔滨市向黑龙江省中医管理局推荐了24名省级名中医候选人。

哈尔滨市召开了全市中医肛肠学会和中医手法学会学术交流会，请北京来的专家进行了专题学术讲座。

三、开展了两项专项调查工作

一是哈尔滨市开展了全市综合医院中医科、中药房设置情况调查，并按要求，将调查结果报黑龙江省中医管理局。此次共调查了全市70多个各类综合医院。二是哈尔滨市开展了全市中医类职称人员不在中医岗位工作情况调查，全市2000年以前的医务人员中有240多人属这种情况，已上报黑龙江省中医管理局。

四、积极推进中医重点专科建设

一是哈尔滨市参加了全省“十五”期间国家级重点专科建设验收工作。二是哈尔滨市中医院、哈尔滨市骨伤医院申报“十一五”期间国家级中医重点专科建设项目，并获得国家中医管理局批准立项。三是哈尔滨市启动了县级中医院省级中医重点专科（专病）建设规划，经过筛选，确定了12个县级中医院重点专科（专病）列入省级中医重点专科建设计划。

五、圆满完成“中医中药中国行”大型科普宣传活动黑龙江省哈尔滨站启动仪式

这项活动受到了国家中医管理局的表扬，还列入了哈尔滨市政府2007年优秀创意奖申报项目。哈尔滨市卫生局慕局长、李若奇局长高度重视这项活动，亲自协调市政府、市政协、市财政、公安、建委、医药集团等多个有关部门，获得了市领导的支持和各有关部门的配合，全局也进行了总动员。

六、启动了中医药免费治疗艾滋病试点项目

按照国家和省中医局的要求，经过精心准备和周密计划，在省专家组的业务指导下，在哈尔滨市卫生局中医处、疾控处和哈尔滨市中医院、哈尔滨市传染病院、哈尔滨市疾控中心的通力配合下，哈尔滨市正式启动了中医药免费治疗艾滋病项目，第一疗程已经开始。目前，有10名患者在接受治疗。

七、认真处理上访工作

2007年在黑龙江省中医局的支持下，哈尔滨市解决了中医一技之长人员多年上访问题，哈尔滨市有38名中医一技之长人员的执业资格得到了重新确认。

八、完成哈尔滨市中医工作的几个相关方案的研究制定工作

哈尔滨市完成了《县级中医院重点专科（专病）建设方案》、《中医药免费治疗艾滋病项目实施方案》、《中医中药中国行活动方案》、《社区中医药服务指导意见》、《哈尔滨市中医事业发展五年规划》等方案的研制工作。

九、完成2007年中医类执业医师实践技能考试的组织实施。

（刘世武）

40. 南京市

【南京市2007年中医药工作概况】

一、概述

（一）中医药服务能力建设

南京市继续深入开展“医院管理年”活动，进一步加大对中医医院核心制度落实、医疗行为规范情况的明察暗访力度。南京市卫生局制定下发了《南京市医疗机构中药饮片处方评价标准》并委托南京市质量控制委员会对医疗文件的书写、护理质量、院内感染等定期进行专业检查和指导。

南京市开展基本现代化中医院创建工作，南京市中医院被评为南京市基本现代化中医院。

南京市认真落实“十一五”中医发展规划，进一步加强中医医疗机构基础设施建设。南京市中医院完成部分病房楼的改造，江宁区中医院规划新建病房楼，高淳县中医院确定易地新建。

（二）农村和社区中医药工作

南京市卫生局坚持在农村和社区开展创建南京市“农村中医工作先进卫生院”和“社区卫生服务中医示范站”活动。目前已命名13所农村中医工作先进卫生院和18所社区卫生服务中医示范站。

南京市开展创建省级中医药特色社区卫生服务中心工作，继鼓楼区虹桥社区卫生服务中心、玄武区兰园社区卫生服务中心成为第一批江苏省中医药特色社区卫生服务中心建设单位后，秦淮区夫子庙社区卫生服务中心成为第二批江苏省中医药特色社区卫生服务中心建设单位。

南京市开展中医药特色社区卫生服务中心创建工作。南京市卫生局制定下发了《南京市卫生局关于加强社区卫生服务中医药服务能力建设的实施意见》、《南京市中医药特色社区卫生服务中心评审细则》，明确了南京市社区卫生服务中心中医药服务的基本要求。

按照市政府统一规划，南京市积极落实跨江发展战略具体工作任务。南京市中医院与六合区中医院、浦口区中医院达成协议，在人才培养、重点专科建设等方面进行技术帮扶。

（三）中医重点专科、专病建设

南京市加强对国家级、省级中医重点专科（病）建设的指导，继续加强对17个市级中医重点专科（病）建设单位的过程管理。南京市中医院妇科被列入“十一五”国家中医重点专科建设单位；肛肠科、脑血管科被授予“江苏省中医示范专科”称号，肿瘤科被列入江苏省中医重点专科建设单位，目前南京市省级中医重点专科已达到5个。此外，高淳县中医院被列为全国农村中医医疗机构中医特色专科建设单位，鼓楼医院中医科被评为“全国综合医院中医药工作示范单位”。

（四）中医药人才培养工作

经考试，南京市选拔54名乡村医生到江苏省中医学校参加中医中专学历教育；推荐5名优秀青年中医参加江苏省中医临床人才研修项目的学习；推荐2名技术骨干参加江苏省乡镇卫生机构中医临床技术骨干培训。2007年，南京市卫生局再次开展南京市名中医评选工作，经严格评审，共25名优秀中医被命名为南京市名中医。

（五）中医药监督管理工作

南京市认真做好《中华人民共和国中医药条例》和《江苏省发展中医条例》的宣传和落实工作，组织完成577名中医执业医师实践技能考试工作。完成一所民营中医机构的设置审批工作；完成二级中医机构和民营中医机构执业许可证的年度校验工作；完成部分中医机构执业许可证到期换证、登记项目变更及部分机构管理权移交工作。

二、南京市名中医评选工作

南京市自1989年至2007先后命名了三批“南京市名中医（名中西医结合专家）”，在社会上引起了较大反响，调动了广大中医药工作者的积极性，对全市中医药事业的发展起到了良好的促进作用。为进一步落实“三名战略”，南京市卫生局于2007年再次开展南京市名中医评选工作。重新修订了《南京市名中医评选办法》，成立了南京市名中医评选工作领导小组负责领导和监督工作，由中医临床专家组成南京市名中医评选委员会，负责专业评选工作。经资格审查、书面资料评审、个人述职答辩、专家评审等过程，从各单位推荐申报的59人中遴选了临床经验丰富、中医特色优势明显、医德高尚的25名候选人公示后正式命名。

至此，自1989年以来，南京市共有111位优秀中医工作者获得了省、市级名中医称号，其中江苏省名中医25名，江苏省中西医结合专家9名，南京市名中医75名，南京市名中西医结合专家2名。

三、金陵名医论坛

“第二届金陵名医论坛”于2007年11月4日在南京市中医院隆重召开。论坛以“科技创新，引领中医药现代化”为主题，在“中医药创新发展”、“中医药现代化发展战略研究”、“中医疾病防治、养生保健治未病的研究”、“中医药六名战略”、“如何提高中医药对经济、社会发展的贡献率”以及“巩固加强我国在传统医药领域中的优势地位”等方面开展了积极的探讨。

中国中医科学院中医基础理论研究所潘桂娟所长、南京中医药大学黄煌教授、重庆市肿瘤医院中医科主任李配富教授和南京市中医院全国中医肛肠医疗中心丁义江教授4位专家分别就《关于中医学理论发展的战略思考》、《中医药现代化的几点思考》、《中西医不同特色与中医继承创新》和《继承创新 彰显特色优势》进行了精彩的主题演讲。参加论坛的除省市各级领导外，还有台湾齐美医院游国龙教授、江苏省中医院唐蜀华教授等在宁各级名中医代表、南京中医药学会各专业委员会委员代表、会员单位代表和来自全国各地的代表共170余人。论坛共收到来自全国各地的征文50余篇，出版论文集一本。

论坛引起了南京中医学术界和社会的广泛关注，在宁的各主要媒体报道了论坛召开的盛况，论坛达到了预期效果，取得了良好的社会效应。

（操海明、陈　霞、毕　磊）

41. 杭州市

【杭州市2007年中医药工作概况】

一、概述

杭州市中医药工作首次列入中国中医药年鉴目录。2007年杭州市有县级以上中医医疗机构20家（其中中西医结合医院4家，中医专科医院4家，民营中医院1家），占综合性医院总数的23.81%。经评审，有2家中医医疗机构被评定为三级甲等，1家三级乙等，5家二级甲等。实有床位4309张，占综合性医院床位总数的24.22%。全市注册执业（助理）中医（中西结合）类医师2513名，占全市医师总数的

16.68%。有国家级名中医8名，省级名中医7名，市级名中医37名。2007年杭州市共有6家中医机构进行了新建和扩建，建筑面积11万余平方米，投资约5.875亿元，已竣工面积约4.28万平方米。

二、发展中医中药事业

杭州市坚持中西医并重方针，坚持中医药特色医疗服务优势。杭州市组织实施“浙江省中医药攀登工程”，加强中医“名医、名科、名院”及重点专科、学科建设。浙江省中西医结合医院（杭州市红十字会医院）被国家中医药管理局确定为全国第二批重点中西医结合医院建设单位。杭州市中医院、杭州市红十字会医院、余杭区中医院、临安市中医院、富阳市中医骨伤医院等5家医院被列入浙江省第一批中医“名院”建设。2007年11月17日浙江省“三名”建设现场会在杭州市中医院召开。

杭州市中医院肾病科、妇科，杭州市第三人民医院皮肤科（白癜风病），富阳市中医骨伤医院骨伤科，萧山区中医院手外科等5个“十五”中医重点专科（专病）建设项目如期完成，通过国家验收。萧山区第一人民医院被国家中医药管理局、卫生部、解放军总后勤部卫生部命名为“全国综合性医院中医药工作示范单位”。

杭州市中医院“重大疑难疾病中医防治研究：中医肾脏病——中医临床诊治优化方案的示范研究”被科技部列为“十一五”国家科技支撑计划项目。杭州市中医院、拱墅区米市巷社区卫生服务中心同时被确定为第一批全国“治未病”预防保健服务试点单位之一。全市共有11个中医药重点专科（专病）被国家中医药管理确定为“十一五”建设项目，其中继续加强项目5个，新增建设项目6个，与“十五”期间相比，项目总数增加120%。杭州市余杭区、临安市、桐庐县中医院的骨伤科、糖尿病、针灸推拿科被确定为全国农村医疗机构中医药重点专科（专病）建设项目。二级甲等以上中医院国家“十一五”重点建设项目在建率首次达到了100%。

三、广兴堂国医馆中医药文化

广兴堂国医馆作为杭州市中医文化的展示“窗口”，成为第二批杭州市国际旅游访问点之一、杭州市第二批对外宣传采访基地，被列为2007年度杭州市大文化产业发展扶持项目之一，已接待来自美、英等近20个国家和地区的参观者万余人次。

四、中医药进社区

2007年11月下旬，拱墅区被国家中医药管理局评定为“全国中医药特色社区卫生服务示范区”。滨江区西兴街道社区卫生服务中、富阳市富春街道社区卫生服务中心、西湖区古荡街道社区卫生服务中心、余杭区仓前镇街道社区卫生服务中心等单位，通过了浙江省中医药参与社区卫生服务示范建设中期评估考核。15家杭州市中医药参与社区卫生服务示范建设单位在建。

五、中医药进农村

2007年6月，淳安县正式通过了“全国农村中医药工作先进县”期末评估，成为杭州市第3个国家级先进县。2007年10月，桐庐县被确定为省级农村中医药工作先进县建设单位。至此，全市5个县（市）全部进入农村中医药工作先进县行列。

六、医院管理年

杭州市深入开展“医院管理年”活动，认真落实《全国中医医院管理指南》、《中医医院特色评价指南》，组织实施全市医疗机构中医药人员中医药基础理论、基本知识、基本技能的再学习工程，开展中医药人员“学经典、做临床”活动，制定了具体指导方案。杭州市卫生局组织全市20家县以上中医医院开展了“中医医院管理年督导活动”，平均得分率90.3%以上。有3人授予“全国首届百名优秀中医护理标兵称号”。

七、民营中医院

建德市中医院于2004年改制，成为唯一一家民营中医医院。该院自筹资金3000余万元，经过为期2年的工程建设，于2007年5月16日投入使用。新病房大楼建筑面积8430平方米，拥有内科、骨伤科、糖尿病、肝病等5个中医特色（中西医结合）病区，拥有床位250张，配备有净化层流手术室、中心供氧、中心吸引、中央空调等系统，住院设施齐全，环境幽雅各项综合指标运行良好。充分应用中医适宜技术服务，中医特色显现，群众满意率96%。

八、学术交流和继承

杭州市现有全国老中医药学术经验指导老师8人、全国农村基层优秀中医1人、省级名中医7人、市级名中医37人、县（区）级名中医61人。2007年有5人获第三批全国老中医药专家学术经验人出师证书，16人获浙江省第二批名中医学术继承人出师证书。43名市级名中医学术继承人参加考核，优良率51.1%。新增“中华中医药学会护理分会副主任委员”1名。

通过两年培训，有11人被省卫生厅授予“浙江省农村中医骨干”称号。杭州市选送省级农村中医临床人员大专学历提升培养对象16人、农村中医骨干培养对象8人。

2007年11月24日，杭州市中西医结合论坛在红星文化大厦举行，中国科学院院士、华山医院终身教授沈自尹教授作了《我的中西医结合科研历程报告》。

杭州市针灸推拿学会、台湾传统民俗疗法协会合作举办了“海峡两岸自然疗法（针灸推拿）学术论坛”。来自台湾、瑞士、加拿大等地的12名自然疗法工作者与77名内地中医针灸推拿工作者一起，就中医针灸推拿自然疗法进行了交流。

全年25项课题获得立项，其中国家级1项、省部级项目1项、厅局级项目13项，获各级科技进步奖10余项次。杭州市申报立项省级中医药继续教育项目19项，组织承办国家级或省级中医继续教育项目5项。招收杭州市第10期两年制西学中函授班学员254人。

九、推广中医药适宜技术

推广和应用中医药适宜技术首次被列入杭州市各级政府公共卫生

目标考核内容。杭州市开展34家社区中医药适宜技术参与社区卫生服务需求情况的专项调查工作，组织全市150余名社区卫生服务工作者参加了针灸、小儿推拿、颈椎病中医治疗、中医药疗、中医养生等5项中医药适宜技术培训。

十、中药及技能比武

杭州市属医疗机构100%实行中药小包装饮片配方。杭州市组织"杭州市卫生系统青年中药人员知识技能竞赛"，通过选拔，参加浙江省卫生厅、共青团浙江省委员会共同举办的"第四届浙江省卫生系统青年医学技能竞赛"，杭州市获中药基础知识、中药调剂、中药鉴别3项总成绩第二名。

十一、强化中医行业规范化管理

临安市、桐庐县2家中医院通过二级甲等评审。杭州市制定《杭州市名老中医工作室暂行管理办法》和《杭州市综合性（专科）医院示范中医科建设标准》等规章。依法组织2007年中医类医师资格考试报名和实践技能考试。经确认全市621人符合报名条件，参加实践技能考试，通过414人，合格率70.6%；参加全国理论考试，通过234人，合格率56.5%。

（童蒙应、詹　强、李自明、秦赐洲）

42. 济南市

【济南市2007年中医药工作概况】

一、发挥中医药在新农合中的独特优势和作用

济南市总结发挥中医药作用参与新农合工作的省级试点县——平阴县的经验，在全市其他县市区中进行推广。平阴县实施的"41415"工程，一是提高中医报销比例，中药饮片报销比例由原来的25%提高到40%，适宜技术报销比例由35%提高到50%，分别提高了15个百分点。二是加大对中医示范卫生所的扶持力度，将对乡村医生个人的补助转换为对卫生所的资金扶持。县政府斥资100万元用于村卫生室标准化建设，卫生室建设标准上档次，给予一定资金补助，使示范卫生所成为农村卫生工作的亮点，提升中医服务能力。已有52个中医示范卫生所全部完成了改貌建设任务。三是提高乡村医生中医骨干的政治待遇，对在中医药参合工作中成绩突出、成效显著的示范卫生所和乡村医生给予奖励。济南市认真推广平阴的经验，在全市范围内提高了中医药报销比例，各县（市）区制定了相关文件，措施得力。充分运用中医药特色的诊疗手段、适宜技术、中药饮片处方、丸散膏丹、手法正骨、针灸推拿、拔火罐、中药敷贴、熏蒸刮痧等深受农民群众欢迎的中医药"简便廉验"特色优势，切实为农民群众提供安全有效、方便价廉的基本医疗卫生服务，为缓解农民群众特别是老弱偏远贫困患者看病难、看病贵的突出问题作出中医药独特的贡献。

二、抓好重点中医特色专科创建工作

济南市开展济南市卫生系统重点专业、重点实验室的建设工作，下半年召开了重点中医专科建设经验交流会，对已确定的国家、省、市级重点中医专科，积极争取落实扶持政策，加强了跟踪督导和目标管理，该市有国家中医药管理局农村医疗机构中医特色专科建设单位2个，省中医药重点专科5个、市卫生局医学重点专业5个、市中医药重点专科17个。按统一要求，济南市开展了阶段性的评价考核工作，确保实现重点专科的持续健康发展和规模效益，发挥好骨干示范和辐射带动作用。特别是要对已被山东省中医局确定为省级重点中医专科的济南市中医医院针推康复专业进一步整合各方面资源，加大扶持配置创建力度，2007年申报并列为国家中医药管理局的"十一五"重点中医专科项目。

三、创新发展中医药特色的济南社区医疗卫生服务模式

全市城市社区卫生服务中心（站）126家，98%的设置了中医科和中药房，使中医药广泛覆盖社区达到100%，所有中心（站）完成了中医药科普知识和养生保健知识讲座，所有中心（站）落实了《社区卫生服务中心中医药管理基本规范》，开展了《社区中医药服务示范单位》创建工作，市内四区有3个达到国家级示范区标准，另有天桥区正在积极创建工作中。

2007年底济南市召开了"养生保健进万家，中医专家社区行"启动仪式，向社区居民免费发放《居民养生和谐保健指南》，部署安排中医专家进社区卫生服务机构。济南市积极创建济南中医药社区医疗卫生服务新模式，认真总结推广历下区、市中区、槐荫区和市四院、市五院、市妇幼保健院等开展中医药社区医疗卫生服务工作的经验，根据市区社区医疗卫生规划，带动其他城区和市、区所属综合医院，充分发挥中医药特色优势，创新开展社区医疗卫生服务。济南市充分发挥市中医医院龙头作用，对全市各社区医疗卫生服务机构的中医药业务开展加强指导、培训和协同联动机制，努力构建"省市区办四级联动、层次合理功能明确、目标一致各尽其责、特色突出优势明显"的中医药社区医疗卫生服务新格局。

济南市为城市居民提供24小时全天候、生命全过程、安全有效方便价廉、深受城市居民信赖和欢迎的"未病"先防、慢病治疗康复、养生保健、食疗药膳、健康干预、亚健康诊疗康复等独具中医药特色优势的基本医疗卫生服务，适应城市居民多层次的医疗预防保健服务。

四、大力推广农村中医药适宜技术

根据本地区农民需求和中医药发展的实际情况，针对农村多发病、常见病和农村卫生机构和人员的条件，由各县（市）区卫生局组织，各县级中医医院牵头筛选适合本地区农村使用的中医药技术和方法，通过组织编写教材和办班培训等多种形式，加以推广应用。中医院利用在人才、技术、设备等方面的优势，积极承担中医药适宜技术的推广工作，充分发挥其对乡村中医药业务的带动、指导作用，将经筛选的适宜技术有计划地向乡村医生进行推广，确保他们学得会，用得上。乡镇卫生院具体开展适宜中医药新技术、新方法、新产品的推广工作。村卫生室将学习和使用中医药适宜技术作为业务建设的重要内容，抓好宣传、应用、记录、总结工作。为加强农村中医药适宜技术推广的制度建设，卫生局将适宜技术推广、乡（镇）卫生院中医科建设、乡村医生的培训考核结合起来，将农村中医药适宜技术的临床应用情况、在当地的普及情况、农村卫生技术人员中医药服务技能提高情况以及农民医药费用降低情况等纳入农村中医工作的考核标准。

2007年全市所有县（市）区均开展了此项工作，达到100%的要求，在全市75个乡镇全面开展了中医药适宜技术的推广应用工作，达到了100%。据统计，全市举办乡医适宜技术培训班33期，培训人员4223人次，参加中医适宜技术推广培训的卫生室数达1633个，占54%。中医适宜技术村卫生所应用率达30%以上。

（郭通道）

43. 武汉市

【武汉市2007年中医药工作概况】

一、中医医政工作

（一）加强中医医疗机构内涵建设，积极开展质量管理年督导和等级评审工作

2007年在武汉市委、市政府的正确领导下，在湖北省卫生厅指导下，全市中医药行业以“十六大”和“十七大”精神为指导，认真学习和贯彻吴仪同志的讲话精神，切实执行国家中医药政策与方针，主动适应国家卫生改革的变化，以“三名三进”为抓手，加强中医药服务体系建设，积极推进中医药进社区、进农村，中医药事业得到较快发展。

按照医疗机构等级评审要求，武汉市两家大型医疗机构和8家二级中医医疗机构必须完成医院等级评审工作。2007年，武汉市中西医结合医院、武汉市中医院和江夏区中医医院高度重视此项工作，医院主要负责人亲自挂帅，各分管领导分头把关，医院成立等级评审工作小组具体负责各项工作。以等级评审促医院的管理，以等级评审促医院的发展。通过此项工作，三家医疗机构的内涵建设、医院管理、硬件设施、医疗水平、医德医风都有显著的进步，医院的社会形象明显提高，医院就医的人次大幅度地增长。两家三级医院顺利通过省级专家组的验收；江夏区中医医院也顺利通过市级专家组的验收，被授予二级优秀中医医疗机构。

针对2007年没有申报等级评审的其他医疗机构，武汉市中医行政管理部门也组织了等级评审的专家队伍，参照等级评审的标准，开展了医院质量管理年督导工作，以评促建，在充分肯定成绩的同时，重点帮助各医疗机构完善自身的内部管理、加强医院建设，为各医疗机构今后全面通过等级评审打下基础。

（二）中医重点专科（专病）建设取得成绩

2007年，在湖北省中医管理局的统一协调和部署下，武汉市积极抢抓国家建设项目，支持武汉市中医医院、武汉市中西医结合医院超常规发展，不断扩展中医药服务的资源，努力提高中医药服务能力，极大地满足了武汉市城乡居民的中医药服务需求。

2007年两家医院争取国家中医药管理局重点专科建设单位5个、国家中医药管理局“治未病”中心试点项目1项、“定量饮片包装”试点1项。武汉市各中医医疗机构获得省级重点专科建设单位立项8个，武汉市下达市级重点专科建设单位11个。武汉市整合市急救中心和市中医医院资源，启动国家级中医、中西医结合急诊临床基地的建设项目，打造武汉市中医急救网络，提升中医医疗机构的应急能力。武汉市中西医结合医院租地建造重点专科大楼，增加病床400张。武汉市中医院租地建设新的近万平方米的制剂大楼，融传统炮制手段与现代制剂工艺于一体，合教学与生产于一身，打造武汉市中药学教学、生产和科研的平台。

（三）进一步推进中医药进社区工作

武汉市现有社区卫生服务中心96家，社区卫生服务站356家。武汉市非常重视、关注中医药进社区工作，把社区的中医药服务当作是建设社区卫生服务工作不可分割的组成部分，各级领导多次强调一定要发挥中医药的特色优势在社区卫生服务中重要作用。武汉市卫生局成立以分管局长为组长，局有关部门和区卫生局分管副局长以及街道办事处分管领导为成员的领导小组和工作专班，形成了主要领导全面抓，分管领导具体抓，工作专班抓落实的三级责任制。武汉市卫生局采取有力措施，实行了“4个纳入”：把中医药进社区，纳入了武汉市经济社会发展规划，纳入社区建设规划，纳入区卫生局年度工作目标，纳入医保范畴。

武汉市卫生局中医处作为全市中医药进社区工作的牵头部门，会同相关部门制发了《武汉市社区卫生中医药服务实施方案》、《社区慢病中医药预防及治疗实施方案》、《社区中医药养生保健服务技术实施方案》、《推广中医药适宜技术实施方案》、《中医药工作管理制度》、《创建市级中医药特色社区卫生服务机构活动方案与标准》等一系列规范性文件和管理制度。

以武汉市洪山区创建全国中医药特色社区卫生服务示范区工作为切入点，武汉市探索和总结中医药进社区的工作经验。2007年武汉市积极推动洪山区创建全国中医药特色社区卫生服务示范区活动，并将此项工作纳入全年绩效考核目标。武汉市卫生局与洪山区政府和区卫生局一起共同制订实施方案，加大对中医药的投入，改善中医药服务的环境与条件；开展标准化中医科室的建设，规范医疗机构标识、人员配备、技术准入、设施设备、药物配置；实施优惠政策，聘请20余名高年资医师到社区工作，壮大医疗队伍；开展“名医工作室”的评

选挂牌活动，树立品牌形象；启动全科医生和中医药知识培训，提高人员素质；继续开展“千名医生下基层”活动，使大型医疗机构对口帮扶社区卫生服务中心，提高社区医疗机构的服务水平；总结和推广适宜技术，丰富医疗手段；建立医师巡回家访制度，促进中医药进家庭；加大中医药文化的宣传，提高中医药文化的社会影响力和辐射力。2007 年洪山区各社区卫生服务机构中医门诊共接诊病人 65 万人次；康复治疗 13.3 万人次，比上年同期增加 72.7%；建立中医药特色家庭病床 461 床次，比上年同期增加 34.2%；社区门诊人均门诊费用为 42.5 元，比上年同期下降 10.8%；开展中医药保健活动 11 项，惠泽 6.5 万人次。社区居民对中医药知识知晓率达 91.2%，对中医药服务满意率达 88.7%，中医药进社区工作初见成效。目前，洪山区已通过了全国中医药特色社区卫生服务示范区国家专家组的复核验收。

武汉市发挥创建工作的推动作用，以点带面全面推进全市中医药进社区工作的开展。借助洪山区创建工作的思路与经验，武汉市制定了《创建市级中医药特色社区卫生服务机构活动方案与标准》，要求全市各中心城区必须建设好一家中医药特色社区卫生服务机构，以此为标杆，带动和指导各区其他社区卫生服务机构开展中医药进社区工作。截至 2007 年底全市 7 个中心城区的 11 家社区卫生服务中心，27 个社区卫生服务站创建成为市级有中医药特色的医疗机构，创建工作极有力地推动了全市中医药进社区工作的顺利进行。

（四）加强农村中医工作，提高农村居民健康水平

一是完善政策措施，充分发挥中医药在新型农村合作医疗的作用。

武汉市新洲区卫生局在新型农村合作医疗的启动阶段即认识到中医药在新型农村合作医疗中的重要作用，他们在新型农村合作医疗工作中，把充分发挥中医药作用当作一项重点工作来抓。通过几年的运作，他们总结了如下几条经验：将中医药在农村合作医疗中的报销比例提高 10 个百分点；将区中医医院参保农民住院门槛费由原来的 400 元降为 100 元（区人民医院仍为 400 元）；将中医针灸、推拿、理疗等传统服务项目纳入了新型农村合作医疗的报销范围；将中医适宜技术、自制中药制剂、协定处方、单方验方列入了新型农村合作医疗的用药目录；确定了几个特殊慢性病如结核病、乙肝、红斑狼疮、慢性肾炎、癫痫等门诊中药费可报销 50%。以上举措极大激活了中医医疗机构的活力，推进了中医药服务在农村的运用，同时也极大地鼓励了农民主动接受中医药服务。

武汉市及时总结和推广了新洲区的经验，要求各区必须把中医医疗机构列为新型农村合作医疗的定点医疗机构。各区在新农合的工作中根据自身情况自行制定发挥中医药作用的优惠政策，扩大中医药服务的报销比例，全市规定原则上中医药服务报销比例提高 5 个百分点，各区可以适当降低中医医疗机构在新农合中的补偿起付线，对运用中医药方法治疗的降低起付线标准。这些措施实施以后，5 家远城区二级中医医疗机构服务人次较上年增长了 50%，业务收入也有相应的大幅度增长。

二是依托农村卫生服务网络，完善农村中医药服务体系。

武汉市注重发挥区中医医院在农村三级中医服务体系中的龙头作用。武汉市加强区中医医院的内涵建设，积极开展中医院中药房、针灸康复科、急诊科的建设，中医医院基础条件和就医环境不断改善，服务能力和服务水平得到大幅提高。

武汉市狠抓乡镇卫生院中医药服务能力建设，制定了《武汉市乡镇中心卫生院中医药服务建设标准》，强化中心卫生院中医科标准化建设；注重村卫生室的中医药服务，在全市开展了建设能中会西或能西会中的村卫生室活动。2007 年全市 15 家乡镇中心卫生院均达到建设标准，85% 以上的乡镇卫生院能提供中医药服务，5 家村卫生室达到建设标准。

二、中医教育

（一）加强中医药队伍建设和人才培养

武汉市继续推进国家临床研修人才培养，第一批 3 人全部通过国家考核；继续推进师承培养，第三批国家级 6 人、市级 10 人通过出师考试，另有区级 13 人仍在学习中；武汉市中医医院获师承工作先进单位称号、3 人获师承先进导师称号、1 人获师承先进继承人称号；投入经费 10 万元资助培养中医硕士研究生 25 人。为提高社区卫生服务机构中医药服务能力，武汉市举办了两期社区卫生服务服务机构中医药人员中医药知识培训班，全市共有 145 人参加了培训。受省中医管理局委托，武汉市在湖北中医学院举办全省第一期中医全科医生培训班，培养社区中医全科医生 59 人。2007 年武汉市卫生局继续实施了乡村医师中医专业中专学历培养计划，培养乡村医师 70 名。武汉市继续开展中医医生、护理人员大比武活动，对获得状元的选手授予“五一劳动奖章”，并重点予以培养。

（二）中医医师资格考试工作

武汉市认真组织 2007 年全国中医类别执医师实践技能考试考务工作，2007 年共有 922 人参加中医类别执业医师的实践技能考试，共有 688 人参加中医类别执业医师的理论考试，查处各种舞弊人员 21 人。

三、中医科研工作

2007 年武汉市中医药科研工作取得了长足进步，承担了自然科学基金项目 1 项、科技部重点支持项目 2 项和中管局重点项目 1 项；省级科研项目 12 项、市级项目 40 余项；获省、市科技成果 27 项，获省级奖 3 项，市级奖 16 项，其中一等奖 1 项，二等奖 3 项，三等奖 12 项。

（郑　云）

44. 广州市

【广州市 2007 年中医药工作概况】

一、分步实施，分类指导，推进“三名”建设工程

广州市认真贯彻落实吴仪副总

理在全国中医药工作会议上重要讲话。按照广州市建设中医药强市5年规划要求，分步实施，分类指导，推进“三名三进”建设工程，取得明显效果。

广州市花都区中医医院被授予广东省首批中医名院，广州市中医医院、增城市中医医院、番禺区中医医院、从化市中医医院被授予广东省首批中医名院创建单位；广州市荔湾区华林社区卫生服务中心、番禺区石楼镇卫生院、天河区冼村街社区卫生服务中心被确定为广东省中医药特色示范单位；广州市有14个中医专科（专病）被定为广东省中医名科建设项目，中医机构的内涵建设上了一个新台阶。

对纳入广东省“三名”建设的中医院按照国家中医药管理局《中医医院中医药特色评价指南（试行）》，进一步加强中医医院中医特色的建设，在医院管理、中医医疗服务、人才队伍建设、科学研究等方面充分体现中医药内涵和特色建设，推动了中医医疗综合服务能力的提高，促进了中医药特色优势的发挥。广州市启动了联谊共建“三名”工程，广州市10所中医院与北京15个重点中医专科进行对口帮扶。为了夯实“三名”工程建设基础，广州市加大了财政投入，对每所省中医名院建设资助经费300万元，每个省中医名科资助经费30万元。

二、典型引路，全面促进农村中医药事业健康发展

近几年，广州市特别注意把“创建”工作与加强农村中医药三级预防医疗保健网络建设相结合，与巩固新型农村合作医疗保健制度相结合，做好县级中医医院改扩建等基础建设工作，加强县级中医医院急诊急救能力、感染性疾病科建设。2007年9月，广州市番禺区、从化市、增城市分别通过了省级的评审验收，成为广东省农村中医工作先进区、市。根据番禺区人民政府、从化市人民政府、增城市人民政府的申请，3个区已被国家中医药管理局确定为全国农村中医工作先进区、市建设单位。

为进一步加强广州市镇卫生院中医药服务能力建设，广州市全面启动了镇卫生院中医特色专科（专病）建设项目。主要做法：一是加强人才建设；与广州中医药大学联合举办两期镇卫生院中医临床技术骨干培训班，为每间镇卫生院培养了2名以上中医骨干。二是加强专科技术建设；组织专家论证选定专科项目，采取与大医院对口帮扶、专家下乡指导、进修学习等形式，加强专科技术建设。三是加强镇卫生院中医专科硬件建设；先后制定了中医科建设标准和镇卫生院中医特色专科管理办法，并对每间镇卫生院资助10万元，所在区、县级市投入不少于1:1的匹配经费，对镇卫生院中医科进行翻新、改建，配置有利于发挥中医药特色与优势的设备。2007年，广州市36个行政镇卫生院已实现了镇镇都有中医特色专科（专病）建设目标，为大力推进中医药进农村，充分发挥中医药“简、便、验、廉”的特点和优势，有效缓解农村地区群众“看病难、看病贵”问题发挥着不可替代的作用。

三、巩固示范、拓展领域，进一步推进中医药进社区工作

广州市黄埔区区委、区政府十分重视中医药进社区建设工作，按照市卫生局“一特、六全、一专”的创建思路组织实施，逐步推进创建全国有中医药特色社区卫生服务示范区工作，取得了明显的成绩。2007年10月18～19日，广东省中医药局组织专家对黄埔区创建有中医药特色全国社区卫生服务示范区工作进行检查评估。2007年12月6～7日，黄埔区创建有中医药特色全国社区卫生服务示范区通过国家复核专家组的检查复核。2007年3月27日，卫生部副部长、国家中医药管理局局长王国强在省政协副主席、省卫生厅厅长姚志彬，市政府常务副市长邬毅敏陪同下视察广州市荔湾区华林街社区卫生服务中心的中医药社区卫生服务工作。

四、加强管理，培养人才，提高医疗服务水平

广州市继续开展医院管理年活动，根据广东省中医药局《关于开展中医医院2007年医院管理年活动督导工作的通知》（粤中医〔2007〕43号）的要求，深入推动中医医院管理年活动扎实、有效开展，于2007年9月18～20日对中医医院开展医院管理年活动情况进行督导检查，分别从管理、临床、护理、检验、药剂、院感、行风、财务8个方面对广州市中医医院开展医院管理年活动情况进行督导检查。

广州市继续抓好“省中医名医培养项目”、“广州市优秀中医临床人才培养研修班项目”、“镇卫生院中医临床技术骨干培训项目”的培养工作，加强住院医师规范化培训和基层中医药人才培养工作。

广州市与广东省中医药局科技开发交流中心联合启动了全市社区卫生服务机构和农村基层卫生组织的中医药适宜技术培训项目。各区对区内中医专科实行分级动态管理，探索新的治疗途径，以培育和加强中医专科建设作为重点，实施科研带动，提高社区卫生服务的服务质量。2007年5月13日，广州市对黄埔区社区组织首批“中医适宜技术培训班”，参加培训班的学员共有200多人。

2007年8月24日，广州市在增城市卫生局举办了广州市镇卫生院中医特色专科（专病）建设培训班，参加培训班的学员共有130多人。

广州市协同区、县级市对1000多名村卫生站人员进行了中医药知识和中医适宜技术培训。

五、精心组织，精心筹划，启动中医“治未病”试点工作

在充分论证的基础上，广州市制定了《广州市中医“治未病”工作方案》（讨论稿），确定在荔湾区、黄埔区、越秀区等单位为开展中医“治未病”试点单位。荔湾区注重突出中医传统特色和优势，进一步擦亮国医馆系列品牌，满足社区群众对中医药不同层次的服务需求。区财政给予投入，西关国医馆投入30万元，用于增加场地，扩大规模，增强传统中医药的示范性，更好地发挥宣传窗口的作用。金花国医馆投入300万元建设新馆，受到群众普遍欢迎。花地国医馆投入50万元建成有明显中医药特色的社区卫生服务示范中心。黄埔区、越秀区已先后了启动中医“治未病”工作。黄埔区有3个社区卫生服务中心与广州医学院合作参与全国高血压社区规范化管理项目，参加国家“十一五”科技支撑计划课题《Ⅱ型糖尿病干预控制的研究》项目，以及“知己健康”管理和中医“治未病”的项目管理和推广工作。2007年，广州市越秀区被广东省中医药局确定为中医特色预防保健服务体系建设和“治未病”健康工程示范试点区，从化市中医医院、荔湾区华林社区卫生服务中心被确定为试点单位。

六、认真做好“中医中药广东行暨‘治未病’健康工程启动仪式”

2007年11月29日，由中医中药广东行广东省组委会主办，广州市组委会承办的“中医中药广东行暨‘治未病’健康工程启动仪式”在广州市英雄广场隆重举行，国务院副总理吴仪，国家质检总局局长李长江，海关总署副署长盛光祖，卫生部副部长兼国家中医药管理局局长王国强，国家食品药品监督管理局局长邵明立，广东省省长黄华华，广东省委常委、广州市委书记朱小丹，广东省副省长佟星、雷于蓝，广东省政协副主席、省卫生厅厅长姚志彬，广州市市长张广宁等国家、省、市的领导出席了启动仪式。黄华华省长和王国强副部长分别在启动仪式上作了重要讲话，吴仪副总理宣布中医中药广东行暨“治未病”健康工程正式启动。

在启动仪式上，中医中药中国行组委会向广东省组委会赠送中医药科普图书、医疗设备，广东省组委会向广州市组委会赠送《通俗中医药丛书》、中医药健康教育挂图，广东省卫生厅党组书记、副厅长黄小玲和广州市卫生局党委书记、局长黄炯烈分别代表广东省组委会和广州市组委会接受捐赠。启动仪式现场还举行中医药专家义诊、中医药科普知识宣传发放中医药科普资料、中医文体表演、“弘扬国粹　爱我国医”签名活动等。这次活动共有300名专家和医务人员参加，共为群众义诊约5000人次，发放科普资料1万份。

活动期间，广州市分别在荔湾区、黄埔区举行面向社区居民的中医药健康讲座，在越秀区举行送医送药进家庭活动，在广州火车站举行中医中药进车站科普宣传活动，在黄埔区举行中医中药进机关活动。广州市卫生局被全国组委会授予创意奖。

（张宏星）

45. 成都市

【成都市2007年中医药工作概况】

一、概述

成都市中医药工作根据国家中医药管理局2007年工作要点和市委、市政府的部署，认真完成中共四川省委、省政府《关于加快中医药发展的决定》和《成都市中医药事业发展“十一五”规划》提出的各项任务，保持了持续稳定和较快的发展。

全年以筹备、召开成都市中医药发展工作会议为契机，回顾总结全市中医药工作，确定今后的主要任务和工作重点。成都市建立全市中医药发展推进联系会议制度，修改和完善市人民政府《关于加快中医药发展的意见》，落实国家、省、市中医药事业“十一五”发展规划提出的各项任务，推进全市中医药工作全面发展。

在中医药服务体系建设上，成都市对14所县级中医院的房屋和设备进行摸底调查，为实施房屋改造及设备配置项目奠定基础。将乡镇公立卫生院中医科、中药房建设和社区中医药服务网络建设纳入年度考核目。成都市加强检查监督、帮助支持，全市100%的乡镇公立卫生院设置了中医科，91.7%的村卫生站能提供中医药服务；中心城区的社区卫生服务中心都建立了中医科，中医药服务量占36.1%以上，建成省、市级中医药特色社区卫生服务中心12个。

人才队伍建设方面，成都市举办了乡镇卫生院中医临床骨干培训班、社区中医类别全科医师岗位培训班和中医管理干部培训班，共计480多人接受培训；招收乡村医生中医学中专学历教育新生85名；组织418人参加四川省“温习中医四部经典著作”学习和统一考试；对首批市级中医药专家学术经验继承的26位继承人进行结业考核，均顺利出师；评选出10位“成都市名中医”，并在全市中医药发展工作会议上以市政府的名义给予表彰；制定下发了《成都市名中医工作室建设与管理办法》，市政府拨专款建设10个“成都市名中医工作室”。

抓好重点专科（专科）建设，成都市被国家中医药管理局批准重点专科建设单位1个，四川省中医药管理局批准重点专科建设单位3个，市级重点专科建设单位1个。在建的5个省级重点专科通过市级初评，申请正式评审验收。全市初步形成“院有专科、科有专病”的中医药服务格局。全国重点中西医结合医院建设单位（成都市中西医结合医院）和四川省精品中医医院建设单位（都江堰市中医医院），加快建设步伐，对照建设标准查漏补缺，做好准备迎接考核验收。

成都市开展中医药治疗艾滋病试点工作，初诊病人14名，现仍有9名患者继续在接受治疗。成都市卫生局被四川省中医药管理局评为2007年度四川省中医药治疗艾滋病试点工作先进单位。

成都市还召开了全市农村中医工作座谈会和中医药进社区工作现场会，通过建立长效机制，让中医药更好地为人民群众服务。

二、成都市首批名中医药专家学术经验继承考核

2004年4月，成都市首批名中医药专家学术经验继承工作启动。成都市中医药管理局根据《成都市中医药专家学术经验继承工作管理暂行规定》，遴选出指导老师和继承人，教学周期为3年。2007年5月，成都市中医管理局委托成都中医药学会，组织成都中医药大学、四川省中医药科学院的专家进行继承人结业考核验收。接受考核26人，包括内科14人、妇科3人、儿科3人、骨科5人和肛肠科1人。

考核的主要内容包括指导老师的教学计划、继承人的学习档案（跟师从业天数、独立临床天数、临诊记录、门诊或住院病历、论文及结业论文等）及思想品德、医德医风、出勤率等。同时检查所在单位的教学管理、经费支持、阶段考核等情况。考核采取听介绍、查资料、提问答辩、临床实践等方式进行，按照标准打出评分等级，10个项目中，1项达不到规定的等级就认定为不合格。26名继承人均考核合格，准予结业。

三、成都市中西医结合医院搬迁新址

2003年7月，成都市政府决定成都市中西医结合医院从市中心商业区整体搬迁至城南新区，为医院创造更好的发展条件和环境。新医院工程投资3.4亿元，占地95亩，建筑面积6.7万平方米，设置病床800张，分两期建设。2005年3月6日正式施工，2007年8月一期工程竣工并装修完毕。

2007年12月21～23日，医院在公安、城管、市紧急救援中心等部门配合下进行搬迁，成都市卫生局和医院领导亲临现场指挥。3天内，除医院工作人员全力投入外，还出动警用车辆45辆次、警力75人次、救护车63辆次、大客车8辆次。共搬迁病员146人（其中一部分是危重病人）、病员家属310多人。

该院一期工程完成并投入使用后，二期工程将于2008年动工。

四、成都市中医药发展工作会议

2007年9月29日，成都市人民政府召开全市中医药发展工作会，市政府领导、市级有关部门负责人、区（市）县政府分管负责同志和部分市县级医疗机构、社区卫生服务机构、乡镇卫生院及中药企业的主要负责人，共计200余人出席会议。四川省中医药管理局杨殿兴局长到会讲话。

五、名医工作室建设及管理

2005年，中医儿科专家王静安的“王静安学术思想及临床经验研究”被列为科技部“十五”攻关课题，成都市中医管理局和成都市中西医结合医院决定成立课题组，确定继承人和助手，划拨经费，建立“王静安名医工作室”。经过1年多的努力，如期完成了王老学术思想和临床经验的收集、整理、研究工作，2007年5月结题并通过验收。通过科研课题和名医工作室建设，保留下一笔宝贵的学术财富。2007年9月王老病逝。

2007年10月，成都市中医管理局、成都市卫生局、成都市财政局联合印发《成都市名中医工作室建设与管理办法（试行）》和《成都市名中医工作室建设及验收标准》，对继承人、教学方式、考核方式与验收、管理周期及经费、有关待遇都作了明确规定，由成都市中医管理局统一建设和规划管理。名中医工作室每3年为一个管理周期 。

2007年，四川省中医药管理局确定成都市中西医结合医院王晓东主任医师的名中医工作室纳入“四川省名中医工作室”建设。成都市卫生局、成都市中医管理局决定为成都市人民政府命名的10位“成都市名中医”建立“成都市名中医工作室”。每个工作室由市政府补助10万元，所在单位配套资金5万元；名中医每月享受带教津贴400元，继承人每月获得学习津贴200元，教学、科研费用有了保证。龙泉驿区、金堂县等区（市）县卫生局和中医医院，也建立了各种形式的、不同级别的名中医工作室、诊疗室。

六、农村中医药服务网络建设

成都市以创建农村中医工作先进县（市）为载体、加快乡镇公立卫生院中医科、中药房规范化建设为重点，深入推进农村中医药服务网络建设。

成都市中医管理局制定了14家县级中医医院的房屋建设改造计划，测算房屋建设改造和设备配置所需的资金，争取各级财政支持，安排实施进度，争取2～3年实现标准化建设。年初，成都市提出新完成50家公立乡镇卫生院中医科、中药房规范化建设的目标任务，最后确定了53个创建单位。2007年11月按照《成都市公立乡镇卫生院规范中医科、中药房建设及评估标准》进行考核评估，各乡镇卫生院中医科都有专用工作室，房屋面积、环境基本达到规定标准；开设中医门诊诊室2个以上，有的开设了中医特色专病诊室；中医药人员占卫生技术人员的比例平均达到25%，运用中医适宜技术5种以上，中医门诊量均在总门诊量的40%以上。中药房设置了中药柜，配备中药饮片300多种、中成药90种以上，急诊用药平均在5种以上。各种管理制度和医疗文书齐全、规范。区（市）县卫生局经常督导检查，有力地推动了创建工作。全市223个建制乡镇公立卫生院，已有103个完成中医科、中药房规范化建设，占乡镇公立卫生院总数的46%；全市14个区（市）县中有12个参与了创建工作，创建面达85.7%。村卫生站能提供中医药服务的比例由50%左右上升到90.55%。

七、培训中医工作管理干部

针对在开展“医院管理年活动”和执行《中医医院评价指南（试行）》过程中，各级中医医院在管理工作上亟待解决的问题，2007年9月6～7日，成都市中医管理局举办了中医医疗机构管理干部培训班，市、县中医医院的院长、业务副院长、医务科长、院感科长、护理部主任和药房主任等，共130多人参加培训。

成都市中医管理局决定以后将对中医医院的各级管理干部，分期分批进行培训，并结合参观考察，实地学习，帮助他们不断提高管理水平。

八、评选“成都市名中医”

为进一步推动中医药事业发展，在全社会形成“争当名中医、尊重名中医、学习名中医”的氛围，经市政府同意，成都市在全市县级以上医疗机构开展“成都市首届十大名中医”评选活动。2007 年 1 ~ 6 月，经过各级卫生行政部门和医疗单位按照评选条件和程序推选候选人，评审委员会的专家根据“评选打分细则”逐项打分，按得分高低评选出 13 名候选人。评选组委员会分 3 组对 13 名候选人进行组织考察，广泛征求所在单位、职工和病员代表的意见。组委会邀请市人大、市财政局的领导参加，共同审议，推出了 10 人的推荐名单。2007 年 4 月 28 日 ~5 月 2 日，推荐名单在成都市公众信息网、成都党政网和成都日报上公示，没有收到群众举报和情况反映。2007 年 6 月 29 日，成都市人民政府作出授予刁本恕等 10 位同志“成都市名中医”称号的决定。成都市政府在全市中医药发展工作会上对 10 位名中医进行表彰，并拨专款建立“成都市名中医工作室”。

九、深入推进中医药进社区

在全市开展中医药进社区、大中型医院对口辅导社区卫生服务机构的基础上，成都市中医管理局出台了《关于在城市社区卫生服务中充分发挥中医药作用的实施意见》，要求社区卫生服务中心设置中医科，中医药人员配备达到 20% ~30%，并能提供针灸、推拿、火罐、刮痧、敷贴、热熨等 5 种以上适宜技术服务；将 141 种中成药纳入《成都市社区卫生机构基本用药目录》；组织 14 家省、市中医机构与 31 个社区卫生服务中心建立对口辅导关系，定期派中医药人员帮扶社区；城市居民步行 15 分钟就能在社区享受到高质量的中医药服务。

成都市积极创建“全国中医药特色社区卫生服务示范区”，把中医药进社区推向纵深发展。2007 年 6 月，青羊区被确定为全国中医药特色社区卫生服务示范区。国家中医药管理局王国强局长在视察时指示，要认真总结、推广新华社区卫生服务中心的“新华经验”。有 36 家社区卫生服务中心参加创建中医药特色社区卫生服务中心工作，其中 12 家达到标准，均开展了中医药诊疗和健康教育服务，使用中药饮片达到 300 种以上、中成药平均 113 种，中医门诊量达 39.1%，门诊中医药治疗率达 85% 以上。中心城区社区卫生服务中心都设置了中医科，96.67% 的社区卫生服务站能提供中医药服务，并建成市级中医药特色社区卫生服务中心 21 家。

2007 年 10 月，成都市中医管理局召开中医药进社区工作现场会，进一步推广“新华经验”，并以筹备国家中医药管理局在成都召开中医药进社区工作会为契机，继续推进全市中医药特色社区卫生服务中心建设上新台阶。

十、中医药对外交流与合作

近几年，成都市中医药对外交流与合作日益频繁。一是 2004 年成都中医名医馆派出馆长、四川省名中医陈福安前往香港东华医院进行了为期 3 年多的访问交流。二是 2005 年应奥地利林茨市政府的邀请与其共同举办了“首届中国中医药展览”。三是 2007 年成都市中西医结合医院与法国蒙彼利埃第一大学医学院签订了中医合作协议，并确定成都市中西医结合医院增挂蒙彼利埃第一大学医学院教学医院牌子。成都市中西医结合医院每学年派出两名高级中医师到蒙彼利埃第一大学医学院进行中医教学和开设教学门诊，每轮停留时间为期 3 个月，并且接受蒙彼利埃第一大学医学院中医专业学生实习。蒙彼利埃第一大学医学院在西医领域派出普外、泌尿科、心脏介入、妇产科等学科的专家到成都市中西医结合医院进行专题讲，示范手术。四是 2007 年成都市中西医结合医院经市政府牵线与新加坡百汇医疗集团就合作设立涉外医疗机构项目进行了磋商，近期双方将就有关合作事宜共同签署协议文本，正式启动该项目。

十一、中医药治疗艾滋病试点项目工作

2006 年，四川省中医药管理局确定成都市为中医药治疗艾滋病试点项目试点城市，成都市中医管理局召集分管疾控、医政、中医的局领导及有关人员进行专题研究，制定《成都市中医药治疗艾滋病试点工作实施方案》，成立“成都市中医药治疗艾滋病试点项目领导小组”，组建有 18 位主治医师以上人员参加的医疗组，确定 7 所医院为治疗点。

通过摸底调查，市属 10 个区（市）县现有 23 名艾滋病感染者和患者愿意接受中医药治疗。大多数患者家居边远山区，基于保护个人隐私、方便就近就医，除中心城区的患者在市传染病医院就诊外，确定了 6 所县级中医医院承担治疗任务。各试点医院加大宣传力度，做好动员工作，设立专门诊室，由 1 ~ 2 名副主任医师专门从事咨询、随访、提供治疗药品。四川省专家组每月到治疗点观察病情、跟踪治疗。每 3 个月对患者进行一次复查。

从 2006 年 11 月 27 日接诊第一例患者以来，全市共接收初诊的艾滋病感染者 14 人，其中 9 人坚持治疗。还有不少患者咨询有关问题，由于多种原因，接受并坚持中医药治疗的患者还不多。治疗点的医生反映，艾滋病感染者服用恩威中医药研发公司提供的“芪苓益气片”，对缓解临床症状有一定效果。该项目的试点工作还存在宣传力度不够、患者对项目的依从性较小、治疗和回访困难等问题，有待不断改进。成都市卫生局被四川省中医药管理局评为 2007 年度四川省中医药治疗艾滋病试点工作先进单位。

十二、重点中医专科（专病）建设管理

2007 年，成都市有国家级重点专科建设单位 1 个，市级重点专科正式确定为省级重点专科建设单位 3 个，有 5 个省级重点专科建设单位通过市级初评，报请四川省中医药管理局正式评审。新确定市级重点中医药专科建设单位 1 个。至此，全市共有中医、中西医结合重点专科（专病）30 个，其中国家级 2 个、省级 15 个、市级 13 个。

十三、综合医院中医科建设

2006 年 5 月，成都市中医管理局修订、下发《成都市综合医院示范中医科建设及验收标准》。经过了3年的努力，成都市第七人民医院中医科成为医院的重点科室，医院在人力、财力、物力上给予支持，确定以省级名中医刁本恕为学术带头人，组成技术梯队；2007年投资30多万元，建设中医集中诊疗区、购置治疗设备；开设中医二级科室7个，包括内病外治、中医肿瘤、风湿、小儿咳喘、厌食等特色专科；设病床16张。该科还承担了科研和临床实习教学任务。2007年10月，该科被评为成都市综合医院示范中医科。2007年11月医院被国家中医药管理局评为“全国综合性医院中医药工作示范单位”。

另外，成都市第三人民医院中医科于2007年11月被评为成都市综合医院示范中医院。成都市五医院和一批市、县级综合医院也在按照示范中医科的要求，不断加强中医药工作。

（肖泽国、郭　萍）

46. 西安市

【西安市2007年中医药工作概况】

一、进一步加强农村中医工作，发挥中医药在新型农村合作医疗中的作用

贯彻国务院《关于加强农村卫生工作的决定》，充分认识在新型农村合作医疗中发挥中医药作用的意义。2007年西安市新型合作医疗全覆盖进一步得到落实，涉及农村人口较多的8个区、县中医院按照要求接收患者，落实报销直通车政策，从新型合作医疗在各区县中医院运行的情况来看，中医医院较综合医院同病种的门诊费、住院费、日平均费用低20%～30%，在缓解群众“看病贵”问题发挥了重要作用。

目前，西安市户县、蓝田两县全国农村中医工作先进县创建工作已经结束，两建设单位的县政府已经向陕西省中医管理局送交了申请验收报告，等待国家中医药管理局评审验收。借中医工作达标县建设对农村中医药服务的推动作用，以创建农村中医先进县和达标县这项工作为抓手，西安市不断巩固和提高现有中医药服务水平，完善中医药服务网络。按照国家中医药管理局颁布的《乡镇卫生院中医药服务规范》标准，每个县建设3～5个中医药服务规范化卫生院，继续推进乡村医生在村级卫生所（室）运用中、西两法开展诊疗服务的工作。

西安市加强农村中医药基础设施和能力建设，做好蓝田县中医院国债改扩建项目，按进度完成高陵县陕西省农村中医工作达标县本年度建设工作，做好高陵县中医院、临潼区中医院、周至县中医院的急诊科、感染性疾病和针灸理疗康复重点项目指导和资金配套工作，推荐新的全国农村中医工作先进县和陕西省农村中医工作达标县建设项目各1个；开展县级中医机构急诊科、手术室、供应室、检验科规范化达标建设，争取1～2所区县级中医医院中医特色专科列入省级建设项目。

继续加强农村中医药人才培养，西安市完成80～100名乡村医生中医中专学历教育培训和30名乡镇卫生院中医临床技术骨干培训，做好中医药人员培训基地建设工作。

西安市力争上半年完成现有的两所区、县二级甲等中医院复审前的自查准备，年底前完成等级复审工作。

西安市做好农村中医药适宜技术的推广工作，进一步完善县乡村中医药三级服务网络。

二、发挥中医药在社区卫生服务中的作用

西安市贯彻落实《国务院发展城市社区卫生服务的指导意见》，按照卫生部、国家中医药管理局《社区卫生服务中心中医药服务规范》要求，大力发展中医药社区卫生服务；加强区级中医院对社区卫生服务机构的中医药服务指导，主动承担社区卫生技术人员的中医药知识与技能培训任务，为社区卫生服务机构提供必要的技术支持；充分发挥中医药在家庭服务、老年病、慢性病及预防、保健、养生等方面的特色优势；做好莲湖区创建全国社区卫生服务中医特色示范区的工作，加强指导，保障创建工作有序进行；2007年度再争取推荐一个省级社区卫生服务中医药特色示范区建设单位；积极开展社区卫生服务指导中心（站）中医药特色的规范化建设，未参加社区卫生服务中医药特色示范区建设的单位，争取每个区建设1～2个规范化的中医药特色社区卫生服务指导中心，2～3所中医药特色社区卫生服务站。

三、加强中医院综合服务能力建设

西安市加强区县级中医机构综合服务能力建设，做好急诊科、手术室、供应室、检验科规范化达标验收；继续开展对中医药技术人员的急诊急救、传染病防治和医院感染管理以及相关法律法规等知识与技能的培训，做好中医药应对突发公共卫生事件能力建设项目，完成县级中医院1个感染性疾病科和2个急诊科建设项目。

四、加强中医医院管理，强化内涵建设

西安市贯彻落实《中华人民共和国中医药条例》及《陕西省发展中医条例》，实施中医药标准化建设规划；按照《中医医院管理评价指南》有关技术标准要求，认真督导中医机构实施；继续开展以病人为中心，以提高医疗服务质量为主题的医院管理年活动，加强规范化、标准化管理，提高管理水平；强化内涵建设，坚持突出中医药特色的办院方向，落实中医药特色优势专科建设项目，定期指导西安市中医院肛肠科、西安市儿童医院中西结合儿科两个中医药特色重点专科的建设情况；加强中医机构在中医药特色建设方面的引导和资金保障，对中医药特色专科（专病）建设和人才培养方面给予重点扶持；争取2007年在西安市推荐一个国家中医药管理局的重点专科项目；围绕中医药特色建设，实施“名医带名科，名科带名院”的“三名”战略，做好西安市名老中医、名中医的遴选和推荐；选拔优秀的中青年骨干进入全国优秀人才研修项目，为推出新一代名中医打好基础。

五、发挥中医药特色，培养高素质人才

西安市加强中医药继续教育基地建设，加大人才培养力度，多种形式，多层次地为社区、农村培养中医药实用人才；做好中医药继续教育工作，加强中医药学术交流；继续做好优秀中医临床人才研修项目和老中医药专家学术经验继承工作，造就一批中医药学术带头人，以人才培养带动中医药科研工作，加快中医药事业的发展。

六、加强行风建设，弘扬中医药文化

西安市切实做好中医行业的行风建设，进一步健全防控医药购销领域商业贿赂的长效机制；重视中医医院的文化建设，积极吸收利用中医传统文化的精髓，弘扬中医优秀文化传统，发挥中医优秀传统文化在精神文明建设中的积极作用，认真开展反腐倡廉的经常性教育工作，大力弘扬正气，树立行业良好形象；自觉接受社会监督、群众监督；严格执行纪律，严肃查处损害人民群众利益的违法违纪行为，及时纠正出现的问题，为缓解群众“看病贵、看病难”，保障人民群众健康，构建社会主义和谐社会作出贡献。

（西安市卫生局中医处）

解放军篇

解 放 军 篇

【概述】 2007年，军队中医药工作以党的中医药方针政策为指引，以军委首长关于中医药工作的一系列重要指示为依据，深入贯彻落实科学发展观，开拓进取，扎实工作，在推进中医药发展的措施手段上不断取得新突破，在学科人才技术建设上不断取得新成绩，在提高中医药服务保障效益上不断取得新进展，各项工作呈现出良好的发展势头。

（周登峰）

【组织开展全军中医药技术大比武活动】 遵照中央军委委员、总后勤部廖锡龙部长关于"举行全军中医药技术比武活动，促进军队中医药工作发展"的重要指示精神，2007年全军开展了历时半年多的中医药技术大比武活动。活动过程中，各级主管部门和医疗卫生单位高度重视，制定下发了活动方案，建立了专门的组织工作机制，进行了广泛深入动员，万余名中医药工作者和基层卫生人员积极参与，围绕军队中医药"国医名师"、"技术能手"评选，中医药知识竞赛，中医药技能演示（比试）等活动内容，开展了摸底考试、集中培训和选拔比赛，在全军迅速掀起了"比学赶超"的中医药技术比武练兵热潮。经初赛、复赛层层选拔，2007年8月30日军队组织了全军中医药技术大比武总决赛，13名军队中医药"技术能手"演示了有关特色技术，14名军队中医药技能比试优胜选手和6支知识竞赛优胜代表队进行了现场比试（赛），为9名军队中医药"国医名师"举行了揭晓暨颁奖仪式。中共中央政治局委员、国务院吴仪副总理和中央军委委员、总后勤部廖锡龙部长亲自出席总决赛观摩活动并发表了重要讲话，总后勤部孙大发政委、孙志强副部长、王谦副部长、孙思敬副政委等总后领导，卫生部、国家中医药管理局、国家食品药品监督管理局领导，四总部有关部门、各大单位卫生部门领导，国家中医药管理局机关、各省（市、自治区）卫生和中医药主管部门领导，部分驻华使馆武官等也参加了观摩活动。

通过开展大比武活动，集中检阅了军队中医药人才技术建设状况，充分展示了"十五"以来特别是全军中医药工作会议以来军队中医药工作取得的成就，有效提高了军队中医药服务保障水平，受到了部队官兵的普遍欢迎，达到了向世界展示中医药独特魅力，向全国展示军队中医药特色优势的预期目的。具体体现在以下5个方面：一是在全军形成了"爱中医、学中医、用中医"的良好氛围。各单位认真落实全军中医药技术大比武活动的各项要求，编制了大比武参考题库，制作了宣传画册和影音光盘，组织了全员培训，开展了知识竞赛、技能比试等活动，利用各种途径广泛宣传普及中医药知识，切实提高中医药服务保障水平，使广大官兵和老干部信任中医药，接受中医药，欢迎中医药，切实享受到了中医药大比武活动带来的实惠。二是扎实推进了中医药人才队伍建设。大比武活动开展的军队中医药"国医名师"、"技术能手"评选，技能比试和知识竞赛，既是对军队中医药"十百千万"人才战略工程的具体落实，又是对这一工程的引导和促进，为军队中医药事业可持续发展奠定了坚实基础。三是有力拓展了中医药在基层部队的广泛应用。大比武活动促进了我军自主研发的平衡针、中医诊疗保健箱、脉象诊疗仪等的改进和定型，培养和锻炼了一批掌握一定中医药诊疗技术的基层卫生人员，为中医药下基层、下边防、下海岛提供预防、医疗、保健服务创造了必要的支撑条件。四是提升了中医药在军队卫生工作中的地位和作用。通过大比武活动，集中展示了军队广大中医药工作者忠诚于事业的好思想、好作风，展示了近年来我军中医药事业取得的新成就、新进步，进一步提高了各级医疗卫生机构和医务人员以及部队官兵对中医药工作科学性和重要性的认识，为发挥中医药特色优势，促进中医药继承创新，提升中医药地位作用创造了和谐环境。五是为国家、地方发展中医药事业探索了新路子。吴仪副总理指出，全军中医药技术大比武活动为国家和地方中医药事业的发展提供了很好的经验。国家和地方普遍反映全军中医药大比武活动走在了全国前列，影响十分深远，为今后组织开展类似活动提供了很好的经验和借鉴。

（周登峰）

【联合主办全国综合医院中医药工作会议】 总后卫生部和国家中医药管理局、卫生部联合主办的全国综合医院中医药工作会议于2007年11月21～22日在上海召开。这次会议是继1982年卫生部召开综合（专科）医院中医科工作会议之后，又一次专题研究部署综合医院中医药工作的重要会议。会议主要任务是以党的十七大精神为指引，总结工作，分析形势，部署任务，表彰先进，推进综合医院中医药工作又好又快发展。总后卫生部陈新年副部长在讲话中介绍了军队中医药工作情况，总结了做好军队中医药工作的基本经验，一是必须提高认识，更新观念，坚决贯彻党的中医药方针政策。二是必须把握特点、遵循规律，始终坚持以科学发展观为统揽。三是必须发挥特色，突出优势，紧紧抓住增强核心竞争力这个战略重点。四是必须大胆创新、勇于突破，不断探索中医药发展的新特色新机制新模式。陈新年副部长还对进一步做好军队医院中医药工作提出了要求，就加强军地中医药合作提出了4点建议，一是加强组织领导，建立长效机制；二是广泛开展交流，增进相互了解；三是深化协作攻关，加快科技创新；四是促进团结凝聚，推动和谐发展。会议还表彰了105所综合医院中医药工作示范单位（含15所军队医院），现场参观了复旦大学附属华山医院、普陀区中心医院和第二军医大学附属长海医院。空军总医院、解放军第302医院等11个单位进行了经验交流。地方各省（区、市）卫生、中医药行政管理部门领导、部分地方综合医院领导和中医药专家，军队有关大单位卫生主管部门领导、各示范单位领导及中医、中西医结合学科带头人约260余人参加了会议。

这次会议内容丰富，重点突出，成效明显。与会代表纷纷表示，一定要抓住机遇，迎接挑战，以新的姿态和面貌不断取得综合医院中医药工作的新成绩。军队代表在讨论中表示，全军中医药工作会议和全军中医药技术大比武活动使军队中医药工作迎来了新的春天，在党的十七大精神指引下，在国家中医药发展的大环境下，军队中医药工作的前景必将更加美好。

（周登峰）

【狠抓军队中医药学科人才建设】不断强化和优化军队中医药学科体系。军队会同国家中医药管理局组织了军队系统重点专科（专病）建设单位评审工作，21个建设单位通过验收和中期检查，新增建设单位14个。截至2007年，军队中医药专业已有教育部和国家中医药管理局重点学科16个，国家中医药管理局重点专科（专病）项目35个，全军医学专科中心（研究所）9个。以重点学科为龙头，重点专科（专病）为骨干，普通中医药科室为支撑的军队中医药学科建设体系基本形成。扎实推进军队中医药“十百千万”人才战略工程。中医师承研究生培养工作进一步深化，首次组织开展了军队中医师承研究生联合培养单位资质评估，召开了中医师承培养工作会议，专题研究中医师承研究生培养的特点和规律，为具有军队特点的中医师承培养体系的建立和完善奠定了基础。启动了军队中医药学科带头人研训机制，继续举办军队中医药学科带头人培训班，军队中医药高层次人才队伍能力素质进一步提升。

（周登峰）

【大力推进军队中医药科技创新】通过多策并举，军队积极协调有关部门和学术组织，构建并逐步拓宽军队中医药科研工作主流渠道。2007年，军队中医药科研课题、成果均达到历史最高水平。中医药科技成果获国家科技进步二等奖1项，中华中医药学会、中国中西医结合学会科技一等奖各1项，军队医疗成果二等奖4项，省部级科技进步二等奖16项，并首次获得军队科技进步一等奖。军队中医药专家在承担国家科技支撑项目、国家自然基金重点项目、杰出青年基金等大型科研项目方面也取得了比较突出的成绩。

（周登峰）

【努力提升中医药服务保障效益】军队中医药医疗服务保障体系逐步建立，广大官兵和老干部主动接受中医药医疗保健服务的意识进一步增强。目前，全军多数医疗机构开展了中医、针灸、推拿等中医药诊疗服务，新增或扩建了中药房、中药制剂室等配套设施条件。部分医疗机构实行了中医中药一体化管理，部队官兵看中医难、用中药难的问题得到一定程度的缓解。基层官兵中医药预防医疗保健知识的普及率不断提高，运用中医药技术手段防治部队训练伤等常见病、多发病得到了较好应用，为维护和提高部队战斗力发挥了积极作用。

（周登峰）

【不断探索军队中医药改革发展新路子】 扎实推进中草药种植工作。军队组织了中草药种植试点论证，继续开展沈阳、北京、成都、广州战区中草药种植试点工作并取得了初步成效。组织基层部队中医药卫生士官（卫生员）培训工作研讨，着手建立基层中医药人员培训考核认证机制。加强军队中医药学术组织建设，积极完善开放、包容、创新、服务的中医药学会新职能。继续巩固和发展军地一体的中医药学科技术人才管理建设机制，不断拓展深化合作方式和内容。

（周登峰）

教育机构篇

教育机构篇

【北京中医药大学】

党委书记：郑英良（2007年12月13日免职）
吴建伟（2007年12月13日任职）

校　　长：郑守曾（2007年12月13日免职）
高思华（2007年12月13日任职）

党委副书记兼副校长：乔旺忠

党委副书记：谷晓红

纪委书记：常　江

副 校 长：王庆国、魏天卯、徐　孝

基础医学院院长：李宇航

中药学院院长：乔延江

针灸学院院长：朱　江

管理学院院长：房耘耘

护理学院院长：韩丽莎

人文学院院长：王梅红

国际学院院长：牛　欣

远程教育学院院长：乔旺忠（兼）

继续教育学院院长：李献平

地　　址：北京市朝阳区北三环东路11号（本部）
北京市朝阳区望京中环南路6号（东校区）

邮　　编：100029（本部）
100102（东校区）

电　　话：010－64286426（校办本部）/64286794（党办本部）/84738760（东校区）

传　　真：010－64213841（校办本部）/64213817（党办本部）/84738762（东校区）

电子信箱：xiaoban@bjucmp.edu.cn

网　　址：www.bjucmp.edu.cn

专业统计

学校职工人数1383人。专任教师566人，其中教授114人，副教授163人，讲师230人，助教59人。

专业设置	学制（年）	2007年毕业生数	2007年招生数	在校生数
本　科				
中医学	5	611	458	2418
中药学	4	225	231	891
针灸推拿学	5	48	105	353
公共事业管理	5	58	105	389
工商管理	4	32	94	314
护理学	4	86	116	414
医学英语	5	0	50	214
法学	4	31	51	185
针灸推拿学（专科起点本科）	3	0	0	17
中药（专科起点本科）	2	63	31	78
小计	/	**1154**	**1241**	**5273**
专　科				
护理学	3	53	105	268
中药学（高职）	3	557	361	1138
小计	/	**610**	**466**	**1406**

研究生教育

在校硕士研究生1992人（其中包括七年制后两年759人），2007年招收硕士研究生921人（其中包括七年制后两年410人），毕业467人（其中包括七年制后两年128人）。

在校博士研究生569人，2007年招收博士研究生209人，毕业156人。

硕士学位专业设置：中医基础理论、中医临床基础、中医医史文献、方剂学、中医诊断学、中医内科学、中医外科学、中医骨伤科学、中医妇科学、中医儿科学、中医五官科学、针灸推拿学、民族医学、临床中药学、中西医结合基础、中西医结合临床、临床中药学、中药化学、中药药理学、中药制药学、中药生药学、中医养生康复学、中医护理学、药物分析学、微生物与生化药学、社会医学与卫生事业

管理

博士学位专业设置：中医基础理论、中医临床基础、中医医史文献、方剂学、中医诊断学、中医内科学、中医外科学、中医骨伤科学、中医妇科学、中医儿科学、中医五官科学、针灸推拿学、民族医学、临床中药学、中西医结合基础、中西医结合临床、临床中药学、中药化学、中药药理学、中药制药学、中药生药学

重点学科及学科带头人

国家级重点学科

一级学科国家级重点学科

中医学

中药学：乔延江

二级学科国家级重点学科

中医基础理论：王　琦

中医诊断学：陈家旭

方剂学：谢　鸣

中西医结合基础：牛建昭

中医内科学：姜良铎

以下国家级重点学科刚批复，学科带头人在遴选中

中医临床基础、中医医史文献、针灸推拿学、中医外科学、中医骨伤科学、中医妇科学、中医儿科学、中医五官科学、民族医药

国家中医药管理局重点学科

中医内科脑病学科：王玉来

中医内科内分泌学科：赵进喜

中药药理学：侯家玉

中药生药学：阎玉凝

中医诊断学：陈家旭

中医内科呼吸学科：姜良铎

中医血液病学科：陈信义

临床中药学：张　冰

中医基础理论：烟建华

针灸学：朱　江

北京市重点学科

中医临床基础：王庆国

中医医史文献：严季澜

中医外科学：李曰庆

重点实验室及负责人

教育部重点实验室

中医内科学实验室：王硕仁

北京市重点实验室

中药基础与新药研究实验室：乔延江

中医内科学实验室：王硕仁

附属机构及负责人

北京中医药大学药厂厂长：王耀

北京中医药大学药厂书记：文萍

北京中医药大学附属东直门医院院长：王玉来

北京中医药大学附属东直门医院书记：杨晋翔

北京中医药大学附属东方医院院长：王玉来

北京中医药大学附属东方医院书记：杨晋翔

北京中医药大学第三附属医院院长：张集中

北京中医药大学第三附属医院书记：朴向军

（沈君若）

【天津中医药大学】

党委书记：张金钟

校　　长：张伯礼

党委副书记：李庆和

纪委书记：张福兰

副 校 长：于　越、刘红军、高秀梅、孙晓雷

基础医学院院长：孟静岩

中药学院院长：张艳军

医疗系主任：陆小左

针灸系主任：郭　义

护理系主任：孟繁洁

文理部主任：罗根海

研究生部主任：徐宗佩

国际教育学院院长：应森林

继续教育学院院长：赵冀生

校　　址：天津市南开区鞍山西道312号

邮　　编：300193

电　　话：022－23051023

传　　真：022－23051066

电子信箱：zyydx@ tjutcm. edu. cn

网　　址：www. tjutcm. edu. cn

专业统计

学校教职工742人。专业教师425人，其中教授63人，副教授131人，讲师110人，助教121人。

专业设置	学制（年）	2007年毕业生数	2007年招生数	在校生数
汉语言	4	56	58	216
应用心理学	4	60	54	352
中医学	5	318	244	1719
中医学	7	0	85	376
针灸推拿学	5	116	97	520
针灸推拿学	7	0	29	130
中西医临床医学	5	0	103	106
护理学	4	91	139	512
护理学	5	0	97	194
药学	5	0	94	187
中药学	4	147	96	546
药物制剂	4	50	48	241
市场营销	4	49	91	268

（续表）

专业设置	学制（年）	2007年毕业生数	2007年招生数	在校生数
公共事业管理	4	0	73	211
劳动与社会保障	4	0	78	263
中医学	2	0	0	41
针灸推拿学	2	28	0	0
护理学	2	1	0	1
合计	/	**916**	**1386**	**5883**

研究生教育

在校硕士研究生918人，2007年招收硕士研究生301人，毕业186人。

在校博士研究生148人，2007年招收博士研究生44人，毕业38人。

硕士学位专业设置：中医基础理论、中医临床基础、中医医史文献、方剂学、中医诊断学、中医内科学、中医外科学、中医骨伤科学、中医妇科学、中医儿科学、中医五官科学、针灸推拿学、中西医结合基础、中西医结合临床、中药学、病理学与病理生理学、老年病学、神经病学、护理学、影像医学与核医学、药理学、药物分析学、生药学、中国古典文献学、肿瘤学

博士学位专业设置：中医基础理论、中医临床基础、中医医史文献、方剂学、中医诊断学、中医内科学、中医外科学、中医骨伤科学、中医妇科学、中医儿科学、中医五官科学、针灸推拿学、中西医结合基础、中药学、中医工程学、实验中医学、临床中药学、中医康复学

重点学科及学科带头人

国家级重点学科

针灸推拿学：石学敏

中医内科学：张伯礼

国家中医药管理局重点学科

针灸学：石学敏

中医妇科学：宋殿荣

天津市重点学科

针灸推拿学：石学敏

中医内科学：张伯礼

中药学：高秀梅

天津市“重中之重”学科

中医内科学：张伯礼

针灸推拿学：石学敏

重点实验室及负责人

省部共建教育部重点实验室

方剂学重点实验室：张伯礼

教育部工程研究中心

现代中药发现与制剂技术：高秀梅

教育部教学实验室

针灸实验教学中心——国家级实验教学示范中心：郭　义

科技部与意大利卫生部共建实验室

中意中医药联合实验室：胡利民

国家中药现代化科技产业基地（天津）

中医药研究中心：高秀梅

国家中医药管理局科研三级实验室

中药药理实验室：胡利民

细胞生物学实验室：高秀梅

病理实验室：范英昌

医用化学传感器实验室：郭义

分子生物学实验室：于建春

天津市重点实验室

中药药理学重点实验室：胡利民

针灸学重点实验室：王　舒

附属机构及负责人

直属附属医院

天津中医药大学第一附属医院：韩景献

天津中医药大学第二附属医院：孙增涛

非直属附属医院

天津南开医院：李　平

天津武清中医院：刁殿军

（张志国）

【河北医科大学中医学院】

院长、党委书记：董尚朴

地　　址：河北省石家庄市新石南路326号河北医科大学中医学院

邮　　编：050091

电　　话：0311－86265097

传　　真：0311－83829047

专业统计

学校职工人数100人。专任教师83人，其中教授31人，副教授21人，讲师12人，助教7人。

专业设置	学制（年）	2007年毕业生数	2007年招生数	在校生数
中医学	5	239	235	1223
中药学	4	36	44	171
针灸推拿学	5	48	79	248
合计	/	**323**	**358**	**1642**

注：上表统计数据为本科学生数，专科无。

研究生教育

在校硕士研究生75人，2007年招收硕士研究生26人，毕业24人。

在校博士研究生5人，2007年招收博士研究生2人，毕业2人。

硕士学位专业设置：中医学、中药学

博士学位专业设置：中医诊断学

重点学科及学科带头人

校级重点学科

中医诊断学：杨牧祥

中医基础理论：牛兵占

中药学：李同琴

（邓国兴）

【山西中医学院】

党委书记：陶功定

院　　长：周　然

党委副书记：贾学萍

党委委员、常务副院长：张俊龙

党委委员、副院长：冯前进

副 院 长：李华荣

院　　址：山西省太原市晋祠路一段89号

邮　　编：030024

电　　话：0351－6528781

传　　真：0351－6528276

网　　址：www.sxtcm.com

电子信箱：zyxyyb@163.com

专业统计

学校职工人数619人。专任教师446人，其中教授47人，副教授92人，讲师149人，助教137人。

专业设置	学制（年）	2007年毕业生数	2007年招生数	在校生数
普通本科				
高中起点本科	/	614	800	3932
中医学	5	266	353	1621
针灸推拿学	5	92	118	502
中西医临床医学	5	193	219	1423
中药学	4	63	110	386
专科起点本科	/	129	134	496
中医学	3	33	58	212
针灸推拿学	3	1	16	16
中西医临床医学	3	70	32	212
中药学	2	25	28	56
小计	/	**743**	**934**	**4428**
普通专科				
高中起点专科	/	467	565	1487
中西医临床医学	3	185	0	209
针灸推拿学	3	89	171	424
中医骨伤	3	0	69	92
临床医学类新专业	3	24	0	0
护理学	3	78	251	595
药学	3	41	0	0
中药学	3	39	74	167
药学类新专业	3	11	0	0
对口招生中职生	3	438	119	454
中西医结合	3	251	0	184
护理学	3	0	119	270
护理类新专业	3	187	0	0
小计	/	**905**	**684**	**1941**
成人本科				
函授	/	0	91	240
专科起点本科	/	0	91	240
中药学	3	0	91	240
业余	/	59	384	639
专科起点本科	/	59	384	639
中医学	3	14	91	163
中西医临床医学	3	21	85	199
护理学	3	5	208	266
中药学	3	19	0	11
脱产	/	123	87	229

（续表）

专业设置	学制（年）	2007 年毕业生数	2007 年招生数	在校生数
专科起点本科	/	123	87	229
中医学	2	80	45	119
中西医临床医学	2	43	42	110
小 计	/	**182**	**562**	**1108**
成人专科				
函授	/	824	371	1546
高中起点专科	/	824	371	1546
中医学	4	0	21	112
中西医临床医学	4	0	105	563
中医学类新专业	3	226	0	9
护理学	3	437	220	701
中药学	3	161	25	161
业余	/	87	39	105
中医学	3	25	15	40
中西医临床医学	3	62	24	65
脱产	/	234	0	34
中医学	3	77	0	18
中西医临床医学	3	145	16	16
护理学	2	12	0	0
小 计	/	**1145**	**410**	**1685**

重点学科及学科带头人

山西省重点学科

中医学基础理论：张俊龙

中西医结合基础：冯前进

中医内科学：白兆芝

针灸推拿学：冀来喜

重点实验室及负责人

山西省重点实验室

中医学基础实验室：张俊龙

中医临床基础实验室：乔　模

针灸实验室：冀来喜

中医药基因表达调节技术实验室：冯前进

附属机构及负责人

山西中医学院第二中医院：魏中海

山西中医学院第三中医院（山西省中西医结合脑病医院、山西省针灸研究所）：冀来喜

山西中医学院中西医结合医院（山西省中西医结合医院）：崔晋荣

（肖亚春、武　艺）

【辽宁中医药大学】

党委书记：王明玉

校　　长：马　骥

党委副书记：初　杰

副 校 长：石　岩、康廷国、季惠斌、杨关林

校　　址：辽宁省沈阳市皇姑区崇山东路 79 号

邮　　编：110032

电　　话：024－31207108

传　　真：024－31207133

电子信箱：office@ lnutcm. edu. cn

网　　址：www. lnutcm. edu. cn

专业统计

学校职工人数 1142 人。专任教师 695 人，其中教授 94 人，副教授 176 人，讲师 138 人，助教 281 人。

专业设置	学制（年）	2007 年毕业生数	2007 年招生数	在校生数
英语	4	0	28	28
制药工程	4	0	89	174
制药工程（保健食品方向）	4	0	0	30
食品科学与工程	4	0	29	29
中医学七年制	5	31	28	144
中医学七年制（英语方向）	5	29	28	146
中医学七年制（中西医结合方向）	5	28	61	214
中医学（信息工程方向）	5	30	16	160
中医学（英语班）	6	60	59	325

（续表）

专业设置	学制（年）	2007年毕业生数	2007年招生数	在校生数
中医学（美容方向）	5	30	0	56
中医学（骨伤方向）	5	55	30	149
中医学	5	87	89	479
中医学七年制（骨伤方向）	5	0	23	23
中医学七年制（针灸推拿学方向）	5	0	24	112
中医学七年制（中药学方向）	5	0	59	87
针灸推拿学日语班	6	29	0	106
针灸推拿学英语班	6	0	30	119
针灸推拿学	5	59	31	90
针灸推拿学（康复医学方向）	5	0	30	58
中西医临床医学	5	59	91	389
护理学	5	30	59	175
护理学（英语班）	4	0	59	59
药学	4	0	90	117
中药学英语班	5	63	60	265
中药学	4	60	143	324
经营管理	4	0	0	32
中药制药	4	0	0	75
药物制剂	4	0	87	176
市场营销（中药方向）	4	0	48	134
市场营销（物流方向）	4	0	29	29
公共事业管理	4	0	29	86
护理学（高级护理）	3	20	30	79
中药学（中药经营管理）	2	20	0	30
中药学（中药制药）	2	20	30	59
合计	/	710	1409	4558

研究生教育

在校硕士研究生1048人，2007年招收硕士研究生441人，毕业214人。

在校博士研究生119人，2007年招收博士研究生40人，毕业29人。

硕士学位专业设置：中医基础理论、中医临床基础、中医医史文献、方剂学、中医诊断学、中医内科学、中医外科学、中医骨伤科学、中医妇科学、中医儿科学、中医五官科学、针灸推拿学、中西医结合基础、中西医结合临床、生药学、药理学、中药学（一级学科）、思想政治教育

博士学位专业设置：中医基础理论、生药学、中医内科学、中西医结合基础、中西医结合临床、方剂学、中药学（一级学科）、中医儿科学

重点学科及学科带头人

国家级重点学科

中医基础理论：郑洪新

局级重点学科

中药生药学：康廷国

中医基础理论：郑洪新

中医外科肛肠学科：田振国

中医儿科学：王雪峰

辽宁省重点学科

中西医结合临床：杨关林

生药学：康廷国

中医基础理论：郑洪新

校级重点学科

中西医结合基础学科：蔡玉文

方剂学科：马　骥

针灸推拿学科：裴景春

中药学科：贾天柱

中医内科内分泌学科：于世家

中医内科消化学科：王垂杰

中医耳鼻喉学科：孙海波

中医医史文献学科：刘庚祥

重点实验室及负责人

辽宁省教育厅重点实验室

辽宁中药现代研究实验室：康廷国

中医分子生物重点实验室：郑洪新

针灸生物学重点实验室：金红姝

病毒重点实验室：王雪峰

辽宁省科技厅重点实验室

辽宁省中药临床药代动力学重点实验室：王文萍

辽宁省新药安全评价技术重点实验室：郭振武

辽宁省现代中药制剂重点实验室：李国信

附属机构及负责人

辽宁中医药大学附属医院：杨

关林

辽宁中医药大学附属二院：郭振武

辽宁中医药大学附属三院：田振国

辽宁中医药大学职业技术学院：王　东

（崔廷宝）

【长春中医药大学】

党委书记：陈海英

校　　长：王之虹

党委副书记：周　立

副 校 长：谭禄业、曲晓波、刘宏岩

党委委员：张毕忠、姜彤伟

校长助理兼研究生院院长：王中男

校长助理兼第一附属医院院长：宋柏林

校长助理：郭　军

基础医学院院长：杨茂有

药学院院长：张大方

针灸推拿学院院长：王富春

护理学院院长：张力侠

职业技术学院院长：董利升

继续教育学院院长：曹世奎

人文管理学院院长：郑力夫

校　　址：吉林省长春市净月潭旅游经济开发区博硕路1035号

邮　　编：130117

电　　话：0431－6172513

传　　真：0431－6172345

电子信箱：webmaster@ccutcm.com.cn

网　　址：www.ccutcm.com.cn

专业统计

学校职工人数876人。专任教师457人，其中教授75人，副教授145人，讲师121人，助教104人。

专业设置	学制（年）	2007年毕业生数	2007年招生数	在校生数
本　　科				
中医学	3	52	0	135
中医学	5	152	120	611
中医学（中西医结合）	5	173	120	561
中医学（中医骨伤科学）	5	51	60	318
临床医学	5	70	90	417
针灸推拿学	5	92	60	462
针灸推拿学（英语强化）	5	0	30	30
针灸推拿学（全科医师）	5	0	60	60
护理学	4	151	180	676
中药学	4	87	120	511
制药工程	4	177	120	515
药学	4	83	90	326
药物制剂	4	0	60	177
市场营销（药品营销）	4	35	60	182
公共事业管理（卫生事业管理）	4	43	50	165
公共事业管理（卫生监督）	4	0	50	88
公共事业管理（药事管理）	4	34	50	174
英语	4	0	40	163
日语	4	0	40	160
小计	/	**1200**	**1400**	**5731**
专　　科				
药物制剂技术	3	67	0	380
市场营销（药品营销）	3	27	0	0
口腔医学	3	54	0	0
针灸推拿	3	54	0	1
护理	3	104	0	2
法律事务	3	43	0	0
口腔医学	2	28	0	0
中医学	2	64	0	16
中西医结合	2	49	10	33
针灸推拿	2	0	0	39
临床医学	2	52	0	18

（续表）

专业设置	学制（年）	2007年毕业生数	2007年招生数	在校生数
临床医学（妇幼卫生）	2	4	0	0
护理	2	264	34	271
小计	/	**810**	**44**	**380**
合计	/	**2010**	**1444**	**6111**

研究生教育

在校硕士研究生564人，2007年招收硕士研究生229人，毕业171人。

在校博士研究生31人，2007年招收博士研究生12人，毕业11人。

硕士学位专业设置：中医基础理论、中医临床基础、中医医史文献、方剂学、中医诊断学、中医内科学、中医外科学、中医骨伤科学、中医妇科学、中医儿科学、中医五官科学、针灸推拿学、中西医结合基础、中西医结合临床、护理学、药物化学、药剂学、生药学、药物分析学、微生物与生化药学、药理学、中药学

博士学位专业设置：中医内科学、中药学、针灸推拿学

重点学科及学科带头人

国家中医药管理局重点学科

中医内科脑病学科：赵建军

吉林省教育厅重点学科

中医内科学：黄永生

中药学：刘大有

针灸推拿学：王富春

中西医结合基础：张永和

中医基础理论：苏　颖

中医五官科学：魏丽娟

吉林省中医管理局重点学科

中药动物学：张　辉

中药临床药理学：张永和

中医骨伤学科：赵文海

中医内科心血管学科：邓　悦

针灸学：王富春

中医医史文献：崔　为

中医基础理论：苏　颖

中医内科脑病：赵建军

中医内科呼吸学科（后备）：宫晓燕

中医外科肛肠学科（后备）：周建华

中医内科内分泌（后备）：姜喆

中医眼科学（后备）：魏丽娟

重点实验室及负责人

国家级实验室

规范化中药药理实验室：张永和

国家北药基地中药药物临床实验（GCP）中心：宫晓燕

中药分析实验室：贡济宇

中药化学实验室：刘大有

中药药理实验室：张永和

吉林省重点实验室

吉林省高等学校中药化学重点实验室：张　辉

长春中医药大学中药有效成分实验室：张　辉

吉林省现代中药工程研究中心：高其品

长白山道地药材产业化关键技术吉林省高等学校工程研究中心：高其品

附属机构及负责人

长春中医药大学附属医院：宋柏林

（王兴铭）

【黑龙江中医药大学】

党委书记：田文媛

党委副书记、校长：匡海学

党委副书记：田　东

党委常委、副校长：李秉治、程　伟

党委常委、纪委书记：刘世清

副 校 长：王喜军、田振坤、李　冀

党委常委、工会主席：柳　鸣

基础医学院院长：姜德友

药学院院长：李永吉

临床医学院（附属第一医院）院长：郭鲁义

校长助理、针灸推拿学院（附属第二医院）院长：孙忠人

成人教育学院院长：张洪昌

国际教育学院院长：梁　华

佳木斯学院院长：李铁男

研究生部主任：谢　宁

人文与管理学院院长：佟子林

校　址：黑龙江省哈尔滨市香坊区和平路24号

邮　编：150040

电话/传真：0451－82118254

电子信箱：office@ hljucm. net

网　址：www. hljucm. net

专业统计

学校职工人数2343人。专任教师720人，其中教授192人，副教授256人，讲师147人，助教以下125人。

专业设置	学制（年）	2007年毕业生数	2007年招生数	在校生数
中医学	7	69	40	345
中医学（中西医结合）	7	0	40	351
中医学（针灸推拿）	7	0	40	246
中医学（中药）	7	0	0	161
中医学（骨伤）	5	49	0	58
中医学（中西医结合）	5	98	0	0
中医学（计算机工程）	5	45	0	41

（续表）

专业设置	学制（年）	2007年毕业生数	2007年招生数	在校生数
中医学（英语）	5	48	50	216
中医学（临床）	5	54	40	206
中西医临床医学	5	0	337	1583
中西医临床医学（妇儿）	5	0	45	261
中西医临床医学（外科）	5	0	40	52
护理学	4	105	150	471
针灸推拿学	5	57	58	333
针灸推拿学（英语）	5	36	50	219
针灸推拿学（康复）	5	0	0	96
康复治疗学	5	0	50	39
中药学	4	174	96	669
药物制剂	4	138	260	782
制药工程	4	58	160	546
中药资源与开发	4	52	50	208
生物技术	4	0	0	306
生物技术（制药）	4	0	150	153
食品科学与工程	4	0	100	229
药学	4	0	90	368
公共事业管理（卫生）	4	55	50	172
应用心理 学	4	0	40	35
医学美容技术	4	0	60	95
针灸推拿学	3 “3＋2”	124	165	480 38
护理学	3 “3＋2”	182	375	953 132
中西医结合	3 “3＋2”	298	317	855 174
医疗美容	3 “3＋2”	38	190	453 18
旅游保健	3	11	30	99
医疗保险	3	15	24	102
中药学	3	93	94	279
中药资源与开发	3	18	0	47
中医医疗	“3＋2”	100	0	0
合计	/	**1917**	**3195**	**11868**

注：上表统计数据为本专科学生数。

研究生教育

在校硕士研究生1300人，2007年招收硕士研究生380人，毕业311人。

在校博士研究生216人，2007年招收博士研究生72人，毕业77人。

硕士学位专业设置：中医基础理论、中医临床基础、中医医史文献、方剂学、中医诊断学、中医内科学、中医外科学、中医骨伤科学、中医妇科学、中医儿科学、中医五官科学、针灸推拿学、民族医学（含藏医学、蒙医学）、中医护理学、中医伦理学、康复医学与理疗学、中西医结合基础、中西医结合临床、中药学药物化学、药剂学、生药学、药物分析学、微生物与生化药学、药理学、人体解剖学与组织胚胎学、护理学、社会医学与卫生事业管理

博士学位专业设置：中医基础理论、中医临床基础、中医医史文献、方剂学、中医诊断学、中医内科学、中医外科学、中医骨伤科学、中医妇科学、中医儿科学、中医五官科学、针灸推拿学、民族医学（含藏医学、蒙医学）、中西医结合基础、中西医结合临床、中药学、生药学

重点学科及学科带头人

国家级重点学科

中药学（一级学科）：匡海学、王喜军

方剂学：李　冀
中医妇科学科：吴效科
国家重点（培育）学科
中医内科学：栗德林
国家中医药管理局重点学科
方剂学：李　冀
中医妇科学：吴效科
针灸推拿学：孙忠人
中医内科内分泌学科：周亚滨
黑龙江省重点学科
中药创新药物学科群：匡海学
中医学（一级学科）：李　冀
中西医结合（一级学科）：孙伟正
方剂学：李　冀
中医妇科学：吴效科
针灸推拿学：孙申田、孙忠人
中医内科学：栗德林
中医基础理论学科：曹洪欣、谢　宁
中医医学史文献学科：常存库
中医临床基础学科：李敬孝
中医骨伤科学学科：董清平
中药学学科：匡海学
生药学学科：王喜军
中西医结合基础学科：苏云明
中西医结合临床学科：孙伟正
中医内科心血管病学学科：周亚滨
中医消化病学学科：谢晶日
中医妇科学学科：丛慧芳

重点实验室及负责人

国家中医药管理局三级实验室
方药分析实验室：李　冀
分子生物实验室：周亚滨
中药药理（妇科）实验室：吴效科
中药质量分析实验室：王喜军
黑龙江省重点实验室
中药天然药物药效物质基础研究实验室：匡海学
中药学实验室：马英丽
新药研究与开发实验室：李永吉
中药材规范化生产及质量标准实验室：都晓伟
中医药基础研究实验室：李　冀

附属机构及负责人

附属第一医院院长：郭鲁义
附属第二医院院长：孙忠人

（王少君、匡海学）

【上海中医药大学】

党委书记：谢建群
校　　长：陈凯先
常务副校长：谢建群
党委副书记：何星海
纪委书记、党委副书记：王　群
副校长：刘　平、余小明、黄文龙
基础医学院院长：李其忠
中药学院院长：陶建生
针推学院院长：褚立希
国际教育学院院长：萧　臻
护理学院副院长：何文忠
研究生院院长：杨永清
医技学院副院长：王秀兰
继续教育学院院长：金卫东
曙光临床医学院院长（兼）：沈远东
龙华临床医学院院长（兼）：陆金根
岳阳临床医学院院长（兼）：房　敏
上海市中医临床医学院院长（兼）：虞坚尔
普陀临床医学院院长（兼）：范忠泽

专业统计

专业设置	学制（年）	2007年毕业生数	2007年招生数	在校生数
中医学类	5	203	51	739
针推伤	5	43	0	50
针灸推拿	5	0	36	181
针推康复	5	0	0	86
骨伤	5	0	29	115
运动医学	5	0	0	165
中西医临床医学	5	0	67	216
中药学	4	129	98	450
药学中外合作	4	26	52	229
公共事业管理	4	0	31	81
康复中西医临床	4	0	30	69
七年制	7	70	136	1134
护理学	4	71	101	351
护理学中外合作	3	35	62	157
中西医结合护理	3	0	59	59
中药制药	3	39	51	120
保健推拿	3	17	0	0
美容	3	33	20	98
医学实验技术	3	24	0	0
中医营养	3	22	30	82
康复老年	3	0	31	58

（续表）

专业设置	学制（年）	2007年毕业生数	2007年招生数	在校生数
护理（虹口）	3	53	0	88
预防医学（虹口）	3	0	0	37
卫生监督（虹口）	3	0	0	30
中药制药（普陀）	3	49	0	76
医学营养（梅陇）	3	0	39	39
护理（梅陇）	3	0	157	157
合计	/	814	1080	4867

研究生教育

在校硕士研究生944人，2007年招收硕士研究生359人，毕业217人。

在校博士研究生375人，2007年招收博士研究生125人，毕业100人。

硕士学位专业设置：中医基础理论、中医临床基础、中医医史文献、方剂学、中医诊断学、中医内科学、中医外科学、中医骨伤学、中医妇科学、中医儿科学、中医五官学、针灸推拿学、中西医结合基础、中西医结合临床、中药学、药剂学、生药学、药理学、中药制药工程、中医工程、中医伦理、中医外语、中医保健体育

二级学科博士学位专业设置：中医基础理论、中医临床基础、中医医史文献、方剂学、中医诊断学、中医内科学、中医外科学、中医骨伤学、中医妇科学、中医儿科学、中医五官学、针灸推拿学、中西医结合基础、中西医结合临床、中药学

重点学科及学科带头人

国家级重点学科

中医外科学、中药学、中医内科学、中医骨伤科学

国家重点（培育）学科

中医医史文献学、针灸推拿学

上海高校E-研究院（省市级）

中医内科：刘　平

NO与炎症医学：卞　卡

国家中医药管理局重点学科建设单位（部级）

针灸学：沈雪勇

中药生药学：王峥涛

中医基础理论：方肇勤

中医肾病：何立群

上海市重点学科（省市级）

中药学（优势学科）：王峥涛

中医内科学（优势学科）：刘　平

中医骨伤科学（优势学科）：詹红生

中医外科学（特色学科）：陆金根

中医系统实验方剂学（特色学科）：贾　伟

针灸推拿学（特色学科）：吴涣淦

中医医史文献学（特色学科）：严世芸

上海市教委第五期重点学科（局级）

中西医结合基础：施建蓉

中医诊断学：王忆勤

中药药剂学：冯　怡

中药临床药理学：蒋　健

中医脾胃病学：季　光

中医妇科学：张婷婷

上海市卫生局医学重点学科（局级）

中医骨伤：施　杞

中医妇科：朱南孙

中医心血管：严世芸

重点实验室及负责人

上海市重点实验室（省市级）

复方中药重点实验室：吴大正

省部共建教育部重点实验室

中药标准化重点实验室：王峥涛

肝肾疾病病证相关重点实验室：刘　平

国家中医药管理局重点研究室（部级）

中医肝病重点研究室：刘　平

生物工程重点研究室：胡之璧

中医证重点研究室：王忆勤

省部级研究基地

上海市中药标准化中心：王峥涛

全国中医医院医疗质量监测中心：竺丽明

全国中药制剂和剂型改革基地：徐德生

中药现代制剂技术教育部工程研究中心：贾　伟

直属医院重点学科

国家中医药管理局重点专科（专病）

中医胆石病：朱培庭

中医外科：陆金根

中医肿瘤：刘嘉湘

中医肝病：王灵台

中医骨与关节病：石印玉

中医脾胃病：蔡　淦

中医推拿：严隽陶

中医妇科：朱南孙

中医血液：周永明

上海市临床医学中心重点学科

中医外科：陆金根

中医肿瘤：刘嘉湘

中医肝病：王灵台

中医针灸推拿：严隽陶

上海市医学重点学科

中医骨伤科：施　杞

中西医结合心血管学科：严世芸、蒋梅先

中医妇科：朱南孙、孟　炜

附属机构及负责人

曙光医院院长：沈远东

龙华医院院长：陆金根

岳阳医院院长：房　敏

（上海中医药大学院办）

【南京中医药大学】

党委书记：黄成惠

校长兼党委副书记：吴勉华

党委副书记：王家法、马家忠

副校长：刘沈林、陈涤平、张树

泉 、蔡宝昌、段金廒
基础医学院院长：马　健
第一临床医学院院长：汪　悦
第二临床医学院院长：金宏柱
药学院院长：丁安伟
经贸管理学院院长：张端珣
护理学院院长：徐桂华
外国语学院院长：姚　欣
信息技术学院院长：蔡爱华
人文社会科学部部长：金　鑫
心理系系主任：杜文东
成人教育学院、高等职业技术学院院长：何文彬
国际教育学院院长：赵　熔
翰林学院院长：司晓晨

校　址：江苏省南京市栖霞区仙林大道138号
邮　编：210046
电　话：025－85811001
传　真：025－85811006
电子信箱：xzbox@ njutcm. edu. cn
网　址：www. njutcm. edu. cn

专业统计

学校教职工数1231人。专任教师724人，其中教授118人，副教授149人，讲师235人，助教222人。

专业设置	学制（年）	2007年毕业生数	2007年招生数	在校生数
国际经济与贸易	4	391	73	467
英语	4	58	56	314
应用心理学	4	0	58	58
应用心理学	5	0	0	195
计算机科学与技术	4	41	66	236
制药工程	4	182	0	449
中医学	5	701	312	3212
针灸推拿学	5	36	68	270
中西医临床医学	5	0	174	521
护理学	4	92	249	545
护理学	5	0	68	251
高职护理学	4	51	0	135
药学	4	66	68	242
高职药学	4	55	0	163
中药学	4	156	152	765
中药学	5	63	47	282
高职中药学	4	54	0	145
药物制剂	4	68	53	223
中药资源与开发	4	52	31	150
信息管理与信息系统	4	0	69	213
市场营销	4	0	62	183
电子商务	4	0	182	394
公共事业管理	4	175	0	216
公共事业管理	5	0	54	103
针灸推拿	3	20	0	0
护理	3	52	0	113

研究生教育

在校硕士研究生1515人，2007年招收硕士研究生479人，毕业365人。

在校博士研究生323人，2007年招收博士研究生101人，毕业75人。

硕士学位专业设置：护理学、康复医学与理疗学、社会医学与卫生事业管理、中医基础理论、中医临床基础、中医医史文献、方剂学、中医诊断学、中医内科学、中医外科学、中医骨伤科学、中医妇科学、中医儿科学、中医五官科学、针灸推拿学、中医康复学、中西医结合基础、中西医结合临床、中西医结合护理、药剂学、生药学、药理学、中药学

博士学位专业设置：中医基础理论、中医临床基础、中医医史文献、方剂学、中医诊断学、中医内科学、中医外科学、中医骨伤科学、中医妇科学、中医儿科学、中医五官科学、针灸推拿学、中医学新专业、中医康复学、中西医结合基础、中西医结合临床、中药学

重点学科及学科带头人

国家级重点学科

中药学：蔡宝昌

中医医史文献：王旭东

中医儿科学 ：汪受传

国家中医药管理局重点学科

中医医史文献学：王旭东

中药制药学：蔡宝昌

中医儿科学：汪受传
针灸学：王玲玲
方剂学：孙世发
中医临床基础：杨　进
中医内科肾病学科：孙　伟

江苏省重点学科
中医临床基础：马　健
方剂学：孙世发
中医诊断学：吴承玉
中医内科学：薛博瑜
中医外科：潘立群
中医妇科：谈　勇
针灸推拿学：王玲玲

校级重点学科
中西医结合护理学：徐桂华
中药药理学：许惠琴
中医五官科学：丁淑华
中西医结合基础：詹　臻

重点实验室及负责人

国家中医药管理局重点实验室
中药质量标准研究试验室：吴皓
中药制剂实验室：彭国平
针灸生物医学实验室：王玲玲

科技部重点实验室
规范化中药药理试验室：陈龙

江苏省级重点实验室
方剂研究重点实验室：段金廒
针药结合重点实验室：王玲玲
中药炮制重点实验室：蔡宝昌
针灸学重点实验室：王玲玲

校级重点试验室
中医脑病基础研究：吴颢昕
中药复方分离工程：郭立玮
中药炮制：吴　皓

江苏省计划与经济委员会
江苏省植物药深加工工程研究中心：郭立玮
江苏省海洋药物研究开发中心：吴　皓
科技部新药临床试验研究中心：刘沈林
国家食品药品监督管理局新药临床研究基地：刘沈林
江苏省中药质量控制工程技术研究中心：蔡宝昌

（樊广花）

【浙江中医药大学】

党委书记：张乃大
校　　长：肖鲁伟
党委副书记兼纪委书记：孙秋华
党委副书记：黄文秀
副 校 长：范永升、连建伟、夏鲁杭
第一临床医学院院长：宋　康
第二临床医学院院长：吴建民
第三临床医学院院长：方剑乔
基础医学院院长：郑小伟
药学院院长：张如松
护理学院院长：孙秋华
管理学院院长：孙顺根
生命科学学院院长：沃兴德
信息技术学院副院长：王海舜（主持工作）
外国语学院副院长：董敏华（主持工作）
生物工程学院副院长：万海同（主持工作）
听力与言语科学学院院长：王永华
校　　址：浙江省杭州市滨江区滨文路548号浙江中医药大学
邮　　编：310053
电　　话：0571－86613521/86613628
传　　真：0571－86613500
电子信箱：xiaoban@zjtcm.net
网　　址：www.zjtcm.net/
www.zcmu.edu.cn

专业统计

学校职工人数913人。专任教师687人，其中教授124人，副教授202人，讲师176人，助教93人。

专业设置	学制（年）	2007年毕业生数	2007年招生数	在校生数
中医学	7	28	60	568
	5	236	128	898
针灸推拿学	5	150	112	701
临床医学	5	150	124	786
中西医临床医学	5	0	60	202
护理学	4	200	161	899
医学检验	4	58	31	175
医学检验	5	59	57	238
口腔医学	5	0	59	268
药学类	4	0	225	587
药物制剂	4	83	0	150
中药学	4	263	0	469
药学	4	179	0	278
康复治疗学	4	59	60	239
生物技术	4	0	59	233
生物科学	4	107	60	242
听力学	4	59	68	248
生物工程	4	56	59	280
食品科学与工程	4	46	60	229

（续表）

专业设置	学制（年）	2007年毕业生数	2007年招生数	在校生数
制药工程	4	0	60	274
计算机科学与技术	4	109	117	445
公共事业管理	4	77	122	389
市场营销	4	81	86	376
英语	4	60	118	472
合计	/	**2060**	**1886**	**9646**

研究生教育

在校硕士研究生886人，2007年招收硕士研究生338人，毕业175人。

在校博士研究生110人，2007年招收博士研究生39人，毕业24人。

硕士学位专业设置：中医基础理论、中医临床基础、中医医史文献、方剂学、中医诊断学、中医内科学、中医外科学、中医骨伤科学、中医妇科学、中医儿科学、中医五官科学、针灸推拿学、中西医结合基础、中西医结合临床、中药学、生药学、药理学、药剂学、内科学、护理学、影像医学与核医学、康复医学与理疗学、生物化工

博士学位专业设置：中医内科学、中医临床基础、中医骨伤科学、中西医结合临床、中药学

重点学科及学科带头人

国家级重点学科

中医临床基础：范永升

浙江省重中之重学科

中医临床基础：范永升

中药学：吕圭源

部局级重点学科

中医临床基础：范永升

中医内科学：吕　宾

浙江省重点学科

中西医结合临床(内科)：高瑞兰

针灸推拿学：方剑乔

中医骨伤科学：肖鲁伟

中西医结合基础：沃兴德

中医诊断学：龚一萍

中西医结合血液病：虞荣喜

医学实验动物学：陈民利

中西医结合骨伤科学：肖鲁伟

中西医结合肿瘤学：吴良村

浙江省中医药扶植重点学科

中西医结合急救医学：宋　康

中西医结合心血管病：黄兆铨

中西医结合颅脑外科学：杜康根

浙江省中医药重点学科

中药学：吕圭源

针灸学：方剑乔

推拿学：范炳华

中西医结合消化病：吕　宾

中西医结合皮肤病：余土根

方剂学：连建伟

中药资源工程学：张如松

中西医结合基础：沃兴德

中西医结合内分泌学：叶　真

中西医结合风湿免疫病：范永升

中西医结合基础医学（心血管）：沃兴德

中医药实验动物学：陈民利

中医诊断学：龚一萍

中医临床基础：郑小伟

中西医结合基础医学（脑病）：万海同

中西医结合呼吸病学：宋　康

中西医结合血液病学：周郁鸿

中西医结合内分泌学：黄　琦

中医骨伤科学：童培建

中西医结合肿瘤学：郭　勇

中西医结合神经内科学：陈　眉

中西医结合妇科学：蒋学禄

中西医结合外科学：裘华森

中医儿科学：董　勤

中西医结合骨伤科学：吴建民

重点实验室及负责人

国家中医药管理局中医药科研三级实验室

免疫实验室：范永升

脂代谢实验室：沃兴德

血液细胞分子生物学实验室：高瑞兰

浙江省专项建设实验室

蛋白组学实验室：沃兴德

中药药效毒理实验室：吕圭源

中医免疫风湿病实验室：范永升

中药资源工程学实验室：张如松

血液细胞分子生物学实验室：高瑞兰

中药制剂实验室：李范珠

针灸神经生物学实验室：方剑乔

医学动物实验室：陈民利

中药体外代谢实验室：葛卫红

浙江省中医药科研重点实验室

中药新产品制剂实验室：吕圭源

中医心脑血管病实验室：沃兴德

中医血液病研究实验室：高瑞兰

浙江省中医药科研二级实验室

消化病：项伯康

实验针灸学：方剑乔

浙江省中医药重点实验室

中医骨伤实验室：肖鲁伟

中医免疫风湿病实验室：范永升

中药药效毒理实验室：吕圭源

针灸神经生物学实验室：方剑乔

中医药实验动物学实验室：陈民利

中医心血管病实验室：沃兴德

血液细胞分子生物学实验室：高瑞兰

呼吸功能实验室：宋　康

附属机构及负责人

附属第一医院：宋　康

附属第二医院：吴建民

附属第三医院：方剑乔

（周　凯）

【安徽中医学院】

党委书记：王大鹏
党委副书记、院长：王　键
党委副书记：雷广宁
党委委员、副院长：彭代银
中医临床学院院长：陈雪功
针灸骨伤临床学院院长：胡　玲
药学院院长：彭代银（兼）
中西医结合临床学院院长：申国明
护理学院院长：徐国龙
医药经济管理学院院长：李　珑
医药信息工程学院院长：孔令胜
成人教育学院院长：王仁安

地　　址：安徽省合肥市梅山路103号
邮　　编：230038
电　　话：0551－5169006/5169009
传　　真：0551－2819950
电子信箱：ahtcm59@163. com
网　　址：www. ahtcm. edu. cn

专业统计

学校职工人数（不含附属医院）890人。专任教师547人，其中教授60人，副教授158人，讲师214人，助教104人。

专业设置	学制（年）	2007年毕业生数	2007年招生数	在校生数
中医学	5	399	313	1283
针灸推拿学	5	116	119	593
中西医临床医学	5	271	310	1691
护理学	4	122	253	750
药学	4	239	128	439
中药学	4	63	108	386
药物制剂	4	56	62	239
制药工程	4	57	118	303
中药资源与开发	4	0	60	214
国际经济与贸易	4	0	125	483
应用心理学	4	0	65	65
应用心理学	5	24	0	271
计算机科学与技术	4	53	56	207
人力资源管理	4	0	64	115
信息管理与信息系统	4	53	56	209
中西医临床（专升本）	3	0	0	58
针灸推拿学（专升本）	3	0	42	98
药学（专升本）	2	70	88	170
护理学（专升本）	2	0	7	7
针灸推拿学	3	55	58	109
护理学	3	126	57	122
医学美容	3	62	0	0
药品营销	3	54	36	70
药物分析	3	108	61	118
合计	/	**1928**	**2186**	**8000**

研究生教育

在校硕士研究生419人，2007年招收硕士研究生166人，毕业102人。

硕士学位专业设置：中医基础理论、中医医史文献、方剂学、中医诊断学、中医内科学、中医骨伤学、针灸推拿学、中西医结合基础、中西医结合临床、中医外科学、中药学、生药学、中医临床基础、中医儿科学、中医妇科学、药物制剂、中医五官科学、药物化学

重点学科及学科带头人

国家中医药管理局重点学科

呼吸内科：李泽庚

安徽省重点学科

中医内科：刘　健

中西医结合临床：韩咏竹

针灸推拿：胡　玲

重点实验室及负责人

安徽省中药研究与开发重点实验室：王　键

安徽省高校现代中药重点实验室：王德群

现代中药安徽省工程技术研究中心：彭代银

针灸基础与技术安徽省重点实验室培育基地：胡　玲

安徽省中药饮片工程研究中心：王　键

安徽省中药提取工程研究中心：王　键

附属机构及负责人

一附院：李泽庚

二附院：杨　骏

新安医学研究中心：王　键

神经病研究所：杨任民

药物研究所：彭代银

针灸经络研究所：胡　玲

计算机中医应用研究所：马宗华

中医药研究所：陈雪功

现代中药研究中心：徐希平

科研实验中心：马宗华

中西医结合研究所：申国明

临床医学研究所：骞家张

安徽中医学院门诊部（国医堂）：肖殿明

（董玉节）

【福建中医学院】

党委书记：罗　萤

院　　长：杜　建

党委副书记：张凯民

党委副书记、纪委书记：林成建

党委副书记：谭卫星

党委副书记、副院长：陈立典

副 院 长：李灿东、陈兴炎、刘献祥

校　　址：福建省福州市闽侯上街华佗路1号（旗山校区）福建省福州市五四路282号（屏山校区）

邮　　编：350108（旗山校区）/350003（屏山校区）

电　　话：0591－22861989

传　　真：0591－22861989

网　　址：www. fjtcm. edu. cn

电子信箱：yzbgs@ fjtcm. edu. cn

专业统计

学校职工人数2462人（含直属附属单位）。专任教师552人，其中教授95人，副教授126人，讲师178人，助教153人。

专业设置	学制（年）	2007年毕业生数	2007年招生数	在校生数
应用心理学	4	0	58	237
制药工程	4	0	59	117
食品科学与工程	4	0	57	57
临床医学	5	63	0	120
医学与影像学	4	0	60	118
七年制中医学（骨伤方向）	7	0	0	122
中医学（骨伤方向）	5	57	0	267
七年制中医学（中医医疗方向）	7	80	89	419
中医学	5	176	220	1136
中医学	5	13	32	297
中医学（骨伤方向）	5	2	0	4
针灸推拿学	5	54	222	831
针灸推拿学	5	1	0	6
中西医临床医学	5	65	181	887
中西医临床医学（骨伤方向）	5	0	60	119
中西医临床医学	5	0	0	7
中西医临床医学（放疗方向）	5	0	59	120
护理学	5	59	232	685
药学	4	62	115	348
中药学	4	60	54	208
药物制剂	4	0	56	268
药品营销	4	0	111	198
公共事业管理（卫生管理方向）	4	48	56	223
公共事业管理（医事法律方向）	5	0	59	167
公共事业管理（卫生管理方向）	5	0	0	60
中西医临床医学	3	53	0	113
护理学	2	0	0	9
药品营销	3	54	0	0
口腔医学	3	57	0	110
护理学	3	0	0	115

（续表）

专业设置	学制（年）	2007年毕业生数	2007年招生数	在校生数
成人脱产	/	144	19	148
成人业余	/	203	1063	2356
外国留学生	/	35	1	83
合计	/	**1286**	**2863**	**9955**

研究生教育

在校硕士研究生815人,2007年招收硕士研究生234人,毕业180人。

在校博士研究生58人，2007年招收博士研究生16人，毕业10人。

硕士学位专业设置：病理学与病理生理学、护理学、中医基础理论、中医临床基础、中医医史文献、方剂学、中医诊断学、中医内科学、中医外科学、中医骨伤科学、中医妇科学、中医儿科学、中医五官科学、针灸推拿学、中西医结合基础、中西医结合临床、药物分析学、中药学

博士学位专业设置：中西医结合临床、中医骨伤科学

重点学科及学科带头人

国家中医药管理局重点学科、省“211”重点学科：

中医骨伤科学：王和鸣

福建省重点学科

中医临床基础：张喜奎

方剂学：吴水生教授

中医骨伤科学：刘献祥

中西医结合临床：陈立典

中药学：郭素华

中医诊断学：李灿东

针灸推拿学：吴　强

重点实验室及负责人

国家中医药管理局三级科研实验室

病理生理学实验室：黄秀榕

福建省重点实验室

福建省骨伤研究所：王和鸣

中药学重点实验室：胡　娟

中药研究开发工程实验室：胡　娟

中西医结合基础重点实验室：陈文列

闽台中医药文化文献研究中心：林端宜

福建省中药产业技术开发基地：齐振熙

中西医临床技能实践教学中心：李灿东

中药学实验教学中心：胡　娟

校级重点实验室

中医证研究基地：李灿东

中西医结合基础医学实验教学中心：施　红

附属机构及负责人

福建中西医结合研究院院长：陈可冀

福建省中医药研究院常务副院长：朱亨炤

福建中医学院附属人民医院院长：郑　健

福建中医学院附属第二人民医院院长：陈立典

福建中医学院附属厦门中医院院长：陈进春

福建中医学院附属福州中西医结合医院院长：吴和木

福建中医学院附属泉州中医院院长：刘宪俊

福建中医学院附属漳州中医院院长：曾宏翔

福建中医学院附属宁德市医院院长：宋一帆

福建中医学院附属三明中西医结合医院院长：吕凯明

（陈建仁）

【江西中医学院】

党委书记：吕辉章

党委副书记、院长：刘红宁

党委副书记：王金平

党委委员、副院长：钟虹光、陈明人、左铮云

党委委员、纪委书记：侯中平

校　　址：江西省南昌市湾里区云湾大道18号

邮　　编：330004

电　　话：0791－7118822/7118855

传　　真：0791－7118800

电子信箱：jzyb@ jxtcmi. com

网　　址：www. jxtcmi. com

专业统计

学校职工人数1034人。专任教师759人，其中教授102人，副教授198人，讲师311人，助教300人。

专业设置	学制（年）	2007年毕业生数	2007年招生数	在校生数
中医学（含国际交流方向、中西医结合方向、骨伤方向、医事法律方向、维吾尔医学方向）	5	574	326	2011
中西医临床医学	5	0	357	1722
护理学	4	0	80	219
针灸推拿学	5	48	75	285
中药学（含国际交流方向、知识产权保护方向、维吾尔药学方向）	4	154	207	679
制药工程	4	66	98	364

（续表）

专业设置	学制（年）	2007年毕业生数	2007年招生数	在校生数
生物工程	4	59	42	182
环境科学	4	0	0	53
中药资源与开发	4	0	0	48
药学（含医药营销方向）	4	257	360	1411
药物制剂	4	67	80	316
保险	4	45	58	143
公共事业管理（含医院管理方向）	4	24	38	139
计算机科学与技术（医药软件开发方向）	4	59	47	216
生物医学工程	4	50	45	211
英语	4	0	45	91
应用心理学	4	0	31	58
应用化学	4	0	32	32
音乐学（音乐治疗方向）	4	0	47	77
中药专科	3	89	55	217
医药营销专科	3	98	98	212
护理专科	3	147	262	567
药物制剂技术专科	3	86	84	225
药学专科	3	130	112	371
医疗美容技术专科	3	104	0	190
针灸推拿专科	3	51	58	136
中西医结合专科	3	150	0	184
药物制剂技术五年制高职转入	2	0	0	377
药学五年制高职转入	2	0	0	95
中药五年制高职转入	2	0	0	117
合计	/	**2258**	**2637**	**10948**

研究生教育

在校硕士研究生609人，2007年招收硕士研究生202人，毕业183人。

在校博士研究生5人，2007年招收博士研究生3人，毕业1人。

硕士学位专业设置：中医基础理论、中医临床基础、中医医史文献、方剂学、中医诊断学、中医内科学、中医外科学、中医骨伤科学、中医妇科学、中医五官科学、针灸推拿学、中西医结合基础、中西医结合临床、药物化学、药剂学、生药学、药物分析学、药理学、中药学、社会医学与卫生事业管理

博士学位专业设置：中药学（北京中医药大学联合培养）

重点学科及学科带头人

国家中医药管理局重点学科

中医内科呼吸病学：薛汉荣

中药制药学：罗永明

江西省重点学科

中医基础理论：蒋力生

中医临床基础：刘英锋

中医内科学：薛汉荣

中西医结合基础：汪建民

药剂学：罗晓健

生药学：罗光明

药物分析学：饶　毅

药理学：徐　彭

中药学：杨世林

社会医学与卫生事业管理：陈和利

院级重点学科

思想政治教育：傅　琛

重点实验室及负责人

国家级工程中心

中药固体制剂制造技术国家工程研究中心：杨世林

省部级重点实验室

现代中药制剂教育部重点实验室：杨　明

江西省实验清洁级大小鼠生产基地：陈尚坚

江西省中药种质资源工程技术研究中心：罗光明

江西省高等学校中医信息化工程技术研究中心：刘英锋

江西省现代中药制剂及质量控制重点实验室：饶　毅

江中国家工程研究中心博士后科研工作站：杨世林

国家中药临床药理研究基地：陈明人

江西省南方灸疗中心：陈日新

附属机构及负责人

江西中医学院附属医院（江西省中医院）：陈明人

江西中医学院附属中西医结合医院（南昌市中西医结合医院）：车

达平

江西中医学院附属医院鹰潭市中医院：丁　奎

江西中医学院附属医院丰城市中医院：胡国龙

江西中医学院附属医院宜春市中医院：吴华国

江西中医学院附属医院九江市中医院：周泽甫

江西中医学院附属医院玉山县中医院：严建平

江西中医学院附属医院新余市中医院：邹卫兵

江西中医学院附属医院赣州市中医院：马仲华

江中制药集团有限责任公司：钟虹光

江中医药包装厂、江中饮料厂：徐修行

（寇汗为）

【山东中医药大学】

党委书记：孙增良
校　　长：王新陆
党委副书记：周丽敏、徐承萍
纪委书记：姜少华
副 校 长：吴富东、欧阳兵、郭伟星、高　毅
校长助理：田立新、高树中
基础医学院院长：乔明琦
药学院院长：田景振
针灸推拿学院院长：高树中
护理学院院长：石作荣
信息管理学院院长：王振国
人文社科学院院长：张敬录
外国语学院院长：张志强
理工学院院长：彭　欣
体育艺术学院院长：于　雷
国际教育学院院长：刘昭纯
继续教育学院院长：魏希启
第一临床学院院长：杨传华
第二临床学院院长：葛　明
校　　址：山东省济南市长清大学科技园山东中医药大学
邮　　编：250355
电　　话：0531－89628013
传　　真：0531－89628015
电子信箱：bangs@ sdutcm. edu. cn
网　　址：www. sdutcm. edu. cn

专业统计

学校职工人数 1027 人。专任教师 750 人，其中教授 120 人，副教授 185 人，讲师 223 人，助教 222 人。

专业设置	学制（年）	2007 年毕业生数	2007 年招生数	在校生数
本　　科				
高中起点本科	/	1253	2105	8123
法学	4	0	45	156
运动人体科学	4	0	31	126
英语	4	38	36	174
应用心理学	4	59	58	231
计算机科学与技术	4	0	47	85
生物医学工程	4	0	52	95
制药工程	4	75	104	456
营养学	4	0	48	90
眼视光学	4	0	42	86
康复治疗学	4	0	50	154
中医学	7	116	297	1743
中医学	5	516	117	1041
针灸推拿学	5	195	108	612
中西医临床医学	5	0	337	825
护理学	5	93	123	483
药学	4	0	99	312
中药学	4	74	293	960
中草药栽培与鉴定	4	0	49	93
信息管理与信息系统	4	0	44	83
市场营销	4	87	125	318
小计	/	**1758**	**2404**	**9762**
专科起点本科				
中医学	2	205	77	328
中医学	4	0	0	175
针灸推拿学	2	33	19	70
针灸推拿学	4	0	0	221
护理学	2	113	34	91

（续表）

专业设置	学制（年）	2007年毕业生数	2007年招生数	在校生数
护理学	4	0	0	163
药学	2	0	25	25
中药学	2	48	72	145
中药学	3	53	0	122
市场营销	3	0	0	136
市场营销	2	53	72	163
小计	/	**505**	**299**	**1639**
专　科				
中药经营与管理	3	29	0	0
营养与食品卫生（中外合作办学）	3	0	42	42
市场营销	3	0	23	78
中医康复保健	3	39	0	0
针灸推拿学	3	38	0	39
护理学	3	44	44	113
中药学	3	0	0	27
中药资源与开发	3	30	0	0
小计	/	**180**	**109**	**299**
合计	/	**1938**	**2513**	**10061**

研究生教育

在校硕士研究生1474人，2007年招收硕士研究生498人，毕业252人。

在校博士研究生169人，2007年招收博士研究生59人，毕业45人。

硕士学位专业设置：中医基础理论、中医临床基础、中医医史文献、方剂学、中医诊断学、中医内科学、中医外科学、中医骨伤科学、中医妇科学、中医儿科学、中医五官科学、针灸推拿学、中西医结合基础、中西医结合临床、中药学、生物医学工程、影像医学与核医学、眼科学、药物化学、生药学、药剂学、药物分析学、微生物与生化药学、药理学、应用心理学、马克思主义中国化研究

博士学位专业设置：中医基础理论、中医临床基础、中医医史文献、方剂学、中医诊断学、中医内科学、中医外科学、中医骨伤科学、中医妇科学、中医儿科学、中医五官科学、针灸推拿学、中西医结合基础、中西医结合临床、中药学

重点学科及学科带头人

国家级重点学科

中医基础理论：乔明琦

中医医史文献：王振国

中医内科学：尹常健

国家中医药管理局重点学科

中医基础理论：乔明琦

中医医史文献：王振国

山东省重点学科（“十一五”省级重点学科）

中医基础理论：乔明琦

中医医史文献：王振国

方剂学：王均宁

中医内科学：尹常健

中医外科学：宋爱莉

中医妇科学：刘瑞芬

针灸推拿学：吴富东

中西医结合基础：王世军

中药学：田景振

厅局级重点学科

针灸学：吴富东

中西医结合医学：张文高

心血管内科：丁书文

中医妇科学：刘瑞芬

血液肿瘤内科：焦中华

校级重点学科

中医临床基础：姜建国

中医诊断学：刘家义

方剂学：刘持年

药剂学：田景振

妇产科学：孙　伟

眼科学：毕宏生

儿科学：葛　明

重点实验室及负责人

教育部省部共建重点实验室

中医药经典理论实验室：张惠云

国家中医药管理局中医药科研三级实验室

中药质量分析实验室：张惠云

微循环实验室：王世军

细胞与分子实验室：郑广娟

中药制剂实验室：于维萍

山东省重点实验室

中西医结合肿瘤防治技术实验室：王世军

天然药物实验室：张惠云

中西医结合IVF实验室：孙伟

中药制剂实验室：于维萍

厅局级重点实验室

天然药物实验室：张惠云

心血管实验室：高洪春

附属机构及负责人

直属附属医院

山东中医药大学附属医院院长：杨传华

山东中医药大学第二附属医院院长：葛　明

非直属附属医院

附属济南市中医医院院长：马其江

附属青岛市中医医院院长：吉中强

附属淄博市中医医院院长：梁明来

附属潍坊市中医医院院长：卢洪凯

附属临沂市中医医院院长：王福席

附属烟台市中医医院院长：王林

附属文登市整骨医院院长：谭远超

附属威海市中医医院院长：周允明

（王 瑛）

【河南中医学院】

党委书记：孙建中

院　　长：彭　勃

党委副书记：彭　勃、郭学军、徐玉芳

副 院 长：李建生、刘文第、田中岭、吴金良

纪委书记：许志宇

工会主席：段荣章

基础医学院院长：樊蔚虹

第一临床医学院（护理学院）院长：李　真

第二临床医学院（骨伤学院）院长：韩丽华

针灸推拿学院院长：张璞璘

药学院院长：苗明三

人文学院院长：徐江雁

外语学院院长：张大伟

信息技术学院院长：程万里

成人教育学院院长：徐英敏

海外教育学院院长：路　玫

校　　址：河南省郑州市金水路1号

邮　　编：450008

电　　话：0371－65945879

传　　真：0371－65944307

电子信箱：dyb@hactcm.edu.cn

网　　址：www.hactcm.edu.cn

专业统计

学校职工人数1056人。专任教师604人，其中教授80人，副教授161人，讲师168人，助教154人，无职称人员41人。

专业设置	学制（年）	2007年毕业生数	2007年招生数	在校生数
英语（医学英语方向）	4	0	84	386
计算机科学与技术	4	0	46	146
制药工程	4	0	68	301
预防医学	5	0	0	321
中医学	5	922	433	2495
针灸推拿学	5	88	277	1153
中西医临床医学	5	0	538	1969
护理学	4	65	117	392
药学	4	76	104	371
中药学	4	105	196	592
药物制剂	4	60	101	342
信息管理与信息系统	4	0	43	120
市场营销	4	39	37	180
公共事业管理	4	0	80	303
中医学（专升本）	3	280	79	450
针灸推拿学（专升本）	3	0	102	380
护理学（专升本）	3	0	0	51
中药学（专升本）	2	60	59	59
合计	/	**1695**	**2364**	**10011**

研究生教育

在校硕士研究生856人，2007年招收硕士研究生313人，毕业214人。

硕士学位专业设置：中医基础理论、中医临床基础、中医医史文献、方剂学、中医诊断学、中西医结合基础、病理学与病理生理学、针灸推拿学、药物化学、药剂学、生药学、药物分析学、药理学、中药学、中医内科学、中医外科学、中医骨伤科学、中医妇科学、中医儿科学、中医五官科学、中西医结合临床、康复医学与理疗学、思想政治教育

重点学科及学科带头人

国家中医药管理局中医药重点学科建设单位

中医儿科学：丁　樱

方剂学：杨新年

河南省重点学科

中药学：冯卫生

中医内科学：李建生

中医儿科学：丁　樱

方剂学：杨新年

针灸推拿学：高希言

中医基础理论：司富春

中医骨伤学：王衍全

校级重点学科

中药学：冯卫生

中医内科学：李建生
中医儿科学：丁　樱
方剂学：杨新年
针灸推拿学：高希言
中医基础理论：司富春
中医骨伤学：王衍全
中医临床基础：宋建平
中医医史文献：刘景超
中医妇科学：胡晓华

重点实验室及负责人

校级重点实验室

分子生物实验室：司富春
分析测试中心：刘　伟
动物实验中心：赵君玫
药理毒理学实验室：李宗铎
中药标本馆：王春雷

附属机构及负责人

河南中医学院第一附属医院院长：李　真

河南中医学院第二附属医院院长：韩丽华

（赵群英）

【湖北中医学院】

党委书记：汪　华
院　　长：王　华
党委副书记：尹　舲
党委副书记兼纪委书记：黄光焕
副 院 长：胡永年、周安方、张良玉、王　平
地　　址：湖北省武汉市洪山区黄家湖西路1号
邮　　编：430065
电　　话：027－68890088
传　　真：027－68890017
网　　址：www. hbtcm. edu. cn

专业统计

专业设置	学制（年）	2007年毕业生数	2007年招生数	在校生数
高中起点本科				
英语	4	0	55	109
生物技术	4	0	55	170
医学信息工程	4	0	47	134
制药工程	4	0	59	210
卫生检验	4	0	48	48
医学检验	5	81	66	408
中医学	7	0	40	372
中医学（中西医结合）	7	0	39	300
中医学（针灸推拿学）	7	0	0	108
中医学（中医骨伤科学）	7	0	40	139
中医学	5	56	68	442
中医学（中医骨伤科学）	5	55	63	303
中医学（美容康复方向）	5	0	58	184
中医学（应用心理学）	5	0	60	153
针灸推拿学	5	67	58	291
针灸推拿学（针刀医学方向）	5	0	45	99
中西医临床医学	5	240	138	509
护理学	5	93	0	97
护理学	4	0	106	272
药学	4	125	66	314
中药学	4	102	105	321
药物制剂	4	49	60	214
中药资源与开发	4	0	60	142
信息管理与信息系统	4	37	40	168
市场营销	4	30	83	209
市场营销（物流管理方向）	4	0	56	158
公共事业管理	4	29	0	0
公共事业管理（医疗保险方向）	4	0	65	143
公共事业管理（医事法学方向）	4	0	77	237
小计	/	**964**	**1657**	**6254**
专科起点本科				
医学检验	3	124	29	44
中医学	3	109	15	36

（续表）

专业设置	学制（年）	2007年毕业生数	2007年招生数	在校生数
中医学（中医骨伤科学）	3	34	0	19
针灸推拿学	3	67	30	47
中西医临床医学	3	0	16	76
护理学	3	113	19	46
药学	2	0	51	77
中药学	2	0	0	13
市场营销	2	0	10	20
小计	/	**447**	**170**	**378**
专　科				
中药制药技术	3	0	0	98
药物制剂	3	46		95
食品营养与监测	3	0	65	156
药品营销	3	77	84	265
针灸推拿	3	65	0	160
护理	3	70	33	247
药学	3	54	48	151
医学检验技术	3	50	58	167
卫生检验与检疫技术	3	37	0	95
中西医结合	2	20	210	315
针灸推拿	2	16	56	121
中医骨伤	2	0	23	23
护理	2	0	210	256
小计	/	**435**	**787**	**2149**
总计	/	**1846**	**2614**	**8781**

研究生教育

在校硕士研究生862人，2007年招收硕士研究生231人，毕业291人。

在校博士研究生126人，2007年招收博士研究生44人，毕业33人。

硕士学位专业设置：中医基础理论、中医临床基础、中医医史文献、方剂学、中医诊断学、中医内科学、中医骨伤科学、中医妇科学、中医儿科学、针灸推拿学、中西医结合基础、中西医结合临床、药物化学、药剂学、生药学、药物分析化学、药理学、中药学、临床检验与诊断学

博士学位专业设置：中医基础理论、中医临床基础、中医内科学、针灸推拿学、中医妇科学、中医骨伤科学

重点学科及学科带头人

国家中医药管理局重点学科

中医内科学肾病学科：王小琴

湖北省重点学科

中医基础理论：王　平

中医临床基础：李家庚

针灸推拿学：王　华

中医内科学：董梦久

中医骨伤科学：邹　季

中西医结合临床：罗欣拉

中药学：陈科力

重点实验室及负责人

省部共建教育部重点实验室

中药资源与中药复方：方念伯

国家中医药科研三级实验室

中药药理实验室：陈　刚

细胞生物学实验室：李汉明

湖北省重点实验室

中药资源与中药化学：刘焱文

（汪海洋）

【湖南中医药大学】

党委书记、研究院院长：蔡光先

校长、校党委副书记、研究院党委书记：尤昭玲

党委副书记、副校（院）长、纪委书记：黄政德

党委副书记：陈　弘

副校长：谭达全、吕祖建、周小青、蒋士生、何清湖

党委委员：秦裕辉

基础医学院院长：肖子曾

第一临床医学院院长：谭元生

第二临床医学院院长：肖四旺

中西医结合学院副院长：邓常青

药学院院长：郭建生

国际教育学院：彭清华

针灸推拿学院副院长：阳仁达

人文信息管理学院院长：张炳填

研究生处处长：莫新民

湘杏学院院长：侯国宏

成人教育学院院长：常富林

校　　址：湖南长沙市含浦科教园区（含浦校区，主校区）
湖南省长沙市韶山中路113号（东塘校区）

邮　　编：410208（含浦校区，主校区）
410007（东塘校区）

电话/传真：0731－8458000/8458111（含浦校区，主校区）
0731－5381110（东塘

校区）
电子信箱：hnutcm@163.com
网　址：www.hnctcm.com

专业统计

学校职工人数823人。专任教师613人，其中教授103人，副教授191人，讲师226人，助教192人。

专业设置	学制（年）	2007年毕业生数	2007年招生数	在校生数
本　科				
英语	4	0	48	182
应用心理学	4	33	50	185
计算机科学与技术	4	33	26	127
制药工程	4	0	53	212
生物工程	4	44	54	181
临床医学	5	0	170	525
医学影像学	5	45	71	254
医学检验	4	0	51	51
康复治疗学	4	0	52	52
口腔医学	5	45	75	300
中医学	7	61	198	972
中医学	5	327	222	1121
针灸推拿学	5	85	85	453
中西医临床医学	5	176	283	1254
护理学	4	75	169	452
药学	4	150	116	520
中药学	4	168	116	463
药物制剂	4	38	64	226
中药资源与开发	4	0	39	67
市场营销	4	53	48	165
公共管理	4	41	30	147
针灸推拿学（专科）	3	58	0	43
护理学（专科）	3	100	0	95
中药学（专科）	3	61	0	45
湘杏学院制药工程	4	0	23	23
湘杏学院生物工程	4	0	23	23
湘杏学院医学影像学	4	0	31	63
湘杏学院中医学	5	70	145	466
湘杏学院针灸推拿学	5	0	34	69
湘杏学院中西医临床医学	5	168	435	1394
湘杏学院护理学	4	0	179	266
湘杏学院药学	4	32	90	306
湘杏学院中药学	4	0	25	44
湘杏学院药物制剂	5	0	6	7
合计	/	**1863**	**3011**	**10753**

研究生教育

在校硕士研究生1223人（含本硕连读6、7年级学生），2007年招收硕士研究生355人，毕业260人。

在校博士研究生165人，2007年招收博士研究生50人，毕业50人。

硕士学位专业设置：中医基础理论、中医临床基础、中医医史文献、方剂学、中医诊断学、中医内科学、中医外科学、中医骨伤科学、中医妇科学、中医儿科学、中医五

官科学、针灸推拿学、中西医结合基础、中西医结合临床、中药学、药物化学、马克思主义中国化研究、民族医学

博士学位专业设置：中医基础理论、中医临床基础、中医医史文献、方剂学、中医诊断学、中医内科学、中医外科学、中医骨伤科学、中医妇科学、中医儿科学、中医五官科学、针灸推拿学、中西医结合临床、民族医学

重点学科及学科带头人

国家级重点学科

中医诊断学：袁肇凯

国家中医管理局重点学科

中医诊断学：袁肇凯

中医眼科学：彭清华

中医外科皮肤科学：杨志波

湖南省重点学科

中医诊断学：袁肇凯

中医内科学：蔡光先

中西医结合临床：尤昭玲

中医五官科学：田道法

针灸推拿学：常小荣

中医外科学：杨志波

中药学：郭建生

方剂学：贺又舜

校级重点学科

中医基础理论 ；谭达全

中医临床基础 ：赵国荣

中医妇科学：王永宏

中医儿科学 ：王孟清

中西医结合基础：葛金文

中药化学分析 ：李顺祥

微生物学：伍参荣

社会医学与卫生事业管理：陈弘

马克思主义中国化研究：叶利军

教育部工程研究中心

中药超微技术教育部工程研究中心：蔡光先

国家中医药管理局重点研究室

经络——脏腑相关重点研究室：常小荣

中药粉体重点研究室：张水寒

重点实验室及负责人

国家中医药管理局中医药科研三级实验室

血管生物学实验室：刘柏炎

病理生理学实验室 ：袁肇凯

中药制剂实验室：李芳荣

中药药理实验室：陈立峰

国家中医药管理局中医药科研二级实验室

显微形态学实验室：熊艾君

分子生物学实验室：刘群良

病原微生物实验室：伍参荣

针灸基础实验室：林亚萍

蛋白组学实验室：王净净

细胞生物与分子技术实验室：孙克伟

外科免疫病理实验室：杨志波

骨伤治疗技术实验室：田心义

中药生物技术实验室：刘塔斯

中药化学实验室：杜方麓

中药生药学实验室：周日宝

湖南省重点实验室

中医病证实验室：袁肇凯

中药新药研究与开发实验室：李顺祥

附属机构及负责人

湖南中医药大学第一附属医院（直属）党委书记：柳景红

湖南中医药大学第一附属医院（直属）院长：谭元生

湖南中医药大学第二附属医院（直属）党委书记：陈祥瑞

湖南中医药大学第二附属医院（直属）副院长：肖四旺

湖南中医药大学附属中西医结合医院（直属）党委书记：柏正平

湖南中医药大学附属中西医结合医院（直属）院长：秦裕辉

湖南中医药大学附属医院（非直属、湖南省第二人民医院）党委书记：刘湘国

湖南中医药大学附属医院（非直属、湖南省第二人民医院）院长：李德炎

湖南中医药大学附属常德医院（非直属、常德市第一中医院）党委书记兼院长：邵先舫

湖南中医药大学附属衡阳医院（非直属、衡阳市中医院）党委书记：曾偶成

湖南中医药大学附属衡阳医院（非直属、衡阳市中医院）院长：王诚喜

湖南中医药大学附属第二中西医结合医院（非直属、浏阳市中医院）党委书记：罗 成

湖南中医药大学附属第二中西医结合医院（非直属、浏阳市中医院）院长：邱正柳

（王召亿、孟 瑛）

【广州中医药大学】

党委书记：黄 斌

校　　长：徐志伟

党委副书记：徐志伟、孙晓生

副 校 长：陈英华、王宁生、陈蔚文、林培政、王新华、吕玉波

第一临床医学院院长：樊粤光

第二临床医学院（广东省中医院）院长：吕玉波

第三临床医学院院长：何燕萍

国际学院院长：王洪琦

基础医学院院长：陈 群

中药学院院长：赖小平

针灸推拿学院院长：柴铁劬

经济与管理学院院长：邱鸿钟

人文社科学院院长：廖伟群

护理学院院长：黄兆胜

信息技术学院院长：陈 素

职业技术学院、继续教育学院院长：江 滨

体育健康学院院长：黄国豪

脾胃研究所所长：陈蔚文

热带医学研究所所长：符林春

临床药理研究所所长：王 奇

高教研究所（中医药发展研究中心）副所长、副主任：陈建南

校　　址：广东省广州市番禺区广州大学城外环东路 232 号（新校区）
广东省广州市三元里机场路 12 号（老校区）

邮　　编：510006（新校区）

电　　话：020－39358190

传　　真：020－39359999

电子信箱：xuzw@ gzhtcm. edu. cn

网　　址：www. gzhtcm. edu. cn

专业统计

学校职工人数 1445 人。专任教师 1148 人，其中教授 275 人，副教授 394 人，讲师 342 人，助教 137 人。

专业设置	学制（年）	2007年毕业生数	2007年招生数	在校生数
中医学	7	94	293	2031
中医学	5	390	523	2468
针灸推拿学	5	49	102	540
中西医临床医学	5	0	157	548
国际经济与贸易	4	62	165	648
体育教育	4	0	88	223
英语	4	0	50	219
应用心理学	4	0	81	399
计算机科学与技术	4	49	106	449
制药工程（中药）	4	67	208	679
康复治疗学	4	0	55	188
护理学	4	46	132	508
护理学（国际交流型）	4	0	96	184
药学	4	187	113	632
中药学	4	211	296	1215
药物制剂	4	0	94	458
中药资源与开发	4	0	88	212
公共事业管理	4	48	101	373
针灸推拿	3	0	143	246
护理（高级护理）	3	92	124	299
中药	3	109	0	0
医疗美容技术	3	0	0	32
中药	2	55	0	53
中西医结合	2	93	89	199
中医骨伤	2	36	0	36
医疗美容技术	2	0	0	29
合计	/	**1588**	**3104**	**12868**

研究生教育

在校硕士研究生1828人，2007年招收硕士研究生529人，毕业488人。

在校博士研究生626人，2007年招收博士研究生150人，毕业195人。

硕士学位专业设置：中医基础理论、中医临床基础、中医诊断学、方剂学、中医医史文献、中医内科学、中医外科学、中医儿科学、中医妇科学、中医骨伤科学、中医五官科学、针灸推拿学、中西医结合基础、中西医结合临床、中药学、科学技术哲学、思想政治教育、生药学、药剂学、麻醉学、社会医学与卫生事业管理

博士学位专业设置：中医基础理论、中医临床基础、中医诊断学、方剂学、中医医史文献、中医内科学、中医外科学、中医儿科学、中医妇科学、中医骨伤科学、中医五官科学、针灸推拿学、中西医结合基础、中西医结合临床、中药学

重点学科及学科带头人

国家级重点学科

中医学（一级学科）：徐志伟

国家中医药管理局重点学科

中医临床基础：林培政

中医妇科学：罗颂平

中药制药学：陈蔚文

中医内科消化学科：刘友章

中医内科心血管学科：阮新民

中医内科脑病学科：黄培新

中医外科皮肤学科：范瑞强

广东省重点学科

中医学（一级学科）：徐志伟

中药学（一级学科）：陈蔚文

中西医结合基础（二级学科）：王宁生

校级重点学科

中医医史文献：刘小斌

中医五官科学：詹宇坚

中医外科学：陈志强

重点实验室及负责人

国家发展计划委员会重点实验室

国家中药现代化工程技术研究中心（合作）：赖小平

科技部重点实验室

国家新药（中药）安全评价（GLP）研究重点实验室：王宁生

国家新药（中药）临床试验（GCP）研究中心：赖世隆

国家中药现代化科技产业（广东）基地：王宁生

国家中药材种植栽培示范化研究示范基地（GAP）：徐鸿华

教育部重点实验室

现代中成药工程技术中心：陈

英华

中药资源科学省部共建重点实验室：陈蔚文

国家中医药管理局重点实验室

中药药理实验室（三级实验室）：黄培新

中药药理（消化）实验室（三级实验室）：陈蔚文

原虫与病毒实验室（三级实验室）：符林春

中药制剂实验室（三级实验室）：董玉珍

分子生物学实验室（三级实验室）：罗云坚

细胞生物学实验室（三级实验室）：方永奇

免疫实验室（三级实验室）：王培训

核医学实验室（二级实验室）：陈芝喜

国家食品药品监督管理局重点实验室

国家药品临床研究基地（一院）：张惠臣

国家药品临床研究基地（二院）：赖世隆

国家药品临床研究基地（粤海医院）：符林春

国家食品药品监督管理局药品临床研究培训中心：赖世隆

广东省教育厅重点实验室

中医疑难病症重点实验室：林培政

中药资源科学：陈蔚文

中药有效性与安全性研究：王宁生

中医病机与治法研究重点实验室：徐志伟

广东省科技厅重点实验室

广东省中医证候临床研究重点实验室：罗云坚

新药非临床安全评价中心：王宁生

新药临床实验研究中心：赖世隆

广东省中医急症研究重点实验室：罗云坚

广东省海洋药物重点实验室（合作）：王宁生

广东省新药筛选重点实验室（合作）：赖小平

遗传工程小鼠资源库技术平台（合作）：邹移海

广东省中药新药研发重点实验室：赖小平

附属机构及负责人

第一附属医院院长：樊粤光

第二附属医院（广东省中医院）院长：吕玉波

第三附属医院院长：何燕萍

附属深圳中医院院长：杨卓欣

附属中山中医院院长：孔祥廉

附属广州中医院院长：陈志雄

附属佛山中医院院长：陈志维

附属广东第二中医院院长：涂瑶生

附属南海妇产儿童医院院长：潘佩光

附属茂名中医院院长：游卫华

附属湛江第一中医院院长：蔡柏

广州中医药大学祈福医院院长：彭磷基

附属湛江第二中医院院长：陈康远

附属台山中医院院长：黄长联

附属东莞中医院院长：郑志文

附属新会中医院院长：李景新

附属广东中西医结合医院院长：老昌辉

附属花都中医院院长：黄卫江

（杜同仿、刘步平）

【广西中医学院】

党委书记：覃绍峰

校　　长：王乃平

副 校 长：邓家刚、黄岑汉、唐　农

基础医学院院长：戴　铭

药学院院长：辛　宁

第一临床医学院院长：唐　农

瑞康临床医学院院长：龙学明

护理学院院长：江震声

成人教育学院院长：何清平

人文社科学院院长：肖廷刚

国际教育学院院长：方显明

壮医药学院院长：庞宇舟

研究生学院院长：钟振国

针灸推拿学院院长：范郁山

骨伤学院院长：周红海

赛恩斯新医药学院：谢丽莎

高等职业技术学院院长：黄贵华

校　　址：广西南宁市明秀东路179号

邮　　编：530001

电　　话：0771－3137577

传　　真：0771－3137517

网　　址：www. gxtcmu. edu. cn

电子信箱：yuanban@ gxtcmu. edu. cn

研究生教育

硕士学位专业设置：中医基础理论、中医临床基础、中医医史文献、中医内科学、中医骨伤科学、中医妇科学、中医儿科学、中医五官科学、针灸推拿学、中西医结合基础、中西医结合临床、药物分析学、药理学、中药学

重点学科及学科带头人

国家中医药管理局西部地区中医药重点建设学科

中药药理学科：谢金鲜

广西壮族自治区级重点学科

中药学：王乃平

中医内科学：唐　农

院级重点学科

民族医学（壮医药学）：庞宇舟

针灸学：范郁山

中医基础理论：张丽萍

中医诊断学：刘燕平

中药生药学：辛　宁

临床中药学：秦华珍

中医（中西医结合）内科脑病学：刘　泰

中医（中西医结合）内科肝病学：毛德文

中医（中西医结合）内科消化系病学：林寿宁

中医（中西医结合）骨伤科学：周红海、陈　锋

广西中医学院重点扶持学科

经典中医临床研究学科群：刘力红

中医药（含民族医药）产业化发展研究学科群：林　江

教育管理学：黄贵华

重点实验室及负责人

广西壮族自治区重点实验室

中药药效筛选研究重点实验室：邓家刚

药学中心实验室：覃洁萍

广西中医学院中药药效筛选研

究中心：邓家刚

附属机构及负责人

广西中医学院第一附属医院院长：唐　农

广西中医学院附属瑞康医院院长：龙学明

广西中医学院附属中医学校校长：江震声

广西中医学院制药厂厂长：甘书坚

广西中医学院第三附属医院（柳州市中医院，非直属）院长：陈良细

广西中医学院附属桂林医院（桂林市中医院，非直属）院长：杨　斌

广西中医学院第五附属医院（玉林市中医院，非直属）院长：邹崇祺

（徐方明）

【成都中医药大学】

党委书记：张忠元

校　　长：范昕建

校　　址：四川省成都市十二桥路37号

邮　　编：610075

电　　话：028－87768611

学院设置

临床医学院、基础医学院 、针灸推拿学院、药学院、管理学院、人文社科学院、成人教育学院、护理学院、体育学院、高等职业技术学院、国际教育学院、峨眉学院、医学技术学院、第二临床医学院/生殖医学院、公共卫生学院

研究生教育

现有博士后流动站 2 个，博士学位授予点 16 个，硕士学位授予点 24 个。现有教授、副教授级专家 400 余人，博士生导师 68 人，硕士生导师 186 人。学校在读博士、硕士研究生 1000 余人。

硕士学位专业设置：中医基础理论、中医临床基础、中医医史文献、方剂学、中西医结合基础、中医内科学、中医外科学、中医骨伤科学、中医妇科学、中医儿科学、中医五官科学、中西医结合临床、康复医学与理疗学、针灸推拿学、药物化学、药剂学、生药学、药物分析学、药理学、中药学、社会医学与卫生事业管理

博士学位专业设置：中医基础理论、中医临床基础、中医医史文献、方剂学、中医诊断学、中西医结合基础、中医内科学、中医外科学、中医骨伤科学、中医妇科学、中医儿科学、中医五官科学、中西医结合临床、针灸推拿学、中药学

（成都中医药大学）

【重庆医科大学中医学院】

院　　长：曹文富

党委书记：杨林森

副 院 长：李　进、蒋志刚、周长青

校　　址：重庆市沙坪坝区虎溪镇杰青路

邮　　编：401331

电　　话：023－65712064/65712063

传　　真：023－65712062

电子信箱：zhongyixy@163.com

网　　址：http://202.202.128.32/php/zyy/

专业统计

学院职工人数 81 人。专任教师 56 人，其中教授 2 人，副教授 26 人，讲师 24 人，助教 4 人。

专业设置	学制（年）	2007 年毕业生数	2007 年招生数	在校生数
中医学	5	50	53	269
中西医临床医学	5	40	40	262
中医康复治疗学	5	0	35	77
中医骨伤科学	5	0	32	32
针灸推拿学	5	0	35	69
中药学	4	0	36	130
中药制药学	4	0	36	126
中药学	3	95	65	328
中西医结合	3	219	0	369
针灸推拿学	3	41	66	158
中医骨伤学	3	46	49	142
中药分析与鉴定	3	0	34	46
合计	/	**491**	**481**	**2008**

注：上表统计数据为本专科学生数。

研究生教育

在校硕士研究生 20 人，2007 年招收硕士研究生 4 人，毕业 3 人。

硕士学位专业设置：中西医结合基础、中西医结合临床、针灸推拿学、中医临床基础

重点学科及学科带头人

重庆市重点学科

中医内科学：曹文富

中西医结合临床：曹文富

（毛朝明）

【贵阳中医学院】

党委书记：孔德明

院　　长：梁光义

党委副书记：董湘玉、袁黔华

副 院 长：吴晓黎、吴志刚、杨柱、苏玉水

校　　址：贵州省贵阳市市东路50号

邮　　编：550002

电　　话：0851－5825678

传　　真：0851－5652789

电子信箱：gyctc@sina.com

网　　址：www.gyctcm.edu.cn.

专业统计

学院职工人数 793 人。专任教师 388 人，其中教授 35 人，副教授 92 人，讲师 120 人，助教 102 人。

专业设置	学制（年）	2007 年毕业生数	2007 年招生数	在校生数
贵阳中医学院				
中医学（中医英语）	6	39	28	183
中医学（中西医结合英语）	6	0	47	271
中医学	5	47	64	365
中西医临床医学	5	136	139	1141
中医学（医用计算机方向）	5	32	0	47
中药学	4	65	47	220
中药学（营销方向）	4	79	54	253
中药学（涉外方向）	4	0	0	101
中药学（分析方向）	4	0	42	124
中药学（苗药方向）	4	0	51	101
药物制剂	4	80	50	228
制药工程	4	0	47	178
针灸推拿学	5	33	79	124
针灸推拿学（英语方向）	5	0	0	200
中医学（骨伤方向）	5	58	76	341
护理学	5	77	0	105
护理学	4	0	105	352
护理学（英语方向）	6	48	48	278
中医学、应用心理学二学位	6	0	41	227
劳动与社会保障（医疗保险方向）	4	46	0	91
法学（医事法律方向）	4	70	0	132
少数民族预科班	1	0	17	17
小计	/	**810**	**935**	**5079**
贵阳中医学院时珍学院				
中医学（中医英语）	6	0	0	5
中医学（中西医结合英语）	6	0	0	11
中医学	5	24	0	82
中西医临床医学	5	225	361	1576
中医学（医用计算机方向）	5	16	0	0
中药学	4	3	36	83
中药学（营销方向）	4	7	0	2
药物制剂	4	11	0	107
针灸推拿学	5	14	38	40
针灸推拿学（英语方向）	5	0	0	29
中医学（骨伤方向）	5	32	0	142
护理学	5	31	0	36
护理学	4	0	272	559
护理学（英语方向）	6	0	0	5
中医学、应用心理学二学位	6	0	0	18
劳动与社会保障（医疗保险方向）	4	9	0	1
法学（医事法律方向）	4	17	22	90
小计	/	**389**	**729**	**2786**

研究生教育

在校硕士研究生463人，2007年招收硕士研究生162人，毕业123人。

硕士学位专业设置：中医基础理论、中医临床基础、中医医史文献、方剂学、中医内科学、中医外科学、中医骨伤科学、中医妇科学、中医五官科学、针灸推拿学、中西医结合基础、中西医结合临床、生药学、中药学

重点学科及学科带头人

国家中医药管理局重点学科

中药生药：梁光义、何顺志

贵州省重点学科

中药学：梁光义、何顺志

中医骨伤：沈冯君

内科学：孔德明

中医基础理论：朱祝生

中医内科学：孔德明

针灸推拿学：孔德明

重点实验室及负责人

贵州省重点实验室

中药生药学：梁光义、何顺志

附属机构及负责人

第一附属医院党委书记：张培琴

第一附属医院院长：朱广旗

第二附属医院党委书记：刘枫

第二附属医院副院长（主持工作）：凌湘柱

（张　廷）

【云南中医学院】

党委书记：郭玉鉴

党委副书记、院长：李庆生

党委副书记：王树发、王翠岗

党委委员、副院长：李　莹、郑　进、陆卫謯、熊　磊

党委委员、纪委书记：陆　平

校　　址：云南省昆明市关上双桥路201号

邮　　编：650200

电话、传真：0871－7150982

网　　址：www. ynutcm. edu. cn

专业统计

学院职工人数557人。专任教师313人，其中教授26人，副教授76人，讲师107人，助教104人。

专业设置	学制（年）	2007年毕业生数	2007年招生数	在校生数
本　　科				
中医学	5	287	158	795
针灸推拿学	5	45	48	222
中西医临床医学	5	105	101	491
护理学	5	50	47	237
中药学	4	133	131	446
制药工程	4	43	56	184
市场营销	4	46	89	199
中药资源与开发	4	41	39	176
中草药栽培与鉴定	4	0	0	76
食品科学与工程	4	0	52	96
公共事业管理	4	0	0	50
小计	**1**	**750**	**721**	**2972**
专　　科				
中医营养与食疗高职教专业	3	27	0	0
中医美容高职教专业	3	44	42	132
中草药栽培技术	3	0	0	25
中西医结合（初中起点五年制）	2	0	137	137
小计	/	**71**	**42**	**294**
合计	/	**821**	**900**	**3266**

研究生教育

在校硕士研究生280人，2007年招收硕士研究生105人，毕业84人。

硕士学位专业设置：中医基础理论、中医临床基础、中医医史文献、方剂学、中医诊断学、中医内科学、中医外科学、中医骨伤科学、中医妇科学、中医儿科学、中医五官科学、针灸推拿学、民族医学、中西医结合基础、中西医结合临床、生药学

重点学科及学科带头人

国家中医药管理重点学科

临床中药学：李庆生、照日格图

云南省重点学科

实用中药学：王兴文、钱子刚

中医基础理论：郑　进、楚更五

中医内科学：秦国政、彭江云

针灸学：刘楚玉、林忆平、王建明

中西医结合基础：李庆生、袁嘉丽

民族医学：郑　进

校级重点学科

中药药理学：淤泽溥、林　青

中医诊断学：郑　进、杨　梅

中西医结合基础：李庆生、袁嘉丽

民族医学：郑　进

中医外科学：秦国政、张春和

马克思主义理论与思想政治教育：齐　燕、张　丽

重点实验室及负责人

云南省高校中医药学分子生物学重点实验室：陈文惠

厅级（市级）重点实验室

云南省高校民族药现代研究重点实验室：淤泽溥

校级重点实验室

中药材优良种苗繁育中心：杨耀文

附属机构及负责人

云南中医学院第一附属医院党委书记：李世辉

云南中医学院第二附属医院：党支部书记：汪建华

（李旋珠、毕　云）

【西藏藏医学院】

地　　址：西藏拉萨市当热中路10号

邮　　编：850000

电　　话：0891－6387272

传　　真：0891－6387272

（西藏藏医学）

【陕西中医学院】

党委书记：张志鸿

地　　址：陕西省咸阳市世纪大道

邮　　编：712046

电　　话：029－38185061

传　　真：029－38185062

电子信箱：8185000@sntcm.edu.cn

网　　址：www.sntcm.edu.cn

专业统计

学院职工人数758人，其中高级职称83人，副高级职称112人，中级职称211人，初级职称200人。

研究生教育

在校硕士研究生689人，2007年招收硕士研究生242人，毕业184人。

硕士学位专业设置：中医基础理论、方剂学、中西医结合基础、中西医结合临床、中医诊断学、中医临床基础、中医内科学、中医外科学、中医妇科学、中医儿科学、中医骨伤学、中医五官科学、针灸推拿学、中医医史文献、中药学

重点学科及学科带头人

国家中医管理局重点学科

中医诊断学科：殷　鑫

中药药理学科：张恩户

临床中药学科：卫培峰

陕西省教育厅重点学科

中医基础理论学科：张登本

中医临床基础（伤寒论）：王宗柱

中医骨伤学科：李彦民

中药制药学科：王昌利

（刘远霸）

【甘肃中医学院】

党委书记：叶小平

党委副书记、院长：刘延祯

党委委员、副院长：李金田、王安平、李应东

党委委员、纪委书记：李志魁

校　　址：甘肃省兰州市定西东路35号

邮　　编：730000

电　　话：0931－8765555

传　　真：0931－8627950

电子信箱：yb@gszy.edu.cn

网　　址：www.gszy.edu.cn

专业统计

学校职工人数540人。专任教师339人，其中教授36人，副教授63人，讲师107人，助教133人。

专业设置	学制（年）	2007年毕业生数	2007年招生数	在校生数
中医学（中医骨伤方向）	5	56	48	252
中医学	5	90	61	406
针灸推拿学	5	74	40	207
藏医学	5	0	38	220
中西医临床医学	5	182	67	609
临床医学	5	52	70	397
医学影像学	5	30	43	193
护理学	4	50	51	210
中药学	4	41	25	157
药物制剂	4	39	39	173
中草药栽培与鉴定	4	35	25	129
公共事业管理	4	19	33	114
国际经济与贸易	4	0	28	100
中西医结合（医疗）	3	103	0	162
中西医结合护理	3	43	0	90
美容医学（中医美容方向）	3	23	0	63
藏医学	3	37	0	46
藏药学	3	0	0	50

（续表）

专业设置	学制（年）	2007年毕业生数	2007年招生数	在校生数
专升本	5	243	240	495
合计	/	**1117**	**808**	**4073**

注：上表统计数据为本专科学生数。

研究生教育

在校硕士研究生316人，2007年招收硕士研究生95人，毕业85人。

硕士学位专业设置：中医基础理论、中医临床基础、中医医史文献、方剂学、中医诊断学、中医内科学、中医外科学、中医骨伤科学、中医妇科学、中医儿科学、中医五官科学、针灸推拿学、民族医学、中药学、中西医结合临床、中西医结合基础

重点学科及学科带头人

国家中医药管理局西部重点扶持学科

中药生药学学科：李成义

甘肃省教育厅重点学科

中西医结合临床学科：李应东

中医骨伤科学学科：宋　敏

甘肃省卫生厅重点学科

中西医结合呼吸病科：刘延祯

中医药科研实验中心：李应东

院级重点学科

中医内科学：戴恩来

中医临床基础：李金田

针灸推拿学：何天有

中医儿科学：史正刚

重点实验室及负责人

甘肃省重点实验室

中药免疫与分子生物学实验室：张延英

中药药理毒理实验室：马　骏

生物化学实验室：夏　琦

中药生药实验室：李成义

中药化学实验室：郭　玫

附属机构及负责人

甘肃中医学院附属医院：刘延祯

甘肃省中医院：李盛华

（林　雪）

【新疆医科大学中医学院】

地　　址：新疆维吾尔自治区乌鲁木齐新送路8号

邮　　编：8300540

电　　话：0991－4360780（书记办公室）

0991－4360300（书记办公室）

传　　真：0991－4363841

电子信箱：wangyunzhou110@163.com

网　　址：www.ximu.edu.cn

（新疆医科大学中医学院）

科研机构篇

科研机构篇

一、国家中医药管理局直属中医药科研机构

【中国中医科学院】
地　　址：北京市东城区东直门南小街16号
邮　　编：100700
电　　话：010－64014411－2412
传　　真：010－64013948

2007年从业人员169人，其中从事科技活动人员111人。从事科技活动人员中，高中级职称76人，无高中级职称的大学本科及以上学历者11人。

【中国中医科学院针灸研究所】
地　　址：北京市东城区东直门内南小街16号
邮　　编：100700
电　　话：010－64014411－2911
传　　真：010－64013968

2007年从业人员156人，其中从事科技活动人员147人。从事科技活动人员中，按工作性质分：科技管理人员10人，课题活动人员68人，科技服务人员69人；按专业技术级别分：高级53人，中级50人，初级35人，其他9人。

【中国中医科学院中医基础理论研究所】
地　　址：北京市东城区东直门内南小街16号
邮　　编：100700
电　　话：010－64014411－2578
传　　真：010－64013896
电子信箱：jcskyc@163.com

2007年从业人员85人，其中从事科技活动人员82人；从事科技活动人员中，按工作性质分：科技管理人员12人，课题活动人员63人，科技服务人员7人；按专业技术级别分：高级30人，中级43人，初级8人，其他1人。

【中国中医科学院第一临床医药研究所】
地　　址：北京市海淀区西苑操场1号
邮　　编：100091
电　　话：010－62879814
传　　真：010－62879814
电子信箱：xiyuanky@263.net

2007年从业人员878人，其中从事科技活动人员210人；从事科技活动人员中，按工作性质分：科技管理人员4人，课题活动人员124人，科技服务人员82人；按专业技术级别分：高级43人，中级43人，初级71人，其他53人。

【中国中医科学院中药研究所】
地　　址：北京市东城区东直门内南小街16号
邮　　编：100700
电　　话：010－64032656
传　　真：010－64013996
电子信箱：zhongyaosuo@163.com

2007年从业人员198人，其中从事科技活动人员198人；从事科技活动人员中，按工作性质分：科技管理人员22人，课题活动人员143人，科技服务人员33人；按专业技术级别分：高级70人，中级62人，初级45人，其他21人。

【中国中医科学院医学实验中心】
地　　址：北京市东城区东直门内南小街16号
邮　　编：100700
电　　话：010－64014411－3325
传　　真：010－64020477

2007年从业人员30人，其中从事科技活动人员30人；从事科技活动人员中，按工作性质分：科技管理人员2人，课题活动人员28人，科技服务人员0人；按专业技术级别分：高级12人，中级9人，初级1人，其他8人。

【中国中医科学院第二临床医药研究所】
地　　址：北京市广安门内北线阁5号
邮　　编：100053
电　　话：010－88001471
传　　真：010－63014195
电子信箱：kyc@gamhospital.ac.cn

2007年从业人员1159人，其中从事科技活动人员345人；从事科技活动人员中，按工作性质分：科技管理人员58人，课题活动人员273人，科技服务人员14人；按专业技术级别分：高级122人，中级160人，初级53人，其他10人。

【中国中医科学院中医药信息研究所】
地　　址：北京市东城区东直门内南小街16号
邮　　编：100700
电　　话：010－64071268
传　　真：010－64071268

2007年从业人员77人，其中从事科技活动人员75人；从事科技活动人员中，按工作性质分：科技管理人员8人，课题活动人员34人，科技服务人员33人；按专业技术级别

别分：高级 24 人，中级 36 人，初级 14 人，其他 1 人。

【中国中医科学院中国医史文献研究所】

地　　址：北京市东城区东直门内南小街 16 号

邮　　编：100700

电　　话：010－64061158

传　　真：010－64061158

电子信箱：ysskyb@163.com

2007 年从业人员 41 人，其中从事科技活动人员 41 人；从事科技活动人员中，按工作性质分：科技管理人员 9 人，课题活动人员 32 人，科技服务人员 0 人；按专业技术级别分：高级 19 人，中级 14 人，初级 6 人，其他 2 人。

【中国中医药科技开发交流中心】

地　　址：北京朝阳区幸福一村 55 号

邮　　编：100027

电　　话：010－64176179

2007 年从业人员 22 人，其中从事科技活动人员 22 人。从事科技活动人员中，高中级职称 9 人，无高中级职称的大学本科及以上学历者 9 人。

二、地方中医药科研机构

1. 北京市

【中国医学科学院药用植物研究所】

地　　址：北京市海淀区马连洼北路 151 号

邮　　编：100094

电　　话：010－62896313

传　　真：010－62896313

电子信箱：implancams@263.net

2007 年从业人员 332 人，其中从事科技活动人员 218 人；从事科技活动人员中，按工作性质分：科技管理人员 30 人，课题活动人员 112 人，科技服务人员 76 人；按专业技术级别分：高级 85 人，中级 77 人，初级 55 人，其他 1 人。

2. 天津市

【天津市中医药研究院】

院　　长：张大宁

地　　址：天津市红桥区北马路 354 号

邮　　编：300120

电　　话：022－27285158

传　　真：022－27285928

电子信箱：zhangshaohua53@163.com

2007 年从业人员 1265 人，其中高级职称 117 人，副高级职称 192 人，中级职称 411 人，初级职称 418 人。

【天津市中医肾病研究所】

所　　长：张大宁

地　　址：天津市红桥区北马路 354 号

邮　　编：300120

电　　话：022－27285158

传　　真：022－27285928

电子信箱：zhangshaohua53@163.com

2007 年从业人员 42 人，其中高级职称 12 人，副高级职称 18 人，中级职称 12 人；硕士研究生 2 人，博士研究生 2 人。

【天津市中西医结合创疡研究所】

所　　长：李　竞

地　　址：天津市红桥区北马路 354 号

邮　　编：300120

电　　话：022－27285855

传　　真：022－27285928

电子信箱：qing6473@sina.com

2007 年从业人员 40 人，其中高级职称 5 人，副高级职称 10 人，中级职称 20 人，初级职称 5 人；硕士研究生 2 人。

【天津市医药科学研究所】

所　　长：贺艳培

地　　址：天津市和平区多伦道 79 号

邮　　编：300020

电　　话：022－27239855

传　　真：022－27235031

电子信箱：tjimps@163.com

网　　址：yyslhb@126.com

2007 年从业人员 134 人，其中高级职称 6 人，副高级职称 25 人，中级职称 39 人，初级职称 41 人。

【天津市中西医结合皮肤病研究所】

所　　长：安　钢

地　　址：天津市红桥区北马路 354 号

邮　　编：300120

电　　话：022－27345050

传　　真：022－27345050

电子信箱：Wangxihong@21cn.com

2007 年从业人员 50 人，其中高级职称 9 人，副高级职称 22 人，中级职称 7 人，初级职称 12 人；博士研究生 5 人，硕士研究生 11 人。

【天津市脾胃病研究所】

所　　长：高金亮

地　　址：天津市红桥区北马路 354 号

邮　　编：300120

电　　话：022－27340733

传　　真：022－27285928

电子信箱：dahaoben@sina.com

2007 年从业人员 12 人，其中高级职称 2 人，副高级职称 3 人，中级职称 4 人，初级职称 3 人。

【天津市心身疾病研究所】

所　　长：武　成

地　　址：天津市红桥区北马路 354 号

邮　　编：300120

电　　话：022－27285855

传　　真：022－27285928

电子信箱：nuodun@163.com

【天津市中西医结合急腹症研究所】

所　　长：吴咸中

邮　　编：300100

电　　话：022－27435008

传　　真：022－27070655

电子信箱：nkyykyk@126.com

2007 年从业人员 70 人，其中高级职称 20 人，副高级职称 17 人，中级职称 18 人，初级职称 15 人。

3. 河北省

【河北省中医药研究院】

院　　长：李佃贵

地　　址：河北省石家庄市建华南

大街209号
邮　　编：050031
电　　话：0311－85363986（办公室）/85363980（医研科）
传　　真：0311－85052547
电子信箱：sgq71@126.com
　　2007年从业人员75人，其中从事科技活动人员65人；从事科技活动人员中，按工作性质分：科技管理人员9人，课题活动人员48人，科技服务人员8人；按专业技术级别分：高级21人，中级25人，初级19人，其他0人。

【张家口市中医研究所】
地　　址：河北省张家口市桥东区东河沿街56号
邮　　编：075000
电　　话：0313－2089299
　　2007年从业人员4人，其中从事科技活动人员4人；从事科技活动人员中，按工作性质分：科技管理人员1人，课题活动人员3人，科技服务人员0人；按专业技术级别分：高级2人，中级2人，初级0人，其他0人。

4. 山西省

【山西省医药与生命科学研究院】
地　　址：山西省太原市小店区平阳路61号
邮　　编：030006
电　　话：0351－7327982
传　　真：7241446
电子信箱：lsq3148@163.com
　　2007年从业人员86人，其中从事科技活动人员77人；从事科技活动人员中，按工作性质分：科技管理人员19人，课题活动人员46人，科技服务人员12人；按专业技术级别分：高级20人，中级46人，初级9人，其他2人。

【山西省中医药研究院】
地　　址：山西省太原市并州西街46号
邮　　编：030012
电　　话：0351－4668162
传　　真：0351－4668162
　　2007年从业人员131人，其中从事科技活动人员86人；从事科技活动人员中，按工作性质分：科技管理人员14人，课题活动人员66人，科技服务人员6人；按专业技术级别分：高级28人，中级27人，初级25人，其他6人。

【山西省活血化瘀研究所】
地　　址：山西省太原市解放南路85号
邮　　编：030001
电　　话：0351－4043475
传　　真：0351－4639141
电子信箱：hxhy01@yahoo.com.cn
　　2007年从业人员20人，其中从事科技活动人员18人；从事科技活动人员中，按工作性质分：科技管理人员4人，课题活动人员8人，科技服务人员6人；按专业技术级别分：高级6人，中级5人，初级5人，其他2人。

【山西省针灸研究所】
地　　址：山西省太原市平阳路北园街2号
邮　　编：030006
电　　话：0351－7236352
传　　真：0351－7236352
　　2007年从业人员73人，其中从事科技活动人员53人；从事科技活动人员中，按工作性质分：科技管理人员10人，课题活动人员15人，科技服务人员28人；按专业技术级别分：高级14人，中级15人，初级22人，其他2人。

【太原市中医研究所】
地　　址：山西省太原市坝陵南街2号
邮　　编：030009
电　　话：0351－5678565
传　　真：0351－5678599
　　2007年从业人员292人，其中从事科技活动人员261人；从事科技活动人员中，按工作性质分：科技管理人员42人，课题活动人员0人，科技服务人员219人；按专业技术级别分：高级44人，中级108人，初级109人，其他0人。

【大同市中医研究所】
地　　址：山西省大同市医卫街甲4号
邮　　编：037008
电　　话：0352－5045495
传　　真：0352－5045495
电子信箱：zzdmxc@163.com
　　2007年从业人员24人，其中从事科技活动人员22人；从事科技活动人员中，按工作性质分：科技管理人员5人，课题活动人员16人，科技服务人员1人；按专业技术级别分：高级4人，中级8人，初级10人，其他0人。

5. 内蒙古自治区

【内蒙古中蒙医研究所】
所　　长：苏根元
地　　址：内蒙古呼和浩特市新城区健康街11号
邮　　编：010020
电　　话：0471－6921203/6980391
传　　真：0471－6929047
电子信箱：zmyyyb@sina.com
　　2007年从业人员60人，其中从事科技活动人员55人；从事科技活动人员中，按工作性质分：科技管理人员4人，课题活动人员49人，科技服务人员2人；按专业技术级别分：高级16人，中级22人，初级11人，其他6人。

【内蒙古自治区医药工业研究所有限责任公司】
地　　址：内蒙古呼和浩特市大学东街99号
邮　　编：010010
电　　话：0471－2207356
传　　真：0471－2207518
　　2007年从业人员16人，其中从事科技活动人员10人；从事科技活动人员中，按工作性质分：科技管理人员2人，课题活动人员5人，科技服务人员3人；按专业技术级别分：高级3人，中级6人，初级1人，其他0人。

【锡盟蒙医研究所】
所　　长：白平安
地　　址：内蒙古锡林浩特市察哈

尔大街东段
邮　　编：026000
电　　话：0479－8272207
传　　真：0479－8279739
电子信箱：XMMYYJSS@163.com

2007年从业人员147人，其中从事科技活动人员114人；从事科技活动人员中，按工作性质分：科技管理人员25人，课题活动人员70人，科技服务人员19人；按专业技术级别分：高级33人，中级56人，初级25人，其他0人。

【鄂尔多斯市蒙医研究所】
所　　长：布　仁
地　　址：内蒙古鄂尔多斯市东胜区林荫路1号
邮　　编：017000
电　　话：0477－8322113
传　　真：0477－8335233

2007年从业人员109人，其中从事科技活动人员78人；从事科技活动人员中，按工作性质分：科技管理人员18人，课题活动人员18人，科技服务人员42人；按专业技术级别分：高级31人，中级38人，初级7人，其他2人。

【内蒙古呼和浩特市中蒙医研究所】
地　　址：内蒙古呼和浩特市回民区文化宫街29号
邮　　编：010030
电　　话：0471－2253814
传　　真：0471－6935602

2007年从业人员176人，其中从事科技活动人员136人；从事科技活动人员中，按工作性质分：科技管理人员62人，课题活动人员60人，科技服务人员14人；按专业技术级别分：高级19人，中级43人，初级48人，其他26人。

【内蒙古通辽市蒙医研究所】
地　　址：内蒙古通辽市和平路北段
邮　　编：028000
电　　话：0475－6388619

2007年从业人员79人，其中从事科技活动人员61人；从事科技活动人员中，按工作性质分：科技管理人员8人，课题活动人员10人，科技服务人员43人；按专业技术级别分：高级24人，中级23人，初级6人，其他8人。

6. 辽宁省

【辽宁省中医药研究院】
院　　长：郭振武
地　　址：辽宁省沈阳市皇姑区黄河北大街60号
邮　　编：110034
电　　话：024－86803318
传　　真：024－86803328
电子信箱：yjyoffice@163.com
网　　址：www.lnpatcm.com

2007年从业人员159人，其中从事科技活动人员152人；从事科技活动人员中，按工作性质分：科技管理人员30人，课题活动人员109人，科技服务人员13人；按专业技术级别分：高级70人，中级62人，初级18人，其他2人。

【铁岭市中医研究所】
地　　址：辽宁省铁岭市银州区体育馆路23号
邮　　编：112000
电　　话：0410－2818084

2007年从业人员17人，其中从事科技活动人员16人；从事科技活动人员中，按工作性质分：科技管理人员3人，课题活动人员13人，科技服务人员0人；按专业技术级别分：高级3人，中级8人，初级5人，其他0人。

7. 吉林省

【吉林省中医药科学院】
院　　长：周建民
地　　址：吉林市长春市工农大路1745号
邮　　编：130021
电　　话：0431－85957689
传　　真：0431－85957689
电子信箱：jlszyzyyjy@yahoo.com.cn
网　　址：www.jlzyzy.com

2007年从业人员481人，其中从事科技活动人员418人；从事科技活动人员中，按工作性质分：科技管理人员5人，课题活动人员126人，科技服务人员287人；按专业技术级别分：高级104人，中级203人，初级111人，其他0人。

【吉林人参研究院】
地　　址：吉林省通化市龙泉路666号
邮　　编：134001
电　　话：0435－3269806
传　　真：0435－3220898
电子信箱：JLRSYJY@163.com

2007年从业人员71人，其中从事科技活动人员58人；从事科技活动人员中，按工作性质分：科技管理人员5人，课题活动人员45人，科技服务人员8人；按专业技术级别分：高级10人，中级21人，初级18人，其他9人。

8. 黑龙江省

【黑龙江省中西医结合研究所】
地　　址：黑龙江省哈尔滨市香坊区赣水路220号
邮　　编：150090
电　　话：0451－82312612

2007年从业人员95人，其中从事科技活动人员77人；从事科技活动人员中，按工作性质分：科技管理人员10人，课题活动人员66人，科技服务人员1人；按专业技术级别分：高级31人，中级25人，初级16人，其他5人。

【黑龙江中医药大学中医基本理论研究所】
地　　址：黑龙江哈尔滨市动力区和平路24号
邮　　编：150040
电　　话：0451－82196163
传　　真：0451－82196181

2007年从业人员60人，其中从事科技活动人员54人；从事科技活动人员中，按工作性质分：科技管理人员5人，课题活动人员45人，科技服务人员4人；按专业技术级别分：高级32人，中级18人，初级2人，其他2人。

【黑龙江省中药研究所】
地　　址：黑龙江省哈尔滨市动力

区哈平路 120 号
邮　　编：150081
电　　话：0451－86663352－8217
传　　真：0451－86663202
电子信箱：yaoyansuo@tom.com

2007 年从业人员 16 人，其中从事科技活动人员 14 人；从事科技活动人员中，按工作性质分：科技管理人员 2 人，课题活动人员 8 人，科技服务人员 4 人；按专业技术级别分：高级 6 人，中级 4 人，初级 4 人，其他 0 人。

【黑龙江省中医研究院】
地　　址：黑龙江省哈尔滨市香坊区三辅街 142 号
邮　　编：150036
电　　话：0451－55653086
电子信箱：kejiaoban@sina.com

2007 年从业人员 538 人，其中从事科技活动人员 449 人；从事科技活动人员中，按工作性质分：科技管理人员 30 人，课题活动人员 277 人，科技服务人员 142 人；按专业技术级别分：高级 152 人，中级 155 人，初级 125 人，其他 17 人。

【黑龙江省黑河市医药科学研究所】
地　　址：黑龙江省黑河市海兰街 187 号
邮　　编：164300
电　　话：0451－8223306

2007 年从业人员 20 人，其中从事科技活动人员 10 人；从事科技活动人员中，按工作性质分：科技管理人员 2 人，课题活动人员 4 人，科技服务人员 4 人；按专业技术级别分：高级 1 人，中级 6 人，初级 3 人，其他 0 人。

9. 上海市

【上海市气功研究所】
地　　址：上海市徐汇区宛平南路 650 号
邮　　编：200030
电　　话：021－64394141
传　　真：021－64383936
电子信箱：ywk@shqigong.com

2007 年从业人员 56 人，其中从事科技活动人员 48 人；从事科技活动人员中，按工作性质分：科技管理人员 12 人，课题活动人员 34 人，科技服务人员 2 人；按专业技术级别分：高级 9 人，中级 20 人，初级 18 人，其他 1 人。

【上海市针灸经络研究所】
地　　址：上海市徐汇区宛平南路 650 号
邮　　编：200030
电　　话：021－64382190
传　　真：021－64390339
电子信箱：luoqing2713@yahoo.com.cn

2007 年从业人员 79 人，其中从事科技活动人员 71 人；从事科技活动人员中，按工作性质分：科技管理人员 8 人，课题活动人员 14 人，科技服务人员 49 人；按专业技术级别分：高级 19 人，中级 26 人，初级 24 人，其他 2 人。

10. 江苏省

【江苏省中医药研究院】
院　　长：王小宁
地　　址：江苏省南京市红山路十字街 100 号
邮　　编：210028
电　　话：025－85502829
传　　真：025－85502829
电子信箱：zyyjy@jswst.gov.cn
网　　址：www.jsatcm.com

2007 年从业人员 449 人，其中从事科技活动人员 375 人；从事科技活动人员中，按工作性质分：科技管理人员 18 人，课题活动人员 235 人，科技服务人员 122 人；按专业技术级别分：高级 95 人，中级 111 人，初级 169 人，其他 0 人。

【苏州市中医药研究所】
地　　址：江苏省苏州市平江区景德路 314 号
邮　　编：215003
电　　话：0512－65224993－2610
传　　真：0512－65225929
电子信箱：zyzx@sztcm.org.cn

2007 年从业人员 19 人，其中从事科技活动人员 19 人；从事科技活动人员中，按工作性质分：科技管理人员 1 人，课题活动人员 18 人，科技服务人员 0 人；按专业技术级别分：高级 12 人，中级 4 人，初级 3 人，其他 0 人。

11. 浙江省

【浙江省中医药研究院】
院　　长：吴章穆
地　　址：浙江省杭州市古翠路 234 号
邮　　编：310012
电　　话：0571－89972026
传　　真：0571－88853199
网　　址：www.zjtongde.com

2007 年从业人员 114 人，其中从事科技活动人员 79 人；从事科技活动人员中，按工作性质分：科技管理人员 24 人，课题活动人员 29 人，科技服务人员 26 人；按专业技术级别分：高级 42 人，中级 16 人，初级 14 人，其他 7 人。

【浙江省中药研究所】
地　　址：浙江省杭州市西溪路 553 号
邮　　编：310023
电　　话：0571－85241075
传　　真：0571－8524365
电子信箱：info@zjitcm.com

12. 安徽省

【安徽省医学科学研究院】
地　　址：安徽省合肥市永红路 15 号
邮　　编：230061
电　　话：0551－2836393
传　　真：0551－2822696
电子信箱：ahims@mail.hf.ah.cn

2007 年从业人员 65 人，其中从事科技活动人员 55 人；从事科技活动人员中，按工作性质分：科技管理人员 13 人，课题活动人员 34 人，科技服务人员 8 人；按专业技术级别分：高级 16 人，中级 21 人，初级 18 人，其他 0 人。

【黄山市新安医学研究中心】
地　　址：安徽省黄山市屯溪区黄山中路 28 号
邮　　编：245000
电　　话：0559－2520992

传　　真：0559－2512249

2007年从业人员41人，其中从事科技活动人员35人；从事科技活动人员中，按工作性质分：科技管理人员4人，课题活动人员7人，科技服务人员24人；按专业技术级别分：高级7人，中级8人，初级10人，其他10人。

13. 福建省

【福建省南平市中医药研究所】

地　　址：福建省南平市三元路45号
邮　　编：353000
电　　话：0599－8610187

2007年从业人员2人，其中从事科技活动人员2人；从事科技活动人员中，按工作性质分：科技管理人员1人，课题活动人员0人，科技服务人员1人；按专业技术级别分：高级0人，中级1人，初级1人，其他0人。

【福建省宁德市医药研究所】

地　　址：福建省宁德市署前路7号
邮　　编：352100
电　　话：0593－2822452

2007年从业人员15人，其中从事科技活动人员12人；从事科技活动人员中，按工作性质分：科技管理人员2人，课题活动人员9人，科技服务人员1人；按专业技术级别分：高级2人，中级6人，初级4人，其他0人。

【福建省中医药研究院】

地　　址：福建省福州市五四路282号
邮　　编：350003
电　　话：0591－83570943

2007年从业人员108人，其中从事科技活动人员89人；从事科技活动人员中，按工作性质分：科技管理人员9人，课题活动人员72人，科技服务人员8人；按专业技术级别分：高级30人，中级36人，初级17人，其他6人。

【泉州市医药研究所】

地　　址：福建省泉州市鲤城区县后街米仓巷
邮　　编：362000
电　　话：0595－22783045
电子信箱：qzyks2007@163.com

2007年从业人员15人，其中从事科技活动人员12人；从事科技活动人员中，按工作性质分：科技管理人员2人，课题活动人员8人，科技服务人员2人；按专业技术级别分：高级4人，中级4人，初级3人，其他1人。

14. 江西省

【江西省中医药研究院】

院　　长：熊墨年
地　　址：江西省南昌市文教路529号
邮　　编：330077
电　　话：0791－8511741
传　　真：0791－8511921
电子信箱：jxszyyyjyg@sohu.com

2007年从业人员109人，其中从事科技活动人员92人；从事科技活动人员中，按工作性质分：科技管理人员20人，课题活动人员55人，科技服务人员17人；按专业技术级别分：高级29人，中级34人，初级24人，其他5人。

15. 山东省

【山东省中医药研究院】

院　　长：李长华
地　　址：山东省济南市燕子山西路7号
邮　　编：250014
电　　话：0531－82949800
传　　真：0531－82968473
电子信箱：sdzyybgs@sina.com
网　　址：www.sacm.com.cn

2007年从业人员143人，其中从事科技活动人员68人；从事科技活动人员中，按工作性质分：科技管理人员9人，课题活动人员50人，科技服务人员9人；按专业技术级别分：高级24人，中级15人，初级13人，其他16人。

【济宁市中医研究所】

地　　址：山东省济宁市中区环城北路3号
邮　　编：272100
电　　话：0537－2312761

2007年从业人员30人，其中从事科技活动人员30人；从事科技活动人员中，按工作性质分：科技管理人员2人，课题活动人员26人，科技服务人员2人；按专业技术级别分：高级6人，中级11人，初级12人，其他1人。

16. 河南省

【河南省中医药研究院】

院　　长：田元生
地　　址：河南省郑州市城北路
邮　　编：450004
电　　话：0371－66322590
传　　真：0371－66331608
电子信箱：liulin@371.com
网　　址：www.hntcm.com

2007年从业人员238人，其中从事科技活动人员45人；从事科技活动人员中，按工作性质分：科技管理人员3人，课题活动人员31人，科技服务人员11人；按专业技术级别分：高级13人，中级18人，初级8人，其他6人。

【河南省正骨研究院】

院　　长：杜天信
地　　址：河南省洛阳市启明南路1号
邮　　编：471002
电　　话：0379－63559720
传　　真：0379－63552102
网　　址：www.lyzhenggu.com

2007年从业人员20人，其中从事科技活动人员20人；从事科技活动人员中，按工作性质分：科技管理人员2人，课题活动人员17人，科技服务人员1人；按专业技术级别分：高级8人，中级10人，初级0人，其他2人。

【南阳市中医中药研究所】

地　　址：河南省南阳市工农路52号
邮　　编：473000
电　　话：0377－63252052

2007年从业人员17人，其中从事科技活动人员17人；从事科技活动人员中，按工作性质分：科技管理人员1人，课题活动人员13人，科技服务人员3人；按专业技术级别分：高级3人，中级5人，初级6人，其他3人。

17. 湖北省

【湖北省中医药研究院】

院　　长：赵映前
地　　址：湖北省武汉市洪山区珞喻路856号
邮　　编：430074
电　　话：027－87172179
传　　真：027－87172180

2007年从业人员416人，其中从事科技活动人员64人；从事科技活动人员中，按工作性质分：科技管理人员14人，课题活动人员39人，科技服务人员11人；按专业技术级别分：高级26人，中级22人，初级13人，其他3人。

【湖北省农业科学院中药材研究所】

地　　址：湖北省恩施市学院路253号
邮　　编：445000
电　　话：0718－8410985
传　　真：0718－8410985
电子信箱：hbnkyzys@eyou.com

2007年从业人员21人，其中从事科技活动人员17人；从事科技活动人员中，按工作性质分：科技管理人员1人，课题活动人员15人，科技服务人员1人；按专业技术级别分：高级3人，中级5人，初级4人，其他5人。

18. 湖南省

【湖南省中医药研究院】

院　　长：蔡光先
地　　址：湖南省长沙市麓山路58号
邮　　编：410006
电　　话：0731－8854064
传　　真：0731－8615312
电子信箱：hntcma kjc @163.com
网　　址：itcm@public.cs.hn.cn

2007年从业人员567人，其中从事科技活动人员496人；从事科技活动人员中，按工作性质分：科技管理人员40人，课题活动人员316人，科技服务人员140人；按专业技术级别分：高级131人，中级111人，初级145人，其他109人。

【湘西土家族苗族自治州民族医药研究所】

所　　长：徐幼安
地　　址：湖南省吉首市北吉新路21号
邮　　编：416000
电　　话：0743－ 8228494
传　　真：0743－ 8228494
电子信箱：mzyy@sohu.com
网　　址：www.3xiang.org

2007年从业人员12人，其中高级职称1人，副高级职称3人，中级职称5人，初级职称1人。

19. 广东省

【广东省中医药科学院】

院　　长：吕玉波
地　　址：广东省广州番禺区小谷围岛大学城
邮　　编：510006
电　　话：020－39318278
传　　真：020－34728881
电子信箱：gdgcp@126.com

2007年从业人员142人，其中高级职称30人，副高级职称54人，中级职称30人，初级职称28人。

【广东省中医研究所】

所　　长：涂瑶生
地　　址：广东省广州市恒福路60号
邮　　编：510095
电　　话：020－83501292/83576735
传　　真：020－83501292/83592829
电子信箱：tcmgdp@tom.com
网　　址：www.gdpcm.com

2007年从业人员21人，其中从事科技活动人员21人；从事科技活动人员中，按工作性质分：科技管理人员3人，课题活动人员18人，科技服务人员0人；按专业技术级别分：高级9人，中级3人，初级9人，其他0人。

【广东省中药研究所】

地　　址：广东省广州市天河区龙洞北路321号
邮　　编：510520
电　　话：020－28854859
传　　真：020－37216184
电子信箱：cuisx@gdyzy.edu.cn

2007年从业人员40人，其中从事科技活动人员36人；从事科技活动人员中，按工作性质分：科技管理人员5人，课题活动人员29人，科技服务人员2人；按专业技术级别分：高级15人，中级10人，初级7人，其他4人。

【广东省潮州市医药研究所】

地　　址：广东省潮州市城新西路吉怡路中段
邮　　编：521011
电　　话：0768－2296231
传　　真：0768－2296231
电子信箱：drliudaihua@163.com

2007年从业人员22人，其中从事科技活动人员22人；从事科技活动人员中，按工作性质分：科技管理人员6人，课题活动人员5人，科技服务人员11人；按专业技术级别分：高级1人，中级2人，初级16人，其他3人。

20. 广西壮族自治区

【广西中医药研究院】

院　　长：陈小刚
地　　址：广西南宁市东葛路20－1号
邮　　编：530022
电　　话：0771－5884291/5863514
传　　真：0771－5867737
电子邮箱：gxzyy@gicmp.com
网　　址：www.gicmp.com

2007年从业人员204人，其中从事科技活动人员151人；从事科技活动人员中，按工作性质分：科技管理人员20人，课题活动人员111人，科技服务人员20人；按专业技术级别分：高级45人，中级37人，初级55人，其他14人。

【广西中医骨伤科研究所】

所　　长：杨　渊

地　　址：广西南宁市新民路32号
邮　　编：530012
电　　话：0771－2809369
传　　真：0771－2809369
电子信箱：gsyb8001@163.com
网　　址：www.gxgsyy.com

2007年从业人员212人，其中从事科技活动人员95人；从事科技活动人员中，按工作性质分：科技管理人员27人，课题活动人员68人，科技服务人员0人；按专业技术级别分：高级25人，中级68人，初级2人，其他0人。

【广西民族医药研究所】
所　　长：韦浩明
地　　址：广西南宁市明秀东路234号
邮　　编：530001
电　　话：0771－3132303
传　　真：0771－3132303

2007年从业人员152人，其中从事科技活动人员40人；从事科技活动人员中，按工作性质分：科技管理人员16人，课题活动人员18人，科技服务人员6人；按专业技术级别分：高级13人，中级12人，初级10人，其他5人。

【广西药用植物园】
园　　长：缪剑华
地　　址：广西南宁市长堽路189号
邮　　编：530023
电　　话：0771－5611352
传　　真：0771－5637328
电子信箱：gxbgmp@yahoo.com.cn
网　　址：www.sctcm.com

2007年从业人员333人，其中从事科技活动人员145人；从事科技活动人员中，按工作性质分：科技管理人员20人，课题活动人员69人，科技服务人员56人；按专业技术级别分：高级15人，中级30人，初级45人，其他55人。

【南宁市针灸研究所】
地　　址：广西南宁市共和路209号
邮　　编：530012
电　　话：0771－2621469
传　　真：0771－2621753

2007年从业人员274人，其中从事科技活动人员7人；从事科技活动人员中，按工作性质分：科技管理人员2人，课题活动人员3人，科技服务人员2人；按专业技术级别分：高级3人，中级4人，初级0人，其他0人。

21. 海南省

【中国医学科学院药用植物研究所海南分所】
所　　长：魏建和
地　　址：海南省万宁市兴隆药植所
邮　　编：571533
电　　话：0898－62554958
传　　真：0898－62554958
电子信箱：hnresearch@163.com
网　　址：www.implad.ac.cn

2007年从业人员43人，其中从事科技活动人员19人；从事科技活动人员中，按工作性质分：科技管理人员2人，课题活动人员17人，科技服务人员0人；按专业技术级别分：高级3人，中级3人，初级10人，其他3人。

22. 重庆市

【重庆市中医研究院】
院　　长：戴伟杰
地　　址：重庆市渝中区北区路1号
邮　　编：400013
电　　话：023－63513369
传　　真：023－86599760
电子信箱：cqszyy@126.com
网　　址：www.cqzyy.cn

2007年从业人员729人，其中从事科技活动人员170人；从事科技活动人员中，按工作性质分：科技管理人员28人，课题活动人员93人，科技服务人员49人；按专业技术级别分：高级41人，中级67人，初级49人，其他13人。

【重庆市中药研究院】
院　　长：钟国跃
地　　址：重庆市南岸区黄桷垭南山路34号
邮　　编：400065
电　　话：023－89029198
传　　真：023－62462019
电子信箱：bgs@cqacmm.com
网　　址：www.cqacmm.com

2007年从业人员212人，其中从事科技活动人员169人；从事科技活动人员中，按工作性质分：科技管理人员18人，课题活动人员93人，科技服务人员58人；按专业技术级别分：高级31人，中级37人，初级82人，其他19人。

【重庆市药物种植研究所】
所　　长：张润林
地　　址：重庆市南川区三泉镇
邮　　编：408435
电　　话：023－71480004
传　　真：023－71480128
电子信箱：zitiantang@hotmail.com
网　　址：www.cqyws.com.cn

2007年从业人员146人，其中从事科技活动人员91人；从事科技活动人员中，按工作性质分：科技管理人员12人，课题活动人员51人，科技服务人员28人；按专业技术级别分：高级20人，中级31人，初级17人，其他23人。

23. 四川省

【四川省中医药科学院】
院　　长：徐学民
地　　址：四川省成都市人民南路四段51号
邮　　编：610041
电　　话：028－85224425
传　　真：028－85250483
电子信箱：webmaster@sacms.com.cn
网　　址：www.sacms.com.cn

2007年从业人员183人，其中从事科技活动人员158人；从事科技活动人员中，按工作性质分：科技管理人员35人，课题活动人员100人，科技服务人员23人；按专业技术级别分：高级52人，中级37人，初级49人，其他20人。

【四川省中医药研究院中医研究所】
地　　址：四川省成都市四道街

20号
邮　　编：610031
电　　话：028－86635874
传　　真：028－86634673

2007年从业人员176人，其中从事科技活动人员30人；从事科技活动人员中，按工作性质分：科技管理人员23人，课题活动人员0人，科技服务人员7人；按专业技术级别分：高级6人，中级6人，初级5人，其他13人。

【四川省中医药研究院针灸经络研究所】
地　　址：四川成都四道街16号
邮　　编：610031
电　　话：028－88092396
传　　真：028－86634673

2007年从业人员39人，其中从事科技活动人员37人；从事科技活动人员中，按工作性质分：科技管理人员5人，课题活动人员26人，科技服务人员6人；按专业技术级别分：高级8人，中级7人，初级14人，其他8人。

【绵阳市中医药研究所】
地　　址：四川省绵阳市涪城区安昌西路12号
邮　　编：621000
电　　话：0816－2323442
传　　真：0816－2242452
电子信箱：mypost1@126.com

2007年从业人员14人，其中从事科技活动人员12人；从事科技活动人员中，按工作性质分：科技管理人员2人，课题活动人员8人，科技服务人员2人；按专业技术级别分：高级6人，中级6人，初级0人，其他0人。

【甘孜藏族自治州藏医药研究所】
地　　址：四川省康定县炉城南路23号
邮　　编：626000
电　　话：0836－2838503
传　　真：0836－2838503
电子信箱：pwchx66@sina.com

2007年从业人员15人，其中从事科技活动人员15人；从事科技活动人员中，按工作性质分：科技管理人员2人，课题活动人员13人，科技服务人员0人；按专业技术级别分：高级9人，中级4人，初级2人，其他0人。

24. 贵州省

【贵阳药用植物园】
地　　址：贵州省贵阳市沙冲南路202号
邮　　编：550002
电　　话：0851－3804323
传　　真：0851－3832053

2007年从业人员37人，其中从事科技活动人员28人；从事科技活动人员中，按工作性质分：科技管理人员4人，课题活动人员16人，科技服务人员8人；按专业技术级别分：高级0人，中级9人，初级13人，其他6人。

【黔东南苗族侗族自治州民族医药研究所】
地　　址：贵州省凯里市金井路6号
邮　　编：556000
电　　话：0855－8218793
传　　真：0855－8218898

2007年从业人员25人，其中从事科技活动人员13人；从事科技活动人员中，按工作性质分：科技管理人员3人，课题活动人员10人，科技服务人员0人；按专业技术级别分：高级4人，中级5人，初级4人，其他0人。

25. 云南省

【云南省中医中药研究所】
所　　长：马克坚
地　　址：云南省昆明市学府路139号
邮　　编：650223
电　　话：0871－5191957
传　　真：0871－5111569

2007年从业人员79人，其中从事科技活动人员72人；从事科技活动人员中，按工作性质分：科技管理人员8人，课题活动人员30人，科技服务人员34人；按专业技术级别分：高级20人，中级27人，初级21人，其他4人。

【中国医学科学院药用植物研究所云南分所】
地　　址：云南省景洪市宣慰大道138号
邮　　编：666100
电　　话：0691－2136981
传　　真：0691－2122161

2007年从业人员34人，其中从事科技活动人员21人；从事科技活动人员中，按工作性质分：科技管理人员4人，课题活动人员13人，科技服务人员4人；按专业技术级别分：高级6人，中级5人，初级3人，其他7人。

【西双版纳傣族自治州民族医药研究所】
地　　址：云南省景洪市民航路17号
邮　　编：666100
电　　话：0691－2127034
传　　真：0691－2145133
电子信箱：dyykyk@163.com

2007年从业人员138人，其中从事科技活动人员125人；从事科技活动人员中，按工作性质分：科技管理人员20人，课题活动人员15人，科技服务人员90人；按专业技术级别分：高级6人，中级43人，初级68人，其他8人。

【普洱市民族传统医药研究所】
地　　址：云南省普洱市思茅区洗马河路55号
邮　　编：665000
电　　话：0879－2122145
传　　真：0879－2122145

2007年从业人员23人，其中从事科技活动人员23人；从事科技活动人员中，按工作性质分：科技管理人员4人，课题活动人员19人，科技服务人员0人；按专业技术级别分：高级5人，中级9人，初级7人，其他2人。

26. 西藏自治区

【西藏自治区藏医药研究院】
院　　长：占堆、次仁巴珠（兼藏医院副院长）、德吉（兼

科研处处长）
地　　址：西藏自治区拉萨市娘热路26号
邮　　编：850000
电　　话：0891－6323830
传　　真：0891－6341800
电子信箱：dejilamu@126.com

2007年从业人员27人。藏医药研究人员25人，其中文献研究6人（副主任药师3名、主管药师2名、药士1名）、药物研究10人（高级职称1名、副高级职称2名、助理研究员3名、药师4名）、其他（聘请）人员3人。天文历算研究人员8人，其中正高级职称1名、副研究员3名、助理研究员3名、实习研究员1名。

27. 陕西省

【陕西省中医药研究院】
地　　址：陕西省西安市西华门2号
邮　　编：710003
电　　话：029－87252903
传　　真：029－87213096
网　　址：www.sxatcm，com.cn

2007年从业人员493人，其中从事科技活动人员438人；从事科技活动人员中，按工作性质分：科技管理人员96人，课题活动人员317人，科技服务人员25人；按专业技术级别分：高级130人，中级160人，初级122人，其他26人。

【陕西中药研究所】
地　　址：陕西省咸阳市毕塬西路16号
邮　　编：712000
电　　话：029－33255336
传　　真：029－33213063
电子信箱：keyanke@126.com

2007年从业人员174人，其中从事科技活动人员50人；从事科技活动人员中，按工作性质分：科技管理人员15人，课题活动人员32人，科技服务人员3人；按专业技术级别分：高级14人，中级17人，初级12人，其他7人。

28. 甘肃省

【甘肃省藏医药研究院】
院　　长：楞本嘉
地　　址：甘肃省合作市永曲路1号
邮　　编：747000
电　　话：0941－8212251
传　　真：0941－8212431
电子信箱：sjdzgnzyy@163.com
网　　址：www.chinazyzy.com

2007年从业人员112人，其中从事科技活动人员91人；从事科技活动人员中，按工作性质分：科技管理人员61人，课题活动人员9人，科技服务人员21人；按专业技术级别分：高级6人，中级32人，初级53人，其他0人。

【甘肃省中医药研究院】
院　　长：李盛华
地　　址：甘肃省兰州市七里河安西路518号
邮　　编：730050
电　　话：0931－2335211－2011
传　　真：0931－2314730

2007年从业人员23人，其中从事科技活动人员19人；从事科技活动人员中，按工作性质分：科技管理人员3人，课题活动人员16人，科技服务人员0人；按专业技术级别分：高级8人，中级6人，初级4人，其他1人。

29. 宁夏回族自治区

【宁夏回族自治区中医医院暨中医研究院】
院　　长：黄　涌
地　　址：宁夏银川市西夏区北京西路114号
邮　　编：750021
电　　话：0951－2020247
传　　真：0951－2020247
电子信箱：nx－qzy@163.com

2007年从业人员292人，其中从事科技活动人员4人；从事科技活动人员中，按工作性质分：科技管理人员0人，课题活动人员2人，科技服务人员2人；按专业技术级别分：高级3人，中级1人，初级0人，其他0人。

30. 新疆维吾尔自治区

【新疆维吾尔自治区中医药研究院】
院　　长：卢　勇
地　　址：新疆乌鲁木齐市黄河路116号
邮　　编：830000
电　　话：0991－5848747
传　　真：0991－5848747
电子信箱：yjx@xjtcm.com
网　　址：www.xjtcm.com

2007年从业人员100人，其中从事科技活动人员98人；从事科技活动人员中，按工作性质分：科技管理人员9人，课题活动人员86人，科技服务人员3人；按专业技术级别分：高级72人，中级24人，初级0人，其他2人。

【新疆维吾尔自治区维吾尔医药研究所】
所　　长：斯拉甫·艾白
地　　址：新疆乌鲁木齐市延安路776号附1号
邮　　编：830049
电　　话：0991－2565663
传　　真：0991－2557730
电子信箱：xjmzyyxh@163.com

2007年从业人员26人，其中从事科技活动人员25人；从事科技活动人员中，按工作性质分：科技管理人员8人，课题活动人员14人，科技服务人员3人；按专业技术级别分：高级3人，中级10人，初级8人，其他4人。

【新疆中药民族药研究所】
地　　址：新疆乌鲁木齐市新民路9号
邮　　编：830002
电　　话：0991－2633131
传　　真：0991－8820158
电子信箱：xjwscg@126.com

2007年从业人员33人，其中从事科技活动人员24人；从事科技活动人员中，按工作性质分：科技管理人员2人，课题活动人员16人，科技服务人员6人；按专业技术级别分：高级8人，中级8人，初级8人，其他0人。

31. 青岛市

【青岛市中西医结合研究所】
地　　址：山东省青岛市市南区嘉

祥路3号
邮　　编：266002
电　　话：0532－82619172
传　　真：0532－82612230

2007年从业人员69人，其中从事科技活动人员68人；从事科技活动人员中，按工作性质分：科技管理人员2人，课题活动人员65人，科技服务人员1人；按专业技术级别分：高级45人，中级12人，初级10人，其他1人。

【青岛市中医研究所】
地　　址：山东省青岛市人民路4号
邮　　编：266033
电　　话：0532－83777551
传　　真：0532－83777061

2007年从业人员31人，其中从事科技活动人员31人；从事科技活动人员中，按工作性质分：科技管理人员2人，课题活动人员29人，科技服务人员0人；按专业技术级别分：高级14人，中级5人，初级9人，其他3人。

32. 深圳市

【深圳市中西医结合研究所】
所　　长：吴正治
电　　话：0755－83246393
传　　真：0755－83246393
电子信箱：zhengzhw@yahoo.com.cn

2007年从业人员11人，其中高级职称4人，副高级职称3人，中级职称2人，初级职称2人。

33. 沈阳市

【沈阳市中医研究所】
所　　长：邬　波
地　　址：辽宁省沈阳市和平区三好街23号
邮　　编：110004
电　　话：024－23893338
传　　真：024－23893338
电子信箱：zy23893338@163.com
网　　址：www.syszy.com

2007年从业人员133人，其中从事科技活动人员128人；从事科技活动人员中，按工作性质分：科技管理人员7人，课题活动人员62人，科技服务人员59人；按专业技术级别分：高级54人，中级38人，初级22人，其他14人。

【辽阳市中医中药研究所】
地　　址：辽宁省辽阳市文圣区东六道街40号
邮　　编：111000
电　　话：0419－3232576

2007年从业人员20人，其中从事科技活动人员20人；从事科技活动人员中，按工作性质分：科技管理人员2人，课题活动人员18人，科技服务人员0人；按专业技术级别分：高级14人，中级3人，初级3人，其他0人。

34. 成都市

【成都市中草药研究所】
地　　址：四川省成都市新都区新繁镇正西街130号
邮　　编：610501
电　　话：028－83080319
传　　真：028－83080319
电子信箱：623418426@qq.com

2007年从业人员48人，其中从事科技活动人员44人；从事科技活动人员中，按工作性质分：科技管理人员3人，课题活动人员38人，科技服务人员3人；按专业技术级别分：高级5人，中级8人，初级24人，其他7人。

【成都市中医药研究所】
地　　址：四川省成都市春熙路东段2号
邮　　编：610016
电　　话：028－88054241
传　　真：028－86667179

2007年从业人员84人，其中从事科技活动人员52人；从事科技活动人员中，按工作性质分：科技管理人员2人，课题活动人员28人，科技服务人员22人；按专业技术级别分：高级22人，中级28人，初级2人，其他0人。

中医医疗篇

中医医疗篇

一、国家中医药管理局直属中医医疗机构

【中国中医科学院广安门医院】
地　　址：北京市宣武区北线阁5号
邮　　编：100053
电　　话：13686503657
单位职工总数1159人，其中卫生技术人员950人。卫生技术人员中，职业医师334人，其中中医类别290人；执业助理医师0人，其中，中医类别0人；药师（士）141人，其中西药师（士）31人，中药师（士）110人。

【中国中医科学院望京医院】
地　　址：北京市朝阳区望京中环南路6号
邮　　编：100102
电　　话：010－64716794
单位职工总数875人，其中卫生技术人员653人。卫生技术人员中，职业医师235人，其中中医类别157人；执业助理医师2人，其中中医类别0人；药师（士）38人，其中西药师（士）16人，中药师（士）22人。

【中国中医科学院眼科医院】
地　　址：北京市石景山区鲁谷路9号
邮　　编：100040
电　　话：13661146771
单位职工总数268人，其中卫生技术人员186人。卫生技术人员中，职业医师79人，其中中医类别31人；执业助理医师3人，其中中医类别2人；药师（士）17人，其中西药师（士）6人，中药师（士）11人。

【中国中医科学院西苑医院】
地　　址：北京市海淀区西苑操场1号
邮　　编：100091
电　　话：010－62888182
单位职工总数878人，其中卫生技术人员652人。卫生技术人员中，职业医师293人，其中中医类别234人；执业助理医师0人，其中中医类别0人；药师（士）76人，其中西药师（士）14人，中药师（士）62人。

二、地方中医医疗机构（含教育部所属）

1. 北京市

【北京中医药大学东直门医院】
地　　址：北京市东城区海运仓5号
邮　　编：100700
电　　话：010－84013225
单位职工总数1052人，其中卫生技术人员784人。卫生技术人员中，职业医师285人，其中中医类别259人；执业助理医师0人，其中中医类别0人；药师（士）81人，其中西药师（士）24人，中药师（士）57人。

【北京中医药大学东方医院】
地　　址：北京市丰台区方庄小区芳星园一区6号
邮　　编：100078
电　　话：13693062892
单位职工总数938人，其中卫生技术人员777人。卫生技术人员中，职业医师252人，其中中医类别169人；执业助理医师1人，其中中医类别1人；药师（士）76人，其中西药师（士）20人，中药师（士）56人。

【北京中医医院】
地　　址：北京市东城区美术馆后街23号
邮　　编：100010
电　　话：13811029698
单位职工总数1185人，其中卫生技术人员919人。卫生技术人员中，职业医师352人，其中中医类别316人；执业助理医师0人，其中中医类别0人；药师（士）149人，其中西药师（士）26人，中药师（士）123人。

2. 天津市

【天津中医药大学第一附属医院】
地　　址：天津市南开区鞍山西道314号
邮　　编：300193
电　　话：022－27432260
单位职工总数1763人，其中卫生技术人员1446人。卫生技术人员中，职业医师570人，其中中医类别529人；执业助理医师24人，其中中医类别16人；药师（士）147人，其中西药师（士）28人，中药师（士）119人。

【天津市中西医结合医院】
地　　址：天津市南开区三纬路122号
邮　　编：300100
电　　话：022－27022268
单位职工总数1014人，其中卫生技术人员778人。卫生技术人员

中，职业医师293人，其中中医类别27人；执业助理医师1人，其中中医类别0人；药师（士）56人，其中西药师（士）33人，中药师（士）23人。

【天津中医药大学第二附属医院】
地　　址：天津市河北区真理道816号
邮　　编：300150
电　　话：022－60335338
单位职工总数843人，其中卫生技术人员714人。卫生技术人员中，职业医师286人，其中中医类别209人；执业助理医师1人，其中中医类别1人；药师（士）86人，其中西药师（士）13人，中药师（士）70人。

【天津市中医医院】
地　　址：天津市河北区中山路125号
邮　　编：300140
电　　话：022－26267400
单位职工总数358人，其中卫生技术人员258人。卫生技术人员中，职业医师112人，其中中医类别105人；执业助理医师1人，其中中医类别1人；药师（士）49人，其中西药师（士）8人，中药师（士）41人。

【天津市长征医院】
地　　址：天津市红桥区北马路354号
邮　　编：300120
电　　话：022－27347353
单位职工总数390人，其中卫生技术人员262人。卫生技术人员中，职业医师118人，其中中医类别7人；执业助理医师3人，其中中医类别0人；药师（士）44人，其中西药师（士）0人，中药师（士）0人。

【天津市中医药研究院附属医院】
地　　址：天津市红桥区北马路354号
邮　　编：300120
电　　话：022－27285222
单位职工总数246人，其中卫生技术人员182人。卫生技术人员中，职业医师84人，其中中医类别69人；执业助理医师2人，其中中医类别2人；药师（士）35人，其中西药师（士）11人，中药师（士）24人。

3. 河北省

【河北省中医院】
地　　址：河北省中山东路389号
邮　　编：50011
电　　话：0311－6048185
单位职工总数616人，其中卫生技术人员456人。卫生技术人员中，职业医师216人，其中中医类别162人；执业助理医师5人，其中中医类别3人；药师（士）30人，其中西药师（士）12人，中药师（士）18人。

4. 山西省

【山西中医学院第三中医院（山西省针灸研究所）】
地　　址：山西省太原市平阳路北园街11号
邮　　编：030006
单位职工总数179人，其中卫生技术人员166人。卫生技术人员中，职业医师65人，其中中医类别57人；执业助理医师3人，其中中医类别1人；药师（士）4人，其中西药师（士）0人，中药师（士）4人。

【山西省活血化瘀研究所（山西省中西医结合妇科医院）】
地　　址：山西省太原市解放路85号
邮　　编：030001
单位职工总数53人，其中卫生技术人员43人。卫生技术人员中，职业医师15人，其中中医类别7人；执业助理医师0人，其中中医类别0人；药师（士）4人，其中西药师（士）4人，中药师（士）0人。

5. 内蒙古自治区

【内蒙古自治区中蒙医院】
地　　址：内蒙古呼和浩特市新城区健康街15号
邮　　编：010020
电　　话：0471－6927722
单位职工总数710人，其中卫生技术人员587人。卫生技术人员中，职业医师266人，其中中医类别156人；执业助理医师0人，其中中医类别0人；药师（士）79人，其中西药师（士）5人，中药师（士）74人。

6. 辽宁省

【辽宁中医药大学附属医院】
地　　址：辽宁省沈阳市皇姑区北陵大街33号
邮　　编：110032
电　　话：024－86901412
单位职工总数1606人，其中卫生技术人员1299人。卫生技术人员中，职业医师510人，其中中医类别383人；执业助理医师3人，其中中医类别1人；药师（士）136人，其中西药师（士）26人，中药师（士）110人。

【辽宁中医药大学附属第二医院】
地　　址：辽宁省沈阳市皇姑区黄河北大街60号
邮　　编：110034
电　　话：024－86803387
单位职工总数488人，其中卫生技术人员363人。卫生技术人员中，职业医师166人，其中中医类别131人；执业助理医师1人，其中中医类别1人；药师（士）37人，其中西药师（士）9人，中药师（士）28人。

7. 吉林省

【长春中医药大学附属医院】
地　　址：吉林省长春工农大路1478号
邮　　编：130021
单位职工总数839人，其中卫生技术人员682人。卫生技术人员中，职业医师279人，其中中医类别188人；执业助理医师1人，其中中医类别0人；药师（士）88人，其中西药师（士）1人，中药师（士）15人。

8. 黑龙江省

【黑龙江省中医药大学附属第二医院】

地　　址：哈尔滨市南岗区阿什河街105号
邮　　编：150001
电　　话：0451－53608474

单位职工总数397人，其中卫生技术人员315人。卫生技术人员中，职业医师146人，其中中医类别113人；执业助理医师0人，其中中医类别0人；药师（士）36人，其中西药师（士）7人，中药师（士）29人。

【黑龙江省中医研究院】

地　　址：黑龙江省哈尔滨市香坊区三辅街142号
邮　　编：150036
电　　话：0451－55653086

单位职工总数724人，其中卫生技术人员504人。卫生技术人员中，职业医师190人，其中中医类别167人；执业助理医师8人，其中中医类别6人；药师（士）54人，其中西药师（士）3人，中药师（士）51人。

【黑龙江中医药大学附属第一医院】

地　　址：黑龙江哈尔滨市香坊区和平路26号
邮　　编：150040
电　　话：0451－82118412

单位职工总数886人，其中卫生技术人员606人。卫生技术人员中，职业医师253人，其中中医类别253人；执业助理医师5人，其中中医类别5人；药师（士）61人，其中西药师（士）18人，中药师（士）13人。

【黑龙江省中医药学校附属医院】

地　　址：黑龙江省佳木斯市光复路498号
邮　　编：154007
电　　话：0454－8399023

单位职工总数42人，其中卫生技术人员38人。卫生技术人员中，职业医师18人，其中中医类别12人；执业助理医师4人，其中中医类别4人；药师（士）4人，其中西药师（士）2人，中药师（士）2人。

9. 上海市

【上海中医药大学附属曙光医院】

地　　址：上海市普安路185号
邮　　编：200021
电　　话：021－53821650

单位职工总数1696人，其中卫生技术人员1455人。卫生技术人员中，职业医师503人，其中中医类别310人；执业助理医师1人，其中中医类别0人；药师（士）165人，其中西药师（士）47人，中药师（士）118人。

【上海中医药大学附属龙华医院】

地　　址：上海市宛平南路725号
邮　　编：200032
电　　话：021－64385700

单位职工总数1438人，其中卫生技术人员1177人。卫生技术人员中，职业医师426人，其中中医类别313人；执业助理医师0人，其中中医类别0人；药师（士）180人，其中西药师（士）69人，中药师（士）111人。

【上海市中医医院】

地　　址：上海市芷江中路274号
邮　　编：200071
电　　话：021－56639828

单位职工总数818人，其中卫生技术人员616人。卫生技术人员中，职业医师241人，其中中医类别187人；执业助理医师6人，其中中医类别2人；药师（士）71人，其中西药师（士）26人，中药师（士）45人。

【上海中医药大学附属岳阳中西医结合医院】

地　　址：上海市甘河路110号
邮　　编：200437
电　　话：021－65161782

单位职工总数1031人，其中卫生技术人员806人。卫生技术人员中，职业医师300人，其中中医类别186人；执业助理医师0人，其中中医类别0人；药师（士）92人，其中西药师（士）17人，中药师（士）75人。

10. 江苏省

【江苏省中医院】

地　　址：江苏省南京市汉中路155号
邮　　编：210029
电　　话：025－6617141

单位职工总数1777人，其中卫生技术人员1278人。卫生技术人员中，职业医师520人，其中中医类别330人；执业助理医师0人，其中中医类别0人；药师（士）119人，其中西药师（士）29人，中药师（士）90人。

【江苏省第二中医院】

地　　址：江苏省南京市南湖沿河一村50号
邮　　编：210017
电　　话：025－6405066

单位职工总数289人，其中卫生技术人员235人。卫生技术人员中，职业医师109人，其中中医类别57人；执业助理医师0人，其中中医类别0人；药师（士）21人，其中西药师（士）7人，中药师（士）14人。

【江苏省中西医结合医院】

地　　址：江苏省南京市迈皋桥十字街
邮　　编：210028
电　　话：025－5637811

单位职工总数666人，其中卫生技术人员504人。卫生技术人员中，职业医师198人，其中中医类别103人；执业助理医师3人，其中中医类别0人；药师（士）38人，其中西药师（士）10人，中药师（士）28人。

11. 浙江省

【浙江省中医院】

地　　址：浙江省杭州市上城区邮电路54号
邮　　编：310006

电　　话：0571－87068001

单位职工总数1591人，其中卫生技术人员1228人。卫生技术人员中，职业医师415人，其中中医类别181人；执业助理医师3人，其中中医类别1人；药师（士）131人，其中西药师（士）70人，中药师（士）61人。

【浙江中医药大学附属第三医院】

地　　址：浙江省杭州市上城区庆春路23号

邮　　编：310009

电　　话：0571－87238028

单位职工总数171人，其中卫生技术人员137人。卫生技术人员中，职业医师68人，其中中医类别67人；执业助理医师2人，其中中医类别2人；药师（士）24人，其中西药师（士）3人，中药师（士）21人。

【浙江中医药大学第二附属医院】

地　　址：浙江省杭州市潮王路318号

邮　　编：310005

电　　话：0571－88077914

单位职工总数613人，其中卫生技术人员514人。卫生技术人员中，职业医师204人，其中中医类别41人；执业助理医师0人，其中中医类别0人；药师（士）39人，其中西药师（士）30人，中药师（士）9人。

【浙江省立同德医院（浙江省中医药研究院）】

地　　址：浙江省杭州市西湖区古翠路234号

邮　　编：310012

电　　话：0571－88913268

单位职工总数862人，其中卫生技术人员703人。卫生技术人员中，职业医师302人，其中中医类别74人；执业助理医师2人，其中中医类别0人；药师（士）51人，其中西药师（士）30人，中药师（士）21人。

12. 安徽省

【安徽中医学院附属针灸医院】

地　　址：安徽省合肥市寿春路300号

邮　　编：230061

电　　话：0551－2619524

单位职工总数226人，其中卫生技术人员169人。卫生技术人员中，职业医师60人，其中中医类别54人；执业助理医师0人，其中中医类别0人；药师（士）13人，其中西药师（士）4人，中药师（士）9人。

【安徽中医学院第一附属医院】

地　　址：安徽省合肥市梅山路117号

邮　　编：230031

电　　话：0551－2838590

单位职工总数1129人，其中卫生技术人员908人。卫生技术人员中，职业医师389人，其中中医类别198人；执业助理医师1人，其中中医类别0人；药师（士）84人，其中西药师（士）37人，中药师（士）47人。

13. 福建省

【福建中医学院附属第二人民医院】

地　　址：福建省福州市鼓楼区湖东支路13号

邮　　编：350003

电　　话：0591－7878001

单位职工总数623人，其中卫生技术人员533人。卫生技术人员中，职业医师232人，其中中医类别95人；执业助理医师0人，其中中医类别0人；药师（士）36人，其中西药师（士）20人，中药师（士）16人。

【福建中医学院附属人民医院】

地　　址：福建省福州市817中路602号

邮　　编：350004

电　　话：0591－832359087

单位职工总数670人，其中卫生技术人员560人。卫生技术人员中，职业医师258人，其中中医类别152人；执业助理医师2人，其中中医类别1人；药师（士）51人，其中西药师（士）20人，中药师（士）31人。

14. 江西省

【江西省中医学院附属医院】

地　　址：江西省南昌市八一大道445号

邮　　编：330006

电　　话：0791－6361058

单位职工总数875人，其中卫生技术人员658人。卫生技术人员中，职业医师250人，其中中医类别171人；执业助理医师0人，其中中医类别0人；药师（士）69人，其中西药师（士）17人，中药师（士）52人。

15. 山东省

【山东中医药大学附属医院】

地　　址：山东省济南市历下区文化西路42号

邮　　编：250011

电　　话：0531－82950414

单位职工总数1072人，其中卫生技术人员830人。卫生技术人员中，职业医师385人，其中中医类别294人；执业助理医师0人，其中中医类别0人；药师（士）119人，其中西药师（士）8人，中药师（士）111人。

16. 河南省

【河南中医学院第二附属医院】

地　　址：河南省郑州市金水区东风路6号

邮　　编：450002

电　　话：0371－60905533

单位职工总数554人，其中卫生技术人员412人。卫生技术人员中，职业医师235人，其中中医类别178人；执业助理医师4人，其中中医类别2人；药师（士）38人，其中西药师（士）10人，中药师（士）28人。

【河南中医学院第一附属医院】

地　　址：河南省郑州市金水区人民路19号

邮　　编：450000

电　　话：0371－6245254

单位职工总数1358人，其中卫

生技术人员1146人。卫生技术人员中，职业医师445人，其中中医类别397人；执业助理医师0人，其中中医类别0人；药师（士）109人，其中西药师（士）37人，中药师（士）72人。

17. 湖北省

【湖北省中医医院】

地　　址：湖北省武汉市武昌区花园山4号
邮　　编：430061
电　　话：027－88929190

单位职工总数1045人，其中卫生技术人员801人。卫生技术人员中，职业医师265人，其中中医类别151人；执业助理医师3人，其中中医类别0人；药师（士）87人，其中西药师（士）10人，中药师（士）8人。

【湖北省中医医院（光谷院区）】

地　　址：湖北省武汉市珞喻路
邮　　编：430073
电　　话：027－87409639

单位职工总数421人，其中卫生技术人员227人。卫生技术人员中，职业医师89人，其中中医类别77人；执业助理医师13人，其中中医类别10人；药师（士）30人，其中西药师（士）10人，中药师（士）20人。

18. 湖南省

【湖南省中医药研究院附属医院】

单位职工总数334人，其中卫生技术人员254人。卫生技术人员中，职业医师105人，其中中医类别66人；执业助理医师0人，其中中医类别0人；药师（士）45人，其中西药师（士）9人，中药师（士）36人。

【湖南中医药大学第二附属医院】

地　　址：湖南省长沙市蔡锷北路233号
邮　　编：410005
电　　话：0731－4917708

单位职工总数393人，其中卫生技术人员270人。卫生技术人员中，职业医师109人，其中中医类别93人；执业助理医师1人，其中中医类别0人；药师（士）35人，其中西药师（士）5人，中药师（士）30人。

【湖南中医药大学第一附属医院】

地　　址：湖南省长沙市韶山中路95号
邮　　编：410007
电　　话：0731－5600708

单位职工总数927人，其中卫生技术人员647人。卫生技术人员中，职业医师271人，其中中医类别220人；执业助理医师1人，其中中医类别1人；药师（士）111人，其中西药师（士）0人，中药师（士）111人。

19. 广东省

【广东省第二中医院】

地　　址：广东省广州市恒福路60号
邮　　编：510095
电　　话：020－83585617

单位职工总数594人，其中卫生技术人员485人。卫生技术人员中，职业医师196人，其中中医类别153人；执业助理医师4人，其中中医类别3人；药师（士）34人，其中西药师（士）14人，中药师（士）20人。

【广东省中医院】

地　　址：广东省广州市大德路111号
邮　　编：510120
电　　话：020－81887233

单位职工总数2476人，其中卫生技术人员2112人。卫生技术人员中，职业医师715人，其中中医类别520人；执业助理医师2人，其中中医类别2人；药师（士）338人，其中西药师（士）196人，中药师（士）142人。

【广东省中医院二沙岛分院】

地　　址：广东省广州市大通路261号
邮　　编：510105
电　　话：020－87351238

【广州中医药大学附属骨伤科医院】

地　　址：广东省广州市江南西路青竹大街17号
邮　　编：510240
电　　话：020－84433651

单位职工总数245人，其中卫生技术人员167人。卫生技术人员中，职业医师58人，其中中医类别51人；执业助理医师0人，其中中医类别0人；药师（士）16人，其中西药师（士）2人，中药师（士）14人。

【广州中医药大学第一附属医院】

地　　址：广东省三元里机场路
邮　　编：510405
电　　话：020－36591730

单位职工总数1520人，其中卫生技术人员1179人。卫生技术人员中，职业医师384人，其中中医类别262人；执业助理医师2人，其中中医类别2人；药师（士）159人，其中西药师（士）125人，中药师（士）34人。

20. 广西壮族自治区

【广西中医学院附属瑞康医院】

地　　址：广西南宁市南京路39号
邮　　编：530011
电　　话：0771－2431003

单位职工总数1344人，其中卫生技术人员1086人。卫生技术人员中，职业医师394人，其中中医类别160人；执业助理医师2人，其中中医类别0人；药师（士）83人，其中西药师（士）51人，中药师（士）32人。

【广西骨伤医院】

地　　址：广西南宁市新民路32号
邮　　编：530012
电　　话：0771－2809369

单位职工总数212人，其中卫生技术人员160人。卫生技术人员中，职业医师59人，其中中医类别17人；执业助理医师1人，其中中医类别0人；药师（士）18人，其中西药师（士）9人，中药师（士）

4人。

【广西中医学院第一附属医院】
地　址：广西南宁市园湖路2号
邮　编：530023
电　话：0771－5862294
单位职工总数1528人，其中卫生技术人员1192人。卫生技术人员中，职业医师453人，其中中医类别299人；执业助理医师9人，其中中医类别5人；药师（士）68人，其中西药师（士）36人，中药师（士）32人。

21. 海南省

【海南省中医院】
地　址：海南省海口市和平北路47号
邮　编：570203
电　话：0898－66222705
单位职工总数598人，其中卫生技术人员509人。卫生技术人员中，职业医师158人，其中中医类别93人；执业助理医师4人，其中中医类别1人；药师（士）51人，其中西药师（士）1人，中药师（士）5人。

22. 重庆市

【重庆市中西医结合医院】
地　址：重庆市渝中区道门口40号
邮　编：400011
电　话：023－63737310
单位职工总数470人，其中卫生技术人员343人。卫生技术人员中，职业医师150人，其中中医类别30人；执业助理医师3人，其中中医类别2人；药师（士）26人，其中西药师（士）23人，中药师（士）3人。

【重庆市中医院】
地　址：重庆市渝中区民族路88号
邮　编：400011
电　话：023－63835257
单位职工总数679人，其中卫生技术人员533人。卫生技术人员中，职业医师210人，其中中医类别150人；执业助理医师5人，其中中医类别4人；药师（士）93人，其中西药师（士）5人，中药师（士）88人。

23. 四川省

【成都中医药大学附属医院】
地　址：四川省成都市十二桥路39－41号
邮　编：610072
电　话：028－87769902
单位职工总数1117人，其中卫生技术人员867人。卫生技术人员中，职业医师270人，其中中医类别211人；执业助理医师0人，其中中医类别0人；药师（士）90人，其中西药师（士）28人，中药师（士）62人。

【四川省中医药研究院附属医院】
地　址：四川省成都市人民南路四段51号
邮　编：610041
电　话：028－85228472
单位职工总数279人，其中卫生技术人员243人。卫生技术人员中，职业医师102人，其中中医类别58人；执业助理医师3人，其中中医类别1人；药师（士）20人，其中西药师（士）6人，中药师（士）14人。

【泸州医学院附属中医医院】
地　址：四川省泸州江阳区忠山
邮　编：646000
电　话：0830－3160885
单位职工总数282人，其中卫生技术人员212人。卫生技术人员中，职业医师95人，其中中医类别48人；执业助理医师0人，其中中医类别0人；药师（士）21人，其中西药师（士）10人，中药师（士）11人。

【乐山市第二中医院】
地　址：四川省乐山市市中区龙泓路9号
邮　编：614000
电　话：0833－2125547
单位职工总数218人，其中卫生技术人员178人。卫生技术人员中，职业医师66人，其中中医类别48人；执业助理医师11人，其中中医类别3人；药师（士）23人，其中西药师（士）11人，中药师（士）12人。

24. 贵州省

【贵阳中医学院第一附属医院】
地　址：贵州省贵阳市宝山北路171号
邮　编：550001
电　话：0851－5927832
单位职工总数619人，其中卫生技术人员512人。卫生技术人员中，职业医师221人，其中中医类别115人；执业助理医师62人，其中中医类别25人；药师（士）51人，其中西药师（士）0人，中药师（士）30人。

【贵阳中医学院第二附属医院】
地　址：贵州省贵阳市飞山街83号
邮　编：550001
电　话：0851－5282687
单位职工总数645人，其中卫生技术人员481人。卫生技术人员中，职业医师172人，其中中医类别88人；执业助理医师2人，其中中医类别1人；药师（士）46人，其中西药师（士）26人，中药师（士）20人。

25. 云南省

【云南省中医医院】
地　址：云南省昆明市光华街120号
邮　编：650021
电　话：0871－3620626
单位职工总数706人，其中卫生技术人员599人。卫生技术人员中，职业医师326人，其中中医类别243人；执业助理医师0人，其中中医类别0人；药师（士）43人，其中西药师（士）15人，中药师（士）28人。

【云南林业中西医结合医院】
地　址：云南省昆明市万华路

239 号
邮　　编：650224
电　　话：0871－5731263

单位职工总数 239 人，其中卫生技术人员 173 人。卫生技术人员中，职业医师 67 人，其中中医类别 13 人；执业助理医师 2 人，其中中医类别 0 人；药师（士）7 人，其中西药师（士）5 人，中药师（士）2 人。

26. 西藏自治区

【西藏自治区藏医院】

地　　址：西藏拉萨市娘热路
邮　　编：850000

单位职工总数 444 人，其中卫生技术人员 280 人。卫生技术人员中，职业医师 141 人，其中中医类别 128 人；执业助理医师 11 人，其中中医类别 11 人；药师（士）38 人，其中西药师（士）0 人，中药师（士）33 人。

27. 陕西省

【陕西省中医医院】

地　　址：陕西省西安市西华门 2 号
邮　　编：710003
电　　话：029－7281980

单位职工总数 562 人，其中卫生技术人员 332 人。卫生技术人员中，职业医师 131 人，其中中医类别 118 人；执业助理医师 1 人，其中中医类别 0 人；药师（士）35 人，其中西药师（士）7 人，中药师（士）28 人。

【陕西中医学院附属医院】

地　　址：陕西省咸阳市秦都区渭阳西路付 2 号
邮　　编：712000
电　　话：029－33313776

单位职工总数 732 人，其中卫生技术人员 580 人。卫生技术人员中，职业医师 234 人，其中中医类别 152 人；执业助理医师 4 人，其中中医类别 1 人；药师（士）65 人，其中西药师（士）12 人，中药师（士）53 人。

28. 甘肃省

【甘肃省中医院】

地　　址：甘肃省兰州市七里河区安西路 354－388 号
邮　　编：730050
电　　话：0931－2335211

单位职工总数 729 人，其中卫生技术人员 547 人。卫生技术人员中，职业医师 227 人，其中中医类别 158 人；执业助理医师 4 人，其中中医类别 3 人；药师（士）59 人，其中西药师（士）23 人，中药师（士）36 人。

29. 青海省

【青海省藏医院】

地　　址：青海省西宁市南山东路 97 号
邮　　编：810007
电　　话：0971－8147376

单位职工总数 129 人，其中卫生技术人员 74 人。卫生技术人员中，职业医师 41 人，其中中医类别 32 人；执业助理医师 0 人，其中中医类别 0 人；药师（士）14 人，其中西药师（士）4 人，中药师（士）10 人。

【青海省中医院】

地　　址：青海省西宁市七一路 338 号
邮　　编：810000
电　　话：0971－8456222

单位职工总数 610 人，其中卫生技术人员 500 人。卫生技术人员中，职业医师 160 人，其中中医类别 140 人；执业助理医师 2 人，其中中医类别 0 人；药师（士）57 人，其中西药师（士）30 人，中药师（士）27 人。

30. 宁夏回族自治区

【宁夏回族自治区中医医院】

地　　址：宁夏银川市新市区北京东路 2 号
邮　　编：750021
电　　话：0951－2020247

单位职工总数 292 人，其中卫生技术人员 266 人。卫生技术人员中，职业医师 122 人，其中中医类别 0 人；执业助理医师 2 人，其中中医类别 0 人；药师（士）25 人，其中西药师（士）7 人，中药师（士）18 人。

31. 新疆维吾尔自治区

【新疆维吾尔自治区维吾尔医医院】

地　　址：新疆乌鲁木齐市延安路 36 号
邮　　编：830001
电　　话：0991－2566307

单位职工总数 377 人，其中卫生技术人员 296 人。卫生技术人员中，职业医师 99 人，其中中医类别 15 人；执业助理医师 3 人，其中中医类别 3 人；药师（士）62 人，其中西药师（士）0 人，中药师（士）0 人。

【新疆维吾尔自治区中医医院】

地　　址：新疆乌鲁木齐市黄河路 53 号
邮　　编：830000
电　　话：0991－5848747

单位职工总数 907 人，其中卫生技术人员 718 人。卫生技术人员中，职业医师 359 人，其中中医类别 261 人；执业助理医师 8 人，其中中医类别 6 人；药师（士）79 人，其中西药师（士）28 人，中药师（士）51 人。

32. 大连市

【大连市中医医院】

地　　址：辽宁省大连市中山区解放路 321 号
邮　　编：116013
电　　话：0411－82681738

单位职工总数 694 人，其中卫生技术人员 539 人。卫生技术人员中，职业医师 190 人，其中中医类别 138 人；执业助理医师 0 人，其中中医类别 0 人；药师（士）65 人，其中西药师（士）24 人，中药师（士）41 人。

33. 厦门市

【厦门市中医院】

地　　址：福建省厦门市湖里区仙

岳路1739号
邮　　编：361009
电　　话：0592－5579622
单位职工总数1096人，其中卫生技术人员919人。卫生技术人员中，职业医师375人，其中中医类别185人；执业助理医师10人，其中中医类别5人；药师（士）71人，其中西药师（士）24人，中药师（士）47人。

34. 宁波市

【宁波市中医院】
地　　址：浙江省宁波市海曙区孝闻巷64号
邮　　编：315010
电　　话：0574－87089090
单位职工总数443人，其中卫生技术人员374人。卫生技术人员中，职业医师148人，其中中医类别0人；执业助理医师0人，其中中医类别0人；药师（士）44人，其中西药师（士）0人，中药师（士）0人。

35. 深圳市

【深圳市中医院】
地　　址：广东省深圳市福田区福华路1号
邮　　编：518033
电　　话：0755－83334009
单位职工总数1113人，其中卫生技术人员904人。卫生技术人员中，职业医师319人，其中中医类别204人；执业助理医师40人，其中中医类别34人；药师（士）109人，其中西药师（士）24人，中药师（士）85人。

36. 长春市

【长春市中医院】
地　　址：吉林省长春市南关区曙光路463号
邮　　编：130022
电　　话：0431－8495072
单位职工总数654人，其中卫生技术人员488人。卫生技术人员中，职业医师195人，其中中医类别145人；执业助理医师0人，其中中医类别0人；药师（士）46人，其中西药师（士）18人，中药师（士）28人。

37. 哈尔滨市

【哈尔滨市朝鲜民族医院】
地　　址：黑龙江省哈尔滨市道里区新阳路353号
邮　　编：150010
电　　话：0451－84545835
单位职工总数80人，其中卫生技术人员57人。卫生技术人员中，职业医师16人，其中中医类别2人；执业助理医师0人，其中中医类别0人；药师（士）6人，其中西药师（士）0人，中药师（士）0人。

【哈尔滨市中医医院】
地　　址：黑龙江省哈尔滨市道里区建国街副270号
邮　　编：150076
电　　话：0451－4844190
单位职工总数588人，其中卫生技术人员463人。卫生技术人员中，职业医师198人，其中中医类别136人；执业助理医师2人，其中中医类别2人；药师（士）46人，其中西药师（士）19人，中药师（士）27人。

38. 南京市

【南京市中西医结合医院】
地　　址：江苏省南京市孝陵卫179号
邮　　编：210014
电　　话：025－4432495
单位职工总数306人，其中卫生技术人员240人。卫生技术人员中，职业医师99人，其中中医类别30人；执业助理医师0人，其中中医类别0人；药师（士）17人，其中西药师（士）10人，中药师（士）7人。

【南京市中医院】
地　　址：江苏省南京市金陵路1号
邮　　编：210001
电　　话：025－6626137
单位职工总数909人，其中卫生技术人员668人。卫生技术人员中，职业医师258人，其中中医类别174人；执业助理医师0人，其中中医类别0人；药师（士）64人，其中西药师（士）15人，中药师（士）49人。

39. 杭州市

【杭州市中医院】
地　　址：浙江省杭州市体育場路453号
邮　　编：310006
电　　话：0571－85157591
单位职工总数1064人，其中卫生技术人员927人。卫生技术人员中，职业医师359人，其中中医类别199人；执业助理医师0人，其中中医类别0人；药师（士）77人，其中西药师（士）29人，中药师（士）48人。

40. 济南市

【济南市民族医院】
地　　址：山东省济南市文化西路125号
邮　　编：250012
电　　话：0531－6920561
单位职工总数95人，其中卫生技术人员76人。卫生技术人员中，职业医师28人，其中中医类别5人；执业助理医师2人，其中中医类别0人；药师（士）10人，其中西药师（士）7人，中药师（士）3人。

【济南市中医医院】
地　　址：山东省济南市共青团路76号
邮　　编：250012
电　　话：0531－6922027
单位职工总数581人，其中卫生技术人员451人。卫生技术人员中，职业医师207人，其中中医类别187人；执业助理医师17人，其中中医类别11人；药师（士）74人，其中西药师（士）11人，中药师（士）63人。

41. 武汉市

【武汉市中医院】

地　　址：湖北省武汉市汉口黄陂路号49

邮　　编：430014

电　　话：027－82831403

单位职工总数713人，其中卫生技术人员567人。卫生技术人员中，职业医师188人，其中中医类别167人；执业助理医师2人，其中中医类别2人；药师（士）68人，其中西药师（士）9人，中药师（士）59人。

【武汉市按摩医院】

地　　址：湖北省武汉市汉口武胜路66号

邮　　编：430030

电　　话：027－85831633

单位职工总数58人，其中卫生技术人员42人。卫生技术人员中，职业医师21人，其中中医类别19人；执业助理医师15人，其中中医类别15人；药师（士）2人，其中西药师（士）2人，中药师（士）0人。

【武汉市中西医结合医院】

地　　址：湖北省武汉市硚口区中山大道215号

邮　　编：430022

电　　话：027－85855908

单位职工总数1672人，其中卫生技术人员1402人。卫生技术人员中，职业医师541人，其中中医类别81人；执业助理医师0人，其中中医类别0人；药师（士）76人，其中西药师（士）37人，中药师（士）39人。

42. 广州市

【广州市中医医院】

地　　址：广东省广州市荔湾区珠玑路16号

邮　　编：510130

电　　话：020－81886504

单位职工总数686人，其中卫生技术人员569人。卫生技术人员中，职业医师233人，其中中医类别174人；执业助理医师3人，其中中医类别2人；药师（士）85人，其中西药师（士）45人，中药师（士）40人。

43. 西安市

【西安市中医医院】

地　　址：陕西省西安市东大街183号

邮　　编：710001

电　　话：029－87482427

单位职工总数546人，其中卫生技术人员429人。卫生技术人员中，职业医师183人，其中中医类别171人；执业助理医师0人，其中中医类别0人；药师（士）25人，其中西药师（士）5人，中药师（士）20人。

社会团体篇

社会团体篇

一、全国性社会团体

【中华中医药学会】

会　　长：佘　靖
秘 书 长：李俊德
地　　址：北京市和平东街樱花路甲4号
邮　　编：100029
电　　话：010-64218316
常设机构：办公室、学术会务部、国际交流部、期刊编辑部、科技合作部
业务范围：开展各种形式的中医药学术活动，组织重点学术课题的研究和科学考察，开展国际学术交流，开发和推广中医药科技成果，开展中医药继续教育，编辑中医药学术期刊，向有关部门推荐优秀的中医药人才及成果，承办政府及有关部门在转变职能中委托、交办的任务。
期　　刊：《中华中医药杂志》、《中医正骨》、《中国骨伤》、《中医杂志》、《中华养生保健》、《中国中医骨伤病杂志》、《中国肛肠病杂志》、《世界中西医结合杂志》、《中医药管理杂志》、《现代中西医结合杂志》、《糖尿病天地》、《中国中医药科技》、《针灸临床杂志》、《中医药导报》、《中医文献杂志》、《中医药学报》、《中医药通报》、《中华中医药学刊》、《新中医》、《光明中医》、《中医研究》、《中国中医急症》

2007年学会工作概况

一、加强学术生态建设，提高学术交流质量

（一）发扬学术民主，促进学科建设

2007年学会在国内举办了“中华中医药学会骨伤分会第四届第二次学术大会”、“第三届泛中医论坛·思考中医”、“2007中医‘治未病’暨首届扶阳论坛”、“中华中医药学会第八次中医药防治感染病学术交流大会”、“全国第二届中医中西医结合肾脏病临床进展学术研讨会”、“中华中医药学会外治分会第五次学术年会暨外治特色技术演示大会”、“中华中医药学会中医、中西医结合治疗常见病研讨会”、“中药药物创新与制药关键技术研讨会”、“中华中医药学会中医理论临床应用学术研讨会”等77次学术会议，交流论文8000余篇。

（二）加强继承创新，推动精品工程建设

学会进一步明确学术交流的创新导向，推动学术交流精品工程建设，在行业内外引起强烈反响，不仅扩大了中医药的影响，而且树立了学会的形象，为促进中医药健康、科学发展起到了积极作用。精品工程主要有：

纪念衡阳会议25周年暨中医药发展战略研究峰会（见图20）。2007年5月23～25日“纪念衡阳会议25周年暨中医药发展战略研究峰会”在长沙召开，来自全国中医药界的250多名专家、学者参加了会议。卫生部副部长、国家中医药管理局局长王国强同志出席会议并讲话。他在高度评价衡阳会议重要影响和历史地位的同时，就如何发扬中医药特色优势提出了5点意见，对今后中医药事业发展具有重要的指导意义。湖南省人民政府副省长甘霖出席会议并讲话。会上还对“2006年度中华中医药学会科学技术奖”获得者进行

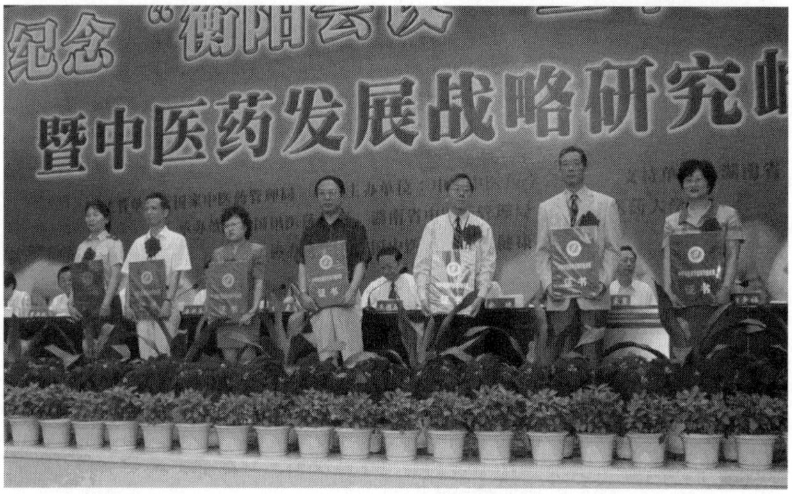

图20　2007年5月23日～25日，“纪念衡阳会议25周年暨中医药发展战略研究峰会”在长沙召开

了表彰。吴以岭、李澎涛、肖小河、曹洪欣、乔明琦、李大鹏被学会聘为“科技创新首席专家”。

组织全国首届中医药传承高徒奖评选活动。为了更好地继承名老中医药学家的学术思想，做好中医药传承工作，学会与广东省中医院合作开展了“全国首届中医药传承高徒奖”评选活动，对丁义江等146位名老中医的高徒进行了表彰。这146名中医高徒是经过中华中医药学会在全国范围内遴选产生的，也是我国第一次为中医药传承弟子颁发的荣誉，充分展示了中医药学术人才培养的成果，也是“岐黄盛世，薪火相传”的真实体现。卫生部副部长、国家中医药管理局局长王国强亲临会场为获奖代表颁发了证书，并作了重要讲话。本次会议吸引了全国中医药界众多名老专家、高徒和中青年骨干热心参与。广东珠江电台进行了现场直播，中央电视台《中华医药》栏目主持人洪涛主持会议，为中医药工作起到了积极的宣传作用。

中华中医药养生文化高峰论坛。学会年内与南方李锦记有限公司联合举办了“养生文化进万家”系列大型主题活动，全年参与者达万余人，受到社会各界的一致好评。2007年11月26日，两家单位在广州共同举办了“中华中医药养生文化高峰论坛”。论坛以“传承、创新、发展”为主题，邀请了业界专家、学者就养生文化理论和现代保健科学如何更有效结合进行研讨，旨在把中国优秀的养生文化及其健康理念，以更加通俗易懂、易学易做的形式传播给大众，让广大人民群众享受到中医药养生文化的福荫。卫生部副部长、国家中医药管理局局长王国强到会并讲话。

中医药现代化与科技创新高层论坛暨第二届金陵名医论坛。2007年11月在南京举行的“中医药现代化与科技创新高层论坛暨第二届金陵名医论坛”是中国科协重点资助项目之一。论坛围绕推进中医药现代化、加强中医药继承与创新等问题进行了深入交流。

（三）高度重视继续教育，认真实施人才战略

2007年，学会共开展继续教育项目66项，培训人员6000余人次，项目内容涵盖了中医临床各科、中医经典、中药、管理等方面。项目不仅有针对性地为高层次中医药人才开办了高级培训班和研修班，还为农村和城市社区中医药人才开办了适宜技术专项技能培训班，满足了不同层次人才对知识的需求，取得了良好的社会效益。为了全面贯彻中央人才强国战略，认真落实吴仪副总理提出的“六名”战略，加强中医药人才培养，激励优秀中医药人才脱颖而出，学会在2007年举办了系列表彰活动（包括先进集体），得到了中医药工作者们的一致好评，在行业内外引起了极大反响。主要活动有：

开展“名院共建、名医培养活动”。为充分发挥学会的专家优势和“师带徒”在培养造就名医上的重要作用，真正培养出一批品学兼优的中医临床、科研人才，2007年12月14～15日，学会与河南省洛阳正骨医院联合举办了“名院共建、名医培养活动启动仪式暨拜师大会”，应邀前来带徒的12位国内骨伤界著名专家均到会。本次名师带徒培养周期为3年，学员们将采用“定期会面、口传心授”和“异地传书、答疑解惑”等方法，对名老中医的丰富经验进行整理分析和综合集成，并力求掌握规律，确保名医经验得到良好的传承与有效升华。

表彰全国优秀中医医院院长、全国首届杰出女中医师和中医护理、中医药科普工作先进集体。为了进一步保持中医药特色、发挥中医药优势，学会与亳州市人民政府于2007年9月10～12日联合召开了“2007（亳州）中医药发展论坛暨全国优秀中医医院院长、全国首届杰出女中医师颁奖大会”，来自全国各地的近300余名优秀中医药工作者参加了会议。大会对180名全国中医医院（含中西医结合医院、民族医医院）优秀院长、93名“全国首届杰出女中医师”进行了表彰颁证。

2007年9月27～29日，在浙江省宁波市召开了“全国首届中医护理先进集体表彰大会”，授予中国中医科学院西苑医院等121家单位“全国首届中医护理先进集体”的荣誉称号。近300余名全国各地的中医护理工作者参加了会议。

2007年学会还开展了“全国中医药科普工作先进集体”的评选活动。经各省市中医药学会推荐、评审委员会评审及网上公示，首都医科大学附属北京中医医院等42家单位被评为“全国中医药科普工作先进集体”。

三、大力开展科普宣传，不断扩大中医药影响

组织多形式科普宣传。学会组织中医药科普专家在具有“小百家讲坛”之称的国家图书馆定期举办系列讲座，为广大中医药爱好者以及大中小学生提供了解中医、走进中医的机会和平台；组织各分会撰写高质量科普论文100篇，并在《中国中医药报》开辟专栏进行刊登，同时在《糖尿病天地》、《养生保健杂志》等学会主办的杂志以及《家庭中医药》等科普杂志上设立专栏宣传中医防病治病知识；编辑出版了《中医教您一招》、《带您走进中医古籍》等科普系列丛书，为群众提供了有益的中医科普读物。

开展健康咨询与义诊服务。学会组织医学专家开展了健康咨询和大型义诊活动，参与群众8万余人，并免费向农村、社区、学校发放有关健康知识、疾病防治的科普宣传材料3000余册。

编辑出版特色中医药丛书。为进一步弘扬中医药这一中华民族的国粹，学会与上海中医药大学共同编辑出版了《国医英才系列丛书》，共分《名师与高徒》、《名医与专科》、《名家与好药》三卷，分批推出国内影响较大的部分中医药大家的中医医术绝活；与华夏出版社共同编辑出版了《全国名老中医处方墨宝精粹》，将名老中医的学术经验与书法艺术融为一体。这是学会名老中医学术继承与中医药特色文化传播的一种全新尝试，也是新时期中医药科普工作的重要形式之一。

四、认真做好奖励评审，积极促进科技创新

科学技术奖评审进展顺利。学

会于2007年5月23～25日在北京召开了2006度中华中医药学会科学技术奖颁奖大会。卫生部副部长、国家中医药管理局局长王国强等领导为获奖者颁奖。2007年度的科学技术奖评审也进展顺利，共收到各单位推荐项目135项，参评项目的整体科研水平较高，申报人员中不仅有中青年业务骨干，还有中医药界的院士和知名专家；国家“863”、“973”、“九五攻关”、“十五攻关”等重大项目占相当大的比例。

李时珍医药创新奖完成首次评审。为了纪念我国伟大的中医药学家李时珍，提高我国中医药自主创新能力，经国家科学技术部批准，学会设立了李时珍医药创新奖。李时珍医药创新奖旨在对在中医药自主创新工作中作出突出贡献的个人进行奖励。2007年是该奖项的首届评审，经过严格评审，最终评选出了两位李时珍医药创新奖获奖者。

科普著作奖颁奖大会隆重召开。为进一步普及中医药科学知识，繁荣发展我国中医药科普事业，学会继续开展了中华中医药学会科普著作奖评选活动。共评选出46部获奖著作，2007年9月在“第二届全国中医药科普高层论坛会”上举行了隆重的颁奖仪式。

国家奖励推荐工作取得实效。①国家科学技术奖推荐工作。学会每年向中国科协、国家中医药管理局推荐本会优秀获奖项目申报国家科学技术奖。据统计，2003～2006年，学会共有11项成果获国家奖。另外，本年度又有3项学会推荐的成果已经通过了初审，正等待国家科学技术奖励委员会终审。②中国青年科技奖、中国青年女科学家奖和光华工程科技奖推荐工作。2007年学会按时完成了中国青年科技奖、中国青年女科学家奖和光华工程科技奖的推荐工作。其中，向中国科协推荐的中国青年科技奖候选人中国中医科学院骨伤研究所张军教授和中药研究所黄璐琦研究员均已通过评审和公示。

五、全面推进标准化工作，加快中医药现代化进程

（一）完善中医标准化组织管理体系

成立全国中医标准化技术委员会。经国家标准化管理委员会和国家中医药管理局批准，学会在全国范围内征集全国中医标准化技术委员会委员候选人，共收到专家材料570份，建立了全国中医标准化技术委员会专家库，并从中遴选70名中医药、中西医结合专家组成全国中医标准化技术委员会（秘书处设在学会），负责国家中医药标准的制定、修订、审查和宣传贯彻等工作。截至目前，已经起草完成了《全国中医标准化技术委员会章程》（草案）、《全国中医标准化技术委员会秘书处工作细则》（草案）、《全国中医标准化技术委员会国家标准体系框架》（草案）、《全国中医标准化技术委员会近三年工作计划》（草案），并征求了部分委员的意见，将在进一步修改后实施。

组建全国中医标准化技术委员会分技术委员会。根据国家标准化管理委员会《关于加强全国专业标准化技术委员会分技术委员会和工作组建设工作的通知》和国家中医药管理局的有关指示精神，学会选择了一批热爱标准化工作、技术实力较强并承担过标准化项目的分会，拟组建成立首批全国中医标准化技术委员会分技术委员会。目前，组建建议书已上报国家中医药管理局。

（二）制定并发布了《糖尿病中医防治指南》

2007年7月28日，学会在人民大会堂举行了《糖尿病中医防治指南》发布会，国家中医药管理局副局长房书亭、吴刚，中国科协学会部副部长杨文志，国家标准化管理委员会曹俐莉以及来自各中医单位的专家共120余人参加了会议。

（三）《中医肿瘤常见病诊疗指南》等6个新项目进展顺利

根据《中医药标准化“十一五”发展规划》，学会组织开展了《中医药文献整理规范》、《中医推拿技术操作规程》、《中医肿瘤常见病诊疗指南》、《中医失眠诊疗指南》、《中医儿科常见病诊疗指南》、《中医骨伤科常见病诊疗指南》等6个具有中医优势特色且社会亟须的项目。其中，《中医肿瘤常见病诊疗指南》、《中医儿科常见病诊疗指南》、《中医骨伤科常见病诊疗指南》已召开3次工作会议，初稿已经完成。

（四）完成了《中医内科常见病诊疗指南》、《中医常见病诊疗指南》的编写任务

经国家中医药管理局政策法规与监督司批准立项，学会内科分会于2005年1月正式启动了《中医内科常见病诊疗指南》的编写工作，专门成立了的顾问委员会、编制委员会和8个课题组。经过全国200多位专家两年多的辛勤努力，全面完成了编写任务并于2007年10月23日召开了专家审查会。

此外，学会还于去年选择了一批具有中医特色优势的临床常见病、多发病，包括妇科、儿科、皮肤科、肛肠科、感染病、周围血管病、风湿病等9个科15个病种，列入《中医常见病诊疗指南》第一批编写项目。至2007年11月，各项目组完成了全部编写任务，并经专家委员会审查通过。

（五）举办中医肿瘤、整脊、骨伤、儿科等学科标准化培训班

2007年3～8月，学会肿瘤分会、骨伤分会、整脊分会、儿科分会分别在重庆、连云港、南京等地举办了中医药标准化培训班，邀请国家标准化管理委员会、中国标准化研究院以及有关分会的专家授课培训和进行指导，有力地推动了中医药标准化工作，培养了一大批标准化人才。

（六）组织申报2008～2010年中医药国家标准化项目

通过对各分会上报项目的初审、终审，最终确定将《中医36个优势病种诊疗标准》、《中医儿科技术操作规程》、《中医推拿技术操作规程》、《中医骨伤技术操作规程》、《中医皮肤科技术操作规程》、《中医外科技术操作规程》、《中医整脊技术操作规程》等项目作为2008～2010年中医药国家标准申报项目，并已及时上报。

六、广泛开展对外交流，不断扩大国际合作

（一）成功召开7次国际学术大会

通过“走出去、请进来”的形式，2007年学会在国内组织召开了“第二届国际中医肿瘤学术大会”、“防治艾滋病国际学术研讨会”等6次国际学术大会，特别是于2007年10月在北京隆重举行的“第三届国际络病学大会”，共有800余位来自美国、印度等国与国内的医学专家参加了此次盛会。

（二）积极进行国际或地区间的交流与合作

组团赴外开展交流与考察。2007年3月16～25日，学会与英国梅氏集团在英国共同举办了“中英中医药高峰论坛”，中英两国中医及中西医结合学者、专家交流了近年来中医、中西医结合方药新用的研究成果和学术经验。2007年10月13～17日，学会与大韩韩医师协会在韩国济州共同主办了“第十二届中韩中医学术研讨会”，与韩国专家和学者围绕“骨伤科疾病的治疗与康复”这一议题进行充分交流；2007年10月30日～11月2日，应加拿大大不列颠哥伦比亚省中医药管理局邀请，学会组团赴加与加拿大金桥教育文化交流中心共同举办了“中加中医药学术研讨会”，并在会后走访了加拿大相关政府机构及政府官员，与当地中医药专家研讨了有关中医药合作问题。

召开“2007年（香港）国际中医药学术发展大会”。为继续保持和加强内地和港澳台地区中医药界的交流与合作，学会与香港注册中医学会于2007年12月15～18日在香港会议展览中心联合举办了“2007年（香港）国际中医药学术发展大会”。李俊德秘书长率领中华中医药学会代表团一行30人参加了会议。国家中医药管理局吴刚副局长、香港特区政府卫生署谭丽芬副署长、中联办协调部周志荣副部长等领导出席会议。两岸三地近千名代表参加了大会。

接待海外中医药团体和友好人士来访。2007年7月24日，香港注册中医学会代表团来访，双方就继续加强友好合作，并筹划国际学术发展大会等问题进行了协商。2007年12月10日，美国加州参议院副执行主席余胤良博士与夫人及4位参议员访问学会，就加强中美中医药交流与合作等事宜与学会进行交流。

（三）与国际组织的合作不断扩大

继学会与世界卫生组织在中医药防治人禽流感方面进行成功合作之后，又在促进控烟工作方面开展了进一步的合作。在第20个“世界无烟日”，学会在人民大会堂主办了“5·31我们在行动——传统医药界促进控烟工作大行动”活动（见图21），世界卫生组织驻华代表贝汉卫博士、中国科协书记处宋南平书记出席了启动仪式。学会领导在启动仪式上宣读了中华中医药学会控烟计划，同时宣布成立中华中医药学会传统医药控烟工作委员会。与此相关的各项工作正在进行之中。

医药期刊审读办法（试行）》、《中医药报纸审读办法（试行）》的修订工作。

统一编辑规范标准，促进编辑出版规范化。进一步突出了中医药出版物自身特色，完善了中医药行业的编辑出版准则，学会向其主办的各期刊、杂志社转发了新闻出版总署《关于印发<期刊出版形式规范>的通知》；并协助国家中医药管理局完成了《中医药编辑手册》的编写出版工作。

组织优秀期刊评选，促进期刊良性竞争。为提高中医药刊物质量，繁荣中医药学术交流，学会承办了国家中医药管理局举办的“以岭杯”第三届全国中医药优秀期刊评选活动，最终评出一等奖5名，二等奖10名，三等奖36名。其中学会主办的12本期刊榜上有名，为提高期刊质量起到了积极的作用。

八、坚持民主办会原则，加强学会组织建设

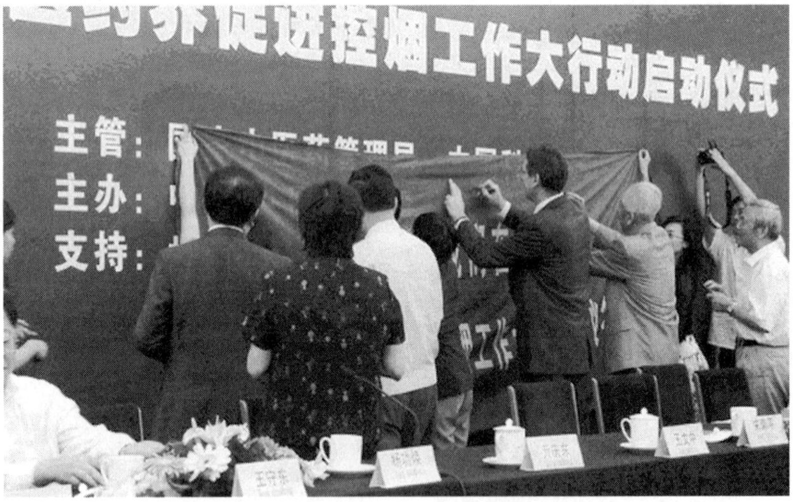

图21　由中华中医药学会主办的“5·31我们在行动——传统医药界促进控烟工作大行动”在人民大会堂启动

七、提高期刊编辑质量，搭建良好学术平台

积极落实期刊审读工作。在国家中医药管理局新闻办公室的统一领导下，学会承担并完成了2007年度国家中医药管理局主管中医药图书、报纸、期刊的日常集中审读工作。同时，积极申报开展《中医药图书审核审读办法（试行）》、《中

按期召开常务理事会和全国秘书长会议。2007年3月31日，学会在北京华都饭店召开了第四届常务理事会第六次会议。学会会长佘靖主持会议，副会长曹洪欣、谢阳谷、郑守曾、杨明会等出席会议，来自京津冀地区的常务理事等40余人参加会议。

2007年5月23～26日，学会

2007年全国秘书长会议在湖南省长沙市召开。卫生部副部长、国家中医药管理局局长王国强，中华中医药学会会长佘靖，副会长房书亭、谢阳谷、曹洪欣、吕玉波、施杞，国家中医药管理局部各司办的领导，部分省市卫生厅、中医药管理局的厅局长，中华中医药学会各专科分会、省市中医药学会的秘书长及部分主任委员，中华中医药学会部分常务理事，全国部分中医药院校的院校长，部分中医医院的院长以及媒体记者等100余人参加了会议。

加强分支机构管理与建设。为了更好地促进学科建设和发展，学会认真执行《中华中医药学会分会管理办法》等一系列规章制度，切实加强和规范管理分支机构。同时，根据中医药学科发展和社会需求，逐步调整分会设置，并在换届选举中引入竞争机制，要求符合以上条件的候选人发表竞选演说，然后由分会全体委员通过无记名投票的方式，选举确定新一届分会主任委员、副主任委员，真正按照“公开、公平、公正”的原则选拔德才兼备、具有较强组织协调能力的优秀专家担任分会领导。依照上述原则与机制，年内共组织实施了中医内科分会、中药炮制分会等9个分会的换届选举工作，筹备成立了中医血栓病分会、中医继续教育分会和中医肾病分会，为中医药相关学科的发展提供了有力的组织保障。

开展学会首批志愿者注册登记工作。为进一步调动广大中医药工作者的积极性，增强学会凝聚力，学会在全国范围内开展了首批学会志愿者注册工作。截至2007年10月，共发展志愿者1700人，为学会今后工作的开展储备了有效的人力资源。

九、强化机关能力建设，提升服务质量与水平

重视制度化、规范化、科学化、人文化管理。修订、完善了包括党务工作在内的各项规章制度并狠抓落实，使机关各项工作得以规范、有序地运行。同时，改善机关工作条件，关心职工学习与生活，为职工提供了一个比较优越、宽松和安全的工作与生活环境。

深化改革，提供服务，促进发展。学会按照中国科协的有关要求，充分发挥学会专家优势，积极与河北以岭医药集团、南方李锦记有限公司等20多家知名企业开展科技合作，努力为企业提供优质的科技服务，扩大了学会的影响。同时，在坚持非营利性的基础上，深化运行机制改革，开辟多元化的筹资渠道，使学会的经济实力不断增强，为各项学术活动的顺利开展奠定了基础。

全面提升信息化服务能力。在国家中医药管理局和中国科协的大力支持下，学会机关信息化服务能力在年内得到了全面提升。一是全面更新了计算机等硬件设备；二是学会接入了带宽为2M的独享光纤专线；三是加强学会门户网站建设，为学会办公自动化、信息网络化、资源集成化、业务流程化、工作高效化、服务优质化奠定了基础。

出色完成上级交办的任务。承接并出色完成上级交办任务，检验和提高学会机关服务能力与水平的难得机会。一年来，学会除标准化工作外，还承担和完成了许多上级部门交给的工作任务，如中医药申遗、中医药服务贸易、组织“奥运献方”活动（即向2008年北京奥运会志愿者服务队伍配献清凉解暑方），特别是为进一步调动广大新闻工作者的积极性，提高中医药新闻报道的质量，鼓励和表彰在中医药新闻宣传工作中作出突出贡献的优秀新闻工作者。学会承接了国家中医药管理局第八届全国中医药好新闻评选活动的相关工作。目前，正在归纳整理已报送的参评材料，全部工作有望在2008年初完成。

（朱　桂）

【中国中西医结合学会】

会　　长：陈可冀
副 会 长：于生龙、王　阶、王文健、危北海、吴伟康、陈士奎、张伯礼、张亭栋、张瑞祥、赵田雍、黄世林、曹洪欣
秘 书 长：陈士奎（兼）
副秘书长：穆大伟、马晓昌、张京春
地　　址：北京市东直门内南小街16号
邮　　编：100700
电　　话：010－64010688/64025672
传　　真：010－64010688/84035154
电子信箱：caim@ caim. org. cn
网　　址：www. caim. org. cn
常设机构：学会秘书处，下设办公室、学术部、咨询部
业务范围：学术交流、科学普及、继续教育、编辑书刊、成果推广、咨询服务。
期　　刊：《中国中西医结合杂志》、《中国中西医结合急救杂志》、《中国中西医结合外科杂志》、《中国中西医结合耳鼻喉科杂志》、《中国中西医结合肾病杂志》、《中国中西医结合皮肤性病杂志》、《中国中西医结合影像学杂志》、《中国骨伤》

2007年学会工作概况

一、学术交流

2007年度，学会组织举办国际学术会议5次，国内学术交流活动27次，出版论文集32种7800册，8000余人次参加会议。

第三次世界中西医结合大会于2007年9月22～24日在广州召开，来自美、日、英、德、韩等15个国家和地区的1200余名代表出席。中国政府和广东省领导对本届大会的召开给予了高度重视。全国人大常委会副委员长、中国科协主席韩启德，中国卫生部部长陈竺发来贺信，对大会的召开表示热烈的祝贺。卫生部前部长、宋庆龄基金会副主席张文康，卫生部副部长兼国家中医药管理局局长王国强，卫生部前副部长朱庆生，广东省常务副省长钟阳胜，广东省副省长雷于蓝，广东省卫生厅厅长姚志彬，广东省中医药管理局局长彭炜等领导出席了大会开幕式。邓铁涛教授、吴咸中院士、孙燕院士、李连达院士、姚新生院士均莅临大会。王国强副部长

在开幕式上发表了重要讲话，广东省常务副省长钟阳胜、世界卫生组织西太区官员 CHOI Seung－Hoon 及 Robert Temple 博士也先后致辞。

二、继续教育

为科技人员更新知识，举办继续教育活动是学会的重要任务之一。2007 年度，学会举办继续教育项目 22 项，3800 人次参加，内容涉及活血化瘀、风湿病、神经科、呼吸病、肾病、肝病、精神病、消化疾病、内分泌疾病、普通外科、男科、心脑血管病、肛肠病、皮肤性病、泌尿外科、烧伤、妇产科、骨伤科、耳鼻喉科、时间生物医学、医学影像学、微创骨科技术等。

三、组织建议

按照学会章程的有关规定，学会积极筹备召开第六次全国会员代表大会。第六次全国会员代表大会总结了 2000 年以来的学会工作，制定了今后 5 年的工作规划，选举产生新一届理事会及领导机构。

中西医结合事业的不断发展，促进了学术繁荣和学科建设。为了适应学科发展的需要，经中国科协批准和民政部注册登记，学会组建了围手术期专业委员会和脊柱医学专业委员会，使学会的分支机构达到 45 个。根据学会制定的《关于规范专业委员会改选换届工作的意见》，组织神经科、泌尿外科、耳鼻喉科、虚证与老年病、呼吸病、儿科、血液病、妇产科 8 个专业委员会改选换届。

四、承担政府部门委托任务

受中国科协委托，学会承担的《中西医结合学科发展报告》于 2007 年 3 月正式出版，报告集中总结了中西医结合各学科 5 年来的学术进展和科技成果，分析了学科发展现状及发展趋势，提出了促进学科发展的建议和措施。

受国家中医药管理局政策法规司委托，学会开展筹建“全国中西医结合标准化建设委员会”工作，在全国遴选了部分优秀专家，制定了《中西医结合标准化工作计划（草案）》，筛选了拟在近期组织制定的重点项目。国家标准化委员会已批准正式成立“全国中西医结合标准化工作委员会”。

五、科技奖励

中国中西医结合学会科学技术奖是经国家科技奖励办公室批准设立的。2007 年 3～4 月进行了 2007 年度科技奖推荐、申报，2007 年 9 月在北京召开初审会，2007 年 10 月进行公示，2007 年 12 月在福州召开终审会，坚持公平、公开、公正的原则，把优秀的科技成果评选出来。拟于 2008 年 3 月颁奖。

六、学术期刊

2007 年学会的 8 种全国性学术期刊稳步发展，《中国中西医结合杂志》和《中国中西医结合急救杂志》分别获得中国科协科技期刊精品项目经费支持。《中国中西医结合专家传》正式出版发行。

（穆大伟、孔令青）

【中国针灸学会】

会　　长：李维衡

副 会 长：王之虹、邓良月、石学敏、孙国杰、刘保延、沈志祥、张　仁、杨宝琴、吴富东、梁繁荣

秘 书 长：刘保延（兼）

副秘书长：刘炜宏、张瑛（专职）、刘清国

地　　址：北京东直门内南小街 16 号

邮　　编：100700

电　　话：010－64030959/64030611

电子信箱：d12@cast.org.cn

网　　址：www.caam.cn

常设机构：办公室、学术部、咨询培训部、编辑部

业务范围：中国针灸学会围绕本学科组织学术交流和研究，编辑出版针灸期刊，进行针灸科普宣传，对在职专业人员进行培训，向有关部门推荐科技人才及学术成果，组织进行有关标准制定、科技咨询、国际交流与合作等工作。

期　　刊：《中国针灸》、《针刺研究》

2007 年学会工作概况

一、组织建设

2007 年，学会成立了中国针灸学会脑病科学专业委员会和中国针灸学会针灸康复学专业委员会。2007 年 6 月，针刺麻醉分会在武汉召开换届会议；2007 年 10 月，经络分会在北京召开换届会议。2007 年新发展个人会员 400 余人，团体会员 1 家。2007 年 7 月，学会在北戴河组织召开全国秘书长工作会议。来自全国各省、自治区、直辖市，计划单列市针灸学会及总会所属各专业委员会（分会）的秘书长、针灸学优势与特色项目负责人以及 2007 年世界针灸学术大会专题论坛负责人等 60 余名代表出席了会议。根据中国科协要求，成立了“中国针灸学会科学道德专门委员会”。根据工作需要，对秘书处中层以上干部进行了补充和调整，聘任副秘书长 1 人；办公室主任、学术部主任、咨询培训部副主任各 1 人。

二、学术交流

2007 年，学会组织并完成国内外学术会议 15 项，参会总人数近 3000 人，共编辑论文集 11 册，收录学术论文 1346 篇，举行高水平的专题学术报告近 100 人次，会议学术交流 471 篇。其中，学会承办的“世界针灸学会联合会成立 20 周年暨世界针灸学术大会”（见图 22），参会代表达 2000 余人，国外代表近 400 名，来自美国、德国、日本、韩国、巴西、比利时等 28 个国家。大会设立了 8 个专题论坛，涵盖了针灸学科的各个发展领域，全面展示了目前世界针灸医学的发展状况。

三、科研工作

学会组织完成 2007 年 14 项针灸标准制定项目的审查验收；组织实施国家中医药管理局“针灸学特色与优势”研究；承担并完成中国科协“全国针灸临床现状调查”课题。

四、继续教育

学会主办国家级中医药继续教育项目 12 项，举办学习、研修等各类培训班 49 期，培训学员 1963 人次。

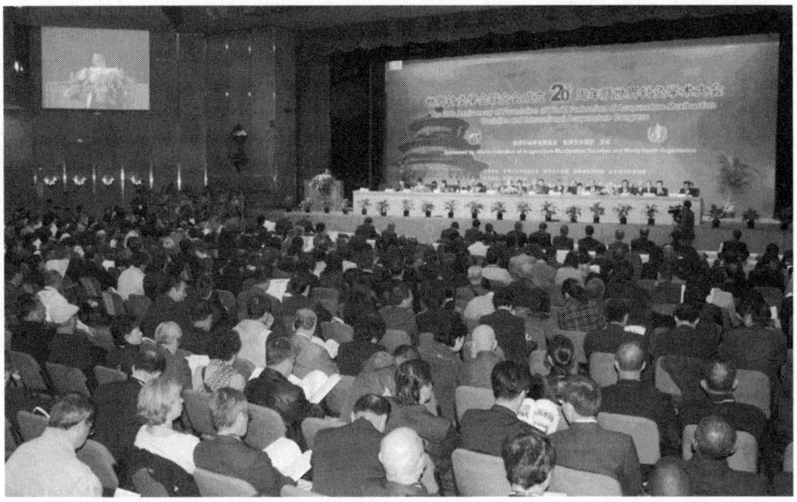

图22　2007年10月22日，世界针灸学会联合成立20周年暨世界针灸学术大会开幕式

五、科普活动

学会参与了北京市科协组织的“中医针灸防病治病宣传和诊疗”义诊团；临床分会结核学术年会，在咸阳市举办了大型义诊和咨询活动。

六、期刊出版

2007年，《中国针灸》共收稿1660篇，编辑出版正刊12期、增刊1期，编辑网络普及版1期发表在本刊网站，全年共发行22万册，其中国外发行1万余册；《中国针灸》获国家中医药管理局“以岭杯”第三届全国中医药优秀期刊评选活动二等奖；在中国科协组织的精品科技期刊工程项目评审中，《中国针灸》杂志获得精品科技期刊项目C类资助。

《针刺研究》全年编辑出版杂志6期，约86万字。其中国家级课题37篇，省级课题13篇，各级资助课题占总发表论文的50%。境外作者发表论文有所增加。《针刺研究》再次被接纳进入美国国立医学图书馆的MEDLINE数据库系统。在国家中医药管理局组织的期刊审读中，获得全优或良的评价。

（贾晓健）

【中国中药协会】

名誉会长：张洪魁
顾　　问：阎洪礼
会　　长：房书亭
常务副会长：李光甫
执行副会长：王　瑛
秘 书 长：王桂华
地　　址：北京市东直门内南小街16号
邮　　编：100700
电　　话：010－64060498
传　　真：010－64014411－3003
网　　址：www. catcm. org. cn
电子信箱：catcm@ catcm. org. cn
业务范围：督促行业贯彻执行国家的方针、政策、法律、法规，积极向政府部门反映行业的情况、建议和要求，培育和发展社会主义市场经济体制下的中医药市场，为企业依法经营，理顺和规范中药市场秩序积极开展工作。按照民政部批准的业务范围开展行业管理、信息交流、专业培训、书刊编辑、展览展示、国际合作、咨询服务等项工作。
期　　刊：《现代中药》

（中国中药协会）

【中国民族医药学会】

名誉会长：强巴赤烈、江　平、班玛丹增
会　　长：诸国本
常务副会长：措如·次朗（藏）、王永炎
副 会 长：罗布桑（蒙）、买买提艾力·麻合木提（维）、岩拉（傣）、巴图（蒙）、旦科、蔡景峰、陈士奎、罗达尚、哈木拉提·吾甫尔（维）
秘 书 长：王永炎（兼）
副秘书长：刘成起、黄福开
地　　址：北京市和平街北口北三环东路11号
邮　　编：100029
电　　话：010－64220890
常设机构：秘书处、学术部、外联部、编辑部、科技部
业务范围：组织开展民族医药国内外学术交流；组织开展民族医药学术课题的研讨，科研成果的论证、评估、推广，为民族医药企事业单位提供咨询和服务；开展民族医药学专著、古籍的整理、翻译；开展民族医药继续教育工作、推荐优秀民族医药人才；开展民族之间的文化交流。

（中国民族医药学会）

【中国医学气功学会】

会　　长：龙致贤
副 会 长：杜洛伊、陈炳旗、马栩周、李晓明、汪卫东、金宏柱、麻　颖
秘 书 长：杜洛伊、刘小龙、马　琦
副秘书长：孙永章、刘小龙
地　　址：北京中医药大学32甲信箱
电　　话：010－64286906
电子信箱：cmqg99@ ahoo. com. cn
网　　址：www. cmqg. cn
常设机构：办公室
业务范围：理论研究、学术交流、专业培训、书刊编辑、国际合作、咨询服务。

2007年学会工作概况

学会秘书处于2007年6月8～11日在北京隆华老年福利中心召开了医学气功学术交流会。来自全国的13个省市自治区、直辖市的38名代表到会，并提交了11份有价值

的论文。

发展会员。2007 年度学会共发展会员 63 人；收到会员各种论文 10 余篇。

（杜洛伊）

【中国药膳研究会】

会　　长：周文泉
副 会 长：沙凤桐、高　普、李宝华、高思华
秘 书 长：高　普
副秘书长：李宝华、罗增刚
地　　址：北京市海淀区西苑操场 1 号中国中医科学院西苑医院院内
邮　　编：100091
电　　话：010－62876295
网　　址：www.chinayaoshan.com.cn
电子信箱：yshyjh@chinayaoshan.com.cn
常设机构：办公室
业务范围：开展药膳理论研究，组织药膳产品开发，进行药膳国内、外学术交流以及专业展览、咨询服务等。

2007 年学会工作概况

一、召开理事会议，总结工作，明确任务

2007 年初学会召开了在京部分理事会议，国家中医药管理局房书亭副局长、吴刚副局长应邀参加会议。周文泉会长汇报了一年来药膳研究会工作进展情况。

二、积极筹备“2008 中医药膳养生保健大会”

2006 年 7 月学会参加了“海峡两岸中医药发展与合作论坛”，会议决定在 2008 年 5 月在厦门召开“2008 中医药膳养生保健大会”，并确定了 2008 年大会的主题为“药膳与养生”。会议由国家中医药管理局和厦门市政府主办。研究会与局对台港澳中医药交流中心一起积极筹备大会工作。

三、科研工作取得新进展

按照有关领导和专家的意见和建议，国家中医药管理局课题“中医药膳制作标准化”已形成结题报告《中国药膳制作标准》。另一课题“中医药膳作用机理研究”正在完成最后部分病例的观察和指标检测工作。学会申报的国家科技支撑计划项目“中医传统药膳对亚健康状态的干预研究”并已中标。目前课题的研究工作正在准备启动。

四、加强药膳学术交流

学会参加了海峡两岸中医药发展与合作论坛、第四届世界养生大会，参加了北京益人商贸有限公司（韩国 Erom 中国总部）举办的生食健康研讨会，这些活动对进一步加强学会的对外联系，促进药膳的学术交流和合作起到了很好的推动作用。

五、加强药膳人才培训，积极进行药膳师执业认证工作

学会继续加强对各培训中心的指导作用，扩大培训范围，确定培训目标和任务。2007 年度共培训国际药膳师、药膳师 80 余人。现正积极协助中国民间中医医药研究开发协会向劳动部申报药膳师执业资格认证工作。

六、加强科普宣传，普及药膳知识

学会与北京电视台健康栏目合作，宣讲药膳专业知识；和《中国卫生画报》合作，以季节为主线，全年连续刊登药膳四季养生防病内容；应《药物与人》杂志约稿，连续发表了“秋日进补，把药膳请回家”专栏文章——《我们为什么要补》、《家庭药膳面面观》和《自己动手，补出健康》。

（罗增刚）

【中国中医药研究促进会】

会　　长：张大宁
副 会 长：杨世林、乌日图、王琦、史宇广、许有玲（女）、李佩文、罗景虹（女）、莫用元、高　翔、黄泰康、董志昌
秘 书 长：岳　路
副秘书长：王　峥、王成祥、许承文、周登峰、魏　伟
地　　址：北京市东城区鼓楼辛安里 66 号
邮　　编：100009
电　　话：010－64040290/64045778/64045072
传　　真：010－64011824
电子信箱：captm@163.com
网　　址：www.captm.com
常设机构：秘书处、综合管理部、学术交流与推广部
业务范围：中医药理论研究、产业政策研讨、学术交流、专业培训、信息咨询、市场调研、专业技术服务、成果产业化推广以及民间的国际合作与交流等。
期　　刊：《中国药物经济学》

2007 年学会工作概况

2007 年 1 月 6 日，中国中医药研究促进会主办的中国药物经济学领域的第一份公开发行的综合性学术刊物，《中国药物经济学》在北京召开 2007 年工作会议，会议由杂志社关志强编委主持，杂志社社长罗景虹作了主题报告。

2007 年 3 月 15 日，学会讨论通过了学会及分支机构负责人名单，并先后完成了软组织疼痛分会、药品管理与知识产权专业委员会、中医生殖医学专业委员会的副主任委员改选与增补。

2007 年 3 月 25 日，副秘书长王峥应邀参加了由中国农工民主党中央社会服务部刘峻杰部长组织的农工中央扶贫调研团，详细考察了农工中央对口扶贫点贵州毕节地区大方县内中药材种植试点扶贫村综合情况。

2007 年 4 月 4 日，学会在北京召开了“品牌中药定价机制专题座谈会”。来自国务院发展研究中心、国家发改委、卫生部、劳动和社会保障部、北大卫生经济研究中心等相关研究机构、医疗机构的专家、学者参加了座谈。会议围绕“扶持中药品牌，优化定价机制”主题，进行了热烈的讨论。

2007 年 4 月 11 日，中国中医药研究促进会中医生殖医学专业委员会在卫生部中日友好医院举行了成立仪式。选举中医生殖医学业界著名专家王琦教授担任主任委员，中

日友好医院王传航担任常务副主任委员，专业委员会秘书组设在卫生部中日友好医院男科。

2007年5月18～21日，国内目前唯一的药品辅料研究与应用方面的专项技术交流活动“第四届全国药用新辅料与中药制剂新技术应用研讨会”在广东省广州市顺利举行。

2007年7月27日～8月3日，学会继续开展每年一次的“解除临床疼痛西部之旅”系列公益活动，由王福根教授为首的“解除临床疼痛西部之旅”专家讲学团，赴系列活动第二站青海西宁选择两个县市级地区，采用理论讲学与临床示范相结合的形式，举办两期培训班，讲授临床疼痛新理论、新技术；赠送教材和资料，培训基层医务人员120余名，现场义诊患者500余人。

2007年7月31日，学会完成了科技部的国家软科学申报项目“建立药用辅料质量评价体系对我国中药行业影响的研究”的申报工作。

2007年8月6～9日，中国中医药研究促进会主办的“首届全国生殖医学论坛”在边陲明珠延吉市正式召开。

2007年8月24～26日，中国中医药研究促进会在北京召开“全国中医疑难病症诊疗技术交流研讨会”。

2007年9月14～16日，中国中医药研究促进会在贵州贵阳召开了主题为“创新、提高、完善 ”的“2007全国医院管理改革与创新高峰论坛”。国家中医药管理局吴刚副局长与杨荣臣处长、卫生部孟建国处长、中国中医药研究促进会常务副会长、中国农工民主党江西副主任委员杨世林教授、中国农工民主党贵州主任委员谢庆生教授到会致辞。

2007年9月20日，科技部中国科学技术促进发展研究中心通知2007年度国家软科学研究计划项目“医院药品代码研究”项目获得通过，要求按照国家软科学研究规定和申报项目书提出的内容和时间完成项目。

2007年10月25～28日，促进会与世界中医药学会联合会新型给药系统分会、江苏省中医药研究院在江苏南京共同举办了“国际中医药继承与创新学术研讨会”，来自日本、美国、新加坡和港、澳、台地区及内地12个省的近两百名中医药专家参加了这次国际传统学术交流活动。杨世林副会长出席并主持了会议同时作了精彩的学术报告。

2007年11月14～16日，促进会与世界中医药学会联合会新型给药系统分会共同举办了“创新药物暨医院药学国际学术研讨会暨德彪－CCRF中国奖颁奖会”，会议收到论文90余篇，来自德国、日本、韩国和港、澳地区及内地20个省的近两百名医药专家参加了这次国际传统学术交流活动。

（王　峥）

【中国民间中医中药研究开发协会】

名誉会长：王雪苔
会　　长：沈志祥
理 事 长：沙凤桐
秘 书 长：李秀媛
常务副会长：陈　浩
地　　址：北京市东城区东中街22号
邮　　编：100027
电　　话：010－64150422
传　　真：010－64150422
电子信箱：zhongyixiehui@sina.com
网　　址：www.ctcm.org
常设机构：秘书处、学术部、培训部、咨询开发部、国际部、技术推广部
期　　刊：《中国民间疗法》

（李秀媛）

【中国中医药信息研究会】

名誉会长：李振吉
会　　长：贺兴东
副 会 长：李大宁 、饶克勤、姚乃礼、曹洪欣、姚高升、陈珞珈
常务副秘书长：姚高升（兼）
副秘书长：陈珞珈（兼）、蒋　健、朱佳卿
地　　址：北京市东城区东直门内南小街16号
邮　　编：100700
电　　话：010－64006157
电子信箱：xxyjh1996@yahoo.com.cn
常设机构为：秘书处
业务范围：开展中医药信息理论和技术的研究，推广新成果和新技术；组织开展中医药信息咨询和技术服务；开发中医药信息资源，提高信息利用和服务能力，推进中医药信息化建设；开展医疗、教育、科研、管理、中药生产与贸易、计划与统计等信息及网络人员的培训，提高从业人员的理论水平和专业技能；开展国内外学术交流和研讨；组织学术论文评选活动和专题评审会，编写出版有关的资料和书刊；向有关部门反映中医药信息工作者的意见和要求，维护其合法权益；举办为会员服务的各项事业和活动；接受主管部门委托的工作。

2007年学会工作概况

业务培训工作。2007年7月20～7月25日，学会在深圳举办了“第六届医院中医专科特色建设与管理”研讨会；2007年8月4～8月7日，学会在北京召开了“中医医院信息化管理”座谈会；2007年9月，学会在武汉市召开了“中医医院信息化管理”研讨会。

全国中医标准化技术委员会中医药信息分技术委员会相关工作：2007年6月学会组织召开了中国中医药信息研究会会长、秘书长工作会议，研究成立“全国中医标准化技术委员会中医药信息分技术委员会”等工作；2007年8月召开了中国中医药信息研究会在京常务理事工作会议，研究审定“全国中医标准化技术委员会中医药信息分技术委员会”组成人员名单以及“全国中医标准化技术委员会中医药信息分技术委员会”工作计划及相关事

宜。研究召开“中国中医药信息研究会第三次理事代表大会”等换届事宜及相关工作。

学会承担国家中医药管理局委托项目“社区中医药技术服务经济学研究”课题，该项目由国家中医药管理局办公室负责，由学会具体组织实施，2008 年 8 月结题。

（朱佳卿）

二、总部设在中国的国际性中医药社会团体

【世界中医药学会联合会】

主　　席：佘　靖

副 主 席：李振吉

秘 书 长：李振吉（中国）、邓良月（中国）、赵英杰（新加坡）、田小明（美国）、戴维（美国）、屠英（美国）、王超群（加拿大）、董志林（荷兰）、梅万芳（英国）、蔡宝德（葡萄牙）、安迪（奥地利）、乔万那尔弟（意大利）、林子强（澳大利亚）

副秘书长：龙致贤、程四林、贺兴东、姜再增

地　　址：北京朝阳区小营路 19 号财富嘉园 5 层 505 室

邮　　编：100101

电　　话：08610－58329006/58650036

网　　址：www. wfcmc. org

电子信箱：zhbgs@ wfcmc. org

常设机构：秘书处

业务范围：①制定并发布与中医药相关的国际行业标准，通过标准化建设，推动中医药在世界各国（地区）健康有序地发展。②促进世界各国（地区）中医药团体之间的交流与合作，通过召开学术会、研讨会、展示会，开展信息咨询、信息服务，出版发行学术刊物等，提高学术水平，促成中医药科研和医疗合作。③宣传中医药的特色与优势，扩大其影响，研究各国中医药的发展现状，探索中医药进入各国主流医学体系的方法与途径。④开展国际间中医药的教育培训，通过开办培训班、远程教育、远程会诊、水平测试等多种形式，提高从业人员的素质与学术水平。⑤开展与世界各种医药学的交流与合作，互相学习，取长补短，共同提高。⑥为体现“世界中联”宗旨所必须开展的其他业务。

期　　刊：《世界中医药》

2007 年学会工作概况

一、概况

2007 年，世界中医药学会联合会各项工作取得了长足了进步：召开了第四届传统医药大会和第二届会员代表大会等重要会议，开展了形式多样的学术活动，出版了《中医基本名词术语中英对照国际标准》，开展了国际中医药高级技术职称评审答辩试点工作，承办了人事部、国家中医药管理局“名老中医学术思想临证经验传承高级研修班”，与日本中医学院共同举办了“中医治疗皮肤病和代谢综合征专题讲座”研究班，表彰了来自中国、澳大利亚和美国的 3 名“国际贡献奖”获得者，评审了 2007 年度王定一杯中医药国际贡献奖获奖人，完善了与香港东华三院的“三名”项目，《世界中医药》杂志在专业杂志领域取得了初步成绩，财务运行顺利，各项日常工作有条不紊地开展。

二、机构建设

2007 年共有美国、法国、墨西哥等 12 个国家和地区的 17 个中医药团体申请并经批准加入世界中医药学会联合会，其中，加纳、格鲁吉亚、巴基斯坦为首次有中医药团体加入世界中医药学会联合会的国家。至此，世界中医药学会联合会的会员数增至为 55 个国家、174 个团体。

2007 年 4 月，学会在广州召开了世界中医药学会联合会第一届四次理事会。来自 23 个国家的近 70 名理事和监事会委员参加了会议。会议讨论了《世界中医药学会联合会章程》修改草案及第二届理事会产生办法的草案。审议通过了世界中医药学会联合会中医药基本名词术语中英对照国际标准。

2007 年 10 月，学会召开了一届二次主席会议。国家中医药管理局副局长李大宁会见出席会议的主席、副主席并发表讲话。会议审议并原则通过了佘靖主席在世界中医药学会联合会第二届会员代表大会上的工作报告、《世界中医药学会联合会章程》（修改草案）和《世界中医药学会联合会第二届理事会与监事会候选人名单》。

2007 年 11 月 17 日，学会在新加坡召开了第二届会员代表大会。会议审议通过了佘靖主席代表第一届理事会所作的工作报告，审议通过了《世界中医药学会联合会章程》（修改草案），选举产生了世界中医药学会联合会第二届理事会与监事会。会员代表大会后，召开了二届一次主席会议。

三、规章制度建设

学会制定了《接受捐赠资助管理办法》、《“三重一大”事项集体讨论决定的规定》、《党风廉政建设责任制实施办法》等 11 个规章制度、《国际考试工作管理规定》及执考程序等 9 个程序性规定。

四、开展各类学术活动

第四届国际传统医药大会于 2007 年 11 月 17 日在新加坡召开。新加坡卫生部部长许文远、世界中医药学会联合会主席佘靖、世界卫生组织西太区传统医学官员崔升勋等出席了开幕式，来自 35 个国家和地区的 1000 多名代表参加了会议，会议共收到论文 188 篇，大会交流 96 篇。会上还举办了展览会，33 个中医药企业参加了展览，秘书处组织国内 10 个企业参展。

2007 年学会共有 14 个专业委员会召开了 17 次学术会议。有近 50 个国家和地区的 2900 多人参加了会议，共收到学术论文 2300 余篇。这些会议层次高、学术思想活跃，对推动中医药学术发展，促进中医药国际学科分化起到了积极作用。

学会与中国人体健康科技促进会在庐山联合主办了中西医结合防治心脑血管、肾脏、肿瘤疾病高级论坛；与香港注册医师学会联合举

办“靳三针治疗中风后遗症”专题传授班。2007年6月14日举办了大型“欧美护理论坛”，邀请到40余位欧美护理界人士参加。

五、标准化建设

在国家中医药管理局指导和支持下，在前期工作及国际会议的基础上，经多次修改补充，学会编辑形成了《中医基本名词术语中英对照标准（审定稿）》，于2007年4月在广州召开的世界中医药学会联合会一届四次理事会议上审议批准，并决定作为世界中医药学会联合会的国际组织标准，向各国会员单位、各国中医药机构和从业人员推荐使用。该标准于2007年12月正式印刷出版。这是世界上第一部正式出版的中医名词术语中英对照国际组织标准，为各国中医药从业人员提供了统一的中医药名词术语英译标准，将大大促进中医药国际化。

学会完成了“中医标准体系构建研究”分课题“中医药国际标准化”的研究报告初稿，多次召开了课题统稿会和专家研讨会，对结题报告进行了修改，并重新修订标准体系框架及各分课题报告。现已完成了课题统稿工作，进入结题阶段。

六、科研工作

“名老中医学术思想、临床经验课题”完成了88个纵向和10个横向课题的后期研究与结题工作，先后组织召开20次研究报告撰写讨论会，形成《名老中医综合信息库研究报告》、《名老中医成才之路研究报告》、《名老中医学术思想与思辨特点研究报告》等七大研究报告，共计200多万字，6万多字的总课题验收报告和2万多字的主报告，制定了整理出版规划，聘请相关专家对《当代名老中医典型医案集》进行了审订。

七、考试工作

学会拟定了《国际考试工作管理规定》、《国际考试工作程序》中医师、针灸医师、推拿按摩医师考试办法与实施细则，制定了中医药膳师、美容师等新增专业的考试办法与实施细则和9个程序性规定。

学会加强了题库建设，增强题库灵活适应能力。

学会全年共完成国际中医药考试中医专业24期、针灸专业7期、推拿按摩专业2期、药膳专业2期，总计35期；考生达到371人次。

八、培训工作

学会研究制定了世界中医药培训工作发展规划纲要，并草拟了部分相关配套规定。

学会举办国际中医师、针灸医师考前培训班9期；继续教育项目3期：靳三针治疗中风后遗症培训班、中西医难治性皮肤病研修班和针刀医师规范治疗研修班；与日本中医学院共同举办了“中医治疗皮肤病和代谢综合征专题讲座”研究班。

2007年11月学会举办了由人事部和国家中医药管理局主办、世界中医药学会联合会承办的名老中医学术思想临证经验传承高级研修班，共有113名学员，其中50名为正高职、50名为副高职。

九、人才交流工作

学会与瑞士中医药集团合作，选派了成都、山西、武汉等地医生赴瑞士和美国门诊部工作；根据与欧洲中医基金会的合作协议，选派了两位北京中医药大学针灸学院毕业的硕士生赴西班牙学习西语。

十、信息服务工作

2007年，世界中医药学会联合会网站采集、编辑、更新、上传中、英文信息2800余条，约200万字；收集整理了日本、德国、巴西、英国等16个国家和地区的中医药信息资料；对世界中医药学会联合会成员单位、专业委员会、秘书处等静态页面相关信息做了修改补充；管理维护网站软、硬件平台，使网络运行安全、稳定、经济。

2007年，“三名项目”新增加72个名院、1136名名医相关信息资料，并对2006年收录的231个名院、3069位名医的信息资料进行了修改和补充。

十一、“中医药国际贡献奖”评选工作

2007年4月10日，学会在人民大会堂召开了2006年“仁济杯”中医药国际贡献颁奖仪式，全国人大副委员长蒋正华，卫生部部长高强，卫生部副部长、国家中医药管理局局长王国强，原卫生部副部长、世界中医药学会联合会主席佘靖等出席颁奖大会。2007年度“王定一杯”中医药国际贡献奖已完成3个专业组的初审工作。

十二、《世界中医药》杂志出版工作

2007年编辑出版6期《世界中医药》杂志，发行赠阅约5.4万份。

学会先后与20个国家和地区洽谈合作出版《世界中医药》外文版，目前已与日本、巴西（葡文）、澳大利亚的3家机构签订协议，与6家机构签订了意向书。

十三、王府中西医结合医院筹建工作

学会取得了北京市中医管理局颁发的“非营利性医疗机构执业许可证”、北京市民政局颁发的“民办非企业单位登记证书”、北京市质量技术监督局颁发的“组织机构代码证”等5类行政许可；明确了王府医院按照三级医院管理等事宜。

截至2007年12月15日，王府医院B座门诊楼的基础设施建设已基本具备开诊条件。

学会确立了“董事会领导下的院长负责制”的管理模式，并召开了医院第一届董事会第一、二次会议和5次联席会议；制定了包括医院行政管理、人事管理等一系列共计13.6万余字的制度、规范。

（世界中医药学会联合秘书处）

【世界针灸学会联合会】

主　　席：邓良月
秘 书 长：沈志祥
司　　库：李维衡
中国执委：刘保延
副秘书长：麻　颖、陈振荣、陈浩、陈占禄、宋　莉、侯泽民、宋虎杰

地　　址：北京东直门内南小街16号
邮　　编：100700
电　　话：010－64011210/64063648
电子信箱：susansongli@yahoo.com.cn

网　　址：www. wfas. org. cn
常设机构：秘书处
业务范围：组织世界针灸学术大会、中型学术研讨会和专题学术讨论会；促进国际针灸界之间的友好往来，鼓励各种针灸学术交流；完成与世界卫生组织建立正式关系所承担的工作，实施世界卫生组织传统医学战略；宣传和推广针灸医学，争取各国针灸合法地位；发展针灸教育，提高从业人员水平；开展针灸医疗服务；出版针灸学术刊物，提供针灸信息服务；制定和推广有关针灸的国际标准；为实现学会宗旨所必须承担的其他任务。
期　　刊：《世界针灸杂志》、《世界针联通讯》

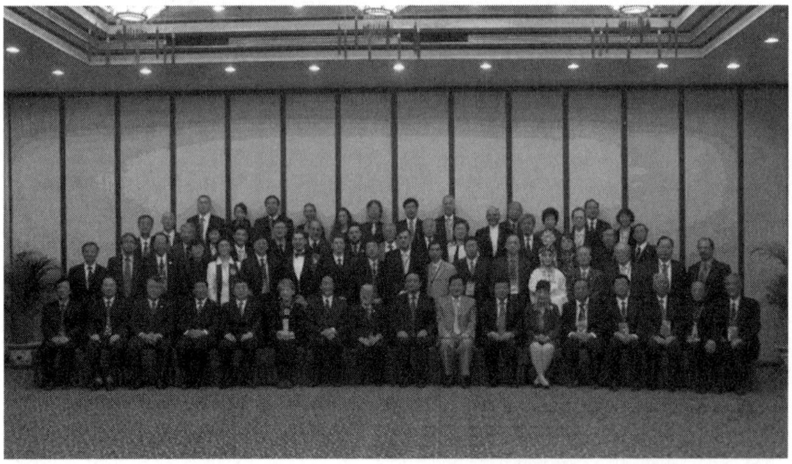

图 23　卫生部副部长兼中国国家中医药管理局局长王国强接见参加世界针联成立 20 周年暨世界针灸学术大会的各国来宾

2007 年学会工作概况

一、与世界卫生组织的合作

世界卫生组织在第 120 次执行委员会上，通过继续与世界针联保持官方联系的决议。

2007 年 5 月 13 日，应世界卫生组织总干事陈冯富珍的邀请，世界针联秘书长沈志祥、执委刘保延前往日内瓦参加世界卫生组织工作会议，研究即将在中国召开的 2008 世界卫生组织传统医药大会筹备工作情况。

2007 年 9 月 17 ~ 20 日，世界卫生组织欧洲区第 57 次会议在塞尔维亚共和国首都贝尔格莱德召开。世界针联会员机构斯洛文尼亚中医针灸学会主席埃德文医生代表世界针联参加了会议。

2007 年 9 月 10 ~ 14 日，在韩国济州岛举行西太平洋地区会议。世界针联会员机构澳大利亚中医针灸学会主席张仲民医生出席了本次会议。

接待世界卫生组织官员来访。2007 年世界针联接待世界卫生组织传统医学与基本技术合作司处长张小瑞医生、西太区传统医学项目官员崔昇勋博士等官员的多次访问。

2007 年 10 月 20 ~ 22 日，世界针联与世界卫生组织、中国中医科学院和北京市中医管理局联合主办世界针灸学会联合会成立 20 周年暨世界针灸学术大会。卫生部副部长兼国家中医药管理局局长王国强出任大会名誉主席，来自 30 多个国家和地区的 1200 余名针灸工作者参加了学术大会。

二、会员团体的发展和组织联系工作

联络与发展会员团体。2007 年内世界针联共接到 13 个学术机构提出申请加入。根据世界针联章程，经第六届执委会第四次会议通报批准马来西亚国际传统医研究院、美国华盛顿市中国传统医学和针灸学会等 8 个新申请单位。推荐和完善各工作委员会。对原有的工作委员会和增加的外交、标准化、顾问及专家委员会的人员进行增补、推荐，收到反馈意见 25 份，新推荐人员 19 人。

加强与会员团体的联系。2007 年世界针联在总部共接待了来自美国、英国、俄罗斯、挪威、意大利等 20 多个国家和地区的来访者。并和白俄罗斯继续教育研究院、泰国马希顿大学、西班牙中医基金会等机构签订了合作协议。

三、对外学术交流和内涵建设

2007 年 6 月世界针联派出代表参加了由韩国韩医院主办的一次性无菌针灸针国际标准发展研讨会。

2007 年 4 月世界针联执委、中国中医科学院副院长刘保延教授、北京中医药大学针灸学院副院长赵百孝教授出访巴西，访问了南大河州州政府、会晤了州卫生厅厅长，并在 ULBRA 大学作了专题讲座。

四、世界针灸学会联合会成立 20 周年暨世界针灸学术大会在北京隆重召开

世界针灸学会联合会成立 20 周年庆典暨世界针灸学术大会 2007 年 10 月 20 ~ 22 日在北京隆重召开。大会由世界针联、世界卫生组织、中国中医科学院和北京市中医管理局联合主办，中国针灸学会承办，并得到了中华人民共和国卫生部、国家中医药管理局及中国科学技术协会的大力支持。卫生部副部长兼国家中医药管理局局长王国强出任大会名誉主席，来自 30 多个国家和地区的 1200 余名针灸工作者出席了这次历时 3 天的学术盛会。（见图 23）

全国人大常务委员会副委员长许嘉璐、蒋正华，中国科学技术协会书记处书记程东红，国家标准化管理委员会副主任、国家标准化管理局副局长石保权，全国政协委员、原卫生部副部长朱庆生，国家中医药管理局副局长李大宁、于文明，

中国中医科学院院长曹洪欣、党委书记李怀荣，北京市中医管理局局长谢阳谷，世界针灸学会联合会主席邓良月，顾问、前世界卫生组织总干事中岛宏，世界卫生组织基本药物和传统医学技术合作司传统医学处处长张小瑞，世界卫生组织西太区传统医学顾问崔昇勋等出席了大会开幕式。蒋正华宣布大会开幕；许嘉璐、李大宁、中岛宏、邓良月、程东红、曹洪欣等先后向大会致辞。

吴仪在贺信中向来自世界各国从事针灸医学工作的专家学者和朋友们表示诚挚的欢迎。她在贺信中指出，包括针灸在内的中医药学是中国人民在长期劳动实践和与疾病斗争的经验积累中逐步形成的独特而系统的科学理论和诊疗方法，为维护人类健康作出了卓越的贡献。在医疗卫生事业快速发展的今天，针灸医学以其简便易行、经济实用、疗效确切的优势日益受到世界医学界的广泛重视，成为中外医学交流的重要内容，是实现世界卫生组织提出的“人人享有卫生保健”目标的重要医疗手段。并希望通过大会进一步增进世界针灸学界的交流与合作，深化对针灸医学的理论和实践研究，为人类健康作出更大的贡献。

1987年11月，随着针灸医疗及学术的国际影响日渐增强，在世界卫生组织的关心和支持下，全球各国家和地区的针灸学术团体代表会聚北京，宣告成立世界针灸学会联合会。这一非政府针灸团体的国际联合组织是唯一与世界卫生组织建立正式工作关系的非政府针灸学术组织，目前拥有团体会员115个，分布于50个国家和地区，代表着20余万名针灸工作者。20年来，世界针联先后举办了7届世界针灸学术大会（其中6届与世界卫生组织联合举办），累计参会者一万人次，交流针灸学术论文3000余篇；并召开15次国际针灸学术专题研讨会，编辑出版在全球范围发行的《世界针灸杂志》，积极推动针灸合法化等，促进了世界针灸界的团结与合作，为推动针灸在世界上的传播与发展作出了重要贡献。

本次大会以“针灸医学的回顾与展望”为主题，共设经络与针灸机理研究、腧穴理论研究与应用、传统医学立法管理与标准化、针灸教育与人才培养、针灸特色诊疗法的发展与应用、针灸与康复、针灸临床实践与评价以及针灸医疗产业发展8个学术分论坛进行学术研讨和交流。世界卫生组织官员张小瑞、崔昇勋，国家中医药管理局副局长李大宁，中国工程院院士石学敏等国内外著名针灸界专家做了大会主题演讲。与会者围绕针灸临床、教学、科研等相关领域的最新进展进行深入交流。此外，为了展示世界针联成立20年来全球针灸学术的研究成果，展现当代针灸医学的发展状况，促进国际针灸组织间的交流与合作，大会还同期举办了国际针灸产业新技术新成果展览会。会议期间召开了世界针联第六届执委会四次会议，世界针联秘书处制定了未来10年中长期发展规划，大力促进针灸医学在世界的发展。

（宋　莉、侯泽民）

【世界医学气功学会】

主　　席：冯理达
副 主 席：高鹤亭、龙致贤（中国）、吴道霖（Thomas T. L. Wu）（意大利）、带津良一（日本）、王超群（Steven KHAung）（加拿大）、马克斯·本卡特（Marcus Bongart）（瑞典）、加斯伯尔·戈西亚·洛伯兹（Gaspar Garcia Lopez）（西班牙）、徐展略（Vilas Sripajitrchi）（泰国）、王汉鼎（Vicete N Ongtenco）（菲律宾）、黄志伟（Chi Wai Wong）（美国）、杰瑞·约翰逊（Jerry AIan Johnson）（美国）、李启瑞（Qelrich Li）（德国）、郑守曾（中国）、林菁（中国香港）、杨武财（中国台湾）
秘 书 长：龙致贤（中国）
常务副秘书长：华　源（中国）
副秘书长：青岛大明（日本）、艾伦·凯尔森（Allan Kelson）（澳大利亚）、阿尔伯特·洛曼迪（Arpad romandy）（奥地利）、托马斯·沙那汉（Thomas Shanahn）（爱尔兰）
司　　库：汪以春（中国）
地　　址：北京市朝阳区北三环东路11号北京中医药大学院内
邮　　编：100029
电　　话：010－64286909
传　　真：010－64211591
常设机构：秘书处
业务范围：理论研究、学术交流、业务培训、书刊编辑、国际合作、咨询服务。

2007年学会工作概况

为促进医学气功的深层研究，发挥专家的作用，世界医学气功学会成立了医学气功专家委员会，成员有40人，冯理达任专家委员会主任，林中鹏教授任副主任。2007年11月11日学会在北京召开了第四届理事会第2次扩大会议暨第五次学术会议。来自14个国家和地区的205人参加了会议（其中国外代表94人。）会议有86篇论文编入论文集，14篇论文在大会发言。有20人演示了功法。6名专家教功。内容丰富精彩，与会人员比较满意。

会议还召开了第四届理事会第二次会议。重点商定于2009年6月份举办世界医学气功学会成立20周年庆典活动。通过此项活动总结20年来医学气功的发展，使大家认识到医学气功的价值及其在提高人类生存质量方面的潜在意义。

（华　源）

三、地方社会团体

1. 北京市

【北京中医协会】

会　　长：谢阳谷
副 会 长：曹洪欣、郑守曾、李俊

德、杨明会、许树强、陈　詰
秘 书 长：朱桂荣
副秘书长：胡茵奇、林　谦、殷青、程治馨
地　　址：北京市东城区美术馆后街小取灯胡同5号
邮　　编：100010
电　　话：010－64024083
电子信箱：czx522@163. com

2007年学会工作概况

协会协助政府深入开展调研工作，针对当前中医行业在发展中社会居民对中医认知度的差异，为了进一步宣传中医药，提高中医药的知名度，扩大和满足人民群众对中医药需求的同时，与北京中医药大学共同开展了5万人的中医药认知度调查，撰写了调研报告，为政府制定相关中医政策打下了坚实的基础。

协会深入农村开展中医药义诊和科普宣传活动，为弘扬祖国医学，大力开展中医药科普宣传活动，先后两次组织专家40余名到边远山区延庆、密云等为广大农民义诊咨询，进行了中医中药防病治病的科普宣传。来自全市各区县社区卫生服务机构的医务人员和游园群众500余人参加了活动；深入社区为社区居民讲授中医养生保健知识，发放了《中医中药与健康》、《四季感冒的中医药防治》、《传染病的中医药防治》的中医防病保健宣传册3万余册。

接受国家中医药管理局委托，协会承担完成了全国中医药特色社区卫生服务示范区复核工作，2007年4月、11月协会先后两次接受国家中医药管理局关于对“全国中医药特色社区卫生服务示范区复核工作”任务后，聘请专家起草制定了《全国中医药特色社区卫生服务示范区复核工作手册》，组织专家培训学习文件和标准，对参加复核的50名来自10个省市的专家进行了复核标准的培训，保证了复核工作质量，受理了四川省成都市青羊区、广东省盐田区、甘肃省肃州区等29个候选区的申请。在审核了各省上报材料的基础上，协会组织专家分组赴候选区实地复核，并完成了对26个候选区的复核报告和复核工作总结。

协会完成了北京市中医管理局交办的“中医医疗机构服务信息网上查询系统”项目的建立。通过对各中医医疗机构信息资料的收集整理，协会召开了北京地区中医、中西医结合、民族医医疗机构医疗服务信息网上查询系统开通新闻发布会。为北京市居民就医提供了方便。

根据北京市中医管理局医政处委托的北京地区中医医院医疗质量检测工作，协会克服了信息数据资料收集困难的局面，安排专人负责此项工作，定期收集北京地区二、三级中医医院医疗质量信息和资料，经过统计数据整理，编辑了《2006年北京地区中医医院医疗质量监测报告》，召开了2006年度北京地区中医医院医疗质量监测工作会议，并对积极上报监测月报表、资源信息的单位进行了表彰。

协会全面推进北京地区中医、中西医结合、民族医医院（以下简称中医医院）的科学化、规范化和标准化建设。为切实加强中医医院管理水平的提高和中医药特色的发挥，协会受北京市中医管理局委托，在组织开展北京地区中医医院管理年活动中，一是聘请专家制定了《北京地区中医医院管理评价标准及实施细则》，遴选了60名专家，设立专家库。二是组成2个专家组分别对中央、市属8家中医医院落实“医院管理年”活动的情况组织了督导和检查。通过对北京地区中医医院“医院管理年”活动的督导检查，为指导、推动北京市中医医院医疗服务质量的持续改进和提高，建立中医医院科学化、规范化的管理长效机制，提升中医医院的管理水平和医疗服务质量，奠定了良好的基础。

（朱桂荣）

【北京中医药学会】

会　　长：张炳厚
副 会 长：王莒生、田大芳、刘殿永、李广均、李乾构、姚乃礼
秘 书 长：高丹枫
副秘书长：马　静、赵　林、赵静、翟胜利
地　　址：北京市东单三条甲7号
邮　　编：100005
电　　话：010－65223477
电子信箱：bjzyyxhasohu. com
网　　址：www. bjacm. itcmedu. com

2007年学会工作概况

组织建设。2007年（截至2007年11月底）学会发展个人会员298名，使在册会员总数达到了4144名；发展团体会员单位3个，使团体会员单位的总数增加到104个。经北京市社团办批准，新成立专业委员会3个。

学术交流。学会举办了4次全国性学术交流，12次北京地区学术交流会继续教育。2007年共举办中医、中药专题讲座（市级认可项目）44次，支持远郊区县4次，有6000多人次参加了学习。举办国家认可项目全国高级研修班、学习班3个，学员来自全国各地，共计358名。完成了北京市中医管理局委托的“西医执业医师合理、规范使用中成药专项继续教育”培训193场，涉及15个专业，城八区近11000名西医执业医师参加了培训。

科普宣传。遵照北京市科协的指示精神，学会把普及医学科技知识，支援和指导基层建设作为重点，努力开展科普讲座，到郊区做学术报告、咨询义诊等活动，百人以上参与的宣传活动达到14次，涉及12个区县。

编辑出版。由学会主办的《北京中医》杂志完成了12期正刊的发行工作。共收稿件899篇，国内外共发行44000册。增刊一期出版400册。协助东城区卫生局编辑《东城医药》一期，出版发行1000册。编辑印刷高研班、进修班和专项继续教育培训教材11部，70余万字，为继续教育工作的开展奠定了基础。

科技咨询。学会组织中医药专家对四川、云南、江苏、河南、吉

林、内蒙、天津等省市的中药生产企业的10多个品种举办临床应用学术研讨会11次，出席专家1100多人次，对药理、毒理、配方进行研讨分析，对临床疗效进行总结，对应用信息进行反馈，并提出有利于市场开发和合理安全用药的建议，开展医药结合，厂会合作，互相支持，共同发展。此项活动受到企业界的热烈欢迎和好评。

学会还积极参加北京中医发展史略研究工作。在社团办对学术团体的年检工作中，北京中医药学会获得免检单位的资格。《北京中医》杂志年审、广告业务年检都一次性通过。

（刘　刚）

【北京中西医结合学会】

会　　长：王莒生

副 会 长：王　阶、王　辰、王晓民、王笑民、吴红金、张澍田、李　林、杨明会、杨晋翔、赵　静、赵锡银、唐旭东、史载祥

秘 书 长：赵锡银（兼）

副秘书长：井宏伟（常务）、于晓钢、李　萍

地　　址：北京东单三条甲七号

邮　　编：100005

电　　话：010－65250460

电子信箱：bjzhxyjhxh@yahoo.com.cn

网　　址：www.bjaim.itcmedu.com

2007年学会工作概况

组织工作方面。北京中西医结合学会第6届会员代表大会于2007年4月14日在康铭大厦召开；北京中医医院王莒生院长当选为第6届理事会会长，副会长13名有：王阶、王辰、王晓民、王笑民、史载祥、李林、吴红金、张澍田、杨明会、杨晋翔、赵静、赵锡银、唐旭东。秘书长赵锡银（兼）、常务副秘书长井宏伟，副秘书长李萍、于晓钢及监事长屠志涛等。

学会对眼科专业委员会、药学专业委员会、儿科专业委员会、肾病专业委员会、超声专业委员会、骨科专业委员会、呼吸科专业委员会7个专业委员会进行了换届改选工作，成立了中西医结合变态反应专业委员会、中西医结合传染病专业委员会。

科普方面。学会组织有关专家利用各种形式把中西医结合的各种活动，送到基层，送到农村。

做好学会继续医学教育工作。学会共举办北京市继续医学教育认可项目专题学术讲座、报告会等45场次，其中去远郊区县进行学术讲座4场次，参加听课的总人数达4200余人次。消化、风湿、肝病、耳鼻喉科、眼科、神内、妇产科、肾病、大肠肛门病、变态反应10个专业的14项专题学术会议共计有1484人次出席。举办专业性、全国性不同类型、科属的中西医结合学术交流会议3场次，组织国家级认可项目学习班2项。

配合政府职能部门积极做好青年人才培养工作。受北京市中医管理局委托，学会举办北京市中医药人才（第二期）第二、三次集中培训；组织北京地区36所医疗单位举办了“服务基层、继承创新、弘扬文化——第6届北京中医、中西医结合青年学术演讲比赛”。

（董彦菊）

【北京针灸学会】

会　　长：贺普仁

常务副会长：杨宝琴

副 会 长：邓良月、刘保延、周德安、刘德全

秘 书 长：马　静

常务副秘书长：程海英

副秘书长：刘志顺、裴玉珍

地　　址：北京市东城区东四十条27号

邮　　编：100007

2007年学会工作概况

继续教育。学会于2007年举办了国家级中医药继续教育认可项目“北京地区针灸名老中医临床经验学习班”。学会在2007年举办继续教育讲座9次，参加人次约500人。继续为21世纪网教中心提供课件。

配合北京市科协科技周活动开展送医下乡活动。学会多年来坚持到远郊区县进行义诊扶贫，2007年组织针灸专家赴门头沟义诊1次，参加人员达20人次。因当地有关单位的配合宣传，使患者就诊量达到400人次左右，为当地医疗机构带来直接收入约万元。

参与承办世界针灸学会联合会成立20周年学术论坛。2007年恰逢世界针灸学会联合会成立20周年，由中国针灸学会主办，北京市中医管理局承办的有关政策与法规学术论坛在北京召开。学会参与论坛的承办工作，为此学会常务理事会非常重视，认真做好人员的组织工作，并提供现场翻译和事务性工作，由于组织充分落实具体，特别在一些细节方面进行了前期准备，使论坛得以顺利进行，受到了大会的一致肯定。

演讲比赛。2007年学会继续与北京中医药学会、北京中西医结合学会联合举办了科技演讲比赛，获得圆满成功。

筹备换届工作。根据学会章程和工作计划，2007年应进行换届工作，学会筹备工作已经完成，相关报告在三季度已经上报相关部门，上级主管部门指示后进行。

（程海英）

2. 天津市

【天津市中西医结合学会】

会　　长：吴咸中

副 会 长：张伯礼、王今达、丁素先

秘 书 长：张　河

副秘书长：王绪霖

地　　址：天津市河西区佟楼佟卫里19号

邮　　编：300074

电　　话：022－23330203

2007年学会工作概况

2007年学会开展多种形式学术活动共计64次，7000余名专家、学者和科技工作者参加活动，交流论文3000余篇，出版论文集13种，印刷3500余册。

2007年学会共组织天津市中西医结合学会年会、张丽蓉主任学术

思想研讨会、中西医结合内分泌学高峰论坛、中西医结合急救医学年会、络病理论指导诊疗疾病研讨会等大型专题学术报告会10次。总计3000余人次参加学会活动。

全国耳鼻喉专业委员会学术会议在津隆重召开。全国专家共计200余人，参加大会，发表论文130余篇。

此外，各专业委员会学术活动趋于规范化，活动水平进一步提高。如呼吸病专业委员会举办全市中西医结合学术会议，邀请全国主任委员吴银根、晁恩祥来津讲学，近300余人参加。2007年，学会在开发区举办学术交流会，全市近200名医师参加。其他，如临床营养治疗专委会、中青年专委会等10余个专委会分别举办学术年会、学术研讨、学术交流等活动，共计2000余人次参加。

在继续教育工作上，学会举办了“首届疼痛治疗提高班”、“中医科研高级研修班”，全市各医疗机构近200人分别参加培训，达到预期效果；完成国家级继续教育项目4项，在天津市举办大型继续教育班6次，同时深入东丽中医院、西青医院基层单位举办小型学习班15次，总计参加人数达2000人次。

配合天津市总会工作，做好人才及科研成果推荐工作，2007年学会举办中国中西医结合学会第3届国际中西医结合学术大会，吴咸中会长亲率该会数名专家参加。中国中西医结合学会2007年科技进步奖评审完成，天津医科大学、天津中医药大学第一附属医院、天津中医药大学第二附属医院及天津第一中心医院推选的4项科技成果分获三等奖项。

充分利用学会优势，注重科普工作的开展。认真贯彻天津市科协布置的各项学术及科普工作，学会积极发挥天津市中西医结合优势，在参加科协组织的科普宣传月活动的同时，除举办相关学术活动外，同时举办多种科普宣传活动。

（张　河）

3. 河北省

【河北省中西医结合学会】

名誉会长：李　恩
会　　长：李佃贵
副 会 长：孙万珍、温进坤、李春岩、张英泽、王士杰、闫宝勇、陈志强、杜惠兰、董福生、吴以岭、王艳君、郭纪生、吕佩源、李　江、王　洪、石仲仁、王立新、李炳茂、杨淑莲、李春华、张　健、蒋贵煜、王钢柱、吴炜海、丁广谦、李合群、付瑞平
秘 书 长：王艳君
副秘书长：李志华、杜惠兰、刘月林、韩同彪、高长玉、赵玉斌
地　　址：河北省石家庄市青园街241号
邮　　编：050021
电　　话：0311－85814762
电子信箱：hbzxyxh@163.com

2007年学会工作概况

学术交流。学会举办基层心脑血管病专题讲习班，召开全省中西医结合血液、肿瘤、老年病学术研讨会议。

科普工作。学会把科学普及工作作为学会工作当中的重要议事日程，由学会名誉会长、博士生导师李恩教授带头主讲的“健康科普大讲堂”，在中国科协“9·15”科普日由河北省科协普及部组织在保定市主会场开讲，300余人参加，受到了当地领导与群众的一致好评，收到了显著的成效。保定市老干部局又特邀请李恩教授为保定市离退休老干部作了精彩的科普专题报告，200余人参加。经学会积极推荐，李恩教授被河北省科协、河北省人事厅、河北省总工会评为“河北省科普事业贡献奖”。

（王艳君）

【河北省针灸学会】

名誉会长：王振邦
会　　长：康锁彬
副 会 长：王艳君、贾春生、段云波、王盛增、诸云龙、李永方、李炳茂
秘 书 长：武　智
地　　址：河北省石家庄市青园街241号
邮　　编：050021
电　　话：0311－85804846
电子信箱：zyxh2005@163.com

2007年学会工作概况

一、统一思想，明确任务，加强学会组织建设

2007年1月26日，学会在石家庄市召开了常务理事会和迎新春茶话会，与会领导和专家、学者畅谈针灸事业的美好前景，大家献计献策。

2007年8月14日，学会在北戴河召开第二届第七次常务理事会，会长办公会重点讨论了召开下一届会员代表大会等事宜。

学会发展新会员80余人，其中中国针灸学会会员52人，河北省针灸学会会员38人，并对针灸学会精神科专业委员会进行改选换届。目前学会共有针灸专业委员会8个。

二、积极开展学术交流，加强同海内外的广泛联系

由学会主办、河北省科协国际部协办的中国（河北）、新加坡、马来西亚中医针灸医师学术交流会于2007年9月在河北省科技馆召开。中国（河北）、新加坡、马来西亚的专家学者共计30余人出席了会议。

2007年8月学会在石家庄举办了第七届海峡两岸学术研讨会。台湾同胞高嘉骏博士所作的“《内经》临证发挥——虚证用吐法治验二则”的学术报告备受参会代表的关注。此次研讨会加强了两岸民间学术交流的沟通，增进了友好往来，促进了两岸学术的共同发展，开辟了两岸长期学术交流的园地。

学会举办首届针药结合治疗疑难病学术会议。针药结合是近年来流行于医疗界、民众中非正式的称谓。为了推动这一学术的发展，由学会主办、石家庄欧意药业有限公司承办的河北省针灸学会首届针药结合治疗疑难病学术研讨会于2007年8月12日召开，

学会承办全国性的针灸会议一

次。2007年8月14～17日，学会承办了在北戴河召开的中国针灸学会器材专业委员会第十一届学术研讨会，参会代表80余人，交流学术论文50余篇。

年内学会累计承办全国性的会议1次，召开学术研讨会3次，参会代表170余人，交流学术论文54篇，多位专家做专题学术报告，学术会议的顺利召开为广大针灸工作者提供了广阔的交流平台。

三、积极开展科普活动，普及针灸知识

学会于2007年9月15日在富强大街老年病医院门口进行了主题为“针刺防治青少年近视眼”的义诊和咨询活动。

（武　智）

【河北省中医药学会】

会　　长：孙万珍

副 会 长：宗全和、杨牧祥、赵玉庸、李佃贵、王彦田、刘亚娴、吴以岭、王振邦、张　锐、张英泽、奚正隆

秘 书 长：武　智

副秘书长：陈振山

地　　址：河北省石家庄市青园街241号

邮　　编：050021

电　　话：0311－85804846

电子信箱：zyxh2005@163.com

2007年学会工作概况

一、把迎新春专家座谈会办成一个品牌会

学会为了给广大中医药工作者搭建一个团结协作的平台，2007年1月13由学会主办、石家庄华康中医癫痫病医院承办的河北省中医药学会2007年“迎新春”专家座谈会在石家庄市召开，省科协、省民政厅、省卫生厅、省科技厅、省中医药管理局的领导出席，北京中医药大学冷南方教授以及中医界的前辈、专家、学者360余人参加了新春座谈会。

座谈会结束后，进行了以“传承中医，弘扬国粹”为主题的文艺演出，一首《中医颂》掀起了整个晚会的高潮。这次座谈会规模之大、人数之多，是学会有史以来空前的一次盛会，体现燕赵大地丰厚的文化底蕴，彰显了学会的形象，中国中医药报对这次春节座谈会给予了报导。

二、学术交流日趋广泛，会议质量不断提高

学会成立了中医埋线疗法专业委员会并召开学术研讨会。来自台湾的徐铭鸿先生和香港的许美华女士在开幕式上分别介绍了穴位埋线在台湾、香港的发展概况。

为了推进中医药现代化的进程，2007年4月21日，学会和山西省中西医结合学会主办召开了中医药现代化单味配方颗粒研讨会。

学会成立了河北省中医精神病专业委员会并召开学术研讨会，为河北省中医精神病学科构造了一个学术交流平台，也填补了河北省精神科中医药学术组织的空白。

为进一步普及和提高中医工作者对各类疑难病的基础研究和临床诊治能力，学会于2007年9月22～25日在陕西省西安市举办河北省中医药学会疑难病第一届第二次学术研讨会。来自河北省及西安的50余名代表出席了会议。

中医眼科专业委员会常务副主任委员张彬副教授组织眼科学术研讨会议3次，义诊2次。

三、中医科普工作进一步加强

中医专家为围场县御道口乡百姓送去健康。2007年8月8日，学会组织北京、石家庄等地专家到河北承德围场县坝上御道口乡卫生院为当地群众进行义诊，受到当地政府和老百姓的欢迎。围场县政协副主席李秀荣、围场县卫生局局长段云峰等领导亲临现场参加活动。北京中医药大学冷方南教授为御道口乡卫生院捐赠中医书刊资料150余套，石家庄华康中医癫痫病医院田振华院长为御道口乡卫生院捐赠中西成药合计人民币3万余元。义诊专家还亲自到患者家中走访咨询、诊治。这次活动是贯彻落实面向基层、服务农村、惠及百姓为目的的“中医中药中国行”的具体行动，受到当地政府和百姓的热烈欢迎。展示了中医药在卫生领域的服务优势和特色，宣传了中医药文化，普及了中医药保健知识，体现了“弘扬国粹、爱我中华的精神”。中国中医药报、河北科技报、围场县电视台都分别对这次活动给予了报道。

为深入开展“中医中药中国行”活动和中国科协“9·15”科普日活动。2007年9月15日，学会组织专家在富强大街省老年病医院门口联合开展了义诊、咨询等科普活动。

四、各项奖励的推荐和评审工作圆满完成

在全面总结前四届评奖工作经验的基础上，学会制定完善了科学严谨的奖励办法和评审实施细则。2007年3月20～21日在石家庄市召开2006年度河北省中医药学会科学技术奖暨2007年度省中医药管理局中医药、中西医结合科研课题立项评审会。

五、《河北中医》杂志越办越好

2007年学会与河北省医学情报所主办的《河北中医》杂志年发行量63000册，该杂志获得国家中医药管理局第三届全国优秀中医期刊三等奖。

（武　智）

4. 山西省

【山西省中医药学会】

会　　长：周　然

副 会 长：文　渊、王晞星、冯五金、冯前进、白兆芝、乔连厚、齐炳义、张文广、李先荣、杨恩建、徐生旺、柴瑞霭、贾汉章、魏中海

秘 书 长：文　渊（兼）

副秘书长：任光荣、李明奎、邹本贵

地　　址：山西省太原市东华门23号

邮　　编：030013

电　　话：0351－3580330

2007年学会工作概况

一、建立健全学会学术机构，积极开展学术交流活动

2007年6月28日，全省各级医

疗机构妇产科专家代表50余人参加会议。中华中医药学会妇科委员会副主任委员、上海中医药学会妇科分会主任、主任医师胡国华宣读贺信贺词。会议通过了山西省中医药学会妇科专业委员会的活动章程，选举了新一届妇科专业委员会组织机构。会议还特别邀请来自上海市中医院胡国华教授和上海市第一妇婴保健院庄桂霞教授作了精彩的学术报告。省内10余位专家进行了学术交流。此外，山西省中医药学会肛肠病专业委员会换届工作正在筹备当中。

为了大力弘扬祖国传统医学的优秀文化思想和精华，促进山西省中医学术水平和临床疗效的提高，加强山西省中医药文化交流和信息沟通，推动中医药事业健康发展，山西省中医药学会于2007年5月12日在太原召开“全省中医学术思想与临床经验交流会议”。国家中医药管理局吴刚副局长到会。会议邀请了北京中医药大学王琦教授作专题报告。省内20余名中医药界知名学者、专家从中医药创新发展、中医药适宜技术、中医临床成果和名医经验等方面进行了学术交流。

为了纪念傅山先生诞辰400周年，扩大山西省中医药的对外影响，推动中医药特色品牌建设，弘扬中医药文化，太原市委、市政府及山西省卫生厅共同组织召开了“傅山中医药国际学术研讨会”。国家中医药管理局副局长吴刚、省政协副主席周然及太原市委、市政府领导和国内外中医药专家学者200多人参加大会。北京中医药大学钱超尘教授的“傅山《霜红龛集》医事录”、中国中医科学院余瀛鳌教授的“傅山医著学术特色”、山西中医学院张克敏教授的“傅山医学研究进展”等学术报告，展示了近年来傅山学术思想最新研究成果。会上，美国马里兰大学黄观鸿教授和世界自然医学组织执行主席、北京大学程庆民教授分别作了“生命科学在自然医学领域的推陈出新”和“相对论在中医中药领域的系统应用”的精彩报告。此次会议荟萃国际、国内傅山医学研究的最新成果，傅山医学思想和成就在中国医学史上占有重要地位，深入挖掘傅山医学学术资源和宝贵精神财富，对推动中医药事业进步乃至全国和世界医学发展都具有重要意义。

2007年度山西省中医药学术年会于2007年12月18日在太原召开，山西省政协周然副主席、省科协关原成副主席等领导到会，全省200余名代表参加了本次学术年会。会上，北京中医药大学著名学者、国务院特贴专家、博士生导师周平安教授作了“慢性肺原性心脏病急性发作期的中医药辨治”的精彩学术报告。省内5位知名专家从中医临床研究、中药饮片质量等不同角度作了专题讲座，10位专家、学者进行了大会学术论文交流，65篇论文汇编成集。学术年会的召开，为广大中医药工作提供了充分交流的平台，有力地推动了山西中医药学术进步。

二、举行“中医中药中国行”山西省大型活动，广泛宣传中医药科普知识

为认真贯彻落实吴仪副总理在2007年全国中医药工作会议上的重要讲话精神，进一步加强中医药科普宣传，2007年在全国范围内开展“中医中药中国行”大型科普宣传活动。山西省是2007年度“中医中药中国行”活动的第4站。

2007年9月2日“中医中药中国行”山西省活动启动仪式在太原市滨河体育中心隆重举行。卫生部副部长、国家中医药管理局局长王国强，山西省人大赵劲夫副主任，山西省政府胡苏平副省长，山西省政协周然副主席，香港特别行政区卫生署谭丽芬副署长等领导出席。省城中医药系统41个单位和来自34个国家的第9届国际针灸班的70余名外国学员，近5000名群众参加了盛大的启动仪式和现场文体表演、义诊咨询和科普宣传活动。同时，全省各地掀起了中医药宣传高潮，各市、县（市、区）的中心广场举办了大型中医咨询、科普宣传活动，各中医院走进社区农村举办300余场社区医生中医药知识培训和健康知识讲座。中医大篷车行程1000公里，深入到农村、社区、矿区，受到广大群众的欢迎。

整个活动得到了各地政府的高度重视和新闻媒体、人民群众的关注。新华社、中新社、中国中医药报、人民政协报、人民代表报、山西电视台、太原电视台、黄河电视台、山西人民广播电台、山西日报、山西青年报等30余家媒体进行报道，各市活动也得到50余家媒体的充分报道，产生了广泛的社会影响。

三、开展中医医院分级管理培训，提高中医药人员素质

中医院分级管理工作已经开展了十几年。受山西省卫生厅中医管理局委托，学会组织专家，认真总结近几年中医院分级管理工作实践中的经验和存在的问题，结合国家中医药管理局《中医医院管理评价指南（试行）》和《中医医院中医药特色评价指南（试行）》的要求，对《山西省中医医院分级管理办法与标准》进行第二次修订。先后共组织召开专家讨论会10余次，对医疗、护理和药品质量管理方面的有关标准进行了进一步的补充和完善。同时，组织制定了《山西省中西医结合医院分级管理办法与标准（试行）》。针对新出台的标准，学会组织了全省中医、中西医结合医院分级管理培训班，医院的业务院长、相关科室主任200余人参加了学习。中医医院等级评审委员会的专家对新标准的内容及其所涵盖的意义进行了详细的讲解。

（山西省中医药学会）

【山西省中西医结合学会】

会　　长：王裕颐
副 会 长：张　才、李文学、李秀莲、杨　波、赵通理、柴瑞霁、陶功定、宋明锁
秘 书 长：宋明锁（兼）
副秘书长：李静萍、赵建平、郭媛媛
地　　址：山西省太原市并州西街46号
邮　　编：030012

电　　话：0351－4039503

【山西省针灸学会】

会　　长：焦顺发
副 会 长：祁　越、李建仲、李济春、杨恩来、施土生、郭耀康、冀来喜
秘 书 长：冀来喜（兼）
副秘书长：燕　平、李明磊
地　　址：山西省太原市并州西街46号
邮　　编：030006
电　　话：0351－7236352

5. 内蒙古自治区

【内蒙古自治区中医药学会】

会　　长：乌　兰
副 会 长：于连云、苏根元、赵清树、桂　忠、白永和、赛西娅、云　梁
秘 书 长：于连云
副秘书长：陈玉华、赵清树
地　　址：内蒙古呼和浩特市新华大街63号
邮　　编：010055
电　　话：0471－6944929
电子信箱：nmgshy@ yahoo. com. cn

2007 年学会工作概况

一、加强学会内涵建设，指导基层组织机构建设

2007年，为了进一步规范和加强内蒙古自治区中医药学会各专业委员会举办学术活动的管理工作，根据内蒙古自治区中医药学会章程，学会制定出台了《内蒙古自治区中医药学会专业委员会管理办法》。

学会还注意积极指导和帮助基层学会组织的建设工作。2007年以来，共有3个盟市成立了中医药学会。一是呼伦贝尔市中医学会第一次会员代表大会暨呼伦贝尔市中医学会成立大会于2007年在海拉尔市隆重举行。内蒙古自治区中医药学会派代表出席了会议。呼伦贝尔市人民政府副市长斯琴代表市政府给大会发来贺词，自治区卫生厅及兄弟盟市卫生局发去了贺信。二是鄂尔多斯市中医药学会第一届会员代表大会暨学术交流会于2007年9月1～2日在准格尔旗隆重召开。鄂尔多斯市政协副主席兼市中医院院长杨亚民、鄂尔多斯市卫生局副局长张黎明、准格尔旗人民政府副旗长杨美荣等60多人参会。会议选举产生了鄂尔多斯市中医药学会新一届理事会、常务理事会、正副理事长和正副秘书长。会议还讨论通过了《鄂尔多斯市中医药学会章程》。三是包头市蒙医药学会在市委、市政府的高度重视和关心下，在全市医疗卫生各部门和单位的大力支持下，于2007年9月正式成立。同时还启动了包头市蒙中西医和谐发展活动，在当地产生了积极的影响。还有一些盟市成立蒙医药学会还正在积极筹备中。

二、开展形式多样的学术活动，发挥学会优势和桥梁纽带作用

2007年，中医药学会各专业委员会的学术活动开展非常活跃。

2007年4月，由内蒙古中医药学会主办，外科专业委员会和解放军291医院（北京军区肛肠疾病研究诊疗中心）共同承办了“首届肛肠专业学术会议”。

2007年9月，由内蒙古中医药学会主办，中西医结合专业委员会与内蒙古中蒙医院共同成功承办了“2007年全区中西医结合危重病抢救学术会议暨中医急诊急救培训班”。

2007年9月，由内蒙古蒙中医药学会主办，护理专业委员会与内蒙古中蒙医院共同成功承办了“全区第二届中蒙医医院护理专业知识与技能比武竞赛暨2007年护理管理培训班”。全区12个盟市、21家中蒙医医疗机构的100多位学员参加。

2007年9月，由内蒙古自治区蒙医药学会、中医药学会主办，蒙药专业委员、中药专业委员会与内蒙古中蒙医医院承办的“2007年全区中蒙医医院中蒙药房管理培训班”在呼和浩特市举行。全区部分旗县级以上医疗卫生机构分管院长、药事管理委员会成员、药剂科主任、中蒙药房负责人、制剂室负责人等70多人参加了培训班。

2007年12月，内蒙古中医药学会中医内科专业委员会召开学术年会，各盟市本专业委员会的委员到会。会议主要讨论了2007年专业委员会工作开展情况，着重酝酿了本专业委员会2008年工作计划。到会委员还参观了国家中医重点专科——内蒙古中蒙医医院中医心血管病科。

三、组织知名专家进行义诊活动

2007年4月，由内蒙古中医药学会外科专业委员会和内蒙古中蒙医院抽调肛肠专家赴清水河县进行义诊活动，并对下级医师进行技术指导。

2007年9月，包头市卫生局与新成立的蒙医中医药学会共同组织全市11家医疗卫生单位的21位蒙医、中医、西医知名专家和健康教育专家，到口岸花园社区进行送医送药送知识和健康宣传活动。期间内、外、妇、儿、中医、蒙医、中西医结合等专家免费为社区居民350多人进行了义诊咨询，并免费发放1600多元的药品、发放宣传资料3000余份。

四、加强与国家级学会的交流与合作，促进自治区中医事业发展

2007年，自治区中医药学会积极与国家四大学会交流与合作，先后向中华中医药学会继续教育分会、中医医院管理分会、社会办医管理分会、中医美容分会、中药鉴定分会、科普分会、医古文研究分会、肛肠分会、整脊分会，中国中西医结合学会推荐了20多名候选人，并成为其委员。

同时以学会的名义积极组织参加完成了中华中医药学会（1人）、中国中西医结合学会（2人）2007年度科学技术奖推荐、申报工作。

2007年，学会还圆满完成了中华中医药学会等联合主办的“全国首届中医药传承高徒奖”评选活动、“全国首届百名杰出女中医师”评选活动、全国中医医院优秀院长评选活动暨中医名院管理论坛、全国首届中医护理先进集体评选活动等，自治区1名高徒、1名女中医师、7名院长、2个医院获得荣誉。

（高欣荣）

【内蒙古自治区蒙医药学会】

会　　长：乌　兰
副 会 长：于连云、巴特尔、乌力吉·特古斯、巴根那、巴雅尔、布仁达来、黄志刚、毅　和
秘 书 长：巴特尔
副秘书长：阿古拉、杭盖巴特尔
地　　址：内蒙古呼和浩特市新华大街63号
邮　　编：010055
电　　话：0471－6944929
电子信箱：nmgshy@ yahoo. com. cn

2007 年学会工作概况

一、加强学会内涵建设，指导基层组织机构建设

为了进一步规范和加强内蒙古自治区蒙医药学会各专业委员会举办学术活动的管理工作，2007年初，根据内蒙古自治区蒙医药学会章程，学会制定出台了《内蒙古自治区蒙医药学会专业委员会管理办法》

蒙医药学会2007年还积极指导和帮助基层学会组织的建设工作。2007年以来，共有两个盟市成立了蒙医药学会。一是鄂尔多斯市蒙医药学会第一届会员代表大会暨学术交流会于2007年9月隆重召开。正式代表与有关领导60多人参加了会议。会议选举产生了鄂尔多斯市蒙医药学会新一届理事会、常务理事会、正副理事长和正副秘书长。会议还讨论通过了《鄂尔多斯市蒙医药学会章程》。二是包头市蒙医药学会在市委、市政府的高度重视和关心下，在全市医疗卫生各部门和单位的大力支持下，于2007年9月正式成立。同时学会还启动了包头市蒙中西医和谐发展活动，在当地产生了积极的影响。还有一些盟市成立蒙医药学会还正在积极筹备中。

二、加强专业委员会组织机构内涵建设

为了进一步加强学会建设，规范学会管理，加强和细化专业委员会的工作，继2006年9月在呼和浩特市召开学术会议，换届产生了蒙医内科、外科、蒙药、蒙医管理、传统疗术、蒙医基础理论、蒙医护理7个专业委员会后，2007年蒙医药学会本着成熟一个发展一个的原则，根据自治区蒙医内科队伍人员结构、学科建设、专业设置等具体情况，为了促进蒙医内科专病建设，经过各盟市逐级推荐并经过内蒙古蒙医药学会内科专业委员会审议，于2007年9月在鄂尔多斯市召开的“内蒙古自治区蒙医药学会内科暨基础理论学术研讨会议”上，正式成立了蒙医心病、蒙医呼吸系统等15个蒙医内科专病学组，选举产生了主任委员和副主任委员。各专业学组还根据自身的专业特长制定了工作规划。

三、发挥学会优势和桥梁纽带作用，开展形式多样的学术活动

2007年1月和10月，学会分别在东部和西部，由内蒙古蒙医药学会主办，蒙医药学会管理专业委员会与兴安盟蒙医院巴林右旗蒙医院和阿拉善盟蒙医院共同主办了两次“蒙医药学会管理专业委员会学术交流暨参观学习会”。两次学术活动中，12个盟市卫生局分管局长和大部分旗县卫生局分管局长与蒙医医院、中蒙医医院院长参加了会议。两次会议的圆满召开，为加强区内东西部以及区内外蒙医药在管理等方面的学术交流，促进自治区蒙医医院管理水平的不断提高和蒙医药事业健康快速发展，做出应有的努力。

2007年9月，由内蒙古蒙医药学会主办，蒙医内科暨基础理论专业委员会和鄂尔多斯市蒙医研究所共同承办的“内蒙古自治区蒙医药学会内科暨基础理论学术研讨会议”在鄂尔多斯市举行。

2007年9月，由内蒙古自治区蒙医药学会、中医药学会主办，蒙药专业委员、中药专业委员会与内蒙古中蒙医医院承办的“2007年全区中蒙医医院中蒙药房管理培训班”在呼和浩特市举行。全区部分旗县级以上医疗卫生机构分管院长、药事管理委员会成员、药剂科主任、中蒙药房负责人、制剂室负责人等70多人参加了培训班。

2007年9月，由内蒙古蒙中医药两个学会主办，两个护理专业委员会与内蒙古中蒙医院共同成功承办了“全区第二届中蒙医医院护理专业知识与技能比武竞赛暨2007年护理管理培训班”。全区12个盟市、21家中蒙医医疗机构的100多位学员共同参加。

2007年11月，内蒙古蒙医药学会主办，蒙医护理专业委员会和通辽市卫生局、内蒙古民族大学附属医院共同承办的“全区蒙医护理骨干培训班暨护理学术交流会”在通辽市举行。

2007年11月，内蒙古蒙医药学会内科专业委员会组织知名蒙医药专家，在呼和浩特市举行蒙医药经典学术论坛。特邀请全区著名老蒙医药专家苏荣扎布教授、吉格木德教授做了专题讲座。

四、组织知名专家进行义诊活动，使社会和群众更多地了解蒙中医药

2007年9月，包头市卫生局与新成立的蒙医中医药学会共同组织全市11家医疗卫生单位的21位蒙医、中医、西医知名专家和健康教育专家，到口岸花园社区进行送医送药送知识和健康宣传活动。期间内、外、妇、儿、中医、蒙医、中西医结合等专家免费为社区居民350多人进行了义诊咨询，并免费发放1600多元的药品、发放宣传资料3000余份。

2007年，受蒙古国东戈壁省政府邀请，由包头市卫生局组织达尔罕茂明安联合旗蒙医医院蒙医药等9名专家组成的医疗队，携带必需的检查设备和药品，到蒙古国东戈壁省杭吉口岸进行了义诊活动。义诊活动中，医疗队共为650多名蒙古国患者进行医学检验检查和疾病诊治，同时为广大蒙古国患者和当地医疗机构免费发放捐赠3.5万余元的药品。

五、加强与国家级学会的交流与合作，促进自治区蒙医药事业发展

2007年，自治区蒙医药学会积极与国家级学会交流与合作，先后完成了中国民族医药学会组织的推

荐和申报“中国民族医药学会专家委员会专家”工作，14名蒙医药专家入选中国民族医药学会专家委员会专家库。

2007年，学会还圆满完成了中华中医药学会等联合主办的“全国首届百名杰出女中医师”评选活动、全国中（蒙）医医院优秀院长评选活动暨中医名院管理论坛、全国首届中（蒙）医护理先进集体评选活动等，2名女蒙医师、3名蒙医医院院长、1个蒙中医院获得荣誉。

六、加强国际交流与合作，扩大蒙医药在国内外影响

2007年8月，由内蒙古自治区卫生厅和俄罗斯布里亚特共和国卫生部共同主办的中国内蒙古－俄罗斯布里亚特医国际学术会议蒙医药学组分会，在满洲里市隆重开幕。此次会议，除布里亚特共和国外，俄罗斯赤达州、伊尔库茨克和奥姆斯克州有关传统医药专家参加了这次会议，辽宁省蒙医药代表也参加了此次盛会，参会蒙医药代表达到100多名。

2007年11月，在澳门医务界联合总会的组织下，内蒙古卫生厅组织蒙医药专家在澳门进行了蒙医药专题呼和浩特学术论坛，澳门医务界300余人参加会议。同时，在澳门参加了由国家食品药品监督局和澳门特区政府卫生局合办的“国际医药博览会与健康论坛”。自治区内蒙古中蒙医院、内蒙古奥特齐蒙药股份有限公司、内蒙古库仑蒙药厂、内蒙古医学院蒙医药学院等蒙医蒙药单位参加了展览，受到了参赛国家的广泛关注。

七、完善规范，建立标准，保证蒙医药事业科学发展

2007年蒙医药学会专家学者积极配合自治区卫生厅完成了《蒙医病症诊断疗效标准》、《蒙药材炮制规范化研究》、《内蒙古自治区蒙药制剂规范》、《蒙药材质量标准化研究》，作为自治区60周年献礼项目。其中《蒙医病症诊断疗效标准》作为国家标准化课题，已在国家中医药管理局立项，出版后将成为国标在全国使用。统一全国蒙医规范，从根本上提高蒙医药学的传统理论和诊疗方法，为蒙医药临床、教学、科研、药物开发奠定了坚实基础，对实现蒙医药现代化具有十分重要的意义。

八、与自治区科协密切配合，作好宣传蒙医药工作

2007年，为配合自治区科协第五次代表大会的召开，根据科协学术部的安排，自治区蒙医药学会精心组织蒙医药专家，在科协学术部的组织下，拟与内蒙古电视台绿野栏目组合作一期访谈节目。专家们已与电视台和科协学术部座谈过两次。由于自治区科协第五次代表大会推迟召开，故此项工作推迟进行。2008年将继续积极配合科协完成此项工作。

（高欣荣）

6. 辽宁省

【辽宁省中医药学会】

会　　长：龙济瀛
副 会 长：马　骥、石　岩、杨关林、赵　午、郭振武、田振国
秘 书 长：丛丹江
副秘书长：韩首章
地　　址：辽宁省沈阳市和平区集贤街79号407室
邮　　编：110005
电　　话：024－23397508
电子信箱：lzh23397508@163.com

2007年学会工作概况

积极组织开展学术交流。全年学会组织协调全省13个单位召开了学术年会和学术交流会议，共交流学术论文260余篇，参加学术活动的人员达700余人。承办了中医临床教育合作论坛、全国肛肠病学术交流会议等全国性学术会议。继续创办《实用中医内科杂志》，全年登载科技文章700余篇，发行3万余份。与辽宁省中医管理局合办《辽宁中医药信息》4期，刊登辽宁省中医药行业工作、科研信息近200条。积极开展继续教育工作，全省申请继续教育项目79项，全部完成。主办了国家级中医肿瘤、血液病继续教育培训班，普遍反映培训班针对性强、学术水平高，受益很大。

积极开展科普活动。辽宁省中医药学会和各市中医药学会及广大会员都积极参与了“中医中药中国行”辽宁站的筹备和组织工作，参加义诊专家中95%以上是学会会员。按照省学会的部署，2007年以来，各市、各专业委员会利用春节、“五一”、“十一”等节假日、全国科普周、卫生宣传日等等，开展义诊和科普宣传活动，累计受益群众6万多人。

积极开展国际交流与合作。学会组织对外学术合作、交流活动5次。分别为：辽宁中医药大学国际交流学院金明秀院长等一行4人，应邀赴台湾地区和韩国进行访问；日本富山县黑部市市民医院代表团，到辽宁省中医药大学附属医院等单位考察并进行学术交流；以董威为团长的日本中医药联合临床研修团一行21人，应邀来辽宁中医药大学附属医院，进行为期一周的访学研修；学会组织的以大连市中医药学会李春梅为团长的辽宁省中医药学会考察团，赴美国洛杉矶、旧金山考察交流当地中医药教育、科研情况；辽宁中医药大学附属医院的国际远程诊疗系统正式对日本开通，实现了中医不出门就能给外国人看病。

推荐表彰优秀科技人员及其成果。学会所属全省中医药系统陆续向科协上报各类中医药科技成果20项，有13项获奖。其中，学术论文成果二等奖4项、三等奖8项，著作二等奖1项。学会进一步加强了档案建设，对各专业委员会、各层次人员以及财务工作均建起了档案。特别是健全了“辽宁省科技专家库”的建设。先后向中华中医药学会各专业委员会推荐委员36人。推荐中华中医药学会科学技术奖7项。推荐并获评全国中医院优秀院长8名。张君等3名同志获全国首届百名女中医师称号。

开展科技服务。学会面向农村推广中医适宜技术。辽宁省沈阳、鞍山等14个市均完成了2007年的

培训任务。参加过培训的乡村医生均具有“用中医看病”的能力。积极参加决策咨询服务。学会和辽宁中医药大学联合承担了省科协软科学项目《传承名老中医经验培养中医领军人才》，经过近一年的努力，圆满完成。

（王卫祖）

7. 吉林省

【吉林省民营中医医疗机构协会】

名誉会长：邱德亮
会　　长：吴英萍
副 会 长：（按姓氏笔画为序）韩明发、于占权、王守永、王志义、王照伟、牛振华、朱世增、张　林、岳士才、鲁沿平
秘 书 长：朱桂祯
副秘书长：于志春
地　　址：吉林省长春市经济技术开发区仙台大街2888号
邮　　编：130033
电　　话：0431－86816984/86011203
传　　真：0431－86766977
电子信箱：jlsmyzyxh2007@163.com

2007年学会工作概况

2007年11月11日，吉林省民营中医医疗机构协会成立，这标志着全国首家省级民营中医医疗机构协会的诞生。2007年协会的主要工作是做好成立协会的前期筹备工作和开好成立大会。

2006年7月，中国民间中医医药研究开发协会会长沈志祥建议吉林省也应成立相同性质的协会，并专门致信吉林省卫生厅副厅长兼省中医药管理局局长邱德亮同志，邱厅长对此事给予高度重视，委派专人调研，论证协会成立的可行性和必要性。经调研了解到，近年来，吉林省的民营中医医疗事业得到很大发展，机构数量逐年递增，已经成为促进吉林省中医药事业发展的一支重要力量，据不完全统计，吉林省民营中医医院、门诊部、诊所已超过1000家，因此很有必要成立一个行业性的协会。

经省民政厅批准登记，于2007年11月11日，在吉林省宾馆召开协会成立大会，大会的召开得到国家和省有关部门的高度重视，会议代表和专家200余人参加了成立大会，会议由秘书长朱桂祯主持。

会议主要内容：会议选举产生了首届理事会，由125名理事构成，邱德亮同志被聘为名誉会长，长春英平投资管理有限公司董事长、长春英平类风湿医院院长吴英萍当选为协会第一任会长，副会长10，常务理事48人，理事125人。会议审议通过了《关于聘请专家咨询委员会委员的决定》，专家咨询委员会成员由吉林省各市州卫生局的主管民营中医药工作的局长、处长（科长）和知名中医院管理专家等23人组成；审议通过了协会《章程》、《关于会费标准的决议》、《协会5年工作规划》、《关于聘请名誉会长的决定》等；会议宣读了“协会会徽释义”、“倡议书”。

成立大会后协会举行了“民营中医医院管理与发展论坛”。中国民间中医医药研究开发协会会长沈志祥、吉林省卫生厅副厅长、省中医药管理局局长邱德亮、吉林省民营中医医疗机构协会长吴英萍分别就当前中医药事业发展趋势和民营中医院发展等有关问题作了主旨演讲，并与会员进行了研讨，就民营中医院发展的诸多问题达成了共识。

2007年12月1日，吉林省民营中医医疗机构协会组织会员参加了吉林省中医药学会主办的呼吸病专业委员会学术会议。

2007年12月12日，吉林省民营中医医疗机构协会创办的会刊《民间中医》得到了吉林省出版局的批准，现已面向会员发行。

（朱桂祯）

【吉林省中医药学会】

会　　长：邱德亮
副 会 长：（按姓氏笔画为序）于乃博、王之虹、刘　燕、宋柏林、周建民、南征、相世和
名誉副会长：于江波、高　陆、李一奎
秘 书 长：朱桂祯
地　　址：吉林省长春市工农大路1745号
邮　　编：130021
电　　话：0431－86816984
传　　真：0431－85966816
电子信箱：jlszyyxh2006@163.com

2007年学会工作概况

2007年学会开展了10个主要学术会议，参加会议人数达1500人，会议交流论文100余篇，邀请省外（国家级）报告专家26人，省内报告专家53人。主要会议有“东北三省中医药产业发展论坛暨吉林省中医药学会科学技术奖新闻发布会”、“肝病专业委员会换届选举大会暨三届一次学术会议”、“心病专业委员会成立大会暨首届一次学术会议”、“肛肠专业委员会换届选举大会暨三届一次学术会议”、“中药专业委员会一届三次学术会议”、“全国中风偏瘫康复理论技术培训班暨养生康复专业委员会成立大会”、“吉林省青年科学家论坛暨研究生学术委员会成立大会”、“科研管理专业委员会首届四次学术会议”、“中医院管理专业委员会首届四次学术会议”、“呼吸病专业委员会换届选举大会暨二届一次学术会议”。坚持高标准、严要求运作，以“规范、有序、高层别、高质量、互动好”的特点，赢得了与会领导和代表们的高度评价，增强了学会的学术权威性和凝聚力。

为结合建设中医药强省建设，大力宣传中医药文化，让更多的人了解中医药、接受中医药、享受中医药的绿色疗法，学会组织策划了以“走进中医药、健康你我他”为主题的《中医大讲堂》，为推进“六名”战略、宣传中医药科普知识、提高公众的中医药文化素养作出了积极的贡献。

学会与深圳市三九现代中药有限公司合作开展“吉林省中医药学会（三九杯）科学技术奖”评选，一等奖2项，二等奖5项，三等奖5项。

从零起点吸收会员，个人会员1200余人，巩固了分级分类的会员组织管理体制。学会采取多种形式，

为会员搭建展示学术水平（成果）、举荐人才、与专家零距离接触、信息沟通、学术外交的平台，促进“家庭成员间”的交流与沟通，赢得了广大会员的信赖和支持。向有关机构和部门举荐各类人才141人，其中向中华中医药学会推荐各类人才103人，向中国民间中医医药研究开发协会举荐7人，向省科协举荐31人。有10人获得全国中医医院优秀院长称号、3人获得全国首届中医药传承高徒奖、3人获得全国首届百名杰出女中医师称号、7人获得首届全国优秀民营中医医疗机构负责人称号、1人获得第九届吉林省青年科技奖；有3个单位获得全国首届中医护理先进集体的光荣称号；有10人次获得吉林省第六届自然科学学术成果奖。

学会紧紧围绕吉林省中医药发展的大局，围绕构建和谐社会的大局，了解全局，参与全局，服务全局。针对“取消中医”的舆论，学会组织专家座谈，在《新文化报》上发表半版题为“激浊扬清话中医”的报道；组织学习领会吴仪副总理在全国中医药工作会议上的讲话精神座谈会，为建设中医药强省建言献策；配合吉林省科协组织“中医药产业发展座谈会”；参与吉林省中医医院集团的组建工作，常务副秘书长朱桂祯出任集团董事会秘书长；承接省中医药管理局征集局徽和行业精神工作，选出6件优秀作品；组建吉林省民营中医医疗机构协会，朱桂祯当选为协会秘书长；承接吉林省中医药管理局中医药继续教育工作，成功举办国家级中医药继续教育项目“全国中风偏瘫康复理论技术培训班”。

学会重新梳理整顿各专业委员会，注销3个，拟新成立7个，目前达成意向的22个，本着“成熟一个过关一个”原则，严把专业委员会准入关，使各专业委员会相继进入良性的发展轨道。

本着“带队伍、树品牌”的原则，学会积极加强对外交流与合作，树立学会品牌，推介吉林中医药。学会组织25人赴台湾考察中医药发展情况；组织专家参加中华中医药学会主办的“纪念衡阳会议25周年暨中医药发展战略研究峰会”，会长邱德亮作了题为《坚持和发扬衡阳会议精神 大力推进中医药事业又好又快发展》的专题报告，王之虹副会长为大会执行主席，朱桂祯作为唯一的学会秘书长做经验交流，充分展示了吉林省中医药团队的精神风貌，得到国家中医药管理局王国强局长和中华中医药学会领导的好评；朱桂祯应河北以岭集团的邀请，参加“第二届络病学教学研讨会”；带领13名“全国中医医院优秀院长”和“全国首届百名杰出女中医师”获奖者及有关人员参加“2007（亳州）中医药发展论坛暨全国中医医院优秀院长颁奖”大会，学会副会长宋柏林作为唯一的院长作了题为《实施一攻两进工程，重点推进“三专建设”，向人民群众提供满意的中医药服务》的报告；在中华中医药学会主办的“第二届中医药科普高层论坛暨全国中医药科普工作先进集体表彰大会”上，朱桂祯当选为中华中医药学会科普分会副主任委员，刘铁军、塔其一、张富民当选为委员；在“中华中医药学会继续教育分会成立大会暨首届中医药继续教育论坛”上，罗庚当选为副主任委员，朱桂祯当选为副秘书长，宋柏林当选为委员；参加吉林省科协主办的“吉林省学会研究会换届选举大会暨学会秘书长培训班”，朱桂祯当选为常务理事，并做经验交流；参加由吉林省民政厅举办的“全省社团组织负责人培训班”，朱桂祯做经验交流。学会人员作为嘉宾应邀参加“首届全国优秀民营中医医疗机构表彰大会”、“第九届全国中西医虚证与老年病学术会议”、“2007全国森林食品、药材交流交易大会”，“中医药产业发展论坛暨吉林省中医药高层次人才研修班”、“吉林省科普作家协会第五次会员代表大会”、“香港吉林经贸合作交流会”等。

学会重视新闻宣传工作，朱桂祯接受《香港大公报》记者专门采访，题为《吉林省中医药学会：助推吉港中医药界合作》的采访文章发表在《大公报》网站和报纸上。关于学会的新闻宣传和报导曾多次在《中国中医药报》、《吉林日报》、《北方法制报》、《新文化报》、《东北亚经贸报》、《长春晚报》等报纸和新华网、中国中医药网、国家中医药管理局、中华中医药学会、吉林省中医药管理局、吉林省民政厅等主流网站上刊登。

学会先后获得了省科学技术协会先进学会、学术交流先进集体、科普宣传先进单位、全国中医药科普宣传先进单位等光荣称号。

（朱桂祯）

8. 黑龙江省

【黑龙江省中医药学会】

会　　长：索天仁
副 会 长：栗德林、王国才、匡海学、王喜军、谷　励、李　冀、田振坤、孙忠人、王学军、赵永厚
秘 书 长：于黎明
地　　址：黑龙江省哈尔滨市南岗区阿什河街122号
邮　　编：150001
电　　话：0451-53628864

2007年学会工作概况

学会协助各分会组织学术交流，指导各专业委员会的学术发展方向和办会宗旨，协助支持各专业委员会专题会议和学习工作，组织了以分会为主题的专题交流。2007年学会组织黑龙江省中医药学会肛肠专业委员会的换届改选，组织肛肠疾病第四届学术交流会议，委员们互动交流，并制定了下一步的发展方向和工作计划。2007年11月学会组织了黑龙江中医药学会中医外科专业委员会的换届改选，同时组织了中医外科第五届学术交流会。

（于黎明）

9. 上海市

【上海市中西医结合学会】

会　　长：王文健
副 会 长：刘　平、凌昌全、陆金根、虞坚尔、张秋娟、陈保华

秘 书 长：张友根
地　　址：上海市北京西路1623号402室
邮　　编：200040
电　　话：021-62581714
电子信箱：yg1623402@163.con
网　　址：www.shcim.org

2007年学会工作概况

一、学术活动

2007年上海市中西医结合学会共组织各类学术活动及以学术为主要内容的工作会议共计75次。其中国际学术交流会议2次；全国性学术会议3次、全市性学术会议、年会67次，学会工作会议3次。参加各类学术活动的总人数约达5600余人次。

二、学会的织建设

上海市中西医结合学会代表大会暨理事会换届。上海市中西医结合学会于2007年经上海市科协的同意，顺利地召开了上海市中西医结合学会第六届代表大会，大会通过民主选举产生新一届理事会，并且制定了学会今后的发展方向和目标。

上海市中西医结合学会专业委员会换届。学会现有专业委员会共29个，2007年因期满需换届的有18个，到2007年12月已完成换届的专业委员会有16个，完成88.8%。已换届的16个专业委员会初步统计，换届前共有委员320名，换届后共有委员612名，增加292名，增长91%。

发展新会员。2007年学会发展新会员340名，目前上海市中西医结合学会累计会员人数约4000名左右。2007年收缴会费191592元，作为学会活动经费的一部分来源。

三、继续教育活动

2007年学会在举办国家级Ⅰ类学分的中西医结合临床新理论新技术内科高级学习班的基础上，还深入基层到郊县开办继续教育讲学班，深受基层医师的欢迎，参加学习班的学员共有800余人次。

四、建立上海市中西医结合学会网站

2007年学会建立了上海市中西医结合学会网站，完善了学会信息系统。

五、学习交流考察

2007年11月学会组织部分专家赴革命圣地延安考察学习，同时与陕西省中西医结合学会进行交流和学习。

六、开展科普宣传教育活动

上海市中西医结合学会呼吸科专业委员会在第6个“世界慢阻肺日”，分别在曙光医院、龙华医院、岳阳医院进行了中西医结合防治慢阻肺的大型科普咨询、义诊活动，直接服务患者达300余人次，并成立了中西医结合防治慢性阻塞性肺疾病患者俱乐部。

七、参与咨询活动

为了庆祝《中华人民共和国中医药条例》颁布实施5周年和《上海市发展中医条例》颁布实施10周年，由上海市卫生局主办、上海市中西医结合学会和其他学会联合承办的上海市百名名中医大型义诊活动，于2007年9月30日在上海图书馆举行，上海市领导亲临现场看望并慰问了参加义诊活动的专家教授。此次活动有千余名患者接受咨询和诊治，深受患者的欢迎和社会的高度重视。

八、其他

经审定上海市中西医结合学会2007年连续被评为二星级学会，并荣获2007年举办学术交流50佳省级学会。

（上海市中西医结合学会）

10. 江苏省

【江苏省中医药系统三会一刊（江苏省中医药学会、江苏省中西医结合学会、江苏省针灸学会、江苏中医编辑部）】

会　　长：吴坤平
副 会 长：（按姓氏笔画为序）王小宁、王玲玲、左言富、刘沈林、吴勉华、张华强、张前德、张培影、陈园桃、葛惠男、蔡宝昌
秘 书 长：黄亚博
地　　址：江苏省南京汉中路282号
邮　　编：210029
电　　话：025-86617284
电子信箱：Jstcm2005@sina.com
网　　址：www.jstcm.com

2007年学会工作概况

2007年，在江苏省卫生厅、省科协、省中医药局的关心指导下，江苏省中医药学会、江苏省中西医结合学会、江苏省针灸学会及江苏中医药杂志以新一届理事会的成立及杂志50周年刊庆为新起点，以实施新的5年发展规划为着力点，努力实现学会、杂志工作健康协调、又好又快的新发展。全年新发展会员936名（其中江苏省中医药学会442名、江苏省中西医结合学会484、江苏省针灸学会10名），三会登记注册的会员总数已达7291人；举办学术活动及继续教育项目34个（江苏省中医药学会单独完成国家或省级项目17项，江苏省中西医结合学会完成8项，江苏省中医、中西医结合学会联合完成8项，针灸学会完成1项），协办国际会议2项，参加总人数近4000人次；举办科普系列活动30余次，编印赠送科普宣传资料3种2万余册，受益群众达2万余人次；保质保量编辑出版全年《江苏中医药》、《江苏中医药信息》。

积极开展学术交流，努力促进学术繁荣。全年各学会共举办学术活动及继续教育项目34个（含国际会议2项），参加总人数近4000人次，举办专题报告及讲座215场，编辑论文资料汇编30册，论文交流1911篇，约500多万字。2007年11月，各学会派员参加了由江苏省中医药局组织的中医药管理考察团，赴美、加进行为期13天的出国访问。

积极开展科普咨询，努力服务人民群众。江苏省中医药学会成立了科普分会，并首批特聘中医药专家20位，形成江苏省中医科普组织网络。全年各学会共开展科普咨询活动30余次，选派专家260余人次，编印赠送科普宣传资料3种2万余册，制作展板、展架45幅，直接受益群众达2万余人次。继续开

展“健康快车”乡村行活动；独立承办“全国中医药科普高层论坛”；精心编辑出版一本20万字的医学科普著作《新农村卫生保健》。

积极加强组织建设，努力巩固学会基础。按照会员代表大会通过的决议，2007年开始发展省级会员，全年共发展会员936名，全部纳入数据库管理。对任期届满的22个专业委员会（江苏省中医药学会11个，江苏省中西医结合学会11个）进行分期分批换届，充分引入竞争机制，采取差额选举的方式，公开透明。当选委员体现了三高一低的特点，即学历高、职称高、热情高、年龄低。

积极办好《江苏中医药》，努力打造精品期刊。由学会主办的《江苏中医药》已有51年的历史。2007年再度全新改版，来稿量创历史新高。2006年12月至2007年11月共收来稿4844篇（其中约稿114篇），刊登来稿（含约稿114篇）537篇，录用率为8.94%。2007年将编辑出版文件进行了统一修订与补充，汇编形成编辑出版工作规范《江苏中医编辑部编辑出版工作手册》。

积极加强信息化建设，努力提升管理水平。2007年仅1～11月，江苏中医药信息网站的点击率已达58244人次；网站实现了会员远程信息管理系统的全面更新；同时对年度重点工作与活动进行专栏实时报道，受到学会会员、委员及参会代表的重点关注；对《江苏中医药》杂志远程在线稿件处理系统进行全面升级，网络运行速度及编辑工作效率全面提升。

学会获江苏省科普宣传周领导小组“科普工作先进集体”表彰；江苏省科协“学会工作先进集体”表彰；江苏省民政厅“全省百强先进社会团体”表彰；中华中医药学会“全国中医药科普工作先进集体”表彰；杂志继进入双核心期刊行列之后，又获“以岭杯”第三届全国中医药优秀期刊二等奖及江苏省双十佳期刊荣誉。

（陈　宁）

11. 浙江省

【浙江省中医药学会】

会　　长：张承烈

副 会 长：张　平（常务）、肖鲁伟、王绪鳌、于诗俊、葛琳仪（女）、范永升、王砷根、沈汉澄、王锡贞（女）、王　晖、王永钧、冯根生（中药）、吕圭源（中药）、沈堂彪、熊国治

秘 书 长：熊国治（兼）

副秘书长：陈学奇、朱鹏飞、徐素仙（女）、陈勇毅、孙炜（女）

地　　址：浙江省杭州市武林广场13号（四楼）

邮　　编：310003

电　　话：0571－85166041/85166805

电子信箱：TCMlll@163.com

2007年学会工作概况

2007年，学会共组织开展学术活动及继续教育项目21项，其中国家级3项，省级各类学术活动18项，参加人次1300余人。2007年还尝试与企业联合举办学术活动，5月份，由会长张承烈教授亲自牵头，与浙江金华寿仙谷药业有限公司联合举办“石斛、灵芝药理与临床学术研讨会。”

浙江省中医药学会依靠专家群体优势，组织科普宣传和“三下乡”活动。在会长张承烈教授的主持下，编撰出版了《老年保健要诀》、《干部保健要诀》、《农民工保健手册》等科普著作，产生了较好的社会影响。2007年11月学会组织专家赴天台县中医院举办了“中医膏方节”，学会中医内、外、妇、儿等科专家参加了这次活动，受到了当地中医院和广大患者的热烈欢迎。他们还利用学会门诊部这一社会服务的窗口，结合季节变化，组织有关专家编撰2期科普小报，适时向广大患者宣传防病治病的中医学科普知识。截止到2007年11月底，门诊量为32788人次。学会还组织科普咨询讲座2次，基层义诊1次。

学会及时承办中华中医药学会的工作，推荐“全国首届中药传承高徒奖”、“全国首届百名杰出女中医师”、“全国中医药科普工作先进集体”、“全国首届中医扩理先进集体”等候选人和候选单位，并推荐浙江省中华中医药学会海外中医师注册证工作委员会委员候选人2名。

2007年，学会发展团体会员4个，现共有团体会员81个；个人会员的数量接近3300人；至今已有分会、专业委员会分支机构30个。

（浙江省中医药学会）

【浙江省中西医结合学会】

会　　长：叶　真

副 会 长：王坤根、王明法、王泽时、刘克州、何　超、吴章穆、肖鲁伟、沃兴德、金　伟、沈汉澄、沈庆堂、樊良卿

秘 书 长：樊良卿

副秘书长：裘昌林、曹启峰、章剑今、徐泉玉、钟达锦

地　　址：江苏省杭州市天目山路132号

邮　　编：310007

电　　话：0571－88849115

电子信件：zjzxyxh@sohu.com

2007年学会工作概况

学术活动及继续教育。2007年学会主办全省性学术年会25个，与企业合作共办学术报告会23个，参加人数6010人；组织专家讲座313个，交流论文1011篇，编印论文集23种计4500册；举办继续教育班22个，其中国家级5个，讲座206个，参加人数2943人，经考试合格取得I类学分证2278人。

科普工作。各专业委员会组织义诊20余次，诊疗病人10510人次；组织讲座34次，听众3016人，印发科普资料600余份，编印出版科普著作2本《饮食与保健》、《视力与眼保健》。

《浙江中西医结合杂志》系月刊，全年按时发行，发行量42000余册。在浙江省新闻出版局组织的全省性期刊出版形式规范检查中，该刊定为合格期刊（浙新出函

〔2008〕8号）。

2007年新入会会员321名，现会员总数为2990名，团体会员单位65个。经常务理事会通过，青年、针刀、农村基层3个专业委员会注销（3年以上未开展学术活动），现学会专业委员会为31个。

学会134篇论文参加省第十四届自然科学优秀论文奖评选，获二等奖5篇，三等奖8篇。

由学会临床药学专业委员会和杭州市第三人民医院联合主编的《中西医结合临床药学通讯》2007年共发行2期，每期500份。

（浙江省中西医结合学会）

【浙江省针灸学会】

会　　长：王坤根

副 会 长：方剑乔（常务）、宣丽华（女）、金肖青（女）、阮步青

秘 书 长：陈华德

副秘书长：王　颖（女）、王樟连、孔尧其

地　　址：浙江省杭州市青春路23号

邮　　编：310002

电子信箱：zjhzhch@126.com

2007年学会工作概况

一、加强学会思想建设和组织建设，依法办会，促进学会规范化管理

学会全年共召开了常务理事会4次，理事会议1次，会长办公会议2次。团体年检合格。全年发展新会员25名，现有会员1520名。学会自2000年11月组建第四届理事会至今已届满。2007年学会重点工作是筹备召开第五次会员代表大会。经报上级批准成立了筹备工作委员会，拟定了组建方案并将代表名额及理事候选人名额分配到市学会和省医疗单位，经基层初选、常务理事会初审拟定正副会长、秘书长人选报卫生厅批复。第五次会员代表大会选出代表160名，理事候选人85名。

二、学术活动和继续教育工作

2007年6月9日，学会在温州举办了“康复技术在针灸推拿科的应用”培训班，实到学员48名。2007年10月19日世界针灸学会联合成立20周年学术大会在北京举行，学会组团29人，由王坤根为团长赴京参加。2007年11月29日中国针灸学会“针法灸法临床与科研暨灸法继承与创新学术研讨会”在浙江省台州淑江召开，学会40余名会员出席。

三、优秀论文评选工作与科普宣传工作

2007年学会进行了第十四届自然科学优秀论文评选工作，共收到参评论文58篇。经优秀论文评选委员会的初审、复审，再经浙江省自然科学优秀论文评审委员会评定，获一等奖1名，二等奖2名，三等奖1名。

各市学会、各专业委员会一年来充分发挥各自的专业优势，进行了专题研究，配合各有关单位进行继续教育项目和学术讲座，使全省的针灸工作向着系统化、专业化方向发展。科普宣传、对外交流及培训外籍学员都做了大量的工作，特别是为会员服务、基层服务尽了一定的努力。

（浙江省针灸学会）

12. 安徽省

【安徽省中医药学会】

理 事 长：李劲风

副理事长：王　键（常务）、董明培、张荣生、彭代银、李泽庚、杨　骏、程宜福、齐建华、杨匀保

秘 书 长：董明培（兼）

副秘书长：杨匀保（常务）、徐经凤、李克文、王纪常、刘　健、黄学勇

地　　址：安徽省合肥市亳州路亳州城6栋301室

邮　　编：230061

电　　话：0551－5543646

2007年学会工作概况

一、加强自身建设，提高学会服务管理水平

认真按照民政部门社团管理的有关要求，完善规章制度。学会制定了《专业委员会管理暂行办法》、《财务管理规定》和《会费管理暂行规定》；经常务理事会会议研究原则通过了理事长办公会议及秘书长会议制度。

加强组织运行机制建设。学会完善秘书处工作架构，增补2名副秘书长。学会完成对上一届学会的财务审计工作和本年度学会常规年审工作。学会组织完成专业委员会改选活动，年内组织完成了心血管、肝胆、护理、妇科、肛肠等5个专业委员会的换届改选工作；完成了肾病、推拿2个专业委员会筹备改选工作；新增设立了内分泌（糖尿病）专业委员会。

二、依托学会平台，积极开展各项业务活动

2007年12月22日，由学会承办的“中医药特色与优势论坛暨年度学术年会”在合肥隆重举行。大会讨论通过了《安徽省中医药科技工作者关于扶持和振兴安徽中医药事业的科技建议》。本次论坛共收到论文118篇，收入论文汇编104篇。

组织完成向中华中医药学会推荐相关人选工作。按照中华中医药学会的要求，学会先后向中华中医药学会推荐了2007年度中华中医药学会科学技术奖候选人；还及时推荐了美容分会委员等相关人选。

组织完成相关评审工作。作为第三方，学会接受安徽省卫生厅委托，组织中医院管理专业委员会先后对芜湖市、六安市中医院申报“三级甲等中医院”进行专业评审。学会组织完成对省内相关中医药科教课题的预审工作。

组织开展中医药继续教育工作。受省卫生厅委托，学会年内组织完成4个省级继续教育项目管理工作；组织完成了2008年相关中医药继续教育的项目申报、评审和日常管理工作。

三、发挥纽带作用，加强宣传和对外交流工作

学会定期编发工作简报，及时在卫生厅网站发布信息，加大中医药宣传工作力度。年内编辑《中医工作动态》6期，在网上发布信息50多条。

加大科普宣传力度。学会团体会员单位安徽省中医院、安徽省立医院发挥人才优势，推荐专家到《新安大讲堂》直接面向群众作科普宣传；在医院内部举办“健康大讲堂”，直接面向患者和家属；与《合肥电视台》联合开办“我爱健康”专题栏目。

积极开展对外双向交流活动。学会一方面组织学会知名专家赴国内外开展学术交流活动，同时邀请国内著名中医专家来皖讲学，并接待了来自多个国家和地区的中医药专家来安徽省考察。

（安徽省中医药学会）

【安徽省针灸学会】

理 事 长：杨　骏

副理事长：胡　玲（常务）、储浩然、沈德凯、杜荣昶、彭长林

秘 书 长：储浩然（兼）

副秘书长：彭长林、李鹏飞、沈晓明

地　　址：安徽省合肥市六安路205号（寿春路300号）

邮　　编：230061

电　　话：0551－2665105

2007年学会工作概述

一、健全组织领导，加强内涵建设

经过筹备小组精心细致的工作，安徽省针灸学会第三次会员代表大会于2007年12月7～9日在合肥召开。来自全省各级医疗机构、医学院校及有关单位的150余位代表，参加了本次大会。会议先后听取、审议、通过了《安徽省针灸学会第三次会员代表大会筹备工作情况》、《关于修改＜安徽省针灸学会章程＞的报告》以及《安徽省针灸学会章程》。大会选举产生了安徽省针灸学会第三届理事会。共有110人当选为第三届理事会理事。随后召开了安徽省针灸学会第三届理事会会议，选举产生了安徽省针灸学会第三届常务理事会。

会议期间还成功举办了针灸治疗疑难病症学习班，来自安徽中医学院附属针灸医院、安徽中医学院针灸骨伤临床学院、针灸经络研究所的专家、教授作了10场精彩的学术报告，得到与会代表的一致好评。

二、多方合作交流，繁荣针灸学术

2007年10月21～22日在北京国际会议中心，安徽省针灸学会、安徽中医学院附属针灸医院与天津中医药大学第一附属医院共同承办了“针灸与康复论坛”。本次论坛紧紧围绕着“针灸在康复领域中的应用和发展”这一主题，广泛交流了近20年来针灸介入康复医学领域所取得的最新成就。

作为世界针灸学术大会的一部分，本次论坛的学术活动得到了各有关方面的高度重视，共有来自12个国家和地区的30位学者在本论坛进行了大会发言。参加学术交流的各国代表约1000余人。安徽针灸学会理事长杨骏教授和天津中医药大学第一附属医院院长韩景献教授担任论坛主席。

（安徽省针灸学会）

13. 江西省

【江西省中西医结合学会】

会　　长：曹　麒

副 会 长：徐炽度、汤益明、龚琼模、程兆盛、李国贤、江长波、陈明人、左铮云、李志刚

秘 书 长：李志刚

副秘书长：伊　凡、吴跃进、张欣霞

地　　址：江西省南昌市文教路529号

邮　　编：330077

电　　话：0791－8511741

电子信箱：jxszxh@126.com

2007年学会工作概况

2007年，学会先后被江西省科学技术协会授予“先进省级学会”荣誉称号、被江西省民政厅授予“全省先进民间组织”荣誉称号。

学会积极开展各种形式的学术活动，有力地促进省内中西医结合学术繁荣和发展，扩大中西医结合及学会的影响力。全年除和世界中西医结合杂志社在井冈山联合举办了全国第五次中西医结合新进展学术研讨会外，还举办了全省性学术交流会6次，共有专业技术人员690人（次）参加会议，交流论文284篇，先后邀请了中国科学院院士1名、国内知名专家18名分别到会作专题报告，营造了浓厚的学术氛围，在同行中建立良好的会议形象，通过交流，促进西医、中医、中西医结合医务工作者的相互学习、合作与提高。学会还先后举办了中西医结合新进展培训班等4项省级继续医学教育培训班，有197人（次）参加了学习，邀请了17位国内知名专家作专题学术报告，带来了相关学科最新的国内外研究新进展。学会作为江西省地区组长单位完成了卫生部医药卫生科技发展研究中心组织实施的“卫生部面向农村和基层推广适宜技术十年百项计划（第二轮第五批）”项目“皮下埋植、放置IUD、药物流产术后减少阴道出血的技术”所承担的任务，共组织12家会员单位协作参与。

在管理上，学会坚持民主办会的制度，重大事项均充分尊重有关单位的意见，并经学会有关会议充分酝酿，研究决定。全年学会先后召开常务理事会、秘书长会、主任委员会议、工作委员会会议及其他专门会议等13次，研究讨论工作计划、学术活动计划，专业委员会换届方案、专业委员会正副主任委员、常委的建议名单、中国中西医结合学会有关专业委员会江西省委员候选人的推荐等重大事项。各专业委员会也每年召开1～3次常委会或委员会，研究讨论专业委员会的活动与工作等。为加强学会内外的信息交流，全年编印《江西省中西医结合学会简讯》2期，向有关部门、学会理事、二级机构、团体会员单位等寄发。学会按时申报并通过省民政厅、财政厅等部门的年检。

在专业委员会建设中，江西省中西医结学会对任期届满的活血化瘀、妇产科专业委员会按照有关程序进行换届；对未到任期的专业委员会也根据具体情况适时补充新生力量，积极吸收和发展热心中西医结合事业的有关专业技术人员加入

学会，以适应不断发展的专业委员会工作需要。急救医学、神经科专业委员会均在学术年会期间召开的专业委员会全体会议上增补了委员或常委；经积极的筹备，学会先后成立了脊柱医学、医学美容、灾害医学3个专业委员会，分别是各省市中西医结合学会中第一、第三、第二个成立相应专业委员会的省份；一些专家在中国中西医结合学会所属专业委员会中的影响逐步增强，有4名专家在中国中西医结合学会耳鼻喉科等4个专业委员会换届中担任常务委员；制定了《江西省中西医结合学会所属专业委员会工作评估表》，对专业委员会的各项活动及有关工作要求作了细化，并以此对各专业委员会的全年工作进行评估。

学会各专业委员会积极组织专家下基层开展义诊、科普讲座等社会服务活动，先后组织了4次规模较大的下基层义诊咨询、科普宣传等社会服务活动，心血管、活血化瘀、急救医学等专业委员会先后到余干、萍乡、宜黄等地开展义诊咨询活动，耳鼻喉专业委员会为中小学教师免费咨询服务等。

（吴跃进）

【江西省中医药学会】

会　　长：王鱼门
副 会 长：陶　曦、杨扶国、洪广祥、皮持衡、陈瑞春、程兆盛、刘红宁、刘晓庄、熊墨年、陈明人
秘 书 长：熊墨年
副秘书长：张　进、刘希伟
地　　址：江西省南昌市文教路529号
邮　　编：330077
电　　话：0791-8515485
电子信箱：zyxhjx221@21cn.com

2007年学会工作概况

一、认真学习，加强学会管理和组织建设

2007年度江西省中医药学会认真组织会员学习贯彻党的十六届五中、六中全会精神和吴仪副总理的重要讲话，学习贯彻党的中医政策和原省委书记孟建柱同志的重要讲话。党的十七大胜利召开后，学会及时要求常务理事进行了认真学习和座谈讨论，并要求各分会、专业委员会把学习贯彻十七大精神作为一项重要工作来抓。根据中华中医药学会2007年工作要求，进一步加强学会管理和组织建设，重点是做好学会会员发展、学术会议申报管理、会议财务管理、会议资料管理和学术会议质量检查等以及各分会专业委员会的内部管理和换届改选工作。2007年，江西省中医药学会肿瘤分会如期完成了换届改选；宜春市中医药学会在加强组织建设中注重发展热心学会工作的中青年技术骨干；鹰潭市中医药学会建立定期常务理事会制度和学会财务管理制度，按照鹰潭市科协下发的《市级学会目标管理考评标准》安排工作，对学会会员重新登记，对相关资料整理成册；吉安市中医药学会每月召开一次常务理事会，每年召开一次理事会暨全市中医药学术研讨会。

二、抓好学术活动，促进学术繁荣

2007年度江西省中医药学会继续做好江西省历史名医学术思想和诊疗经验的整理继承和宣传工作，于2007年10月在南昌承办了由中华中医药学会主办的“全国第二届喻嘉言学术思想研讨会”，与会代表近百名，收到会议论文40余篇。会议的论文集已被中国期刊网数字图书馆（CNKI）收藏。学会肿瘤分会、妇科分会、外科分会、针刀医学分会等也分别召开学术会议。吉安市中医药学会召开了学术年会。江西省中医药学会有关分会积极参加全国学会组织的标准制定工作，肿瘤分会参加了中华中医药学会肿瘤分会组织的《中医肿瘤诊疗指南》撰写，已完成前列腺癌诊疗指南的编写。

学会与江西中医学院共同主办的正式出版物《江西中医药》12期（含一期增刊）按时出版，共发表文章600篇左右，发行量约为30000余册，并收入中国核心期刊（遴选）数据库。2007年出刊《江西省中医药学会会讯》2期；老年病分会出刊《江西中医老年医学通讯》2期；鹰潭市中医药学会出刊《鹰潭市中医药学会简报》3期。

三、组织医院调研，积极参加和支持社会工作

江西省中医药学会向江西省卫生厅申报了“江西省中医医院发展中存在的问题与对策的研究”的课题。计划下达后，王鱼门会长亲自组织，并且和常务副会长陶曦分别带队，组成了两个调研组分赴上绕、赣州、景德镇等设区市部分中医院，进行实地调研。

江西省中医药学会积极组织专家参加由省科协组织的全省“科普之春”、“科普之夏”、“科普之秋”、“科普之冬”等活动，分别到萍乡、新余、宜春等地开展了送医下乡大型义诊活动。积极支持和参加江西省癌症康复俱乐部的活动，选派专家为俱乐部的癌症患者宣讲防癌保健知识，进行咨询义诊。老年病分会经常组织专家到老年大学进行科普讲座。嗓音专业委员会组织会员小分队分别于2007年4、5月和9月到师大附小和南昌二十八中共3次进行教师咽喉嗓音病防治宣传和免费咨询义诊，并编印科普资料和开办培训班辅导教师预防咽喉病，接待教师300余人次。学会还利用参加基层中医院庆典活动组织专家在当地义诊咨询。学会还和南昌市中医药学会及有关广告宣传单位联合，筹备“弘扬中医、爱我国粹”大型中医药咨询义诊活动。

四、做好继续医学教育，提高会员学术技术水平

2007年，江西省中医药学会承办了由江西省继续医学教育委员会委托的“江西省卫生技术人员继续医学教育阶段性培训中高级班（中医）”培训任务，有80多位学员参加了培训。2007年会员刁军成和蒋小敏获得中华中医药学会“全国首届百名杰出女中医师”称号；江西中医学院附属医院护理部、九江市中医医院护理部、新余市中医院护理部3家单位获得中华中医药学会

"全国首届中医护理先进集体"称号；赣州市中医院、玉山县中医院、宜丰县中医院、上栗县中医院、吉安县中医院5位中医院院长获得中华中医药学会"优秀中医医院院长"称号；杨宁、谢强、陈建章3位专家获得中华中医药学会"全国首届中医药传承高徒奖"，皮持衡、陈瑞春、汤益明获得中华中医药学会"全国首届中医药传承名师奖"；皮持衡教授、许鸿照教授被评为全国师承工作优秀指导老师；江西省妇幼保健院中医科、南昌大学第一附属医院中医科、九江市中医院中医科在全国综合性医院中医工作会议上被评为综合医院示范中医科；经省科协审定，王鱼门、杨扶国、皮持衡、熊墨年、匡萃璋、赵孟华、邹金生、傅淑清、张进、张光荣成为江西省科协专家库专家成员。

（刘　丹）

【江西省针灸学会】

会　　长：陈日新
副 会 长：康明非、伊　凡、宗重阳、宋南昌、李远实、廖道发
秘 书 长：康明非（兼）
地　　址：江西省南昌市八一大道445号 江西省中医院针灸康复部
邮　　编：3300067
电　　话：0791－6362651
电子信箱：kmfjx@sohu.com
网　　址：www.acuworld.com.cn

2007年学会工作概况

2007年11月2～4日，学会召开了江西省针灸学术交流会，到会代表46人，先后有12人在大会上交流针灸临床经验。

在学术会的同时，学会召开了四届二次理事会。在会上，理事汇报了各地的针灸现状，研究了应该采取的措施，认为加强针灸的科普宣传以及提高针灸医生的理论水平和临床技能是当务之急。

学会组织人员收集和整理了近年来部分针灸科研和临床研究的资料，并制作成电子文档以光盘的形式发给了学会会员，利于大家学习和借鉴。

学会充实和丰富了"针灸世界"网站的内容和日常维护工作。

在卫生行政部门的统一领导布置下，学会参与了全省的卫生医疗继续教育工作，江西省卫生厅继续教育办将新灸法的内容纳入双卫网的继续教育项目，并由陈日新教授直接授课两次。

2007年，学会举办了2次"腧穴热敏化新灸法"高级培训班。

（康明非）

14. 山东省

【山东中医药学会】

会　　长：包文辉
副 会 长：于淑芳、蔡剑前、欧阳兵、李长华、杨传华、尹常健、李安源、田景振、谭远超、马其江、吉中强
秘 书 长：于淑芳
副秘书长：刘昭强
地　　址：山东省济南市燕东新路九号
邮　　编：250014
电　　话：0531－67873166
电子信箱：sdtcma@126.com

2007年学会工作概况

2007年度学会新发展会员370余名，新增设了3个专业委员会，使学会的专业委员会总数达到39个。

2007年内学会共开展了全省性以上的大型学术活动19项，其中包括1次国际学术讨论会和3次全国性学术会议。参加学术交流的人员共有2500余人，交流论文千余篇。结合全国和山东省的中医药继续教育项目，学会组织了继续教育学习班20次，学习班期间共邀请省内外著名专家进行专题讲座80余场，培训中医药科技人员2000余人。同时学会积极与基层单位联合开展多种形式的学术活动及联合科研等，积极促进基层中医工作的开展。

学会完成了第四届山东中医药科学技术奖的评审工作。2007年学会参加申报的单位涉及面广，申报的项目数量达84项，较前两年有大幅度增长，比去年增加了30%以上。本届山东中医药科学技术奖共授奖项41项，其中一等奖3项、二等奖10项、三等奖28项，总获奖率仅比去年提高约1%，约为48%。学会开始设奖以来共完成了4届评审工作，由于在评奖工作中注意鼓励原创性的科技成果，注意对基层单位的成果进行倾斜，评出的奖项既具有较高学术水平又有着广泛的学科代表性。评奖活动鼓励了科技工作者们致力于中医药科技创新的积极性，受到社会各界的广泛赞誉。

继续配合山东省中医管理局继续推广农村基层中医适宜技术。年内学会还在全省中医临床人员开展的中医四部经典著作强化学习活动中，学会受山东省中医管理局委托，举办了两期全省经典著作师资骨干培训班，共培养各地各单位中医经典著作学习骨干300余人，推动了学经典、用经典的良好氛围在山东省中医界的形成。

以专业委员会为单位，学会面向基层单位，开展对口帮扶活动，提高了基层中医机构的活力，并在全省开展多种形式的科普活动和科普宣传，其中仅糖尿病专业委员会就开展科普讲座12次，受益者逾千人。

（山东中医药学会）

【山东中西医结合学会】

会　　长：王新陆
副 会 长：刘绍绪、高海青、高毅、李长华、武继彪、曹晓岚、赵家军、冯建华、吉中强、王者令
秘 书 长：曹晓岚
地　　址：山东省济南市燕东新路9号
邮　　编：250014
电　　话：0531－67873166
电子信箱：sdtcma@126.com

2007年学会工作概况

根据山东省中西医结合工作实际情况和发展目标，本着任期届满尽快换届改选，条件成熟的积极筹备、尽快成立的原则，学会加强了专业委员会的建设。年内新成立专

业委员会1个，换届改选2个，还有4个专业委员会在筹备中。在专业委员会组建中，学会积极与靠挂单位联系，加强靠挂单位对专业委员会工作的重视和持续的支持力度。同时以专业委员会工作提高靠挂单位在本专业的学术地位和社会影响力，促进靠挂单位的学术水平。

学会还发展了新会员400余人，壮大了队伍。这些工作为发展山东省中西医结合学术工作提供了坚强的组织保证。

一年来学会向中国中西医结合学会各专业委员会推荐委员40余名，其中担任副主任委员4名。新成立的中国中西医结合学会时间生物医学专业委员会第一届委员会成立，挂靠在山东省，是继影像专业委员会以后学会承担的第二个全国专业委员会的工作，体现了山东省中西医结合医学在全国的地位。

围绕山东省医药卫生行业的中心工作，学会积极组织所属各专业委员会开展学术活动。学会先后召开各种学术交流会、研讨会13项，国家级及省级再教育学习班14项（其中包括国际性的学术活动4次，全国性的活动4次），累计交流论文近1000篇，专题讲座48场，授课专家80余人，参会人员1500余人，培训人员1700余人。

学会鼓励并要求各专业委员会创造条件建立自己的网站或网页。目前学会已经有肾脏病专业委员会、男科专业委员会、康复医学专业委员分别开通了山东中西医结合肾脏病网和齐鲁男科网和康复医学专业网。眼科专业委员会、内分泌专业委员会也即将建立自己的网站。为从事中医、中西医结合本专业的医务人员的学习、培训构建了一个较好的平台，促进了学术交流活动，同时也扩大了山东省在国内外中西医结合界的影响。

学会还配合协助山东中医药学会组织中西医结合项目参加申报，完成了第四届山东中医药科学技术奖的评审工作。在所有的获奖项目中，中西医结合的项目超过了40%。学会积极推荐科技奖项申报2007年中国中西医结合学会科学技术奖。

（山东中西医结合学会）

【山东针灸学会】

会　　长：吴富东
副 会 长：乞蔚国、刘继明、李长华、高树中、谭奇纹、刘立安
秘 书 长：谭奇纹
副秘书长：陈少宗、王　锐、张永臣
地　　址：山东省济南市燕东新路9号
邮　　编：250014
电　　话：0531－67873166
电子信箱：sdtcma@126.com

2007年学会工作概况

学会继续发展会员，扩大会员的覆盖面，完善了学会队伍和组织。新发展近80余名，在会员发展中，采取了常规的发展方式与通过专业委员会的工作及学术会议发展相结合的方式，由专业委员会也承担一部分会员的发展与管理工作，这样的方式既增加了专业委员会对自己的委员及本专业和专科的会员的凝聚力，同时通过会员发展等工作，也加强了与各市级针灸学会的联系和协调。

在专业委员会的换届改选方面，按照学会专业委员会管理办法的要求，学会继续对各专业委员会进行了换届改选工作。年内共有经络腧穴、耳穴、临床、针法灸法4个专业委员会完成了换届改选工作，在专业委员会的组织建设工作中，进行耐心细致的调研和协调工作，按照学会章程，广泛争取各方面意见，充分发扬民主，使专业委员会的换届改选和新建工作顺利完成。

年内学会共开展了全省性的大型学术研讨、交流、培训等形式的学术活动3项，其中有一次国际学术讨论会，即成功举办了“首届国际扁鹊文化及学术思想研讨会”，与会专家、学者围绕“扁鹊学术思想与21世纪中医学的发展”、“针灸学的新发展”等学术和医疗问题进行了深入研讨。学会邀请天津中医药大学石学敏院士作了精彩的学术报告，广东、北京的知名专家进行了学术讲座。参加学术交流的人员近400人，学术气氛浓厚而热烈。

在学会积极组织下，一些单位的专家会员合作申报和鉴定了多项课题，其中成功申报国家自然科学基金2项，“十一五”国家支撑计划中医药项目1项，国家“973”计划项目课题1项，标志着山东省针灸科研水平已有了很大的提高。

（山东针灸学会）

15. 河南省

【河南省中医药学会】

会　　长：夏祖昌
副 会 长：彭　勃、冯明清
秘 书 长：张重刚
常务副秘书长：冯喜茹
副秘书长：陈德宇、田元生
地　　址：河南省郑州市金水区城北路7号
邮　　编：450003
电　　话：0371－66348703
电子信箱：hnzyyxh@yahoo.com

2007年学会工作概况

一、提高学术会议质量，促进中医药学术发展

2007年4月21～22日，河南省中医肝胆病学术会议暨网络年会在郑州召开，参加会议代表50余人。会议由河南省中医肝胆病专业学术委员会和河南省中医药研究院承办，邀请北京及河南省内多名知名专家也作了专题报告。

河南省中医、中西医结合风湿病学术年会暨培训班于2007年9月22～23日在郑州市梅苑宾馆顺利召开并圆满完成了各项议程。参加会议的委员及列席代表60余人，大部分来自省内地市级以上医院的风湿免疫科。会议期间，专业委员会对《河南省中医、中西医结合学会防治风湿病协作组章程（讨论稿）》进行了反复讨论和修订，从实用性、可操作性、可持续发展性等方面进行了完善。部分委员提出了书面修改意见，对新成立的河南省中医、中西医结合风湿病专业委员会网站非常关注，协作组将以网站为载体，在医疗、科研、科普教育、疑难病

会诊、学术交流以及推动各地市成立专业委员会等方面广泛开展协作。

2007年10月19~20日由河南省中医院承办的河南省中西医结合口腔医学新理论、新技术专家学习班在河南省军区医院召开。

被河南省科协列入重点学术活动的河南省中医儿科专业委员会年会于2007年10月24日召开。本次会议由河南中医学院第一附属医院承办。

为了贯彻落实国家中医药管理局《中医护理技术常规、技术操作规程》及河南省中医管理局的指示精神，进一步提高医疗护理质量，防范医疗纠纷，促进医院科学和谐发展，由河南省中医药学会护理分会举办的河南省中医医院护理文书书写规范培训班暨中医护理分会年会于2007年11月7~8日在郑州梅苑宾馆隆重召开。

2007年11月16~l8日，河南省中医（中西医结合）肛肠专业学术交流会议在郑州梅苑宾馆多媒体会议室召开。本次会议共收到论文200余篇，经过专家严格审核，整理编入论文汇编120篇。

河南中医学院承办的河南省中医药学会医古文分会第三届委员会第二次会议于2007年8月13日在郑州市黄淮宾馆召开。

河南省针刀专业学术交流会议于2007年8月25~26日在郑州商城饭店召开，本次会议代表及列席代表共100余人，特邀专家3名。

河南省中医妇科学术年会暨妇科生殖内分泌研究新进展培训班于2007年8月31日~9月2日在郑州梅苑宾馆召开。

2007年6月1~3日，河南省中医、中西医结合学会康复专业委员会第二届学术研讨会在安阳召开，参加会议的有来自省内外各级医院从事康复专业的基层医务人员到会，近100人听课。

由河南省中医院承办的全国心血管病中西医诊疗新技术高级培训班和河南省中医、中西医心血管病年会及中华中医药学会心病分会第九次全国学术年会于2007年9月22~24日举行。

二、加强组织建设，配合上级部门，主动争取工作

加强专科分会的组织建设。按照科协和总会的要求，学会积极发展会员，壮大会员队伍，发展团体会员单位5家医院，发展会员近100名。随着改革的深入，政府职能也在逐步转变。学会积极主动地争取行业主管部门支持，承担了政府有关部门交办的部分任务。

河南省中医药学会积极配合省科协“重点学术活动月”、“重点学术活动”的活动，受到省科协的表扬和奖励。学会共转发国家中医药管理局、总会、全国二级分会、河南省卫生厅、河南省中医管理局和河南省科协有关文件、征文通知共35600余封。上报总会（中华中医药学会、中国针灸学会、中国中西医结合学会）各专业委员会委员候选人、理事候选人近100余人次。

三、继续教育与科普及扶贫工作

学会制定继续教育计划，组织了有较高水平的继续教育活动，举办了全省心血管病知识培训班，河南省重症脑病及脑血管病危重症的中西医救治培训班、护理工作培训班等。

在河南省卫生厅、中医管理局的正确领导下，在河南省科协和中华中医药学会的直接指导下，河南省中医药学会坚持从实际出发，积极组织专科分会做好国际、全国科普周等大型主题活动。主要有以下3个方面：

早部署，早落实，谋求中医药科普工作新发展。每年年初学会制定详细的工作计划下发到各会员单位，年底对各会员单位及个人进行总结和表彰，共同为普及中医药科学技术知识、倡导科学方法、传播科学思想、弘扬科学精神承担应尽的责任。

充分发挥中医药科普工作主力军作用，在全社会营造讲科学、爱科学、学科学、用科学的良好氛围，学会积极和会员单位举办科普等宣传活动。

科普内容丰富新颖，科普活动多姿多彩。学会在各级医院的大力支持和协助下，多次组织专家、教授开展了“世界高血压病日”、“世界糖尿病日”、“世界传统医药日”、“世界艾滋病日”、“预防中风”、“关爱男性健康”、“关注妇女健康”、“关注妇女更年期健康”、“预防风湿病”、“中医药防治肿瘤”等多次大型义诊活动，成立了风湿病防治俱乐部、中风病人俱乐部等病人互助形式及多次组织科技卫生三下乡活动，利用讲学、义诊、医疗咨询等活动，共接待各种病人数十万人次，受到了基层广大医务工作者和人民群众的热烈欢迎。2007年学会被中华中医药学会评为“全国中医药科普工作先进集体”。

由河南省学会与河南中医学院共同主办的《河南中医》杂志，在编辑质量、版面设计、编辑水平、栏目创新、印刷质量、规范化、标准化建设上，也有不断提高，反映出学术发展的新进展、新成果，活跃中医药学术气氛做了大量工作，为中医药事业的发展提供良好的学术研究的平台，使学术成果、学术思想及时交流与报道。

（河南省中医药委会）

16. 湖北省

【湖北省中医管理学会】

法人代表：杨 燕
会 长：胡菊萍
副 会 长：邓小川、杨 燕、丁顺清、王 华、赵映前
秘 书 长：杨 燕
副秘书长：付源业、吴建华、陈世峰、陈重阳
地 址：湖北省武汉市洪山区珞喻路856号（湖北省中医药研究院内）
邮 编：430074
电 话：027－87172165

2007年学会工作概况

2007年8~12月，学会协助业务主管部门受理全省三级中医医院管理评审的申请、审查、评审等工作。

2007年10月21日，学会在湖

北省十堰市召开学会2007年年会暨全省中医医院院长论坛。学会全体理事及部分会员代表150余人出席会议。

（陈重阳）

17. 湖南省

【湖南省中医药学会】

会　　长：周绍明
副 会 长：朱文锋、李　芳、陈大舜、袁长津、谭新华、潘敏求
秘 书 长：谭同元
地　　址：湖南省长沙市湘雅路30号
邮　　编：410008
电　　话：0731－4822174
电子信箱：hnzyyxh@126.com
网　　址：www.hnzyy.org

2007年学会工作概况

2007年，湖南省中医药学会重点做了5项工作。

一是进一步加强了组织机构建设。学会办公室及17个分支代表机构（专业委员会）均顺利通过了省民政厅、省科协的年检年审工作，重新颁发了分支代表机构登记证书，使各分支代表机构都能合法开展活动。学会新组建了亚健康专业委员会；医院管理、肿瘤、妇科、外科、肛肠科、内科等专业委员会进行了换届选举。学会发展会员50余人，个人会员数达5700余人。

二是积极开展了各类学术活动。学会共组织召开全国、全省性学术会议17次，收到学术论文806篇，参会人数2560人，出版学术论文集11部，共2500余册。学会组织了全省中医药行业读书活动，参加人数347人。

三是认真做好了湖南省中医药科技奖评审工作。学会特聘专家194名，健全了评审专家库。由湖南省科技厅颁发了“中华人民共和国社会力量设立科学技术奖登记证书”。按照公开、公平、公正的原则，学会对2007年度申报的20项科技成果进行了评审，最终评审出15项获奖成果，其中一等奖2项、二等奖5项、三等奖8项。

四是落实了继续教育和科技科普工作。学会全年申报中医药继续教育项目20项，立项18项，实施17项。组织科技下乡活动2次，参加科技下乡专家57人。举办科普讲座7次，听讲人数1500人。发放科普宣传资料6200份。组织义诊12次，受益群众1500余人。

五是编辑出版工作迈上新台阶。由学会和湖南省中医药管理局联合主办的《中医药导报杂志》被评为中国科技论文统计源期刊和中国科技核心期刊。

（胡细庭）

【湖南省中西医结合学会】

会　　长：龙淼泉
副 会 长：蔡光先、尤昭玲、孙材江、李家邦、金益强、卢岳华、杨寿松
秘 书 长：刘祖贞
副秘书长：何清湖
地　　址：湖南省长沙市湘雅路30号
邮　　编：410008
电　　话：0731－4822239
电子信箱：liuzuzhen88@126.com

2007年学会工作概况

一是组织建设不断加强。学会以单位推荐、各市州卫生局把关、学会平衡为基本原则，推选了理事会员147名候选人。同时，医学影像、肾病、骨伤、急救、外科、普外、泌尿外科、眼科、性病、妇科、神经内科、民族医药等专业委员会先后进行了换届，并通过了省科协、省民政部门的审批和注册。2007年学会新增了中西医结合睡眠专业委员会、食疗专业委员会、心脏病专业委员会，发展新会员626名。

二是学术质量大幅提升。2007年学会共组织了各种学术活动21次，参加人数2015人，学术会议发表论文1294篇。2007年9月，民族医药专业委员会在麻阳县召开了全省苗族医药学术研讨会，100多名民族医药代表参加了大会，收到学术论文90多篇，有10余名专家学者作了学术报告，从不同角度论述了苗族医药历史、发展和现状、临床经验和研究成果，该专业委员会还编印了2期《三湘民族医药通讯》。2007年10月，骨伤科专业委员在长沙举办了全国中西医结合学会骨伤科学术年会，来自全国骨伤科的代表500多人参加了会议，收到高质量的学术论文300多篇。急救医学专业委员会在怀化市举办了急救医学新进展研讨会，有200多人参加，会议收到论文96篇，安排了11场技术讲座，重点介绍了毒蕈类、农药类急性中毒的临床急救、高血压脑出血等急救治疗新方法、重症胰腺炎中西医结合等治疗新技术，受到与会代表们的欢迎。

三是继续教育项目顺利完成。学会完成了10个继续教育项目，有1337人参加了培训，内容涉及医学影像、耳鼻喉、精神科、基础理论、烧伤、医学美容、风湿免疫病、消化病、大肠肛门病等；耳鼻喉专业委员会在2007年的学术年会上邀请了美国加州大学耳鼻喉博士作现代新技术新成果专题讲座；泌尿外科专业委员会与中国中西医结合学会泌尿外科专业委员会共同举办了全国泌尿外科学术会议，有300多人参加，收到学术论文50多篇，大会针对泌尿外科临床研究的难点、热点，从临床思维、诊疗规范和中西医结合治疗多层面进行了技术交流，还邀请了加拿大两位泌尿外科资深专家来长沙指导手术。

四是科研科普活动形式多样。各专业委员会科研立项55项，已完成28项，获得科技成果10项，推广成果15项，出版专著7部，儿科专业委员主任委员张宝林和副主任委员欧正武分别编辑出版了200万字的《中医儿科集成》和40万字的《中医儿科查房手册》；风湿免疫病、基础理论和眼科等专业委员会都有专著出版。

学会先后有11个专业委员会开展了18次义诊，有1345名农民病友受益。有10个专业委员会先后11次在各大城市街道、医院、学校、商店等地开展了科普宣传活动；有16个专业委员会利用各种宣传形式到社区举办科技报告会，到学校、

医院开展保健科普讲座48次，参加人数8294多人；2007年11月底，学会与湖南省中医药大学联合在岳阳市举行了百名博士进社区义务宣传健康知识，省科协田明星副主席莅临岳阳指导并作重要讲话，岳阳市委市政府的领导也到会场祝贺，60多名医学博士为500多名社区医务人员讲授中医药防病治适宜新技术，为群众传授家庭防病治病知识，深受群众的欢迎。

（刘祖贞）

18. 广东省

【广东省中医药学会】

会　　长：张孝娟

副 会 长：徐志伟、吕玉波、冯新送、邝日建、吕志平、麦奇杰、金世明

秘 书 长：金世明（兼）

副秘书长：周岱翰、施少斌、刘佩弘

地　　址：广东省广州市淘金北路77号（麓湖阁南塔）404室

邮　　编：510095

电　　话：020－83600105/83600103

网　　址：www.lngygy.com/xuehui.asp

电子信箱：gdzyyxh@163.com

2007年学会工作概况

2007年6月16～17日，广东省中医药学会与广东省中医院、香港中西医结合学会、香港医院管理局在香港医学专科学院成功举办了“中西医结合防治皮肤病研讨会”。大会共收到论文131篇，经专家组评审，选出其中108篇进行大会交流或书面交流，编印论文集500本。广东省中医药学会皮肤病专业委员会主任委员陈达灿教授、香港中西医结合学会会长高永文医生担任大会主席。来自国内多个省、市、自治区与香港、澳门特别行政区近400名代表出席会议。此外，学会还举办了“广东省中医药学会亚健康专业委员会学术交流会”、“全省首届中西医结合防治内分泌代谢疾病学术交流会”、“医疗器械专业委员会成立11周年学术大会暨护理专业委员会学术年会”、“第四届风湿病学术研讨会”、“第二届粤港澳肿瘤大会”、“首届两广中西医结合心血管病研讨会”、“2007年音乐治疗学术交流会”、“广东省五届五次儿科学术经验交流会”、“2007年中医心理学术研讨会暨全体会员大会”等10个学术交流会及26个专科继续医学教育学习班，交流论文1033篇，有5178人次的会员和医护人员参加了学习。

为多渠道、多方式普及中医药知识，推进中医药事业发展，2007年广东省中医药学会做了以下几项工作：开展中医药专家走进社区健康大课堂活动共60场，向近万人次的学生、干部、企业家、打工者等人群宣传中医药历史、理论、方法、疗效；在广东省中医药局的大力支持下，为《岭南中医药名家》一书的出版，按照各方达成共识的收录标准，广东省中医药学会向274名岭南中医药名家所在单位征集资料，已收到150多篇稿件，并已着手编辑；在“全国科普日”、“儿童节”、“世界COPD日”、“糖尿病日”、“中医药中国行”活动中，举行大型义诊咨询，惠民3000多人次；派出140人次的代表前往我国香港、台湾及美国、新西兰、新加坡、西班牙、日本、马来西亚等国讲课或学术交流，广东省中医药学会在粤举办的各专科学术交流会、学习班中均有来自马来西亚、新加坡及我国香港、澳门、台湾等地的同行计78人次参加；协助《中华国医国药》（广东卷）摄制组完成12集文献片的摄制，并报送广东省科协作为科普资源信息库资料。

2007年4月广东省中医药学会被中国科协学会部和福建省科协主办的《学会》杂志社与中国科技社团评价中心授予“省级学会之星”荣誉称号，2007年6月被广东省科协评为“2005～2006年度先进学会”，这是广东省中医药学会连续15年被评为省级先进学会，并在广东省科学技术协会第七次代表大会上受到表彰。

（金世明）

【广东省中西医结合学会】

会　　长：吴伟康

副 会 长：林培政、罗荣城、张荣华、杨希山、刘义海、郑学宝、余细勇、郭姣

秘 书 长：金世明

副秘书长：莫穗林、潘俊辉、蔡宇、张诗军、廖旺军

地　　址：广东省广州市淘金北路77号（麓湖阁南塔）404室

邮　　编：510095

电　　话：020－83600105/83600103

网　　址：www.lngygy.com/xuehui.asp

电子信箱：gdzyyxh@163.com

2007年学会工作概况

在中国中西医结合学会的领导下，广东省中西医结合学会与广东省中医院于2007年9月22～24日在广州成功承办了“第三届世界中西医结合大会”。全国人大常委会副委员长、中国科协主席韩启德，卫生部部长陈竺分别致信祝贺。全国政协教科文卫体委员会副主任、宋庆龄基金会副主席张文康，卫生部副部长、国家中医药管理局局长王国强，广东省常务副省长钟阳胜，广东省副省长雷于蓝，世界卫生组织西太区传统医学官员崔昇勋博士，全国政协委员、卫生部原副部长朱庆生，广东省政协副主席梁国聚，广东省政协副主席、卫生厅厅长姚志斌，美国食品药品管理局医学政策办公室主任Dr. Robert Temple，香港医院管理局策略发展总监黄谭智媛等出席。广州中医药大学终身教授、著名中医学家邓铁涛，中国工程院院士吴咸中、姚新生、李连达以及来自中国、美国、英国、日本、加拿大、丹麦、奥地利、越南、韩国及我国港澳台等15个国家和地区的1200多名代表参加了会议。开幕式由大会执行主席、广州中医药大学副校长、广东省中医院院长吕玉波主持，大会主席、中国科学院院士、中国中西医结合学会会长陈可冀致开幕词。中国中医科学院吕爱

平教授，美国食品药品管理局医学政策办公室主任、新药评审办公室主任 Dr. Robert Temple，香港中文大学中医药学院院长车镇涛，香港浸会大学中医药学院院长刘良等 30 多位著名专家发表了特别讲演。广东省中西医结合学会名誉会长张万岱教授代表广东省中西医结合消化病学界作了脾胃学说研究的专题报告。分组会场对结合医学的基础、临床、实验研究、中西医教育及循证医学在中医领域中的相关问题展开了热烈的讨论。大会收到 1200 多篇论文，涉及基础与实验研究、临床研究、教育与管理、新药研究与开发等中西医结合领域的多个专业方向，集中反映了当前国内外中西医结合医学的最新动态和趋势。此外，广东省中西医结合学会与相关单位共同承办了“第八次全国中西医结合心血管病学术会议”、“中国中西医结合学会围手术期专业委员会成立大会暨第二届全国中西医结合围手术期医学专题研讨会”、“中西医结合防治皮肤病学术研讨会”、“第九届全国中西医结合肾脏病学术会议”、“第二届粤港澳肿瘤大会”、“影像学新进展学术演讲会”、“第五届广东省中西医结合风湿病学术研讨会”、“广东省第七次中西医结合虚证与老年病学术研讨会”、“2007 年广东省中西医结合、中医脾胃消化病学术会议”、“感染病第八届学术研讨会”10 个学术交流会及 15 个继续医学教育学习班，共聘请知名专家 235 人作专题讲座，征集论文 1409 篇，编辑论文集、学习班教材 15 种，共 6300 册，参加会议和学习班人员共 3956 人次。2007 年广东省中西医结合学会举办“科学馆周三学术报告会”、“专科学术讲座”25 次，开展“学术传帮到基层”科技下乡活动 18 次，举办“科普万人行”、“科普大家谈”等科普宣传 7 次。

2007 年 4 月，广东省中西医结合学会被中国科协学会部和福建省科协主办的《学会》杂志社与中国科技社团评价中心授予“全国省级学会之星”荣誉称号；2007 年 6 月被广东省科协评为“2005～2006 年度省级先进学会”。

（金世明）

19. 广西壮族自治区

【广西中医药学会】

2007 年学会工作概况

一、思想、组织建设

加强政治思想的学习和提高，依法办会、民主办会、按会章办事，坚持为广大会员服务，努力繁荣学术事业，是学会思想建设的核心。

继续做好发展会员工作，2007 年学会共发展会员 81 名。现共有会员 3366 人。

2007 年 8 月学会成立广西中医药男性科专业委员会，广西中医学院一附院宾彬任主任委员，史宏、杨文涛、郑文华任副主任委员，李彤任秘书。

2007 年 11 月学会在钦州市对青年中医药专业委员会进行换届选举，顺利完成换届工作。此届委员分布面广，人数也比上届多 20% 左右。广西中医学院林江任分会主任委员，唐友明、姚春、黄国东、秦华珍任副主任委员。

2007 年 11 月学会新成立了中医肝胆病专业委员会，广西中医学院一附院肝病科毛德文任主任委员，黄智芬、俞祝全、涂燕云、胡振斌、赵正孝、周东红任副主任委员，胡振斌兼任秘书。

学会对中医外科分会进行增补，共增补 3 名委员。

二、学术活动

2007 年 3 月 16～20 日，学会与广西中医一附院联合举办全区心脑血管病高级研修班，邀请中国中西医结合神经科学会主任委员孙怡教授、副主任委员李如奎教授、罗祖明教授和天津中医药大学一附院院长赵建国教授等国内知名专家授课。参加听课人数 100 人。

2007 年 6 月 14～17 日，学会在南宁举办了全区中医男科疾病学术交流会议。聘请中国中西医结合男科分会主任委员贾金铭教授、中华中医药学会男科分会副主任委员陈德宁教授、北京协和医院李宏军教授、广州中山大学一附院邓春华教授等国内知名专家分别就性功能障碍、男性不育、前列腺疾病、男子性病等内容授课。广西区内各医院近百名代表参加会议，收到论文 60 篇，编印了论文专集。

2007 年 7 月 23～26 日学会与广西中医学院一附院共同举办全区内功推拿推广应用学习班，聘请中国中西医结合神经科学会副主任委员、上海中医药大学周信文教授及区内专家名家讲课，参加学习人数 80 人。

2007 年 8 月 10～13 日，学会在金秀县召开了广西中医外科分会学术交流会。本次会议由金秀人民医院协办，到会代表 109 余人，收到论文 64 多篇，编印了论文专集。学会邀请了北京烧伤创疡研究所王洪生研究员和广西医科大学一附院陆云飞教授讲学。

2007 年 10 月 15～18 日，学会在贵港市与中医骨科分会和贵港市中西医结合骨科医院联合举办了全区中西医结合骨科学术年会暨骨科新进展学习班，参加会议代表 130 人，收到论文 72 篇，编印了论文专集。

2007 年 11 月 2～5 日，学会与广西中医一附院联合举办了国家级医学继续教育项目脑血管病中西医诊治进展学习班，聘请北京中日友好医院薛爽教授、北京协和医院王建明教授及区内专家 8 人授课，参加学习人数 85 人。

2007 年 11 月 23～25 日，学会举办了广西中医肝胆病学术会议暨中医药防治肝病新进展学习班，共 80 人参会，编印论文资料，聘请了湖南中医药大学博士生导师陈兰玲、赵国荣教授，解放军 302 医院杨永平教授和广州市第八医院许敏教授及区内 6 名专家授课讲学。

2007 年 11 月 22～25 日，学会与钦州市中医院联合举办了广西青年中医药学术研讨会，到会代表 110 人，收到论文 85 篇，编印了论文专集。

2007 年 12 月 14～16 日，学会在北海市与广东中医药学会联合主办了全国中西医结合心血管病学习班暨两广中西医结合心血管病研讨会，大会收到论文66篇，编辑出版论文集，参会人员90人。

内科学会共在全区举办学术讲座15次，听课人数1000人次。

三、其他方面

学会积极参加区科协、区民政厅组织的各项和活动。如布置会员单位参加区科协组织的科普大行动、下社区科普咨询等。参加活动的医务人员有270多人，办展板报30余期，义诊、科普咨询等共7000人次。

学会工作得到区科协、区民政厅、区卫生厅的肯定和表彰，已连续多年获得“先进学会”的荣誉，继获得了中国科协、《学会》社团评价中心评选的“全国学会之星三连冠”称号之后，2007年再次获得“全国学会之星”称号。

在区卫生厅中医处指导下，学会派员参加了全区三级中医医院评审小组工作，对梧州、钦州、贺州三家市级医院进行评审。

（广西中医药学会）

【广西中西医结合学会】

2007年学会工作概况

一、组织建设

2007年，学会新发展会员102人，且多为基层医院医师，使会员分布更为广泛。

2007年6月新成立男科专业委员会，由广西中医学院瑞康医院杨文涛任主任委员，宾彬、李大文、李彤、梁季鸿任副主任委员，李彤兼任秘书。

2007年6月，学会对肾病专业委员会进行增补，共增补9名委员。

2007年8月，学会在金秀成立皮肤、性病专业委员会，由广西中医学院瑞康医院周萌任主任委员，李伟、钟江、吴尚民、武洁、曹存巍任副主任委员，张杰、陈会茹任秘书。

2007年8月，学会对外科专业委员会进行增补，共增补12名委员。

2007年12月，学会对精神病专业委员会进行换届改选，南宁市社会福利医院伍业光院长连任主任委员，副主任委员为唐全胜、陶领纲、温益雄、潘润德、李红政、陈强，唐全胜兼任秘书。

2007年10月，学会对骨科专业委员会增补22名委员。

二、学术活动和继续医学教育

2007年6月14～17日，学会在南宁举办了全区中西医结合男科疾病学术交流会议。广西区内各医院近百名代表参加会议，收到论文60篇，编印了论文专集。

2007年6月10～12日，学会举办了全区中西医结合肾脏病学术年会暨原发性肾小球疾病学习班。参加学习人员55人，学会聘请了上海中医药大学龙华医院何立群教授和9名区内肾病专家讲课。

2007年6月24～27日，学会在北海市召开全区中西医结合肿瘤学术会议，聘请上海复旦大学许立功教授和北京中日友好医院程志强及区内多名专家讲学，参加人数95人。

2007年8月10～13日，学会在金秀县召开了全区中西医结合外科学术交流会。本次会议由金秀人民医院协办，到会代表109余人，收到论文64多篇，编印了论文专集。邀请了北京烧伤创疡研究所王洪生研究员和广西医科大学一附院陆云飞教授讲学。

2007年10月12～14日，学会与瑞康医院合作举办了国家级继续医学教育项目全国中西医结合脊柱、关节新技术学习班，聘请日本著名骨科专家琦玉大学高桥启介教授、北京大学第一医院朱天岳教授、南方医院陈建庭教授及区内7名骨科专家讲学，参加学习人数84人。

2007年10月15～18日，学会在贵港市与中医骨科分会和贵港市中西医结合骨科医院联合举办了广西中西医结合骨科学术年会暨骨科新进展学习班，参加会议代表130人，收到论文72篇，编印了论文专集。

2007年12月14～16日，学会在北海市与广东中医药学会联合主办了全国中西医结合心血管病学习班暨两广中西医结合心血管病研讨会，大会收到论文66篇，编辑出版了论文专集，参会人员90人。

烧伤分会联合中国烧伤创疡科技医疗中心进行了烧伤湿性治疗技术的推广，在钦州、北海、贵港、梧州、南宁五地召开了5次学术推广会议，聘请区外专家讲课，参加学习人数500人次。

2007年12月21～24日，学会与河池市社会福利医院在河池市联合举办了广西精神疾病学习研讨会，到会人数108人，收到论文75篇，编印了论文专集，还评出了优秀学术论文8篇并进行了奖励。

三、其他方面

学会在中国科协和《学会》杂志社团评价中心联合举办的全国学会评选中，首次荣获“全国学会之星”称号。

学会积极参加区科协、区民政厅组织的活动。如布置学会会员单位参加区科协组织的10月科普大行动、下社区科普咨询、下乡义诊等等。参加活动的医务人员有280多人，办展板报20余期，义诊、科普咨询约5000人次。

【广西针灸学会】

2007年学会工作概况

一、积极进行各项科研工作，提高科研质量

学会积极组织相关人员申报各级课题，实现了广西针灸获国家自然基金项目资助零的突破。2007年共获省级以上立项课题4项，其中范郁山教授的“沿皮浅刺内关、公孙穴对脑缺血细胞凋亡调控基因的影响”获国家自然科学基金资助立项；南宁市第七人民医院针灸科获国家中医药管理局“十一五”重点专科建设项目立项；庞勇教授的“益肾调督针法对脑缺血大鼠炎性反应的分子机制研究”及杜艳教授的“艾柱灸对D－半乳糖致衰老小鼠的P16、Rb、c－fos基因和学习记忆的影响”2个项目获广西自然科学基金资助立项。

学会有省级以上在研项目7项，其中国家级课题1项、省级课题6项。各项目皆顺利完成课题的研究工作。

学会共完成省级以上项目的结题工作3项，其中国家级课题1项，省级课题2项。

二、勇于实践，善于总结

2007年，学会在各级刊物上发表论文53篇，其中核心期刊18篇，普通期刊25篇。在各级学术会议上交流并收入论文集10篇。

会员积极参与各类教材的编写。范郁山参与了《中医学概论》及《刺法灸法学实训教材》的编写，崔丽萍参与了《桂林市社区卫生服务中医适宜技术损伤规范》的编写，赵彩娇参与了《针灸医籍选》的编写，朱英参与了《刺法灸法学实训教材》的编写。

三、成果与获奖

庞勇教授主持的“十五”国家科技攻关计划课题“黄鼎坚学术思想及临证经验研究”顺利结题，目前正在申请成果鉴定。南宁市第七人民医院2007年3月顺利通过了广西壮族自治区卫生厅全国名老中医带徒工作的验收。岳进论文《针刺兴奋法治疗晕厥48例》获得南宁市自然科学优秀学术论文三等奖。

四、提高人才培养质量，加强对外交流与合作

在广西中医学院学历教育、继续教育与对外培训等多层次的针灸推拿学教育体系中，学会发挥了不可缺少的积极作用。尤其是对外培训方面承担了德国2005级、2006级、2007级研究生及澳大利亚、瑞士、泰国、越南等国的留学生40余人的教学、临床及科研工作，并负责其翻译工作。2007年学会共招收计划内研究生27人、港台研究生4人、国外研究生4人。毕业研究生12人。第一临床医学院针灸科接纳实习生143人，见习生约250人次，接收基层进修生20人。附属瑞康医院接纳实习生127人，见习生约20人次，接收基层进修人员60余人次，同时协助广西卫生厅对基层医务人员骨干培训班进行两期90人次的《针灸学》的理论课和临床实习教学。

桂林市针灸学会继续与桂林市友谊学校联合开办针灸推拿培训班，共4期，培训学员127名。

学会理事庞勇、易光强应邀到德国传统中医研究院作讲学报告。桂林市针灸学会廖西川、蒋吉刚应邀分别到马来西亚霹雳州、怡保市佛教仁爱中医学院进行专题讲学、专家门诊及考察等活动，接诊患者1200名，并取得“针灸学术精湛”牌匾。桂林市针灸学会还与美国职业病防治协会、康复医疗学会进行了面对面的交流各1次。

五、积极开展学术交流，定期举行学术讲座

2007年5月，学会主办了非药物疗法与亚健康关系纵横谈研究生论坛；2007年6月协助中国针灸学会《中国针灸》杂志社举办了全国针灸减肥美容与治疗亚健康学术研讨会；2007年7月协助天津中医药大学针灸系举办了第三届全国刺络疗法学术研讨会。学会先后组织50多人次参加了全国针灸减肥美容与治疗亚健康学术研讨会、第三届全国刺络疗法学术研讨会、北京世界针灸学术大会、2007国际针灸学术专家论坛、2007泛中医论坛、非药物疗法与亚健康关系纵横谈研究生论坛等学术会议，提高了学术影响力。学会先后派出约20人次参加全国优秀中医师临床人才第12期培训班、全国脑血管中西医治疗进展学习班、国家中医药管理局“十一五”重点专科（专病）项目培训班，提高了大家的学术素质水平。

南宁市举办了4次针灸学术讲座，吸引了众多医生及学生的参与，获得与会者的好评。桂林市举办了针灸学术活动7次，参加人数约230人。

六、积极搞好对口技术扶贫工作及下乡义诊

广西中医学院朱英、刘运珠等同志到广西卫生扶贫地区凤山县人民医院、隆安中医院做好技术扶贫，指导当地医务人员开展针灸临床工作。

在广西老干局组织的下乡义诊活动中，王登旗教授到南宁市郊区进行义诊，共治疗25人次。

南宁市第七人民医院共参加义诊8次，发放针灸科普资料500多份。

七、其他方面

全区共发展新会员10人。南宁市召开常务理事会1次；桂林市召开全体理事会1次，常务理事会3次。

（广西针灸学会）

20. 海南省

【海南省针灸学会】

会　　长：辜孔进
副 会 长：林天东、吕　珍、孙畅、廖军芳
秘 书 长：罗和平
地　　址：海南省海口市和平北路47号省中医院针灸科内
邮　　编：570203
电　　话：0898－68354609/13876003397（罗和平）

2007年学会工作概况

召开学术年会，举办省级继续医学教育项目。2007年8月10～12日，学会在保亭县七仙岭温泉度假村召开了2007年学术年会。来自全省各市县的针灸医学专家和临床医生42人参加了大会。大会收到学术论文23篇。会议总结了2006年及2007年上半年的工作，并部署下半年工作任务。海南省卫生厅中医处黄更荣处长到会并讲话，省科协也派员到会指导。

积极参加2007年海南省“全国科普日”活动。2007年海南省“全国科普日”活动于2007年9月15日在海口市启动，学会组织专家编印了300份针灸科普材料参加活动启动仪式，并在科普大集市开展医学科普咨询服务，取得良好的效果，前来咨询和索取材料的人络绎不绝。

做好2005～2006年度海南省自然科学优秀学术论文初评和推荐工作。按照省科协和省科技厅的相关通知要求，学会组成了2005～2006年度海南省自然科学优秀学术论文海南省针灸学会初评委员会，并召开专门会议，对会员报送来的学术论文按标准严格进行评审，并推荐参加奖项的评选。

加强组织建设。为了加强常务理事会的力量，经2007年12月11日常务理事会议研究决定，增补李健强、陈肖云、王邦博和郑祥龙为常务理事。此外，学会还发展了12名新会员，扩大了的会员队伍。

（罗和平）

【海南省中医药学会】

会　　长：陆　清
副 会 长：华良才、韩星光、许声宏、张永杰
秘 书 长：林天东
常务工作人员：黄显勋
地　　址：海南省海口市和平北路47号海南省中医院内
邮　　编：570203
电　　话：0898－66210255
电子信箱：huangye007@126.com

2007年学会工作概况

一、积极开展学术交流，配合搞好继续教育工作

2007年，学会积极组织开展学术交流活动，各专业委员会也分别开展了各种形式的学术活动。护理专业委员会组织了6次学术讲座，参加人数540余人次；中药专业委员会举办了题为“临床药学在临床医疗中的作用和职责”的讲座，参加人数60余人；内科专业委员会组织了“糖尿病的中西医治疗最新进展”讲座，听课人员80余人；组织“内窥镜在临床诊断和治疗中的最新进展”讲座，有70余人听讲。骨科专业委员会组织了“骨外伤抢救中的注意事项”专题讲座，有80余人参加。

二、积极开展科普宣传，普及中医药知识

2007年以来，学会积极组织开展科普宣传和义诊工作。在海口市明珠广场、人民广场举行了3次大型中医药科普宣传和义诊活动，有20余位中医专家参加，前来咨询和求医问药的群众络绎不绝，义诊500余人次，受到广大市民的热烈欢迎。与绿谷医药集团联合举办肿瘤康复知识讲座、中医药在肿瘤康复治疗中的重要作用等公益性宣传报告6场，前来听报告的肿瘤患者达1000余人次。

三、认真完成上级部门交办的工作

学会积极地参加中华中医药学会、海南省科协等组织的各项活动，积极配合，认真完成了上级部门布置的各项工作。受中华中医药学会委托，学会共向中华中医药学会推荐了各分会委员23名，单位推荐，层层把关，体现了公平、公正。及时将上级学会的有关指示精神和学术交流信息通过信函或电话的形式传达到有关会员，本年度共向会员发出函件1000余封。

四、积极配合宣传国家相关政策，规范学会工作，杜绝商业贿赂

2007年学会严格按照国家有关规定开展工作，严守财务制度，规范操作。学会组织相关人员认真学习反商业贿赂的政策和法规，并向会员们及时传达政策精神，强调在医药行业中反商业贿赂的重要意义。使会员们自觉地抵制工作中遇到的各种商业贿赂。

（黄显勋）

【海南省中西医结合学会】

会　　长：林志成
副 会 长：郑健超、李运珊、叶炯阳
秘 书 长：罗亲伟
副秘书长：韩　平
地　　址：海南省海口市龙华路海南医学院附属医院中医科（韩平收）
邮　　编：570102
电　　话：13907595311（韩平）
电子信箱：hanping88@126.com

2007年学会工作概况

一、学术活动

2007年12月26日学会在海口市人民医院多功能学术厅举办了题目为《急性胰腺炎的诊断与治疗》的学术讲座。参加该次学术活动的人数53人，参加学术讲座者均免费发给讲座资料。

学会常务理事、副秘书长、中国中西医结合学会医学美容专业委员会委员参加了总会在成都召开的“2007年中国中西医结合医学美容学术研讨会”，其学术论文《马九合剂配合中药辨证内服治疗化妆品过敏性皮炎》在会议上交流。

二、加强学会组织建设

2007年学会召开常务理事会议1次、会长扩大会议2次，主要讨论、研究学会的管理、学术活动及学会实体等问题。

三、加强学会经济实体的管理

海南省中西医结合学会门诊部是学会的经济实体，是学会全体会员共同努力的产物，近年来由于海口市的医疗市场竞争更加激烈，经营面临的困难更大。学会认真落实上级有关文件的精神、医疗机构属地管理的规定，学会门诊于2007年已由省卫生厅移交海口市卫生局管理，并顺利完成换证工作。常务理事会议、会长扩大会议多次讨论、研究学会经济实体问题，进一步强调学会门诊要严格管理，要规范化、正规化，充分突出中西医结合优势。

（韩　平）

21. 重庆市

【重庆市中医药学会】

会　　长：周天寒
副 会 长：曾定伦、黄吉庆、王辉武、钟国跃、张渝生、雷正荣、向明成、杨国汉、叶秀英
秘 书 长：杨国汉（兼）
副秘书长：漆　敏、李　进、王　俊、张安富
地　　址：重庆市渝中区北区路1号
邮　　编：400013
电　　话：023－86599555
网　　址：cq_ zyyxx@sina.com

2007年学会工作概况

2007年，学会再次荣获重庆市科协工作“先进集体”称号，顺利地通过了财务审计及重庆市民政局学会工作年检。

一、组织建设

学会在组织建设工作方面，开拓求实，做到组织机构健全，规章制度完善。学会定期召开常务理事会、理事扩大会，充分发扬民主，对内有凝聚力，对外有影响力，学会充满生机活力。学会会员荣获了

中华中医药学会“全国中医医院优秀院长”、“全国首届百名女医师”、“首届中医药传承高徒奖”、“全国首届中医护理先进集体”等称号。

二、学会按期换届

学会按照章程规定，2007年10月27日召开了重庆市中医药学会第三次会员代表大会，顺利地进行了学会换届工作，选举产生了新一届理事会，副会长周天寒同志当选为会长。同时举行了学会55周年庆祝大会。

三、继续医学教育

国家级中医药继续教育“中医内科专题讲座精选”、“中医经典理论在脾胃病临床中的应用培训班”分别在重庆市中医院、丰都县中医院举办。学会组织编印继续教育资料，授课专家结合自己丰富的临床实践经验，以多媒体演示授课，按规定给予了继续教育学分。

四、学术活动

由重庆市科协主办，学会承办的重庆科技沙龙——“发展中医 路在何方”由重庆市中医药学会会长、重庆医科大学附一院教授马有度主持。会后，重庆市科协印编《重庆科协沙龙》2007年第1期将部分专家的发言编辑整理后印发。学会关于发展重庆市中医药事业的建议报送重庆市委、市政府。

2007年6月，学会在重庆合川区召开了“重庆市中医药学会学术年会暨换届工作筹备会”，到会代表计186人，出版论文集一册。

重庆电视台“龙门阵”节目邀请重庆市老中青中医药知名专家，与鼓吹“废除中医”的方舟子进行了一场论战，围绕“中医到底是不是科学”等话题，唇枪舌剑，展开了激烈的辩论。

2007年10月，学会与重庆医药商会联合召开“全国传承中医药高层论坛暨批判‘废医验药’谬论优秀论文”颁奖大会，与会代表听取了来自国内一流专家的精彩专题讲演，对如何发展中医药事业进行了深入探讨，满怀激愤地批判了国内方舟子等人逆潮流而动，反对中医，“废医验药”的谬论，使与会代表深受启发教育，进一步坚定了弘扬中医、发展中医的决心和信心。这次大会有代表360余人，收到论文107篇，编印论文集一册，干祖望、邓铁涛等全国著名中医学家在论文集上题词。

五、科普活动

2007年，各区县学会、各专业委员会在开展学术活动的同时，积极组织专家义诊咨询，举办三下乡活动30余次，专题科普讲座20余次，科普图片展览10余次，发表科普文章80余篇。

学会积极参加了在南京召开的中华中医药学会“第二届中医药科普高层论坛暨全国中医药科普工作先进集体”表彰大会，学会马有度教授主编《健康人生，快乐百年》荣获“全国中医药科普著作奖”一等奖；重庆医科大学附一院中医科荣获“全国中医药科普工作先进集体”称号。

六、科研工作

2007年，学会承接重庆市卫生局科研课题“重庆市名老中医药专家学术思想和临床经验集《巴渝名医，证治心悟》”，此项正在进行中。据不完全统计，2007年学会委员在国内外学术刊物发表学术论600余篇，参加国内外学术会议、交流文章500余篇，主持或参与科研课题30余项。学会编印发行《重庆中医药简讯》4期。

七、实体

重庆市中医专家门诊部是由学会主办的经济实体。门诊部在市区医保中心和高新区社会发展局的指导下，在重庆市中医药学会财经委员会的直接领导下，不断强化服务意识，规范管理，制定有效的激励政策，争取社会各方的支持，坚持以“名医的水平，一流的服务，优质的药品，合理的价格，独特的疗效”为服务宗旨，继续开展优质服务，在市区内树立了良好的形象，获得了较好的社会效益和经济效益。

（漆　敏）

【重庆市针灸学会】

会　　长：陈永忠（常务副会长）
副 会 长：郭剑华、王毅刚、卓廉士、杜长志、余朋千
秘 书 长：余朋千
副秘书长：王竹行、何文先
地　　址：重庆市渝中区民族路88号
邮　　编：400011
电　　话：023－86610761
传　　真：023－63842760
电子信箱：zjxhcq@163.com

2007年学会工作概况

一、组织建设

2007年经市卫生局同意，报重庆市民政局批准，由常务副会长陈永忠担任重庆市针灸学会法人代表，进一步加强和完善了针灸学会的组织建设。

二、学术活动

2007年3月耳穴专业委员会在重庆中医药学院举办了学术交流会；2007年10月朱丹主任委员参加在北京召开的世界针灸学会联合会成立20周年及世界针灸学会学术交流大会并作了大会发言，学会顾问吴泽生老专家也参加了此次盛会并作了大会发言，得到与会代表的好评；2007年4月重庆市针灸学会为全国整脊学术研讨会及全国整脊学习班的举办和召开做了大量工作，这次大会有来自全国各省市、港澳台以及新加坡、马来西亚、澳大利亚的朋友共计110余人，并得到了与会代表的好评；2007年5月学会在大足龙水湖召开了重庆市针灸、耳穴、针刀、推拿、科普文献学术年会，本次大会收到论文61篇，116人参加了大会，对现场交流的论文进行评选，并颁发了优秀论文证书。

2007年6～7月，重庆市针灸学会成功举办了为期两个月的保健针灸技能培训班，学员共计42人。

为了加强会员之间的联系与沟通，学会编印了《针灸文献通讯》、《耳穴研究》资料，不定期发放给学会会员及有关单位，将国际、国内针灸、推拿等方面的最新信息传递给每一位会员及会员单位。

针灸学会副会长王毅刚、副秘书长王竹行负责的针灸科及由副会长郭剑华所负责制的颈椎病、膝关

节退行性骨性关节炎、腰椎间盘突出症申报国家中医药管理局“十一五”重点专科（专病）项目。常务理事余晓阳主持的“体针治疗单纯性肥胖的临床研究”和由副会长郭剑华主持的“膝舒胶治疗膝关节退行性骨性关节炎的临床研究”通过市卫生局组织的课题验收。由会员程永主持的“电针、腰牵引、穴位封闭治疗腰椎间盘突出症的临床研究”通过渝北区科委组织的项目验收。由副会长王毅刚承担的市级老中医药专家师代徒经市卫生局验收合格。由副会长郭剑华承担的国家级老中医药专家师代徒经国家中医药管理局验收合格，其高徒涂燕兵被国家中医药管理局评为“全国第三批老中医药专家学术经验继承优秀继承人”。

学会会员出版专著3本，发表学术论文28篇。

三、开展科普宣传

普及科学知识，宣传文明健康生活方式，学会会员分别在《健康报》、《家庭医药》等报刊发表科普文章24篇。送医送药到社区，除解答群众健康咨询外，还开展义诊活动2次，为500多名群众进行咨询、指导和诊治，散发宣传资料500余份。由学会副会长郭剑华带领的重庆市名中医三下乡义诊队分别到垫江、广安、遵义为当地群众看病，受到当地政府高度赞扬。学会门诊部长期对孤寡老人减免医药费，诊疗人次1.8万，收到表扬信3封，锦旗2面，参加社区组织的献爱心活动捐款捐物，捐款1500元。根据市科协的有关文件精神，2007年9月由科普文献专业委员会牵头在鲁能社区开展了“全国科普日义诊活动”，共有15人参加，专家们的良好医德医风和精湛的医疗技术受到广大群众的好评，据不完全统计这次义诊活动共诊疗人次100多人，散发宣传资料200余份，在社区群众中留下良好的印象，同时还为社区群众举办健康教育讲座，受到群众欢迎。

（何文先）

【重庆市中西医结合学会】

会　　长：吴昌培
副 会 长：周英杰、雷　寒、戴溱慧、贾学海、高　丹
秘 书 长：戴溱慧
副秘书长：廖　震、罗　勇
地　　址：重庆市渝中区道门口40号
邮　　编：400011
电　　话：023－63815494
传　　真：023－63722138
电子信箱：wukuan117@126.com

（吴　宽）

22. 四川省

【四川省中西医结合学会】

会　　长：吴康衡
副 会 长：祝彼得、李廷谦、刘金龙、孙汴生、陈学忠
秘 书 长：李成林
副秘书长：包宗昭、樊均明、吴时达
地　　址：四川省成都市人民南路四段51号
邮　　编：610041
电　　话：028－85233725
网　　址：www.scyx.org.cn
电子信箱：zhongxiyi1016@163.com

2007年学会工作概况

2007年学会先后召开了全省大肠肛门病、男科、肾病、心血管疾病与老年医学、骨科、农村基层、妇产科7个学术会议。大肠肛门病、骨科专业委员会进行了换届改选；新成立了妇产科专业委员会。现有专业委员会达到20个。

全年新增会员142人，现有会员3380人，会员信息微机系统化管理已更加规范。

2007年学会被四川省科协评为“学会工作先进集体”。

（李成林）

【四川省针灸学会】

会　　长：冯兴奎
副 会 长：梁繁荣、罗永芬、罗才贵、陈中熊、方连举、周建伟、虞亚明
秘 书 长：余曙光
副秘书长：李成林、徐　涛、肖旭
地　　址：四川省成都市人民南路四段51号
邮　　编：610041
电　　话：028－85233725
网　　址：www.scyx.org.cn
电子信箱：zhenjiu1016@163.com

2007年学会工作概况

2007年，学会在成都召开了四川省针灸学术年会暨针灸特色技术成果推广会。会议围绕“经穴特异性与针灸临床疗效评价”和“针疗特色项目成果推广”为主题开展了广泛的学术交流。

2007年学会被四川省科协评为“学会工作先进集体”。

学会现有会员1739人，新增会员23人。

在学会第四届九次常务理事会上通过《四川省针灸学会专业委员会组织管理办法》、《四川省针灸学会学术活动管理办法》、《四川省针灸学会财务管理办法》、《四川省针灸学会经费管理办法》等学会管理办法的相关文件。

（李成林）

【四川省中医药学会】

会　　长：向方远
副 会 长：刘敏如、李明富、邓宜恩、罗才贵、杨明钧、陈福安、张　毅、张世明、李星炜、赵军宁
秘 书 长：喻德福
地　　址：四川省成都市人民南路四段51号
邮　　编：610041
电　　话：028－85233725
网　　址：www.scyx.org.cn
电子信箱：zhongyiyao1016@163.com

2007年学会工作概况

2007年，学会共有11个专业委员会开展了学术交流或业务培训，参会人员达700余人，交流学术论文627篇，编写学术论文集8册。

学会完成了2007年《四川中医》12期的编辑出版工作，全年发行10余万册，杂志发行覆盖全国各地和国外13个国家和地区。

学会全年发展新会员764人，

规范了个人会员全国统一编码，一人一号，终生不变，逐步完善了学会会员库建设，使会员管理进一步规范化、科学化。

2007年，学会组织省内专家25人次，给市、州、县送医、送药和培训人才350多人。

（贺　艳）

23. 贵州省

【贵州省中医药学会】

名誉会长：贺志光
会　　长：赵　松
副 会 长：董湘玉（常务）、刘尚义、沈冯君、邱德文、凌湘力
秘 书 长：凌湘力
副秘书长：唐仕勇、徐学义、刘学义、周　茜、张光富、庄畋畋
地　　址：贵州省贵阳市贵医街28号贵阳医学院附属医院中医科
邮　　编：550004
电　　话：0851－6750715
电子信箱：gzzyyxh@163.com

2007年学会工作概况

一、组织建设

按学会章程规定，学会继续发展新会员，重新进行会员登记工作。目前已有会员1200人，对已届满的二级专业委员会进行改选换届，完成了贵州省民政厅民间组织管理局2007年年审注册工作。及时召开常务理事会、理事会，传达有关会议精神，讨论学会的活动及建设发展问题，召开座谈会贯彻落实《中华人民共和国中医药条例》、《贵州省中医药条例》，审议上报中华中医药学会科学技术奖项目，推荐全国二级专业委员会委员名单。

二、学术活动

贵州省中医药学会在中华中医药学会、贵州省科协、贵州省中医药管理局等部门的领导下，坚持"民主办会、民办学会、理事当家、会员做主"的原则，通过开展科学技术学术补充活动，大大提升了学会办会的活力和水平。

2007年5月受中华中医药学会的委托，贵州省中医药学会与南方李锦记联合举办"中医及健康"学术研讨会，请国内知名专家介绍中医保健品研究及进展，来自全省会员100多人出席会议，影响较大，是一次高水平的学术研讨会。

三、科普活动多姿多彩

学会多次组织中医专家、教授、会员积极开展"世界高血压日"、"世界糖尿病日"、"世界传统医药日"、"世界艾滋病日"、"预防中风"、"中医保健"等多次大型义诊活动，并多次组织科技卫生三下乡活动，利用讲学、义诊、医疗咨询等活动，共接待各种病人数千人，受到基层广大会员和人民群众的热烈欢迎，取得了良好的社会效益和经济效益。

四、协助各部门做好各项评审工作

学会聚集了贵州省中医药界大量的中医药专家教授，发挥学术优势，协助各政府部门和科研机构作好各种评审工作，主要体现在以下几个方面：参与贵州省卫生厅、贵州省中医药管理局等部门科研课题的评审工作和科研成果的评审工作；出任贵阳中医学院、贵阳医学院等院校硕士研究生毕业论文答辩委员会主席、委员等，在培养中医药研究生方面做了大量工作；参与贵州省高评委高级职称评审方面的工作；参与贵州省医疗事故鉴定委员会关于医疗事故鉴定方面的工作。

（凌湘力）

【贵州省针灸学会】

名誉会长：贺志光
会　　长：吕明庄
副 会 长：朱广旗、崔　瑾、路绍祖、王光义、申云龙、陈学农、周佐涛
秘 书 长：申云龙（兼）
副秘书长：李丽红、张　军、付有春
地　　址：贵州省贵阳市市北路11号
邮　　编：550004
电　　话：0851－6827446/13885192392
电子信箱：Lvmingzhuang@gmc.edu.cn

2007年学会工作概况

一、组织建设

贵州省针灸学会加强组织建设，使每一位理事做到主动理事，关心学会工作，关心会员，主动为理事会出谋献策。常务理事会健全每季度一次的会议制度，无特殊情况，必须按时参加规定的常务理事会议，会前应将开会内容通知与会同志，以提高会议质量。积极发展会员，壮大针灸队伍，现有会员485名。贵州省针灸学会举办《针灸通讯》，交流针灸学术信息。

二、学术活动

贵州省针灸学会会长吕明庄、副会长朱广旗于2007年8月7～9日出席贵州省科学技术协会第七次代表大会。2007年12月3～5日会长吕明庄、副秘书长李丽红参加贵州省科协学会工作培训班。会长吕明庄担任"全国专业标准化技术委员会委员"。会长吕明庄、副秘书长李丽红被授予"第三届全国中医药传承特别贡献奖"。副会长崔瑾被评为2007年度省优秀教师。常务理事冯玲媚主持课程《针灸治疗学》被评为省精品课程。常务理事王晓惠被评为2007年安顺市市管专家。

"贵州省针灸学会针灸临床经验暨特种针法手法交流会"于2007年6月22～24日在安顺市人民医院召开，进行专题讲座与临床针法手法操作演示。"全国针灸教育学术研讨会"、"腧穴应用与研究学术大会"、"全国普通高等教育中医药类精编教材《针灸医籍选读》编写会"于2007年8月17～19日在贵阳市召开，交流针灸教育、腧穴教育的方法和经验等。"世界针灸学会联合会成立20周年暨世界针灸学术大会"于2007年10月19～22日在北京召开，贵州省针灸学会组团14人参会，获组团奖，发表论文10篇。2007年12月15～16日贵州省针灸学会学术年会暨理事会在贵阳市召开。

贵州省针灸学会组织和推荐20余名理事、常务理事参加中国针灸学会组织的学术研讨会；在国家级与省级学会杂志上发表论文30多

篇；承担的省级科研课题、成果多项；参加各种评审论证、鉴定会30多次。贵州省针灸学会副会长朱广旗为国家中医药管理局“十一五”重点专科（专病）——中风病项目负责人。陈波博士获省第二届自然科学优秀学术论文三等奖。副会长崔瑾，常务理事冯玲媚、张军等参与编写国家“十一”五规划教材共计6部。

三、科普活动

2007年9月贵州省针灸学会吕明庄、申云龙、李丽红等6人参加“贵州省全国科普日活动暨科普大篷车联合行动启动仪式”，咨询义诊约百人次。

（李丽红）

【贵州省中西医结合学会】

会　　长：孔德明
副 会 长：王家辉、江　超、李志伟、李良栋、张光奇、张美心、沈寅初、凌湘力、凌湘柱
秘 书 长：李志伟（兼）
副秘书长：刘三都、吴家驹、徐学义、黄秉枢
地　　址：贵州省贵阳市市东路50号贵阳中医学院内
邮　　编：550002
电　　话：0851－5652069
传　　真：0851－5652069

2007年学会工作概况

学术活动和医学继续教育。2007年共安排活动项目11个，共邀请省内外知名专家74人（其中省外专家15人，包括香港、澳门3人），举办了80多场学术报告，听课人数达1700多人次，收到学术论文126篇，出版论文汇编5集。

科普工作。学会以“预防疾病，科学生活”为主题开展科普活动，并派出5位专家前往毕节地区，与毕节地区卫生局、科协、中西医结合学会联合举办急危重症救治专题讲座，到会代表300多人。学会与企业合作派出肿瘤专家6人次到黔西南、黔南等地医院联合开展义诊咨询活动，发放科普资料1000份。

组织建设。学会增补副会长1人，常务理事2人；成立内分泌专业委员会；增补肛肠和消化专业委员会委员共10人；发展新会员40多人，完成第一批200会员重新注册工作；推荐参加中国中西医结合学会时间生物医学、皮肤性病、耳鼻咽科、循证医学、诊断、内分泌、普外、自然灾害、风湿类病、烧伤、基础理论、活血化瘀等12个专业委员会委员候选人13人。

学会多方筹集活动经费，使学会工作正常运转：主动向学会领导、业务行政主管部门、会议主办协办单位及专业委员会负责人汇报工作，争取上级领导及有关单位经费上的支持；开展科技咨询活动增加学会经费收入；做好加强与会员联系和发展新会员工作，收取个人会费。

（李志伟）

24. 云南省

【云南省中医药学会】

会　　长：詹文涛
副 会 长：李庆生、朱兆云、秦国政、赵　勇、许勇刚、葛元靖
秘 书 长：葛元靖（兼）
副秘书长：彭江云、肖　林、方路
地　　址：云南省昆明市光华街120号
邮　　编：650021
电　　话：0871－3613387
电子信箱：fankathy@ sina. com

（葛元靖）

【云南省针灸学会】

会　　长：黄禾生
副 会 长：管遵惠、郑　进、杨镔
秘 书 长：冯琼华、姜云武
副秘书长：林忆平、汤晓云、肖林
地　　址：云南省昆明市光华街120号
邮　　编：650021
电　　话：0871－3613387
电子信箱：fankathy@ sina. com

（葛元靖）

【云南省中西医结合学会】

会　　长：郭永章
副 会 长：程小庥、陆家龙、李树清、熊　磊、宁亚功、赵永祥、倪　昆
秘 书 长：葛元靖（兼）
副秘书长：何莉萍、吕　琳
地　　址：云南省昆明市光华街120号
邮　　编：650021
电　　话：0871－3613387
电子信箱：fankathy@ sina. com

2007年云南省中医药学会、云南省针灸学会、云南省中西医结合学会工作概况

一、概况

云南省中医药学会在云南省中医管理局和云南省科协的领导下，贯彻中国科协“三服务一加强”的科技社团的工作定位，团结云南省中医药界广大科技工作者，积极开展学术交流活动，承担政府部门和社会委托的工作，大力开展科普宣传和专家义诊活动，推荐云南省优秀中医药人才担任全国各中医药学科的学术委员。2007年云南省中医药学会被云南省科协评选为省级学会“优秀学会奖”。

云南省中医药学会继续承担“云南省中医住院医师规范化培训”阶段考试的组织工作。全省16个州市共398人参加了2007年12月22～23日举行的考试。此项工作政策性强，从出题、印刷、校对试卷、保密邮寄、改卷、公布成绩、审核办理合格证由他们独立完成。

云南省中医药学会继2006年配合云南省卫生厅省中医管理局参与“云南省名中医”、“云南省荣誉名中医”评选工作后，2007年又配合云南省中医管理局参与了“云南省中医名院”的评选工作。

云南省中医药学会完成了云南科协资助项目“影响云药产业发展的因素和对策”调研报告，作为云南省科协提交省委、省政府决策咨询报告，受到重视。

二、2007年举办主要的学术活动

2007年4月15～21日和2007

年7月9～14日，云南省中医药学会受云南省中医管理局委托在昆明和玉溪分别举办了2期“云南省中医护理常规技术操作规程培训班”，有来自全省各级中医医院和部分综合医院中医科的中医护理人400余人参加了学习培训。

2007年8月23～28日，云南省中医药学会中医内科专业委员会，保山市中医药学会主办的“全省名老中医学术经验传承研修班暨学术经验交流会”在保山市腾冲县举行。全省90名学员参加了学习。

2007年10月12～16日，“全国中西医结合风湿病诊疗进展学习班”在云南省中医医院学术报告厅举办，该班是由云南省中医药学会风湿病专业委员会和云南省中医院共同举办的国家级中医继续医学教育项目。

2007年9月20～23日，由云南省中医药学会肛肠病专业委员会主办的“云南省肛肠专科新技术推广应用学习班暨学术交流会”在昆明举办，来自全省60余名专业技术人员参加了学习和交流。

2007年3月23日，受云南省中医药学会和云南中医学院的共同邀请，全国著名中医学家、上海中医药大学博士生导师何裕民教授在云南中医学院多功能厅举行学术报告会，就中医药的发展和中医教育等问题进行了精彩的演讲。来自昆明地区的部分中医同道和中医学院学生200多人参加了报告会，并与何裕民教授进行了热烈地互动交流。

三、中医药科普及义诊活动

2007年5月18日，云南省中医药学会、云南省针灸学会、云南省中西医结合学会组织各科专家教授10人参加了云南省科协在玉溪主办的“全国科普宣传周”大型宣传活动，对公众进行了中医药科普宣传和义诊。

2007年9月16日，云南省中医药学会、云南省针灸学会、云南省中西医结合学会组织10名专家参加了在昆明市官渡广场举行的“全国科普宣传日”科普宣传和义诊活动，受到社会各界热烈欢迎。

2007年11月28～29日，云南省中医药学会组织3名专家到大理州参加“云南省第三届科学技术论坛”，并分别到大理市喜州镇、洱源县西湖乡进行义诊和中医药咨询活动，受到当地老百姓欢迎。

（葛元靖）

25. 西藏自治区

【西藏自治区藏医药学会】

会　　长：强巴赤列
副 会 长：占　堆
秘 书 长：扎　桑
地　　址：西藏拉萨娘热路26号区藏医院
邮　　编：850000
电　　话：0891－6322621/6322351
传　　真：0891－6322621

2007年学会工作概况

学会结合专业特点开展多种形式的有益活动。为贯彻落实立党为公、执政为民的“三个代表”重要思想的本质，学会认真完成区科协组织的科普一条街活动的同时，先后赴拉萨、堆龙、达孜县开展义诊活动共5次，免费义诊2300多人次，送药价值达6万多元。

学会积极开展学术交流活动，促进学术水平。2007年9月14～15日，由中国民族医药学会和西藏自治区卫生厅联合举办的2007年全国藏医药学术研讨会在拉萨胜利召开，学会作为本次会议的承办单位，积极与中国民族医药学会和西藏自治区藏医药管理局合作，承担了会议的各项准备工作及大量的会务工作。本次会议是继“2000年国际藏医药学术会议”后又一个在古城拉萨召开的藏医药学术盛会，来自西藏、青海、甘肃、四川、云南、广西等省区的135名代表参加了本次会议。大会共收到论文220篇，经大会论文专家委员会审定，共有172篇论文被大会收录在《中国民族医药杂志》2007年专刊上。

（西藏藏医药学会）

26. 陕西省

【陕西省中医药学会】

会　　长：范　兵
副 会 长：唐俊琪、刘华为、周永学、米烈汉、张德兴、刘顺智、田惠民、李联社
秘 书 长：张德兴（兼）
副秘书长：袁瑞华、许建秦

（刘选霸）

【陕西省中西医结合学会】

会　　长：刘绍国
副 会 长：魏少阳、刘勤社、王静怡、王宗仁、王建华、赵步长、董协良
秘 书 长：张德兴
副秘书长：蒋宏伟

（刘选霸）

【陕西省针灸学会】

会　　长：苏荣彪
副 会 长：周志杰、吴锡强、贾成文、王长海、刘智斌、黄琳娜、毕宇峰
秘 书 长：张德兴
副秘书长：张卫华

2007年陕西省中医药学会、陕西省中西医结合学会、陕西省针灸学会工作概况

2007年，陕西省中医药学会、中西医结合学会、针灸学会先后筹备召开了全省“第五届中医、中西医结合眼科”、“第七届中医、中西医结合儿科”、“第八届中医、中西医结合肛肠病”、“第三届中西医结合烧伤”等学术会议，会议征集交流论文200多篇。300余名中医药专业人员参加了会议。陕西省针灸学会与陕西中医学院共同承办了全国第十五届针灸临床学术会议，先后主办或委托陕西省中医医院、宝鸡市中医医院、西安肛肠医院、蓝田县中医医院等单位分别举办了“护理质量管理及医院感染控制和预防”、“肛肠”、“呼吸”、“中医临床与文献应用”、“肿瘤”等5期中医、中西医结合学习班，参加学习人员300余人。

三学会出版《陕西中医》杂志12期，发行4万多册。编印《学会工作通讯》1期，300册。印发和转发各种学术会议征文通知及资料1000余份。编印年度学术会议《论

文集》200余册。

陕西省中医药学会、中西医结合学会结合重新登记和换发新会员证58人，其中，中医药学会44人，中西医结合学会14人。三学会新发展会53人，其中中医药学会39人，中西医结合学会14人。三学会组织了“眼科”、“儿科”专业委员会换届改选工作，并向中华中医药学会、中国中西医结合学会、中国针灸学会及各分科学会、专业委员会推荐担任委员人选49人。

三学会向省第十届自然科学优秀学术论文评选活动推荐论文8篇。推荐3人荣获“全国百名中医药科普专家”称号，4人荣获“全国中医医院优秀院长奖”，3人荣获“全国民营中医医院优秀院长”，2人荣获“全国首届中医药传承高徒奖”，1人荣获“全国百名杰出女中医师奖”，3个单位荣获“全国首届中医护理先进集体奖”，1个单位荣获“全国中医药科普工作先进集体”。

（刘远霸）

27. 甘肃省

【甘肃省中医药学会】

会　　长：侯志民
副 会 长：王自立、张士卿、李金田、李盛华、鄢卫东、赵文鼎、楞本嘉、闵云山、崔庆荣、毛照海
秘 书 长：鄢卫东（兼）
地　　址：甘肃省兰州市白银路220号514室
邮　　编：730030
电　　话：0931－4818133
电子信箱：gsszyyxh@126.com
网　　址：www.gstcm.com

2007年学会工作概况

一、加强学会管理，搞好队伍建设

学会把加强学会管理，扩大队伍建设作为2007年工作的重点，采取学会常规发展会员与专业委员会发展会员相结合的方式，新发展会员100余人，扩大了会员覆盖面。2007年，学会按照学会专业委员会管理办法，对部分专业委员会进行了改选换届，改选的专业委员会有针刀医学委员会、老年病专业委员会、中药专业委员会，确定了新一届专业委员会的领导班子，增补了20多位热心学会工作的技术骨干为专业委员会的委员。学会还根据甘肃中医药学科特点和需要，经认真筹备，增加了一些新的专业委员会，如眼耳鼻喉科专业委员会和脾胃病专业委员会，细化和完善了专业组织，壮大了学会力量。与此同时，为配合中华中医药学会各分会的换届工作，学会根据甘肃省学科和专业发展及本会各专业委员会的实际情况，为中华中医药学会各分会的换届工作推荐了相关专业的中医药专家。

二、注重学术交流，提高学术水平

甘肃省中医药学会中医药文化专业委员会、中医内科专业委员会等专业委员会于2007年7月在甘肃省清水县举办了“中医药文化、内科、儿科、眼耳鼻喉科、护理、肾病、脾胃病（筹）专业委员会2007年学术年会”，交流论文100余篇，参会代表达150余人。针刀专业委员会于2007年11月21日在甘肃兰州举办甘肃省中医药学会针刀医学专业委员会会员大会暨针刀技术推广学习班。还有肾病专业委员会、老年病专业委员会、民族医药专业委员会等分别举办了学术年会或研讨班，其形式多样，内容丰富，有效地推动了各相关专业的学术进步。

联合举办学术会议，扩大学会影响。学会与甘肃省中医院联合举办了全省医院中药制剂与中药炮制加工研讨会，来自全省的100余名中医药工作者参加了研讨会。

配合业务主管部门认真实施国家项目。2007年是中央财政支持的全省乡镇卫生院中医临床技术骨干培训班在甘肃省实施的第三年，学会继续与甘肃中医学院联合承办该项目，培训乡镇卫生院中医临床技术骨干278名。

各地中医药学会举办学术会议。如武威市中医药学会和武威市中医医院联合举办的中医内科疑难病症进展学习班，有330余人参与了培训，平凉市中医药学会和平凉市医学高等专科学校联合举办的中医药治疗脾胃病学习班，有100多人参与学习，还有张掖、陇南、庆阳、临夏等市、州中医药学会也举办了学术会议，交流了中医药学术和经验，培训了中医药人员。

三、开展中医奖项评审，坚持科教兴医

学会积极引导会员参与科研、撰写论文、著书立说，积极协助卫生行政部门组织科研鉴定会。受甘肃省中医管理局的委托，学会组织了甘肃省卫生厅中医药科研课题立项评审工作，2007年有50项课题被确定为甘肃省卫生厅中医药科研课题项目并得到经费资助。甘肃省中医药学会设立的“甘肃省皇甫谧中医药科技奖”在全国省级中医药学会属于首家，经甘肃省皇甫谧中医药科技奖评审委员会认真评审，并广泛征询意见，共评出2007年度甘肃省皇甫谧中医药科技奖一等奖1项、二等奖7项、三等奖10项，甘肃省中医药学会向省科技厅推荐了7项获奖项目。

四、搞好继续教育，提高专业素质

大力加强中医药继续教育工作。学会共承担了省级中医药继续教育项目10项，组织专家通过授课的形式向广大中医药、中西医结合医务人员讲学，介绍中医药科研、临床、教学新动向、新成果。

大力加强中医药远程继续教育的普及范围。学会和世界中医药学会联合会（北京）远程教育中心于2005年联合组建了甘肃分中心，主要负责在全省开展中医药远程继续教育工作，2007年有500余人选择了中医药网络继续教育。

谋求多方合作举办继续教育项目。因为甘肃地理狭长，交通不便，而大多数继续教育项目都在省会兰州举办，全省各市中医药人员接受继续教育无形中加大了成本，造成人、财、物的浪费。为了改变这种局面，学会探索与市、县级中医药学会，市、县级中医医院合作，把省名中医、专家、学者带到基层办

班。此举让基层中医药人员有机会接受高质量中医药继续教育，听省级专家教授授课，受到了全省中医药人员欢迎。

五、其他工作

学会充分发挥学术优势，配合各政府部门和科研机构开展了中医药科技奖项、中医药人员职称的评审工作，组织专家讨论修改《甘肃省卫生厅关于加强中医药人才队伍建设的实施意见》。

《甘肃中医》等学会主办的杂志在编辑质量、版面设计、编辑水平、栏目设置等建设上，借鉴优秀的期刊编辑出版经验和手段，使中医药期刊质量不断提高，为中医药事业的发展提供良好的学术环境。

（刘福文）

【甘肃省针灸学会】

会　　长：李　强
副 会 长：何天有、甘培尚、夏庆、邱连利、谢君国、马坤范、李　军、张洪涛
秘 书 长：甘培尚（兼）
副秘书长：陈国廉、雒成林、魏清琳、肖　红
地　　址：甘肃省兰州市定西东路35号
邮　　编：730000
电　　话：0931－3278800

2007年学会工作概况

不断扩大组织建设。2007年，学会继续进一步加大组织建设力度，团结省内从事针灸工作的人员加入学会。同时积极筹建各市州针灸分会，并积极发展会员。目前已经成立了武威市针灸学会。同时扩大各地针灸学会理事名额，保证各市州至少有1～2名针灸学会理事，负责各县针灸工作的组织工作。

积极开展学术交流与研讨。2007年8月18～20日，学会在甘肃省武威市召开了针灸学术交流研讨会。会议由武威市针灸学会、武威市红十字针灸医院承办。来自全省各市州人民医院、中医院及相关单位的50余名从事针灸医疗、教学与科研工作的专业人员代表参加了本次会议。会议共收到论文33篇，有14篇论文在会议上进行了交流

积极开展继续教育项目培训。学会积极举办继续教育活动，年内共进行了“皇甫谧针灸学术思想临床运用研修班”、“何氏药物铺灸疗法学习班”、“郑氏针法学习班”、“中医气功养生保健功法学习班”等继续教育项目，共计完成继续教育学分26学分，培训专业技术人员近500人。学会组织申报了2008年继续教育项目。

科研工作。学会组织会员积极申报科研项目，积极进行正在研究的各项科研课题。学会已经结题并鉴定通过了“皇甫谧针灸学术思想研究与临床运用”、“针刺‘三阴交穴’对慢性非菌性前列腺炎大鼠免疫功能影响的实验研究”研究成果，两项成果均达国内领先水平。

（刘福文）

28. 宁夏回族自治区

【宁夏中西医结合学会】

会　　长：李玉幸
副 会 长：蒋和定、马浩亮、刘定汉、赵　峰
秘 书 长：王忠和
副秘书长：王凤莲
地　　址：宁夏回族自治区银川市解放西街101号
邮　　编：750001
电　　话：0951－5022124
电子信箱：nxzyyj@ Sina. com

2007年学会工作概况

一、坚持办会宗旨，积极落实上级交办的各项任务

2007年宁夏中西医结合学会的理事及会员，认真学习宣传贯彻《中华人民共和国中医药条例》、《宁夏发展中医条例》，坚持办会宗旨，严格学会章程，圆满完成了自治区科协交办的各项任务，顺利通过了2007年度学会年检和学会代码年审工作。

二、健全机构，完善制度，会员队伍不断壮大

2007年学会继续加强自身组织建设，健全组织机构，完善规章制度，配备兼职人员，规范各专业委员会名称，做到学科设置合理、学会工作人员和办事机构均符合学会工作的要求。一是进一步完善了学会日常办事机构和各专业委员会。二是完善学会工作制度，常务理事会议事规则、会长办公会议制度、专业委员会办事制度及工作委员会办事制度、学术交流工作制度等，保证了换届期间学会工作的制度化、程序化，促进了学会工作的顺利开展。三是积极吸收热爱中西医结合事业的专家及中青年医务工作者加入学会，壮大学会队伍，扩大学会影响。四是制定宁夏回族自治区名中医评选办法，为全区选出优秀的中医药专家和中医药学术带头人。

三、加强学术信息交流，扩大学会影响

2007年，学会举办全国知名风湿病专家临床经验介绍暨中西医结合诊治风湿病新进展学习班；协助中医药管理局组织中医、中西医结合专家组做好国家中医药管理局医政司农村中医药适宜技术推广示范建设项目实施工作；协助中医药管理局举办中医医院特色专科监测项目人员培训工作；协助中医药管理局组织开展全区乡村医生中医专业中专学历教育、乡镇卫生院中医临床技术骨干培训工作。

四、开展义诊咨询服务，加强科普宣传活动

学会组织部分卫生行政部门和中医医院开展了“中医中药中国行”大型科普宣传活动前期工作；协同中医药管理局按照卫生厅的统一部署，组织工作经验丰富、业务能力强的专家下农村、到乡镇、进社区送医送药送温暖活动，解答群众对防病治病知识的需求；组织专家教授到基层开展业务联合、科技协作活动，进行讲学和坐诊，提高基层卫生技术人员的业务素质。

（王孟妍）

【宁夏中医药学会】

会　　长：常　青
副 会 长：王忠和、赵自强、卢化平
秘 书 长：陈卫川

副秘书长：高如宏
地　　址：宁夏银川市西夏区北京西路114号
邮　　编：750021
电　　话：0951－2024646/2020247
电子信箱：nx－qzy@163. com

2007年学会工作概况

以突出中医特色为主线，积极推进中医药科技进步。学会组织多种形式的学术会议5次，邀请自治区内专家临床专题讲座10场次；组织相关专家论证、指导县、市级科研工作及新立项自治区科研项目5项；指导开展和引用中医药科技成果2项。根据国家中医药管理局和中华中医药学会倡行的“中医中药中国行”活动，学会及时召开各级会议，开展讨论，大家畅所欲言，以中医药取得的重大科技成果在防病治病中发挥的积极作用以及深深根植于群众中间简、便、验、廉和“治未病”的特点等，使广大会员进一步提高了中医药科技水平的信心。

广泛开展科普宣传和科技扶贫，提高广大群众的中医药文化素质。2007年，学会共开展科普宣传15场次，参加中医药科技人员近200人次，为群众服务2000余人次；免费培养基层专业技术人员6人，举办各类专题科普讲座16场次，制作科普展板6块，印发科普宣传资料6000余份；为城镇社会医疗技术服务和义诊服务8场次，开展电视栏目宣传6场次等。

充分发挥中医药优势，积极防治传染病。按照中华中医药学会制定的《人禽流感诊疗方案》和自治区人民政府《突发公共事件应急预案》，学会制定了《人禽流感防治应急预案》，采用多种形式开展人禽流感防治知识讲座，普及相关知识，宣传疫情危害及防范措施，进行技术咨询答疑等服务，以提高社会群众对人禽流感等传染病防治能力。

加强队伍建设，学会组织建设得到进一步稳固。2007年，学会组织开展了全国中医医院优秀院长评选活动，由中华中医药学会组织专家审评，全国180名中医医院优秀院长中宁夏中医医院黄涌等7名同志被评选为“全国中医医院优秀院长”荣誉称号，团体中医会员单位特别是基层医院中医药治疗率明显高于西医综合医院。根据人员自然减员或调离情况，及时办理和注销了离会会员。学会推荐7名政治素质高、专业技术精、医德医风好，在自治区中医药学术方面都有一定影响力的专家为相应专业委员会委员。

（高如宏）

【宁夏针灸学会】

会　　长：李遇春
副 会 长：牛　阳、张　武、高如宏、胡雨华
秘 书 长：牛　阳（兼）
副秘书长：杨丽美、刘　瑛、王宇国
地　　址：宁夏银川胜利南街692号
邮　　编：750004
电　　话：0951－4091742
电子信箱：niuyang0227@163. com/yanglml987@sohu. com

2007年学会工作概况

2007年学会认真完成了上级主管部门下达的各项任务，完成了自治区科协年度学会统计报表的填写及学会的年鉴工作。学会参加了宁夏科学技术协会的工作会议，认真领会了科学技术协会工作精神，通过各学会的交流，学会吸取了经验，为宁夏针灸学会的发展提出了思路。学会参加了宁夏医学会组织的医药卫生协会管理办法条例的讨论，明确了医药卫生协会管理办公室对学会的管理。

学会积极组织会员参加学术活动，加强与中国针灸学会的联系，及时把总会2007年的学术活动安排发放到各个学会理事手中。

会员参与了多种全国性针灸书籍的编写工作，2007年出版的有：人民卫生出版社出版的《现代针灸临床精粹》、中国中医药出版社高等教育“十五”国家级规划教材和新世纪全国高等中医药院校规划教材再版的《经络腧穴学》、《针灸各家学说》等，提高了针灸科技工作者的专业水平。

学会挂靠在宁夏医学院中医学院，中医学院设有针灸推拿专业，为了发展宁夏针灸事业的力量，2007年有两位针灸学博士加入宁夏针灸行业，加强宁夏针灸事业高级人才建设水平。两位博士举办了博士论坛“推拿滚法研究现状及展望”和“缺血中风后吞咽障碍的流行病学调查分析及针刺治疗的疗效评价研究”的讲座。

（牛　阳、杨丽美）

29. 新疆维吾尔自治区

【新疆中医药学会】

会　　长：周铭心
副 会 长：耿　直、卢　勇、王　杰、张永平、王北疆
秘 书 长：王　杰
副秘书长：柯　岗（专职）、冯　东、孟庆才、李崇瑞、安冬青
地　　址：新疆乌鲁木齐市天山区龙泉街191号
邮　　编：830004
电　　话：0991－8551838
邮　　箱：xjkegang@163. com

2007年学会工作概况

一、加强组织工作，规范学会管理

2007年学会召开会长办公会议两次：①讨论召开医药卫生系统区级学会秘书长联席会议筹备情况及具体事宜。②会议研究讨论了关于《新疆中医药》杂志增设联合主办单位及其相关事项；关于本会理事会拟增补理事、常务理事推荐名单；关于承办“中华中医药学会中医经典与临床应用研讨会”及同期召开六届理事会二次会议等情况。

学会承办卫生系统区级学（协）会秘书长工作联席会议。2007年1月29日由学会承办召开了新疆卫生系统区级学（协）会秘书长联席会议。参加会议的有自治区卫生工作政研会等20个区级医药卫生学（协）会的会长（理事长）、秘书长、专干等40多人。

二、进一步加强学会的组织建设

新疆中医药学会六届理事会二

次会议于2007年9月12～14日在乌鲁木齐召开。

为了加强学会的组织机构管理，学会又增设和调整了几个专业委员会，其中增设的有：循证医学专业委员会、中医文献专业委员会、民营中医院发展研究会，将原外科（综合）专业委员会，调整后分为外科、骨伤科、皮肤科专业委员会。

三、推荐学科带头人

根据中华中医药学会推荐分会委员的规定和条件要求，学会先后向中华中医药学会11个分科学会推荐委员30多人；向自治区科协“七大”推荐委员、会议代表、优秀学会干部候选人，学会周铭心会长当选为科协七届委员会委员；推荐卢勇、金明月为第四届中国科协西部开发突出贡献奖候选人；由学会推荐的自治区中医医院院长卢勇、乌鲁木齐市中医医院院长李崇瑞、伊犁州中医医院院长苏建春、昌吉州中医医院院长金明月、米泉市中医医院院长张玉萍、新源县中医医院院长杜美兰6人被中华中医药学会授予“全国中医医院优秀院长”荣誉称号；推荐安冬青、刘红霞、王晓峰3位女专家参评，均被中华中医药学会授予“全国首届百名杰出女中医师”荣誉称号；推荐的自治区中医医院护理部、昌吉州中医医院护理部被中华中医药学会授予“全国首届中医护理先进集体”荣誉称号。

四、学术活动和继续教育

2007年7月23～25日，学会在乌鲁木齐市召开了“中华中医药学会方剂学分会2007年年会”，全国共50多名代表参加了年会。大会收到学术论文100余篇，从中选出88篇论文汇编成册，编辑出版了《新疆中医药》杂志增刊《方剂学专辑》，计37万余字。有10余篇论文在大会进行交流。

2007年9月12～15日，学会承办并召开了“中医经典与临床应用研讨会”，来自全国的几十名学员参加了会议。

五、积极组织开展各种义诊咨询及“三下乡”活动

2007年，响应文化科技卫生“三下乡”活动、“万名医师支援农村卫生工程”工作，学会组织专家组先后两次赴基层开展巡回医疗、讲学及考察活动。专家医疗队每到一处，都能认真为群众服务，解决了不少疑难病症。同时，还举办了专题学术讲座，为基层医院查房，受到当地政府及群众的热情赞扬，取得了良好的社会效益。

六、努力办好学术期刊，弘扬科学中医

2007年，《新疆中医药》杂志按时完成了6期的组稿、审稿、编辑加工、出版发行工作，共刊登学术论文349篇，计110多万字。于2007年7月编辑出版增刊1期，刊登论文88篇，计37万字。年内，总计完成了150万字的编辑出版任务。

学会推荐《新疆中医药》杂志参加国家中医药管理局主办的“以岭杯”第三届全国中医药优秀期刊评选活动，荣获优秀期刊三等奖。

（夏小凡）

【新疆民族医药学会】

会　　长：哈木拉提·吾甫尔
副 会 长：博拉提、吐尔洪·艾买尔、阿日甫·买提尼亚孜、斯拉甫·艾白、阿布都热依木·卡德尔、茹仙古丽·沙吾尔、贡明格布、肖盖提、伊河山·伊明
秘 书 长：伊河山·伊明
副秘书长：亚尔买买提·斯拉义、阿布都热依木·玉苏甫、卡德尔江
地　　址：新疆乌鲁木齐市延安路776号
邮　　编：830049
电　　话：0991－2565663
电子信箱：xjmzyyxh@163.com

2007年学会工作概况

一、积极开展学术交流和培训，加强队伍建设

2007年，学会与有关维吾尔医医院联合举办了维吾尔医药标准化建设学习班。配合国家和自治区有关部门开展了维吾尔医药文化建设工作，参加了维吾尔医药申报自治区级非物质文化遗产的准备工作和申报中医药行业科研专项项目建议、民族医药文献挖掘整理和特色诊疗技术推广专项建议书、自治区科技攻关和重点项目计划等。学会会员申请到国家和自治区及各类科研项目多项。

2007年10月，学会在哈密市召开了“自治区民族医药学会2007年学术会议暨维吾尔医药标准化建设学术研讨会”，讨论通过了《白癜风维吾尔医诊疗指南》、《银屑病维吾尔医诊疗指南》、《骨性关节炎维吾尔医诊疗指南》、《宫颈糜烂维吾尔医诊疗指南》等，首次建立了相关疾病维吾尔医诊疗指南。

按照学会2007年度工作计划，于2007年10月举办了维吾尔医药标准化建设讲习班。

二、学会各级分会工作逐步提高，学术活动日益活跃

在自治区民族医药学会的积极指导和配合下，学会各级分会加强自身建设，开展多种形式的学术活动，较好地调动和提高了民族医药工作者的积极性和学术水平。各级分会结合学会工作，开展了咨询、义诊、座谈以及“世界传统医药日”宣传、医学知识普及等活动和多项继续教育培训项目，并相继召开了全国性、全区性和地区范围的学术交流会议。

三、编辑出版工作得以加强

2007年，学会没有依靠国家和地方财政，与自治区维吾尔医研究所联合主办《维吾尔医药》杂志供6期，同时该杂志在杂志的内涵建设、版面设计、栏目种类、编辑质量等方面有了较大提高，发表200余篇学术论文和科普文章。2007年《维吾尔医药》杂志获得全国中医药优秀期刊三等奖。为了和国际标准接轨，学会把杂志原有的版本改为国际标准版本，为明年扩大杂志的信息反馈量创造了条件。

四、积极参加和开展了科普活动

科学普及是学会工作的重要主

题。学会注重为社会、为各族人民群众服务，自发组织各类科普活动的同时，积极参加了自治区科协等单位组织的各种科普活动。在全社会形成讲科学、促进广大人民群众掌握健康科学知识，提高人们的疾病预防意识方面作出了贡献。学会和各地分会组织开展各种医学知识讲座、咨询、义诊、发放科普资料、展出科普展板、宣传有关防治各类传染性疾病基本知识等活动，受到当地群众的好评。

（伊河山·伊明）

【新疆中西医结合学会】

会　　长：李全智

副 会 长：王北疆、张咏南、安冬青、单丽娟、李崇瑞、孟庆才

秘 书 长：刘　健

副秘书长：李风森、庞　彬、王璐琳、张洪亮

2007年学会工作概况

为切实加强学会工作的力度，适应新形势的需要，学会坚持管理与服务的意识。学会着重做好筹备学会的专业学术委员会换届工作，推荐学术专业委员，预计成立8个学术专业委员会，充分发挥各专业学术委员会作用，促进学科发展。

学术交流是促进学科发展与创新人才的重要手段，学会把开展高质量的学术交流、推动学科发展、促进自主创新作为主要任务，开展形式多样、互动充分的学术交流活动。避免有活动无交流、有交流无争鸣、有规模无活动的现象。为使继续教育工作开展得更扎实有效，学会积极培养中西医结合人才，学会专家与自治区中医医院联合举办了名老中医经验继承即百病全疆药物临床评价、中西医结合肿瘤诊治新进展继续教育学习班，听课人次达200余人次、为培养中西医结合专业人才积累了好的经验。

学会与中医药学会联合组织中西医结合专家去博州、伊犁、阿克苏、和田、喀什等地开展送医送健康、科普咨询医疗服务活动，受到了当地农牧民患者地欢迎，提高了学会的知名度。

为了不断提高学会专业人员的理论知识，学会派专人参加了中国中西医学会肾病、肝病、糖尿病、心血管病、活血化瘀、循证医学等专业委员会召开的会议。并积极参加自治区科协举办的少年儿童健康科普宣传日活动及自治区卫生厅主办的纪念第16个世界传统医药日活动，对促进学科发展起到了积极作用。

学会积极配合中国中西医结合学会工作，推荐各专业委员会候选人10余人，并被推选为专业委员会委员和常务委员。学会还推荐了中国中西医结合学会第六届会员代表大会和理事候选人。

（新疆中西医结合学会）

【新疆针灸学会】

会　　长：张永南（代）

副 会 长：徐占英、申旭德、霍迎春、金明月

秘 书 长：宋晓平

2007年学会工作概况

2007年，新疆针灸学会秘书长宋晓平召集在乌昌地区的理事们总结2006年的工作，规划2007年的工作。针灸学会副会长徐占英教授和新疆医科大学附属中医院针灸科主任马忠联合申报了国家中医药管理局继续教育医学项目获得批准，准予国家级一类学分10分。为解决学会发展的瓶颈问题，2007年6月20日，学会在新疆医科大学召开了关于成立新疆针灸学会组织发展研讨会的筹备工作会议。学会对全疆针灸从业人员及愿意加入针灸学会并符合入会条件的人进行摸底统计，获取了第一手的资料，为以后针灸学会发展组织、开展学术活动提供了条件。2007年8月10日学会在新疆心脑血管医院召开乌昌地区针灸学会理事工作会议。2007年9月22日学会召开了“新疆针灸组织发展研讨会暨针灸应用新进展会议”。2007年学会还积极参加自治区科协组织开展的各项活动及自治区第七次科协代表大会。

（新疆针灸学会）

30. 大连市

【大连市中医药学会】

理 事 长：李春梅

副理事长：王保民、石志超、王凡、王　冰、李　铁、白长川、战丽彬

秘 书 长：李　铁

副秘书长：张有民、解建国

地　　址：辽宁省大连市人民广场1号大连市卫生局中医处

邮　　编：116012

电　　话：83632606

电子信箱：zhongyichu@dl.cn

2007年学会工作概况

学会于2007年初召开了第六届会员代表大会，对学会工作进行了总结，公布了学会收支情况，确定了学会第六届会员代表大会的人员组成，修改了学会章程。

学会各专业委员会积极参加“中医中药中国行”大连站的大型宣传活动和中医义诊等公益活动，学会博士学术专业委员会创办了《健康导报》，并发放到部分社区，发挥中医药在养生保健等方面的优势，普及中医药知识，让中医药惠及社区居民。

学会注重发挥学术团体的专家资源优势，搞好继续医学教育活动。肾病专业委员会主办了省级继续医学教育项目班“中医诊断学临床摘要”。中药专业委员会主办了省级继续医学教育项目班“毒性药品的管理与应用”。皮肤专业委员会主办了省级继续医学教育项目班“球菌感染性皮肤病诊断及治疗”。肿瘤专业委员会、肛肠专业委员会主办了市级继续医学教育项目班各1项。全市接受中医药继续教育600余人次。为了提高会员的专业素质，2008年学会又组织申报了省级继续医学教育项目5项和学术讲座4项。

各专业委员会根据各自的学科特点，开展各种形式的学术活动。学会秘书长亲自主持中医理论提高培训班，聘请辽宁中医药大学资深教授为会员讲授中医经典理论知识，深受广大会员的好评。中药专业委员会举办学术讲座4次。博士学术

委员会开展了博士论坛讲座，围绕中医发展的热点问题举办讲座2次。

大连市中医药学会和大连市卫生局中医处联合举办了《中医基础、中医经典在临床疑难杂症中的应用》讲座，讲座由学会副理事长白长川主讲，全市相关医院约有130多名医务人员参加。

中医药学会的会员在各自的岗位上建功立业，在专科专病建设、人才培养等方面做出了诸多的成绩。在相关专业委员会会员的共同努力下，大连市中医医院脑病中心、心血管专科被确立为国家级重点专科强化建设单位。学会向中华中医药学会各专业委员会推荐委员，配合国家学会和省学会的换届，学会向各专业委员会推荐大连市的委员人选20余人，扩大了大连市专家在全国、全省中医界的影响。石志超的专著《虫类药证治拾遗》和张天奉的专著《探寻中医辨证思维轨迹》得到大连市政府出版资助，拟定明年出版。谷言芳的专著《谷铭三治疗肿瘤经验集》和解建国的专著《疑难顽怪病论治》获大连市科学著作一等奖。

学会交流工作取得了很大的成绩，针刀专业委员会带领会员参加了成都第三届国际针刀医学学术交流大会。朱国庆的《针刀临床治疗意外原因分析》获一等奖并大会交流。博士学术委员会张天奉参加了在北京协和医科大学举办的“中医药发展深层次论坛”，此项活动共有20余名中医药院校的专家和学者参加，国内10余家新闻媒体对此项学术活动进行了报道。肛肠专业委员会带领会员参加了全国性的学术交流2次，张积书在大会上作了报告。针灸专业委员会选派中医院两名高年资医生去辽宁中医药大学神经科短期学习。

（大连市中医药学会）

31. 青岛市

【青岛市中医药学会】

会　　长：周长政
副 会 长：吉中强、王者令、赵国磊、于俊生、李富玉、赵振爱、谢旭善
秘 书 长：赵国磊（兼）
副秘书长：谢旭善（兼）、郭雪申、汪运富、唐　明、王　莉
地　　址：山东省青岛市闽江路7号
邮　　编：266071
电　　话：0532－85912536
电子信箱：qingdaozhongyichu@163.com

（汪运富）

32. 宁波市

【宁波市中医药学会】

会　　长：王　晖
副 会 长：陈健尔、洪善贻、叶海、黄志强、陈学达
秘 书 长：沈树恩
副秘书长：高　巍、崔　云、沈力
地　　址：浙江省宁波市孝闻巷64号
邮　　编：315010
电　　话：0574－87242750
传　　真：0574－87242750
电子信箱：zkk3366@vip.sina.com

2007年学会工作概况

2007年，学会荣获宁波市首次评出的“民间组织管理工作先进单位”称号，受到宁波市委办公厅和市政府办公厅通报表彰，同时被市科协评为2005～2006年度先进学会。

2007年，学会承办全国首届中医护理先进集体表彰暨学术交流大会取得圆满成功。学会举办2007年学术年会，与会代表230多人，交流论文178篇。

学会组织会员认真学习纲要，参与制定出台宁波市中医药进社区方案。《中医药创新发展规划纲要（2006～2020）》出台后，学会立即组织会长办公会议成员认真学习，每人写出心得体会，并积极参与《宁波市中医药参与城乡社区卫生服务项目建设实施方案》的贯彻落实。学会派员深入基层调研。会长、副会长等亲自参加宁波市中医药进农村、进社区专家顾问团。学会组成了有29位中青年中医药专家参加的讲师团下农村、进社区讲学和开展科普工作。

学会开展中医质控调研，把提高中医药质量提到重要议事日程上。随着中医药事业的发展，如何规范中医组织管理、临床质控和医疗方书管理等显得十分必要。为此，学会办公会议成员深入慈溪进行调研，写出书面报告下发各地。

学会把开展经常性学术活动、活跃学术氛围作为学会主要工作任务。每年除举办学术年会和各类继续教育班外，充分发挥分科学会作用。如护理分会于2007年6月19日在余姚举行学术沙龙。外科分会（筹）承办了浙江省2007中医外科、耳鼻喉科学术年会暨继续教育学习班。内科分会邀请上海、浙江有关大学知名专家与宁波市专家一起举行学术报告会。药学分会组织全体委员去兰溪参观百年中药老字号企业天一堂等，内容丰富，形式多样，使学会活动充满生机和活力。

（沈树恩）

【宁波市中西医结合学会】

会　　长：杨国栋
副 会 长：洪中立、缪正秋、周文华、周宏奎、沈晓敏
秘 书 长：陆传统
副秘书长：缪解铃、朱　波
地　　址：浙江省宁波市海曙区西北街42号
邮　　编：315010
电　　话：0574－87210069/66886428
电子信箱：chuantong.lu@gmail.com

2006年学会工作概况

一、组织各类学术活动，促进中西医学科发展

2007年11月16～19日，学会在宁波新芝宾馆举办“复吸的神经生物学机制与药物干预研究进展”国家级继续医学教育培训班，60余名代表参加了本次培训班。

2007年12月21～24日，学会在宁波联谊宾馆举办“心血管疾病诊疗进展与规范”省级继续医学教育培训班，来自各县、市、区的70余名医护工作者参加了本次培训班，

培训班由宁波市第一医院主办，学会协办。

在各专业委员会的努力下，2007年学会举办各类学术活动11次，参加学术交流的人数达600余人次。

学会与宁波市中医院共同申报了2个2008年度浙江省中医药继续医学教育培训班项目，消化内科1项，妇产科1项。

二、开展科普宣教活动，发挥学会积极作用

2007年9月14日，学会在宁波大剧院广场参加宁波市科协组织的科技周活动，学会组织了4名医护工作者参加了本次活动。在现场宁波市第二医院李建阳主任、宁波市中医院许兴国主任接受市民的医疗咨询，并发放毒品、新型毒品、美沙酮维持等宣传资料共200余份。

学会积极参加2005～2006年度宁波市自然科学优秀论文评选活动，由各会员单位选送的论文，学会组织专家进行初评，13篇论文被选送参加市自然科学优秀论文的评选活动。

三、加强学会组织建设，积极组建专业委员会

2007年2月13日，学会在宁波新芝宾馆召开宁波市中西医结合学会四届三次理事会事会。

2007年1月20日，学会在新芝宾馆召开宁波市中西医结合学会第一届消化学术会议暨消化内科成立大会，并于2007年10月27～28日在文昌大酒店召开了第二届消化学术会议。

2007年9月24日，学会在宁波饭店召开了宁波市中西医结合学会心血管病学术会议暨心血管病专业委员会成立大会，于2007年12月21～24日在联谊宾馆召开了第一届心血管病学术年会暨省级继续医学教育培训班。

2007年，学会向浙江省中西医结合学会推荐省专业委员会委员10人。发展个人会员13人，会员总人数达560人。团体会员单位23个。

（朱　波）

【宁波市针灸学会】

会　　长：施永正
副 会 长：何匡吾
秘 书 长：施曼华
地　　址：浙江省宁波市柳汀街59号
邮　　编：315010
电　　话：0574－87085158

2007年学会工作概况

学会积极发展新会员，把具备条件的针灸医护人员吸收到学会中来，壮大了学会，现有会员人数220人。本年度召开常委理事会3次，理事会1次。

2007年5月学会在宁波海曙区召开年会及学术交流会，参加人数28人，交流论文20篇，并请有关专家作专题讲座，与会者收获颇丰。本年度还举行专题研讨会3次。

在多个各类纪念活动日，学会都积极组织专家参加广场义务咨询活动，2007年共为近300位患者提供了现场咨询服务或治疗。有6人次针灸专家还参加送医下乡活动，去山区、海岛为群众治病，受到当地群众的欢迎。

33. 深圳市

【深圳市中医药学会】

会　　长：杨卓欣
副 会 长：孟庆春、刘安国、廖利平、李顺民、周大桥、张培钦、金庆文、黄剑虹
秘 书 长：李惠林
副 秘 书：皮　敏、刘若缨
地　　址：广东省深圳市福华路1号深圳市中医院学会办公室
邮　　编：518033
电　　话：0755－88359666－3336
电子信箱：szzyyxh@126.com

2007年学会工作概况

一、积极开展学术交流活动，做好中医药继续教育工作，繁荣中医药发展

2007年，深圳市中医药学会把开展中医药教育工作放在学会各项工作的首位，开展多层次、多途径的中医学术交流活动。学会先后举办了“外治法学术交流会”、“常见老年肾脏病中西医诊治进展”、“老年护理及发展趋势”学习班、“中医药防治亚健康”学习班、“深圳市第一届中医儿科学术交流会”、“实用针刀医学技术”培训班；邀请中国传统文化研究资深学者刘明武工程师作“中医经典学习——《换个方法读内经》”专题文化讲座等。

二、加强学会组织建设，促进学会规范管理

深圳市中医药学会重视组织建设和规范管理，在各项活动中自觉遵守国家法律规范，遵守《社团登记管理条例》和社团登记管理制度。2007年，学会依据学科发展需要先后成立了深圳市中医药学会外治法专业委员会、深圳市中医药学会亚健康专业委员会、深圳市中医药学会儿科专业委员会，使学会拥有了在相关领域的分支机构，推动中医药在相关领域的发展。

2007年10月26日，深圳市中医药学会成功召开了第四次会员代表大会，大会采用等额选举无记名投票方式选举产生第四届理事会理事、常务理事及会长、副会长、秘书长等。深圳市中医药学会第四届理事会由106人组成。

三、积极推广科普工作，提高全民中医药科学普及水平

2007年，深圳市中医药学会积极推广中医药科普工作。2007年9月15～18日，在深圳市科学技术协会主办全国科普日活动期间，深圳市中医药学会承办了“走近科学，拥有健康”科普讲座，受到广大市民和深圳市科学技术协会的好评；2007年11月，学会积极参与“中医中药深圳行”大型中医药宣传活动，组织名医名家进社区，为广大人民群众服务；深圳市第八届读书月期间，学会组织了“中医药文化系列活动”，并获得读书月组委会颁发的优秀组织奖。

（刘若缨）

【深圳市针灸学会】

会　　长：杨卓欣
副 会 长：史鉴欧、孙外主、朱进

贵、陈少辉、金远林、骆钧梵、骆仲达、廖澍华
秘 书 长：于海波
副秘书长：皮　敏、罗　燕
地　　址：广东省深圳市福华路1号深圳市中医院学会办公室
邮　　编：518033
电　　话：0755－88359666－3336
电子信箱：szzjxh@126.com

2007年学会工作概况

一、积极开展学术交流活动，做好中医药继续教育工作，繁荣中医药发展

2007年，深圳市针灸学会积极开展中医药教育工作，开展多层次、多途径的中医学术交流活动。学会举办了"针灸推拿手法的临床应用及进展学习班"、"《黄帝内经》法时思想临床应用高级培训班"；邀请中国传统文化研究资深学者刘明武工程师作"中医经典学习——《换个方法读内经》"专题文化讲座。派出3名理事参加了2007年世界针灸学会联合会年会，并在大会交流论文3篇。

二、加强学会组织建设，促进学会规范管理

深圳市针灸学会重视组织建设和规范管理，在各项活动中自觉遵守国家法律规范，遵守《社团登记管理条例》和社团登记管理制度。学会召开了常务理事会，决定2007后1～2年内逐步完善分支机构建设，成立下属临床专业委员会和手法专业委员会。2007年10月17日，深圳市针灸学会手法专业委员会在福田区中医院成立。该专业委员会的成立标志着市针灸学会分支机构的建设步入了新的轨道。临床专业委员会的成立工作正在紧锣密鼓地进行。

2007年，学会向广东省针灸学会推荐新一届理事会理事4名。

三、积极推广科普工作，提高全民中医药科学普及水平

2007年，深圳市针灸学会积极推广中医药科普工作。2007年9月15～18日，在深圳市科学技术协会主办全国科普日活动期间，学会与深圳市中医药学会一道共同承办了"走近科学，拥有健康"科普讲座，受到广大市民和深圳市科学技术协会的好评；2007年11月，学会积极参与"中医中药深圳行"大型中医药宣传活动，组织名医名家进社区，为广大人民群众服务；深圳市第八届读书月期间，学会组织了"中医药文化系列活动"。

（皮　敏）

【深圳市中西医结合学会】

会　　长：肖德明
副 会 长：吴正治、王成友、李顺民、杨大国
秘 书 长：刘立昌
副 秘 书：邓旭光、游龙武、朱炎、张永锋、贾秀琴
地　　址：广东省深圳市振华路1号深圳市中西医结合医院学会办公室
邮　　编：518035
电　　话：0755－83209815
电子信箱：youlongwu1957@163.com

2007年学会工作概况

一、积极开展学术交流，活跃中西医结合学术气氛

2007年，深圳市中西医结合学会积极开展多层次、多途径的中西医结合学术交流活动。学会先后举办了2007年"中华中西医结合学会肾病分会成立暨第20次全国中西医结合肾病学术交流会"，省级学术会议3次，市级学术会议2次。

二、加强国际及地区间的交流合作，促进中西医结合学术繁荣

学会坚持"走出去、请进来"并重并举的方式，加强国际及地区间的交流合作。学会专家多次应邀参加国际学术会议，交流中西医结合研究成果。学会夏洪生、吴正治等学会领导多次应邀到国外进行学术交流访问，应邀在第三届国际人类蛋白质组学大会、第三届世界中西医结合大会、美国第十三届脑科学大会、首届中国百名医学家峰会等高层次学术会议报告研究成果，并应邀赴美国洛杉矶加州大学老年痴呆研究中心、美国圣地亚哥加州大学研究生院、香港中文大学进行专题讲学。

三、加强学会组织建设，促进学会规范管理

深圳市中西医结合学会重视组织建设和规范管理，在各项活动中自觉遵守国家法律规范，遵守《社团登记管理条例》和社团登记管理制度。2007年，学会依据学科发展需要先后成立了深圳市中西医结合妇儿、神经精神、虚证与老年病专业委员会，使学会拥有了在相关领域的分支机构，推动中西医结合在相关领域的发展。

2007年12月28日，深圳市中西医结合成功召开了第四次会员代表大会，大会采用等额选举无记名投票方式选举产生第四届理事会理事、常务理事及会长、副会长、秘书长等。深圳市中西医结合第四届理事会由152人组成。

四、发挥专业特色，打造中西医结合学科优势

根据社会发展趋势，学会主要成员以中西医结合防病治病研究为方向，逐步形成了一批深圳市的中西医结合特色和优势学科，深圳市在中西医结合老年病、肾病、风湿病、肿瘤、血栓性疾病及舌诊与微观证治规律研究等领域形成了自己的特色和优势。

（游龙武）

34. 厦门市

【厦门市针灸学会】

会　　长：陆　汎
副 会 长：王金英
副 会 长：吴家庆
秘 书 长：谢俊杰

（厦门市针灸学会）

【厦门市中医药学会】

会　　长：卢太坤
常务副会长：杨叔禹
副 会 长：杜锦海、林钦钦
秘 书 长：孙　健
副秘书长：张瑞良

（厦门市针灸学会）

【厦门市中西医结合学会】

会　　长：董亦明

副 会 长：陈治卿、何其昌、杨叔禹
秘 书 长：陈国源

（厦门市针灸学会）

35. 南京市

【南京中医药学会】

会　　长：刘玉成
副 会 长：李　俭、张　骠、张钟爱、单兆伟
秘 书 长：黄　洁
副秘书长：赵小寅
地　　址：江苏省南京市金陵路1号
邮　　编：210001
电　　话：025－86626137－6531
网　　址：www.njzyyxh.cn

2007 学会工作概况

2007年，南京中医药学会取得了长足地发展，被评为“2002～2007年度南京市科协工作先进集体”，并荣获市科协颁发的优秀组织奖二等奖。

一、学会组织建设

南京中医药学会2007年发展新会员47人，目前共有个人会员512人。随着学科的发展，经学会常务理事会研究，上报市科协、市民政局批准，将内科专业委员会拆分，成立了心病、脑病、肾病、内分泌、脾胃病、中医杂病专业委员会，同时完成了青年中医专业委员会主任委员的变更和内科专业委员会的注销工作。2007年南京中医药学会推荐6名会员为中华中医药学会分会委员和南京市科协第八次代表大会代表6名。学会推荐南京市中医院谢昌仁与张钟爱、刘永年与朱翔结对成为全国名师名徒。

二、学术交流活动

学会努力为广大会员搭建学术交流平台，2007年举办了15场经常性学术活动，参加人数1000余人次，发放学分记录册500余册。学会召开了有关内分泌疾病和老年病的专题学术报告会，参加人员约200余人。

学会积极参加南京市科协年会分会场的申报工作，并获南京市科协重点学术项目资助5000元。学会认真组织南京市优秀论文和南京市科协优秀论文的征集工作，共征集论文107篇。

2007年，学会举办了南京市科协年会分会场——“中医药现代化与科技创新高层论坛暨第二届金陵名医论坛”，论坛取得了良好的社会效应。

学会与南京市中医院全国肛肠中心联合举办了“2007·肛肠外科国际论坛”，邀请了美国康奈尔大学的Howard. Glazei等国内外知名专家学者作报告，来自全国的200余名业内人士参加了本次论坛。

学会举办了来两期“中医执业医师技能操作考前培训班”。

三、社会拓展服务

学会积极响应市科协号召，开展“厂会协作行动”，发挥学会自身优势，服务于经济建设。2007年7月学会在连云港市第一人民医院东方医院举办了“南京中医药学会连云港肛肠病诊治中心”工作总结汇报会。

学会积极配合市科协开展的专家建言献策活动。2007年10月18日，南京中医药学会召开世界传统医药日庆祝会，组织部分在宁名中医代表认真学习党的十七大会议精神，畅谈十六大以来南京市中医药事业所取得的成果。专家们结合南京市的中医药事业的现状和发展，畅所欲言，建言献策。秦淮区中医院胥受天老专家还亲自为市科协、市政府写了书面的建言献策报告，充分表达了一位老中医对南京市中医药事业发展的赤诚之心。

四、科普工作

南京中医药学会积极开展科普宣传、义诊咨询活动。学会积极组织专家参加市科协在大行宫广场举办的“全国第七届科技活动周暨江苏省南京市第十九届科普宣传周”大型科普咨询活动。为市民进行体检、测量血压，热情地向市民宣传中医药科普知识，耐心解答市民的疑问，并发放中医药科普宣传资料1000余份，受到市民的欢迎。南京中医药学会被江苏省科普宣传周领导小组、南京市科普宣传周领导小组评为科普宣传周先进集体。南京中医药学会专家谢英彪同志被评为科普周先进个人。南京中医药学会还积极组织专家参加“三八”节、“六一”节、“高血压病防治日”等义诊、科普咨询活动，举办相应的科普讲座2场，咨询人数达500余人次。

（黄　洁、赵小寅）

36. 杭州市

【杭州市中医药协会】

会　　长：董　陆
副 会 长：杨　勇、鲁　盈、张玉柱、吴和平、陶筱娟、郭怡飚
秘 书 长：钱慧琳
副秘书长：童蒙应、葛小平
地　　址：浙江省杭州市体育场路453号
邮　　编：310007
电　　话：0571－85827937
网　　址：www.hztcm.net
电子信箱：hzszyyxx@yahoo.com.cn

2007 年学会工作概况

杭州市中医药协会成立于1921年，其前身是杭州市中医分会及杭州国医研究社。协会下设企事业、中药、中医妇科、中医护理、中医骨伤、中医内科、中医医院、中医儿科等8个专业委员会，目前拥有会员单位20余家，会员1800余人。2007年协会荣获杭州市科协科普活动组织奖；协会名誉理事长、国家级名中医王永钧教授荣获杭州市科技创新特别贡献奖；常务理事王永钧、全仁夫、朱彩凤、祝光礼等被评为杭州市首届“德技双馨名医师”；副理事长陶筱娟、常务理事朱彩凤被评为全国百名杰出女中医师；专业委员会主任委员朱彩凤、张玉柱及副主任委员周辉被评为杭州市先进科技工作者；会员陈洪宇被评为杭州市第七届优秀青年科技工作者。

加强自身组织建设。学会严格遵守国家法律法规，以法治会，认真组织学习国家、省市有关中医药的方针政策，使协会活动在法律许可的范围内规范、有序、健康地运

行。坚持民主办会，按期召开理事会议、常务理事会议，讨论制定协会发展计划，总结工作经验。

申报各类科研及重点学术项目。学会申报杭州市医药卫生基金科研项目2项，申报杭州市科协重点学术活动项目及科普活动项目10项，其中立项6项，获资助5项。

开展科普周、科普月活动。发挥各专业委员会的力量，学会开展科普讲座、医疗咨询、义诊下乡等活动，服务群众3000多人，免费发放科普宣传资料5000余份，向市民宣传中医药文化知识，指导健康的生活方式，帮助市民树立已病治病，未病先防的健康理念。

开展学术交流和继续教育。学会举办国家级、省级继续教育班8期，培养学员1000余人；开展学术论坛、讲座10多次；举办“杭州地区青年中药卫技人员药学理论知识与操作技能竞赛”1期；开办杭州市第10期“西学中函授班”市中班，共招收学员65名；配合完成杭州市2007年中医、中西医结合执业（助理）医师实践技能考务工作；协助开展“杭州市名中医继承”年度检查考核工作；关心尊重老一辈名医，举办杭州市名老中医团拜会。

（钱慧琳）

【杭州市中西医结合学会】

会　　长：付学铨

副 会 长：何　革、高　炎、金伟、周起源、金亚城、吴和平

秘 书 长：虞玉凤

副秘书长：童蒙应、陈询礼、付志泉

地　　址：浙江省杭州市环城东路208号

邮　　编：310003

电　　话：0571－56109508

网　　址：www. hzhhyy. con

电子信箱：hzyyf@ hz. cn

2007年学会工作概况

杭州市中西医结合学会建于1983年，经过20余年的发展，现有会员500余人，其中30%拥有正高职称，60%为基层一线的医疗骨干。学会2007年紧紧围绕浙江省“中医药攀登工程”，开办了第10期西学中函授班2个，共有学员177名，采用双休日授课形式。学会制定详细的教学大纲，坚持定期召开教务委员会会议，研究落实制订教学计划、师资选派，通报教学实施进程，研讨教学问题，并建立学生测评教师教学质量制度，严格执行开闭卷考试规定和奖惩措施，确保了教育质量。学会成功举办了中西医结合论坛。2007年11月24日，学会邀请中国科学院院士、华山医院终身教授沈自尹博士生导师作“我的中西医结合科研历程”学术报告。各会员单位120余位中西医结合工作者参加了论坛。学会组织举办了中医（中西医）执业医师实践技能考前辅导班，300名学员参加了培训。中西医结合学会老年病专业委员会于2007年6月22～24日在杭举办了中西医结合老年病诊治进展学习班，邀请了国内及省市著名专家诸俊仁等教授授课。肛肠专业委员会2007年12月21～22日在富阳富春山庄召开学术年会，共有80余位会员参加。学会参加浙江省科协、市科协组织的科技、文化、卫生三下乡活动暨农民科学素质行动启动的活动，5位中医专家去富阳市胥口镇参加咨询。

（虞玉凤）

【杭州市针灸推拿学会】

会　　长：吴和平

副 会 长：朱月伟（常务副会长）、朱国祥、冯伟民、詹强、陈松泉

秘 书 长：秦赐洲

副秘书长：杨亚萍

地　　址：浙江省杭州市新华路86号浙江省杭州市下城区妇幼保健院

邮　　编：310003

电　　话：0571－87014860

电子信箱：hzxcqfby@ 163. com

2007年学会工作概况

2007年，学会发展新会员23名，团体会员单位1家，成立了民间医学专业委员会1个。现学会共有个人会员524名，团体会员单位20家，有脊柱病、美容减肥、脑血管病、面瘫病、针刀、妇科病、民间医学7个专业委员会，有省针灸学会理事10名。

2007年，学会承办杭州市科协2007年学术活动重点项目针灸推拿特种疗法新进展学术报告会和杭州市针灸推拿科研成果推广会2项，实施浙江省级中医药继承教育项目2007年中医针灸推拿继续教育培训1项。学会向广大会员和相关专业工作者介绍了“刺络拔罐治疗慢性疲劳综合征”等11个科研成果、学科新进展学术报告。

在杭州市2007年科技活动周暨第21届科普宣传周期间，全市开展了针灸、推拿科普宣传和医疗保健咨询活动，学会共有30余名专家参加了义诊，为400余人提供了咨询服务，发放中医针灸防病强身宣传科普资料1000余份，受到市民的欢迎。

（秦赐洲）

37. 济南市

【济南中医药学会】

会　　长：王天锡

副 会 长：任盛远、马其江、韩向珠

秘 书 长：姜振清

地　　址：山东省济南市经一路延长线西首

邮　　编：250001

电　　话：0531－86106627

电子信箱：jzq@ jnws. gov. cn

（姜振清）

38. 成都市

【成都针灸学会】

理 事 长：罗才贵

常务副理事长：周家骧

副理事长：梁繁荣、彭晓虹、刘育才

秘 书 长：邱　玲

副秘书长：王　玲、刘旭光

地　　址：四川省成都市红星路一段44号

邮　　编：610017

电　　话：028－86911027

电子信箱：cdzjxh@ 126. com

2007 年学会工作概况

一、学会管理

学会坚持民主办会，召开常务理事会 3 次、全体理事会 1 次，传达中国科协七大及市科协历次秘书长工作会议精神，研究、贯彻上级部门布置的学会工作；讨论学会工作计划的具体落实措施，使各项工作落到实处。

二、组织建设

学会新吸收会员 7 名，并为新会员办理了中国针灸学会会员证，并按新的规定收取各团体会员单位每年的团体会费和个人会费，目前学会在册会员有 307 人。

三、学术交流

学会举办 2007 年成都市科技年会分会场。在眉山市彭山县举办成都针灸学会分会场暨“特色疗法、民间传统手法”学习班，来自全省各市、县医疗单位、部队医院、成都中医药大学、附属医院、针灸学校的 60 多名代表参加会议。共收到论文 49 篇，内容涉及针灸基础理论研究、临床、实验研究、医案医话、个案报道、文献综述等。

对外学术交流。学会有 10 多名教授、专家到美国、德国、瑞士、奥地利、加拿大、日本、新加坡、马来西亚、泰国等国家和地区从事针灸、推拿临床和教学工作。学会多个团体会员单位还接收国外来华学习的针灸推拿学员 200 余人，接待国外参观团体 20 多次。

四、继续医学教育

学会申报省级继续医学教育项目 10 次，每次安排两位专家讲课，继续围绕针灸、推拿领域普遍存在的焦点、热点问题，组织各专家委员会的专家、教授举办高质量、高水平的学术讲座，共计参加人数 800 余人。

五、科技三下乡，科普宣传

学会以 3 个专家委员会开展科普宣传、科普讲座、义诊咨询、送医下乡、下社区、下军区干休所等活动，共举办针灸、推拿讲座 2 次，科普讲座 5 次，听众达 900 余人，分别在乡镇卫生院、社区、街道、干休所义诊 5 次，共为 1000 余群众进行义诊，散发科普资料 1500 余份。

六、发挥团体会员单位的作用，加强科研协作，推广新技术

团体会员单位中标国家级、省市级科研项目多项，充分利用人才优势，联合协作，共同完成各级科研课题。常务理事、四川省中医研究院针灸经络研究所周建伟主任中医师主持的“神经根型颈椎病（CS-NR）非药物综合治疗技术”，两次获四川省人民政府科技进步二、三等奖，该项技术被定为 2007 年全国继续医学教育项目，在全国范围内作为实用技术推广。

七、论文发表情况

会员在针灸、推拿国家级杂志上发表专业论文 20 余篇，省级杂志上发表论文 30 余篇，市级刊物上发表论文 10 余篇。

（王　玲）

【成都中西医结合学会】

理 事 长：孙汴生
副理事长：张泰怀、罗才贵、夏庆、徐俊波、陈福安、陈学忠
秘 书 长：周家骧
常务副秘书长：丁　烯、郭　萍、吴孝清
地　　址：四川省成都市贝森南路 18 号
邮　　编：610091
电　　话：028－81708240
网　　址：www. cdyxh. org
电子信箱：xhth2005@ yahoo. com. cn

2007 年学会工作概况

一、学会管理

学会根据 2007 年全国中西医结合工作会议坚持“大力发展中医药，促进中西医结合”的战略，全面贯彻党的十六届六中全会和十七大精神，依照办会宗旨和年初提出的工作目标，开展学术活动。全年召开常务理事会 2 次、理事会 1 次。

二、组织建设

根据学会章程，学会按规定收取会员会费，目前学会在册登记会员为 287 人，2007 年新吸收会员 8 名。

三、学术交流

2007 年学会共开展各类学术讲座 18 次，参加学术活动人员近 2000 人次。各专家委员会学术讲座的内容以中西医结合的新知识、新方法和新理论为主，同时也考虑到基层医疗单位的需要，从常见病、多发病的防治入手，兼顾疑难病的诊治治疗及新进展。各专家委员会以多种形式开展学术活动，通过与院校、医院、公司联合，开展一系列的学术活动。皮肤专家委员会与欧莱雅（中国）有限现任公司联合举办“抵御光损伤‘2007 医学护肤方案’全国研讨会”，从专业的角度全面介绍了皮肤防晒护理的最新进展。40 余名专家、教授参加全国性学术会议，20 多人次参加了国际学术会议，包括第三届世界中西医结合大会（广州）、首届国际中西医结合实验医学创新与发展研讨会、第二届中西医结合国际肿瘤大会、第四届传统医学大会、香港东华三院王定一中西医药治疗研讨会等。会员单位华西医院中西医结合科还圆满承办了国家级学术会议——中国中西医结合学会第九届呼吸疾病学术会议。

四、科技下乡，科普宣传

学会组织专家通过进社区进行健康知识咨询与宣传讲座的方式，向广大市民普及医学常识，倡导健康生活方式，进一步扩大学会的知名度。2007 年成都中西医结合学会组织四川大学华西医院 、四川省人民医院、成都市中西医结合医院和成都市第一、二、三人民医院、成都市妇幼保健医院、成都市儿童医院、成都三六三医院等近 20 多名专家到社区和农村基层医院进行学术讲座、健康咨询、查房和义诊，为近千名群众解决实际问题，现场发放健康资料 520 多份，受到了广泛欢迎。

五、科研管理和学科建设方面

为了探索中西医结合学科发展的思路，学会夏庆副会长率华西中西医结合科专家提出了“以学科方向为主线、建设为重点、学科交叉为模式、中医中药为特色”的学科发展新思路以及“围绕学科方向开

展科研工作，科研和临床是有机的整体，临床必须主动结合基础”的科研发展思路，对今后学科的发展起到指导作用。2007 年华西中西医结合科的“中西医结合治疗重症胰腺炎”项目在四川省中医专病的基础上获得国家中医药管理局重点专病建设立项。

六、开展医学研究及国际合作项目。

各专家委员会参加卫生部重点学科建设和国家级、省级科研课题研究以及国际合作项目，取得显著成绩。如四川大学华西医院中西医结合科参加的卫生部临床学科重点建设项目“中西医结合治疗重病急性胰腺炎”。项目完成后，进一步完善了重病急性胰腺炎中西医结合非手术治疗的规范化治疗方案和临床新技术的应用，使华西医院成为国内最大的重症胰腺炎治疗中心。各专家委员会还参加国家自然基金项目、国家新药基金重点项目、部省级科研课题研究以及国际合作项目 14 个，如国家科技“十一五”支撑计划——重大疑难疾病“缺血中风中医药综合方案示范研究”、“逐瘀化痰口服液治疗急性脑出血的临床与实验研究”、“双美一号胶原蛋白植入剂临床研究”、与美国耶鲁大学合作的“828”项目、与韩国庆熙大学合作的“326”项目等。成都华西医大学附属医院被国家中医药管理局设立为“全国重点专病中风病”建设单位。

七、论文发表情况

各专家委员会在各级杂志上发表论文 91 篇，其中 SCI 收录 11 篇，MEDLLNB 收录 14 篇，统计源或核心期刊 86 篇；参编专著教材 9 部。

（唐　红）

【成都中医药学会】

会　　长：李　铀
副 会 长：胡天成、薛　雪、陈福安、周家骧、谢克庆、余定国
秘 书 长：肖泽国
副秘书长：陈东明、林大东、朱自彬
地　　址：四川省成都市贝森南路 18 号
邮　　编：610091
电　　话：028－81708142
电子信箱：liupeiya666@yahoo.com.cn
网　　址：www.cdyxh.org

2007 年学会工作概况

2007 年，学会全年共举办学术讲座 7 次，召开学术会议 6 次（其中市级研讨会 4 次，省级级研讨会 1 次，国家级学术会议 1 次）。

一、学术活动和培训工作

学会举办了 2007 年成都市科学技术年会“中药产业创新发展”论坛，对加快成都市中药产业创新发展的思路、政策和措施进行研讨。制药企业、医药研究所、医疗机构、市区县科协、市科技局、市医药推进办等单位近 30 人参加。

为进一步加强医院相关人员对 2007 年 5 月 1 日实施的《处方管理办法》和 2007 年 3 月 23 日实施《医院中药饮片管理规范》的学习贯彻，学会 2007 年 4 月 17 日举办了《处方管理办法》、《医院中药饮片管理规范》学习班。各级医疗机构的 70 多位代表听取了专家的讲解。

为加深各医院对医院药事管理暂行条例的了解，学会举办了省级继续医学教育项目药事管理培训班。专家就医院中药饮片质量管理、医院药事管理现状、医院药事管理新进展等作了 8 个专题讲座。各医院药剂科主任、医院管理人员和企业代表近 50 人参加培训。

国务院第 503 号令《关于加强食品等产品安全监督管理的特别通知》，对药品生产、销售作了硬性规定。国家食品药品监督管理局〔2004〕514 号文，对中药饮片的生产作了时限规定，对医院采购、保管、使用中药饮片提出了更高的要求。为了在新形势下提高医院（特别是中药剂科）执行国家法规，确保用药安全，提高医疗质量的认识，中草药专家委员会还组织了有关人员进行讨论和研究。

2007 年 12 月学会召开了国家级继续教育项目肛肠新技术新进展研讨班便秘及肛瘘专题研讨会，来自香港和全国各地近 300 多名肛肠病工作者参加了此次研讨班 。

骨科专家委员会开展了“股骨胫骨骨折治疗方法选择”和“骨质疏松的中医药治疗”讲座；外科专家委员会开展了“湿疹的防治进展”的讲座。

2007 年学会举办的分会场也受到了科协市政府的表扬，获学会工作三等奖。

二、参加科普月及“三下乡”活动

2007 年 2 月 1 日，学会参加了 2007 年温江区“科技下乡”活动启动仪式。中医专家在此次活动中为到场的群众进行义诊约 200 人次 。

2007 年 3 月 5 日，第 12 届“科技之春”科普月活动启动仪式上，学会举行中医专家科普义诊咨询活动，前来咨询义诊的群众达 1000 余人，散发宣传资料数百份。

2007 年 3 月 23 日，肛肠专家委员会到都江堰中医院开展了专家现场业务指导、专题讲座和义诊咨询活动。10 余名专家举办了两个专题讲座，做了 5 台手术，为近 300 名患者进行了义诊。

2007 年 3 月 28 日，学会组织内、外、妇、儿科教授专家 10 余人前往大邑中医医院举行了义诊和讲座，诊治、咨询 500 多人次。

中医科普月义诊活动项目被成都市科协、成都市委宣传部、成都市科技局评为成都市第 12 届“科技之春”科普活动月优秀项目。

三、认真完成上级交办的工作任务

学会组织中医内、妇、儿、骨伤、肛肠科专家及管理人员，对成都市首批名中医药专家学术经验继承人进行结业考核。接受考核的有 14 所医院的 26 名学术经验继承人。

学会主办“成都市中医医疗机构管理干部培训班”，市和区（市）县的中医医院院长、业务副院长、医务科长、院感科长、护理部主任等 130 多人参加培训针。

四、完善规章制度，加强学会管理

学会参照中华中医药学会做法，制定和完善了《会员管理办法》、《专家委员会管理办法》、《常务理事会职权与议事规则》、《关于提高学术活动质量的规定》和《会员职业道德公约》等规章制度，用依法办会、民主办会的原则规范学会的活动。

（刘培娅）

数据篇

一、中医药期刊

中医药期刊一览表

名称	主管单位	主办单位	编委会主任	主编/副主编	编辑部主任/社长	创刊	出刊周期	刊号	
								ISSN	CN
中华中医药杂志	中国科学技术协会	中华中医药学会	佘　靖	佘　靖	闫志安	1986－7	月刊	1673－1727	11－5334/R
中医杂志	国家中医药管理局	中华中医药学会、中国中医科学院	胡熙明	胡熙明	刘国正	1955－1	月刊	1001－1668	11－2166/R
世界中西医结合杂志	中国科学技术协会	中华中医药学会		路志正		2006－7	月刊	1673－6613	11－5511/R
中国中西医结合杂志	中国科学技术协会	中国中西医结合学会、中国中医科学院		陈可冀	李焕荣	1981－7	月刊	1003－5370	11－2787/R
中国结合医学杂志（英文版）	国家中医药管理局	中国中西医结合学会、中国中医科学院		陈可冀	李焕荣	1995	季刊	1672－0415	11－4928/R
中华医史杂志	中国科学技术协会	中华医学会	李经纬		王振瑞	1947－3	季刊	0255－7053	11－2155/R
中国中药杂志	中国科学技术协会	中国药学会		肖培根	李　禾	1955－7	半月	1001－5302	11－2272/R
中国实验方剂学杂志	国家中医药管理局	中国中医科学院中药研究所、中国中西医结合学会中药专业委员会	黄璐琦	姜廷良	蔡仲德	1995－10	月刊	1005－9903	11－3495/R
中国针灸	中国科学技术协会	中国针灸学会、中国中医科学院针灸研究所	胡熙明	刘炜宏	齐淑兰	1981－1	月刊	0255－2930	11－2024/R
国外医学·中医中药分册	卫生部	中国中医科学院中医药信息研究所		张志军	樊红雨	1978	双月	1001－1145	11－2382/R
中医教育	教育部	北京中医药大学	郑守曾	乔旺忠	付爱珍	1982－11	双月	1003－305X	11－1349/R
北京中医	北京市中医药局	北京中医药学会、北京中西医结合学会	谢阳谷	谢阳谷	黄　毅	1982－3	月刊	1000－4599	11－2258/R
中国骨伤	国家中医药管理局	中国中医科学院、中国中西医结合学会	董福慧	董福慧	李为农	1987－11	月刊	1003－0034	11－2483/R
中国中医眼科杂志	国家中医药管理局	中国中医科学院		唐由之	马继宏	1991－11	双月	1002－4379	11－2849/R
北京中医药大学学报	教育部	北京中医药大学		王永炎	梁吉春	1959	月刊	1006－2157	11－3574/R
中医药管理杂志	国家中医药管理局	国家中医药管理局		佘　靖	苏庆明	1991－2	双月	1007－9203	11－3070/R
中国中医基础医学杂志	国家中医药管理局	中国中医科学院基础理论研究所		孟庆云	马晓彤	1995－1	月刊	1006－3250	11－3554/R
中国民间疗法	国家中医药管理局	中国中医药出版社、中国民间中医药研究开发协会		王国辰	芮立新	1993	月刊	1007－5798	11－3555/R

单价(元)	开本	页数	地址	邮编	E-mail	电话	传真
10.0	大16开	80	北京市朝阳区和平街北口樱花路甲4号	100029	64216650@163.com	010-64216650	010-64216650
8.8	大16开	96	北京市东直门内南小街16号	100700	zhongyizazhi.2008@yahoo.com.cn	010-64035632	010-64050201
8.0	大16开	64	北京市北四环东路115号院6号楼109室	100101	bjb@wjtcm.com	010-64822253	010-64822253
10.0	大16开	96	北京市海淀区西苑操场1号	100091	cjim@cjim.net	010-62877592	010-62874291
25.0	大16开	80	北京市海淀区西苑操场1号	100091	cjim@cjim.net	010-62877592	010-62877592
10.0	大16开	64	北京市东直门内南小街16号	100700	zhonghuayishi@163bj.com	010-64014411-3217	010-84015484
12.0	大16开	80	北京市东直门内南小街16号	100700	zzzs1391@sohu.com	010-64045830	010-84038684
9.0	大16开	72	北京市东直门内南小街16号	100700	czd@vip.sina.com	010-64211748	010-64013996
8.0	大16开	88	北京市东直门内南小街16号	100700	zhenjiubj@vip.sina.com	010-84014607	010-84046331
12.0	大16开	64	北京市东直门内南小街16号	100700	guowaiyixue@yahoo.com.cn	010-64014411-3225	无
6.0	大16开	84	北京市北三环东路11号《中医教育》编辑部	100029	ecm1982@sina.com.cn	010-64286602	010-64286848
6.5	大16开	64	北京市东单三条甲7号	100005	bjzy1589@126.com	010-65251589	010-65251589
9.8	大16开	80	北京市东直门内南小街16号	100700	zggszz@sina.com	010-84020925	010-84036581
12.0	大16开	68	北京市石景山区鲁谷路9号	100040	zyophthal@sina.com	010-68668940	010-68684148
6.0	大16开	72	北京市北三环东路11号	100029	jbutcm@yahoo.com.cn	010-64287405	010-64286848
8.0	大16开	64	北京市朝阳区樱花东街甲4号	100029	zyyg@chinajournal.net.cn	010-64062098	010-64285191
8.0	大16开	80	北京市东直门内南小街16号	100700	zyjc@chinajournal.net.cn	010-64074751	010-64074751
6.8	大16开	64	北京市北三环东路28号易亨大厦	100013	zgmjlf@periodicals.net.cn	010-64405732	010-64405731

名称	主管单位	主办单位	编委会主任	主编/副主编	编辑部主任/社长	创刊	出刊周期	刊号	
								ISSN	CN
光明中医	国家中医药管理局	中华中医药学会	陆广莘	白永波	成立强	1985－5	月刊	1003－8914	11－1592/R
中国医学文摘·中医	国家中医药管理局	中国中医科学院中医药信息研究所		崔　蒙	魏　民	1977	双月	0254－9042	11－2371/R
家庭中医药	国家中医药管理局	中国中医科学院中药研究所	王振勤	张瑞贤	李国坤	1993－11	月刊	1005－3743	11－3379/R
中国中医药信息杂志	国家中医药管理局	中国中医科学院中医药信息研究所		叶祖光	蔡德英	1994－6	月刊	1005－5304	11－3519/R
针刺研究	国家中医药管理局	中国中医科学院针灸研究所、中国针灸学会		朱　兵	韩焱晶	1976－10	双月	1000－0607	11－2274/R
世界针灸杂志（英文版）	国家中医药管理局	中国中医科学院针灸研究所、世界针灸学会联合会		黄龙祥	韩焱晶	1991－8	季刊	1003－5257	11－2892/R
中华养生保健	国家中医药管理局	中华中医药学会		郑守曾	龙志贤	1983	月刊	1009－8011	11－4536/R
中国现代中药	国家中医药管理局	中国中药协会、中国医药集团总公司、中国药材集团公司	李光甫	张敏国		2006	月刊	1673－4890	11－5442/R
中国中医药现代远程教育	国家中医药管理局	世中联（北京）远程教育科技发展中心	孙光荣	孙光荣	朱　嵘	2003－5	月刊	1672－2779	11－5024/R
中国中西医结合急救杂志	中国科学技术协会	中国中西医结合学会		王今达	李银平	1994－11	双月	1008－9691	12－1312/R
中国中西医结合外科杂志	中国科学技术协会	中国中西医结合学会、天津市中西医结合急腹症研究所	吴咸中	吴咸中	邵惠玲	1994－12	双月	1007－6948	12－1249/R
中草药	国家食品药品监督管理局	天津药物研究院、中国药学会	汤立达	汤立达	陈常青	1970－1	月刊	0253－2670	12－1108/R
天津中医学院学报	天津市教委	天津中医学院	戴锡孟	张伯礼	李　彦	1982－12	季刊	1005－7145	12－1180/R
天津中医	天津市卫生局	天津中医学院、天津中医药学会、天津中西医结合学会	林立军	张伯礼	李　彦	1984－10	双月	1672－1519	12－1349/R
河北中医	河北省中医药管理局	河北省医学情报研究所	孙万珍	李　立	李　立	1979－10	月刊	1002－2619	13－1067/R
现代中西医结合杂志	河北省科学技术协会	中国中西医结合学会河北分会	李　恩	戴砚田	高亚非	1992－10	旬刊	1008－8849	13－1283/R
河北中医药学报	河北省教育厅	河北医科大学	宗全和	宗全和	王文智	1986－9	季刊	1007－5615	13－1214/R
现代养生	河北省卫生厅	河北省医疗气功医院		施永筠	王凤桐	2001	月刊	1671－0223	13－1305/R

（续表）

单价（元）	开本	页数	地址	邮编	E-mail	电话	传真
4.8	大16开	68	北京市海淀区翠微路平台村9号	100036	gmzhyi@ sina. com	010 – 84043509	010 – 84116748
14.6	大16开	88	北京市东直门内南小街16号	100700	lwz@ mail. cintcm. ac. cn	010 – 64014411 – 3212	010 – 64013995
4.8	大16开	80	北京市东直门内南小街16号	100700	jtzyy@ 126. com	010 – 64052170	010 – 64014411 – 2985
10.0	大16开	112	北京市东直门内南小街16号	100700	lxx@ mail. cintcm. ac. cn	010 – 64058131	010 – 64058131
15.0	大16开	72	北京市东直门内南小街16号	100700	zcyj2468@ sina. com	010 – 84014607	010 – 84046331
20.0	大16开	72	北京市东直门内南小街16号	100700	sjyj2468@ sina. com	010 – 84014607	010 – 84046331
4.6	大16开	56	北京市朝阳区北三环东路11号科研楼116号	100029	globalfanshion@ 163. com	010 – 64286904	010 – 64220034
10.0	大16开	64	北京市宣武区广安门外大街248号机械大厦12层	100055	zybjb@ 163. com	010 – 63314605	010 – 63314278
10.0	大16开	64	北京市朝阳区三里屯南路3号白家庄写字楼C座206室	100020	sgr@ ichinamd. com	010 – 65866868	010 – 65866708
6.9	大16开	64	天津市和平区睦南道122号	300050	cccm@ em120. com	022 – 23306917	022 – 23306917
7.0	大16开	80	天津市南开区三纬路122号	300100	zxyjhwkb@ tj. cnuninet. net	022 – 27420471	022 – 27420471
19.8	大16开	160	天津市南开区鞍山西道308号	300193	zcyzzbjb@ sina. com	022 – 27474913	022 – 23006821
4.0	大16开	56	天津市南开区鞍山西道312号	300193	xuebaobj@ tjutcm. edu. cn	022 – 23051018	022 – 27470216
6.0	大16开	88	天津市南开区鞍山西道312号	300193	xuebaobj@ tjutcm. edu. cn	022 – 23051018	022 – 27470216
6.0	大16开	96	河北省石家庄市青园街241号	050021	hbzhyi@ tom. com	0311 – 85883896	0311 – 85812687
10.0	大16开	144	河北省石家庄市北城路35号D8 – 1 – 201	050061	xdjh126@ 126. com	0311 – 87738668	0311 – 87738668
5.0	大16开	48	河北省石家庄市新石南路326号	050091	zyxb407@ hebmu. edu. cn	0311 – 86265053	无
5.0	大16开	64	河北省北戴河海滨东经路198号	066100	xdyszzs@ sina. com	0335 – 4041257	0335 – 4034209

名称	主管单位	主办单位	编委会主任	主编/副主编	编辑部主任/社长	创刊	出刊周期	刊号	
								ISSN	CN
中西医结合心脑血管病杂志	山西省卫生厅	山西医科大学第一医院	陈可冀	王斌全 吕吉元	韩世范	2003	月刊	1672－1349	14－1312/R
中医外治杂志	山西省卫生厅	山西省中医药学会		赵尚华	朱庆文	1991－7	双月	1006－978X	14－1195/R
山西中医	山西省卫生厅	山西省中医药学会、山西省中医药研究院	赵震寰	王晞星		1985－1	月刊	1000－7156	14－1110/R
中国民族医药杂志	国家中医药管理局	全国中医药图书情报工作委员会、内蒙古自治区中蒙医研究所	乌兰	苏根元	陈玉华	1995－5	月刊	1006－6810	15－1175/R
内蒙古中医药	内蒙古自治区卫生厅	内蒙古自治区中蒙医研究所	乌兰	苏根元 塞西娅	陈玉华	1982－2	月刊	1006－0979	15－1101/R
中华中医药学刊	国家中医药管理局	中华中医药学会、辽宁中医药大学	李俊德	康廷国	覃芳	1982－9	月刊	1673－7717	21－1546/R
辽宁中医杂志	辽宁省卫生厅	辽宁中医药大学、辽宁省中医药学会	马骥	康廷国	覃芳	1958－10	月刊	1000－1719	21－1128/R
辽宁中医学院学报	辽宁省教育厅	辽宁中医药大学	马骥	康廷国	覃芳	1984	双月	1673－842X	21－1543/R
吉林中医药	吉林省教育厅	长春中医药大学		刘宏岩	阎琪	1979	月刊	1003－5699	22－1119/R
长春中医学院学报	吉林省教育厅	长春中医药大学		刘宏岩	阎琪	1985	双月	1007－4813	22－1375/R
中国中医药科技杂志	国家中医药管理局	中华中医药学会	陈可冀	陈可冀		1994－1	双月	1005－7072	23－1353/R
中医药学报	黑龙江省教育厅	黑龙江中医药大学、中国中医药学会中医编辑学会		匡海学		1973－1	双月	1002－2392	23－1193/R
中医药信息	黑龙江省教育厅	黑龙江中医药大学、中国科学技术情报学会		匡海学		1984－4	双月	1002－2406	23－1194/R
针灸临床杂志		黑龙江中医药大学、中国针灸学会临床分会		孙申田		1984	月刊	1005－0779	23－1354/R
黑龙江中医药	黑龙江省卫生厅	黑龙江省中医研究院		王学军	王学军	1958－1	双月	1000－9906	23－1221/R
中成药	国家科委、国家新闻出版总署	国家食品药品监督管理局信息中心中成药信息站	任德权	朱立中 陈勇隽		1978	月刊	1001－1528	31－1368/R
中医文献杂志	上海市卫生局	上海市中医文献馆、中华中医药学会		方松春	杨悦娅	1983	季刊	1006－4737	31－1682/R
上海针灸杂志	上海市卫生局	上海市针灸经络研究所	陈汉平	黄琴峰	马晓芃	1982－1	月刊	1005－0957	31－1317/R
针灸推拿医学(英文版)	上海市卫生局	上海市针灸经络研究所	陈汉平	陈汉平	马晓芃	2003	双月	1672－3597	31－1908/R
中医药文化	上海市教育委员会	上海中医药大学	段逸山	张建中	华卫国	2005	双月	1673－6281	31－1971/R

（续表）

单价(元)	开本	页数	地址	邮编	E-mail	电话	传真
7.0	大16开	96	山西省太原市解放南路85号	030001	zxyjhxnxgbzz@ vip. 163. com	0351－4639124	0351－4032852
6.0	大16开	64	山西省晋城市南大街周元巷	048000	zywzzz@ 163. net	0356－2630030	0356－2630030
4.5	大16开	64	山西省太原市并州西街16号	030012	sxzyj@ 163. com	0351－4668082	0351－4150230
8.0	大16开	80	内蒙古自治区呼和浩特市健康路11号	010020	nmgzyyzz@ 126. com	0471－6920167	0471－6933673
6.0	大16开	64	内蒙古自治区呼和浩特市健康路11号	010020	nmgzyyhhht@ 163. com	0471－6920167	0471－6933673
8.8	大16开	192	辽宁省沈阳市皇姑区崇山东路79号	110032	editor@ zyyxk. com	024－31207231 024－31207045	024－31207231
5.0	大16开	128	辽宁省沈阳市皇姑区崇山东路79号	110032	lnzy@ vip. 163. com	024－31207233	024－31207231
5.0	大16开	176	辽宁省沈阳市皇姑区崇山东路79号	110032	lnzy@ vip. 163. com	024－31207232	024－31207231
6.0	大16开	96	吉林省长春市净月开发区博硕路1035号	130117	jlzyybjb@ 126. com	0431－86172610	0431－86172606
6.0	大16开	120	吉林省长春市净月开发区博硕路1035号	130117	jlzyybjb@ 126. com	0431－86172610	0431－86172606
10.0	大16开	80	黑龙江省哈尔滨市南岗区阿什河街122号	150001	jtcmst@ 163. com	0451－53671501	无
3.0	大16开	58	黑龙江省哈尔滨市和平路24号	150040	zyyxbhl@ sina. com	0451－82117809	0451－82117809
3.0	大16开	66	黑龙江省哈尔滨市和平路24号	150040	zyyxxbjb@ sina. com	0451－82117809	0451－82117809
3.6	大16开	54	黑龙江省哈尔滨市和平路24号	150040	zjlczz@ sina. com	0451－82117809	0451－82117809
4.0	大16开	64	黑龙江省哈尔滨市香坊区三辅街142号	150036	hljzyy@ yahoo. com. cn	0451－55643615	0451－55643615
15.0	大16开	128	上海市汉口路239号131室	200002	med@ stn. sh. cn	021－36213275	021－63213363
8.0	大16开	64	上海市瑞金二路156号	200020	shtcmliter@ yahoo. com. cn	021－54669083－8043	021－54669083－8012
5.0	大16开	50	上海市宛平南路650号	200030	SHZJ@ chinajournal. net. cn	021－64382181	021－64382181
80.0	大16开	64	上海市宛平南路650号	200030	shzjzz@ periodicals. net. cn	021－64382181	021－64382181
5.0	大16开	48	上海市浦东新区蔡伦路1200号	201203	zyywh@ 126. com	021－51322541	021－51322541

名称	主管单位	主办单位	编委会主任	主编/副主编	编辑部主任/社长	创刊	出刊周期	刊号	
								ISSN	CN
上海中医药杂志	上海市教育委员会	上海中医药大学、上海市中医药学会	陈凯先	谢建群	华卫国	1955－6	月刊	1007－1334	31－1276/R
上海中医药大学学报	上海市教育委员会	上海中医药大学	陈凯先	谢建群	华卫国	1987－6	双月	1008－861X	31－1788/R
江苏中医药	江苏省卫生厅	江苏省中医药管理局	张继泽	刘沈林	黄亚博	1956－10	月刊	1672－397X	32－1630/R
南京中医药大学学报	江苏省教育厅	南京中医药大学	项　平	范欣生	范欣生	1959－6	月刊	1000－5005	32－1247/R
养生月刊	浙江省中医药管理局	浙江省中医药研究院	吴章穆	吴章穆	陈永灿	1980－12	月刊	1671－1734	33－1265/R
浙江中医杂志	浙江省中医药管理局	浙江省中医药研究院	吴章穆	吴章穆	陈永灿	1956－12	月刊	0411－8421	33－1083/R
浙江中医药大学学报	浙江省教育厅	浙江中医药大学	肖鲁伟	肖鲁伟	朱君华	1977	双月	1005－5509	33－1077/R
浙江中西医结合杂志	浙江省卫生厅	浙江省中西医结合学会	王明法	章剑今	余逸波	1991	月刊	1005－4561	33－1177/R
现代中药研究与实践	安徽省卫生厅	安徽省中医药管理局、全国中医药职业技术教育学会	吴恒亚	吴恒亚	刘晓龙	1987－1	双月	1004－2199	34－1106/R
安徽中医学院学报	安徽省教育厅	安徽中医学院	王　键	马宗华	周美启	1981	双月	1000－2219	34－1066/R
中医药临床杂志	安徽省卫生厅	中华中医药学会、中医药临床杂志社		邓大学	黄　辉	1988－12	双月	1672－7134	34－1268/R
中国中西医结合耳鼻咽喉科杂志	中国科学技术协会	中国中西医结合学会	杨和钧 唐有法	杨和钧 唐有法	唐有法	1993－11	双月	1007－4856	34－1159/R
福建中医药	福建中医学院	福建中医学院	杜　建	杜　建	陈成东	1956－7	双月	1000－338X	35－1073/R
福建中医学院学报	福建中医学院	福建中医学院	杜　建	杜　建	陈成东	1991－11	双月	1004－5627	35－1142/R
江西中医药	江西省新闻出版局	江西中医学院、江西省中医药学会	刘红宁	刘红宁	蒋力生	1951－4	月刊	0411－9584	36－1095/R
江西中医学院学报	江西省新闻出版局	江西中医学院	刘红宁	刘红宁	蒋力生	1988－10	双月	1005－9431	36－1192/R
山东中医药大学学报	山东省教育厅	山东中医药大学	王新陆	李庆升	李庆升	1977－2	双月	1007－659X	37－1279/R
山东中医杂志	山东省卫生厅	山东中医药学会、山东中医药大学	王新陆	李庆升	李庆升	1981－10	双月	0257－358X	37－1164/R
中医研究	河南省卫生厅	中华中医药学会、河南省中医药研究院	石鹤峰	石鹤峰	雷新强	1988－1	月刊	1001－6910	41－1124/R
国医论坛	河南省中医管理局	河南省南阳中医药学校		方家选	赵体浩	1986－2	双月	1002－1078	41－1110/R

（续表）

单价(元)	开本	页数	地址	邮编	E-mail	电话	传真
8.0	大16开	80	上海市浦东新区蔡伦路1200号	201203	shzyyzz@126.com	021－51322541	021－51322541
6.0	大16开	80	上海市浦东新区蔡伦路1200号	201203	shzyyxb@126.com	021－51322541	021－51322541
6.0	大16开	64	江苏省南京市汉中路282号	210029	jstcm@sohu.com	025－86617285	025－86556817
5.0	大16开	66	江苏省南京市汉中路282号	210029	xb@njutcm.edu.cn	025－86798051	025－86798051
3.5	大32开	96	浙江省杭州市天目山路132号	310007	ysykw@163.com	0571－88849074	0571－88845196
6.0	大16开	64	浙江省杭州市天目山路132号	310007	zjzzwob@163.com	0571－88849074	0571－88845196
5.0	大16开	140	浙江省杭州市滨江区滨文路548号	310053	zjzyxb@163.com	0571－86613692	0571－86613717
5.0	大16开	66	浙江省杭州市环城东路208号	310003	zjzxyjhzz@yahoo.com.cn	0571－85186890	0571－85186890
10.0	大16开	64	安徽省芜湖市荆山西路16号	241000	jzzy@chinajournal.net.cn	0553－4836136	0553－4836136
5.0	大16开	64	安徽省合肥市梅山路103号安徽中医学院内	230038	xbbjb@ahtcm.edu.cn	0551－5169048	0551－5169046
6.0	大16开	96	安徽省合肥市大通路明光小区5幢	230011	cjtcm@163.com	0551－4475775	0551－4475775
10.0	大16开	80	安徽省安庆市孝肃路42号	246004	ent93@163.com	0556－5519852	0556－5545966
4.5	大16开	64	福建省福州市五四路282号	350003	fjzy@fjtcm.edu.cn	0591－83570396	0591－83570396
5.0	大16开	72	福建省福州市五四路282号	350003	xb@fjtcm.edu.cn	0591－83570396	0591－83570396
4.8	大16开	80	江西省南昌市阳明路56号	330006	jxzybjb@vip.sina.com	0791－7119831	0791－7119829
5.0	大16开	104	江西省南昌市阳明路56号	330006	jxzybjb@vip.sina.com	0791－7119831	0791－7119829
5.0	大16开	88	山东省济南市长清大学科技园山东中医药大学	250355	xuebao@sdutcm.edu.cn	0531－89628058	无
4.5	大16开	72	山东省济南市长清大学科技园山东中医药大学	250355	zazhi@sdutcm.edu.cn	0531－89628058	无
4.8	大16开	64	河南省郑州市城北路7号	450004	zgzyyj@yahoo.com.cn	0371－66322705	0371－66349072
4.0	大16开	56	河南省南阳市卧龙路1439号(南阳医专院内)	473061	nanyangGYLT@21cn.com	0377－63529058	0377－63529598

名称	主管单位	主办单位	编委会主任	主编/副主编	编辑部主任/社长	创刊	出刊周期	刊号	
								ISSN	CN
中医正骨	国家中医药管理局	河南省洛阳正骨研究所、中华中医药学会	郭维淮	郭维淮	王智勇	1989－12	月刊	1001－6015	41－1162/R
河南中医	河南中医学院	中国中医药学会河南分会、河南中医学院		彭　勃	刘晓峰	1976－6	月刊	1003－5028	41－1114/R
河南中医学院学报	河南中医学院	河南中医学院		彭　勃	刘晓峰	1986－1	双月	1672－6839	41－1360/R
中西医结合肝病杂志	湖北省教育厅	中国中西医结合学会、湖北中医药大学	王伯祥	王伯祥	彭　萌	1991－6	双月	1005－0264	42－1322/R
中国中西医结合消化杂志	教育部	华中科技大学同济医学院	陈泽民	陈泽民	李道本	1993－10	双月	1671－038X	42－1612/R
时珍国医国药	湖北省黄石市卫生局	时珍国医国药杂志社	肖培根 梅全喜	朱保华	尚　璜	1990	月刊	1008－0805	42－1436/R
中国中医骨伤科杂志	中国科学技术协会	中华中医药学会	施　杞	李同生	李同生	1993－2	月刊	1005－0205	42－1340/R
湖北民族学院学报·医学版	湖北省教育厅	湖北民族学院		谭志松	雷　翔	1982	季刊	1008－8164	42－1590/R
湖北中医杂志	湖北省教育厅	湖北中医学院		冀振华	李汉鑫	1979－7	月刊	1000－0704	42－1189/R
湖北中医学院学报	湖北省教育厅	湖北中医学院		冀振华	李汉鑫	1979－7	月刊	1008－987X	42－1452/R
湖南中医杂志	湖南省卫生厅	湖南省中医药研究院	蔡光先	蔡光先	姚　勤	1985－5	双月	1003－7705	43－1105/R
中医药导报	湖南省卫生厅	湖南省中医药学会、湖南中医管理局	周绍明	袁长津	郭子华	1994－4	月刊	1672－951X	43－1446/R
湖南中医药大学学报	湖南省教育厅	湖南中医药大学	尤昭玲	尤昭玲	徐爱良	1994－4	双月	1674－070X	43－1472/R
新中医	国家中医药管理局	广州中医药大学、中华中医药学会	徐志伟	郭桃美	郭桃美	1969－12	月刊	1256－7415	44－1231/R
中药新药与临床药理	国家食品药品监督管理局	广州中医药大学	王宁生	王宁生	邓响潮	1990－6	双月	1003－9783	44－1308/R
广州中医药大学学报	广东省教育厅	广州中医药大学	徐志伟	陈蔚文	吴艳华	1984	双月	1007－3213	44－1425/R
中药材	广东省科技厅(代管)	国家食品药品监督管理局中药材信息中心站	任德全	元四辉		1978－1	月刊	1001－4454	44－1286/R
按摩与导引	广东省中医药局	广东省中医研究院	罗　凛	邝日建		1985－4	月刊	1008－1879	44－1214/R
深圳中西医结合杂志	深圳市卫生局	深圳市中西医结合临床研究所	周俊安	陈如山	吴正治	1991	双月	1007－0893	44－1419/R
广西中医药	广西中医学院	中华中医药学会广西分会、广西中医学院	王乃平	王乃平	林　江	1977－8	双月	1003－0719	45－1123/R

（续表）

单价（元）	开本	页数	地址	邮编	E-mail	电话	传真
8.0	大16开	80	河南省洛阳市启明南路82号	471000	zyzg1989@126.com	0379－63551943	0379－63552102
4.0	大16开	88	河南省郑州市金水路1号	450008	hnzy@chinajournal.net cnhnzy@hactcm.edu.cn	0371－65962973 0371－65676877	0371－65962977
6.0	大16开	88	河南省郑州市金水路1号	450008	ctcm@hactcmedu.cn ctcm@chinajournal.net.cn	0371－65962973 0371－65676818	0371－65962973
5.0	大16开	64	湖北省武汉市花园山4号	430061	zxygbzz@163.net	027－88854726	027－88854726
6.8	大16开	72	湖北省武汉市解放大道1277号协和医院内	430022	zxyxh@whuh.com	027－85726835	无
15.0	大16开	256	湖北省黄石市黄石大道874号	435000	shizhenchina@163.om	0714－6247076	0714－6224836
8.0	大16开	72	湖北省武汉市洪山区珞喻路856号	430074	admin@totcm.org	027－87409653	027－87409641
6.0	大16开	64	湖北省恩施市	445000	e3myxbbjb@public.es.hb.cn fbmz@chinajournal.net.cn	0718－8430535	0718－8431581
4.0	大16开	56	湖北省武汉市洪山区黄家湖西路1号	430065	hbzy@vip.163.com	027－68890234	无
7.0	大16开	80	湖北省武汉市洪山区黄家湖西路1号	430065	hbzy@vip.163.com	027－68890234	无
4.0	大16开	64	湖南省长沙市麓山路58号	410006	hnzy188@sohu.com	0731－8888572	0731－8888572
6.0	大16开	114	湖南省长沙市湘雅路30号	410008	hnzyydb@163.net	0731－4365506	0731－4828502
6.0	大16开	80	湖南省长沙市韶山中路113号	410007	xuebaotcm@126.com	0731－5381063	0731－5381063
9.8	大16开	96	广东省广州市机场路12号大院广州中医药大学内	510405	xzyzbsb@gzhtcm.edu.cn	020－36585485	020－36585485
10.0	大16开	80	广东省广州市机场路12号大院	510405	zz@adr.com.cn	020－36585613	020－36590367
8.0	大16开	80	广东省广州市机场路12号大院	510405	gzzyxb@gzhtcm.edu.cn	020－36585268	020－36585697
20.0	大16开	150	广东省广州市中山二路24号中粤大厦	510080	gdzycn@pub.guangzhou.gd.cn	020－87665465	020－87665465
5.0	大16开	48	广东省广州市恒福路60号	510095	wrht2319@sina.com	020－88546498	020－83592829
8.0	大16开	64	深圳市笋岗西路深圳市第二人民医院内	518035	szzxyjhzz@yahoo.com.cn	0755－83228956	0755－83228956
4.5	大16开	64	广西壮族自治区南宁市明秀东路179号	530001	Gxzy@chinajournal.net.cn	0771－3137545	无

名称	主管单位	主办单位	编委会主任	主编/副主编	编辑部主任/社长	创刊	出刊周期	刊号	
								ISSN	CN
中国中医急症	国家中医药管理局	中华中医药学会		晁恩祥	江　洪	1977－8	月刊	1004－745X	50－1102/R
实用中医药杂志	重庆市教育委员会	重庆医科大学中医药学院	刘路明	吴昌培	罗荣汉	1978－3	月刊	1004－2814	50－1056/R
中药药理与临床	四川省中医药管理局	中国药理学会	王建华	邓文龙	邓文龙	1985－10	双月	1001－859X	51－1188/R
成都中医药大学学报	四川省教育厅	成都中医药大学		黄英志	陈　钢	1958－10	季刊	1004－0668	51－1162/R
四川中医	四川省卫生厅	四川省中医学会		方连举	方连举	1982－10	月刊	1000－3649	51－1186/R
贵阳中医学院学报	贵州省教育厅	贵阳中医学院	梁光义	梁光义	吴元黔	1979－7	双月	1002－1108	52－5011/G2
中国民族民间医药	云南省科协技术协会	云南省民族民间医药研究会		黄传贵	黄传贵	1992－8	月刊	1007－8517	53－1102/R
云南中医学院学报	云南省教育厅	云南中医学院	郑　进	毕　云	毕　云	1978－3	季刊	1000－2723	53－1048/R
云南中医中药杂志	云南省卫生厅	云南省中医药研究所、云南省中医药学会、云南省针灸学会、云南省中西医结合学会		詹文涛	曹惠芬	1980－2	双月	1007－2349	53－1120/R
陕西中医学院学报	陕西省教育厅	陕西中医学院	周永学	张喜德	张喜德	1978－1	双月	1002－168X	61－1083/R
现代中医药	陕西省教育厅	陕西中医学院	周永学	张喜德	张喜德	2002－3	双月	0672－0571	61－1397/R
陕西中医	陕西省中医管理局	陕西省中医药学会	杨世兴	杨世兴	张德兴	1980	月刊	1000－7369	61－1105/R
中医儿科杂志	甘肃省教育厅	甘肃中医学院	刘延祯	张士卿	江葳葳	2005－8	双月	1673－4297	61－1176/R
甘肃中医学院学报	甘肃省教育厅	甘肃中医学院	刘延祯	刘延祯	江葳葳	1984－7	双月	1003－8450	62－1062/R
甘肃中医	甘肃省卫生厅	甘肃省中医药研究院	侯志民	王自立	潘　文	1988	月刊	1004－6852	62－1089/R
新疆中医药	新疆维吾尔自治区卫生厅	新疆中医药学会	牟全胜	柯　岗	柯　岗	1981－1	双月	1009－3931	65－1067/R

（续表）

单价（元）	开本	页数	地址	邮编	E-mail	电话	传真
8.0	大16开	128	重庆市渝中区北区路1号	400013	zgzyjz@ yahoo. com. cn	023 – 63521390	023 – 86552990
4.0	大16开	64	重庆市渝中区山城巷82号	400010	ZYAO@ chinajournal. net. cn	023 – 63846413	023 – 63846413
8.0	大16开	64	四川省成都市人民南路四段51号	610041	zyyl707@ 163. cn	028 – 85234707	028 – 85234707
5.0	大16开	64	四川省成都市十二桥路37号	610075	CDZY – xb@ 163. net	028 – 87779907	028 – 87763471
5.0	大16开	112	四川省成都市文庙西街80号	610041	schzhy@ sina. com	028 – 86159421	028 – 86159421
4.0	大16开	80	贵州省贵阳市市东路50号	550002	zyxb@ gyctcm. edu. cn	0851 – 5652096	0851 – 5652096
6.0	大16开	64	云南省昆明市关通路57号黄家医大楼5号	650033	zgyy1992@ 163. com	0871 – 5349183	0871 – 5339255
5.0	大16开	72	云南省昆明市关上双桥路201号	650200	ynzyxyxb@ yahoo. com. cn	0871 – 7150987	0871 – 7150987
5.0	大16开	64	云南省昆明市学府路139号	650223	yzyy@ chinajournal. net. cn	0871 – 5183005	0871 – 5183005
5.0	大16开	72	陕西省咸阳市世纪大道中段	712046	shxzhzs@ 163. com	029 – 38185250	029 – 38185238
5.0	大16开	72	陕西省咸阳市世纪大道中段	712046	shxzhzs@ 163. com	029 – 38185250	029 – 38185238
7.0	大16开	128	陕西省西安市西华门2号	710003	shanxizi@ sohu. com	029 – 87257807	029 – 87250672
4.0	大16开	56	甘肃省兰州市定西东路35号	730000	zyez@ chinajournal. net. cn	0931 – 8765458	0931 – 8765458
4.0	大16开	56	甘肃省兰州市定西东路35号	730000	gszx@ chinajournal. net. cn	0931 – 8765458	0931 – 8765458
4.5	大16开	64	甘肃省兰州市七里河区安西路518号	730050	gszyyk@ 126. com	0931 – 2337364	0931 – 2337364
5.5	大16开	86	新疆维吾尔自治区乌鲁木齐市天山区龙泉街66号	830001	xjkegang@ 163. com	0991 – 8561035	0991 – 8551838

二、中医资源

2007 年全国卫生机构、中医机构的机构、人员情况

	机构数（个）	人员总数（人）	其中：卫生技术人员	内：中医执业医师	中医执业助理医师	中药师（士）	见习中医师
全国卫生机构	**298 408**	**5 907 052**	**4 787 610**	**206 842**	**35 091**	**82 494**	**9 351**
其中：中医机构	35 538	582 315	479 460	86 180	7 996	25 446	4 138
中医机构/全国卫生机构（%）	11.91	9.86	10.01	41.66	22.79	30.85	44.25
卫生部门卫生机构	**78 945**	**4 430 831**	**3 568 642**	**149 763**	**25 546**	**66 282**	**6 640**
其中：中医机构	3 345	455 299	370 044	63 827	4 698	19 926	3 198
中医机构/全国卫生机构（%）	4.24	10.28	10.37	42.62	18.39	30.06	48.16

注：1. 自 2007 年开始，此表含诊所、卫生所、医务室、社区卫生服务站的统计数据；
2. 自 2007 年开始，中药人员统计为中药师（士），比往年多中药士统计数据，中医人员统计比往年多见习中医师数。

2007 年按类别分全国诊所、卫生所、医务室基本情况

	机构数（个）	人员总数（人）	其中：中医执业医师	中医执业助理医师
总　计	**189 882**	**409 301**	**24 629**	**5 116**
其中：普通	90 853	186 048	7 071	1 581
中医	23 533	42 110	10 654	2 232
中西医结合	7 570	19 372	2 101	338
民族医	370	644	68	14
口腔	14 806	31 127	165	55
其他	5 715	15 689	638	114

注：本表与往年比有较大调整，来源于卫生部 B2－13 产出表。

2007 年全国村卫生室机构、人员情况

	机构数（个）	执业（助理）医师（人）	乡村医生数	其中：大专及以上学历	中专学历及中专水平	在职培训合格者	卫生员
总　计	**604 087**	**101 697**	**865 865**	**35 575**	**591 172**	**197 549**	**49 056**
按行医方式分							
西医为主	398 982	69 345	598 574	23 439	411 074	134 436	34 914
中医为主	18 898	3 537	23 875	1 017	16 029	6 036	1 073
中西医结合	144 228	28 759	242 802	11 113	163 602	56 939	13 056

2007 年全国村卫生室收支、服务情况

	总收入（千元）	总支出（千元）	诊疗人次数	其中：出诊人次数
总　计	**2 158 873**	**1 944 252**	**126 088**	**0**
按行医方式分				
西医为主	1 474 630	1 323 031	–	0
中医为主	58 366	52 334	–	0
中西医结合	625 075	568 108	–	0

注：自 2007 年开始，村卫生室服务情况只统计“出诊人次数”。

2007 年全国卫生机构中医药执业人员增减情况

	单位	2006 年	2007 年	增减数	增减（%）
全国卫生机构卫技人员数	**人**	**4 624 140**	**4 787 610**	**163 470**	**3.54**
其中：中医药执业人员数	人	257 869	333 778	75 909	29.44
内：中医执业医师	人	200 188	206 842	6 654	3.32
中医执业助理医师	人	36 357	35 091	–1 266	–3.48
见习中医师	人	–	9 351	–	–
中药师（士）	人	–	82 494	–	–

注：1. 此表含诊所、卫生所、医务室、社区卫生服务站的统计数据；
2. 自 2007 年开始，卫生技术人员的统计口径有所变化，本表中，中药人员统计为中药师（士），比往年多中药士数据〔中药师与中药士数据合在一起称为中药师（士），两者分不开〕，中医人员统计比往年多见习中医师数。

2007 年全国中医机构中医药人员增减情况

	单位	2006 年	2007 年	增减数	增减（%）
全国中医机构卫技人员数	**人**	**393 553**	**479 460**	**–**	**–**
其中：中医药执业人员数	人	81 313	123 760	–	–
内：中医执业医师	人	68 610	86 180	–	–
中医执业助理医师	人	6 030	7 996	–	–
见习中医师	人	–	4 138	–	–
中药师（士）	人	–	25 446	–	–

注：此表 2006 年数据不含中医诊所的统计数据，而 2007 年包含中医诊所的统计数据，因此增减数及增减速百分比计算无意义，在本表中不列出。

全国中医、中药人员历年基本情况

	单位	2002 年	2003 年	2004 年	2005 年	2006 年
全国卫生技术人员数	**人**	**4 269 779**	**4 306 471**	**4 389 998**	**4 460 187**	**4 624 140**
其中：中医人员	人	251 851	245 041	242 107	234 685	236 545
执业中药师数	人	18 304	19 088	19 643	19 533	21 324
	单位	2007 年				
全国卫生技术人员数	**人**	**4 787 610**				
其中：中医人员	人	241 933				
中药师（士）	人	82 494				

注：1. 自 2007 年开始，此表统计口径变化同 487 页“2007 年全国卫生机构中医药执业人员增减情况”注；
2. 中医执业（助理）医师数包括中医执业医师、中医执业助理医师，不包括见习中医师。

2007 年全国中医医疗机构的机构、床位、人员数

	机构数（个）	床位数（张）			人员总数（人）	其中：			
		编制床位	实有床位	标准床位		卫生技术人员	其他技术人员	管理人员	工勤人员
总　计	**35 477**	**379 078**	**356 307**	**9 878**	**579 338**	**478 017**	**20 279**	**32 038**	**49 004**
中医类医院	3 165	378 342	355 628	9 873	507 796	410 757	19 877	31 142	46 020
中医类诊所	31 473				62 126	59 985	0	0	2 141

注：1. 自 2007 年开始，床位数统计不包括标准床位，增加扶贫床位数项；

2. 2007 年全国医院、妇幼保健院及疾病专科防治院中医科（包括民族医学科和中西医结合科）床位数共 400 335 张。

2007 年全国中医医疗机构卫生技术人员数（一）

单位：人

	卫生技术人员	执业医师	其中：中医执业医师	执业助理医师	其中：中医执业助理医师
总　计	**478 017**	**184 421**	**85 704**	**28 086**	**7 981**
中医类医院	410 757	151 432	70 727	20 881	5 215
中医类门诊部	7 275	3 540	2 154	388	182
中医类诊所	59 985	29 449	12 823	6 817	2 584

注：执业医师中医类别即为中医执业医师，执业助理医师中医类别就是执业助理中医师，但执业医师中医类别和执业助理医师中医类别是比较规范的说法。

2007 年全国中医医疗机构卫生技术人员数（二）

单位：人

	注册护士	其中：助产士	药师（士）	其中：	
				西药师（士）	中药师（士）
总　计	**145 448**	**3 667**	**48 870**	**16 757**	**25 306**
中医类医院	133 513	3 585	42 844	15 778	21 902
中医类门诊部	1 341	13	988	259	588
中医类诊所	10 594	69	5 038	720	2 816

2007 年全国中医医疗机构卫生技术人员数（三）

单位：人

	检验技师（士）	影像技师（士）	其他卫生技术人员	其中：	
				见习医师	内：中医
总　计	**17 090**	**9 429**	**44 673**	**10 588**	**4 129**
中医类医院	16 412	9 340	36 335	9 926	3 811
中医类门诊部	304	89	625	154	87
中医类诊所	374	–	7 713	508	231

2007 年全国中医医疗机构收入支出情况

单位：千元

	总收入	上级补助收入	医疗收入	药品收入	总支出	医疗支出	药品支出	总支出中：人员支出
总　计	**69 888 095**	**213 142**	**30 047 011**	**31 620 333**	**68 912 157**	**35 478 892**	**29 747 483**	**19 404 418**
中医类医院	67 341 072	206 116	29 385 341	30 238 764	66 652 799	35 108 543	28 695 633	18 711 397
中医类门诊部	793 288	1 529	184 946	587 358	758 139	192 885	408 385	136 747
中医类诊所	1 753 735	5 497	476 724	794 211	1 501 219	177 464	643 465	556 274

2007 年全国中医类医院、门诊部机构、床位、人员数

	机构数（个）	床位数（张）			人员总数（人）	其中：			
		编制床位	实有床位	标准床位		卫生技术人员	其他技术人员	管理人员	工勤人员
总　计	**4 004**	**379 078**	**356 307**	**9 878**	**517 212**	**418 032**	**20 279**	**32 038**	**46 863**
中医类医院	3 165	378 342	355 628	9 873	507 796	410 757	19 877	31 142	46 020
中医医院	2 720	341 728	321 597	8 807	461 177	373 846	17 772	28 007	41 552
中西医结合医院	245	27 543	25 856	666	35 879	28 427	1 553	2 507	3 392
民族医院	200	9 071	8 175	400	10 740	8 484	552	628	1 076
中医类门诊部	839	736	679	5	9 416	7 275	402	896	843
中医门诊部	634	509	487	2	7 284	5 588	310	732	654
中西医结合门诊部	195	211	175	3	2 066	1 634	85	159	188
民族医门诊部	10	16	17	0	66	53	7	5	1

2007 年全国中医类医院、门诊部卫生技术人员数（一）

单位：人

	卫生技术人员	执业医师	其中：中医类别	执业助理医师	其中：中医类别
总　计	**418 032**	**154 972**	**72 881**	**21 269**	**5 397**
中医类医院	**410 757**	**151 432**	**70 727**	**20 881**	**5 215**
中医医院	373 846	137 519	66 529	19 084	4 813
中西医结合医院	28 427	10 483	2 408	1 098	154
民族医院	8 484	3 430	1 790	699	248
中医类门诊部	**7 275**	**3 540**	**2 154**	**388**	**182**
中医门诊部	5 588	2 806	1 937	297	170
中西医结合门诊部	1 634	710	207	90	12
民族医门诊部	53	24	10	1	0

2007 年全国中医类医院、门诊部卫生技术人员数（二）

单位：人

	注册护士	其中：助产士	药师（士）	其中：	
				西药师（士）	中药师（士）
总　计	**134 854**	**3 598**	**43 832**	**16 037**	**22 490**
中医类医院	**133 513**	**3 585**	**42 844**	**15 778**	**21 902**
中医医院	121 140	3 101	39 679	14 437	20 543
中西医结合医院	10 378	403	2 123	1 096	776
民族医院	1 995	81	1 042	245	583
中医类门诊部	**1 341**	**13**	**988**	**259**	**588**
中医门诊部	906	9	784	160	525
中西医结合门诊部	421	4	196	97	59
民族医门诊部	14	0	8	2	4

2007 年全国中医类医院、门诊部卫生技术人员数（三）

单位：人

	检验技师（士）	影像技师（士）	其他卫生技术人员	其中：见习医师	内：中医
总　计	**16 716**	**9 429**	**36 960**	**10 080**	**3 898**
中医类医院	**16 412**	**9 340**	**36 335**	**9 926**	**3 811**
中医医院	14 930	8 656	32 838	9 037	3 560
中西医结合医院	1 177	531	2 637	760	202
民族医院	305	153	860	129	49
中医类门诊部	**304**	**89**	**625**	**154**	**87**
中医门诊部	213	55	527	138	84
中西医结合门诊部	85	34	98	16	3
民族医门诊部	6	0	0	0	0

2007 年全国中医类医院、门诊部房屋建筑面积情况

单位：平方米

	房屋建筑面积	其中：业务用房面积	业务用房中危房面积	租房面积	其中：业务用房面积
总　计	**40 036 741**	**26 723 429**	**367 412**	**1 586 374**	**1 361 084**
中医类医院	**39 868 110**	**26 596 452**	**367 274**	**1 379 896**	**1 182 349**
中医医院	35 407 973	24 523 935	340 190	1 063 749	942 851
中西医结合医院	3 446 168	1 501 398	14 658	253 529	194 661
民族医院	1 013 969	571 119	12 426	62 618	44 837
中医类门诊部	**168 631**	**126 977**	**138**	**206 478**	**178 735**
中医门诊部	129 405	93 987	0	157 294	134 879
中西医结合门诊部	37 583	31 347	138	46 664	41 616
民族医门诊部	1 643	1 643	0	2 520	2 240

2007 年全国中医类医院、门诊部万元以上设备拥有情况

单位：台（套）

	万元以上设备总价值（万元）	万元以上设备台数			
		合计	50 万元以下	50～100 万元	100 万元以上
总　计	**2 220 099**	**185 497**	**173 830**	**7 595**	**4 072**
中医类医院	**2 215 754**	**184 332**	**172 690**	**7 575**	**4 067**
中医医院	1 777 967	166 511	156 316	6 426	3 769
中西医结合医院	179 855	15 137	13 899	965	273
民族医院	257 932	2 684	2 475	184	25
中医类门诊部	**4 345**	**1 165**	**1 140**	**20**	**5**
中医门诊部	2 616	663	649	11	3
中西医结合门诊部	1 709	491	480	9	2
民族医门诊部	20	11	11	0	0

2007 年全国中医类医院、门诊部的机构、床位增减情况

	机构数（个）				床位数（张）			
	2006 年	2007 年	增减数	增减（%）	2006 年	2007 年	增减数	增减（%）
总　计	**3 840**	**4 004**	**164**	**4. 27**	**334 143**	**379 078**	**44935**	**13. 45**
中医类医院	**3 072**	**3 165**	**93**	**3. 03**	**333 344**	**378 342**	**44998**	**13. 50**
中医医院	2 665	2 720	55	2. 06	303 155	341 728	38573	12. 72
中西医结合医院	211	245	34	16. 11	22 333	27 543	5210	23. 33
民族医院	196	200	4	2. 04	7 856	9 071	1215	15. 47
中医类门诊部	**768**	**839**	**71**	**9. 24**	**799**	**736**	**-63**	**-7. 88**
中医门诊部	582	634	52	8. 93	496	509	13	2. 62
中西医结合门诊部	178	195	17	9. 55	292	211	-81	-27. 74
民族医门诊部	8	10	2	25. 00	11	16	5	45. 45

2007 年全国中医类医院、门诊部人员增减情况

单位：人

	2006 年	2007 年	增减数	增减（%）
总　计	**482 363**	**517 212**	**34 849**	**7. 22**
中医类医院	**474 118**	**507 796**	**33 678**	**7. 10**
中医医院	433 576	461 177	27 601	6. 37
中西医结合医院	30 393	35 879	5 486	18. 05
民族医院	10 149	10 740	591	5. 82
中医类门诊部	**8 245**	**9 416**	**1 171**	**14. 20**
中医门诊部	6 322	7 284	962	15. 22
中西医结合门诊部	1 866	2 066	200	10. 72
民族医门诊部	57	66	9	15. 79

2007 年全国中医类医院、门诊部收入情况

单位：千元

	总收入	财政补助收入	上级补助收入	医疗收入	药品收入	其他收入
总　计	**68 134 360**	**6 215 729**	**207 645**	**29 570 287**	**30 826 122**	**1 330 503**
中医类医院	**67 341 072**	**6 213 620**	**206 116**	**29 385 341**	**30 238 764**	**1 313 023**
中医医院	60 832 910	5 417 363	197 472	26 708 166	27 396 724	1 128 977
中西医结合医院	5 563 631	437 375	3 440	2 469 589	2 504 352	148 875
民族医院	944 531	358 882	5 204	207 586	337 688	35 171
中医类门诊部	793 288	2 109	1 529	184 946	587 358	17 480
中医门诊部	707 485	1 064	727	151 169	537 989	16 536
中西医结合门诊部	83 765	1 045	702	33 312	47 906	934
民族医门诊部	2 038	0	100	465	1 463	10

2007年全国中医类医院、门诊部支出情况

单位：千元

	总支出	医疗支出	药品支出	财政专项支出	其他支出	总支出中：人员支出
总　计	**67 410 938**	**35 301 428**	**29 104 018**	**1 836 284**	**1 182 675**	**18 848 144**
中医类医院	**66 652 799**	**35 108 543**	**28 695 633**	**1 829 669**	**1 032 450**	**18 711 397**
中医医院	60 287 569	31 735 447	26 041 472	1 686 354	837 792	16 953 336
中西医结合医院	5 475 163	2 886 159	2 324 997	87 501	176 506	1 430 508
民族医院	890 067	486 937	329 164	55 814	18 152	327 553
中医类门诊部	**758 139**	**192 885**	**408 385**	**6 615**	**150 225**	**136 747**
中医门诊部	648 647	139 073	367 145	5 370	137 059	113 689
中西医结合门诊部	107 827	53 538	40 311	1 245	12 704	22 492
民族医门诊部	1 665	274	929	0	462	566

2007年全国中医类医院、门诊部资产情况

单位：千元

	总资产	流动资产	对外投资	固定资产	无形资产与开办费
总　计	**217 503 206**	**54 428 045**	**511 088**	**161 513 260**	**1 050 237**
中医类医院	**216 900 349**	**54 139 328**	**499 443**	**161 234 591**	**1 026 411**
中医医院	203 125 220	50 776 025	408 306	151 098 535	841 733
中西医结合医院	8 031 971	2 414 188	55 913	5 473 420	88 495
民族医院	5 743 158	949 115	35 224	4 662 636	96 183
中医类门诊部	**602 857**	**288 717**	**11 645**	**278 669**	**23 826**
中医门诊部	471 638	255 491	7 244	194 244	14 659
中西医结合门诊部	126 714	31 708	4 401	81 438	9 167
民族医门诊部	4 505	1 518	0	2 987	0

2007年全国中医类医院、门诊部负债与净资产情况

单位：千元

	负债	其中：长期负债	净资产	其中：		
				事业基金	固定基金	专用基金
总　计	**87 429 478**	**7 057 456**	**130 059 577**	**8 093 047**	**135 882 841**	**2 925 793**
中医类医院	**87 174 235**	**7 011 834**	**129 711 963**	**8 061 063**	**135 744 419**	**2 898 636**
中医医院	84 273 077	6 648 260	118 841 616	6 868 749	127 302 490	2 105 685
中西医结合医院	2 441 355	326 498	5 587 966	626 599	3 869 157	747 891
民族医院	459 803	37 076	5 282 381	565 715	4 572 772	45 060
中医类门诊部	**255 243**	**45 622**	**347 614**	**31 984**	**138 422**	**27 157**
中医门诊部	191 544	9 801	280 094	27 820	91 793	24 537
中西医结合门诊部	62 794	35 821	63 920	3 932	45 136	2 620
民族医门诊部	905	0	3 600	232	1 493	0

2007 年全国中医类医院、门诊部年内基本建设投资情况（一）

	批准基建项目（个）	批准基建项目建筑面积（m^2）	实际完成投资额	其中：财政性投资	单位自有资金	银行贷款
总　计	**921**	**2 881 597**	**1 320 833**	**76 991**	**829 703**	**385 290**
中医类医院	**920**	**2 881 397**	**1 320 699**	**76 991**	**829 571**	**385 289**
中医医院	865	2 649 033	903 444	65 621	529 141	282 536
中西医结合医院	22	169 624	399 443	2 582	295 653	101 208
民族医院	33	62 740	17 812	8 788	4 777	1 545
中医类门诊部	**1**	**200**	**134**	**0**	**132**	**1**
中医门诊部	1	200	134	0	132	1
中西医结合门诊部	0	0	0	0	0	0
民族医门诊部	0	0	0	0	0	0

2007 年全国中医类医院、门诊部年内基本建设投资情况（二）

单位：人

	本年房屋竣工面积（m^2）	本年新增固定资产（万元）	因新扩建增加床位（张）
总　计	**1 118 828**	**411 046**	**9 233**
中医类医院	**1 116 613**	**410 984**	**9 233**
中医医院	1 048 661	389 488	8 626
中西医结合医院	29 761	17 206	213
民族医院	38 191	4 290	394
中医类门诊部	**2215**	**62**	**0**
中医门诊部	2215	62	0
中西医结合门诊部	0	0	0
民族医门诊部	0	0	0

2007 年全国中医类诊所的机构、人员数

	机构数（个）	人员总数（人）	其中：卫生技术人员	其他技术人员	管理人员	工勤人员
中医类诊所	**31 473**	**62 126**	**59 985**			**2 141**
中医诊所	23 533	42 110	40 626			1 484
中西医结合诊所	7 570	19 372	18 734			638
民族医诊所	370	644	625			19

2007 年全国中医类诊所卫生技术人员数（一）

单位：人

	卫生技术人员	执业医师	其中：中医类别	执业助理医师	其中：中医类别
中医类诊所	**59 985**	**29 449**	**12 823**	**6 817**	**2 584**
中医诊所	40 626	20 486	10 654	4 835	2 232
中西医结合诊所	18 734	8 680	2 101	1 910	338
民族医诊所	625	283	68	72	14

2007 年全国中医类诊所卫生技术人员数（二）

单位：人

	注册护士	其中：助产士	药师（士）	其中：西药师（士）	中药师（士）
中医类诊所	**10 594**	**69**	**5 038**	**720**	**2 816**
中医诊所	5 945	39	3 989	417	2 501
中西医结合诊所	4 529	30	1 009	302	293
民族医诊所	120	–	40	1	22

2007 年全国中医类诊所卫生技术人员数（三）

单位：人

	检验技师（士）	影像技师（士）	其他卫生技术人员	其中：见习医师	内：中医
中医类诊所	**374**	**–**	**7 713**	**508**	**231**
中医诊所	189	–	5 182	361	183
中西医结合诊所	184	–	2 422	143	47
民族医诊所	1	–	109	4	1

2007 年全国中医类诊所收入支出情况

单位：千元

	总收入	上级补助收入	医疗收入	药品收入	总支出	医疗支出	药品支出	总支出中：人员支出
中医类诊所	**1 753 735**	**5 497**	**476 724**	**794 211**	**1 501 219**	**177 464**	**643 465**	**556 274**
中医诊所	1 203 585	3 437	338 427	552 548	1 043 146	123 449	437 986	388 968
中西医结合诊所	533 368	2 007	133 860	231 996	443 880	52 127	198 521	163 063
民族医诊所	16 782	53	4 437	9 667	14 193	1 888	6 958	4 243

2007 年分市、县中医类医院机构、床位、人员数

	机构数（个）	床位数（张）			人员总数（人）	其中：			
		编制床位	实有床位	标准床位		卫生技术人员	其他技术人员	管理人员	工勤人员
总　计	**3 165**	**378 342**	**355 628**	**9 873**	**507 796**	**410 757**	**19 877**	**31 142**	**46 020**
市	1 638	246 363	230 420	5 706	331 130	265 957	13 377	21 272	30 524
县	1 527	131 979	125 208	4 167	176 666	144 800	6 500	9 870	15 496

2007 年分市、县中医类医院卫生技术人员数（一）

单位：人

	卫生技术人员	执业医师	其中：中医类别	执业助理医师	其中：中医类别
总　计	**410 757**	**151 432**	**70 727**	**20 881**	**5 215**
市	265 957	100 533	49 970	9 269	2 389
县	144 800	50 899	20 757	11 612	2 826

2007年分市、县中医类医院卫生技术人员数（二）

单位：人

	注册护士	其中：助产士	药师（士）	其中：西药师（士）	中药师（士）
总　计	**133 513**	**3 585**	**42 844**	**15 778**	**21 902**
市	**91 240**	**2 068**	**27 513**	**10 120**	**14 665**
县	**42 273**	**1 517**	**15 331**	**5 658**	**7 237**

2007年分市、县中医类医院卫生技术人员数（三）

单位：人

	检验技师（士）	影像技师（士）	其他卫生技术人员	其中：见习医师	内：中医
总　计	**16 412**	**9 340**	**36 335**	**9 926**	**3 811**
市	10 342	5 666	21 394	6 674	2 749
县	6 070	3 674	14 941	3 252	1 062

2007年分市、县中医类医院房屋建筑面积情况

单位：平方米

	房屋建筑面积	其中：业务用房面积	业务用房中危房面积	租房面积	其中：业务用房面积
总　计	**39 868 110**	**26 596 452**	**367 274**	**1 379 896**	**1 182 349**
市	29 125 303	18 506 583	135 354	1 203 020	1 053 676
县	10 742 807	8 089 869	231 920	176 876	128 673

2007年分市、县中医类医院万元以上设备拥有情况

单位：台（套）

	万元以上设备总价值（万元）	万元以上设备台数			
		合计	50万元以下	50～100万元	100万元以上
总　计	**2 215 754**	**184 332**	**172 690**	**7 575**	**4 067**
市	1 565 305	138 024	129 078	5 728	3 218
县	650 449	46 308	43 612	1 847	849

2007年分市、县中医类医院机构、床位增减情况

	机构数（个）				床位数（张）			
	2006年	2007年	增减数	增减（%）	2006年	2007年	增减数	增减（%）
总　计	**3 072**	**3 165**	**93**	**3.03**	**333 344**	**355 628**	**22 284**	**6.68**
市	1 579	1 638	59	3.74	215 555	230 420	14 865	6.90
县	1 493	1 527	34	2.28	117 789	125 208	7 419	6.30

2007年分市、县中医类医院人员增减情况

单位：人

	2006年	2007年	增减数	增减（%）
总　计	**474 118**	**507 796**	**33 678**	**7.10**
市	307 936	331 130	23 194	7.53
县	166 182	176 666	10 484	6.31

2007年分市、县中医、中西医结合、民族医院收入情况

单位：千元

	总收入	财政补助收入	上级补助收入	医疗收入	药品收入	其他收入
总　计	**67 341 072**	**6 213 620**	**206 116**	**29 385 341**	**30 238 764**	**1 313 023**
市	53 074 020	4 736 594	155 682	22 881 503	24 315 048	1 000 985
县	14 267 052	1 477 026	50 434	6 503 838	5 923 716	312 038

2007年分市、县中医、中西医结合、民族医院支出情况

单位：千元

	总支出	医疗支出	药品支出	财政专项支出	其他支出	总支出中：人员支出
总　计	**66 652 799**	**35 108 543**	**28 695 633**	**1 829 669**	**1 032 450**	**18 711 397**
市	52 733 864	27 311 422	23 073 481	1 564 149	798 308	14 473 101
县	13 918 935	7 797 121	5 622 152	265 520	234 142	4 238 296

2007年分市、县中医类医院资产情况

单位：千元

	总资产	流动资产	对外投资	固定资产	无形资产与开办费
总　计	**216 900 349**	**54 139 328**	**499 443**	**161 234 591**	**1 026 411**
市	132 213 391	41 446 305	417 811	89 603 660	745 660
县	84 686 958	12 693 023	81 632	71 630 931	280 751

2007年分市、县中医类医院负债与净资产情况

单位：千元

	负债	其中：长期负债	净资产	其中：事业基金	固定基金	专用基金
总　计	**87 174 235**	**7 011 834**	**129 711 963**	**8 061 063**	**135 744 419**	**2 898 636**
市	48 047 579	5 398 991	84 152 635	6 417 263	74 007 051	8 209 311
县	39 126 656	1 612 843	45 559 328	1 643 800	61 737 368	-5 310 675

2007 年分市、县中医类医院年内基本建设投资情况（一）

	批准基建项目（个）	批准基建项目建筑面积（m²）	实际完成投资额	其中：财政性投资	单位自有资金	银行贷款
总　计	**920**	**2 881 397**	**1 320 699**	**76 991**	**829 571**	**385 289**
市	180	2 090 772	904 510	55 314	455 097	375 667
县	740	790 625	416 189	21 677	374 474	9 622

2007 年分市、县中医类医院年内基本建设投资情况（二）

	本年房屋竣工面积（m²）	本年新增固定资产（万元）	因新扩建增加床位（张）
总　计	**1 116 613**	**410 984**	**9 233**
市	874 896	213 351	5 303
县	241 717	197 633	3 930

2007 年全国中医医院机构、床位、人员数

	机构数（个）	床位数（张）			人员总数（人）	其中：			
		编制床位	实有床位	扶贫床位		卫生技术人员	其他技术人员	管理人员	工勤人员
总　计	**2 720**	**341 728**	**321 597**	**8 807**	**461 177**	**373 846**	**17 772**	**28 007**	**41 552**
中医（综合）医院	**2 351**	**320 998**	**301 351**	**8 264**	**439 370**	**357 155**	**16 646**	**26 309**	**39 260**
中医专科医院	**369**	**20 730**	**20 246**	**543**	**21 807**	**16 691**	**1 126**	**1 698**	**2 292**
肛肠医院	55	2 646	2 590	62	2 064	1 628	100	172	164
骨伤医院	162	10 591	11 539	313	11 880	9 396	457	797	1 230
针灸医院	6	401	354	17	414	334	3	36	41
按摩医院	35	1 620	1 174	30	1 670	1 037	201	202	230
其他中医专科医院	111	5 472	4 589	121	5 779	4 296	365	491	627

2007 年全国中医医院卫生技术人员数（一）

单位：人

	卫生技术人员	执业医师	其中：中医类别	执业助理医师	其中：中医类别
总　计	**373 846**	**137 519**	**66 529**	**19 084**	**4 813**
中医（综合）医院	**357 155**	**132 008**	**64 138**	**17 809**	**4 397**
中医专科医院	**16 691**	**5 511**	**2 391**	**1 275**	**416**
肛肠医院	1 628	507	142	145	49
骨伤医院	9 396	3 056	1 323	676	205
针灸医院	334	145	109	13	4
按摩医院	1 037	297	171	118	46
其他中医专科医院	4 296	1 506	646	323	112

2007 年全国中医医院卫生技术人员数（二）

单位：人

	注册护士	其中：助产士	药师（士）	其中：西药师（士）	中药师（士）
总　计	**121 140**	**3 101**	**39 679**	**14 437**	**20 543**
中医（综合）医院	**116 195**	**3 038**	**38 236**	**13 882**	**19 855**
中医专科医院	**4 945**	**63**	**1 443**	**555**	**688**
肛肠医院	524	13	129	60	49
骨伤医院	2 954	21	813	320	372
针灸医院	91	0	25	8	17
按摩医院	153	8	44	24	14
其他中医专科医院	1 223	21	432	143	236

2007 年全国中医医院卫生技术人员数（三）

单位：人

	检验技师（士）	影像技师（士）	其他卫生技术人员	其中：见习医师	内：中医
总　计	**14 930**	**8 656**	**32 838**	**9 037**	**3 560**
中医（综合）医院	**14 356**	**8 199**	**30 352**	**8 330**	**3 266**
中医专科医院	**574**	**457**	**2 486**	**707**	**294**
肛肠医院	71	30	222	76	15
骨伤医院	311	298	1 288	388	145
针灸医院	10	7	43	22	16
按摩医院	19	17	389	28	21
其他中医专科医院	163	105	544	193	97

2007 年全国中医医院房屋建筑面积情况

单位：平方米

	房屋建筑面积	其中：业务用房面积	业务用房中危房面积	租房面积	其中：业务用房面积
总　计	**35 407 973**	**24 523 935**	**340 190**	**1 063 749**	**942 851**
中医（综合）医院	**34 151 196**	**23 519 573**	**338 690**	**895 478**	**797 543**
中医专科医院	**1 256 777**	**1 004 362**	**1 500**	**168 271**	**145 308**
肛肠医院	95 104	84 580	0	23 470	17 268
骨伤医院	766 581	614 391	1 100	51 941	46 455
针灸医院	29 032	19 495	0	4 160	3 424
按摩医院	73 596	51 636	0	12 389	11 689
其他中医专科医院	292 464	234 260	400	76 311	66 472

2007 年全国中医医院万元以上设备拥有情况

单位：台（套）

	万元以上设备总价值（万元）	万元以上设备台数			
		合计	50 万元以下	50 ~ 100 万元	100 万元以上
总　计	**1 777 967**	**166 511**	**156 316**	**6 426**	**3 769**

（续表）

	万元以上设备总价值（万元）	万元以上设备台数			
		合计	50 万元以下	50～100 万元	100 万元以上
中医（综合）医院	**1 688 992**	**159 292**	**149 549**	**6 076**	**3 667**
中医专科医院	**88 975**	**7 219**	**6 767**	**350**	**102**
肛肠医院	1 676	456	443	12	1
骨伤医院	64 208	4 997	4 652	270	75
针灸医院	680	120	119	0	1
按摩医院	2 045	244	235	8	1
其他中医专科医院	20 366	1 402	1 318	60	24

2007 年全国中医医院的机构、床位增减情况

	机构数（个）				床位数（张）			
	2006 年	2007 年	增减数	增减（%）	2006 年	2007 年	增减数	增减（%）
总　　计	**2 665**	**2 720**	**55**	**2.06**	**303 155**	**321 597**	**18 442**	**6.08**
中医（综合）医院	**2 325**	**2 351**	**26**	**1.12**	**283 633**	**301 351**	**17 718**	**6.25**
中医专科医院	**340**	**369**	**29**	**8.53**	**19 522**	**20 246**	**724**	**3.71**
肛肠医院	52	55	3	5.77	2 329	2 590	261	11.21
骨伤医院	157	162	5	3.18	11 471	11 539	68	0.59
针灸医院	7	6	-1	-14.29	415	354	-61	-14.70
按摩医院	29	35	6	20.69	1 210	1 174	-36	-2.98
其他中医专科医院	95	111	16	16.84	4 097	4 589	492	12.01

2007 年全国中医医院人员增减情况

单位：人

	2006 年	2007 年	增减数	增减（%）
总　计	**433 576**	**461 177**	**27 601**	**6.37**
中医（综合）医院	**414 617**	**439 370**	**24 753**	**5.97**
中医专科医院	**18 959**	**21 807**	**2 848**	**15.02**
肛肠医院	1 926	2 064	138	7.17
骨伤医院	11 154	11 880	726	6.51
针灸医院	491	414	-77	-15.68
按摩医院	1 229	1 670	441	35.88
其他中医专科医院	4 159	5 779	1 620	38.95

2007 年全国中医医院收入情况

单位：千元

	总收入	财政补助收入	上级补助收入	医疗收入	药品收入	其他收入
总　　计	**60 832 910**	**5 417 363**	**197 472**	**26 708 166**	**27 396 724**	**1 128 977**
中医（综合）医院	**58 054 604**	**5 264 672**	**191 098**	**25 208 812**	**26 323 590**	**1 080 299**
中医专科医院	**2 778 306**	**152 691**	**6 374**	**1 499 354**	**1 073 134**	**48 678**
肛肠医院	229 156	10 414	325	143 033	72 183	3 201
骨伤医院	1 800 602	67 077	2 726	1 074 728	626 107	29 964

（续表）

	总收入	财政补助收入	上级补助收入	医疗收入	药品收入	其他收入
针灸医院	60 509	9 111	192	26 092	24 545	569
按摩医院	118 214	34 225	2 218	59 560	16 975	5 236
其他中医专科医院	569 825	31 864	913	195 941	333 324	9 708

2007 年全国中医医院支出情况

单位：千元

	总支出	医疗支出	药品支出	财政专项支出	其他支出	总支出中：人员支出
总　　计	**60 287 569**	**31 735 447**	**26 041 472**	**1 686 354**	**837 792**	**16 953 336**
中医（综合）医院	**57 422 879**	**30 190 877**	**25 074 008**	**1 534 600**	**636 890**	**16 214 109**
中医专科医院	**2 864 690**	**1 544 570**	**967 464**	**151 754**	**200 902**	**739 227**
肛肠医院	270 123	170 903	85 962	433	12 825	83 869
骨伤医院	1 687 512	1 022 578	580 938	27 798	56 198	389 071
针灸医院	54 321	21 186	24 371	5 765	2 999	14 087
按摩医院	111 576	59 937	14 509	6 117	31 013	55 762
其他中医专科医院	741 158	269 966	261 684	111 641	97 867	196 438

2007 年全国中医医院资产情况

单位：千元

	总资产	流动资产	对外投资	固定资产	无形资产与开办费
总　　计	**203 125 220**	**50 776 025**	**408 306**	**151 098 535**	**841 733**
中医（综合）医院	**197 227 412**	**48 445 885**	**318 582**	**147 771 532**	**690 794**
中医专科医院	**5 897 808**	**2 330 140**	**89 724**	**3 327 003**	**150 939**
肛肠医院	1 829 967	1 121 014	1 200	706 299	1 452
骨伤医院	2 820 734	835 222	82 421	1 826 882	76 209
针灸医院	118 041	74 364	115	43 562	0
按摩医院	121 161	53 819	300	66 915	127
其他中医专科医院	1 007 905	245 721	5 688	683 345	73 151

2007 年全国中医医院负债与净资产情况

单位：千元

	负债	其中：长期负债	净资产	其中：		
				事业基金	固定基金	专用基金
总　　计	**84 273 077**	**6 648 260**	**118 841 616**	**6 868 749**	**127 302 490**	**2 105 685**
中医（综合）医院	**82 599 130**	**6 045 654**	**114 617 755**	**6 359 090**	**124 402 276**	**1 761 913**
中医专科医院	**1 673 947**	**602 606**	**4 223 861**	**509 659**	**2 900 214**	**343 772**
肛肠医院	573 383	501 856	1 256 584	15 912	129 329	7 706
骨伤医院	760 600	77 006	2 060 134	354 377	2 181 133	267 287
针灸医院	26 354	0	91 687	14 711	42 926	21 194
按摩医院	26 763	462	94 398	26 391	59 078	5 154
其他中医专科医院	286 847	23 282	721 058	98 268	487 748	42 431

2007 年全国中医医院年内基本建设投资情况（一）

	批准基建项目（个）	批准基建项目建筑面积（m²）	实际完成投资额	其中：财政性投资	单位自有资金	银行贷款
总　计	**865**	**2 649 033**	**903 444**	**65 621**	**529 141**	**282 536**
中医（综合）医院	**852**	**2 533 202**	**889 314**	**65 113**	**516 674**	**281 456**
中医专科医院	**13**	**115 831**	**14 130**	**508**	**12 467**	**1 080**
肛肠医院	2	1 944	48	0	12	36
骨伤医院	5	27 086	6 966	460	6 291	140
针灸医院	0	0	0	0	0	0
按摩医院	1	12 000	0	0	0	0
其他中医专科医院	5	74 801	7 116	48	6 164	904

2007 年全国中医医院年内基本建设投资情况（二）

	本年房屋竣工面积（m²）	本年新增固定资产（万元）	因新扩建增加床位（张）
总　计	**1 048 661**	**389 488**	**8 626**
中医（综合）医院	**994 227**	**381 517**	**8 411**
中医专科医院	**54 434**	**7 971**	**215**
肛肠医院	1 044	243	16
骨伤医院	5 640	3 785	171
针灸医院	50	33	0
按摩医院	0	161	0
其他中医专科医院	47 700	3 749	28

2007 年民族医医院机构、床位、人员数

	机构数（个）	床位数（张）			人员总数（人）	其中：			
		编制床位	实有床位	扶贫床位		卫生技术人员	其他技术人员	管理人员	工勤人员
总　计	**200**	**9 071**	**8 175**	**400**	**10 740**	**8 484**	**552**	**628**	**1 076**
蒙医医院	58	2 509	2 087	88	3 480	2 868	138	212	262
藏医医院	69	2 625	1 920	51	2 675	2 026	136	200	313
维医医院	40	2 503	2 837	161	2 754	2 123	218	103	310
傣医医院	1	100	70	0	138	111	9	3	15
其他民族医院	32	1 334	1 261	100	1 693	1 356	51	110	176

2007 年民族医医院卫生技术人员数（一）

单位：人

	卫生技术人员	执业医师	其中：中医类别	执业助理医师	其中：中医类别
总　计	**8 484**	**3 430**	**1 790**	**699**	**248**
蒙医医院	2 868	1 203	701	186	78
藏医医院	2 026	1 050	662	190	90
维医医院	2 123	709	296	193	63
傣医医院	111	43	14	5	3
其他民族医院	1 356	425	117	125	14

2007 年民族医医院卫生技术人员数（二）

单位：人

	注册护士	其中：助产士	药师（士）	其中：西药师（士）	中药师（士）
总　计	**1 995**	**81**	**1 042**	**245**	**583**
蒙医医院	629	15	382	78	252
藏医医院	365	6	176	30	110
维医医院	515	29	329	64	157
傣医医院	39	1	15	7	8
其他民族医院	447	30	140	66	56

2007 年民族医医院卫生技术人员数（三）

单位：人

	检验技师（士）	影像技师（士）	其他卫生技术人员	其中：见习医师	内：中医
总　计	**305**	**153**	**860**	**129**	**49**
蒙医医院	98	41	329	62	27
藏医医院	57	21	167	6	5
维医医院	90	55	232	27	9
傣医医院	4	2	3	3	1
其他民族医院	56	34	129	31	7

2007 年民族医医院房屋建筑面积情况

单位：平方米

	房屋建筑面积	其中：业务用房面积	业务用房中危房面积	租房面积	其中：业务用房面积
总　计	**1 013 969**	**571 119**	**12 426**	**62 618**	**44 837**
蒙医医院	197 811	170 948	2 354	5 933	5 933
藏医医院	425 760	194 883	7 525	47 224	30 753
维医医院	211 958	131 318	2 247	2 680	2 400
傣医医院	5 110	5 110	0	0	0
其他民族医院	173 330	68 860	300	6 781	5 751

2007 年民族医医院万元以上设备拥有情况

单位：台（套）

	万元以上设备总价值（万元）	万元以上设备台数			
		合计	50 万元以下	50～100 万元	100 万元以上
总　计	**257 932**	**2 684**	**2 475**	**184**	**25**
蒙医医院	3 739	831	811	18	2
藏医医院	247 911	921	804	109	8
维医医院	3 557	511	460	42	9
傣医医院	344	46	45	1	0
其他民族医院	2 381	375	355	14	6

2007 年民族医医院机构、床位增减情况

	机构数（个）				床位数（张）			
	2006 年	2007 年	增减数	增减（%）	2006 年	2007 年	增减数	增减（%）
总　计	**196**	**200**	**4**	**2. 04**	**7 856**	**8 175**	**319**	**4. 06**
蒙医医院	55	58	3	5. 45	2 070	2 087	17	0. 82
藏医医院	68	69	1	1. 47	1 889	1 920	31	1. 64
维医医院	40	40	0	0. 00	2 455	2 837	382	15. 56
傣医医院	1	1	0	0. 00	60	70	10	16. 67
其他民族医院	32	32	0	0. 00	1 382	1 261	-121	-8. 76

2007 年民族医医院人员增减情况

单位：人

	2006 年	2007 年	增减数	增减（%）
总　计	**10 149**	**10 740**	**591**	**5. 82**
蒙医医院	3 126	3 480	354	11. 32
藏医医院	2 714	2 675	-39	-1. 44
维医医院	2 576	2 754	178	6. 91
傣医医院	137	138	1	0. 73
其他民族医院	1 596	1 693	97	6. 08

2007 年民族医医院收入情况

单位：千元

	总收入	财政补助收入	上级补助收入	医疗收入	药品收入	其他收入
总　计	**944 531**	**358 882**	**5 204**	**207 586**	**337 688**	**35 171**
蒙医医院	236 377	101 335	802	49 981	77 867	6 392
藏医医院	310 390	145 355	2 638	48 633	107 302	6 462
维医医院	281 103	77 548	1 352	71 990	110 852	19 361
傣医医院	8 830	4 561	0	1 870	2 393	6
其他民族医院	107 831	30 083	412	35 112	39 274	2 950

2007 年民族医医院支出情况

单位：千元

	总支出	医疗支出	药品支出	财政专项支出	其他支出	总支出中：人员支出
总　计	**890 067**	**486 937**	**329 164**	**55 814**	**18 152**	**327 553**
蒙医医院	225 783	127 638	76 336	18 373	3 436	71 723
藏医医院	293 786	164 240	99 252	23 949	6 345	125 912
维医医院	252 920	124 164	112 605	10 855	5 296	88 975
傣医医院	8 827	5 050	3 277	461	39	4 410
其他民族医院	108 751	65 845	37 694	2 176	3 036	36 533

2007 年民族医医院资产情况

单位：千元

	总资产	流动资产	对外投资	固定资产	无形资产与开办费
总　计	**5 743 158**	**949 115**	**35 224**	**4 662 636**	**96 183**
蒙医医院	276 394	90 381	5	182 663	3 345
藏医医院	4 878 935	708 275	18 798	4 072 300	79 562
维医医院	431 322	107 566	16 418	295 991	11 347
傣医医院	10 796	1 458	0	9 325	13
其他民族医院	145 711	41 435	3	102 357	1 916

2007 年民族医医院负债与净资产情况

单位：千元

	负债	其中：长期负债	净资产	其中：		
				事业基金	固定基金	专用基金
总　计	**459 803**	**37 076**	**5 282 381**	**565 715**	**4 572 772**	**45 060**
蒙医医院	107 804	7 253	168 590	-7 311	156 449	2 374
藏医医院	201 584	19 340	4 676 377	524 046	4 066 674	20 863
维医医院	100 647	4 794	330 675	45 805	249 294	14 012
傣医医院	998	0	9 798	3	9 325	467
其他民族医院	48 770	5 689	96 941	3 172	91 030	7 344

2007 年民族医医院年内基本建设投资情况（一）

	批准基建项目（个）	批准基建项目建筑面积（m^2）	实际完成投资额	其中：		
				财政性投资	单位自有资金	银行贷款
总　计	**33**	**62 740**	**17 812**	**8 788**	**4 777**	**1 545**
蒙医医院	13	27 405	3 934	2 650	314	0
藏医医院	9	18 554	5 173	2 337	1 235	1 515
维医医院	8	16 245	8 660	3 801	3 208	30
傣医医院	0	0	0	0	0	0
其他民族医院	3	536	45	0	20	0

2007 年民族医医院年内基本建设投资情况（二）

	本年房屋竣工面积（m^2）	本年新增固定资产（万元）	因新扩建增加床位（张）
总　计	**38 191**	**4 290**	**394**
蒙医医院	18 175	1 090	97
藏医医院	5 996	1 442	60
维医医院	13 484	1 404	211
傣医医院	0	0	0
其他民族医院	536	354	26

2007 年分地区中医类医院机构数

单位：个

地　　区	合计	中医医院	中西医结合医院	民族医医院
全国总计	**3 165**	**2 720**	**245**	**200**
北京市	85	80	3	2
天津市	30	27	3	0
河北省	193	169	24	0
山西省	184	166	18	0
内蒙古自治区	119	65	7	47
辽宁省	116	109	5	2
吉林省	93	77	13	3
黑龙江省	148	131	10	7
上海市	21	17	4	0
江苏省	96	85	11	0
浙江省	114	102	12	0
安徽省	99	90	9	0
福建省	70	63	5	2
江西省	106	99	7	0
山东省	154	148	5	1
河南省	189	182	7	0
湖北省	94	83	9	2
湖南省	147	129	17	1
广东省	147	141	6	0
广西壮族自治区	91	81	6	4
海南省	20	17	3	0
重庆市	50	42	8	0
四川省	208	166	19	23
贵州省	74	64	6	4
云南省	125	104	16	5
西藏自治区	17	0	0	17
陕西省	148	142	5	1
甘肃省	80	69	1	10
青海省	39	15	1	23
宁夏回族自治区	22	18	2	2
新疆维吾尔自治区	86	39	3	44

2007年各地区中医、中西医结合、民族医医院机构、床位、人员数

地　区	机构数（个）	床位数（张）			人员总数（人）	其中：			
		编制床位	实有床位	标准床位		卫生技术人员	其他技术人员	管理人员	工勤人员
全国总计	**3 165**	**378 342**	**355 628**	**9 873**	**507 796**	**410 757**	**19 877**	**31 142**	**46 020**
北京市	85	9 193	8 832	43	15 457	12 053	597	1 283	1 524
天津市	30	5 704	5 410	40	8 947	7 226	196	865	660
河北省	193	19 059	18 319	1 152	26 386	21 132	1 372	1 623	2 259
山西省	184	10 530	9 282	403	12 993	10 772	665	701	855
内蒙古自治区	119	6 991	6 071	251	9 263	7 865	370	444	584
辽宁省	116	15 301	13 656	175	20 739	16 066	966	1 388	2 319
吉林省	93	9 911	9 244	211	14 866	11 661	574	1 118	1 513
黑龙江省	148	13 038	12 195	126	18 177	14 574	536	1 260	1 807
上海市	21	5 563	5 970	0	9 754	7 874	488	558	834
江苏省	96	19 049	20 255	828	30 189	24 468	882	2 016	2 823
浙江省	114	22 995	19 186	453	27 878	23 319	1 130	1 326	2 103
安徽省	99	13 646	11 804	270	16 715	13 917	546	887	1 365
福建省	70	9 771	9 124	74	11 386	9 595	355	336	1 100
江西省	106	10 994	10 522	437	15 772	13 036	484	817	1 435
山东省	154	25 260	25 652	1 187	33 216	28 235	1 464	1 621	1 896
河南省	189	25 544	24 553	556	36 961	28 380	2 038	2 080	4 463
湖北省	94	14 127	13 171	253	21 070	17 122	845	1 381	1 722
湖南省	147	21 056	20 259	61	29 462	23 558	1 283	2 128	2 493
广东省	147	25 100	22 915	142	37 257	29 898	1 149	2 412	3 798
广西壮族自治区	91	11 716	11 270	556	17 231	13 858	458	1 113	1 802
海南省	20	1 454	1 223	35	2 210	1 759	32	157	262
重庆市	50	8 064	6 497	189	8 343	6 774	160	664	745
四川省	208	22 301	20 163	245	26 415	21 660	717	1 599	2 439
贵州省	74	6 909	6 776	192	7 061	5 901	283	377	500
云南省	125	11 096	11 087	235	11 895	9 808	468	526	1 093
西藏自治区	17	755	647	5	1 119	783	33	118	185
陕西省	148	13 054	11 971	649	15 907	12 452	635	1 382	1 438
甘肃省	80	8 547	8 005	537	8 117	6 692	266	342	817
青海省	39	2 356	1 977	90	2 309	1 894	135	74	206
宁夏回族自治区	22	1 927	1 720	20	2 587	2 165	100	128	194
新疆维吾尔自治区	86	7 331	7 872	458	8 114	6 260	650	418	786

2007年各地区中医、中西医结合、民族医医院卫生技术人员数（一）

单位：人

	卫生技术人员	执业医师	其中：中医类别	执业助理医师	其中：中医类别
全国总计	**410 757**	**151 432**	**70 727**	**20 881**	**5 215**
北京市	12 053	4 766	2 888	198	66
天津市	7 226	2 987	1 743	247	64
河北省	21 132	8 062	3 566	1 911	437
山西省	10 772	4 208	1 909	774	185
内蒙古自治区	7 865	3 329	1 527	486	129
辽宁省	16 066	5 925	2 812	889	163
吉林省	11 661	5 006	2 225	411	118
黑龙江省	14 574	5 502	2 593	943	188
上海市	7 874	2 949	1 639	67	17
江苏省	24 468	9 278	3 814	622	114
浙江省	23 319	8 736	3 243	831	135
安徽省	13 917	4 933	2 147	671	171
福建省	9 595	3 836	1 909	316	97
江西省	13 036	4 767	2 161	455	90
山东省	28 235	11 270	4 449	1 495	294
河南省	28 380	9 184	4 753	2 269	744
湖北省	17 122	6 049	2 957	580	160
湖南省	23 558	7 500	3 419	1 439	363
广东省	29 898	9 743	4 983	1 268	373
广西壮族自治区	13 858	4 818	2 261	398	72
海南省	1 759	529	250	77	18
重庆市	6 774	2 626	1 160	400	103
四川省	21 660	8 108	3 617	1 157	328
贵州省	5 901	2 252	1 066	344	102
云南省	9 808	3 881	1 841	486	94
西藏自治区	783	422	367	32	25
陕西省	12 452	4 279	2 190	1 039	238
甘肃省	6 692	2 598	1 437	483	167
青海省	1 894	743	313	108	15
宁夏回族自治区	2 165	832	330	116	23
新疆维吾尔自治区	6 260	2 314	1 158	369	122

2007年各地区中医、中西医结合、民族医医院卫生技术人员数（二）

单位：人

	注册护士	其中：助产士	药师（士）	其中：西药师（士）	中药师（士）
全国总计	**133 513**	**3 585**	**42 844**	**15 778**	**21 902**
北京市	3 930	25	1 298	392	906
天津市	2 278	26	743	237	399
河北省	5 548	251	1 655	656	762
山西省	3 070	102	1 010	359	481
内蒙古自治区	1 914	31	933	232	570
辽宁省	5 380	81	1 792	539	1 126
吉林省	3 532	61	1 188	394	604
黑龙江省	3 764	41	1 470	418	788
上海市	3 013	13	868	345	518
江苏省	8 845	242	2 292	974	1 069
浙江省	8 150	253	2 393	1 082	1 094
安徽省	4 533	133	1 286	485	601
福建省	3 489	322	928	329	517
江西省	4 372	159	1 529	521	782
山东省	9 132	172	2 798	1 085	1 309
河南省	8 766	280	2 716	961	1 420
湖北省	5 887	211	2 197	747	1 212
湖南省	8 002	157	2 973	845	1 596
广东省	11 075	145	3 738	1 687	1 760
广西壮族自治区	5 164	207	1 324	637	560
海南省	655	33	193	52	96
重庆市	2 121	35	704	283	323
四川省	6 904	135	2 113	877	972
贵州省	1 875	143	587	186	323
云南省	3 250	101	920	385	479
西藏自治区	134	0	91	10	75
陕西省	3 657	115	1 266	436	653
甘肃省	2 009	35	637	196	339
青海省	597	8	237	109	79
宁夏回族自治区	632	12	233	88	127
新疆维吾尔自治区	1 835	56	732	231	362

2007年各地区中医、中西医结合、民族医医院卫生技术人员数（三）

单位：人

	检验技师（士）	影像技师（士）	其他卫生技术人员	其中：见习医师	内：中医
全国总计	**16 412**	**9 340**	**36 335**	**9 926**	**3 811**
北京市	460	291	1 110	354	209
天津市	289	92	590	137	75
河北省	922	548	2 486	533	175
山西省	463	234	1 013	212	60
内蒙古自治区	273	150	780	152	47
辽宁省	626	318	1 136	332	137
吉林省	419	343	762	151	68
黑龙江省	650	429	1 816	210	66
上海市	309	198	470	161	90
江苏省	981	433	2 017	734	292
浙江省	985	348	1 876	578	228
安徽省	581	398	1 515	323	118
福建省	346	178	502	236	100
江西省	558	290	1 065	284	106
山东省	997	651	1 892	627	158
河南省	1 156	896	3 393	762	337
湖北省	774	466	1 169	224	82
湖南省	981	549	2 114	429	160
广东省	1 092	598	2 384	663	306
广西壮族自治区	487	227	1 440	601	251
海南省	91	22	192	71	42
重庆市	276	93	554	143	50
四川省	852	423	2 103	821	203
贵州省	256	139	448	162	37
云南省	333	236	702	272	110
西藏自治区	24	8	72	2	2
陕西省	561	361	1 289	316	100
甘肃省	247	158	560	227	117
青海省	62	39	108	18	4
宁夏回族自治区	86	65	201	69	22
新疆维吾尔自治区	275	159	576	122	59

2007 年各地区中医医院机构、床位、人员数

地区	机构数（个）	床位数（张）			人员总数（人）	其中：			
		编制床位	实有床位	标准床位		卫生技术人员	其他技术人员	管理人员	工勤人员
全国总计	**2 720**	**341 728**	**321 597**	**8 807**	**461 177**	**373 846**	**17 772**	**28 007**	**41 552**
北京市	80	8 673	8 446	43	14 721	11 457	571	1 233	1 460
天津市	27	4 880	4 696	0	7 505	6 165	100	703	537
河北省	169	16 787	16 010	994	22 975	18 463	1 222	1 295	1 995
山西省	166	9 506	8 518	354	11 999	9 949	640	653	757
内蒙古自治区	65	4 718	4 056	191	5 882	4 986	249	266	381
辽宁省	109	14 903	13 379	175	20 224	15 692	941	1 324	2 267
吉林省	77	8 531	7 870	199	12 995	10 267	391	1 004	1 333
黑龙江省	131	12 107	11 543	125	17 180	13 781	502	1 210	1 687
上海市	17	4 014	4 390	0	7 191	5 918	340	331	602
江苏省	85	16 934	18 204	813	27 240	22 203	734	1 810	2 493
浙江省	102	20 717	17 728	452	25 679	21 543	1 027	1 215	1 894
安徽省	90	12 699	10 900	238	15 648	13 050	511	802	1 285
福建省	63	8 571	7 697	74	9 657	8 198	295	278	886
江西省	99	10 419	9 890	435	14 618	12 076	461	759	1 322
山东省	148	24 880	25 370	1 176	32 936	28 018	1 458	1 593	1 867
河南省	182	24 804	23 910	546	36 184	27 796	2 008	2 016	4 364
湖北省	83	12 714	11 144	170	18 559	15 111	741	1 224	1 483
湖南省	129	19 754	19 126	18	28 178	22 525	1 225	2 008	2 420
广东省	141	24 221	22 160	132	35 560	28 636	1 091	2 363	3 470
广西壮族自治区	81	9 521	9 467	388	14 637	11 738	398	919	1 582
海南省	17	1 364	1 138	30	2 066	1 652	26	145	243
重庆市	42	7 042	5 719	153	7 436	6 060	138	554	684
四川省	166	19 710	17 789	234	23 447	19 138	641	1 428	2 240
贵州省	64	6 325	6 220	192	6 584	5 500	268	338	478
云南省	104	9 761	9 920	190	10 220	8 515	393	412	900
西藏自治区	0	0	0	0	0	0	0	0	0
陕西省	142	12 913	11 805	649	15 717	12 289	632	1 372	1 424
甘肃省	69	8 077	7 515	511	7 504	6 172	230	325	777
青海省	15	1 270	1 262	36	1 573	1 323	86	36	128
宁夏回族自治区	18	1 722	1 515	20	2 434	2 031	88	123	192
新疆维吾尔自治区	39	4 191	4 210	269	4 628	3 594	365	268	401

2007年各地区中医医院卫生技术人员数（一）

单位：人

	卫生技术人员	执业医师	其中：中医类别	执业助理医师	其中：中医类别
全国总计	**373 846**	**137 519**	**66 529**	**19 084**	**4 813**
北京市	11 457	4 557	2 814	194	64
天津市	6 165	2 556	1 709	242	64
河北省	18 463	6 948	3 271	1 766	418
山西省	9 949	3 928	1 854	720	176
内蒙古自治区	4 986	2 136	865	293	72
辽宁省	15 692	5 812	2 768	830	149
吉林省	10 267	4 384	2 120	378	106
黑龙江省	13 781	5 212	2 530	887	181
上海市	5 918	2 258	1 350	56	16
江苏省	22 203	8 435	3 638	567	110
浙江省	21 543	8 051	3 110	776	132
安徽省	13 050	4 645	2 106	629	170
福建省	8 198	3 273	1 805	294	94
江西省	12 076	4 421	2 076	428	88
山东省	28 018	11 205	4 434	1 481	291
河南省	27 796	9 018	4 709	2 219	733
湖北省	15 111	5 326	2 833	540	158
湖南省	22 525	7 180	3 329	1 339	354
广东省	28 636	9 336	4 877	1 209	364
广西壮族自治区	11 738	4 074	2 009	358	67
海南省	1 652	493	243	72	17
重庆市	6 060	2 322	1 101	360	99
四川省	19 138	7 142	3 339	992	283
贵州省	5 500	2 098	1 033	315	94
云南省	8 515	3 410	1 753	415	79
西藏自治区	0	0	0	0	0
陕西省	12 289	4 232	2 176	1 023	238
甘肃省	6 172	2 380	1 354	406	131
青海省	1 323	479	227	67	9
宁夏回族自治区	2 031	792	322	107	23
新疆维吾尔自治区	3 594	1 416	774	121	33

2007年各地区中医医院卫生技术人员数（二）

单位：人

	注册护士	其中：助产士	药师（士）	其中：西药师（士）	中药师（士）
全国总计	**121 140**	**3 101**	**39 679**	**14 437**	**20 543**
北京市	3 688	16	1 255	372	883
天津市	1 904	20	643	204	376
河北省	4 676	204	1 535	590	726
山西省	2 787	86	951	322	472
内蒙古自治区	1 291	18	572	156	354
辽宁省	5 297	81	1 735	522	1 086
吉林省	3 045	55	1 060	346	531
黑龙江省	3 544	39	1 396	385	767
上海市	2 264	13	682	266	411
江苏省	7 895	198	2 156	887	1 023
浙江省	7 503	242	2 258	1 000	1 050
安徽省	4 221	108	1 220	463	588
福建省	2 922	268	824	277	472
江西省	3 954	134	1 450	481	749
山东省	9 057	172	2 778	1 073	1 303
河南省	8 585	274	2 685	944	1 413
湖北省	5 087	184	2 061	677	1 152
湖南省	7 671	146	2 882	814	1 559
广东省	10 580	135	3 585	1 588	1 706
广西壮族自治区	4 344	183	1 166	542	497
海南省	625	31	182	46	91
重庆市	1 882	26	642	244	315
四川省	6 063	113	1 959	796	917
贵州省	1 740	113	557	172	309
云南省	2 825	58	834	336	454
西藏自治区	0	0	0	0	0
陕西省	3 604	112	1 250	428	651
甘肃省	1 873	30	599	179	320
青海省	461	7	170	86	55
宁夏回族自治区	597	12	220	85	126
新疆维吾尔自治区	1 155	23	372	156	187

2007 年各地区中医医院卫生技术人员数（三）

单位：人

	检验技师（士）	影像技师（士）	其他卫生技术人员	其中：见习医师	内：中医
全国总计	**14 930**	**8 656**	**32 838**	**9 037**	**3 560**
北京市	434	286	1 043	341	199
天津市	237	68	515	137	75
河北省	819	485	2 234	458	151
山西省	425	213	925	198	58
内蒙古自治区	178	117	399	97	28
辽宁省	611	316	1 091	330	137
吉林省	367	320	713	137	62
黑龙江省	620	417	1 705	197	64
上海市	226	139	293	113	60
江苏省	872	388	1 890	666	273
浙江省	894	315	1 746	536	217
安徽省	540	382	1 413	305	116
福建省	290	146	449	207	97
江西省	514	284	1 025	272	101
山东省	984	645	1 868	623	158
河南省	1 136	880	3 273	750	333
湖北省	685	422	990	187	76
湖南省	929	528	1 996	382	155
广东省	1 049	572	2 305	636	292
广西壮族自治区	416	208	1 172	497	205
海南省	86	18	176	71	42
重庆市	240	85	529	135	50
四川省	773	394	1 815	711	193
贵州省	241	125	424	151	34
云南省	286	209	536	226	105
西藏自治区	0	0	0	0	0
陕西省	554	356	1 270	313	100
甘肃省	234	147	533	220	114
青海省	43	33	70	18	4
宁夏回族自治区	78	63	174	61	22
新疆维吾尔自治区	169	95	266	62	39

2007年各地区中西医结合医院机构、床位、人员数

地区	机构数（个）	床位数（张）			人员总数（人）	其中：			
		编制床位	实有床位	标准床位		卫生技术人员	其他技术人员	管理人员	工勤人员
全国总计	**245**	**27 543**	**25 856**	**666**	**35 879**	**28 427**	**1 553**	**2 507**	**3 392**
北京市	3	370	291	0	595	507	10	30	48
天津市	3	824	714	40	1 442	1 061	96	162	123
河北省	24	2 272	2 309	158	3 411	2 669	150	328	264
山西省	18	1 024	764	49	994	823	25	48	98
内蒙古自治区	7	380	434	2	668	593	22	32	21
辽宁省	5	218	167	0	333	264	13	17	39
吉林省	13	1 250	1 220	12	1 700	1 246	179	105	170
黑龙江省	10	602	456	1	555	454	19	30	52
上海市	4	1 549	1 580	0	2 563	1 956	148	227	232
江苏省	11	2 115	2 051	15	2 949	2 265	148	206	330
浙江省	12	2 278	1 458	1	2 199	1 776	103	111	209
安徽省	9	947	904	32	1 067	867	35	85	80
福建省	5	1 120	1 377	0	1 671	1 352	59	53	207
江西省	7	575	632	2	1 154	960	23	58	113
山东省	5	330	262	5	185	141	6	15	23
河南省	7	740	643	10	777	584	30	64	99
湖北省	9	1 251	1 863	2	2 262	1 812	103	132	215
湖南省	17	1 282	1 113	43	1 273	1 022	58	120	73
广东省	6	879	755	10	1 697	1 262	58	49	328
广西壮族自治区	6	2 043	1 647	168	2 382	1 938	53	185	206
海南省	3	90	85	5	144	107	6	12	19
重庆市	8	1 022	778	36	907	714	22	110	61
四川省	19	2 132	2 018	11	2 437	2 073	54	144	166
贵州省	6	420	385	0	282	234	9	29	10
云南省	16	990	908	44	1 284	989	61	106	128
西藏自治区	0	0	0	0	0	0	0	0	0
陕西省	5	120	160	0	165	142	2	9	12
甘肃省	1	99	87	0	158	127	9	4	18
青海省	1	100	60	20	33	27	1	1	4
宁夏回族自治区	2	120	120	0	103	91	10	2	0
新疆维吾尔自治区	3	401	615	0	489	371	41	33	44

2007 年各地区中西医结合医院卫生技术人员数（一）

单位：人

	卫生技术人员	执业医师	其中：中医类别	执业助理医师	其中：中医类别
全国总计	**28 427**	**10 483**	**2 408**	**1 098**	**154**
北京市	507	170	51	2	1
天津市	1 061	431	34	5	0
河北省	2 669	1 114	295	145	19
山西省	823	280	55	54	9
内蒙古自治区	593	203	60	61	9
辽宁省	264	85	20	50	7
吉林省	1 246	561	68	22	5
黑龙江省	454	175	37	27	4
上海市	1 956	691	289	11	1
江苏省	2 265	843	176	55	4
浙江省	1 776	685	133	55	3
安徽省	867	288	41	42	1
福建省	1 352	547	101	21	2
江西省	960	346	85	27	2
山东省	141	37	10	12	3
河南省	584	166	44	50	11
湖北省	1 812	678	107	19	1
湖南省	1 022	318	90	99	9
广东省	1 262	407	106	59	9
广西壮族自治区	1 938	696	247	13	4
海南省	107	36	7	5	1
重庆市	714	304	59	40	4
四川省	2 073	737	151	95	17
贵州省	234	96	23	19	8
云南省	989	365	57	38	7
西藏自治区	0	0	0	0	0
陕西省	142	37	11	16	0
甘肃省	127	44	4	8	4
青海省	27	12	4	2	0
宁夏回族自治区	91	24	2	5	0
新疆维吾尔自治区	371	107	41	41	9

2007年各地区中西医结合医院卫生技术人员数（二）

单位：人

	注册护士	其中：助产士	药师（士）	其中：西药师（士）	中药师（士）
全国总计	**10 378**	**403**	**2 123**	**1 096**	**776**
北京市	220	9	37	19	18
天津市	374	6	100	33	23
河北省	872	47	120	66	36
山西省	283	16	59	37	9
内蒙古自治区	142	0	55	19	16
辽宁省	57	0	23	14	9
吉林省	452	6	104	41	56
黑龙江省	137	2	44	17	13
上海市	749	0	186	79	107
江苏省	950	44	136	87	46
浙江省	647	11	135	82	44
安徽省	312	25	66	22	13
福建省	552	49	97	52	43
江西省	418	25	79	40	33
山东省	51	0	10	5	3
河南省	181	6	31	17	7
湖北省	721	18	111	56	49
湖南省	330	11	91	31	37
广东省	495	10	153	99	54
广西壮族自治区	752	24	145	84	61
海南省	30	2	11	6	5
重庆市	239	9	62	39	8
四川省	764	22	131	78	44
贵州省	62	16	20	7	11
云南省	321	40	58	38	15
西藏自治区	0	0	0	0	0
陕西省	46	3	14	7	1
甘肃省	50	0	14	6	8
青海省	5	0	5	3	2
宁夏回族自治区	26	0	10	1	0
新疆维吾尔自治区	140	2	16	11	5

2007 年各地区中西医结合医院卫生技术人员数（三）

单位：人

	检验技师（士）	影像技师（士）	其他卫生技术人员	其中：见习医师	内：中医
全 国 总 计	**1 177**	**531**	**2 637**	**760**	**202**
北 京 市	18	3	57	11	8
天 津 市	52	24	75	0	0
河 北 省	103	63	252	75	24
山 西 省	38	21	88	14	2
内蒙古自治区	21	2	109	11	3
辽 宁 省	9	0	40	0	0
吉 林 省	47	19	41	13	5
黑 龙 江 省	15	3	53	10	0
上 海 市	83	59	177	48	30
江 苏 省	109	45	127	68	19
浙 江 省	91	33	130	42	11
安 徽 省	41	16	102	18	2
福 建 省	52	32	51	29	3
江 西 省	44	6	40	12	5
山 东 省	10	4	17	0	0
河 南 省	20	16	120	12	4
湖 北 省	83	35	165	37	6
湖 南 省	51	21	112	47	5
广 东 省	43	26	79	27	14
广西壮族自治区	61	17	254	92	44
海 南 省	5	4	16	0	0
重 庆 市	36	8	25	8	0
四 川 省	70	25	251	109	10
贵 州 省	9	13	15	7	2
云 南 省	35	21	151	41	3
西藏自治区	0	0	0	0	0
陕 西 省	6	4	19	3	0
甘 肃 省	5	4	2	2	0
青 海 省	2	1		0	0
宁夏回族自治区	7	0	19	0	0
新疆维吾尔自治区	11	6	50	24	2

2007 年各地区民族医医院机构、床位、人员数

地　　区	机构数（个）	床位数（张）			人员总数（人）	其中：			
		编制床位	实有床位	标准床位		卫生技术人员	其他技术人员	管理人员	工勤人员
全国总计	**200**	**9 071**	**8 175**	**400**	**10 740**	**8 484**	**552**	**628**	**1 076**
北京市	2	150	95	0	141	89	16	20	16
内蒙古自治区	47	1 893	1 581	58	2 713	2 286	99	146	182
辽宁省	2	180	110	0	182	110	12	47	13
吉林省	3	130	154	0	171	148	4	9	10
黑龙江省	7	329	196	0	442	339	15	20	68
福建省	2	80	50	0	58	45	1	5	7
山东省	1	50	20	6	95	76	0	13	6
湖北省	2	162	164	81	249	199	1	25	24
湖南省	1	20	20	0	11	11	0	0	0
广西壮族自治区	4	152	156	0	212	182	7	9	14
四川省	23	459	356	0	531	449	22	27	33
贵州省	4	164	171	0	195	167	6	10	12
云南省	5	345	259	1	391	304	14	8	65
西藏自治区	17	755	647	5	1 119	783	33	118	185
陕西省	1	21	6	0	25	21	1	1	2
甘肃省	10	371	403	26	455	393	27	13	22
青海省	23	986	655	34	703	544	48	37	74
宁夏回族自治区	2	85	85	0	50	43	2	3	2
新疆维吾尔自治区	44	2 739	3 047	189	2 997	2 295	244	117	341

2007 年各地区民族医医院卫生技术人员数（一）

单位：人

	卫生技术人员	执业医师	其中：中医类别	执业助理医师	其中：中医类别
全国总计	**8 484**	**3 430**	**1 790**	**699**	**248**
北京市	89	39	23	2	1
内蒙古自治区	2 286	990	602	132	48
辽宁省	110	28	24	9	7
吉林省	148	61	37	11	7
黑龙江省	339	115	26	29	3
福建省	45	16	3	1	1
山东省	76	28	5	2	0
湖北省	199	45	17	21	1
湖南省	11	2	0	1	0
广西壮族自治区	182	48	5	27	1
四川省	449	229	127	70	28
贵州省	167	58	10	10	0
云南省	304	106	31	33	8
西藏自治区	783	422	367	32	25
陕西省	21	10	3	0	0
甘肃省	393	174	79	69	32
青海省	544	252	82	39	6
宁夏回族自治区	43	16	6	4	0
新疆维吾尔自治区	2 295	791	343	207	80

2007 年各地区民族医医院卫生技术人员数（二）

单位：人

	注册护士	其中：助产士	药师（士）	其中：	
				西药师（士）	中药师（士）
全国总计	**1 995**	**81**	**1 042**	**245**	**583**
北京市	22	0	6	1	5
内蒙古自治区	481	13	306	57	200
辽宁省	26	0	34	3	31
吉林省	35	0	24	7	17
黑龙江省	83	0	30	16	8
福建省	15	5	7	0	2
山东省	24	0	10	7	3
湖北省	79	9	25	14	11
湖南省	1	0	0	0	0
广西壮族自治区	68	0	13	11	2
四川省	77	0	23	3	11
贵州省	73	14	10	7	3
云南省	104	3	28	11	10
西藏自治区	134	0	91	10	75
陕西省	7	0	2	1	1
甘肃省	86	5	24	11	11
青海省	131	1	62	20	22
宁夏回族自治区	9	0	3	2	1
新疆维吾尔自治区	540	31	344	64	170

2007 年各地区民族医医院卫生技术人员数（三）

单位：人

	检验技师（士）	影像技师（士）	其他卫生技术人员	其中：	
				见习医师	内：中医
全国总计	**305**	**153**	**860**	**129**	**49**
北京市	8	2	10	2	2
内蒙古自治区	74	31	272	44	16
辽宁省	6	2	5	2	0
吉林省	5	4	8	1	1
黑龙江省	15	9	58	3	2
福建省	4	0	2	0	0
山东省	3	2	7	4	0
湖北省	6	9	14	0	0
湖南省	1	0	6	0	0
广西壮族自治区	10	2	14	12	2
四川省	9	4	37	1	0
贵州省	6	1	9	4	1
云南省	12	6	15	5	2
西藏自治区	24	8	72	2	2
陕西省	1	1	0	0	0
甘肃省	8	7	25	5	3
青海省	17	5	38	0	0
宁夏回族自治区	1	2	8	8	0
新疆维吾尔自治区	95	58	260	36	18

2007年按床位数分组的中医、中西医结合、民族医医院数情况

单位：个

	总计	0～49张	50～99张	100～199张	200～299张	300～399张	400～499张	500～799张	800张及以上
总　计	**3 165**	**1 017**	**788**	**894**	**242**	**90**	**59**	**55**	**20**
中医医院	2 720	758	697	834	230	85	52	46	18
中西医结合医院	245	125	42	46	9	5	7	9	2
民族医院	200	134	49	14	3	0	0	0	0

2007年按等级分组的中医、中西医结合、民族医医院数情况

单位：个

	合计	中医医院	中西医结合医院	民族医院
总　计	**3 165**	**2 720**	**245**	**200**
三级	**200**	**178**	**18**	**4**
三级甲等	138	122	13	3
三级乙等	62	56	5	1
三级丙等	0	0	0	0
二级	**1 499**	**1 389**	**50**	**60**
二级甲等	952	897	28	27
二级乙等	527	478	20	29
二级丙等	20	14	2	4
一级	**140**	**100**	**24**	**16**
一级甲等	95	65	18	12
一级乙等	28	22	3	3
一级丙等	17	13	3	1
其他	**1 326**	**1 053**	**153**	**120**

2007年中医医院等级情况

单位：个

	合计	中医(综合)医院	中医专科医院	其中：				
				肛肠医院	骨伤医院	针灸医院	按摩医院	其他中医专科医院
总　计	**2 650**	**2 351**	**299**	**55**	**162**	**6**	**35**	**41**
三级	**179**	**173**	**6**	**1**	**3**	**1**	**0**	**1**
三级甲等	123	118	5	1	2	1	0	1
三级乙等	56	55	1	0	1	0	0	0
三级丙等	0	0	0	0	0	0	0	0
三级二级	**1 384**	**1 348**	**36**	**5**	**23**	**0**	**4**	**4**
二级甲等	893	876	17	3	12	0	1	1
二级乙等	477	459	18	2	10	0	3	3
二级丙等	14	13	1	0	1	0	0	0
一级	**99**	**73**	**26**	**6**	**16**	**0**	**2**	**2**
一级甲等	64	47	17	4	11	0	1	1
一级乙等	22	17	5	2	1	0	1	1
一级丙等	13	9	4	0	4	0	0	0
其他	**988**	**757**	**231**	**43**	**120**	**5**	**29**	**34**

2007 年民族医医院等级情况

单位：个

	合计	蒙医医院	藏医医院	维医医院	傣医医院	其他民族医院
总　计	**200**	**58**	**69**	**40**	**1**	**32**
三级	**0**	**0**	**0**	**0**	**0**	**0**
三级甲等	3	0	2	1	0	0
三级乙等	1	1	0	0	0	0
三级丙等	0	0	0	0	0	0
二级	**0**	**0**	**0**	**0**	**0**	**0**
二级甲等	27	11	11	3	0	2
二级乙等	29	14	7	3	0	5
二级丙等	4	3	1	0	0	0
一级	**0**	**0**	**0**	**0**	**0**	**0**
一级甲等	12	3	1	7	0	1
一级乙等	3	0	1	1	0	1
一级丙等	1	0	0	0	0	1
其他	**120**	**26**	**46**	**25**	**1**	**22**

2007 年中医类医院信息化情况

单位：个

	合计	中医医院	中西医结合医院	民族医院
小型机及服务器台数	17 026	15 394	1 148	484
小型机及服务器配置率（%）	49. 10	50. 55	46. 53	32. 50
接入互联网的机构数	2 490	2 183	177	130
宽带	2 210	1 944	150	116
专线	134	118	14	2
拨号	146	121	13	12
接入互联网机构的百分比（%）	78. 67	80. 26	72. 24	65. 00
建立下列信息系统的医院数				
管理管理信息系统	1 730	1 558	112	60
医学影像	1 095	966	84	45
临床检验	1 153	1 011	86	56
电子病历	235	207	19	9
办公自动化	831	731	64	36
建立下列医院信息系统的百分比(%)				
管理管理信息系统	54. 66	57. 28	45. 71	30. 00
医学影像	34. 60	35. 51	34. 29	22. 50
临床检验	36. 43	37. 17	35. 10	28. 00
电子病历	7. 42	7. 61	7. 76	4. 50
办公自动化	26. 26	26. 88	26. 12	18. 00

2007 年中医类医院分级别信息化情况

单位：个

	合计	三级医院	三甲医院	二级医院	一级医院	其他
小型机及服务器台数	17 026	1 433	1 069	10 956	414	4 223
小型机及服务器配置率（%）	49.10	77.50	84.06	55.24	45.00	38.31
接入互联网的机构数	2 490	188	134	1 291	110	901
宽带	2 210	149	108	1 155	95	811
专线	134	34	22	69	3	28
拨号	146	5	4	67	12	62
接入互联网机构的百分比（%）	78.67	94.00	97.10	86.12	78.57	67.95
建立下列信息系统的医院数						
管理管理信息系统	1 730	171	123	1 035	63	461
医学影像	1 095	103	74	616	51	325
临床检验	1 153	115	84	628	54	356
电子病历	235	42	34	118	7	68
办公自动化	831	83	66	461	39	248
建立下列医院信息系统的百分比(%)						
管理管理信息系统	54.66	85.50	89.13	69.05	45.00	34.77
医学影像	34.60	51.50	53.62	41.09	36.43	24.51
临床检验	36.43	57.50	60.87	41.89	38.57	26.85
电子病历	7.42	21.00	24.64	7.87	5.00	5.13
办公自动化	26.26	41.50	47.83	30.75	27.86	18.70

2007 年各地区万人口中医、中西医结合、民族医医院床位数及万人口全国中医执业（助理）医师数

地区	人口（万人）	床位数（张）	床位数/万人口（张）	全国位次	中医执业（助理）医师数（人）	中医执业（助理）医师数/万人口（人）	全国位次
全国总计	**132 129**	**355 628**	**2.69**	–	**241 933**	**1.83**	–
北京市	1 633	8 832	5.41	1	7 608	4.66	1
天津市	1 115	5 410	4.85	2	3 799	3.41	2
河北省	6 943	18 319	2.64	17	12 858	1.85	16
山西省	3 393	9 282	2.74	15	7 580	2.23	10
内蒙古自治区	2 405	6 071	2.52	20	6 582	2.74	4
辽宁省	4 298	13 656	3.18	11	8 321	1.94	15
吉林省	2 730	9 244	3.39	6	6 081	2.23	11
黑龙江省	3 824	12 195	3.19	9	6 348	1.66	20
上海市	1 858	5 970	3.21	7	5 022	2.70	6
江苏省	7 625	20 255	2.66	16	11 053	1.45	26
浙江省	5 060	19 186	3.79	3	10 150	2.01	12
安徽省	6 118	11 804	1.93	29	6 585	1.08	29
福建省	3 581	9 124	2.55	19	6 057	1.69	19
江西省	4 368	10 522	2.41	24	6 862	1.57	23
山东省	9 367	25 652	2.74	14	14 436	1.54	25

（续表）

地区	人口（万人）	床位数（张）	床位数/万人口（张）	全国位次	中医执业（助理）医师数（人）	中医执业（助理）医师数/万人口（人）	全国位次
河南省	9 360	24 553	2.62	18	15 386	1.64	21
湖北省	5 699	13 171	2.31	26	9 767	1.71	18
湖南省	6 355	20 259	3.19	10	12 362	1.95	14
广东省	9 449	22 915	2.43	23	17 294	1.83	17
广西壮族自治区	4 768	11 270	2.36	25	5 810	1.22	28
海南省	845	1 223	1.45	31	912	1.08	30
重庆市	2 816	6 497	2.31	27	8 199	2.91	3
四川省	8 127	20 163	2.48	21	22 146	2.72	5
贵州省	3 762	6 776	1.80	30	4 041	1.07	31
云南省	4 514	11 087	2.46	22	5 568	1.23	27
西藏自治区	284	647	2.28	28	739	2.60	7
陕西省	3 748	11 971	3.19	8	8 520	2.27	9
甘肃省	2 617	8 005	3.06	12	6 474	2.47	8
青海省	552	1 977	3.58	5	904	1.64	22
宁夏回族自治区	610	1 720	2.82	13	1 209	1.98	13
新疆维吾尔自治区	2 095	7 872	3.76	4	3 260	1.56	24

三、中医医疗机构运营与服务

2007 年全国医院、中医类医院门诊服务情况（一）

	机构数（个）	诊疗人次数（人次）					
		总计	其中：门急诊人次数				家庭卫生服务人次数
			合计	门诊人次数	急诊人次数		
					小计	死亡数	
医院	**19 852**	**1 637 695 812**	**1 581 916 593**	**1 454 252 782**	**127 663 811**	**119 675**	**5 897 627**
中医类医院	**3 066**	**279 089 858**	**268 983 316**	**253 007 116**	**15 976 200**	**11 999**	**592 977**
中医医院	2 639	253 869 962	244 538 932	230 248 195	14 290 737	10 665	518 212
中西医结合医院	237	20 085 334	19 580 127	18 019 984	1 560 143	1 227	44 449
民族医院	190	5 134 562	4 864 257	4 738 937	125 320	107	30 316

注：本表中的医院机构数来源于卫生部 B1 -1 表，总诊疗人次的相关数据来源于卫生部 B2 -1 表，但两表统计范围不一样，本表数据应当除去总诊疗人次数、健康检查人次数及入、出院人数均为零的机构。

2007 年全国医院、中医类医院门诊服务情况（二）

	门急诊人次占总诊疗人次（%）	观察室（人）		观察室病死率（%）	健康检查人数（人）
		留观病例数	死亡人数		
医院	**96.59**	**34 019 526**	**41 266**	**0.12**	**92 576 326**
中医类医院	**96.38**	**4 795 876**	**3 460**	**0.07**	**11 418 448**
中医医院	96.32	4 465 643	3 082	0.07	10 179 227
中西医结合医院	97.48	301 929	365	0.12	1 162 929
民族医院	94.74	28 304	13	0.05	76 292

2007 年全国医院、中医类医院门诊服务情况（三）

	急诊		急诊抢救成功率（%）	急诊病死率（%）
	抢救总人次	抢救成功人次		
医院	**5 222 576**	**4 810 263**	**92.11**	**0.09**
中医类医院	**716 237**	**613 213**	**85.62**	**0.08**
中医医院	643 865	545 114	84.66	0.07
中西医结合医院	51 486	47 900	93.03	0.08
民族医院	20 886	20 199	96.71	0.09

2007 年全国医院、中医类医院住院服务情况（一）

	入院人数（人）	出院人数（人）						治愈率（%）
		总计	治愈	好转	未愈	死亡	其他	
医院	**64 871 998**	**64 512 444**	**32 885 963**	**24 089 947**	**1 979 082**	**618 692**	**4 938 760**	**58.63**
中医类医院	**8 205 614**	**8 163 555**	**4 115 190**	**3 301 084**	**218 188**	**61 918**	**467 175**	**56.13**
中医医院	7 502 980	7 443 853	3 712 784	3 047 657	200 432	55 593	427 387	55.62
中西医结合医院	549 191	568 484	317 494	195 359	13 540	5 808	36 283	62.23
民族医院	153 443	151 218	84 912	58 068	4 216	517	3 505	58.47

2007 年全国医院、中医类医院住院服务情况（二）

	好转率（%）	病死率（%）	住院病人手术人次数	住院危重病人抢救人次数		住院危重病人抢救成功率（%）	每百门急诊的入院人数（人）
				总计	其中：抢救成功人次数		
医院	**37.34**	**0.96**	**19 676 329**	**5 118 486**	**4 563 365**	**89.15**	**4.10**
中医类医院	**40.44**	**0.76**	**2 374 007**	**552 304**	**481 073**	**87.10**	**3.05**
中医医院	40.94	0.75	2 184 800	499 532	435 284	87.14	3.07
中西医结合医院	34.36	1.02	168 316	44 468	39 768	89.43	2.80
民族医院	38.40	0.34	20 891	8 304	6 021	72.51	3.15

2007 年全国医院、中医类医院病床使用情况（一）

	编制床位（张）	实有床位数（张）	其中：扶贫床位	实际开放总床日数（床日）	平均开放病床数（张）
医院	**2 688 528**	**2 671 837**	**70 077**	**937 963 655**	**2 569 763**
中医类医院	**377 495**	**355 352**	**9 873**	**124 091 680**	**339 977**
中医医院	341 111	321 390	8 807	112 904 633	309 328
中西医结合医院	27 443	25 817	666	8 507 076	23 307
民族医院	8 941	8 145	400	2 679 971	7 342

2007 年全国医院、中医类医院病床使用情况（二）

	实际占用总床日数（床日）	其中：扶贫病床占用床日	出院者占用总床日数（日）	观察床数（张）	全年开设家庭病床总数（张）
医院	**733 879 884**	**11 518 950**	**695 556 078**	**599 010**	**973 339**
中医类医院	**90 619 595**	**1 485 266**	**86 831 342**	**76 720**	**217 404**
中医医院	82 431 698	1 346 637	79 096 861	74 311	141 137
中西医结合医院	6 542 669	76 486	6 232 945	1 386	71 429
民族医院	1 645 228	62 143	1 501 536	1 023	4 838

2007 年全国医院、中医类医院病床使用情况（三）

	病床周转次数（次）	病床工作日（日）	病床使用率（%）	出院者平均住院日（日）
医院	**25.10**	**285.58**	**78.24**	**10.78**
中医类医院	**24.01**	**266.55**	**73.03**	**10.64**
中医医院	24.06	266.49	73.01	10.63
中西医结合医院	24.39	280.72	76.91	10.96
民族医院	20.60	224.07	61.39	9.93

2007 年全国医院、中医类医院服务质量与效率（一）

单位：千元

	诊断符合率（%）			医院感染率（%）	无菌手术（Ⅰ级切口）	
	入院与出院	住院手术前后	病理检查与临床诊断		感染率（%）	甲级愈合率（%）
医院	**96.96**	**96.92**	**85.59**	**1.30**	**0.97**	**95.12**
中医类医院	**96.66**	**96.62**	**87.29**	**0.89**	**1.04**	**93.10**
中医医院	96.58	96.48	87.04	0.85	1.07	92.93
中西医结合医院	98.45	98.60	89.42	1.53	0.43	96.03
民族医院	93.64	95.36	86.70	0.51	1.60	91.90

2007 年全国医院、中医类医院服务质量与效率（二）

	医师人均全年担负		医师人均每日担负		检查阳性率（%）		
	诊疗人次	住院床日	诊疗人次	住院床日	CT	MRI	800mA 及以上 X 线机
医院	**1 508.48**	**675.98**	**6.01**	**1.85**	**64.47**	**65.41**	**58.79**
中医类医院	**1 623.11**	**527.02**	**6.47**	**1.44**	**67.86**	**53.87**	**59.22**
中医医院	1 624.11	527.35	6.47	1.44	67.71	54.22	59.32
中西医结合医院	1 740.80	567.05	6.94	1.55	70.75	78.82	59.10
民族医院	1 253.25	401.57	4.99	1.10	52.33	18.19	43.10

2007 年分市、县中医类医院门诊服务情况（一）

	机构数（个）	总诊疗人次数（人次）						
		总计	其中：门急诊人次数					家庭卫生服务人次数
			合计	门诊人次数	急诊人次数			
					小计	死亡数		
总　计	**3 066**	**279 089 858**	**268 983 316**	**253 007 116**	**15 976 200**	**11 999**		**592 977**
市	1 586	194 531 433	186 986 892	175 442 459	11 544 433	7 682		453 008
县	1 480	84 558 425	81 996 424	77 564 657	4 431 767	4 317		139 969

2007 年分市、县中医类医院门诊服务情况（二）

	门急诊人次占总诊疗人次（%）	观察室（人）		观察室病死率（%）	健康检查人数（人）
		留观病例数	死亡人数		
总　计	**96.38**	**4 795 876**	**3 460**	**0.07**	**11 418 448**
市	96.12	2 873 365	2 671	0.09	7 699 112
县	96.97	1 922 511	789	0.04	3 719 336

2007 年分市、县中医类医院门诊服务情况（三）

	急诊		急诊抢救成功率（%）	急诊病死率（%）
	抢救总人次	抢救成功人次		
总　计	**716 237**	**613 213**	**85.62**	**0.08**
市	472 833	386 871	81.82	0.07
县	243 404	226 342	92.99	0.10

2007 年分市、县中医类医院住院服务情况（一）

	入院人数（人）	出院人数（人）						治愈率（%）
		总计	治愈	好转	未愈	死亡	其他	
总　计	**8 205 614**	**8 163 555**	**4 115 190**	**3 301 084**	**218 188**	**61 918**	**467 175**	**56.13**
市	4 833 351	4 838 612	2 238 085	2 142 051	130 049	47 764	280 663	52.06
县	3 372 263	3 324 943	1 877 105	1 159 033	88 139	14 154	186 512	62.06

2007 年分市、县中医类医院住院服务情况（二）

	好转率（%）	病死率（%）	住院病人手术人次数	住院危重病人抢救人次数		住院危重病人抢救成功率（%）	每百门急诊的入院人数（人）
				总计	其中：抢救成功人次数		
总　计	**40.44**	**0.76**	**2 374 007**	**552 304**	**481 073**	**87.10**	**3.05**
市	44.27	0.99	1 464 270	335 205	283 291	84.51	2.58
县	34.86	0.43	909 737	217 099	197 782	91.10	4.11

2007 年分市、县中医类医院病床使用情况（一）

	编制床位（张）	实有床位数（张）	其中：扶贫床位	实际开放总床日数（床日）	平均开放病床数（张）
总　计	**377 495**	**355 352**	**9 873**	**124 091 680**	**339 977**
市	245 656	230 254	5 706	80 074 312	219 382
县	131 839	125 098	4 167	44 017 368	120 596

2007 年分市、县中医类医院病床使用情况（二）

	实际占用总床日数（床日）	其中：扶贫病床占用床日	出院者占用总床日数（日）	观察床数（张）	全年开设家庭病床总数（张）
总　计	**90 619 595**	**1 485 266**	**86 831 342**	**76 720**	**217 404**
市	62 340 036	826 174	60 180 746	24 888	148 035
县	28 279 559	659 092	26 650 596	51 832	69 369

2007 年分市、县中医类医院病床使用情况（三）

	病床周转次数（次）	病床工作日（日）	病床使用率（%）	出院者平均住院日（日）
总　计	**24.01**	**266.55**	**73.03**	**10.64**
市	22.06	284.16	77.85	12.44
县	27.57	234.50	64.25	8.02

2007 年分市、县中医类医院服务质量与效率（一）

单位：千元

	诊断符合率（%）			医院感染率（%）	无菌手术（I 级切口）	
	入院与出院	住院手术前后	病理检查与临床诊断		感染率（%）	甲级愈合率（%）
总　计	**96.66**	**96.62**	**87.29**	**0.89**	**1.04**	**93.10**
市	96.78	96.92	87.93	1.27	0.52	94.42
县	96.44	96.09	85.54	0.34	1.86	91.02

2007 年分市、县中医类医院服务质量与效率（二）

	医师人均全年担负		医师人均每日担负		检查阳性率（%）		
	诊疗人次	住院床日	诊疗人次	住院床日	CT	MRI	800mA 及以上 X 线机
总　计	**1 623.11**	**527.02**	**6.47**	**1.44**	**67.86**	**53.87**	**59.22**
市	1 776.02	569.15	7.08	1.56	68.70	69.11	60.89
县	1 354.76	453.08	5.40	1.24	65.93	32.55	52.33

2007 年全国卫生部门综合医院、政府办中医（综合）医院院均总收支及病人欠费情况*

	机构数（个）	总收入（千元）	总支出（千元）	病人累计欠费总额（千元）	内：	
					年内病人欠费总额（千元）	欠费率（%）
综合医院合计	**4 757**	**75 064.67**	**73 271.61**	**3 434.70**	**668.74**	**0.96**
中央属	20	1 050 966.50	1 045 304.40	35 022.00	7 040.80	0.04
省属	218	389 849.35	382 253.19	15 795.06	3 262.46	0.21
省辖市属	1 027	126 472.29	123 682.97	7 428.62	1 381.00	0.43
地辖市属	1 419	43 430.26	42 117.03	1 568.04	324.74	0.14
县属	2 073	28 732.06	27 751.71	1 129.23	217.11	0.14
中医（综合）医院合计	**2 081**	**26 790.00**	**26 486.95**	**1 082.82**	**292.11**	**1.21**
中央属	5	349 838.60	346 971.00	2 424.80	688.20	0.23
省属	57	208 791.44	209 763.02	5 846.98	2 208.60	1.16
省辖市属	293	55 547.44	54 948.61	1 993.62	507.58	1.03
地辖市属	515	23 334.17	22 905.33	1 040.39	208.94	0.97
县属	1 211	11 401.47	11 174.07	650.71	183.50	1.78

注：表标题中政府办指设置主办单位为卫生行政部门和其他行政部门的机构；而卫生部门仅指设置主办单位为卫生行政部门的单位。虽然统计范围不一样，但上表仍可作为对比参考。

2007 年全国卫生部门综合医院、政府办中医（综合）医院院均业务收入情况

单位：千元

	业务收入	其中：		
		医疗收入	药品收入	其他收入
综合医院合计	**69 551.59**	**37 139.28**	**31 275.83**	**1 136.48**
中央属	986 848.45	510 830.65	455 606.45	20 411.35
省属	364 362.09	194 207.90	164 974.00	5 180.19
省辖市属	116 363.23	62 476.14	52 168.81	1 718.29
地辖市属	40 441.23	21 313.76	18 385.51	741.96
县属	26 434.09	14 332.07	11 594.91	507.10
中医（综合）医院合计	**24 233.82**	**11 619.48**	**12 118.99**	**495.35**
中央属	305 648.65	119 012.80	180 201.80	6 434.00
省属	189 601.11	82 990.37	102 798.28	3 812.44
省辖市属	49 410.45	23 949.49	24 671.07	789.88
地辖市属	21 587.64	10 579.57	10 521.79	486.29
县属	10 322.20	5 275.75	4 799.15	247.30

2007年全国卫生部门综合医院、政府办中医（综合）医院院均医疗收入、药品收入情况

单位：千元

	医疗收入			药品收入		
	小计	门诊收入	住院收入	小计	门诊收入	住院收入
综合医院合计	**37 139.28**	**12 694.47**	**24 444.80**	**31 275.83**	**12 681.17**	**18 594.66**
中央属	510 830.65	167 682.30	343 148.35	455 606.45	218 450.40	237 156.05
省属	194 207.90	60 134.18	134 073.72	164 974.00	65 667.09	99 306.90
省辖市属	62 476.14	21 051.27	41 424.87	52 168.81	21 311.53	30 857.28
地辖市属	21 313.76	8 194.90	13 118.86	18 385.51	7 714.00	10 671.51
县属	14 332.07	5 150.26	9 181.81	11 594.91	4 248.32	7 346.59
中医(综合)医院合计	**11 619.48**	**4 798.91**	**6 820.56**	**12 118.99**	**6 575.07**	**5 543.92**
中央属	119 012.80	48 669.80	70 343.00	180 201.80	121 038.40	59 163.40
省属	82 990.37	34 367.68	48 622.68	102 798.28	60 304.98	42 493.30
省辖市属	23 949.49	9 609.44	14 340.04	24 671.07	13 552.24	11 118.84
地辖市属	10 579.57	4 585.33	5 994.24	10 521.79	5 550.53	4 971.26
县属	5 275.75	2 152.95	3 122.81	4 799.15	2 321.08	2 478.07

2007年全国卫生部门综合医院、政府办中医（综合）医院院均门诊收入情况

单位：元

	门诊收入	内：			
		挂号收入	检查收入	治疗收入	手术收入
综合医院合计	**12 694.47**	**313.89**	**5 177.83**	**2 725.62**	**578.64**
中央属	167 682.30	6 366.95	55 211.00	35 944.10	7 245.10
省属	60 134.18	1 823.21	22 759.98	12 999.45	3 759.17
省辖市属	21 051.27	474.70	8 531.09	4 790.12	915.15
地辖市属	8 194.90	183.16	3 391.58	1 858.58	312.24
县属	5 150.26	106.58	2 407.61	895.44	195.50
中医（综合）医院合计	**4 798.91**	**151.72**	**1 725.04**	**1 333.37**	**170.94**
中央属	48 669.80	3 095.20	15 736.20	15 484.60	874.20
省属	34 367.68	1 276.77	10 165.98	9 838.65	909.35
省辖市属	9 609.44	338.69	3 164.31	3 053.57	310.90
地辖市属	4 585.33	123.88	1 719.40	1 305.35	161.86
县属	2 152.95	53.22	924.06	470.32	103.28

2007 年全国卫生部门综合医院、政府办中医（综合）医院院均住院收入情况

单位：千元

	住院收入	内：床位收入	检查收入	治疗收入	手术收入
综合医院合计	**24 444.80**	**2 267.02**	**2 787.45**	**7 871.10**	**4 351.05**
中央属	343 148.35	26 101.00	31 117.50	116 040.75	62 041.95
省属	134 073.72	11 152.30	15 347.46	40 998.65	24 837.20
省辖市属	41 424.87	3 889.25	5 109.22	14 136.11	6 626.72
地辖市属	13 118.86	1 384.61	1 410.73	4 094.51	2 420.36
县属	9 181.81	903.02	985.42	2 825.09	1 834.28
中医（综合）医院合计	**6 820.56**	**774.64**	**766.19**	**2 218.75**	**1 222.13**
中央属	70 343.00	7 237.00	11 001.40	21 858.80	9 077.80
省属	48 622.68	5 851.58	6 723.60	17 429.93	5 854.82
省辖市属	14 340.04	1 701.23	1 512.30	5 017.08	2 240.82
地辖市属	5 994.24	691.36	602.95	1 853.56	1 229.37
县属	3 122.81	320.22	332.42	899.95	722.08

2007 年全国卫生部门综合医院、政府办中医（综合）医院院均药品收入情况

单位：千元

	药品收入合计	门诊收入	其中：西药收入	中药收入	住院收入	其中：西药收入	中药收入
综合医院合计	**31 275.83**	**12 681.17**	**10 306.29**	**2 374.88**	**18 594.66**	**17 957.37**	**637.29**
中央属	455 606.45	218 450.40	176 198.00	42 252.40	237 156.05	231 042.30	6 113.75
省属	164 974.00	65 667.09	52 221.57	13 445.52	99 306.90	95 844.38	3 462.53
省辖市属	52 168.81	21 311.53	17 197.52	4 114.01	30 857.28	29 623.06	1 234.21
地辖市属	18 385.51	7 714.00	6 436.02	1 277.97	10 671.51	10 361.09	310.42
县属	11 594.91	4 248.32	3 533.13	715.19	7 346.59	7 131.23	215.36
中医(综合)医院合计	**12 118.99**	**6 575.07**	**3 462.13**	**3 112.94**	**5 543.92**	**4 741.79**	**802.13**
中央属	180 201.80	121 038.40	48 567.20	72 471.20	59 163.40	50 261.40	8 902.00
省属	102 798.28	60 304.98	22 506.35	37 798.63	42 493.30	34 340.79	8 152.51
省辖市属	24 671.07	13 552.24	6 941.96	6 610.28	11 118.84	9 264.34	1 854.49
地辖市属	10 521.79	5 550.53	3 510.84	2 039.68	4 971.26	4 410.47	560.79
县属	4 799.15	2 321.08	1 516.86	804.22	2 478.07	2 207.34	270.73

2007 年全国卫生部门综合医院、政府办中医（综合）医院院均业务支出情况

单位：千元

	业务支出合计	医疗支出	药品支出	内：药品费	其中：西药费	中药费	其他支出
综合医院合计	**71 903.47**	**41 915.32**	**29 301.79**	**25 951.22**	**23 678.09**	**2 273.13**	**686.36**
中央属	1 016 244.75	591 450.95	416 313.45	397 419.55	353 735.15	43 684.40	8 480.35
省属	373 326.96	216 824.92	154 230.93	142 827.29	130 225.40	12 601.89	2 271.11
省辖市属	121 193.08	71 155.00	48 974.24	43 393.97	39 337.18	4 056.79	1 063.84
地辖市属	41 574.13	23 968.02	17 165.79	14 672.77	13 553.30	1 119.47	440.32
县属	27 436.40	16 019.07	10 991.41	9 155.32	8 461.86	693.46	425.92
中医(综合)医院合计	**25 757.49**	**13 946.47**	**11 580.95**	**9 669.59**	**6 705.87**	**2 963.72**	**230.08**
中央属	325 693.80	149 026.80	175 998.40	155 671.00	85 146.60	70 524.40	668.60
省属	201 284.53	101 685.74	97 793.74	86 531.56	50 046.35	36 485.21	1 805.05
省辖市属	53 186.03	29 167.42	23 766.40	20 108.01	13 666.87	6 441.14	252.22
地辖市属	22 560.74	12 392.66	9 984.63	8 106.62	6 289.20	1 817.41	183.45
县属	10 980.48	6 237.08	4 574.80	3 588.12	2 835.02	753.09	168.60

2007 年全国卫生部门综合医院、政府办中医（综合）医院门诊患者负担情况

单位：元

	平均每诊疗人次医疗费	内：挂号费	药费	检查费	治疗费
综合医院合计	**136.12**	**1.68**	**68.02**	**27.77**	**14.62**
中央属	281.54	4.64	159.28	40.26	26.21
省属	199.98	2.90	104.39	36.18	20.66
省辖市属	139.24	1.56	70.05	28.04	15.74
地辖市属	112.51	1.30	54.56	23.99	13.14
县属	93.16	1.06	42.11	23.86	8.88
中医(综合)医院合计	**101.30**	**1.35**	**58.56**	**15.36**	**11.87**
中央属	207.12	3.78	147.72	19.21	18.90
省属	161.69	2.18	102.99	17.36	16.80
省辖市属	114.61	1.68	67.06	15.66	15.11
地辖市属	90.80	1.11	49.74	15.40	11.69
县属	68.15	0.81	35.35	14.08	7.16

2007 年全国卫生部门综合医院、政府办中医（综合）医院住院患者负担情况

单位：元

	出院者人均医疗费	内：床位费	药费	检查费	治疗费	手术费	出院者平均每天住院医疗费
综合医院合计	**4 973.80**	**261.98**	**2 148.87**	**322.13**	**909.61**	**502.82**	**–**
中央属	13 117.44	590.00	5 360.77	703.39	2 623.03	1 402.42	–
省属	10 200.63	487.45	4 340.52	670.81	1 791.97	1 085.59	–
省辖市属	5 892.49	317.05	2 515.50	416.51	1 152.38	540.21	–
地辖市属	3 774.92	219.70	1 693.29	223.85	649.69	384.05	–
县属	2 491.86	136.14	1 107.59	148.57	425.92	276.54	–
中医(综合)医院合计	**3 719.89**	**233.06**	**1 668.07**	**230.49**	**667.67**	**367.59**	**354.61**
中央属	13 186.95	736.91	6 024.30	1 120.21	2 225.77	924.34	648.56
省属	8 600.70	552.35	4 011.07	634.66	1 645.26	552.65	498.03
省辖市属	5 093.77	340.38	2 224.64	302.58	1 003.81	448.34	373.68
地辖市属	3 388.90	213.71	1 537.13	186.19	573.40	379.66	352.17
县属	2 164.50	123.75	957.66	128.47	347.80	279.06	269.85

2007 年全国卫生部门综合医院、政府办中医（综合）医院平均每一职工、医师产出情况

	医师人均担负年诊疗人次	医师人均担负年住院床日	医师人均每日担负诊疗人次	医师人均每日担负住院床日	职工人均年业务收入（元）	医师人均年业务收入（元）
综合医院合计	**1 515.91**	**719.73**	**6.04**	**1.97**	**172 082.36**	**565 565.42**
中央属	2 110.19	863.00	8.41	2.36	422 950.16	1 518 345.18
省属	1 720.99	818.49	6.86	2.24	292 468.50	996 799.12
省辖市属	1 600.93	786.86	6.38	2.16	183 605.89	612 299.98
地辖市属	1 504.99	621.25	6.00	1.70	136 697.70	430 451.73
县属	1 276.60	660.50	5.09	1.81	102 669.24	334 486.13
中医合计	**1 632.18**	**528.12**	**6.50**	**1.45**	**120 147.96**	**352 207.75**
中央属	2 922.16	723.64	11.64	1.98	311 759.08	1 090 044.94
省属	2 343.41	740.60	9.34	2.03	240 589.09	758 830.36
省辖市属	1 742.20	608.98	6.94	1.67	139 963.46	425 977.17
地辖市属	1 638.37	476.44	6.53	1.31	109 832.91	316 603.20
县属	1 360.22	455.63	5.42	1.25	75 632.33	213 873.18

2007 年中医类医院分科床位、门急诊人次、出院人数

科室名称	实有床位（张）	门急诊人次（人次）	出院人数（人）	构成（%）		
				实有床位	门急诊人次	出院人数
总　　计	**358 284**	**273 905 779**	**8 262 110**	**100.00**	**100.00**	**100.00**
预防保健科	780	2 628 602	40 732	0.22	0.96	0.49
全科医疗科	8 077	7 986 052	161 958	2.25	2.92	1.96
内科	109 710	84 567 778	2 400 814	30.62	30.87	29.06
外科	66 922	23 826 966	1 593 633	18.68	8.70	19.29
儿科	13 563	16 470 769	495 818	3.79	6.01	6.00
妇产科	33 093	22 024 092	1 157 104	9.24	8.04	14.00
眼科	4 601	5 608 527	118 670	1.28	2.05	1.44
耳鼻咽喉科	2 935	5 562 841	78 755	0.82	2.03	0.95
口腔科	483	5 045 685	6 107	0.13	1.84	0.07
皮肤科	1 428	8 700 436	24 438	0.40	3.18	0.30
肿瘤科	6 051	1 738 383	108 849	1.69	0.63	1.32
骨伤科	54 252	20 026 913	1 038 077	15.14	7.31	12.56
肛肠科	11 200	2 925 454	216 314	3.13	1.07	2.62
针灸科	8 227	8 326 816	122 617	2.30	3.04	1.48
推拿科	2 848	3 736 245	37 435	0.79	1.36	0.45
急诊医学科	2 419	8 727 417	59 907	0.68	3.19	0.73
康复医学科	2 913	1 432 237	35 890	0.81	0.52	0.43
民族医学科	1 693	1 032 576	33 470	0.47	0.38	0.41
中西医结合	9 056	8 363 119	180 958	2.53	3.05	2.19
ICU 病房	854	11 509	9 730	0.24	0.00	0.12
其他	17 179	35 163 362	340 834	4.79	12.84	4.13

2007 年中医医院分科床位、门急诊人次、出院人数

科室名称	实有床位（张）	门急诊人次（人次）	出院人数（人）	构成（%）		
				实有床位	门急诊人次	出院人数
总　计	**322 005**	**249 267 357**	**7 514 084**	**100.00**	**100.00**	**100.00**
预防保健科	713	2 485 255	40 125	0.22	1.00	0.53
全科医疗科	6 461	7 017 524	135 360	2.01	2.82	1.80
内科	97 620	77 281 553	2 187 060	30.32	31.00	29.11
外科	60 144	21 510 174	1 439 334	18.68	8.63	19.16
儿科	12 687	15 292 790	463 835	3.94	6.14	6.17
妇产科	30 112	20 309 533	1 057 089	9.35	8.15	14.07
眼科	4 100	5 089 524	108 098	1.27	2.04	1.44
耳鼻喉科	2 626	5 158 071	69 659	0.82	2.07	0.93
口腔科	355	4 569 922	5 114	0.11	1.83	0.07
皮肤科	932	7 009 725	14 666	0.29	2.81	0.20
肿瘤科	5 594	1 540 513	98 272	1.74	0.62	1.31
骨伤科	52 729	19 444 613	1 008 120	16.38	7.80	13.42
肛肠科	10 776	2 741 084	204 523	3.35	1.10	2.72
针灸科	8 030	7 986 412	120 395	2.49	3.20	1.60
推拿科	2 759	3 547 022	36 093	0.86	1.42	0.48
急诊医学科	2 232	8 247 913	55 492	0.69	3.31	0.74
康复医学科	2 656	1 357 561	33 264	0.82	0.54	0.44
民族医学科	674	334 150	13 577	0.21	0.13	0.18
中西医结合	5 548	6 475 997	123 398	1.72	2.60	1.64
ICU 病房	790	11 509	8 834	0.25	0.00	0.12
其他	14 467	31 856 512	291 776	4.49	12.78	3.88

2007 年中西医结合医院分科床位、门急诊人次、出院人数

科室名称	实有床位（张）	门急诊人次（人次）	出院人数（人）	构成（%）		
				实有床位	门急诊人次	出院人数
总　计	**28 194**	**20 208 424**	**596 070**	**100.00**	**100.00**	**100.00**
预防保健科	18	130 137	129	0.06	0.64	0.02
全科医疗科	699	331 149	9 041	2.48	1.64	1.52
内科	9 877	5 894 351	173 264	35.03	29.17	29.07
外科	5 510	1 981 798	127 631	19.54	9.81	21.41
儿科	639	1 032 864	27 053	2.27	5.11	4.54
妇产科	2 179	1 449 851	80 251	7.73	7.17	13.46
眼科	467	494 351	10 531	1.66	2.45	1.77
耳鼻喉科	301	390 214	8 965	1.07	1.93	1.50
口腔科	118	430 739	842	0.42	2.13	0.14
皮肤科	316	1 582 817	6 452	1.12	7.83	1.08
肿瘤科	447	195 272	10 296	1.59	0.97	1.73
骨伤科	1 319	514 731	27 420	4.68	2.55	4.60
肛肠科	341	148 619	10 868	1.21	0.74	1.82

（续表）

科室名称	实有床位（张）	门急诊人次（人次）	出院人数（人）	构成（%）		
				实有床位	门急诊人次	出院人数
针灸科	145	282 034	2 114	0.51	1.40	0.35
推拿科	57	170 697	1 099	0.20	0.84	0.18
急诊医学科	165	463 627	4 347	0.59	2.29	0.73
康复医学科	186	67 237	2 353	0.66	0.33	0.39
民族医学科	0	0	0	0.00	0.00	0.00
中西医结合	3 329	1 806 364	55 391	11.81	8.94	9.29
ICU 病房	64	0	896	0.23	0.00	0.15
其他	2 017	2 841 572	37 127	7.15	14.06	6.23

2007 年民族医院分科床位、门急诊人次、出院人数

科室名称	实有床位（张）	门急诊人次（人次）	出院人数（人）	构成（%）		
				实有床位	门急诊人次	出院人数
总　计	**8 085**	**4 429 998**	**151 956**	**100.00**	**100.00**	**100.00**
预防保健科	49	13 210	478	0.61	0.30	0.31
全科医疗科	917	637 379	17 557	11.34	14.39	11.55
内科	2 213	1 391 874	40 490	27.37	31.42	26.65
外科	1 268	334 994	26 668	15.68	7.56	17.55
儿科	237	145 115	4 930	2.93	3.28	3.24
妇产科	802	264 708	19 764	9.92	5.98	13.01
眼科	34	24 652	41	0.42	0.56	0.03
耳鼻喉科	8	14 556	131	0.10	0.33	0.09
口腔科	10	45 024	151	0.12	1.02	0.10
皮肤科	180	107 894	3 320	2.23	2.44	2.18
肿瘤科	10	2 598	281	0.12	0.06	0.18
骨伤科	204	67 569	2 537	2.52	1.53	1.67
肛肠科	83	35 751	923	1.03	0.81	0.61
针灸科	52	58 370	108	0.64	1.32	0.07
推拿科	32	18 526	243	0.40	0.42	0.16
急诊医学科	22	15 877	68	0.27	0.36	0.04
康复医学科	71	7 439	273	0.88	0.17	0.18
民族医学科	1 019	698 426	19 893	12.60	15.77	13.09
中西医结合	179	80 758	2 169	2.21	1.82	1.43
ICU 病房	0	0	0	0.00	0.00	0.00
其他	695	465 278	11 931	8.60	10.50	7.85

2007年政府办中医类医院按地区分院均总收支及病人欠费情况

地区	机构数（个）	总收入（千元）	总支出（千元）	病人累计欠费总额（千元）	内：年内病人欠费总额（千元）	欠费率（%）
全国总计	**2 480**	**25 518.21**	**25 172.04**	**1 059.93**	**273.22**	**1.19**
北京市	24	145 834.79	145 640.29	590.04	165.13	0.13
天津市	23	60 003.52	60 866.91	1 057.43	283.48	0.51
河北省	147	13 024.92	12 714.66	267.97	52.10	0.43
山西省	90	4 312.99	4 173.23	173.64	70.78	2.20
内蒙古自治区	93	8 370.28	8 045.05	104.89	30.15	0.48
辽宁省	91	18 290.24	18 512.37	233.65	85.41	0.50
吉林省	68	15 496.91	15 505.49	390.44	31.46	0.27
黑龙江省	110	13 908.99	13 921.24	31.65	9.65	0.09
上海市	20	151 386.75	158 642.80	1 336.30	508.10	0.37
江苏省	77	76 819.09	75 176.68	4 058.40	903.64	1.26
浙江省	86	73 849.12	73 091.20	1 007.06	268.53	0.39
安徽省	86	18 839.28	18 317.80	876.72	302.98	1.76
福建省	61	32 508.03	30 830.08	1 054.18	339.34	1.14
江西省	99	16 100.98	15 528.70	607.46	107.88	0.75
山东省	120	32 033.04	31 831.91	635.94	181.33	0.60
河南省	151	17 245.49	17 004.43	587.90	349.23	2.19
湖北省	82	27 679.63	26 828.87	5 067.55	948.55	3.67
湖南省	123	21 837.17	21 800.11	1 299.83	402.67	1.95
广东省	125	58 394.62	57 608.89	4 718.74	1 012.52	1.88
广西壮族自治区	85	20 733.04	20 621.54	864.29	333.27	1.76
海南省	16	13 042.50	12 112.56	1 988.44	187.63	1.78
重庆市	43	26 639.58	25 964.14	1 076.33	341.60	1.50
四川省	174	16 507.10	16 075.61	576.33	151.30	1.03
贵州省	65	11 499.54	11 086.74	940.74	326.08	3.54
云南省	103	13 566.77	13 033.95	872.62	162.89	1.44
西藏自治区	17	8 312.47	7 759.06	0.00	0.00	0.00
陕西省	113	10 978.18	10 690.08	96.75	31.34	0.33
甘肃省	77	9 512.69	9 326.06	228.79	99.25	1.33
青海省	34	6 987.50	7 026.18	201.79	106.65	2.19
宁夏回族自治区	17	13 879.53	14 952.35	73.18	32.59	0.30
新疆维吾尔自治区	60	19 334.95	18 052.13	1 308.93	416.08	2.57

2007年政府办中医类医院按地区分院均业务收入情况

单位：千元

地区	业务收入合计	其中：医疗收入 小计	医疗收入 门诊收入	医疗收入 住院收入	药品收入 小计	药品收入 门诊收入	药品收入 住院收入	其他收入
全国总计	**23 002.88**	**11 096.63**	**4 525.05**	**6 571.57**	**11 410.41**	**6 174.61**	**5 235.80**	**495.85**
北京市	125 821.63	48 426.88	21 768.92	26 657.96	75 544.21	53 816.92	21 727.29	1 850.54
天津市	55 787.65	23 501.00	10 288.57	13 212.43	30 657.96	18 767.65	11 890.30	1 628.70
河北省	12 105.50	6 040.84	2 389.77	3 651.07	5 625.55	2 381.60	3 243.95	439.10
山西省	3 223.37	1 761.37	781.58	979.79	1 377.11	739.86	637.26	84.89
内蒙古自治区	6 253.99	2 662.17	1 297.19	1 364.98	3 425.59	1 944.10	1 481.49	166.23
辽宁省	17 123.46	7 862.48	3 299.43	4 563.05	8 816.75	4 772.16	4 044.58	444.23
吉林省	11 700.94	5 818.82	2 894.18	2 924.65	5 381.09	2 902.29	2 478.79	501.03
黑龙江省	11 348.93	5 347.22	2 766.28	2 580.94	5 783.46	3 371.95	2 411.51	218.25
上海市	137 404.10	51 645.95	26 158.40	25 487.55	80 554.05	58 315.25	22 238.80	5 204.10
江苏省	71 507.77	32 405.68	13 259.82	19 145.86	37 989.86	19 948.53	18 041.32	1 112.23
浙江省	69 378.64	27 776.63	12 500.78	15 275.85	40 273.81	23 742.40	16 531.42	1 328.20
安徽省	17 240.86	9 032.50	3 302.41	5 730.09	7 891.65	3 284.83	4 606.83	316.71
福建省	29 894.25	15 793.59	7 179.23	8 614.36	13 590.41	7 094.64	6 495.77	510.25
江西省	14 304.15	7 107.15	2 736.23	4 370.92	6 886.21	3 229.98	3 656.23	310.79
山东省	30 138.82	14 851.93	5 417.89	9 434.03	14 492.03	6 018.49	8 473.53	794.87
河南省	15 925.79	8 023.90	2 971.89	5 052.01	7 556.49	3 229.93	4 326.56	345.40
湖北省	25 854.26	12 812.67	5 086.12	7 726.55	12 161.44	6 596.37	5 565.07	880.15
湖南省	20 645.49	10 687.37	3 272.70	7 414.67	9 585.08	3 470.86	6 114.22	373.04
广东省	53 988.02	30 466.04	13 463.87	17 002.17	22 776.58	14 347.73	8 428.85	745.41
广西壮族自治区	18 932.53	10 278.51	4 019.66	6 258.85	8 330.71	4 535.31	3 795.40	323.32
海南省	10 545.88	5 339.88	2 092.00	3 247.88	4 986.94	2 911.63	2 075.31	219.06
重庆市	22 840.14	11 391.26	4 634.70	6 756.56	11 114.09	5 454.88	5 659.21	334.79
四川省	14 633.23	8 131.05	2 953.83	5 177.22	6 233.02	2 921.16	3 311.86	269.17
贵州省	9 206.31	5 052.80	1 617.78	3 435.02	3 886.82	1 669.46	2 217.35	266.69
云南省	11 297.27	5 628.38	1 923.83	3 704.55	5 387.20	2 448.69	2 938.51	281.69
西藏自治区	3 823.12	1 639.12	559.71	1 079.41	2 080.41	1 226.94	853.47	103.59
陕西省	9 631.81	5 116.64	1 787.29	3 329.35	4 243.78	1 957.96	2 285.81	271.39
甘肃省	7 455.86	3 761.68	1 328.49	2 433.18	3 575.09	1 607.03	1 968.06	119.09
青海省	4 862.47	1 936.50	724.12	1 212.38	2 841.76	1 423.85	1 417.91	84.21
宁夏回族自治区	10 905.12	4 627.29	2 221.35	2 405.94	6 180.76	3 891.18	2 289.59	97.06
新疆维吾尔自治区	16 195.78	8 054.43	2 299.92	5 754.52	7 722.25	3 720.57	4 001.68	419.10

2007年政府办中医类医院按地区分院均门诊收入情况

单位：千元

地 区	门诊收入	内：挂号收入	检查收入	治疗收入	手术收入
全 国 总 计	**4 525.05**	**151.57**	**1 606.48**	**1 291.23**	**165.81**
北 京 市	21 768.92	1 016.38	6 624.25	7 644.17	423.00
天 津 市	10 288.57	594.04	1 921.74	3 968.30	308.91
河 北 省	2 389.77	37.82	1 106.07	492.37	99.44
山 西 省	781.58	26.17	260.22	189.47	45.33
内蒙古自治区	1 297.19	40.56	574.38	312.35	22.82
辽 宁 省	3 299.43	68.40	1 186.76	988.65	91.69
吉 林 省	2 894.18	159.24	1 106.51	942.76	84.00
黑龙江省	2 766.28	74.45	1 238.10	699.53	89.94
上 海 市	26 158.40	2 418.90	5 304.10	4 650.35	990.05
江 苏 省	13 259.82	301.69	4 299.97	3 596.81	461.83
浙 江 省	12 500.78	578.10	4 111.51	2 415.74	584.42
安 徽 省	3 302.41	47.70	1 581.65	728.76	177.50
福 建 省	7 179.23	194.57	2 967.23	1 518.80	264.48
江 西 省	2 736.23	74.08	1 232.16	609.64	178.46
山 东 省	5 417.89	106.60	2 516.94	1 267.83	141.94
河 南 省	2 971.89	48.88	1 309.92	839.44	119.56
湖 北 省	5 086.12	187.40	1 663.83	1 873.12	175.56
湖 南 省	3 272.70	78.71	1 403.96	739.80	168.35
广 东 省	13 463.87	348.89	4 126.51	5 218.05	402.45
广西壮族自治区	4 019.66	62.88	1 273.24	1 514.76	153.04
海 南 省	2 092.00	116.00	630.88	708.13	92.69
重 庆 市	4 634.70	113.12	1 724.44	1 317.77	236.72
四 川 省	2 953.83	169.32	1 043.68	956.72	108.14
贵 州 省	1 617.78	47.52	520.02	607.38	66.83
云 南 省	1 923.83	26.86	615.70	726.59	77.43
西藏自治区	559.71	66.29	231.65	179.71	1.47
陕 西 省	1 787.29	65.67	630.81	446.05	81.18
甘 肃 省	1 328.49	69.78	569.83	292.69	57.25
青 海 省	724.12	22.15	232.06	217.32	20.41
宁夏回族自治区	2 221.35	73.18	738.82	779.35	43.35
新疆维吾尔自治区	2 299.92	68.95	944.35	578.43	52.57

2007年政府办中医类医院按地区分院均住院收入情况

单位：千元

地区	住院收入	内：床位收入	检查收入	治疗收入	手术收入
全国总计	**6 571.57**	**735.30**	**723.53**	**2 120.63**	**1 182.27**
北京市	26 657.96	2 748.67	4 448.00	8 960.00	2 524.50
天津市	13 212.43	1 508.48	1 263.35	5 305.87	1 019.52
河北省	3 651.07	400.95	466.03	1 242.15	649.81
山西省	979.79	105.21	81.50	320.78	190.12
内蒙古自治区	1 364.98	174.28	182.84	428.39	216.38
辽宁省	4 563.05	546.51	606.71	1 406.89	738.81
吉林省	2 924.65	452.93	281.51	963.75	478.38
黑龙江省	2 580.94	350.98	400.59	861.81	360.19
上海市	25 487.55	3 650.70	2 753.80	4 036.10	4 427.35
江苏省	19 145.86	2 380.19	1 980.45	4 946.75	3 116.91
浙江省	15 275.85	2 015.79	1 320.23	2 398.58	3 221.66
安徽省	5 730.09	551.93	604.70	1 798.98	1 170.64
福建省	8 614.36	923.30	1 010.80	2 377.33	1 797.26
江西省	4 370.92	373.32	438.14	1 207.48	1 403.48
山东省	9 434.03	1 020.42	908.94	3 181.68	2 285.26
河南省	5 052.01	519.52	433.38	1 761.13	1 012.26
湖北省	7 726.55	722.43	769.80	2 985.16	1 356.02
湖南省	7 414.67	741.43	766.14	2 058.63	1 535.60
广东省	17 002.17	1 994.54	1 909.82	7 243.22	2 732.54
广西壮族自治区	6 258.85	441.38	609.25	2 664.87	773.02
海南省	3 247.88	407.63	243.38	1 073.88	468.56
重庆市	6 756.56	689.60	668.84	2 102.63	1 522.93
四川省	5 177.22	510.30	518.41	1 981.67	865.93
贵州省	3 435.02	336.54	392.31	1 320.09	595.75
云南省	3 704.55	494.46	385.52	1 470.95	500.06
西藏自治区	1 079.41	439.41	103.94	276.53	56.94
陕西省	3 329.35	386.48	394.96	787.92	741.02
甘肃省	2 433.18	226.22	338.92	768.30	540.55
青海省	1 212.38	184.65	127.68	342.59	161.35
宁夏回族自治区	2 405.94	322.47	233.76	944.29	261.47
新疆维吾尔自治区	5 754.52	541.23	1 297.90	2 454.95	607.07

2007年政府办中医类医院按地区分院均药品收入情况

单位：千元

地　　区	药品收入合计	门诊收入	其中：		住院收入	其中：	
			西药收入	中药收入		西药收入	中药收入
全国总计	**11 410.41**	**6 174.61**	**3 292.02**	**2 882.59**	**5 235.80**	**4 473.94**	**761.86**
北京市	75 544.21	53 816.92	22 694.42	31 122.50	21 727.29	18 237.29	3 490.00
天津市	30 657.96	18 767.65	8 209.65	10 558.00	11 890.30	10 184.91	1 705.39
河北省	5 625.55	2 381.60	1 347.93	1 033.67	3 243.95	2 779.34	464.61
山西省	1 377.11	739.86	448.48	291.38	637.26	534.34	102.91
内蒙古自治区	3 425.59	1 944.10	926.54	1 017.56	1 481.49	1 190.80	290.70
辽宁省	8 816.75	4 772.16	1 641.95	3 130.22	4 044.58	2 993.87	1 050.71
吉林省	5 381.09	2 902.29	1 176.62	1 725.68	2 478.79	1 977.22	501.57
黑龙江省	5 783.46	3 371.95	1 630.37	1 741.58	2 411.51	1 924.48	487.03
上海市	80 554.05	58 315.25	25 947.95	32 367.30	22 238.80	18 557.05	3 681.75
江苏省	37 989.86	19 948.53	11 061.29	8 887.25	18 041.32	15 537.90	2 503.43
浙江省	40 273.81	23 742.40	14 270.16	9 472.23	16 531.42	15 654.45	876.97
安徽省	7 891.65	3 284.83	1 780.05	1 504.78	4 606.83	3 976.81	630.01
福建省	13 590.41	7 094.64	4 479.80	2 614.84	6 495.77	5 851.89	643.89
江西省	6 886.21	3 229.98	1 820.88	1 409.10	3 656.23	2 972.43	683.80
山东省	14 492.03	6 018.49	3 711.13	2 307.37	8 473.53	7 853.96	619.58
河南省	7 556.49	3 229.93	1 353.85	1 876.09	4 326.56	3 374.35	952.21
湖北省	12 161.44	6 596.37	3 859.63	2 736.73	5 565.07	4 859.84	705.23
湖南省	9 585.08	3 470.86	1 871.54	1 599.33	6 114.22	5 165.47	948.75
广东省	22 776.58	14 347.73	7 982.21	6 365.52	8 428.85	6 585.37	1 843.48
广西壮族自治区	8 330.71	4 535.31	2 812.20	1 723.11	3 795.40	3 297.44	497.96
海南省	4 986.94	2 911.63	1 526.19	1 385.44	2 075.31	1 481.19	594.13
重庆市	11 114.09	5 454.88	3 831.58	1 623.30	5 659.21	5 215.00	444.21
四川省	6 233.02	2 921.16	1 637.48	1 283.67	3 311.86	2 794.81	517.05
贵州省	3 886.82	1 669.46	1 005.25	664.22	2 217.35	1 905.92	311.43
云南省	5 387.20	2 448.69	1 501.96	946.73	2 938.51	2 641.98	296.53
西藏自治区	2 080.41	1 226.94	160.18	1 066.76	853.47	361.24	492.24
陕西省	4 243.78	1 957.96	1 108.89	849.07	2 285.81	2 093.21	192.60
甘肃省	3 575.09	1 607.03	945.34	661.69	1 968.06	1 578.86	389.21
青海省	2 841.76	1 423.85	619.56	804.29	1 417.91	1 216.94	200.97
宁夏回族自治区	6 180.76	3 891.18	1 999.47	1 891.71	2 289.59	1 581.41	708.18
新疆维吾尔自治区	7 722.25	3 720.57	1 824.52	1 896.05	4 001.68	2 971.42	1 030.27

2007 年政府办中医类医院按地区分院均业务支出情况

单位：千元

地　区	业务支出合计	医疗支出	药品支出	内：药品费	其中：西药费	中药费	其他支出
全国总计	**24 483.20**	**13 337.44**	**10 906.26**	**9 108.61**	**6 348.35**	**2 760.25**	**239.50**
北京市	134 916.38	61 942.08	72 760.75	64 730.54	35 628.67	29 101.88	213.54
天津市	59 946.13	30 551.35	29 165.61	25 410.65	15 756.61	9 654.04	229.17
河北省	12 417.29	7 054.94	5 254.01	4 297.29	3 279.12	1 018.16	108.34
山西省	4 033.06	2 516.81	1 417.63	1 113.77	835.77	278.00	98.61
内蒙古自治区	7 773.30	4 362.22	3 344.37	2 615.12	1 691.48	923.63	66.72
辽宁省	18 214.93	9 871.38	8 256.95	7 056.68	3 888.80	3 167.88	86.60
吉林省	15 192.03	9 506.59	5 481.87	4 149.12	2 471.19	1 677.93	203.57
黑龙江省	13 723.55	7 845.75	5 743.38	4 510.16	2 838.97	1 671.19	134.41
上海市	156 493.10	76 858.10	74 883.05	66 098.65	37 157.00	28 941.65	4 751.95
江苏省	72 556.66	39 357.04	32 972.74	27 859.90	20 202.70	7 657.19	226.88
浙江省	71 271.13	34 542.70	36 205.87	31 405.87	24 560.15	6 845.72	522.56
安徽省	17 994.78	9 934.33	7 739.33	6 470.06	4 791.24	1 678.81	321.13
福建省	29 901.98	16 451.33	13 255.87	11 790.38	9 037.72	2 752.66	194.79
江西省	15 313.13	8 389.46	6 779.39	5 416.49	3 840.62	1 575.88	144.27
山东省	31 329.10	18 183.50	12 911.82	10 593.92	8 573.73	2 020.18	233.78
河南省	16 719.87	9 111.40	7 477.84	6 088.91	4 060.08	2 028.83	130.64
湖北省	26 635.04	14 321.15	12 014.17	9 757.21	7 176.77	2 580.44	299.72
湖南省	21 593.38	12 445.63	8 827.54	6 871.56	5 104.20	1 767.36	320.21
广东省	55 757.24	31 727.53	23 765.19	19 951.30	12 747.38	7 203.92	264.52
广西壮族自治区	20 343.99	11 784.08	8 418.82	6 944.81	5 318.61	1 626.20	141.08
海南省	11 790.56	6 505.75	5 052.38	4 242.25	2 576.56	1 665.69	232.44
重庆市	24 154.44	13 175.77	10 794.98	8 719.65	7 393.53	1 326.12	183.70
四川省	15 575.83	9 081.63	6 321.57	5 034.16	3 682.75	1 351.41	172.62
贵州省	10 852.02	6 525.69	4 113.91	3 129.46	2 429.46	700.00	212.42
云南省	12 553.69	6 788.08	5 496.75	4 592.03	3 623.17	968.86	268.86
西藏自治区	7 246.82	4 719.12	2 384.29	867.06	307.41	559.65	143.41
陕西省	10 379.16	6 071.81	4 157.99	3 494.15	2 663.65	830.50	149.35
甘肃省	8 967.29	5 337.26	3 471.38	2 540.71	1 720.45	820.26	158.65
青海省	6 789.97	3 633.59	2 856.18	2 121.94	1 469.97	651.97	300.21
宁夏回族自治区	13 282.76	6 567.29	6 578.12	5 164.41	2 979.94	2 184.47	137.35
新疆维吾尔自治区	17 571.78	9 441.38	7 784.03	6 588.72	4 150.93	2 437.78	346.37

2007年政府办中医类医院按地区分门诊患者负担情况

单位：元

地区	平均每诊疗人次医疗费	内：挂号费	药费	检查费	治疗费
全国总计	**101.37**	**1.44**	**58.50**	**15.22**	**12.23**
北京市	198.22	2.67	141.13	17.37	20.05
天津市	123.94	2.53	80.06	8.20	16.93
河北省	68.15	0.54	34.02	15.80	7.03
山西省	66.69	1.15	32.36	11.43	8.32
内蒙古自治区	76.02	0.95	45.60	13.47	7.33
辽宁省	123.19	1.04	72.83	18.11	15.09
吉林省	86.05	2.36	43.09	16.43	14.00
黑龙江省	109.79	1.33	60.31	22.14	12.51
上海市	171.38	4.91	118.31	10.76	9.43
江苏省	137.15	1.25	82.39	17.76	14.86
浙江省	136.44	2.18	89.38	15.48	9.09
安徽省	85.96	0.62	42.86	20.64	9.51
福建省	92.70	1.26	46.07	19.27	9.86
江西省	73.61	0.91	39.85	15.20	7.52
山东省	101.61	0.95	53.47	22.36	11.26
河南省	65.16	0.51	33.94	13.76	8.82
湖北省	105.32	1.69	59.47	15.00	16.89
湖南省	101.25	1.17	52.21	21.11	11.07
广东省	103.36	1.30	53.32	15.34	19.39
广西壮族自治区	69.62	0.51	36.91	10.36	12.33
海南省	74.81	1.73	43.53	9.43	10.59
重庆市	98.56	1.10	53.28	16.84	12.87
四川省	64.38	1.86	32.01	11.44	10.48
贵州省	60.01	0.87	30.47	9.49	11.09
云南省	56.80	0.35	31.81	8.00	9.44
西藏自治区	49.96	1.85	34.31	6.48	5.03
陕西省	80.41	1.41	42.04	13.54	9.58
甘肃省	48.61	1.16	26.61	9.44	4.85
青海省	74.31	0.77	49.26	8.03	7.52
宁夏回族自治区	58.19	0.70	37.04	7.03	7.42
新疆维吾尔自治区	103.71	1.19	64.07	16.29	9.94

2007年政府办中医类医院按地区分住院患者负担情况

单位：元

地区	平均每一出院者住院医疗费	内：床位费	药费	检查费	治疗费	手术费	出院者平均每天住院医疗费
全国总计	**3 826.44**	**238.29**	**1 696.90**	**234.46**	**687.37**	**383.08**	**358.98**
北京市	10 236.11	581.49	4 596.50	940.99	1 895.53	534.07	557.58
天津市	7 232.77	434.63	3 425.91	364.00	1 528.76	293.75	468.77
河北省	2 451.72	142.57	1 153.48	165.71	441.68	231.06	288.12
山西省	2 104.84	136.98	828.77	106.15	417.87	247.67	174.60
内蒙古自治区	2 385.27	146.04	1 241.45	153.21	358.98	181.32	236.19
辽宁省	3 996.34	253.73	1 877.81	281.68	653.19	343.02	317.90
吉林省	2 685.63	225.11	1 232.01	139.92	479.00	237.77	248.53
黑龙江省	2 806.06	197.27	1 355.42	225.16	484.39	202.45	269.52
上海市	7 614.47	582.45	3 548.07	439.35	643.94	706.36	447.80
江苏省	5 601.03	358.50	2 717.33	298.29	745.07	469.46	499.24
浙江省	6 483.42	410.89	3 369.67	269.11	488.91	656.69	547.22
安徽省	3 160.35	168.74	1 408.46	184.88	550.01	357.90	331.26
福建省	4 242.74	259.25	1 823.93	283.82	667.52	504.65	371.90
江西省	2 741.54	127.50	1 248.73	149.64	412.40	479.34	318.50
山东省	3 212.67	183.07	1 520.18	163.07	570.80	409.98	364.94
河南省	2 680.28	148.47	1 236.48	123.85	503.31	289.29	262.01
湖北省	3 442.33	187.10	1 441.27	199.37	773.11	351.19	311.06
湖南省	3 481.93	190.77	1 576.22	196.69	531.31	394.29	337.30
广东省	6 106.24	478.91	2 023.85	458.57	1 739.17	656.11	551.88
广西壮族自治区	3 053.85	134.06	1 152.80	185.05	809.42	234.80	320.87
海南省	2 970.22	227.45	1 157.98	135.80	599.20	261.45	310.59
重庆市	3 442.29	191.19	1 569.02	185.44	582.96	422.23	322.46
四川省	2 832.12	170.25	1 104.90	172.95	661.12	288.89	281.43
贵州省	2 677.29	159.40	1 050.27	185.82	625.27	282.18	270.25
云南省	2 994.17	222.86	1 324.45	173.76	662.99	225.39	252.04
西藏自治区	3 854.88	876.35	1 702.14	207.30	551.50	113.56	237.70
陕西省	2 528.28	174.02	1 029.21	177.83	354.77	333.65	243.13
甘肃省	2 453.46	126.11	1 097.09	188.93	428.28	301.32	233.14
青海省	2 386.84	167.56	1 286.67	115.86	310.88	146.42	258.44
宁夏回族自治区	2 192.36	150.56	1 069.02	109.15	440.90	122.08	209.25
新疆维吾尔自治区	3 753.59	207.85	1 538.50	499.91	944.66	233.94	300.39

2007年政府办中医类医院按地区分平均每一职工、医师产出情况

地　区	医师人均担负年诊疗人次	医师人均担负年住院床日	医师人均每日担负诊疗人次	医师人均每日担负住院床日	职工人均年业务收入（元）	医师人均年业务收入（元）
全国总计	**1 637.80**	**532.90**	**6.53**	**1.46**	**121 687.14**	**356 882.03**
北京市	2 486.86	574.16	9.91	1.57	259 336.91	820 575.82
天津市	1 794.32	427.55	7.15	1.17	151 221.69	426 993.68
河北省	1 132.42	418.86	4.51	1.15	75 192.60	195 808.54
山西省	696.91	243.83	2.78	0.67	39 401.20	98 610.35
内蒙古自治区	1 081.91	322.62	4.31	0.88	65 861.28	158 696.04
辽宁省	955.51	415.87	3.81	1.14	83 061.57	249 717.15
吉林省	888.75	299.04	3.54	0.82	56 246.57	154 377.96
黑龙江省	1 017.88	360.11	4.06	0.99	73 305.95	206 450.51
上海市	3 279.43	709.36	13.07	1.94	282 346.86	914 198.94
江苏省	2 077.99	656.15	8.28	1.80	202 780.47	613 697.95
浙江省	2 569.40	574.19	10.24	1.57	234 562.37	671 078.96
安徽省	1 228.19	531.66	4.89	1.46	92 398.21	276 316.44
福建省	2 453.11	652.39	9.77	1.79	174 102.44	476 246.80
江西省	1 562.34	499.17	6.22	1.37	92 098.79	275 722.55
山东省	1 095.77	508.57	4.37	1.39	114 425.86	293 417.00
河南省	1 360.33	537.01	5.42	1.47	70 646.12	227 618.93
湖北省	1 412.88	566.67	5.63	1.55	104 128.14	329 302.42
湖南省	956.87	606.53	3.81	1.66	90 266.81	296 295.14
广东省	3 216.86	576.43	12.82	1.58	191 126.99	645 419.19
广西壮族自治区	2 023.79	528.01	8.06	1.45	94 362.91	311 812.63
海南省	1 981.66	525.86	7.90	1.44	84 969.27	312 340.74
重庆市	1 475.20	575.56	5.88	1.58	120 020.29	329 130.70
四川省	1 788.39	623.08	7.13	1.71	100 806.95	286 764.50
贵州省	1 417.52	585.73	5.65	1.60	87 794.89	238 220.54
云南省	1 944.95	703.61	7.75	1.93	106 558.52	285 410.60
西藏自治区	1 350.98	340.82	5.38	0.93	58 342.01	144 428.89
陕西省	1 062.80	549.12	4.23	1.50	73 844.49	219 788.77
甘肃省	1 540.36	538.35	6.14	1.47	72 341.36	190 162.64
青海省	1 287.98	479.91	5.13	1.31	80 567.25	216 676.28
宁夏回族自治区	2 006.42	437.62	7.99	1.20	77 600.25	208 300.00
新疆维吾尔自治区	1 539.22	915.79	6.13	2.51	142 171.16	429 471.45

2007 年全国中医类门诊部门诊服务情况（一）

	机构数（个）	诊疗人次数（人次）					
		总计	其中：门急诊人次数				家庭卫生服务人次数
			合计	门诊人次数	急诊人次数		
					小计	死亡数	
门诊部	**7 124***	**50 768 718**	**47 368 445**	**46 667 282**	**701 163**	**65**	**158 151**
其中：中医类门诊部	**681**	**6 925 147**	**6 646 745**	**6 608 225**	**38 520**	**0**	**15 906**
中医门诊部	523	5 695 466	5 479 462	5 456 569	22 893	0	14 174
中西医结合门诊部	150	1 193 955	1 133 867	1 118 250	15 617	0	1 232
民族医门诊部	8	35 726	33 416	33 406	10	0	500

注：本表中的门诊部机构数来源于卫生部 B1－1 表，总诊疗人次的相关数据来源于卫生部 B2－1 表。

2007 年全国中医类门诊部门诊服务情况（二）

	门急诊人次占总诊疗人次（%）	观察室（人）		观察室病死率（%）	健康检查人数（人）
		留观病例数	死亡人数		
门诊部	**93.30**	**793 956**	**1 103**	**0.14**	**4 174 825**
其中：中医类门诊部	**95.98**	**44 235**	**1 077**	**2.43**	**75 403**
中医门诊部	96.21	22 686	1 076	4.74	46 496
中西医结合门诊部	94.97	21 549	1	0.00	28 907
民族医门诊部	93.53	0	0	–	0

2007 年全国中医类门诊部门诊服务情况（三）

	急诊		急诊抢救成功率（%）	急诊病死率（%）
	抢救总人次	抢救成功人次		
门诊部	**20 337**	**6 874**	**33.80**	**0.01**
其中：中医类门诊部	**689**	**102**	**14.80**	**–**
中医门诊部	606	21	3.47	–
中西医结合门诊部	83	81	97.59	–
民族医门诊部	0	0	–	–

2007 年全国中医类门诊部住院服务情况（一）

	入院人数（人）	出院人数（人）						治愈率（%）
		总计	治愈	好转	未愈	死亡	其他	
门诊部	**117 216**	**151 689**	**127 299**	**21 967**	**977**	**116**	**1 330**	**84.80**
其中：中医类门诊部	**4 018**	**9 312**	**8 443**	**753**	**11**	**0**	**105**	**91.80**
中医门诊部	3 353	8 715	8 026	586	3	0	100	93.24
中西医结合门诊部	665	597	417	167	8	0	5	70.69
民族医门诊部	0	0	0	0	0	0	0	–

2007年全国中医类门诊部住院服务情况（二）

	好转率（%）	病死率（%）	住院病人手术人次数	住院危重病人抢救人次数		住院危重病人抢救成功率（%）	每百门急诊的入院人数（人）
				总计	其中：抢救成功人次数		
门诊部	**14.48**	**0.08**	**14 285**	**1 328**	**1 259**	**94.80**	**0.25**
其中：中医类门诊部	**8.09**	**–**	**55**	**0**	**0**	**–**	**0.06**
中医门诊部	6.72	–	0	0	0	–	0.06
中西医结合门诊部	27.97	–	55	0	0	–	0.06
民族医门诊部	–	–	0	0	0	–	0.00

2007年全国中医类门诊部病床使用情况（一）

	编制床位（张）	实有床位数（张）	其中：扶贫床位	实际开放总床日数（床日）	平均开放病床数（张）
门诊部	**10 586**	**10 371**	**160**	**2 282 170**	**6 253**
其中：中医类门诊部	**731**	**674**	**5**	**148 986**	**408**
中医门诊部	509	487	2	97 359	267
中西医结合门诊部	211	175	3	50 907	139
民族医门诊部	11	12	0	720	2

2007年全国中医类门诊部病床使用情况（二）

	实际占用总床日数（床日）	其中：扶贫病床占用床日	出院者占用总床日数（日）	观察床数（张）	全年开设家庭病床总数（张）
门诊部	**862 826**	**18 947**	**623 337**	**7 285**	**43 695**
其中：中医类门诊部	**51 489**	**360**	**27 186**	**523**	**2 138**
中医门诊部	34 673	0	14 965	295	2 116
中西医结合门诊部	16 816	360	12 221	215	22
民族医门诊部	0	0	0	13	0

2007年全国中医类门诊部病床使用情况（三）

	病床周转次数（次）	病床工作日（日）	病床使用率（%）	出院者平均住院日（日）
门诊部	**24.26**	**138.00**	**37.81**	**4.11**
其中：中医类门诊部	**22.81**	**126.14**	**34.56**	**2.92**
中医门诊部	32.67	129.99	35.61	1.72
中西医结合门诊部	4.28	120.57	33.03	20.47
民族医门诊部	–	–	–	–

2007 年全国中医类门诊部服务质量与效率（一）

单位：千元

	诊断符合率（%）			医院感染率（%）	无菌手术（I 级切口）	
	入院与出院	住院手术前后	病理检查与临床诊断		感染率（%）	甲级愈合率（%）
门诊部	**97.53**	**91.52**	**95.90**	**0.02**	**1.14**	**95.45**
其中：中医类门诊部	**97.36**	**91.67**	**100.00**	**–**	**–**	**–**
中医门诊部	100.00	–	100.00	–	–	–
中西医结合门诊部	96.69	91.67	–	–	–	–
民族医门诊部	–	–	–	–	–	–

2007 年全国中医类门诊部服务质量与效率（二）

	医师人均全年担负		医师人均每日担负		检查阳性率（%）		
	诊疗人次	住院床日	诊疗人次	住院床日	CT	MRI	800mA 及以上 X 线机
门诊部	**1 704.33**	**28.97**	**6.79**	**0.08**	**22.02**	**5.11**	**2.53**
其中：中医类门诊部	**1 806.25**	**13.43**	**7.20**	**0.04**	**86.49**	**–**	**86.57**
中医门诊部	1 891.55	11.52	7.54	0.03	–	–	–
中西医结合门诊部	1 496.18	21.07	5.96	0.06	86.49	–	86.57
民族医门诊部	1 429.04	–	5.69	–	–	–	–

2007 年全国中医类诊所总诊疗人次数及医师产出情况

	机构数（个）	总诊疗人次数（人次）	医师人均全年担负诊疗人次数（人次）	医师人均每日担负诊疗人次数（人次）
诊所	**142 847**	**356 271 959**	**2 253.87**	**8.98**
其中：中医类诊所	**31 473**	**82 811 522**	**2 329.44**	**9.28**
中医诊所	23 533	59 174 032	2 382.40	9.49
中西医结合诊所	7 570	22 783 823	2 199.00	8.76
民族医诊所	370	853 667	2 432.10	9.69

四、中医教育

2007年全国高等中医药院校数及开设中医药专业的高等西医药院校、高等非医药院校、研究院所机构数

单位：所

	高等中医药院校	设置中医药专业的高等西医药院校	设置中医药专业的高等非医药院校、研究院所
总　　计	**47**	**89**	**134**
培养研究生的科研机构	**0**	**0**	**7**
普通高等学校	**47**	**81**	**124**
其中：大学	12	16	69
学院	13	28	21
高等专科学校	9	23	1
高等职业学校	0	8	27
分校、大专班	4	0	3
独立学院	9	6	3
成人高等学校	**0**	**8**	**3**
其中：职工高校	0	8	1
广播电视大学	0	0	2

2007年全国高等中医药院校统招研究生、本科、专科毕业、招生、在校学生数

	院校数（所）	毕业生数（人）	招生数（人）	在校生数（人）	预计毕业学生数(人)
高等中医药院校总计	**-**	**86 296**	**112 212**	**377 475**	**92 303**
博士生	15	858	1 134	3 255	1 052
硕士生	23	4 988	7 379	20 937	6 469
普通本科、专科生	47	53 908	68 751	261 407	60 629
成人本科、专科生	28	24 502	31 755	85 086	24 153
网络本科、专科生	1	2 040	3 193	6 790	-
其中：民族医院校	**-**	**5 848**	**5 208**	**18 833**	**5 426**
博士生	1	2	1	1	0
硕士生	1	22	15	38	11
普通本科、专科生	5	3 422	4 085	14 688	3 637
成人本科、专科生	4	2 402	1 107	4 106	1 778

注：贵阳医学院神奇民族医药学院、右江民族医学院、黔南民族医学高等专科学校在2006年归入西医高校中（无中医专业），而2007年归入民族医院校（根据学校名称归类），所以本表数据与去年比差别较大。

2007年全国高等中医药院校在职教育、学历文凭考试、电大注册视听生、自考助学班毕（结）业、入学、在校学生数

	院校数(所)	毕(结)业生数(人)	招生数(人)	在校学生数(人)
高等中医药院校总计	**-**	**845**	**1 831**	**4 580**
在职攻读博士	5	5	23	71
在职攻读硕士	16	667	1 142	3 362
学历文凭、电大、自考	2	173	666	1 147
其中：民族医院校	**-**	**0**	**0**	**0**
在职攻读博士	0	0	0	0
在职攻读硕士	0	0	0	0

2007年全国高等中医药院校其他学生情况

	院校数(所)	结业生数(人)	注册学生数(人)
高等中医药院校总计	**–**	**5 806**	**2 168**
研究生课程进修班	12	550	1 011
普通预科生	6	0	356
进修及培训	12	5 256	801
其中：资格证书培训	4	859	336
岗位证书培训	3	214	128
其中：民族医院校	**1**	**0**	**64**
普通预科生	1	0	64

2007年全国高等西医药院校中医药专业研究生、本科、专科毕业、招生、在校学生数

	院校数（所）	毕业生数（人）	招生数（人）	在校生数（人）	预计毕业学生数(人)
设置中医药专业的高等西医药院校总计	**–**	**14 959**	**14 291**	**62 480**	**20 984**
博士生	7	45	80	215	66
硕士生	32	319	633	1 657	478
普通本科、专科生	69	10 383	10 590	45 744	12 529
成人本专科生	37	4 212	2 988	14 864	7 911

2007年全国高等非医药院校、研究院所中医药专业研究生、本科、专科毕业、招生、在校学生数

	机构数(所)	毕业生数(人)	招生数(人)	在校生数(人)	预计毕业学生数(人)
设置中医药专业的高等非医药院校、研究院所总计	**–**	**7 129**	**7 988**	**32 202**	**10 376**
博士生	15	86	89	276	94
硕士生	47	467	639	1 786	594
普通本科、专科生	94	5 284	5 347	24 028	7 644
成人本专科生	44	1 292	1 913	6 112	2 044

2007年全国高等中医药院校攻读博士学位分专业毕业、招生、在校学生数

单位:人

专业名称	毕业生数		招生数	在校生数	预计毕业学生数
	小计	其中:授学位			
攻读博士学位人员总计	**858**	**853**	**1 134**	**3 255**	**1 052**
中医学	120	119	128	378	112
中医基础理论	53	53	50	165	67
中医临床基础	30	30	54	141	40
中医医史文献	23	23	28	94	37
方剂学	22	22	26	70	20
中医诊断学	9	9	19	58	21
中医内科学	161	160	177	537	183
中医外科学	22	22	26	91	37

（续表）

专业名称	毕业生数		招生数	在校生数	预计毕业学生数
	小计	其中:授学位			
中医骨伤科学	23	23	39	120	38
中医妇科学	29	28	43	93	27
中医儿科学	7	7	9	27	7
中医五官科学	13	13	12	30	12
针灸推拿学	77	77	141	363	104
中医学新专业	1	1	1	21	18
中西医结合	30	30	50	123	42
中西医结合基础	41	41	39	131	46
中西医结合临床	80	78	115	337	97
生药学	6	6	8	21	7
中药学	111	111	169	455	137

2007 年全国高等中医药院校攻读硕士学位分专业毕业、招生、在校学生数

单位:人

专业名称	毕业生数		招生数	在校生数	预计毕业学生数
	小计	其中：授学位			
攻读硕士学位人员总计	**4 988**	**4 819**	**7 379**	**20 937**	**6 469**
科学技术哲学	3	3	3	8	1
马克思主义理论与思想政治教育	0	0	7	7	0
政治学新专业	0	0	1	1	0
应用心理学	0	0	2	2	0
生物化工	0	0	2	2	0
生物医学工程	3	3	4	10	3
人体解剖与组织胚胎学	0	0	2	5	1
免疫学	0	0	2	2	0
病理学与病理生理学	4	4	6	20	7
内科学	15	15	22	62	15
老年医学	0	0	1	8	5
神经病学	0	0	1	1	0
影像医学与核医学	1	1	21	27	2
临床检验诊断学	0	0	9	9	0
护理学	0	0	21	21	0
外科学	0	0	2	2	0
眼科学	0	0	3	3	0
肿瘤学	0	0	1	1	0
康复医学与理疗学	1	1	24	60	15
麻醉学	0	0	1	1	0
临床医学新专业	0	0	0	75	40
公共卫生与预防医学新专业	0	0	33	42	2
中医学	580	487	879	2612	982

（续表）

专业名称	毕业生数		招生数	在校生数	预计毕业学生数
	小计	其中：授学位			
中医基础理论	140	140	129	409	141
中医临床基础	170	167	196	611	183
中医医史文献	74	75	90	271	94
方剂学	100	98	101	296	110
中医诊断学	60	61	75	189	59
中医内科学	815	795	1057	3163	995
中医外科学	198	198	295	836	255
中医骨伤科学	267	265	366	1106	332
中医妇科学	221	218	321	877	273
中医儿科学	109	106	165	463	135
中医五官科学	118	118	184	452	136
针灸推拿学	353	346	653	1743	458
中医学新专业	10	10	26	48	7
中西医结合	53	40	84	209	63
中西医结合基础	129	128	199	516	158
中西医结合临床	706	697	884	3015	989
中西医结合新专业	1	1	1	3	2
药物化学	33	33	79	182	50
药剂学	84	84	198	482	136
生药学	81	81	163	392	99
药物分析学	30	30	78	164	37
微生物与生化药学	0	0	2	2	0
药理学	78	76	127	312	81
中药学	539	526	783	2062	576
中药学新专业	1	1	2	6	2
管理学	9	9	58	105	15
社会医学与卫生事业管理	2	2	16	42	10

2007 年全国高等中医药院校本科分专业毕业、招生、在校学生数

单位：人

专业名称	年制	毕业生数		招生数	在校生数	预计毕业学生数
		小计	其中:授学位			
本科总计	–	**30 805**	**28 937**	**46 546**	**191 218**	**36 827**
中医学	2	247	224	107	440	319
	3	719	705	104	850	401
	4	40	36	0	0	0
	5	8 504	8 013	7 199	40 117	8 548
	6	164	154	215	1 318	245
	7	619	582	1 449	8 508	1 224

（续表）

专业名称	年制	毕业生数		招生数	在校生数	预计毕业学生数
		小计	其中：授学位			
针灸推拿学	2	72	70	19	70	39
	3	99	98	228	712	212
	5	1 760	1 647	2 812	12 424	1 967
	6	29	29	30	225	26
	7	0	0	29	130	22
藏医学	5	31	24	108	656	113
中西医临床医学	2	176	142	90	181	91
	439	3	67	66	190	849
	3 203	5	2 708	2 527	5 721	24 628
中医学类新专业	5	0	0	0	104	0
护理学	2	180	162	132	293	154
	15	3	150	148	42	144
	1 904	4	1 471	1 401	3 785	11 610
	726	5	549	503	1 422	4 875
	49	6	48	48	48	283
护理学类新专业	3	20	0	30	79	20
	5	0	0	77	192	62
药学	2	130	127	214	351	137
	4	1 725	1 632	2 359	9 047	1 849
	5	0	0	94	187	0
中药学	179	2	254	240	206	394
	3	0	0	27	27	0
	4	3 188	3 003	3 697	15 607	3 713
	5	126	125	107	547	127
药物制剂	2	0	0	0	6	6
	4	814	772	1 371	5 184	1 278
中草药栽培与鉴定	2	12	9	18	35	17
	4	100	91	74	455	105
藏药学	4	0	0	36	36	0
	5	14	13	77	355	43
中药资源与开发	2	5	5	1	3	2
	4	137	128	363	1 327	278
药学类新专业	2	40	0	30	89	59
	4	45	43	234	569	87

（续表）

专业名称	年制	毕业生数		招生数	在校生数	预计毕业学生数
		小计	其中：授学位			
预防医学	4	0	0	0	99	99
	5	0	0	49	408	0
卫生检验	4	0	0	48	48	0
营养学	4	0	0	48	90	0
临床医学	2	0	0	94	178	84
	3	0	0	1	10	7
	5	1 332	1 213	2 102	8 497	1 464
麻醉学	5	6	4	0	4	4
医学影像学	4	0	0	91	181	0
	5	142	137	235	939	154
医学检验	3	124	122	29	44	0
	4	58	58	243	548	0
	5	237	232	245	1 179	329
眼视光学	4	0	0	42	86	0
康复治疗学	3	0	0	14	14	0
	4	59	59	286	742	59
	5	70	57	119	456	62
听力学	4	59	59	67	248	56
医学美容技术	5	0	0	0	107	0
口腔医学	3	3	3	7	25	14
	4	0	0	0	144	37
	5	165	154	237	955	173
应用化学	4	0	0	32	32	0
生物科学	4	107	107	121	303	58
生物技术	4	0	0	309	1 011	140
环境科学	4	0	0	0	53	0
应用心理学	4	154	149	548	1 678	359
	5	24	19	59	780	112
	6	0	0	41	59	17
计算机科学与技术	2	2	1	0	0	0
	4	342	324	522	1 956	363
生物医学工程	4	79	77	107	325	40
医学信息工程	4	0	0	47	176	0

（续表）

专业名称	年制	毕业生数		招生数	在校生数	预计毕业学生数
		小计	其中:授学位			
制药工程	0	2	2	2	0	0
	4	851	786	1 564	5 857	1 371
食品科学与工程	4	46	46	289	809	103
食品质量与安全	4	0	0	63	63	0
生物工程	2	1	1	0	0	0
	4	158	152	207	780	175
植物保护	4	0	0	48	184	46
管理科学	2	26	19	0	0	0
	4	54	44	192	533	133
信息管理与信息系统	4	90	84	355	947	124
工商管理	4	32	31	358	696	85
市场营销	2	53	53	85	188	97
	4	453	424	1 101	3 318	557
人力资源管理	4	0	0	64	115	0
电子商务	4	0	0	182	394	0
公共事业管理	2	8	8	0	0	0
	4	637	614	1 280	4 297	825
	5	58	58	272	880	133
劳动与社会保障	4	55	50	92	388	110
公共管理	4	41	40	30	147	32
公共管理类新专业	4	0	0	0	24	24
国际经济与贸易	4	453	436	451	1 948	532
保险	2	1	1	0	0	0
	4	88	83	105	304	76
法学	4	141	118	118	579	151
体育教育	4	0	0	181	473	60
运动人体科学	4	0	0	31	126	0
	5	0	0	0	166	48
汉语言文学	4	35	34	49	216	60
汉语言	4	56	55	58	216	51
对外汉语	4	0	0	37	115	37
英语	4	159	159	557	2 135	519
	5	61	60	104	506	108
日语	4	0	0	37	157	41
翻译	4	40	37	101	254	39
音乐学	4	0	0	47	77	0

2007 年全国高等中医药院校专科分专业毕业、招生、在校学生数

单位：人

专业名称	年制	毕业生数	招生数	在校生数	预计毕业学生数
专科总计	–	**23 103**	**22 205**	**70 189**	**23 802**
中医学	2	533	0	741	315
	3	1 236	2 110	5 081	1 432
针灸推拿学	2	290	0	566	316
	3	1 271	2 332	5 558	1 436
藏医学	3	37	22	208	86
中西医临床医学	2	276	89	1 271	553
	3	1 987	601	4 157	1 683
中医学类新专业	4	184	158	725	186
护理学	2	1 217	94	3 583	1 725
	3	5 901	7 204	18 609	5 534
	4	89	64	277	89
护理学类新专业	3	187	0	0	0
药学	2	27	0	279	94
	3	1 181	1 154	3 073	921
	4	42	50	175	46
中药学	2	596	0	1 202	740
	3	1 238	998	3 264	1 235
应用药学	3	70	224	465	50
药学类新专业	2	24	0	420	261
	3	880	716	2 538	1 045
预防医学	3	217	374	887	294
预防医学类新专业	3	27	0	0	0
临床医学	2	106	0	675	391
	3	2 102	1 701	4 808	1 530
医学影像学	3	42	151	383	40
医学检验	2	0	0	14	14
	3	308	744	1 713	597
康复治疗学	2	20	0	139	139
	3	134	403	848	169
医学技术	2	0	0	29	29
	3	597	402	1 365	576
临床医学与医学技术类/口腔医学	3	294	528	1 232	323

（续表）

专业名称	年制	毕业生数	招生数	在校生数	预计毕业学生数
口腔医学	2	28	0	16	16
	3	663	381	1 096	363
市场营销	3	460	548	1 352	351
人力资源管理	3	11	29	45	10
旅游管理	3	35	38	104	38
公共事业管理	3	0	84	157	0
保险	3	17	23	69	25
法学	3	65	26	76	28
英语	3	0	46	46	0
日语	3	0	49	49	0
计算机科学与技术	3	33	28	81	27
制药工程	2	0	19	440	215
	3	648	636	2 026	761
食品科学与工程	3	0	179	300	72
农学	3	30	0	47	47

2007 年全国高等西医药院校攻读中医类博士学位分专业毕业、招生、在校学生数

单位：人

专业名称	毕业生数		招生数	在校生数	预计毕业学生数
	小计	其中：授学位			
攻读博士学位人员总计	**45**	**42**	**80**	**215**	**66**
中医诊断学	1	1	0	1	1
中西医结合基础	6	6	12	33	11
中西医结合临床	27	24	52	121	33
中药学	11	11	11	44	18
中药学新专业	0	0	5	16	3

2007 年全国高等西医药院校攻读中医类硕士学位分专业毕业、招生、在校学生数

单位：人

专业名称	毕业生数		招生数	在校生数	预计毕业学生数
	小计	其中：授学位			
攻读博士学位人员总计	**319**	**314**	**633**	**1 657**	**478**
中医基础理论	4	4	7	18	4
中医临床基础	6	6	15	22	3
中医医史文献	1	1	0	1	1
方剂学	9	9	15	49	18
中医诊断学	5	5	2	23	14
中医内科学	39	39	92	209	49
中医外科学	2	2	13	35	11

（续表）

专业名称	毕业生数		招生数	在校生数	预计毕业学生数
	小计	其中：授学位			
中医骨伤科学	0	0	1	1	0
中医妇科学	0	0	2	2	0
中医儿科学	1	1	2	6	3
针灸推拿学	7	7	24	74	23
中医学新专业	13	12	22	53	19
中西医结合基础	33	33	35	162	59
中西医结合临床	130	128	232	629	182
中药学	35	34	91	136	20
中药学新专业	34	33	80	237	72

2007年全国高等西医药院校本科中医药专业毕业、招生、在校学生数

单位：人

专业名称	年制	毕业生数		招生数	在校生数	预计毕业学生数
		小计	其中：授学位			
本科总计	**–**	**2 912**	**2 248**	**6 058**	**24 662**	**4 737**
中医学	2	0	0	0	6	6
	3	30	30	10	80	46
	4	0	0	33	33	0
	5	1 009	715	1 216	5 469	982
针灸推拿学	5	114	60	520	1 525	210
蒙医学	5	0	0	79	291	33
中西医临床医学	2	11	11	0	32	32
	3	108	0	105	436	210
	4	12	12	0	0	0
	5	720	582	1 537	7 310	1 087
	7	0	0	35	314	27
维医学	5	0	0	44	93	0
中医学类新专业	5	0	0	35	77	0
中医护理	4	0	0	58	58	0
中药学	2	4	4	0	1	1
	4	762	695	1 923	7 249	1 681
	5	24	22	32	155	29
中药制药	4	63	62	0	247	169
中草药栽培与鉴定	4	0	0	64	64	0
中药资源与开发	4	55	55	180	618	91
蒙药学	4	0	0	57	88	0
中药学新专业	4	0	0	130	516	133

2007 年全国高等西医药院校专科中医药分专业毕业、招生、在校学生数

单位：人

专业名称	年制	毕业生数	招生数	在校生数	预计毕业学生数
专科总计	**–**	**7 471**	**4 532**	**21 082**	**7 792**
中医学	2	104	0	469	130
	3	398	1 181	2 880	693
针灸推拿学	2	173	56	138	45
	3	466	615	1 501	415
藏医学	2	100	0	120	83
中西医临床医学	2	1 039	0	3 310	1 566
	3	3 362	668	7 218	3 153
中医护理	2	99	0	100	100
	3	97	115	339	190
中药学	2	196	0	354	133
	3	642	1 161	2 854	842
中药制药	2	411	97	539	259
	3	298	605	1 166	147
中草药栽培与鉴定	2	62	0	0	0
中药学新专业	3	24	34	94	36

2007 年全国高等非医药类院校、科研院所攻读中医类博士学位分专业毕业、招生、在校学生数

单位：人

专业名称	毕业生数		招生数	在校生数	预计毕业学生数
	小计	其中：授学位			
攻读博士学位人员总计	**86**	**84**	**89**	**276**	**94**
中医基础理论	5	5	4	16	5
中医医史文献	3	3	3	15	5
中医内科学	11	11	4	17	7
中医外科学	0	0	2	5	2
中医骨伤科学	1	1	2	5	1
中医妇科学	1	1	1	1	0
中医儿科学	0	0	0	0	0
针灸推拿学	1	1	1	4	1
中医学新专业	0	0	1	1	0
中西医结合基础	13	14	16	46	17
中西医结合临床	40	37	47	138	45
中西医结合新专业	0	0	1	3	2
中药学	11	11	5	23	9
中药学新专业	0	0	2	2	0

2007 年全国高等非医药类院校、科研院所攻读中医类硕士学位分专业毕业、招生、在校学生数

单位：人

专业名称	毕业生数		招生数	在校生数	预计毕业学生数
	小计	其中：授学位			
攻读博士学位人员总计	**467**	**461**	**639**	**1 786**	**594**
中医学	1	2	1	3	2
中医基础理论	11	11	17	43	11
中医临床基础	4	4	6	17	6
中医医史文献	8	8	5	23	9
方剂学	5	5	6	17	6
中医内科学	65	63	57	171	57
中医外科学	1	1	3	11	6
中医骨伤科学	4	4	6	18	6
中医妇科学	0	0	0	1	1
中医儿科学	1	1	2	3	0
中医五官科学	0	0	0	2	1
针灸推拿学	14	14	18	43	11
中医学新专业	15	14	21	54	17
中西医结合基础	30	31	49	110	37
中西医结合临床	199	194	231	733	266
中西医结合新专业	0	0	0	1	1
中药学	109	109	217	536	157

2007 年全国高等西医药院校本科中医药专业毕业、招生、在校学生数

单位：人

专业名称	年制	毕业生数		招生数	在校生数	预计毕业学生数
		小计	其中：授学位			
本科总计	**–**	**1 627**	**1 439**	**3 024**	**11 154**	**2 439**
中医学	2	0	0	139	139	0
	4	48	45	82	218	40
	5	338	324	493	2 074	538
	7	0	0	120	120	0
针灸推拿学	3	1	1	0	0	0
	5	50	48	163	539	86
蒙医学	2	18	18	2	5	3
	5	57	50	116	446	96
藏医学	5	71	68	41	213	41
中西医临床医学	5	44	35	206	937	108
中医学类新专业	4	0	0	0	29	29
	5	0	0	40	138	0

（续表）

专业名称	年制	毕业生数		招生数	在校生数	预计毕业学生数
		小计	其中：授学位			
中药学	2	62	0	0	72	72
	4	759	689	1 020	4 058	1 041
	5	26	25	0	29	0
中草药栽培与鉴定	2	2	1	0	0	0
	4	67	59	225	857	204
蒙药学	4	0	0	36	36	0
藏药学	4	31	29	0	30	0
中药资源与开发	4	53	47	341	1 214	181

2007 年全国高等西医药院校专科中医药分专业毕业、招生、在校学生数

单位：人

专业名称	年制	毕业生数	招生数	在校生数	预计毕业学生数
专科总计	–	**3 657**	**2 323**	**12 874**	**5 205**
中医学	2	34	0	41	0
	3	361	729	1 554	458
针灸推拿学	2	3	20	159	31
	3	169	272	734	232
蒙医学	2	0	0	18	6
	3	28	33	33	0
藏医学	2	0	29	29	0
	3	59	0	0	0
傣医学	3	0	18	18	0
中西医临床医学	2	119	0	728	330
	3	2 032	355	6 564	3 078
中药学	2	203	0	181	72
	3	597	867	2 380	836
	5	52	0	435	162

2007 年全国高等中医药院校留学生基本情况

单位：人

项　　目	毕（结）业生数	授予学位数	招生数	在校学生数
总　计	**1 012**	**526**	**1 552**	**4 752**
其中：女	528	247	634	1 994
分层次统计				
博士	52	50	56	239
硕士	108	108	125	404

（续表）

项　目	毕（结）业生数	授予学位数	招生数	在校学生数
本科	373	368	1 025	3 779
专科	4	0	9	15
培训	475	0	337	315
分大洲统计				
亚洲	855	475	1 391	4 161
非洲	6	1	40	54
欧洲	70	15	51	212
北美洲	56	25	51	235
南美洲	6	4	7	29
澳洲	19	6	12	61
分资助类型统计				
国际组织资助	0	0	0	6
中国政府资助	47	17	58	92
本国政府资助	19	7	12	26
学校间交换	4	0	4	2
自费	942	502	1 478	4 626

2007 年全国高等中医药院校教职工数

单位：人

	教职工数									另有其他人员		
	合计	校本部教职工					科研机构人员	校办企业职工	其他附设机构人员	小计	其中：	
		小计	专任教师	行政人员	教辅人员	工勤人员					聘请校外教师	离退休人员
总　计	**31 256**	**27 610**	**18 526**	**4 025**	**2 846**	**2 213**	**400**	**505**	**2 741**	**15 557**	**5 154**	**10 312**
其中：女	15 235	13 290	9 143	1 849	1 614	684	187	229	1 529	7 373	2 322	5 005
聘任制	2 663	2 603	2 135	227	168	73	0	5	55	0	0	0
其中：女	1147	1111	900	104	94	13	0	3	33	0	0	0

2007 年全国高等中医药院校教职工数（分职称）

单位：人

	教职工数								
	合计	校本部教职工					科研机构人员	校办企业职工	其他附设机构人员
		小计	专任教师	行政人员	教辅人员	工勤人员			
总　计	**31 256**	**27 610**	**18 526**	**4 025**	**2 846**	**2 213**	**400**	**505**	**2 741**
正高级	2 974	2 797	2 576	104	44	73	35	6	136
副高级	6 616	6 058	5 197	437	338	86	103	29	426
中　级	9 437	8 312	5 569	1 392	1 248	103	156	88	881
初　级	7 462	6 535	4 489	1104	839	103	71	63	793
无职称	4 767	3 908	695	988	377	1 848	35	319	505

2007 年全国高等中医药院校聘任制教职工数（分职称）

单位：人

	合计	校本部教职工					科研机构人员	校办企业职工	其他附设机构人员
		小计	专任教师	行政人员	教辅人员	工勤人员			
总　计	**2 663**	**2 603**	**2 135**	**227**	**168**	**73**	**0**	**5**	**55**
正高级	313	313	299	9	5	0	0	0	0
副高级	657	657	616	20	14	7	0	0	0
中　级	750	748	633	62	45	8	0	0	2
初　级	657	636	475	84	62	15	0	1	20
无职称	286	249	112	52	42	43	0	4	33

2007 年全国高等中医药院校专任、聘请校外教师岗位分类情况

单位:人

	专任教师中按授课内容分				聘请校外教师按授课内容分			
	合计	公共课基础课	专业课		合计	公共课基础课	专业课	
			小计	其中:双师型			小计	其中:双师型
总　计	**18 287**	**5 549**	**12 738**	**1 695**	**5 154**	**1 180**	**3 974**	**323**
其中:女	9 022	3 017	6 005	853	2 322	535	1 787	97
正高级	2 562	448	2 114	300	1 414	205	1 209	133
副高级	5 154	1 361	3 793	722	2 339	410	1 929	113
中　级	5 506	1 883	3 623	673	1 015	371	644	77
初　级	4 409	1 602	2 807	0	309	123	186	0
无职称	656	255	401	0	77	71	6	0

注:本表与相关表中的数据不完全一致,原因是专任教师中有部分因在国(境)外、科研、病休等是不任课的,因此,按授课内容分专任教师数偏小。

2007 年全国高等中医药院校专任教师学历情况

单位:人

	总计	博士研究生	硕士研究生	本科	专科及以下
专任教师	**18 526**	**1 761**	**6 424**	**9 796**	**545**
其中:女	9 143	747	3 397	4 757	242
正高级	2 576	491	612	1 379	94
副高级	5 197	647	1098	3 251	201
中　级	5 569	590	2 100	2 708	171
初　级	4 489	13	2 239	2 183	54
无职称	695	20	375	275	25

2007 年全国高等中医药院校聘请校外教师学历情况

单位:人

	总计	博士研究生	硕士研究生	本科	专科及以下
聘请校外教师总计	**5 154**	**493**	**1 354**	**3 061**	**246**
其中:女	2 322	219	655	1 309	139
正高级	1 414	203	328	842	41
副高级	2 339	203	556	1 463	117
中　级	1 015	83	363	501	68
初　级	309	3	102	185	19
无职称	77	1	5	70	1
聘请校外教师中:外教	55	4	24	27	0
其他高校	1 381	83	367	847	84

2007 年全国高等中医药院校专任教师按职称分年龄情况

单位：人

	合计	30 岁及以下	31～40 岁	41～50 岁	51～60 岁	61 岁及以上
总　计	**18 526**	**5 230**	**5 997**	**4 626**	**2 188**	**485**
其中:女	9 143	3 125	2 959	2 019	892	148
正高级	2 576	0	78	1 163	1 014	321
副高级	5 197	11	1 468	2 680	946	92
中　级	5 569	1 051	3 546	701	199	72
初　级	4 489	3 582	815	66	26	0
无职称	695	586	90	16	3	0

2007 年全国高等中医药院校专任教师按学历分年龄情况

单位：人

	合计	30 岁及以下	31～40 岁	41～50 岁	51～60 岁	61 岁及以上
总　计	**18 526**	**5 230**	**5 997**	**4 626**	**2 188**	**485**
博士研究生	1 761	149	834	692	82	4
硕士研究生	6 424	2 543	2 451	1 013	340	77
本科	9 796	2 499	2 630	2 811	1 480	376
专科及以下	545	39	82	110	286	28

2007 年全国高等中医药院校专任教师所教专业情况

单位：人

	总计	哲学	经济学	法学	教育学	文学	历史学	理学	工学	农学	医学	管理学
总　计	**18 526**	**510**	**238**	**312**	**1046**	**1323**	**58**	**1087**	**701**	**45**	**12 771**	**435**
正高级	2 576	31	10	10	47	49	5	132	31	1	2 223	37
副高级	5 197	153	77	64	281	270	18	332	125	8	3 786	83
中　级	5 569	169	77	92	287	414	27	305	222	8	3 829	139
初　级	4 489	136	60	138	397	531	8	254	282	20	2 506	157
无职称	695	21	14	8	34	59	0	64	41	8	427	19

2007 年全国高等中医药院校专任教师变动情况

单位：人

	上学年初报表专任教师数	本学年初报表专任教师数	减少教师数			
			合计	自然减员	调离教师岗位	其他
专任教师总计	**16 668**	**18 526**	**590**	**189**	**114**	**287**
其中：女	8 101	9 143	295	103	69	123

单位：人　（续表）

	增加教师数							
	合计	录用毕业生			外单位教师调入		校内外非教师调入	
		小计	其中：研究生	其中：本科	小计	其中：高校调入	小计	其中：本校调整
专任教师总计	**2 448**	**1 478**	**1115**	**433**	**385**	**188**	**585**	**415**
其中：女	1 337	850	670	231	186	90	301	201

注：由于统计口径的变化，在录用毕业生的统计中，由 2006 年统计录用的研究生和本科生数据改为统计录用的研究生数及录用的本校研究生数，录用的本科毕业生数不再统计。

2007 年全国高等中医药院校研究生指导教师情况

单位：人

		合计	30 岁及以下	31～35 岁	36～40 岁	41～45 岁	46～50 岁	51～55 岁	56～60 岁	61～65 岁	66 岁及以上
总　计		**6 600**	**37**	**252**	**854**	**1 989**	**1 384**	**1 119**	**559**	**285**	**121**
其中：女		2 215	20	91	295	698	520	369	144	61	17
分职称	正高级	3 751	0	5	190	948	882	855	480	275	116
	副高级	2 849	37	247	664	1 041	502	264	79	10	5
分指导关系	博士生导师	508	0	0	39	65	80	93	73	98	60
	硕士生导师	5 490	37	250	800	1 803	1 198	874	381	115	32
	博士生、硕士生导师	602	0	2	15	121	106	152	105	72	29

2007 年全国高等中医药院校资产情况

	占地面积（平方米）	图书、资料				拥有教学用计算机（台）	固定资产总值（万元）		
		图书（万册）		电子图书（片）			合计	教学、科研仪器设备资产	
		合计	当年新增	合计	当年新增			小计	当年新增
学校产权	20 628 553	2 145. 61	230. 32	952	106. 85	39 487	1 126 685. 85	222 980. 50	29 086. 92
非学校产权	3 040 182	179. 06	16. 73	149. 55	6. 1	3 226	205 191. 39	48 074. 29	155. 67
1. 独立使用	2 055 711	94. 82	16. 73	16. 25	0. 1	859	50 387. 34	5 106. 92	108. 01
2. 共同使用	984 471	84. 24	0	133. 3	6	2367	154 804. 05	42 967. 37	47. 66

注：由于统计口径的变化，“电子图书”的统计单位改为“万册”，但在中等学校的资产情况中“电子图书”的单位仍为“片”。

2007 年全国高等中医药院校房屋面积情况

单位：平方米

	学校产权建筑面积				正在施工面积	非学校产权建筑面积		
	合计	其中：				小计	独立使用	共同使用
		危房	当年新增	被外单位借用				
总　计	**9 494 325**	**4 636**	**677 071**	**27 499**	**799 399**	**1 575 694**	**729 490**	**846 204**
一、教学及辅助用房	3 962 606	3 788	292 145	0	455 782	969 147	341 383	627 764
其中：教室	1 291 927	3 788	22 539	0	90 774	209 316	144 688	64 628
图书馆	616 332	0	133 269	0	66 179	36 467	26 723	9 744
实验室、实习场所	1 702 492	0	85 972	0	253 546	690 505	157 982	532 523
体育馆	251 806	0	50 365	0	32 345	18 230	7 717	10 513
会堂	100 049	0	0	0	12 938	14 629	4273	10 356
二、行政办公用房	620 228	0	11 536	0	17 998	110 471	43 898	66 573
三、生活用房	3 453 693	848	246 861	27 499	121 875	496 076	344 209	151 867
其中：学生宿舍（公寓）	2 405 638	0	214 049	9 983	104 685	420 513	311 192	109 321
学生食堂	373 982	0	28 701	0	9 537	32 526	18 142	14 384
教工单身宿舍	88 949	848	0	0	0	6 546	2 670	3 876
教工食堂	24 458	0	0	0	5153	4 725	47	4 678
生活福利及其他用房	560 666	0	4 111	17 516	2 500	31 766	12 158	19 608
四、教工住宅	1 457 798	0	126 529	0	203 744	0	0	0

2007 年全国中等中医药院校数及开设中医药专业的中等西医药院校、中等非医药院校机构数

单位：所

	中等中医药院校	设置中医药专业的中等西医药院校	设置中医药专业的中等非医药院校
总　计	**72**	**255**	**196**
其中：调整后中等职业学校	4	43	18
中等技术学校	33	137	28
中等师范学校	0	0	0
成人中等专业学校	4	17	16
职业高中学校	15	28	99
其他机构	16	30	35

2007 年全国中等中医药学校按学生类别分毕业、招生、在校学生数

	学校数（所）	毕业生数（人）	招生数（人）	在校生数（人）	预计毕业学生数（人）
中等中医药学校总计	**–**	**35 038**	**39 138**	**123 598**	**37 795**
其中：民族医学校	4	299	786	2 125	629
调整后中职全日制学生	3	938	1 847	5 551	845
调整后中职非全日制学生	0	0	0	0	0
普通中专学生	49	30 555	31 528	104 805	32 342
成人中专全日制学生	9	1 219	2 731	6 417	1 986
成人中专非全日制学生	1	446	0	296	296
职业高中学生	18	1 880	3 032	6 529	2 326

注：黔南民族医学高等专科学校 2006 年归入西医院校（无中医专业），而 2007 年归入民族医院校，因此本表数据两年差别较大。

2007 年全国中等中医药学校分专业毕业、招生、在校学生数

单位：人

专业名称	毕业生数	招生数	在校学生数					预计毕业班学生数
			小计	一年级	二年级	三年级	四年级及以上	
总　计	**35 038**	**39 138**	**123 598**	**39 922**	**45 777**	**35 422**	**2 477**	**37 795**
中医	6 143	3 529	15 858	4 303	6 125	5 078	352	5 653
中医骨伤	601	209	1 271	209	526	532	4	586
中医护理	1 511	2 960	6 563	2 960	1 821	1 550	232	1 388
中西医结合	4 761	2 317	11 578	2 317	5 238	4 023	0	4 928
针灸推拿	308	399	1 652	399	672	484	97	427
中药	2 073	3 229	7 976	3 229	2 559	2 188	0	1 718
中药制药	30	201	621	201	327	93	0	165
中药质检	0	40	40	40	0	0	0	0
中医康复保健	1 365	1 080	1 975	1 080	314	581	0	516
蒙医医疗与蒙药	88	252	465	252	116	97	0	97
临床医学	1 132	265	883	265	275	343	0	343
护理	8 049	15 326	42 548	15 326	14 454	11 147	1 621	11 698
助产	374	935	2 017	935	612	447	23	555
卫生保健	2 984	607	2 917	607	92	2 218	0	2 508
眼视光技术	65	0	23	0	0	23	0	23
医学影像技术	227	207	518	207	153	158	0	158
医学检验	168	297	663	297	257	109	0	109

（续表）

专业名称	毕业生数	招生数	在校学生数					预计毕业班学生数
			小计	一年级	二年级	三年级	四年级及以上	
口腔工艺技术	448	489	1 545	489	470	586	0	663
康复技术	10	131	175	131	34	10	0	10
药剂	806	2 016	5 019	2 026	1 932	1 061	0	1 025
麻醉	6	0	0	0	0	0	0	0
医学美容	41	0	38	0	11	27	0	27
社区医学	11	0	67	0	59	8	0	12
医疗维修	0	0	3	0	3	0	0	3
医药营销	45	28	170	28	42	100	0	73
市场营销	30	29	109	29	40	40	0	40
电子商务	60	27	167	27	70	70	0	70
房地产经营与管理	20	30	70	30	20	20	0	20
烹饪	10	26	48	26	12	10	0	10
美容美发与形象设计	0	48	150	48	102	0	0	0
会计	40	37	157	37	60	60	0	60
工艺美术	16	6	32	6	6	20	0	20
休闲体育服务与管理	0	4	7	4	3	0	0	0
幼儿教育	36	90	248	90	102	56	0	56
畜牧兽医	0	44	54	44	10	0	0	44
建筑装饰	0	39	189	39	90	60	0	60
机电技术应用	0	230	455	230	201	24	0	24
焊接	80	163	163	163	0	0	0	163
服装制作与营销	29	66	66	66	0	0	0	66
电子技术应用	20	143	248	143	105	0	0	52
计算机及应用	187	383	848	383	237	228	0	228
计算机软件	50	24	84	24	30	30	0	30
其他	3 214	3 232	15 918	3 232	8 597	3 941	148	4 167

2007 年全国中等西医药学校中医药专业按学生类别分毕业、招生、在校学生数

	学校数（所）	毕业生数（人）	招生数（人）	在校生数（人）	预计毕业学生数（人）
设置中医药专业的中等西医药学校总计	–	**36 901**	**16 656**	**87 632**	**37 484**
调整后中职全日制学生	41	5 539	2 928	16 433	6 397
调整后中职非全日制学生	3	304	307	373	66
普通中专学生	168	27 294	9 548	59 635	26 610
成人中专全日制学生	17	566	1 649	3 830	1 605
成人中专非全日制学生	9	1 123	607	2 184	990
职业高中学生	32	2 075	1 617	5 177	1 816

2007 年全国中等西医药学校中医药专业分专业毕业、招生、在校学生数

单位：人

专业名称	毕业生数	招生数	在校学生数					预计毕业班学生数
			小计	一年级	二年级	三年级	四年级及以上	
总　计	**36 901**	**16 656**	**87 632**	**16 663**	**34 805**	**33 070**	**3 094**	**37 484**
中医	18 302	7 775	46 374	7 778	19 933	16 849	1 814	19 181
中医骨伤	510	251	1 731	251	707	773	0	773
中医护理	224	537	1 783	537	980	266	0	817
中西医结合	9 766	1 433	18 001	1 433	7 023	8 503	1 042	9 638
针灸推拿	531	241	984	244	287	453	0	453
中药	4 585	3 320	10 914	3 321	3 618	3 737	238	3 898
中药制药	2 033	2 175	5 389	2 175	1 660	1 554	0	1 809
中医康复保健	632	719	1 972	719	479	774	0	754
藏医医疗	198	43	175	43	96	36	0	36
维医医疗	102	162	309	162	22	125	0	125
蒙医医疗与蒙药	18	0	0	0	0	0	0	0

2007 年全国中等非医药学校中医药专业按学生类别分毕业、招生、在校学生数

	学校数（所）	毕业生数（人）	招生数（人）	在校生数（人）	预计毕业学生数（人）
设置中医药专业的中等非医药学校总计	–	**11 894**	**12 826**	**34 776**	**11 328**
调整后中职全日制学生	18	959	1 738	3 624	979
调整后中职非全日制学生	0	0	0	0	0
普通中专学生	53	2 319	2 778	9 426	2 973
成人中专全日制学生	19	1 388	1 448	4 236	1 640
成人中专非全日制学生	2	108	0	52	40
职业高中学生	106	7 120	6 862	17 438	5 696

2007 年全国中等非医药学校中医药专业分专业毕业、招生、在校学生数

单位：人

专业名称	毕业生数	招生数	在校学生数					预计毕业班学生数
			小计	一年级	二年级	三年级	四年级及以上	
总　计	**11 894**	**12 826**	**34 776**	**12 954**	**11 332**	**10 304**	**186**	**11 328**
中医	3 933	3 742	10 818	3 868	3 632	3 318	0	3 427
中医骨伤	45	40	136	40	58	38	0	38
中医护理	1340	1632	3 275	1632	835	808	0	808
中西医结合	1 443	324	2 690	324	1 064	1 302	0	1 493
针灸推拿	43	146	258	146	49	63	0	63
中药	2 429	1 462	5 386	1 462	1 817	1 956	151	2 083
制药	1689	3 550	7 713	3 550	2 387	1776	0	2146
中医康复保健	451	797	1943	799	593	551	0	583
藏医医疗	479	1074	2 371	1074	827	435	35	630
蒙医医疗与蒙药	42	59	186	59	70	57	0	57

2007 年全国中等中医药学校培训学生情况

单位：人

	总计	其中：少数民族	1 周至 1 个月以下	1 个月至半年以下	半年以上	总计中		总计中			
						资格证书培训	岗位证书培训	外语	会计	计算机	农业技术
结业生数	8 250	115	4 485	3 054	711	4 836	2 645	238	0	1 902	0
注册学生数	3 393	21	377	523	2 493	915	494	62	0	0	0

2007 年全国中等中医药学校教职工数

单位：人

	教职工数								聘请校外教师
	合计	校本部教职工					校办企业职工	其他附设机构人员	
		小计	专任教师	行政人员	教辅人员	工勤人员			
总　计	**5 938**	**5 638**	**3 268**	**931**	**627**	**812**	**146**	**154**	**726**
其中：女	2 684	2 558	1 608	358	320	272	42	84	342
聘任制	1 797	1 660	1 013	232	215	200	53	84	0
其中：女	790	724	450	87	119	68	10	56	0

2007年全国中等中医药学校教职工数（分职称）

单位：人

	教职工数								聘请校外教师
	合计	校本部教职工					校办企业职工	其他附设机构人员	
		小计	专任教师	行政人员	教辅人员	工勤人员			
总　计	**5 938**	**5 638**	**3 268**	**931**	**627**	**812**	**146**	**154**	**726**
正高级	102	101	67	24	3	7	0	1	177
副高级	1 016	1 007	798	152	50	7	0	9	282
中　级	1 798	1 736	1 227	261	192	56	19	43	194
初　级	1 633	1 529	891	284	270	84	43	61	53
无职称	1 389	1 265	285	210	112	658	84	40	20

2007年全国中等中医药学校聘任制教职工数（分职称）

单位：人

	教职工数								聘请校外教师
	合计	校本部教职工					校办企业职工	其他附设机构人员	
		小计	专任教师	行政人员	教辅人员	工勤人员			
总　计	**1 797**	**1 660**	**1 013**	**232**	**215**	**200**	**53**	**84**	**0**
正高级	39	38	32	6	0	0	0	1	0
副高级	274	269	234	26	9	0	0	5	0
中　级	469	427	335	39	52	1	18	24	0
初　级	496	438	244	81	110	3	17	41	0
无职称	519	488	168	80	44	196	18	13	0

2007年全国中等中医药学校不同职称专任教师的学历构成

单位:%

	合计	博士	硕士	本科	专科及以下
总　计	**100.00**	**0.12**	**4.93**	**72.55**	**22.40**
正高级	100.00	4.48	20.90	65.67	8.96
副高级	100.00	0.13	6.89	81.20	11.78
中　级	100.00	0.00	4.16	73.35	22.49
初　级	100.00	0.00	2.92	70.59	26.49
无职称	100.00	0.00	5.26	52.63	42.11
其中：实习指导课教师	100.00	0.00	4.70	46.31	48.99

2007 年全国中等中医药学校不同职称专任教师的年龄构成

单位:%

	合 计	30 岁及以下	31～40 岁	41～50 岁	51～60 岁	61 岁及以上
总 计	**100.00**	**24.30**	**37.24**	**28.34**	**9.46**	**0.67**
正高级	100.00	0.00	1.49	34.33	41.79	22.39
副高级	100.00	0.00	24.69	53.76	20.80	0.75
中 级	100.00	6.85	55.26	29.99	7.82	0.08
初 级	100.00	56.12	32.55	9.88	1.46	0.00
无职称	100.00	73.68	17.89	6.32	2.11	0.00

2007 年全国中等中医药学校资产情况（一）

	占地面积（平方米）			图书藏量			
	合计	其中：绿化用地面积	其中：运动场地面积	图书（册）		电子图书（片）	
				合计	当年新增	合计	当年新增
学校产权	1 977 656	459 700	376 190	2 692 972	109 084	395 076	17 297
非学校产权	233 545	75 640	31 983	103 169	3 990	7 473	0
1. 独立使用	162 734	61 400	25 460	500	500	0	0
2. 共同使用	70 811	14 240	6 523	102 669	3 490	7 473	0

2007 年全国中等中医药学校资产情况（二）

	教学用计算机（台）	语音实验室座位数（个）	多媒体教室座位数（个）	网上教学课程数（种）	固定资产总值（万元）		
					合计	其中：教学、实习仪器设备资产	
						小计	当年新增
学校产权	8 155	3 152	19 371	775	113 997	19 234	1 933
非学校产权	376	64	163	0	6 360	1 064	29
1. 独立使用	33	0	0	0	270	270	0
2. 共同使用	343	64	163	0	6 090	794	29

2007 年全国中等中医药学校房屋面积情况

单位：平方米

	学校产权建筑面积				正在施工面积	非学校产权建筑面积		
	合计	其中：危房	当年新增	被外单位借用		小计	独立使用	共同使用
总 计	**1 195 074**	**6 258**	**27 977**	**3 000**	**11 930**	**93 776**	**64 098**	**29 678**
一、教学及辅助用房	468 759	5 738	12 827	0	11 930	42 234	24 282	17 952
其中：教室	232 541	5 078	7 947	0	3 047	22 136	13 930	8 206

（续表）

	学校产权建筑面积				正在施工面积	非学校产权建筑面积		
	合计	其中：				小计	独立使用	共同使用
		危房	当年新增	被外单位借用				
图书馆	37 224	0	680	0	8 623	3 758	300	3 458
实验室、实习场所	166 950	660	3 940	0	0	8 417	3 170	5 247
体育馆	17 729	0	0	0	0	7 538	6 752	786
会堂	14 315	0	260	0	260	385	130	255
二、行政办公用房	72 520	340	600	0	0	4 762	3 490	1 272
三、生活用房	490 306	180	8 250	3 000	0	46 780	36 326	10 454
其中：学生宿舍（公寓）	328 669	120	7 050	0	0	36 307	28 232	8 075
学生食堂	62 039	0	600	0	0	5 312	3 848	1 464
教工单身宿舍	26 417	60	200	0	0	1 908	1 722	186
教工食堂	14 802	0	0	0	0	708	560	148
生活福利及其他用房	58 379	0	400	3 000	0	2 545	1 964	581
四、教工住宅	163 489	0	6 300	0	0	0	0	0

五、中医药科研

（一）科学研究与技术开发机构

2007年科学研究与技术开发机构人员情况

单位：人

	机构数	从业人员	按工作性质分类			外聘的流动研究人员	招收的非本单位在读研究生	离退休人员总数
			从事科技活动人员	从事生产、经营活动人员	其他人员（生活后勤服务等）			
全　国	**90**	**12 984**	**7 825**	**2 491**	**2 668**	**137**	**324**	**5 789**
其中：								
中医部委属科研机构	9	2 915	1 270	780	865	0	88	1 544
中医省属科研机构	49	8 002	5 032	1 347	1 623	127	232	3 626
中医地、市属科研机构	32	2 067	1 523	364	180	10	4	619

注：1. 因中国中医科学院从2007年开始归入R&D活动单位中统计，因此原分类项“中医国家级科研机构”取消，重新设定分类项“中医部委属科研机构”；

2. 部委属科研机构包括卫生部属及中医药管理局属机构共9所，下同。

3. 从2007年开始，科学技术信息和文献机构不再并入科学研究与技术开发机构中统计，单独进行统计。

2007 年科学研究与技术开发机构从事科技活动人员情况

单位:人

	从事科技活动人员	其中:女性	其中:科学家和工程师	其中:		
				科技管理人员	课题活动人员	科技服务人员
全　国	**7 825**	**4 323**	**5 756**	**1 129**	**4 551**	**2 145**
其中:						
中医部委属科研机构	1 270	674	959	144	841	285
中医省属科研机构	5 032	2 724	3 731	679	3 089	1 264
中医地、市属科研机构	1 523	925	1 066	306	621	596

2007 年科学研究与技术开发机构从事科技活动人员按学历统计

单位:人

	学位		学历					
	博士	硕士	合计	研究生	其中:博士	大学	大专	其他
全　国	**367**	**1 010**	**7 825**	**1 369**	**369**	**3 098**	**2 062**	**1 296**
其中:								
中医部委属科研机构	214	247	1 270	461	214	388	238	183
中医省属科研机构	141	705	5 032	840	143	2 190	1 263	739
中医地、市属科研机构	12	58	1 523	68	12	520	561	374

2007 年科学研究与技术开发机构从事科技活动人员按职称统计

单位: 人

	从业人员总数	专业技术职称				
		合计	高级	中级	初级	其他
全　国	**12 984**	**7 825**	**2 338**	**2 685**	**2 160**	**642**
其中:						
中医部委属科研机构	2 915	1 270	424	452	281	113
专业技术人员分类比重(%)		100.00	33.39	35.59	22.13	8.90
中医省属科研机构	8 002	5 032	1 518	1 691	1 389	434
专业技术人员分类比重(%)		100.00	30.17	33.60	27.60	8.62
中医地、市属科研机构	2 067	1 523	396	542	490	95
专业技术人员分类比重(%)		100.00	26.00	35.59	32.17	6.24

2007 年科学研究与技术开发机构人员流动情况（一）

单位：人

	本年新增人员	其中：招聘的其他人员	招聘的其他人员主要来源					新增人员接受教育情况		
			来自研究院所	来自企业	来自高等学校	来自国外	来自政府部门	博士研究生	硕士研究生	本科毕业
全　国	**601**	**153**	**22**	**11**	**58**	**6**	**15**	**25**	**17**	**69**
其中：										
中医部委属科研机构	160	32	6	4	5	5	12	18	10	3
中医省属科研机构	293	85	16	7	45	1	3	6	6	56
中医地、市属科研机构	148	36	0	0	8	0	0	1	1	10

注：由于统计口径变化，此表略有改动。

2007 年科学研究与技术开发机构人员流动情况（二）

单位：人

	本年减少人员	其中：离开本单位的人员	离开本单位的人员主要流向				流出人员学历			本年不在岗人员*
			流向政府部门	流向企业	出国	流向高等学校	博士研究生	硕士研究生	本科毕业	
全　国	**459**	**130**	**22**	**22**	**6**	**23**	**17**	**19**	**57**	**80**
其中：										
中医部委属科研机构	99	23	7	4	2	2	8	4	4	32
中医省属科研机构	250	70	10	17	2	17	7	15	39	45
中医地、市属科研机构	110	37	5	1	2	4	2	0	14	3

注：* 指本年在册但基本上没有在本机构工作的人员。包括停薪留职、长期无故旷工、出国逾期不归、机构内部调整富余人员等。由于统计口径变化，此表略有改动。

2007 年科学研究与技术开发机构经常费收入情况（一）

单位：千元

	本年收入总额	科技活动收入			生产经营活动收入	其他收入	非科技活动借贷款	出口创汇收入
		总计	其中：政府资金	其中：非政府资金				
全　国	**2 471 007**	**792 791**	**678 603**	**114 188**	**80 722**	**1 597 494**	**0**	**0**
其中：								
中医部委属科研机构	1 102 347	318 854	289 543	29 311	0	783 493	0	0
中医省属科研机构	1 187 432	414 126	332 345	81 781	51 304	722 002	0	0
中医地、市属科研机构	181 228	59 811	56 715	3 096	29 418	91 999	0	0

2007年科学研究与技术开发机构经常费收入情况(二)

单位:千元

	政府资金				非政府资金				
	金额	其中:财政补助收入	其中:承担政府科研项目收入	其中:来自地方政府的资金	总计	技术性收入	用于科技活动的货款	国外资金	其他资金
全　国	**678 603**	**559 617**	**109 400**	**98 125**	**114 188**	**108 038**	**0**	**914**	**5 236**
其中:									
中医部委属科研机构	289 543	222 770	65 703	1 170	29 311	27 869	0	0	1 442
中医省属科研机构	332 345	289 495	41 812	60 992	81 781	79 241	0	914	1 626
中医地、市属科研机构	56 715	47 352	1 885	35 963	3 096	928	0	0	2 168

2007年科学研究与技术开发机构经常费收入情况(三)

单位:千元

	技术性收入					
	总计	其中:来自企业	技术性收入活动的形式分			
			技术开发收入	技术转让收入	咨询、服务、培训、承包收入	学术活动和科普活动收入
全　国	**108 038**	**25 715**	**39 073**	**12 624**	**47 735**	**8 606**
其中:						
中医部委属科研机构	27 869	7 809	9 209	200	16 961	1 499
中医省属科研机构	79 241	17 906	29 864	12 424	29 846	7 107
中医地、市属科研机构	928	0	0	0	928	0

2007年科学研究与技术开发机构经常费收入情况(四)

单位:千元

	生产经营活动收入		其他收入					
	金额	其中:产品销售收入	总计	其中:医院的医疗活动收入	工程设计活动收入	教学培训活动收入	其他	其中:用于离退休人员的政府拨款
全　国	**80 722**	**10 761**	**1 597 494**	**1 413 147**	**5**	**4 185**	**180 157**	**98 509**
其中:								
中医部委属科研机构	0	0	783 493	738 982	0	3 996	40 515	36 834
中医省属科研机构	51 304	8 368	722 002	590 432	5	153	131 412	54 446
中医地、市属科研机构	29 418	2 393	91 999	83 733	0	36	8 230	7 229

注:由于统计口径变化,此表略有改动。

2007年科学研究与技术开发机构经常费支出情况(一)

单位:千元

	本年内部支出	科技活动经费内部支出合计					生产经营活动支出		
		金额	其中:国际科技交流与合作费	合计中:人员费用	设备购置费	其他日常支出	金额	其中:人员费用	生产经营税金
全　国	**2 351 997**	**727 595**	**4 502**	**297 775**	**135 720**	**294 100**	**174 634**	**93 810**	**48 524**
其中:									
中医部委属科研机构	1 021 655	248 597	189	75 081	96 922	76 594	56 682	56 400	282
中医省属科研机构	1 153 819	395 430	4 313	160 129	34 942	200 359	82 810	27 028	47 794
中医地、市属科研机构	176 523	83 568	0	62 565	3 856	17 147	35 142	10 382	448

注:①人员费用:指以货币或实物形式直接或间接支付给科技活动人员的劳动报酬及各种费用,为科技活动提供间接服务人员的劳务费不计入此项。②由于统计口径变化,此表略有改动。

2007年科学研究与技术开发机构经常费支出情况(二)

单位:千元

	其他支出							本年外部支出	
	金额	其中:人员费用	离退休人员费用	合计中:医院的医疗活动支出	工程设计活动支出	教学活动支出	其他	金额	其中:科技活动经费外部支出
全　国	**1 449 768**	**216 662**	**145 061**	**1 234 101**	**13 896**	**7 712**	**194 059**	**4 115**	**4 115**
其中:									
中医部委属科研机构	716 376	62 491	55 221	644 945	0	2 459	68 972	1 969	1 969
中医省属科研机构	675 579	149 135	75 979	545 251	13 856	5 193	111 279	2 140	2 140
中医地、市属科研机构	57 813	5 036	13 861	43 905	40	60	13 808	6	6

2007年科学研究与技术开发机构基本建设情况

单位:千元

	基本建设投资实际完成额					科研基建				
	金额	按用途分:科研仪器设备	科研土建工程	生产经营土建与设备	生活土建与设备	金额	按来源分:政府拨款	企业资金	事业单位资金	其他资金
全　国	**80 561**	**74 475**	**4 962**	**200**	**924**	**79 437**	**77 350**	**0**	**739**	**1 348**
其中:										
中医部委属科研机构	77 212	72 955	3 411	0	846	76 366	76 366	0	0	0
中医省属科研机构	3 124	1 415	1 431	200	78	2 846	879	0	619	1 348
中医地、市属科研机构	225	105	120	0	0	225	105	0	120	0

2007 年科学研究与技术开发机构资产负债情况

单位:千元

	资产合计	其中:						负债合计
		流动资产	固定资产	其中:		无形资产	对外投资	
				科研房屋建筑物	科研仪器设备和图书资料			
全　国	**3 478 259**	**1 286 845**	**2 106 630**	**457 435**	**817 755**	**4 506**	**80 278**	**953 209**
其中:								
中医部委属科研机构	1 149 830	483 628	655 486	178 262	408 517	0	10 716	226 603
中医省属科研机构	2 055 063	694 041	1 287 187	228 841	357 260	4 273	69 562	575 817
中医地、市属科研机构	273 366	109 176	163 957	50 332	51 978	233	0	150 789

2007 年科学研究与技术开发机构科研仪器设备价值情况

单位：千元

	合计	其中:100 千元以上金额	制造时间					
			2000 年~		90 年代		80 年代	
			总额	100 千元以上金额	总额	100 千元以上金额	总额	100 千元以上金额
全　国	**603 793**	**328 496**	**405 136**	**238 093**	**137 366**	**66 260**	**54 522**	**17 133**
其中:								
中医部委属科研机构	275 853	174 003	183 347	127 984	63 844	36 420	27 146	8 786
中医省属科研机构	289 468	141 149	192 920	101 641	67 449	27 175	25 260	7 797
中医地、市属科研机构	38 472	13 344	28 869	8 468	6 073	2 665	2 116	550

2007 年科学研究与技术开发机构进口科研仪器设备价值情况

单位：千元

	合计	其中:100 千元以上金额	制造时间					
			2000 年~		90 年代		80 年代	
			总额	100 千元以上金额	总额	100 千元以上金额	总额	100 千元以上金额
全　国	**380 708**	**274 706**	**250 520**	**196 477**	**88 353**	**56 497**	**35 691**	**14 592**
其中:								
中医部委属科研机构	217 663	154 510	144 547	114 376	50 154	31 635	20 847	7 588
中医省属科研机构	150 120	112 603	99 990	78 502	35 017	22 947	14 080	6 694
中医地、市属科研机构	12 925	7 593	5 983	3 599	3 182	1 915	764	310

2007 年科学研究与技术开发机构在研课题情况（一）

单位：人

	课题数合计	其中：当年开题	其中：当年完成	基础研究	其中：当年开题	其中：当年完成	应用研究	其中：当年开题	其中：当年完成
全　国	**1 561**	**514**	**513**	**119**	**32**	**43**	**409**	**135**	**131**
其中：									
中医部委属科研机构	403	127	181	29	14	12	189	65	77
中医省属科研机构	1 082	354	313	84	18	27	213	64	54
中医地、市属科研机构	76	33	19	6	0	4	7	6	0

2007 年科学研究与技术开发机构在研课题情况(二)

单位:人

	试验与发展	其中：当年开题	其中：当年完成	研究与试验发展成果应用	其中：当年开题	其中：当年完成	推广示范与科技服务	其中：当年开题	其中：当年完成	生产性活动	其中：当年开题	其中：当年完成
全　国	**560**	**178**	**181**	**346**	**108**	**106**	**125**	**61**	**51**	**2**	**0**	**1**
其中：												
中医部委属科研机构	148	35	69	14	3	7	23	10	16	0	0	0
中医省属科研机构	380	131	103	307	92	95	97	49	33	1	0	1
中医地、市属科研机构	32	12	9	25	13	4	5	2	2	1	0	0

2007 年科学研究与技术开发机构课题经费内部支出情况

单位:千元

	合计	基础研究	应用研究	试验发展	研究与试验发展成果应用	科技服务	生产性活动
全　　国	**318 910. 3**	**10 399. 6**	**63 924. 5**	**83 737. 3**	**143 838. 4**	**16 935. 5**	**75**
其中：							
中医部委属科研机构	105 384. 6	6 111. 8	44 673. 5	41 339. 3	3 661. 6	9 598. 4	0
中医省属科研机构	207 070. 9	3 944. 8	18 140. 6	38 609. 2	139 268. 3	7 083	25
中医地、市属科研机构	6 454. 8	343	1 110. 4	3 788. 8	908. 5	254. 1	50

2007 年科学研究与技术开发机构课题折合工作量统计

单位：人年

	合计	基础研究	应用研究	试验发展	研究与试验发展成果应用	科技服务	生产性活动
全　　国	**3 384. 2**	**270. 1**	**820**	**1 225. 8**	**790. 3**	**268. 9**	**9. 1**
其中：							
中医部委属科研机构	765. 2	76. 0	348. 9	267. 1	30. 1	43. 1	0
中医省属科研机构	2 332. 1	175. 1	441. 6	867. 8	650. 1	197. 4	0. 1
中医地、市属科研机构	286. 9	19	29. 5	90. 9	110. 1	28. 4	9

2007年科学研究与技术开发机构R&D课题来源

单位：个

	合计	国家科技项目	地方科技项目	企业委托科技项目	自选科技项目	国际合作科技项目	其他科技项目
全　国	**1 088**	**353**	**615**	**29**	**75**	**6**	**10**
其中：							
中医部委属科研机构	366	257	70	0	33	4	2
中医省属科研机构	677	93	511	29	35	2	7
中医地、市属科研机构	45	3	34	0	7	0	1

2007年科学研究与技术开发机构研究与发展*人员情况

单位：人

	R&D人员合计	按学历分				按工作量分	
		博士毕业	硕士毕业	本科毕业	其他	R&D全时人员	R&D非全时人员
全　国	**3 969**	**334**	**678**	**1 734**	**1 223**	**2 175**	**1 794**
其中：							
中医部委属科研机构	878	210	186	248	234	672	206
中医省属科研机构	2 693	115	460	1 353	765	1 367	1 326
中医地、市属科研机构	398	9	32	133	224	136	262

注：*研究与发展以下简称为R&D。

2007年科学研究与技术开发机构R&D工作量情况

单位：人年

	R&D人员折合全时工作量	其中：	R&D人员折合全时工作量按人员工作岗位性质分		
		科学家和工程师	研究人员	技术人员	其他辅助人员
全　国	**2 911**	**2 323**	**1 679**	**974**	**258**
其中：					
中医部委属科研机构	778	620	486	230	62
中医省属科研机构	1 929	1 560	1 078	687	164
中医地、市属科研机构	204	143	115	57	32

2007年科学研究与技术开发机构R&D经费

单位：千元

	R&D经费内部支出*	按费用类别分							R&D经费外部支出
		R&D经常费支出	其中：			R&D基本建设费	其中：		
			人员费用	设备购置费	其他		仪器设备费	土建费	
全　国	**361 130**	**316 821**	**133 572**	**89 145**	**94 104**	**44 309**	**41 449**	**2 860**	**1 984**
其中：									
中医部委属科研机构	224 461	181 540	47 109	81 618	52 813	42 921	40 741	2 180	1 900

（续表）

	R&D经费内部支出*	按费用类别分							R&D经费外部支出
		R&D经常费支出	其中：人员费用	设备购置费	其他	R&D基本建设费	其中：仪器设备费	土建费	
中医省属科研机构	124 038	122 800	76 614	7 340	38 846	1 238	608	630	84
中医地、市属科研机构	12 631	12 481	9 849	187	2 445	150	100	50	0

注：* R&D经费内部支出指当年为进行R&D活动而实际用于本机构内的全部支出，应按“全成本核算”的口径进行计量，不包括与外单位合作研究而拨给对方使用的经费。

2007年科学研究与技术开发机构R&D按来源分基本建设费

单位：千元

	政府资金	企业资金	事业单位资金	国外资金	其他资金
全　国	**43 272**	**0**	**664**	**0**	**373**
其中：					
中医部委属科研机构	42 921	0	0	0	0
中医省属科研机构	251	0	614	0	373
中医地、市属科研机构	100	0	50	0	0

2007年科学研究与技术开发机构R&D经常费支出*

单位：千元

	按来源分					按活动类型分		
	政府资金	企业资金	事业单位资金	国外资金	其他资金	基础研究	应用研究	试验发展
全　国	**261 170**	**14 292**	**38 798**	**200**	**2 361**	**30 758**	**128 793**	**157 270**
其中：								
中医部委属科研机构	153 258	0	28 222	60	0	15 750	82 671	83 119
中医省属科研机构	96 662	14 292	9 345	140	2 361	12 175	43 931	66 694
中医地、市属科研机构	11 250	0	1 231	0	0	2 833	2 191	7 457

注：* R&D经常费支出不包括基本建设费。

2007年科学研究与技术开发机构科技成果情况

	发表科技论文（篇）	其中：国外发表（篇）	出版科技著作（种）	专利申请受理数（件）	其中：发明专利	专利授权数（件）	其中：发明专利（件）	国外授权（件）	拥有发明专利总数（件）	其中：购买的发明专利数（件）
全　国	**3 770**	**118**	**155**	**71**	**61**	**29**	**27**	**0**	**105**	**0**
其中：										
中医部委属科研机构	1 201	68	54	23	21	3	3	0	22	0
中医省属科研机构	2 113	43	58	47	40	23	21	0	80	0
中医地、市属科研机构	456	7	43	1	0	3	3	0	3	0

2007年科学研究与技术开发机构对外科技服务活动情况

单位：人年

	科技成果的示范性推广工作	为用户提供可行性报告、技术方案、建议及进行技术论证等技术咨询工作	为社会和公众提供的测试、标准化、计量、计算、质量和专利服务	科技信息文献服务	其他科技服务活动	科技培训工作
全　国	**108**	**103**	**133**	**82**	**216**	**127**
其中：						
中医部委属科研机构	0	31	16	13	88	95
中医省属科研机构	85	71	117	68	112	28
中医地、市属科研机构	23	1	0	1	16	4

（二）科学技术信息和文献机构

2007年科学技术信息和文献机构人员情况

单位：人

机构数	从业人员	按工作性质分类			外聘的流动研究人员	招收的非本单位在读研究生	离退休人员总数
		从事科技活动人员	从事生产、经营活动人员	其他人员(生活后勤服务等)			
2	118	116	0	2	1	17	104

2007年科学技术信息和文献机构从事科技活动人员情况

单位:人

从事科技活动人员	其中:女性	其中:科学家和工程师	其中:		
			科技管理人员	课题活动人员	科技服务人员
116	82	97	17	66	33

2007年科学技术信息和文献机构从事科技活动人员按学历统计

单位:人

学位		学历					
博士	硕士	合计	研究生	其中:博士	大学	大专	其他
17	34	116	51	17	36	15	14

2007年科学技术信息和文献机构从事科技活动人员专业技术职称情况

单位:人

合计	高级	中级	初级	其他
116	43	50	20	3

2007年科学技术信息和文献机构人员流动情况(一)

单位:人

本年新增人员	其中:	招聘的其他人员主要来源					新增人员接受教育情况		
	招聘的其他人员	来自研究院所	来自企业	来自高等学校	来自国外	来自政府部门	博士研究生	硕士研究生	本科毕业
7	2	2	0	0	0	0	1	1	0

2007 年科学技术信息和文献机构人员流动情况(二)

单位:人

本年减少人员	其中:	离开本单位的人员主要流向				流出人员学历			本年不在岗人员
	离开本单位的人员	流向政府部门	流向企业	出国	流向高等学校	博士研究生	硕士研究生	本科毕业	
7	2	0	0	1	1	0	2	0	0

2007 年科学技术信息和文献机构经常费收入情况(一)

单位:千元

本年收入总额	科技经费筹集额			生产经营活动收入	其他收入	非科技活动借贷款	出口创汇收入
	总计	其中:					
		政府资金	非政府资金				
40 327	36 293	35 107	1 186	0	4 034	0	0

2007 年科学技术信息和文献机构经常费收入情况(二)

单位:千元

政府资金				非政府资金				
金额	其中:财政补助收入	其中:承担政府科研项目收入	其中:来自地方政府的资金	总计	技术性收入	用于科技活动的贷款	国外资金	其他资金
35 107	24 366	10 741	0	1 186	1 186	0	0	0

2007 年科学技术信息和文献机构经常费收入情况(三)

单位:人

技术性收入总计	其中:来自企业	技术性收入按技术活动的形式分			
		技术开发收入	技术转让收入	咨询、服务、培训、承包收入	学术活动和科普活动收入
1 186	0	0	0	749	437

2007 年科学技术信息和文献机构经常费收入情况(四)

单位:千元

生产经营活动收入		其他收入					
金额	其中:产品销售收入	总计	其中:				其中:用于离退休人员的政府拨款
			医院的医疗活动收入	工程设计活动收入	教学培训活动收入	其他	
0	0	4 034	0	0	0	4 034	3 892

2007 年科学技术信息和文献机构经常费支出情况 (一)

单位: 千元

本年内部支出	科技活动经费内部支出合计							生产经营活动支出		
	金额	其中:国际科技交流与合作费	合计中:					金额	其中:人员费用	生产经营税金
			人员费用	设备购置费	其中: 购置信息图书资料	其中:国外及港澳台图书资料	其他日常支出			
26 696	22 804	0	4 936	2 543	165	121	15 325	0	0	0

2007年科学技术信息和文献机构经常费支出情况（二）

单位：千元

其他活动支出							本年外部支出	
金额	其中：		合计中：				金额	其中:科技活动经费外部支出
	人员费用	离退休人员费用	医院的医疗活动支出	工程设计活动支出	教学活动支出	其他		
3 892	0	3 892	0	0	0	3 892	0	0

2007年科学技术信息和文献机构基本建设情况

单位：千元

基本建设投资实际完成额					科研基建				
金额	按用途分				金额	按来源分			
	科研仪器设备	科研土建工程	生产经营土建与设备	生活土建与设备		政府资金	企业资金	事业单位资金	其他资金
3 833	3 695	138	0	0	3 833	3 833	0	0	0

2007年科学技术信息和文献机构资产负债情况

单位:千元

资产合计	其中：						负债合计
	流动资产	固定资产	其中：		无形资产	对外投资	
			科研房屋建筑物	科研仪器设备和图书资料			
38 167	13 384	24 783	3 350	21 433	0	0	3 458

2007年科学技术信息和文献机构科研仪器设备价值情况

单位:千元

合计	其中:100千元以上金额	制造时间					
		2000年~		90年代		80年代	
		总额	100千元以上金额	总额	100千元以上金额	总额	100千元以上金额
4 620	346	4 028	346	592	0	0	0

2007年科学技术信息和文献机构进口科研仪器设备价值情况

单位:千元

合计	其中:100千元以上金额	制造时间					
		2000年~		90年代		80年代	
		总额	100千元以上金额	总额	100千元以上金额	总额	100千元以上金额
0	0	0	0	0	0	0	0

2007年科学技术信息和文献机构在研课题情况

单位:个

课题数合计	其中：		基础研究	其中：		应用研究	其中：		试验发展
	当年开题	当年完成		当年开题	当年完成		当年开题	当年完成	
40	8	12	3	1	0	6	2	1	5

（续表）

其中：		研究与试验发展成果应用	其中：		推广示范与科技服务	其中：		生产性活动	其中：	
当年开题	当年完成		当年开题	当年完成		当年开题	当年完成		当年开题	当年完成
0	2	1	0	0	25	5	9	0	0	0

2007 年科学技术信息和文献机构课题经费内部支出情况

单位：千元

合计	基础研究	应用研究	试验发展	研究与试验发展成果应用	科技服务	生产性活动
9 611.7	664.3	943.1	1 412.4	105	6 486.9	0

2007 年科学技术信息和文献机构课题折合工作量统计

单位：人年

合计	基础研究	应用研究	试验发展	研究与试验发展成果应用	科技服务	生产性活动
96.4	6.5	12.6	22.9	0.6	53.8	0

2007 年科学技术信息和文献机构 R&D 课题来源

单位：人年

合计数	国家科技项目	地方科技项目	企业委托科技项目	自选科技项目	国际合作科技项目	其他科技项目
14	11	1	0	0	0	2

2007 年科学技术信息和文献机构研究与发展人员情况

单位：人

R&D 人员合计	按学历分				按工作量分	
	博士毕业	硕士毕业	本科毕业	其他	R&D 全时人员	R&D 非全时人员
59	12	18	20	9	45	14

2007 年科学技术信息和文献机构 R&D 工作量情况

单位：人年

R&D 人员折合全时工作量	其中：	R&D 人员折合全时工作量按人员工作岗位性质分		
	科学家和工程师	研究人员	技术人员	其他辅助人员
51	47	20	24	7

2007 年科学技术信息和文献机构 R&D 经费

单位：千元

R&D 经费内部支出	按费用类别分							R&D 经费外部支出
	R&D 经常费支出	其中：			R&D 基本建设费	其中：		
		人员费用	设备购置费	其他		仪器设备费	土建费	
7 920	6 233	2 332	797	3 104	1 687	1 626	61	0

2007 年科学技术信息和文献机构 R&D 按来源分基本建设费

单位:千元

政府资金	企业资金	事业单位资金	国外资金	其他资金
1 687	0	0	0	0

2007 年科学技术信息和文献机构 R&D 经常费支出

单位:千元

按来源分					按活动类型分		
政府资金	企业资金	事业单位资金	国外资金	其他资金	基础研究	应用研究	试验发展
6 031	0	180	0	22	1 054	1 732	3 447

2007 年科学技术信息和文献机构科技成果情况

发表科技论文（篇）	其中：国外发表(篇)	出版科技著作（种）	专利申请受理数(件)	其中：发明专利	专利授权数（件）	其中：		拥有发明专利总数（件）	其中:购买的发明专利数（件）
						发明专利(件)	国外授权(件)		
138	1	45	0	0	0	0	0	0	0

2007 年科学技术信息和文献机构对外科技服务活动情况

单位:人年

科技成果的示范性推广工作	为用户提供可行性报告、技术方案、建议及进行技术论证等技术咨询工作	为社会和公众提供的测试、标准化、计量、计算、质量和专利服务	科技信息文献服务	其他科技服务活动	科技培训工作
0	0	0	4	1	0

2007 年科学技术信息和文献机构馆藏累计情况

图书、资料（册）	其中：		期刊(种)	其中：	缩微制品(张)	音像制品(张)	电子期刊（种）
	外文会议录	外文科技报告		外文原版期刊			
307 677	190	250	2 846	401	245	1 000	0

2007 年科学技术信息和文献机构引进国外数据库情况

书目文摘型			全文文献型			数值型			多媒体型		
数量（个）	数据记录量总量（万条）	数据记录量当年更新量(万条)	数量（个）	数据记录量总量(万条)	数据记录量当年更新量(万条)	数量（个）	数据记录量总量(万条)	数据记录量当年更新量(万条)	数量（个）	数据记录量总量(万条)	数据记录量当年更新量(万条)
0	0	0	0	0	0	0	0	0	0	0	0

2007年科学技术信息和文献机构引进国内数据库情况

书目文摘型			全文文献型			数值型			多媒体型		
数量（个）	数据记录量总量（万条）	数据记录量当年更新量（万条）	数量（个）	数据记录量总量（万条）	数据记录量当年更新量（万条）	数量（个）	数据记录量总量（万条）	数据记录量当年更新量（万条）	数量（个）	数据记录量总量（万条）	数据记录量当年更新量（万条）
3	1 308	99	1	483	43	0	0	0	0	0	0

2007年科学技术信息和文献机构自建数据库情况

书目文摘型			全文文献型			数值型			多媒体型		
数量（个）	数据记录量总量（万条）	数据记录量当年更新量（万条）	数量（个）	数据记录量总量（万条）	数据记录量当年更新量（万条）	数量（个）	数据记录量总量（万条）	数据记录量当年更新量（万条）	数量（个）	数据记录量总量（万条）	数据记录量当年更新量（万条）
17	16	16	1	600	80	1	180	45	0	0	0

2007年科学技术信息和文献机构计算机有关设备情况

单位：台

计算机有关设备	其中：					复印机	摄、录像机	印刷设备
	大、中型机	小型机	微机	终端	扫描设备			
189	0	0	155	0	34	9	5	0

2007年科学技术信息和文献机构网络情况

自建网络（个）		对外联网网上用户数（个）			
网络数	网上用户数	DIALOG	STN	OCLC	INTERNET
2	118	0	0	0	78

2007年科学技术信息和文献机构信息服务情况

阅览（人次）	外借		资料复制（千页）	读者咨询（人次）	缩微制作（张）	课题检索（个）	查新（项）	专题咨询服务（次）	信息分析研究报告（篇）
	人次	册次							
15 020	3 176	13 400	14	3 070	0	0	0	0	0

2007年科学技术信息和文献机构文献服务情况

文献信息加工		声像制作（部）	翻译（万字）		出版印刷			
文摘（篇）	数据库数据加工（条）		中译外	外译中	图书、资料（万字）	连续出版物（万字）	其中：电子版（种）	科技报告（种）
0	60 000 000	14	0	0	0	0	0	0

2007 年科学技术信息和文献机构电子信息利用情况

数据库检索			网络信息检索			电子期刊利用			从网上获得信息			向网上发布信息		
次数（次）	机时（小时）	信息量（兆字节）	次数（次）	机时（小时）	信息量（兆字节）	次数（次）	机时（小时）	信息量（兆字节）	次数（次）	机时（小时）	信息量（兆字节）	次数（次）	机时（小时）	信息量（兆字节）
670 000	17 520	100 008	0	0	0	0	0	0	0	0	0	0	0	0

（三）R&D 活动单位

2007 年 R&D 活动单位人员概况

单位：人

机构数	从业人员	从事科技活动人员	其中：女性	其中：①高中级职称	②无高中级职称的大学本科及以上学历	其中：①博士	②硕士	③学士
11	2 233	690	291	321	166	59	90	209

2007 年 R&D 活动单位科技活动经费筹集情况

单位：千元

科技活动经费筹集额合计	科技活动经费筹集额按来源分					
	政府资金	企业资金	事业单位资金	金融机构贷款	国外资金	其他资金
375 446	116 459	10 504	239 485	0	110	8 888

2007 年 R&D 活动单位科技活动经费支出与固定资产（一）

单位：千元

科技活动经费支出总额	内部支出合计	内部支出按费用类别分							外部支出合计
		科技活动经常费支出	人员劳务费（含工资）	设备购置费	其他日常支出	科技活动基本建设费	科研仪器设备	科研土建费	
369 954	349 673	333 084	80 284	14 942	237 858	16 589	16 189	400	20 281

2007 年 R&D 活动单位科技活动经费支出与固定资产（二）

单位：千元

科技活动基本建设费按来源分					固定资产情况	
政府资金	企业资金	事业单位资金	国外资金	其他资金	年末固定资产原价	其中：科研仪器设备
15 030	433	500	0	626	448 745	21 418

2007 年 R&D 活动单位 R&D 活动情况（一）

单位：人

R&D 人员合计	按学历分				按工作量分	
	博士毕业	硕士毕业	本科毕业	其他	R&D 全时人员	R&D 非全时人员
431	48	71	168	144	223	208

2007 年 R&D 活动单位 R&D 活动情况(二)

R&D 人员折合全时工作量(人年)	按人员工作岗位性质分(人年)			R&D 经费内部支出(千元)	其中:R&D 基本建设费(千元)	其中:土建费(千元)
	研究人员	技术人员	其他辅助人员			
363	155	140	68	72 926	7 716	0

2007 年 R&D 活动单位 R&D 活动情况(三)

单位:千元

R&D 经费内部支出按来源分					R&D 经费外部支出
政府资金	企业资金	事业单位资金	国外资金	其他资金	
58 215	6 029	1 662	5 137	1 883	1 450

2007 年 R&D 活动单位论文与专利情况

发表科技论文(篇)	出版科技著作(种)	专利申请受理数(件)	其中:发明专利(件)	专利授权数(件)	其中:发明专利(件)	拥有发明专利总数(件)	其中:购买的发明专利数(件)
235	23	18	16	6	6	13	0

(四)县属研究与开发机构

2007 年县属研究与开发机构组织工作及人员情况

机构数(个)	当年举办各类技术培训班		已创办各类农村科技协作组织个数	从业人员(人)	其中:专业技术人员(人)	按工作性质分			
						从事科技活动人员	其中:		
	班次	人次					科技管理人员	课题活动人员	科技服务人员
19	45	3 078	7	1 089	860	531	105	306	120

2007 年县属研究与开发机构经费收入情况(一)

单位:千元

本年总收入	科技活动收入	生产经营收入	其他收入	
			金额	其中:用于离退休人员的政府拨款
85 394	11 150	71 313	2 931	764

2007 年县属研究与开发机构经费收入情况(二)

单位:千元

科技活动收入	政府资金			技术性收入		用于科技活动的贷款	国外资金	其他资金
	金额	其中:财政补助收入	其中:承担政府科研项目收入	金额	其中:来自企业			
11 150	8 964	7 553	1 411	1 871	250	15	300	0

2007 年县属研究与开发机构经费支出情况(一)

单位:千元

本年内部支出总额	科技活动经费内部支出				生产经营活动支出			
	金额	人员费用	设备购置费	其他日常支出	金额	人员费用	设备购置费	生产经营税金支出
76 633	18 984	6 606	500	11 878	39 788	18 728	8 877	210

2007 年县属研究与开发机构经费支出情况(二)

单位:千元

其他支出			本年外部支出总额		固定资产情况	
金额	人员费用	离退休人员费用	金额	其中:科技活动经费外部支出	年末固定资产原价	其中:科研仪器设备
17 861	520	2 096	479	72	82 263	13 975

2007 年县属研究与开发机构基本建设情况

单位:千元

基本建设投资实际完成额	按用途分				科研基建	生产经营活动支出			
	科研仪器设备	科研土建工程	生产经营土建与设备	生活土建与设备		政府拨款	企业资金	事业单位资金	其他资金
225	105	0	120	0	105	0	50	55	0

2007 年县属研究与开发机构课题综合情况

课题类型	课题数合计(个)	经费内部支出(千元)	其中:政府资金	课题人员折合全时工作量合计(人年)	其中1:		其中2:
					高中级职称	无高中级职称的大学本科及以上学历	研究人员
合　计	**45**	**4 666.6**	**1 221.5**	**180.2**	**106.7**	**16.3**	**102.1**
试验发展	16	1 590	200	57	41	3	40
研究与试验发展成果应用	22	1 624.6	633.5	82.3	47.1	10.3	44.5
推广示范与科技服务	6	1 420	388	38.9	17.6	3	17.6
其他	1	32	0	2	1	0	0

荣誉篇

荣　誉　篇

【中医药系统8人获全国“五一”劳动奖章】　中华全国总工会2007年4月28日在北京召开庆祝“五一”国际劳动节大会，对荣获2006年度全国“五一”劳动奖状、奖章的先进集体和个人进行了表彰。共有410个先进集体获得全国“五一”劳动奖状，1024名先进个人获得全国“五一”劳动奖章。其中有8位中医药、民族医药工作者获得全国“五一”劳动奖章。

这8人分别是：上海市闸北区中心医院中医科主任徐倍倍（女）、江苏省中医药研究院大外科主任谢林、安徽省亳州市华佗中医院妇产科主任胡冰（女）、江西省樟树市中医院主管护师杨丽明（女）、广西壮族自治区贵港市中西医结合骨科医院大内科主任谭勇明、重庆市中医骨科医院病房主任郭剑华、贵州省贵阳中医学院药学系主任何顺志、西藏自治区西藏昌都地区藏医院副院长向巴格来。

（高新军）

【中医药系统3人获“中国青年五四奖章”】　2007年是中国共产主义青年团成立85周年、五四运动88周年。第十一届“中国青年五四奖章”评选揭晓。200名同志荣获“中国青年五四奖章”，其中中医药行业有3人获此殊荣。他们分别是：国家中医药管理局中国中医科学院中药研究所所长黄璐琦、黑龙江中医药大学附属第二医院副院长王有鹏、上海中医药大学基础医学院中西医临床专业学生孙悦礼。

（高新军）

【9位中医药界人士获“卫生部有突出贡献中青年专家”称号】　2007年1月9日，卫生部在2007年全国卫生工作会议上对2006年评出的卫生部有突出贡献中青年专家进行了表彰，发布了卫生部、国家中医药管理局《关于授予马依彤等79位同志2005～2006年度“卫生部有突出贡献中青年专家”称号的通知》。其中，浙江中医药大学附属针灸推拿医院方剑乔、辽宁中医药大学附属医院王雪峰、黑龙江中医药大学王喜军、中国中医科学院西苑医院史大卓、中国中医科学院刘保延、山东中医药大学附属医院张伟、天津中医药大学第一附属医院李平、河南省中医药研究院徐立然、中国中医科学院望京医院董福慧共9位中医药界专家获得此项荣誉。

（厉秀昀）

【2007年优秀中医临床人才研修项目、第三批全国老中医药专家学术经验继承工作先进集体和优秀个人】

优秀中医临床人才研修项目优秀指导老师名单（按姓氏笔画排序）：马继兴、王　琦、王永炎、王庆其、王庆国、王绵之、王雪苔、邓铁涛、任继学、刘景源、吉良晨、孙树椿、庄增渊　、朱良春、张　琪、张学文、李书良、李今庸、李曰庆、李经纬、李乾构、李德新、杨　进、杨晋翔、汪受传、陆广莘、周仲瑛、范永升、贺普仁、郝万山、晁恩祥、涂晋文、郭志强、梁繁荣、焦树德、鲁兆麟、路志正、颜正华、颜德馨

优秀中医临床人才研修项目优秀学员名单（按姓氏笔画排序）：卜献春、王瑞平、刘宝文、宋立群、张佩青、张明雪、李显筑、李赛美　、杨国红、苏凤哲、周永明、周兆山、孟　炜、金志春、姜树民　、胡　臻　、胡一莉、赵吉平、赵进喜、徐　远、徐艳玲、贾春华、郭宏敏、高社光、高彦彬、景　瑛、程为平、裴　林、雒晓东、薛西林

优秀中医临床人才研修项目先进管理单位名单：首都医科大学附属北京中医医院、天津中医药大学第一附属医院、唐山市中医医院、山西省中医药研究院、内蒙古自治区卫生厅中蒙医处、辽宁中医药大学附属医院、长春中医药大学附属医院（吉林省中医院）、黑龙江中医药大学附属第一医院、上海市第七人民医院、江苏省中医院、浙江中医药大学成人教育学院、安徽中医学院第二附属医院（附属针灸医院）、福建中医学院附属人民医院、江西中医学院附属医院、山东中医药大学附属医院、河南中医学院第一附属医院、湖北省中医院（湖北中医学院附属医院）、湖南中医药大学第一附属医院、广州中医药大学第一附属医院、广西中医学院第一附属医院、海南省人民医院、四川省中医药管理局、云南省昭通市第一人民医院、西安市中医医院、甘肃省庆阳市中医医院、青海省中藏医药管理局、宁夏回族自治区中医医院暨中医研究院、新疆维吾尔自治区中医医院（新疆医科大学附属中医医院）、中国中医科学院广安门医院

优秀中医临床人才研修项目优秀管理干部名单（按姓氏笔画排

序）：丁小翔、孔　群、王　云、王忠和、石海燕、伊　凡、刘希飒、刘淑云、华旦诺尔桑、张志由、张昌盛、李　强、李梓廉、沈堂彪、肖　锋、陈振山、周柏林、周晓露、祝培英、禹金涛、胥国勋、郭　敏、都占陶、崔晓榕、梁法兴、黄维中、温家祥、童丽敏、董新刚

全国老中医药专家学术经验继承工作优秀指导老师名单：

北京市：方和谦、马在山、陈文伯、贺普仁、王嘉麟、柴松岩、张炳厚、危北海、赵荣莱、吉良晨、宋祚民、巫君玉、关幼波、裴学义、屠金城、颜正华、孔光一、聂惠民、王　琦、高忠英、周耀庭、金世元

天津市：石学敏、章臣桂、武　成

河北省：姚希贤、邢月朋、任琢珊、赵玉庸、李士懋、杨牧祥、陈益昀、崔金海

山西省：孙郁芝、高天爱、单　镇

内蒙古自治区：苏荣扎布

辽宁省：查玉明、李寿山、王心毓

吉林省：任继学、刘柏龄、杨宗孟、王　烈、范国梁、于凯成、陈向明、张文泰、金润泉、于作盈、王　钰、李　莹、曲　生

黑龙江省：韩百灵、张　琪、高奎滨、马宝璋、段富津、孙申田、郭文勤、王铁良、卢　芳

上海市：张云鹏、王翘楚、夏　翔、施　杞、秦亮甫、蔡小荪、陆德铭、曹玲仙

江苏省：徐景藩、邹燕勤、刘再朋、诸方受、朱秉宜、夏桂成、陆绵绵、盛灿若、周仲瑛、朱良春、谢昌仁、丁泽民、刘永年

浙江省：李学铭

安徽省：徐经世、马　骏、孔昭遐

福建省：吴　熙

江西省：皮持衡、许鸿照

山东省：焦中华、程益春、朱惠芳、王菊芬

河南省：郭维淮、唐祖宣、石景亮

湖北省：章真如、邵朝弟、田玉美、管竞环、李同生

湖南省：谭新华、王行宽、王奇成、孙达武、欧阳恒、贺执茂

广东省：邓铁涛、靳　瑞、邱健行、夏洪生、骆继杰、彭胜权、李丽芸、禤国维、黄春林、余绍源、刘伟胜、邓晋丰

广西壮族自治区：黄鼎坚

海南省：辜孔进

四川省：旦　科、张之文、张世明

重庆市：戴裕光、陈枢燮、李寿彭

贵州省：刘尚义

云南省：向・初称江楚、张沛霖、李永康、罗　铨、管遵惠

西藏自治区：强巴赤列、班登旦增、加央伦珠、次成坚赞

陕西省：谢远明、张瑞霞、姚树锦、刘云山、黄保中

甘肃省：王自立、于己百、周信有、裴正学、宋贵杰

青海省：尼　玛、陆长青、郭焕章、桑　杰、尕玛格排

宁夏回族自治区：陈卫川

新疆维吾尔自治区：张绚邦、金洪元、沈宝藩、乐德行、刘继祖

中国中医科学院：路志正、谢海洲、陈可冀、蔡连香、周绍华

卫生部直属单位：许润三、印会河、梁贻俊、李辅仁

总后卫生部：赵冠英

第三批全国老中医药专家学术经验继承工作优秀继承人名单（按姓氏笔画排序）：马小平、孔文霞、巴桑伦珠、牛小莲、王　丹、王　平、王　君、王　清、王伟明、王秋风、王胜圣、王晓丽、车　戬、付淑艳、冯全生、司国民、尼玛顿珠、田耘、田元祥、白亚平、石显方、刘梅、刘艳霞、孙素平、孙艳淑、孙景波、朱立国、江吉村、米　琨、余银璋、吴　坚、吴　英、吴丽萍、吴晓春、张　越、张京春、张参军、张宗礼、张雅丽、时邵红、李　波、李　健、李天望、李吉彦、李红毅、杨卫平、杨兴华、杨国汉、杨国营、杨杰才让、杨淑荣、汪永红、花君霞、苏文革、邹　旭、陆为民、陈彤、陈　霖、陈沙娜、周文强、庞学丰、林　琳、罗　翌、罗晋萍、宫晓燕、段吉平、洪　军、洪恩四、洪钰芳、胡剑秋、胡顺金、郝丽晓、郝建梅、徐　瑛、桑希生、涂燕兵、袁　青、顾军花、顾海潮、高剑虹、崔　林、梅　妍、符文彬、黄　甡、龚少愚、彭万枫、谢幼红、靳　琦、蔡　敏

第三批全国老中医药专家学术经验继承工作先进管理单位名单：

北京市首都医科大学附属北京朝阳医院、天津市中医药研究院、河北省药品检验所、山西省中医药研究院、内蒙古自治区阿拉善左旗中蒙医院、辽宁省中医药大学附属医院、吉林省中医中药研究院、黑龙江省中医研究院、上海中医药大学附属龙华医院、江苏省中医院、浙江省杭州市中医院、安徽省芜湖市中医医院、福建省罗源县中医医院、江西省新余市卫生局、山东省济南市中医医院、河南中医学院、湖北省武汉市中医医院、湖南省中医药研究院附属医院、广东省中医院、广西中医学院附属瑞康医院、海南省中医院、四川省泸州医学院附属中医医院、重庆市北碚区中医院、贵阳中医学院第一附属医院、云南省中医医院、西藏自治区藏医院、陕西省中医医院、甘肃省天水市中医院、青海省藏医院、宁夏银川市中医医院、新疆维吾尔自治区中医医院（新疆医科大学附属中医医院）、中国中医科学院西苑医院、中日友好医院

第三批全国老中医药专家学术经验继承工作优秀管理干部名单（按姓氏笔画排序）：于连云、王颖、王晓芳、王培芝、邓小川、邓开群、丛丹江、尼玛顿珠、刘　浚、刘　瑛、安冬青、曲　峰、江　华、张大鸣、张欣霞、张健锋、李国忠、李欣欣、杨　镔、苏荣彪、周茜、林颖欣、赵吉来、赵丽君、徐

经风、郭翰林、黄西园 、彭　炜、韩亚男、鄢卫东、管红叶、黎甲文

（国家中医药管理局）

【2007年全国民族医药工作先进集体和先进个人】

全国民族医药工作先进集体名单（按照行政区划顺序排列）：

内蒙古自治区中蒙医医院

吉林省延边朝鲜族民族医医院

湖南省湘西土家族苗族自治州民族医药研究所

广西民族医药研究所

贵州省黔东南苗族侗族自治州民族医药研究所

云南省西双版纳傣族自治州民族医药研究所

云南省彝族医药研究所

西藏自治区藏医院

青海省藏医院

宁夏回族自治区中医研究院回族医药研究所

新疆维吾尔自治区和田地区维吾尔医医院

全国民族医药工作先进个人名单（按照行政区划顺序排列）：

黄福开 北京民族医院

乌　兰 内蒙古自治区卫生厅

于连云 内蒙古自治区卫生厅

苏根元 内蒙古自治区中蒙医医院

沙丽萍 内蒙古自治区通辽市卫生局

董根柱 内蒙古自治区兴安盟蒙医院

明根巴雅尔 内蒙古自治区赤峰市巴林右旗蒙医院

白凤鸣 辽宁省阜新蒙医药研究所

韩宝发 吉林省前郭尔罗斯蒙古族自治县中医院

孙占勇 黑龙江省杜尔伯特蒙古族自治县中蒙医医院

覃迅云 黑龙江省大庆德坤瑶医特色医院

鄢连和 浙江省丽水市人民医院

陈泽远 福建省宁德市卫生局

邢宏志 湖北省恩施土家族苗族自治州民族医院

田华咏 湖南省湘西土家族苗族自治州民族医药研究所

黄汉儒 广西民族医药研究所

庞宇舟 广西中医学院

黄月玲 广西壮族自治区百色市人民医院

蔡光正 四川省汶川县威州镇羌医骨伤科医院

杨宝寿 四川省甘孜藏族自治州藏医院

谢太香 重庆市彭水苗族土家族自治县汉葭镇中心卫生院

周　茜 贵州省中医药管理局

郑　进 云南中医学院

冯德强 云南省思茅市民族传统医药研究所

祁继光 云南省迪庆藏族自治州藏医院

朗　嘉 西藏自治区日喀则地区藏医院

明久多吉 西藏自治区那曲地区藏医院

丹增旺扎 西藏阿里地区藏医院

扎西次仁 西藏山南地区藏医院

阿旺旦增 西藏林芝地区藏医院

贡保扎西 甘肃省夏河县藏医医院

马建军 甘肃省天祝藏族自治县卫生局

江　琦 甘肃省肃北蒙古族自治县蒙医医院

东　杰 青海省果洛藏族自治州藏医院

李先加 青海省藏医院

日哇·多加 青海省治多县藏医院

娘吉旦增 青海省刚察县泉吉乡中心卫生院

王忠和 宁夏回族自治区卫生厅中医药管理局

阿尔甫·买买提尼亚孜 新疆维吾尔自治区卫生厅中医民族医药管理处

吐尔洪·艾买尔 新疆维吾尔医学专科学校

王　仁 新疆阿勒泰地区哈医医院

阿不力克木·依沙克 新疆哈密地区维吾尔医医院

木塔力甫·赛丁 新疆克孜勒苏柯尔克孜自治州维吾尔骨科医院

阿不都热依木·尼亚孜 新疆吐鲁番地区维吾尔医医院

江　武 新疆博湖县蒙医医院

艾则孜·阿布都力米提 新疆墨玉县维吾尔医医院

谢　兵 新疆维吾尔自治区民族事务委员会文教宣传处

诸国本 中国民族医药学会

崔　箭 中央民族大学

梅之南 中南民族大学

王　居 国家民族事务委员会文化宣传司

（严华国）

【2007年中医药科技管理工作先进集体名单和优秀工作者】

中医药科技管理工作先进集体名单（46个）：

北京中医药大学科研与产业管理处

首都医科大学宣武医院科研处

天津中医药大学科研医疗处

天津中医药大学第一附属医院科研处

河北省中医药管理局

河北以岭医药研究院有限公司

内蒙古自治区鄂尔多斯市蒙医研究所

辽宁中医药大学科技产业处

吉林省中医药管理局

吉林省中医中药研究院

黑龙江省中医管理局

黑龙江中医药大学科学技术处

上海市卫生局中医药管理处

上海中医药大学科技处

南京中医药大学科研处

中国药科大学科学技术处

浙江省中医药管理局

浙江省立同德医院科教科

安徽中医学院科研处

福建中医学院科研设备处

江西省中医药研究院

山东省中医药研究院

山东文登整骨医院

河南中医学院科研处

河南省洛阳正骨医院

湖北省中医院科研处

湖南中医药大学科技处

广东省中医药局

广州中医药大学科技处

广西中医学院第一附属医院
四川省中医药管理局
成都中医药大学科技处
重庆市中药研究院科研处
云南省西双版纳州民族医药研究所
西藏自治区藏医院
陕西省中医药研究院
甘肃中医学院科学技术处
青海省藏医药研究所
新疆维吾尔自治区中医医院
新疆维吾尔自治区维吾尔医研究所
中国中医科学院科研管理处
中国中医科学院西苑医院科研处
中国中医药科技开发交流中心
北京二十一世纪环球中医药网络教育中心
中国人民解放军302医院科训科
沈阳军区联勤部卫生部医疗处

中医药科技管理工作优秀工作者名单（89人）：

李澎涛 北京中医药大学基础医学院副院长
易京红 首都医科大学附属北京中医医院科研处处长
陈子震 天津市卫生局中医处助理调研员
王　洁 天津南开医院科研科科长
张军平 天津中医药大学科研处处长
王培芝 河北省中医药管理局科教科科长
杨淑荣 河北医科大学科技处成果科科长
王元松 河北省沧州中西医结合医院副院长
冯前进 山西中医学院副院长
刘希飒 山西省中医药研究院科教科主任
阿古拉 内蒙古医学院中蒙医学院副院长
王文彬 内蒙古通辽市卫生局中蒙医科科长
董根柱 内蒙古兴安盟蒙医院院长
康庭国 辽宁中医药大学副校长
王文萍 辽宁中医药大学附属医院科研处处长
刘淑云 吉林省中医药管理局科教处处长
周建民 吉林省中医中药研究院院长
曲晓波 长春中医药大学副校长
梁法兴 黑龙江省中医管理局科教处处长
王学军 黑龙江省中医研究院院长
杨　波 黑龙江中医药大学科技处正科级干事
刘　华 上海市卫生局中医药管理处主任科员
张怀琼 上海中医药大学科技处处长
安红梅 上海中医药大学附属龙华医院科研处副处长
朱　岷 江苏省中医药局综合业务处处长
方志军 江苏省中医药研究院科研科主任
张　琪 江苏省常州市中医院院长
曹启峰 浙江省中医药管理局主任科员
郑　杰 浙江省绍兴市卫生局科教中医处处长
徐　红 杭州市中医院科教科科长
薛西林 安徽中医学院第二附属医院副院长
尚莉丽 安徽中医学院科研科科长
崔晓榕 福建省卫生厅中医药管理处副处长
陈　军 福建中医学院科研设备处科长
郑　健 福建中医学院附属人民医院院长
刁军成 江西中医学院附属医院副院长
牛　晖 山东省卫生厅主任科员
齐冬梅 山东中医药大学科技处副处长
张法荣 山东中医药大学附属医院科研科科长
刘梦莲 河南中医学院科研处主任科员
魏　明 河南中医学院第一附属医院科研部主任
杜志谦 河南省洛阳正骨医院科研科科长
王　平 湖北中医学院副院长
向　楠 湖北省中医院科研处处长
吴文莉 武汉市中西医结合医院科教处主任
郭子华 湖南省中医管理局副局长
陈延安 湖南省湘潭市卫生局副局长
田华咏 湖南省湘西自治州民族医药研究所所长
刘　梅 广州中医药大学科技处科长
唐雪春 广东省中医院科研部主任
涂瑶生 广东省中医研究所所长
唐小岚 广西壮族自治区卫生厅主任科员
王力宁 广西中医学院第一附属医院科技部主任
龙学明 广西中医学院附属瑞康医院院长
黄西圆 海南省中医院医教科副科长
辜孔进 海南医学院中医学系主任
何书平 海南省琼海市中医院医教科主任
张　毅 四川省中医药研究院副院长
胡晓梅 成都中医药大学科技处项目部主任
赵军宁 四川省中药研究所副所长
钟国跃 重庆市中药研究院院长
余甘霖 重庆三峡医药高等专科学校校长
蒲盛才 重庆市药物种植研究所科技科科长
周　茜 贵州省中医药管理局主任科员
龙运光 贵州省黔东南苗族侗族自治州民族医药研究所所长
杨　镔 云南省卫生厅中医处副调研员
杨本雷 云南省楚雄彝族自治州

中医院院长

徐榕雪 云南省药物研究所科研科科长

占　堆 西藏自治区藏医院院长

次仁巴珠 西藏自治区藏医院藏医药研究所所长

索朗其美 西藏藏医学院藏医药科技研究所所长

周永学 陕西中医学院副院长

辛智科 陕西省中医药研究院科技教育处处长

楞本嘉 甘肃省藏医药研究院院长

马鸿斌 甘肃中医学院附属医院教学科研科科长

贾守宁 青海省中医院副所长

多杰拉旦 青海省藏医药研究所办公室主任

刘　瑛 宁夏回族自治区卫生厅中医药管理局

董　忠 宁夏回族自治区中医医院暨中医研究院院长

阿尔甫·买买尼牙孜 新疆维吾尔自治区卫生厅中医民族医药管理处处长

斯拉甫·艾白 新疆维吾尔医研究所所长

李全智 新疆维吾尔自治区中医医院副院长

刘保延 中国中医科学院副院长

雷　燕 中国中医科学院科研处处长

王映辉 中国中医科学院广安门医院科研处处长

魏　伟 中国中医药科技开发交流中心主任助理

周登峰 中国人民解放军总后卫生部医疗管理局助理

凌昌全 第二军医大学中医系主任

李庆虹 中国人民解放军302医院科训科副科长

（国家中医药管理局科技司）

【2006年中医药继续教育管理工作先进集体和优秀工作者】

中医药继续教育管理工作先进集体名单：

首都医科大学附属北京中医医院

北京中医药大学附属北京市中西医结合医院

天津市卫生局中医处

天津中医药大学第一附属医院

河北省中医药管理局

邯郸市卫生局

内蒙古自治区卫生厅中蒙医处

内蒙古自治区中蒙医医院

辽宁中医药大学附属医院

鞍山市卫生局

吉林省中医药管理局

长春市卫生局

黑龙江中医药大学成人教育学院

上海市卫生局中医处

上海中医药大学附属岳阳中西医结合医院

江苏省中医药系统四会一刊秘书处

江苏省南京市中医院

浙江省中医药管理局

浙江省中医院

安徽省卫生厅中医管理局

太和县中医院

福建中医学院附属人民医院

福建中医学院成教院

江西中医药高等专科学校

宜丰县中医院

山东省中医管理局

河南省中医管理局

河南中医学院第一附属医院

湖北省中医院

湖北省黄石市中医医院

湖南省中医药研究院附属医院

宁乡县中医院

广东省中医药局

广东省中医院

广西中医学院附属瑞康医院

广西中医学院第一附属医院

海南省中医院

琼海市中医院

四川省中医药管理局

成都中医药大学成教学院

重庆市万州区卫生局

重庆市中医骨科医院

贵州省遵义市卫生局

贵州省遵义中医学校

云南省中医医院

大理州卫生局

西藏自治区藏医院

西藏山南地区藏医院

西安市中医院

陕西中医学院继续教育学院

甘肃省中医院

平凉市卫生局

青海省中医院

宁夏中医药管理局

宁夏医学院中医学院

新疆维吾尔医学高等专科学校

新疆维吾尔自治区维吾尔医研究所

总后卫生部解放军总医院

空军总医院

中国中医科学院中国中医科学院西苑医院

中国中医科学院广安门医院

中国中医药研究促进会

中医药传媒网

北京二十一世纪环球中医药网络教育中心

中医药继续教育管理工作优秀工作者名单：

樊惠兰　首都医科大学附属北京中医医院

谢燕如　北京中医药大学

潘苏彦　北京市海淀区卫生局

裴乃嘉　天津市和平区卫生局

李国庆　天津中医药大学第二附属医院

刘建国　天津市南开区中医医院

王培芝　河北省中医药管理局科教科

陈振山　河北省中医药管理局

晁景升　唐山市中医医院

刘希飒　山西省中医药研究所

石海燕　内蒙古自治区卫生厅中蒙医处

王金瑞　呼和浩特市卫生局中蒙医科

白京兰　锡林郭勒盟卫生局中蒙医科

张宏邈　辽宁省卫生厅

王志伏　辽宁省鞍山市卫生局中医处

王希利　辽宁中医药大学附属医院

邱德亮　吉林省中医药管理局

张　志　长春中医药大学成人教育学院

徐大鹏　延边州卫生局
曲　峰　黑龙江省中医管理局
张洪昌　黑龙江中医药大学成人教育学院
邹新民　黑河市卫生局
王春艳　上海市中医文献馆
许亦斌　上海中医药大学附属龙华医院
桑　珍　上海中医药大学附属曙光医院
周柏林　江苏省中医药局
左纪华　江苏省南通市卫生局
周志德　江苏省盐城市卫生局
王　颖　浙江省中医药管理局
郑炳生　浙江中医药大学成教学院
陈勇毅　浙江省立同德医院
侯　勇　安徽中医学院第一附属医院
张书云　安徽省六安市中医院
吴福宁　安徽省铜陵市中医医院
杨　鸿　福建中医学院附属人民医院
陈鸿飞　福建省南靖县中医院
林颖欣　福建省卫生厅中医药管理处
刘　力　九江市卫生局
孙国如　樟树市中医院
谢建华　南昌市洪都中医院
蒋楷伦　江西中医学院
赵吉来　山东省中医管理局
宋传荣　山东中医药高等专科学校
张伟英　山东省泰安市卫生局
徐英敏　河南中医学院成人教育学院
周友龙　河南中医学院第三附属医院
刘晓颖　河南中医学院第一附属医院
张志由　湖北省卫生厅中医处
程　伟　湖北省中医院
谭启荣　武汉市中医院
阳召军　长沙市中医院
聂绍通　湖南省中医药高等专科学校
袁长津　湖南省中医管理局
王　燕　广州中医药大学第一附属医院
杨卓欣　深圳市中医院
唐兴荣　江门市五邑中医院
徐复霖　广东省中医药局
黄国东　广西中医学院附属瑞康医院
罗继红　广西中医学院第一附属医院
徐　宏　广西柳州市中医院
张爱健　海南省中医院
冯志成　海南医学院中医学系
杨全能　海南省琼海市中医院
贾天贵　四川省广元市中医院
李　怡　彭州市卫生局
邓开群　重庆市卫生局中医处
王元科　重庆市黔江区卫生局中医科
贺渝敏　重庆市中医研究院
赵　丽　贵阳中医学院第二附属医院
文明昌　贵州省黔南州中医院
秦国政　云南省中医医院
黄海莲　云南省大理州卫生局中医科教科
尼玛顿珠　西藏自治区藏医院
仁青巴松　西藏昌都地区藏医院
朗　嘉　西藏日喀则地区藏医院
张德兴　陕西中医药学会
周忠民　陕西省中医学校
黄琳娜　西安市中医医院
甘培尚　甘肃省中医管理局
毛春燕　甘肃省中医学校
王志刚　天水市中医医院
樊有萍　青海省中医院
王忠和　宁夏中医药管理局
高如宏　宁夏回族自治区中医医院暨中医研究院
徐武清　宁夏医学院中医学院
伊河山·伊明　新疆维吾尔自治区维吾尔医研究所
王先敏　新疆维吾尔自治区中医医院
吾不力卡斯木·买提斯迪克　新疆维吾尔医学高等专科学校
郭建刚　解放军总医院训练处
柳　勇　北京军区联勤部卫生部
吉保民　空军总医院科训科
王　奕　中华中医药学会
柯　研　中国中医药科技开发交流中心
李　浩　西苑医院教育处
赵雅芬　广安门医院医教处
张雪亮　中国中医科学院院培训中心
危北海　中国中西医结合学会
易文军　中国针灸学会
孙光荣　北京二十一世纪环球中医药网络教育中心

（国家中医药管理局科技司）

【国家中医药管理局关于开展向王学诗同志学习的决定（国中医药发〔2007〕52号）】

各省、自治区、直辖市及计划单列市、副省级省会城市卫生厅局，中医药管理局，新疆生产建设兵团卫生局，局各直属单位：

王学诗同志是山西省永和县中医医院的院长。他1946年12月29日出生于山西省襄汾县，1966年从山西省中医学校毕业后，主动要求到革命老区山西省永和县工作，成为县中医医院一名医生，1984年起担任医院院长至今。王学诗同志40多年来扎根农村，敬业奉献，创新管理，开拓进取，发挥中医药特色优势，坚持为农民健康服务，被群众誉为“百姓院长”。1995年被山西省卫生厅授予赵雪芳式白衣战士标兵称号，1995年、1997年、1999年3次被评为山西省优秀中医院院长，2005年被评为山西省卫生系统先进个人，2007年获得全国道德模范提名。

王学诗同志扎根山区，心系农民，品德高尚，推己及人。永和县是革命老区，也是国家扶贫开发重点县，群众生活贫困，看病十分困难。王学诗同志长期在山区医疗战线服务，对农村缺医少药的情况和农民劳动生活的艰辛有切身了解，对农民怀着深厚的感情。他担任永和县中医医院院长后，确定了“面向农村，面向农民，为农业生产服务”的办院方针，想方设法为农民提供简便验廉的中医药服务，并采取一系列爱民便民措施，受到了永和县和周边地区广大患者的热烈欢迎，医院被群众称为“百姓医院”，王学诗也被誉为“百姓院长”。

王学诗同志勤学博采，躬身实践，培养人才，医术精湛。作为一名中医大夫，王学诗同志以解除山区病人疾患为己任，坚持出诊40多年。他精读中医典籍，理论联系实践，形成个人专长，用药优化从简，擅治内科、妇科、儿科疾病和疑难杂症；同时深入群众，广泛收集民间单方、验方，编印《单方验方治病手册》，无偿供同行和群众使用。作为中医院院长，王学诗在医院经费不足的情况下建立培训考核制度和激励机制，提高医护人员的中医药业务素质。在他的示范和带领下，医院专科专病建设取得成效，中医和中西医结合人才质量得到提升，常见病、多发病防治和疑难重症抢救的技术水平不断提高，为当地和周边群众提供了满意的医疗保健服务。

王学诗同志忠诚事业，办院为民，科学管理，开拓创新。王学诗同志对中医药事业有着坚定的信念和执著追求，努力发挥中医药特色优势，为群众提供简便验廉的中医药服务。他从县情院况出发，创新管理，建章立制，做到管理工作科学化、制度化、规范化、人性化。他改革收入分配制度，鼓励医护人员更多地为群众提供优质服务。他带领中医院全体员工发扬艰苦奋斗、自力更生的精神，在十分困难的条件下开创事业。他规定，对于生活困难的患者，可以先看病，后付费，甚至减免医药费，深受群众欢迎。有王学诗的模范带动和科学管理，永和县中医医院诊疗量逐年上升，社会效益和经济效益不断提高。1999年成为二级乙等中医医院，2006年全年接诊患者6万余人次，业务收入200多万元，超过当地其他医院。

王学诗同志严于自律，廉洁奉公，生活俭朴，两袖清风。他公开承诺不吃请，不受礼，不收红包，自觉公开接受院内外监督。他没有专职补贴，把大部分时间和精力都放在发展医院和服务民众上，公而忘私。他生活十分俭朴，出差总是找最便宜的旅店住宿。他说，我是共产党人，我希望我能影响身边的人，让他们影响更多的人。在永和县历年的行风评议中，中医院均名列前茅。

王学诗同志40多年来用中医药技术和方法为山区农民健康服务，在平凡的岗位作出了卓越的贡献，不愧是中医药战线的模范和典型。他矢志不移办“百姓医院”，办院理念和精神值得全国中医药行业学习和借鉴。

国家中医药管理局决定，在全行业深入开展向王学诗同志学习的活动，号召全体中医药工作者向王学诗同志学习。学习他扎根山区、以人为本、服务百姓、关护民生的思想理念，学习他中医立院、突出特色、发挥优势、奋发有为的不懈追求，学习他大胆改革、锐意进取、充满激情、自强不息的精神风貌；学习他爱岗敬业、克己奉公、脚踏实地、艰苦奋斗的工作作风；学习他严于律己、率先垂范、克勤克俭、清正廉洁的道德情操。

当前各级管理部门和中医药机构正在认真学习贯彻党的十七大精神，要把开展向王学诗同志学习的活动融入十七大精神的学习贯彻中，结合中医药工作实际，努力探索和实践中国特色医药卫生事业发展道路。要坚定不移地解放思想，探索研究中医药继承创新、发挥特色优势所面临的重大理论和实践问题。要坚定不移地改革开放，构建充满活力、富有效率、更加开放的中医药工作体制机制。要坚定不移地推动科学发展，坚持以人为本，把为人民健康服务作为首要任务，以实现人人享有基本医疗卫生服务、满足群众对中医药服务的需求作为工作的出发点和落脚点；统筹兼顾，促进中医药医疗、保健、教育、科研、产业和文化的协调发展，努力开创中医药事业发展新局面；为促进人的全面发展、为全面建设小康社会、构建和谐社会作出新贡献。

（国家中医药管理局新闻办）

【国家中医药管理局关于开展向陈海新同志学习的决定（国中医药发〔2007〕17号）】

各省、自治区、直辖市及计划单列市、副省级省会城市卫生厅局，中医药管理局，新疆生产建设兵团卫生局，局各直属单位：

陈海新同志是上海市周家渡社区医院的一名中医师，1970年出生于新疆，1993年毕业于上海中医药大学。陈海新同志因自幼身患先天性小脑扁桃体疝和颈髓空洞症而致残，但她身残志坚，怀着生命不息、奋斗不止的信念，以顽强的毅力完成了学业，以满腔的热情和无私奉献的精神全心全意为病人服务，被评为上海浦东新区“三八红旗手”和“十佳好医生”。2007年2月2日，陈海新同志因病医治无效不幸去世，年仅37岁。

陈海新同志身患残疾，意志顽强，立志高远，奋发进取。她因病从小就无法像正常人一样生活，刚上初一就瘫痪了，直到脊柱中植入了钢柱，才能勉强坐立行走。但她以顽强的毅力读完初中、高中，并以高分考入上海中医药大学。在校期间，她乐观向上，努力进取，勤奋学习，刻苦钻研，克服了许多由身体疾病带来的不便，学习成绩总是名列前茅。她热爱集体，尊敬老师，关心同学，热心公益事业，从来不在生活上麻烦别人，还抢着做一些力所能及的事情，学校的各项活动也都积极参加。1993年陈海新以优异的成绩从大学毕业。

陈海新同志扎根基层，立足社区，爱岗敬业，恪尽职守。在社区医院，她凭着惊人的毅力和超常的意志，克服了常人难以忍受的痛苦和艰辛，14年如一日，用左边的肩膀和身体顶着就诊台，用唯一能够活动的右手给病人切脉诊病，认真细致地辨证处方，诊治病人20余万人次。她利用业余时间刻苦攻读中医经典，自费购买了大量中医书籍，还开始编写《辨证施治中医疗法》。她多方收集民间单验方、秘方，潜心钻研，临床诊疗水平不断提高。她医德高尚，技术精湛，深受患者的爱戴和好评，周边社区甚至外省市病人都慕名而来。

陈海新同志悬壶济世，心系患者，关爱病人，满腔热忱。她总是提前上班，为的是不因自己行动不便而让病人等待；她上班几乎不喝水，为的是不因如厕而耽误病人时间；她从来以开汤药为主，为的是减轻病人的经济负担；她辨证处方特别仔细，为的是发挥中医简、便、廉、验的特色优势；她坚持微笑服务，为的是给病人以心理的安慰。她竭尽所能，时时为病人着想，处处替病人考虑，急病人之所急，想病人之所想，解病人之所难。她从不收受病人的红包和好处，被誉为“轮椅上的白衣天使”。

陈海新同志品德高尚，甘于奉献，服务百姓，回报社会。她用“大医精诚”和爱己及人的崇高精神，诠释了生命的价值；她用真心、诚心和爱心构建了和谐的医患关系。在生命的最后阶段，她坚持捐献自己的遗体供医学研究，希望能够救助更多像她一样的病人，将自己的一生毫无保留地奉献给了她所热爱的医学事业。

陈海新同志的生命虽然短暂，岗位虽然平凡，但她把自己有限的生命投入到无限的为人民服务之中，在平凡的岗位上做出了不平凡的成绩，她以自己的实际行动谱写了中医人“大医精诚”的又一曲凯歌，是中医药工作者的杰出代表，是当代医务工作者学习的榜样。

国家中医药管理局决定，在全行业深入开展向陈海新同志学习的活动，号召广大中医药工作者学习陈海新同志的先进事迹，为维护广大人民群众的健康而不懈努力。学习陈海新同志，就要学习她乐观向上、顽强拼搏、生命不息、奋斗不止的进取精神；学习她爱岗敬业、忠于职守、刻苦钻研、勇于攀登的敬业精神；学习她扎根基层、精研医术、心系病人、关爱生命的服务精神；学习她勤奋好学、精益求精、满腔热忱、献身医学的奉献精神。

各级中医药机构和管理部门要认真组织开展向陈海新同志学习的活动，把向陈海新同志学习与实际工作结合起来，与实践“三个代表”重要思想和落实科学发展观及践行社会主义荣辱观结合起来，与加强医德医风建设、纠正行业不正之风结合起来，在全行业倡导勤奋工作、爱岗敬业、忠于职守、关爱患者、奉献社会的良好风尚，为人民群众提供优质的中医药服务，为构建社会主义和谐社会作出新的贡献。

（国家中医药管理局新闻办）

【国家中医药管理局、卫生部、总后卫生部联合命名表彰105所医院为全国综合医院中医药工作示范单位】

全国综合医院中医药工作示范单位名单

北京市：北京大学人民医院、中国医学科学院北京协和医院、首都医科大学附属北京朝阳医院、首都医科大学附属北京儿童医院

天津市：天津医科大学总医院、天津市传染病医院、天津市第四中心医院

河北省：石家庄市第五医院 、承德医学院附属医院 、邢台市人民医院

山西省：山西省人民医院、山西省肿瘤医院、长治市第二人民医院

内蒙古自治区：内蒙古医学院附属医院、呼伦贝尔市人民医院、通辽市医院

辽宁省：沈阳市精神卫生中心、沈阳市第六人民医院、大连市中心医院

吉林省：吉林省肿瘤医院、吉林大学中日联谊医院、长春市儿童医院

黑龙江省：黑龙江省医院 、大庆油田总医院、鹤岗矿业集团公司总医院

上海市：复旦大学附属华山医院、复旦大学附属中山医院、上海市第六人民医院、普陀区中心医院

江苏省：江苏省人民医院、南京市鼓楼医院、连云港市第一人民医院

浙江省：浙江大学医学院附属第一医院、杭州市萧山区第一人民医院、丽水市人民医院

安徽省：安徽省立医院、蚌埠市第三人民医院、阜阳市颍泉人民医院

福建省：福建省立医院、福建医科大学附属第一医院、福鼎市医院

江西省：南昌大学第一附属医院、江西省妇幼保健院、九江市第一人民医院

山东省：山东省立医院、山东大学齐鲁医院、山东省千佛山医院、临沂市人民医院

河南省：河南省肿瘤医院、驻马店市第一人民医院、新乡医学院第一附属医院、汝阳县人民医院

湖北省：武汉市妇女儿童医疗保健中心、湖北民族学院医学院附属医院、荆州市中心医院

湖南省：中南大学湘雅医院、湘潭市中心医院、安化县人民医院

广东省：广东省人民医院、中山大学附属肿瘤医院、南方医科大学南方医院、广州市第一人民医院

广西壮族自治区：广西壮族自治区人民医院、广西医科大学第一附属医院、桂林医学院附属医院

海南省：海南医学院附属医院

四川省：成都市第七人民医院、四川大学华西医院 、泸州市人民医院（泸州市红十字医院）、宜宾市第二人民医院

重庆市：重庆医科大学附属第一医院、重庆三峡中心医院、垫江县人民医院

贵州省：贵阳医学院附属医院、贵阳市第一人民医院

云南省：云南省第二人民医院、丽江市人民医院、昭通市第一人民医院

西藏自治区：西藏自治区人民医院

陕西省：陕西省人民医院、西安交通大学医学院第二附属医院

甘肃省：兰州市第二人民医院、武山县人民医院、张掖市人民医院
青海省：青海省人民医院
宁夏回族自治区：平罗县人民医院
新疆维吾尔自治区：乌鲁木齐市友谊医院、喀什地区第一人民医院、伊犁州奎屯医院
新疆生产建设兵团：石河子大学医学院第一附属医院
军队系统：沈阳军区总医院、沈阳军区第210医院、北京军区白求恩国际和平医院、兰州军区乌鲁木齐总医院、济南军区总医院、南京军区福州总医院、广州军区广州总医院、成都军区昆明总医院、空军总医院、第二军医大学第一附属医院、第三军医大学第一附属医院、第四军医大学第一附属医院、中国人民解放军总医院、第302医院、武警总医院

（国家中医药管理局医政司）

【卫生部、民政部、国家中医药管理局2007年继续开展全国中医药特色社区卫生服务示范区创建活动，11个区被评为全国中医药特色社区卫生服务示范区】

全国中医药特色社区卫生服务示范区名单：

北京市房山区、河北省邯郸市丛台区、辽宁省沈阳市和平区、上海市徐汇区、浙江省湖州市吴兴区、广东省深圳市盐田区、四川省成都市青羊区、重庆市渝中区、甘肃省酒泉市肃州区、宁夏回族自治区银川市兴庆区、新疆维吾尔自治区乌鲁木齐市新市区。

（国家中医药管理局医政司）

【国家中医药管理局继续开展全国农村中医工作先进县建设工作，2007年共批准13个单位为全国农村中医工作先进县（市、区）】

全国农村中医工作进县市：

辽宁省北镇市、安徽省祁门县、安徽省庐江县、江苏省常州市、江苏省昆山市、江苏省丹阳市、河北省曲周县、河北省唐山市丰润区、浙江省淳安县、湖北省竹溪县、湖南省溆浦县、湖南省华容县、湖南省湘潭县。

（国家中医药管理局医政司）

【国家中医药管理局表彰河北省永清县等8个中医药治疗艾滋病试点工作先进集体和王融冰等20名中医药治疗艾滋病试点工作先进个人】

中医药治疗艾滋病试点工作先进集体和先进个人名单：

一、先进集体（8个）

河北省永清县卫生局、安徽省亳州市利辛县中医院、河南省中医管理局、河南中医学院第一附属医院、湖北省随州市中医医院、湖南省衡阳市第三人民医院、云南省红河哈尼族彝族自治州中医院、中国中医科学院艾滋病中医药防治中心。

二、先进个人（20名）

王融冰（女）	北京地坛医院
李保印	河北省沙河市中医院
李芳生	吉林省中医药管理局
王学军	黑龙江省中医研究院
张　锦	安徽省阜阳市中医医院
何孟福	安徽省亳州市利辛县卫生局
熊卫标	江西省南昌市中西医结合医院
李发枝	河南中医学院第三附属医院
李金山	河南省上蔡县中医院
侯江红	河南省中医院
徐立然	河南省中医药研究院
董少群	河南省开封市尉氏县卫生局
袁长津	湖南省中医管理局
涂晋文	湖北省中医院
谭行华	广东省广州市第八人民医院
董少龙	广西中医学院第一附属医院
方　路	云南省中医中药研究所
李顺英（女）	云南省传染病专科医院
杨云松	云南省大理白族自治州中医医院
张水民	陕西省山阳县中医医院

（国家中医药管理局医政司）

【2007年党群工作受省部级以上表彰名单】 2007年2月24日，中央国家机关团工委、中央国家机关青年联合会决定（国团工发〔2007〕5号文件），授予中国中医科学院中药研究所中药质量标准研究中心研究员杨滨同志“中央国家机关优秀青年”荣誉称号。

2007年3月7日，卫生部直属机关妇女工作委员会通报（卫妇工发〔2007〕5号文件），全国妇女“巾帼建功”活动领导小组授予中国中医科学院中药研究所科技资源共享平台、中国中医科学院眼科医院眼四病区、中国中医科学院望京医院护理部、中国中医科学院西苑医院内分泌科护理组、中国中医科学院广安门医院供应室“全国巾帼文明岗”荣誉称号；授予中国中医科学院广安门医院肿瘤科主任林洪生同志、国家中医药管理局中医师资格认证中心主任王北婴同志、中国中医药出版社出版部主任助理孙瑛同志、中国中医科学院西苑医院十四区科主任陈志伟同志“全国‘巾帼建功’标兵”荣誉称号。

2007年3月9日，中央国家机关7部门（精神文明、综合治理、绿化、计划生育、爱国卫生、交通安全、环境整治）决定（国机精〔2007〕1号文件），授予中国中医科学院广安门医院“中央国家机关文明单位标兵”荣誉称号；授予国家中医药管理局机关服务中心、中国中医科学院西苑医院、望京医院“中央国家机关文明单位”荣誉称号，授予国家中医药管理局杨锐同志、中国中医科学院西苑医院尼欣同志“中央国家机关精神文明建设先进工作者”荣誉称号；授予国家中医药管理局“中央国家机关社会治安综合治理先进单位”荣誉称号；授予国家中医药管理局关树华同志“中央国家机关交通安全先进工作者”荣誉称号。

2007年3月12日，中央国家机关社会治安综合治理领导小组办公室决定（国机综治办〔2007〕5号文件），授予国家中医药管理局机关服务中心、中国中医药报社、中国中医药出版社、中华中医药学会、中国中医药科技开发交流中心、局传统医药国际交流中心、局对台港澳交流合作中心、局中医师资格认证中心和中国中医科学院机关、基

础所、针灸所、中药所、信息所、医史所、研究生院、实验药厂、中医门诊部、中医杂志社、古籍出版社、培训中心、西苑医院、广安门医院、望京医院、眼科医院、中医药科技合作中心、北京市中研宾馆等26个单位为中央国家机关“平安单位”。

2007年3月30日，中央国家机关妇女工作委员会决定（国妇工发〔2007〕4号文件），授予中国中医科学院广安门医院首席研究员林兰同志“中央国家机关优秀女科技工作者”荣誉称号。

2007年4月18日，共青团、全国青联决定（中青联发〔2007〕11号文件），授予中国中医科学院中药研究所黄璐琦同志第十一届“中国青年五四奖章”。

2007年5月28日，国家中医药管理局直属机关妇工委决定（国中医药机妇发〔2007〕2号），授予国家中医药管理局人事教育司教育处处长赵明、国际合作司副司长王笑频，中国中医科学院党委副书记、纪委书记、工会主席仇芙林，中国中医科学院针灸研究所党委书记、副所长张丽，广安门医院护理部主任张素秋，西苑医院纪委书记温彦鑫，望京医院党委书记程爱华，国家中医药管理局传统医药国际交流中心主任助理、综合人事处处长郭静华8名同志“国家中医药管理局优秀女领导干部”荣誉称号；授予中国中医科学院科研管理处研究员雷燕、中药研究所研究员崔晓兰、中医药信息研究所研究员范为宇、中国医史文献研究所研究员万芳、广安门医院内分泌科主任医师首席研究员林兰、西苑医院肿瘤科主任医师杨宇飞、望京医院内二科主任医师张宁等7名同志“国家中医药管理局优秀女科技工作者”荣誉称号。

2007年7月11日，中央国家机关工会联合会通报表彰（国机工发〔2007〕10号文件），国家中医药管理局直属机关工会获2006年度中央国家机关工会财务工作“优秀奖”。

2007年12月4日，中央国家机关社会治安综合治理领导小组办公室决定（国机综治办〔2007〕16号文件），国家中医药管理局中国中医科学院广安门医院被评为中央国家机关2005～2007年度“平安建设先进单位”。

2007年12月，国家中医药管理局直属机关党委办公室上年度党内统计报表被中央国家机关党工委组织部评为“优秀报表”。

2007年12月25日，北京市公安局授予国家中医药管理局社会治安综合治理办公室、中国中医科学院行政保卫处“集体嘉奖”，中国中医科学院行政保卫处吴保良同志记“个人三等功”，国家中医药管理局机关服务中心关树华、曹鑫和同志及中华中医药学会王昊同志“个人嘉奖”。

2007年12月25日，全国妇联全国五好文明家庭创建活动协调小组决定（妇协字〔2007〕第3号文件），授予中国中医科学院望京医院职工蔡静怡家庭“第六届全国五好文明家庭”称号。

（国家中医药管理局党办）

人物篇

人 物 篇

一、中医药管理干部

【国家中医药管理局局长、副局长】

局　长　　王国强（2007年1月任）
副局长　　房书亭
副局长　　吴　刚
副局长　　于文明
副局长　　李大宁

【国家中医药管理局司长、副司长、主任、副主任】

办公室（财务司）
主　任　　王志勇
副主任　　蒋　健（女）
副主任　　徐皖生
人事教育司
司　长　　姜在旸
副司长　　王明来（2007年3月免）
副司长　　洪　净（女）
政策法规与监督司
司　长　　闫树江
副司长　　桑滨生
医政司
司　长　　孙塑伦（2007年3月免）
司　长　　许志仁（2007年10月任）
副司长　　查德忠
科技司
司　长　　高思华（2007年12免）
副司长　　苏钢强（女）
国际合作司
司　长　　张　奇
副司长　　王笑频（女）
离退休干部办公室
主　任　　王新云（女）
机关党委
机关党委常务副书记　　杨　锐

【国家中医药管理局直属单位正、副职领导】

国家中医药管理局机关服务中心
主　任　　孙　涛
副主任　　张秀英（女）
副主任　　杨友群
中国中医科学院
党委书记　　李怀荣
院　长　　曹洪欣
副院长　　刘保延
党委副书记　仇芙林（女，兼纪委书记）
副院长　　梁菊生
党委副书记　麻　颖
副院长　　刘伯尧（2007年5月任）
中华中医药学会
秘书长　　李俊德
副秘书长　　曹正逵
中国中医药报社
社　长　　陈贵廷
副社长（兼副总编辑）　　王华章
副社长（兼副总编辑）　　濮传文
副总编辑　　胡京京（女）
中国中医药出版社
社长（兼副总编辑）　　王国辰
副社长（兼副总编辑）　　张年顺
副社长　　范吉平
副总编辑　　吴少祯
中国中医药科技开发交流中心
主　任　　莫用元
副主任　　杨德昌
国家中医药管理局对台港澳中医药交流中心
主　任　　王承德
副主任　　郭育兰（女）
国家中医药管理局中医师资格认证中心
主　任　　王北婴（女）
副主任　　张建华
副主任　　郑跃先（女）
国家中医药管理局传统医药国际交流中心
主　任　　沈毓龙

【各省、自治区、直辖市、计划单列市主管中医厅局长、中医药局（处）长】

北京市中医管理局
局　长　　谢阳谷

副局长　赵　静（女）
天津市卫生局中医处
副局长　申长虹
副处长　陈子震
河北省中医药管理局
主管副厅长　王兰校
局　长　王振邦
副局长　段云波
调研员　陈振山
副局长　韩同彪
山西省卫生厅中医管理局
厅　长　李俊峰
局　长　文　渊
内蒙古自治区卫生厅蒙中医药管理局
副厅长　乌　兰（女）
局　长　乌　兰（女）（兼）
副局长　于连云（女）
副局长　扎拉嘎呼
辽宁省中医管理局
副厅长　董德刚
局　长　丛丹江（女）
副局长　温家祥
吉林省中医药管理局
副厅长　邱德亮
局　长　邱德亮（兼）
副局长　李芳生
副局长　罗　庚
黑龙江省中医管理局
副厅长　索天仁
局　长　索天仁（兼）
上海市卫生局中医处
副局长　马　强
处　长　季伟苹
江苏省中医药局
副厅长　吴坤平
局　长　吴坤平（兼）
浙江省中医药管理局
副厅长　张　平
局　长　沈堂彪
副局长　曹启峰
安徽省卫生厅中医管理局
副厅长　武琼宇（女）
局　长　董明培
福建省卫生厅中医处
副厅长　阮诗玮
处　长　林秀明（女）
副处长　崔晓榕（女）
江西省卫生厅中医管理局
副厅长　曹　麒
局　长　程兆盛
副局长　伊　凡
山东省中医管理局
副厅长　仇冰玉
局　长　于淑芳（女）
副局长　刘绍绪
河南省中医管理局
副厅长　夏祖昌
局　长　夏祖昌（兼）
副局长　张重刚
副局长　韩新峰
湖北省卫生厅中医处
副厅长　胡菊萍（女）
处　长　邓小川
副处长　吴建华（女）
湖南省中医管理局
局　长　刘君武（2007年5月任）
局　长　袁长津（2007年5月免）
副局长　李国忠
副局长　郭子华
广东省中医药局
副厅长　彭　炜（女）
局　长　彭　炜（女）（兼）
副局长　曹礼忠
广西壮族自治区卫生厅中医处
副厅长　韦　波
处　长　庞　军
海南省卫生厅中医处
副厅长　严朝君
处　长　黄更荣
重庆市卫生局中医处
副局长　方明金
副处长（主持工作）　廖惠萍
副处长　廖惠萍
四川省中医管理局
局　长　杨殿兴
副局长　罗良娟（女）
副局长　邓宜恩
副局长　冯兴奎
贵州省中医管理局
副厅长　朱征明
局　长　黄维中
云南省中医管理局
副厅长　杨鸿生
局　长　杨鸿生（兼）
常务副局长（处长）赵　勇
副局长（副处长）　姜　旭
副局长（副处长）　倪　昆
西藏自治区藏医药管理局
副厅长　喜　乐
助理调研员　巴　桑

陕西省中医管理局
副厅长　范　兵
局　长　范　兵（兼）
副局长　苏荣彪
甘肃省中医管理局
副厅长　李存文
局　长　鄢卫东
副局长　崔庆荣
青海省卫生厅中藏医药管理局
副厅长　王　炼
局　长　黄立成
宁夏回族自治区卫生厅中医药管理局
副厅长　马秀珍（女）
局　长　王忠和
副局长　俞大鸿
新疆维吾尔自治区卫生厅中医民族医药管理处
副厅长　王小燕（女）
处　长　阿尔甫·买买提尼牙孜
副处长　冯　东
大连市卫生局中医处
副局长　梁英政
处　长　李春梅（女）
青岛市中医管理局
副局长　周长政
副处长　赵国磊
厦门市卫生局科教中医处
局　长　黄如欣
副局长　曾超英（女）
处　长　孙　健
宁波市卫生局中医处
局　长　何一天
副局长　邹鸣飞
处　长　高　巍（女）
副处长　柯春海
深圳市卫生局中医处
局　长　江捍平
副局长　许四虎
处　长　廖利平
副处长　张慧敏（女）
沈阳市中医管理局
主管局长　赵　午
局　长（正处）　曹立华（女）
副局长（副处）　王　莉（女）
长春市卫生局中医管理处
副局长　马　平
处　长　孙艳静
哈尔滨市卫生局中医处
副局长　李若奇
处　长　刘世斌
副处长　马晓峰
南京市卫生局中医处
副局长　刘玉成
处　长　操海明
杭州市卫生局中医处
局　长　陈卫强
副局长　滕建荣
副处长　李自明
济南市中医管理局
局　长　马其江
副局长　姜振清
副处长　郭通道
武汉市卫生局中医处
副局长　丁顺清
处　长　郑　云
广州市中医管理局
副局长　曾其毅
处　长　张宏星
成都市卫生局中医处
局　长　周光荣
副局长　温蓉利（女）
处　长　郭　萍（女）
副处长　张　颖（女）
西安市卫生局中医处
副局长　刘顺智
处　长　梁玉祥

（二）人物志

【人物志】

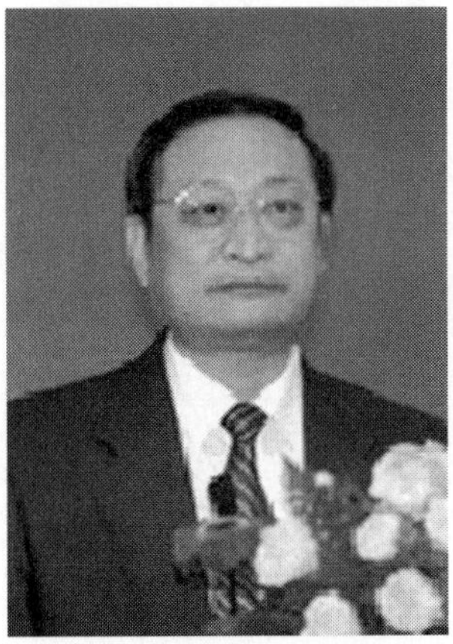

王国强，男，汉族，籍贯安徽，1955 年 3 月出生于上海。

1978 年毕业于北京中医学院，2000 年获吉林大学人口学专业法学硕士学位。先后在卫生部、国家医药管理总局工作，1983 年调到国家计生委，历任秘书处副处长、处长、办公厅副主任、主任、政策法规司司长、计划财务司司长。曾在日本厚生省国立公共卫生学院留学做客座研究员，到河南省焦作市挂职担任市委副书记。2000 年 12 月任国家计生委党组成员、副主任。2003 年 3 月任国家人口计生委党组成员、副主任。2003 年 9 月任国家人口计生委党组成员、副主任兼直属机关党委书记、机关党校校长。2002 年 6 月起兼任中国人口学会常务副会长。2007 年 1 月任卫生部党组成员、副部长兼国家中医药管理局党组书记、局长。

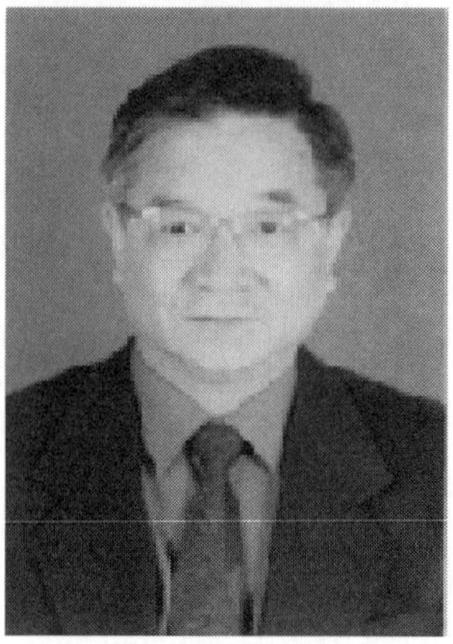

房书亭，男，汉族，1947年10月生，河南南阳人，中共党员。

1974年1月毕业于北京中医学院中药系，留校任教。后任北京中医学院党委宣传部干部、教务处副处长等职。1985年2月起，任卫生部纪检组副处级纪检员、检查审理处处长。1989年2月，任国家中医药管理局质量司副司长。1990年6月起，任中国中医研究院党委副书记、党委书记。2000年11月起，任国家中医药管理局副局长、党组成员，分管局办公室、机关服务中心工作。

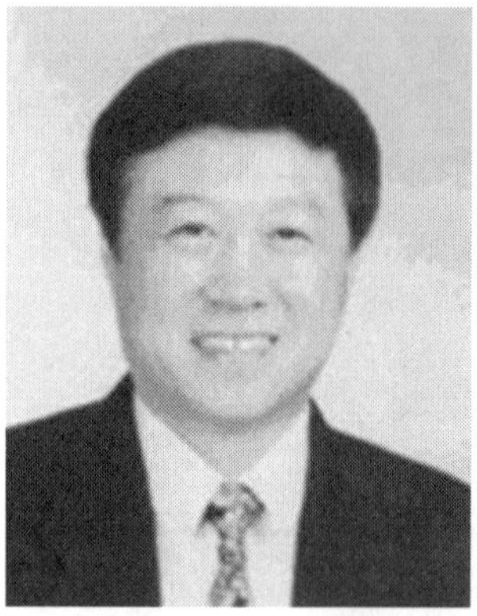

吴刚，男，汉族，1953年6月生，山西灵石人，中共党员。

1976年12月毕业于北京中医学院中医系后，到中国中医研究院西苑医院工作。1985年7月，调任到卫生部中医司，后到国家中医管理局工作。1989年5月起，任国家中医药管理局人事教育司干部处副处长、处长。1994年9月，任国家中医药管理局人事劳动与政策法规司副司长，1998年2月任司长。2002年7月起，任国家中医药管理局党组成员。2002年10月，任国家中医药管理局办公室主任。2004年4月起，任国家中医药管理局副局长，分管医政工作。

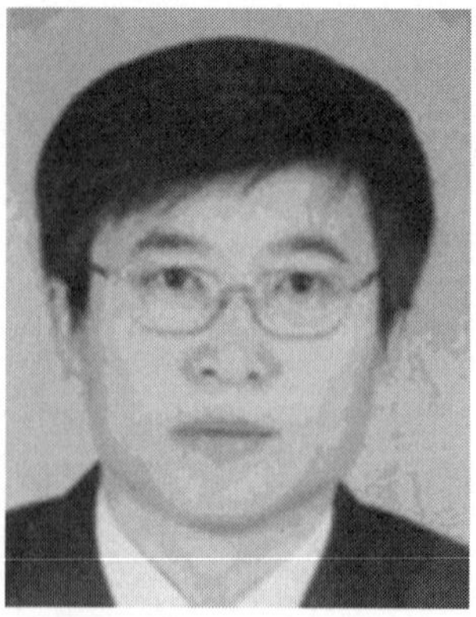

于文明，男，汉族，1963年6月生，山东单县人，中国农工民主党中央委员会第十三届中央委员会委员，第十届全国政协委员。

1985年7月，毕业于山东中医学院中医系，随后入天津中医学院研究生部中医基础理论专业学习，获硕士学位。1988年6月，任中国中医药报社记者、编辑、部门主任。1997年12月，任中国中医药科技开发交流中心主任。2004年4月起，任国家中医药管理局副局长，分管中医药科研工作。

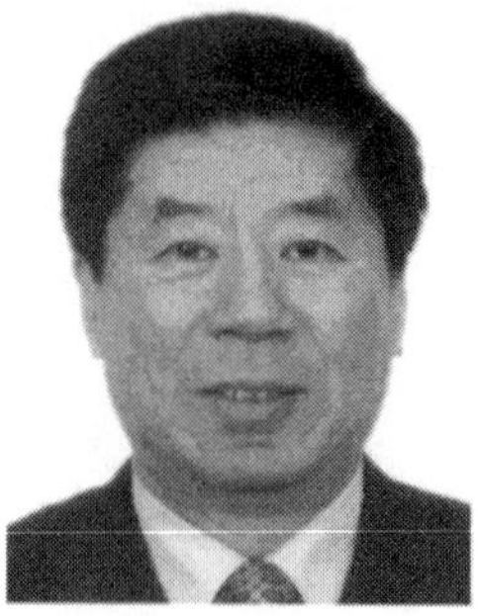

李大宁，男，汉族，1953年1月生，吉林永吉人，中共党员。

1982年12月毕业于黑龙江中医学院中医系后，到黑龙江省祖国医药研究所工作。1986年，任黑龙江中医研究院副院长。1987年7月，调至国家中医药管理局工作，历任科技司交流处副处长、办公室副主任、计划财务司副司长、计划财务司司长、办公室主任、人事与政策法规司司长。2000年10月起，任局党组成员。2001年11月到2003年10月，被选派至四川省人民政府挂职，任省政府副秘书长。2005年3月起，任国家中医药管理局副局长，分管国际合作交流工作，并兼任局直属机关党委书记。

管理机构名录篇

管理机构名录篇

一、国家中医药管理局

【国家中医药管理局】

办公室（财务司）

机构设置：

综合处、秘书处、规划财务处、新闻办公室

工作职能：

· 综合协调局机关日常政务，制定局机关工作制度；
· 负责会议组织、领导批示和重要政务工作的督办、秘书事务、文电处理、档案管理、机要、保密、信访、值班、保卫等工作；
· 负责组织协调人大代表建议、政协委员提案的办理工作；
· 研究拟定中医药事业中长期发展规划，规划与协调中医资源配置；
· 编制部门预算；组织拟定中医机构建设、装备标准；
· 负责局机关、直属单位财务和国有资产的管理和监督；
· 负责新闻宣传、报刊管理工作；
· 组织协调机关电子政务和信息统计工作；
· 组织协调扶贫、援藏工作。

人事教育司

机构设置：

人事处、教育处、离退休干部办公室

工作职能：

· 研究、实施中医药人才兴业战略；
· 研究制定中医人力资源发展规划，加强人才资源能力建设，优化人才资源配置；
· 负责局机关和直属单位的人事、工资、机构编制的管理工作；
· 拟订、完善并组织实施中医药行业专业技术人员技术职务评定标准；
· 指导中医医疗机构的人事分配制度改革；
· 负责组织机关、直属单位的干部教育、培训，指导协调全国中医药管理干部培训工作；
· 联系有关中医药社会团体；
· 组织拟订和实施中医药继续教育、师承教育的发展规划，建立完善中医药人员终身教育制度；
· 管理、指导中医药专家学术经验和技术专长继承工作；
· 会同国务院教育行政部门，制定中医药教育机构的设置标准及相关专业标准；
· 制定中医药教育机构临床教学基地标准；
· 配合国务院教育行政部门，研究制定中医药高等教育发展规划，指导中医药教育教学改革；
· 管理局离退休干部办公室的工作。

政策法规与监督司

机构设置：

政策法规处、监督处

工作职能：

· 根据国家卫生、药品的有关政策和法律法规，组织研究提出中医药发展战略和方针、政策；
· 组织中医药重大理论和实际问题的调查研究；
· 研究提出中医药参与公共卫生体系建设的相关政策、措施；
· 组织研究中医医疗机构体制改革和管理制度改革；
· 研究起草有关中医药的法律、法规、规章、草案；
· 组织制定规范性文件；
· 组织协调中医药法制化、标准化建设工作；
· 负责行政复议、应诉工作；
· 综合管理中医药监督工作并依法组织实施；
· 负责拟订中医药监督工作规范、程序和有关规章制度；
· 对各类中医、中西医结合、民族医医疗机构的执业行为进行监督；
· 监督检查医疗、保健、护理等人员的执业资格标准；
· 监督检查《中华人民共和国中医药条例》等卫生法律法规的执行情况；
· 指导并监督中医医疗广告的审查工作；
· 监督管理医学气功活动和按照中医理论研制的药膳；
· 配合有关部门，组织协调、办理相关案件的查处工作，并进行相关的执法检查。

医政司

机构设置：

一处、二处

工作职能：

· 参与组织协调突发公共卫生事件的应急处理；
· 指导和组织实施农村、社区中医药工作，协调组织对农村中医药的支援工作；
· 负责基层中医药适宜技术推广工作；
· 组织实施中医药及中西医结合预防、治疗重大疾病工作；
· 组织拟订和实施有关中医医疗服务的管理规定、服务规范；
· 完善和实施中医医疗机构、执业人员的准入标准；
· 组织拟订中医医疗技术标准和技术操作规范；
· 管理各类中医、中西医结合、民族医医疗机构，对其他医疗机构中的中医业务进行指导；
· 研究、规范中医医疗机构中的药事管理工作；
· 指导各民族医医疗医药工作，组织拟订并逐步完善相应的规范和标准。

科技司

机构设置：

中医科技处、中药科技处

工作职能：

· 拟订中医药科学技术发展规划；
· 指导中医药科研机构的改革工作；
· 组织、参与中医药重大科研项目的实施工作；
· 参与指导与协调重点中医药科研机构的建设；
· 负责中医药技术成果的推广、应用工作；
· 负责组织中医药新技术评价；
· 指导中医药行业知识产权保护；
· 负责中医药文献、秘方、验方的捐献工作；
· 组织和指导中医药的学术交流工作；
· 参与相关科技合作项目的组织工作；
· 负责基层中医药适宜技术筛选工作；
· 组织、指导中西医结合和民族医药的科研工作。

国际合作司

机构设置：

亚美多边处、欧大非洲处

工作职能：

· 推进中医药的国际传播；
· 研究国际中医药发展现状，提出政策建议；
· 组织和指导中医药对外双边、多边及民间交流与合作；
· 指导内地与香港、澳门特别行政区和台湾地区的中医药交流与合作；
· 配合有关部门实施国际中医药经济、技术合作；
· 组织协调与世界卫生组织、世界贸易组织等国际组织在传统医药领域的交流合作；
· 承办局机关的外事工作。

机关党委

机构设置：

直属机关党委、纪委办公室

工作职能：

· 负责局机关和直属单位的党群工作；
· 组织党的宣传、组织、统战、维护稳定、精神文明建设工作和党员的教育、管理、党校培训工作；
· 领导工会、共青团、妇女组织的工作；
· 参与干部管理；
· 承办局机关党委、纪委、审计室的有关日常工作。

二、国家中医药管理局直属机构

【国家中医药管理局直属机构】

中国中医科学院

党委书记：李怀荣
院　　长：曹洪欣
地　　址：北京市东城区东直门内南小街16号
电　　话：010－64014356
邮　　编：100700
网　　址：www.catcm.ac.cn
内设机构：党委办公室、党委组织部、党委宣传部、纪检监察处、审计处、离退休干部管理处、院长办公室（新闻办）、科技体制改革办公室、人事处、计划财务处、行政保卫处、基本建设处、科研管理处、医院管理处、教育管理处、国际合作处、产业管理处、学术管理处、信息管理中心、艾滋病防治中心、中医药发展研究中心、后勤服务中心
科研单位：第一临床研究所、临床药理研究所、老年医学研究所、第二临床研究所、骨伤科研究所、眼科研究所、中药研究所、针灸研究所、中医基础理论研究所、中医药信息研究所、中国医史文献研究所、中医临床医学基础研究所、医学实验中心
医疗单位：西苑医院、广安门医院、望京医院、眼科医院、针灸医院、中医门诊部
教育单位：研究生院、中医药学院、北京国际针灸培训中心、西医学习中医培训基地学术
出版单位：图书馆、中国医史博物馆、中国针灸博物馆、中医杂志社、中医古籍出版社
产业单位：实验药厂、北京华神制药有限公司（合资）、北京中研国际医药公司
挂靠单位：世界针灸学会联合会、中国针灸学会、中国中西医结合学会、全国中医药学名词审定委员会

中华中医药学会

会　　长：佘　靖

秘 书 长：李俊德
地　　址：北京市朝阳区樱花园东街甲4号
电　　话：010－64218316
邮　　编：100029
网　　址：www. cacm. org. cn
内设机构：办公室（科技奖励办公室）、学术部、继续教育部、国际交流部、期刊编辑部、科技合作部、推广发展部和后勤保卫部办公室（科技奖励办公室）、学术部、继续教育部、国际交流部、期刊编辑部、科技合作部、推广发展部和后勤保卫部

中国中医药报社
社　　长：陈贵廷
地　　址：北京市朝阳区北沙滩甲4号
电　　话：010－64854537
邮　　编：100085
网　　址：www. cntcm. com. cn
内设机构：行政部门（党总支办公室、办公室、财务部）、采编部门（国际部、总编室、新闻一部、新闻二部）、经营部门（广告部、通联发行部、事业发展部）、其他（电子网络部、《中外健康文摘》杂志社）

中国中医药出版社
社　　长：王国辰
地　　址：北京市朝阳区北三环东路28号易亨大厦16层
电　　话：010－64405719
邮　　编：100013
网　　址：www. cptcm. com
内设机构：办公室（人保处、行政处、外事处、计算机室）、财务处、总编办（教材室、综合室、电子室、期刊室）、发行办（一科、二科、库房、书店）、出版部、开发部（广告公司、医药公司）

中国中医药科技开发交流中心
主　　任：莫用元
地　　址：北京市朝阳区幸福一村55号
电　　话：010－64176171
邮　　编：100027
网　　址：www. tcm. cn

中国传统医药国际交流中心
主　　任：沈毓龙
地　　址：中国北京朝阳区幸福一村55号
电　　话：010－64175155
邮　　编：100027
网　　址：www. ciectcm. com
内设机构：业务部门（综合人事处、项目联络处）、项目合作处、项目推广处

国家中医药管理局台港澳中医药交流合作中心
主　　任：王承德
地　　址：北京朝阳区幸福一村55号
电　　话：010－64160440
邮　　编：100027
电子信箱：tgachina@ yahoo. com. cn
内设机构：办公室、交流处、合作处、医疗处、北京顺天德中医医院、北京广安医药联合中心、北京广安中医门诊部

国家中医药管理局中医师资格认证中心
主　　任：王北婴
地　　址：北京市朝阳区安苑里1号院北楼四层
电　　话：010－64922977
网　　址：www. tcmtest. com. cn
内设机构：综合处、命题处、考务处

三、地方中医药管理局

【*地方中医药管理局*】

北京市中医管理局（副厅级）
地　　址：北京市东城区美术馆后街小取灯胡同5号
邮　　编：100010
电　　话：010－84036771
传　　真：010－84036772
网　　址：www. bjtcm. gov. cn
内设机构：办公室、医政处、科教处
工作职能：贯彻国家中医药工作的有关方针、政策和法律、法规；研究起草有关方面的地方性法规、规章草案，并组织实施。研究拟订本市中医药发展总体规划和目标，统筹协调本市中医药资源配置；管理中医专项资金；参与制定和调整中医医疗收费标准工作。负责本市设置中医、中西医结合、民族医医疗机构的资格审批，并监督管理；指导其他医疗机构的中医业务；拟订机构管理规范、医疗质量和技术标准、服务规范，并监督执行。组织制定本市中医医疗、保健、预防、康复、护理及临床用药等有关管理规定和技术标准，并组织实行；依据有关规定在本市中医行业推行中医药人员执业资格制度。拟订和组织实施本市中医药科学研究、技术开发规划；指导中医、中西医结合和民族医药科研机构；组织实施重点中医药科研课题和重点中药新药研究项目；组织中医药科技成果的鉴定和推广应用。组织拟订和实施本市中医药教育

发展规划；指导本市中医药教育机构；促进本市中医药人才培养；负责联系本市中医药社会团体。负责协调本市中医外事活动和中医药对外交流与技术合作。承办市政府和北京市卫生局交办的其他事项。

天津市卫生局中医处

地　　址：天津市和平区南京路98号
邮　　编：300040
电　　话：022－23032282
传　　真：022－23032282

河北省中医药管理局（处级）

地　　址：河北省石家庄市合作路42号
邮　　编：050050
电　　话：0311－85989815
传　　真：0311－85989760
电子信箱：zhyj@hebwst.gov.cn
内设机构：综合科、科教科、医政科
工作职能：研究拟定全省中医药、中西医结合的方针、政策及发展战略，组织起草有关法规、规章并组织实施；负责中医药行业管理。组织全省中医药技术人员高级专业技术职务评审工作。指导和协调全省中医医疗、科研、教学机构的结构布局调整和运行机制改革；监督执行各类中医医疗、保健机构管理规范和技术标准；组织中医医疗纠纷技术鉴定；负责中医医疗广告的检查。监督管理和指导全省中医医疗、预防、保健、康复、护理及临床用药工作。研究和指导全省中西医结合工作，监督管理中西医结合医疗和研究机构。拟定并组织实施全省中医药科学研究、技术开发规划，加强重点实验室建设；管理全省中医药科研项目，组织中医药科研协作攻关和重大中医药科技成果评定、奖励、推广普及工作。负责全省中医药行业人才需求预测，拟定人才培养规划，对中医药教育质量进行监督管理和业务指导。组织、指导与协调全省中医药对外学术交流、人才培养和技术合作；联系中医药行业学会。承办省政府及省卫生厅交办的其他事项。

山西省卫生厅中医管理局（处级）

地　　址：山西省太原市东华门23号
邮　　编：030013
电　　话：0351－3580330
传　　真：0351－3580330

内蒙古自治区卫生厅蒙中医药管理局（处级）

地　　址：内蒙古自治区呼和浩特市中山东路78号
邮　　编：010020
电　　话：0471－6293321
传　　真：0471－6939270
工作职能：负责全区中蒙医药全行业管理。研究拟定全区中蒙医、中蒙西医结合事业发展规划、服务标准以及中蒙医务人员执业标准、服务规范；研究制定中蒙医科研开发规划并组织实施；监督中蒙医、中蒙西医结合医疗科研机构的服务质量；负责中蒙医医师资格认定工作，完善中蒙医药行业专业技术人员专业技术职务评定标准，并组织实施；指导全区中蒙医人才培养、继续教育、机构改革与管理等工作。组织实施医疗保障制度改革、区域卫生规划、社区卫生服务、农村牧区合作医疗、初级卫生保健规划等工作中发挥中蒙医药作用的具体任务。

辽宁省中医管理局（处级）

地　　址：沈阳市和平区和平南大街82号
邮　　编：110005
电　　话：024－23388416
传　　真：024－23391315
工作职能：贯彻党的中医药方针政策，研究拟定中医、中药、中西结合、民族医工作的有关政策、规章及中医药事业的发展规划；执行《中华人民共和国执业医师法》；执行中医医疗、护理质量标准和服务规范；指导和管理各级各类中医机构；监督、管理中医医疗、预防、保健、康复、护理及临床用药；指导和管理各级各类中医医疗保健机构的在职培训、继续教育和中等中医药教育工作；指导和管理中医药科学研究、技术开发工作；负责中医药重大科研课题的攻关、中医适宜诊疗技术研究与整理及成果推广工作；组织实施中医医疗、保健、中药、中医护理、中西医结合等人员的专业技术资格评定；协调和指导中医医疗、科研和教育机构改革。

吉林省中医药管理局（副厅级）

地　　址：吉林省长春市朝阳区文化街106号吉林省人民政府6号办公楼
邮　　编：130051
电　　话：0431－88904063
传　　真：0431－88905571
内设机构：办公室（财务处）、政策法规和教育处、医证处、科技处

黑龙江省中医管理局（副厅级）

地　　址：黑龙江省哈尔滨市南岗区赣水路36号
邮　　编：150009

电　　话：0451－85971106
传　　真：0451－859771106
内设机构：中医医政处（中医科教处）

上海市卫生局中医处
地　　址：上海市北京西路1477号上海市卫生局中医药管理处
邮　　编：200040
电　　话：021－62893572
传　　真：021－62893572
内设机构：中医药管理处

江苏省中医药局（副厅级）
地　　址：江苏省南京市中央路42号
邮　　编：210008
电　　话：025－83620532
传　　真：025－83620507
内设机构：中医综合业务处、中医医政科教处。

浙江省中医药管理局（处级）
地　　址：浙江省杭州市庆春路216号浙江省中医药管理局办公室
邮　　编：310006
电　　话：0571－87709061
传　　真：0571－87709166
机构概况：浙江省中医药管理局系浙江省卫生厅内设机构。1955年成立中医处，于1987年经浙江省人民政府批准在原中医处基础上成立浙江省中医管理局，2000年改名为浙江省中医药管理局，是全省的中医行业主管部门，现有工作人员7人。

安徽省卫生厅中医管理局（处级）
地　　址：安徽省合肥市丁家巷2号
邮　　编：230001
电　　话：0551－2649892
传　　真：0551－2641354
工作职能：制定 并组织实施全省中医事业发展规划和工作计划，拟定有关中医工作管理规定。负责全省中医、中西医结合医疗机构的准入和监督管理工作；推进中医医疗机构改革、医疗质量、安全管理和执法监督工作；指导其他医疗机构中医和中西医结合业务工作。负责推进农村中医药服务能力建设，促进中医药参与初级卫生保健和社区服务。管理和指导中医学术继承、创新和中医专科专病特色建设工作。负责指导中医、中西医结合科学研究、技术开发、成果推广应用和中医实验室建设。负责中医药人才的培养工作，管理和指导中医、中西医结合医疗工作人员的技术培训、考核，协助有关处室做好执业资格考试和资格认定工作。负责中医医疗广告技术审查，并负责监督管理工作。组织开展全省中医对外交流、合作和中西医结合工作。协助做好相关中医药社会团体的管理工作。承办厅领导交办的其他工作。

福建省卫生厅中医处
地　　址：福建省福州市古屏路61号福建省卫生厅中医处
邮　　编：350003
电　　话：0591－87851001
传　　真：0591－87859750
工作职能：研究拟定本省中医、中西医结合、中医中药结合及民族医药发展规划和政策；负责对全省各类中医、中西医结合、民族医疗机构进行监督和业务指导；拟定中医人员执业标准细则，并实施监督管理；参与制定执业中药师资格标准；监督和管理中医医疗机构的医疗质量和服务质量；推进中医药的继承与创新；协调和指导中医药科研攻关和科技成果的普及应用；规划指导中医药人才的培养。

江西省卫生厅中医管理局（处级）
地　　址：江西省南昌市北京西路69号
邮　　编：330046
电　　话：0791—6266281
传　　真：0791－6266281
内设机构：中医处
工作职能：贯彻执行党和国家的卫生工作方针，贯彻执行党的中医政策、中西医结合方针以及有关法规条例，研究和提出落实措施，并进行检查督促。负责中医、中西医结合机构的业务管理。制定全省中医和中西医结合事业发展规划的年度计划，会同有关处室安排中医事业经费和专项经费。负责全省中医、中西医结合机构的设置、管理和指导工作。负责组织对中医院、中西医结合医院的分级管理等级评审工作。负责全省中医机构的医政工作。负责各类社会中医医疗机构登记、审批、发证、执业监督的指导与实施；负责城市农村中医、中西医结合人员个体开业的管理；负责中医、中西医结合医疗广告的监督管理；协助厅医政处、省医学会处理所辖中医机构的医疗纠纷、医疗事故。负责制定全省中医药、中西医结合人员的培训计划，并组织实施；依据有关法律法规和上级文件规定，会同有关处室审核各类院校举办中医药专业的设置及有关工作；负责协调中医药成人教育、中医药继续教育的有关工作，负责中医药师承和中医药在职人员培训等工作；负责制定中医药和中西医结合科研计划承办厅级中医药和中西医结合科研课题的申报、评审、计划实施的检查督促、成果鉴定、推广应用、成果保密以及对外交流技术资料审查等工作；会同有关部门做好中医药及中西医结合人员的考核、技术职务评聘工作；负责实施祖国医学的继承发掘、整理和提高工作，对名中医专家学术经验的整理及协调出版工作。协助有关处室办理中医药外事和学会工作。负责组织做好中医药宣传工作；承办厅领导和国家中医药管理局交办的有关事宜。

山东省中医管理局（处级）

地　　址：山东省济南市燕东新路9号
邮　　编：250014
电　　话：0531－67876178
传　　真：0531－67876216
工作职能：组织实施国家关于中医事业的方针、政策和法规；拟定山东省中医事业政策、法规和全省中医事业发展中长期规划，并负责组织实施和监督检查；对全省中医医、教、研和中西医结合及民族医疗保健工作进行宏观管理与业务指导。

河南省中医管理局（副厅级）

地　　址：河南省郑州市纬五路45号
邮　　编：450003
电　　话：0371－－65953307
传　　真：0371－65991430
内设机构：综合处、业务处

湖北省卫生厅中医处

地　　址：湖北省武昌东湖路165号
邮　　编：430071
电　　话：027－87824786
传　　真：027－87810981
工作职能：贯彻执行国家制定的中医方针、政策和法规，编制全省中医事业发展规划并组织实施；制定全省中医工作的管理办法、规章和技术标准，指导全省中医医疗机构的改革；负责中医机构的审核、执业登记及业务指导，会同有关部门实施中医执业资格许可制度；负责组织中医医疗纠纷的技术鉴定和调查处理，组织拟定中医执业人员职业道德规范；管理全省中医、民族医、中西医结合科研工作并组织实施。

湖南省中医管理局（副厅级）

地　　址：湖南省长沙市湘雅路30号湖南省卫生厅
邮　　编：410008
电　　话：0731－4499337
传　　真：0731－4499333
内设机构：综合处、医政处、科技教育处
机构概况：湖南省中医药管理局全额拨款事业编制为15名，其中局长（副厅级）1名，副局长（正处级）2名；副处级领导职数3名。湖南省中医药管理局机关党群、纪检监察、干部人事和行政后勤等工作，由湖南省卫生厅统一管理。

广东省中医药局（副厅级）

地　　址：广东省广州市先烈南路17号
邮　　编：510060
电　　话：020－83820057
传　　真：020－83814580
内设机构：办公室、业务处
机构概况：广东省中医药局机关行政编制13名。其中局长1名，副局长2名，正副处长（主任）5名（含直属机关党委专职副书记）。后勤服务人员按机关行政编制15%核定事业编制2名。

广西壮族自治区卫生厅中医处

地　　址：广西南宁市桃源路35号
邮　　编：530021
电　　话：0771－2801309
传　　真：0771－2801309
工作职能：负责厅机关和直属单位离退休干部职工的管理工作；组织厅机关离退休干部阅读、学习文件和参加政治活动；负责落实厅机关离退休干部的生活待遇；开展离退休干部文化、体育活动；办理厅机关离退休干部的丧葬和善后处理事宜；负责对厅直属单位离退休干部工作进行检查指导，并转发和传达有关文件；负责厅机关和直属单位离退休干部的来信来访和统计汇总工作；负责离退休干部工作部门的人员培训、奖励、表彰、经验交流、工作调研等；承办厅领导交办的其他有关离退休干部工作的事宜。

海南省卫生厅中医处

地　　址：海南省海口市海府路42号
邮　　编：570203
电　　话：0898－65388337
传　　真：0898－65388337
工作职能：拟定本省中医事业发展规划、技术规范及行业标准，并指导、监督其实施；指导和管理各类中医医疗保健机构；监督中医医疗保健质量；负责中医宣传教育、交流工作。

重庆市卫生局中医处

地　　址：重庆市江北区建新东路百业兴大厦
邮　　编：400020
电　　话：023－67706807
传　　真：023－67706809
工作职能：制定中医、中西医结合、民族医发展规划和年度计划；负责中医、中西医结合、民族医医疗机构的设置规划、机构资质审批及监督管理；负责中医、中西医结合医疗机构专科（专病）建设工作；组织对传统中医药理论、医术、药物的发展、整理、总结、提高和推广。

四川省中医管理局（副厅级）

地　　址：四川省成都市永兴巷15号
邮　　编：610012
电　　话：028－86625761
传　　真：028－86625761
内设机构：办公室（计财处）、机关党委办公室、医政处、科教处（外事处）、人事处
机构概况：四川省中医药管理局机关行政编制为25名。其中，局长1名，副局长3名；机关党委书记按照省委规定配备；处级领导职位数8名。核定离退休工作人员编制1名。核定机关服务人员事业编制2名。

贵州省中医管理局（处级）

地　　址：贵州省政府大院5号楼10楼
邮　　编：550004
电　　话：0851－6815561
传　　真：0851－6815561
工作职能：拟定全省中医、中西药结合、中西医结合及民族医疗医药发展规划并组织实施；指导中医医疗机构的改革，推行中医药人员执业资格制度，监督管理中医医疗机构；指导中医药人才培养；负责高等中医药的临床教育、中医药成人教育、继续教育和师承教育；拟定中医药科学研究规划，组织协调中医药基础研究和临床运用研究，指导中医药技术开发和科技成果推广工作。

云南省中医管理局（处级）

地　　址：云南省昆明市国贸路85号政通大厦
邮　　编：650200
电　　话：0871－7195136
传　　真：0871－7195135
工作职能：负责指导全省中医医疗机构改革。拟定全省中医、中西医结合和民族医药医疗、教育、科研的发展规划、管理规范、服务标准和技术标准。负责对中医、民族医、中西医结合医疗机构人员的执业资格审核和发证；负责中医医疗广告的审核和审批。组织实施中医药科学研究、技术开发及成果推广应用。组织实施中医人才培养计划、继续医学教育和师承教育工作并进行监督管理。组织对民族医药理论、医术的研究、发掘、整理、总结和提高。协调指导其他医疗机构和乡村卫生机构的中医业务工作。协助厅有关处（室）做好中医药对外交流与合作及中医药信息工作。完成厅领导交办的其他工作。

西藏自治区藏医药管理局（处级）

地　　址：西藏拉萨市北京中路103号
邮　　编：850001
电　　话：0891－6834944
传　　真：0891－6834944

陕西省中医管理局（处级）

地　　址：陕西省西安市道湖路112号
邮　　编：710003
电　　话：029－87325217
传　　真：029－87345442
工作职能：负责贯彻执行中医工作的政策、法规，拟订全省中医事业发展规划，并监督实施；负责中医医疗、科研、教育工作，规划、指导和协调全省中医医疗、科研、教学机构的结构布局及运行机制的改革，拟定全省各类中医医疗、保健机构等管理规范和技术标准并监督执行；对中医医疗、预防、保健、康复、护理及临床用药等进行监督和业务指导，执行中医行业中医人员执业资格制度；研究和指导全省中西医结合工作，拟定有关管理规范和技术标准；组织实施全省中医药科研、技术开发以及重大中医药科技成果的奖励、推广、保密工作；组织拟定全省中医药教育发展规划，负责中医药学术经验的继承、整理、研究工作；安排中医卫生经费和基建经费，并负责组织实施和监督检查。

甘肃省中医管理局（处级）

地　　址：甘肃省兰州市白银路220号
邮　　编：730030
电　　话：0931－4818132
传　　真：0931－4818135
工作职能：贯彻执行有关中医工作的法律、法规和规章，制定并组织实施中医发展规划；组织实施国家和本省制定的中医技术标准和机构建设标准；负责中医医疗、预防、保健、康复等管理工作；按照国家和本省有关规定，负责辖

区内中医医疗机构的规划、设置、审批、登记、监督及管理；指导中医教学、科研，组织中医科技攻关和成果推广。负责中医继续教育、师承教育的管理；组织实施中医执业人员的培训、考试、考核、资格审查、注册登记、技术职务评审；负责中医经费的管理；组织、协调、指导中医国内外学术交流与合作工作。

青海省卫生厅中藏医药管理局（处级）

地　址：青海省西宁市城中区西大街12号
邮　编：810000
电　话：0971－8244247
传　真：0971－8244247

宁夏回族自治区卫生厅中医药管理局（处级）

地　址：宁夏银川市解放西街101号
邮　编：750001
电　话：0951－5022124
传　真：0951－5022124

新疆维吾尔自治区卫生厅中医民族医药管理处

地　址：新疆乌鲁木齐市龙泉街66号
邮　编：830004
电　话：0991－8565230
传　真：0991－8565230

大连市卫生局中医处

地　址：辽宁省大连市人民广场1号大连市卫生局中医处
邮　编：116012
电　话：0411－83632606
传　真：0411－83632606

青岛市中医管理局（处级）

地　址：山东省青岛市闽江路7号
邮　编：266071
电　话：0532－85912356
传　真：0532－85912356

厦门市卫生局科教中医处

地　址：福建省厦门市同安路2号天鹭大厦B幢603室
邮　编：361003
电　话：0592－2057612
传　真：0592－2022293

宁波市卫生局中医处

地　址：浙江省宁波市永丰路237号
邮　编：315010
电　话：0571－87363890
传　真：0574－87254341

深圳市卫生局中医处

地　址：广东省深圳市罗湖区田贝壹路21号
邮　编：518020
电　话：0755－25535993
传　真：0755－25535993

沈阳市中医管理局（处级）

地　址：辽宁省沈阳市和平区北七马路13号
邮　编：110001
电　话：024－23412357
传　真：024－23412357

长春市卫生局中医处

地　址：吉林省长春市朝阳区天宝街3号
邮　编：130021
电　话：0431－84692035
传　真：0431－84692029

哈尔滨市卫生局中医处

地　址：黑龙江省哈尔滨市道里区中医街51号
邮　编：150010
电　话：0451－84664507
传　真：0451－84664507

南京市卫生局中医处

地　址：江苏省南京市双龙巷22号
邮　编：210008
电　话：025－57711815
传　真：025－57711815

杭州市卫生局中医处

地　址：浙江省杭州市孝女路2号
邮　编：310006
电　话：0571－87015241
传　真：0571－87015241

济南市中医管理局（处级）

地　址：山东省济南市经一路延长线西首
邮　编：250031
电　话：0531－86106627
传　真：0531－86106627

武汉市卫生局中医处

地　址：湖北省汉口一元路2号
邮　编：4300014
电　话：027－82770105
传　真：027－82770119

广州市卫生局中医处

地　　址：广东省东风西路 182 号
邮　　编：510180
电　　话：020 - 81084504
传　　真：020 - 81084504

成都市卫生局中医处

地　　址：四川省成都市人民西路 4 号
邮　　编：610012
电　　话：028 - 86268511
传　　真：028 - 86634707

西安市卫生局中医处

地　　址：陕西省西安市西大街 125 号
邮　　编：710002
电　　话：029 - 87250365
传　　真：029 - 87267127

港澳台与国外篇

港澳台与国外篇

一、香港、澳门特别行政区和台湾地区中医药信息

【香港特区政府增设5家中医诊所】 香港特区政府动用3600万港币，在北区、沙田、黄大仙、深水埔及东区，兴建5间中医诊所，2007年完成。目前，全港有14间公营中医诊所。在立法会卫生事务委员会上，有议员认为，兴建中医诊所进展太慢。卫生福利及食物局表示，如果一次开办太多，会影响私营服务，亦未必有足够病人，会视不同地区需要而开设中医诊所。

（文　惠）

【香港将设首个中药检定中心】 随着中医药发展愈趋蓬勃，香港市民对中药的普遍认受性亦日益提升，香港浸会大学中医药研究所有限公司率先开创本地学界及业界先河，于2007年底开设全港首个“香港中药检定中心”。

近年，中药材和中成药行业发展迅速，导致市面上出现各种品质参差的中药及保健产品，令市民对中药的品种和使用容易产生混淆，加上内地及香港接连发生食物品质问题的事件，更加触发业界及市民对中药产品安全的关注。最重要的是，香港现时并没有一套既定的中药品质检定机制，可让市民安心使用中药材和中成药产品，或供业界借鉴和验证。

首个中药检定中心由浸会大学中医药研究所管理，提供由中药材品种鉴定、种植、化学和DNA验证以及中成药产品检定等一条龙服务，所有测试均由浸会大学的中医药学院与校内的理学院、生物系和化学系负责。

此外，该中心将制定一套统一的中药品质检定指引和认证标志计划，藉此提升中药产品的质素，让消费者能清楚辨识品质优良的中药产品，确保市民能安全使用优质的中药材和中药产品，加强他们对使用中药的信心，并进一步推动中药业界的规范化和专业化发展，推广中药产品的销售。

（香港中通社）

【香港中医药界隆重庆祝香港特别行政区成立10周年，举办大型中医药节】 香港浸会大学中医药学院为庆贺香港特别行政区成立10周年，联同7所机构筹办的中医药节于2007年6月26日举行启动典礼。这是香港特区政府成立10周年纪念认可活动中唯一一项与中医药有关的项目。

出席仪式的主礼嘉宾有卫生部副部长、国家中医药管理局局长王国强，中央人民政府驻香港特别行政区联络办公室副主任李刚，香港特区政府卫生福利及食物局局长周一岳，卫生署署长林秉恩，香港医院管理局主席胡定旭，香港浸会大学校董会主席王英伟，香港浸会大学校长吴清辉教授和香港浸会大学中医药学院院长刘良。（见图24）

活动为期1周，内容包括论坛、全港最大型的中医义诊、中药街和中草药公园开放参观以及中医药展览等。

（孙嘉敏）

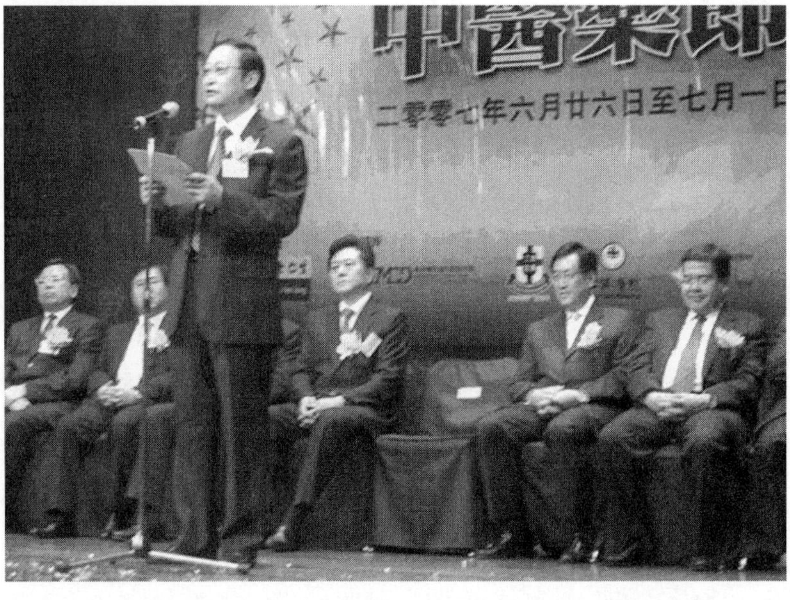

图24　为庆祝香港特别行政区成立10周年，由香港浸会大学中医药学院主办的香港中医药节于2007年6月26日~7月1日在香港隆重举行。卫生部副部长、国家中医药管理局局长王国强应邀出席了开幕式并致辞

【香港首家中医药博物馆开幕】 香港浸会大学中医药学院设立的“孔宪绍博士伉俪中医药博物馆”2007年12月14日开幕（见图25）。博物馆集教育与学术功能于一身，介绍香港中医药发展历史，展现源远流长、博大精深的传统中医药学。

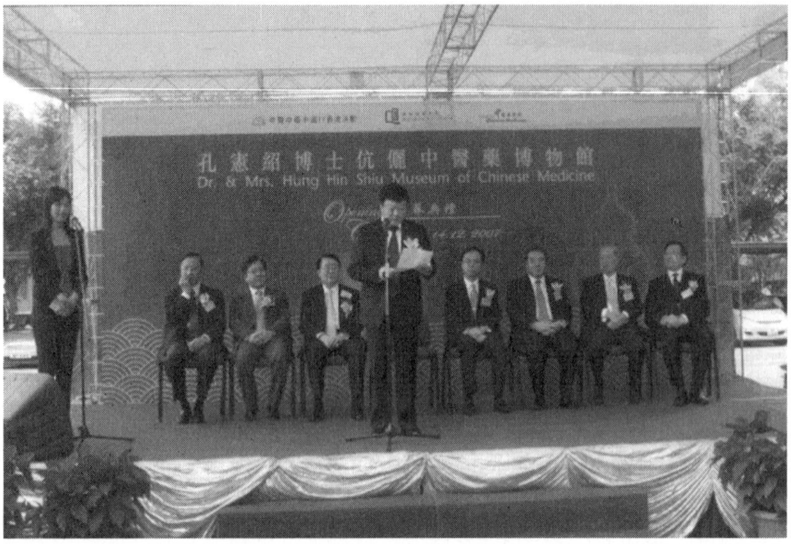

图25　2007年12月14日，“孔宪绍博士伉俪中医药博物馆”开幕。国家中医药管理局副局长吴刚出席开幕式并讲话

博物馆占地250平方米，分为接待区、历代中医药展区、近代至现代中医药展区、中医药文化长廊展区、互动游戏区和多用途小型活动放映室。

博物馆收藏展品百余件，包括“明代正统仿宋针灸铜人”复制品、太极二十四式壁画、战国青铜蒸器、汉代各式陶器、宋代黑釉碗、民初时期的中医药牌匾、清代至近代的中医药书籍等。

（刘志杰）

【中医中药香港行活动】 “中医中药中国行香港活动”2007年11月24日在香港举行启动仪式（见图26），此项活动从2007年11月24日~12月31日在全港范围举行，重点活动包括“放眼世界研讨会”、“中药心连心”嘉年华、探访安老院、中医义诊及讲座等，这一系列中医药科普活动旨在提升香港市民对中医药的认识，并促进中医药在港发展。期间，内地与香港还签订了中医药领域合作协议，以进一步深化内地与香港在中医药方面的合作与交流，促进中医药的发展。根据协议，内地与香港将在中医药发展策略、中医药政策法规、中西医协作的发展、中医药标准、中医师培训、医院管理及举办中医药文化科普活动等方面加强交流合作。为落实合作协议，内地与香港将由相关部门建立合作机制，并按需要举行工作会议。

（董　安）

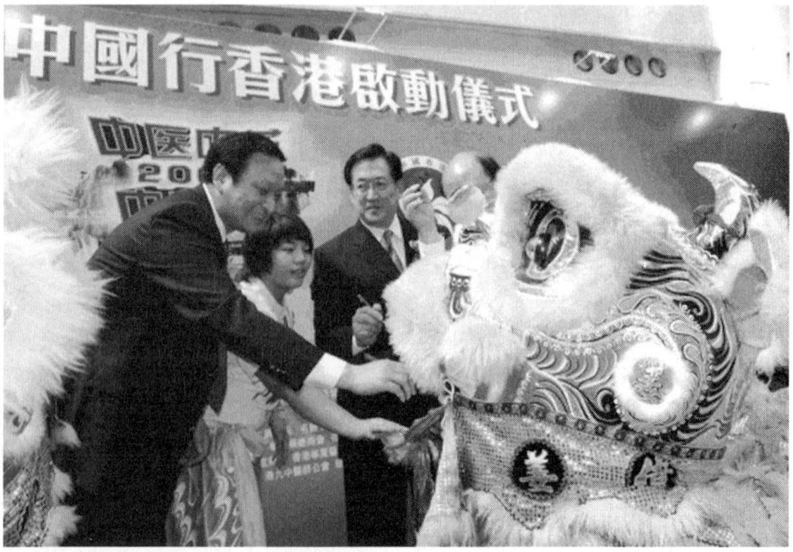

图26　中医中药香港行活动启动仪式现场

【粤澳签订中医药产业合作框架协议】 2007年12月13日，2007年粤澳合作联席会议结束后，粤澳双方有关专责小组在澳门特区行政长官何厚铧、广东省省长黄华华、国务院港澳办副主任周波、中央政府驻澳门联络办副主任高燕、澳门特区政府经济政务司司长谭伯源和广东省常务副省长汤炳权的共同见证下，签订了4个合作协议。其中，《粤澳中医药产业合作框架协议》达成以下合作内容。

一是建立沟通协调机制。由澳门科技委员会和广东省中医药局负责相互提供中医药医疗、科研、教育、产业等的需求和协助。二是加强中医药在医疗、养生和保健方面的推广及合作。加强中医医疗合作与中医“治未病”健康工程合作。三是加强中医药文化的推广与宣传教育。利用两地现有的中医药教育基地，推广中医药文化，开展中医药科普宣传教育活动。四是深化中医药人才的培养及交流合作。五是共同探索中医药产业化标准。六是每年由双方专责小组组长主持组织召开一次高层联席会议。

（中　新）

二、国外中医药信息

【法国政府将授权有关高校正式颁发针灸国家级学位证书】 法国教育和科研部部长吉勒·德罗比安2007年2月14日在巴黎第五大学宣布，法国政府将正式授权有关高校颁发中医针灸国家级学位证书，以全面提升法国的中医针灸教学及治疗质量。

这项计划已经得到法国卫生部的批准，并得到了全法各医科大学校长会的支持。据了解，相关文件正在制定中，随后将提交国家科研和高教委员会。该文凭的学制为两年，有望在2008年开学后开始实施。

目前，波尔多第二大学、里昂大学、蒙彼利埃大学、南特大学、巴黎第十三大学和斯特拉斯堡大学等高校的医学院有针灸班，为有行医权的医护人员提供针灸理论和应用教学。多年来，巴黎第五大学与巴黎第十三大学和中国方面在针灸教学领域的往来密切。据法国针灸医生高蓝估计，目前全法有1800名医生使用针灸治疗。

（肖　飞）

【英国加快中医药相关立法工作】 英国是在西方发达国家中中医药发展最快的国家之一，英国也是欧盟第一个启动对传统医药（中医药）进行立法管理的国家。2007年英国政府加快了中医药相关立法的推进工作。

一、启动传统医药立法管理相关程序

2007年4月6日，英国贸易与投资总署国际产业司负责医疗卫生行业的部门高级经理Robert Kipps先生来中国访问，与中国医药保健品进出口商会（简称医保商会）就中英联委会下设立“医药和医疗健康产品贸易工作组”的行动方案交换意见，并就两机构间2007年开展务实的交流和合作进行讨论，达成共识，其中包括为英国药监局建立有关草药专论提供帮助。

继2006年甘草和马兜铃酸两个药典专论之后，2007年3月底，英国药典委员会再次就中药当归、当归饮片、白芍、白芍饮片4个品种的药典专论致函医保商会征询意见。我国有关方面认为，这是英国在中医药立法方面的重大新进展。

2007年3月，英国药监局还就加强对草药从业者的管理，对1968年医药法第12章第一款提出初步修改方案并广泛征询意见。该方案提出了一系列改革措施，主要可归结为两方面：一方面要管好行医者资格和控制住药物质量。草药行医者必须经过培育，经考核合格，要通过正式注册，并要承担相应的法律责任与义务。另一方面药物质量必须符合GMP标准，不含重金属、有毒及烈性成分（例如西药成分）等。

二、英医药法的缺陷及修改方案

40多年前，考虑到当地有使用草药治病的需要，英国颁布的医药法中，在规定药品销售必须申请执照的同时，其第12章第一款和第二款又规定草药制品除外，即草药制品不必申请牌照就可销售。但必须满足两个条件，“一对一”或“面对面”诊治后给病人配药，此草药不能出售给未经诊断过的病人；成批生产的草药产品必须标明组成成分，但不允许含有具有治疗作用的活性成分（指治疗作用较强的草药，如附子、麻黄），不能标有功用、主治等说明。

英国药监局认为，第12章第一款的缺陷在于：将草药处方排除在医药法案规定的药品注册范围外，医生可以自主给病人开汤药处方。未规定开汤药处方的人必须具有专业证书及行医资格，未规定非注册草药的具体质量要求和安全性要求。

建议修改的主要内容为，只允许注册医疗专业人员（西医师、注册中医师、注册草药师等）继续沿用本条款；仍然要求病人和医生面对面咨询；饮品的质量主要通过专业学会的职业标准和规范来控制；限制使用（有毒）草药；草药成方由专业学会制定，卫生部草药专家咨询委员会审定；注册医疗专业人员可以继续享用现行的委托第三方加工成药的条款——由英国药监局制定可用和禁用于加工成药的草药名单，在英国的成药加工厂必须有GMP证书，第三国（如中国）生产厂家应达到欧盟GMP要求，可能允许少数非植物性“草药”等。

三、中方积极应对，紧密关注，积极参与

针对英方医药法修改方案，我国已作出积极反应，医保商会紧急报告商务部、科技部和国家中医药管理局，并组织专家和企业研究讨论，提出应对措施。

有关方面专家一致认为，英国药监局提出医药法修改案，是从保护本国人民生命健康安全出发，值得尊重。方案中提出的一些管理措施，体现了保证英国传统草药和中医药正常发展的积极愿望。英国对草药、传统药与中医药的管理不仅将影响中医药在英国的发展，同时也会影响到中医药在欧洲甚至全球其他地区的发展。

英国药监局草药专家咨询委员会成员吴继东认为，修正案有可能使用非植物以外的自然药源，将草药的定义延伸到动物和矿物药。此修正案通过并行使后，将有利于中医药在英国的长足发展，中医的名声与地位将大为提高。

医保商会也提出了自己的忧虑，由于中西文化及中医药理论与现代医药理论之间的差别，修改方案及说明中的一些提法与建议，如说明中对中医药在英国市场上的总体评估，以偏概全，列举了很多逆向的个别案例；对于马兜铃酸导致“中药肾病”等一些没有经过验证与评估的情况，根本提不出任何科学的证据；所提出的具体措施中如“委托第三方加工，每次不超过一周左右的量”等，在实际操作中根本不可行，都将严重影响中医药在英国发展。为此，他们表示，将与英国华人中医药社团保持紧密联系，协调行动，对英国的中医药立法工作，进行长期跟踪，并主动与英方建立与保持紧密合作关系，以期取得较为满意的立法结果。

目前，英国驻华大使就此已与中方进行了多次沟通，商会已正式向英方表达了支持修改医药法及在中国的成药加工厂必须通过中国GMP认证，矿物药、动物药应纳入使用等建议。医保商会正在组织专家对当归、白芍等4个专论进行评议。

另据英国药监局2006～2007年工作计划摘要，新英国药典将于2007年出版，并将包括传统草药的专论部分。英国药典将继续对欧洲药典的修订产生影响。

（张东风）

【葡萄牙波尔图大学开设中医专业】 葡萄牙国立波尔图大学2007年5月3日宣布正式开设中医专业，并招收了首批27名学生。

波尔图大学是目前葡萄牙第一所设置中医专业的公立高等院校。该大学发表的公告指出，中医根据人体机理诊断和治疗疾病的方法源于实践摸索，已逐渐被西方医学界接受并采用。

公告说，开设中医专业可以让学生学习一门新的医学知识，了解中医治病的基本原理，并掌握相关的诊断和治疗技巧，以达到西方常规医学与中医教学互补的目的。

波尔图大学中医专业的学时为900课时。目前，有不少葡萄牙医生采用针灸、按摩、推拿等中医传统诊疗方法行医。

（童炳强）

【美国食品药品管理局新发布《补充和替代医学产品及FDA管理指南》草案，认同传统中医药学是整体医学】 2007年2月27日，美国食品药品管理局（FDA）新发布了一项与中医药密切相关的指导性文件草案：《补充和替代医学产品及FDA管理指南》草案。这是FDA继2004年6月发布《植物药产品指南》之后的又一新的文件，顺应了近年来美国国内补充和替代医学（CAM）医疗实践快速发展的现状，表明FDA对中医药理念及治疗功能的接受程度有所提高，显示出FDA在新药开发问题上有了较积极、务实的态度。该草案的发布，也与当前强调循证医学、患者安全和照护质量的呼声密不可分，在很大程度上契合了以患者为中心的医疗模式，无疑会在一定程度上受到消费者、医生、医疗服务人员、保险公司和州立法部门的欢迎。

草案就发布指南的原因、补充和替代医学CAM的含义、FDA管理涉及的CAM产品、FDA适用于CAM产品的管辖权限等内容进行了阐释。与以往内容相比，该草案的一个重大调整是对补充和替代医学（又称另类医学）涵盖的内容进行重新划分，将替代医学体系从CAM中分离出去，称为“整体医学体系”。传统中医药与阿育吠陀印度草药医学都隶属这一范畴。草案明确说明将替代医学体系从CAM中分离出去并称为整体医学体系的原因。美国国家补充和替代医学中心（NCCAM）及FDA认为，替代医学体系的应用实践与CAM产品中的其他4类（基于生物学的疗法、精神与机体互动医学、推拿按摩疗法和能量或调节气的疗法）不同，整体医学体系是“有完整理论和实践体系、与对抗疗法（传统疗法）独立或平行发展而来”的，有着独特的文化传承背景，它们具有一些共有的元素，如相信机体有自愈能力、治疗可涉及应用意念、机体和精神的一些方法等，例如传统中医药和印度草药医学。从草案内容可以看出，FDA在一定程度上认同传统中医药学与美国传统医学（即西方医学）一样，是一门有着完整理论和实践体系的独立的科学体系，而不仅仅是对主流医学（西方医学）的一个补充，表明FDA开始接受美国以外其他国家传统医学用药的经验和数据，显示出未来中医药产品进入美国市场的更多可能性和可操作性。从替代医学体系称谓的变化上也可以看出FDA态度的这种转变，相较过去无疑是一个很大的进步。不过，草案沿袭了FDA一贯的灵活、客观、谨慎的态度，强调尽管整体医学体系本身可能不受《联邦食品、药品和化妆品法案》和《公共卫生服务法案》的规范，FDA仍可能对作为整体医学体系组成部分而使用的产品视其性质和用途进行管理。

尽管如此，草案中对传统中医药的某些规定未全面考量传统中医药学中蕴涵的文化、传统和哲学元素，似乎仍不适用于中药。中药主要包括植物药、动物药和矿物药，植物药是中药的主要形式。目前在美国上市的中药产品多以食品、膳食补充剂、化妆品形式存在。根据《联邦食品、药品和化妆品法案》201（g）（1）（B）条款的规定，如果植物产品旨在用于诊断、缓解、治疗、治愈或预防疾病，该产品就是药品；根据201（p）（1）条款的规定，该植物产品还有可能被认为是一种新药，除非它“被具有科学培训和经历资质、能够判断药物安全性和疗效的专家广泛认同且在标签处方、推荐或建议使用的情况下是安全、有效的”。若被视为新药则需进行售前调研并向FDA提出申请，获得批文后方可上市。按照该草案，同一种草药产品，例如按CAM涵盖的范畴来说属于“基于生物学疗法”的产品，未来可能会有两种不同的身份：一种可能是因其治疗用途而被视为“药物”，第二种可能则是被视为“新药”。可以看出，中药的身份仍不明确，因此可能并未在很大程度上降低中草药在美国进行药品申请的难度。

此外，FDA对中医药态度的转变，可能将相应有助于针灸、中医按摩等中医疗法和相关产品、从业人员在美国法律地位的好转。

（丛伟红、陈可冀）

大事记篇

大事记录

大　事　记　篇

【大事记】

1月

○ 8～9日　2007年全国中医药工作会议召开，卫生部副部长兼国家中医药管理局长佘靖、国家中医药管理局副局长吴刚参会。

○ 8日　国家中医药管理局副局长吴刚参加了由吴仪副总理主持的全国优秀乡村医生代表座谈会。

○ 11日　2007年全国中医药工作会议召开。国务院副总理吴仪发表重要讲话，卫生部副部长兼国家中医药管理局局长佘靖作《全面贯彻落实党的十六届六中全会精神，发挥中医药在构建社会主义和谐社会中的作用》的工作报告。

○15日　卫生部副部长兼国家中医药管理局局长佘靖会见意大利卫生部长图尔科一行，双方就开设中西医结合硕士课程项目、中药合作研究项目和未来医疗合作问题以及建立合作机制等有关事宜进行了研讨与磋商，并达成了共识。

○16日　国家中医药管理局副局长于文明参加宋庆龄基金会祈福基金资助台籍中医药专业学生项目启动仪式。

○20～21日　由中华中医药学会、中国中药协会、广东省揭阳市政府等单位共同主办的2007全国中医药现代化高峰论坛在广东普宁举行。

○21日　中国民间中医医药研究开发协会举行团拜会暨民间医技演示大会。国家中医药管理局副局长吴刚、于文明出席了会议，首都中医药界老领导、老专家、老教授以及从事民间中医药工作的代表100多人参加了会议。

2月

○3日　中国中医药出版社启动“送一份关爱，助学子成就梦想”万名学子教材捐助大型公益活动。启动仪式在北京举行。这项历时5年的公益活动，计划每年给26所高等中医药院校5个专业的40～60名贫困优秀大学生提供一套当年使用的规划教材，累计资金支持300万码洋，将有1.2万余名中医药学子在捐助活动中受益。

○6～7日　国家中医药管理局分别召开了人大代表、政协委员座谈会和民主人士、侨台代表座谈会。卫生部副部长、局党组书记、局长王国强，副局长房书亭、吴刚、于文明、李大宁出席了会议。中医药界在京全国人大常委王永炎，全国政协委员于生龙、傅世垣、姚乃礼、李光荣、周超凡，民革、农工、致公等民主党派、无党派和台胞侨眷代表参加了座谈会。

○7日　国家中医药管理局召开“国家中医药管理局2007年直属单位外事工作会”。

○9～10日　国家中医药管理局直属机关2007年党的工作会议召开。卫生部副部长、局党组书记、局长王国强，副局长李大宁，中央纪委监察部驻卫生部纪检组副组长、监察局局长王大方，卫生部直属机关党委常务副书记姚晓曦，局直属机关党委常务副书记杨锐，中央纪委监察部驻卫生部纪检组监察局三室副主任吴英，局直属机关纪委副书记王先锋以及局机关和直属单位相关负责人出席了会议。会上，王国强作重要讲话，杨锐和王先锋分别就2006年直属机关的党委和纪委工作进行了总结，并提出了2007年的工作要点。

3月

○1日　中法两国在北京举行《中华人民共和国政府和法兰西共和国政府关于在中医药领域合作的协议》签字仪式，这是中法两国签订的政府间中医药合作协议，也是我国中医药对外交流与合作历史上签订的高层次关于中医药领域的专门双边合作协议。卫生部部长高强和法国外交部长菲利普·杜斯特布拉齐分别代表两国政府签字。

○5日　温家宝总理在十届全国人大五次会议上所作的政府工作报告中又进一步强调，要“大力扶持中医药和民族医药发展，充分发挥祖国传统医药在防病治病中的重要作用”。全国中医药界备受鼓舞和鞭策。

○7　国家中医药管理局副局长李大宁参加中医药监督工作座谈会，出席局机关妇工委迎“三八”妇女节座谈会。

○7～8日　由国家民委文化宣传司主办、北京民族医院暨北京藏医院承办的中国民族医药产业化论坛第一次研讨会在北京举行。国家民委副主任丹珠昂奔到会祝贺并与代表合影，国家中医药管理局副局长房书亭、国家民委文宣司司长金星华出席开幕式并讲话。

○16～18日　由中国针灸学会主办、北京明德华汉中医药研究院协办的首届全国中医传统针灸与现代电子针灸学术研讨会在北京召开。

○19～22日　由意大利外交部发展合作总局发起，世界卫生组织基本药物和传统医学司、世界卫生组织米兰传统医药合作发展中心、米兰大学、蒙塞拉特协会等共同参加的“中意合作前景——中国传统医药运用方面”论坛在北京举行。

其目的是通过经验交流，进一步促进中意双方在传统医药方面的合作。

○**20 日** 国务院办公厅发出关于成立国务院中医药工作部际协调小组的通知（国办发〔2007〕16号）。为协调解决我国中医药事业发展中的一些重大问题提供了有力的组织保障。国务院副总理吴仪担任协调小组组长。

○**21 日** 科技部、卫生部、国家中医药管理局、国家食品药品监督管理局等国务院 16 个部门联合发布了《中医药创新发展规划纲要（2006～2020 年）》。

○**23 日** 国家中医药管理局和卫生部联合发布并开始施行《医院中药饮片管理规范》。该规范针对目前医疗机构中药饮片管理中的一些薄弱环节，以质量为核心，重点加强医院内部重要饮片的过程管理、环节管理和规范化管理，以提高医疗机构重要饮片管理水平，保障群众用药安全。

○**29 日** 2007 年医院管理年暨全国医政工作电视电话会议在北京召开，卫生部副部长马晓伟出席会议并讲话，中央纪委驻卫生部纪检组组长李熙、国家中医药管理局副局长吴刚和总后卫生部副部长陈新年也出席了会议。

○**29 日** 全国首家定位中医“治未病”理论、技术研究和应用基地的“广东省中医院 KY3H‘治未病’中心”（以下简称“中心”）在广州成立。卫生部副部长、国家中医药管理局局长王国强为该“中心”揭牌，并给予了高度评价。

○**30 日** 中国传统医药档案文献申报《中国档案文献遗产名录》专家评审会在北京举行。《本草纲目》、《补遗雷公炮炙便览》、《履巉岩本草》、《尊生图要》等 6 种文献作为第一批中国传统医药档案文献申报《中国档案文献遗产名录》。

○**30 日** 国家中医药管理局副局长于文明会见美国耶鲁大学郑永琦教授。

4 月

○**2 日** 国家中医药管理局发出向陈海新同志学习的决定，号召广大中医药工作者学习陈海新同志的先进事迹，为维护广大人民群众的健康而不懈努力。

○**4 日** 国家中医药管理局治理商业贿赂领导小组办公室召开了治理商业贿赂工作会议。国家中医药管理局副局长李大宁出席会议并作讲话，局机关、局各直属单位和局属局管医院相关负责人参加了会议。

○**6 日** 经国家新闻出版总署批准，由青海金诃藏医药集团公司主办，我国首部正式对外公开发行的藏医药学术期刊《中国藏医药》杂志创刊首发式在青海西宁举行。

○**7 日** 由成都中医药大学主持承担的国家重点基础研究发展计划（“973”计划）“基于临床的经穴特异性基础研究”项目在成都启动。

○**9 日** 国务院扶贫办与国家中医药管理局组织的“天使工程”扶贫义诊活动启动仪式在北京举行。出席启动仪式的有国务院扶贫办、卫生部、国家中医药管理局、解放军总医院、广安门医院、中国扶贫基金会的领导以及来自西部地区医院的院长及受益人。

○**10 日** 由世界中医药学会联合会设立的中医药国际贡献奖在北京人民大会堂首次颁奖，陈可冀（中国）、林子强（澳大利亚）、David Molony（美国）荣获仁济杯中医药国际贡献奖。

○**17～18 日** 国家中医药管理局中医药治疗艾滋病试点项目工作总结汇报会议在河南南阳举行，卫生部副部长兼国家中医药管理局局长王国强，河南省副省长徐济超，国家中医药管理局副局长房书亭、吴刚等出席。

○**24 日** 卫生部副部长兼国家中医药管理局局长王国强，副局长于文明会见了澳大利亚卫生和老龄部副部长简·霍顿女士一行。

○**28 日** 中华全国总工会在北京召开庆祝“五一”国际劳动节大会，对荣获 2006 年度全国“五一”劳动奖状、奖章的先进集体和个人进行了表彰。共有 410 个先进集体获得全国“五一”劳动奖状，1024 名先进个人获得全国“五一”劳动奖章。其中有 8 位中医药、民族医药工作者获得全国“五一”劳动奖章。

○**29 日** 卫生部、国家中医药管理局决定追授陈海新“人民健康好卫士”荣誉称号。追授仪式在陈海新生前工作过的上海市周家渡社区卫生服务中心举行。

○**30 日** 国家食品药品监督管理局公布了中药、天然药物综述资料撰写的格式和内容的技术指导原则。

5 月

○**16～17 日** 国家中医药管理局在成都召开了全国中医药高等院校院校长座谈会。

○**18～19 日** 国家中医药管理局在四川成都召开了农村中医药人才培养项目工作汇报会。卫生部副部长兼国家中医药管理局局长王国强、国家中医药管理局副局长于文明、四川省副省长刘晓峰、四川省卫生厅厅长沈骥等出席了汇报会。

○**18～21 日** 卫生部副部长兼国家中医药管理局局长王国强在四川省调研中医药期间，先后到成都中医药大学附属医院、成都中医名医馆、德阳市旌阳区中医院和四川新荷花中药饮片有限公司考察指导工作。

○**19～20 日** 冬凌草学术与产业发展研讨会在河南济源市召开，国家中医药管理局副局长、中国中药协会会长房书亭，河南省中医药管理局、济源市委、市政府及有关部门的领导出席会议，中国科学院院士、昆明植物研究所孙汉董等全国数十位从事冬凌草研究的专家学者参加了会议。

○**21 日** 国务院向各省、自治区、直辖市人民政府，国务院各部委、各直属机构发出通知，希望认真贯彻执行卫生部制定的《卫生事业发展“十一五”规划纲要》。纲要明确，我国将大力发展中医药事业，充分发挥中医药特色优势和重要作用。纲要提出：坚持中西医、中西药并重，实现中西医药协调发展。遵循中医药发展规律，做好中医药继承和创新工作。制定扶持中医药发展的政策措施，加大政府对中医药事业的投入，全面实施名院、名科、名医和名厂、名店、名药的发展战略。

○**23 日** “第三次全国中药现代化科技产业基地工作交流会”召开。

○**24 日** 纪念衡阳会议 25 周年暨中医药发展战略研究峰会在湖南省长沙市召开，来自全国中医药界的 250 多名专家学者参加了会议。卫生部副部长兼国家中医药管理局局长王国强、湖南省人民政府副省长甘霖出席会议并讲话。中华中医药学会会长佘靖代表学会致开幕词，国家中医药管理局副局长、中华中医药学会副会长房书亭主持了会议。有关方面的专家和学者发表了中医药发展战略研究的意见和建议。

○**24 日** 第二届世界中医妇科论坛在长沙举办。

○**25～28 日** 全国卫生和中医药法制培训会在江西井冈山召开。会议旨在促进对卫生和中医药相关法律法规知识的学习和交流，提高中医药法制工作人员的法律素质和业务水平，进一步加强中医药法制工作。

○**27 日** “以岭杯”第三届全国中医药优秀期刊颁奖大会暨中华中医药学会编辑出版分会年会在安徽省黄山市举行。

○**27 日** 第四届全国中医药新闻宣传骨干培训班于在湖南长沙开班。这次培训班是由国家中医药管理局新闻办公室批准，中国中医药报社和湖南省中医管理局主办，湖南中医药大学第一附属医院承办。

○**28 日** 国家中医药管理局在湖北南昌召开了中医药行政法规座谈会。

○**30 日** 广州中医药大学主持的国家重点基础研究发展计划（“973”计划）课题“经穴特异性的脑功能界定”启动会在广州中医药大学城校区召开。

6 月

○**6 日** 北京军区总医院与山西省五寨县中医院签订了技术协作协议书，形成了帮扶合作关系。国家中医药管理局副局长房书亭、吴刚，五寨县县委书记刘祁杰等领导出席了签字仪式。

○**9 日** 由文化部、国家中医药管理局主办，中国中医科学院承办的国家非物质文化遗产保护专题展——中国传统医药保护，在中国中医科学院开幕。国家中医药管理局副局长李大宁和中医药界专家学者 100 余人出席了开幕式。

○**10 日** 为了积极探索中医药事业发展的有效途径，由中国中医科学院主办的“2007 年中医药发展论坛”在北京举行。全国人大常委会副委员长许嘉璐，全国人大法律工作委员会副主任洪虎，卫生部副部长、国家中医药管理局局长王国强，国家中医药管理局副局长于文明以及科技部、国务院发展研究中心、国家中医药管理局、北京市中医管理局、吉林省中医药管理局、中国中医科学院等有关部门和单位的领导出席了会议。论坛由中国中医科学院院长曹洪欣主持，刘德培、王永炎、路志正、刘志明、桑国卫、李连达、张伯礼、唐由之等院士和著名中医药专家先后在论坛上发了言。

○**10 日** “超微粉技术应用于现代特色中药成果发布会”在清华大学隆重举行。经过 5 年多联合攻关，超微粉技术成功应用于中成药生产，标志着我国中药现代化迈出重要步伐。

○**12～13 日** 2007 年药材市场论坛在河北安国举行，国家中医药管理局副局长房书亭出席论坛。

○**13 日** 卫生部副部长兼国家中医药管理局局长王国强会见香港卫生署署长林秉恩一行。

○**13 日** 国家中医药管理局副局长参加 WHO 与中国传统医学国家合作战略研讨会。

○**14 日** 国家中医药管理局副局长于文明会见台湾正骨协会会长伍福山一行。

○**14 日** 卫生部副部长兼国家中医药管理局局长王国强在北京举行新闻发布会，宣布为广泛宣传党中央、国务院坚定不移地发展中医药事业的方针政策，认真贯彻吴仪副总理在 2007 年全国中医药工作会议上的重要讲话精神，进一步加强中医药科普宣传，面向基层，服务农村，惠及百姓，为中医药发展营造良好的社会氛围，由国家中医药管理局联合 16 个部门和单位共同主办的“中医中药中国行”大型科普宣传活动于 2007 年 7 月正式启动。

○**15～17 日** 由中国民间中医医药研究开发协会主办，北京皇城股骨头坏死专科医院、中国中医科学院骨伤科研究所、中国骨伤杂志承办的“2007 北京·国际骨坏死、骨质疏松及骨关节疾病学术论坛”在北京召开，论坛主题确立为传统医学和骨与关节健康新概念。

○**16～17 日** 国家中医药管理局副局长于文明出席中医药教育问题座谈会。

○**20 日** 首届全国中医药书画摄影大赛暨中医院文化建设研讨会征文活动正式启动。

○**21 日** 国家中医药管理局副局长于文明主持召开中医药科研工作座谈会。

○**21 日、22 日和 26 日** 国家中医药管理局直属机关党委、直属机关纪委协助中央纪委驻卫生部纪检组，逐一对国家中医药管理局机关 8 个部门和 9 个直属单位党委（总支、支部）学习贯彻《中共中央纪委关于严格禁止利用职务上的便利谋取不正当利益的若干规定》的情况和党员对照检查情况、学习教育覆盖面、集体学习记录、有什么问题和建议等，进行了督导检查。

○**23 日** 国家中医药管理局表彰全国民族医药工作先进集体和先进个人表彰大会在广东省肇庆市举行，授予内蒙古自治区中蒙医医院等 11 家单位“全国民族医药工作先进集体”称号，授予黄福开等 51 人“全国民族医药工作先进个人”称号。国家中医药管理局副局长吴刚、国家民委文宣司司长金星华出席了表彰大会。

○**24 日** 全国中医“治未病”

试点工作会议在广州举行。

○25日　国家中医药管理局在吉林省召开部分省市中医药管理部门网站建设座谈会。卫生部副部长、国家中医药管理局局长王国强对会议作出重要指示，国家中医药管理局副局长房书亭到会并讲话。

○26日～7月1日　为庆贺香港特别行政区成立10周年，香港浸会大学中医药学院联同7家机构，举办为期一周的中医药节。这是香港特区政府成立10周年纪念认可活动中的唯一一项与中医药有关的项目。

○27～28日　科技部将与意大利卫生部、欧盟科研总司在意大利罗马举办以“国际科技合作与展望”为主题的中欧中医药大会，这是中国政府首次向海外集中展示中医药的研发成果，并寻求中医药与西方生物医药界交流合作的有效途径。

○28日　由澳门科技大学基金会主办的“中国中医科学院中药研究所澳门中心”挂牌揭幕仪式暨科大医院优质临床中心启用仪式在澳门举行。

○28日　国家中医药管理局“十五”重点针灸专科建设工作座谈会在天津中医药大学第一附属医院举行。

7月

○1～3日　由国家中医药管理局、厦门市人民政府主办的“第二届海峡两岸（鼓浪屿）中医药发展与合作论坛暨2007海峡两岸中医药成果交流会”在厦门举行。卫生部副部长、国家中医药管理局局长王国强，厦门市人民政府副市长郭振家，国务院台湾事务办公室交流局副局长陈昕，福建省卫生厅副厅长阮诗玮，台湾公定分析化学家协会创会理事长廖俊亨，台湾中国医药研究发展基金会董事长陈介甫等出席了论坛开幕式。开幕式由国家中医药管理局国际合作司司长张奇主持。来自两岸中医药界的代表170余人参加了会议。

○1～10日　国家中医药管理局副局长房书亭赴冰岛、英国访问。

○3日　国家中医药管理局副局长李大宁出席在天津举行的中日传统医药合作会议。

○3日　承担国家生物工程重大计划项目——利用现代生物工程技术、深层发酵冬虫夏草菌丝体药物中间体的亚洲最大冬虫夏草产业化基地一期工程，在大连高新技术产业园区双港生物制药园建成投产。

○7日　“中医中药中国行”大型科普宣传活动启动仪式在北京中华世纪坛举行，吴仪副总理宣布活动正式启动并授旗。

○13～21日　卫生部副部长、国家中医药管理局局长王国强赴文莱、巴基斯坦访问。

○10日　世界中医药学会联合会第二届中医药国际贡献奖评奖活动正式启动。

○15日　首届中国中药材标准化种植及可持续发展峰会在辽宁省本溪经济技术开发区隆重举行。中国中药协会中药材种植养殖专业委员会东北地区工作站同时落户开发区。国家中医药管理局副局长房书亭与本溪市副市长刘向阳共同为工作站揭牌。

○23日　卫生部副部长、国家中医药管理局局长王国强会见了香港中医药管理委员会范佐浩主席、香港注册中医学会访京团陈抗生会长一行，就香港中医药发展的现状和所面临的困难以及进一步加强内地和香港在中医药领域的交流与合作等事宜进行了会谈。国家中医药管理局副局长李大宁参加了会见。

○23日　国务院学位委员会中医学、中药学学科评议组在北京召开会议，总结对天津中医药大学、中国中医科学院、辽宁中医药大学、浙江中医药大学、湖北中医学院的博士研究生培养质量调研工作。

○24日　科技部科技基础性工作和社会公益研究专项项目“中医内妇儿科名词术语规范与审定”通过了专家验收。其主要研究成果《中医药学名词·内科妇科儿科》将由全国科学技术名词审定委员会审定公布。

○25日　国家中医药管理局副局长吴刚在深圳参加药品零售企业设置中医坐堂医诊所试点工作研讨会。

○26日　卫生部副部长、国家中医药管理局局长王国强会见加纳卫生部部长。

○26日　国家中医药管理局副局长房书亭主持召开中医药扶持政策座谈会。

○26～27日　国家中医药管理局副局长吴刚在深圳参加小包装饮片试点推广使用工作座谈会。

○28日　张仲景奖学金助学金签约仪式在北京人民大会堂举行。

○28日　《糖尿病中医防治指南》发布会在北京人民大会堂举行。卫生部原副部长、中华中医药学会会长佘靖，国家中医药管理局副局长房书亭、吴刚以及中国科协、中国中医科学院、国家标准化管理委员会等部门有关人员出席了会议。

○29日　由民政部批准，国家中医药管理局为业务主管单位的中和亚健康服务中心在北京宣布成立。

8月

○1日　瑞典中国医药集团在斯德哥尔摩挂牌成立并正式开业，这标志着中国传统医药学在瑞典乃至北欧市场的发展进入一个新的起点。

○3日　“中医中药厦门行”大型科普宣传活动启动仪式将于在厦门国际会展中心前广场举行。

○3日　由中国科学院自动化研究所与青岛大学共同创建的我国第一个“系统医学与中医药科学研究中心”在青岛大学正式挂牌成立。这是中国第一个用复杂性科学来研究中医药学的研究机构。中国科学院院士、青岛大学外聘院士、中国著名的控制论、智能科学与复杂系统、模式识别专家戴汝教授为该中心首席科学家。

○3～13日　国家中医药管理局副局长吴刚访问巴西、苏里南。

○7～11日　在福建武夷山召开的中华中医药学会中医诊断学分会2007年年会上，来自全国25家中医药院校的中医诊断学专家、学者120余人，展开了充分的讨论，对

"病"、"证"、"证候"、"证素"、"证名"、"证型"、"症"、"征"、"辨证"等中医名词概念进行了明确和严格的约定，并确定了标准英译，最后通过了《中医"证"等有关名词概念的约定》。

○**8～10日** 由中国民间中医医药研究开发协会主办、中卫联盟（北京）医药技术推广中心承办的首届"中医药成果推广展示及医企合作联谊交流大会"在北京召开。

○**11日** 香港中医药界热烈庆祝香港回归10周年暨庆祝中华人民共和国成立58周年联欢晚会在香港国际会展中心隆重举行。国家中医药管理局副局长房书亭、香港特别行政区立法会主席范徐丽泰、香港特别行政区卫生署署长林秉恩、中央人民政府驻香港特别行政区联络办公室协调部副部长孙阿清、香港中医药管理委员会主席范佐浩等出席。香港52个中医药学术团体和香港及内地部分大学的代表以及香港社会各界知名人士共1400多人参加了此次盛大晚会。

○**13～14日** 国家中医药管理局召开治理医药购销领域商业贿赂长效机制建设工作会议，传达学习全国卫生系统治理医药购销领域商业贿赂长效机制建设工作座谈会精神，交流局系统治理商业贿赂长效机制建设工作情况，研究部署贯彻落实工作。会议还部署了加强审计的有关工作。

○**15日** "中医中药河北行"启动仪式暨石家庄站活动在河北省会文化广场举行。

○**20日** 卫生部副部长兼国家中医药管理局局长王国强出席第四届中国焦作国际太极拳交流大赛、首届全国新农村农民太极拳健身大赛暨第六届中国焦作山水国际旅游节。

○**23日** 中国内蒙古自治区卫生厅与俄罗斯布里亚特共和国卫生部在国际合作范围内召开首届国际学术会议，上百名专家齐聚满洲里，重点探讨普外科学和蒙医药等传统医学学术问题。

○**28日** 全国中医药图书馆馆长古籍保护工作会议在中国中医科学院举行。

○**29日** 全国中医药工作座谈会在北京举行。会议主要任务是以科学发展观和胡锦涛总书记6月25日在中央党校发表的重要讲话为指导，深入贯彻落实温家宝总理、吴仪副总理对中医药工作的重要批示和重要讲话精神，总结上半年工作，部署下半年及今后工作，研究问题，交流经验，进一步统一认识，理清思路，明确任务，深化改革，开创中医药工作新局面，推动中医药事业又好又快发展。

○**30日** 全军中医药技术大比武总决赛暨军队中医药"国医名师"颁奖仪式在北京举行。国务院副总吴仪为全军中医药技术大比武的"国医名师"颁奖并发表重要讲话。

○**31日** 黑龙江省中医研究院隆重举行建院50周年庆典大会。

9月

○**3日** 国家中医药管理局副局长于文明参加优秀中医临床人才研修项目专家指导委员会会议，主持召开中医药科技创新计划讨论会。

○**3日** 国家中医药管理局副局长李大宁主持召开会议，研究修改中药注册补充规定，主持召开中医药管理体制改革座谈会。

○**5日** 国家中医药管理局副局长李大宁参加波恩项目筹建工作协调联席会，主持召开会议，研究中医药进入欧盟谈判提纲和要价。

○**5～9月** 以国家中医药管理局副局长吴刚为团长的中国中医药代表团最近到巴西访问。巴西众议院议长西纳格利亚、总统办公室主任儒贝多分别会见了代表团。

○**5日** 中国民族医药协会在北京宣告成立，协会将致力于为我国民族医药发展献计献策。

○**5日** 国家中医药管理局直属单位信息工作座谈会在北京召开。会议传达和学习了中央关于企事业单位推行办事公开文件精神。

○**5～6日** 第五届中国自我药疗年会在北京举行。

○**6日** 由中国中医科学院中医药科技合作中心、中国野生灵芝药用真菌研究中心、全国野生灵芝药用真菌专家委员会等机构联合举办的"全国野生灵芝文化科普工程"在北京启动。

○**7～12日** 2007年国际（亳州）中医药博览会暨第23届全国（亳州）中药材交易会在亳州举行。国家中医药管理局副局长房书亭出席交易会。

○**9日** "中医中药中国行"辽宁省启动仪式暨沈阳站活动在沈阳市政府广场隆重举行。辽宁是"中医中药中国行"活动相继在北京、厦门、河北、山西展开之后的第5站。

○**10日** 国家中医药管理局副局长吴刚出席中国中医科学院著名中医药专家学术经验传承博士后研究工作启动仪式。

○**11日** "泸谯杯"全国优秀中医医院院长、全国首届杰出女中医师颁奖大会暨《华佗研究集成》首发式在安徽省亳州市举行。国家中医药管理局副局长房书亭、安徽省卫生厅副厅长李劲风、亳州市市长方春明等向获奖者代表颁发荣誉证书。

○**12日** 卫生部副部长、国家中医药管理局局长王国强赴田间出席曹开镛教授从医50周年庆典。

○**14日** 由中国民族医药学会、西藏自治区卫生厅主办的2007年全国藏医药学术研讨会在拉萨召开。

○**16日** 由中国中医科学院和奥地利欧亚太平洋学术网共同组建的中奥中医药合作中心正式成立。国家中医药管理局副局长李大宁、奥地利卫生家庭青年部副部长施罗格、奥地利驻华公使舒适、欧亚太平洋学术网络主席温克琳娜、中国中医科学院院长曹洪欣在揭牌仪式上致辞，中国中医科学院党委书记李怀荣主持仪式。

○**18日** 卫生部副部长、国家中医药管理局局长王国强在北京亲切会见了被誉为"百姓医生"的山西省永和县中医院院长王学诗。

○**20日** 由国家中医药管理局、河南省人民政府主办，南阳市人民政府承办的“中国·南阳第六届张仲景医药文化节”隆重开幕。文化节主题是：“绿色、健康、合作、发展”。卫生部副部长、国家中医药管理局局长王国强，河南省副省长孔玉芳，国家中医药管理局副局长房书亭，河南省卫生厅副厅长兼省中医管理局局长夏祖昌等出席了开幕式。

○**22～24 日** 第三届世界中西医结合大会在广州召开。卫生部副部长、国家中医药管理局局长王国强在会上发表了《大力发展中医药事业，积极推进中西医结合，共同为维护人类健康作出贡献》的重要讲话。

○**22 日** 中药饮片产业创新与发展论坛在成都举行。国家中医药管理局副局长李大宁在会上提出，要以 3 个战略和 6 项任务推进中医药国际交流与合作。

○**24 日** “中医中药中国行”辽宁省活动在长春市启动。这是 2007 年“中医中药中国行”大型科普宣传活动的第 6 站。

○**24 日** 金秋明月映杏林中医药专家座谈会在北京举行。全国人大常委会副委员长顾秀莲，卫生部副部长、国家中医药管理局局长王国强，全国政协委员、中华中医药学会会长佘靖，国家中医药管理局副局长吴刚，中国科协书记处书记宋南平，国家科技奖励办公室副主任胡晓军等领导以及全国著名老中医药专家，全国各中医药大学校长，各省（区、市）中医药学会负责人，国家中医药管理局各司（办）和部分局直属单位负责人，共 100 多人参加了座谈会。座谈会由国家中医药管理局副局长房书亭主持。

○**24 日** 中西医结合 ABC 系列疗法治疗瘫痪专家论坛在北京举行，全国政协委员、国家中医药管理局原副局长于生龙，中国中医药科技开发交流推广中心主任莫用元等人出席。

○**27 日** 全国首届中医护理先进集体表彰大会在浙江宁波举行。

○**28 日** 百岁名医韩百灵从医执教 80 周年庆典在黑龙江中医药大学隆重举行。全国政协副主席周铁农题词，卫生部副部长、国家中医药管理局局长王国强书写了“悬壶济世八十春，哺育桃李千万人”的贺词，并向韩百灵颁发了“国医楷模”牌匾。

○**28 日** 国家中医药管理局副局长吴刚在太原出席傅山中医药国际学术研讨会。

○**29 日** “中医中药中国行”黑龙江省活动在哈尔滨市拉开序幕。

10 月

○**9～11 日** 2007 年全国中医药新闻宣传座谈会在北京举行。国家中医药管理局副局长房书亭出席座谈会并讲话。

○**14～15 日** 2007 太平洋健康高层论坛在北京举行，主题为“发挥中医‘治未病’优势，促进人类健康”。卫生部部长陈竺出席并致辞，卫生部副部长、国家中医药管理局局长王国强发表书面讲话并出席了开幕式招待会。

○**15 日** 党的十七大通过的胡锦涛总书记所作的报告，把坚持“中西医并重”和“扶持中医药和民族医药事业发展”写入党的政治宣言和行动纲领，又一次充分肯定了中医药和民族医药在我国全面建设小康社会、维护广大人民群众健康中的地位和作用，这是党中央一贯高度重视和关心支持中医药和民族医药事业发展的具体体现。

○**16 日** 世界卫生组织（WHO）和国家中医药管理局联合召开新闻发布会，世界卫生组织西太区传统医学官员崔昇勋通报了中医药标准化工作的研究进展情况：通过中、韩、日等国家及地区专家 4 年来的持续努力，完成了世界卫生组织传统医学术语国际标准的制定任务。

○**19 日** 《医方类聚》及中韩传统医学文献研究研讨会暨国际东亚传统医学史学术会议在杭州召开。

○**19～21 日** 第四届世界养生大会在北京举行，主题是“绿色、和谐、健康、养生”。全国人大常委会副委员长司马义·艾买提、全国政协副主席罗豪才分别发来贺词与贺信，中国医师协会会长殷大奎、国家中医药管理局副局长房书亭等出席并讲话。

○**20～22 日** 世界针灸学会联合会成立 20 周年暨世界针灸学术大会在北京召开。

○**25 日** 国家中医药管理局召开传达学习贯彻党的十七大精神大会。十七大代表、卫生部副部长、国家中医药管理局局长王国强在会上报告了党的十七大会议情况，传达了会议精神，并作了《认真学习贯彻党的十七大精神，努力开创中医药工作新局面》的报告，对中医药系统学习贯彻十七大精神作出部署。国家中医药管理局副局长房书亭、吴刚、于文明、李大宁以及局机关公务员和直属单位负责人参加了会议。

○**26 日** 药王孙思邈医药文化节暨 2007 中国禹州中医药交易会在禹州中华药城隆重开幕。国家中医药管理局副局长、中国中药协会会长房书亭，许昌市委书记毛万春、市长蔡全法出席了开幕式。

○**29 日～11 月 1 日** 由中国卫生部、国家中医药管理局与俄罗斯卫生与社会发展署共同主办的“中俄卫生周”在俄罗斯首都莫斯科成功举办。

○**30 日** 卫生部副部长兼国家中医药管理局局长王国强会见并宴请世界卫生组织总干事陈冯富珍女士一行。

11 月

○**5 日** 卫生部副部长、国家中医药管理局局长王国强在北京会见了法国参议员、法国参议院外事委员会负责人盖雷（Michel Guerry）和法国妇联主席团主席格朗雅克（Marie Jose Grandjacques）等一行，就促进中医药文化交流、加强中医药合作方面进行了探讨。

○**7 日** 国家中医药管理局和卫生部于举行专题新闻发布会，《传统医学师承和确有专长人员医师资格考核考试办法》在全国全面实施。该办法对师承人员和确有专长人员参加医师资格考试进行了明确规定，对于建立完善符合中医、民族医特点的中医类别医师资格准入制度有重要的战略意义，可以充分发挥中医传统的家传师授传承方式的作用，形成一条不同于中医药院校培养中医师的途径。

○**10日** 由世界中医药学会联合会中医心理学专业委员会主办、中国中医科学院广安门医院承办的首届中国中医心理学学科发展高峰论坛在北京召开。卫生部副部长、国家中医药管理局局长王国强出席并讲话。

○**13日** 由全国政协教科文卫体委员会、中华全国工商联合会、国家中医药管理局共同主办的“首届中医药高峰论坛”在北京召开。全国政协副主席周铁农、黄孟复、李蒙出席会议。全国政协教科文卫体委员会副主任张文康主持会议。

○**14日** 卫生部副部长、国家中医药管理局局长王国强出席全国县级中医医院院长培训班开班仪式并授课。

○**16～18日** 首届全国优秀民营中医医疗机构表彰暨全国民营中医院院长工作委员会换届大会在北京人民大会堂召开。45家单位获“优秀民营中医医疗机构”称号，48人获“优秀民营中医医疗机构负责人”称号。卫生部副部长、国家中医药管理局局长王国强，国家中医药管理局副局长吴刚等出席会议并向获奖者颁奖。

○**16日** 由中国医师协会主办的第四届中国医师奖颁奖大会在北京人民大会堂隆重召开。70名医师获得中国医师奖，其中7位中医师榜上有名。

○**19～21日** 由国家自然科学基金委员会资助、中国中医科学院针灸研究所主办的“2007国际针灸学术专家论坛”在北京举行。

○**20日** 卫生部副部长、国家中医药管理局局长王国强会见了新加坡卫生部医药服务总监萨库教授一行，双方就进一步加强在中医药方面的合作进行了交流与商讨。

○**20日** 卫生部副部长兼国家中医药管理局局长王国强会见新加坡卫生部代表团。

○**21日** 由澳门特区政府卫生局、中国医药国际交流中心及中国非处方药物协会共同主办的“首届澳门国际医药博览会暨国际医药与健康论坛”在澳门开幕。

○**23日** 国家中医药管理局与香港特别行政区政府食物及卫生局签署关于中医药领域的合作协议。卫生部副部长、国家中医药管理局局长王国强和香港特别行政区政府食物及卫生局局长周一岳分别代表双方在协议上签字。中央人民政府驻香港特别行政区联络办公室副主任黎桂康等领导见证了协议的签订。

○**26日** 卫生部副部长、国家中医药管理局局长王国强出席第三届注明中医药学家学术传承高层论坛暨首届“中医药传承高徒奖”颁奖典礼。

○**27～28日** 由中国中医药报社与深圳市中医院主办的首届全国中医药书画摄影大赛颁奖大会暨全国中医院文化建设与传播研讨会在深圳举行。卫生部副部长、国家中医药管理局局长王国强，新华社副总编辑刘江，国家中医药管理局副局长吴刚，深圳市人大常委会副主任邱玫等出席并讲话。来自全国中医药界的专家学者、中医医院代表、部分大赛获奖者和书画摄影爱好者近300余人参加了会议。会议由国家中医药管理局副局长、本届大会组委会副主任房书亭主持。

○**27日** “中意中医药联合实验室——运动分析评价室”落成并启用。意大利卫生部副部长祖凯利、天津市副市长张俊芳出席典礼仪式。

○**28日** 由科技部牵头，卫生部、国家中医药管理局、国家食品药品监管局、知识产权局和世界卫生组织共同举办的中医药国际科技合作大会开幕。大会通过了中医药国际科技合作《北京宣言》。国务院副总理吴仪出席会议并讲话。

○**28日** 卫生部副部长、国家中医药管理局局长王国强在北京会见了意大利卫生部副部长塞拉费诺·祖凯利一行，双方就进一步加强中医药合作的有关事宜进行了交流与会谈。

○**30日** 国家中医药管理局举行中法中医药合作委员会第一次会议。中法中医药合作委员会在北京成立。卫生部副部长、国家中医药管理局局长王国强，法国国家工程院院长佛朗索瓦·基诺分别担任该委员会各方主席。双方就合作机构、职责和运行机制以及项目合作计划等达成了共识。

12月

○**3日** 广西中医学院和泰国孔敬大学共同主办的第二届中泰传统医药和天然药物研究学术研讨会在泰国孔敬府开幕。

○**12日** 国家中医药管理局出台《关于加强中医医院中医药文化建设的指导意见》。中国中医药报开设“中医药文化专版”，并与深圳市中医院共同主办了“首届全国书画摄影大赛暨中医医院文化建设研讨会”。

○**13～16日** 国家中医药管理局副局长吴刚赴香港参加浸会大学孔宪绍博士伉俪中医药博物馆开幕典礼和“国际中医药学术发展大会”的开幕仪式，这两项活动都是中医中药中国行香港活动的内容。

○**14日** 卫生部部长陈竺会见来访的伊朗卫生和高等医学教育部部长兰卡拉尼及其率领的代表团一行，就加强中伊卫生领域的合作进行了会谈，双方在推动传统医药领域的合作等方面达成了共识。

○**16日** 由中国中医民间医药研究开发协会主办的首届中国中医康复医疗保健论坛暨民间中医师群英会在北京人民大会堂举行。世界中医药学会联合会主席佘靖等出席会议，并向中医康复医疗保健工作先进单位和先进个人颁奖。

○**18日** 国家中医药管理局与国家民委、卫生部、发展改革委、教育部、科技部、财政部、人事部、劳动保障部、国家食品药品监督管理局、知识产权局11个部委局联合发布了《关于切实加强民族医药事业发展的指导意见》，卫生部副部长、国家中医药管理局局长王国强介绍了我国民族医药工作情况。

○**21～24日** 由中华中医药学会、广西中医学院、广西卫生厅联合主办的“第三届泛中医论坛·思考中医2007——中医‘治未病’学术论坛”在南宁举行。

○**22日** 吴咸中院士从医60周年纪念大会暨全国中西医结合发展战略研讨会在天津召开。天津市委常委、天津市委教卫工委书记陈超英会见了专程来津参会的国家中医药管理局副局长李大宁及其他参会的院士和专家，并对吴咸中院士从医60周年表示祝贺。

○**26日** 由国家中医药管理局等17个部委共同主办的中医中药中国行大型科普宣传活动北京社区医生培训在北京18个区县同时隆重举行，近两千多名社区医生通过互联网参加了此次培训。

○**28日** 世界中医药学会联合会（世界中联）在北京举办《中医基本名词术语中英对照国际标准》新闻发布会，宣布该国际标准已制定完成。

○**28日** 国家中医药管理局副局长于文明出席“中医药科学研究现状、趋势及问题分析”项目启动暨学术发展座谈会。

附录篇

附 录 篇

一、2007年国家中医药管理局部分印发文件一览表

【国中医药发文】

文件号	文件名
1号	国家中医药管理局关于批准湖南省溆浦县湘潭县华容县为全国农村中医工作先进县的通知
2号	国家中医药管理局关于批准辽宁省北镇市为全国农村中医工作先进市的通知
3号	国家中医药管理局关于印发2007年全国中医药工作会议主要文件的通知
4号	关于印发《国家中医药管理局事业单位工作人员收入分配制度改革实施办法》、《国家中医药管理局事业单位离退休人员计发离退休费等问题的实施办法》的通知
5号	国家中医药管理局关于印发2007年中医药工作要点的通知
6号	国家中医药管理局关于印发中医药继续教育“十一五”规划的通知
7号	国家中医药管理局关于开展行政事业单位资产清查工作的通知
8号	国家中医药管理局关于转发2007年全国卫生工作会议文件的通知
9号	国家中医药管理局关于印发吴仪副总理在2007年全国中医药工作会议上讲话的通知
10号	国家中医药管理局关于印发优秀中医临床人才研修项目结业考核工作方案的通知
11号	国家中医药管理局 卫生部关于印发《医院中药饮片管理规范》的通知
12号	国家中医药管理局关于印发中医药信息化建设“十一五”规划纲要的通知
13号	国家中医药管理局关于举办2007年鼓浪屿中医药论坛暨中医药国际投资商贸博览会的通知
14号	国家中医药管理局关于公布局直属单位局管领导干部2006年度考核优秀等次人员的通知
15号	国家中医药管理局关于确定王志勇等9位同志为2006年度优秀等次公务员并给予嘉奖的决定
16号	国家中医药管理局关于对刘群峰同志记三等功一次的决定
17号	国家中医药管理局关于开展向陈海新同志学习的决定
18号	国家中医药管理局关于确定2006年度县级中医医院急诊急救能力建设等项目单位的通知
19号	国家中医药管理局关于确定2006年度农村医疗机构针灸理疗康复特色专科建设项目单位的通知
20号	国家中医药管理局关于表彰中医药治疗艾滋病试点工作先进集体和先进个人的通知
21号	国家中医药管理局、卫生部关于印发中医类别全科医师岗位培训管理办法的通知
26号	国家中医药管理局关于公布“以岭杯”第三届全国中医药优秀期刊评选结果的通知
27号	国家中医药管理局关于批准江苏省常州市为全国农村中医工作先进市的通知
28号	国家中医药管理局关于印发《国家中医药管理局重点民族医医院建设项目管理办法》和《国家中医药管理局重点民族医医院建设工作目标与要求》的通知
29号	关于调整国家中医药管理局政务公开工作领导小组组成人员的通知
30号	国家中医药管理局关于批准浙江省淳安县为全国农村中医工作先进县的通知
31号	国家中医药管理局关于调整局纠风工作领导小组及其办公室成员的通知
32号	国家中医药管理局关于调整局精神文明建设指导委员会及其办公室和合署办公办事机构成员的通知
33号	国家中医药管理局关于举办“中医中药中国行”大型科普宣传活动的通知
34号	关于表彰全国民族医药工作先进集体和先进个人的决定
35号	关于公布军队系统国家中医药管理局“十一五”重点专科（专病）项目建设名单的通知
36号	国家中医药管理局关于批准湖北省竹溪县为全国农村中医工作先进县的通知

（续表）

文件号	文件名
37 号	国家中医药管理局关于印发出国中医药类专业技术人员资格认定管理办法（试行）的通知
38 号	国家中医药管理局关于实施国家中医药管理局重点实验室建设项目的通知
39 号	国家中医药管理局关于批准安徽省祁门县为全国农村中医工作先进县的通知
40 号	国家中医药管理局关于认真学习贯彻落实吴仪副总理在全军中医药技术大比武活动总决赛上重要讲话的通知
41 号	国家中医药管理局关于命名北京市房山区等 11 个地区为全国中医药特色社区卫生服务示范区的决定
42 号	国家中医药管理局关于公布第三批全国老中医药专家学术经验继承人出师验收合格人员名单的通知
43 号	国家中医药管理局、卫生部关于妥善解决中医、民族医医师资格认定工作有关问题的通知
44 号	国家中医药管理局关于批准河北省曲周县丰润区为全国农村中医工作先进县区的通知
45 号	国家中医药管理局关于印发中医药继续教育基地管理办法的通知
46 号	国家中医药管理局关于批准安徽省庐江县为全国农村中医工作先进县的通知
47 号	国家中医药管理局关于印发《传统医学出师考核和确有专长考核实施方案（试行）》和《传统医学出师考核和确有专长考核大纲（试行）》的通知
48 号	关于切实加强民族医药事业发展的指导意见
49 号	关于命名全国综合医院中医药工作示范单位的决定
50 号	关于印发国家中医药管理局“十一五”重点专科（专病）项目建设目标与要求的通知
51 号	关于印发国家中医药管理局“十一五”重点专科（专病）项目建设管理办法的通知
52 号	国家中医药管理局关于开展向王学诗同志学习的决定
53 号	国家中医药管理局关于表彰优秀中医临床人才研修项目、第三批全国老中医药专家学术经验继承工作先进集体和优秀个人的决定
54 号	国家中医药管理局关于加强中医医院中医药文化产业建设的指导意见的通知
55 号	国家中医药管理局关于印发 2007 年中医专款预算方案的通知
56 号	国家中医药管理局关于下达 2007 年度中医药行业科研专项立项计划及预算的通知
57 号	国家中医药管理局关于公布“十一五”重点专科（专病）建设项目名单的通知

【国中医药函文】

文件号	文件名
17 号	国家中医药管理局关于公布国家中医药管理局重点民族医医院建设单位名单的通知
18 号	国家中医药管理局关于公布国家中医药管理局重点中西医结合医院建设单位名单的通知
38 号	国家中医药管理局关于公布无锡市中西医结合医院为第二批局重点中西医结合医院建设单位的通知
103 号	国家中医药管理局关于同意江苏省丹阳市为全国农村中医工作先进市建设单位的批复
104 号	国家中医药管理局关于同意江苏省泰州市为全国农村中医工作先进市建设单位的批复
105 号	国家中医药管理局关于同意四川省双流县、顺庆区为全国农村中医工作先进县区建设单位的批复
106 号	国家中医药管理局关于同意重庆市垫江县、永川市为全国农村中医工作先进县市建设单位的批复
107 号	国家中医药管理局关于同意云南省会泽县、大理市、宾川县为全国农村中医工作先进县市建设单位的批复
108 号	国家中医药管理局关于同意甘肃省山丹县为全国农村中医工作先进县建设单位的批复
109 号	国家中医药管理局关于同意甘肃省陇西县为全国农村中医工作先进县建设单位的批复
126 号	国家中医药管理局关于确定河北保定刘守真祠堂为全国中医药文化宣传教育基地的通知
172 号	国家中医药管理局关于公布第一批“全国优秀中医临床人才”名单的通知
176 号	国家中医药管理局关于同意贵州省凤冈为全国农村中医工作先进县建设单位的批复
177 号	国家中医药管理局关于同意河北省井陉县市建设单位的批复
178 号	国家中医药管理局关于同意广东省番禺区、从化市、增城市为全国中医工作先进区市建设单位的批复
182 号	国家中医药管理局关于同意四川省青川县为全国农村中医工作先进县建设单位的批复
183 号	国家中医药管理局关于同意江苏省海安县为全国农村中医工作先进县建设单位的批复
226 号	国家中医药管理局关于批准江苏省丹阳市、昆山市为全国农村中医工作先进市的通知

【党组发文】

文件号	文件名
国中医药党任1号	关于杨德昌同志职务聘任的通知
国中医药党任2号	关于刘成源同志任职的通知
国中医药党任3号	关于孙塑伦同志免职的通知
国中医药党任4号	关于王明来同志职务任免的通知
国中医药党任5号	关于刘伯尧同志任职的通知
国中医药党任6号	关于许志仁同志职务任免的通知
国中医药党组9号	中共国家中医药管理局党组学习制度
国中医药党组10号	国家中医药管理局党组关于认真学习贯彻落实党的十七大精神的意见
国中医药党组11号	国家中医药管理局党组关于党的十七大精神学习安排
国中医药党组14号	关于闫树江等6位同志职务任免备案的报告
国中医药党组16号	关于成立国家中医药管理局台港澳事务办公室的通知

【联合发文】

文件号	文件名
工商广字11号	关于印发《2007年整治虚假违法广告专项行动部际联席会议工作要点》的通知
国科发社字77	关于印发《中医药创新发展规划纲要(2006~2020年)》的通知
劳社部发7号	关于加强工伤保险医疗服务协议管理工作的通知
卫医发84号	关于印发《2007年“以病人为中心,以提高医疗服务质量为主题”的医院管理年活动方案》的通知
卫监督发131	关于继续深入开展打击非法行医专项行动的通知
国人部发54	关于评选全国卫生系统先进集体、先进工作者及“白求恩奖章”获得者的通知
卫人发142号	关于追授陈海新同志“人民健康好卫士”荣誉称号的决定
发改办社会44号	关于请编报2007年农村卫生基础设施建设项目中央预算内专项资金投资计划的通知
卫办发118号	关于开展创建“平安医院”活动的意见
卫办医函590号	关于核查部分网站标示的医疗机构合法性的复函
发改价格2193号	关于印发《全国医疗服务价格项目规范》新增和修订项目(2007年)的通知
卫医发251号	关于印发《社区卫生服务机构用药参考目录》的通知
卫农卫发253号	关于完善新型农村合作医疗统筹补偿方案的指导意见
劳社部发40号	关于城镇居民基本医疗保险医疗服务管理的意见
商服贸呈155号	商务部、国家中医药管理局关于中医药服务贸易工作进展情况的报告
卫监督发279号	关于印发《国家环境与健康行动计划》的通知
工商广字266号	关于进一步治理整顿非法“性药品”广告和性病治疗广告的通知
卫办医发210号	关于调整卫生部医师资格考试委员会及其办公室组成人员的通知
教宣12号	教育部、卫生部、国家中医药管理局关于共建北京中医药大学的意见

二、2007年国家中医药管理局办公室部分印发文件一览表

【国中医药办发文】

文件号	文件名
1号	国家中医药管理局办公室关于印发2007年局全国中医药专题性工作会议计划的通知
2号	关于遴选国家中医药管理局国际交流合作基地的通知
3号	关于遴选中医药国际交流专家库入选专家的通知
4号	国家中医药管理局办公室关于开展重点中医院建设与发展规划专题调研工作的通知
5号	国家中医药管理局办公室关于印发2007年中医药工作重点任务分工的通知
6号	国家中医药管理局办公室关于征集2006年和2007年中医药行业科研专项项目建议的通知
7号	国家中医药管理局办公室关于建立局长会议制度的通知

（续表）

文件号	文件名
8号	国家中医药管理局办公室关于印发贯彻落实吴仪副总理重要讲话重点工作任务分工的通知
9号	国家中医药管理局办公室关于请报送新型农村合作医疗中相关中医药工作情况的通知
10号	国家中医药管理局办公室关于确定2006年中医医院中药制剂能力建设项目单位的通知
11号	国家中医药管理局办公室关于印发2007年安全保卫工作要点的通知
13号	国家中医药管理局办公室关于召开2007年医院管理年工作会议暨中医医政工作座谈会的通知
14号	国家中医药管理局办公室关于开展中医药治疗艾滋病试点工作先进集体和先进个人评选工作的通知
15号	国家中医药管理局办公室关于确定中医、中西医结合急诊临床基地项目建设单位并报送建设计划的通知
16号	国家中医药管理局办公室关于印发国家中医药管理局中医、中西医结合传染病临床基地项目建设要求的通知
17号	国家中医药管理局办公室关于印发国家中医药管理局中医、中西医结合急诊临床基地项目建设要求的通知
18号	国家中医药管理局办公室、卫生部办公厅关于开展具有一技之长和实际本领中医药人员纳入乡村医生管理试点工作的通知
19号	国家中医药管理局办公室关于召开中医药治疗艾滋病试点项目工作总结汇报会的通知
20号	国家中医药管理局办公室关于成立国家中医药管理局中医药防治艾滋病工作领导小组的通知
21号	国家中医药管理局办公室关于公布全国民族医重点专科(专病)建设项目评审验收情况的通知
22号	国家中医药管理局办公室关于参加中国成都国际非物质文化遗产节博览会的通知
23号	关于办理十届全国人大五次会议建议全国政协十届五次会议提案有关要求的通知
24号	国家中医药管理局办公室关于印发中医药治疗艾滋病试点项目工作总结汇报会纪要的通知
25号	国家中医药管理局办公室关于做好2007年全国中医药特色社区卫生服务示范区复核工作的通知
26号	国家中医药管理局办公室关于召开全国中医药高等院校院校长教育工作座谈会的通知
27号	关于召开农村中医药人才培养项目工作汇报会的通知
28号	国家中医药管理局办公室关于北京长青肛肠医院重点中西医结合专病项目建设评审验收结果的通知
29号	国家中医药管理局办公室关于调整国家中医药管理局治理商业贿赂专项工作领导小组及其办公室成员的通知
30号	国家中医药管理局办公室关于开展“十一五”重点专科(专病)建设项目申报工作的通知
31号	国家中医药管理局办公室关于召开开展中医“治未病”试点工作座谈会的通知
32号	国家中医药管理局办公室关于召开部分省市中医药管理部门网站建设座谈会的通知
33号	国家中医药管理局办公室、国家民委办公厅关于对全国民族医药工作先进集体和先进个人候选单位和候选人进行公示的通知
34号	国家中医药管理局办公室关于开展第三批全国老中医药专家学术经验继承等项目表彰工作的通知
35号	关于公布军队系统国家中医药管理局“十五”重点专科(专病)项目建设评审验收情况的通知
36号	国家中医药管理局办公室关于对北京市房山区等10家全国中医药特色社区卫生服务候选示范区进行公示的通知
37号	国家中医药管理局办公室关于组织有关中医医院制定中医“治未病”试点工作实施方案的通知
38号	国家中医药管理局办公室关于开展中医就诊指南——“名科”服务信息网络介绍申报工作的通知
42号	国家中医药管理局办公室关于开展小包装中药饮片推广使用试点工作的通知
43号	国家中医药管理局办公室关于进一步加强局机关值班工作的通知
44号	国家中医药管理局办公室关于做好中医医院2007年医院管理年活动督导工作的通知
46号	国家中医药管理局办公室关于组织申报国家中医药管理局重点研究室建设项目的通知
47号	国家中医药管理局办公室关于做好社区卫生服务体系建设重点联系城市中医药工作的通知
49号	国家中医药管理局办公室关于对优秀中医临床人才研修项目及第三批全国老中医药专家学术经验继承工作表彰候选单位及个人进行公示的通知
50号	国家中医药管理局办公室关于在城镇居民基本医疗保险试点中做好中医药工作的通知
51号	国家中医药管理局办公室、卫生部办公厅关于开展药品零售企业设置中医坐堂医诊所试点工作的通知
52号	国家中医药管理局办公室关于完善局机关新闻宣传工作机制的通知
53号	国家中医药管理局办公室关于对优秀中医临床人才研修项目和全国老中医药专家学术经验继承工作优秀指导老师候选人进行公示的通知

（续表）

文件号	文件名
54 号	国家中医药管理局办公室关于对全国综合医院中医药工作示范单位候选人单位进行公示的通知
56 号	关于召开全国综合医院中医药工作会议的通知
57 号	国家中医药管理局办公室关于印发《传统医学师承关系合同书》等式样的通知
58 号	国家中医药管理局办公室关于开展第八届中医药好新闻评选活动的通知
59 号	国家中医药管理局办公室关于请报送国家中医药管理局"十一五"重点专科(专病)项目建设计划的通知
60 号	国家中医药管理局办公室关于开展局级中医药重点学科建设验收工作的通知
61 号	国家中医药管理局办公室关于开展"中一消渴丸杯"2007 年中医药十大新闻评选活动的通知
62 号	国家中医药管理局办公室关于开展 2007 年农村医疗机构针灸理疗康复特色专科建设等项目申报工作的通知
63 号	国家中医药管理局办公室关于请报送 2007 年工作总结及 2008 年工作思路的通知
64 号	国家中医药管理局办公室关于成立对俄中医药合作协作组的通知
65 号	国家中医药管理局办公室关于 2007 年全国中医医院开展医院管理年活动情况的通报
66 号	国家中医药管理局办公室关于集中整治虚假违法中医医疗广告行动的通知
67 号	国家中医药管理局办公室关于召开 2008 年全国中医药会议的通知

三、党和国家领导人讲话（2004～2006 年）

2004 年

吴仪副总理在 2004 年全国中医药工作会议上的讲话

（2004 年 2 月 19 日）

按照国务院的规定，我不应该出席今天的会议，佘局长也没有向我发出邀请，但是，我主动要求参加这个会，而且要讲话，我就是想以这样的实际行动支持中医药事业的发展。首先，我代表国务院，对会议的召开表示热烈的祝贺！向与会的全体同志，并通过你们向全国中医药行业的同志们致以亲切的问候！

这些年来，在卫生部、国家中医药管理局和地方各级党委、政府的领导下，在各有关部门和社会各方面的支持下，中医药行业广大干部职工认真学习邓小平理论和"三个代表"重要思想，贯彻落实卫生工作方针和中医药政策，中医药事业取得了发展，在医疗卫生工作中发挥了不可替代的重要作用，为保障广大人民群众的身体健康作出了重大贡献。特别是在去年抗击"非典"期间，按照党中央、国务院的决策部署，中医药战线广大干部职工全力投入抗击"非典"的战斗，为取得抗击"非典"斗争的阶段性胜利作出了积极贡献。在此，我向广大中医药工作者表示崇高的敬意，对你们为发展中医药事业、提高人民健康水平所做的努力和贡献，表示衷心的感谢！下面，我就中医药工作谈 5 点意见。

一、充分认识中医药的地位、作用和前景

在现代医学科学快速发展的影响下，社会上甚至中医药行业内对中医药的认识是有差异的。我以为，中医药学是我国人民在长期的劳动、实践和与疾病斗争的经验积累中，逐步形成的独特而系统的科学理论和诊疗方法，凝聚着中华民族的智慧，是中华民族的优秀传统文化，是我国卫生事业的特色和优势。从战国开始成于西汉时期的《黄帝内经》，奠定了中医学理论基础；东汉时期《伤寒杂病论》、《金匮要略》提出了临床系统诊断方法，开创了辨证论治先河；明清时期以《温疫论》、《温热论》、《温病条辨》等著作为代表的温病学说，标志着中医学在急性传染病及危重感染性疾病的理论和治疗方面取得较大进展；明代李时珍所著《本草纲目》总结了明以前历代本草的经验和大量宝贵的医学资料，其中对药物的分类，尤其是生物的分类具有划时代的意义。这些不仅给后人留下了宝贵的医药学财富，而且对人类防治疾病和医学科学的发展，都产生了极为重要的影响。千百年来，中医药在重大疫病流行时期，都发挥了重要作用，挽救了无数人民群众的生命，为中华民族的繁衍生息、日益强盛发挥了十分重要的作用。新中国建立以来，中医药取得了前所未有的大发展，截至2002年底，全国共有县及县以上中医医院（包括中西医结合和民族医医院）2864所，病床27万余张，绝大多数综合医院也都设有中医、中西医结合或民族医科，中医门诊服务量约占门诊服务总量的1/4；高等中医药院校（含民族医药院校）27所，中等中医药学校48所，独立的中医药科研院所94个；中医执业医师（含助理医师）、执业中药师27万余人，基本形成了中医药的医疗、教学、科研体系，为防病治病、提高广大人民群众健康水平发挥了十分重要的作用。今天，随着人类回归大自然愿望的增强以及崇尚天然药物和传统疗法的兴起，中医药发展方兴未艾，并已经传播到世界120多个国家和地区，受到各国人民的欢迎。这一切说明，中医药事业已经成为我国卫生事业的重要组成部分，中医药为人类健康作出了卓越的贡献，对世界文明的进步产生了积极影响。

新中国成立以来，党和国家高度重视中医药事业的发展，逐步制定、形成了一系列保护、扶持和发展中医药的方针政策。我国将发展传统医药写入《中华人民共和国宪法》，为中医药发展提供了根本的法律依据。国家成立了专门的中医药行政管理机构，为中医药发展提供了有力的组织保障。党的三代领导人对中医药工作都作出过许多重要指示和论述，强调祖国医药学是一个伟大的宝库，应当努力挖掘，加以提高；强调中医不能丢，必须保存和发展，特别是要为中医创造良好的发展与提高的物质条件；强调要坚持中西医并重的卫生工作方针，中医、西医互相补充，共同发展，为人民群众提供更加完善有效的医疗保健服务。以胡锦涛同志为总书记的新一届中央领导集体对中医药事业也十分重视，多次强调要充分发挥中医药在防病治病中的作用。新一届政府成立以来，一如既往地支持中医药事业的发展。在防治“非典”工作中，为充分发挥中医药作用，国务院广泛听取专家意见，进行专题研究，作出具体部署。《中华人民共和国中医药条例》是本届政府组成后公布的第一部行政法规，并已于去年10月1日正式实施，为进一步发展中医药事业提供了法制保障。

当前，中医药正面临新的发展前景。一是医学模式由单纯生物医学模式向生物-社会-心理医学模式转变，这与中医药学的整体观念、辨证论治等本质特征以及注重社会环境、心理因素的观念相一致。二是疾病谱的变化、医源性和药源性疾病的增加，都预示着中医药应该更为广泛地参与疾病防治，为解决当代医学疑难问题提供更多手段。三是随着生活水平的提高和健康观念的转变，人民群众对健康水平和生活质量有了更高的追求，养生保健意识不断增强，中医药在养生保健方面所具有的独特优势，完全符合人们的现实需求；四是我国社会呈现老龄化的发展趋势，老龄群体对运用中医药防治老年病十分信任（我本人就非常相信中医），对中医药的需求日益扩大。五是世界经济全球化、文化多元化的新格局，为中医药更广泛地走向世界提供了良好的机遇。这些都为中医药事业的发展搭建了新的舞台，提供了广阔的空间，展示了更加美好的前景。

我们一定要从中医药的历史地位、现实作用和发展前景等方面，充分认识做好中医药工作的重要意义，振奋精神，埋头苦干，扎实工作，努力促进中医药事业的发展。

二、坚持继承创新，促进改革发展

新中国建立以来，特别是改革开放20多年来，中医药事业得到很大发展，成绩是巨大的。但在新的时期，面对新的形势、新的任务，中医药在发展中还存在一些不适应的地方，出现了一些新的问题。例如，思想观念还不适应形势的发展，改革和发展的思路还不很清晰，体制机制改革还比较滞后。在当今世界经济竞争日趋激烈、科学技术飞速发展的形势下，中医药的创新发展比任何时候都显得更为紧迫和重要。逆水行舟，不进则退，不改革就没有出路，不创新就没有生存的空间。要树立科学的发展观，坚持中医药继承创新，绝不能丢弃好的，也不能拒绝新的。要切实继承和发扬中医药的科学内涵、学术本质和特色优势，同时要积极利用现代科学技术，丰富和发展中医药的理论和实践。要用更博大的胸怀，更宽广的视野，更开阔的思路，提高认识，大胆实践，勇于探索，走出一条中医药健康快速发展的路子来。

要坚持不懈地推动中医药的理论创新。当前和今后一段时间，要在对中医药理论系统整理的基础上，加强中医药学术和理论规范研究，重点开展脏腑经络理论、辨证论治理论、方剂配伍理论等基本理论的深入研究，加强对中医药预防保健、养生康复理论和技术的挖掘整理和推广运用。

要努力推进中医药现代化。要加强对中医药现代化战略的研究，进一步明确阶段目标，把握方向，突出特色。当前要重点抓好中医药标准化、规范化研究，抓紧制定一批国家标准和行业标准，以标准化带动现代化。

要继续推进中药现代化，加强中药创新基地的建设、中药发展关键共性技术的研究、中药产品创新、优势产业培育和中药资源保护和可持续利用。国务院批准的《中药现代化发展纲要》，对推进中药现代化提出了原则要求，明确了政策措施，要认真地贯彻落实。

要切实推进中医现代化。中医在诊断治疗、预防保健、养生康复等方面积累了非常丰富的经验，要在中医理论的指导下，在不断实践的基础上，借鉴、运用现代科学理论和技术手段，对既有的经验进行系统总结，制定科学的评价方法和技术标准，逐步实现中医诊疗的规范化，促进中医的现代化发展。

要加强中医与中药的结合，中

医理论和临床实践是中药研发的基础和源泉，中药要在中医理论指导下应用，才能更好地发挥疗效。既要高度重视中医现代化发展，又要切实加快中药现代化发展，实现中医中药相互促进、协同发展。

民族医药在保障人民群众身体健康方面也发挥着重要作用，要认真做好挖掘、整理、总结、提高工作，大力促进其发展。

要主动适应市场经济的要求。中医药行业要面向市场，面向临床，面向生产实践，进一步树立市场意识，积极推进中医医疗机构和科研体制改革，探索建立适应社会主义市场经济体制要求的新的中医药发展机制。

要以中医药特色优势为根本，根据市场需求，大力实施品牌战略，把名院、名科、名医的文章做大，扩大中医的社会影响，优化中医资源配置，为社会提供优质中医服务；要把名厂、名店、名药的文章做大，以诚信和质量培育新的经济增长点，为社会经济发展作出贡献。同时，要强化知识产权意识，加强对中医药知识产权的保护，鼓励创新，扩大竞争优势，促进学术创新和技术进步。

要加快推进中医药国际化。一是要实施“走出去”战略，积极鼓励和支持中医药在外办医办学，援外医疗队中要有中医药人员，能够提供中医药服务。二是要“请进来”，为国外培训中医药人才，不断扩大中医药在国际上的传播面；还要积极学习、吸收、运用国际最新的科学技术成就和先进的管理经验，增强中医药的创新发展能力。三是要在国际上宣传和推广中医药标准规范，提高中医药对外交流与合作的质量和水平，保持我国在世界传统医药界的领先地位。四是要加强与WHO等国际组织及政府间的交流与合作，同时进一步拓宽中医药的民间交流，努力扩大中医药的国际影响。

三、进一步发挥中医药的作用

在基本医疗方面。中医药在治疗常见病、多发病，特别是某些疑难重症方面，有很多独到之处，有着广阔的服务空间。

在应对突发公共卫生事件方面。要将中医药纳入突发公共卫生事件医疗救治体系中，充分发挥中医、中西医结合在应对突发公共卫生事件中的作用。

在农村卫生工作方面。在广大农村地区，中医药有着深厚的群众基础，中药资源十分丰富。要从我国广大农民对医药费用的承受能力还很有限的实际出发，充分发挥中医药诊疗手段简便、成本相对低廉的优势，积极推广农村中医药适宜技术，加强城市中医医疗机构对农村的支援，更好地发挥中医药在农村初级卫生保健和新型合作医疗中的作用。在少数民族集中居住的农村和偏远山区、牧区，还要注意发挥民族医药的作用，要高度重视民族医药的发展。

在社区卫生服务方面。社区卫生服务具有综合、便捷、低廉、持续的特点，治疗的病种以慢性病、老年病为主，中医药在这方面有着鲜明的优势，在社区卫生服务中具有广阔的发展前景。

在预防保健方面。当前，我国城乡主要死亡疾病已由解放初期的各种传染性疾病转变为慢性非传染性疾病。中医药在防治慢性非传染性疾病方面有着悠久的历史和丰富的经验。

四、切实加大对中医药事业支持的力度

近几年来，在开展城镇医药卫生体制改革、实施区域卫生规划、发展社区卫生服务、建立城镇职工基本医疗保险制度、发展农村卫生事业、实施农村初级卫生保健第二个10年规划纲要、加强公共卫生体系建设等各项工作中，国家都结合中医药工作的实际，为促进中医药事业的发展，明确了有关政策，采取了具体措施。但是，实际工作中，这些政策、措施在一些地方没有得到全面贯彻落实，比如在区域卫生规划中，不仅没有把中医药作为需要加强的领域，反而认为中医药资源过剩；在实施城镇职工基本医疗保险制度改革中，没有把符合规定的中医医院院内制剂纳入给付范围，等等。我们都在讲中医药是国粹，要努力保护，加以提高，但是不给予积极支持，连起码的政策都不落实，又谈何重视，谈何保护，谈何提高。这必须引起我们的高度重视，要坚决落实好既有的政策，把对中医药的支持落实到行动上来。同时，要不断研究制定新的有利于中医药发展的政策，要进一步在以下方面予以加强。

一是要把中医药的发展列入公共卫生体系建设规划，乃至国民经济和社会发展的整体规划中，从指导思想、发展目标、主要任务、重点项目、政策措施等方面加以明确，使中医药事业在公共卫生建设、国民经济和社会发展中具有应有的位置。要坚持中西医并重、共同发展，切实解决好忽视甚至偏废中医药发展的问题。

二是国家和地方各级政府要加大对中医药基础设施建设的投入，特别是中西部地区中医与民族医机构的建设、重点中西医结合医院建设和公共卫生体系中的中医医院建设。要加大对中医药科研和人才培养的投入，对中医药标准与规范建设、中医药重大基础理论研究、中药资源的保护和可持续利用、中医古典文献的抢救与整理、农村中医药实用人才的培养等给予支持。国家和地方实施重大卫生项目，要充分利用中医药资源，发挥其特色和优势，统筹考虑，一并安排。

三是要制定和完善中医药事业发展中相关经济政策，当前要重点研究中医药技术服务的价格政策，充分体现中医药的技术劳务价值；研究城镇职工基本医疗保险和新型农村合作医疗制度中的中医药服务给付政策，以引导患者积极利用中医药服务。

四是起草制定和施行与中医药相关的法律法规，要充分体现中医药的特点，积极鼓励和扶持中医药的发展。在中药、民族药的新药审批中，要制定区别于审批西药的标准。

五是要进一步重视中医药管理体制建设，省级中医药管理部门要充分发挥作用，认真履行好职责；省级以下卫生行政主管部门的中医药工作，要有机构管，有专人抓，切实负起责任来。

推进中医药事业的发展，是各地区、各有关部门的共同责任。卫生部和各级卫生行政主管部门首先要重视起来，把中医药发展摆上重要议事日程，要克服厚此薄彼的现象，像抓西医一样地抓好中医药工作。各有关部门和地方各级政府也要提高认识，高度重视中医药工作，对以上提出的政策性问题要认真研究，努力解决，要加强机构建设，加大投入力度，确保新形势下中医药事业能够持续健康快速发展。

五、中医药系统要加强自身建设

各级中医药行政管理部门要按照建立和完善社会主义市场经济体制的要求，切实转变职能，严格依法行政，强化全行业管理，认真履行好职责。要加强监督管理，当前特别要加强对中医医疗机构、技术和人员准入的管理，加强对中医医疗广告和医疗质量的管理，严厉打击假冒伪劣中药产品，坚决取缔各种非法中医医疗活动。

加强队伍建设是中医药事业发展的重要基础。中医、中西医结合、民族医药专业技术人员间要加强团结，中医药专业技术人员和西医药及从事中医药工作的其他专业技术人员之间要互相尊重，互相学习。在学术问题上，要坚持双百方针，形成宽松和谐的氛围，促进中医药学术繁荣和进步。坚持科学严谨的学风，倡导埋头苦干、潜心研究，力戒浮躁。要提高职业道德素养，继承发扬民族优秀传统医德医风，树立发展中医药事业、做好中医药工作的崇高历史责任感和使命感，恪守职业道德，坚持为人民服务的宗旨，为人民群众提供更好的中医药服务。

要认真贯彻全国人才工作会议精神，大力加强中医药人才培养，全面提高中医药队伍的整体素质，使中医药人才队伍的知识结构、层次结构更加适应中医药事业发展的要求。要培养、造就一批名医、一批优秀的学科带头人、一批优秀的中医药管理者。要继续抓好名老中医药专家学术经验的继承工作和农村中医药实用性人才的培养。要树立新的人才观，鼓励各种人才在各自的领域脱颖而出，为人才的健康成长创造良好的环境和条件。

在新的形势下，中医药面临新的挑战，同时也面临难得的发展机遇，我们要以“三个代表”重要思想为指导，认真贯彻落实党的十六大精神，与时俱进，积极探索，大胆实践，开拓创新，努力开创中医药事业的新局面，为实现全面建设小康社会的目标作出新的贡献。

四、卫生部和国家中医药管理局领导人讲话（2004～2006年）

（一）2004年

统筹兼顾 锐意改革 大力发展中医药事业 为维护和增进人民健康作出新的贡献

——卫生部副部长兼国家中医药管理局局长佘靖在2004年全国中医药工作会议上的讲话

（2004年2月19日）

2004年全国中医药工作会议今天开幕了。这次会议的主要任务是，以邓小平理论和“三个代表”重要思想为指导，深入学习贯彻党的十六大和十六届三中全会精神，总结2003年中医药工作，研究部署今年中医药工作。下面，我代表国家中医药管理局讲几点意见。

一、2003年中医药工作的回顾

2003年是很不寻常的一年。复杂多变的国际形势，突如其来的“非典”疫情，频繁发生的自然灾害，使我国改革开放和社会主义现代化建设事业经受了严峻的考验。全国人民在以胡锦涛同志为总书记的党中央坚强领导下，夺取了抗击“非典”斗争的阶段性胜利，取得了令世人瞩目的建设成就。中医药行业在“三个代表”重要思想和十六大精神指引下，开拓进取，团结奋斗，各项工作都取得了新的进展。

（一）中医药在防治“非典”中发挥了重要作用

抗击“非典”期间，胡锦涛总书记、温家宝总理先后就充分发挥中医药的作用作出重要批示，吴仪副总理专门召开中医药专家座谈会，对中医药参与防治“非典”工作作了重要指示。国家中医药管理局认真贯彻中央领导同志的指示精神，按照中央的统一部署，认真组织，面指导全国中医药行业参与防治“非典”工作，下发了《关于进一步加强中医药防治“非典”型肺炎工作的意见》、《关于加强农村中医药防治“非典”型肺炎工作的通知》等文件，加强了与北京、广东、天津、河北、山西、内蒙古等重点疫情地区的联系，及时沟通信息，协调工作。各省中医药管理部门在当地政府的统一领导下，积极组织中医药力量参与防治“非典”工作。大部分省参加了省级防治“非典”指挥系统，有的省还专门成立了中医药防治“非典”工作领导小组和专家指导组。全国大部分中医医院设立了发热门诊，有的被确立为定点医院。各地相互支援，相互协作，为全国抗击“非典”作出了积极的贡献。广东省中医院积极派专家支援香港特别行政区防治“非典”，产生了积极的影响。

为加强对全国中医药防治“非典”的技术指导，充分发挥中医药的特色和优势，国家中医药管理局先后组织制定了《“非典”型肺炎中医药防治技术方案（试行）》和《传染性“非典”型肺炎推荐中医药治疗方案》，下发了《2003～2004年度全国中医药系统防治传染性“非典”型肺炎工作方案》、《传染性“非典”型肺炎中医诊疗指南》和《传染性“非典”型肺炎恢复期推荐中医药治疗方案》。全国13个省（区、市）也积极制定了当地中医药防治“非典”技术方案，这些方案对指导中医药防治“非典”，发挥技术优势，起到了重要作用。各地采用中西医结合方法防治“非典”，取得了积极成效。去年在与世界卫生组织共同举办的中医、中西医结合防治SARS国际研讨会上，世界卫生组织的专家对我国中医药参与防治“非典”进行了分析、评估，做出了中医药防治“非典”是“安全、具有潜在效益”的评价，建议早期、全程、合理使用，认为中西医结合治疗“非典”的成功经验可以作为其他国家防治急性传染病的参考。据不完全统计，“非典”期间，全国有6所中医医院作为收治“非典”定点医院；96所中医医院向93所定点医院派出医护人员2163人次；在5326例内地“非典”确诊病例中，中医药参与治疗3104例，占58.3%。

为加强中医药科学防治“非典”，联合中央、地方、军队等各方面中医药临床科研力量，建立全国科研协作网络，设立临床研究专项，先后组织了21项课题，开展科技攻关。同时，筛选出在改善症状等方面有较强针对性作用的8种中成药，为临床一线医务人员提供技术支持。之后又适时启动了“中西医结合治疗SARS患者骨坏死临床研究”“非典”研究专项。部分省也积极开展了中医药防治“非典”的科学研究。为充分发挥社会各界参与“非典”防治的积极性，及时发布了《受理群众为中医药防治“非典”献方献策管理办法（试行）》，受理函件1 869件，接听来电1842人次，充分吸纳合理建议，为防治“非典”提供参考。

在抗击“非典”斗争中，中医药行业广大干部职工充分发扬救死扶伤的革命人道主义精神，以对人民极端负责的态度，服从大局，勇于奉献，恪尽职守，临危不惧，积极投身防治“非典”的第一线，为挽救患者生命、有效控制“非典”疫情，作出了重要贡献。涌现出一大批如叶欣、段力军、张林国等英雄人物和先进典型，他们用生命谱写了中医药行业广大医务工作者抗击“非典”的颂歌，体现了把人民群众生命安危放在第一位的崇高职业道德和挺身而出、舍生忘死的英雄气概。他们是广大中医药工作者的优秀代表，我们为失去他们而感到悲痛，更为有这样的好同志而感到骄傲。在抗击“非典”取得阶段性胜利的今天，人民不会忘记他们。我们要以他们为榜样，向他们学习，把中医药工作做好，为人民健康作出更大的贡献。

（二）《中华人民共和国中医药条例》正式实施

2003年10月1日，我国第一部专门的中医药行政法规——《中华人民共和国中医药条例》正式实施，这是中医药发展史上的一件大事，标志着中医药法制化建设步入了新的阶段。为做好《中医药条例》的贯彻实施，国家中医药管理局认真组织学习，统一思想认识，及时召开全国电视电话会议，下发通知，部署学习宣传贯彻工作；认真组织制定相关的配套文件。各省非常重视《中医药条例》的贯彻落实，湖南、黑龙江、宁夏、上海等省（区、市）政府的领导还在有关会议上就《中医药条例》的贯彻落实发表讲话。全国各地大力开展学习宣传活动，通过举办各类学习班、专题讲座、座谈会，学习领会《中医药条例》颁布实施的重大意义；利用各种媒体，采取系列报道、知识竞赛、文艺晚会、宣传周、宣传月、大型义诊等多种有效形式，掀起了学习宣传贯彻《中医药条例》的热潮。四川省配合《中医药条例》贯彻和地方中医药法规的实施，成立了中医行政执法责任制领导小组，组建中医执法队伍，加强了对中医药的监督管理。《中医药条例》的颁布实施，极大地鼓舞了中医药行业的士气，进一步推动了全国中医药事业的发展。

（三）农村中医药工作进一步加强

为继续贯彻《中共中央、国务院关于进一步加强农村卫生工作的决定》，2003年国家中医药管理局与卫生部联合下发了《关于进一步加强农村中医药工作的意见》，对农村中医药工作作了全面部署，以指导各地农村中医药工作的开展。

参与全国农村新型合作医疗的试点工作，认真贯彻国务院办公厅转发卫生部等部门《关于进一步做好新型农村合作医疗试点工作的指导意见》，组织探索在新型农村合作医疗试点工作中发挥中医药的作用和优势，努力为农民提供价格比较低廉、质量优良的中医药服务。云南、湖北、浙江、吉林等试点省中医药管理部门积极参与当地新型农村合作医疗试点工作，研究总结有关政策措施，提出了相关工作思路。

在继续做好农村中医工作先进县建设的同时，开展了农村中医工作先进市（地）建设工作，威海等3个地级市成为全国农村中医工作先进市（地）建设单位。截止到2003年底，全国共有先进县101个，先进县建设单位110个。同时，各地也普遍开展了省级农村中医工作先进县建设。

各省中医药管理部门认真落实《中国农村初级卫生保健发展纲要（2001～2010年）》中确定的中医药工作指标，积极配合当地政府，结合本地实际情况，制定具体措施方案。通过中医药相关指标的建立和落实，使中医药在农村卫生工作中的特色和优势得到具体体现。

为进一步加强农村中医药服务功能，国家中医药管理局与卫生部联合下发了《乡镇卫生院中医药服务管理基本规范》。各地积极采取措施，切实加强乡、村医疗机构的中医药业务建设。甘肃等省针对本地区情况，制定了《乡镇卫生院中医科建设标准》、《村卫生所（室）中医药业务建设标准》。各地针对农村常见病、多发病，积极组织筛选、推广农村中医药适宜技术。山东、福建、浙江等地自编教材，组织培训，有效地促进了适宜技术的推广。国家中医药管理局组织开展了四川、湖南等6省农村在职中医药人员的学历教育试点项目和全国农村中医药人力资源现状与需求分析研究，进一步探索农村中医药人才培养规律。

（四）中医医疗机构改革稳步推进

去年，一些地区在鼓励民营中医医疗机构发展、中医医疗机构股份制改造等方面进行了有益的尝试。广东、上海、江苏等地积极进行了组建医疗集团、所有权与经营权分离的探索。“病人选医生”、“住院费用一日清单”制度得到广泛实行，价格公示制度得到普遍推广，药品集中招标采购的范围进一步扩大。宁夏、青海等省（区）中医医疗机构通过参加药品集中招标采购，药品价格下降20%～50%，减轻了患者的负担。各地进一步加强行业作风建设，完善监督制约机制，严肃查处药品回扣、收受“红包”等违纪行为，促进了行业作风的好转。继续加强医疗服务质量管理，完善各项规章制度，强化“以病人为中心”的服务理念，改善服务态度，医疗服务水平得到进一步提高。

为发挥中医药在社区卫生服务中的作用，国家中医药管理局与卫生部联合下发了《社区卫生服务中心中医药服务管理基本规范》，对社区卫生服务中心中医药业务建设提出了具体要求。与卫生部、民政部共同开展了全国社区卫生服务示范区创建工作，联合制定了《全国社区卫生服务示范区中医药特色补充评估参考标准》，并先期在全国31个省（区、市）的31个区（市、县）开展了争创中医药示范区建设试点工作。宁波市海曙区、十堰市张湾区、济南市历下区等地围绕社区中医药人才培养、中医药适宜技术推广等问题，积极探索中医药融入社区卫生服务的有效途径，取得了好的经验。

（五）中西医结合、民族医药工作受到重视

为进一步加强中西医结合工作，国家中医药管理局在深入调查、广泛听取有关专家意见基础上，下发了《关于进一步加强中西医结合工作的指导意见》，明确了今后一个时期中西医结合工作的指导思想、主要任务和具体措施。并在全国开展了重点中西医结合医院创建工作，确定了11所中西医结合医院作为重点建设单位，推动了全国中西医结合工作的进展。中西医结合治疗急腹症和肝纤维化的科学研究取得了新进展。

去年，国家中医药管理局与国家民委共同启动了全国民族医药基本情况调研工作，并在云南组织召开了民族医重点专科建设工作座谈会，认真总结经验，分析问题，研究措施，对下一阶段工作进行了部署。开展了藏、蒙、维等15个民族60部民族医药文献的整理研究，已完成《布依族医药》等10部著作的编辑或出版；76门藏、蒙、维医药本专科教材编写工作进展顺利，其中26门已完成审定，待出版发行。

（六）中医药科技和人才培养得到加强

努力推进中医药现代化，下发了《关于落实中药现代化发展纲要的通知》，对贯彻落实国务院办公厅转发的《中药现代化发展纲要》提出了具体指导意见和措施，组织完成了《中药产业国际化发展战略研究》。论证了《中医现代化发展战略研究》课题方案。修订了《国家中医药管理局科技项目管理办法》和《实验室分级管理办法》，对全国158个中医药科研三级实验室进行了评估。

精心组织重点中医药科研项目的研究，配合科技部启动了“十五”重大科技专项，组织了一批局级重点研究课题，提出了“中医药防治艾滋病研究方案”。去年国家“十五”科技攻关项目“中医药现代化研究与产业化开发”、国家重点基础研究规划（“973”）项目“方剂关键科学问题的基础研究”取得阶段性成果。

为培养高素质的中医临床人才，启动了“优秀中医临床人才研修项目”，在各省推荐的基础上，通过全国统一考试，选拔了215名中医主任医师进行重点培养，为他们成长为高层次的优秀中医临床人才创造条件。全国第三批老中医药专家学术经验继承工作进展顺利。中医药远程学历教育发展迅速。启动了西部地区中医药重点学科建设项目。加强了中医药重点学科建设，规范了过程管理，制定了《国家中医药管理局重点学科评估标准体系》。

（七）中医药对外以及与港澳地区交流与合作取得进展

全国中医药对外交流与合作工作会议的召开，总结了7年来中医药对外交流与合作的经验，进一步明确了新形势下中医药对外交流与合作的指导思想，提出了下一步工

作的主要任务和措施。

政府间的交流与合作有了新的进展，和乌克兰、摩尔多瓦、埃塞俄比亚等国家签署了传统医药的合作协议，与韩国、日本、挪威等国家进一步扩大了合作领域。通过参加世界卫生大会、世界卫生组织西太区网络地区会议以及会见世界卫生组织官员等重要活动，加强了与世界卫生组织的沟通与合作。国际民间中医药学术组织世界中医药学会联合会在北京成立，进一步拓展了中医药对外交流与合作的民间渠道。

积极参加与香港、澳门特别行政区三地卫生行政高层合作会议，与有关部门配合推动内地与港澳之间在中医师资格认证、中医药科研及中药产业化等方面的交流与合作。

过去的一年，在党中央、国务院的正确领导下，中医药行业经受了考验，增强了信心，锻炼了队伍，各项工作取得了新的成绩。这些成绩，是中央各部门和各级地方党委、政府大力支持的结果，是中医药行业广大干部职工认真实践“三个代表”重要思想、锐意进取、团结奋斗的结果。在此，向给予我们指导、帮助和支持的各部门领导、各省市卫生厅局领导、中医药局领导和中医药行业广大职工表示崇高的敬意和诚挚的感谢。在回顾与总结成绩的同时，我们也应清醒地看到差距和不足，主要是，在思想上对中医药如何在参与公共卫生体系建设及应对突发公共卫生事件中发挥作用缺乏研究和准备；农村中医药工作的基础比较薄弱，各项措施狠抓落实还不够；思想还不够解放，中医药改革与发展思路还不够清晰，改革中有关中医药政策没有得到全面落实；中医药特色和优势还未充分发挥，创新能力比较弱。这些问题必须引起我们的高度重视，要进一步解放思想，转变观念，调整工作思路，深化改革，采取切实可行的措施，努力加以解决。

二、认真实践“三个代表”重要思想，转变观念，深化改革，促进中医药事业全面、协调、持续发展

党的十六届三中全会提出了完善社会主义市场经济体制的目标和任务，提出了深化公共卫生体制改革，强化政府公共卫生职能，建立与社会主义市场经济体制相适应的卫生医疗体系的要求，为今后一个时期我国卫生改革与发展指明了方向。当前，随着经济全球化进程加快，科学技术迅猛发展，特别是我国加入世界贸易组织，为我国的卫生事业及中医药的发展带来了良好的机遇。同时，人口的快速增长，尤其是人口的老龄化、环境污染、气候变化、生物威胁、疾病谱的改变等所引发的一系列问题，给人类的健康和生命安全带来了严峻的挑战。面对当前形势和要求，我们要认真实践“三个代表”重要思想，坚持以人为本，树立全面、协调、可持续的发展观，以维护和增进人民健康为目标，明确工作重点，深化改革，加快中医药发展，更好地为人民健康服务。

（一）坚持以人为本，树立全面、协调、可持续的发展观

十六届三中全会明确地提出了“以人为本”的重要思想。以人为本就是满足人的需要和促进人的全面发展。身体健康和生命安全是人民群众的最基本要求。中医药工作坚持以人为本，就是要通过发展中医药事业，更好地为人民群众健康服务。这就要求我们一定要解放思想，转变观念，从国民经济和社会发展全局的高度，把中医药事业的发展作为卫生事业发展的重要组成部分，把满足人民的需要、维护广大人民的根本利益放在首位，把向人民提供满意的中医药服务作为工作的出发点和落脚点，把维护和增进人民健康作为衡量中医药工作的尺度和标准。越是在深化改革的关键时期，越是在涉及人民群众切身利益的时候，越要本着对人民高度负责的态度，坚持为人民服务。应该说，发展中医药事业与坚持以人为本的根本目标是一致的。我们要认真实践“三个代表”重要思想，坚持以人为本，正确处理好国家、集体、个人三者利益的关系，努力提高中医药在卫生医疗保健体系中的贡献率，为逐步解决人民群众看病难、看病贵的问题作出贡献。

十六届三中全会提出了全面、协调、可持续的发展观，是我国今后一个时期改革开放的指导思想，也是今后一个时期中医药改革与发展的指导思想。树立全面、协调、可持续的发展观，就是要求我们从全局的高度把中医药发展作为有中国特色社会主义卫生事业的优势和特色，作为中华民族优秀文化的重要组成部分，坚持中西医并重，互相合作，互相补充，共同为人民群众提供完善有效的医疗保健服务。要正确处理保护中医药事业发展与加强管理，规范行为的关系；深化改革与促进发展的关系；城市中医药与农村中医药的关系；中医、中西医结合、民族医的关系；中医与中药的关系；中医药养生防病与治疗的关系；突出中医特色与吸收利用现代医学科学技术的关系；中医医疗、教育、科研的关系；做好国内中医药工作和推动其走向世界的关系；中医药发展与资源保护、可持续利用的关系。坚持以维护和增进人民健康为目标，以深化改革和提高防病治病能力为主线，切实做好中医药改革发展的各项工作。

（二）发挥中医药特色和优势，积极参与公共卫生体系建设。

公共卫生是我国卫生事业发展最基础最重要的部分，主要包括改善环境卫生条件，预防控制传染病和其他疾病流行，进行健康教育，培养公众良好卫生习惯和文明生活方式，提供基本医疗卫生服务等内容。这些都是中医药可以充分发挥作用的领域。中医药是我国人民长期与疾病作斗争的智慧结晶和经验总结，几千年来，为我国人民防病治病和中华民族的繁衍生息作出了不可磨灭的贡献，并形成了完整的理论体系、独特的诊疗方法和有效方药。新中国成立后，中医药在控制麻疹、乙脑等传染性疾病方面都发挥了重要的作用，在去年防治“非典”的斗争中，也显示出了自身的特色和优势。今天，中医药与现代医学相互补充，共同承担着我国人民的医疗保健任务。因此，在当前加强公共卫生体系建设中，要充分发挥中医药的作用。我们要统一思想，提高认识，创造条件，结合中医药行业的特点，积极参与公共卫生体系建设，提高中医药应对突发公共卫生事件的能力和水平。

公共卫生体系建设重点在农村。当前，我国农村卫生发展滞后，因病致贫、因病返贫的问题依然突出，严重影响了农民的身体健康和生活水平的提高，影响了农民脱贫致富奔小康，农村卫生问题已经成为影响农村经济社会发展的重要因素。中医药在广大农村地区着广泛的群众基础，长期以来，为保障农民健康发挥着重要的作用。但同时我们也应看到，目前农村中医药的基础条件仍很薄弱，人才缺乏，据调查显示，近年农村中医药服务的比例有所下降，农村中医药的发展还不能与农民的健康需求相适应，这些应引起我们足够的重视。要进一步提高认识，加强领导，采取有效措施，切实把中医药工作重点放到农村，改变农村中医药资源相对薄弱的状况。要多渠道增加对农村中医药的投入，在农村医疗卫生服务体系中，健全农村中医药服务网络，加大农村中医药人才培养力度，增强中医药服务功能。积极探索新形势下加强农村中医药工作的途径和有效办法，充分发挥中医药“简、便、验、廉”的特点，更好地为农民的健康服务。

重大疾病严重威胁人类生命健康，是导致人类死亡的主要原因。人类防治传染性疾病的任务远未完成，防治慢性非传染性疾病的任务又十分艰巨。中医药积极参与公共卫生体系建设，应加强对重大疾病的防治。中医药在防治传染性疾病和慢性非传染性疾病方面有自身的特点，但随着现代医学的快速发展，中医药防治传染性疾病的优势受到严峻的挑战，而在防治慢性非传染性疾病方面的优势又未能得到充分发挥，这些既关系到维护和增进人民健康，又关系到中医药事业的生存与发展。因此，我们要增强危机感和忧患意识，积极开展中医药重大疾病防治，整合全国中医药资源，组织科技攻关，加强临床与基础理论研究，进一步从古籍文献中挖掘整理中医药治疗重大疾病的理论和临床经验；充分利用现代科学技术，对中医药治疗有优势的重大疾病开展技术创新，提高临床疗效；加强临床、科研、人才培养及新药开发的统筹协调。突出重点，常抓不懈，深入研究，力争在防治严重危害我国人民健康的重大疾病方面取得实质进展。

（三）积极探索，深化中医医疗机构改革

近年来，各地按照城镇医药卫生体制改革的整体要求，积极进行了中医医疗机构改革的试点工作，取得了一定成绩。但目前一些体制性、机制性、结构性的深层次矛盾依然突出，需进一步通过深化改革，加以解决。十六届三中全会提出了加快城镇医疗卫生体制改革的要求，我们要进一步解放思想，转变观念，提高认识，积极探索，把中医药改革不断引向深入。在深化城镇医疗服务体系和医疗管理体制改革中，努力探索政府所属中医医疗机构体制改革。要根据群众对中医药的需求、区域卫生规划的布局及继承发扬祖国医药学的任务，保留一定数量的政府所属的中医医疗机构；积极探索政府所属中医医疗机构管理体制改革，明晰政府所属中医医疗机构的产权关系，按照管资产、管人、管事相结合的原则，建立完善政府所属中医医疗机构出资人制度；改革政府所属中医医疗机构管理结构，探索设立管理委员会、理事会，完善院长负责制；深化政府所属中医医疗机构人事制度和分配制度改革，完善经济政策，充分调动医院职工的积极性。

支持和鼓励社会资金进入中医医疗服务领域，吸纳社会资源参与对现有政府举办的中医医院进行改制，可以探索整体出让或委托经营，进行股份制或股份合作制改造等形式。鼓励社会兴办中医医疗机构，引导社会资金投资到中医医疗资源相对薄弱的地区。

切实加强对改革的领导，坚持从实际出发，因地制宜，精心组织，先行试点，稳妥推进。做到改革要有利于中医药事业的发展，有利于中医药资源合理利用，国有资产不流失；改革要有利于满足人民群众的中医医疗服务需求，有利于充分调动广大职工的积极性。

（四）进一步转变中医药工作职能

加快政府职能转变，深化行政管理体制改革，是深化经济体制改革的重要任务，也是完善社会主义市场经济体制的内在要求。各级中医药管理部门要进一步转变职能，加强宏观调控，制定中医药事业发展规划，组织开展战略研究，改善社会管理和公共服务，用政府主导和市场调节两种手段发展中医药事业。坚持依法行政，强化中医医疗机构、技术、人员准入的管理，加强中医医疗市场监管，坚决打击和取缔非法行医。做好信息发布，加强行业作风建设，维护群众利益，保护合法权益。要切实转变工作作风，建设一支高素质中医药管理队伍。当前要在深化公共卫生体制改革中，组织全行业积极参与公共卫生体系建设，加强重大疾病的防治，提高应对突发公共卫生事件的能力，加强农村中医药工作。通过深化改革，在医疗卫生服务体系中建立中医药的服务网络，向人民提供基本医疗服务。

三、2004 年的中医药工作

今年中医药工作的总体要求是：以“三个代表”重要思想为指导，认真贯彻十六大和十六届三中全会精神，坚持以人为本，树立全面、协调、可持续的发展观，深化改革，求真务实，以维护和增进人民健康为目标，加强中医药应对突发公共卫生事件能力建设和农村中医药工作，认真贯彻落实《中医药条例》，继续实施科技兴业、人才强业、依法治业和“走出去”基本战略，推动中医药事业的发展进入一个新的阶段。

（一）加强中医药应对突发公共卫生事件能力建设，提高中医药参与公共卫生服务的水平

为提高对突发公共卫生事件应

急反应能力，目前国家正在加强预警指挥体系、疾病预防控制体系、医疗救治体系和公共卫生信息网络体系的建设。希望各地在应对突发公共卫生事件时，注意协调利用中、西医两种资源，发挥中西医结合的优势与作用。在防治指挥的组织系统中吸收中医药管理人员参加；在应急卫生队伍的建设中，结合本地情况，建立中医药应急救治专业技术队伍和专家指导小组，或在建立应对突发公共卫生事件医疗救治专业技术队伍时，吸收一定数量的中医药专业技术人员参加，紧急状态下接受卫生行政部门统一调度；地市级以上可成立应急救治中医药专家库（组），为应对突发公共卫生事件提供中医药专业技术指导。加强对中医药救治专业技术人员应对突发公共卫生事件的培训，提高中医药应对突发公共卫生事件的能力。

在突发公共卫生事件医疗救治体系建设中，鼓励和倡导各级传染病医院设立中医科和中医、中西医结合病房。对已成为当地紧急救援中心的中医医院，要进一步加强建设，提高应急救治能力。鼓励和支持中医医院进入当地紧急救援网络；鼓励和支持将各级中医医院急诊科（室）纳入当地应对突发公共卫生事件急救网络加强建设。

各地应积极建立中医药应对突发公共卫生事件科研工作的长效机制，按照平战结合的原则，认真开展中医急症学术研究，加强中医药应急救治科研工作。积极探索中医药参与公共卫生体系建设的途径和方式以及提高中医药应对突发公共卫生事件能力的有效机制。根据工作需要，目前，国家中医药管理局起草了《全国中医药系统应对突发公共卫生事件工作方案（征求意见稿）》，这次会上发给大家，请大家认真讨论，充分发表意见，我局将尽快修改后下发，请大家在工作中抓好落实。

抓好重大疾病的防治，提高中医药参与公共卫生服务水平。按照卫生部防治“非典”工作的整体要求，进一步做好中医药防治“非典”工作，完善中医药防治“非典”的技术方案，加强对中医药队伍的法制教育和相关技术培训。针对今年国内部分地区禽流感疫情发生的特点，配合有关部门积极做好人禽流感疫情的预防控制，制定中医药防治人禽流感的技术指导方案，开展对高危人群的中医药预防研究。党中央、国务院十分重视艾滋病防治工作，国务院艾滋病性病防治工作委员会制定了一系列政策措施，加强统一部署，今年还将召开艾滋病防治工作会议。中医药要发挥在艾滋病防治工作中的作用，年内将在河南等5省开展中医、中西医结合防治艾滋病的工作，对农民和经济困难的艾滋病患者免费发放中药。通过实践，筛选出中医、中西医结合治疗艾滋病方案，研究开发治疗艾滋病的中药新药，为更多的艾滋病患者提供中医药服务。在部分艾滋病综合防治示范区探索发挥中医药的作用。组织开展中医药防治艾滋病的科学研究，建立中医药防治艾滋病的技术队伍。认真落实中医药事业“十五”计划中提出的重大疾病防治任务，重视加强中医、中西医结合防治病毒性肝炎的工作，开展恶性肿瘤、心脑血管疾病、老年性疾病等重大疾病中医药防治和研究，同时注重对中医药治疗有特色和优势的病种的研究。加强全国中医药科技、医疗资源的整合和利用，组织协作和攻关，充分发挥中西医结合的优势，力争在一些重大疾病防治方面取得突破。各地也要根据本地的特点，积极开展工作。

（二）加强农村中医药工作，更好地为农民健康服务

继续贯彻《关于进一步做好新型农村合作医疗试点工作的指导意见》，积极参与新型农村合作医疗制度的试点工作。国家中医药管理局将在浙江、湖北、云南、吉林4省中各选1个县组织工作研究组，探索在新形势下如何给农民提供优质价廉的中医药服务。落实城市对口支援农村工作，积极协调东、中部省份大中型中医医院，采取“一帮一”的形式对口支援西部地区中医医院，组织局属局管中医医院到西部开展巡回医疗。各地也要做好辖区内中医医院对口支援本地区农村中医药工作。鼓励城市离退休和富余中医药人员到农村工作，认真执行城市中医医院医生在晋升主治医师和副主任医师职称前到农村累计服务一年的制度。今年，国家中医药管理局将适时召开农村中医工作经验交流会。

继续落实《中国农村初级卫生保健发展纲要（2001～2010年）》，各地要在以前工作的基础上，认真总结经验，制定可行措施，加强检查，确保有关中医药工作指标的落实，发挥中医药在初级卫生保健中的作用。

继续落实《关于进一步加强农村中医药工作的意见》，加大力度，进一步完善农村中医药服务功能。在农村乡镇卫生院改革中，按照《乡镇卫生院中医药服务管理基本规范》要求，进一步强化乡村两级卫生机构中医药服务功能。结合当地实际，制定符合本地区情况的县级中医医院、乡（镇）卫生院中医科基本设施配置标准以及村卫生室中医药业务建设标准。加快县级中医医院房屋设备及乡（镇）卫生院中医科、村卫生室开展中医药服务所必需的基础设施的改造和建设。继续开展农村中医药适宜技术推广工作，制定下发《乡村医生应具备中医药知识与技能基本标准》，启动农村中医药人员培训项目。

（三）积极推进城镇中医医疗机构改革

要认真总结《关于城镇医药卫生体制改革的指导意见》的贯彻情况，对得到落实、行之有效的措施要总结经验。进一步完善“病人选医院”、“病人选医生”、“住院费用一日清单”、“医疗服务、药品价格公示”制度，方便群众就医。对未能落实的措施要分析原因，研究探索改革办法。目前，卫生部正在组织研究进一步深化城镇医疗卫生服务体系和医疗机构管理体制改革工作，广泛听取专家、管理人员意见，拟提出一个深化改革试点意见的讨论稿，提交全国卫生工作会议讨论，进一步修改，统一认识后下发执行。文件将对下一步加快城镇医疗卫生体制改革试点工作提出要求，届时，我们将按照总体部署，结合中医药行业的实际，积极试点，推进改革。当前要集思广益参与试点意见的研究、拟定。各地应针对改革的任务，认真研究新情况、新问题，对已经或正在改制的中医医疗机构，及时总结经验，加强引导。

深化中医医疗机构内部运行机制改革，引入竞争机制，建立有效的制约和激励机制，提高运行效率。加快推行和规范人员聘用制度。按照效率优先、兼顾公平的原则，探索具有激励作用、向优秀人才和关键岗位倾斜的分配形式，逐步建立以按岗、按贡献取酬为主要形式的自主灵活的分配机制。开展对中医医院质量、安全、服务、绩效的评估，及时向社会公布信息，提高中医医院服务水平。

按照《社区卫生服务中心中医药服务管理基本规范》的要求，不断丰富中医药服务项目，强化社区卫生中医药的服务功能，充分发挥中医药的优势和作用，让更多的社区居民享受到质优价廉的中医药服务。积极探索中医药融入社区卫生服务的途径和方法，开展广泛而深入的调查研究，认真总结经验，不断完善政策措施。鼓励中医医疗机构与社区卫生服务机构开展多种形式的联合，发展社区卫生中医药服务。鼓励社会力量开展社区卫生中医医疗服务或投资兴办社区卫生中医医疗机构。加强社区卫生服务人员中医药知识的培训和中医药人才队伍建设。继续与卫生部、民政部联合开展全国社区卫生服务中医药示范区创建活动。

（四）实施科技兴业、人才强业战略，提高中医药综合实力

重视中医药发展战略研究，组织开展中医现代化发展战略研究课题，提出今后一个时期中医现代化发展方向、发展思路、战略目标、重点任务和实施步骤。

进一步加强中医药科技平台建设，积极探索中医药研究室建设的模式和方法，继续推行中医药科研实验室分级管理工作。积极推进中医药科技管理体制和运行机制的改革。今年将召开中医药科技管理体制改革经验交流会。

强化中医药科技项目监管，安排好2004～2005年国家中医药管理局科学研究专项，加强对“十五”国家第三批重点科研项目的监管和实施，做好“十五”国家科技攻关项目国家重点基础研究规划项目以及国家中医药管理局“中医临床诊疗技术整理与研究”等重点专项的结题验收。研究建立中医药科技成果评价方法和评估体系，做好科技成果的总结评价。

认真贯彻全国人才工作会议精神，组织制定中医药行业人才培养规划。以培养优秀中医临床人才为重点，全面做好中医药继续教育工作，做好项目实施效果评估。根据计划安排，加强管理，认真实施“优秀中医临床人才研修项目”；建立分片区督察机制，完善结业考核指标体系，保证全国第三批老中医药专家学术经验继承工作的质量；认真总结中医药远程学历教育的试点工作，不断改进完善，使其更好发挥作用。

加强临床教学和临床师资队伍培养，提高学生创新能力和动手能力。继续组织协调做好各级各类中医药教材的编写工作和教材质量评估。认真做好中医药重点学科建设的中期评估，抓好西部地区中医药重点学科建设。会同教育部门根据中医药人才市场需求，指导中医药院校调整专业设置和招生规模，不断深化教学内容与课程体系改革，遵循中医药教育规律，突出办学特色，保证教学质量。

加强中医药宣传工作，认真宣传党的中医药方针政策，围绕今年中医药工作的中心任务，及时宣传中医药改革与发展的实践。积极开展中医药知识的普及，向人民群众广泛宣传中医药文化的内涵，宣传中医药防病治病的理念、知识和作用，提高人民群众利用中医药防病治病，进行自我保健的意识和能力。针对不同地域和人群的特点，采用群众喜闻乐见的形式，以农村为重点，提高中医药知识宣传的质量与效果。大力宣传先进人物和事迹，积极推广好的典型。加强中医药宣传队伍、网络和信息源建设，充分发挥新闻媒体的作用，让中医药更好地造福于人民健康作出贡献。

（五）促进中医药对外与对港澳台交流与合作

贯彻落实2003年全国中医药对外交流与合作工作会议精神，按照《国家中医药管理局关于进一步落实<中医药对外交流与合作10年规划>的指导意见》要求，在进一步发展对外联系网络，巩固多形式、多渠道、多层次对外交流与合作工作格局的基础上，不断提高交流与合作的质量和水平。各地要从实际出发，研究制定本地区中医药对外交流与合作的发展规划和战略，引导、组织和支持本地区中医药机构更加广泛地“走出去”。认真贯彻中央对外工作的精神，进一步加强宏观管理，严格外事纪律，保证中医药国际交流与合作的健康、有序。

继续加强与世界卫生组织在传统医药的管理与法规建设、传统医药参与公共卫生体系建设与在防治重大疾病中的作用、传统医药技术标准制定和质量控制等方面的交流与合作，推动中医药在世界范围的发展。进一步加强与各国政府在传统医学领域的双边交流与合作，落实政府间已签订合作协议，深入开展合作项目。加强民间交流合作，充分发挥总部设在中国的世界中医药学会联合会和世界针灸学会联合会等民间组织的作用，支持协助两个联合会今年在北京召开第三届世界传统医药大会，同时主办“传统医学政府论坛”。

进一步加强与香港、澳门特别行政区和台湾地区的中医药交流与合作。贯彻中央关于内地与香港、内地与澳门更紧密关系的安排精神，提高内地与港、澳的中医药合作水平。积极开展两岸中医药学术交流与合作，共同推动中医药的发展。

（六）推进中医药依法治业，加强行业监督管理。

认真贯彻实施《中医药条例》，继续抓好《中医药条例》的学习和宣传，切实掌握《中医药条例》的精神实质。抓紧制定相关配套文件，推进中医药依法治业。已出台地方中医药法规的省份要做好与国务院行政法规的衔接工作，继续做好地方中医药法规的贯彻和执法监督。年内国家中医药管理局将组织进行《中医药条例》贯彻实施一周年情况检查。

推进中医药标准化、规范化建设，年内要制定《中医药标准化建设规划》，建立中医药标准审定委员会，组织制定和修订一批中医药标准，开展一批标准化研究项目。

切实履行好《执业医师法》、《中医药条例》等法律法规所赋予的职责。加强中医医疗市场的监管，严格中医医疗机构、人员、技术准入的管理，清理和取缔各种形式的非法中医医疗活动，会同有关部门进一步加强中医医疗广告的管理，规范中医医疗市场。探索新形势下中医药行业执法监督的有效形式和途径。

认真贯彻《行政许可法》，加强对《行政许可法》的学习、宣传和培训，按照国务院要求，进一步清理中医药行政审批项目，取消不符合法定权限设立的行政审批项目。转变政府职能，强化政府社会管理和公共服务，加强宏观管理和政策研究，创新管理机制和方式，推行政务信息公开，积极发挥中医药社会团体和中介机构的作用，并为其发展创造条件。

（七）加强中医药行业作风建设。

中医药行业与广大人民群众的切身利益密切相关，加强中医药行业作风建设，是贯彻落实“三个代表”重要思想，坚持立党为公、执政为民的具体体现。要认真贯彻中纪委三次全会精神，加强教育，弘扬正气。结合行业特点，深入开展职业道德和优良传统作风教育，广泛开展法制宣传和职业纪律教育，大力弘扬广大中医药医务人员在抗击“非典”斗争中所表现出的高尚品质和道德情操。继续学习广东省中医医院行风建设的先进经验，牢固树立“以病人为中心”的理念，始终把人民群众健康权益放在第一位，使尊重病人、关心病人、服务病人、爱护病人，成为广大中医药医务人员的自觉行动。要加强监督检查，严肃行业纪律，坚决查处药品回扣、开单提成和索要、收受“红包”等违纪行为。要坚持从源头治理，建立和完善各项监督制约机制，规范医疗服务行为。按照“管行业必须管行风”的原则，把加强业务管理与行风建设工作紧密结合起来，全面落实纠风工作责任制。积极探索体制、机制、制度创新，建立对医疗行为和医疗服务质量的定期监督稽查制度。进一步规范药品集中招标采购和医疗服务收费行为。切实改善服务态度，提高服务质量，控制医药费用，减轻群众负担。

今年，要继续加强中西医结合工作。认真贯彻落实《关于进一步加强中西医结合工作的指导意见》，抓好重点中西医结合医院建设工作，将其纳入医疗质量监测系统，发挥其龙头作用。同时开展对各级中西医结合医院质量与绩效的评估，强化监督管理，提高中西医结合医院的整体建设水平；开展对国家级重点中西医结合专科的中期评估，提高重点专科的建设水平。加强中西医结合人才培养，年内国家中医药管理局拟举办1期全国西医学习中医班，开展5～10个国家级中西医结合继续教育项目。

继续加强民族医药工作。重视民族医医院内涵建设，努力改善民族医医院办院条件，深入开展国家级重点民族医专科建设工作。积极组织对当地民族医药适宜技术的筛选与推广，不断提高民族医药的技术水平。继续开展民族医药文献整理，今年计划组织完成藏、蒙、维、傣等10个民族24部医药文献的整理，出版20部民族医药文献著作。

同志们，今年是实现“十五”计划的关键一年，也是全面落实党的十六大和十六届三中全会精神重要的一年。面对新的形势和要求，中医药工作的任务相当繁重，也十分艰巨。因此，我们在今后工作中，务必保持清醒的头脑，树立大局意识、政治意识、责任意识和忧患意识，认真实践“三个代表”重要思想，坚持以人为本，树立全面、协调、可持续的发展观，弘扬求真务实精神，大兴求真务实之风，认真落实这次会议提出的主要任务，抓住机遇，深化改革，加快中医药发展，为我国社会主义现代化建设事业和人民健康作出新的更大的贡献。

最后，祝大家工作愉快，身体健康。

国家中医药管理局副局长房书亭在全国中医药社区卫生服务工作座谈会上的讲话

（2004年7月1日）

今天我们在这里召开全国中医药社区卫生服务工作座谈会，回顾、总结前一阶段中医药社区卫生服务工作情况，分析当前面临的形势，交流实践工作中的经验，部署下一阶段工作任务，进一步推动中医药社区卫生服务工作。下面我代表国家中医药管理局就中医药社区卫生服务工作讲几点意见。

一、中医药社区卫生服务工作回顾与经验体会

近年来，各地按照《中共中央、国务院关于卫生改革与发展的决定》中建立我国新型卫生服务体系的要求，认真贯彻卫生部、国家中医药管理局等部委《关于发展城市社区卫生服务的若干意见》、《关于加快发展城市社区卫生服务的意见》等文件精神，把发展社区卫生服务作为改革城市卫生服务体系的突破口，作为建立与社会主义市场经济体制相适应的城市卫生服务体系的重要基础，社区卫生服务工作取得了令人可喜的成绩。

从1997年开始，全国社区卫生服务工作由酝酿及试点阶段（2000年以前）过渡到了框架建设阶段（2000～2005年），社区卫生服务网络建设、社区卫生服务功能拓展、社区卫生服务人才培养不断得到加强与完善。据试点期末不完全统计，全国建有社区卫生服务中心2400多个，社区卫生服务站9700多个。中医药社区卫生服务工作也取得了较大进展，对满足广大人民群众日益增长的医疗、保健、康复需求以及方便群众就医、减轻患者负担起到了积极作用。

（一）主要成绩

1. 中医药社区卫生服务工作日益受到重视。

吴仪副总理在今年全国中医药工作会议的讲话中指出：“社区卫生服务具有综合、便捷、低廉、持续的特点，治疗的病种以慢性病、老年病为主，中医药在这方面有着鲜明的优势，在社区卫生服务中具有广阔的发展前景”。卫生部、国家中医药管理局等部委在有关文件中明确要求，“社区卫生服务机构要积极采用中医药、中西医结合与民族医药的适宜技术，充分发挥中医药在社区卫生服务中的特色和优势。”

目前，各级政府对中医药社区卫生服务工作的认识逐步提高，将中医药社区卫生服务纳入本地区的社区卫生服务发展总体规划，结合创建有中医药特色全国社区卫生服务示范区活动，进一步明确了中医药社区卫生服务工作任务；许多省（区、市）成立了有中医药管理部门或中医药专家参加的中医药社区卫生服务工作领导小组；部分省（区、市）还制定、完善了中医药社区卫生服务的制度和规范，加强了中医药社区卫生服务的管理，使中医药社区卫生服务逐步步入科学、规范管理的轨道。中医药社区卫生服务在社区居民防病治病、康复保健等方面发挥了重要作用，不仅丰富了社区卫生服务的内容，也极大地促进了社区卫生服务的健康发展。

浙江省制定了《浙江省中医药参与社区卫生服务的意见》和《浙江省中医药参与社区卫生服务建设标准（试行）》等文件，进一步规范和促进了中医药社区卫生服务的发展；湖北省开展了“湖北省中医药服务示范区”创建活动，较好地调动了地方政府开展中医药社区卫生服务工作的积极性，带动了全省中医药社区卫生服务工作的开展；广州市荔湾区政府高度重视中医药在社区卫生服务中的作用，将其真正列入政府议事日程，在社区卫生服务建设的投资、规划、具体工作等方面给予直接支持，成为受群众欢迎的“中医药服务示范区”。这些经验和做法都值得我们努力研究、学习。

2. 中医药社区卫生服务基础条件逐步改善。

许多地方依托已有的社区卫生服务网络，不断加强中医药社区卫生服务的基础建设。部分市（地）的区级中医医院根据区域卫生规划，逐步转轨变型成为中医药特色鲜明的社区卫生服务中心；广东省深圳市等许多地方将中医医疗机构作为社区卫生资源的重要组成部分加以利用，合理发挥中医医院的技术和人才优势，积极举办中医药社区卫生服务中心（站）；绝大多数地方中医医院都承担了辖区内中医药社区卫生服务中心（站）的中医药技术指导工作。不少社区卫生服务中心（站）也根据需求，按照建设标准建立了中医科、针灸科或理疗科，配备了中医药或中西医结合人员，设立了中药房、中药库，配置了开展中医药服务的基本设施，积极运用中医药适宜技术为社区居民提供优质、便捷的服务。

重庆市渝中区以大坪中医院为基础组建了大坪社区卫生服务中心，取得了较好的社会和经济效益；北京、福建等省（市）积极开展了中医药社区卫生服务示范中心（站）的建设，通过建设，各示范中心（站）加强并完善了中医科室和中医专科（专病）诊室建设，添置了针灸针、艾条、火罐、电针仪、中药熏蒸器、中药煎药机等常用中医药器具，配备了相应数量的中药饮片和中成药，为不断满足社区居民不同层次的中医药服务需求创造了良好的条件。

3. 中医药社区卫生服务功能逐步完善。

不少社区卫生服务中心（站）以医疗服务作为工作切入点，积极运用中医药技术和方法开展社区常见病、多发病的防治工作，对肢残等特殊人群进行康复治疗；同时还注意运用中医养生保健的理论，指导社区居民调摄情志，运用中医食疗药膳方法调理疾病，向社区居民传授传统体育方法进行养生保健；此外，还利用多种形式宣传中医药防病、保健知识，编制、发放中医药健康教育处方、宣传册，开展有中医药特色的健康教育活动。

天津市和平区针对60岁以上老人和高血压、糖尿病患者，建立了中西医结合健康档案，制定了《慢性病中西医结合防治康复方案》；辽宁省沈阳市皇姑区积极开展中医药社区卫生服务需求调研，根据社区居民需求开展中医药社区卫生服务工作；上海市闸北区针对社区常见病、多发病的病前、病中和病后的3个阶段，分别制定了预防、治疗、康复、保健综合中医药服务“菜单”。

4. 中医药社区卫生服务人员队伍素质进一步提高。

截止到2002年底，全国社区卫生服务机构中中医医师占医师总数的15%，中西医结合医师占4%。不少社区卫生服务中心配备了中级以上职称的中医药人员。各地针对自身特点加强了中医药人员全科知识和西医人员中医药知识的培训，逐步提高社区卫生技术人员的全科医学水平与中医药服务能力。

上海、天津、山东等省（市）编制了中医药社区卫生服务培训教程，编写了基层中医药适宜技术推广教材，提高了培训的针对性和实用性；黑龙江、福建等省开展了中医药知识与技能的专题培训；四川等省开展了社区中医药人员的学历教育；北京市海淀区在社区卫生服务中开展了全科中医岗位试点工作；浙江省宁波市等地区还通过各种形式，为社区卫生服务中心（站）配备了高水平的中医药人员，深受社区居民的欢迎。各地通过不同形式的教育、培训工作和社区卫生服务的具体实践，逐步提高了中医药社区卫生服务人员队伍的整体素质。

（二）经验与体会

近年来，广大社区卫生技术人员的实践和探索，为中医药社区卫生服务发展积累了宝贵经验，我们认为主要有以下几点：

1. 特色优势是核心。

中医药作为中华民族的瑰宝，以其简、便、效、廉的特色为人们所信赖和接受。充分发挥中医药的特色与优势，发展有中医药特色的社区卫生服务，是满足社区居民需求的重要举措，是建设有中国特色社区卫生服务的重要内容。没有了中医药的特色，就失去了中医药在社区卫生服务中的生命力，就得不到社区居民的欢迎。特色有了，还需要有人才、技术、政策支持的保障，使特色充分发挥出来并形成优势。只有这样，我们才能为社区居民提供满意的中医药服务，这是中医药社区卫生服务的核心所在，抓住了这个核心，中医药社区卫生服务才能持久，才能发展。因此，我们在中医药社区卫生服务工作中，要始终把充分发挥中医药特色与优势作为核心工作来抓，为社区居民提供更加完善、有效的中医药服务。

2. 人才培养是关键。

没有高素质的中医药社区卫生服务人员就没有高水平的中医药社区卫生服务。培养、造就一大批中医业务骨干是推动中医药社区卫生服务发展的关键所在。提高中医药社区卫生服务人员素质，是社区卫生服务发展的需要，也是为社区居民提供优质中医药服务的根本保障。从中医药社区卫生服务的实践来看，尽管各地中医药社区卫生服务发展水平还很不平衡，但有一点是共同的，注重了中医药社区卫生服务队伍的建设，注重了中医药人才的培养，中医药的特色和优势发挥得就好，中医药社区卫生服务工作开展得就有声有色。因此，我们要在社区卫生服务的实践中努力培养中医药全科人才，为中医药社区卫生服务提供智力支持。

3. 基础建设是前提。

中医药社区卫生服务基础建设是中医药社区卫生服务发展的前提条件，也是一项长期任务。只有不断提高基础建设的水平，才能逐步完善中医药社区卫生服务的功能，才能发挥中医药的特色与优势，才能提高中医药社区卫生服务的水平。如果中医药社区卫生服务基础建设搞得不好，中医药社区卫生服务就会成为无源之水，无本之木。因此，各级中医药管理部门要高度重视中医药社区卫生服务的基础建设，不断提高建设水平。

4. 政策支持是保障。

实践证明，凡是中医药社区卫生服务开展较好的地区，都有促进中医药社区卫生服务发展的政策。如果没有政策的支持和保障，中医药社区卫生服务就很难调动各方面的积极性，它的发展就会受到影响，甚至无法发展。因此，各级中医药管理部门要认真开展调查研究，积极协调有关部门制定相关政策措施，促进中医药社区卫生服务的发展。

中医药社区卫生服务工作涉及许多方面，只有各级政府领导的高度重视，才能为中医药社区卫生服务发展提供有利的条件。从中医药社区卫生服务已取得的经验看，没有各级政府领导的重视，没有各相关部门的支持，中医药社区卫生服务难以很好地开展。因此，各级中医药管理部门，一方面要加强对中医药社区卫生服务工作的领导；另一方面，要积极争取各级政府领导的支持，主动协调各有关方面，努力营造发展中医药社区卫生服务的良好氛围。

（三）存在的主要问题

中医药社区卫生服务工作虽然取得了一定的成绩，但是我们也要清醒地看到，有些地区对发展中医药社区卫生服务的重要性认识不足，各地中医药社区卫生服务发展水平还很不均衡；社区卫生服务的中医药特色还不够鲜明，优势未能充分发挥，中医药技术和方法与社区卫生服务六位一体功能的结合还不够紧密，基础条件还不能适应开展中医药工作的需要；中医药人员数量不足，素质还有待于提高；中医药社区卫生服务评价体系尚未建立等等。这些问题都是今后中医药社区卫生服务工作需要改进和加强的。我们要认真总结经验，不断查找工作中的不足，促进中医药社区卫生服务工作健康发展。

二、中医药社区卫生服务工作面临的形势与主要任务

（一）面临的形势

第一，社区卫生服务广泛深入的开展，为发挥中医药在社区卫生服务中的作用提供了施展舞台。

国务院转发的卫生部、国家中医药管理局等11部委《关于加快发展城市社区卫生服务的意见》明确提出，要“鼓励社区各方面力量共同构建以社区卫生服务为基础、合理分工的新型城市卫生服务体系，增加基层卫生服务供给，更好地满足广大群众日益增长的健康需求”。当前，我国的社区卫生服务呈现出良好的发展势头，以社区卫生服务为基础的城市新型卫生服务体系正在形成，社区卫生服务得到了政府、社会和广大社区居民的重视、关注和支持。

各级领导的重视、社会经济的发展、社区建设的深化以及社区居民对医疗卫生需求的增长，这些都为社区卫生服务工作提供了机遇，更为在社区卫生服务中充分发挥中医药的作用提供了良好的机遇。2003年10月1日实施的《中华人民共和国中医药条例》，明确提出“依法设立的社区卫生服务中心（站）、乡镇卫生院等城乡基层卫生服务机构，应当能够提供中医医疗服务”，这就确立了中医药社区卫生服务的法律地位。去年，卫生部和国家中医药管理局为贯彻实施《条例》，联合制定了《社区卫生服务中心中医药服务管理基本规范》，对中医药社区卫生服务工作提出了具体要求。这次我局又专门召开全国中医药社区卫生服务工作座谈会，总结工作，交流经验，以继续推动中医药社区卫生服务工作的深入开展。

第二，社区居民日益增长的中医药服务需求，为中医药社区卫生服务提供了广阔空间。

长期以来，中医药有着深厚的群众基础，社区居民普遍认为中医药防治疾病具有疗效稳定、副作用小等优势，尤其是一些老年人和慢性病患者对中医药服务形成了固定需求，中医药在社区具有广泛的市场和广阔的前景。辽宁省沈阳市皇姑区卫生局中医药社区卫生服务需求调研，对皇姑区12509名居民分类抽样调查，结果显示：被调查居民对中医药在疾病预防、治疗、恢复期和康复上的作用具有较高的认知度，有65%以上的社区居民希望得到中医药服务。

第三，中医药与社区卫生服务特征相吻合，使中医药在社区卫生服务中具有强劲的生命力。

中医药历来重视社会环境、心理因素对人体健康的影响，强调“天人合一”的整体观念，与社区卫生服务的“综合”的特征相吻合；中医药以预防保健，辨证施治，治疗慢性疾病、老年病及功能性疾病见长，与社区卫生服务“持续”的特征相符合；中医诊疗技术简便，方法灵活，与社区卫生服务“便捷”的特征相匹配；中医药安全有效、费用相对低廉的特点，与社区卫生服务“经济”的特征相一致。这些都决定了中医药在社区卫生服务中具有强劲的生命力。

第四，中医药社区卫生服务的实践，为今后的工作奠定了基础。

近年来，全国各地围绕发展中医药社区卫生服务，在政策支撑、组织管理、基础建设、服务项目、技术规范、人才培养等多方面进行了积极的探索，取得了有益的经验，涌现了一批先进典型。这些都为下一步中医药社区卫生服务的进一步深化奠定了基础。

（二）目标与原则

社区卫生服务已经进入框架建设阶段，根据国家社区卫生服务整体规划，今后几年中医药社区卫生服务工作的总体目标是：在社区卫生服务中充分发挥中医药作用，将中医药服务有机地融入社区卫生服务预防、医疗、保健、康复、健康教育和计划生育技术服务等各个领域；培养、造就一批能提供中医药服务的社区卫生技术人才；努力降低人民群众医疗卫生费用，为社区居民提供安全、有效、优质、便廉的中医药医疗保健服务。

为实现上述总体目标，我们在中医药社区卫生服务工作中要把握好以下基本原则：

第一，坚持为人民健康服务、为社会主义现代化建设服务的根本宗旨，紧紧围绕提高社区居民健康水平和降低医疗卫生费用的工作目标，与社区卫生服务的总体发展相协调。

第二，坚持依托社区卫生服务网络，充分利用和合理配置中医药资源，构建中医药社区卫生服务的发展平台。

第三，坚持以社会需求为导向，积极应用中医药技术和方法，不断拓宽中医药服务领域，增强中医药综合服务能力。

第四，坚持以人才培养为重点，努力建设一支掌握中医药知识和技能的社区卫生服务队伍，提高中医药社区卫生服务人员的整体素质和服务水平。

（三）主要任务

今年以来，国家领导人多次指示，要加快发展社区卫生服务。温家宝总理在2004年《政府工作报告》中明确要求“发展社区卫生事业”。吴仪副总理在今年全国卫生工作会议的讲话中把社区卫生服务工作作为“关系卫生工作全局、涉及群众切身利益”的6项工作之一，并指出“社区卫生服务是看准的事”，要全力推进。我们要认真贯彻落实国务院领导同志的指示精神，积极稳妥地推进中医药社区卫生服务工作，重点做好以下工作：

第一，提高思想认识，加强组织领导，切实推动中医药社区卫生服务的健康发展。

我们要充分认识加强中医药社区卫生服务工作的重要性。在社区卫生服务中充分发挥中医药的作用，是构建有中国特色的社区卫生服务体系的必然要求，有利于社区卫生服务的功能实现和优势体现，有利于满足人民群众日益增长的多样化卫生服务需求，有利于提高人民群众健康水平。民有所呼，我有所应，需求所然，责任所在。

省级中医药管理部门是本地区中医药社区卫生服务工作的组织者和领导者，要切实加强组织领导，明确工作职责，创新管理方法。要克服“等”（等政策）、“靠”（靠项目）、“要”（要经费）的思想，克服“无关”、“无位”和“无为”的消极、畏难情绪，不做局外人。要积极主动、富有创造性地开展工作，要加强与有关部门的沟通、协调和配合。在各地政府成立的社区卫生服务领导小组中，要积极争取有中医药人员参与；在制定社区卫生服务工作目标和计划时，要充实、完善中医药内容；在出台社区卫生服务发展政策时，要有利于中医药特色与优势的发挥。对符合基本医疗保险有关规定的中医药医疗服务项目，要保证按城镇职工基本医疗保险有关规定支付；对使用中医药特别是使用中医非药物疗法的，要积极争取适当降低个人支付比例。

各级中医药管理部门，要加强对社区卫生服务机构开展中医药业务的组织、指导、监督和管理，保证相关政策落实到位，促进中医药社区卫生服务的协调发展。

各地要加大对中医药社区卫生服务的支持力度，为中医药社区卫生服务发展提供必要的物质保障，相对集中财力，逐步解决本地区中医药社区卫生服务工作中的突出问题。在设置社区卫生服务机构时，应将中医医疗机构作为社区内卫生资源的重要组成部分而加以合理利用。

第二，加强网络建设，改善基础条件，努力创造中医药社区卫生服务的良好环境。

卫生部和我局去年下发的《社区卫生服务中心中医药服务管理基本规范》，对社区卫生服务机构开展中医药服务提出了具体要求，各地要认真贯彻落实，制定切合实际的实施细则，把《规范》落到实处。社区卫生服务中心是开展中医药社区卫生服务的主体，要拥有开展中医药工作的必要条件，要配备一定数量的中药饮片、中成药以及针灸理疗等常用的中医药诊疗设备，以基本满足中医药社区卫生服务的需求。各级各类中医医疗机构，要重视并积极参与社区卫生服务工作，加强对社区卫生服务机构的中医药业务指导，主动承担社区卫生技术人员中医药知识与技能的培训任务，为社区卫生服务机构提供必要的技术支持和双向转诊服务。要打破部门垄断和所有制界限，鼓励企业事业单位、社区团体、个人等社区力量多方举办社区卫生服务机构，开展中医药社区卫生服务。

第三，突出特色优势，拓宽服务领域，充分发挥中医药在社区卫生服务中的作用。

将中医药有机地融入社区卫生服务预防、医疗、保健、康复、健康教育、计划生育技术服务六位一体工作中，是今后中医药社区卫生服务的一项重要任务。我们提倡的中医药社区卫生服务，是全方位的中医药服务，而不仅仅是中医医疗服务。要改变“重医疗轻其他”的现象。社区卫生服务机构要积极应用中医药对诊断明确的常见病和多发病进行治疗，在出诊、家庭护理、家庭病床等工作中提供中医药服务；同时，还要积极应用中医药对社区重点人群开展预防保健、健康教育、计划生育技术指导等服务工作；此外，也要注重应用中医理论指导社区居民进行养生保健，对中风、肢残等病人进行康复治疗和功能锻炼的咨询指导。

第四，增加人员配备，提高人员素质，切实加强中医药队伍建设。

目前，一些社区卫生服务中心缺乏中医药人员，不少社区卫生服务站没有懂中医的人员，影响了社区卫生服务机构中医药业务的开展，这个问题必须引起我们的高度重视。

各地要把中医药社区卫生服务人员队伍建设作为一件大事来抓。一方面，要增加社区中医药人员的配备。按照《社区卫生服务中心中医药服务管理基本规范》的要求，社区卫生服务中心要配备主治医师以上的中医药人员，社区卫生服务站要配备中医或能够提供中医药服务的人员。目前尚未达到要求的，要采取有力措施，尽快达到要求。另一方面，要切实提高社区卫生服务机构卫生技术人员中医药业务素质。为加强此项工作，我局正在组织制定《全科医师（中医）应具备中医药基础知识与技能标准》、《全科医师（中医）规范化培训大纲》。各级中医药管理部门要结合当地实际情况，制定社区卫生服务机构中医药人员全科医师（中医）培训计划以及临床医疗服务人员中医药知识与技能培训计划，采取不同形式，实行全员培训。

第五，做好创建工作，发挥示范效应，带动中医药社区卫生服务的全面健康发展。

目前，各地创建有中医药特色全国社区卫生服务示范区活动开展得有声有色，取得了初步成效。通过开展创建活动，较好地调动了地方各级政府及有关部门支持与发展中医药社区卫生服务的积极性、主动性和创造性，使中医药社区卫生服务在资源整合、服务功能、群众受益等方面实现了新的突破。

下一步，创建有中医药特色全国社区卫生服务示范区活动，要重点做好以下几个方面的工作：

一是各级中医药管理部门要提高对创建工作重要性的认识，进一步明确创建工作的目标和思路，把创建工作作为发展中医药社区卫生服务的重大机遇来抓，真正发挥创建工作示范带动作用，促进中医药社区卫生服务的健康发展。

二是加强协调配合。创建工作是由卫生、民政、中医药 3 个部门共同负责，工作也涉及多个方面和多个部门，做好组织协调工作是保证创建工作顺利开展并完成任务的必要条件。因此，各级中医药管理部门要切实做好创建工作的组织协调工作。申报 2004 年度有中医药特色全国社区卫生服务示范区的省份，省级中医药管理部门要主动与卫生、民政部门沟通协调，认真完成对候选示范区的初审工作，并于 2004 年 9 月底前将申请报告和初审意见上报我局，我局将组织有关专家根据评审标准与细则进行评审，并报国家级联合领导小组复核，确定示范单位。申报 2005 年度有中医药特色全国社区卫生服务示范区的省份，省级中医药管理部门要按照创建活动的要求，认真做好创建组织工作，按时完成创建任务。

三是各省级中医药管理部门要认真总结推广创建活动经验，积极探索发挥示范带动作用的途径和模式，使示范区真正起到“典型示范引路，带动全面发展”的作用，整体推动中医药社区卫生服务向前发展。各地可以在创建工作的基础上，开展有中医药特色省级社区卫生服务示范区创建活动，引导中医药社区卫生服务深入发展。

同志们，中医药社区卫生服务正面临极好的机遇，发展思路已清晰，目标任务已明确，时不我待。我们要以这次会议为新的起点，贯彻落实“三个代表”重要思想，坚持“中西医并重”的卫生工作方针，紧紧围绕国家发展社区卫生服务的总体目标和要求，进一步发挥中医药的优势和作用，不断加强中医药社区卫生服务内涵建设，提高中医药社区卫生服务水平，为促进我国社区卫生服务健康发展，更好地保障人民群众身体健康，作出新的更大的贡献。

进一步贯彻实施《中华人民共和国中医药条例》促进中医药事业健康发展

——卫生部副部长兼国家中医药管理局局长佘靖在《中华人民共和国中医药条例》贯彻实施一周年座谈会上的讲话

（2004年10月11日）

同志们：

今天，在《中华人民共和国中医药条例》（以下简称《中医药条例》）颁布实施一周年之际，国家中医药管理局、国务院法制办、卫生部在人民大会堂联合举办《中医药条例》贯彻实施一周年座谈会，共商中医药法制建设的大事，对我们来说，是一次非常有意义的会议。

不久前，刚刚闭幕的党的十六届四中全会，确定了当前和今后一个时期加强党的执政能力建设的主要任务，其中很重要的一条就是贯彻依法治国基本方略。中医药行业要认真学习、贯彻十六届四中全会精神，加强中医药法制建设，提高依法保障和管理中医药事业发展的能力。下面，我讲3点意见：

一、中医药法制建设逐步取得进展，中医药事业发展基本走上法制化、规范化轨道

新中国成立以来，党和国家非常重视中医药事业的发展，制定了一系列保护、扶持和发展中医药的方针政策。党和国家的中医药方针政策，不仅为中医药事业发展提供了有力保障，也为中医药法制建设奠定了良好的基础。改革开放以来，我国的法制建设取得了显著的成就。党的十一届三中全会上，确立了社会主义法制建设的地位和作用；党的十五大适时提出“依法治国、建设社会主义法治国家”的基本方略；九届全国人大二次会议将这一治国方略写入宪法；党的十六大又将依法治国作为建设社会主义政治文明的重要内容；新一届党的领导集体，进一步提出了依法行政，建设法治政府的目标。随着我国法制建设的不断进展，中医药法制建设得到了党和国家的重视和关注。1982年我国《宪法》明确提出“发展现代医药和我国传统医药”，确立了中医药的法律地位，为中医药事业的发展提供了根本的法律依据。1984年颁布的《药品管理法》、1994年颁布的《医疗机构管理条例》、1998年颁布的《中华人民共和国执业医师法》等法律法规，使我国中医医疗机构、人员、中药的准入与管理有了法律依据。2003年10月1日施行的《中医药条例》，全面概括了党的中医药方针政策，进一步对保障和规范中医药事业发展作了较为全面的阐述，是我国政府颁布的第一部专门的中医药行政法规。与此同时，全国已有23个省、市、自治区颁布了地方中医药行政法规。此外，国家中医药管理局为进一步加强中医医疗机构、医疗服务、人才培养、科学研究、对外交流与合作等方面的规范和管理，建局以来独自或与其他部门共同制定颁布了部门规章、技术标准等规范性文件140余件。上述一系列有关中医药法律、法规、规章、标准、规范的颁布和制定，标志着中医药法制建设取得了阶段性进展，中医药工作做到有法可依，中医药事业发展基本走上了法制化、规范化的轨道。

我国中医药法制建设取得的成就，对许多国家和地区的传统医药立法也产生了积极的影响。许多国家和地区纷纷来我国考察中医药立法情况和管理经验。目前，韩国、泰国等国家已颁布了有关传统医药和中医药的法律法规；美国、澳大利亚、加拿大等许多国家的部分地区颁布了有关中医、针灸的地方法规；阿联酋、南非、越南、新加坡等国家政府相继宣布中医在本国纳入医疗保健体系的管理；越南、新加坡等国还建立了专门的传统医学管理机构。我国中医药法制建设的不断进展，是中医药国际交流合作的重要内容，提高了中医药的国际声誉，扩大了我国的国际影响。

中医药法制建设取得的成绩，是坚持“依法治国、建设社会主义法治国家”的具体体现，是我国卫生法律体系建设的重要组成部分，为继承和发扬中医药，保护、扶持、发展中医药事业，加强和规范中医药行业管理，维护和增进人民健康，提供了重要的法律保障。

二、《中医药条例》的颁布施行，有力地促进了中医药事业的发展

今年10月1日，是《中医药条例》颁布施行一周年。为了解各地贯彻实施《中医药条例》情况，国家中医药管理局部署在全国开展

《中医药条例》贯彻实施一周年自查总结的同时，会同国务院法制办、卫生部赴河南、安徽、江苏、浙江、陕西、四川6个省联合开展了《中医药条例》贯彻实施一周年情况的检查。现结合检查，对一年来全国贯彻实施《中医药条例》情况做一简要通报。

各地加强领导、精心组织，认真组织安排《中医药条例》的学习、宣传和贯彻工作。及时转发了《国家中医药管理局关于学习宣传贯彻<中医药条例>的通知》等相关文件，组织收听、收看了全国学习宣传贯彻《中医药条例》电视电话会议。许多省份专门召开会议，制定下发了本省加强学习宣传贯彻《中医药条例》的意见。四川省结合《中医药条例》与地方中医药法规的贯彻实施，颁布了《四川省中医药管理办法》。湖南、黑龙江、宁夏、上海等省份的政府主要领导在相关会议上发表了重要讲话。有的省中医药管理部门会同省人大、卫生部门，结合地方中医药法规的监督执行，开展了《中医药条例》的检查落实工作。

各地中医药管理部门，积极采取多种形式、多种途径、多种方式，组织开展《中医药条例》的学习、宣传。通过举办各种类型的学习班、座谈会、研讨会、专题讲座，深刻领会《中医药条例》的精神实质和重大意义。各类中医药机构及有关单位，积极组织广大干部、职工和学生学习《中医药条例》，参加全国《中医药条例》知识竞赛等活动。为加强学习和宣传，各地普遍印发了宣传画、宣传资料和《中医药条例》单行本。江苏省在组织义诊同时共发放宣传资料10万余份，宣传画1万余张，《中医药条例》单行本3万册，接待义诊咨询群众8万余人次，在社会中引起很大反响。各地充分利用广播、电视、网络、报刊等各种媒体，采取宣传月、宣传周、流动宣传车、文艺晚会等多种形式面向社会进行广泛宣传。北京、浙江、湖北等地与当地电视台《健康栏目》开展合作，定期宣传《中医药条例》和中医药知识。为了增强《中医药条例》的宣传效果，各地积极组织中医医疗机构、人员，深入农村和社区，广泛开展各种规模的义诊和健康咨询活动，使中医药更加深入社会，深入人心。福建省《中医药条例》颁布实施一年来，共组织2600多名中医药专家开展义诊和健康咨询活动188次，增进了社会对中医药工作的理解和支持，产生较好的社会影响。

各地认真贯彻落实《中医药条例》，制定了一系列扶持、保护、发展中医药事业的政策与措施。《中医药条例》颁布实施以来，一些省、市政府领导更加关注和支持中医药发展，亲临中医药机构视察，召集政府有关部门现场办公，解决制约中医药机构发展的实际问题，以实际行动贯彻落实《中医药条例》。许多省、市都将中医药事业的发展纳入当地国民经济和社会发展计划。有的省规定将中医医疗机构建设纳入当地区域卫生规划，将政府举办的非营利性中医医疗机构的专项经费纳入财政预算统筹安排。安徽省明确提出每个市、县都要办好一所政府举办的非营利性中医医疗机构。有的县（市）在医疗体制改革中，对准备要拍卖、合并的中医院，继续履行政府的责任，保留为由政府举办的中医医院；有的县（市）在城镇职工基本医疗保险制度改革中，将中医院院内制剂和中医诊疗技术纳入基本医疗保险目录范围；有的县（市）在新型农村合作医疗试点工作中规定，中医、中药的报销比例可以比西医药高5个百分点。

一些省份和地区积极探索中医药管理体制建设的有效途径。根据需要，吉林、陕西省成立了副厅级的省中医药管理局，江苏省13个省辖市的卫生行政管理部门内均成立了中医处。四川省21个市（州）有19个市（州）的卫生局同时加挂中医局的牌子，由卫生局长兼任中医（药）局长。河南省有20个县（市）在卫生行政部门内设立了中医局。许多省在中医药专业技术职务任职资格的评审，中医医疗、教育、科研机构的评审、评估等方面成立了专门的中医药评审、鉴定组织。

各地结合实际，增加了投入，支持中医药的基础条件建设、专科专病建设和科学研究等工作。据了解，浙江省中医事业费较去年增加了26.5%，占卫生事业经费的15%左右。江西省财政2004年新增加中医专款100万元。河南省财政近年来先后投入建设资金1500多万元，地方配套2000多万元，对43所县（市）中医院进行了重点建设。

各地认真贯彻落实《中医药条例》，加强监督管理，维护中医医疗秩序。积极开展专项治理，严厉打击非法从事中医医疗活动。重点加大了对非法行医、非法坐堂医、游医、超范围执业等违法违规行为的查处。严格按条件加强对中医医疗机构、人员准入的管理，对不符合新设中医医疗机构设置标准的一律不批，凡从事中医专业的技术人员，必须具备执业资格。各省中医药管理部门认真履行中医医疗广告审查职责，积极配合工商部门开展中医医疗广告的专项检查，依法查处夸大宣传或未经审批的医疗广告，规范中医医疗广告行为。据对6个省开展联合检查了解，一年来配合有关部门共开展中医医疗广告清理整顿活动近50次，查处非法中医医疗广告80余件。

三、进一步贯彻落实《中医药条例》，推进中医药法制化进程

一年来，各地贯彻落实《中医药条例》，取得了良好的开端和进展，有力地促进了中医药事业的发展。但同时也应看到，各地贯彻落实《中医药条例》的进展还很不平衡；《中医药条例》的学习、宣传和贯彻还有待进一步深入；《中医药条例》中有关保障中医药事业发展的政策与措施有待进一步落实；《中医药条例》中有关行业监督管理的职责有待进一步加强。因此，在今后工作中，我们要继续努力，采取措施，加大力度，进一步抓好《中医药条例》的贯彻落实。

第一，继续加强《中医药条例》学习和宣传，进一步提高认识。要认真组织学习《中医药条例》，不断加深和提高对贯彻落实《中医药条例》重要性的理解和认识。要充分认识到，贯彻落实《中医药条例》，是建设法治政府、法治国家、法治社会的必然要求；是中医药事业纳入法制化轨道的发展趋势和长期任务；是促进中医药事业健康发展的根本途径；是中医药行业落实提高执政能力，实施依法行政、依法治业的具体体现。

要加大对《中医药条例》的宣传力度，积极探索有效的宣传形式。各级中医药管理部门，要认真总结经验，结合本地区的特点和实际情况，进一步加强宣传的针对性，不断扩展宣传的广度和深度。既要大力宣传贯彻落实《中医药条例》是政府的一项重要职责；又要通过主动积极的沟通，建立有效的协调机制，争取相关部门的切实支持。要继续做好中医药行业内的宣传，认真履行《中医药条例》赋予的责任和义务；要广泛开展对社会和人民群众的宣传，紧紧围绕中医药的地位、作用和发展前景，通过宣传中医药事业的成就和中医药科普知识，采用群众喜闻乐见的形式，进一步扩大中医药的影响和群众基础。

第二，进一步贯彻落实《中医药条例》，为中医药事业发展提供必要的保障。一是要将中医药事业纳入当地国民经济和社会发展计划，保障中医药发展随着地方国民经济和社会发展而发展。同时，要将中医药发展纳入当地区域卫生发展规划，要在公共卫生体系建设、应对突发公共卫生事件、重大疾病防治、农村卫生服务网络建设、医保定点医疗机构等方面充分考虑中医药的内容。

二是要加强中医药管理体制建设。要按照吴仪副总理的讲话要求，省级中医药管理部门要充分发挥作用，认真履行职责；省级以下卫生行政主管部门的中医药工作，要有机构管，有专人抓，切实负起责任来。各地中医药管理部门要加强与政府有关部门的沟通协调，探索加强中医药管理体制建设的有效途径，为中医药事业发展提供最基本的组织保障。

三是要随着地方经济的增长，不断加大对中医药的支持，根据需要和可能增加对中医药事业的投入。在医疗体制改革中，各地要充分考虑中医药的特点和人民群众对中医药的需求，完善中医医疗机构的经济补偿政策，适当提高中医技术劳务价格。积极制定有关政策和措施，鼓励社会资金多渠道投入，发展多种形式的中医医疗机构，为中医药事业发展提供和创造必要的物质条件。

第三，进一步贯彻落实《中医药条例》，提高中医药依法行政的能力和水平。中医药法制工作是我国卫生法律体系建设的重要组成部分。中医药管理部门要积极参与卫生法制建设工作，加强与有关部门的沟通协调，保障中医药在卫生法律体系中应有的地位；各地要依据实际情况，做好地方条例与《中医药条例》的衔接工作。我局要抓好中医药教育机构设置标准、中医药教育机构临床教学基地标准、中医医疗技术标准和技术操作规范的制定。各地要积极参与此项工作，同时结合实际，主动探索符合地方特点的标准化建设项目。

要加强中医的执法监督管理，积极参与卫生执法监督体制改革，将中医执法监督工作纳入卫生执法监督工作之中。根据《中医药条例》的规定，对于中医医疗机构的设置、中医从业人员的准入，要严格按照规定的条件和标准予以审批；在医疗市场专项治理活动中，进一步整顿中医医疗服务市场秩序，严厉打击违法行医，严肃查处中医医疗机构、中医执业人员超范围行医等违法行为。加强中医技术准入管理，抓紧制定相关技术标准规范。严格按标准审核中医医疗广告，探索建立中医医疗广告信息反馈监测机制。

第四，进一步贯彻落实《中医药条例》，促进中医药各项工作的开展。要切实履行《中医药条例》赋予的责任和义务，加强自身建设和行业自律，提高中医药人员的职业道德素质和业务水平。继续开展老中医药专家学术经验和技术专长继承工作；组织对中医药预防、养生康复理论和技术的挖掘整理，系统整理中医药文献，逐步实现古籍文献的数字化；组织开展中医药基础理论研究和临床研究，加强中医药科技创新，推进中医药现代化；实施“名院、名科、名医”战略，突出中医药特色优势。积极参与中医药应对突发公共卫生事件应急体系建设，开展对艾滋病等重大疾病的防治。加强农村中医药工作，改善农村中医医疗机构基础条件，加强农村中医药人才培养，发挥中医药在新型农村合作医疗中的作用。实施“走出去”战略，进一步扩大中医药国际交流与合作，促进中医药更广泛地走向世界。

《中医药条例》是新一届政府成立后颁布的第一部行政法规，也是中医药发展史上的一件大事。我们要认真贯彻“三个代表”重要思想，坚持科学发展观，进一步贯彻落实《中医药条例》，推进中医药法制化进程，促进中医药事业健康发展，为全面建设小康社会作出更大的贡献。

卫生部副部长朱庆生在《中华人民共和国中医药条例》贯彻实施一周年座谈会上的讲话

（2004年10月11日）

同志们：

今年10月，是我国第一部专门的中医药行政法规《中华人民共和国中医药条例》（以下简称《中医药条例》）颁布实施一周年，国家中医药管理局、国务院法制办、卫生部共同组织召开这次《中医药条例》贯彻实施一周年座谈会，对继续深入贯彻《中医药条例》，加强中医药法制建设，促进中医药事业发展具有重要的意义。刚才佘靖同志作了重要讲话，总结一年来各地《中医药条例》贯彻落实情况，对下一步中医药法制建设提出了明确的要求。总的来说，《中医药条例》实施一年来推进了中医药事业发展的各项政策的落实，取得了成效，积累了经验。我完全同意佘靖同志的讲话。下面，我代表卫生部讲几点意见：

党的十五大提出依法治国的基本方略，九届人大二次会议将依法治国、建设社会主义法治国家载入宪法。党的十六大提出了全面建设小康社会的宏伟目标，把发展社会主义民主政治，建设社会主义政治文明作为重要目标之一。在新的历史时期，为了适应经济社会发展的需要，我国正在逐步建立和完善与社会主义市场经济相适应的法律体系，依法行政已经成为现代社会的文明国家治国理政的重要途径。本届政府把建设法治政府作为重要目标，对推进依法行政工作作出部署。卫生行政部门按照国务院要求，结合卫生工作实际，正在抓紧做好有关贯彻落实工作。

当前，卫生事业发展正处于继往开来的历史阶段，深化公共卫生体制改革，加强公共卫生体系建设，建立突发公共卫生事件应急机制，加强重大疾病防治，加强农村卫生和新型农村合作医疗试点工作，深化城市医疗卫生体制改革，任务艰巨繁重。为做好新形势下的各项卫生工作，应当不断提高卫生法制建设水平，完善卫生执法监督体系，促进卫生事业的持续、稳定、健康发展。这就要求我们必须提高认识、转变观念，坚持卫生法制建设和卫生事业发展的统一协调。根据国家法制建设任务和要求，从卫生事业发展需要和实际情况出发，加强法制建设，转变政府职能，提高依法行政水平，推动卫生事业发展，保障人民健康。

中医药是中华民族优秀传统文化的瑰宝，是我国卫生事业的重要组成部分。在卫生工作中，要坚持中西医并重的方针，充分利用中医药资源，发挥中医药的优势和特色，调动广大中医药工作者的积极性和创造性，为发展我国卫生事业作出贡献。同样，中医药法制建设是卫生法制建设的重要内容，中医药的立法和执法要纳入整个卫生法制体系建设中。这是保障中医药行业持续、稳定、健康发展的需要；是适应卫生改革与发展的需要，是建立卫生服务体系，加强行业管理，保障人民合法权益的需要。从这个意义上说，中医药法制建设是中国卫生法制体系建设中不可或缺的一个重要部分，应该摆在卫生法制建设的重要位置。为此，要以《中医药条例》贯彻实施为契机，进一步贯彻落实党的方针政策，进一步保护、扶持、发展中医药事业，继承和发展祖国医药学，为增进人民健康服务。

各级卫生行政部门的同志特别是领导同志要统一思想、提高认识，把中医药法制建设作为今后卫生法制建设的重要任务，切实负起责任，给予足够的重视和支持，积极采取各项有效措施，切实推进中医药法制建设进程。

要以提高中医药立法质量为重点，按照条件成熟、突出重点、统筹兼顾的原则，在卫生立法工作中统筹协调好中医药立法项目，制定出台一批与贯彻实施《中医药条例》工作配套的部门规章。在卫生法律法规、规范性文件的起草中，要有中医药人员参与，听取相关意见，体现中医药有关内容，与中医药管理部门同志多协商、多研究、多沟通。在卫生执法监督体系建设中，要充分考虑中医药的重要性和特殊性，从解决执法主体、监督队伍和执法要求入手，切实解决中医药执法监督工作中存在的问题，要充分发挥各级中医药主管部门的作用，加强中医药技术规范和技术标准的制定，并将其作为卫生执法监督的重要内容。在卫生执法队伍中要有专门的机构和人员来具体负责中医药执法监督工作，严格按照法律法规的规定，实施行政许可与监督。

《中医药条例》的颁布施行，标志着中医药法制建设步入了一个新的阶段，贯彻《中医药条例》要持之以恒地抓落实。当前，中医药法制建设虽然有了较大的进展，但还存在着不少困难，在新形势下也出现了一些新的情况和问题。各级卫生行政部门要把中医药法制建设作为卫生工作的一件大事，作为重要的本职工作予以重视，并在人员配备、经费等方面给予保障，大力加强中医药法制建设，不断推进中医药法制建设进程，为中医药事业的全面发展，为实现全面建设小康社会的宏伟目标而努力奋斗。

（二）2005年

卫生部常务副部长高强在2005年全国中医药工作会议上的讲话

（2005年1月6日）

很高兴有机会和中医药界的同志们一起研究中医药改革与发展问题。首先，我代表吴仪副总理和卫生部祝愿大家新年好！向长期战斗在人民健康事业战线上的广大中医药工作者表示衷心的感谢，并希望大家在新的一年里各项工作取得更大的成绩。

中医药学是我们中华民族的文化瑰宝，博大精深，历史悠久，在几千年的发展历史过程中，形成了完整的理论体系和独特的诊疗方法，中医药学在我们国家的发展中具有重要的地位和作用。中国人民几千年抵御疾病、维护健康靠的就是中医药；中华民族的繁衍生息、发展壮大靠的也是中医药。我经常和一些外国朋友讲，西方现代医学传入中国仅有一百多年的历史，而我们的中医药学包括蒙医、藏医、维医等少数民族的医药学，在中国已经传承了三千多年，中国人民就是靠中医药维持了发展、壮大。我到卫生部工作以后，召开了几次专家座谈会，列席过几次中医药局的党组会，也参加过几次小型的中医药方面的会议，对于中医药面临的一些问题、今后发展的思路，也做了一些冷静的分析和思考。我发现了两个现象：一是从历史上看，在西方现代医学没有出现之前，很多国家都有自己的传统医药学，这里面鱼龙混杂，有的是科学的，也有不科学的。在西方现代医学出现以后，大浪淘沙，很多国家的传统医学逐步衰落了，甚至消亡了，包括在历史上曾经久负盛名的印度医学、阿拉伯医学，都逐步地丧失了原有的历史地位。而唯有我们的中医药学一花独放，仍然在世界医学中占据着举足轻重的地位，发挥着不可替代的作用。这充分说明中医药学是科学的，是一个完整的科学体系，是为广大人民群众所承认、所拥护的。二是从现实看，中医药学不仅为广大的中国人民所接受，有广泛的群众基础，而且逐渐走出国门，走向世界。很多国家的领导人，邀请中国医生到他们国家进行援外医疗，点名要中医，他们认为有些西医治不了的病，中医可能有办法，相信中医。还有些国外友好人士到中国就医，点名也是要中医。我来卫生部工作一年多的时间里，接触了三、四十个国家的卫生部长，他们几乎都提出希望加强与我国中医药方面的合作问题，而且愿望非常强烈，提出的合作方案比我们还周到、还具体。这说明中医药不仅得到了中国人民的认可，也得到了国际社会的认可。通过分析这两个现象，我悟出了两句话：中医药学既是传统的，也是现代的；中医药学既是中国的，也是世界的。这就是我对中医药学地位和作用的评价。

刚才，佘靖同志对2004年全国中医药工作所取得的成绩，进行了全面总结和回顾，对于认真贯彻党的十六届四中全会精神、用科学发展观来指导中医药事业的发展，提出了明确的要求，并且对2005年的中医药工作作出了全面的部署，这些我都赞成。下面，我想与同志们就中医药发展中的一些战略性、深层次问题，结合我自己的思考做一些交流，相互借鉴、学习，并供同志们讨论参考。

一、要充分认识中医药工作面临的形势和任务

中医药学是我国医学的重要组成部分，它和西方医学一起，构成了我国医学的一体两翼。中医药学和西方医学都是我国医学的组成部分，都在维护人民健康、提供医疗服务方面发挥重要作用。中医药工作是卫生工作的组成部分，坚持中西医并重，实现中西医协调发展，是我们始终遵循的基本方针。研究和分析中医药工作面临的形势和任务，应该从整个卫生工作面临的形势和任务来分析，并结合中医药自身特点和规律来研究。党的十六大提出了全面建设小康社会的宏观目标，新一届党中央提出了坚持以人为本，全面、协调、可持续发展的科学发展观，党的十六届三中全会做出了《关于进一步深化社会主义市场经济体制改革的决定》，把经济和社会事业的改革与发展统筹安排，这开了一个先河，以后每次召开中央经济工作会议，都对经济和社会事业进行统一部署。十六届四中全会做出了关于加强党的执政能力建设的决定，提出了要构建社会主义的和谐社会，卫生工作肩负着非常繁重的任务，中医药工作也肩负着繁重的任务。在不久前召开的中央经济工作会议上，温家宝总理用很大的篇幅讲卫生工作，提出要进一步加强公共卫生体系建设，进一步加强重大疾病的防治，进一步加强农村卫生工作，改变落后面貌，加强城市医疗体制改革的试点，加大纠正行业不正之风的治理力度，切实减轻群众医疗费用负担。这些都体现了中央按照科学发展观，实现经济和社会协调发展的指导思想。在这种情况下，卫生工作绝不仅仅是“健康”二字，卫生工作做得好不好，会直接影响到整个国家经济社会的发展，会影响到社会的稳定，会影响到国民素质的提高，也会影响整个国家全面、协调、可持续发展。我们分析卫生工作和中医药工作面临的形势与任务，应该从大局出发，把我们的工作置身于全局之中，找准位置，明确职能和责任，分析存在的问题，这样才能理清基本的思路，有针对性地化解矛盾和困难，促进我们事业的发展。

改革开放25年来，我国卫生事业得到了举世瞩目的发展，医疗资源空前扩大，医疗服务水平空前提高，很多过去治不了的病现在能够治愈，攻克了一个个医学的难关。中医药事业也得到了很大的发展，这是应该肯定的。但同时我们也要冷静地看到，我们卫生工作的现状与党中央、国务院的要求、人民的希望以及人民健康的需求相比，还有非常大的差距。主要体现在3个方面：

一是我国公共卫生体系不健全，“重医轻防”的问题比较突出，特别是应急机制不完善，一旦出现突发的公共卫生事件，缺乏有效的处置手段和机制。2003年的“非典”疫情的爆发就是一个惨痛的教训。“非典”过后，党中央、国务院大力支持公共卫生建设，加强疾病控制和应急机制的建设，情况有所好转，但真正有效应对突发公共卫生事件，控制传染病的蔓延和流行，光靠基础设施建设还不行，我们的观念、作风、职能、责任以及工作方式、方法等，都存在不适应新形势、新任务要求的问题，都需要进一步改进、改革。

二是重大疾病的危害还没有得到有效控制。不仅是一些传统的传染病，如肝炎、肺结核，血吸虫病等，还有一些新发的传染病，艾滋病就是一个严重的传染病，还有“非典”、禽流感等。如何有效地预防和控制重大传染病的蔓延，是卫生工作的一个重要任务，也是中医药工作的一个重要任务。在重大慢性非传染性疾病防治方面我们有效办法不多，癌症、高血压、心血管病、糖尿病、精神性疾病，越来越成为人类健康的主要“杀手”。在这方面，现在我们还没有特别有效的预防控制措施，慢性非传染性疾病的控制比传染病控制难得多，因为有些行为性疾病，光靠医疗卫生工作者是不够的，还需要广大民众的配合和社会的支持。

三是群众“就医难”的问题相当突出。第三次全国卫生服务调查显示，全国有48.9%的人有病不去看，29%的人应该住院而不住院。造成这种情况，既有医疗资源方面的问题，又有发展不协调的问题，还有一些经济上的因素，也有行业作风、职业道德方面的问题。如何通过有效的工作发展壮大医疗卫生事业，逐步缓解群众“就医难”的问题，是我们面临的突出任务。为人民群众提供良好的医疗服务环境，让大家享受高质量的医疗服务，是政府的责任，也是卫生和中医药部门的责任。既要让群众看得上病、看得好病，还要让群众看得起病，这是我们必须解决的重大问题。面对这些问题，如何加快和加强卫生事业发展，加快中医药事业发展，更有效地扩大群众的医疗需求，是我们面临的共同任务。如果卫生部门和中医药部门不能够为群众提供优质的医疗服务，解决不了群众看病难的问题，就说明我们的工作没有做好，没有尽到我们的责任。这个问题不是短期形成的，解决起来也不是两三年的事情，这项工作又涉及众多政府部门，需要共同努力，采取综合治理的措施。特别是群众的医疗服务水平与经济发展水平密切相关，需要有一个逐步发展、逐步完善的过程，不是一日之功。但是从卫生部门和中医药部门来讲，应该有强烈的责任感和服务意识，通过我们的工作探索解决问题的办法，使人民群众能够感受到党和政府对他们的关怀，感受到卫生部门和中医药部门是在实实在在地落实立党为公、执政为民，是在坚持以人为本，是在维护群众的利益。这不是一句空话，而是通过我们扎扎实实的工作和行动，让人民群众感受得到具体的效果。这是卫生部门和中医药部门的共同任务。

中医药部门还肩负着一项特殊任务，就是要促进中医药事业的振兴与发展，这是一项非常艰巨的任务。我国的卫生部门和外国的卫生部门不同，我们既要重视现代西方医学的发展，更要重视中医药学的振兴，这两个任务哪个也不能偏废。如果中医药慢慢退化了、衰落了，这就是我们没有尽到职责。我们不能允许这种情况出现。我最近找一些中医药界的同志们座谈，请他们讲讲中医药发展中面临的最大问题是什么。我概括大家的观点，主要有3条：

第一，中医药的服务领域在缩小、贡献率在降低、医疗服务功能在下降。是不是这个情况呢？可以用历史的观点来分析。在西方医药学没有进入中国之前，中医药在中国是一统天下。在西方医学进入中国以后，出现了中西医互相竞争的局面。我觉得这是好事，只要能维护人民群众健康就是好事。我们现在保护、扶持、发展中医药不是为了保护而保护，而是因为中医药确实在保护人民群众健康中发挥了不可替代的作用，不管是过去、现在、还是将来，都在发挥并将继续发挥不可替代的作用。我们扶持中医发展，也不能排斥和限制西医发展，中、西医共存，应该相互取长补短，兼收并蓄，共同提高。这种情况下，中医药服务领域有所缩小，是正常的。但是，如果服务领域缩小得太快，服务能力下降得太多，或者群众对中医药的信任程度下降，这就是很大的问题了。因此，我们要深入分析中医药服务领域缩小、贡献率下降的原因在哪里，探索解决的途径和办法。

第二，中医药的特色和优势在淡化。这是一个更加严重的问题。有的同志讲，现在有些中医院门诊是采用中医疗法，而住院就采用西医疗法。是不是这种情况？如果是这样，中医药的优势在哪里？有些老同志对我讲，中医药的传统优势在于治疗疑难杂症，有些西医治不了的，中医能够治愈，有独特的疗法。住院病人往往是病情较重的病人，更应该发挥中医药的优势，如果中医院采用西医疗法治疗这些病人，怎么发挥中医药优势？我不清楚出现这种情况的原因是什么？是因为中医药治不了疑难病症，还是因为经济社会方面的原因，希望中医界同志回答。佘靖同志的报告里多次提到要发挥中医药的特色和优势，我们要分析什么是中医药特色、什么是中医药优势以及如何保持这种特色和优势，我愿意与大家共同研究这些问题。我认为，保持和发扬中医药特色和优势是一个核心的、根本性的问题，如果丧失了特色和优势，就不存在中医药了，这是一个关键问题。

第三，中医药的理论创新还未取得突破性的进展，这是制约中医药发展的一个重要问题。与时俱进，开拓创新对一个民族来讲，对一个政党来讲，对一个团体来讲，对一个行业来讲，都是最优秀的品质。故步自封，安于现状，不能经常地进行理论体制机制的创新，是没有前途的。长期以来，中医药一直在探索理论创新的问题，但还未取得重大突破。毛泽东同志50年代就提出了中西医结合的问题。现在很多西医学中医，中医学西医，一个医生同时采用中西医两种疗法，这对于增进患者的健康发挥了很重要的作用。有的中医采用一些西医的办法，或者西医采用一些中医疗法，这应该鼓励。治疗一种病，采用一些西医疗法，也采用一些中医疗法，两种疗法都用在病人身上，这是中西医结合的一种表现。但是我认为，这还是一个初级阶段。毛主席提出是要用现代的科学成果来创新或者创造新型的中国医学和中国药学，这是高层次的。我觉得毛主席提出的目标现在还没有实现。西医在不断发展，现在西医的诊疗手段和五六十年代大不一样。如果中医的诊疗手段没有创新，一直维持在原有的水平上，怎么竞争，怎么维护中医药的地位，怎么巩固并扩大中医药的服务领域，怎么提高中医药的诊疗水平？这是一个很现实的问题。

我认为，产生这些问题的原因是多方面的。既有外部的原因，也有内部原因。党中央、国务院一直在强调要加强中医药工作，要保护，要发展，要支持。党中央三代领导核心和新一届中央领导集体都强调发展中医药事业。去年11月的一个月内，温家宝同志就发展中医药事业作了3次重要批示，包括艾滋病中医药治疗问题、中医药发展问题以及通过中医药发展带动农民致富问题。但是，党和政府对中医药事业的重视和关心要落实到具体的政策措施上。这些政策措施的研究提出，要靠卫生部门和中医药部门的努力，我们要主动深入研究，探求有效的解决方法，并加强与有关部门沟通协调，取得理解和支持。这方面我们做得不够。从当前中医药所处的地位和现状来看，既面临着良好的发展机遇，也面临着严峻的挑战。如果我们能够抓住目前卫生事业发展的良好机遇，理清发展思路，加快推进改革创新，中医药事业将走向一个快速发展的新阶段；如果不能抓住机遇，探索不出有效的发展思路和措施，可能会使中医药服务领域进一步缩小，特色和优势进一步淡化。希望全国中医药界的诸位同仁都要有忧患意识和危机感，有紧迫感和责任感，冷静地分析面临的形势，下决心组织力量探索振兴中医药之路。

二、促进中医药事业振兴与发展是当代中医药工作者的重要责任

中医药历经数千年而不衰，在发展过程中出现了无数的名医大家和传世专著，历朝历代都有重大的贡献，如成书于西汉的《黄帝内经》、东汉张仲景的《伤寒杂病论》和《金匮要略》、明代李时珍的《本草纲目》、清代叶天士、吴鞠通为代表的温病学派等，为中医药发展作出了不可磨灭的贡献。中医药的发展不仅是数千年中医药工作者所作的贡献，也是中国人民战胜疾病，劳动、生活、智慧和经验的结晶，是中华文明优秀文化的重要组成部分。中医药发展到今天，接力棒传到我们这一代人手里。而当我们再把中医药事业传到下一代的时候，我们应该思考这个“棒”应该是什么样的，是一个繁荣的、发展的、壮大的、提高的，还是一个淡化的、萎缩的。我们的责任是必须发展它壮大它，使中医药能够在我们这一代人手里，出现一个蓬勃发展的崭新局面，对一些重大疾病的攻关能取得突破性成果，中医药不仅可以在国内继续占有重要的地位，而且会走向世界，名扬天下。要认清我们肩负的责任和任务，通过我们的努力促进中医药事业的发展。这不仅是各级卫生部门领导同志的责任，也是广大从事中医药理论研究、教学和临床服务工作者的共同任务。

首先，要大力发挥中医药的特色和优势，这是发展中医药事业的基础。什么叫特色？特色就是与众不同，具有独特的思维方式和诊疗方法。什么叫优势？优势表现在很多方面，物美价廉是优势，水平高超也是优势。我认为，中医药的优势在于本身丰富的内涵。希望中医药界同志们认真论证中医药的特色是什么？中医药的优势在哪里、现状怎样？如何去弘扬它？虽然我们不可能找出一个标准或公式，但基本概念要清楚。这是各级卫生部门和中医药部门必须明确的目标和方向。要保持和发扬中医药特色和优势，中医药工作者必须有坚定的信念，忠诚于中医药事业。我们从事了这个职业，选择了这个职业，就有责任和义务，使中医药这门科学充分发挥保护人民健康的作用。我们自己必须坚信中医药是科学的，是能够为人民群众健康服务的。要持之以恒，坚持不懈地去探索，潜心研究，甘于寂寞，抵御物质利益的引诱。进一步探讨如何发扬中医药的特色和优势，是振兴发展中医药的关键。

第二，坚持中医药的继承和创新。中医药是我国的传统医学，对于新一代中医药工作者来说，继承传统，打好基础，是非常必要的。没有继承就没有发展。我建议，中医药局要研究如何继承，通过具体的措施和项目落实继承。现在做的古籍整理是一个很重要的方面。在继承的基础上，更重要的是应用现代科学技术创新发展，适应人们医疗需求的变化。不仅要促进中医药的理论创新，也要推动中医药的现代化。对于中药现代化，大家认识比较一致，赞成采用现代生产技术生产中药，并把中药产品推向世界。而对中医现代化则存在一些不同认识。有人提出中医现代化就是“中医现代话”，即用现代语言把中医理论解释清楚。我觉得这是一个方面，更重要的还不在于此。中医现代化应该是用现代科学技术发展中医理论和技术，中医作为一门科学，不能认为历史上就达到了顶峰，以后就不再发展了。科学技术不是静止的，是不断发展的，应该不断创新和发展，关键是我们的工夫下得深不深，决心大不大，推动的力度够不够。我们要深入研究中医现代化的科学内涵，下力量组织科学攻关，力求取得突破。

第三，实现中医与中药的协调发展。中医中药密不可分，离开了中药也谈不上中医了。实现中医药之间的协调发展，涉及很多方面的问题，既有管理体制问题，也有经费投入和项目安排问题。按照科学发展观的要求，卫生事业内部有很多需要深入研究、协调发展的问题。中医与西医的协调发展、中医与中药协调发展、临床和科研协调发展等等，都需要认真研究，落实到具体的规划、项目和课题上。要分别轻重缓急，根据可能与可行，提出具体的发展项目，争取国家有关部门的支持。我们要从中医药事业可持续发展、从千秋万代永续利用的高度，认真研究中医药发展中面临的困难和问题，理清思路，找出重点，抓住关键环节，制定切实可行的工作规划。希望全国从事中医药工作的同志一起努力，我也会竭尽全力，与大家一起做好这项工作。

三、求真务实，真抓实干，推动中医药事业的发展

第一，要根据社会需求，科学构建中医药的服务网络。中医药是为群众的健康服务的，中医药服务体系的结构和布局一定要适应群众的需求，离开了群众的需求就没有发展。各级卫生部门制定医疗卫生发展规划时，无论是西医医疗机构还是中医医疗机构，都要从群众的实际需求出发，合理布局。对于中医药的医疗服务体系结构，我建议应建设3个层次：第一个层次是把中医药医疗服务体系的基础打扎实，重点在农村，在社区。中医药的特色和优势之一，就是有效防治常见病、多发病，疗效快、副作用小、费用低，群众欢迎。发展农村卫生、社区卫生都要注重中医药发展，既拓展中医药的服务领域，又缓解群众看病难问题。这是中医药发展的基础。第二个层次，是在一些医疗机构中采取中医西医结合的办法，为群众提供良好的基本医疗服务。既可以壮大中医药力量，也可以维持医疗机构的正常运行。中医和西医不能相互排斥，应该取长补短，融会贯通。根据患者的病情，宜中则中、宜西则西，中西医结合提高疗效，对群众就是做了一件好事。第三个层次，是一个较高的层次，就是要有针对性地建设一批临床科研基地。医疗机构主要任务不是提供医疗服务，而是集中一些科研力量很强、临床经验丰富的骨干进行科学攻关，加强对一些重大疾病的研究，走医、教、研相结合的路子。我们要搭建平台，为科研攻关提供基本的条件，并配合国家有关部门，确定一些重大科学攻关计划，集中力量开展研究。对艾滋病问题，家宝总理专门作了批示，我们要加大力量、集中优势兵力，集中有经验、有学识、有胆量、医技高超的中医药人员联合攻关。对这些临床科研单位的经费，国家应该给予特殊政策，加大扶持力度。这是我的一些初步想法，大家可以研究。如果认可这个思路，就应该在"十一五"规划中有所体现。做规划要有具体内容，规划做几件事，在什么地方做，多大规模，投资多少，如何组织人员，都要非常具体明确。过去我们做规划，只有目标，而没有实现目标的措施；有些全国的目标，没有落实到省地县；只有长远目标，而没有分年目标，这种规划目标就很难落实。希望我们制定一个实实在在、切实可行的规划，有了规划就要狠抓落实。

第二，按照吴仪副总理的要求，大力实施"三名"战略。对中医来讲，要发展名院、名科、名医，对中药来讲，要发展名厂、名店、名药。这个问题不能光变成一个口号，要具体落实到省、市、县，要善于发现，善于选择，善于培养、善于提高。对名医，我希望能够培养一些三、四十岁的名医。现在有些六、七十岁及七、八十岁的名医，其实他们在三、四十岁时就已经很有名了。有了名医才有名科，有了名科才有名院。这里最根本的是发现和培养人才。目前，医疗卫生系统人才很缺乏，既缺乏管理型的人才，也缺乏高水平的医疗服务人才；既缺乏顶尖的大师级人才，也缺乏为基层群众直接服务的实用型人才。最近，卫生部与教育部共同研究了加强医学教育问题。现在医学院培养的都是学士、硕士、博士，培养出来谁到农村去呢？应该根据农村的现实情况和农民的卫生健康需求状况，专门为农村培养一批从事基本医疗服务的人才，建立不断向农村输送合格人才的机制。同时，对于能够成为名医的人才，要能够及时发现，准确选择，重点培养，这是实施名医战略的重要措施。希望各省市的同志们认真地思考，根据当地的情况确定如何实施名医战略，如何培养年轻人尽快成才，如何发挥现有名医的传帮带作用，有一些具体的规划和措施。需要国家支持的，我们可以共同研究。中药的"三名"关键在于诚信，在于质量，在于疗效，不在广告。能够成为名药、名店、名厂，就说明经得起群众的检验、历史的检验和防治疾病的检验。

第三，关于中医药科研攻关问题。希望在制定"十一五"规划时，要提出一些重大的中医药科研攻关项目。中医药科研攻关应包括两个方面：一是组织一些有高深中医药理论和丰富临床经验的老专家、老教授、老大夫和具有现代科学技术研究水平的人员，组成攻关小组，对中医的理论创新问题进行研究。这是个基础性研究，针对整个中医理论的创新与发展。二是要提出几个重大疾病攻关的科研项目，如艾滋病、心脑血管病、恶性肿瘤等，在人员、经费、条件等方面给以保证，争取有所突破。一种医学要取得国际地位，仅能治常见病还不够，重要的是在一些疑难病症上能够有所作为。当然，这需要非常艰苦的努力。

第四，要加强医疗机构的内部管理，狠刹不正之风。解决群众就医难的问题，社会很关注、政府很支持，但最关键的环节还是在医院本身、在医务人员本身。现在有些医院存在损害群众利益的问题，根源在于医院管理混乱，无章可循，有章不循。有一些好的典型，比如广东省中医院，就是有严格的规章制度，有严格的管理措施，形成一种良好的文化氛围，大家有理想、有目标，共同为了一个目标去工作。为了提高医疗服务质量和水平，减轻群众负担，卫生部决定，今年在全国医疗卫生战线开展"管理年"活动，要狠抓医院内部的基础制度建设，通过制度管人，通过管理提高服务水平，提高服务质量，提高服务效率。希望中医药机构作出表率。

第五，要广泛开展中医药国际合作。一方面我们要"走出去"，把中医药推向世界，日益扩大国际市场；另一方面要"请进来"，不仅吸收一些国外人员来华学习中医药，还要请国际上对中医有兴趣，有研究专长的人士，与我们联合攻关，对中医药进行研究和创新。要把人家先进的东西学进来，用于创新和发展中医药事业。这是一个思路，希望大家考虑。

四、要加大对中医药发展的支持

各级卫生部门要加大对中医药工作的支持。中医药工作是卫生工作的一个组成部分，离开了中医药工作就谈不到中国的卫生工作，离开了中医药的发展也谈不到中国卫生事业的协调发展。各级卫生部门的领导同志，一定要把发展中医药事业放在突出的位置上，给予高度重视，给予大力扶持。当前中医药发展还面临一些困难和问题，更需要卫生部门的领导同志与中医药界的同志们一起探索、研究，寻找解决问题的有效途径。这里，我提几条具体要求：

一是各级卫生部门要把中医药的发展列入本地区整个卫生事业发展的规划，从指导思想、发展目标、主要任务、发展项目和政策措施上给予倾斜，使中医药事业在整个卫生事业发展中发挥重要的作用，在卫生事业的发展中推动中医药事业的发展，通过中医药事业的发展促进整个卫生事业的发展。

二是希望各级卫生部门要帮助中医药机构加强与政府有关部门的协调，争取在基础设施建设、医疗机构建设等方面，给予更多的支持。在加强人才培养，确定科研项目，制定中医药标准，规范中医药机构建设，开展重大基础理论研究，注重中医药资源可持续利用以及古籍文献的抢救整理等等，都需要有关部门联系、协调和协商。各级卫生部门的领导要关心中医药事业，主动研究问题，抓住关键环节，提出关键性措施，把对中医药事业的重视和关心体现在具体政策、措施和项目上。

三是会同有关部门研究有利于中医药事业发展的经济政策，特别是中医药技术服务的价格政策，体现中医药的技术劳务价值。在城市的医疗保障体系和农村的新型合作医疗体系中，如何促进中医药事业的发展，把中医药服务纳入保障体系或支付范围，也需要卫生部门帮助协调。

四是要加强中医药法律法规的研究和制定。现在国家制定了《中医药条例》，应会同有关部门研究，上升为国家的法律。这既有利于促进中医药的发展，又有利于行业监管，保证人民群众的健康权益。

五是各级卫生部门要重视中医药管理机构和人员队伍建设。现在省级有中医药管理部门，市县没有专设部门。市县的卫生部门应有专门的人员、专门的机构管理中医药工作。市里可以设中医管理科，县里可以设中医管理股。要有热心中医药事业、重视中医药事业、责任心事业心都比较强的人，来加强中医药管理工作。希望各级卫生部门的领导给予大力的支持。

推动中医药事业的发展，是我们各级卫生部门共同的责任。大家都要把中医药的发展摆到重要的议事日程，做到中西医并重、中西医协调发展，使中医药在祖国医学发展中，在卫生事业的发展中，发挥更大的作用。让我们在党中央、国务院的领导下，以邓小平理论和“三个代表”重要思想为指导，按照科学发展观的要求，促进中医药事业的全面、协调、可持续发展，为构建适应群众需要的卫生医疗服务体系，逐步缓解群众看病难的问题，促进经济社会协调发展，作出更大的贡献。

以“三个代表”重要思想为指导　全面落实科学发展观
促进中医药事业全面、协调、可持续发展

——卫生部副部长兼国家中医药管理局局长佘靖
在2005年全国中医药工作会议上的讲话

（2005年1月6日）

2005年全国中医药工作会议今天开幕了。本次会议的主要任务是，以邓小平理论和“三个代表”重要思想为指导，深入学习贯彻党的十六大、十六届三中、四中全会和中央经济工作会议精神，全面落实科学发展观，求真务实，开拓创新，认真总结2004年中医药工作，研究部署2005年中医药工作。下面，我讲3点意见，供同志们讨论时参考。

一、2004年中医药工作回顾

2004年是我国改革开放和经济建设取得新的重大进展的一年，也是中医药事业更多得到党中央、国务院关心和支持的一年。温家宝总理先后就中医药防治艾滋病，坚持中西医并重、发展传统医药和中药产业发展等作出3次重要批示；吴仪副总理亲自出席了2004年全国中医药工作会议，并作了重要讲话；国务院有关部委在政策制定、项目规划、资金投入等方面进一步加强了对中医药事业的支持。中医药行业广大干部职工在“三个代表”重要思想和十六大精神指引下，紧紧围绕全面建设小康社会的目标，按照全国卫生工作的总体要求，把握机遇，团结奋斗，狠抓落实，各项工作取得了显著的进展。

（一）开展中医药应对突发公共卫生事件能力建设和重大疾病防治工作

为提高中医药应对突发公共卫生事件能力，组织制定了《全国中医药系统应对突发公共卫生事件工作方案》，在全国突发公共卫生事件医疗救治体系建设规划中纳入了中医药的内容。启动了中医药应对突发公共卫生事件能力建设项目，加强基础建设，中央财政和地方共同增加投入，重点支持中西部地区22个省（区、市）272个县级中医医院（包括民族医医院）开展急诊急救能力建设和感染性疾病科建设；安排专项资金，建设若干个中医、中西医结合防治传染病基地；组织对县级以上的中医医院相关专业技术人员开展培训。目前各地正按项目方案和要求积极组织实施。

去年春季，北京、安徽再次出现传染性非典型肺炎病例，按照国家统一部署，我局及时做出工作部署，进一步修订完善《传染性非典型肺炎中医诊疗指南》。各地也及时启动了应急预案，积极开展中医药防治工作。在禽流感疫情出现后，为应对可能出现的人禽流感疫情，我局成立了防治工作小组，制定了《人禽流感中医药防治方案（试行）》，并将中医药治疗部分纳入卫生部的《人禽流感诊疗方案（试行）》。各地积极参

加防治工作，在发生疫情的16个省（区、市），有13个省的中医药人员参加了防治领导小组和救治专家组。

根据国家防治艾滋病工作的部署和要求，制定印发了2004～2005年中医药防治艾滋病工作计划，成立了工作协调小组，建立了专家咨询组，提出了中医药治疗艾滋病的技术方案，组织开展了全国中医药治疗艾滋病现状调研；与国家食品药品监督管理局协调，印发了《用于艾滋病辅助治疗的医疗机构中药制剂申报临床研究技术要求》；河南、河北、安徽、湖北、广东五省认真落实"四免一关怀"政策，精心组织开展中医药治疗艾滋病试点工作，建立了从省到县、乡、村的治疗网络，培训技术人员1180多人次，接受免费中医药治疗的病人总数为2302人。组织启动了"中医药治疗艾滋病疗效评价研究"课题研究。

（二）积极参与新型农村合作医疗试点，做好农村中医药工作

中医药行业积极参与新型农村合作医疗试点工作，取得了初步进展。目前，在试点地区，符合条件的县级中医医院大部分被确定为定点机构，一些中医医疗服务项目和中药被纳入补偿范围，同时还对鼓励农民使用中医药的政策措施进行了探索。浙江省开化县、湖北省公安县、云南省弥渡县、吉林省敦化市4个县（市），努力探索在新型农村合作医疗试点工作中充分发挥中医药作用的途径和模式，取得了经验。

进一步发挥中医药在农村初级卫生保健中的作用。目前，大部分地区根据《中国农村初级卫生保健发展纲要（2001～2010年）》，确定了本地区落实纲要的中医药指标。启动了农村医疗机构中医特色专科（专病）建设项目，安排专项资金，重点支持了47个专科（专病）建设。"中医临床诊疗技术整理与研究"项目，验收71项，推广43项。

继续加强农村中医工作先进县建设。2004年，辽宁省海城市等10个县（市）批准为农村中医工作先进县（市、区），甘肃省张掖市甘州区等13个县（市、区）批准为农村中医工作先进县建设单位。截止到目前，全国共有先进县117个，先进县建设单位107个。各地还积极推动省级农村中医工作先进县建设，据统计，目前全国有20个省（区、市）开展了此项工作，共有建设单位293个。

各地按照《国家中医药管理局关于农村中医药人才培养和队伍建设的实施意见》的要求，结合本地实际情况，加强领导，组织制订规划，改革运行机制，制定落实措施，目前组织开展了乡镇卫生院中医临床技术骨干和乡村医生的培训。

（三）中医药社区卫生服务稳步推进，中西医结合、民族医药工作进一步受到重视

各地认真贯彻落实《社区卫生服务中心中医药服务管理基本规范》，将中医药社区卫生服务纳入当地社区卫生服务建设总体规划，有的地区安排了专项资金，制定了中医药社区卫生服务的制度与规范。许多城市社区卫生服务中心建立了中医科，设立了中药房，配备了常用器具和中药饮片、中成药，加强了基础条件建设。目前在全国现有的89%的社区卫生服务中心和50%的社区卫生服务站，能够提供中医药服务，中医药社区服务的覆盖面日益扩大。

全国重点中西医结合医院和27个中西医结合重点专科建设工作进展顺利，组织编写了16门中西医结合临床专业规划教材，组织完成了《中华本草（民族卷）》藏药、蒙药、维药部分及《布依族医药》、《彝族医药基础理论》、《中国回族医药》等30部著作的编写，出版了25门藏医学本科规划教材。

（四）中医药科学研究、人才培养取得进展

组织行业内外专家和管理人员深入调查研究，积极参与国家中长期科技发展规划的研究和制定。组织100多名专家，开展中医现代化发展战略研究，从中医理论、办医模式、标准化建设、推动中医药走向世界及中医现代化关键技术、人才培养、知识产权保护、政策保障等8个方面设立了子课题，探索中医现代化的内涵、模式和实现途径。

我局会同科技部新增研究经费1亿多元，重点围绕证候的基础研究、重大疾病防治的疗效评价和中药安全性及质量控制等问题组织研究。国家基础研究发展计划（"973"）项目"方剂关键科学问题基础研究"通过了验收。该项目创建了组方配伍研制现代中药的新模式，搭建了关键技术平台，得到专家高度评价。

各地认真组织实施"优秀中医临床人才研修项目"，落实培训大纲和培训计划，组织完成了项目管理软件的研制，并投入使用，强化了对项目的过程管理。各地完成了第三批老中医药专家学术经验继承工作第一阶段考核，目前正在按要求进行自查，总体进展顺利。各地认真组织实施局中医药继续教育委员会公布的256项中医药继续教育项目，并结合本地实际情况，组织实施了一批中医药继续教育项目。

（五）贯彻实施《中医药条例》，推进中医药法制建设

各地认真贯彻《中医药条例》，一是采取各种形式，组织宣传学习，提高对贯彻《中医药条例》重要意义的认识，增强了保护扶持中医药事业和依法管理、促进其有序发展的意识。二是将中医药事业发展纳入了当地卫生事业发展规划或国民经济和社会发展规划，增加了对中医药事业的投入。三是在城市医疗服务体制改革中充分考虑中医药服务的特殊性，有效制止了简单地拍卖、合并中医院的做法。四是推动管理体制建设，不少省都在探索加强中医药管理工作的方式，吉林省成立了副厅级的省中医药管理局，四川省21个市（州）有19个市（州）卫生局同时加挂中医药管理局的牌子。五是加大了中医药监督管理力度，各地严格审批中医医疗机构设置和从业人员资格准入，严格核发中医医疗广告批准文号，并配合有关部门积极开展中医药专项治理活动。

在《中医药条例》颁布实施一周年之际，各地进行了自查总结。我局与国务院法制办、卫生部，联合开展了对江苏、河南、浙江、安徽、四

川、陕西六省《中医药条例》实施情况的检查，召开了《中医药条例》贯彻实施一周年座谈会，总结了贯彻实施《中医药条例》的经验，提出了进一步做好贯彻实施工作的要求。

认真学习贯彻《行政许可法》，按照国务院要求，全面清理了我局行政审批项目，经审核确定我局取消和改变管理方式行政审批项目 8 项，保留行政许可审批项目 4 项，非行政许可审批项目 1 项。同时，清理了建局以来我局或与其他部委联合发布的规范性文件共 264 项，确认现行有效的 97 项。各地认真学习贯彻《全面推进依法行政实施纲要》，按照要求，及时做出工作部署，推进了依法行政工作的开展。

主动协调，积极参与卫生立法。在去年重新修订的《传染病防治法》中增加了中医药内容，为中医药参与传染病防治提供了法律依据；与卫生部共同进行了《初级卫生保健法》的调研和起草。启动了《中医药标准化建设规划》编制工作，安排了一批标准化研究项目。2004 年中医药标准计划完成项目 12 项，其中《中医基础理论术语》等 11 个标准项目完成了制定工作。

（六）中医药对外及港澳台地区交流与合作更加广泛

与各国政府在传统医学方面的交流合作范围不断扩大，去年有 23 个国家、国际组织高层代表团来访，新签订双边中医药合作协议或行动计划 5 项，有 6 个新签订的双边卫生协议中包含中医药内容。与世界卫生组织等国际组织的合作有了新进展，参与制定草药附加物和残留物质量控制指南；与世界卫生组织西太区共同制定《中医药治疗传染性非典型肺炎临床指南》。组织翻译了一批中医药法律法规、技术标准。

加强与各国民间组织的交流，支持召开第三届国际传统医药大会和第六届世界针灸学会联合会代表大会。通过亚洲国家防治非典型肺炎和禽流感国际会议，宣传中医药治疗非典型肺炎的经验。

进一步加强了与港澳台地区的交流与合作。积极落实《内地与港澳更紧密经贸关系安排》有关中医药的规定，制定了港澳地区中医师来内地行医、港澳地区中医院校毕业生参加内地中医师资格考试的有关规定，推进与港澳地区的交流与合作。按照中央对台工作的总体部署，积极促进两岸中医药交流与合作。

（七）抓好中医药行风建设和新闻宣传工作

按照全国卫生系统纠风专项治理工作会议要求，开展忠于职守、爱岗敬业、开拓进取、乐于奉献的思想和职业道德教育。全行业认真学习广东省中医院行风建设经验，学习白求恩奖章获得者长春中医学院任继学教授的先进事迹，进一步加强了职业道德和行风建设。贯彻落实国务院和中央纪委的部署，紧紧围绕纠正医疗购销和医疗服务中的不正之风，认真查处红包、回扣、开单提成和乱收费等违法违纪问题，组织专家向全行业提出“大医精诚，奉献社会，恪守医疗机构和人员八不准倡议”，并积极研究标本兼治、综合治理的办法。通过实施医疗服务价格管理，抓好药品集中招标采购，实行医务公开和医疗服务信息公开，坚持并完善就医和住院费用清单制、医疗收费及药品价格公示查询制，公开投诉电话和举报信箱，开展满意度调查等措施，规范管理，促进行业作风建设。

紧紧围绕中医药工作的中心任务，组织开展了多种形式的新闻宣传活动。10 月 8 日我局在国务院新闻办召开的新闻发布会上，向 46 家中外媒体介绍了中医药工作进展与成就，引起社会较大反响。在《中医药条例》实施一周年之际，开展了全国中医药科普宣传周活动，24 个省（区、市）通过举行义诊、科普讲座、文艺汇演、知识竞赛等形式，广泛宣传中医药科普知识，共发放宣传材料 1000 余万份，出动医护人员 5 万人次，接待义诊群众 200 余万人次，免费发放价值 180 多万元药品。组织开展“全国中医药品牌战略宣传推广活动”，与中央电视台联合制作中医名院、名医、名科专题片。组织人民日报、中央电视台等 10 多家媒体记者深入 7 省区开展新闻调查。举办 2004 年中医药十大新闻评选活动，及时反映中医药事业发展情况。

2004 年，我国中医药工作取得的成绩，是党中央、国务院高度重视、正确领导的结果，是中央各部委、地方各级党委、政府大力支持的结果，是全行业广大干部、职工团结奋斗的结果。我代表国家中医药管理局向关心、支持中医药事业发展的中央各部委、各级党委、政府以及社会各界和新闻媒体，向全国战斗在中医药战线的广大干部职工表示真诚的感谢和崇高的敬意！

在肯定成绩的同时，我们也应清醒地看到中医药发展还面临着不少困难和问题。中医药工作与党中央、国务院的要求和人民群众的期望还有很大差距；在公共卫生体系和应急机制的建设中，如何拓展中医药的服务领域，增强中医药服务能力，提高对社会贡献率，需要付出艰苦努力；中医药要为改变农村卫生落后状况发挥积极作用，必须在服务网络建设、人才培养、适宜技术筛选推广等方面狠抓落实；做好中医药继承发展工作，突出中医药特色和优势，促进中医药理论和学术水平发展任重而道远，要继续深入探索，并从制度、政策、投入等方面提出相应对策；在改革不断深入的新形势下，中医药管理的观念需进一步转变，管理能力和管理水平有待进一步提高。我们要有忧患意识和责任意识，敢于正视和面对困难和问题，认真分析原因，采取有力措施，积极加以解决。

二、认真学习贯彻十六届四中全会精神，全面落实科学发展观，加快中医药的改革与发展

党的十六届四中全会是在我国进入全面建设小康社会的关键阶段召开的一次十分重要的会议，会议通过的《中共中央关于加强党的执政能力建设的决定》，明确了加强党的执政能力建设的指导思想、总体目标和主要任务，是全面推进党的建设新的伟大工程的强大思想武器，也是指导全党担当起执政兴国历史使命的纲领性文件。中医药行业贯彻落实十六届四中全会精神，就是要自觉坚持立党为公、执政为民，紧紧围绕党和国家的中心工作，服从服务于全面建设小康社会的大局，牢牢把握中医药工作的正确方向，切实维护广大人民群众的健康权益。当前，中医药工作在指导思想上，要坚持以邓小平理论和“三个代表”重要思想为指导，树立科学发展观，继承创新，深化改革，加快发展，更好地为人民健康服务，为全面建设小康社会服务。在发展目标上，要以满足人民群众对中医药服务的需求为导向，改革和完善中医药服务模式，做大做强中医药优势，提高中医药对社会的贡献率。在工作中，要全面落实党的中医药方针政策，正确处理好继承与发展的关系，促进中医药事业与卫生事业的协调发展、中医与中药的协调发展。

（一）树立全局观念，拓宽服务领域，提高中医药对人民健康的贡献率

身体健康与生命安全是人民群众的最基本要求，卫生工作与人民群众的利益息息相关。目前中医药作为我国卫生事业的优势和特色，与现代医学相互补充、相互合作，共同承担着人民群众的医疗卫生保健任务。改革开放25年来，我国卫生事业规模空前扩大，服务能力空前提高，但是仍然面临相当突出的矛盾问题，主要是应对处置突发公共卫生机制不健全；重大疾病的流行蔓延仍在严重威胁人民群众健康；全国有48.9%群众有病不去就诊，有29%应住院而不住院，群众对“看病难”反映强烈。这些问题得不到解决，将危害群众的健康与安全，影响经济发展、社会安定。目前，全国正在开展城乡公共卫生体系建设，提高突发公共卫生事件应急处置能力，加大重大疾病防治，加强农村卫生工作，开展城市医疗服务体制改革试点，逐步缩小医疗卫生服务差距。我们要树立大局观念，从维护人民群众根本利益，满足人民日益增长的健康需求高度，充分提高管理、协调中医药事业发展的能力，针对群众急需解决的卫生问题，充分发挥中医药作用，提高中医药对人民健康的贡献率。

要进一步转变观念，坚持以人为本，努力做到预防、治疗、康复相结合，积极探索建立与此相适应的服务网络。要坚持“有所为有所不为”的原则，在基本医疗、应对突发公共卫生事件、重大疾病防治、农村卫生工作、社区卫生服务、预防保健康复等方面选择中医药发挥特色优势的领域，组织队伍，深入研究，大胆探索，扩大服务范围，拓展服务领域。

（二）保持和发扬中医药特色与优势，始终不渝地推进中医药继承和发展

发展中医药事业，是为了弘扬中华民族文化，继承发展祖国医药，造福人民。人民群众对中医药的需求，也主要是对中医药特色与优势医疗服务的需求。当前，中医药发展与人民群众对中医药的需求不相适应，一个重要原因就是中医药的特色优势发挥不够。保持和发扬中医药特色与优势是中医药事业发展的本质要求。改革开放以来，在党的中医药方针政策指导下，在各级政府的大力支持下，通过广大中医药工作者的共同努力，中医药队伍不断扩大，中医医疗机构和规模不断发展，中医药科技实力不断增强，中医药事业在规模、数量上取得了前所未有的发展。但是，与中医药发展的规模、数量相比，发展的质量、效益还不高，中医药特色优势没有充分发挥，中医临床疗效提高和学术发展相对缓慢。主要表现在3个方面，一是中医医疗机构特别是在病房中医药的特色与优势不突出；二是培养的中医药人才的中医药基础理论不够扎实，中医临床实践能力不强；三是中医药科学研究突出中医药特色优势不够。

为了解决上述问题，经过深入调研、广泛听取专家意见，我局2001年提出了《关于进一步加强中医药继承发展工作的意见》，明确了做好此项工作的指导思想、遵循的原则及主要任务和措施，并组织实施了一批重点项目，这对发挥中医药特色与优势，提高中医药防病治病能力，促进中医药学术发展起到了一定的作用。但是中医药特色优势不突出，继承不足、创新不够的问题，仍然是严重制约我们事业发展、学术发展的重要因素。因此，我们要充分认识突出中医药特色优势，做好继承发展工作的重要性、紧迫性和可能性，继续贯彻落实《关于进一步加强中医药继承发展工作的意见》，切实加强对这项工作的领导，加大工作力度，制定具体的工作计划，精心组织实施。要认真总结近年来中医药继承与发展工作，深入调查分析，科学论证，哪些做法可以肯定加以推广，哪些做法需要改进完善，针对出现的新情况、新问题，研究提出新的对策和措施。要研究建立突出中医药特色优势的评价方法，制定相应的规范、标准。客观评价中医药的医疗服务、人才培养和科学研究工作，要认真研究中医办医模式，正确处理好发挥特色优势、运用中医药理论、诊疗方法与吸收现代科学包括现代医学理论、诊疗方法的关系。要认真研究中医药科研的思路、技术路线和方法，正确处理好遵循科学研究的基本精神与体现中医药特点的关系。认真研究中医药人才培养的规律，积极探索传统教育方式与现代教育的结合点。要正确处理继承与发展的关系，认真继承发扬中医药特色与优势，勇于创新，积极利用现代科学技术，促进中医药理论与学术的发展。要坚持“百花齐放、百家争鸣”的方针，创造民主和谐的学术研究氛围；要加强中医药队伍的团结，以开放兼容的态度，与所有立志为中医药事业发展贡献力量的科技工作者共同研究探索，促进中医药理论学术发展。

三、2005年的中医药工作

今年中医药工作的总体要求是：以邓小平理论和“三个代表”重要思想为指导，认真贯彻十六大和十六届三中、四中全会精神，全面落实科学发展观，以维护和增进人民健康为目标，以满足人民群众对中医药服务的需求为导向，进一步提高领导能力、管理能力和统筹发展能力，继续贯彻《中医药条例》，发挥中医药特色与优势，积极参与公共卫生体系建设，加强中医药应对突发公共卫生事件能力建设，加强重大疾病防治，加强农村中医药工作，加快科技创新和人才培养，促进中医药事业全面、协调、可持续发展。

（一）加快中医药应对突发公共卫生事件能力建设，加大中医药防治重大疾病工作力度

全面实施中医药应对突发公共卫生事件能力建设项目。根据实际需要，在全国遴选若干具有一定条件的医疗机构，作为中医、中西医结合防治传染病临床基地加强建设。各有关省级中医药管理部门要按照我局提出的遴选要求，加紧组织推荐，在我局确定建设单位后，要按照建设任务要求，认真督促检查。对县级以上中医医院（含中西医结合、民族医医院）的部分专业技术人员开展急诊急救、传染病防治和医院感染管理以及相关法律法规知识与技能的培训，建立一支应对突发公共卫生事件的中医药专业技术队伍。各地要切实按照我局制定的项目管理方案，制定本地区工作计划并抓紧组织实施，确保落实到位。

全面落实《中医药防治艾滋病工作计划（2004～2005）》。贯彻中央确定的“四免一关怀”政策，进一步加强中医药治疗艾滋病试点项目的实施，在巩固5省试点的基础上将试点范围扩大到11个省，并严格项目管理，坚持整体规划、分步实施，临床干预与临床科研并举，不断完善运行机制与组织管理，逐步建立起政府领导、多部门合作和社会参与的协调机制，保证试点工作的顺利进行；加强中医药防治艾滋病基地建设，力争到2005年底，初步形成中国中医研究院艾滋病中医药防治中心、部分试点省艾滋病中医药治疗基地和主要高发区中医医疗点相结合的三级协作网络；培养一支中医药治疗艾滋病的专业骨干队伍，优化中医、中西医结合治疗方案，制定中医药治疗艾滋病疗效评价标准，组织开展艾滋病中医辨证论治规律的基础性研究和中医药防治艾滋病的临床研究。各地要积极协调有关部门，探索中医药纳入艾滋病综合防治示范区工作的运行机制；加强组织管理，依托中医医疗机构，组建专业骨干队伍，抓好对基层医务人员的培训，开展中医药临床治疗工作；加强治疗艾滋病中药制剂的研究和临床科研工作。

整合全国中医药科技、医疗资源，组织协作攻关，继续开展对恶性肿瘤、病毒性肝炎、心脑血管疾病、糖尿病等重大疾病的中医药防治研究，充分发挥中医、中西医结合的优势，提高防治水平。积极探索中医药在大骨节病、氟中毒等地方病防治中的作用。

（二）加强农村中医药工作，提高为农民健康服务的水平

认真贯彻落实国务院办公厅转发的《关于进一步做好新型农村合作医疗试点工作的指导意见》和2004年全国新型农村合作医疗试点工作会议精神，研究制定《在新型农村合作医疗试点工作中充分发挥中医药作用的指导意见》。各级卫生、中医药行政管理部门要把充分发挥中医药作用作为完善试点工作的一项重要措施加以落实，一要落实各项中医药政策，如将符合条件的县级中医医院列为新型农村合作医疗定点医疗服务机构，将适宜的中医药服务项目纳入补偿范围，将必要的中成药和中草药纳入《新型农村合作医疗基本用药目录》；二要加强对试点县中医医院、乡镇卫生院中医科的管理，提高服务质量和技术水平，开展简、便、验、廉的中医药服务；三要组织中医药科普宣传，积极引导农民选择运用中医药预防和诊疗疾病。今年要做到所有试点县都积极推行中医药服务，我局将组织调研、督导，掌握进度，总结经验，加以推广。

今年卫生部与国家发改委制定的《农村卫生服务体系发展规划》将正式实施，各地要按照规划的要求，落实配套资金，精心组织，精心设计，精心施工，精心监督，完成规划中县级中医医院建设项目；乡镇卫生院的建设中要落实中医科、中药房的建设要求。继续抓好农村中医药服务能力建设项目。认真组织中西部地区县级中医医院急诊急救能力建设和感染性疾病科建设、中西部地区农村医疗机构中医特色专科（专病）建设。

贯彻落实《乡村医生从业管理条例》，发挥中医药在农村初级卫生保健中的作用。加强对《乡镇卫生院中医药服务管理基本规范》落实情况的调研、检查，加强农村初级卫生保健发展纲要中有关中医药指标落实情况的调研、检查；研究制定《乡村医生中医药知识与技能基本要求》和《乡村中医药技术人员自种自采自用中草药管理办法》。加强农村中医药适宜技术推广工作，继续组织中医诊疗技术整理与研究项目的实施，验收60项并推广40项。摸索、总结推广农村中医药适宜技术的管理经验。

加强农村中医药人才的培养。组织制定《乡村医生中医药知识与技能培训大纲》，开展对4000名乡镇卫生院中医临床技术骨干进行培训，开展对1万名乡村医生中医专业继续教育。在实施“城市医师支援国家扶贫开发工作重点县县医院”项目中，精心组织三级甲等中医医院支援国家扶贫开发工作重点县中医医院的工作。

（三）积极参与城市医疗服务体制改革试点，加强中医医疗机构管理

温家宝总理在2004年中央经济工作会议上指出，要开展城市医疗服务体制改革试点工作。根据国务院的统一部署，中医药行业要积极参与，深化中医医疗服务体制和内部运行机制的改革，并结合行业的特点，开展中医医院管理体制、补偿机制和中医药服务价格等政策措施研究，促进城市中医药服务网络的构建与发展。

按照区域卫生规划，加大城镇中医药服务结构调整，优化资源配置，大力发展中医药社区卫生服务。引导区级中医医院向社区卫生服务转化。认真落实《社区卫生服务中心中医药服务管理基本规范》，各地要加强对落实情况的检查。积极探索提供优质、方便、价格合理的中医药服务措施和途径，增加中医药社区卫生服务的广度，实现所有社区卫生服务中心及70%以上的社区卫生服务站能够提供中医药服务。大力开展社区中医药预防保健、养生康复、健康教育等方面的服务。组织对有中医药特色全国社区卫生服务示范区试点单位进行复核评估。组织制定社区全科医师（中医）培训大纲和教材编写工作。

加强中医医疗机构的管理，完善规章制度。修订《医疗机构中药饮片

质量管理办法》，贯彻新的《处方管理办法（试行）》，加强药品规范管理，提高处方质量，确保临床用药安全。改进管理方式，强化面向社会的信息服务，逐步建立中医医疗机构信息公示制度，及时发布本地区中医医疗机构服务的功能、价格、费用、质量和管理等信息，引导群众自主择医，同时自觉接受社会的监督。

中医医院要进一步加强内涵建设，坚持突出中医药特色优势，拓展中医药服务领域，提高服务能力和水平，不断满足人民群众对中医药的需求。要认真总结全国示范中医医院和重点专科（专病）建设经验，探索办好中医医院的模式和方法。加强培育和引导，逐步在社会上形成一批影响广泛、中医特色突出、技术能力强、服务质量好、管理水平高的“名院”；逐步在社会上形成一批中医特色优势显著、技术创新能力较强的“名科”。加强对中医药特色诊疗方法、技术的总结、筛选和推广。

（四）进一步加强中西医结合和民族医药工作

继续贯彻落实《关于进一步加强中西医结合工作的指导意见》，加强重点中西医结合医院建设，加强医疗质量监测，开展项目建设中期评估。加强重点中西医结合专科建设，开展中西医结合治疗优势单病种的研究。总结中西医结合人才培养经验，研究提出相关激励政策和措施，鼓励西医人员离职学习中医。加强中西医结合学科带头人和学科骨干的培养。加强与国家有关部门的协调，进一步完善中西医结合学历教育。

在组织完成“全国民族医药基本情况调研”基础上，提出进一步发展民族医药的思路及措施。加强民族医医院基本条件和能力建设。对国家中医药管理局民族医重点专科（专病）建设开展中期评估工作，抓好藏、蒙、维民族医药重点学科建设工作，提高建设质量。组织傣医医师资格考试试点工作。加强民族医药文献研究，进一步总结整理藏、蒙、维、傣及其他民族医药的基础理论、学术经验、特色疗法和特色药物，组织藏、蒙、维、傣等民族医药的教材编写工作。

（五）加强中医药科技创新、人才培养，促进中医药现代化

加强重大科技项目的论证及组织实施工作。组织做好国家基础研究发展计划（“973”）中医药项目的实施。全面组织实施“中医临床疗效评价关键技术研究”、“中医药疗效及安全性基本问题研究”等国家科技攻关计划项目，重点抓好质量管理。继续做好“中医药传统知识保护研究”、“中药材种子种苗质量标准的规范化研究”和“我国名贵珍稀动物药的基础研究”等局重点专项的组织实施。加强中医古典文献整理，初步建立文献数字化研究平台，加快中医文献数据库建设。组织开展知识产权保护的宣传和培训。组织开展中药资源调查和编目的准备工作。

落实我局所属科研机构科技体制改革方案，分步推进中国中医研究院科技体制改革。加强科技管理制度建设，组织修订《国家中医药管理局科技项目管理办法》和《国家中医药管理局实验室分级评审办法及分级标准》，组织制定《国家中医药管理局重点研究室管理办法及其建设标准》。贯彻《病原微生物实验室生物安全管理条例》，组织开展全国6个片区的培训工作。组织制定民间献方献药管理办法和筛选研究方案。

加强中医药人才队伍建设，充分利用中医药教育资源，做好继续教育工作。继续组织开展好优秀中医临床人才研修项目。与人事部、卫生部共同做好第三批全国老中医药专家学术经验继承工作的中期评估，开展全国老中医药专家学术经验继承工作的回顾调研，各地要对本地区开展的师承工作进行调研总结。组织开展名老中医学术思想和诊疗经验的整理研究，重点挖掘名老中医学术思想、临床经验和传承方法。与教育部共同研究制定中医药教育改革发展纲要，开展中医药教育质量保障机制及有效形式研究。修订《中医药继续教育基地管理办法》，制定中医药继续教育基地建设标准，建设一批中医药继续教育基地。总结中医药现代远程教育试点工作，加强管理，提高质量。

认真总结中医药重点学科建设工作经验，完成重点学科中期评估工作，在全国建设一批学科研究方向稳定、学术水平较高、队伍结构合理、管理水平居前的中医药重点学科，带动中医药学术水平的发展。

（六）推进依法行政，加强中医药行业监督管理

各地要继续加强《中医药条例》的学习和宣传，提高认识，切实履行条例赋予的责任和义务；加强与政府有关部门沟通协调，切实把条例中有关保障和规范中医药事业发展的政策与措施落到实处。

积极参与卫生法制建设，继续与国务院法制办、卫生部共同做好《初级卫生保健法（草案）》的调研起草工作；制定中医药在传染病防治中发挥作用的实施办法；协调有关部门，开展《野生药材资源保护管理条例》情况调研。继续贯彻落实国务院《全面推进依法行政实施纲要》，进一步转变政府职能，推进依法行政。

推进中医药标准化建设，完成《中医药标准化建设规划》的编制，研究构建中医药标准体系、中医药标准监测评估和信息网络平台。继续开展一批中医药管理和技术标准项目。中医药标准化建设，是中医药行业的一件大事，各地应积极参与，结合工作实际，提出中医药发展所需的标准化建设项目，组织承担相应的任务。

积极参与卫生执法监督体系建设，开展加强中医执法监督管理的研究。进一步加强中医执法监督管理，规范中医医疗行为。总结中医类执业医师资格认定、考试及执业注册等方面的情况，继续做好《执业医师法》等法律法规的贯彻实施，组织修订中医、中西医结合医师资格考试大纲，研究我国中医类别专科医师培养和准入制度。按照规定的条件和标准，严格审批中医医疗机构的设置和中医从业人员的资格准入，加强中医执业医师的注册管理。配合有关部门，进一步加强中医医疗市场监管，整顿中医医疗市场秩序，严厉打击非法行医，严肃查处违法违规行为。

（七）进一步扩大中医药国际及港澳台交流与合作

继续推进《中医药对外交流与合作十年规划》，加强与国外政府间的交流与合作，重点落实已签署的中医药领域双边协议或备忘录。举办区域政府论坛，推进中医药立法、教育、医疗服务、科学研究等方面的交流。巩固并发展与世界卫生组织、世界贸易组织等国际组织在传统医药方面的合作，支持世界卫生组织在我国设立的传统医学合作中心开展工作。组织落实中医药“引智”和境内外培训工作，提高质量，注重实效。

加强中医药对外宣传，有计划选择和推荐一批反映中医药优势和特色的项目向海外传播。加强对各国传统医药法规政策的研究。

坚持走出去和引进来相结合，巩固和发展中医药教育、医疗、科研等方面的国际民间交流与合作。

进一步加强与港澳台地区的交流与合作。逐步完善《内地与港澳更紧密经贸关系安排》有关中医药内容的相关配套政策。加强内地与港澳台地区在中医药政策、学术交流、人才培养、中医药科研成果转化以及开拓中医药国际市场等方面的合作。

（八）加强行业医德医风建设，做好中医药新闻宣传工作

加强中医药行业作风建设，一是强化职业道德、职业纪律、职业责任和优良传统作风教育，组织开展弘扬白求恩精神的活动和学习吴登云、李素芝等先进典型的活动，在保持共产党员先进性教育活动中，教育共产党员要做救死扶伤、爱岗敬业的模范。在全国建设一批中医药行业医德医风教育基地。二是完善各项制度和监管措施，严格规范医疗服务行为，坚持因病施治、合理用药、合理检查、合理收费，切实减轻群众医药费用负担。三是开展对医药购销和医疗服务中不正之风的专项治理，积极探索构建教育深入扎实、制度严密科学、监督职责到位的纠正和防范不正之风的体系。四是严肃查处违背职业道德、违反法律法规和职业纪律、损害人民群众利益的行为。

进一步做好中医药新闻宣传工作。强化中医药行业新闻宣传意识，建立中医药新闻宣传各项制度，培训中医药行业宣传专兼职人员。做好舆论引导工作，通过新闻出版、影视音像等各种传播媒介和途径，在全社会宣传党的中医药政策，宣传中医药的科学性以及在保障人民群众健康方面的地位、作用和优势。年内与中央电视台合作，组织摄制中医药电视系列片，在《健康之路》栏目开设专栏宣传“名院、名科、名医”。组织记者深入基层实际，有针对性地开展采访调查活动。开展中医药行业文艺汇演活动，向社会展示行业风采。

（九）组织制定中医药发展“十一五”规划，加强发展战略研究

组织做好中医药发展“十一五”规划和2020年远景规划的编制工作。要以邓小平理论和“三个代表”重要思想为指导，坚持科学发展观，全面总结“十五”计划执行情况，深入了解全国和当地经济社会发展状况，深刻认识中医药事业与人民群众需求和全面建设小康社会的任务要求之间存在的差距，全面分析中医药在新形势下面临的机遇和挑战，以深化改革、继承创新、求真务实的理念和精神，确定“十一五”期间中医药事业发展的基本目标、重点任务、主要措施及项目需求。

加强中医药发展战略研究。年内完成“中医现代化发展战略研究”和中医药人才战略研究的研究报告，组织开展中医药特色优势、中医医疗服务模式、中医药人才培养模式、中医发展经济政策等问题的研究，提出相应的政策措施建议，为科学决策提供依据。各地承担了相应的研究任务，希望大家能给予足够的重视，认真组织落实。

同志们，2005年是实现第10个5年计划目标的最后一年，是推进全面建设小康社会进程的重要一年。在新的一年里，中医药工作任务依然繁重而艰巨。我们要继续贯彻十六大和十六届三中、四中全会精神，加强能力建设，抓住机遇，迎接挑战，求真务实，扎实工作，落实好这次会议提出的各项工作任务，加快中医药改革与发展，为我国社会主义现代化建设事业和人民健康做出新的更大的贡献。

抓住机遇 扎实工作 充分发挥中医药在新型农村合作医疗中的作用 为维护和增进农民健康作出新的贡献

——卫生部副部长兼国家中医药管理局局长佘靖在落实新型农村合作医疗试点工作暨农村中医药工作会议上的讲话

（2005年11月10日）

同志们：

落实新型农村合作医疗试点工作暨农村中医药工作会议今天开幕了。这次会议的主要任务是，以党的十六届五中全会精神为指导，深入贯彻国务院全国新型农村合作医疗试点工作会议精神，总结交流中医药在新型农村合作医疗试点工作中发挥作用及农村中医药工作的经

验，分析面临的形势和存在的问题，部署当前和今后一个时期的工作。下面，我讲几点意见。

一、中医药的优势和作用在新型农村合作医疗试点工作中得到初步显现

2003年新型农村合作医疗试点工作开展以来，各试点地区、各有关部门按照中央的统一部署和要求，扎实工作，积极推进，试点工作进展顺利。同时各地在试点工作中，注重发挥中医药的作用，呈现了良好的发展态势，主要表现在以下3个方面。

第一，中医药在新型农村合作医疗中的地位和作用日益受到重视。

新型农村合作医疗试点工作开始不久，吴仪副总理就强调指出，“各地区要把中医药、民族医药的应用作为完善试点工作的一项重要措施予以积极推行，在制定、修订合作医疗基本药物目录时，要结合本地实际情况，用好传统医药的优势资源满足广大农民的需要。”各级政府和卫生、中医药行政管理部门重视在新型农村合作医疗试点工作中发挥中医药的作用，做了许多积极有益的探索，取得了一定的成绩。截止到目前，设有县级中医医院的试点县均将中医医院纳入了新型农村合作医疗定点医疗机构；所有的试点县均将适宜的中医药诊疗项目纳入新型农村合作医疗报销范围；各地制定的新型农村合作医疗药品目录均将中药纳入其中。

在政策制定方面，国家出台的一系列关于新型农村合作医疗文件，明确提出了要充分发挥中医药的优势和作用，要积极运用中医药为农民提供服务。卫生部和国家中医药管理局联合印发的《关于在新型农村合作医疗试点工作中充分发挥中医药作用的意见》强调指出，要将符合条件的县级中医医院列为定点医疗服务机构，将适宜的中药（民族药，以下同）和中医药（民族医药，以下同）诊疗项目纳入合作医疗基本药品和诊疗目录。在我局最近组织的以新型农村合作医疗为主要内容的专项督察中，我们欣喜地看到，上述政策和要求在各地的新型农村合作医疗试点工作中均得到了体现和贯彻。广西壮族自治区卫生厅就在新型农村合作医疗中充分发挥中医药作用下发了专门文件；山东省卫生厅等6部门联合下发的有关农村中医药工作的文件中，对在新型农村合作医疗中充分发挥中医药作用提出了具体的政策。山西等省将符合条件的民营中医医疗机构纳入新型农村合作医疗定点医疗机构；吉林省敦化市等试点地区将开设中医科、开展中医服务项目作为综合医疗机构和乡镇卫生院确定为定点医疗机构的准入条件之一。青海省、云南省弥渡县等将乡村医生自种、自采、自用的中草药、藏药纳入新型农村合作医疗药品报销目录，有些地区还将院内中药制剂纳入报销范围。部分试点地区制定了鼓励中医药技术人员积极运用中医药、引导农民选择中医药服务的政策，如北京大兴区、房山区和天津东丽区等试点地区提高了对在新型农村合作医疗中使用中医药服务的报销比例；浙江省开化县等试点地区降低了使用中医药服务的报销起付线；湖北省公安县、山西省寿阳县等试点地区对中医药治疗具有优势的慢性病门诊中医药费用在统筹基金中给予一定的补助；江西省修水县、山东省蓬莱市等地区对使用中医药诊疗技术的乡村医生按月或处方量进行了补助。

在组织领导方面，国务院新型农村合作医疗部际联席会议将国家中医药管理局作为组成部门，同时，国务院办公厅转发的《关于进一步做好新型农村合作医疗试点工作的指导意见》也明确提出，各省、自治区、直辖市及试点地（市）人民政府要尽快成立由卫生、财政、农业……中医药等部门组成的新型农村合作医疗协调领导小组。根据国务院的指示精神，各地相继成立了协调领导小组，省级中医药管理部门主动与政府、卫生等有关部门协调配合，使中医药的政策和要求得到了较好的体现。据了解，各试点地区合作医疗管理委员会基本上都有中医药人员参加，如内蒙古的各试点旗县将中蒙医院院长作为合作医疗管理委员会成员。这样的组织领导形式，较好地保证了中医药在新型农村合作医疗试点工作中作用的发挥。

第二，中医药受到参合农民的普遍欢迎。

许多试点地区的实践证明，应用中医药，特别是应用那些价格低廉、疗效稳定、安全可靠的农村中医药适宜技术，可以有效地降低农民的医疗费用，在缓解农民因病致贫、因病返贫方面能够发挥积极的作用。我局在督察中发现，许多地区特别是贫困地区农民接受中医药服务的中医处方费用，大多平均在6至8元，每一门诊人次的平均费用要比西医少20%～30%。据江西省修水县对上呼吸道感染等16种常见病中西医两种方法治疗费用的对比分析可以看出，中医药的费用明显低于西医药。由于中医药价格低廉和中医药适宜技术的广泛应用，降低了参合农民的医疗费用，也降低了新型农村合作医疗的费用支出，不仅深受广大参合农民的普遍欢迎，也得到了地方各级政府和社会各方面的高度重视。

第三，中医药在新型农村合作医疗中发挥了积极的作用。

据初步统计，中医药服务在新型农村合作医疗报销总金额中所占的比例各试点地区在10%～30%左右，如广东罗定市2005年1～6月，新型农村合作医疗住院报销金额1162万元，其中中药和中医诊疗项目报销金额350万元，占新型农村合作医疗总报销金额的32%；宁夏隆德县2005年1～6月，新型农村合作医疗门诊报销金额43.6万元，其中中药和中医诊疗项目报销金额13.1万元，占新型农村合作医疗总报销金额的30%。中医医疗机构普遍对发挥中医药在新型农村合作医疗中的作用具有较高的积极性，不少试点地区的中医医院积极转变服务理念，改进服务态度，加强内部管理，提高中医药服务能力，主动适应建立新型农村合作医疗制度的新要求；有的中医医院还对参合农民采取了优惠措施，如海南省海口市中医医院对参合农民实行了“一免五优惠”（即免挂号费，床位费、治疗费、护理费、检查费和手术费优惠15%）。随着新型农村合作医疗试点工作的开展，许多试点地区的中医医疗机构业务量明显提高，如广西武鸣县中医院自2005年上半年试点以来，收治人数大幅提高，其中90%都是参合农民。新疆鄯善县维医医院自试点工作开展以来，其月均诊疗人次逐步上升，目前已基本与县人民医院持平。

试点的实践证明，一方面，中医药在新型农村合作医疗试点工作中发挥了积极的作用，而且具有较大的潜力：另一方面，试点工作也为农村中医药工作的开展提供了良好的机遇，有力地促进了农村中医药事业的发展，从而更加坚定了我们在新型农村合作医疗中发挥中医药作用的信心。

二、扎实的农村中医药工作基础是在新型农村合作医疗中充分发挥中医药作用的根本

中医药在新型农村合作医疗中作用的日益显现，一方面与中医药自身的特色和优势分不开，另一方面，也与这些年来我们注重夯实农村中医药工作基础分不开。回顾这些年来，农村中医药工作取得了较大的进展，积累了许多宝贵的经验，为农村中医药事业的发展和在新型农村合作医疗中充分发挥中医药作用奠定了坚实的基础。

第一，加强农村中医药工作领导。

加强组织领导和政策引导是发展农村中医药事业，提高人民健康水平的有力保证。农村中医药发展的很多关键问题要靠政府的组织、引导和支持。《中共中央国务院关于进一步加强农村卫生工作的决定》下发以来，卫生部、国家中医药管理局联合印发的《关于进一步加强农村中医药工作的意见》、《关于在新型农村合作医疗试点工作中充分发挥中医药作用的意见》、《乡镇卫生院中医药服务管理基本规范》以及卫生部等相关部门印发的《中国农村初级卫生保健发展纲要（2001～2010年）》等，明确了农村中医药工作的发展思路和主要任务，提出了具体措施要求。中央财政安排专项资金实施的相关项目，对加快农村中医药事业发展发挥了积极的作用；各地根据本地区实际情况，也相继制定了加强农村中医药工作的政策和措施，不少省份召开了全省农村中医药工作会议，切实加强对农村中医药工作的领导。山东省等许多地方政府高度重视农村中医药工作，将其纳入当地经济社会发展规划，并列入政府工作目标；许多地区特别是开展农村中医工作先进县（市）建设的，成立了以政府分管领导任组长，卫生（中医药）、财政、农业、人事、劳动、教育等部门负责人参加的农村中医药工作领导小组，加强了对本地中医药工作的领导和协调。一些地方政府加大了对农村中医药工作的投入，努力改善农村中医药防病治病的条件。

第二，努力健全农村中医药服务网络。

农村中医药服务网络是为农民提供中医医疗保健服务的基础。我们坚持“一网多用”的原则，在县、乡、村三级医疗服务网络中，加强中医药基础设施和内涵建设，努力提高农村中医药服务能力。

县级中医医院是农村中医药工作的龙头。截至2004年底，全国有县中医医院1488所，床位109207张。大部分县中医院设立了中医基层指导科，承担着对乡村两级中医业务指导和人员培训的职责，县级中医医院诊疗病种的范围不断扩大，专科（专病）建设普遍开展，一批中医专科（专病）已经成为当地农民就医的首选。2004年国家中医药管理局、财政部联合开展了农村中医药服务能力建设项目，中央财政安排专项资金对中西部地区予以补助，在2004年投入1亿元的基础上，2005年继续投入1.5亿元，其中安排农村医疗机构中医特色专科（专病）建设项目172个，县级中医医院急诊急救能力建设项目278个，县级中医医院感染性疾病科建设项目179个。各地县级中医医院专科（专病）建设及急诊急救能力普遍得到了加强，不少地区对县级中医医院急诊设施进行了改造，注重对中医药急诊人才的培养，促进了县级中医医院综合服务能力的提高。北京市以国家级和市级中医重点专科（专病）为依托，以三级甲等中医医院为主要力量，帮管理、传技术、扶专科、带人才，在全市郊区县建立了中医专科（专病）携手网络。各地努力探索管理体制与运行机制改革，如江苏、辽宁、浙江等省的一些县（市）进行了以县中医医院为龙头的农村中医医疗集团建设

为加强中医药应对突发公共卫生事件能力建设，国家中医药管理局组织了全国县级以上中医医院的主管领导和专业技术骨干培训，主要内容是传染性非典型肺炎、人禽流感、流感等常见和重大传染病的中医、中西医结合防治知识和技能，目前全国已有12000多人接受了培训。各地卫生行政部门、中医药管理部门组织了各级中医医疗机构开展传染病防治知识和技能的培训，有些地区还根据当地传染病疫情对中医医院全体职工进行了强化培训。

目前，全国75%左右的乡镇卫生院设立了中医科，大多数乡镇卫生院中医药门诊量占总门诊量30%左右，涌现出了一批中医特色突出的乡镇卫生院，中医药门诊量可达到70%。许多乡镇卫生院设立了中医管理科，配备专职人员，对村卫生室的中医药工作进行检查指导。一些地方还举办了乡镇中医医院和中医专科医院。浙江、河南、四川、甘肃等地制定了乡镇卫生院中医科建设标准，北京大兴区实施了乡镇卫生院中医科标准化建设，湖南还开展了乡镇卫生院中医兴院示范单位创建工作。

全国大多数村卫生室都有以中医药知识为主或掌握中西医两法的乡村医生，应用中医药处理常见病和多发病。福建省安溪县以中医药知识为主的乡村医生占乡村医生总数的81%。村卫生室基本上都配备

了中成药，有些还配有中药饮片，并开展了针灸、推拿等中医非药物疗法。

第三，加大农村中医药人才培养和队伍建设力度。

发展农村中医药事业，人才是关键。为贯彻卫生部等5部门《关于加强农村卫生人才培养和队伍建设的意见》，国家中医药管理局制定了《关于农村中医药人才培养和队伍建设的实施意见》，对农村中医药人才培养和队伍建设提出了具体要求。为加强农村中医药人才培养基地建设，拓宽农村中医药专科人才培养的渠道，国家中医药管理局积极协助教育部等有关部门，将安徽、湖北等6所中等中医药学校建设成为中医药高等专科（高职）学校；在贵阳等7所高等中医药院校试办了面向农村的中医大专班；协调湖南省中医管理局与北京中医药大学远程教育学院联合开办了农村中医药人员远程学历教育试点。为提高农村中医药队伍的整体素质，在四川、湖南等6个省开展乡村医生中医专业学历教育试点的基础上，从2004年起在财政部的支持下，我局组织实施了乡村医生中医专业中专学历教育项目和乡镇卫生院中医临床技术骨干培训项目，并会同教育部联合印发了《乡村医生中等中医专业教学指导方案》，明确要求省级教育行政部门做好学籍注册等相关政策保障工作。目前，28个省（区、市）已经制定了《乡村医生中医专业中专学历教育工作实施方案》，确定教学基地93个，其中16个省已招收学员7000余名。乡镇卫生院中医临床技术骨干培训项目全国已确定理论培训基地60个，临床实训基地417个，24个省（区、市）已开始了授课培训和临床实习。黑龙江省将乡镇卫生院中医临床技术骨干培训项目列入省政府2005年10项利民工程计划，并作为政府年终考核指标之一。

各地均加大了农村中医药人员在职、在岗培训力度，开展了乡村医生中医药知识与技能和中医适宜技术培训。如北京市开展了在岗乡村医生接受200学时中医适宜技术的全员培训；山东省实施“5155”农村中医药人才培养工程，将乡村医生接受中医药知识与技能培训，取得合格证书作为乡村医生认定和再注册的重要条件；云南省实施乡村医生中医药知识培训与职务评聘和年度责任目标双挂钩的“植根计划”；黑龙江省开展了在岗乡村医生的跟师学习；北京市、山东省以及河北省迁安市等地区建立了县、乡、村医务人员定期接受中医药知识与技能培训的制度。

第四，发挥典型示范作用。

发挥典型示范作用是加强农村中医药工作的有效途径和方法。为探索农村中医药工作的有效途径，充分调动地方政府支持农村中医药事业的积极性，我局从1990年开始启动了全国农村中医工作先进县和先进市（地级）建设项目。截至目前，已经建成的全国农村中医工作先进县和先进市（地级）133个，正在建设的100个；绝大多数省（区、市）还开展了省级农村中医工作先进县建设工作，建设数量已达310个。上海市对已通过验收的先进县开展了二期建设，四川省新都区等地还开展了农村中医工作先进乡镇建设。已通过验收的全国农村中医工作先进县的有关数据显示，通过先进县的建设，县级中医医院服务条件得到了较大的改善，中医药服务能力和服务水平明显提高，床位数较建设前提高了24.5%，门诊量较建设前提高了15.3%，病床使用率普遍上升；设中医科的乡镇卫生院较建设前增加了10.7%；能够提供中医药服务的村卫生室较建设前增加了15.8%，村卫生室能提供中医药服务的乡村医生数较建设前提高了22.4%。通过农村中医工作先进县建设，有力地促进了农村中医药服务网络建设。新型农村合作医疗试点工作也证明，凡是开展农村中医工作先进县建设的试点地区，中医药在新型农村合作医疗中发挥的作用就明显好于其他试点地区，如江苏高邮市、重庆江津市作为农村中医工作先进市，无论在中医药政策制定、组织管理还是提供中医药服务的水平和能力等方面，都比较好地发挥了示范带动作用。

在肯定成绩的同时，我们也要清醒地看到工作中存在的困难和问题。一是部分省级中医药管理部门对在新型农村合作医疗中发挥中医药作用重视不够，缺乏主动性，参与意识不强；个别省级中医药管理部门对新型农村合作医疗试点工作情况了解得不多，在政策制定、组织管理等方面参与的较少。二是中医药具有“简、便、验、廉”的特点，在农村有着深厚的群众基础，但目前中医药在减轻农民医疗负担、降低医药费用、方便群众就医等方面的优势发挥的还不够充分。三是农村中医药服务网络不健全，有的县中医医院基础设施较差，中医特色不够突出，不能很好地发挥龙头作用；全国还有25%的乡镇卫生院没有中医科，有的省乡镇卫生院设有中医科的比例甚至不足50%；全国还有不少的村卫生室还不能提供中医药服务。

四是农村中医药人员匮乏，技术水平不高，特别是县乡两级缺乏中医药技术骨干。这些问题都需要我们高度重视，采取有效措施，在下一步工作中认真加以研究解决。

三、以建立新型农村合作医疗制度为契机，全面推进农村中医药工作，提高为农民健康服务的水平和质量

为了推进新型农村合作医疗试点工作健康发展，国务院先后3次召开了专门会议，明确提出要积极探索，加快进度，扩大试点，切实加强制度建设。2006年试点县（市、区）覆盖面由现在的21.7%扩大到40%左右，2007年扩大到60%左右，争取2008年达到80%以上，确保2010年实现基本覆盖农村居民的总体目标。国家将进一步加大支持力度，一方面，从2006年起，中央财政对参合农民的补助由每人10元提高到20元，同时要求地方财政也要相应增加10元；另一方面，将中西部地区中农业人口占总人口比例高于70%的市辖区和辽宁、福建、山东三省享受取消农业税减收补助的83个县（市、区）纳入中央财政补助范围。此外，为了切实把卫生工作的重点放在农村，进一步加强农村医疗卫生基础设施建设，国家还将投入资金开展农村卫生服务体系建设。温家宝总理在国务院第101次常务会议上指出：中央和地方都要把农村卫生服务体系建设纳入“十一五”规划，并制定和实施农村卫生服务体系建设专项规划，到2010年建立起基本设施齐全的农村卫生服务网络，为提高农民的健康提供保障条件。

为了贯彻落实国务院会议精神，卫生部和国家中医药管理局联合下发了《关于在新型农村合作医疗试点工作中充分发挥中医药作用的意见》。各省级中医药管理部门要根据国务院的统一部署，抓住新型农村合作医疗制度的建立和农村卫生服务体系建设所带来的机遇，按照《意见》的要求，并结合当地农村中医药工作实际，加强组织领导，制定切实可行的政策和措施，充分发挥中医药在新型农村合作医疗中的作用，不断满足广大农民对中医药的需求，全面推进农村中医药工作。当前和今后一个时期，要重点做好以下几个方面的工作。

第一，充分认识在新型农村合作医疗中发挥中医药作用的意义。

《中共中央关于制定国民经济和社会发展第十一个五年规划的建议》提出了加强农村公共卫生和基本医疗服务体系建设，基本建立新型农村合作医疗制度和支持中医药事业发展的要求。建立新型农村合作医疗制度，直接关系到我国几亿农民的健康和利益，是医疗服务体制改革的重要组成部分，是中央为解决“三农”问题做出的一项重要决策，对于落实科学发展观，促进城乡协调发展，建设社会主义新农村和全面建设小康社会具有重要的意义。中医药在农村具有较大的服务需求、相对稳定的服务人群和较广泛的服务市场，充分发挥中医药在新型农村合作医疗试点工作中的作用，有利于更好地保障农民健康和减轻农民医疗负担，有利于更好地促进新型农村合作医疗制度的建立和健康持续发展，有利于更好地满足参加新型农村合作医疗的农民对中医药服务的需求。各级中医药管理部门要充分认识在新型农村合作医疗试点工作中发挥中医药作用的重要性，切实履行职能，加强组织领导，创新管理方法，精心组织，扎实工作。

第二，进一步加强组织领导。

各省级中医药管理部门对推进中医药在新型农村合作医疗中发挥作用负有重要责任，要切实加强中医药在新型农村合作医疗中发挥作用的组织领导。要针对建立新型农村合作医疗制度的要求，加快农村中医药服务网络建设步伐，加大农村中医药人员培养力度，进一步拓宽农村中医药服务领域，提高中医药服务能力和服务水平。要加强调查研究，认真做好在新型农村合作医疗中中医药相关数据的基线调查和统计分析；要健全工作机制，注重实际效果。国家中医药管理局在各省新型农村合作医疗试点县中确定了联系点，各省级中医药管理部门也要相应确定各自的联系点，为研究探索在本地区新型农村合作医疗试点工作中充分发挥中医药作用的政策措施、途径和模式积累经验。

各省级中医药管理部门要主动参与当地新型农村合作医疗试点工作方案的制订和具体工作的实施，及时提出制定相关的配套政策和措施的建议；各地卫生、中医药行政管理部门在选择新型农村合作医疗定点医疗机构时，要将符合条件的县级中医医院列为新型农村合作医疗定点机构，将适宜的中医药服务项目纳入补偿范围，将必需的中成药和中草药纳入《新型农村合作医疗基本用药目录》。有条件的地区要积极探索适当提高运用中医药诊疗疾病的补偿标准，积极引导农民群众选择中医药诊疗服务，提高农民健康水平，充分发挥中医药诊疗成本相对低廉的优势。

国家发改委、卫生部、国家中医药管理局联合制定了《农村卫生服务体系建设与发展规划》，要求地方根据中央规划要求编制本地区农村卫生建设与发展规划，制定具体项目建设计划，落实建设资金和政策措施，确保规划整体目标的实现。各省级中医药管理部门要积极主动与本地发改委、卫生等部门沟通协调，争取将农村中医药事业发展纳入本地农村卫生服务体系建设与发展规划，整体建设，协调发展。

第三，进一步完善农村中医药服务网络。

各级中医药管理部门要积极主动地与相关部门沟通协调，将农村中医药服务网络建设纳入当地农村卫生服务体系发展规划，并作为当地农村卫生服务体系的重要内容，坚持“一网多用”的原则，统筹安排，同步建设。

一是要进一步加强县级中医医院（含民族医医院，下同）的建设。县级中医医院承担着大量参合农民的中医医疗服务任务。各地区要按照《中共中央国务院关于进一步加强农村卫生工作的决定》和建立新型农村合作医疗制度的要求，到2010年基本完成县级中医医院房屋、设备的建设改造任务。中央财政在2005年农村卫生基础设施建设项目中安排专项补助资金1亿元，先在中西部7个省国贫县、省贫县、少数民族自治县、边境县4类地区试点，对部分县级中医医院的业务用房进行改扩建。根据农村卫生服务体系建设与发展规划的安排，中央财政将在今后3～5年内对中西部省份上述4类地区的县级中医医院继续进行基础设施改造和建设，各项目省中医药管理部门要认真做好国家项目的落实工作，积极与有关部门沟通协调，加强项目实施的监督管理，确保项目实施取得实效。

要主动适应新型农村合作医疗制度对中医医疗机构新的要求，以保持发挥中医药特色与优势为重点，进一步加强县级中医医院的内涵建设。要充分利用现有的医疗资源，提高使用效率。在提高中医药综合服务能力的基础上，进一步加强中医专科（专病）建设。国家中医药管理局从2004年开始实施了农村医疗机构中医特色专科（专病）等农村中医药服务能力建设项目，这项工作我们还要继续做下去，要通过项目的建设，逐步提高农村中医药服务能力。各省级中医药管理部门要认真做好项目单位的初选、申报和项目管理工作，同时要积极开展省级农村医疗机构中医特色专科（专病）建设项目。

要把县级中医医院对乡村卫生机构开展中医药业务指导的情况，作为考核和评价县中医医院的重要指标，要求中医医院发挥龙头作用，积极开展对乡、村卫生机构的中医药业务指导工作，通过培训、技术合作、巡回医疗、推广中医药适宜技术等有效形式，提高乡村卫生机构中医药业务水平和服务能力。

二是要加强乡镇卫生院中医科的建设。乡镇卫生院是为参合农民提供中医药服务的重要场所。农村卫生服务体系发展规划中明确提出了要加强乡镇卫生院中医科建设的要求，各省级中医药管理部门要配合有关部门认真落实规划要求，按照《乡镇卫生院中医药服务管理基本规范》完成乡镇卫生院中医科的建设，并切实加强监督检查。

三是要加强村卫生室的中医药业务建设。村卫生室中医药业务建设是农村中医药服务网络建设的重要组成部分。各省级中医药管理部门要加强对村卫生室中医药业务建设的指导。每个村卫生室至少要有1名以中医药知识为主或能够提供中医药服务的乡村医生，不断提高他们的业务能力，使其能应用中医药诊疗技术，特别是运用简便价廉、安全有效的中医药方法为广大农民防病治病。

四是要加大农村中医药适宜技术推广力度。农村中医药适宜技术推广工作是充分发挥中医药在新型农村合作医疗中作用的重要途径。各省级中医药管理部门要切实加强对这项工作的组织领导，大力推广简便易行、安全可靠、疗效显著、深受农民欢迎的中医药、民族医药适宜技术，特别是各种中医药非药物疗法；同时，要积极发挥县级中医医院、乡镇卫生院在农村中医药适宜技术推广工作中的作用，探索建立农村中医药适宜技术推广绩效评价标准和调动技术持有者与使用者积极性的激励机制。从现在开始到“十一五”期末，我局将以中医药诊疗技术的规范整理研究为基础，筛选出100项中医药适宜技术向农村推广。各地要认真做好我局筛选的这些技术的推广工作，并在此基础上，组织筛选和推广一些适合本地区农村使用的中医药技术和方法。我局还将继续开展农村中医药适宜技术推广示范地区建设项目，各项目省级中医药管理部门要认真做好项目的实施工作，及时总结经验，加以推广。

五是鼓励多形式办医。在加强农村中医药服务网络建设中，鼓励社会及个人在农村投资兴办中医医疗机构，鼓励中医执业医师到农村个体开业，鼓励城市中医医疗机构到农村办医或向下延伸服务。要打破所有制界限，营造各类中医医疗机构平等参与竞争的环境，对符合条件的民办中医医疗机构应一视同仁，并在政策上给予鼓励，符合新型农村合作医疗定点医疗机构要求的应当纳入。

第四，加快农村中医药人才培养。

各地要继续认真落实国家中医药管理局《关于农村中医药人才培养和队伍建设的实施意见》，切实加强农村中医药人才培养和队伍建设工作的领导与管理，加强政策研究，探讨农村中医药人才培养的方式、途径，建立农村中医药人才培养和队伍建设的激励机制，创造有利于农村中医药人才成长的良好氛围。努力建设一支稳定的、有较高水平的农村中医药队伍。

一是建立健全农村中医药人员培训制度，提高其中医药专业知识与技能。各省级中医药管理部门要制定本省农村中医药人员培训规划，结合本地实际情况，发掘现有潜力，建立培训基地和网络。要教育农村中医药人员树立终身接受教育培训、不断巩固和更新知识、提高实际工作能力的观念。要采取有力措施，创造有利条件，使县、乡两级卫生机构的中医药人员按照《中医药继续教育规定》的要求，接受中医药继续教育培训；以中医药知识为主的乡村医生每两年要接受100学时以上的在岗培训。要按照《乡村医生从业管理条例》的有关规定，把中医药知识与技能的培训纳入乡村医生在岗培训计划，并与农村中医药适宜技术推广工作结合起来，以切实提高乡村医生运用中医药诊疗方法防治常见病、多发病的实际能力。

二是要继续抓好农村中医药人员的学历教育，不断提高农村中医药人员的学历层次。国家中医药管理局将继续实施乡村医生中医专业中专学历教育项目，并适当提高补助标准，加大补助力度，扩大补助范围。各级中医药管理部门要提出并落实农村中医药人员的学历教育计划。建立一批以中医药院校为主体的学历教育基地，用3到5年时间使更多的农村中医药人员达到中专及以上学历层次。要协调承担任务的相关院校、单位进行教学改革，根据农村在职、在岗中医药人员的需求，研究适宜的培养方式，以保证教育质量，包括实行弹性学制，允许农村中医药人员分阶段完成学业等。

三是要采取多种形式，加强乡镇卫生院中医临床技术骨干培训。国家中医药管理局将继续实施乡镇卫生院中医临床技术骨干培训项目。各省级中医药管理部门要切实加强项目的组织与领导，总结经验，不断完善培训计划，加强项目实施的监督与管理，确保项目取得实效。同时，要结合本地实际，采取多种形式，积极组织和开展乡镇卫生院中医临床技术骨干培训，力争到“十一五”末，每个乡镇卫生院中医科均有一名能够熟练运用中医药诊疗技术的中医临床技术骨干，为农民提供满意的中医药服务。要认真总结已遴选出的310名全国农村基层优秀中医的成才规律及临床经验，宣传并推广他们的成才规律和突出事迹，充分调动农村中医药人员钻研业务、提高服务水平、扎根农村基层的积极性。

四是通过城市支援农村，带动农村中医药人员的技术培训。为进一步加强农村卫生工作，卫生部、财政部、国家中医药管理局共同组织实施了“万名医师支援农村卫生工程”。各省级中医药管理部门要按照《“万名医师支援农村卫生工程”实施方案》的要求，切实加强组织领导，认真做好工程实施的监督管理和总结评估工作，确保取得实效，并为进一步扩大范围提供有益经验。各省级中医药管理部门要以“万名医师支援农村卫生工程”的实施为契机，研究制定本地区的城市支援农村中医药工作具体计划。在工作计划中，要将农村中医药人员的技术培训作为重要内容，通过组派城市中医医师到农村基层临床带教，组织举办专题培训班、技术推广班，安排农村基层中医药人员进修学习及人员结对、跟师学习等多种形式，切实提高农村中医药人员的服务能力和服务水平。

第五，重视做好农村民族医药工作。

民族医药与中医药共同构成了我国独特的传统医药学，在广大农村特别是民族地区有着不可替代的作用。各地在选择新型农村合作医疗定点医疗机构和确定补偿诊疗项目和药品时，要将民族医药纳入其中，充分发挥民族医药在新型农村合作医疗中的作用。各地也要结合中央对4类地区民族医医疗机构基础设施建设项目，切实加强本地区民族医医疗机构的建设，重点加强民族医特色专科（专病）建设，提高乡村民族医药人员的素质；继续做好名老民族医药专家学术经验继承工作和民间单方、验方的挖掘、整理工作，积极有效地推广适合农牧区使用的民族医药适宜技术。

第六，加强农村中医药的监督管理

一是要依法加大监督管理力度。各地要认真贯彻执行《执业医师法》、《中华人民共和国中医药条例》、《医疗机构管理条例》和《乡村医生从业管理条例》等有关法律法规，加强农村中医医疗机构、中医药从业人员、中医诊疗技术的准入管理。当前，要按照卫生部等7部委局打击非法行医专项治理工作的要求，切实加强中医医疗市场监督管理，严厉打击各种非法行医活动、中医医疗机构出租、承包科室和违法虚假中医医疗广告行为，规范医疗服务市场，保证广大农民群众的医疗安全。要在“医院管理年”活动中，完善各项规章制度和质量管理规范，加强对中医医疗机构服务行为和费用的监管，严格控制定点中医医疗机构平均住院费用、平均门诊费用的上涨。要加强农村医疗机构中药使用管理，以保证人民群众用药安全。对乡村中医药技术人员自种、自采、自用中草药，各地要结合当地具体情况，与有关部门探索制定“三自”药物的质量、价格等方面的管理办法，国家中医药管理局也正会同有关部门研究组织制定有关规定，同时对以师承方式学习中医药和民族医药及多年实践医术确有专长的中医、民族医从业人员的执业资格问题进行调研，研究解决办法。

二是要加强监督检查和效果评估。《中国农村初级卫生保健发展纲要（2001～2010年）》对农村中医药工作提出了具体考核指标，目前时间已近半，各级中医药管理部门要抓紧建立初级卫生保健中医药分级监测和评估制度，将初级卫生保健有关中医药统计指标纳入常规统计和调查，及时、准确反映实施情况，为决策提供科学依据。国家中医药管理局将对全国初级卫生保健中的中医药工作的实施实行定期和不定期的监测评估。同时，各省级中医药管理部门也要对已安排部署的其他农村中医药工作和下发的有关文件的贯彻落实情况进行督察。要建立监督检查和效果评估制度，确保各项任务落到实处。

这里，我还要重点强调一下中医药防控人感染高致病性禽流感工作。禽流感疫情的严峻形势，已引起全球的广泛关注。从国内情况看，今年已有青海、新疆、西藏、内蒙、安徽、湖南、辽宁7个省区的个别乡村先后发生禽流感疫情，并呈现出以下特点：一是对人类的威胁不断加大，去年我国禽流感疫情属于多点散发，每一起规模较小，造成的危害也较小，今年有所不同，有些疫情规模较大、覆盖面广，为有效防控人感染禽流感造成困难；二是防控人流感和防控禽类疫情交织在一起；三是防控世界流感大流行已成广泛共识，如果我国防控疫情做得好，特别是做好人感染禽流感的防控工作，就是对全球防控工作的一大贡献；四是禽流感防控的薄弱环节在农村。禽流感主要发生在农村，农村卫生条件差，农民自我保护意识不强，基层农村卫生防疫人员意识较差，尤其是乡村两级缺乏疫情监测人员，因此，加强农村疫情监测力量，构建农村疫情监测网络，落实疫情报告制度和应急机制，是当前的主要任务；五是有些地方对人禽流感防控工作不重视，措施不落实。为防止禽流感向人间传播，做好人感染高致病性禽流感的应对工作，卫生部于11月7日召开了全国卫生系统防控人感染高致病性禽流感工作电视电话会议，部署了防控工作。高强部长在讲话中提出了确保做到人感染高致病性禽流感疫情不造成大面积传播和维护正常的社会经济大局及社会稳定的目标，指出防控人感染高致病性禽流感，一要靠法治，二要靠科学，三要靠群众，四要靠广大医疗卫生工作者。目前，禽流感疫情还未完全控制，仍然存在向人间传播的危险，各省级中医药管理部门要充分认识做好人感染高致病性禽流感防控工作的重要性和紧迫性，要从政治和全局的高度认识防控工作的重要性，增强责任感、使命感，高度重视、加强领导、落实责任、健全队伍、提高能力。要认真贯彻落实电视电话会议精神，在国家和当地防控人感染高致病性禽流感工作的总体部署下，切实加强中医药防控，人感染高致病性禽流感工作的组织领导。要加强与相关部门的协调和配合，在联防联控机制中发挥作用；要提出本地区中医医疗机构防控人感染高致病性禽流感工作具体要求和措施，并切实加强监督检查，抓好落实；要加大宣传教育力度，提高中医医疗机构和人员“早发现、早报告、早控制、早治疗”的“四早”意识；要组织精干的中医药专家队伍，加强中医药防控人感染高致病性禽流感的临床研究和人员培训，发挥中医药防控人感染高致病性禽流感的作用。

同志们，在新型农村合作医疗中充分发挥中医药作用，是摆在我们面前的一项重大任务，是各级卫生、中医药管理部门的重要职责。我们必须从落实科学发展观、统筹城乡发展、构建和谐社会和实现全面建设小康目标的高度，充分认识发展农村中医药事业的重大现实意义和深远历史意义。任务光荣而艰巨，我们一定要抓住机遇，开拓进取；扎实工作，务求实效，全面推进农村中医药事业发展，为保障和促进广大农民的身体健康作出应有的贡献！

国家中医药管理局副局长吴刚在落实新型农村合作医疗试点工作暨农村中医药工作会议上的总结讲话

（2005 年 11 月 11 日）

同志们：

落实新型农村合作医疗试点工作暨农村中医药工作会议就要结束了。这次会议是在中央十六届五中全会，提出制定国民经济和社会发展第 11 个 5 年规划的建议，新型农村合作医疗试点工作进入关键时期的形势下召开的。这次会议之前，国务院在江西南昌召开了第三次全国新型农村合作医疗试点工作会议，吴仪副总理在会上发表了重要讲话。吴仪副总理在讲话中充分肯定了两年多来各地的试点工作，总结了 3 大成绩，概括了 3 个基本经验，指出了存在的 3 方面问题，同时也明确了今后扩大试点覆盖面、提高财政补助标准、探索解决 6 大难题等重点任务。这次会议佘靖副部长兼局长所作的工作报告，对中医药在新型农村合作医疗中的地位和所发挥的作用进行了总结，对如何贯彻落实新型农村合作医疗试点工作及今后的农村中医药工作，进行了部署。根据会议的安排，我受佘靖副部长的委托，对会议做一个简要的总结。

一、会议的基本情况

这次会议对于认真分析当前农村中医药工作形势，明确中医药在新型农村合作医疗中的地位和作用，进一步统一思想，振奋精神，全面推进农村中医药事业的发展，具有重要的意义。

与会代表普遍认为，这次会议开得非常必要和及时，会议主题鲜明，任务明确。大家对佘靖副部长兼局长的工作报告给予了高度评价和充分肯定。认为报告既充分肯定和总结了这些年来农村中医药工作所取得的成绩和经验，又指出和分析了农村中医药事业发展过程中存在的深层次矛盾和问题；对中医药在新型农村合作医疗中发挥的作用所进行的总结，全面客观，实事求是；对当前农村中医药工作面临形势的分析，透彻准确，对今后工作的部署，目标明确，要求具体，具有很强的指导性和可操作性。

会议期间，内蒙古卫生厅、吉林省中医药管理局等 8 个省级中医药管理部门，河北省承德市、山东省威海市等 5 个地方人民政府以及江苏省昆山市中医院、重庆市万县中医药学校共 15 个单位，进行了典型发言，全面介绍了他们在发挥中医药在新型农村合作医疗中的作用，推进农村中医药事业发展方面所做的工作和取得的成绩与经验。内蒙古卫生厅注重发挥蒙医蒙药的优势与作用，为广大农牧民服务，取得了可喜的成绩，得到了广大农牧民的肯定和喜爱；吉林省中医药管理局紧紧抓住国务院首批确定的全国新型农村合作医疗 4 个试点省之一的机遇，找准位置，积极参与，充分发挥中医药在新型农村合作医疗中的作用，取得了明显的成效；黑龙江省中医管理局、湖南省中医管理局以农村中医药人才培养作为重点，全面实施农村中医药人才培养战略，为中医药在新型农村合作医疗中充分发挥作用打下了坚实的基础；山东省卫生厅、浙江省中医药管理局通过切实加强对农村中医药工作的组织领导和相关政策制定，使全省的农村中医药工作步入良性发展轨道；江西省卫生厅以农村中医工作先进县建设为抓手，实施了县抓龙头，乡抓专科，村抓两法，医药结合战略，完善和健全了农村中医药服务网络；四川省中医药管理局健全省市州两级中医药管理机构，并以此为依托，切实加强管理，规范建设，使全省农村中医药工作得到快速发展；河北省承德市、山东省威海市、北京市大兴区人民政府将发展农村中医药事业作为重要职责，紧紧抓住全国农村中医工作先进地市（区）创建工作的契机，通过组织领导到位、政策扶持到位、资金投入到位，切实加大支持力度，为农村中医药工作创造了良好的环境；江西省修水县人民政府、湖北省公安县人民政府高度重视在新型农村合作医疗试点工作中发挥中医药的优势与作用，通过政府领导、政策引导，夯实基础等扎实有效的工作，使大家看到了中医药在新型农村合作医疗中是可以发挥优势和作用的；江苏省昆山市中医院组建农村中医医疗集团的实践，为我们提供了很好的借鉴和经验；重庆万县中医药学校找准定位，面向“库区”，服务“三农”，探索出了为发展农村中医药事业培养用得上、留得住的农村中医药人员的成功之路。

会议期间，代表们还参观了北京市大兴区中医院、大兴区半壁店乡镇卫生院和西研堡社区卫生服务站。大兴区快速发展的中医药事业及他们在推进农村中医药工作所作的有益探索和取得的成绩，给代表们留下了深刻的印象。

与会代表在认真学习中央领导讲话及全国新型农村合作医疗试点工作会议精神的基础上，对佘靖副部长兼局长的工作报告进行了认真的学习和讨论，讨论既坦诚又热烈。大家畅所欲言，既交流了经验，研究提出了问题，同时也对今后的工作提出了很好的意见和建议。刚才，3个小组的召集人分别向大会汇报了分组讨论的情况，我们会把大家所提的意见和建议进行认真的归纳整理，并结合到我们的相关政策制定和实际工作中去。

两天的会议时间虽然短暂，但收获很大。会议进一步增强了信心，鼓舞了士气，统一了思想，理清了思路，明确了任务。会议充分体现了团结紧张和求真务实的作风，开得很成功，达到了预期的目的。

二、需要进一步强调的几个问题

一是要切实提高认识，抓住机遇，全力推进农村中医药事业的快速发展。农业、农村和农民问题，是我国经济发展和现代化建设的根本性问题。党中央、国务院高度重视“三农”问题，在刚召开不久的十六届五中全会上，《中共中央关于制定国民经济和社会发展第十一个五年规划的建议》提出了“建设社会主义新农村”的战略任务，要求今后一段时期“加强农村公共卫生和基本医疗服务体系建设，基本建立新型农村合作医疗制度”和“支持中医药事业发展”。党和政府高度重视农民健康和农村卫生工作，在政策上予以倾斜，在资金上大幅度增加投入，农村卫生事业迎来了最好的发展机遇期。中医药工作是我国卫生工作的重要组成部分，农村中医药工作是我国中医药工作的重点。加强农村中医药工作，提高广大农民健康水平，是建设中国特色社会主义卫生事业的重要内容。充分发挥中医药的优势和作用，对维护和增进农民健康，降低农民医疗费用，减轻农民负担，促进新型农村合作医疗制度的建立和健康持续发展具有重要的现实意义。农村是继承发展中医药的重要阵地，作为中医药管理部门，我们必须把加强农村中医药工作作为一项重要任务，抓紧抓实，抓出成效。我们要深刻认识到当前农村中医药工作面临的形势，不断增强做好农村中医药工作的紧迫感和历史责任感，抓住机遇，扎实苦干，为维护和增进农民健康作出新的贡献。

二是认真做好会议的贯彻落实工作。这次会议是自1994年召开全国农村中医工作经验交流会议以来召开的又一次全国性农村中医药工作会议。10多年来，我国经济社会发生了翻天覆地的变化，农村中医药工作面临的形势、任务和基础也发生了深刻的变化。这次会议充分强调了在新型农村合作医疗中充分发挥中医药作用的重要性，突显了农村中医药工作面临的机遇和挑战，理清了下一步农村中医药工作的思路和主要任务。各地回去后，要认真向本地政府和卫生行政部门汇报和沟通此次会议精神，争取他们对农村中医药工作的更多理解和支持，确保中西医并重的方针在农村中医药工作中得到更好的体现；要认真做好会议精神，特别是佘靖副部长兼局长工作报告的学习宣传工作，使全行业、全社会更进一步重视中医药在新型农村合作医疗中作用的发挥，关心、支持农村中医药事业的发展；要结合本地农村中医药工作的实际，因地制宜，实事求是，认真研究制定本地贯彻落实此次会议精神的工作计划，创造性地开展工作，务求取得实效。

三是重视政策研究和统计信息工作，不断提高管理水平。政策研究和统计信息工作是提高行业管理水平的重要基础性工作。在前不久我局组织的专项督察工作中，我们也深深感觉到农村中医药的政策研究和统计信息工作基础还十分薄弱，不能适应新的形势和新的任务要求。这个问题既有主观原因，也有客观存在的现实困难。我局将进一步加大这方面的工作力度，在我局的政策研究工作中，每年至少开展一个有关农村中医药工作的专题研究项目，同时要支持一些有好的农村中医药政策研究方向的省市开展这方面的研究工作；我们还将积极协调卫生部、国家统计局等部门，组织有关力量，切实加强农村中医药统计信息工作。各地也要采取有力措施，对农村中医药工作中的一些热点、难点问题开展专项性调查研究，特别是中医药在新型农村合作医疗试点工作中发挥作用的基础性信息统计和经济学评价研究，为农村中医药事业的发展提供政策理论支撑和科学依据。

四是认真总结经验，抓好典型，以点带面。抓典型，抓示范，抓试点，深入总结点上成功的经验，并用点上的经验指导面上的工作，是加强农村中医药工作的有效途径和方法，并能够有力地推动农村中医药工作的发展。全国农村中医工作先进县建设等工作的实践已经充分证明了这一点。这些年来，我们在农村中医药工作方面取得了不少的成绩，各地也富有创造性地开展了许多工作，积累了丰富的经验，但我们在经验的总结、典型的发现树立方面，做得还很不够。我们要学会善于总结和推广经验，善于发现和树立典型，特别是要善于总结和推广新型农村合作医疗试点地区充分发挥中医药作用好的经验和做法。凡是那些经得起实践的检验，对农村中医药工作有较大推动作用的示范项目，我们都要坚定不移地坚持下去。我们还要积极探索开展更多新的示范项目，以推动农村中医药工作的深入开展。同时，我们在工作中也要避免急功近利、好大喜功的工作作风，在示范项目的选择、典型的树立方面要坚持求真务实的原则，要注重发挥典型示范的带动作用。

五是抓好文件落实，加强项目监管。自2002年中共中央、国务院召开全国农村卫生工作会议以来，中央及各有关部委制定了一系列关于加强农村卫生工作、新型农村合作医疗试点工作等方面的文件。根据中央精神，我局也相继制定下发了贯彻实施意见和管理规范，对农村中医药人才培养、新型农村合作医疗工作中发挥中医药作用和乡镇卫生院中医科建设等工作提出了具体要求，各省级中医药管理部门要认真抓好这些文件精神的贯彻落实工作，要结合本地实际，认真制订工作计划，真正把工作落到实处。同时，各级中医药管理部门还要切实加强农村中医药相关项目的监督与管理。近两年以及今后一段时间，国家在农村卫生工作中的投入不断加大，我局安排的农村中医药项目也不断增加，经费投入相继提高，这充分反映了党和国家对农村中医药事业的关心和支持。各级中医药管理部门不仅要积极争取项目，更重要的是要把项目管好，充分发挥项目的作用。要充分认识实施这些项目的重要意义，对正在实施和即将实施的农村中医药项目切实加强监督与管理，严格按照项目的目标要求设计方案、组织实施，协调好各部门之间关系，加强过程监管和评估，不断完善项目管理措施，充分发挥这些项目的示范带动作用，推动本地农村中医药事业的发展。

六是要认真做好中医药人感染高致病性禽流感的防治工作。

佘靖副部长在工作报告中已对中医药人感染高致病性禽流感的防治工作进行了部署，各省级中医药管理部门要按照佘部长的要求，认真抓好落实。党中央、国务院领导高度重视禽流感防控工作，采取了一系列措施来减轻疫情对经济社会发展的影响。胡锦涛总书记和温家宝总理先后就防控工作作出重要指示，11月8日，温家宝总理还专程赴辽宁省黑山县视察疫情，并再次就防控工作作出指示，充分体现了党中央、国务院对人民健康和生命安全的高度关心。为防止禽流感向人间传播，做好人禽流感的应对工作，卫生部多次下发文件并和我局共同制定印发了相关技术方案，这次又召开了专题电视电话会议。各省级中医药管理部门要高度重视人禽流感防治工作，认真贯彻落实卫生部电视电话会议及有关文件精神，积极参与和应对，注重在人禽流感防治工作中切实发挥中医药的作用。一是要密切关注禽流感疫情发生情况，及时掌握禽流感疫情的相关信息，特别是人禽流感疑似病例的情况以及中医药在临床诊疗过程中的参与情况。要加强与有关部门沟通与配合，在有关组织领导机构和专家组中要有中医药人员参与，并建立良好的沟通协调机制，保证信息的畅通和及时。二是各省已组建了人禽流感防治中医药专家组，要按照昨晚会议的部署，充分发挥专家组的作用，及时收集有关人禽流感防治信息，参照卫生部和我局制定的人禽流感防治技术方案，结合当地实际情况，研究制定本地区人禽流感中医药防治诊疗方案，并指导各中医医院和中医药人员开展人禽流感防控工作。三是要切实加强人员培训，组织辖区内中医医院开展传染病防治基本知识和人禽流感防控知识的全员培训，对重点岗位的专业技术人员进行强化培训。培训工作要注重实效，不能走过场，不能留死角。四是要进一步加强对辖区内中医医院传染病防治工作的监督检查，强化发热病人预检分诊，规范服务流程，消除隐患，从医院管理各个环节全面落实人禽流感防控的各项措施。

同志们，这次会议得到了北京市人民政府、北京市中医管理局、大兴区区委、区政府等单位的大力支持，经过大家的共同努力，会议取得了圆满的成功。在会议即将闭幕之际，请允许我代表与会全体同志向北京市人民政府、北京市中医管理局、大兴区区委、区政府表示衷心的感谢，向新闻媒体的朋友们表示衷心的感谢，向大会全体工作人员表示衷心的感谢！我也代表国家中医药管理局向国务院各部委的领导对农村中医药工作的关心和重视，对国家中医药管理局工作的帮助和支持表示衷心的感谢，谢谢大家！

祝各位代表返程一路平安。

保持特色 发挥优势 促进中医药事业全面协调发展 为人民健康服务

——卫生部副部长兼国家中医药管理局局长佘靖在保持发挥中医药特色优势工作经验交流会上的讲话

（2005年12月8日）

同志们：

这次会议是围绕保持中医药特色、发挥中医药优势进行工作经验交流。今天上午和刚才共有20个单位作了大会发言，另外还有20多个单位进行书面交流。大家分别从医疗、教育、科研和管理等方面，交流了近年来在保持发挥中医药特色优势方面的思路、做法、成效和经验体会，并对如何保持发挥中医药特色优势，促进中医药事业发展提出了很好的建议。我认为大家讲得很好。大家以党的十六大和十六届五中全会精神为指导，坚持科学发展观，结合中医药事业发展的实际情况，研究探讨在新形势下保持发挥中医药特色优势的问题。通过这次会议，我们要坚定信心，进一步提高对中医药特色优势的认识，理清保持发挥中医药特色优势的思路，研究落实保持发挥中医药特色优势的措施。这对当前及今后一个时期中医药工作的开展具有非常重要的指导意义。

下面，我讲几点意见，供大家讨论研究参考。

一、近年来保持特色发挥优势的基本状况

（一）保持发挥中医药特色优势有了较好的政策环境

党和政府十分重视中医药工作。《中华人民共和国宪法》提出“发展现代医药和我国传统医药”，确立了发展中医药的根本法律地位。党的三代领导人就中医药发展分别做出过重要批示，近年来党中央、国务院从经济社会协调发展的高度，更加重视中医药工作，以胡锦涛同志为总书记的新一届中央领导集体多次批示强调要充分发挥中医药在防病治病中的作用。2003 年 10 月 1 日正式施行的《中华人民共和国中医药条例》明确提出，要进一步保持发挥中医药特色优势。在有关部门支持下，《传统医药法》的立法工作已经起步，并完成了草案的研究起草。在《执业医师法》中，对以师承方式学习传统医学以及经多年实践医术确有专长人员参加医师资格考试，做出了特别规定。在中医执业医师资格考试中，进一步调整了考试内容，使中医药的基本理论、基本知识、基本技能达到 80%，并在实践技能考试中，区分具有规定学历、师承和确有专长人员，分别命题，区别对待，对于师承和确有专长人员强调中医临床实践能力。各地为促进中医药的发展，积极加强中医药的立法工作，截至目前有 24 个省份制定了地方中医药发展条例。这些都为进一步保持发挥中医药特色优势奠定了良好的法律基础。

在国民经济和社会发展第十个五年计划中，国家明确提出了“大力发展中医药，促进中西医结合”等战略任务，许多省份把中医药的发展纳入了当地的规划中。《中国农村初级卫生保健发展纲要（2001～2010 年）》中确定了中医药工作指标。在城镇职工基本医疗保险制度改革中，明确规定符合条件的中医医疗机构可作为医保定点医疗机构，并适度扩大了中药报销范围。在新型农村合作医疗试点工作中，将中医药服务项目和中药纳入报销范围。在发展城市社区卫生服务中，强调各社区卫生服务机构要积极采用中医药、中西医结合与民族医药的适宜技术。2002 年国务院办公厅转发了科技部、国家中医药管理局等八部委联合制定的《中药现代化发展纲要》，国家发改委、财政部、科技部等有关部门实施了一系列专项，有力地推动了中药现代化进程。据对 25 个省份的资料统计，2002～2004 年间在中药现代化方面的科技投入接近 13 亿元，引导企业与社会资金约 140 亿元；广东、四川、贵州、吉林等 14 个省建立了中药现代化科技产业基地。这些措施为进一步发挥中医药的特色优势提供了政策保障。

（二）中医药事业的发展为保持发挥中医药特色优势提供了较好的基础条件

党和政府制定的一系列中医药方针政策，有力地促进了中医医疗、教育、科研工作的快速发展。2004 年，全国有中医医院 2973 所，中医医院床位数达到 30 余万张，门诊服务量达到 2.2 亿多人次，出院近 560 万人。90% 以上的综合医院也都设有中医、中西医结合或民族医科，2004 年的门诊服务量为 5700 多万人次，占综合医院门诊人次的 6.6%，列各临床科室的第五位。根据有关统计资料和监测研究报告，近年来中医的门诊服务量和住院服务量显著增长；中医医院的收治病种大大增加，按国际疾病分类（ICD－10）统计，2004 年达到了 9213 种，古 ICD－10 中总病种的 82.83%，住院病人的中医、中西医结合治疗率与 1994 年相比基本持平（1994 年为 69.85%，2004 年为 66.20%）。在农村有 1488 所县中医医院，75% 的乡镇卫生院有中医科，50% 以上的村卫生室可提供中医药服务。在实行新型农村合作医疗的 641 个试点县中，具备条件的县中医医院都被列为定点医院，所有试点县适宜的中医药诊疗项目纳入了报销范围，都把中药列入了新农合的报销药品目录。在城市有 89% 的社区卫生服务中心和 50% 的社区卫生服务站可提供中医药服务。高等中医药院校（含民族医药院校）有 32 所，中等中医药学校有 45 所，52 所综合院校和 184 所卫生学校开设了中医专业。中医类执业医师（含助理医师）45 万余人。独立的中医药科研院所有 100 个，专职科研队伍 1 万多人，具有一定的基础设施和支撑条件，形成了全社会多学科、多部门参与中医药科研的格局。中药产业不断发展。全国建立了 448 个中药材种植基地，规范化种植面积有 1424.4 万亩。有 17 个省（区、市）研究制定了 202 种中药材生产质量管理规范（GAP）和生产技术标准操作规程（SOP），建立了 122 种中药材质量控制方法。中成药已有 47 种剂型、近 9000 个品种，中药工业企业有 1400 多家，中药商业法人机构 11000 多个，商业网点 35000 多个。自 1997 年以来中药工业产值年均增长超过 20%。到 2004 年，国家共投资建设了 3 个中药药物非临床试验中心（GLP）、4 个中药药物临床试验中心（GCP）、3 个中药药理规范化实验室、4 个“国家中药工程技术研究中心”和 4 个“国家中药工程研究中心”，国家中医药管理局在全国引导建立了 135 个示范性的中药规范实验室，另对 14 省（区、市）调查资料显示，组建省级中药筛选安全性评价和临床研究中心 77 个，各类重点实验室和研究室 21 个，中药工程中心 15 个。一批适宜的高新技术、方法和装备在中药工业生产中得到应用。可以说，到目前为止，中医药的医疗、教育、科研及中药生产、经营等有了一定的规模，为保持发挥中医药特色优势提供了重要的基础条件。

（三）加强对保持发挥中医药特色优势的宏观指导和管理

近年来，国家中医药管理局先后出台了《关于进一步加强中医药继承发展工作的意见》、《关于进一步加强农村中医药工作的意见》、《关于在新型农村合作医疗试点工作中充分发挥中医药作用的意见》等一系列指导性文件，研究制定了《中医医院管理评价指南（试行）》、《乡镇卫生院中医药服务管理基本规范》、《社区卫生服务中心中医药服务管理基本规范》、《中医药继续教育规定》等管理性规范，组织制定了《中医疾病分类编码标准》、《中医临床诊疗术语》、《中医病证诊断疗效标准》等一批技术性标准规范，以进一步加强保持发挥中医药特色优势的指导和管理。在《中医医院管理评价指南（试行）》中，特别强调了要突出中医药特色、发挥中医药优势，涉及的相关指标共有52条，国家中医药管理局在医院管理年活动督导中对专科建设情况进行了重点检查。同时，组织开展了对在新型农村合作医疗中发挥中医药作用为主要内容的专项督察。各地中医药管理部门也加强了对中医药特色优势的指导和管理。如河北、宁夏等省级中医管理局制定了中医医院中医药特色优势评价办法，并在组织评估后将结果进行公示。河南省中医管理局就加强对具有中医特色优势的病证管理，对各级中医医院提出了具体的要求。各省级中医药管理部门在医院管理年的评估检查中，把突出特色优势作为评价中医医院医疗服务质量的重要内容。各省（区、市）在专业技术职务任职资格的评审，医疗、教育、科研机构的评估，科研课题立项、成果鉴定等方面，坚持同行评议，成立了专门的中医药评审、鉴定组织等，以更好地按照中医药的特点和规律进行管理。

（四）组织实施一批重大项目，促进中医药特色优势的保持和发挥

开展重点学科、专科建设。“十五”期间实施局重点学科建设，明确提出要以继承发扬中医药特色优势为基础，以加速中医药学术发展和人才培养为目标，以提高临床疗效为核心，建立科学、合理的结构和完善的学科体系，形成一批高水平的中医药临床、教育和科研基地，推动中医药学术进步，培养高层次中医药人才。2002年启动的新一轮建设，共有24个学科的78个建设点，涉及基础、临床、中药三大类，注重了基础与临床的同步发展，中医与中药的统筹兼顾，而各学科的建设均要围绕提高中医药临床疗效这个核心。经过3年多的建设，各学科点明确了稳定的研究方向，系统整理了与学科建设有关的文献，初步完成了本学科内涵外延的界定，提出了一批新的观点、假说，形成了一批有价值的研究成果，培养了一批中青年学科骨干和高层次人才，整体提升了学科在医疗、教育、科研、管理等方面的创新能力。

组织局“十五”重点专科（专病）项目建设，共有112家中医、中西医结合医院的160多个项目纳入建设范围，涵盖20多个主要临床专科。经过项目建设，许多专科的建设规模快速发展，服务量显著提高，特色优势更加突出。许多省级中医药管理部门也组织了重点专科建设工作，如安徽、福建、河南、广西、甘肃等省份，根据当地特点，选择一批有优势的专科作为省级重点进行支持，带动了许多中医医疗机构的发展。同时，在建设重点专科的基础上，一些地区和医院围绕保持发挥中医药特色优势这一主题，创造性开展工作。如四川省组织实施了精品中医医院建设试点工作，通过几年的努力，在全省建设一批中医药特色优势突出的中医医院。上海中医药大学附属曙光医院将最具有中医特色诊疗方法的学科与具有中医优势疗效的专科进行组合，建立传统中医诊疗中心，经半年的实践已初步显示了独特的优势，病区中医治疗率达到86.15%。

开展老中医药专家学术经验继承工作，加强优秀临床人才培养。开展了三批全国老中医药专家学术经验继承工作，共遴选出指导老师1603人次，培养出继承老中医药专家学术思想及特色的中医临床和中药技术人才2285名，绝大多数学术继承人已成为临床一线的骨干力量。17个省（区、市）相继开展了省级名老中医药专家学术经验继承工作，共遴选了指导老师878人次，培养1322名学术继承人；一些地市及不少中医医院也积极组织了跟师学习活动，广东省中医院还实施了“跨地区拜师”，聘请全国26名著名中医专家为本院带教54位高徒。

实施“十五”国家科技攻关计划名老中医学术思想、经验传承研究课题。这是传统方法与现代方法结合、回顾性研究与前瞻性研究结合、个体经验总结与群体规律探索结合的继承工作，要将百名有独到学术思想、临床疗效突出的名老中医的学术见解和临床经验进行研究提炼，研究其辨证思维特点，分析挖掘其取得疗效的共性规律，探索研究建立个体化诊疗的疗效评价方法和中医临床经验的传承方法。中国中医药科技开发交流中心吸引社会资金，筹备成立中国中医名医名药基金会，并负责管理有关企业数千万元的专项资金，专门用于名老中医专家及其所献方药的研究开发和诊疗技术推广。上海、江西、吉林等地由政府出资，建立了名老中医工作室，充分发挥老专家作用，加强中医药学术传承，发挥了很好的示范作用。

组织举办全国名老中医专家临床经验高级讲习班。在邓铁涛、任继学等名老中医药专家的倡导下，国家中医药管理局自1999年开始，先后组织举办了8期讲习班，全国各个省（区、市）以及香港、澳门、台湾共有2450多人参加了学习。

实施优秀中医临床人才研修项目。2004年选拔了215名中医主任医师进行重点培养，通过学习经典、

名师指导、刻苦钻研及临床实践，增强服务观念，切实提高应用中医防病治病的能力与疗效。北京、河北、山东、广东等9个省（市）开展了省级优秀中医临床人才培养项目，共有546人接受培训。

与此同时，许多中医药院校认真总结师承教育的特点，积极探索师承教育与现代院校教育的有机结合。福建中医学院挑选优秀本科学生开办了中医学专业师承班；山东中医药大学在七年制学生中择优实行传统型中医人才培养；长春中医学院成立师承班导师组，对选拔出的优秀临床型硕士研究生进行临床轮转跟师学习；北京中医药大学在远程教育试点中，指定临床教学医院，采用自愿结合方式引入师承教育等。

开展农村中医药人才培养，推广中医药适宜技术。自“九五”以来，国家中医药管理局通过各种途径和有效措施，对10000名乡村医生进行中医药知识与技能的培养，对4000名乡镇卫生院中医临床技术人员进行系统的中医药知识和临床业务技能培训。各省（区、市）结合本地特点，也相继开展了本省的农村中医药人员培养项目，如山东省实施“5155”农村中医药人才培养工程，云南省实施乡村医生中医药知识培训双挂钩的“植根计划”。

从2000年开始组织实施了中医临床诊疗技术整理与研究项目，先后遴选临床诊疗项目206项，目前已有近百项进行了验收并正在组织推广。吉林、山东、河北等省中医管理局组织了本省中医临床诊疗技术项目的整理与研究，许多中医单位积极开展诊疗技术的整理工作。国家中医药管理局在河北承德市等7个地区实施了农村中医药适宜技术推广示范地（市）建设项目，积极探索中医药适宜技术推广的模式和有效机制。各地中医药管理部门也不断加强对中医药适宜技术的筛选和推广工作，扩大中医药适宜技术在农村基层的使用范围。如山东等省在全省范围内组织开展了农村中医药适宜技术推广工作，并取得了较好的效果。

开展中医药科学研究。加强文献整理挖掘，组织开展了“中医古文献数字化关键技术研究”，现已整理完成中医古籍800种，有500种正在整理之中，初步建立了中医古籍数据库，实现了古籍文献数字化，开始了网络运行服务。在重点学科建设中，通过对与学科相关文献的系统整理，为各学科内涵外延的界定提供了有力的依据。

加强中医药基础理论研究。国家科技重点专项“方剂关键科学问题基础研究”，组建了组方配伍研制现代中药的新模式，搭建了关键技术平台，取得了阶段性成果。“证候规范与疾病、方剂相关的基础研究”正在进行中。2005年，“中医药基础理论研究”首次作为专项列入了国家“973”计划，为深入开展中医药理论研究提供了较好条件，目前已有中医基础理论整理与研究、络病学说与针灸理论的基础研究、方剂配伍规律研究等3个方面的项目开始启动。

加强临床研究。在重大疾病研究方面，探讨了小儿肺炎、IgA肾病、艾滋病以及更年期综合征的中医证治规律以及抑郁症常见的中医证候标准；建立和完善了中风病急性期、IgA肾病、Ⅲa－Ⅳ期非小细胞肺癌以及冠心病介入治疗后再狭窄（RS）等疾病的疗效评价方法和评价标准；采取临床多中心试验随机对照研究，形成了较为完善的中风急性期、糖尿病微血管病变、IgA肾病、Ⅲa－Ⅳ期非小细胞肺癌、更年期综合征、类风湿关节炎、帕金森病、小儿肺炎等疾病的中医综合治疗方案。中国中医研究院“血瘀证与活血化瘀研究”项目荣获国家科技进步一等奖，较好地展现了中医药的特色优势。在2003年“非典”防治工作中，58%的确诊病例使用了中药，中医药特色优势得到有效发挥，取得了良好的效果，世界卫生组织的专家在对我国中医药参与防治“非典”进行了分析、评估后，做出了中医药防治“非典”是“安全、具有潜在效益”的评价，认为中西医结合治疗“非典”的经验可以作为其他国家防治急性传染病的参考。为落实国家对艾滋病人的“四免一关怀”政策，开展了中医药治疗艾滋病试点项目，以早期干预、减毒增效、治疗机会性感染为切入点，两年来共有3500多名艾滋病患者接受了中医药治疗，取得了较好的效果，体现了中医药在艾滋病治疗中的特色和优势。

加强中药的研究。开展了179个中药材品种的规范化种植技术规范、140种常用中药材、100种常用中药饮片、30个配方颗粒和20个中药提取物的质量标准规范化研究和74种中药注射剂指纹图谱研究以及中药材、中药饮片有害物质限量标准的系统研究等。组织了中药饮片炮制规范研究、中药临床应用的安全性评价研究、濒危中药材繁育与替代品示范研究等项目。在中药临床应用的安全性评价研究中，研究中药复方配伍减毒、炮制减毒增（存）效的科学性，澄清含“毒性成分”中药材与中药复方的关系，探索中成药的量－效、量－时－毒的关系等，为指导临床合理用药提供依据。2003～2004年共有203个中药新药上市。

总之，在全面建设小康社会的新的历史时期，我们有党和政府的正确领导，有社会各界的支持，同时有了初具规模的服务网络，有了院校教育与中医传统师承教育互相补充的教育体系，有了一定的科学研究能力，有一支热爱中医药事业的专业技术队伍和管理队伍，同时中医药在民众中有广泛的需求，在国际上日益受到关注。这些都为保持发挥中医药特色优势，促进中医药事业发展，奠定了坚实的基础。我们应看到这些有利条件，从而增强信心。但也应看到，在保持发挥中医药特色优势方面还存在许多问题和困难，有些问题还比较突出，社会各界对此高度关注，我们行业内许多同志的反映也十分强烈。当然，这些问题和困难的产生，既有中医药行业的内部因素，也有外部环境变化的客观因素。我们要冷静地、实事求是地做出分析，要在新形势下，研究新问题，提出新思路，开创新局面。

二、当前存在问题的主要表现及其原因分析

当前，中医药特色优势发挥不够，主要表现在以下几个方面。

首先，在医疗服务方面。部分中医医院忽视中医特色科室建设，削减了中医特色诊疗项目，一些中医临床科室出现减少。如针灸科，据北京中医药大学等单位承担的《中医医疗机构相关卫生经济政策研究》，在中医医院报告的专科特长中，2004 年与 2002 年相比，由 268 家减少到了 131 家，减幅为 51. 1%。对一些中医具有特色、可以用中医药为主甚至完全可以单独使用中医药治疗的病证，没有采用中医药的方法，或者在使用中医药方法的同时还加上了不必要的其他手段；而对一些配合使用中医药方法能有效提高临床疗效的病证，中医药方法也没有得到很好的应用。有些传统的特色疗法包括绝招等未能积极采用，中医治疗手段的综合合理使用不够。有的过多引进高精尖的现代医学诊疗项目，忽视了与中医药的有机结合，没有使这些设备技术更好地为保持发挥中医药特色优势服务。

其次，在人才培养方面。一些院校在课程设置、学时分配、师资配备等方面，对加强中医基本功的培训体现不够，中医文化的熏陶不足，影响了学生专业思想的牢固树立，未能真正夯实学生的中医药基础理论。一些教学医院在教学和实习期间，所提供的突出中医药特色优势的氛围不够，对中医临床技能培训要求不到位，致使中医专业毕业生的中医临床基本功不够扎实。另外，由于多种复杂原因，导致一些中医专业毕业生进入临床后，投入很大精力学习现代医学，没有很好潜心研究、躬身实践“望闻问切”和辨证论治。部分地区和中医药单位对中医药继续教育重视不够、措施不力，特别是农村中医药从业人员的继续教育工作相当薄弱，影响了在职从业人员的理论水平和临床能力的提高。部分中医药专业技术人员对中医经典著作学习不够，在医疗和科研实践过程中应用中医理论、思想方法指导实践不够。临床中一些中医医师过分依赖现代医学的检查指标，忽视中医四诊的应用，使辨证论治的思想不能得到真正体现。在东西方科学文化与多元文化的碰撞交织中，有些中医药专业技术人员感到无所适从，使中医主体性不能卓然自立，影响了中医药特色优势的发挥。

第三，在科学研究方面。尚未建立起符合中医药自身规律和特点的方法体系和相应标准，致使在探索研究的过程中存在或过分追求采用现代高新技术和高新指标，或基础研究与临床实际脱节，或中药研究与中医理论脱节等现象。同时，现代人类的生存环境、健康观念和现代科学对疾病的认识与防治，与中医药理论形成阶段相比较都有了明显的变化，但有些中医药研究在应对时代变化方面主动性不够，学术研究在积极提升自我和创新自我方面还尚未取得明显的突破性进展。

导致中医药特色优势发挥不够的原因，主要有以下 5 个方面。

一是中医药在中国近代史的坎坷历程，是中医药特色优势发挥不够的起因。中医药是一门医学科学，为中华民族的繁衍昌盛作出了重要贡献。在漫长的发展历程中，中医药服务的提供、人员的培养、研究的开展等主要以个体的、分散的方式进行。在 19 世纪社会化大生产形成的历史背景下，由于西学东渐，国内外对中华民族优秀传统文化的认识产生扭曲，加上旧中国国力衰颓，致使由中华民族优秀传统文化哺育成长起来的中医药学的发展也相应逐渐式微，中医药的服务、教育、研究等方式没有随时代的进步而改变。直到新中国成立以后，在党和政府的关怀下，才逐步从中医联合诊所入手，先后创办中医医院、中医药院校、中医药科研院所。半个多世纪特别是改革开放以来，尽管国家在医疗卫生的投入中对中医药给予了一定倾斜，但由于中医药发展的基础非常薄弱，如许多县中医医院是在卫生院的基础上“翻牌”改建过来的，普遍存在底子薄、设施条件落后、中医药专业技术力量不足的问题，缺少自主发展能力，而中医医院的办院模式也无经验可借鉴。另外，在中医药机构快速增长的同时，中医药专业技术队伍的发展没有做到与其同步。

二是中医药文化传承弱化和文化认同差异，是中医药特色优势发挥不够的社会原因。中医药文化是中华民族优秀传统文化的重要组成部分，体现了中医药的本质与特色。中医药文化传承的弱化，势必影响中医药特色优势的发挥。随着时代变迁、社会进步，多元文化的交织与东西方文化差异的碰撞日益显现，传统的中医药已置身于现代科技全球化的大环境之中。由于中医药文化没有得到充分的宣传普及，使基于中华民族优秀传统文化形成的中医药学得到社会的普遍理解与认同不够，对中医药特色和优势理解不同，评价标准不同，社会部分人群对中医药接受程度减弱。另一方面，随着我国经济的发展和人民生活水平的提高，无论在城市还是农村，人们对中医药的体现形态、服务手段提出了更高要求，中医药特色优势在策应和调适的过程中，还未能在新的历史条件下得到很好的发挥。

三是中医药学术与队伍自身的适应能力不足，是中医药特色优势发挥不够的内在原因。不同时代的疾病谱不同，医学发展的环境不同，使中医药学面临许多新的问题，中医药需要新的学术积淀与提升，需要研究在新的时代进程中如何体现与发挥自身的特色和优势。这是一个长期过程，在这一过程中出现的困难与困惑，需要通过新的探索与实践。学术是由人掌握和推进的，当前在中医药队伍中，部分人员忽视中医基础理论与诊疗技能的提高，功底不深，“本钱”不足，以致临证施治难以发挥中医药的特色和优势。在中医药现代化过程中，存在简单模仿甚至机械套用现代医学的思路、方法、规范、标准等现象，同时有些工作还没有到位，如在科研立项、评估和中医临床疗效评估等方面，尚未创建符合中医药自身特点的规范和标准；对有特色优势的病种没有能够进行流行病学调查，缺乏大量科学严谨的临床研究，中医药诊疗方案不能得到及时的系统优化。

四是公立中医医院运行中出现的市场化倾向，是中医药特色优势发挥不够的直接原因。中医药的特色优势主要是从医疗服务中显示出来的，而政府举办的公立中医医院占95%以上，是中医医疗服务的主体，是显示中医药特色优势的主要窗口。但由于政府投入水平低，投入比值逐年下降，公立中医医院运行机制发生了巨大的变化，主要靠业务收入来维持运行和发展，出现了市场化导向，致使许多中医医院选择发展高收入的现代医学技术项目而减少价廉的中医药特色项目。同时，有关研究表明，有2/3的中医服务项目价格偏低，不能弥补成本，并且中医医疗服务项目之间及与其他服务项目之间都存在价格的比价不合理，以至出现了在治疗骨伤疾病中放弃具有特色优势的中医手法复位而改用西医手术治疗的问题，中医临床服务的特色优势也就显现不足。一些中医医院管理不善，片面追求经济收入，不重视中医特色科室建设，失于对人员的中医药知识与技能培训，疏于对中医药特色诊疗项目应用的管理。

五是尚未建立符合中医药自身发展规律的管理体制和运行机制，是中医药特色优势发挥不够的深层次原因。目前，中医药法律法规体系尚未健全完善，虽然已经制定了一系列有关中医药的法律法规，但还没有一部专门的中医药法律。现有中医药立法多分散在相关的法律之中，基本按照相关法律的管理模式而定，不能完全体现中医药自身发展规律和管理特点，有些法律内容过时或存在空白，有的交叉甚至口径不一致。中医药标准与规范制定上存在着不系统，计划性不强，管理部门不统一、不明确，标准和规范的实用性、操作性尚不强。有些具体政策的制定与执行，包括中医机构准入、人员准入、职称晋升、中药的管理等，体现考虑中医药的特点不够。中医药管理体制不健全，卫生及中医药部门对发挥特色优势的管理指导不够有力，缺少系统科学的考核评价指标体系，总结经验不够。

三、提高认识，坚定信心，努力保持发挥中医药特色和优势

（一）目前对中医药特色优势形成的共识

保持发挥中医药特色优势，首先应当明确中医药的特色是什么，中医药的优势有哪些。大家知道，一个事物的特色、优势，是较之同类事物不仅有显著区别，而且有其自身特长。对于中医药的特色优势，长期以来许多专家学者进行了大量的研究。综合来看，大家在许多方面形成了初步共识。在特色方面，中医药不仅具有医学性质和自然科学属性，而且具有文化和哲学性质及人文社会科学属性，体现人文与科学的统一，体现东方文化的底蕴和思维。这是中医药作为一门科学所具有的总体特色。而中医药学作为一门研究人体生命、健康和疾病防治的医学，在理论上有独特的生理观、病理观、疾病防治观，其本质特征是从整体联系的角度、功能的角度、运动变化的角度来把握生命的规律和疾病的演变；在实践中体现为个性化的辨证论治、求衡性的防治原则、人性化的治疗方法、多样化的干预手段、天然化的用药取向等。对于中医药所具有的优势，认为其作为一门医学科学，从保护和增进人类健康的角度分析，主要体现在临床疗效确切、用药相对安全、服务方式灵活、费用比较低廉等，并且创新潜力巨大、发展空间广阔。同时，大家还认为，特色和优势是动态变化的，不断发展的。所以，保持发挥中医药特色优势，不仅要保持固有的特色和优势，还要不断创造新的特色和优势，以适应时代需求，获得持续发展。

（二）保持发挥中医药特色优势具有重要意义

保持发挥中医药特色优势是中医药自身发展的需要。如果中医药发展中不能保持自身的特色，就丢失了精髓，失去了自我，也就谈不上是中医药了，更谈不上是中医药的发展了。如果不在特色的基础上形成优势，并且把这些优势充分地发挥出来，就失去了中医药作为医学科学的应用价值。当今社会，许多传统医学在进入现代社会后，逐渐萎缩或消亡，唯有中医药在不断发展壮大，根本原因在于中医药有区别于其他医学的特点，也具有其他医学所不具备的优势。特别是在现代医学迅猛发展的今天，中医药仍然受到世界各国的关注，正说明了这一点。

保持发挥中医药特色优势是满足广大人民群众对中医药服务的需要。中医药对生命和健康的认识及其整体观念、综合调节、辨证论治、个体化诊疗以及丰富的养生保健方法等特色优势，符合社会发展的需要和人们健康观念的转变。中医药除对常见病、多发病防治具有传统的特色优势外，对一些疑难疾病和重大疾病在总体上或某些阶段和环节上也具有相对的优势，在抗击“非典”中所发挥的积极作用使社会对中医药有了新的认识与了解，在应对突发公共卫生事件和新发传染病防治中的作用日益受到重视。这些都成为人民群众选择中医药服务的重要因素。

保持发挥中医药特色优势是弘扬中华民族优秀传统文化的需要。中医药既是我国医学科学的重要组成部分，也是中华民族优秀传统文化的重要组成部分。保护中医药文化，也就是保护中华民族的优秀传统文化。如果中医药丧失了特色，就意味着丧失了中医药文化，也就失去了中华民族优秀传统文化重要内涵。这将不仅仅是中国医学的损失，也是有几千年历史的中华民族优秀传统文化的损失。

保持发挥中医药特色优势是服务国计民生的需要。从世界范围看，各国近年来的卫生费用快速增长，发达国家卫生保健体系普遍发生了支付危机。我国近几年的卫生费用也增长较快，占 GDP 的比重每年提升0.5 个百分点。而我国是发展中国家，有 8 亿的农民，还处于并将长期处于社会主义初级阶段。保障13 亿人民的生命健康，既是我国全面建设小康社会的前提，也是我国经济社会发展的一个基本目标。这样的基本国情，决定了我国必须发展有中国特色的社会主义卫生事业，坚持中西医并重，共同发展，互相补充，为人民群众提供更加完善有效的医疗保健服务。同时，保持发挥中医药特色优势，使中医药事业健康持续发展，有利于促进中药材种植业的发展，为我国农村经济结构的调整、繁荣农村经济和促进民族医药工业的发展作出贡献。

（三）努力发挥中医药的特色和优势

总结近年来的工作实践，我认为，保持发挥中医药特色优势，要在科学发展观的指导下，遵循中医药自身的发展规律，以认真继承为基础，不断创新为动力，提高临床疗效为核心，不断提高中医医疗、科研、教育、管理水平，促进中医药事业全面协调可持续发展，为保障人民健康，促进经济社会发展作出新的贡献。

第一，要鼓励多模式发展：建立完善中医药特色优势突出的中医服务网络。要根据我国国情和人民群众的需求，进一步明确不同层次、不同类别提供中医服务机构的功能定位。大型综合性的中医医院，要成为服务功能强、中医特色突出、专科优势明显的现代化综合性中医医院，要针对重大疾病、疑难疾病的防治，积极开展相应的科学研究工作，巩固和提高中医药在一些疾病或一些关键环节等方面的特色优势。上海中医药大学附属曙光医院传统中医诊疗中心建设，为在大型综合性中医医院开展传统中医诊疗活动提供了宝贵的经验，我们要认真总结并加以推广，争取明年有 8 ~ 10 个左右的中医医院开展这方面的建设并取得一定成效。“十一五”期间，我们还计划在这些大型综合性中医医院中，选择 10 个左右进行重点建设，使其成为中医临床研究的重要基地。

中型综合性中医医院，要根据当地的卫生资源总体情况、自身的条件和可获得的资源等，有的可以向大型综合性中医医院的方向进行建设发展，有的要在突出中医药特色优势的前提下，向大专科、小综合方向发展，或向中医专科医院发展。

县级中医医院等基层中医医院，要走小综合、大专科的路子，要以中医药为主要手段，提供基本医疗服务，为农村中医药服务提供技术指导和人员培训，同时承担部分公共卫生和应急救治任务。辽宁苏家屯区中医医院在会上的发言，为大家提供了有益的经验。

要在社区卫生服务中充分发挥中医药作用，到 2010 年所有社区卫生服务中心要有中医科至少配备一名具有中级以上职称的中医医师，80% 以上的社区卫生服务站能够提供中医药服务，并继续开展中医药特色社区卫生服务示范区建设。按照中央的总体部署，到 2008 年，新型农村合作医疗制度将基本覆盖全国农村。中医药要在新型农村合作医疗中充分发挥作用，必须不断扩大农村中医药服务的广度。要完善乡镇卫生院开展中医药服务的基本设施配置，到 2010 年全国所有乡镇卫生院都设置中医科或提供中医药服务，中医药服务的总量能够达到30%；每个村卫生室至少有一名中医或能应用中医药适宜技术的乡村医生，力争使全部村卫生室都能提供中医药服务。

鼓励综合医院办好中医临床科室，使其进一步加快发展。综合医院中医临床科室要充分利用本单位的基础设施和技术条件，使中医药的优势得到更好的发挥。中医门诊部、诊所等要办出中医特色。鼓励举办中医专科医院。

鼓励各级中医医院加强专科（专病）建设。“十一五”期间，国家中医药管理局将进一步扩大重点专科、特色专科建设规模，适当增加建设单位数量，向具有特色优势、相对发展缓慢的专科倾斜，向中西部等经济欠发达地区倾斜，同时，要进一步加大建设力度，努力增加对建设项目的经费补助。要在现有 6 个重点专科协作组的基础上，争取到明年再组成 8 ~ 10 个左右的协作组，并且要进一步扩大协作范围，丰富协作内涵，完善协作机制，更好地发挥重点专科在保持发挥中医药特色优势方面的示范带动作用。希望各地中医药管理部门和中医医院要对重点建设的专科进行科学选择，根据当地常见病、多发病的情况，认真分析当地的卫生资源状况，结合自身条件，选择具有中医药特色优势的专科进行重点建设。对重点专科建设要进行整体规划，长期建设，坚持不懈，不断发展，形成品牌优势，以“名科”来促进医院的整体发展。

第二，探索多模式的人才培养途径，大力提高中医药人员的中医药技术能力。认真研究总结现代院校教育与传统师承教育的优势和特点，继续探索院校教育与师承教育的有机结合点，在院校教育中吸收师承教育的特点和优势，调整专业设置、课程体系，改进教学方法，加强对学生中医药文化、中医药基础理论和实践能力的培养。研究制定相应办法，疏通通过传统师承教育报考中医执业医师、执业助理医师的渠道。

大力加强继续教育。完善中医药继续教育制度，制定各类人员的继续教育要求，充分利用现有资源，依托中医药医疗、教育、科研等机构，加强中医药继续教育基地建设，重视应用远程教育等现代化教育方式，采取读经典、跟名师、做临床等方法，组织开展对各层次中医药专业技术人员的培训。规范毕业后教育，对住院医师要强化以中医药基本理论、基本知识、基本技能为主要内容的规范化培训。切实加强乡村两级现有中医从业人员的在职教育，“十一五”期间，要为全国每个乡镇卫生院至少培养一名中医技术骨干。

继续开展老中医药专家学术经验继承工作，进一步做好优秀中医临床人才研修项目，开展高层次西医师学习中医培养项目。

要加强对城市社区和农村基层医疗服务人员的中医药基本知识与基本技能的培训，进一步扩大中医药服务范围，使中医药的特色优势得到更好的发挥。在对城乡基层人员，特别是乡村医生的培训中，要进一步加强中医药适宜技术的推广，使中医药简、便、验、廉的优势得到更加充分的体现。

组织研究中医师培养模式，探讨实施中医全科医师、中医专科医师制度的可行性、模式及办法。

第三，调整思路方向，突出为临床服务，探索符合中医药特点的科研模式。中医药科研要以保持中医药特色，发挥中医药优势为重点，以提高中医药临床疗效为目标，从中医基础理论研究、临床研究、中药研究以及方法学探索等方面，进一步明确科研思路，调整科研方向。要尊重中医药自身发展规律，研究提出符合中医药自身特点的科研模式。抓好重大科技项目的实施，进一步加强重大疾病防治研究，巩固和发挥中医药在防治常见病、多发病、疑难杂症及亚健康等方面的优势。继续开展中医药临床疗效评价的现代方法学研究，结合“十五”后期国家科技攻关项目的要求，继续做好中医药诊疗技术整理与研究筛选和评价安全、有效、适宜应用的技术方法和方药，并加以整理规范和推广。拟在“十一五”期间，筛选出100项中医药适宜技术向全国推广，扩大全国农村中医药适宜技术推广示范区建设数量。进一步加强中医古籍文献的挖掘整理研究，建立中医古籍文献数据库，实现数字化，为保持发挥中医药特色优势服务。

第四，加强法制建设，探索建立符合中医药发展规律的管理体制和运行机制。要进一步加强中医药法制建设和政策研究，组织做好《传统医药法》的立法研究，并做好《传染病防治法》等相关法律法规中有关中医药工作的实施细则的制定工作，制定贯彻落实《中医药条例》的相关配套措施，包括中医药院校设置标准、民间献方献药管理办法等。进一步组织中医药管理和技术标准规范的制定。继续组织研究在公共卫生体系建设、新型农村合作医疗试点、城市医疗卫生体制改革中发挥中医药作用的政策措施以及中医药发展经济政策等。对以师承方式学习中医药及经多年实践医术确有专长人员的执业资格问题进行调研，近期将提出解决办法。

卫生与中医药管理部门要研究完善符合中医药特点的管理体制，主动与有关部门协调，以得到理解与支持。要加强经常性的检查与指导。及时总结各地、各单位在保持发挥中医药特色优势方面的成功经验，认真组织推广。检查有关行业标准和技术规范的落实情况。我们正在研究，适时开展以保持发挥中医药特色优势为主题的专项活动，对中医医疗机构和科研机构进行检查和评估，把保持发挥中医药特色优势的各项措施落到实处。

中医医院要加强科学管理，强化制度建设，建立良好的内部运行机制。院长要明确自己所肩负的责任，始终把保持发挥中医药特色优势作为医院工作的核心内容，加强组织领导，做到有规划、有措施、有督促、有总结、有提高，不断稳步向前推进，以取得实实在在的成效。

中医药社会团体要为保持和发挥中医药特色优势发挥重要作用，认真组织中医药学术交流，提高交流水平，促进学术繁荣进步，提高中医药队伍学术素养；充分发挥与社会各界广泛联系的优势，推动中医药文化的传播，促进社会民众对中医药认同。中华中医药学会的临床专业委员会，特别是内、外、妇、儿、骨伤、肛肠、肿瘤等专业委员会以及中国针灸学会，要组织开展对本专业学术、技术进展的评价工作，分析本专业的特色优势所在，提出本专业学术、技术的发展方向等，并争取能在明年写出专题报告，要为推动本专业学术发展作出贡献。

同志们，高强部长在今年的全国中医药工作会议上指出，“保持和发扬中医药特色优势，中医药工作者必须有坚定的信念，忠诚于中医药事业”。我们要按照高部长的要求，进一步认清形势，提高认识，统一思想，增强责任感和使命感，严谨扎实地把各项工作做好。我相信，大家在今后的工作中，一定能够处理好继承与发展的关系、中医与中药的关系、医疗教学科研之间的关系等，在民主、宽松的氛围中，大胆探索，勇于实践，敢于创新，为保持发挥中医药特色优势，促进中医药事业全面协调可持续发展谱写出崭新的篇章！

（三）2006年

卫生部部长高强在2006年全国中医药工作会议上的讲话

（2006年1月10日）

同志们：

全国卫生工作会议刚刚结束，这是一次承前启后，继往开来的重要会议。会议按照党的十六届五中全会精神，提出了要深刻认识“十五”期间卫生工作取得的巨大成就，增强发展的信心；深刻认识卫生工作面临的形势，清醒地认识工作中存在的问题和不足，增强发展的紧迫性和责任感；深刻认识“十一五”期间卫生事业发展的指导思想、基本目标和总体要求；深刻认识卫生工作面临的历史任务，集中精力认真解决；深刻认识理论创新、体制创新、科技创新对卫生发展的巨大作用。会议还确定了2006年卫生工作的基本目标、主要措施和重点任务。

我参加2006年全国中医药工作会议，有两个目的：一是转达吴仪同志对全国中医院工作者的亲切问候，希望大家在认真总结2005年工作成绩的基础上，再接再厉，努力工作，在2006年取得更大的成绩。二是听取中医药界的同志们对卫生改革与发展的意见和建议，进一步改进卫生工作。刚才，佘靖同志作了一个很好的报告，全面回顾了2005年中医药工作取得的成绩，按照科学发展观的要求，对“十一五”期间中医药事业的发展提出了明确的目标和要求，对2006年的中医药工作作出了全面具体的部署，讲得很好，我都赞成。下面，我讲3点意见，供大家讨论参考。

一、认清形势、统一思想。中医药工作是卫生工作的重要组成部分，卫生工作取得的成绩有中医药界同志们的重要贡献；卫生工作存在的问题，在中医药工作上也有反映。卫生工作面临的总体形势是：“机遇与挑战并存，成绩和问题同在”。卫生工作、中医药工作目前都面临着良好的发展机遇。中医药作为中华民族优秀传统文化的瑰宝，作为中国先进文化的重要组成部分，一直受到党中央、国务院和各级党委、政府的高度重视和大力支持，对中医药发展提出了一系列明确的要求；全国人民对中医药事业有着深厚的感情，大家相信中医药，依赖中医药，希望中医药加快发展；广大中医药工作者励精图治，奋发进取，蕴藏着巨大的积极性和创造性。同时，中医药事业也得到了世界人民的广泛赞同和认可，我国已经和70多个国家签订了包括中医药合作的协议。因此，中医药事业的发展，不仅在13亿人口的中国有着广阔的前景，而且对全世界60亿民众都有很强的吸引力。这为中医药的发展，提供了非常广阔的空间。

同时我们要清醒地看到，中医药工作还面临着很多困难、矛盾和问题，面临严峻的挑战。我们的工作与党中央、国务院的要求和人民群众的期望还有很大的差距。中医药服务还远远不能满足人民群众的需求，很多重大的疾病还没有攻克，理论创新、技术创新还没有取得明显进展，一些重大课题还没有取得突破，特色和优势发挥得不够充分，服务范围和领域也在不断缩小。西方医学进入我国，为人民健康提供了新的诊疗技术和方法，我们对此应该给予积极支持。但是，我们更注重中医药的发展，因为中医药是中华民族独特的医学，与中国优良传统文化有着密切的联系。中医药诊疗可以采用一些现代科技成果和诊疗手段，但必须为提高中医药治疗水平服务，必须坚持以中医药为主，不能简单地用西医技术替代中医药技术。否则，中医药就会失去特色，失去优势。

我们必须正确认识面临的机遇和挑战。机遇是发展的有利条件，挑战是面临的压力和困难。抓住机遇，应对挑战，困难也会变成有利条件，变成发展的动力；丧失机遇，挑战就会变成难以跨越的障碍，成为发展的阻力。对于这个问题，全国的医疗卫生工作者，包括中医药工作者都要有清醒的认识。发现问题是解决问题的重要前提，发现问题，认清存在的不足，并认真研究解决的思路和办法，是对人民、对事业负责的表现。全国卫生工作会议总结“十五”期间取得的成就，其中重要的一条就是我们的工作观念、工作目标、工作方针、工作方法、工作作风都有很大的转变，对存在的问题有清醒的认识。把问题找出来，深入分析原因，积极探索解决的思路和措施，就为今后更快更好的发展奠定良好的基础。希望全国的中医药工作者都要结合自己的工作实际，以科学发展观为指导，按照十六届五中全会精神要求，认真总结取得的成绩和经验，大力继承和发扬；同时，清醒地分析面临的困难和问题，既包括客观上存在的问题，也包括主观上存在的问题。

分析问题、研究解决问题的措施，有一个思想方法问题。卫生工作和中医药工作，关系到全国13亿人民的健康和安全，涉及广大人民群众的切身利益。卫生工作涉及政府多部门的工作，不仅涉及卫生部门承担的任务，还涉及医疗保障制度建设，药品、器械的生产、流通和价格管理、财政对卫生的投入、医疗机构管理体制和运行机制等方面问题。我们分析问题、研究问题、提出措施，应该站在卫生工作的全局，站在维护人民健康利益的全局，站在构建和谐社会的全局，站在落实科学发展观的全局来研究解决的措施和办法。首先要把我们的本职工作做好，清楚地认识存在的问题，解决问题的目标要明确。同时，对解决问题要有一个全面的考虑，积极提出建议，主动与有关部门协调，共同研究解决问题的办法。这样，才能有整体的思路，才能形成齐心合力、共同推进的良好局面。同时，我们也要注意，对涉及其他部门的工作，可以积极提出建议，但不能怨天尤人，更不能推卸责任。我们提出建议的目的是要取得党委、政府、有关部门和社会群众的理解和支持，既要全面分析问题，又要多做工作，多沟通，多交流，争取取得共识。这既是思想方法问题，也是工作方法问题。

认清形势是统一思想的前提。统一思想就是要把思想统一到五中全会的精神上来，统一到科学发展观上来，统一到党中央、国务院对卫生工作和中医药工作的要求上来，统一到人民群众的健康需求上来。党中央要求我们做好什么，群众要求我们做到什么，我们就要作为工作的重点，集中力量去解决好。统一思想不仅是要统一卫生行政部门领导干部的思想，更要统一各级各类医疗机构的领导和广大医疗工作者的思想。只有思想一致、认识一致、目标一致，才能把卫生事业推向前进。思想不统一，各自为政，一盘散沙，各行其是，工作永远做不好。希望各省、市、自治区中医药部门的同志们，在贯彻落实这次会议精神时，一定要结合自己的工作实际，认真研究几个问题，理出几条思路，订出几项措施，使大家达成共识。只要在一些重点问题上取得了共识，制定了措施，共同努力，加以落实，就能够取得明显的成效。每年根据新的情况研究几个问题，提出几条思路，解决几个问题，经过几年连续不断的努力，卫生工作和中医药工作就会有一个良好的发展局面。不要希望毕其功于一役，也不要求解决问题方案部署非常圆满，伤十指不如断一指。有时面面俱到，重点就不突出，落实起来就可能更加困难。安排工作一定要立足当前，放眼长远，既要有中长期规划目标、总体要求和部署，又要有近期的工作安排。要始终抓住两大历史任务，一是加强公共卫生建设，减小群众疾病的发生，把预防为主的方针落到实处；二是为群众提供安全有效方便廉价的医疗服务，逐步研究解决群众看病难、看病贵问题。这是卫生工作的重点，必须坚持不懈地抓紧、抓实、抓好、抓出成效来。

二、明确职责，奋发进取。发展中医药是一个崇高的目标，中医药工作在维护人民健康，促进经济社会发展，弘扬我国先进文化等方面，都具有重要地位和作用，广大中医药工作者面临两大基本职责：一是为群众提供良好的中医药服务，提高人民健康水平；二是振兴发展中医药事业，使传承数千年的中国医药在我们这一代人手中，更加发扬光大。这两个基本职责是相互依存，相辅相成的。群众的医疗服务需求要求我们振兴发展中医药事业，只有实现中医药的振兴和发展，才能更好地为群众服务。

中医药已经有几千年的历史，是我国人民在劳动、生活、生产以及同疾病作斗争的实践中，逐步探索、试验、总结、提高和发展起来的一门具有独特的科学理论和治疗方法的医药学。中医药在我国的优秀传统文化中占有重要的位置，是自然科学和社会科学的结晶。它用哲学的观点，分析人身体的变化。中医药强调个性化的辨证论治、求衡性的防治原则、人性化的治疗方法、多样化的干预手段、天然化的用药取向，具有临床疗效确切、用药相对安全、服务方式灵活、费用比较低廉、创新潜力巨大和发展空间广阔等特点，这就是中医药的特色和优势。但是，特色优势和潜力不是与生俱来、永远不变的，要靠广大中医药工作者努力去探索，去挖掘；广阔空间也不是天然形成的，或者靠别人恩赐的，需要我们努力去攀登和占领。特色和优势，不能只停留在理论上，要把它变成实实在在的行动和效果。

有的同志说，现在中医药服务的领域越来越小，特色优势逐渐在淡化，这应该引起我们的深思。服务领域缩小是客观存在的，历史上中医药在我国是一统天下，“只此一家，别无分店”。后来西医药进来了，中国医药学形成了两个体系，既有中医药，也有西医药，这是历史发展的必然，也是中国人兼容并蓄的结果。我们不可能恢复中医药“一统天下”的局面。但也不希望中医药的服务领域越来越小。中医药必须在医疗服务中占有重要的位置，中医药与西医药必须实现并驾齐驱，协调发展。中医药包括民族医药对于中国来说，不仅是医学科学和医疗服务手段问题，还涉及中国人民的感情，涉及中国几千年优秀传统文化，涉及中国人民传统的优良品质、道德、观念和思想。我们说中医药博大精深，因为它涵盖了中国优秀文化的很多内容，是中国优秀文化的重要组成部分，是中国的国粹之一。振兴和发展中医药，是落实“三个代表”重要思想的实际行动。这既是医学发展问题，也是政治问题。党中央、国务院历来对中医药的发展高度重视，对有名的中医药专家非常尊重，我理解，就是因为中央领导同志不是单纯把中医药作为一种医学技术和治疗方法，而是从中国优秀文化、思想、道德等多方面来认识中医药，对振兴和发展中医药事业寄予殷切的希望。广大中医药工作者肩负着重大的历史责任。

目前，有一些同志对振兴和发展中医药缺乏责任感和紧迫感，创新意识不强。有的同志说，中医药工作者的基本责任是继承，这有一定道理。中医药需要继承，继承是发展的基础，不继承就谈不上发展，我们讲继往开来，首先要继往，踏踏实实地向老先生学习，向前贤学习，向医学古籍学习，打好扎实的中医药理论功底和基础。但继承只是第一步，而不是最终目的，更高境界是创新，不创新就没有光明的未来。中医药工作者要发扬创新精神，形成鼓励创新，支持创新，学习创新和推动创新的良好氛围，这是振兴发展中医药的基础。中医药要发展，要振兴，必须集中优势力量，联合攻克几个世界性的难题，包括中医药预防治疗艾滋病、心脑血管病、糖尿病等疑难病症以及抗病毒药物等。目前已经有了很好的基础，要达成共识，形成合力，集中优势力量，探索有效的治疗方法，力争有新的突破。这是我们面临的一项重要任务。希望广大中医药工作者要时刻牢记这两大职责，不仅是提供良好医疗服务，还要发展振兴中医药事业，坚持开拓创新。

三、振奋精神，开拓前进。振奋精神，就是要有良好的精神状态和工作作风，要有强烈的责任感、敬业心、使命感和紧迫感，深刻认识肩负的历史责任。老一辈的中医和中青年中医，都肩负着繁重的任务。老一辈中医既要为群众提供优质良好的服务，还要言传身教，培养后辈中医药人才。名老中医积累了丰富的经验、高超的医术和高尚的医德，许多同志不顾高龄仍战斗在第一线，这种精神令人钦佩。但是，老同志最重要的任务，应该是带学生，把毕生经验、技术和作风传授给中青年，把下一代培养起来，这是对中医药最大的贡献。中青年既面临着继承的任务，努力把老师的优秀思想、品德、作风和技术继承下来，也要解放思想，敢于创新。要提倡青出于蓝而胜于蓝，老师希望学生能够超过自己，中年的医生应该有这种志气和决心。有的老先生说得好，希望新一代要“学我、似我、超我”，这是中医药传统的优秀美德和高尚的道德标准。老中青三代虽然担负着不同的责任，但目标都是振兴发展中医药事业，更好地为群众服务。为了实现我们的任务，中医药工作者的精神状态要做到雷厉风行，令行禁止，敢于开拓进取，敢于走前人没有走过的路。同时，要有忠实地为群众服务的良好作风。卫生行政部门和中医药管理部门的领导同志要有好的作风，医疗卫生服务机构要有好的作风，每一个医务工作者都要有好的作风，从而形成良好的行业作风。要坚定信心，坚信中医药理论科学和中医药治疗方法有效，不能妄自菲薄，更不能鄙薄前贤，要坚信中医药能够振兴，能够发展，能够在维护群众健康上发挥不可替代的作用。

中医和西医各有优势，各有特色，应该互相借鉴，共同提高。中医不能盲目沿用西医的治疗模式，不能盲目用西医的办法管理中医，不能盲目用西医的标准评价中医。中医药应该建立符合中医药自己发展规律的教育、执业准入、职称评定和医疗服务的标准体系。中医药也应结合自身的特色和优势，研究确定发展的重点。中医药重点要抓好两头：一是多发病、常见病、老年病、慢性病的防治，特别是在农村和社区要发挥重要的作用，为群众提供基本医疗服务，这是一项重要职责。中医药疗效确切、副作用小、价格便宜，是解决看病难、看病贵问题的一项重要措施；二是集中优势力量，努力攻克一些世界性的医学难题，攻克西医没有攻克的难题。中医药应发挥优势，努力攻关。中医药和西医药不应盲目竞争，而应扬长避短，发挥特色，明确自己的主攻方向，不应形成西医有什么科，中医药就有什么科，这是一种资源浪费。卫生部和中医药局都要研究，在资源结构调整中发挥中医和西医的各自优势，做到中西医并重，共同协调发展。

中医药工作者要有为事业发展奉献的精神，这是我们祖先流传下来的优良传统。现在有些中医医院为了经济收益而大量采取西医的疗法，我担心这种状况会造成中医的萎缩。我不反对中医药采用先进的现代技术，但不能用西医的技术替代中医的传统，更不能为追求短期的经济收益而对中医的发展造成不良的影响。培养教育中医药人才，要突出中医药的特点，处理好学校教育与师承教育的关系。学校可以传授学生基本理论和思考问题的方法，提高治疗技术还要靠临床实践，靠老中医的言传身教。目前，在农村和社区有一些没有学历、跟着老中医学习几十年的人，不能授予执业资格，有些人确实有真才实学，如何发挥这些人的作用，要认真研究。对这部分人才不能荒废，要充分利用。师承传授是中国文化的一个特点，不仅中医药是如此，中国戏剧人才的培养也是如此。名演员的培养还是要拜师，一板一眼、一招一式、一句台词、一个眼神的教授，不能只在大课堂里讲课。中国文化的特点，需要改进，但不能完全丢弃。因此，中医药体系的创新，应该从中医药自身的规律和特点出发，有利于发挥中医药的特色优势。目的只有一个，促进中医药事业的发展，促进人才的培养和提高。

最后，再强调一点，中医和中药要实现协调发展。中医和中药的关系，是鱼和水的关系，离开了中药，就谈不上中医；中药离开中医，也就不是药了。中医和中药密不可分，必须协调发展。国家中医药管理局不能只关心中医发展，也要关心中药发展。实际上，中药的发展是中医努力探索的结果，不关心中药发展，中医也不能发展。没有中医的振兴，就谈不到中药的发展；没有中药的发展，也谈不到中医的振兴。中医界的同志们要关心中药的现代化，使中医和中药实现协调发展。

同志们：

中医药事业是卫生工作的重要组成部分，也是社会事业的重要组成部分。中医药事业不仅在维护人民健康方面肩负着重大的责任，在弘扬中国优秀传统文化，加强精神文明建设、思想道德建设等方面都肩负着重要责任。党和国家对中医药事业寄予殷切的希望，广大人民群众期盼中医药事业加快发展。中医药在加强疾病预防控制、为群众解除病痛、治疗新发传染病和严重危害群众健康的重大疾病等方面，都有着巨大的活力和发展空间。实现中医药的振兴和发展，希望寄托在我们身上。我们肩负着振兴发展中医药的历史责任。时代召唤我们要加倍努力。希望全国中医药界同志们，按照中央提出的“十一五”规划的要求，按照卫生部和国家中医药管理局的工作部署，结合各自的实际，转变观念，理清思路，认真研究“十一五”期间的中医药发展问题，制定切实可行的政策措施，并狠抓落实。衷心希望全国中医药事业在“十一五”期间，能够比“十五”期间得到更快更好的发展。

谢谢大家。

以科学发展观统领中医药工作全局 推进中医药在新时期新阶段又快又好地发展

——卫生部副部长兼国家中医药管理局局长佘靖在2006年全国中医药工作会议上的讲话

（2006年1月10日）

同志们：

2006年全国中医药工作会议今天开幕了。这次会议的主要任务是：以邓小平理论和“三个代表”重要思想为指导，认真贯彻党的十六届五中全会和中央经济工作会议精神，全面落实科学发展观，总结2005年的工作，分析中医药工作面临的形势，部署2006年的任务。下面，我代表国家中医药管理局讲几点意见，供同志们讨论时参考。

一、2005年中医药工作进展

2005年是“十五”时期的最后一年，在以胡锦涛为总书记的党中央领导下，我国社会主义现代化建设取得了新的进展，中医药行业广大干部职工，按照全国卫生工作的总体要求和部署，团结奋斗、狠抓落实、不断进取，各项工作都取得了新的成绩。

（一）中医药应对突发公共卫生事件能力建设得到加强，防治重大疾病水平有所提高

去年10月我局印发了《全国中医药系统应对突发公共卫生事件工作方案》，中医药系统应对突发公共卫生事件应急处置工作有了基本规范。全国重点建设了16家中医、中西医结合防治传染病临床基地，安排了县级中医医院急诊急救能力建设项目165个、感染性疾病科建设项目65个。对1.3万名中医医院专业技术骨干进行了传染病防治知识和技能的培训。组织行业相关人员进行了《病原微生物实验室生物安全管理条例》的学习。

积极开展人感染高致病性禽流感的防控工作，修订了《人感染高致病性禽流感诊疗方案》中医药诊疗部分，制定了流感、人感染高致病性禽流感中药储备目录，成立了中医药防治流感、人感染高致病性禽流感专家组，对各省（区、市）的中医药管理及相关技术人员进行了强化培训。组织开展了中医药防控人感染高致病性禽流感的科学研究。

全面实施《中医药防治艾滋病工作计划（2004～2005）》。在中国中医科学院建立了艾滋病中医药防治中心，在河南、北京等省市建立了6个中医药防治艾滋病基地，初步形成了中国中医科学院艾滋病中医药防治中心、中医药治疗艾滋病临床基地和主要高发区中医医疗点相结合的三级协作网络。与卫生部联合下发了《中医药治疗艾滋病临床技术方案（试行）》，与科技部联合开展了全国中医药治疗艾滋病现状调研工作。11个中医药治疗艾滋病试点项目省工作进展顺利，接受中医药治疗的艾滋病患者达3500人；还有19个省份的93家医疗机构应用中医药治疗艾滋病患者2305人；有9个省份15家科研机构开展了中医药治疗艾滋病的临床科研，共观察患者868人。部分地区将中医药防治艾滋病纳入到艾滋病综合防治示范区工作中。实践证明中医药对改善艾滋病的常见临床症状、治疗某些机会性感染、减轻抗病毒药毒副作用、提高病人生活质量有明显作用。

（二）中医药在农村卫生工作和社区卫生服务中的作用初步显现

认真贯彻落实2005年全国新型农村合作医疗试点工作会议精神，我局与卫生部联合下发了《关于在新型农村合作医疗试点工作中充分发挥中医药作用的意见》，组织召开了全国落实新型农村合作医疗试点工作暨农村中医药工作会议，在全国进行了专项督察活动。截止到2005年9月，全国671个试点县有县级中医医院510所，符合条件的509所均被确定为定点医疗机构，各试点县都将适宜的中医药服务项目纳入补助范围，将常用中药纳入了基本用药目录。各地对在新型农村合作医疗试点中如何充分发挥中医药作用，进行了许多积极有益的探索。

会同卫生部、国家发改委编制并启动《农村卫生服务体系建设与发展规划》，将中西部国贫县、省贫县、少数民族自治县、边境县4类地区的县级中医医院建设纳入中央重点支持范围，并先期在云南、吉林等7个省进行试点，安排了50多个县级中医医院建设项目。在农村中医药服务能力建设项目中，开展农村医疗机构中医特色专科（专病）建设，共安排项目125个。

继续推进全国农村中医工作先进县建设。北京市房山区等10个县（市、区）被批准为全国农村中医工作先进县（市、区），浙江省绍兴市等10个县（市、区）被批准为全国农村中医工作先进县建设单位。目前全国有24个省（区、市）积极开展了省级农村中医工作先进县建设，建设数量已达310个。上海市开展了农村中医工作先进县二期建设，四川省新都区等地开展了农村中医

工作先进乡镇建设。通过建设，农村中医药服务条件得到改善，服务能力和水平有了明显提高。与建设前相比，床位数提高了24.5%，门诊量提高了15.3%，病床使用率普遍上升；设中医科的乡镇卫生院增加了10.7%；能够提供中医药服务的村卫生室增加了15.8%，村卫生室能提供中医药服务的乡村医生人数提高了22.4%。

加强农村中医药人才培养。对4000名乡镇卫生院中医临床技术人员进行了系统的中医药知识和临床业务技能培训；招收近万名乡村医生开展中医专业中等学历教育；在全国遴选出310名农村基层优秀中医，组织总结他们的成才规律、临床经验和诊疗技术。

在河北省承德市等18个地区开展农村中医药适宜技术推广示范地区建设。各地结合本地区的实际情况，采取多种措施，积极开展农村中医药适宜技术推广工作，取得了好的经验。

我们还与卫生部、财政部共同实施了“万名城市医师支援农村卫生工程”，全国54家三级中医医院派出医师171名，赴57家受援中医医院开展工作。同时，实施局直属（管）医院支援西部地区中医医院人才培养工程，派出8支医疗队到8个省（区）开展了巡回医疗及现场带教，举办了各种专科、专题培训班，并免费接受基层中医医院人员进修。

努力发挥中医药在社区卫生服务中的作用，创建了25个有中医药特色的全国社区卫生服务示范区。示范区中所有的社区卫生服务中心都能够提供中医药服务，44.7%的社区卫生服务站以提供中医药服务为主。

（三）中医药特色优势得到进一步发挥，中医药科学研究与人才培养取得新的进步

近年来，我们在保持发挥中医药特色优势方面做了大量的工作，取得了一定的成效，保持发挥中医药特色优势有了较好的政策环境和基础条件，制定了一系列保持发挥中医药特色优势的指导性文件和技术规范，组织实施了一批重大项目。保持发挥中医药特色优势工作2005年又取得了新的进展。

一是组织调研，从医、教、研、管理等方面开展研究。去年12月召开了保持发挥中医药特色优势工作经验交流会，较好地总结了各地的经验，明确了中医药特色优势的内涵和外延，通过认真查找存在的问题，深入剖析产生的原因，理清了突出特色优势的思路。

二是加强中医重点学科与专科建设。完成了重点学科中期评估工作，在中医基础、中医临床、中药方面形成了一批研究方向稳定、学术水平较高、队伍结构比较合理、管理比较规范的中医重点学科。在重点专科（专病）建设中，有112家中医、中西医结合医院的160多个项目纳入建设范围，涵盖20多个主要临床专科。通过建设，多数专科（专病）规模明显扩大，服务量显著增加，中医特色突出，优势得到发挥。许多地方实施了中医“名院、名科、名医”工程，四川省组织开展了精品中医医院建设试点工作，江苏、湖南等省组织开展了地方中医名医评选工作。

三是继续做好老中医药专家学术经验继承工作。组织了第三批全国老中医药专家学术经验继承工作的中期评估，开展了全国老中医药专家学术经验继承工作的回顾调研，实施了“十五”科技攻关课题计划“名老中医学术思想、经验传承研究”。17个省（区、市）开展了省级名老中医药专家学术经验继承工作，遴选导师878人次，培养1322名继承人。上海、江西、吉林等地还建立了名老中医工作室。

四是开展优秀中医临床人才培养。214名学员研读经典582书次，写出了学习体会1953篇；拜名师学习，撰写了学习体会689篇；整理病案6636份，发表相关论文400余篇，临床诊疗水平不断提高。

五是加强中医药科学研究。在基础研究方面，中医理论基础研究首次列入国家重点基础研究计划（“973”计划），目前着重从中医基础理论、络病学说与针灸理论、方剂配伍规律3个方面进行研究；远程异地古籍整理与数字化研究平台已经投入运行，并建成了200余种本草古籍数据库。在临床研究方面，重点探索符合中医特点的临床疗效评价关键技术和科学阐明中医药安全性基本问题。在中药研究方面，重点对中药安全性、中药材种子种苗质量、名贵珍稀动物药的代用品等问题开展研究，完成了“十五”重大科技项目“中医药现代化研究与产业化开发”的研究任务，部分成果已经推广应用。

六是组织完成了中国传统医药申报世界非物质文化遗产计划草案及有关文件的起草工作。

（四）中西医结合和民族医药工作继续得到加强

对全国11所重点中西医结合医院、27个中西医结合重点专科（专病）建设项目进行了中期评估。会同总后卫生部开展了军队医院中西医结合重点学科建设试点。

通过农村卫生服务体系建设，一批基层民族医医疗机构建设得到加强。藏、蒙、维等民族医重点学科建设取得一定成效。14个民族医重点专科（专病）建设进展顺利，进入了验收阶段。完成了傣医医师资格考试开考试点的准备。启动了7门傣医药本科教材的编写工作，组织开展了20部民族医药文献的整理，出版了《中华本草（民族卷）》藏药卷、蒙药卷及《羌族医药》、《中国朝医学》、《中国彝族医学》等36部民族医药文献。

（五）中医药法制建设全面推进，监督管理得到加强

中医药立法工作取得新进展。在全国人大、国务院有关部门和领导的支持下，传统医药立法工作全面启动，进展顺利，已经完成了草案的初稿和大部分调研论证工作，并列入了国务院法制办2006年的立法计划。为了更好地在相关法律法规中体现中医药的内容和特点，加强了与有关部委的沟通与协调，积极参与卫生立法。通过与国家食品

药品监督管理局协调，解决了医疗机构中药制剂委托配制问题。去年，贵州省颁布了《贵州省发展中医药条例》。

中医药标准化建设进程加快。基本完成了《中医药标准化建设规划（2006～2010）》的编制工作。完成了21项中医药标准起草工作，《国家标准—腧穴定位》等10项标准通过了专家审查。

积极开展中医药发展的战略研究。在完成了局重点专项“中医药传统知识保护研究”的基础上，我局牵头承担了国家知识产权战略研究第12专题“中医药知识产权保护与利用研究”，开展了中医现代化等一批重大理论与实践问题的研究。

与卫生部联合开展了“以病人为中心，以提高医疗服务质量为主题”的医院管理年活动，制定颁发了《中医医院管理评价指南（试行）》，对20个省（区、市）的中医医院管理进行了督察。各省级中医药管理部门积极行动，广泛动员，制定了具体的实施方案，组织开展了对中医医院的评估。各中医医院按照医院管理年活动的主要目标和工作任务，认真进行自查自纠，健全管理制度，规范执业行为，提高医疗服务质量，保证医疗安全，改进服务流程，改善就医环境，加强财务物价管理和行业作风建设。

与卫生部等6部委局联合开展了打击非法行医专项整顿工作。截至去年11月底，全国打击非法行医专项行动办公室共接到涉及中医的案件181件，各地已查处并报送调查结果的有104件，我局对其中一些重点案件进行了督办。通过整顿活动，有力地打击了无证行医、出租和承包科室、聘用非卫生技术人员行医等违法行为。与国家工商行政管理总局等11部委局联合开展了治理整顿虚假违法中医医疗广告工作，各地加强了中医医疗广告审查工作的管理，积极配合工商行政管理部门，加大了对虚假违法中医医疗广告的打击力度。北京市中医管理局共向同级工商行政管理部门移送虚假违法中医医疗广告案件90件，配合工商行政管理部门查处虚假违法中医医疗广告案件50件。通过与各级工商、卫生行政管理部门的共同努力，虚假违法中医医疗广告蔓延的势头得到有效控制。与卫生部联合下发了《关于中医推拿按摩等活动管理中有关问题的通知》，以规范医疗机构中医推拿及非医疗机构按摩等活动。

同时，紧紧围绕纠正医疗购销和医疗服务中的不正之风，认真查处群众反映强烈的收“红包”、乱收费等违法违纪问题，积极研究标本兼治、综合治理的办法，进一步规范管理，促进了行业作风建设。

（六）中医药对外及港澳台合作交流不断进展，呈现出良好的发展态势

中医药对外交流与合作的层次进一步提高，范围进一步扩大。去年与6个国家和地区新签了专门的中医药双边合作协议，拓展了政府间在传统医药法制建设、市场准入、标准化建设等方面的交流与合作。

与世界卫生组织的合作进一步加强，合作举办了“药用植物采集与栽培管理规范”、“生药生产质量管理规范”地区间研讨会及“2006年传统医药政府论坛预备会”。

（七）认真开展保持共产党员先进性教育活动，加强行业精神文明建设和新闻宣传工作

通过开展保持共产党员先进性教育活动，中医药行业广大共产党员进一步提高了践行“三个代表”重要思想和落实科学发展观的自觉性，坚定了理想信念，明确了为人民服务的宗旨。各级党组织进一步增强了凝聚力和战斗力。新形势下加强党的建设、保持共产党员先进性的长效机制正在逐步形成，为促进中医药的改革与发展提供了有力的组织保证和政治保证。

组织开展“弘扬白求恩精神，做白求恩式的医务工作者”的宣传教育活动，大力宣传以广东省中医院、郭春园同志为代表的先进典型，提高中医药行业人员的职业道德水平，努力构建和谐医患关系。不少中医医院在加强精神文明建设中荣获全国文明单位、卫生系统先进集体等光荣称号。

进一步加大了新闻宣传工作的力度。组织开展了以“继承发展、再创辉煌”为主题的全国中医药行业文艺汇演活动，共有500余家中医药单位参加演出。组织实施“中医药品牌战略宣传推广活动”，在中央电视台开设了“中医药名院、名科、名医巡览”专栏。

2005年我国中医药工作取得的成就，是在党中央、国务院高度重视和关怀下，在地方各级党委、政府正确领导下，在中央各部委的大力支持下取得的，是全行业广大干部职工同心同德、团结奋斗的结果。在此，我代表国家中医药管理局向一直关心、支持中医药事业发展的各级党委、政府，中央各部委，社会各界和新闻媒体以及战斗在中医药战线的广大干部职工，表示诚挚的感谢和崇高的敬意！

二、全面落实科学发展观，推进中医药事业又快又好地发展

党的十六届五中全会审议通过了《中共中央关于制定国民经济和社会发展第十一个五年规划的建议》，明确了我国经济社会发展的指导方针、奋斗目标、主要任务和重大举措，并对卫生工作提出了明确的发展目标和任务。中医药工作是卫生工作的重要组成部分，做好新形势下的中医药工作，必须深刻领会和认真贯彻落实五中全会精神，自觉把思想和行动统一到五中全会精神上来，自觉把中医药工作放到整个卫生工作及党和国家的全局工作之中，全面落实科学发展观，用科学发展观指导中医药改革与发展，把科学发展观的要求落实到中医药工作的各个方面，转变发展观念，创新发展模式，提高发展质量，进一步统筹规划中医药的发展思路和方向，明确中医药工作的目标和任务。当前，结合中医药工作实际，全面贯彻党的十六届五中全会精神，落实科学发展观，要着重把握好“五个必须”：

第一，必须充分看到中医药发展取得的成绩及面临的机遇，增强

自信心和使命感。

改革开放以来，特别是“十五”期间国家经济稳定快速发展，社会事业全面进步，人民生活持续改善，中医药事业也得到了长足发展。一是中医医疗服务网络基本建立，服务领域扩大，服务能力提高。城乡中医医疗机构基础条件和服务设施得到改善，中医药应对突发公共卫生事件和防治重大疾病能力有一定提高，特别是在防治“非典”的战役中，中医药的作用得到社会的公认，受到世界卫生组织的高度评价；中医药治疗艾滋病取得较好的效果。近年来，中医服务量显著增加，2004年中医医院门急诊服务量2.2亿多人次，占全国医院门急诊服务量的17%；中医医院收治病种不断增加，按国际疾病分类（ICD-10）统计，2004年达9213种，占ICD-10中总病种的82.83%。在农村有1488所县中医医院，75%的乡镇卫生院有中医科，50%以上的村卫生室可以提供中医药服务；在城市有89%的社区卫生服务中心和50%的社区卫生服务站能够提供中医药服务。二是高扬中医药继承与创新的主旋律，中医药特色优势进一步发挥。一批中医药和民族医药文献得到挖掘和整理，一批老中医药专家和民族医药专家学术经验得到继承，一批学术特点突出、临床优势明显的中医学科和专科初步形成。实施《中药现代化发展纲要》，全国建立了448个中药材种植基地，规范化种植基地面积1424.4万亩，制定了一批生产质量规范、生产技术标准和操作规程，建立了一批中药工程技术研究中心、中药试验中心、规范化实验室，制定了一批中药质量标准，一批适宜的高新技术、方法、装备在中药生产中得到应用，中成药已有47种剂型，中药产业水平进一步提升，成为促进经济发展新的增长点；中医药科研能力增强，具备一定的基础设施和支撑条件，形成了全社会、多学科、多部门参与的格局，取得了一批科研成果。三是中医药队伍建设步伐加快，人员素质有所提高。初步形成了多形式、多层次、多专业的中医药教育体系。院校教育规模不断拓展，中医药专业在校生达45.6万人。中医类执业医师（含助理执业医师）达49万余人。建立了中医药继续教育制度，扩大了中医药继续教育覆盖率和中医药专业技术人员受教育率，提高了中医药人员的业务能力和水平。四是中医药法制建设迈出重大步伐，中医药发展环境得到改善。我国第一部专门的中医药行政法规《中华人民共和国中医药条例》颁布实施，传统医药立法列入日程，24个省（区、市）颁布了地方性中医药法规，中医药标准化建设步伐加快。五是中医药对外交流与合作日趋活跃，层次进一步提升。“十五”期间，政府间交流与合作不断加强，我局与16个国家和地区签订了专门的传统医药双边合作协议；目前，已有70多个国家政府卫生部门与我国签订了包括传统医药内容的合作协议。

在新的历史时期，中医药又面临新的发展机遇。一是中医药发展受到党和政府的高度重视，形成了良好的发展环境。党和国家制定了一系列保护、扶持、促进中医药发展的法律法规和方针政策。以胡锦涛为总书记的党中央非常重视中医药工作，中央和国务院多位领导作出重要指示，强调要坚持中西医并重、充分发挥中医药在防病治病中的作用。国务院有关部委和地方政府在政策制定、项目规划、资金投入等方面加强了对中医药的支持。“十一五”期间，国家将“加大政府对卫生事业的投入力度，完善公共卫生和医疗服务体系”，“支持中医药事业发展，培育现代中药产业”，可以说中医药的发展正处于历史上的最好时期。

二是人们健康观念的变化和医学模式的转变为中医药的发展创造了新的空间。随着时代的发展，生活水平的提高，人们健康观念发生了深刻的变化，不仅追求健康的身体，还追求精神的健康和社会的和谐，这与中医的养生保健理念是一致的。随着医学模式从单纯生物医学模式向生物-社会-心理模式转变，中医学的整体观念、辨证论治以及注重社会环境、心理因素的特征与这种转变的要求相吻合，中医药的服务需求潜力巨大。

三是中医药深受广大人民群众的喜爱，有着较广泛的社会基础。几千年来，我国人民群众受益于中医药的医疗保健服务，相信中医药、依赖中医药，特别是在中老年群体间、在农村和社区，中医药深受人民群众欢迎，有着深厚的群众基础。

四是现代科学技术的迅猛发展，为中医药创新提供了有力的技术支撑。现代科学技术的发展成果，为创新中医药的理论开阔了思路，为探索中医药诊疗新技术、新方法提供了有效手段。标准化、信息技术的广泛应用为推进中医药现代化提供了有力的支撑。

五是面对日益增长的沉重医疗费用，日趋突出的医源性、药源性疾病和许多难以解决的医学问题，人们在寻求解决的办法，中医药以其源于天然、副作用小、疗效确切、价格相对低廉，在世界上越来越受到人们的关注。目前中医药已传播到130多个国家和地区，全球中草药应用日益广泛，销售量不断增长。

面对取得的成绩和良好机遇，我们要进一步增强自信心和使命感，机不可失，时不我待，一定要以饱满的精神状态，努力进取、开拓创新，促进中医药事业不断发展。

第二，必须充分认识中医药发展中存在的问题及面临的挑战，增强责任感和紧迫感。

当前中医药事业发展取得了很大成绩，也存在着不少困难和问题。一是中医药资源总量不足与利用不充分同时存在，城乡差距大，地区之间不平衡。二是农村中医药服务网络不健全，城市社区中医药服务模式正在探索中，农村及社区中医药人才匮乏，技术水平不高，在减轻群众医疗负担、降低医疗费用、方便群众就医方面的优势发挥不够充分。三是中医药特色优势尚未得到充分发挥，学术水平、临床疗效、创新能力、人才素质有待进一步提高。四是服务领域需进一步拓展，服务范围需不断扩大。五是中医药的管理观念需进一步转变，监督体制需不断健全，中医医疗服务监督有待加强。

同时，中医药事业发展还面临严峻的挑战。一是现代医学的迅速发展，疾病预防诊断和救治水平不断提高，中医药一些原有的优势领域受到严峻挑战。二是随着时代变迁、社会进步，多元文化交织与东西方文化差异的碰撞日益显现，传统的中医药已置身于现代科技全球化的大环境之中，加之近代以来，中医药文化传承的弱化以及没有得到充分的宣传和普及，使基于中华民族优秀传统文化形成的中医药学得到社会的普遍理解与认同不够。三是天然药物日益受到重视，很多国家投入重金，加大对中医药的研究开发力度，申请专利，占领市场，对中医药发展构成挑战。四是公立医院的运行机制与医疗服务的公益性质不适应，医院运转和发展主要依靠医疗服务收入，导致医疗机构受市场经济因素影响，过分追求经济利益，影响了服务价格相对低廉的中医药的应用。

面对上述问题和挑战，既不能掉以轻心，又不能悲观失望，一定要增强责任感和紧迫感。要正视困难，迎接挑战，变压力为动力，团结一心，共同奋斗，通过改革和发展解决前进中的问题。

第三，必须明确中医药发展的目的、原则、主要任务及方式。

要明确发展中医药事业的目的。发展中医药事业是为了满足人民群众医疗保健需求，维护人民健康权益。中医药工作必须树立把保护人民健康放在第一位的观念，坚持为人民健康服务的宗旨，站在国家和人民利益的高度，始终把实现好、维护好、发展好人民群众的根本利益作为中医药工作的出发点和落脚点。

要明确中医药事业发展的原则。一是坚持中西医并重。中医和西医是我国医学的一体两翼，中西医并重要体现在政治上一视同仁，学术上地位平等，事业上协调发展，从而达到共同享受社会资源，共同为人民群众提供优质的、价格合理的医疗保健服务的目的。二是坚持中医中药结合。中药是中医防病治病的武器，中医、中药相互依存，离开了中药的发展，中医就很难提高医疗质量和临床疗效，而中药的发展也离不开中医理论的指导和临床实践，因此必须坚持中医中药统一协调发展。三是坚持中医预防、医疗、人才培养、科学研究协调发展。中医养生防病、医疗救治是为人民健康服务的主要阵地，科学研究是中医药发展的后劲，人才培养是中医药发展的保证，必须统筹兼顾，合理规划，相互支持，相互促进，协调发展。四是坚持政府主导和社会参与，建立促进中医药发展的良好机制。要充分发挥政府的主导作用，加大政府对中医药基础设施建设、重点攻关项目等方面的投入；加强人才培养，创造吸引和用好人才的条件，建设一支热爱中医药事业、医德高尚、医术精湛、作风过硬的人才队伍；研究制定积极的政策和措施，建立符合中医药特点的管理体制和运行机制，引导鼓励社会资金进入中医医疗服务领域，满足人民群众不同层次的中医药服务需求。

要明确中医药事业发展的主要任务。一是要在应对突发公共卫生事件、重大疾病防治、新型农村合作医疗和农村卫生工作、社区卫生服务以及预防保健和基本医疗服务中发挥中医药的重要作用，满足人民群众对中医药的需求，提高对维护人民健康的贡献率。二是要加强内涵建设，认真继承，勇于创新，努力保持特色、发挥优势，弘扬中华民族优秀文化，发展祖国传统医药学，使其得到永续利用。

要明确中医药事业发展的方式。首先，我国是一个发展中国家，并将长期处于社会主义的初级阶段，生产力还不发达，发展还不平衡，人均收入还不高，这就决定了兴办中医药事业，必须立足于我国基本国情，与经济社会发展的水平相适应，与人民群众的承受能力相适应，为人民提供质优价廉的中医药医疗保健服务。其次，中医药是我国卫生事业的一部分，中医药事业与卫生事业是局部与整体的关系，中医药发展要符合卫生发展的整体要求，服务于卫生发展的整体目标，与卫生发展的水平相适应。同时，中医药又是相对独立的医学体系，中医药的发展不能盲目照搬西医药的发展方式，也不能盲目攀比西医药的治疗方法，必须遵循自身发展的规律，从人民需求出发，走突出自身特色的发展道路。

第四，必须坚持继承创新、深化改革，走突出中医药特色优势的发展之路。

一是要坚持继承与创新。继承与创新是中医药发展永恒的主题，处理好继承与创新的关系，是关系到中医药科学发展的大事。继承是发展的源泉、基础和前提，没有继承，就不能坚持中医药的主体发展。要认真继承中医药核心理论的科学内涵和学术本质，继承历代医家在长期医疗实践中积累、创造的丰富经验和学术思想，继承古往今来在中医药人才培养、科学研究、医疗保健等方面一切行之有效的独具特色的方法，并在实践中加以应用。创新是发展的不竭动力，没有创新，中医药就会停滞不前，就不能随着时代的发展而不断进步。要努力创新，按照“坚持自主创新、重点跨越、支撑发展、引领未来”的指导方针，在继承历代中医药优秀成果的基础上，积极吸收利用当代先进的科学技术和方法，开阔思路，促进中医药理论和实践的创新，努力推进中医药的现代化。

二是要深化改革。改革是经济社会发展的强大动力，没有改革，就没有今天发展的大好局面。在社会主义市场经济条件下，推进中医药事业发展，就必须深化改革，增强发展的活力。对当前影响中医药事业发展的体制性、机制性、结构性等深层次问题，只有通过深化改革，才能逐步加以解决。

要加强对中医药改革与发展重

大理论和实践问题的研究。要在突出中医药特色优势、中医医疗服务模式、中医药人才培养模式、中医药管理监督体制建设、中医药卫生经济学评价等方面加快研究的步伐。当前，中医药事业发展中出现的一些新情况，反映了我们对中医药改革发展理论与实践缺乏深入研究，在面对困难时，特别是解决问题时，缺少理论支持和有效的办法。因此，我们要立足现实，谋划长远，加强对中医药改革发展重大理论与实践问题的研究，加强政策研究的前瞻性和战略性，并善于把研究成果及时转化为具体政策和措施，以指导中医药的改革与发展实践。

三是要走突出中医药特色优势发展之路。什么是中医药特色，目前大家初步形成了共识。总体上讲，中医药不仅具有医学性质和自然科学属性，而且具有文化和哲学性质及人文社会科学属性，体现人文与科学的统一，体现东方文化的底蕴和思维，这是中医药作为一门科学所具有的总体特色。从理论上看，中医药作为一门研究人体生命健康和疾病防治的医学，具有独特的生理观、病理观、疾病防治观，注重从整体联系的角度、功能的角度、运动变化的角度来把握生命的规律和疾病的演变。在实践中，体现为个性化的辨证论治、求衡性的防治原则、人性化的治疗方法、多样化的干预手段、天然化的用药取向。关于中医药优势，认为主要是临床疗效确切、用药相对安全、服务方式灵活、费用比较低廉、创新潜力巨大和发展空间广阔。同时，大家还认为特色和优势是动态变化的，不断发展的。保持特色、发挥优势，是中医药的生命和灵魂，是中医药生存和发展的根本；失去特色，就丢失了精髓，失去了自我，就不可能发挥优势；失去优势，就不可能保持特色，更谈不上为广大人民群众提供中医药服务。保持特色，就是要坚信中医药的科学性和先进性，坚持用中医药的理论和技术从事医疗服务；发挥优势，就是要发扬疗效好、副作用小、费用低等特点，在治疗常见病、多发病、传染病、慢性病、老年病以及现代医学难以攻克的疑难杂症等方面，发挥独特作用。

当前，中医医疗机构要以中医药服务为主要手段，不能为了经济利益，削减中医特色科室或有中医特色的诊疗项目，不能盲目依赖现代医学的检查手段，而忽视中医四诊的应用；对能用中医药为主或可以单独使用中医药解决的病证，要采取中医药的方法；对一些配合使用中医药方法能有效提高临床疗效的病证，也要应用中医药方法；要重视整合使用各种中医治疗手段，发挥整体治疗优势，不断丰富特色疗法，提高临床疗效。

要认真研究总结中医药院校教育与传统师承教育的特色和优势，积极探索院校教育与师承教育的有机结合，要倡导读经典、跟名师、做临床的方法，不断提高中医药人才的中医功底和临床服务能力；对中医住院医师要强化以中医药基本理论、基本知识、基本技能为主要内容的规范化培训，以提高其中医理论、中医思维方法在临床上的应用能力。

中医药科研要以提高中医药防病治病水平为核心，以保持中医药特色、发挥中医药优势为重点，坚持中医中药研究不脱节，基础研究与临床实际不脱节；要积极探索符合中医药特点的科研模式，不能只简单模仿甚至机械套用现代医学的思路、方法、规范和标准，要建立起符合中医药自身规律和特点的方法学体系和相应标准；要加强重大疾病防治研究，巩固和发挥中医药在防治常见病、多发病及疑难杂症等方面的特色优势。

要探索建立符合中医药发展规律的管理体制和运行机制，进一步加强中医药法制建设。建立符合中医药特点的法律法规和标准体系，在卫生监督体系改革中探索加强中医药监督体系建设的途径；疏通传统师承人员报考中医执业医师、执业助理医师的渠道，研究探索在职称晋升、中药新药审批、成果评奖等方面符合中医药特点的管理办法。

保持发挥中医药特色优势是涉及中医药发展存亡的关键问题，是中医药事业发展的战略选择，也是一项长期的工作，对此，我们大家一定要有清醒的认识，要统一思想，把握方向，坚持走突出中医药特色优势的发展之路不动摇。

第五，必须加强理解与沟通，创造科学、民主、和谐发展的氛围。

50 多年来，我们建设了一支较好的专业技术队伍，培养了大批中医药、中西医结合和民族医药人才。目前，已有中医师 45 万人，中西医结合医师 4 万多人，民族医师近 5 千人。我们的专业队伍中有德高望重的名老中医，有年富力强的中年骨干，更多的是朝气蓬勃的年轻新秀。无论是院校培养的，或是跟师学习的，或是多年实践成才的医师，都是我们队伍中不可或缺的组成部分。大家要互相尊重，互相学习，共同为中医药事业的发展和学术繁荣作出贡献。

当前，在我们的队伍中，对中医药事业和学术如何发展的问题，有着不同的认识是正常的。在新的历史时期，如何走中医药事业发展之路，没有现成的模式可遵循，我们要在科学发展观的指导下，共同研究，共同实践，共同探索；多提建议，少互相指责；求大同，存小异；统一认识，明确思路，以求科学发展。在学术问题上，要坚持贯彻“百花齐放、百家争鸣”的方针，不同学派、不同流派要互相学习，互相尊重，加强团结，允许不同的学术观点存在，要有宽广的胸怀，谦容的气度，与不同学派、不同流派和谐相处；对一些探索中的学术问题，要心平气和地开展民主讨论，或通过科学试验和临床实践寻求解答，要追求真理，宽容失败。管理部门要为不同学派、不同流派的发展创造条件，充分调动他们的积极性，特别要鼓励疗效好、群众需求大的诊疗技术、方法发展和推广，推进中医药学术不断进步。

历史上，中医药由于贴近群众、方便群众，能够提供公平、可及的医疗保健服务，维护了群众的健康，得到人民群众的充分信赖。许多医学名家不但具有高超的医术，而且具有高尚的医德，受到人民群众的尊敬，他们倡导“大医精诚”、“悬壶济世”的精神，带动和激励一代又一代中医药人无私奉献、救死扶伤。我们要将这种优良传统和作风与时代精神相结合，坚持以人为本，将维护人民群众利益放在第一位，妥善处理好各种利益关系，反对金钱至上，反对盲目追求单位和个人利益的行为，用良好的服务赢得人民群众的信任和支持，构建和谐的医患关系。

总之，以科学发展观统领中医药工作，是我们做好新时期中医药工作的总体要求。我们要进一步加强学习，提高认识，加深理解，切实把中医药发展转入科学发展的轨道，实现中医药又快又好地发展。

三、2006 年中医药工作

2006 年中医药工作的总体要求是：以邓小平理论和“三个代表”重要思想为指导，认真贯彻党的十六届五中全会和中央经济工作会议精神，以科学发展观统领中医药工作全局，保持发挥中医药特色优势，加强农村中医药工作，发挥中医药在新型农村合作医疗中的作用；加强社区卫生服务的中医药工作；加强中医药应对突发公共卫生事件能力建设和重大疾病防治。增强创新能力，提高人才素质，推进法制建设，加强监督管理，提高对外交流与合作水平，实现中医药又快又好地发展，为顺利实施“十一五”规划开好局、起好步。

（一）扎实推进农村中医药工作，发挥中医药在新型农村合作医疗中的作用

进一步贯彻 2005 年全国新型农村合作医疗试点工作会议精神，落实《关于在新型农村合作医疗试点工作中充分发挥中医药作用的意见》，充分认识在新型农村合作医疗中发挥中医药作用的意义。根据部署，今年新型农村合作医疗试点县将扩大到全国县级总数的 40%。各地中医药管理部门要切实履行职能，加强组织领导，主动参与当地试点工作方案的制修订和具体工作的实施，提出制定相关配套政策和措施的建议。要把新增的试点县中符合条件的中医医院列为新型农村合作医疗定点机构，将适宜的中医药服务项目纳入补助范围，将必需的中成药和中草药纳入基本用药目录。要拓宽中医药的服务领域，规范服务行为，提高服务质量，采用质优价廉的适宜技术，切实减轻农民负担，更好地为农民群众服务。进一步提高农村中医药服务的可及性，对未设立县级中医医院的试点县，各省级中医药管理部门要给予重视，努力采取有效措施，满足人民群众对中医药的服务需求。今年适当时候，我局将对有关贯彻落实情况进行专项督察。

加强农村中医药基础设施建设和能力建设。认真实施《农村卫生服务体系建设与发展规划》，加强县级中医医院建设，做好乡镇卫生院改扩建工程中中医科、中药房的建设工作。在农村卫生管理体制和运行机制改革中，积极进行沟通协调，加强乡镇卫生院、村卫生室中医药机构和队伍建设，进一步巩固和健全农村中医药服务网络。继续实施农村中医药服务能力建设项目，扩大中西部地区农村医疗机构中医特色专科专病等建设项目的覆盖面。继续做好农村中医工作先进县建设。在贯彻落实《中国农村初级卫生保健发展纲要（2001～2010 年）》中，总结发挥中医药作用的做法和经验，组织对相关中医药指标实施的评价，探索新形势下如何在农村初级卫生保健工作中发挥中医药作用的思路方法。

加强农村中医药人才培养。组织实施《乡村医生中医药知识与技能培训大纲》，继续实施农村在职在岗中医药人员学历教育和乡镇卫生院中医临床技术骨干培训项目，扩大规模，加强监督和管理。继续进行高等中医药院校为农村定向培养中医药人才的试点工作。总结农村优秀中医工作者的成才规律和临床经验，选择典型进行宣传，激励农村中医药人员钻研业务、提高能力、服务农民的积极性。继续实施“万名城市医师支援农村卫生工程”，组织城市大中型中医医院中医师支援县中医医院。

加大农村中医药适宜技术推广力度。大力推广简便易行、安全可靠、疗效显著、深受农民欢迎的中医药、民族医药适宜技术，年内组织 20 项适宜技术的推广。各地也要认真组织筛选和推广一些适合本地区农村使用的中医药技术和方法，并积极发挥县级中医医院、乡镇卫生院在农村中医药适宜技术推广中的作用。继续开展农村中医药适宜技术推广示范地区建设，省级中医药管理部门要认真做好项目的实施工作，及时总结经验，加以推广。

（二）努力发挥中医药在社区卫生服务中的作用，积极参与城市医疗服务体制改革

根据中央经济工作会议提出的推进建立以城市社区卫生服务为基础的城市医疗服务体系的总体要求，国务院决定要大力发展城市社区卫生服务，将在适当时候召开社区卫生工作会议。各地要根据卫生工作的总体部署和要求，积极加强沟通协调，在社区卫生服务中进一步加强中医药工作。一是将中医药工作纳入社区卫生服务发展规划，进一步优化城市中医药资源配置。二是研究在社区卫生服务中切实加强中医药工作的政策和措施。三是要在社区卫生服务机构中合理配备中医药专业技术人员，组织开展社区卫生技术人员的中医药基本知识和技能培训。四是组织推广和应用社区适宜的中医药、民族医药技术。要按照《社区卫生服务中心中医药服务管理基本规范》，加强社区中医药服务能力建设，努力发挥中医药在社区预防、保健、医疗、康复、健康教育等方面的作用。继续开展中医药特色社区卫生服务示范区创建活动，适时召开经验交流会。

积极参与城市医疗服务体制改革。尽管目前城市医疗服务体制改革的整体方案还没有出台，但改革的主要目标是明确的，就是要缓解

群众看病难、看病贵问题。要根据城市医疗服务体制改革的基本思路和要求，推进中医医疗机构改革，落实各项改革任务。在刚刚闭幕的全国卫生工作会议上，高强部长就当前缓解群众看病难、看病贵问题要求各地积极探索具体措施和办法。各地要积极参与部分公立医院开展转换运行机制、建立平价医院或平价病房试点工作；要对公立中医医院开办的特需医疗服务项目和内容进行清理和规范；公立中医医院应按要求建立医疗救助基金，对于危重病人和需要救助的病人，要坚持先救治后结算的原则，积极实施救治，绝不允许见死不救。

（三）继续加强中医药应对突发公共卫生事件能力建设，做好中医药防治重大疾病工作

认真落实《全国中医药系统应对突发公共卫生事件工作方案》。继续实施中医药应对突发公共卫生事件能力建设项目，切实做好中医、中西医结合防治传染病临床基地建设。在进一步提高中医医疗机构急诊急救能力的同时，遴选建设20个中医、中西医结合急诊临床基地。继续对县级以上中医医院的专业技术人员开展急诊急救、传染病防治、医院感染管理等知识与技能的培训。

继续做好中医药防控人感染高致病性禽流感和应对流感大流行的工作。加强中医药防控流感及人感染高致病性禽流感的临床科学研究和中药开发研究，提高中医医疗机构和人员防控意识。各地要对本地区中医医疗机构防控流感及人感染高致病性禽流感工作加强监督检查。

进一步加大中医药防治艾滋病工作力度。制定《中医药防治艾滋病2006～2008年规划》。切实做好中医药治疗艾滋病试点项目的实施，今年扩大到14个省。修订完善《中医药治疗艾滋病临床技术方案（试行）》。组织开展中医药对艾滋病感染者干预作用的治疗观察和中医药治疗艾滋病疗效评价研究。加强中医药防治艾滋病基地和三级协作网络建设，加强人员培训。

充分发挥中医、中西医结合的优势，组织协作攻关，继续开展对心脑血管疾病、病毒性疾病等重大疾病的防治研究。总结中医药治疗乙型肝炎等病毒性肝炎的经验，筛选、优化治疗方案，提高临床疗效。积极探索中医药治疗氟骨症等地方病和矽肺等职业病的方法。

（四）保持和发挥中医药特色和优势，增强继承与创新能力，培养高素质人才

在科学发展观的指导下，以提高临床疗效为核心，不断提高中医医疗、科研、教育、管理水平。鼓励多模式发展，建立和完善中医药特色优势突出的中医服务网络。进一步调整思路方向，突出为临床服务，探索符合中医药特点的科研模式。研究探索多模式的人才培养途径，大力提高中医药人员的中医药技术能力。今年重点做好以下几个方面的工作：

一是总结突出特色优势的经验，研究制定进一步保持发挥中医药特色优势的政策措施。组织开展突出特色优势的评价体系研究，制定《中医、中西医结合病历书写指南》、《中医、中西医结合病案质量评价指标体系和检查评估办法》。对中医医院保持发挥中医药特色优势工作开展专项督察。

二是继续做好中医药重点学科和专科建设。开展西部地区重点学科建设中期检查。认真总结中医药重点学科建设工作经验，制定中医药重点学科建设中长期规划，建立数据库共享平台。探索在大型中医医院中建设8～10个传统型中医诊疗中心，在重点专科建设中要集中优势力量组成8～10个重点专科协作组。进一步发挥中医药重点学科、专科在保持和发挥中医药特色优势中的作用。

三是加强中医药科学研究，提高中医药科技创新能力和科技服务能力。基础研究方面，组织开展针灸理论、中医病因学说、中医辨证论治疗效评价、中药药性等基础理论研究；继续挖掘整理古籍文献，建立数据库，实现数字化，以便于应用；继续加强民族医药文献整理与研究。临床研究方面，进一步加强重大疾病和突发性疾病的防治研究，巩固和发挥中医药在防治常见病、多发病、疑难杂症及干预亚健康等方面的优势；继续组织好中医药临床疗效评价的现代方法学研究；认真做好中医药诊疗技术整理与研究。中药研究方面，支持中药企业开展以提高疗效为核心的名优、传统产品的深入研究，开展中药资源保护利用对策、中药出口技术壁垒应对措施、中医药知识产权保护等研究。开展体现中药、民族药特点的评价方法和标准体系研究。加强科研支撑条件建设，年内建立中医药特色技术和方药筛选评价中心，启动重点研究室建设工作，组织实施好国家级临床研究基地建设。进一步提高科技服务能力，促进科技成果推广应用。年内向联合国教科文组织提交中国传统医药申报世界非物质文化遗产的申请报告。

四是进一步加强中医药人才队伍建设，提高中医药人员的中医药技术能力。继续实施好优秀中医临床人才研修项目，加强过程监管，保证研修质量。完成三批全国老中医药专家学术经验继承工作数据库建设，会同人事部、卫生部开展第三批继承出师考核工作。开展名老中医药专家学术思想及经验传承规律研究，丰富继承手段和方法。组织制定各类人员继续教育要求，开展对高层次中医药人才的培养。开展中医药继续教育基地建设。组织开展对中医住院医师中医药基本理论、基本知识、基本技能为主要内容的规范化培训检查。与教育部组织共同研究制定《中医药教育发展纲要》，总结50年中医药院校教育的经验，认真研究现代院校教育与传统师承教育的优势、特点，探索二者的有机结合。积极鼓励各中医药院校吸收师承教育的优点，引导名师、名医上讲台，在本科院校组织学生跟师，加强对学生中医药文化、中医药基础理论和实践能力的培养。

（五）推进中医药法制建设，加强中医医院管理

推进中医药法制建设，重点做好《传统医药法（草案）》的起草工作，着重对影响行业发展的重大问题进行研究论证，加强协调，力争法律草案能够体现国家高度，反映中医药发展规律。认真贯彻《中华人民共和国中医药条例》，落实好条例中的各项要求。贯彻《全面推进依法行政实施纲要》，进一步转变政府职能，加强制度建设，规范行政行为，推进依法行政。总结中医药行业“四五”普法工作经验，编制并实施“五五”普法规划。

大力加强中医药标准化工作，贯彻落实全国服务标准化发展规划，实施中医药标准化建设专项规划。组织开展针灸临床技术操作规范、若干重大疾病、若干临床常见病等一批技术标准和一批管理标准、规范的制定。进一步加强标准化知识的普及，组织开展中医药标准化研究人员培训。

深入开展中医药发展政策研究。组织开展建国以来中医药政策分析、中医药管理体制建设、发挥中医药特色优势、中医药卫生经济学评价、中医药国际传播的区域战略等政策研究。

进一步加强中医医院管理。继续与卫生部联合开展“以病人为中心以提高医疗服务质量为主题”的医院管理年活动，提高中医医院管理水平，探索有利于发挥中医特色优势的医院管理和服务质量监管的长效机制。要建立对中医医院的巡查制度，重点是巡查三级大型中医医院。不但要查医院在规范收入分配、减少医疗纠纷、维护群众利益等方面采取了哪些措施，解决了什么问题，群众和媒体有什么反映，还要查中医医院在保持和发扬中医药特色优势方面采取了什么措施，取得了什么成效。各级各类中医医院要通过建章立制、规范管理、提高质量，维护人民群众利益。严格中医医疗机构、人员、技术的准入管理。继续做好《执业医师法》的贯彻实施，切实解决确有实际本领和一技之长的中医药从业人员执业资格认定问题。严厉打击非法行医，配合有关部门清理中医医疗广告市场。

（六）进一步加强中西医结合和民族医药工作

继续贯彻落实《关于进一步加强中西医结合工作的指导意见》，推进中西医结合医疗、科研和教育工作协调发展。加强重点中西医结合医院和重点中西医结合专科（专病）建设，抓好中西医结合治疗优势单病种研究工作。总结中西医结合重点学科建设试点工作经验，加强中西医结合学科带头人和学科骨干培养。

加大民族医药事业投入，研究制定加强民族医药工作的指导意见，与国家民委共同筹备召开第三届全国民族医药工作会议。做好傣医医师资格考试开考工作。在全国遴选10所民族医医院和30个民族医特色专科（专病）进行重点建设，开展蒙医诊断疗效标准研究。加强民族医药重点学科建设和学科带头人的培养，继续做好蒙、维、傣医药本科规划教材编写出版工作。

（七）积极实施互利共赢战略，提高中医药对外及港澳台交流与合作水平，研究制定中医药对外交流与合作10年规划（2007～2016）。建立世界传统医药政府间交流合作机制，继续落实已签署的政府间中医药双边交流合作备忘录和协议。组织召开“2006国际传统医药政府论坛”。继续加强与世界卫生组织等国际组织的合作

深入开展中医药医疗、教学、科研的国际合作，全面推动中医药的国际传播。积极开展人才、技术、资金引进工作，促进国内中医药的发展。继续抓好境外培训项目，召开境外培训工作经验交流会，举办干部培训班。

继续加强新形势下对港澳特区、台湾地区的中医药交流，开展中医药质量管理与标准建设等方面的合作。

（八）切实加强行风建设和新闻宣传工作，进一步扩大中医药的社会影响，认真贯彻落实《建立健全教育、制度、监督并重的惩治和预防腐败体系实施纲要》，坚持标本兼治、综合治理、惩防并重、注重预防的方针，结合中医药工作特点，认真落实反腐败和纠风工作

要以解决群众反映的突出问题为重点，集中开展打击回扣、开单提成等商业贿赂专项行动。进一步完善医药费用“总量控制、结构调整”的措施，控制中医医疗机构收入，配合有关部门改革药品、大型设备检查治疗等价格管理机制，严格中医医疗收费监管，查处滥检查、乱收费等损害群众利益的行为。要加强正面引导，大力弘扬白求恩精神，弘扬中医药良好的医德风尚和优良传统，完善医德医风教育制度，认真总结和推广各地在加强行风建设方面的经验，进一步缓解群众看病难、看病贵问题。

进一步做好中医药新闻宣传工作。正确引导舆论导向，普及宣传中医药知识。组织全国中医药行业优秀文艺节目汇报演出，与中央电视台联合摄制中医药系列专题片，组织第五届全国中医药优秀期刊评选，继续开展中医药文化宣教基地建设工作，组织新闻调研活动，加强对先进典型的宣传。

同志们，这次会议是一次承前启后、继往开来的重要会议，今年是“十一五”规划实施的第一年，如何开好局、起好步，对“十一五”时期中医药发展具有重要意义。面对新的形势和要求，我们要紧密团结在以胡锦涛同志为总书记的党中央周围，认真贯彻党的十六届五中全会精神，坚持以科学发展观统领中医药工作全局，认清形势、统一思想，抓住机遇、迎接挑战，坚定信心、埋头苦干，推进中医药在新时期新阶段又快又好地发展，为人民群众的健康，为全面建设小康社会作出新的更大的贡献。

最后，在新春佳节即将到来之际，给大家拜个早年，祝大家节日快乐，身体健康，工作顺利！

发挥优势 继承创新 努力开创中医药科技工作新局面

——卫生部副部长兼国家中医药管理局局长佘靖在2006年全国中医药科技工作会议上的讲话

(2006年11月9日)

同志们：

在举国上下深入学习贯彻党的十六届六中全会精神，努力构建社会主义和谐社会的新形势下，今天我们召开了全国中医药科技工作会议。这是自1996年全国中医药科技工作会议以来的又一次关于我国中医药科技工作的重要会议。这次会议的主要任务是，全面贯彻全国科学技术大会精神，总结10年来中医药科技工作成绩，分析当前中医药科技工作面临的形势，统一认识，理清思路，研究部署《国家中长期科学技术发展规划纲要》和《中医药事业发展“十一五”规划》提出的中医药科技工作的重点任务，坚定信心，把握机遇，真抓实干，讲求实效，为全面推动中医药事业发展而奋斗。

为此，我讲几点意见，供同志们讨论时参考。

一、中医药科技工作10年回顾

1996~2005年10年间，全行业认真实施国家“科教兴国”战略，经过全国中医药科技工作者的不懈努力，中医药科技工作取得了显著进步，科技为临床和产业提供支撑的能力不断提高，促进了中医药事业的发展。

(一)组织开展中医药研究并取得了一批成果

基础研究方面，血瘀证、脾虚证、通里攻下法、针灸治疗原理、方剂配伍等研究不断深化；组织整理抢救了1100种中医药珍籍秘典，收回整理了散佚海外的200余种古籍，使其得窥原貌，建成了中医古代文献数字化加工平台；组织编纂完成了收方10余万首的《中医方剂大辞典》及收药8980种的《中华本草》；组织完成了19个民族的83部民族医药文献的系统整理；完成了国家标准《中医基础理论术语》和《经穴主治》的制定，完成了国家标准《经穴部位》的修订；组织制定了一批中医药技术规范；组织了中医药疗效评价方法的研究。

临床研究方面，中医药治疗心脑血管、恶性肿瘤等重大疾病的研究不断深化，并初步形成了中医、中西医结合的综合治疗方案；研究总结了老年性痴呆、真性延髓麻痹、股骨头坏死等疑难疾病的中医药治疗的疗效，初步研究总结了中医、中西医结合治疗SARS的治疗方案，用科学的数据证明了中医药防治SARS的能力和作用；运用传统研究与现代信息技术研究相结合的方法，组织开展了“名老中医学术思想、经验传承研究”。

中药研究方面，中药物质基础和作用机理的研究进一步深入；研究制定了200多种中药材生产技术标准操作规程；中药鉴别技术、中药道地药材繁育技术和规范种植技术水平有较大提高，濒危珍稀药材代用品研究取得成果；常用中药材、中药饮片质量标准和质量控制研究等取得可喜成绩；组织研究并推广了二氧化碳超临界萃取、膜分离、大孔树脂吸附等一批新的工艺技术，提高了中药生产的自动化程度和工业化水平。一批药材栽培种植技术、中药生产共性技术研究成果得到了有效推广应用，促进了产业的发展。一批具有自主知识产权的中药新药研发上市，复方丹参滴丸、康莱特注射液、银杏灵颗粒等中药开始探索走向国际医药市场；一批年产值超过20亿的龙头企业迅速成长。自1997年以来中药工业产值年均增长超过20%，2005年产值达到950亿元，比10年前翻了3番，展现了科技对产业发展的支撑作用。

10年来，“血瘀证与活血化瘀研究”等49项中医药科技成果获得国家科技奖励；1936项中医药科技成果获得省级科技成果奖；中医药发明专利授权7219项；1339项科技成果得到推广应用。

(二)进行科技管理体制改革，壮大了中医药科技力量

中医药科技体制改革取得进步。自1999年国家启动社会公益类科研机构分类改革、高等学校管理体制改革和应用型科研机构企业化转制开始，中医药行业科技体制改革也相继进行。中国中医科学院体制改革取得阶段性成果；各地也按照中央精神，结合本地情况，积极进行了中医药科研机构的改革，部分科研机构按照国家的要求探索实施了课题制管理，并在改革实践中，按照“职责明确、开放有序、评价科学、管理规范”的要求，进行了建立现代科技研究院所制度的探索，创造了一些值得借鉴的科研机构管理模式；中医药高等院校的科研活动得到空前的发展，一些中医药大学从单纯的教学型大学向研究型大学、研究教学型大学或教学研究型大学过渡；随着重点学科、重点专科建设的开展，一批中医药科研机构与医疗机构实行联合或合并，进行了资源整合；中医药医疗机构更加重视通过加强科学研究提高中医药服务能力和水平；随着开放、流动、竞争、协作的机制及模式的探索，中医药科研机构与企业结合，针对临床和产业需求，共同立题、

共同投入、共同研发，企业投入主体和研发主体的地位逐步得到体现。今天，中医药的科学研究，已经由10年前主要依靠中医药机构开展，逐步发展为以中医药研究机构、大学、医疗机构、企业共同参与，行业内外互相结合的格局。复杂科学、生物信息学、临床流行病学和循证医学等理论及技术的借鉴和引用，丰富了中医药现代研究的思路和手段，多学科参与研究的局面正在形成。

（三）加强了中医药科技支撑条件建设

全国中医药科技数据资源共享平台初步建成，近百种数据库能够通过网络提供科技信息服务，使中医药科技文献资源共享及服务能力得到提高；截至2004年，国家先后投资建设了4个“国家中药工程技术研究中心”和4个“国家中药工程研究中心”，3个中药药物非临床试验中心（GLP）、4个中药药物临床试验中心（GCP）、3个中药药理规范化实验室。另对14省（区、市）的调查资料显示，这些省组建的省级中药筛选安全性评价和临床研究中心77个，各类重点实验室和研究室21个，中药工程中心15个；中医药特别是中药研究的技术平台建设得到加强。

10年来，中医药科技投入不断增加。据不完全统计，仅中央财政对中医药科学研究的投入就从“八五”的4850万元增加到“九五”的1.6亿元，“十五”期间达到了7.4亿元。各地也加大了投入，比如仅在“十五”期间，广东省投向中医药科研的经费达1亿元，浙江省达到3000万元。投入的增加，直接推动了中医药的科技研究，为中医药科技的进一步发展提供了较好的条件。

（四）加强了科研管理

修订发布了《国家中医药科技项目管理办法（试行）》，进一步规范了科技项目管理；1998年我局在全国率先实行科研实验室分级登记管理制度，目前已有161个中医药科研三级实验室通过评估登记，规范化管理不断加强，实验研究条件得到较大改善；我局与有关部门还先后组织开展了中药现代化发展战略、中医现代化科技发展战略、中医药传统知识保护与利用研究等一系列前瞻性战略课题研究，制定了《中药现代化发展纲要》、《中医药科学研究发展纲要》等指导文件。

同志们，上述成绩的取得，是党中央、国务院高度重视、正确领导的结果，是中央各部委、地方各级政府大力支持的结果，是全行业中医药人员同心协力、努力奋斗的结果。在此，我代表国家中医药管理局向关心、支持中医药事业和中医药科技发展的中央各部委、各级政府以及社会各界和新闻媒体，向为中医药科技工作作出贡献和付出辛勤劳动的同志们表示衷心的感谢并致以崇高的敬意！

在取得成绩的同时，我们也必须清醒地看到中医药科技工作面临的困难和问题。中医药学术继承、理论和技术创新能力、科技成果转化、适宜技术的推广应用能力与人民群众的健康要求不相适应；中医药科研管理体制不完善，特别是建立符合中医药特点的科研管理模式的探索还不充分；中医药科技队伍还不能完全适应中医药科技创新发展的要求；中医药的科技投入和保障机制不健全，与弘扬中医药学，发挥其在国家卫生体系中的重要作用的任务还不相适应。这些问题都需要我们认真研究，采取有效措施，逐步加以解决。

二、贯彻全国科学技术大会精神，坚持中医药科技创新

今年1月召开的全国科学技术大会发布了《国家中长期科学和技术发展规划纲要》，作出了《关于实施科技规划纲要，增强自主创新能力的决定》，并出台了一系列配套文件。确立了加强自主创新、建设创新型国家的战略目标，提出了新时期科技工作“自主创新，重点跨越，支撑发展，引领未来”的指导方针，胡锦涛总书记发出了“全党全社会为建设创新型国家而奋斗”的号召。中医药科技进步是中医药学术发展的支撑，坚持自主创新是中医药事业发展的不竭动力。要增强中医药科技创新能力，必须正确处理以下3个关系：

（一）正确处理创新与继承的关系

中医学基于实践产生，基于传承延续，基于创新发展。继承，不是故步自封，不是抱残守缺，而是要在学习基本理论和总结临证经验的基础上，消化吸收现代科学技术，并要在吸收消化的过程中保持中医学的本色和特征；创新，不是追求“洋化”和“西化”，而是运用现代科学技术与时俱进地研究和解决人类健康与医疗卫生工作面临的重大科技问题，推进中医药在理论与实践的创新与发展。

继承与创新是和谐统一的整体。继承是创新的基础，创新是继承的发展；继承孵化创新，创新促进发展；继承是学术发展的迫切需求，创新是弘扬特色优势的必由之路。继承孕育突破，创新延续守恒，离开继承的创新，必然是无源之水、无本之木，脱离创新的继承必然会食古不化、日渐萎缩。中医药科技工作者必须保持清醒的头脑，坚持走继承创新的发展道路。

在继承方面，要认真继承中医药核心理论的科学内涵，认真继承历代医家在长期医疗实践中积累、创造出来的丰富经验和学术思想，认真继承古往今来在中医药人才培养、科学研究、临床治疗等方面一切行之有效的独具特色的方式方法，加以应用。在创新方面，要抓住理论创新、关键技术创新与系统集成创新三个环节。中医基础理论的创新是学术发展的基础；以中医学理论为指导的诊疗技术、方剂配伍、中药制药等关键技术的创新，是中医药科技创新的核心；在此基础上，吸收其他多学科的先进知识和技术而进行的系统集成创新则是促进中医学发展、提高中药产业竞争力的重要手段。因此，要强化自主创新和自主发展意识，把握稳定的基础研究方向，力求在理论上有新进展，通过源头创新来奠定中医学科技发展的基础；又要以重大疾病的防治为切入点，不断吸取现代科技成果，加强创新药物、创新的预防和诊治疾病的手段的研发，实现关键技术的不断创新；要鼓励学科交叉，整合各类资源，实现协同攻关，努力开辟新的研究领域，促进系统集成创新，推动中医学的不断发展。

（二）正确处理创新与保持发挥特色优势的关系

特色，是学科特点决定的，是固有的属性，是中医学这门学科体系之所以独立存在的基础。优势，是比较产生的，也是与现代医学相比较而显示出的特长所在。特色和优势都在特定历史、特定条件、特定环境下相对显现。特色可以不断彰显，也可能逐渐淡化；优势可以不断增强，也可能逐步消亡。保持发挥特色优势是创新的前提，创新是保持发挥特色优势的源泉。我们必须通过科技创新，不断彰显中医药特色，不断增强中医药优势。只有这样，才能适应客观需求，才能获得持续的发展。所以，在创新中保持发挥中医药特色优势是涉及中医药存亡的关键所在，通过创新保持发挥中医药特色优势是中医药事业发展的战略选择。

正确处理创新与保持发挥特色优势的关系，就是要坚持中医药特色优势必须导入和激活科技创新、科技创新必须支撑和引领中医药特色优势发展的基本原则。这就要求我们要以保持中医药特色、发挥中医药优势为重点，以全面提高中医药服务能力为目标，坚持中医中药研究不脱节、基础研究与临床实际不脱节，积极探索符合中医药特点的科研模式，从中医基础理论研究、临床研究、中药研究以及方法学探索等方面，进一步明确科研思路，把握科研方向。

（三）正确处理创新与尊重中医学自身发展规律的关系

长期以来，我们强调中医药科技工作必须遵循中医学自身发展规律，但对中医学自身发展规律的内涵一直认识不够清晰。首先，我们要认识到所谓自身发展规律，就是事物在不息的运动中逐渐形成、客观存在、内部必然联系的基本法则。自身发展规律的特点是普遍适应、不断重复出现。自身发展规律独立于人的意识之外，不依人们的意志而转移，只能被人们认知和运用，不能被人们创造和消灭。

中医学在长期的继承创新过程中形成了自身发展规律。经过与专家研究，初步认为可以概括为以下几个方面：

1. 基于道法自然而产生。这是中医学自身发展规律中的生成规律。中医学产生的本源是以道法自然为主体的东方哲学思想和天地万物一体、天人相应的思维模式。所以中医防治疾病重整体、重功能、重证候、重演变、重因人因地因时制宜，而不是苛求于局部、求证于动物、验证于标本，如果中医药科技工作违反了中医学的这一生成规律，那就必然从根本上背离了中医学的本源和思维模式。

2. 重在实践积累而提升。这是中医学自身发展规律中的自我完善规律。中医学理论完全来源于以人为本的临床实践，一理、一方、一药、一术，都是几千年来通过对数以亿万计的人类活体的临床实践的经验积累逐渐筛选、验证和成熟的，而不是源于没有人类思维和七情的动物替代实验产生的。因此，中医学的自我完善是在临证→总结→指导临证→再临证→再总结的过程中完成的。这就是临床实践在先，在实践中积累了经验，形成了以解决临床需求为目标导向的不断创新、不断丰富的理论体系，再用以指导临床实践并在实践中不断完善。中医学这一自我完善规律就势必要求中医药科技工作要肇始于中医临床、忠实于中医临床、提升于中医临床、检验于中医临床、服务于中医临床。

3. 依靠经典经验而传承。这是中医学自身发展规律中的延续规律。前人的学术经验上升为理论，逐渐累积构成中医学理论体系，所以后人依靠读经典原著才能延续其理论原则；中医学是实践性极强的医学科学，望闻问切和辨证论治都要因时、因地、因人制宜，讲究经验和悟性，所以历代依靠师承教育方式传授学术经验，这就是中医学的延续要求“读经典、多临床、跟名师”的原因。所以，中医药科技工作要遵循中医药的延续规律，要注意从经典、从前人的学术经验中获取科学研究的基本元素。

4. 依托中华文化而传播。这是中医学自身发展规律中的推广应用规律。中医学是植根于中华民族优秀传统文化的医学科学。从远古到现代，中医学随着中华民族悠久的历史而长期生存，随着中华民族优秀传统文化的传播而推广。不了解、不认同中华民族优秀传统文化，就不可能认可和接受中医学。所以，当前某些质疑或攻击中医的言论不足为怪。但是，作为中医药科技工作者就必须掌握中医学这一推广应用规律，才能有的放矢、事半功倍地做好中医药科技成果转化工作。

5. 每逢重大需求而跨越。这是中医学自身发展规律中的学术突破规律。从张仲景的《伤寒论》问世，到金元四大医家学术流派的形成，到温病学说的诞生，到阻断乙脑流行，到SARS防治，几千年以来，每逢人类有发病率高、病死率高、治疗难度高的重大瘟疫和重大疑难疾病发生，中医学就必定以其“确切的临床疗效”的优势凸显出中医学的学术地位和作用，往往在学术上有新的发展和突破，有可能产生新的学术流派。所以，中医药科技工作应该针对重大疑难疾病和常见病、多发病、新发传染病等开展科学研究，才能取得科研的突破性进展。

6. 必自积极继承而创新。这是中医学自身发展规律中的创新发展规律。中医学理论体系在发展过程中，以温故知新、推新存旧、返本创新的方式来整合新旧理论技术，具有很大的包容性。历代医家重视“以我为主”融合当时自然科学、社会科学的先进科技成果，结合自身的体验，感悟、领悟所得，分析、总结、提炼，形成新理论、新学说、新技术、新方药，这就是温故而知新、推新而存旧，在返本中创新，在积极继承的基础上创新自我，例如伤寒学派与温病学派、经方与时方的争鸣与并立等，都是积极而不是消极、忠实而不是虚浮的创新。

正确处理创新与尊重中医学自身发展规律的关系，这就要求我们尊重中医学自身发展规律，探索中医药科技管理体制和机制，研究提出符合中医药自身特点的科研方法和模式，运用适合中医药自身规律的制度、机制、标准和方法来做好中医药科技管理工作，提高科技活动的质量和效率。从建立科学假说、科研设计、申请立项到项目实施、评估和验收，都要符合中医学的特点和发展规律。对于现代医学和其他现代科学中的科技工作制度、机制、标准和方法，要借鉴、要引用，更要消化吸收、为我所用，不能生搬硬套，不能削足适履。

事实证明，任何时期，遵循上述中医学自身发展规律，中医科学技术就能创新，就能发展；违背上述中医学自身发展规律，中医科学技术就会停滞，就会蜕变。我们要增强使命感和责任感，正确处理以上3个关系，力争获得中医药科技创新的重大突破。

三、求真务实，加快推进中医药科技工作

“十一五”期间，中医药科技工作要全面贯彻全国科技大会《国家中长期科技规划》及《国家中长期科学和技术发展规划纲要》精神，认真落实科学发展观，面向群众健康需求，提高自主创新能力，突出中医药特色优势，全面提升中医药科学水平，为促进中医药理论学术发展，提高防治疾病的能力，保障人民健康服务。

（一）突出重点，坚持正确的中医药科技研究方向

要根据人民群众的健康需求和中医药的实际，重点组织开展中医基础理论研究，力求有所突破，加强重大疾病的防治研究，形成中医或中西医结合治疗或疾病控制的方案及指南，以指导实践；组织开展中医经验传承与挖掘，特别要组织好名老中医临床经验、学术思想传承研究，挖掘整理民间医药，促进其提高升华；组织中医药诊疗评价技术与标准的研究制定；组织开展中药基础理论和新药创制研究，发展现代中药研究开发和生产制造技术，有效保护和合理利用中药资源；组织开展中医药知识产权保护研究。

“十一五”期间，国家中医药管理局将积极协调相关部门和单位，做好国家“973”计划“中医理论基础研究专项”和《国家中长期科学和技术发展规划纲要》中的重大传染病防治专项、重大新药创制专项及国家科技支撑计划中的中医药项目的组织实施工作。国家中医药管理局的科研项目将紧紧围绕上述重点内容组织开展。各地要根据国家和中医药管理局的重点，结合本地的实际情况，坚持有所为有所不为，选择自己的优势领域组织力量开展攻关。

（二）加强中医药科技成果转化和适宜技术推广

要针对农村和社区的预防保健和医疗需求，认真组织筛选已形成的中医药科技成果，搭建平台，促进成果的推广应用。国家中医药管理局要建立一批中医药科技成果推广示范基地。

组织加强对中医药适宜技术的挖掘、整理和筛选研究，向社区及农村推广中医药适宜技术。国家中医药管理局要组织适宜技术的筛选和评价，收集、整理和研究民间医药技术和方法，实施“中医临床诊疗技术整理与研究”项目，“十一五”期间要至少向农村和社区推广100项符合不同地区、不同人群需求的中医适宜技术。

加强中医药科学普及工作，使民众正确理解中医药，利用中医药加强养生保健和防治疾病，以促进健康。要组织建设中医药科普专家队伍，鼓励以多种形式传播中医药文化和知识。国家中医药管理局要建设一批中医药传统文化教育基地。

各地除做好我局已经公告的适宜技术的推广与应用外，还要结合本地区的实际需求，组织遴选疗效确切、简便易行的适宜技术加以大力推广，使之有效地为广大农村和社区人民群众服务；要充分认识中医药科普工作的重要性，加强收集、整理、传播中医药民间故事、传说及四季防病健身的常识、经验，编纂、出版面向社会、图文并茂的系列科普宣传丛书，努力传播中医药文化和知识。

（三）加强中医药科技支撑体系建设

要按照提高自主创新能力和科技服务能力的目标要求，重点加强中医药科技支撑体系建设。我局将实施中医药重点研究室建设计划，建设一批中医药重点研究室；继续推进中医药科技实验室分级登记工作，加强中医药实验室的科学化规范化管理；建立和完善中医药科技信息服务网络和共享平台，培育科技中介机构，扶持一批临床研究和中药工程技术研究中心；将会同国家发改委实施国家级中医临床研究基地建设项目。这个建设项目是从中医药的特点出发，围绕中医药继承创新发展的需要，集中优势资源，聚集高水平人才，建立新的管理机制，搭建创新平台，以期在重大疑难疾病、重大传染病的中医药的防治等方面产生更多的原创性成果，有力支撑中医药的发展。这个项目各地都非常关心，目前我局已组织专家多次论证，形成了建设指导意见，并将依据遴选标准，在公平竞争的基础上择优确定建设单位。各地要根据实际情况，做好基础准备工作，参与竞争。同时，希望各地认真总结这些年来条件建设方面的经验教训，扎实加强本地区科研条件的建设，提高中医药的科研能力。

要根据新时期提高中医药科技创新能力的需求，加强中医药科技创新人才队伍的建设。要加强对中医药科研人员，特别是医疗机构临床科研人才的培养，尽快提高他们的科研意识和科研素养；要着力加强提高西部地区科研队伍的素质和能力；要从重大科技项目实施中培养领军人才和创新团队。要研究中医药创新人才的评价标准，建立人才发现和培养机制。要注重发挥中

医药专家的作用，形成合理的人才梯队；要采取开放、兼容的态度，引进、凝聚多学科优秀人才，形成科技创新的合力。各地要积极探索，大胆改革，加强协调，不断改革完善现有的科技项目管理制度，为更多有利于中医药发展的创新人才的脱颖而出提供更多的机会。

（四）加强中医药的国际科技合作，推进中医药的国际化

要认真贯彻《中医药国际科技合作规划纲要》，实施好中医药国际科技合作计划。各地区要根据本地区的基础和优势，研究确定合作的优先领域、重点内容。要注意研究中医药国际合作的方式和有效机制，既有利于合作交流，又要保护知识产权。

要加强中医药国际科技合作平台建设，结合不同国家和地区政府和科学界的兴趣点，促进世界各国高等院校、研究机构、医院、生产企业间专业知识和科技力量的联合，建立有重要国际影响的双边或多边中医药临床研究中心、中药安全评价中心、研发中心和联合实验室，构建中医药国际科技合作平台，联合开展中医药临床疗效评价、作用机理、有效防治方法和新药研究以及为国际科学界接受和认可、适合中医药特点的标准和方法研究。

要加强国际科技合作人才的培养，利用中医药管理、医疗、教育、研发和生产的经验，结合世界各国现代医药和其他传统医药的做法，培育具有新型知识结构的中医药医疗、教育、研发、生产、销售和管理的人才队伍，尤其是要为传统医药人才缺乏的国家和地区培养本土化的高级人才，满足当地发展传统医药的需要。

（五）统一认识，加强领导，强化管理

各级中医药管理部门和各有关单位的负责同志要在思想观念上充分认识中医药科技创新的重要性、必要性和紧迫性，在实际工作中真正重视中医药科学研究和科技进步，坚持以提高临床疗效和防病治病能力为中心，以提高中医药科技对中医药事业发展的支撑能力为宗旨，加强领导，制订规划，强化管理，牢牢把握科研工作的方向，紧紧围绕中医药科技工作的目标和重点任务，部署科技工作，安排科技资源。

要继续深化科技管理改革，探索建立符合中医药科研需求的管理运行机制，根据中医药的特点制定项目评审、质量监管、成果评价的标准和体系；要重视发挥专家群体的咨询作用，加强改革，建立制度，不断规范科研评估行为，落实科技信用制度，营造科学、民主、和谐的研究氛围；要有效地防止学术垄断、学术浮躁等现象，着力改变重立项、轻管理的现象；要进一步加强科技成果转化的力度，有效地激活中医药科研资源，逐步实现项目实施、科技人才培养和基地建设的有机结合；要严格制度，加强监督，加强对科研项目的经费管理，保证中医药科技工作真正出成果、出人才、出效益。

各省中医药管理部门，要加强中医药的科技管理工作，主动与有关部门协调，加强中医药科技工作的沟通，多渠道积极争取经费投入。要注意整合各方面的资源，促进中医药的创新发展。要认真总结科技工作的管理经验，组织推广，同时分析存在的薄弱环节，采取措施，加以解决。各中医药单位的领导班子，要加强对中医药科技工作的领导，创造条件，积极推进本单位的科研工作。

同志们，加强中医药科技工作，为中医药学术进步与事业发展提供有力保障，任重而道远。让我们认真践行“三个代表”重要思想，坚持以科学发展观为指导，坚定信心，抓住机遇，迎接挑战，团结奋斗，努力开创中医药科技工作的新局面，为我国中医药事业的发展，为人民健康作出新的、更大的贡献！

突出特色 拓展领域 努力开创中医药继续教育新局面

——卫生部副部长兼国家中医药管理局局长佘靖在2006年全国中医药继续教育工作会议上的讲话

（2006年11月7日）

同志们：

今天，我们召开全国中医药继续教育工作会议，会议的主要任务是：以邓小平理论和“三个代表”重要思想为指导，坚持科学发展观，认真总结“十五”时期中医药继续教育工作，交流开展中医药继续教育工作的经验，部署“十一五”时期中医药继续教育工作，表彰在中医药继续教育工作中做出显著成绩的先进集体和先进个人。下面我讲几点意见，供会议讨论。

一、“十五”期间中医药继续教育工作的回顾

“十五”期间，中医药继续教育加快了发展步伐，各项工作都取得了新的进展。开展中医药继续教育工作的环境得到优化，中医药行业

的继续教育管理网络初步形成；中医药继续教育的内容不断丰富，形式更加多样化；中医药继续教育的规模和实施领域继续扩大，教育质量和效益有一定的提高；五年来共实施国家级中医药继续教育项目1254项，比“九五”期间增加近一倍；到“十五”期末，县（市、区）中医药继续教育覆盖率达到85%，中医医疗机构中医药专业技术人员继续教育受教育率达到77.9%，中医药继续教育“十五”计划确定的主要指标基本实现。

——对中医药继续教育工作的领导与协调得到加强。“十五”期间，中医药继续教育工作受到全行业各级领导的重视，并得到各级人事、卫生、教育等部门的大力支持。国家中医药管理局成立由局领导、人事部、卫生部有关部门负责人组成的中医药继续教育工作领导协调小组，协调解决中医药继续教育工作中的重大问题。各省（区、市）中医药管理部门也得到了当地卫生、人事、科技、教育和财政等部门的配合与支持，中医药继续教育发展环境良好。特别是北京、河北、内蒙古、吉林、黑龙江、浙江、山东、河南、湖南、广东、四川、陕西、甘肃13个省（区、市）已经建立了省级中医药继续教育委员会，把中医药继续教育列入重要工作日程。

——中医药继续教育的相关制度逐步健全。“十五”初期，国家中医药管理局根据新世纪中医药继续教育发展的需要，在总结经验基础上，对中医药继续教育的各项制度进行了全面修订。颁发了《中医药继续教育规定》，初步建立了中医药继续教育登记制度和项目管理、学分管理等相关配套制度。在组织实施专项继续教育中，建立健全了老中医药专家学术经验继承、优秀中医临床人才研修、乡镇卫生院中医临床技术骨干培训等人才培养项目的管理办法，制定了乡村医生中医药知识与技能培训的基本要求和培训大纲。为了加强对中医药继续教育工作的管理，研制了优秀中医临床人才研修项目、老中医药专家学术经验继承工作和中医药继续教育学分登记的管理软件，建立了相关数据库，利用现代信息网络技术，对中医药继续教育工作进行动态监管。30个省（区、市）制定了中医药继续教育相关规定，一些省（区、市）中医药管理部门结合本地区实际，制定了本省的管理制度，如上海、广东等17个省（市）制定省级老中医药专家学术经验继承工作的管理规定；北京、河北等9个省（市）制定省级优秀中医临床人才培养方案与管理办法；山东、云南省制定乡村医生接受中医药知识技能培训与资格认定、再注册及目标考核等挂钩的规定。中医药继续教育制度建设有了较大的发展，保证了中医药继续教育的顺利实施。

——具有中医药特色的专项继续教育有了较快发展。各种人才培养项目的专项继续教育，具有鲜明的中医药特色。从2002年起，全国组织开展了以培养创新型继承人为主的第三批全国老中医药专家学术经验继承工作，共有582名老中医药专家被聘为指导老师，942名中青年业务骨干被遴选为继承人，现大多已按计划完成学习任务，即将结业出师。17个省（区、市）组织开展省级老中医药专家学术经验继承工作，1300多名继承人参加继承学习。组织实施“十五”国家科技攻关计划“名老中医学术思想、经验传承”研究课题，将百名老中医专家的学术见解和临床经验进行研究提炼，探索建立个体化诊疗疗效评价方法和中医临床经验的传承方法。5年先后组织举办10期全国名老中医专家临床经验讲习班，有3000多人次参加学习，并组织制作中医四部经典多媒体课件，以加强经典古籍培训。上海、江西、吉林等地建立名老中医工作室，加强老专家学术思想和学术经验的传承。广东省中医院实施跨地区拜师，聘请全国26名著名中医专家为本院带教54名高徒。这些都极大地丰富了继承工作的内容，创新了继承工作的形式，有效地推进了继承工作的开展。2004年，启动全国优秀中医临床人才研修项目，通过考试，选拔215名中医主任医师作为研修项目的学员，涉及8个专业，覆盖全国30个省（区、市）。两年来，全体学员累计研读经典952书次，撰写读书心得3153篇；临床实践87411个工作日，其中，到重点学科或重点专科（专病）临床实践31000工作日；跟师学习17532工作日，撰写跟师体会1192篇；发表相关论文939篇。通过读经典，跟名师，做临床，研修人员的医疗水平和科研能力均有所提高，平均日门诊量和区域外患者就诊数有大幅度增加，受到广大群众的认可。9个省（市）开展了省级优秀中医临床人才培养项目，546人列为培养对象。“十五”期间，专项继续教育还扩展到各种专门知识与技能培训，如组织实施“中医药应对突发公共卫生事件能力建设人员培训项目”，13570人接受培训；举办中医药传统知识保护内容的培训；组织了中医药百项诊疗技术和中医药科技成果的推广。

——农村中医药人才培养初见成效。5年来，加强了农村中医药人才培养，加大培养经费投入力度，组织实施一批项目，多形式、多途径开展人才培养，已初步显现成效。国家中医药管理局组织实施农村基层优秀中医成才规律与临床经验总结及推广项目，在全国遴选出310名农村基层优秀中医，总结他们的成才规律和临床经验，予以推广。组织开展乡镇卫生院中医临床技术骨干培训项目，28个省（区、市）的4000余名乡镇卫生院中医临床技术人员接受为期6个月的中医药理论和临床技能的培训。黑龙江省将该培训项目列入省政府2005年10项利民工程计划，作为政府年终考核指标之一。各地结合本地区实际，积极组织开展中医适宜技术培训和乡村医生中医药知识与技能培训。全国18个地区开展农村中医药适宜技术推广示范地区建设，探索中医药适宜技术推广的模式和有效机制。北京市组织在岗乡村医生接受200学时中医适宜技术的全员培训。山东省实施“5155”农村中医药人才培养工程。云南省实施乡村医生中医药知识培训的“植根计划”。黑龙江省开展在岗乡村医生的跟师学习。各地多形式、多途径的农村中医药人员培训实践，为我们探索构建农村中医药人才培养和队伍建设模式奠定了良好的基础。

“十五”期间，中医药继续教育工作的成绩是各地领导重视和各有关部门大力支持的结果，是从事中医药继续教育工作的全体同志共同努力的结果。但是，我们也要看到，中医药继续教育工作中存在的问题。一是中医药继续教育发展不平衡，地区之间差距较大，农村、城市社区的覆盖面不广。二是中医药继续教育管理制度尚不够完善，激励和约束机制还不够健全。三是部分地区中医药继续教育管理体系不健全，缺乏规划，工作得不到有效落实。四是中医药继续教育的内容、形式和途径还不能适应队伍需要，教育质量和效益有待提高。五是实施中医药继续教育的支撑条件需要改善和加强，基地建设比较薄弱。这些，都需要我们认真研究，采取切实有效的措施，努力加以解决。

二、“十一五”时期开展中医药继续教育工作的基本思路

（一）中医药继续教育工作面临的新形势

“十一五”时期是我国全面建设小康社会的关键时期，国家的经济、社会发展进入了一个新阶段，中医药事业面临历史上最好的发展机遇。中医药工作受到党和政府的高度重视，形成了良好的发展环境。党和国家制定了一系列保护、扶持、促进中医药发展的法律法规和方针政策。以胡锦涛同志为总书记的党中央非常重视中医药工作，多次批示强调要坚持中西医并重、充分发挥中医药在防病治病中的作用。中共中央关于构建社会主义和谐社会若干重大问题的决定中提出“大力扶持中医药和民族医药发展”。今年10月23日，胡锦涛同志在中央政治局第三十五次集体学习时指出，要“继承和发展中医药和民族医药，制定扶持中医药和民族医药发展的政策措施，加强中医临床研究基地和中医医院建设，丰富和发展中医药和民族医药的理论和实践，研究探索治疗疾病的新技术新方法，推进中医药和民族医药标准化、规范化、现代化”。国务院有关部门在政策制定、项目规划、资金投入等方面加大了对中医药的支持力度。这一切为新时期中医药事业的发展提供了重要保障。中医药作为我国卫生事业的重要组成部分，具有临床疗效确切、用药相对安全、费用比较低廉、服务方式灵活、创新潜力巨大、发展空间广阔的优势，在建设覆盖城乡居民基本卫生保健制度，为群众提供安全、有效、方便、价廉的公共卫生和基本医疗服务中，在公共卫生体系建设和重大疾病防治中，在加强农村三级卫生服务网络和社区卫生服务为基础的新型城市卫生体系建设中，将进一步发挥不可替代的重要的作用，要继续与现代医学互相补充，为人民群众提供更加完善有效的医疗保障服务。

承担这样光荣而艰巨的任务，需要有坚强的人才保障和广泛的智力支持；需要有一支素质较高，结构合理的中医药人才队伍。但是，目前从总体上看，中医药人才队伍的现状与承担新时期赋予的重要任务的要求还有差距，中医药人才的素质和结构还不能适应中医药事业发展的需要。因此，加强中医药人才培养，加强中医药继续教育工作就显得极其重要和紧迫。

中医药人才的培养，院校教育是基础，继续教育是关键。一个高素质中医药人才的成长，既需要在院校接受扎实的基础性专业教育，更需要在执业过程中不断接受继续教育，在边实践边学习中锻炼成才。因此，继续教育是培养造就高素质中医药人才的必由之路。当前，大力发展中医药继续教育，对于充分发挥中医药特色和优势，全面提高中医药人才队伍的整体素质，提升中医药对社会发展的贡献率，完成新时期赋予我们的使命，具有十分重要的意义。我们必须重视发展中医药继续教育，用新思路去推进中医药继续教育工作，使其在新时期实现新发展，取得新成绩。

（二）开展中医药继续教育工作的指导思想和基本思路

“十一五”时期中医药继续教育工作的指导思想是：以邓小平理论和“三个代表”重要思想为指导，贯彻落实科学发展观，提高中医药队伍整体素质，提升中医药服务水平，为提高人民健康水平服务。

“十一五”时期开展中医药继续教育工作的思路是：突出特色，拓宽领域，完善机制，注重实效。

突出特色。遵循中医药学术特点和中医药人才成长规律，走突出自身特色的发展道路，是保证中医药继续教育健康发展的首要问题。发展中医药继续教育，要认真贯彻国家有关继续教育的各项规定，同时要充分体现中医药特色。要从中医药自身发展规律和中医药人才培养的特定要求出发，积极探索符合中医药人才培养要求的内容、形式和途径，构建具有中医药特色的继续教育模式。十多年来开展的老中医药专家学术经验继承工作和近年来开展的优秀中医临床人才研修项目、县级中医医院中医专科（专病）骨干培训项目的实践，为构建中医药继续教育模式提供了有益的经验。这些以专门人才培养为主要任务的专项继续教育，吸收传统师承教育的经验，符合中医药学术发展的需要，突出中医药人才培养特色，有着明显的中医药继续教育特点。这一成功的实践告诉我们，发展中医药继续教育，必须结合行业实际，突出行业特点。“十一五”期间开展中医药继续教育工作，无论是实施学分制继续教育的各种形式，还是实施专项继续教育的各种人才培养项目，或是进行中医住院医师、全科医师、专科医师等培训，都必须从中医药人才培养的自身规律和特点出发，在实践中不断丰富新内容，不断探索新形式和新途径，形成有利于培养中医药人才的新模式。强调发展中医药继续教育必须突出中医药特色，还有另一层含意，那就是要把中医药继续教育的成效最终落实到保持和发扬中医药特色和优势上。保持和发扬中医药特色和优势，是中医药事业生存和发展的根本，中医药继续教育必须紧紧围绕这个战略任务来进行，并贯穿于中医药继续教育工作的始终，从培养目标、实施教学到检验成效，都要充分体现这一根本，使中医药继续教育成为保持和发扬中医药特色和优势的一个实实在在的行动。

拓宽领域。不断拓宽实施领域，扩大继续教育覆盖面和受教育面，是深入发展中医药继续教育的必然要求。从广义上说，拓宽领域，既包括拓展继续教育的实施形式和途径，以吸引更广泛的中医药人员参加继续教育；也包括扩大继续教育的实施范围和培训对象，以适应中医药改革与发展的实际需要。要不断探索中医药继续教育的新形式和新途径，为各类中医药人员提供更加多样化的继续教育活动。要认真总结近年来开展专项继续教育的经验，逐步拓展专项继续教育的形式和途径。“十一五”期间，实施专项继续教育，既要有高层次中医药人才的培养，又要有城乡基层中医药人才的培养；既要有中医临床人才的培养，也要有中药、管理、护理等各类专门人才的培养；还要把这种专项继续教育形式延伸到各种专门知识和专项技能培训。要进一步扩大中医药继续教育的实施范围和培训对象。随着卫生改革深化和卫生资源结构调整，卫生工作的重点向农村和城市社区转移，农村和社区中医药人才培养任务日益繁重。过去，中医药继续教育的范围、对象、覆盖面窄。今后，我们必须把中医药继续教育的范围和对象扩展到城乡具有中医药执业资格（包括乡村医生执业资格）的从业、在岗中医药人员，包括具有执业资格的在岗乡村医生，也包括民办医疗机构的中医药专业技术人员，赋予他们参加和接受继续教育的权利和义务，把继续教育与执业资格联系在一起，做到“只有接受继续教育，才能继续执业”。

完善机制。积极推进法规制度建设，不断完善运行机制，是推动中医药继续教育持续发展的有力保障。完善机制要从现有机制的薄弱环节和机制缺失之处入手。当前，中医药继续教育运行机制的薄弱环节，一是监督和评估制度不健全，对中医药机构开展继续教育工作缺乏有效的约束；二是考核和登记制度执行不严格，中医药人员接受继续教育与职务聘任、职称晋升和执业再注册等相结合的有关规定在不少地区尚未落实。因此，各地要继续加强有关的法规制度建设，完善激励和约束相结合的有效机制。建立健全中医药继续教育统计制度和评估制度，加强对中医药机构开展继续教育工作的督导。建立完善对中医药人员接受继续教育的考核，健全中医药继续教育登记制度，改进学分管理办法，完善中医药人员接受继续教育与任职、晋升、执业再注册等挂钩的机制。国家中医药管理局将进一步扩展中医药继续教育网络管理平台，加强动态管理。当务之急是要建立农村、城市社区中医药人员接受继续教育的机制，建立健全各类中医药执业人员（包括农村和非公办医疗机构中医药执业人员、个体医等）接受继续教育的制度，严格执行继续教育与执业资格再注册挂钩的规定，实行有效的约束与激励。“十一五”期间，要逐步建立健全能够涵盖各类中医药在职、从业人员接受继续教育的运行机制。

注重实效。联系实际，注重实效，是实施中医药继续教育的一项基本原则。衡量中医药继续教育的优劣、成败，不能只看它的发展规模和数量，更重要的是看它所取得的实际效益。没有实效，中医药继续教育就失去生命力。注重实效，首先，要在指导思想上明确：实施中医药继续教育必须服从服务于发展中医药事业、为人民健康服务这个大局。通过组织开展继续教育，努力继承发扬中医药特色优势，不断提高人才队伍整体素质，提高中医药防治疾病的能力和水平，形成一批名医、名科、名院，提升中医药服务能力，满足广大人民群众对中医药服务的需求。要根据人民群众健康需求、中医药队伍实际状况，部署中医药人才培养工作，并根据不同时期中医药事业发展的侧重点及时加以调整。“十一五”时期的中医药继续教育，要在农村和社区中医药人才培养方面作出应有的贡献。其次，实施中医药继续教育必须与中医药学科建设、中医药专科（专病）建设密切结合，建立相互促进的机制。中医药学科建设和中医药专科（专病）建设为中医药人才的锻炼成长搭建了平台；继续教育则是学科建设和专科（专病）建设实现培养学术技术骨干任务的主要途径。再次，实施中医药继续教育必须紧密联系中医药人员的工作实际，按需施教，增强针对性、实用性和先进性。各类各层次中医药人员有各自不同的工作实际和培训需求，必须采用不同的培训内容和培训形式，去完善他们的知识结构，增强他们的继承和创新能力，使之在各自工作岗位上发挥更大的作用。

三、“十一五”时期中医药继续教育的几项主要工作

关于“十一五”时期中医药继续教育的发展目标、主要任务和保障措施，在国家中医药管理局《中医药继续教育“十一五”规划》（讨论稿）中已作了阐述，经过这次会议讨论修改后，将颁发执行。我就今后的工作，提几项要求。

（一）贯彻落实《中医药继续教育规定》，完善各级中医药继续教育制度

根据形势的变化和中医药继续教育工作的开展，结合近年来的实践经验，国家中医药管理局组织专家对《中医药继续教育规定》和相关配套文件进行了修订，将陆续颁布实施。希望各地认真组织贯彻落实，并结合本地区的实际情况，制定或修订相应的管理制度和实施办法。

要采取切实有效的措施，认真落实《中医药继续教育规定》，执行相关制度，定期组织对制度执行情况的督导检查。发现新经验加以总结推广；发现问题，组织深入研究，采取措施，加以解决。

当前，要在全行业抓好中医药继续教育登记、考核、评估工作，按照教育、考核、使用相结合的原则，建立和完善有效机制，使接受继续教育真正成为广大中医药专业技术人员的自主行为。

（二）加强组织领导，健全中医药继续教育管理体系

中医药行业的各级领导干部要进一步提高认识，把中医药继续教育工作作为继承发扬中医药特色优势和推进中医药现代化的重要举措，切实加强对中医药继续教育工作的领导。各省（区、市）中医药管理部门要按照《中医药继续教育规定》的要求，建立省级中医药继续教育委员会。已经成立中医药继续教育委员会的省（区、市）要充分发挥委员会的作用，推进本地区的中医药继续教育工作；还没有成立的，要积极协调有关部门，尽快成立。各省（区、市）中医药管理部门要加强对地（市）、县中医药继续教育工作的领导，健全本地区中医药继续教育管理体系。各省要根据本地区中医药发展和人才队伍建设的要求，制定“十一五”中医药继续教育发展规划，统筹安排各类中医药人员的继续教育，明确工作目标，规定工作任务，制定保障措施。各地要鼓励社会各界及有关机构参与中医药继续教育工作，要充分发挥中医药学术团体在理论研究、工作咨询和组织继续教育活动等方面的积极作用。还要进一步加强与有关部门的协调、配合，为发展中医药继续教育提供组织保证。各中医药机构要把实施中医药继续教育作为一项重要职责，指定专门职能部门或专人抓好这项工作。

（三）突出中医药特色优势，多形式、多途径开展中医药继续教育。

继续抓好高层次中医药人才培养的专项继续教育。“十一五”期间，人事部、卫生部、国家中医药管理局将组织开展第四批全国老中医药专家学术经验继承工作，培养1000名继承人。国家中医药管理局在总结经验的基础上，组织开展第二批优秀中医临床人才研修项目，培养200名高层次优秀中医临床人才；组织开办西医师学习中医高级研修班，在全国遴选100名热爱中医、有志于学习中医的中青年西医师，进行中医理论和临床技能培训；结合重点学科建设和重点专科（专病）建设，培养400名中医药学科带头人和一批专科（专病）技术骨干。组织开展临床中药、中医护理等专项继续教育。组织开展中医经典理论培训，要求各层次中医临床人员学习掌握中医经典理论及其临床应用。

各省中医药管理部门在落实国家中医药管理局人才培养专项的同时，要积极探索中医药继续教育项目的新形式，不断丰富中医药继续教育项目的内容，满足各类中医药人员学习的要求。开展具有中医药特色的人才培养专项，并实施学分管理，提高项目质量和培训成效。

（四）发挥中医药在农村和城市社区卫生服务中的作用，做好农村和城市社区中医药人才培养工作

切实加强农村中医药人才培养和队伍建设。建立农村中医药人员接受继续教育的制度，扩大中医药继续教育在农村的覆盖面。“十一五”期间，国家中医药管理局组织开展县级中医医院专科（专病）技术骨干培训项目，计划培训5000人，推进中医专科（专病）建设，提升县级中医医院的中医药服务水平。国家中医药管理局会同财政部继续组织实施乡镇卫生院中医临床技术骨干培训项目，到2007年，培养2万人；组织开展乡镇卫生院中医人才培训项目，到“十一五”期末，计划培训4万人。

各省在实施国家中医药管理局农村中医药人才培养项目的同时，应制定本省农村中医药人才培养计划，积极推进农村中医药人才培养工作，努力提高农村中医药人员的业务水平和服务能力。在农村中医药人才培养中，要特别加强对乡村医生的培训工作。各地要根据卫生部、国家中医药管理局关于《乡村医生中医药知识与技能基本要求》和国家中医药管理局关于《乡村医生中医药知识与技能培训大纲》，制定本地区的工作计划，开展多形式的乡村医生中医药知识与技能培训，推广中医药适宜技术，着重提高乡村医生运用中医药诊疗方法防治常见病、多发病的能力。

积极组织开展城市社区中医类别全科医师岗位培训，探索中医类别全科医师规范化培训模式，建立城市社区中医药人员接受继续教育的机制。国家中医药管理局即将发布《中医类别全科医师岗位培训大纲》和《中医类别全科医师岗位培训管理办法》。各省（区、市）要按照“培训大纲”和“管理办法”的要求，制订培训计划。通过试点，组织开展中医类别全科医师规范化培训，积累经验，逐步推广。组织开展城市社区卫生技术人员和护理人员的中医药知识与技能培训，推广、应用中医药适宜技术，更好地发挥中医药在城市社区预防、保健、康复和常见病诊疗服务等方面的作用。

（五）加强各级中医药继续教育基地建设，提高中医药继续教育实施能力

基地建设是当前中医药继续教育工作的一个薄弱环节，“十五”计划确定的局级中医药继续教育基地建设还没有启动；各地建立的中医药继续教育基地，无论是数量还是教学条件、管理水平，都还不能完全满足各种培训需求。“十一五”期间，各省中医药管理部门要组织建设一批布局合理、分工明确、特色突出、管理规范的中医药继续教育基地，逐步形成由多层次、多类别中医药继续教育基地组成的中医药继续教育实施网络。按照不同的培训对象和培训内容，中医药继续教育基地拟分级分类建设管理。目前，大体上先建设3类：一是中医药优势学科继续教育基地，二是农村中医药知识与技能培训基地，三是城市社区中医药知识与技能培训基地。“十一五”期间，国家中医药管理局将建设若干中医药继续教育示范基

地，建设方案经论证后，组织实施。

各省应根据实际情况，统筹规划，建设本省的中医药继续教育基地。基地的建设，要利用现有教育资源，依托中医药医疗、教育、科研机构，提高教学资源的使用率。要组织制定基地评估制度，定期评估考核，实行动态管理，要组织总结基地建设经验。

各类中医药继续教育基地都要建立健全管理制度，规范教育管理，探索创新继续教育培训模式。

（六）多渠道筹集中医药继续教育经费

中医药继续教育工作的经费实行多渠道筹集，由政府、单位和个人共同承担，鼓励社会捐助。各级中医药管理部门要督促中医药机构履行国家对于职工教育经费的有关规定，按职工工资总额的1.5%～2.5%安排继续教育经费。中医药人员是继续教育的直接受益者，也应当承担一定的学习费用。各类继续教育经费应专款专用，加强管理，严禁挪用，充分发挥各项经费的使用效益。积极探索中医药继续教育经费保障的新机制，保证中医药继续教育健康持续发展。

同志们，回顾过去，展望未来，中医药继续教育工作任重而道远。在新的历史时期，我们要坚持以邓小平理论和“三个代表”的重要思想为指导，全面落实科学发展观，提高认识，更新观念，锐意进取，团结奋斗，大力推进中医药继续教育工作，全面提高中医药队伍素质，为推进中医药事业发展，增进人民健康水平作出新的更大的贡献。

认清形势 理清思路 扎实工作 努力开创民族医药工作的新局面

——卫生部副部长兼国家中医药管理局局长佘靖在第三届全国民族医药工作会议上的讲话

（2006年12月8日）

同志们：

第三届全国民族医药工作会议今天开幕了。这次会议的主要任务是：学习贯彻《中共中央关于构建社会主义和谐社会若干重大问题的决定》精神，总结第二届全国民族医药工作会议以来的民族医药工作，交流经验，分析面临的形势和存在的问题，部署下一阶段工作，进一步推动民族医药事业的发展。下面，我讲几点意见。

一、民族医药工作的回顾

1995年第二届全国民族医药工作会议以来，在党和政府的正确领导和相关部门的大力支持下，经过各级中医药、民族医药管理部门和广大民族医药工作者的共同努力，民族医药事业得到了较快发展，取得了可喜的成绩，主要表现在以下几个方面：

（一）民族医药工作更加受到重视

近年来，中央和地方各级人民政府高度重视民族医药工作，制定了一系列加强、扶持民族医药工作的法律、法规和政策。1997年中共中央、国务院《关于卫生改革与发展的决定》指出：“各民族医药是中华民族传统医药的组成部分，要努力发掘、整理、总结、提高，充分发挥其保护各族人民健康的作用”；2002年中共中央、国务院《关于进一步加强农村卫生工作的决定》和2006年国务院《关于发展城市社区卫生服务的指导意见》，都强调要认真发掘、整理和推广民族医药技术；2005年，中共中央、国务院《关于进一步加强民族工作加快少数民族和民族地区经济社会发展的决定》和国务院《实施中华人民共和国民族区域自治法若干规定》，都要求各级人民政府加大对民族医药事业的投入，保护、扶持和发展民族医药学。

国家在城镇职工医疗保险、新型农村合作医疗等工作中，将符合条件的民族医医疗机构纳入定点医疗机构，将民族医诊疗项目、民族药纳入报销补偿范围；在国家医师资格考试开始时，就将藏、蒙、维医纳入国家医师资格考试，傣医医师资格考试也于今年在云南省进行试点。

国家把发展民族医药事业纳入国民经济和社会发展计划，并通过政府事业费、专项补助经费、银行贷款、援助资金以及鼓励民间投资等多种渠道，加大了对民族医药事业的支持力度。“十五”期间，中央财政共安排专项资金7300余万元，对部分民族医医疗机构、专科、学科等方面进行了重点建设。

各省、自治区、直辖市根据《中华人民共和国宪法》的有关规定和国务院的一系列要求，加强领导，关心支持民族医药事业发展。制定了发展和管理民族医药的地方性法规及政策，内蒙古等19个省、自治区颁布了含有促进民族医药事业发展内容的地方性法规；内蒙古人大每年都对全区贯彻落实《内蒙古自治区蒙医中医条例》情况进行督察；西藏、青海、甘肃等省区以政府名义召开了民族医药工作会议，专题部署民族医药工作。

各地加大了对民族医的投入，如西藏自治区由国家、自治区和对口援藏省区共同投入近8000万元对5个地区级的藏医院进行了改扩建，改善了就医环境。内蒙古自治区将中蒙医药专项经费由每年的100万元增加到2000万元，同时将蒙医医疗机构作为全额拨款单位。

不少省加强了民族医药管理机构建设，青海、西藏、内蒙古先后设立了中藏医药管理局、藏医药管理局、蒙中医药管理局，新疆卫生厅设立了中医民族医管理处。有些地市也设立了民族医药管理机构，如内蒙古全区12个盟市中有11个盟市卫生局设置了蒙中医科。

（二）民族医医疗服务能力有所提高

中央和地方政府加大了对民族医医疗机构的投入，使大部分民族医医疗机构的基础设施得到了改善。民族医医疗机构由过去政府在民族地区单一举办的模式，转变为政府举办为主、社会力量办医为辅并在非民族地区举办的多元化格局。截至2005年底，全国有藏、蒙、维、傣、壮、朝、苗、瑶、回、彝、土家、布依、侗、哈萨克、羌共15个民族设有本民族医药的医院；全国民族医医院已由1995年的121所发展到195所，床位由1995年的4432张发展到6885张。其中，藏医医院68所，蒙医医院57所，维医医院38所，傣、朝、壮、苗、瑶等民族医医院32所；社会力量举办的民族医医疗机构11所。国家在北京建设了北京藏医医院（北京民族医医院），为非民族地区举办民族医医疗机构摸索了经验。2005年，全国民族医医院总诊疗人次为427万人次，出院人数98726人次。民族医医院门诊人均费用为36.80元，平均每一出院人次医疗费用为1493.29元，无论是门诊还是住院，其费用大约相当于中医医院的1/2，综合医院的1/3。在民族地区，大多数中医院、乡镇卫生院和部分综合医院设立了民族医科，截止到2005年底，共设有床位7064张，涵盖了上述15种民族医及畲、黎、仫佬共18种民族医。云南省西双版纳和德宏两个自治州少数民族医药承担了约25%以上的医疗服务量。民族地区绝大多数的村卫生室和部分社区卫生服务机构都能够提供民族医药服务，也承担了大量的医疗和保健任务。民族医药以其鲜明的特色和相对低廉的服务价格，受到了民族地区广大群众的欢迎。

民族医医疗机构的内涵建设得到加强。2001年开始，我局组织实施了全国民族医重点专科（专病）和特色专科（专病）建设项目，遴选了14个民族医重点专科（专病）和19个民族医特色专科（专病）予以重点建设。通过几年的努力，民族医医院专科服务条件得到了较大的改善，专科服务能力和服务水平明显提高。截止到2005年底，14个全国民族医重点专科（专病）门诊量较建设前提高了23%，有力地带动了民族医专科（专病）的发展，促进了民族医药优势特色的发挥，一些民族医专科（专病）已经成为当地患者诊疗某些疾病的首选。甘肃省甘南藏族自治州藏医药研究院附属医院藏医胃病专科建设后，收治病种由原有的不足10种扩大到16种，年门诊量由3150人次上升到5412人次，增长了71.8%；年住院人次由87人次增长到152人次，增长了74.7%。内蒙古自治区中蒙医医院在蒙医五疗萨病专科的带动下，血液肿瘤科、胆肾科、骨伤科等一批具有蒙医特色优势的重点专科得到了较快的发展，重点专科年收治住院病人占全院收治病人的50%。2004年我局与财政部共同启动了民族医医院急诊科、感染性疾病科建设项目，有20个县级民族医医院急诊科和10个县级民族医医院感染性疾病科条件得到改善，促进了民族医医院急诊急救能力和综合服务能力的提高。各地开展了民族医药的标准研究和制定工作，分别制定并实施了藏、蒙、维医的医院评审标准、疾病诊疗标准、病案书写规范，促进了藏、蒙、维医医院服务能力的提高。

（三）民族医药人才培养工作有了新的发展

截止到2005年，全国共有14所教育机构开展了藏、蒙、维、傣、朝、壮、苗等民族医药专业教育，其中高等民族医药院校从1995年的3所增加到2005年的5所，中等民族医药院校从1995年的2所增加到2005年的4所，设有民族医药专业的非民族医药院校5所；全国民族医药院校在校生约1.7万人，毕业生3964人，较1995年增长了7倍多。云南、广西、贵阳等中医学院先后开办了中医学本科专业傣医、壮医、苗药等方向。不少民族医药院校与高等中医药院校合作，联合培养民族医药人才。逐步设立了民族医药研究生学位，内蒙古医学院中蒙医学院、内蒙古民族大学蒙医药学院等被教育部批准为民族医学博士、硕士学位授予点，截止到2005年已有在校研究生37人。民族医药学科建设得到了长足发展，目前有国家中医药管理局民族医药重点学科4个，部分省市也确立了一批省级民族医药重点学科。“十五”期间，国家中医药管理局组织了高等民族医药规划教材编写工作，已经出版藏医本科规划教材25门，广西壮族自治区组织编写了12门壮医学本科教材。同时，还组织编写了中等蒙医教材10门。

民族医药继续教育得到重视。1995年以来，我局积极开展民族医药继续教育项目，充分利用网络、多媒体等多种形式，培养民族医药人才。近十年在全国老中医药专家学术经验继承工作中，共有55人次民族医药指导老师培养了76名继承人。在农村基层优秀中医成才规律与临床经验总结推广项目中，有8名民族医被评为农村基层优秀民族医；在乡村医生中专学历教育项目中，有486名民族医乡村医生参加了培训；在乡镇卫生院中医临床技术骨干人才培养项目中，有454名民族医人员经过培训成为民族医技术骨干。各地通过多渠道、多形式积极开展本地区民族医药人才培养工作。除了组织继续教育培训班、进修学习外，部分地区还积极开展了本地区省级、市级老民族医药专家学术经验继承工作等民族医药人才培养项目。内蒙古自治区卫生厅和人事厅联合制定下发了《内蒙古自治区中蒙医药继续教育工作实施办法》，组织蒙医药学会编写了《内蒙古自治区蒙医药继续教育读本》，开展了每年一次的全区中蒙医药继续教育统一考试。西藏自治区各级藏医院经常举办各种形式的藏医培训班，积极承担基层藏医专业人才的继续教育工作。“十五”期间共培训了300多名基层藏医药技术骨干，另有200名农牧区不具备专业学历的藏医正在接受中专藏医专业教育。通过多种途径的学习与培训，民族医药队伍素质有了较大的提高，涌现出一批中青年专业技术人才。

民族医医师队伍得到充实。1999年国家医师资格考试开考以来，通过考试取得民族医医师资格的人员共3477人，其中执业医师1864人，执业助理医师1613人；藏医1303人，蒙医1557人，维医617人。目前，全国民族医执业医师和执业助理医师总数为4853人，比1995年增长了171%。

（四）民族医药发掘整理和科学研究取得了一定的进展

为推进各民族医药发掘整理，我局在“十五”期间设立了全国民族医药文献整理研究专项，几年来组织对藏、蒙、维、傣、苗、彝等19个民族的83种医药文献进行了发掘整理，内容包括民族医药发展史、基础理论、临床医学、药物方剂经验与验方等方面。涵盖的民族增多，其中羌、侗、仫佬、毛南等少数民族的医药文献发掘整理是建国以来第一次。目前大部分文献已完成了整理、编撰和翻译出版工作。组织了《中华本草》藏、蒙、维、傣4种民族药卷的编纂，通过对各个时期的医药文献进行系统整理和分析，收入藏药396种、蒙药422种、维吾尔药423种、傣药400种，具有较高的科学性和权威性。据统计，各民族地区出版了《中国民族药志》、《朝医学》、《中国瑶医学》、《中国壮药志》等100多部民族医药著作，截至目前已有35个民族发掘整理本民族医学资料，全国民族医药文献整理工作的开展，抢救保护了一批宝贵的民族医药文献资料，在一定程度上体现了部分民族医药学术发展水平，扩大了民族医药的影响，为民族医药学术发展和人才培养奠定了基础。

民族医药科研工作得到重视。目前，县级以上民族医药科研机构从1995年的15所增加至2005年的35所，涵盖12种民族医药，科研人员近1500人。其中，藏医药研究机构6所，蒙医药研究科研机构9所，维医药研究机构2所，傣医药研究机构2所，壮医药研究机构2所，朝、瑶、侗、土家、回、苗、彝民族医药研究机构14所。部分高校和企业也成立了民族医药研究机构，一批相关学科的科研人员加入了民族医药研究队伍，这些都为开展民族医药研究奠定了基础。“十五”期间，我局共设立民族医药课题25个，各有关省、自治区也组织了一批民族医药研究课题。近10年来，全国民族医药的科研成果近300项，其中省部级成果30多项。广西壮族自治区民族医药科研成果就达40多项。科研成果的取得，有力地促进了民族医药学术水平的提高。

（五）民族药资源保护和开发得到重视

2002年国务院办公厅转发了科技部等八部委局《中药现代化发展纲要》后，各地积极推动民族药产品结构调整和产业升级。民族药企业从1995年的不足10家发展到2005年的156家，出现了金诃药业等一批知名民族药生产企业，在国内外产生了一定影响。民族成药从1995年3种民族药共850个品种发展到2005年7种民族药的906个品种，一批在民族地区深受欢迎而且疗效显著的民族药产品也逐步走向内地和国外的药品市场。一些地区、特别是一些民族地区已将民族药作为当地新的经济增长点。据统计，2005年西藏全区藏药产量达到1100多吨，产值近6亿元。

各地结合实际，积极采取措施，重视药材资源的有效保护和开发利用。经普查，目前我国民族药材品种近8000余种。一些民族药分布广、数量大、品质好，逐步成为民族地区农业产业结构调整、农民增收、生态保护的重要途径。各地在药材资源普查的基础上，加强了对圣地红景天等一些濒危动植物药用资源的保护，组织开展了冬虫夏草、羌活等民族药材的人工培植研究，对阿魏、雪莲等民族药材进行了GAP种植研究。

（六）民族医药学术交流与国际合作日益活跃

全国性藏、蒙、维、苗、土家、瑶、侗、彝、畲等民族医药学术会议相继召开。《中国民族医药杂志》、《中国民族民间医药杂志》、《民族医药报》等期刊在民族医药学术交流、信息沟通等方面发挥了积极的作用。中国民族医药学会等学术团体积极开展了学术交流、继续教育和科普宣传等活动。2002年，国家中医药管理局与国家民委在北京共同举办了首届全国民族医药特色疗法总结推广展示会，19个省（区、市）15个少数民族的165种具有民族特色的诊疗方法进行了交流和展示，扩大了民族医药的社会影响。

民族医药国际学术交流日趋扩大。1997年以来，藏医药、蒙医药、维医药、朝医药及傣医药等国际学术会议先后召开，参加会议的代表近万人次，其中有来自美国、英国、俄罗斯、泰国、蒙古、日本等几十个国家的100余名专家学者。藏、蒙、维、傣、壮、朝等民族医药积极与国外进行民族医药学术交流，新疆维吾尔医学研究所与俄罗斯圣彼得堡医科大学建立了密切的学术联系。

综上所述，我国民族医药事业得到了较快发展，成绩显著，为保障人民健康作出了积极贡献。这些成绩的取得，是在党和政府的正确领导下，在社会各界的大力支持下，广大民族医药工作者锐意进取、团结奋斗的结果。在此，我代表国家中医药管理局对各位代表并通过你们向广大民族医药工作者表示亲切慰问，并致以崇高敬意，向支持民族医药发展的各有关部委、热情宣传民族医药的各新闻媒体表示衷心的感谢。

在取得成绩的同时，我们也必须看到，由于历史、地理、经济、文化等各方面因素的制约，民族医药的发展与群众的需求还不相适应，民族医药在发展过程中还存在不少困难和问题。一是对民族医药的重要性认识不足，各民族医药之间发展不平衡；二是民族医医疗机构基础设施薄弱、综合服务能力不强；三是民族医药人才缺乏，队伍整体素质有待提高；四是科学研究起步晚，部分民族医药发掘整理工作滞后。我们必须正视这些困难和问题，振奋精神，增强信心，积极与相关部门密切配合，采取切实可行的措施，逐步加以解决。

二、提高认识，明确思路，加快民族医药事业发展

民族医药是我国传统医药和优秀民族文化的重要组成部分，是各族人民长期与疾病作斗争的经验总结和智慧结晶，它不仅在历史上为民族地区各族人民的生存繁衍作出了不可磨灭的贡献，而且在当今历史条件下对提高人民群众健康水平、促进经济社会协调发展仍然具有不可替代的重要作用。在构建社会主义和谐社会的新形势下，加快发展民族医药事业，既是建设有中国特色卫生事业的需要，也是各级卫生行政部门和中医药、民族医药管理部门的重要职责和任务。我们要认真做好民族医药工作，推进民族医药事业健康发展，为人民健康服务，为社会主义现代化建设服务。

（一）充分认清形势，切实增强做好民族医药工作的紧迫感和使命感

当前，我国正处于全面建设小康社会的新的历史时期，民族医药事业的发展面临良好机遇。第一，党和政府历来高度重视民族医药工作，制定了一系列保护、扶持民族医药发展的法律法规和方针政策。不久前，十六届六中全会通过的《中共中央关于构建社会主义和谐社会若干重大问题的决定》，明确提出“大力扶持中医药和民族医药发展”。国务院有关部委和地方政府在卫生政策制定、建设项目规划、资金投入都向民族医药倾斜。这些都为民族医药的发展营造了良好的氛围。第二，几千年来各民族医药为各民族的繁衍生息作出了重要贡献，今天在国家医疗卫生保健体系中仍发挥着积极作用。各民族群众受益于本民族医药的服务，相信依赖本民族医药，把本民族医药作为医疗保健的重要选择，民族医药有较广泛的群众基础。第三，面对疾病谱的变化，日益增多的医源性、药源性疾病和难以解决的新的医学问题以及日益增长的沉重医疗费用，人们在寻求解决办法。由于民族医药源于自然，对常见病、多发病和一些疑难重症治疗上有其独特理论和诊疗技术，疗效确切，费用相对低廉，引起人们的关注，为解决这些问题提供了一个方面的选择。第四，信息技术、生物技术等现代科学技术的快速发展，为发掘、整理、总结、提高民族医药理论与临床诊疗技术提供了有效手段和技术支撑。

与此同时，我们也必须看到，民族医药的发展面临着挑战。第一，各民族医药目前处于不同的发展阶段，有些民族医药具有完整的理论学术体系；有些有部分理论和丰富的实践经验；有些有民间经验和验方，医学资料处在整理阶段；有些尚待发掘整理；各民族医药都面临着推进理论与学术进步以适应新时期民众需求的任务。第二，民族医药发展不平衡，基础薄弱的现象比较普遍。有些民族医药医疗、教育、科研机构健全，但竞争力不强，仍需加强基础建设；有些只有医疗机构或研究机构，在人才培养等方面面临很大困难；有些尚无机构，缺少载体，难以有效地开展发掘整理等工作。第三，现代医学的迅速发展，疾病预防诊断和救治水平不断提高，中医药学术进步和事业的发展，中西医结合事业的发展，各民族群众保健防病治病选择日趋多元化，有的选择现代医药，有的选择中医药，有的选择民族医药。总之，在新形势下，面对人民群众日益增长的医疗保健需求和多元化的医疗保健选择，民族医药如何解决生存和发展问题，需要坚持不懈，努力探索。

面对上述机遇和挑战，我们必须保持清醒头脑，既要增强责任感，紧紧抓住机遇而不懈怠，又要增强紧迫感，积极应对挑战而不气馁，不断把民族医药工作推向前进。

（二）坚持科学发展观，明确发展民族医药事业的指导思想和基本原则

民族医药源于少数民族人民的智慧，又因地制宜地直接为各族人民的健康服务，与当地群众关系密切并深受欢迎。因此，发展民族医药不仅是一个重要的医疗和学术问题，而且是一个尊重民族感情、增强民族团结、保护民族自尊、传承民族文化的政治问题。我们必须在深入分析民族医药现状的基础上，立足当前，着眼未来，认真按照科学发展观的要求，统筹协调发展民族医药事业。

要进一步明确民族医药事业发展的指导思想。当前和今后一段时间，民族医药工作要以邓小平理论和“三个代表”重要思想为指导，全面贯彻十六届六中全会精神，认真落实科学发展观；以发掘整理总结为基础，以人才培养为重点，积极开展科学研究，努力提高防治能力和学术水平，全面推进事业发展，为人民健康服务，为促进民族团结，构建社会主义和谐社会作贡献。

要进一步明确民族医药事业发展的基本原则。一是要坚持以人为本。要站在保护我国各民族优秀文化遗产和维护各民族人民健康权益的高度，做好民族医药的发掘、整理、总结、提高工作。要把向人民群众提供满意的民族医药服务作为工作的出发点和落脚点，把人民群众是否享受安全、有效、实惠的民族医药服务作为检验工作的基本标准。

二是要坚持因地制宜、分类指导。针对各民族医药所处的不同发展阶段，采取相应的政策措施，不搞一刀切。对于具有完整理论学术体系的民族医药，以加强基础研究和临床研究，培养学科带头人和学术梯队，提高防治能力和水平为重点，促进理论与实践的发展；对于有部分理论和丰富实践经验的民族医药，以规范升华实践经验，研究推广特色诊疗技术，整理和逐渐完善基础理论为重点；对于有民间经验和验方、医学资料处在整理阶段的民族医药，以整理和规范民间经验和验方为重点；尚待发掘整理的民族医药，要努力发掘。

三是坚持统筹协调，科学发展。同一种民族医药分布在不同地区，对其文献整理、科学研究方向的制定，诊疗技术的规范评价，药材质量标准制定等学术问题，相关的不同地区要统筹协调，避免重复劳动。对其机构设置、规模、门类等事业发展问题，要根据当地经济社会发展情况和人民群众的需求确定发展的目标。要组织处于不同阶段的民族医药，根据本民族医药的实际情况，统筹考虑学术发展的方向和事业发展的重点。医疗、教育、科研、产业结构健全的民族医药，医、教、研、产要协调发展。

四是要坚持民族医和民族药并重。民族药是民族医防病治病的武器，民族医、民族药相互依存，离开了民族药的发展，民族医就很难提高防治能力，而民族药的发展也离不开民族医理论的指导和临床实践，因此必须坚持民族医民族药统一协调发展。在开展发掘整理工作时，既要考虑民族医诊疗技术、特色疗法的发掘整理，也要考虑民族药包括民间单方验方的发掘整理；在开展科学研究工作时，既要考虑民族医的科学研究，也要考虑民族药的科学研究；在人才培养上，既要培养民族医人才，也要培养民族药人才。医药结合，相辅相成，互为促进。

三、当前和今后一个时期加强民族医药工作的主要任务

（一）提高民族医医疗机构综合服务能力

民族医医院承担着继承、发掘、整理民族医诊疗技术，满足民族地区广大群众民族医药服务需求的重要任务，是区域性的民族医医疗中心。省级中医药、民族医药管理部门要根据各民族医的特点，制定民族医医疗机构基本设施配置标准，针对目前普遍存在的民族医医院基础条件较差的状况，切实加大投入，改善就医条件；要注重发挥民族医医院的民族医药特色和优势，加强民族医专科（专病）建设，逐步形成自身的特色和优势，进一步提高诊疗水平；对目前尚没有设立医疗机构的民族医，要根据当地群众对民族医药服务的需求情况，设立民族医医院、门诊部，或在民族地区有条件的综合性医院、乡镇卫生院、社区卫生服务中心设立民族医科。鼓励社会力量举办民族医医疗机构，鼓励和支持民族医医疗机构间、民族医医疗机构与其他医疗机构间的合作、联合，实现优势互补、资源共享。

“十一五”期间，在国家发改委和国家中医药管理局实施的重点中医医院建设与发展规划项目中将对一批民族医医院进行建设，在农村卫生服务体系建设与发展规划项目中对一批县级民族医医院进行改扩建。在财政部和国家中医药管理局实施的农村中医药服务能力建设项目中，继续完成好最后一批民族医特色专科、县级民族医医院急诊科、感染性疾病科建设任务；在即将开展的保持发挥中医药特色优势专项中，在项目安排和资金投入上，对民族医医疗机构给予倾斜。我局将在原有的14个民族医重点专科（专病）基础上，再重点建设30个民族医重点专科（专病）。省级中医药、民族医药管理部门要认真做好上述项目的实施工作，积极与有关部门沟通协调，加强项目实施的监督管理，确保项目取得实效；同时，民族地区要开展省级重点民族医医院和民族医专科（专病）的建设工作，其他地区要根据实际需要自行安排。

省级中医药、民族医药管理部门要组织民族医医院和综合性医院民族医科开展对农村医疗机构民族医药的业务指导工作，采取培训、技术合作、巡回医疗等方式，提高农村民族医药业务水平和服务能力；要加强乡镇卫生院民族医药服务能力建设，使有条件的乡镇卫生院特别是中心卫生院，发挥和突出民族医药专科（专病）特色，逐步形成优势，并通过多种形式加强对村卫生室的民族医药业务管理和指导；要在民族地区乡镇卫生院、村卫生室组织推广安全、有效、简便、价廉的民族医药适宜技术；在规范农村民族医药管理和服务的基础上，允许乡村民族医药技术人员自种自采自用民族草药。

要发挥民族医药在城市社区卫生服务中的优势和作用。《国务院关于发展城市社区卫生服务的指导意见》明确要求，要加强社区民族医药服务能力建设，推广和应用民族医药适宜技术，充分利用民族医药资源，发挥民族医药的优势和作用。省级中医药、民族医药管理部门要根据当地群众对民族医药服务的需求，将民族医药服务纳入到社区卫生服务发展规划，将民族医医疗机构作为社区内卫生资源的重要组成部分加以充分利用；民族聚居区要参照《城市社区卫生服务中心基本标准》和《城市社区卫生服务站基本标准》，在有条件的社区卫生服务中心开设民族医诊室，在医师总编制内配备一定数量的民族医医师，积极争取为社区卫生服务站配备1名能够提供民族医药服务的医师。

省级中医药、民族医药管理部门要认真贯彻执行《执业医师法》、《中医药条例》、《医疗机构管理条例》、《乡村医生从业管理条例》等法律法规，加强民族医医疗机构、民族医药从业人员、民族医诊疗技术的准入管理；要继续开展“以病人为中心，以提高医疗服务质量为主题”的医院管理年活动，把追求社会效益，维护群众利益，保证医疗质量和医疗安全，构建和谐医患关系作为主要内容；健全民族医医疗机构“质量、安全、服务、费用”等项管理制度，探索建立民族医医院科学管理的长效机制；要严格执行《药品管理法》和其他相关法律法规，加强民族药的使用管理。

（二）努力提高民族医药人才队伍素质

切实加强民族医药继续教育工作。“十一五”期间，我局将在第四批全国老中医药专家学术经验继承工作和第二批优秀中医临床人才研修项目中，加强对民族医药人员的培养。要结合民族医药重点学科建设和重点专科（专病）建设，培养一批民族医药学科带头人和专科（专病）技术骨干。要加强对民族地区农村和城市社区民族医药人才培养。省级中医药、民族医药管理部门要积极探索农村、社区民族医药人才培养和队伍建设的模式，制定农村、社区民族医药人才培养方案，积极鼓励民族医药人员参加县级民族医专科（专病）技术骨干培训、乡村医生民族医药知识与技能培训和城市社区岗位培训、规范化培训。要充分利用现有的民族医药资源，依托各民族医药医疗、教育、科研机构，建立一定数量的民族医药继续教育基地，加强民族医药人员的培训工作，不断提高民族医药人员服务能力。

国家中医药管理局将在原有的学科建设基础上，继续扶持建设藏医、蒙医、维药、傣医等民族医药重点学科建设点，加强其学科内涵建设和研究，努力提高学术水平；在以往工作的基础上，组织完成70门蒙、维、壮等医学本科教材和7门藏药本科教材编写、出版工作；组织设置有民族医医院的苗族、瑶族、回族、彝族、土家族民族医药知识或技能培训教材的编写工作，组织开展民族地区民族医药人员、中医药人员的民族医药知识或技能培训工作；进一步加强民族医药院校业务指导，促进其坚持正确的办学方向，突出特色，提高教育教学质量。

（三）加强民族医药发掘继承和科研工作

加强民族医药文献和诊疗技术、单验方的发掘整理等基础性研究。国家中医药管理局将在过去整理研究民族医药文献的基础上，再组织完成100部民族医药文献的校勘、注释、出版工作，并将其中的重要著作汉译出版；对历史上无通行文字的民族医药深入发掘整理，继续将口传心授的医药资料包括诊疗技术、单验方编著成书，保存保护下来。省级中医药、民族医药管理部门要结合当地民族医药实际，制定出本地区民族医药文献整理计划，并组织好民族医药文献课题的申报工作。

加强民族医学临床应用研究。国家中医药管理局将组织做好国家科技支撑计划“民族医药发展关键问题研究项目”的实施工作，重点开展民族医诊疗技术、单验方及临床治疗方案整理评价等方面的研究；开展常见病与多发病民族医药临床诊疗指南、临床技术操作规范、疗效评价标准的研究。要组织开展民族医特色诊疗技术的整理研究和筛选工作，要在部分民族地区开展基层民族医药适宜技术推广示范地区建设工作，做好民族医药适宜技术推广。省级中医药、民族医药管理部门要针对当地常见病、多发病和医疗卫生工作实际，组织筛选、推广安全有效、简便易学、经济实用的民族医药适宜技术，为广大农牧区和社区群众服务。

加强民族药物研究。要组织有条件的民族医药机构和人员，开展民族药物理论研究；进行民族药材质量控制、种子种苗、民族药资源保护等技术标准研究；加强工艺、设备等生产共性技术研究和民族药物特殊工艺研究；开展民族药中的濒危动植物药的保护、应用、替代、栽培、养殖等方面的研究；积极研究开发具有自主知识产权、安全有效、附加值高的的创新民族药产品。

加强民族医药科研管理和支撑条件建设。省级中医药、民族医药管理部门要加强对各级民族医药科研机构工作的指导，鼓励支持民族医药科研机构与高校、企业，按照“多学科、跨行业、医教研产结合”的思路组织开展科研合作。要积极探索符合民族医药自身发展规律的科学研究方法、组织管理形式；要加强实验室生物安全管理。“十一五”期间，国家中医药管理局将在蒙、藏、维等民族医药研究机构中建立若干重点实验室和重点研究室，建立2~3个中医药、民族医药特色技术和方药筛选评价中心，并在民族医药科学研究中充分考虑民族医药的特点并作为单独序列加以管理，增大课题立项比例。

（四）扩大民族医药学术交流与对外合作

要充分认识发展民族医药学术交流的重要性，团结各民族医药学工作者，不断促进民族医药科学技术的繁荣与发展。要发挥民族医药社会团体、民族医药报刊等机构的作用，积极组织开展形式多样的学术活动，加强学术交流，鼓励学术创新。要开展民族医药的科普宣传和科技咨询活动，促进民族医药科学技术的普及与推广。要加强民族医药与中医药、西医药之间的学习和交流。

要大力开展民族医药国际的交流与合作。国家中医药管理局将对我国民族医药对外交流与合作现状组织调查研究，制定民族医药对外交流与合作的战略研究和发展规划。积极开展与民族地区周边国家合作办医、合作办学，推动民族医药政府及民间的合作。通过出访讲学、召开国际学术会议、出版外文民族医药学术刊物，加强民族医特色诊疗技术、科研成果和民族药的对外宣传与交流，扩大民族医药的国际影响力。要注重提高民族医药对外交流与合作的水平与成效。

（五）加强民族医药工作的组织领导

省级中医药、民族医药管理部门要把民族医药工作提到重要议事日程，全面贯彻国家的民族医药政策，认真实施地方中医药、民族医药条例中有关民族医药的相关规定，积极协调将民族医药的发展纳入当地经济社会发展总体规划中，并根据实际情况，制定民族医药事业的发展规划；组织研究提出促进民族医药事业发展的政策措施建议和工作思路，认真解决存在的问题；要加强对本地区民族医药工作的指导检查；要积极协调当地有关部门共同做好民族医药工作。

民族医药有关的审批和鉴定活动要实行同行评议制度。在民族医药专业技术职务任职资格的评审，民族医药医疗、教育、科研机构的评审、评估，民族医药科研项目立项评审和成果鉴定，民族医药医疗事故的技术鉴定，民族医药相关产品的评审、鉴定等工作，要成立专门的民族医药评审、鉴定组织，或者组织民族医药专家进行评审、鉴定。

国家中医药管理局将组织开展对不同民族医发展方向和发展重点研究，提出发展思路。组织开展对扶持民族医药发展的相关政策研究，包括民族医从业人员执业资格准入、人才培养模式和途径、民族药的管理等方面，提出政策建议。认真组织好中医药事业发展“十一五”规划中关于民族医药各项工作的落实。

同志们，民族医药事业是弘扬民族文化，造福民众的民心工程，任重道远，我们要进一步增强责任感和使命感，全面贯彻落实科学发展观，抓住机遇，求真务实，勇于创新，团结协作，促进民族医药事业在新时期有新发展，为保障各民族人民的健康作出新贡献！

山东省中西医结合医院
山东中医药大学第二附属医院

山东省中西医结合医院（山东中医药大学第二附属医院）成立于1904年，是山东省第一批，济南市首家三级甲等医院，“国际爱婴医院”。医院是济南市基本医疗保险、工伤保险、生育保险和省、市属企业离休人员医疗保险定点医院；是山东省首批八家农民工工伤定点医院、山东省医疗救助定点医院、省内转诊定点医院、山东省“360工程”技术培训基地。医院先后获得 “山东省百佳医院”、“山东省卫生系统精神文明先进单位”、“诚信医院建设先进单位”、山东省惠民医疗先进单位、山东省医院管理先进集体等荣誉称号。2004年12月医院由济南铁路局移交山东省人民政府，成为山东中医药大学第二附属医院，2007年更名为山东省中西医结合医院（原医院名称继续保留）。

医院占地总面积5.18万平方米，建筑面积7.34万平方米，编制床位601张，开放床位820张，设有39个临床医技科室、一个门诊部、一所眼科医院和8个社区卫生服务中心（站），其中省、市级社区卫生服务示范机构6所，是集医疗、教学、科研、预防、康复、保健为一体的综合性医院。医院有医疗技术人员1093人，其中高级职称179人，医学博士、硕士155人，教授、副教授132人，博士生导师3人，硕士生导师18人；有享受国务院特殊津贴专家5人，山东省名中医专家、山东省千名知名技术专家、山东省中医优秀学科带头人各2人；有山东省卫生系统杰出学科带头人、省级突出贡献中青年专家各1人；目前担任省级以上中西医结合专业委员会主任、副主任委员20人，国家、省、市级专业委员会主任、副主任委员单位14个。2007年获山东省十佳医师、山东省优秀医务工作者、感动山东健康卫士、山东省医院管理和医政管理先进个人等荣誉称号各1人。

医院加强专科特别是中西医结合特色专科的建设。依托大学优势，成立了全国首家中西医结合的大学眼科中心，2006年经教育部批准设立了眼视光学专业（全国中医药院校首家设此专业），2007年成为国家中医药管理局“十一五”重点专科建设项目。神经内科在脑卒中的治疗研究方面处于省内先进行列，2007年被国家中医药管理局列为“十一五”重点专病建设项目。生殖医学科采用中西医结合治疗方法治疗不孕不育症在国内位于先进行列，是卫生部批准的山东省正式运行体外受精－胚胎移植、卵泡浆内单精子显微注射技术的四家医疗机构之一。中西医结合IVF实验室是山东省高校“十一五”重点实验室。康复医学科将现代康复治疗与传统中医康复治疗技术有机结合，通过现代康复评定技术与传统辨证诊断指导康复计划的实施，为残障患者提供全面的中西医结合康复治疗，是国家劳动和社会保障部认定的全国15家康复医疗综合试点单位之一、山东省医疗康复基地、济南市工伤康复定点医疗单位，2005年4月在广州由国家劳动和社会保障部与国际劳工组织联合举办的工伤康复国际研究会上作了经验介绍，被誉为“济南模式”。医院在原有6个部级重点专科的基础上，近年来新增国家级重点专科2个、省级重点实验室1个、校级重点专科3个。医院拥有眼科、神经内科、生殖医学科、康复医学科、心血管内科、肾内科、内分泌科、老年病科（中医科）、骨外科、泌尿外科、神经外科、妇产科、儿科、超声诊疗科等重点、特色专科。医院还设有120急救分中心、脑血管病抢救治疗中心、血液净化中心、睡眠治疗中心、健康查体中心、健康保健中心等。

医院拥有先进的超导型核磁共振、16层螺旋CT、DSA、ECT、DR、CR、数字胃肠机、心脏彩超、超级准分子激光仪等大型医疗设备，医疗设备总值逾亿元。

医院坚持“健康医疗机构和教学科研基地”的自身定位，坚持“努力将医院建成功能齐全、特色明显、服务一流的现代化中西医结合医院，成为山东省中西医结合医疗、教学、科研龙头单位”的办院方向，为弘扬祖国传统医学，为提高人民群众健康水平作出贡献。

地址：山东省济南市经八路一号　　电话：0531-82436327 / 82436337
网址：www.zydey.com.cn

医院历史沿革

- （1904年）万国缔盟博爱恤血会医院
- （1908年）济南官办中西医院
- （1916年）同仁会济南医院
- （1921年）津浦铁路济南铁路医院
- （1940年）华北交通株式会社济南铁路医院
- （1945年）交通部津浦区济南铁路医院
- （1948年）华东铁路管理局济南医院
- （1951年）济南铁路管理局济南铁路医院
- （1953年）铁道部济南铁路局中心医院
- （2004年）山东中医药大学第二附属医院
- （2007年）山东省中西医结合医院
  山东中医药大学第二附属医院

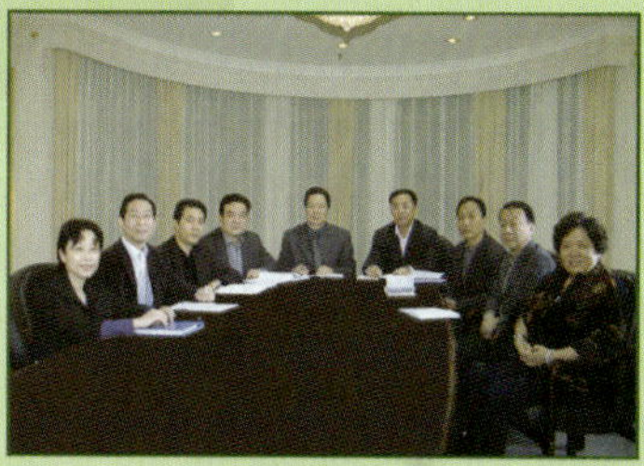

医院领导班子

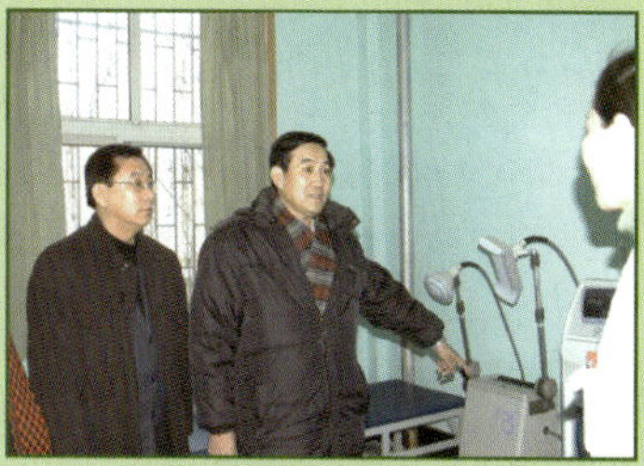

国家中医药管理局医政司许志仁司长，对医院中西医结合重点专科建设情况进行检查

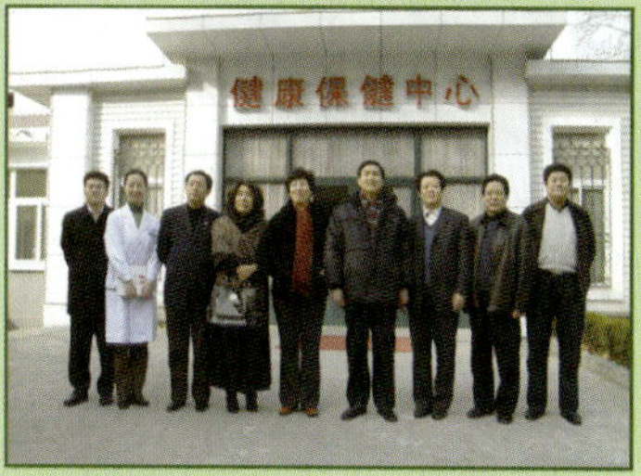

国家中医药管理局医政司许志仁司长，省中医管理局于局长、刘局长在医院健康保健中心检查“治未病”工作开展情况

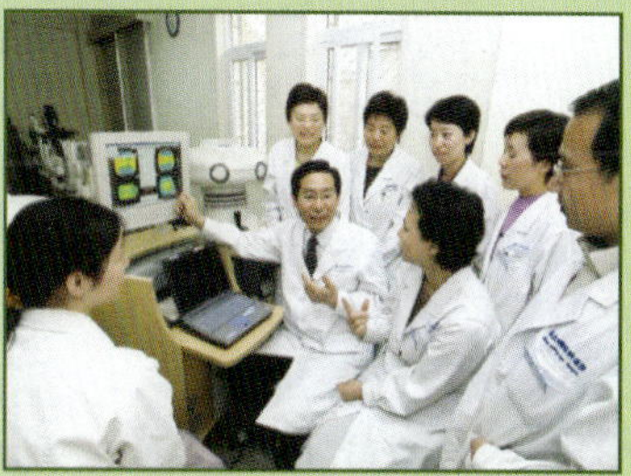

国家中医药管理局重点专科眼科学科带头人、副院长毕宏生教授在指导业务

江苏省中医院

江苏省中医院创建于1954年10月，经过几代人的艰苦创业，尤其是近20年快速发展，医院学术水平和综合能力始终保持在全国中医系统领先地位。医院坚持发扬中医特色，加强专科建设，注重人才培养，形成了中医特色明显、专科专病齐全、临床疗效显著、中西医人才汇聚、设置齐全、设备先进、技术力量雄厚、综合诊疗能力和临床科研水平逐年提高的著名大型综合性中医院。医院现开放床位1200张，设有35个临床科室和5个医技科室，日门诊量7000人次左右，2007年年门急诊诊疗人次达213万余人次，住院病人数超过2.6万余人次。其中急诊、消化、耳鼻喉科、儿科、针灸、肾科、心内科、普外科、眼科、妇科等为国家级重点专（学）科，拥有国家级重点实验室1个，省级重点专科16个，省级示范专科5个，是全国中医系统内重点专科最多的医院之一。医院现有医务人员1805人，其中省名中医、名中西医结合专家60名，博导19名，享受政府津贴专家31名，具有高级职称专家365名，拥有120多名中西医博士，是全国中医系统内博士最多的医院之一。

面对现代医学迅猛发展，江苏省中医院以其深厚的中医底蕴，一方面始终坚持中医为立院之本，另一方面为适应现代社会需求，同步提高综合诊治能力，使专科、专病建设不断得到加强。目前医院开设有182个中医特色明显的专科、专病、专家门诊，169个中医特色诊疗技术，深受广大患者欢迎。

与此同时，医院适度合理地引进和投入大型设备，相继引进心胸外科、消化肿瘤、整形外科、泌尿外科、血液科等专业人才，先后开展脏器移植手术如：心脏移植、肾脏移植、肝脏移植以及角膜移植、骨髓移植、心脏介入手术、颅内血管支架术、髋关节置换等，大中型手术量每年近6000余台，极大提高了医院综合处理能力。

2000年以来医院先后被评为首批三级甲等中医院、全国省级示范中医院、全国卫生系统先进集体、江苏省“十佳医院”、全国“百佳医院”、全国价格信得过单位，2006年通过“江苏省基本现代化中医院”考评，连续5年获“江苏省卫生厅综合目标管理考核”一等奖，连续4年被评为“省级文明单位”。

重点学科

国家中医药管理局重点专科：消化科、肾内科、眼科、心脏科、普外科

全国中医急诊重点专科：急诊科

国家中医药管理局重点临床专科：耳鼻喉科、妇科

教育部重点学科：针灸康复科、儿科

特色医疗技术

针灸康复科、推拿科、肛肠科、骨伤科、眼科、普外科、皮肤科、整形外科、耳鼻喉科、儿科、妇科、生殖中心、男科、消化科、感染科、肾科、急诊科、心脏科、呼吸科、血液科、风湿科、神经内科、肿瘤科、老年科、药剂科等研究开发了169种中医特色诊疗技术。

名列全国前茅的项目

国家级重点专科10个；

开放中医专病专科门诊186个；

“十一五”支撑课题；

门急诊量213万人次。

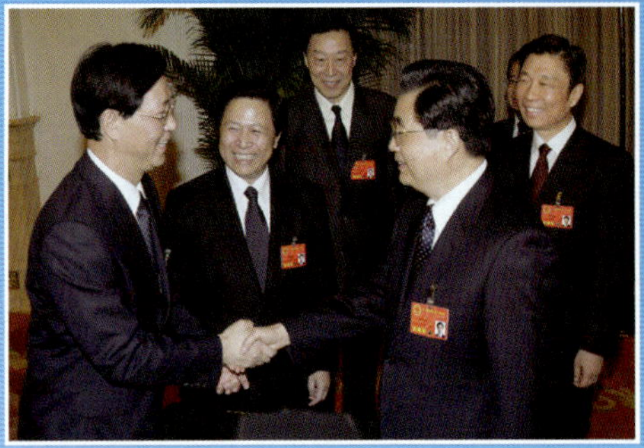

胡锦涛总书记（前右一）与刘沈林院长（前左一）亲切握手。后右一为中央政治局委员、书记处书记、中组部部长李源潮，后左二为江苏省省委书记梁保华，后左三为江苏省省长罗志军。

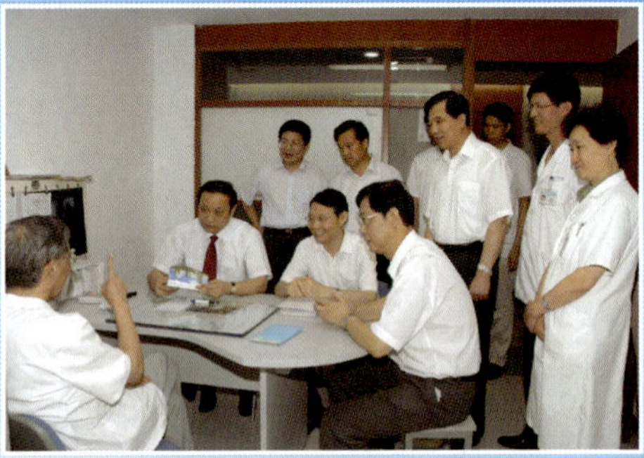

王国强副部长（左二）、何权副省长（左四）、朱步楼副秘书长（左五）、郭兴华厅长（右三）、吴坤平副厅长（左三）等领导在该院门诊与老专家亲切交谈。

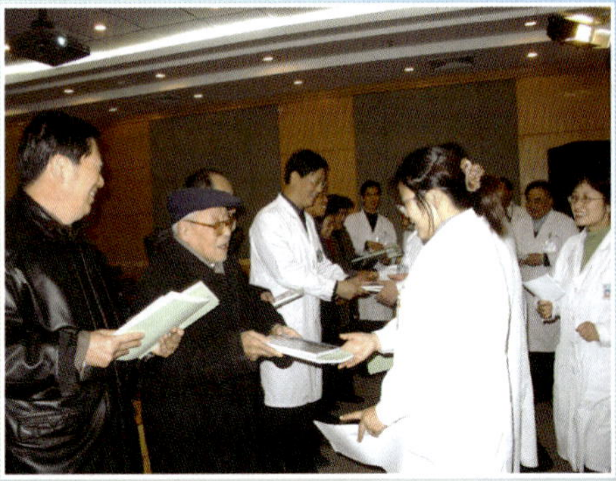

中医师承工作（医院第一批“中医临证跟师”）

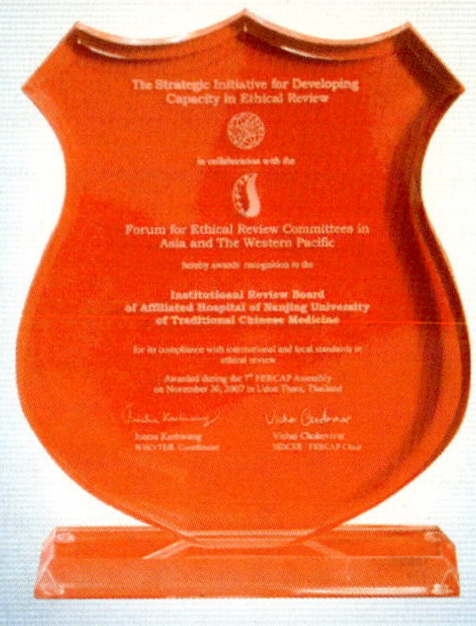

医院检验科实验室是华东地区首家通过国家认可委认可的实验室

中研医药产业集团

中研医药产业集团是基于专业化分工协作及资源共享、优势互补、共同发展的宗旨，由各发起单位和自愿加入的从事中医药科研、技术开发、生产、贸易、教育、医疗、咨询服务等业务的企事业机构组成的集合性经济组织（企业联合）。

中研医药产业集团以中国为大本营，在全球范围内经营中医药产品与服务，运营总部和研发中心设在中国北京，生产和医疗基地设在中国大陆各地，逐步在世界各国设立产品营销和医疗保健服务机构或发展产品与服务代理商。

中研医药产业集团属混合型企业联合，由紧密型、半紧密型和松散型三部分机构组成。其中，紧密层机构由有行政关连和资产关连的单位构成，目前包括中国中医科学院中医药科技合作中心、中国中医科学院医药保健品研制中心、北京中研国际医药公司、北京中科雍和医药技术有限公司、北京三宝堂生物科技发展有限公司、北京中研医疗保健中心、湖北濒湖本草日化用品有限公司。

中研医药产业集团起始于中国中医科学院院办科技产业，它将一如既往地依托中国中医科学院的专业技术优势，广泛整合国内外中医药科研、开发、生产、销售、医疗保健服务、资讯等方面的资源，开创独具特色、独立自主的中医药产业发展之路。

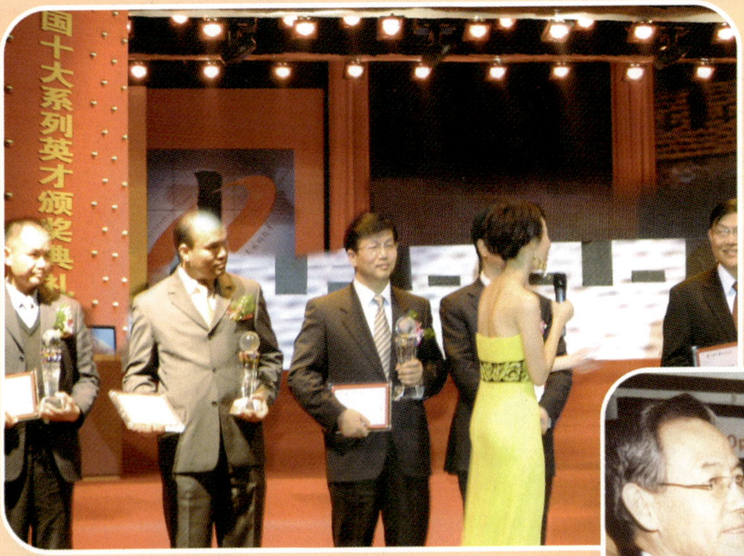

中研医药产业集团总裁鄢良先生（中）荣获“2006年中国十大创业英才”奖。

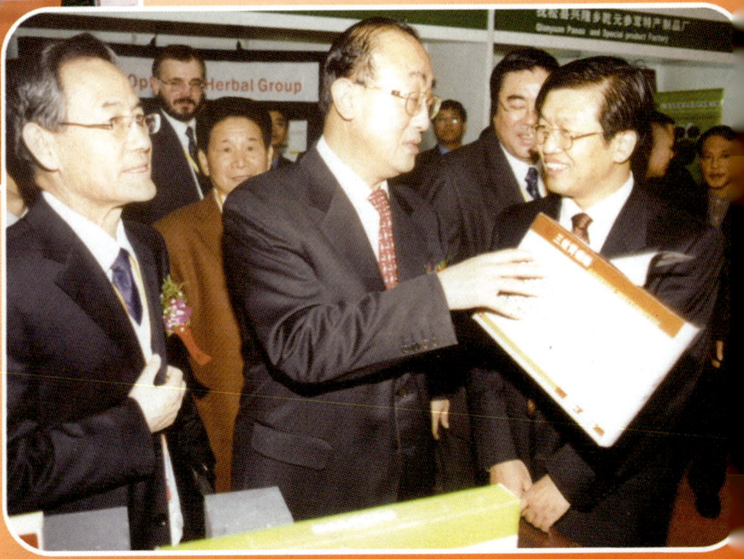

卫生部原部长高强、国家中医药管理局原副局长李振吉关注中研医药产业集团

发挥中医优势　突出中医特色　建设现代化中医名院

——前进的湖南中医药大学第一附属医院

湖南中医药大学第一附属医院创建于1963年，为“七五”期间全国7所重点建设的中医院之一，系湖南省首家三级甲等中医医院和全国省级示范中医医院。医院中医特色突出，名老中医荟萃，临床科室齐全，诊疗设备先进，专科专病疗效显著，是集医疗、保健、科研、教学于一体的大型综合性、区域性的现代化中医医院，是湖南省中医及中西医结合医、教、研中心和龙头。医院曾荣获“全国百姓放心医院”、“湖南省文明医院”、“湖南省卫生系统行风建设先进单位”、“湖南省红十字会定点救助医院”、“长沙市慈善定点医疗单位”等荣誉称号。医院占地面积177.6亩，总资产6.8亿元，开放病床1110张，开设临床科室30个，医技科室8个，中医特色专病门诊106个。

一、加强专科建设，突出中医优势

多年来，医院坚持中医为主的发展方向，努力挖掘整理特色浓厚、疗效确切的医疗项目，开展中医特色疗法及中医适宜技术50余项，建立具有中医特色的单病种中医诊疗常规106种，在中医中药治疗恶性肿瘤、眼底病、肝病、心脑血管病、慢性退行性病变、儿童哮喘、脾胃病、肾病、糖尿病、乳腺病、皮肤病、前列腺疾病、不孕不育等方面形成了自己的优势，逐步形成了院有专科，科有专人，人有专病，病有专药，药有科研成果。目前，医院有7个国家中医药管理局重点中医专科，11个湖南省重点中医专科。

肿瘤科：国家中医药管理局重点中医专科，中华中医学会肿瘤专业委员会副主任委员单位，中国中西医结合肿瘤专业委员会副主任委员单位，湖南省中医药学会肿瘤专业委员会主任委员单位，是全国最早开展肿瘤防治的中医药防治研究的科室。专科以潘敏求教授为学术带头人的肝癌治疗小组从事中医药防治肝病和肿瘤的研究已达40余年，在国内首次提出了肝病的基本病机是“瘀、毒、虚”，创立了“健脾理气、化瘀软坚、清热解毒”的治疗肝病的基本治法，发明了国家级第一个治疗肝癌的三类中药新药——“肝复乐片”，研究成果获1992年国家中医药科技进步一等奖；90年代初提出肝癌常见症状（体征）、中医病位及临床常见基本证候；“恶性肿瘤中医治疗调查研究”获1999年湖南省科技进步二等奖；中医肿瘤专著《中华肿瘤治疗大成》于2004年获中华中医药学会学术著作优秀奖。2000年医院在全国最早开展原发性肝癌中医诊疗方案规范化研究，并获2007年省科技进步二等奖。

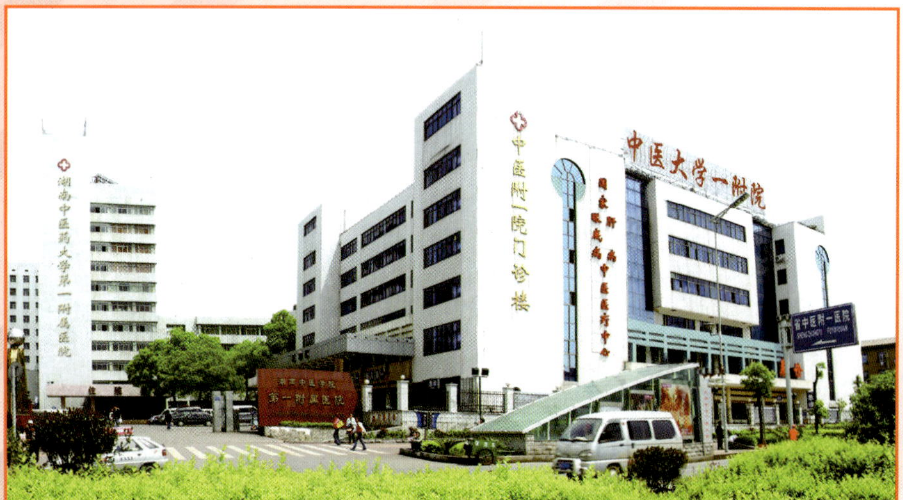

同时，以田道法教授为学术带头人的鼻咽癌治疗小组首创性地提出鼻咽癌的中医病机理论——“气虚染毒”，确立中医基本法则——益气解毒法，研发了鼻咽癌防治专药——益气解毒颗粒；国内首次研制成功鼻咽癌癌前病变转基因小鼠病证结合模型；对鼻咽癌古文献及中医诊疗方案规范化进行了重点研究；构建了国内第一个鼻咽癌中医药防治基地及

协作网络，开辟了首个国际学术交流与合作渠道。

肝病：1999 年被批准为全国肝病中医医疗中心建设单位；2002 年被批准为国家中医药管理局中医肝病重点专科建设单位，是国内最早成立并开展中医药防治病毒性肝炎研究的科室。上世纪 60 年代即提出了慢性病毒性肝炎、肝纤维化的病机及基本治法。肝病科创新慢性重型肝炎的辨证论治模式，首次提出“阴阳黄”的病证名；“九五”开始率先在国内开展重型肝炎和慢性乙型肝炎辨证论治规范化研究，作为国家中医药管理局重点中医专科慢性肝炎副组长单位，目前正牵头制订慢性重型病毒性肝炎规范化诊疗方案；研制开发了 4 个防治病毒性肝炎、肝纤维化中药新药(肝达康片、乙肝宁冲剂、甲芪肝纤颗粒、松栀丸)；并率先提出了免疫辨证治疗慢性乙型病毒性肝炎的研究思路。

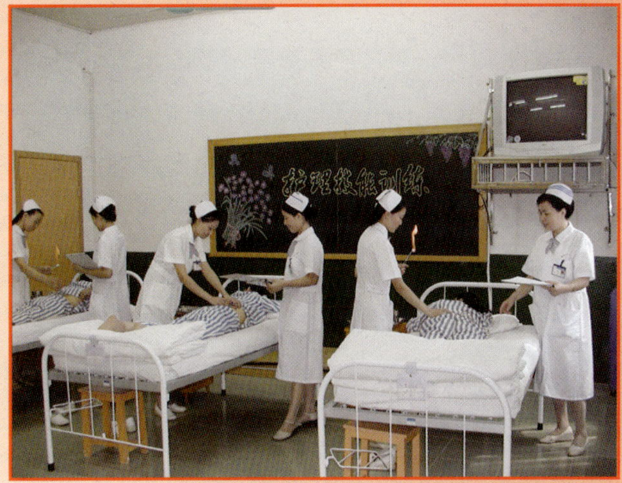

加强中医护理技能培训

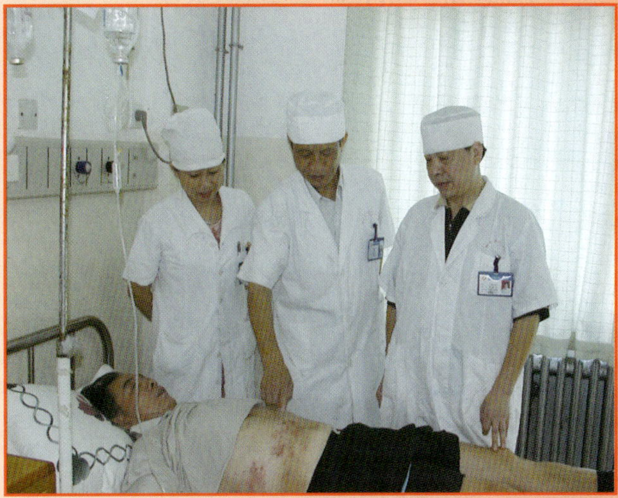
严格三级查房

眼科：1999 年被批准为全国眼底病中医医疗中心建设单位；2002 年被批准为国家中医药管理局重点学科建设单位；系湖南省眼底病中医药治疗研究中心、湖南省视网膜色素变性治疗研究中心、中华中医药学会眼科分会副主任委员单位、中国中西医结合学会眼科专业委员会副主任委员单位。在中医药防治眼底病、青光眼、白内障、角膜病、青少年近视、围手术期的中医药参与等领域，有其特点特色，尤以中医综合疗法治疗“原发性视网膜色素变性”疗效突出，研制了眼明丸、益气明目丸、滋阴明目丸等 10 余种自制药应用于临床，疗效显著，吸引了国内外患者，在国内外产生了较大的影响。

脑病科：该科为国家中医药管理局重点专科建设单位。专科以眩晕、中风、失眠症为重点病种，并拓展颤病、痴呆等领域，重点进行中医药防治方案的持续优化、脑病特色有效方药的研发等临床研究，具有自己独特的中医特色疗法7项，开发研制养心安神片、健脑通络胶囊等、豨莶通络液（外洗）、昇力合剂等院内及科内制剂4个，治疗效果优良，在省内外具有一定的影响。

心血管内科：国家中医药心血管病学组临床试验基地，2007年被确定为国家中医药管理局重点专科建设单位；在防治冠心病、原发性高血压、高脂血症和冠脉介入围手术期及防止冠脉支架内再狭窄的中医药参与等领域疗效显著；在冠心病中医药防治和临床研究方面具有稳定的研究方向，提出了心痛治肝、痰瘀并治的冠心病治疗新理念，形成了病证结合、内外兼治、稳斑消斑、中西结合、调脂预防的治疗特色，部分研究已达到国内领先或先进水平。

骨伤科：中华中医药学会骨伤科专业委员会常务理事单位，湖南省中西医结合学会骨伤科专业委员会主任委员单位，2007年被确定为国家中医药管理局重点专科建设单位；在骨性关节炎、腰椎间盘突出症、颈椎病、骨折（创伤）的治疗上制订了具体的诊疗、护理规范，形成了鲜明的中医药治疗特色，自行研制的消炎散、生肌橡皮膏、伤科膏药、金刚健骨片、海马全蝎丸等药物临床疗效显著，拥有手法复位固定、中药离子导入、小针刀、刮痧拔罐、封闭等特色疗法。

儿科：湖南省中医儿科学会主任委员单位；2007年被确定为国家中医药管理局重点专科建设单位。在小儿哮喘、咳嗽、肺炎、腹泻、急性肾炎、肾病综合征、反复呼吸道感染、过敏性紫癜、紫癜性肾炎、疳积、厌食、佝偻病等疾病的防治方面，采用辨证治疗、敷贴疗法、经皮给药治疗、挑疳积、贴耳穴、脐敷疗法、自制药等中医特色疗法，特色突出。

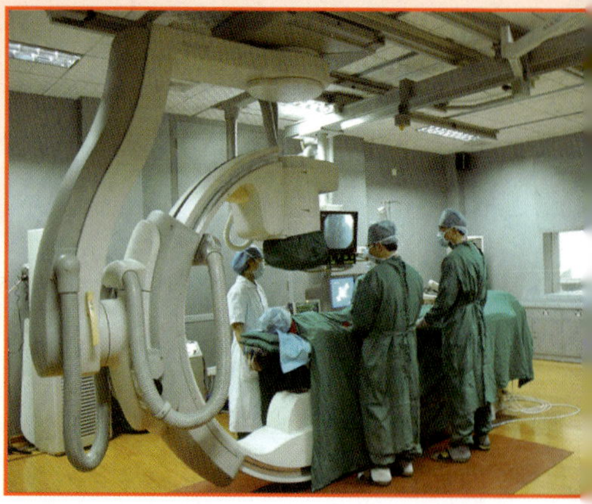
医院开展心脏介入治疗手术

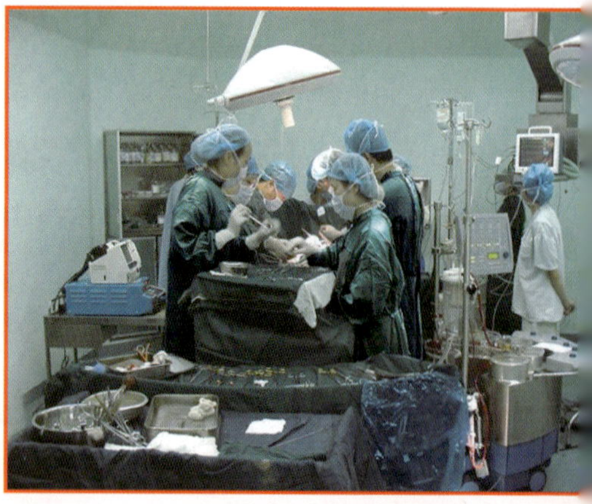
医院开展了心脏体外循环手术

二、加强人才建设，实施名医战略

湖湘中医名医辈出，在全国中医界影响深远。医院已故的全国著名中医专家李聪甫、谭日强、夏度衡、欧阳琦、刘炳凡等“湖南五老”，曾多次为毛主席、周总理、胡耀邦、华国锋、朱镕基、李铁映等国家主要领导人诊治疾病，其学术思想和学术地位在全国深有影响。受“五老”的教导和影响，经过多年努力，医院在潘敏求、田道法、谭新华、王行宽、李传课、程丑夫、谌宁生等当代知名中医专家的传帮带、言传身教中，一支技术过硬、敢于创新、务实求真、团结一致的学术梯队逐步形成。目前，医院拥有高级职称325人，名老中医学术经验继承指导老师15人，享受政府特殊津贴专家22人，省级以上名中医26人，省级以上专业学术委员会主任委员、副主任委员27人，全国优秀中医临床研修人才3人，国家名老中医学术经验继承者已出师24人。

三、坚持科教兴院，以科研推动临床

多年来，医院注重发挥学科优势，坚持临床疑难病诊疗和重大科研项目攻关紧密结合，促进了医院科研水平的提高
医院现有2个国家中医药管理局重点研究室、1个国家中医药管理局三级实验室、2个国家中医药管理局重点研究室、3个
南省重点实验室。近年来承担各类科研课题210余项，包括国家级课题63项，国家科技厅“十五”计划重大攻关项目15项

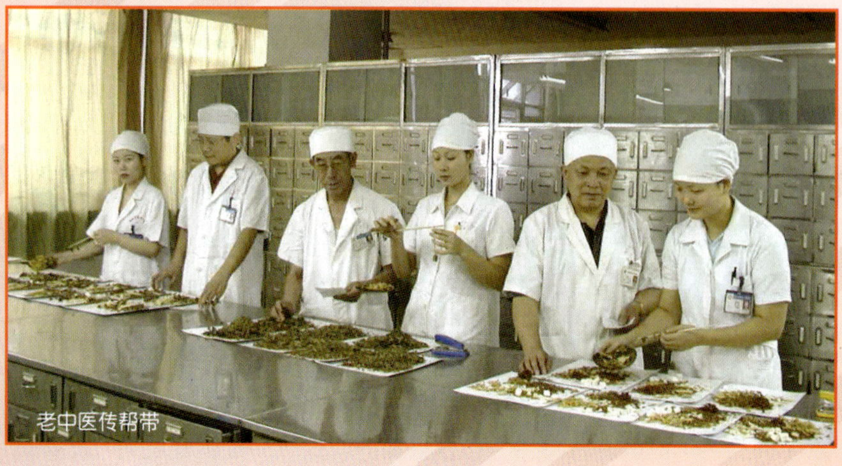
老中医传帮带

自然科学基金项目30项，已获得省部级以上
研成果61项。

国家药物临床试验机构是1998年卫生部
准成立的全国首批五家药理研究基地之一，
认证13个专业，近5年共获8个新药临床批件
承担70余个临床试验项目。

医院重视中医药科研成果的推广、转化
应用，拥有目前湖南省内中医医院最大的制
楼，占地面积5268平方米，设备资产总值

元，可生产19种中药制剂类型，开发了124院内制剂；其中单品种年销售量达100万元上的品种有9个。

四、完善服务功能，增强综合实力

医院在坚持中医兴院、中医强院的同，也注重引进现代科技文明和当代西医最成果，发展医院综合实力。目前，医院拥包括磁共振、直线加速器、大型血管造影在内的超过1.5亿元的医疗设备。可开展停跳冠脉搭桥、体外循环心脏手术、显微经外科手术、脑外科、心脏、外周血管及种肿瘤的介入治疗，各种微创手术，并拥设备一流的重症监护中心（ICU）和心脏护中心（CCU）。医院为卫生部妇科腔镜训基地、湖南省中西医结合心脏病诊疗中、湖南省中西医结合微创治疗中心。

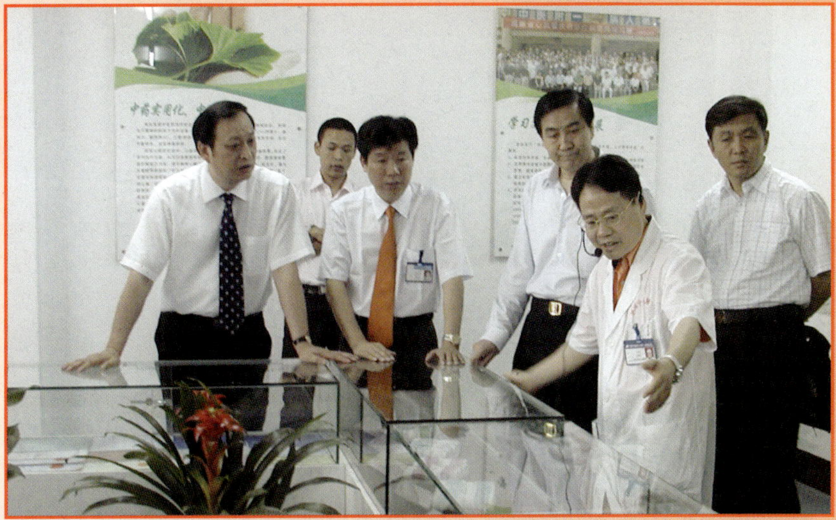

卫生部副部长王国强参观心血管内科中心展厅

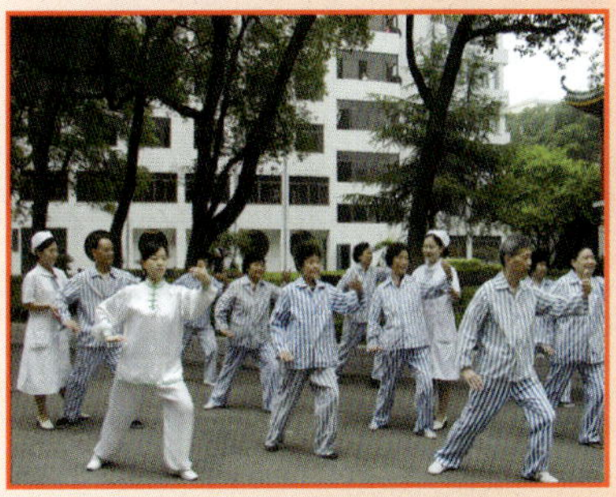

传统中医疗法—气功治疗

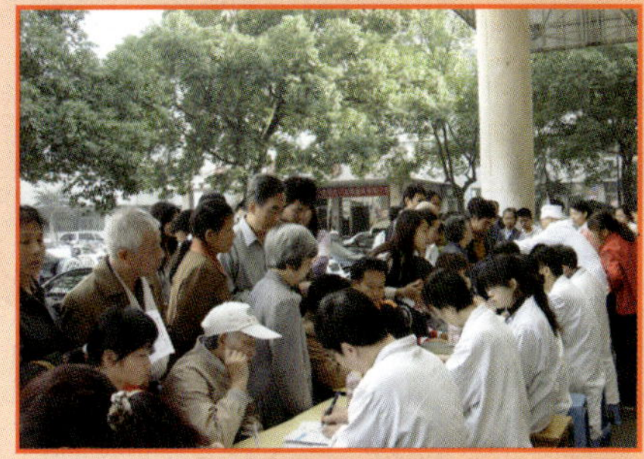

中医药服务进社区

医院实行了院系合一的体制，担负着中药专业本科、硕士、博士生的临床教学和床实践等任务。中医学有9个学科拥有博士学位授予权，12个学科拥有硕士学位授予权，湖南中医药大学博士后科研流站也以医院作为主要临床基地；有1个国家重点学科，2个国家中医药管理局重点学科，3个湖南省重点学科；拥有博士指导老师42名，硕士生指导老师100名。

医院积极参与并结合“万名医师支援农村卫生工程”活动，选派专家前往基层单位开展医疗服务和技术培训工作，为层培养适用性人才，为农民送医送药。目前，医院已与全省40多家二级甲等医院签订了定点指导协议，与近400家乡镇以医院、社区医疗服务站建立了业务联系，开通了地市转诊网络、社区协作网络。

时代赋予了医院新的挑战和机遇，医院正以“三个代表”重要思想为指导，坚持科学发展观，突出中药特色优势，坚自主创新，以强化中医临床科研为重点，积极开展以中医理论为指导，以提高临床疗效为核心的中医临床研究，全面提中医药防治重大疾病能力，使医院建设成为中医药特色浓郁的现代化、综合性、研究型中医医院。

http://www.hnzyfy.com

医院地址:湖南长沙韶山中路95号
24小时急救电话：0731－5600120 / 5600700
传 真：0731–5600709
电子邮箱：hnzyfy@21hospital.com

香港浸会大学是一所由香港特区政府资助，教研并重、文理互通的综合性公立大学。浸会大学历史悠久，于1956年创校。1997年香港回归后，大学致力于中医药的发展，开办各种类型的中医、中药等持续教育及专业教育课程。1998年9月，大学开办五年全日制中医学学士及生物医学理学士学位课程，成为香港首间大学开办由政府资助的中医本科课程，标志着中医药教育纳入了香港的正规高等教育系统，亦为香港高等中医教育之创始。1999年9月，浸会大学中医药学院正式成立。

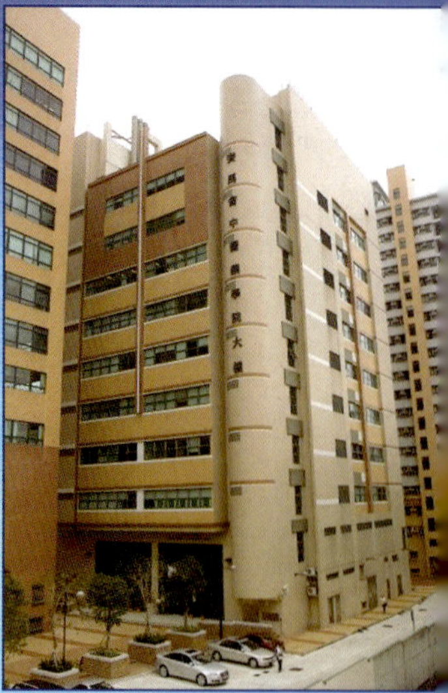

赛马会中医药学院大楼

学院拥有一幢9层专用大楼，内有先进齐备的教研设施，为教学及研究提供优良的环境及条件。学院还设有香港第一间大学中医药图书馆、中医药博物馆及中药标本中心。学院包括教学部、持续及专业教育部、临床部、研究及开发部以及作为行政支援的秘书处。学院现有全职教职员工210多人，其中教学、研究及专业技术人员80多人；在校本科生、研究生及进修生等1500多人。学院始终坚持“教学与研究并重，教学、研究、医疗服务、科技开发四位一体协同发展”的基本策略，开展各项工作，在全院师生医药员工的共同努力下，在较短的时期内已得到了快速发展。

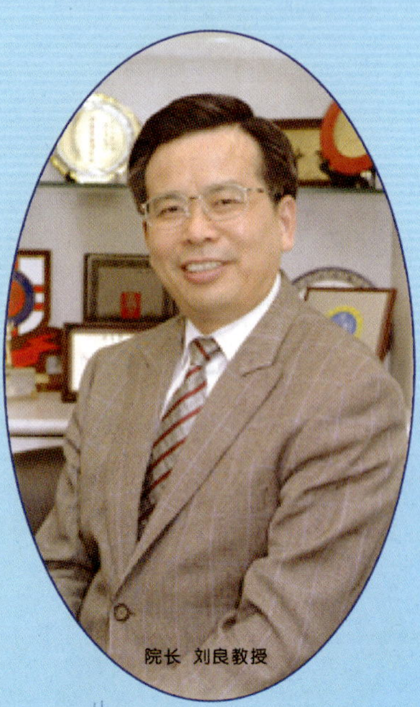

院长 刘良教授

学院继1998年开办中医学学士及生物医学理学士学位课程之后，次年开始招收硕士及博士研究生，更于2001年秋季创办了4年全日制中药学学士学位课程，成为香港迄今唯一开办中药学本科教育的机构。学院在中医、中药等持续教育及专业教育课程稳步发展的基础上，于2004年成功开办了中医学硕士（授课式）研究生课程，并将于2008年秋季开办中药学硕士（授课式）研究生课程。经过10年的努力，学院已经建立了适应香港特点及社会需求的中医药高等教育及持续教育体系。

学院在大力推进与发展高等中医药教育的同时，非常重视研究工作。学院承担一批由中央及香港政府部门资助的研究课题，并先后获得各级各类的多个奖项以及美国、中国专利局受理多项专利申请；学院还自筹经费招收博士后研究人员，目前已有15位博士后分别从事生物医药基础研究与中医药临床研究。学院在国际学术刊物发表的研究论文数量及水平也逐年提升，仅2006年就发表了英文Science

香港浸会大学中医药学院

:itation Index 论文逾80篇；在同年由香港教育资助委
会对全港8所公立大学进行之“研究表现评审工作”
，学院获得满分。虽然在2006年的政府研究评审中表
突出，学院同仁并不以此自满，继续努力工作，有信
赶超中国内地规模较大的中医院校。在2007年，学院
文鸾教授成功获得香港研究资助局中央拨款，资助首
由学院主持的大型中医药研究项目；姜志宏博士荣获
“国家杰出青年科学基金．海外及香港、澳门青年学者
作研究基金奖”，是去年获得该基金生命科学部奖项
唯一香港学者；李敏、孟炜博士被中华中医药学会评
“全国首届杰出女中医师”。学院还积极推进中医药
究与开发，2006年在研究及开发部下专门成立“浸会
学中医药研究所有限公司”，旨在加快研究成果的转
及市场推广，目前已有多款保健产品推向市场，并获
广泛认同。

学院还特别重视发展中医临床工作。到目前为止，
院已分别在港岛及九龙等地区，开办及协办了7间中
诊所。特别是2006年成立的“陈汉贤伉俪现代中医治
研究中心”，是由香港医院管理局与香港浸会大学合
，在伊利沙伯医院开设的一所现代中医治疗研究中
，为广大市民提供崭新的中西医合疗门诊服务，这标
着香港中西医合作迈向新的纪元。

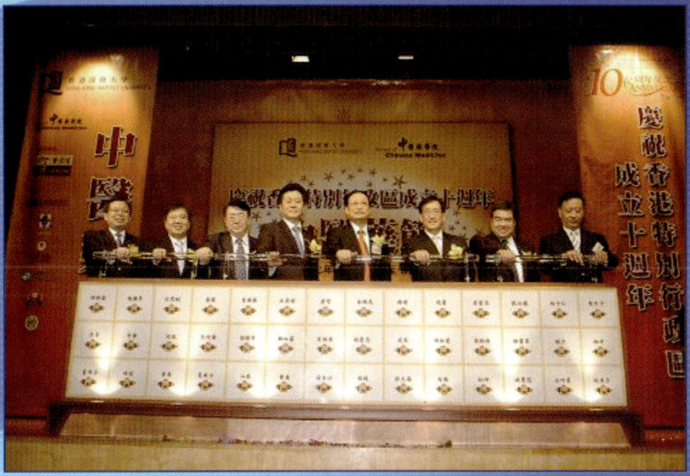

庆祝香港特区政府成立十周年纪念－中医药节亮灯仪式

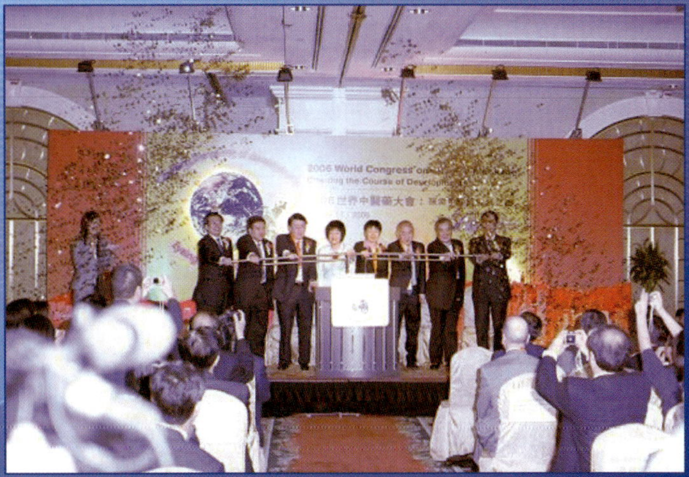

世界中医药大会揭幕仪式

香港地区作为中医药走向世界的桥梁及枢纽，具有特殊的地位与作用。为此，学院一向致力于推动中医药国际化，已与英国剑桥大学、美国耶鲁大学、俄亥俄大学、澳洲墨尔本皇家理工大学、日本长崎大学、中国清华大学、南京中医药大学等机构建立了研究、教育、学生交流等合作关系。学院在2006年11月举办了世界中医药大会，特别邀请了来自中国内地、美国、加拿大、英国、澳洲、日本、新加坡、韩国及香港等国家及地区的70多位权威学者、政府官员和管理专家担任主讲嘉宾，吸引了来自23个国家和地区的500多位代表参加，原卫生部副部长兼国家中医药管理局局长佘靖应邀出席大会，并作专题演讲。于2007年6月26日至7月1日，由浸会大学中医药学院主办、7家机构协办的中医药节，是香港特区政府成立10周年纪念认可系列活动中的唯一一项与中医药有关的项目，卫生部副部长、国家中医药管理局局长王国强出席开幕仪式并致辞，香港卫生及食物局局长周一岳、卫生署署长林秉恩、医院管理局主席胡定旭、中联办副主任李刚等出席开幕式。同年11月24至12月31日在香港举行的“中医中药中国行香港活动”中，学院承担了一系列的学术活动，为宣传、普及、推广中医药发挥了积极作用。

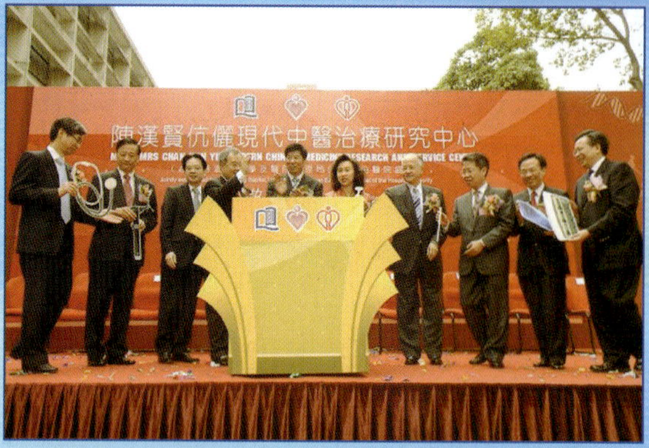

陈汉贤伉俪现代中医治疗研究中心开幕

踏入2008年，学院院长刘良教授说：“我们将继续加强学院的内涵建设，扩大对外交流与合作，并热忱欢迎中国内地高等中医药院校及中医药人士、海外学者与同仁来学院莅临指导，为继承与发展祖国医学，推进中医药现代化、国际化而共同携手。”

【孔宪绍博士伉俪中医药博物馆简介】

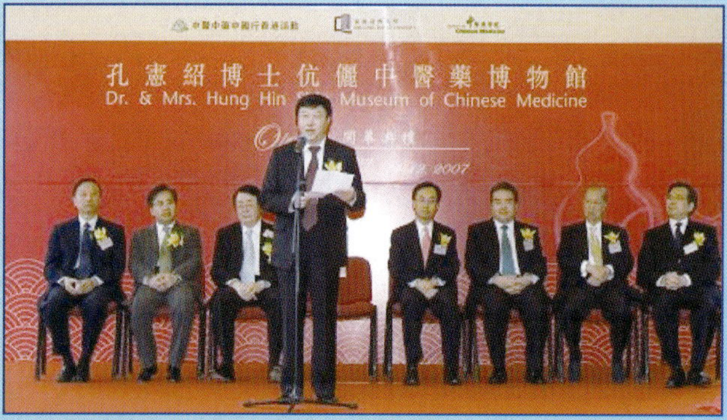

国家中医药管理局副局长吴刚为孔宪绍博士伉俪中医药博物馆开幕致辞

位于中医药学院大楼底层大堂，面积约200平方米的“孔宪绍博士伉俪中医药博物馆”于2007年12月15日建成开放，这是香港地区首间中医药专题博物馆。

博物馆共分6个区，一是接待区，展出“明代正统仿宋针灸铜人”复制品，还有“24式太极图壁画”；二是历代中医药展区，以图文并茂的方式，展出远古至清代中医药发展概况，并陈列有战国青铜蒸器、汉代各式陶器、辽代银质鎏

香港浸会大学中医药学院

金匙勺、唐代的青铜唾壶及宋代黑釉研碗等珍贵文物，还设有“仿民初中医药馆”，陈列有中医药牌匾、诊疗工具和制药工具；三是近代至现代中医药展区，展出清代的铁质串铃、多本珍贵的中医药典籍，还有凉茶盛器、手术器具、铝质刮苔器、针灸用具等；四是中医药文化长廊展区，展示历代名医的名言及成语典故，彰显中医药文化与中医的高尚医德；五是互动游戏区，有多款电脑提供脉诊、舌诊、经络等多项互动游戏；六是小型影院，可容纳20人，可循环播放有关中医药短片，亦可作为演讲之用。

此间小巧、专题性的博物馆，既是宣传普及中医药的窗口；又集中医药专业教育、传统文化教育以及学术研究功能于一身，是一部立体的中医药传统文化的普及教材，也是中医药发展历史长河中的一个缩影，也将逐渐成为香港中医药发展的历史“聚宝盆”。

博物馆的上层设有中药标本中心。该中心以“正本清源，立标明真”为目标，收藏约6000多种中药材标本。

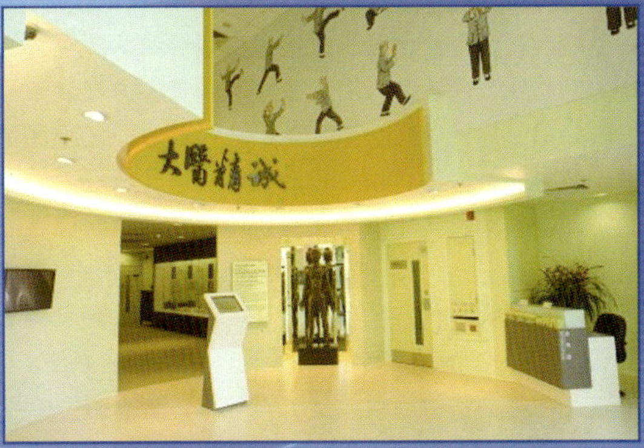

孔宪绍博士伉俪中医药博物馆

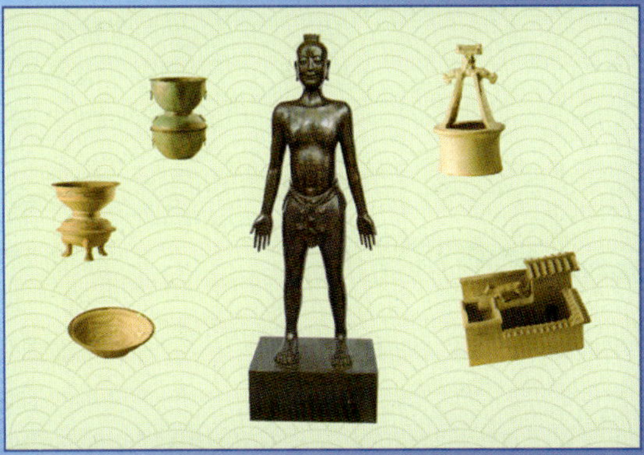

孔宪绍博士伉俪中医药博物馆宝藏

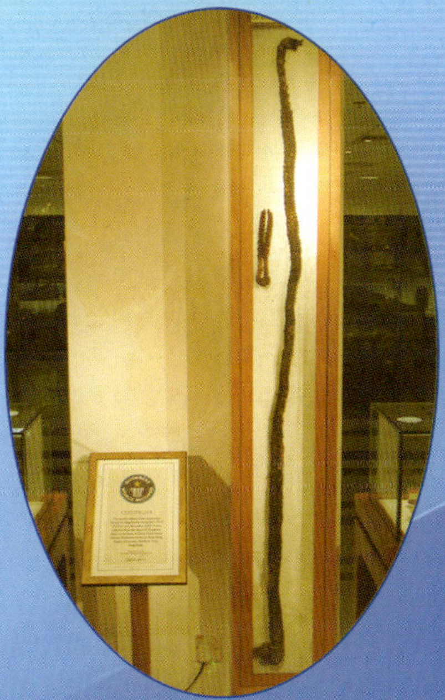

中药标本中心另一宝藏(被吉尼斯世界纪录收载的「肉苁蓉王」

地址：香港九龙塘浸会大学道七号赛马会中医药学院

电话：(852) 3411 5387

传真：(852) 3411 2902

电邮：scm@hkbu.edu.hk

网址：www.hkbu.edu.hk/~scm

昆仑—炎黄

【概况】

昆仑-炎黄公司是3家具有独立法人资格的企业联合体。其中，“昆仑”是指昆仑健康保险股份有限公司，“炎黄”是指炎黄东方（北京）健康科技有限公司和炎黄东方（北京）文化传媒发展公司。从2005年开始，3家公司合作研发国民健康保障的理论和方式、方法，统一运用政府引导、市场主导、多方参与的机制，共同投身于探索和构建中医特色预防保健服务体系的社会实践中。一年来，成功推出了“KY3H健康保障模式”；合作开展“治未病”试点和实施“‘治未病’健康工程”；合作研发成功“‘KY3H私人健康状态信息库’智能系统”；与5家中医院签署了合作协议或成立了“KY3H‘治未病’中心”。

自主研发取得了实质性进展。2007年1月11日，昆仑-炎黄公司与若干中医专家、院士、院长、合作机构通过《人民日报》海外版共同倡导、联合向社会推出了“KY3H健康保障模式”。该模式一经推出，即受到了政府高层和卫生部、国家中医药管理局的高度重视和肯定以及社会的广泛关注和支持。

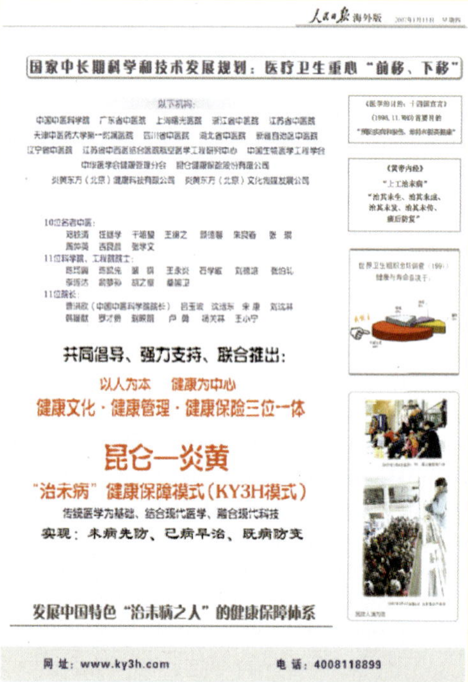

人民日报 海外版

国家中长期科学和技术发展规划：医疗卫生重心“前移、下移”

以下机构：

中国中医科学院 广东省中医院 上海曙光医院 浙江省中医院 江苏省中医院

天津中医药大学第一附属医院 四川省中医院 湖北省中医院 新疆自治区中医院

辽宁省中医院 中国生物医学工程学会

中华医学会健康管理分会 昆仑健康保险股份有限公司

炎黄东方（北京）健康科技有限公司 炎黄东方（北京）文化传媒发展公司

10位名老中医：

11位科学院、工程院院士：

11位院长：

《黄帝内经》

“上工治未病”

共同倡导、强力支持、联合推出：

以人为本　健康为中心

健康文化·健康管理·健康保险三位一体

昆仑—炎黄

“治未病”健康保障模式（KY3H模式）

传统医学为基础、结合现代医学、融合现代科技

实现：未病先防、已病早治、既病防变

发展中国特色“治未病之人”的健康保障体系

网址：www.ky3h.com　　电话：4008118899

2007年6月24日，国家中医药管理局为落实吴仪副总理2007年1月11日在全国中医药工作会议上关于开展“治未病”课题研究和试点工作的指示，在广州召开全国试点工作座谈会，昆仑-炎黄公司受邀与会并在会议上介绍了“KY3H健康保障模式”，与会代表对该模式产生了浓厚的兴趣并表达了与公司合作的强烈意愿。卫生部副部长、国家中医药管理局局长王国强对昆仑-炎黄公司及推出的“KY3H健康保障模式”给予了高度评价。会后，昆仑-炎黄公司和中国中医药科技开发交流中心、中华医学会健康管理分会、广东省中医院、上海中医药大学附属曙光医院、浙江省中医院、上海中医药大学附属岳阳中西医结合医院在前期合作的基础上，联合23家承担“十一五”国家科技支撑计划“中医‘治未病’及亚健康中医干预研究”项目的有关单位，共同发起“‘治未病’健康工程”。

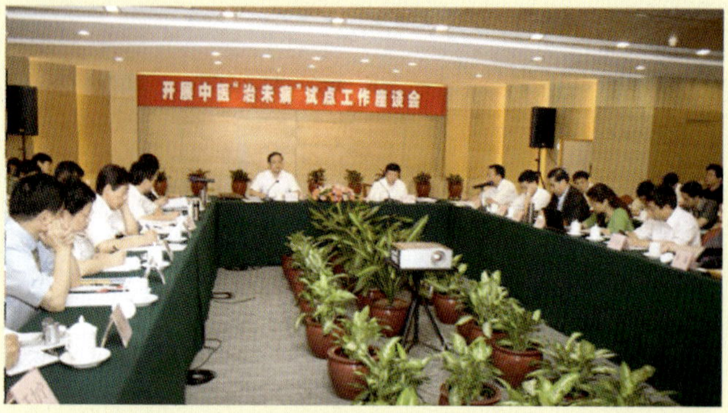

2007年10月，昆仑-炎黄公司又推出KY3H健康保障服务模式和四类八项健康保障服务项目。2007年11月29日，吴仪副总理参加在广州召开的“中医中药中国行暨‘治未病’健康工程启动仪式”，并宣布“‘治未病’健康工程启动”！

科研项目取得了阶段性成果。昆仑-炎黄公司积极参与“十一五”国家科技支撑计划设立“中医‘治未病’和亚健康干预研究”项目，联合有关科研机构在辨识、分类、监测、数据库、干预方法和保障模式等方面开展研究，共同开发出具有中医特色的“‘KY3H私人健康状态信息库’智能系统”，取得了阶段性的研究成果。经专家论证，予以充分肯定，认为“该技术体现了集成创新的研究思路，将“KY3H私人健康状态信息库”作为建立我国健康保障基础数据库的一个重要组成部分，通过智能系统的推广和应用，实现信息资源积累和共享，推动亚健康相关产业的发展，将产生难以估量的社会效益和经济效益，目前已进入产品化阶段，可推广应用”。

合作提供健康保障服务得到广泛应用。昆仑-炎黄公司已与上海中医药大学附属曙光医院、上海中医药大学附属岳阳中西医结合医院、浙江省中医院、广东省中医院、广西中医学院第一附属医院签署合作协议或成立“KY3H‘治未病’中心”，为民众提供KY3H健康保障服务。据4个月的资料统计，上海中医药大学附属曙光医院的“KY3H‘治未病’中心”完成了12000多人次的体检健康管理，2500人次的社区宣教。浙江省中医院“KY3H‘治未病’中心”举办了全省的中医“治未病”健康管理学习班；先后16次进社区开展“中医养生保健及体质辨识”专题讲座，为200多位社区慢性病人建立了健康档案；为300多名育龄妇女和孕产妇建立了体质辨识档案，提供孕前、孕后辨体施养指导1000多人次；为0～3岁婴幼儿进行辨体养子指导，建立了800多份具有中医特色的儿童保健系统管理档案。广东省中医院“KY3H‘治未病’中心”为4000多人进行了中医体质辨识和诊疗指导。

【创建KY3H健康保障模式】

【模式简介】

为真正实现以人的健康为中心的个体化预防、保健和诊疗，根据国家目标、社会需求、国际成功经验和我国传统优势，运用“治未病”和现代医学理论、风险控制和转移的保险理论，昆仑－炎黄公司组织有关专家、机构，历时2年，共同创建了融健康文化为基础、健康管理为核心、健康保险为保障的“昆仑－炎黄健康保障模式”，又称“KY3H健康保障模式”。(K代表昆仑，Y代表炎黄，3H代表健康文化，健康管理，健康保险)

【合作开展“治未病”试点】

- **参加“治未病”试点工作会议**

2007年6月24日～27日，全国中医“治未病”试点工作会议在广州举行。昆仑健康保险股份有限公司董事长兼总裁林瑶琨代表昆仑－炎黄公司参会，并作了题为“探索中国特色的健康保障新模式——‘KY3H治未病中心’建设情况”的工作汇报。

- **成立全国首家“KY3H‘治未病’中心”**

2007年3月29日，昆仑－炎黄公司与广东省中医院合作，成立全国首家“KY3H‘治未病’中心”。卫生部副部长兼国家中医药管理局局长王国强、广东省副省长雷于蓝为“中心”成立揭牌。

- **与浙江省中医院签署合作协议**

2007年4月26日，昆仑－炎黄公司与浙江省中医院签署“KY3H‘治未病’中心”合作框架协议。

- **成立华东地区首家“KY3H‘治未病’中心”**

2007年5月14日，由昆仑－炎黄公司与浙江省中医院联合创办的华东地区首家“KY3H‘治未病’中心”在浙江省中医院正式挂牌成立。

- **与上海中医药大学附属岳阳中西医结合医院签署合作协议**

2007年12月10日，昆仑－炎黄公司与上海中医药大学附属岳阳中西医结合医院签署“‘治未病’健康工程”合作协议。

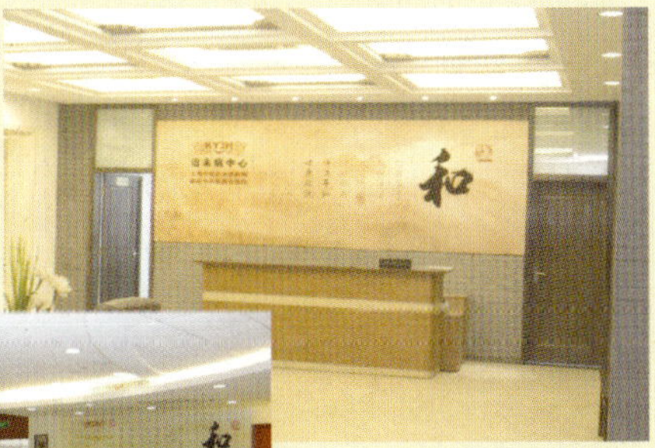

上海中医药大学附属岳阳中西医结合医院“KY3H‘治未病’中心” >>>

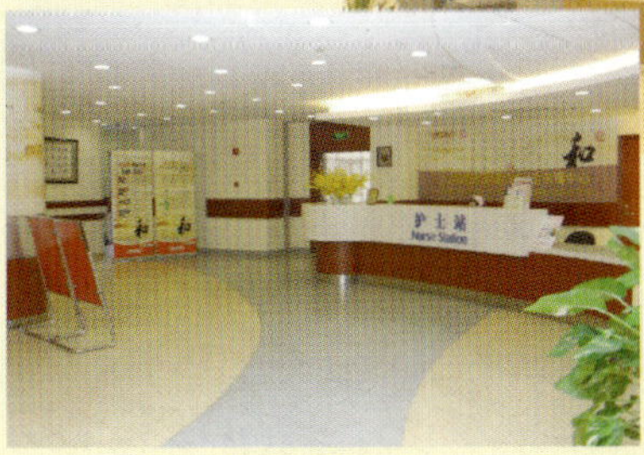

<<< 上海中医药大学附属曙光医院“KY3H‘治未病’中心”

- **与上海中医药大学附属曙光医院签署合作协议**

2007年12月10日，昆仑－炎黄公司与上海中医药大学附属曙光医院签署“‘治未病’健康工程”合作协议。

- **与广西中医学院第一附属医院签署合作协议**

2007年12月22日，昆仑－炎黄公司与广西中医学院第一附属医院签署“‘治未病’健康工程”合作协议。

【合作实施“治未病”健康工程】

【工程简介】

“治未病”健康工程是以“治未病”为核心理念，运用融健康文化、健康管理、健康保险为一体的，以“KY3H健康保障模式”为范式的健康保障服务社会工程。工程目标是构建中医特色预防保健服务体系。运行机制是以“政府引导、市场主导、多方参与”为主。总体结构以“KY3H健康保障模式”为范式，形成服务技术（产品）体系、服务提供体系和服务支持体系，构成中医特色预防保健体系。

服务技术（产品）体系：

以企业为主体，联合有关科研、高校、医疗卫生和工程技术等机构，协同攻关；以传统中医学和养生学为主体，融合现代医学和生物医学工程技术，通过发掘、继承、创新、集成，创制个性化健康保障服务技术和产品；逐步形成核心技术产品系列，包括中医辨识（含体质辨识）、健康状态动态辨识、个性化干预、调理和效果评估技术和产品系列；以“KY3H私人健康状态信息库”为基础，以健康状态信息智能化组织、整合、决策系统为核心，建立健康状态信息动态采集/录入、存储/整合、分析/评估、咨询/指导/干预等健康保障服务链，形成全程连贯的规范化健康保障服务信息产品系列；创制健康教育和传统健康文化传播产品系列以及新型个性化健康保险产品系列。

服务提供体系：

以在中医医院和综合医院内设立组织结构和功能定位相对独立、业务工作与临床医疗部门有机联系的“KY3H‘治未病’中心”和设于社区卫生服务中心等卫生机构里的“治未病”服务点为支撑，组成以“KY3H健康保障服务模式”为范式的服务提供体系。

服务支持体系：

创新政策保障机制，由企业联合有关机构，建立并不断完善科技创新、人才培养、文化传播、市场运行机制，构筑服务支持体系。

网址：www.ky3h.com　信箱：ky3h@ky3h.com
地址：中国北京市东城区东直门内南小街16号　全国统一客服专线：(86) 4008118899

KY3H 知己

昆仑一炎黄

【主要任务】

1. 实施健康文化子工程，以健康文化为先导，系统传播“治未病”为核心理念的文化精粹和成果、普及实用的养生保健知识，同时为个性化养生调理、祛病健身、延年益寿提供系统的方法学指导。

2. 实施健康管理子工程，以健康管理为核心，提供以人为本，以健康为中心、中医特色个性化的预防保健等服务，提供自助的健康状态信息管理和互动式自主健康管理，提供既有中医特色又有时代特征的健康管理服务。

3. 实施健康保险子工程，以健康保险为保障，以金融契约为纽带，对分散的个体健康需求进行集约化、社会化管理，提供个性化健康保险系列产品。

【创建KY3H健康保障服务模式】

KY3H健康保障服务模式以KY3H贴己（防/治病）卡为产品形态，以“‘KY3H私人健康状态信息库’智能系统”为基石，对人群完成“四个通过”，提供以人为本，以健康为中心、中医特色个性化的预防、保健和诊疗相关的、系统的、全程的健康保障服务、包括自主和自助服务，实现“四个沟通”。

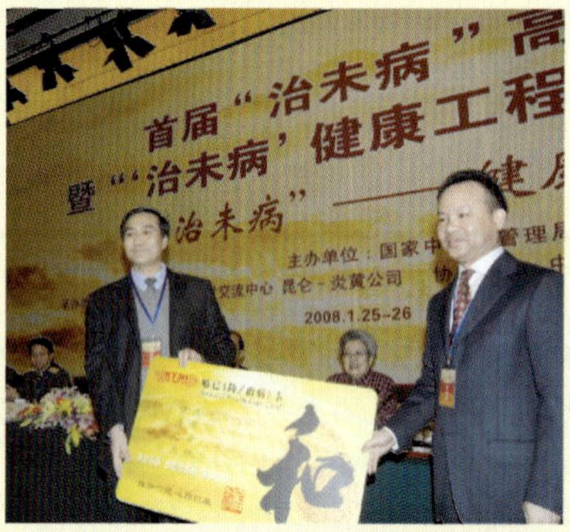

昆仑一炎黄公司代表林瑶珉先生向国家中医药管理局医政司司长、“治未病”工作领导小组办公室主任许志仁赠送KY3H贴己（防/治病）卡

1. 通过“KY3H智能系统”、辅助专家、医疗机构等，实时/适时采集/录入、存储/整合服务对象异质异构（中医辨识、医学体检、动态监测等）的全面健康状态时段和时点的信息；

2. 通过“KY3H智能系统”、辅助专家、医疗机构等，实时/适时分析/评估信息，从而激活信息，形成循环递进的信息流；

3. 通过“KY3H智能系统”、辅助专家、医疗机构等，按照KY3H健康保障服务途径和流程，完成前后贯通、系统、全程的咨询/指导、干预/诊疗、文化、保险等健康保障服务；

4. 通过“KY3H智能系统”，服务对象可随时录入、查询“KY3H私人健康状态信息库”中自行录入的有关信息并可修正，查询中医特色的预防、保健、诊疗知识等，完成自助的健康状态信息管理和互动的自主健康管理。

【合作提供健康保障服务】

根据不同人群，提供四类八项服务。四类分为建库、知己、求己、求医；八项服务是指建库服务、报告服务、方案服务、指南服务、金通服务、全程服务、自助服务、咨询服务。

“建库”——提供一项（建库）服务，使您拥有全面、连续、动态反映个人健康状态的“私密空间”。通过KY3H全国客服中心，实时/适时采集/录入、存储/整合每个人的全面健康状态信息，包括生理、心理、社会适应力、道德（WHO）和八项服务以及您自行录入的有关健康状态信息，并维护、管理。

“知己”——通过KY3H全国客服中心，实时/适时分析/评估，激活“KY3H私人健康状态信息库”的“健康信息”，提供三项（报告、全程、自助）服务，包括八类报告，使您时时自知全面健康状态，包括生理、心理、社会适应力和道德（WHO）。

“求己”——针对“知己报告”中“未病、欲病”等健康状态问题，KY3H全国客服中心，实时/适时激活您“KY3H私人健康状态信息库”的“健康信息”，为您提供一项（方案）服务，包括五类方案和相应的咨询/指导、干预、文化/保险等服务，帮您防“未病、欲病”（掌握自身健康因素的68%，WHO、美国成功经验）。

“求医”——针对您“知己报告”中的“未病、欲病、已病”等健康状态的问题，为您提供三项（指南、咨询、金通）服务，助您治“已病”（名医、名科、名院为您服务）。

【科研协作取得阶段性成果】

昆仑一炎黄公司以“中医体质分类判定标准的研究及其应用”（获得2007年度国家科技进步二等奖）成果为基础，融合信息等技术，创制了KY3H辨识系列产品，结合“十一五”国家科技支撑计划“中医‘治未病’及亚健康中医干预研究”项目的有关课题，会同十余家承担课题的医疗和科研机构，共同完成了具有中医特色的“‘KY3H私人健康状态信息库’智能系统”，取得了阶段性的研究成果。

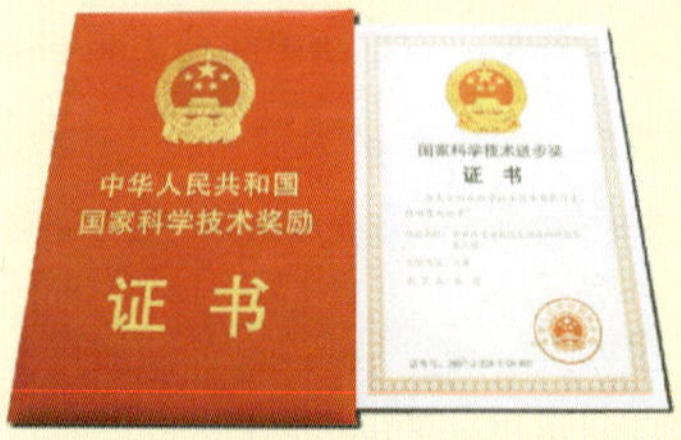

【“KY3H私人健康状态信息库”功能】

“KY3H私人健康状态信息库”（以下简称“KY3H私库”）是连续、永久存储个体全面健康状态、健康服务等信息的集合。其特点是以“治未病”为核心理念，以人为本、以健康为中心，具有私密性并可终身保存。

“全面健康状态”（包括“未病”、“欲病”、“已病”）信息，实现了中医体质辨识等和理化影像指标互补（印证），主观意识软指标和客观物质硬指标的统一；具有整体和局部结合，定性和定量结合，动态和静态结合，阶段和时点结合的特点。

“KY3H私库”是由以人为本、健康为中心反映个体生理、心理、社会适应力和道德健康（WHO）的信息和为个体“全面信息”提供“全面服务”的信息共同组成。

“全面信息”包括：（1）体质、易患疾病；（2）已患疾病；（3）环境适应能力；（4）生命周期中医诠释；（5）心理指数；（6）质量等异质异构的信息。

“全面服务”包括：（1）采集/录入；（2）存储/整合；（3）分析/评估；（4）咨询/指导（包括健康教育）；（5）干预/诊疗；（6）文化/保险等服务。

客户可随时录入、查询“KY3H私库”中自行录入的有关信息并进行修正，查询“KY3H私库”中“全面信息”和“全面服务”信息，查询中医特色的预防、保健、诊疗等知识和相关信息。

【专家鉴定】

专家论证认为：这项研究提出了新的研究方法学思路和规范化的应用技术，具备鲜明的中医特色，可以对中医体质测评、健康体检以及生物动态监测等亚健康研究密切相关的信息进行记录、保存和分析与处理，同时充分融合包括健康信息分类标准（SOAP）、心理指数测评（SDS）和生存质量（SF-36）等国际通行的健康测量与评价标准和规范。

【技术特点】

1. 信息处理采集注意以元数据和XML技术设计，具有先进性；

2. 系统所覆盖的信息包括疾病状态、健康状态、中医信息、西医信息等多角度，同时提供了与健康保险、健康文化的接口，体现设计思路的新颖性；

3. 在数据采集的方式上采取了多种方式，包括手工录入和影像扫描以及数据接口等，应用上可以满足多类型用户的需求，具有易操作性。

【重大会议与活动】

2007年3月29日，昆仑-炎黄公司和广东省中医院共同举行“KY3H‘治未病’中心”揭牌仪式。

2007年5月14日，昆仑-炎黄公司和浙江省中医院签署“KY-3H‘治未病’中心”合作协议，并举行揭牌仪式。

2007年6月24日，昆仑-炎黄公司参加国家中医药管理局在广州召开的“治未病”全国试点工作座谈会。

2007年9月29日，昆仑-炎黄公司参加国家中医药管理局在北京召开的“治未病”试点工作与“治未病”健康工程座谈会。

2007年11月1 ～ 4日，昆仑-炎黄公司派员参加第四届中国健康产业论坛，并在会上做了主题演讲。

2007年11月12日，昆仑-炎黄公司参加国家中医药管理局召开的中医“治未病”科研课题及中医医院试点工作实施方案讨论会。

2007年11月29日，昆仑-炎黄公司参加在广东省举行的中医中药中国行暨“治未病”健康工程启动仪式和广东省“治未病”健康工程新闻座谈会。

2007年12月10日，昆仑一炎黄公司与上海中医药大学附属岳阳中西医结合医院签署“‘治未病’健康工程”合作协议。

2007年12月10日，昆仑一炎黄公司与上海中医药大学附属曙光医院签署“‘治未病’健康工程”合作协议。

2007年12月21 ～ 24日，昆仑-炎黄公司与中华中医药学会、广西中医学院、广西壮族自治区卫生厅在广西联合举办“第三届泛中医论坛•思考中医2007”——中医“治未病”暨首届扶阳论坛。

2007年12月22日，昆仑-炎黄公司与广西中医学院第一附属医院举行“‘治未病’健康工程”合作协议签字仪式。

2008年1月25日，由国家中医药管理局主办、昆仑-炎黄公司承办的首届“‘治未病’高峰论坛暨‘治未病’健康工程启动仪式”在北京钓鱼台国宾馆举行。国务院副总理吴仪出席本次活动，卫生部党组书记高强主持开幕式，卫生部部长陈竺为活动致辞，卫生部副部长王国强发表主旨讲话。科技部、国家食品药品监督管理局、解放军总后勤部卫生部有关领导以及全国人大教科文卫委员会以及各省、区、市卫生厅局的代表等四百人参加了相关学术研讨，并参观了以“治未病”为主题的大型展览。

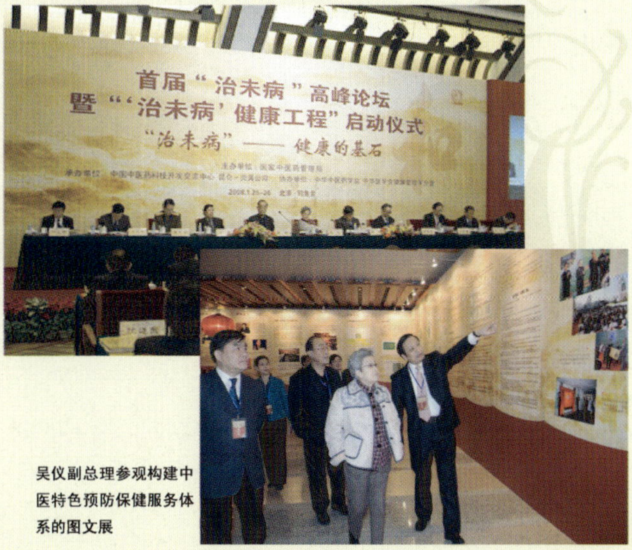

吴仪副总理参观构建中医特色预防保健服务体系的图文展

三大平台 打造白云山和黄核心竞争力

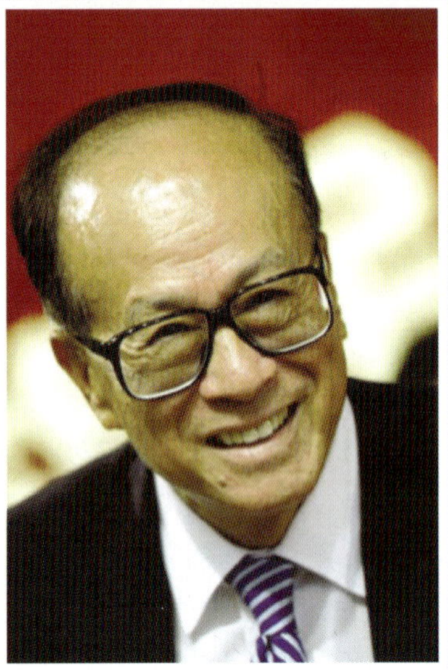

白云山和黄中药“神农草堂”

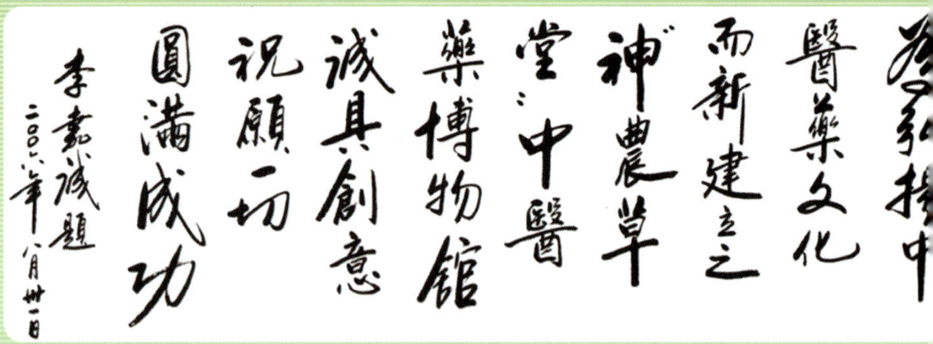

华人首富、和黄主席李嘉诚先生盛赞“神农草堂”

责任营销 —— 永不过期的关爱

全球首创“家庭过期药品回收（免费更换）机制”

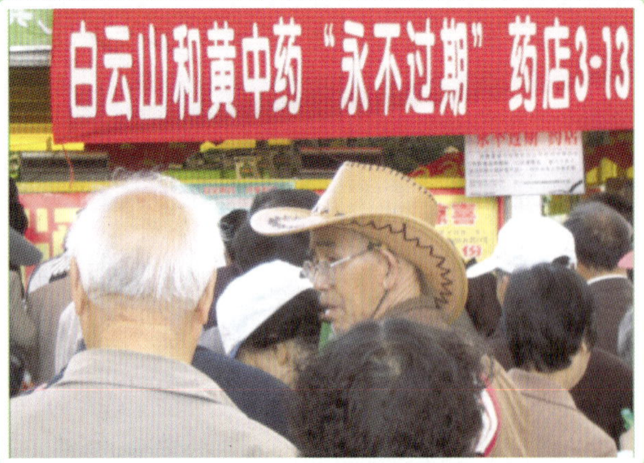

“3.13全国家庭过期药品回收日”

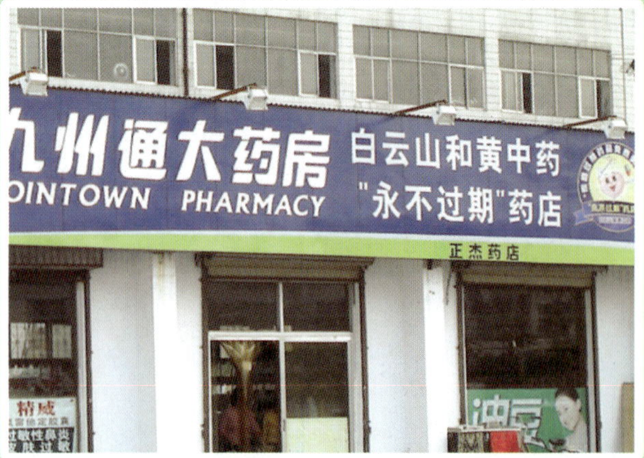

白云山和黄中药“永不过期”药店

广州白云山和记黄埔中药有限公司

陕西中医学院 1952 年创建于西安（原名西北中医药进修学校，1959 年升格为陕西中医学院），1961 年根据院校布局需要迁址古都咸阳，是陕西唯一培养高级中医药人才的普通高等院校，1978 年被中共中央 56 号文件确立为 8 所全国重点建设的中医院校之一，1981 年被国务院批准为首批具有硕士学位授予权的高等医药院校。

学校占地面积近 800 亩，分南、北两个校区。新校区位于连接西安咸阳的世纪大道南侧，沣河之滨，交通便利，环境优美，是广大学子求学的理想场所。新校区基础设施完善，功能齐全。

学校现有基础医学院、中医临床医学院、中西医结合学院、临床医学院、药学院、继续教育学院等 6 个二级学院，有针灸推拿系、护理系、医学技术系、公共卫生系、人文科学系、英语系、体育部、社会科学部等 8 个教学系部；开设中医学、针灸推拿学、中药学、中西医临床医学、临床医学等 23 个本科专业，基本形成了以中医、中药、针灸为核心的医、理、文、管、工等学科相互渗透、相互促进、协调发展的专业结构；有中医学、中西医结合、中药学 3 个一级学科，涵盖 15 个二级学科的硕士学位授予权。学院已经形成了专科、本科、硕士研究生不同层次教育，全日制教育、成人教育、留学生教育等不同类型的人才培养体系。

陕西中醫學院

全校现有教职工 2008 人（含两所直属附属医院），专任教师 599 人，其中副高以上职称 402 人。有兼职博士生导师 8 名，分别与北京、广州、成都、上海、黑龙江等中医药大学联合培养博士研究生。经过 50 多年的艰苦奋斗，形成了一支学术水平高、教学经验丰富、敬业精神强的师资队伍，涌现出张学文、杜雨茂、傅贞亮、王正宇、王朝宏、吴垂光、郭谦亨、吴禹鼎、张子述、郭诚杰、马振亚、孙绍良、吕兰薰、李石蓝、韩天佑等一批国内知名专家。

学院现有国家中医药管理局重点学科 3 个，省级重点学科 4 个，厅局级重点学科 4 个；国家中医药管理局重点专科 3 个，陕西省中医管理局重点专科 3 个。2003 ~ 2007 年，学院承担了 287 项厅局级以上纵向科研课题。

学院有 2 所直属附属医院，设置床位 1600 余张，特色突出，优势互补，年门诊量 38 万余人次、住院人数 2 万余人次均居咸阳市前列，年业务收入超过 2 亿元。第一附属医院是国家“七五”期间确定的全国 7 所重点建设的中医医院之一，具有 50 多年历史，是一所中医特色突出的三级甲等医院。医院先后被评为“全国示范中医医院”、“国家药品临床研究基地”、“陕西省文明单位标兵”，现有国家和陕西省名老中医 30 余人。第二附属医院是一所西医综合医院，在心血管内外科、眼科、妇产科等方面在省内有较高的知名度和较大影响，著名心脏外科专家柏本健教授获 2007 年度“中国医师奖”，为学校临床医学、护理学等西医类专业提供了很好的临床教学基地。

学院大力推进产学研结合的力度，在主动进入区域经济建设主战场、为地方经济和社会发展服务的同时，突出以科研带动产业，以产业支持教学，形成了产学研相互促进的机制。学院制药厂自主研发的“固肠止泻丸”、“骨痨敌”等药品，年产值近 6000 万元。以学院学科和人才优势带动地方经济，使咸阳市辖区制药厂由 90 年代初期的 10 余家，发展到现在的近 40 家，其中 35 家通过了 GMP 认证，成为咸阳市的支柱产业之一。

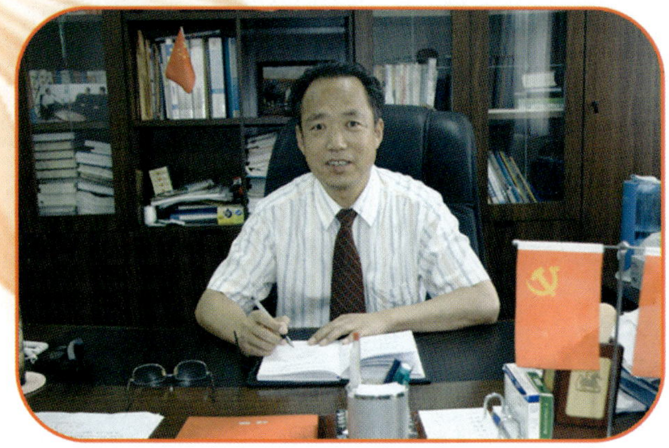

陕西中医学院党委书记　张志鸿

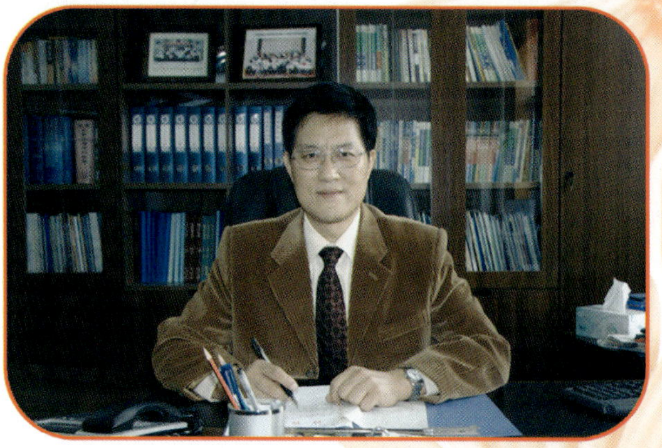

陕西中医学院院长、党委副书记 周永学

学院重视对外交流与合作，促进中医药的发扬光大并走向世界。学院先后同韩国、加拿大、吉尔吉斯斯坦、日本、新加坡、马来西亚等国家和我国台湾、香港等地区的高校建立校际交流关系。

在新的历史时期，学校将紧紧抓住高等教育持续稳定发展、西部大开发和西 – 咸一体化经济圈建设等历史性机遇，立足地方经济建设与社会发展，进一步深化教育教学改革，大力推进素质教育，充分发挥特色和优势，不断提高人才培养质量和办学水平，更好地为国家和地方经济建设作出更大的贡献。

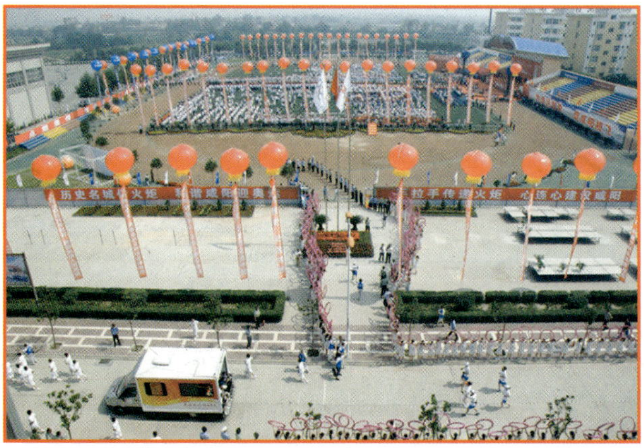

奥运圣火在陕西中医学院体育场传递交接现场

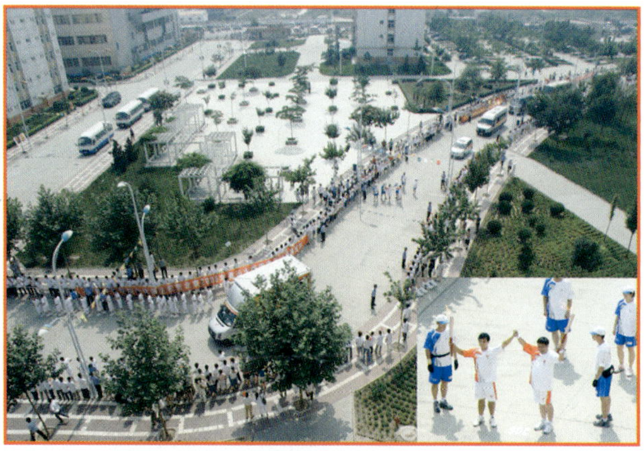

奥运圣火在陕西中医学院校区传递

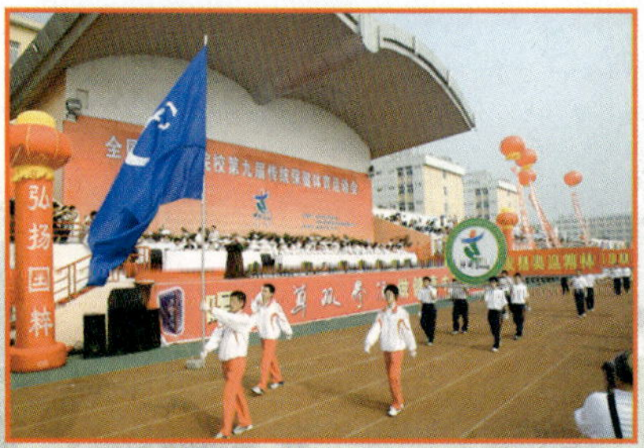

陕西中医学院承办的全国中医药院校第九节传统保健体育运动会开幕式

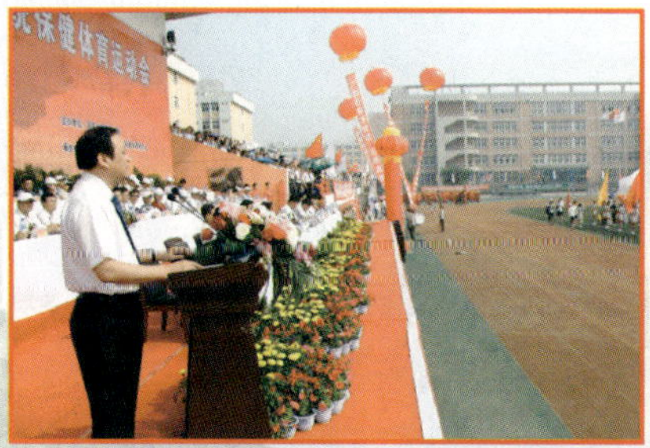

王国强副部长在陕西中医学院承办的全国中医药院校第九节传统保健体育运动会上致辞

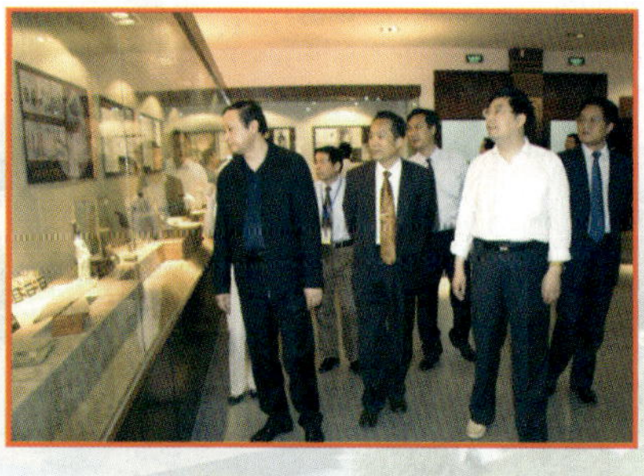

王国强副部长来学院检查工作

香港大學中醫藥學院

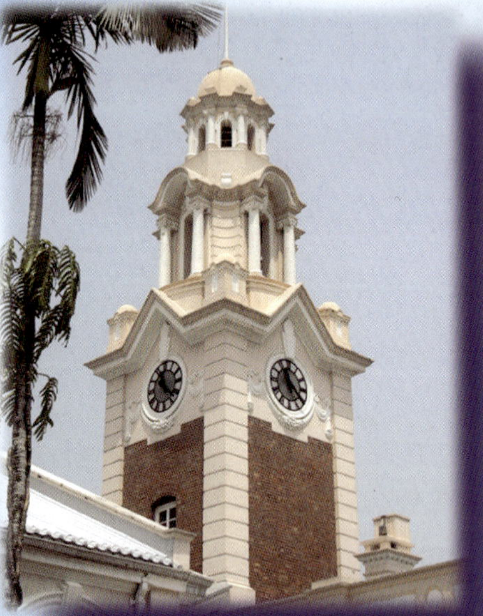

学院重视教育，共享香港大学多学科教育资源

香港大学是香港历史最悠久的大学，成立至今已有90多年历史，孙中山先生乃香港大学第一位毕业生。香港大学是一所充满活力的世界级综合大学，共有10个学院及数十个研究中心，是环球知名的卓越学术中心。大学成就指标为从事卓越科研，网罗精英学生，提供优质教学及培育具国际观领袖。香港大学中医药学院隶属于李嘉诚医学院，以本科教育为基础，同时面向中医药在职人员开展兼读制课程及开办西医学习中医证书课程。近年来，学院坚持中医特色，致力于中医基础及临床研究，同时为广大市民提供优质医疗服务。目前，香港大学中医药学院正努力增强医教研综合实力，朝着国际化、现代化的目标迈进！

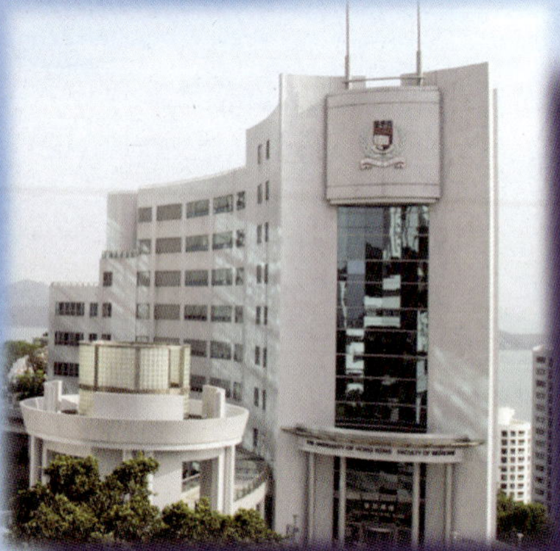

学院隶属于香港大学李嘉诚学院，学生能得到一流的现代生命科学知识教育

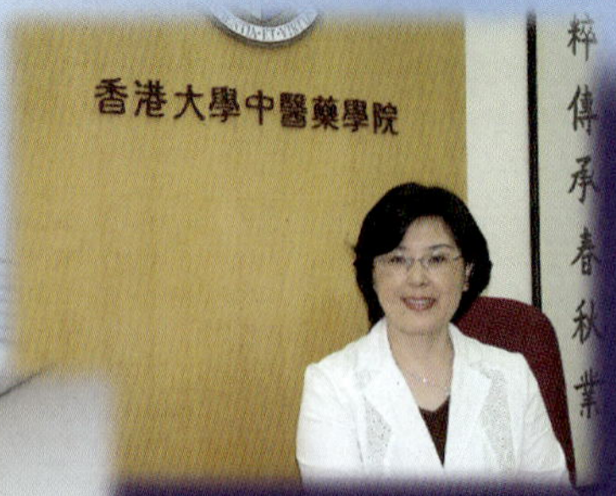

香港大学中医药学院院长童瑶教授

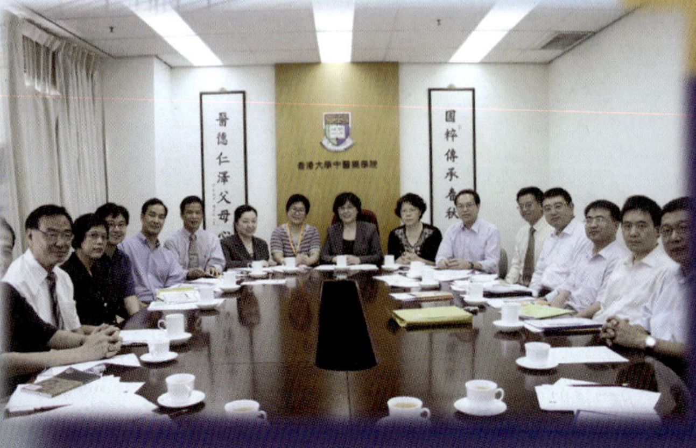

吸引国内外优秀人才，拥有高素质师资队伍

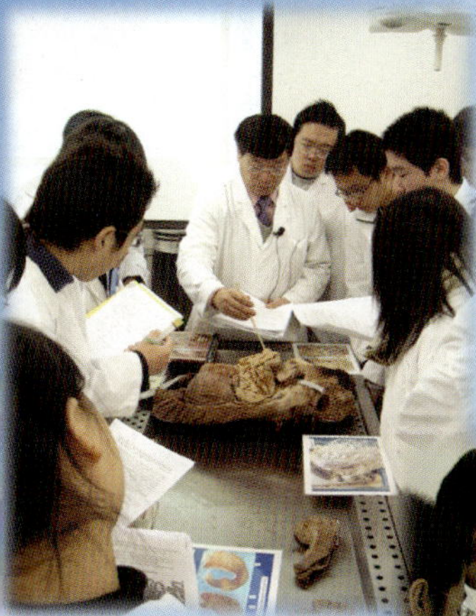

中医学硕士针灸课程（兼读制）

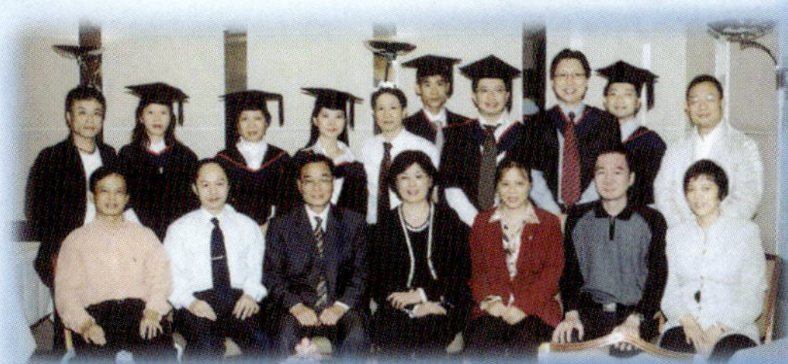

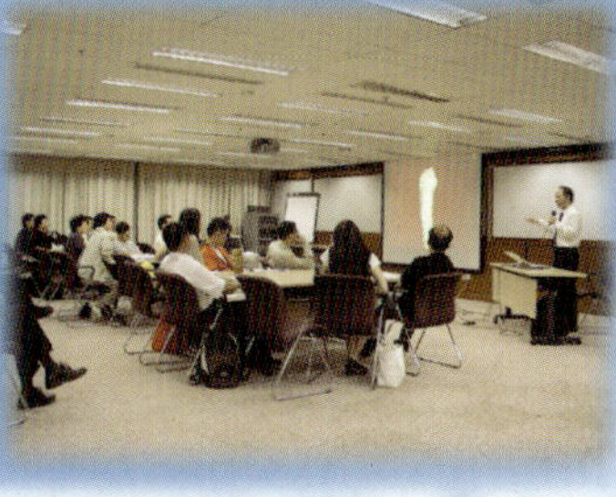

医院管理局西医学中医证书课程（兼读制）

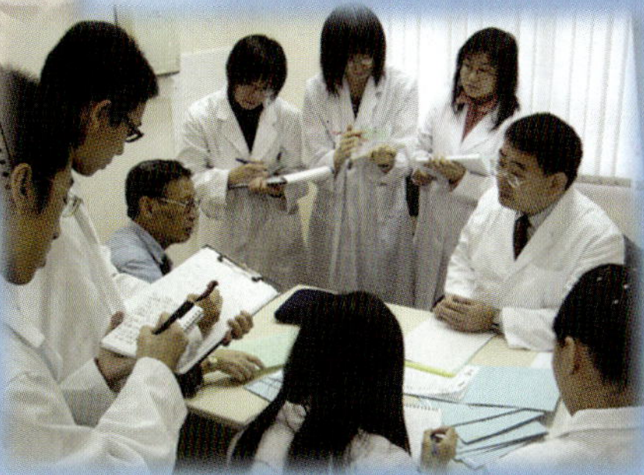

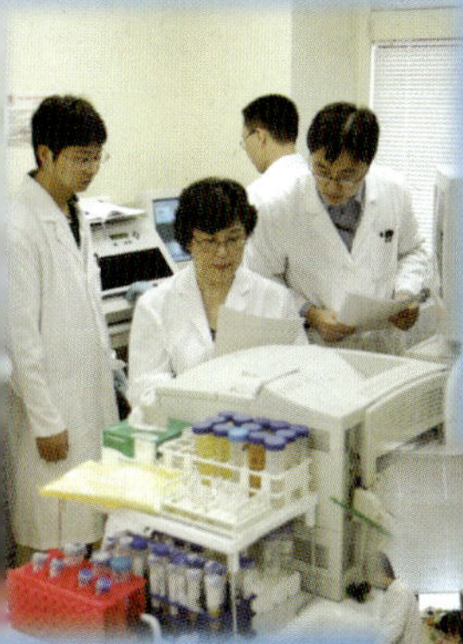

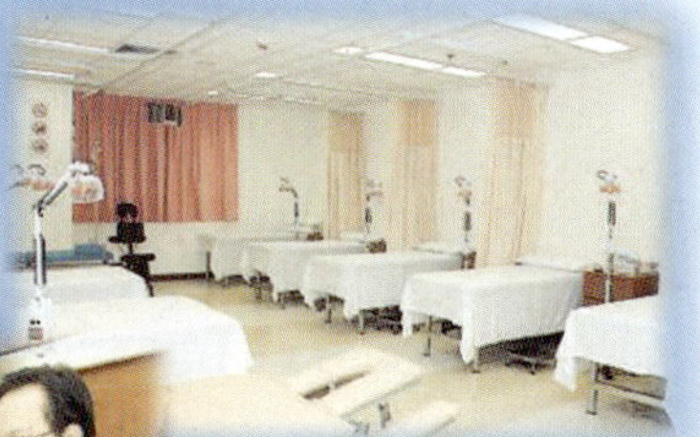

中医全科学士全日制学位课程

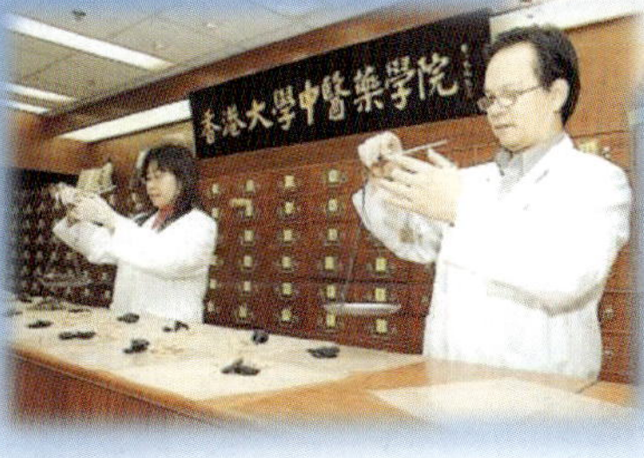

临床教研中心之一

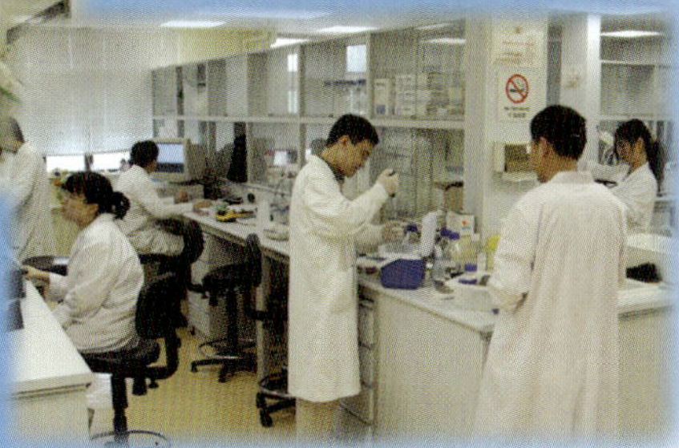

科研及研究生培养

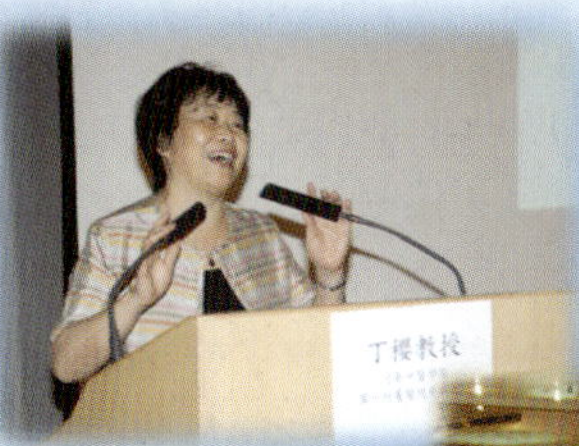

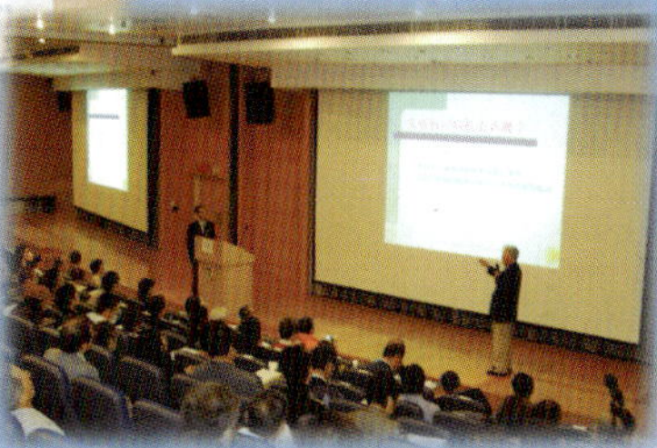

学术专题讲座

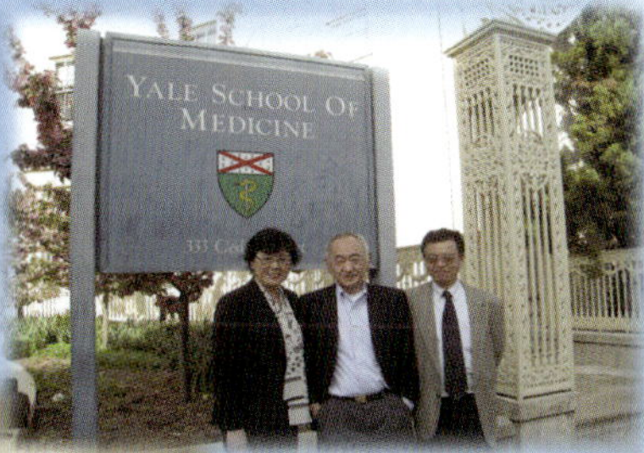

国际交流合作

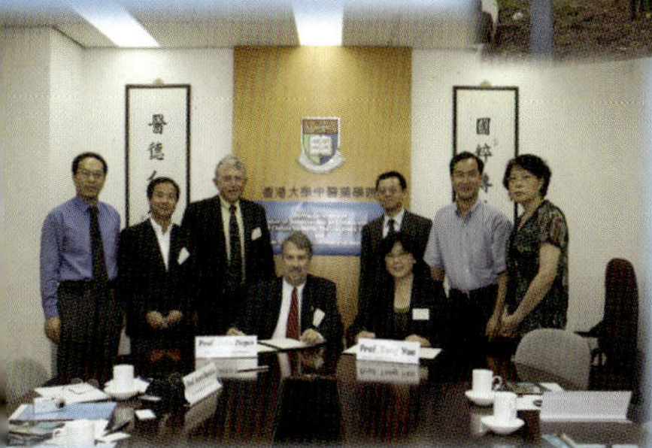

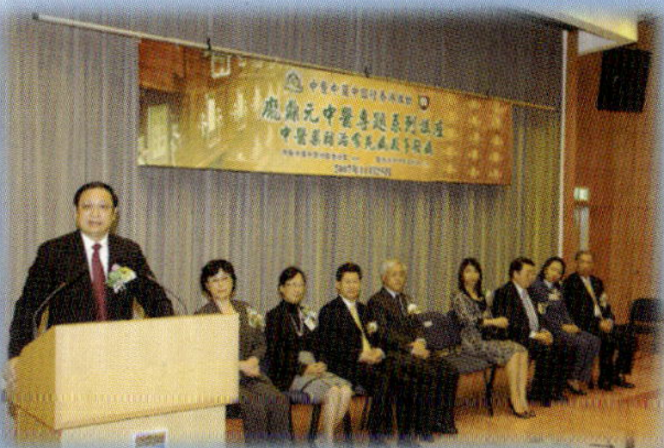

中医中药中国行香港活动

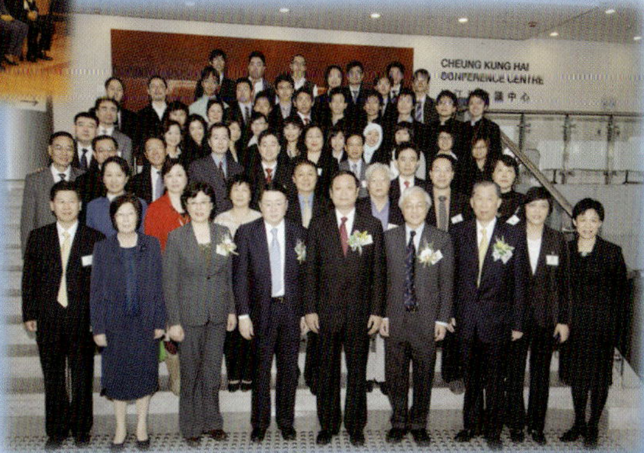

卫生部副部长兼
国家中医药管理局局长
王国强作主礼嘉宾与师生合影

香港大学中医药学院

地址：香港薄扶林沙宣道10号
电话：852-25890498
传真：852-28725476
网址：www.hku.hk/chinmed
电子邮箱：chinmed@hku.hk

云南省中医医院

医院概况

云南省中医医院始建于1947年，是全国建设历史较长的省级中医医院之一，为大型综合性三级甲等中医医院。医院有职工1054人，其中各类专业技术人员 896人，有主任医师(教授)58人、副主任医师（副教授）159人、中级职称人员339人、初级职称人员340人，有博士学位、硕士学位人员近60人，有国家级名中医和省级名中医22人，有硕士生导师71人；编制病床 500张（实际开放600张）；医疗设备总值6000万元，固定资产总值3.1293亿元；业务收入2007年为1.45亿元；有29个临床医技科室，13个临床教研室；有1个投资2000余万元、占地4300平方米、能生产15个剂型89个院内中药制剂的现代化的中药制剂中心及1个建筑面积1600平方米、投资260万元建成的临床技能综合模拟实验中心等；在昆明市区内设有11个专科门诊部。有MRI、螺旋CT、大型X光机、彩超、全自动生化分析仪等医疗设备；有建成和再建的国家中医药管理局重点专科3个、国家中医药管理局男科病证治规范研究重点研究室1个、省级重点专科（专病）22个；有中医内科学、针灸学2个省级重点学科；有云南省中医药防治艾滋病临床研究中心、中医内科研究中心、中西医结合男科研究中心3个省级研究中心和中医风湿病、中医脑病2个省级研究室；有8个省级中医名科、8个硕士研究生学位授予点；有国家级协建重点专科5个。系国家药物临床试验机构（基地）及国家中药现代化科技产业（云南）基地中药新药GCP中心、国家中医药国际合作基地、国家中西医结合传染病临床（云南）基地建设单位、国家中西医结合急诊临床（云南）基地建设单位、国家接收外籍学员开展中医非学历教育的进修学习单位等。医院应用中医药治疗艾滋病、病毒性肝炎、心脑血管病、恶性肿瘤、风湿免疫疾病、男性疾病、椎体疾病等重大疾病、疑难病、急危重症及常见病多发病取得了明显成效。医院具有独立申报国家自然科学基金项目资格，主持有国家“863”计划重大科技专项、国家自然科学基金、国家科技支撑计划、国家科技攻关计划、云南省科技计划、云南省自然科学基金等科研项目，具有开展中医临床研究工作的技术条件。医院目前承担中医医疗、教学、科研、康复、干部保健和指导全省中医医疗与护理等工作。全年门诊人次63.39万，年出院人数1.0365万人。

医院又是云南中医学院第一附属医院、云南中医学院临床医学院，实行“院院合一”的管理体制，承担着硕士研究生、本科生、专科生、成人教育等不同层次的理论和临床教学工作。是云南省唯一的省级中医医院，为全省中医临床医疗、教学、科研和医疗康复保健的指导中心和重要基地。现有各级各类科研项目300多项，其中国家级课题13项、省部级课题44项，这些课题多数为与新药研究有关的项目，如6类新药“前列冲剂”、“振雄展势丹”和“脑血清胶囊”等研究获国家“863”计划及省科技计划项目重点资助进行开发研究。

医院对外交流与合作工作取得长足发展，历年来到医院参观、访问、进修、学习的外籍人员络绎不绝。从1996年至今年医院共接收了600多名国外、海外学者的中医进修培训，接待了来自欧、美、东南亚、非洲及港澳台同胞等20多个国家及地区的元首、专家学者2250人次到医院参观、访问。

医院还是集云南省数十家中医院为一体的云南省中医医疗集团总医院，搭建起了全省中医药技术合作、经济发展和服务平台，对顺利开展中医临床研究工作十分有利。

云南省中医医院滇池院区

云南省中医医院新近在滇池湖畔异地扩建的拥有850张病床规模的“云南省中医医院滇池院区”项目(一期工程)正在建设，预计2010年初建成投入使用。该项目被列为云南省“十一五”规划的重大基础设施建设项目。

正在建设的新院区占地面积130亩，编制床位850张，预计总投资为4.85亿。新院区建成后，可以解决云南省省级中医综合性医院尤其是昆明地区中医医疗机构设置不足，中医医疗、科研整体水平低下问题；解决云南省目前不能更好体现在全省中医医疗、教学、科研及中药新药研制开发方面的龙头示范作用的问题；解决云南中医学院综合性临床教学及实习基地严重不足问题；能够为中医药事业的发展，为现代新昆明城市建设发展及云南经济的发展,为来自东南亚国家以及海内外各国的投资者和患者提供艾滋病、肿瘤等疾病的中医药和民族医药研究支持和服务。

滇池院区项目的建设将为医院的可持续发展和基地的建设奠定坚实的基础，并带来巨大的发展潜力。届时，医院将以一流的设施、设备、技术力量和优化的医疗资源配置，全新的现代医院管理理念，集中全省中医人才、技术和中药、民族药研制开发的优势，大力挖掘云南省中医药、民族医药资源的潜力，推动云南中医药和民族医药事业的发展步伐，为云南经济建设作出贡献。

云南省中医医疗集团

经云南省人民政府同意、云南省卫生厅批准，由全省78家省、州（市）、县（区）级中医医院加盟的云南省中医医疗集团于2003年6月17日在昆明成立。

云南省中医医疗集团以云南省中医医院为牵头单位（总医院），集团的组建成立，实现了院院联合、优势互补、资源共享，使集团成员单位相互促进，共同发展。集团通过设立董事会，对集团内部相关事务进行协调与管理。中医医疗集团的成立，是卫生体制改革的必然要求，也是云南省中医药事业改革的新举措与新成果，有利于深化云南省中医药事业改革，充分挖掘全省中医药资源的潜力，发挥各中医医疗机构的特色优势，提高全省中医医疗机构技术水平和市场竞争力，建立和完善全省中医医疗服务体系，为患者提供优质、方便、快捷、广泛的医疗、保健服务；有利于加速中药、民族医药的开发与利用，为打造“云药”支柱产业服务；有利于使中医临床基地真正成为重大、疑难疾病的中医、中西医结合防治研究中心，中医临床研究重大项目的设计、组织、实施和质量控制中心，中医临床诊疗技术和方法的筛选、评价、规范和标准研究推广中心，中药新药临床研究与开发中心，优秀中医临床人才和高层次中医临床科研人才的培训中心，中医临床信息的采集、整理和分析中心，中医药对外交流与合作的窗口，为促进云南省经济发展、社会进步、民族团结、各族人民健康服务。

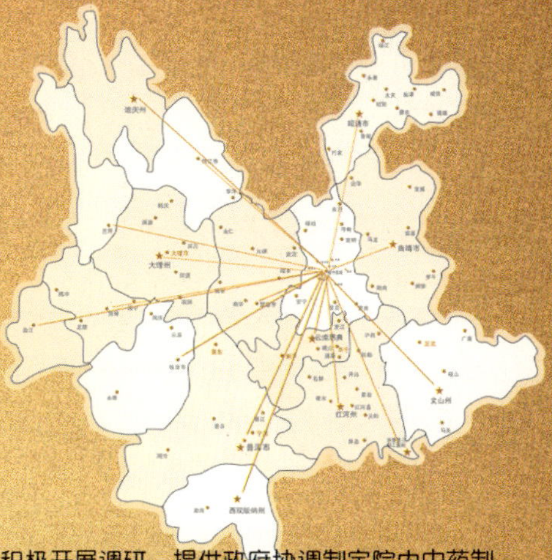

截至2007年12月，云南省中医医疗集团成员单位扩大到91家，其中各级中医医院有85家、中医中药研究机构2家、民族医院2家、省级民营医院1家、大型民营企业1家。中医医疗集团的成员单位覆盖了全省16个州市73个县，为开展中医药、民族医药研究提供了一个广阔的平台。集团内部中药制剂流通工作已得到了云南省食品药品监督管理局的批准，有58个院内制剂品种在集团内48家成员单位中调剂使用。扩大增加院内制剂的使用范围及制剂品种，目的是为云南打造“云药”产业服务。按照药监局的要求，在集团内部应用特色制剂的同时，集团启动了对这些中药制剂的临床科研观察。

集团充分发挥科技主力军的作用，深入研究制约中医药发展的政策性、机制性矛盾和问题，积极开展调研，提供政府协调制定院内中药制剂第二次开发倾斜政策的有价值的建议。通过加强院内特色制剂关键技术研究，完善技术标准和临床疗效评价体系，从确有疗效的名优院内制剂中开发中药新药，并以此为契机，促进云南省重点专科专病规范化建设和发展，提高中医药服务“三农”，切实满足百姓对中医药、民族医药的健康保健需求，为解决群众“看病难、看病贵”作出应有的贡献，同时也为云南省中医院发展医院经济效益、社会效益和科研效益提供了良好的平台。

医院中长期发展计划（5～10年）

指导思想：认真落实科学发展观，以继承和发展为主题，以科技创新为动力，以为人民群众提供更加完善的医疗保健服务作为根本出发点，不断提高中医药的诊治水平和服务质量，拓展中医药服务领域，为人民群众提供价格合理、质量优良的中医药服务，不断满足人民群众对中医药的需求。

发展思路：深化内部改革，创新运行机制，改善就医环境，重视培养人才，完善诊疗设备，突出中医药防治疾病的重点领域，进一步提高中医药的继承创新能力和防病治病能力，在重大疾病防治和健康维护等研究方面取得突破，更大程度地发挥中医药的优势特色。

发展目标：力争通过5～10年的建设，将医院建为基础设施完备、功能结构合理、设备配套适用、专业队伍强大、中医特色突出、服务质量优良、临床疗效显著、科研成果先进、教学水平上乘和西南一流、全国知名、东南亚有名的大型综合性中医医院。

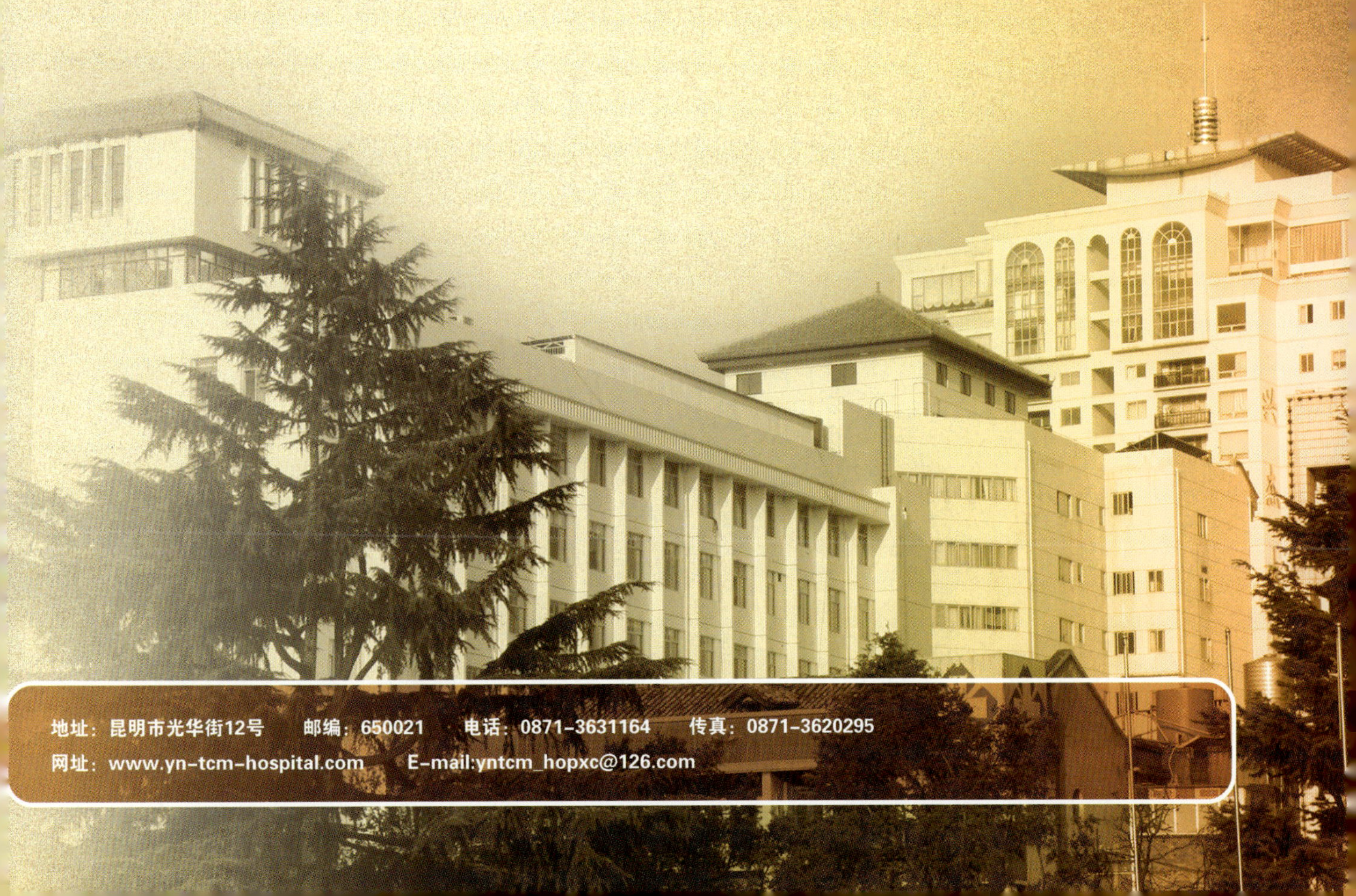

地址：昆明市光华街12号　邮编：650021　电话：0871-3631164　传真：0871-3620295
网址：www.yn-tcm-hospital.com　E-mail:yntcm_hopxc@126.com

Hong Kong Health Check and Medical Diagnostic Centre

香港体检及医学诊断中心

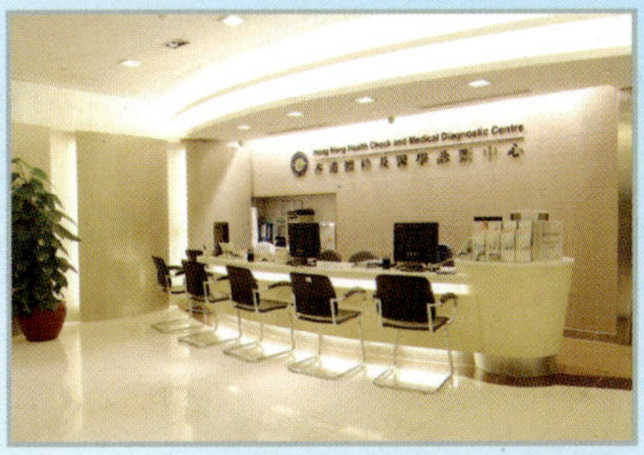

成立于2006年的香港体检及医学诊断中心，全资附属于香港上市公司“香港体检及医学诊断控股有限公司”（香港股票代码：0397）。香港体检中心位于香港九龙半岛的黄金地带弥敦道上，占地面积4500平方米，耗资1.5亿港元，是香港特区设备最先进、面积最大的体检中心，也是香港体检的龙头企业。

2006年10月，香港体检通过收购天艺医学诊断中心和栢丽体检及医学诊断中心，将自己的客户群扩展到更广阔的层面。2008年1月，香港体检在广州设立了广东省第一家具有医院管理经营范围的全外资公司，开始进军中国大陆的体检化验市场。该外资公司于2008年2月与中山大学第六附属医院和广州博济医院管理有限公司签订了管理合同，筹建并经营管理座落于广州天河区内的“中山医康健体检中心”。该体检中心标榜是设备第一、技术第一、服务第一，奋斗成为广东体检第一品牌。香港体检于2007年7月12日与中国中医药科技开发交流中心签约，在中医院系统内寻找合适试点，开展一站式中西医结合的体检服务。

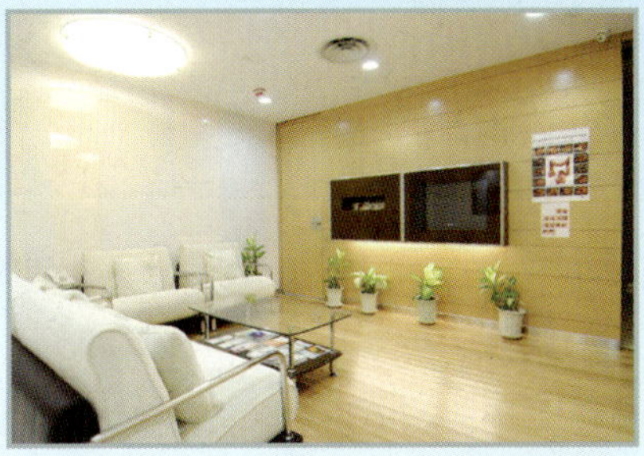

香港体检的董事会成员包括主席冯耀棠医生，副主席李植悦先生，首席行政总监曹贵宜先生，执行董事曹贵子医生、蔡加怡小姐、许家骅医生和萧锦秋先生。作为香港体检的副主席，李植悦先生负责集团在中国大陆的投资和业务。他拥有丰富的中国投资经验，并具有执业律师资格，曾担任专业投资顾问超过15年，为外资及港商进入中国市场提供包括商业、法律在内的投资方案和专项策划。

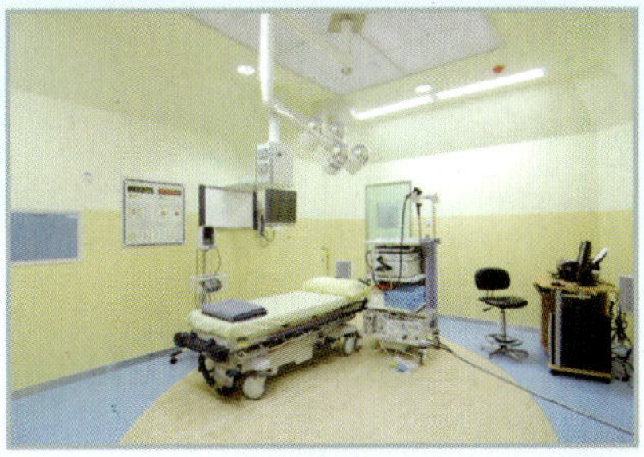

先进科技

香港体检为现时全香港唯一一间以体检化验为核心业务的上市公司，亦是香港医院系统以外的唯一一间同时拥有“3T磁力共振系统”、“64切面电脑扫描仪”和“正电子及电脑断层相融扫描仪”的体检中心。其他高科技设备还包括：数码放射诊断仪、数码乳房造影、超声波扫描仪、双能量放射吸收骨质密度仪等。

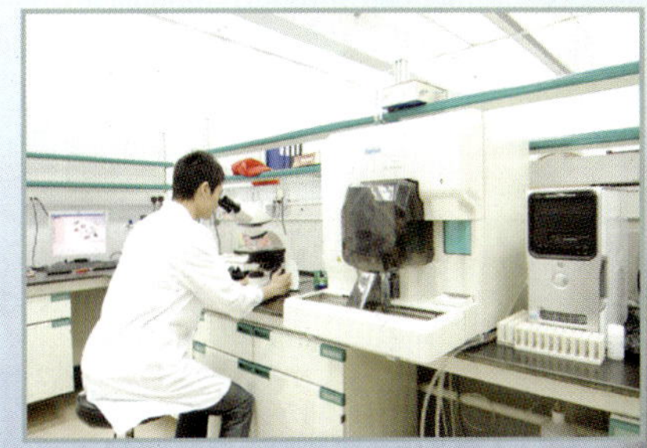

贴身服务

为推广预防疾病、健康管理的观念，香港体检致力于提供全面的一站式体检，从各项不同类型的检查，到全线化验服务都一应俱全。除了专业全面的技术和设备，香港体检同样重视客人心灵上的需要，重视服务质量，保障隐私，并设立宽敞舒适的贵宾套房、女士专区和温馨设计的环境，减低客人对健康检查的恐惧，使客人可安心享受各项服务。候检大堂摆脱了传统体检中心化验所的狭窄和拘谨的形象，以独特的设计，令空间更宽敞，气氛更和谐，使客人能在身心愉悦的状态下，享受专业的体检服务。

专业医护团队

香港体检中心的专业医护团队以全面照顾客人的需要为目标，致力于提供最高质量、专业称心的体检服务，无论是殷勤的客户服务、接收主诊医生的转介个案、准备详细的检查报告，或是由驻诊医生讲解报告内容等，都一丝不苟，务求帮助客人清楚了解自己的健康状况。体检中心的专业精英包括有顾问、放射诊断专科医生、家庭医生、专科医生（心脏科，肠胃科，骨科，妇产科，其他专科）、放射技师、注册及登记护士以及行政人员、顾客服务主任、健康助理等强大的后勤队伍。

北京华锋行

BEI JING HUA FENG HANG

北京华锋行成立于1995年。过去10年主要经营大型医疗设备和医疗领域的投资服务。近年来，北京华锋行联合国内外的公益团体，医疗设备供应商和社会有识之士对我国的中医和妇幼领域展开一些力所能及的公益活动。活动得到社会的热烈反响并受到国家中医药管理局等有关主管部门的积极支持。2007年北京华锋行参加了由国家中医药管理局主办、22个国家部委组织的“中医中药中国行”大型公益活动，在中医行业内共组织捐赠了近千万元人民币的医用检测设备。2008年北京华锋行又推出全身数字化彩超捐助项目，受到中医中药中国行组委会的嘉奖并授予“突出贡献奖”。北京华锋行希望有更多的机构、公益团体、企业和个人参加这些社会公益活动，为我国中医药事业的发展，为建设和谐社会贡献力量。

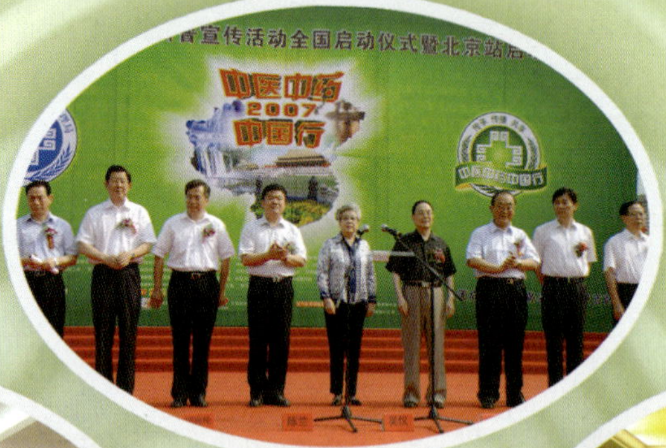

吴仪、蒋正华等领导同志参加北京启动仪式

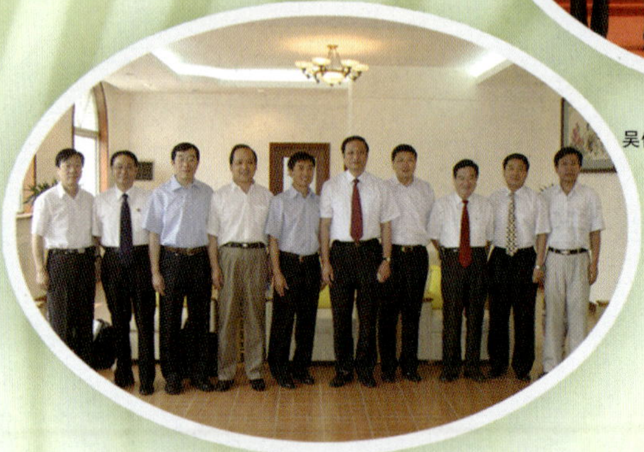

王国强部长，房书亭常务副局长在2007年“中医中药中国行”新闻发布会上，接见北京华锋行董事长陈春（左五）及企业界代表

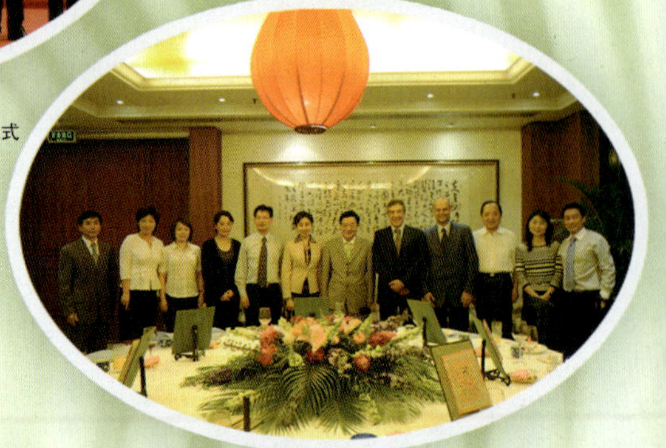

房书亭副局长亲切会见彩超厂商意大利百胜公司全球总裁Mr.Renzo Muzi (General Manage / ESAOTE Group)

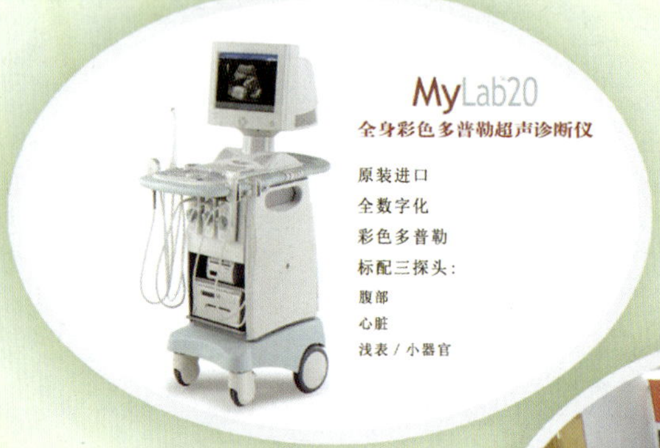

“中医中药中国行”彩超捐助项目，北京华锋行向全国参加“中医中药中国行”活动的中医院捐助意大利百胜公司生产的全身数字化彩色超声诊断仪。（原装进口）

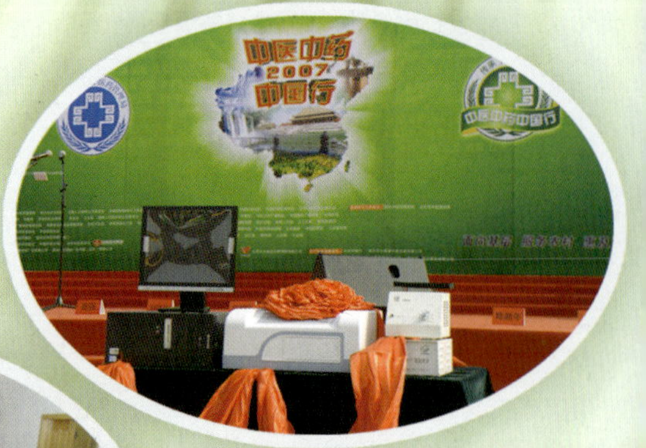

“中医中药中国行”捐赠项目——化学发光免疫系统

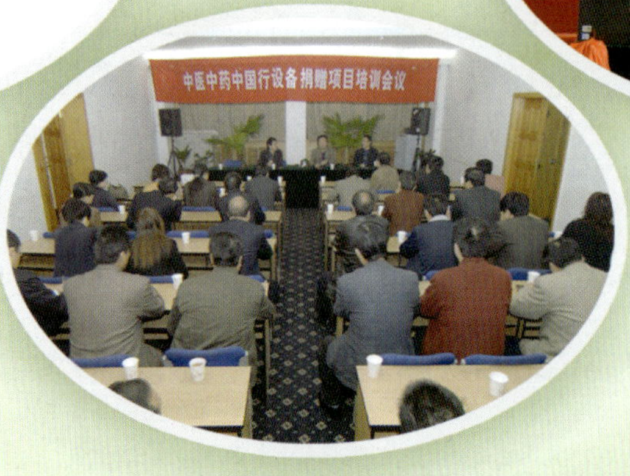

北京华锋行副总经理张晓明（前排左一）在捐赠、捐助设备落实会上

地址：北京市海淀区中关村南大街9号理工科技大厦1403室　邮编：100081　电话：010-68463634/5

传真：010-68463637　网址：www.hfh.com.cn　E-mail：sales@hfh.com.cn

長春中医药大学

长春中医药大学前身为1958年创建的长春中医学院，2006年更名为长春中医药大学，是吉林省省属重点高校。主校区座落在长春净月经济开发区，毗邻净月潭国家森林公园。

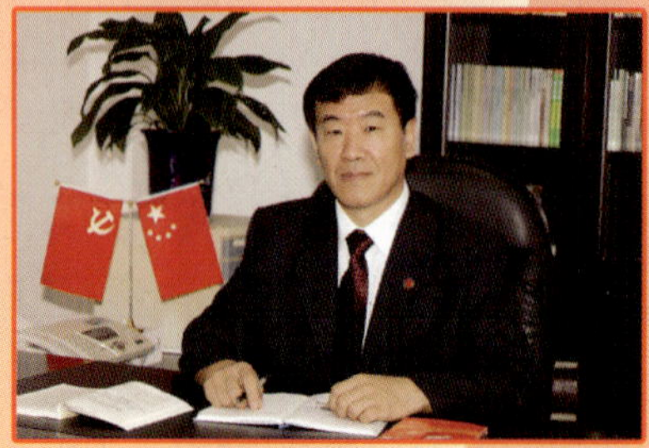

党委书记：陈海英

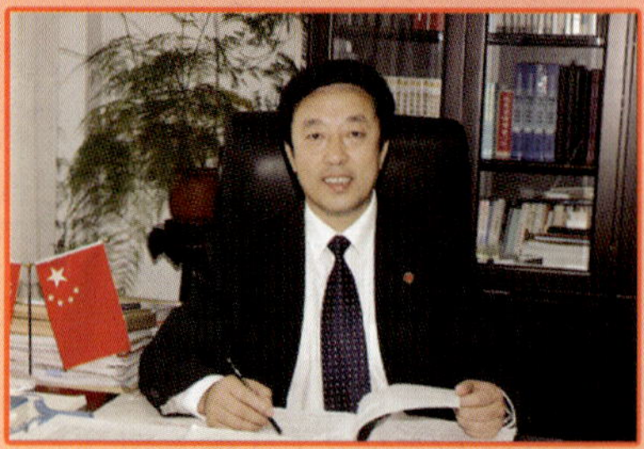

校　长：王之虹

进入新世纪以来，学校把握国家高等教育的大趋势，抓住改革发展的大机遇，精心谋划，科学决策。学校净月新校区建成并投入使用；被国务院学位委员会批准成为博士学位授权单位；在全国博士学位授权一级学科整体水平评估中，中医学、中药学位居第6名、第9名；被吉林省人民政府确定为省属重点高校；被教育部批准更名为长春中医药大学，实现了学校的跨越式发展。

学校拥有3个博士学位授权点，22个硕士学位授权点，12个本科专业；馆藏图书110万册；拥有省部级重点学科8个，省部级以上重点实验室5个，省级工程中心1个。“十五”以来，学校承担了国家“973”、“863”、“1035”计划、国家自然科学基金及省部级以上科研项目393项，获省部级以上科技进步奖励35项；建成国家级精品课程1门，省级精品课程8门，省级优秀课程34门。2001年以来，学校承担了12部国家“十一五”规划教材的主编任务。《推拿手法学》被评为全国高等学校医药优秀教材一等奖。学校师资力量雄厚，涌现出了以国家“白求恩奖章”获得者任继学教授为代表的一大批优秀教师和“全国教育系统先进集体”基础医学院为代表的优秀教师群体。第一附属医院通过了国家新一轮的三级甲等医院审核验收，荣获了吉林省卫生系统精神文明建设先进单位等荣誉称号。

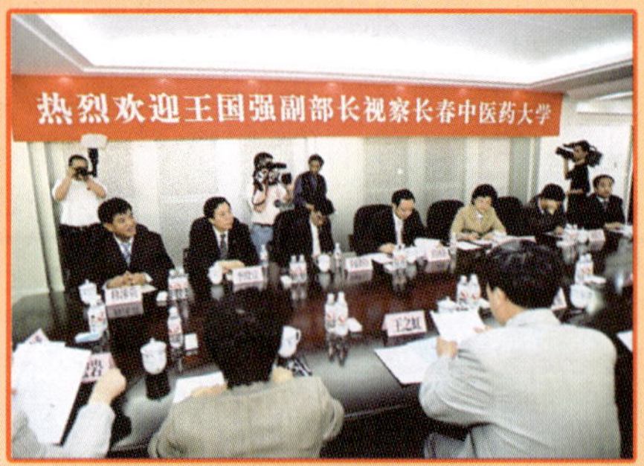

卫生部副部长兼国家中医药管理局局长王国强视察该校

学校的建设发展得到了社会各界的广泛赞誉和各级政府的充分肯定。学校荣获了“吉林省‘五一’劳动奖状”、“全国五四红旗团委”、全国“教育系统先进集体”等荣誉称号。2008年学校获得了教育部本科教学工作水平评估优秀成绩。学校将继续以人为本，进一步落实科学发展观，按照“十一五”发展规划的宏伟蓝图，积极为经济建设和社会发展服务，为中医药事业的发展服务，努力把学校建设成国内同类院校一流、国际上有一定影响的具有鲜明特色的中医药大学。

校址：长春净月经济开发区博硕路1035号
邮编：130117
电话：0431-86172513
传真：0431-86172345
电子邮箱：ccutcm@163.com
网址：www.ccucm.edu.cn

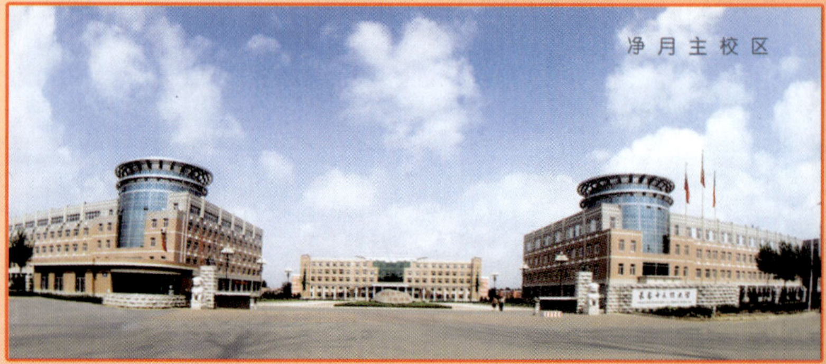

长春中医药大学附属医院

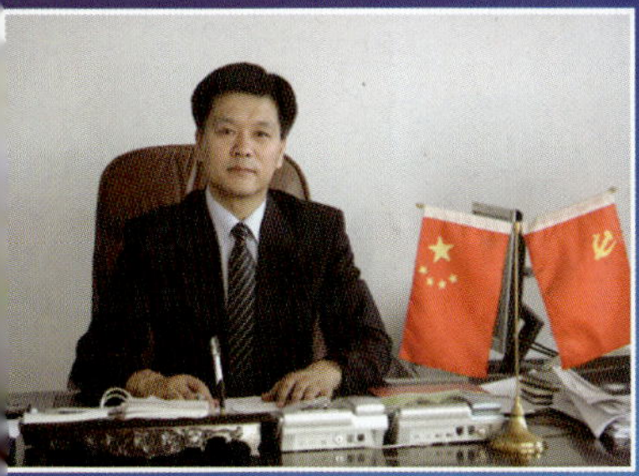

长春中医药大学校长助理、附属医院院长宋柏林教授

兼任：中华中医药学会医院管理分会副会长、全国高等中医院校骨伤教育研究会副会长、中国人才研究会骨伤人才分会副会长、《中国现代医生杂志》编委会委员、吉林省中西医结合学会会长、吉林省中医药学会副会长、第四届吉林省针灸学会副会长、中华中医药学会民间传统诊疗技术与验方整理研究分会委员、国家自然科学基金委员会评审专家、国家奖励评审专家、中华中医药学会科技评审专家库专家、李时珍医药创新奖评审专家库专家、吉林省中医药管理局专家库专家和吉林省科技厅奖励评审专家、长春市十三届人大代表。

长春中医药大学附属医院（吉林省中医院）创建于1958年，是集医、教、研于一体的现代化综合性中医院。医院是三级甲等中医医院、国家临床药理基地、国家药品临床试验管理规范基地、国家中医药国际合作基地、国家中医师资格认证基地，曾荣获全国百佳医院、全国示范中医院、全国卫生系统先进集体、省十佳医院、省精神文明建设先进单位等荣誉称号。

医院建筑面积6.5万平方米，编制床位800张，资产总值3.3亿元；拥有大型高科技现代化诊疗设备，如德国西门子全身螺旋CT机、彩色多普勒超声诊断仪、核磁共振等。目前正在进行的综合楼建设二期工程，将于2010年竣工并投入使用，届时总建筑面积将达10万平方米，编制床位将达1000张。

医院现有职工936人，其中卫生专业技术人员775人，高级技术职称205人。有享誉盛名的国家名老中医任继学等终身教授5人，吉林省教育厅首席教授、主讲教授各1人，省市名医16人，享受国务院政府特殊津贴者14人，省管专家3人，省市突出贡献专家7人。

医院设内、外、妇、儿等38个临床科室和医技科室；有国家中医药管理局重点专科7个：脑病科、心血管科、眼科、骨伤科、肛肠科、儿科、推拿科；省卫生厅重点专科1个：针灸科；省中医药管理局重点专科6个：针灸科、五官科、糖尿病科、肾病科、呼吸科、消化科。

医院作为长春中医药大学第一临床学院，设有中医学和临床医学两个专业；现有博士点1个，博士生导师10人；硕士点8个，硕士生导师74人。现有国家中医药管理局重点学科1个，吉林省教育厅重点学科4个，吉林省中医药管理局后备重点建设学科3个。

医院重视科技创新，有科技部规范化药理实验室1个、国家级重点研究室1个、省中医药重点研究室2个、省中医药研究室12个；国家三级实验室1个、省二级实验室3个。2000年以来，医院共有国家、省部级科研课题204项，其中国家级36项，省部级168项；还完成多项国家“七五”至“十五”攻关课题，包括国家“863”、“973”、世界卫生组织合作课题、国家计委项目、国家新药基金课题等，获国家、省部级科技进步奖36项。

医院始终坚持突出中医特色、发挥专科特长、体现时代特点、提高综合实力的“三特一提高”办院方针，以人才强院、科教兴院、质量立院、服务荣院为发展战略，加快建设学习型、和谐型和研究型现代化中医医院的步伐，不断提高医院综合实力和核心竞争力，成为吉林省中医医疗机构的“龙头”，带动了全省中医药事业的和谐快速发展。

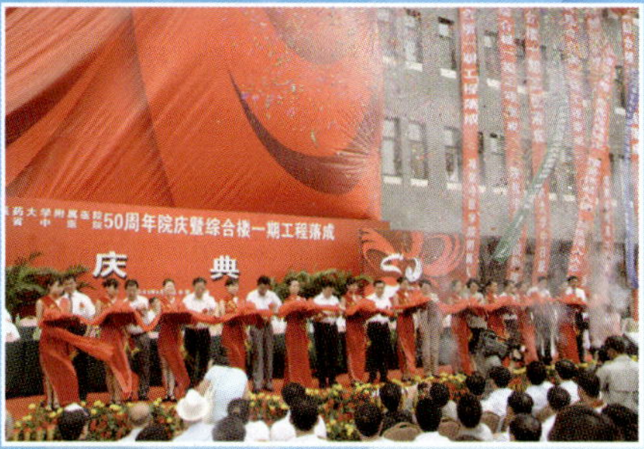

医院举行建院50周年暨综合楼一期工程落成庆典

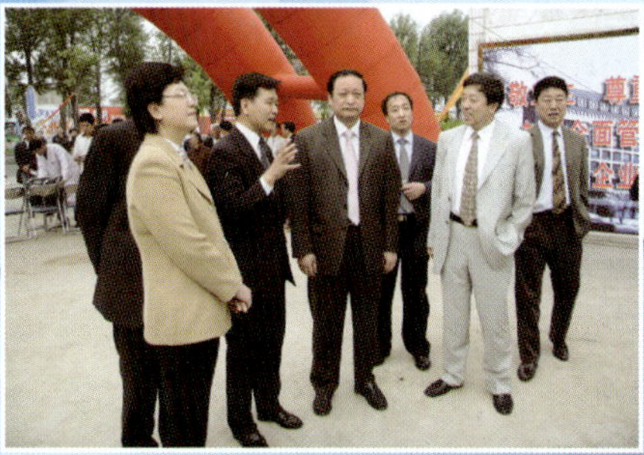

卫生部副部长、国家中医药管理局局长王国强来院进行工作调研

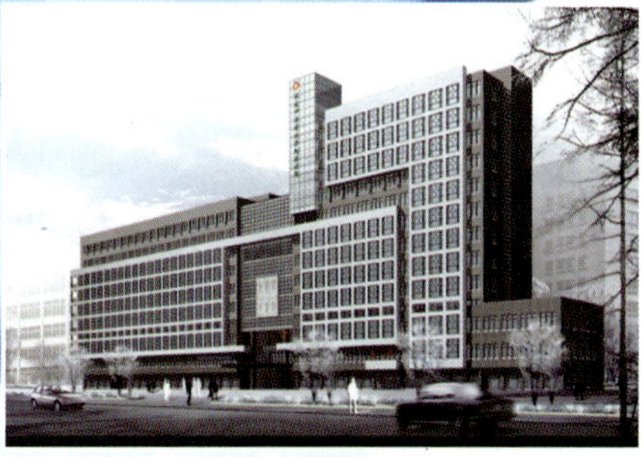

医院新综合大楼

地　址：吉林省长春市朝阳区工农大路1478号
邮　编：130021
电　话：0431-86178018 / 86177012 / 85656164
传　真：0431-85656164 / 86177222
院　长：宋柏林

南方医科大学中医药学院

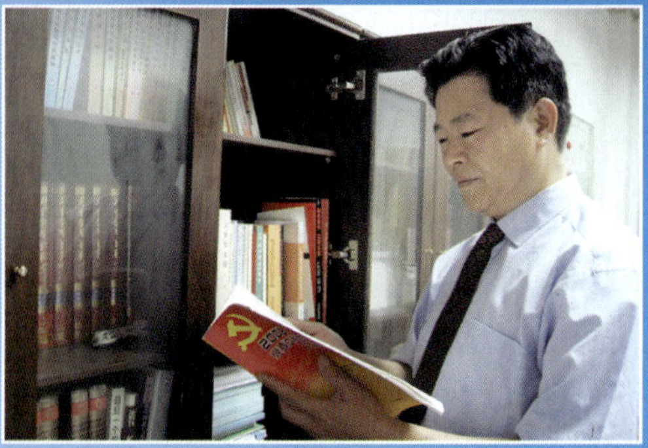

南方医科大学中医药学院党委书记 王洪海

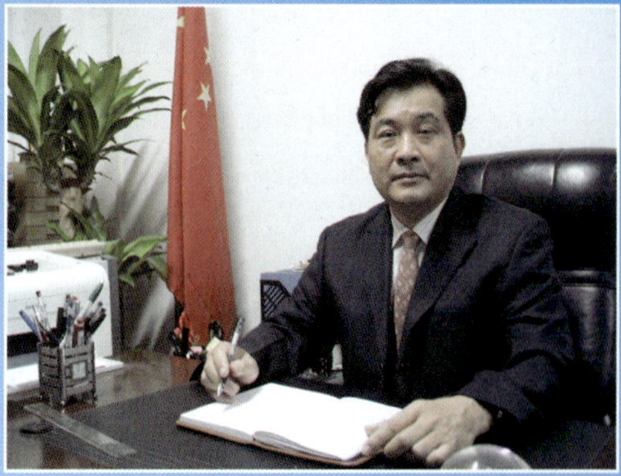

南方医科大学中医药学院院长 吕志平

南方医科大学中医药学院座落在风景秀丽的广州市白云山东麓，目前是中医药学院、中西医结合医院、中医药研究所，院院所合一的组织架构。拥有国家重点学科1个：中西医结合临床医学；国家中药管理局重点学科3个：中医脑病学、中医肾病学、中药制剂学；国家中医药管理局重点专科3个：中西医结合慢性头痛专科、中西医结合风湿病专科、针灸推拿专科；广东省重点学科1个：中西医结合临床；广东省中医药管理局重点专科2个：中西医结合肝胆病、中西医结合脾胃病。国家中医药管理局三级实验室1个：中药新药急症实验室；广东省重点实验室1个：中药药剂实验室；广州市中药品种开发中心1个；广东省名牌专业2个；国家中药临床试验基地1个。

学院教学优势明显。现有教职员工400余人，教研室和研究所18个。拥有中西医结合临床医学、中药学2个一级学科博士学位授权点，硕士学位授权点5个。有一支由国家级突出贡献中青年专家、国家中医药师承制导师、国家和总后系统优秀教师等优秀人才组成的师资骨干队伍，博士、硕士研究生导师30余人。已开设中医学、中药学、中西医结合医学三个一级学科本科专业和针灸推拿、中药制药2个专业方向。中医学、中药学是广东省名牌专业，中医内科、中医诊断是广东省精品课程。目前学院已形成了以本科生、研究生培养为主体，留学生培养为特色，以中西医结合为教学模式、学历教育和继续教育相结合的完整培养体系。已为军队和地方培养本科生近4000名，博士、硕士研究生近500名，为30多个国家培养留学生和中医药技术人才300多名。

学院科研成果显著。“十一五”期间各类科研课题130余项，其中“973”课题2项、“863”课题1项、国家“十一五”科技支撑计划课题3项、国家自然基金重点项目1项、国家自然基金面上项目25项，总经费1500余万元。取得国家发明专利6项，获得各类科研成果16项，其中省部级二等奖5项。

学院在中药新制剂、新剂型、中医急症新药研究方面处于国内领先水平。学院专家研究开发的正天丸、三九胃泰、脾胃双补丸、尿毒清、双黄连粉针剂等成为国内各家大型药企的拳头产品，创造了巨大的社会效益。

医疗特色鲜明。拥有3个中医门诊部，开设中医、中西医结合等30个特色专科门诊，3个中医科病房共展开床位160张。拥有800张床位，集医、教、研于一体的中西医结合医院一期工程已经完工，二期工程已正式启动。

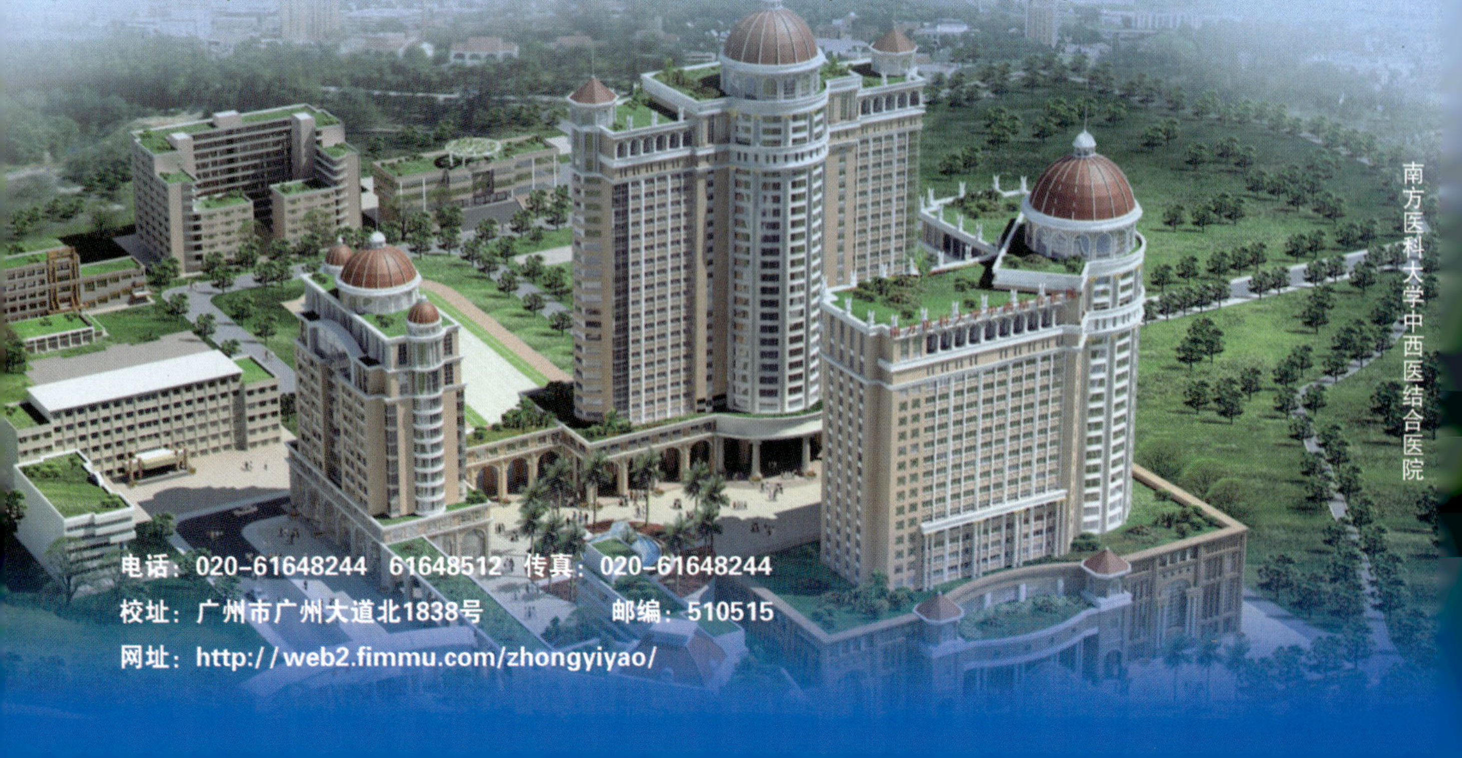

南方医科大学中西医结合医院

电话：020-61648244　61648512　传真：020-61648244
校址：广州市广州大道北1838号　　邮编：510515
网址：http://web2.fimmu.com/zhongyiyao/

河南中医学院第一附属医院

THE FIRST AFFILIATED HOSPITAL OF HENAN COLLEGE OF TCM

河南中医学院第一附属医院是集医疗、教学、科研、预防、保健、康复为一体的省级综合性中医医院，是全国三级甲等医院、全国示范中医院、全国百佳医院、国家中医临床研究基地和国家中医药国际合作交流基地。

秉承传统 励精图治 医院取得长足发展

Accept and carry on the tradition, refine the essence and try further administration, to get extreme development in our hospital

医院目前开放床位1200张，年门诊量100万人次，收入院病人2万多人次；拥有各类专业技术人员1500人，其中国家级有突出贡献专家8人、全国名老中医7人；设备总值达到1.5亿元。

实施“三名”战略 中医药特色突出

Implement three famous trategies, highlight the characteristic of TCM in subjects and special courses

医院实施“名院、名科、名医”战略，拥有国家中医药管理局重点学科1个、重点专科3个、重点专科建设单位4个，设有中医“治未病”临床研究中心；河南省中医药防治艾滋病临床研究中心。

实施“科技兴院”战略 以科学研究促进临床发展

Implement the strategies of constructing our hospital by Science and Technology, to promote clinical development by scientific research

河南中医学院第一附属医院是全国中药制剂与剂型改革基地、国家药物临床研究机构和博士后科研工作站，拥有国家中医药管理局三级科研实验室4个、二级实验室2个；拥有国内最大的GPP全净化制剂室。近5年内共接受新药临床试验项目134项；完成18种剂型163种制剂的研发工作，获得新药证书8个，取得专利发明7项。“十五”以来，承担“863”计划、“973”计划、“国家自然科学基金项目”、“科技攻关计划”等国家级科研课题19项。

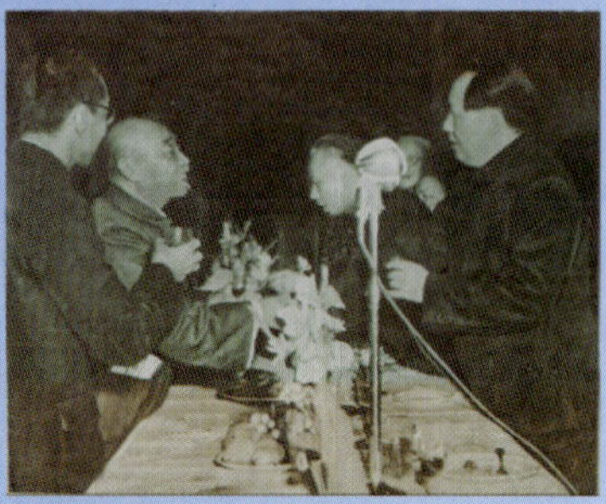

毛泽东主席接见首任院长彭延泰
Chairman Mao Ze-dong was meeting with the first president Peng Yan-tai of the hospital

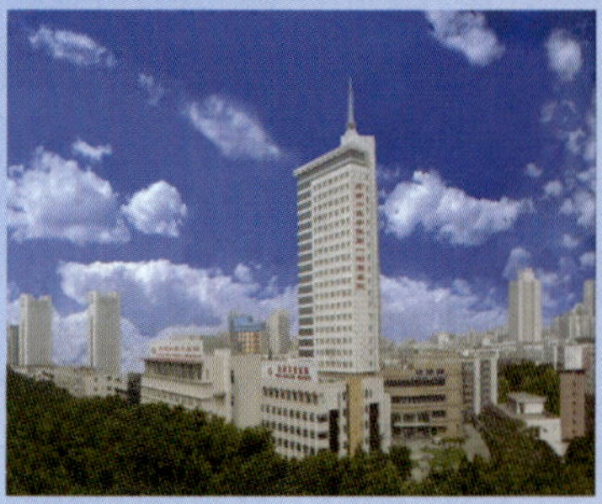

医院全貌
Hospital picture

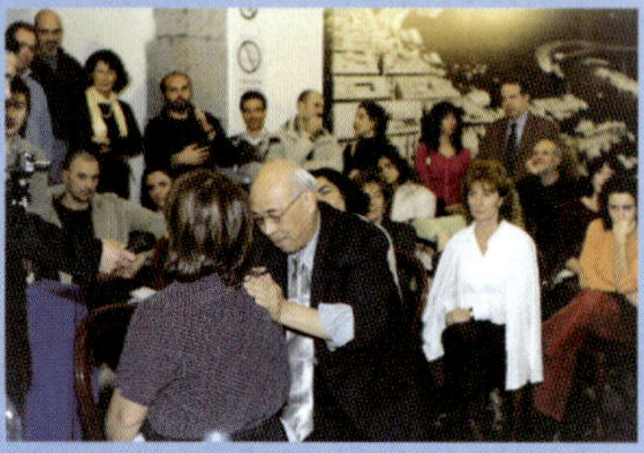

推拿演示
Massage demonstration

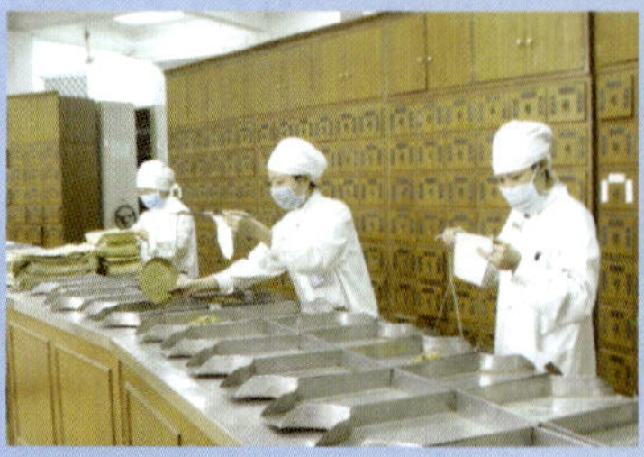

中草药房
Chinese herbal medicine room

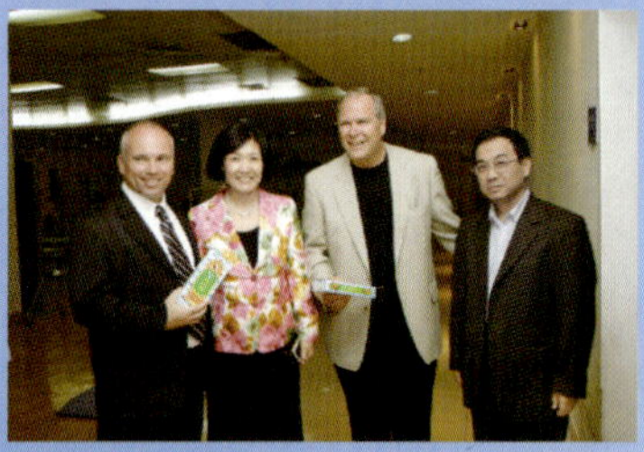

国际交流合作
International exchange and cooperation

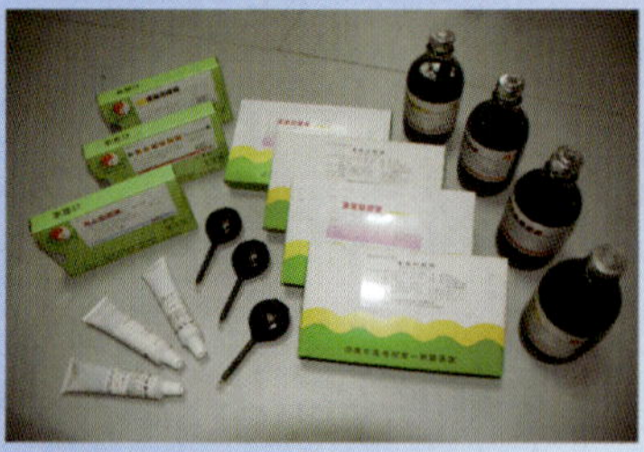

中药特色制剂
Preparations of Chinese medicine characteristics

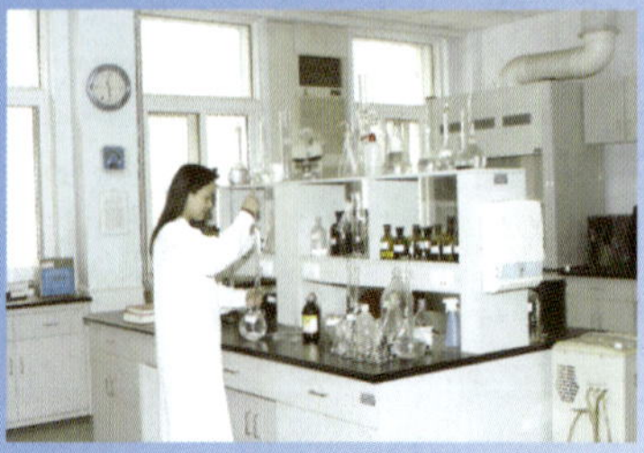

三级实验室
The third level laboratory

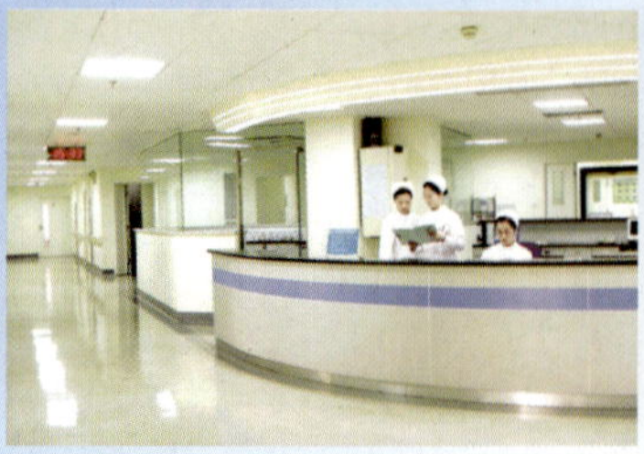

护士站
Nurses center

地址：郑州市人民路19号 邮编：450000 电话：0371-66220903 0371-66221040 传真：0371-66231125

河南省中医院（河南中医学院第二附属医院）

河南省中医院（河南中医学院第二附属医院）是一所集医疗、教学、科研、预防、保健为一体的现代化综合性三级甲等中医院，是省直属及郑州市医疗保险定点单位。医院始建于1986年，1992年正式开诊，占地面积150亩。医院现有职工近1000人，享受国务院特殊津贴的名老专家3人，硕士研究生导师57人，正副主任医师180余人。院区环境优雅、整洁、舒适。医院设备精良，能满足现代化检查治疗的需要。现有床位500张，临床医技科室设置齐全，布局合理，设有急诊、ICU、内、外、妇、儿、骨伤、五官、针灸、皮肤科、腔镜中心等40余个临床医技科室，其中肿瘤科、脑病科、心血管科、骨伤科为国家级重点专科和省级重点专科；急诊科为国家级中医、中西医结合急诊临床基地项目建设单位；肝病科为河南省重点专科。

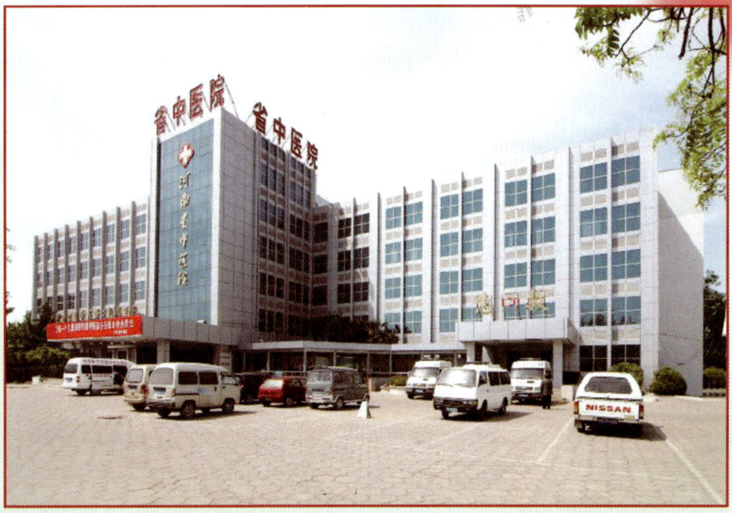

为突出中医药的特色和优势，医院成立了集防病、治病、康复、养生、保健为一体的传统医学诊疗中心，内设河南省直干部保健优诊室、中日中医远程会诊中心、名师传承研究室、治未病研究室、疑难杂病研究室。该中心就诊环境优美，中医药文化氛围浓厚，云集了省内著名的中医药专家，运用中医传统疗法解决疑难杂病、亚健康的防治及病后康复等问题。为确保中药药效，医院成立了精品中药房，选用道地药材中的上等饮片，由技术娴熟的专业人员严格按照炮制规范炮制，药效确切可靠。为弘扬中医特色和优势，促进中医学术传承创新，医院举办“河南中医高层论坛”，定期组织学有建树、造诣高深的名老中医专家讲学，传授探讨中医学术，营造中医学术自主创新的良好氛围，为促进中医事业更好更快地发展贡献了力量。

医院坚持“科技兴院”的发展战略，注重新技术的开发、应用。目前医院获各级科研成果奖80余项，发表学术论文2000余篇，承担各类科研立项170余项，其中获“十一五”国家科技支撑计划3项。医院常年承担着2000余名本科生、研究生和进修生的临床教学任务，设置中医学、中医骨伤学2个专业，9个学科。中医内科学科、中医骨伤学科为河南省重点学科，中医专业为河南省高校名牌专业，拥有6个硕士学位授予点。

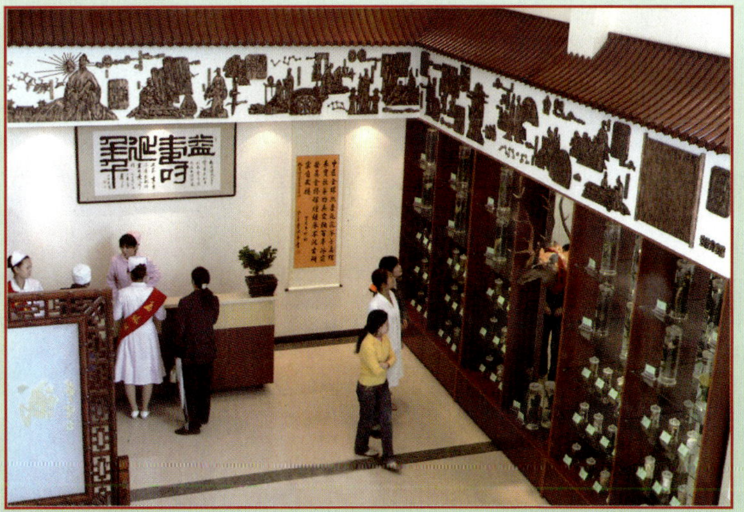

医院坚持“以人为本”的服务理念，扎实开展医院管理年活动，使医院管理不断得到加强，服务流程进一步优化，服务质量逐年提高，医疗费用得到进一步控制，医院管理取得明显成效，并受到社会的广泛赞誉和好评。医院通过成立“职工之家”和丰富多彩的文体活动，不断丰富职工的业余文化生活，增强了医院的凝聚力和向心力，为构建和谐医患关系、塑造医院良好形象、促进医院科学发展提供了强有力的精神文化动力。

全院职工始终遵循“一切为了病人”的办院宗旨，坚持“弘扬祖国医学，博采现代科技”的办院方向，发扬“文明、精湛、开拓、奉献”精神，以精益求精的技术，严格高效的管理，给病人提供优质、高效、便捷、安全的医疗服务，取得了良好的社会效益。医院先后荣获“三级甲等中医院”、“爱婴医院”、“省级文明单位”及省、市、区“执行物价计量政策法规最佳单位”、“河南省行风评议先进单位”、郑州市“五一劳动奖状”、郑州市“花园式绿化先进单位”等多项荣誉称号。

特色的魅力 品牌的力量

——记河南中医学院第三附属医院院长张璞璘

河南中医学院第三附属医院位于郑州市金水路东段，是一家具有30年历史的大型综合中医院。医院现有教授、副教授等高级职称专业人员近200人，包括国家级专家、博士生导师、国务院政府特殊津贴专家等一批享有盛名的学者。2007年医院开展新技术、新项目11项，新组建科室3个(病理室、骨密度室、超声刀治疗室)。该院率先在全省开展椎间盘突出症臭氧介入治疗，现已完成手术1600余例。2007年医院的国家级课题立项2项，省部级课题立项6项，厅局级课题立项2项，省教育厅课题立项2项；主编教材4部，参编6部，发表论文141篇，出版专著16部，获得专利5项；被评为全省中医系统2007年医院管理年活动先进单位。医院设有“河南中医学院肝病研究所”、“河南中医学院脾胃病研究所”、“河南中医学院针灸推拿研究所”。医院技术力量雄厚、诊疗特色突出、服务水平优良，已成为省内外有较大影响的集医、教、研为一体的现代化综合性中医医院，首批省级、市级医保定点单位，省直离休干部定点医疗单位。

近年来，我国医疗行业的格局和经营管理理念均发生了深刻的变化，医院之间的竞争日趋激烈。值此转型的关键时期，富有大局意识和开拓精神的张璞璘于2002年调任医院院长。上任伊始，便和果断、干练的医院党总支书记王亚平一同重新思考审视医院在医疗卫生产业价值观当中的位置，以学院东迁为契机，制订了医院5年发展规划，确立了发挥差异化特色优势，实施品牌战略的发展方向：以针灸推拿、康复保健为依托，以脊柱关节病为特色，以专科带动综合，分两步走，前期“大专科、小综合”，后期“大专科、大综合”，最终建成专科特色突出、中西医结合的省级示范附属医院。

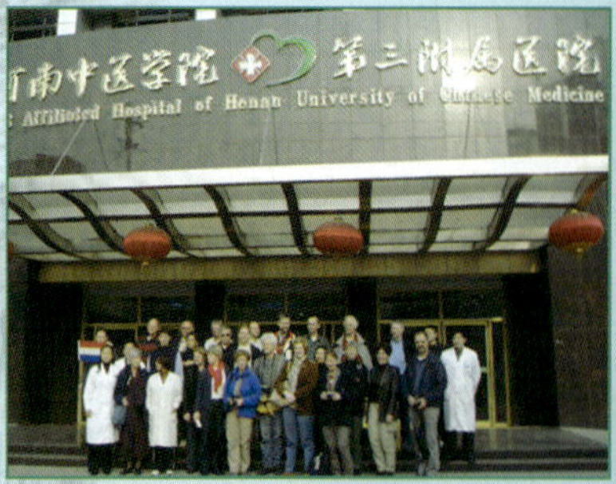

意大利30余名专家教授来三附院学习交流

目前，医院已形成了较强大的专家群体优势。在医院坐诊的老专家共有50余位，其中全国名老中医专家10名，国家有突出贡献的专家、博士生导师7名，省管专家、硕士生导师35名。老专家们有丰富的理论知识、精湛的医术和高尚的医德，辨证施药准确，用药精良，往往草药四、五味，方药二、三剂，就能收到很好的疗效。在老专家的带教下，一批中青年专家也脱颖而出，有50岁以下的博士8名，硕士15名，主任医师12名，副主任医师46名，他们已成为医院发展的中流砥柱，在医院建设中正发挥着越来越重要的作用。

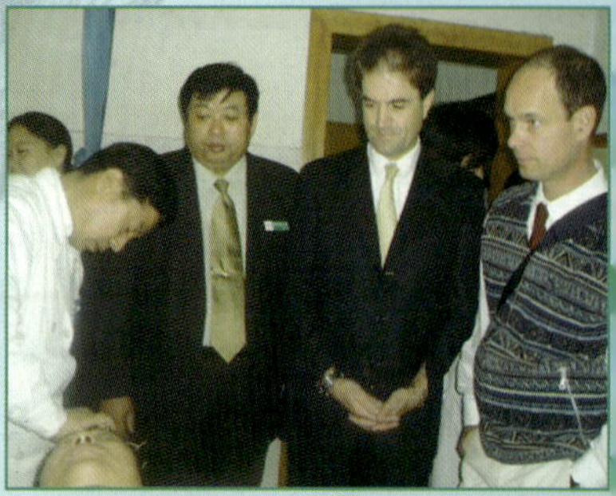
德国专家来医院学习针灸

医院注重科技创新，突出“专科特色”，开展或引进先进的诊疗技术，打造出了医院的“硬品牌”。

针灸推拿门诊以全国著名针灸专家邵经明、孙六合教授为首，拥有教授、副教授近20名。针灸推拿科被评为省重点中医专科，并已入围国家级“十一五”重点中医专科(专病)建设项目，该科紧紧追踪椎间盘突出研究的国际前缘，积极开展科学研究，承担了国家中医药管理局椎间盘突出科研课题3项，承担河南省椎间盘突出攻关课题3项，将保守、介入、微创融为一体，在全国首家把针灸、推拿、中药内服、骨科、介入、神经内科等专家组织在一起，共同制订整体治疗方案，因病治宜，使该科在椎间盘突出的临床及科学研究领域均居全国前列，并在中央电视台推出的“中医药品牌战略宣传推广活动”中，分上、下两集在健康之路栏目播出，受到社会各界广泛赞誉。

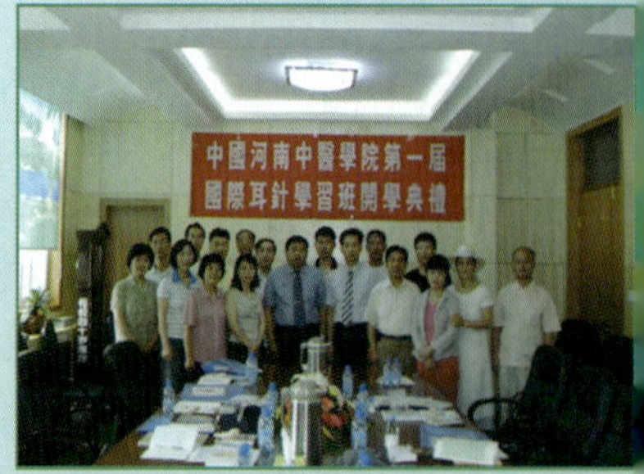

医院举办国际耳针学习班

消化内科在全国名老中医药专家李振华、张磊等10余名教授、主任医师的指导下，运用纯正的中医治疗手段，治疗脾胃病及各类肝胆疾病，疗效显著，治疗水平处于全省领先地位。

中医妇科拥有门成福、王自平等全国名老中医，他们熟谙经典、治学严谨，以中医药为特色，治疗妇科杂症及不孕不育症，疗效独特，药简效宏，为广大妇女患者带来了福音。

医院高度重视科技发展和人才培养，将科技发展和人才培养作为21世纪战略任务来抓，加大科技投入，走“科教兴院”之路。近年来，医院尝试新的用人机制，经过严格考核，公开在全省范围内招聘副高以上学术骨干，目前已初步解决了人才不足问题。同时，医院也十分重视基础设施建设，积极改善院容院貌和医疗条件，全力营造宽敞明亮、绿色环保、优雅便利的就医环境，树立三附院的新形象，大大提高了医院的综合医疗水平。

在与国际合作和对外交往方面，三附院扮演着极为重要的角色，是学院对外交流的重要窗口。医院经常接待来访的各国医学同行和专家，部分专家学者也多次被派往韩国、英国、瑞士、意大利、波兰、赞比亚、埃塞俄比亚、沙特阿拉伯等国家和地区进行教学、医疗等学术交流，并且取得了圆满成功。

张璞璘院长多年的工作实践和经验造就了他先进的服务意识和经营管理理念。医院以病人为中心，以人为本，构建和谐医患关系，积极推进医疗服务和后勤管理改革，让医院比较平稳地进入成熟期，初步形成了能够体现医院经营理念、医院精神、品牌战略、医院形象、员工价值观念及行为准则等内容的医院文化，让病人充分感受到医疗服务的真诚和温馨。

随着我国加入WTO，面临市场经济、知识经济、现代科技迅猛发展的严峻挑战，医院将继续以提高医疗质量和服务质量为重点，狠抓医德医风建设，坚持以病人为中心，一切为了病人，一切方便病人，全心全意为人民健康服务的宗旨，加强医院管理，走内涵建设道路，加快改革步伐，促进医院发展，以科学的管理、精湛的技术、优良的设备、优质的服务和高尚的医德为保障人民的健康与卫生医疗事业的发展作出更大的贡献。

扶元堂医疗康复医院

扶元堂医疗康复医院是经广州市卫生行政部门批准成立的具有独立法人资格的民营医疗机构，1992年7月建院。在广州从事医疗卫生服务至今，医院医疗规模不断扩大，医疗业务水平不断提升，现已发展成为集医、科、教、贸于一体的医疗产业化经营集团，被广东省授予“广东省中医‘治未病’健康工程试点单位”，成为全国首家赢得该荣誉的民营医疗机构。

扶元堂医疗产业集团总部位于广州市天河区黄埔大道161号，在广州市城市中轴线上，环境优雅。在全国4省市设有8家分院门诊部，共有医疗业务用房13000余平方米，从业人员近1000余人（其中中医药技术人员占80%以上），拥有床位600余张，设施设备齐全。该集团先后成为世界中医药联合会亚健康分会常委单位、中华中医药学会会员单位、中华中医药学会医院管理分会委员单位、中国中西医结合风湿疾病专业委员会会员单位、全国颈肩腰腿痛专科临床技术继续教育基地、广东省亚健康人才教育基地等。

经过16年中医事业的历练，扶元堂医疗产业集团已发展有：扶元堂医疗康复医院、广东扶元堂康复服务有限公司、广州市扶元堂投资管理有限公司、扶元堂教育培训学校以及扶元堂正元门诊部、扶元堂越秀分院、扶元堂宁波分院、扶元堂厦门中医门诊部、扶元堂湛江中医门诊部等分支机构，其中：

（一）扶元堂医疗康复医院：以中医为特色，现有内科、妇科、皮肤科、康复医学科、中医科、中医美容科、口腔科、、针刀治疗室、颈肩腰腿痛专科、针灸科、推拿科、检验中心等科室，同时还成立了扶元堂学术委员会亚健康研究中心、颈肩腰腿痛研究中心、“王氏扶元疗法”研究中心及临床医学研究中心等。本院独创“王氏扶元疗法”，将中医的外治精华包括经穴推拿、足穴推拿、针灸火罐等传统治疗方法，广泛运用于临床康复治疗和养生保健之中，其中以王氏扶元手法疗法、针刀治疗及中医美容最负盛名。

（二）扶元堂康复服务有限公司：主要负责生产经营医疗器械、保健品，公司研制的日日红养生酒，取得全国第一批国食健字号扶元堂牌“日日红”保健酒批文，此酒具有抗疲劳、提高免疫力等功效，深受顾客的好评。

（三）广州市扶元堂投资管理有限公司：主要负责投资、品牌经营、管理直营、合营和加盟的扶元堂连锁机构。

（四）扶元堂培训学校：主要负责王氏扶元疗法技术的教学工作，同时负责在职员工的培训和岗前教育。“王氏扶元疗法”通过招收中医药院校大专以上学历的学员，进行岗前培训，掌握实操技术。

扶元堂以“扶人体正气，元生命活力”为企业宗旨，以“树立百年品牌；开办百家分院；研发百种产品；培养百名名医；造就百位院长；成就百位百万富翁”作为战略目标。以矫健的步伐，饱满的热情，奔向中医“治未病”健康工程，为构建中医特色预防保健服务体系作出卓越贡献。

单位全称：扶元堂医疗康复医院

总部地址：广州市黄埔大道161号富星商贸大厦

电　　话：020-28869888 / 22380653

传　　真：020-87530076

会员QQ：316568888

邮　　编：510620

网　　址：www.fuyuantang.com.cn

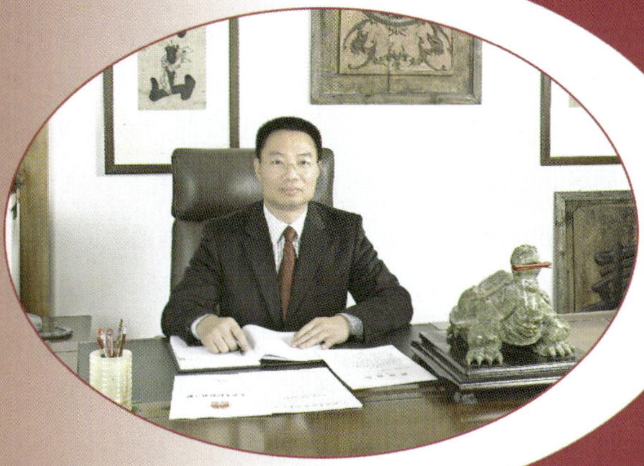

王氏扶元疗法传人王扶松院长

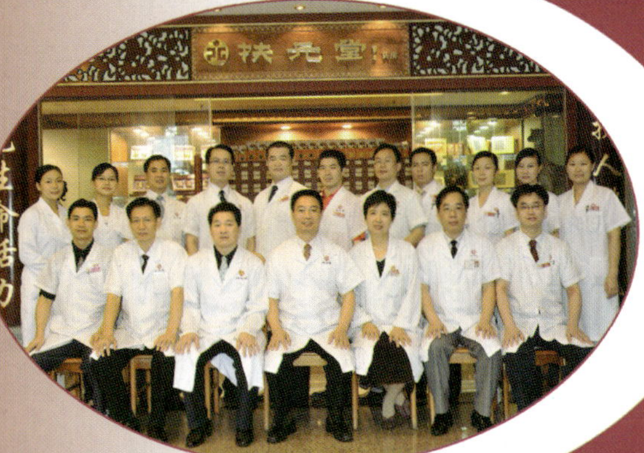

技术精湛的医疗团队

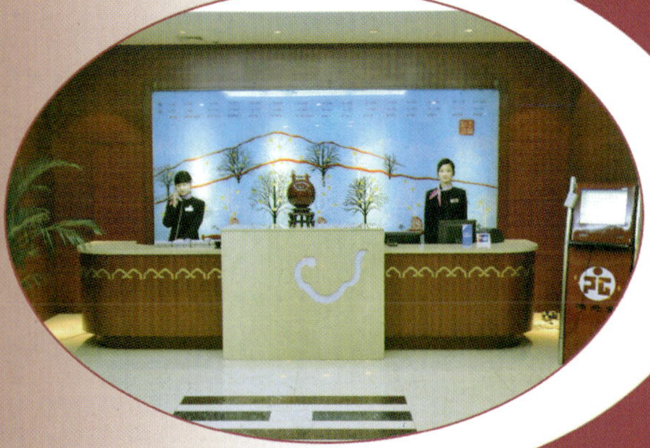

环境优雅、服务精细

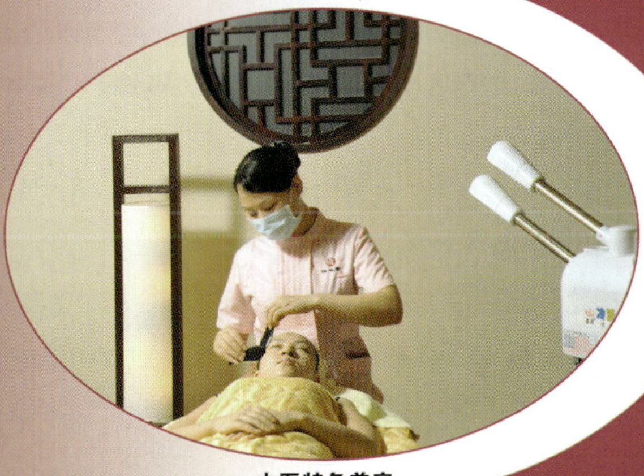

中医特色美容

广东省人民医院中医科

广东省人民医院于1956年成立中医门诊，1974年设立中医病区，经过50多年的发展，现已形成包括中医专业、中医正骨专业、针灸推拿专业在内的完整中医药服务体系。

广东省人民医院中医科是中国抗癌协会临床肿瘤多中心研究基地，广东省中西医结合学会综合医院中医专业委员会副主任委员单位，南方医科大学、汕头大学医学院、广州中医药大学实习基地。2007年被国家中医药管理局、卫生部、总后卫生部评为“全国综合医院中医药工作示范单位”。

中医科技术力量雄厚，现有广东省名中医2人，主任医师6人，副主任医师8名，硕士生导师1名。

中医科拥有中医病区、东川中医门诊、惠福中医门诊和老年病研究所中医门诊4个服务单元。年门诊量31万人次，病区年收治患者1000余人次。

中医门诊结合各分部的特点，根据优势病种成立了中医心血管病专科、中医老年病专科、中医脾胃病专科、中医糖尿病专科、中医肿瘤专科、中医妇儿专科。中医病区充分发挥中医整体观念、辨证论治的特点和优势，坚持中医药为主、中西医结合，成功诊治了不少复杂疑难和急危重症病例。中医科根据医院建立全院整体中西医结合诊疗模式要求，积极参与西医科室会诊，将所有住院病人纳入中医治疗范围，充分发挥中医药特色优势，把握疾病治疗环节，解决西医难题。

中医科的发展始终和医院整体目标一致，中西医优势互补，提高了医院整体医疗水平。20世纪50～60年代的中医药治疗再生障碍性贫血、中药针剂“敌厉平”治疗麻风病的研究，1970～1980年的大剂量蜈蚣等中药治疗恶性肿瘤的研究、胃药“胃乃安”的研制，1980～1990年中医药治疗风湿性心脏病、中西医结合治疗充血性心力衰竭、“品常春”降脂茶的研究在省内外产生了重要影响。近3年来，医院共有2项中医药成果荣获广东省科技进步奖一等奖（合作）；发表有关中医药学术论文133篇，其中以第一作者发表、被SCI收录的论文5篇；主持中医药科研项目27项，其中国家“973”项目子课题1项，广东省科技计划2项，广东省中医药局课题24项。目前中医科主要研究方向为中医药治疗中晚期恶性肿瘤、中医药防治糖尿病及其并发症、中医药治疗心脑血管疾病。

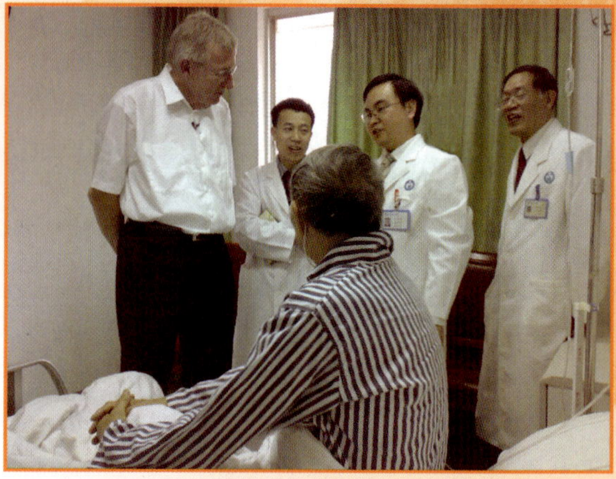

丹麦欧登塞市医学院院长Peter.Frandsen教授对中医药治疗的神奇功效表示惊奇和欣赏

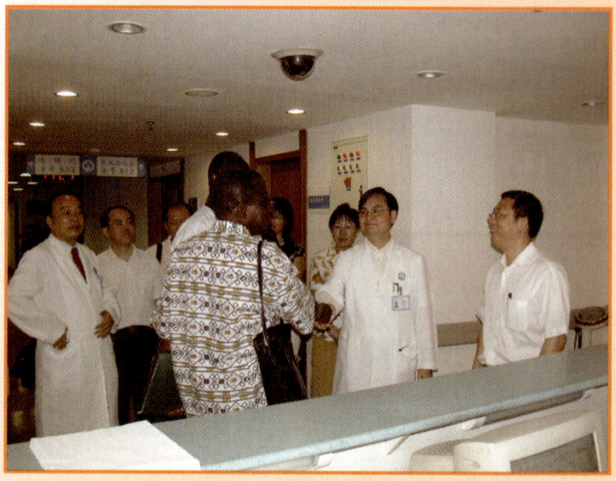

王昌俊主任向加纳卫生部官员介绍中医治疗特色和优势

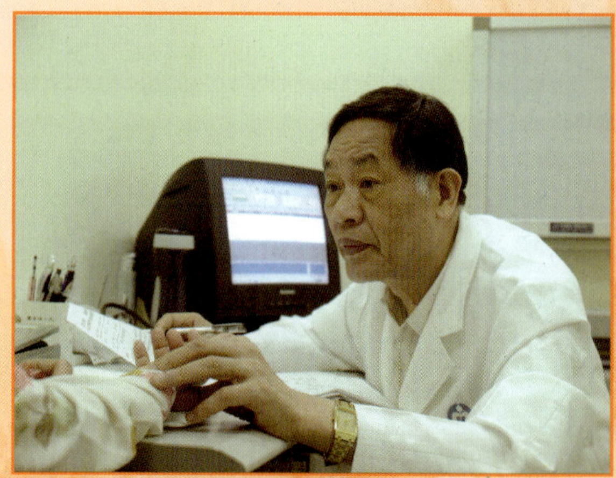

广东省名中医、资深主任黄松柏悉心诊病

湖北中医学院

HUBEI UNIVERSITY OF CHINESE MEDICINE

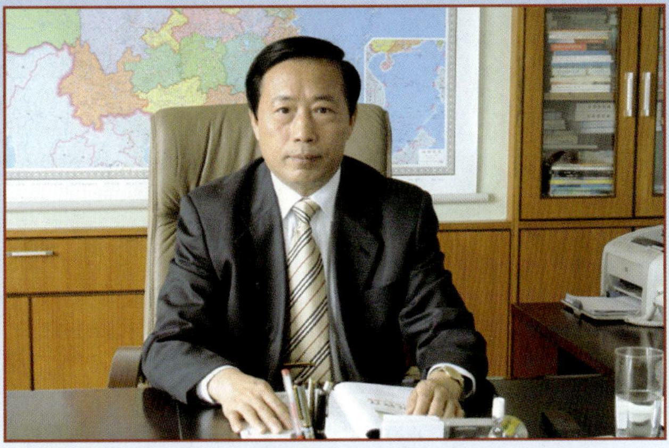

党委书记汪华教授

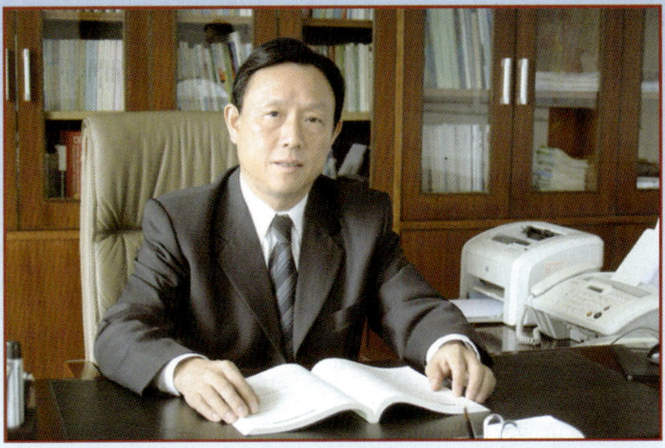

院长王华教授

湖北中医学院创建于 1958 年，是湖北省唯一一所高等中医药本科院校，国家教育部本科教学工作水平评估优秀院校。学校占地 1610 亩，校舍建筑面积 42 万平方米，其中黄家湖新校区占地 1410 亩，校舍建筑 30 万平方米。学校新校区 2004 年 3 月开工建设，2005 年秋季正式启用，2008 年 11 月竣工落成。新校区投资 8 亿元，完成主体建设工程和 40 万平方米的道路绿化工程，已入驻学生 12000 人。一座规划布局严谨、建筑风格独特、融我国传统文化特色与现代建筑艺术为一体的生态园林式新校园展现在武汉的南大门。

学校设有 18 个本科专业，各类在校生 2 万余人，形成了以普通全日制中医药本科教育为主体，多类型、多层次的中医药教育体系。现有 1 个国家级人才培养模式创新实验区，1 个国家级特色专业；建有 1 个省级教学团队、4 个省级品牌专业、2 个省级实验教学示范中心、16 门省级精品课程、优质课程；编写教材 156 部，获 2 项国家级优秀教材奖。

学校是全国首批招收中医专业研究生的高等院校之一，是湖北省唯一拥有一级学科博士点的省属高校。学校现拥有中医学一级学科博士学位授予权、12 个二级学科博士点、22 个二级学科硕士点，被国务院学位委员会、教育部评为“全国研究生培养和学位管理先进单位”。

学校是湖北省首批获得博士后科研流动站的省属高校之一。现有 1 个博士后科研流动站，1 个国家局级重点学科，1 个省级重点一级学科，14 个省级重点二级学科，2 个省级特色学科，2 个省级优势学科；拥有 1 个教育部省部共建重点实验室，10 个国家中医药管理局科研Ⅲ级和Ⅱ级实验室；建有 1 个省级重点实验室，4 个省级工程技术研究中心，教学科研仪器设备总值达到 1 亿元，各类馆藏图书 110 万册。近年来，学校获省级以上科研课题 440 项，其中国家级课题 35 项，获准科研经费近 5000 万元；被中共湖北省委、湖北省人民政府授予“科技服务湖北先进单位”光荣称号。

学校 1993 年被教育部确定为全国第一批有条件接受外国留学生的高等院校之一，并享有对港、澳、台地区招收本科生、研究生资格，已为 20 多个国家和地区培养了本科生、研究生、进修生 1000 多人。学校先后与 12 个国家和地区的 20 多家大学建立了长期校际交流合作关系，被省教育厅评为“全省教育系统外事教育先进单位”、“全省留学生教育管理先进单位”。

岁月铸就辉煌，历史昭示未来。走过了 50 年的发展历程，湖北中医学院又站在了世纪腾飞的新起点。学校将继续秉承“勤奋求实，发掘创新”的优良传统，坚持“传承与创新并重，科学与人文相融”的办学理念，团结进取，勇于开拓，努力把学校建成为一所以中医中药学科为主干，多个相关学科协调发展，优势突出，特色鲜明，整体跻身于国内同类院校先进行列的中医药大学。

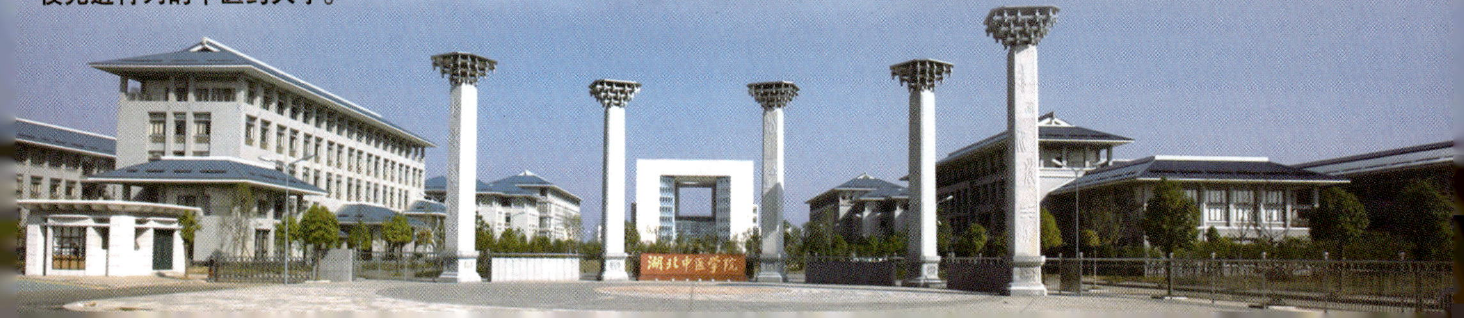

天津中医药大学第一附属医院

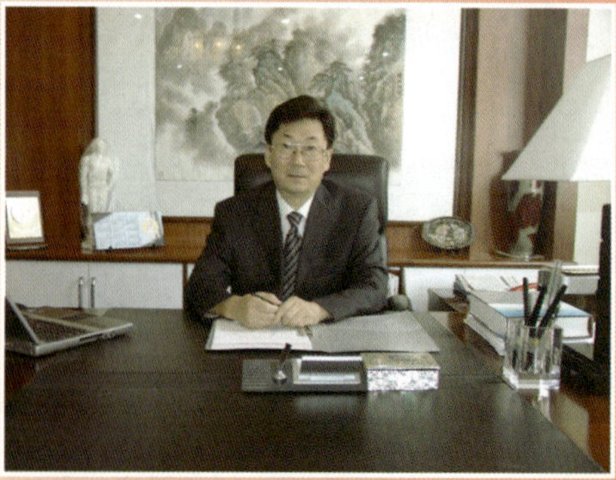

院长：韩景献

天津中医药大学第一附属医院是全国百佳医院、全国省级示范中医院、三级甲等医院和百姓放心医院，始建于1954年，于1985年重新扩建，是一所技术门类齐全并具一定规模的综合性教学医院。医院被国家中医药管理局确立为“全国针灸临床研究中心”、“全国针灸专科医疗中心”。2002年，针灸专科、儿科专科、肾病专科被国家中医药管理局确立为“十五”重点专科。同年，针灸学科被教育部确立为全国针灸学科中的唯一重点学科，被国家中医药管理局确立为中医药重点学科建设单位，中医儿科学、中医眼科学、中医内科肾病学科、中医内科心血管学科为全国中医药重点学科协作建设单位。2007年，针灸推拿学科、中医内科学科被教育部确立为全国重点学科。针灸科、儿科、肾内科、肿瘤科、推拿科、血液病科、风湿病科被确立为国家中医药管理局“十一五”重点专科。急症部被确立为中国中医、中西医结合急诊临床基地。2001年医院被天津市政府确立为天津市中医医学中心。

医院总建筑面积8万平方米，主要由A、B、C、D 4座大楼组成，日均门诊量5000余人次，最高达7325人次。年门诊量自1987年起始终超过100万人次，最高达到1460838人次。医院有固定住院病床1300张，分29个病区及ICU、CCU病房，连续17年病房使用率超过百分之百，日最高住院人数为1902人，经常保持在1700～1800人左右。

目前全院职工总数1800余人，其中医、护、技、药人员1200余名，正副教授、正副主任医师300余名；有中国工程院院士2名，国家有突出贡献专家2名，政府授衔专家12人，博士生导师20人，硕士生导师113人，天津市十佳医务工作者3人。医院设有针灸部、急症部、针灸特需、心内科、风湿科、肝胆科、血液科、肾内科、呼吸科、肿瘤科、内科门诊、内科特需、内分泌科、西医外科、急救外科、中西医结合乳腺外科、中西医结合肛肠外科、中西医结合创疡外科、心身中心、康复科、骨伤科、推拿科、体检中心、消化科、儿科、眼科、脑外科、介入中心、妇科、耳鼻喉科、皮肤科、口腔科、麻醉科、营养科、药剂部、中心实验部、功能检查科、放射科等临床技术科室37个，专病门诊69个，并在全国建立33个针灸临床研究分中心。医院注重现代技术的应用，拥有1.5T核磁共振、16层全身螺旋CT、CR、800mA遥控X线机、数字减影、中心监护系统、全自动血栓与止血分析仪、全自动酶免分析仪、原子吸收器、人工肾、高压氧舱、彩超、骨密度仪、经颅彩色多谱勒、动态心电图仪、多媒体彩色病理图文分析系统等现代设备千余台(架)。

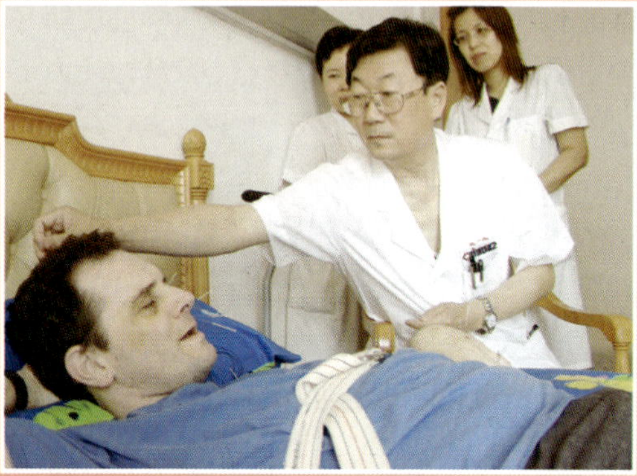

韩景献院长为患者治疗

医院是中医诊疗手段特色鲜明的多学科中医医疗、教学、科研基地，是国家培养中医博士研究生、硕士研究生的定点单位。医院以“突出中医特色，发挥中医优势，走中西医结合道路并拥有现代医学优势学科”的办院思路，走“医教研、涉外、产业”三足鼎立的办院模式，已发展成为我国综合性多学科、医疗、教学、科研实力雄厚的现代化大型中医医院之一。中国工程院院士、名誉院长、博士生导师石学敏教授创立的“醒脑开窍”针刺法，治疗中风病疗效卓著而名扬海内外。临床各科对治疗心脑血管病、神经系统病、肾病、血液病、风湿病、小儿病毒性心肌炎、糖尿病足坏疽、颈椎病、腰椎间盘突出、眼底病等治疗体现了中医独到的专长。而且在脑血管外科、心血管外科、介入疗法、骨伤微创手术等现代医学领域占据制高点。另外截至目前医院已获得233项科研成果，6项专利，获国家级、部市级、局级以上获奖课题157项。

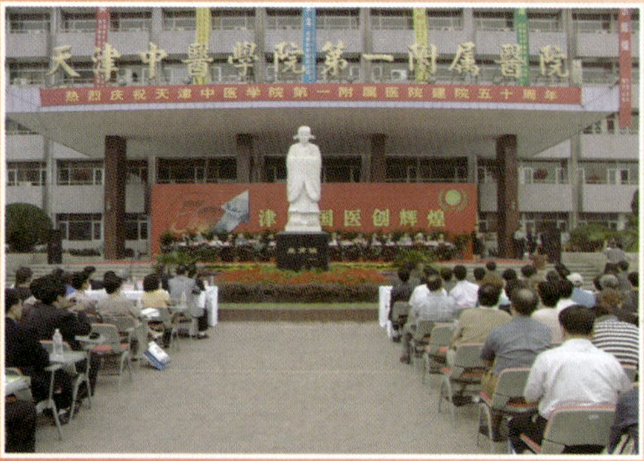

医院建院50周年庆典

医院设有特需病房，世界上20余个国家和地区的患者慕名前来求医，同时还担负国内外进修生的培训工作。自1989年以来每两年主办一届中国•天津国际针灸暨中医临床学术大会，有来自几十个国家的学者千余人参加。医院现已同德国、美国、瑞士、日本、韩国、印尼、阿曼等国家的医疗机构结成友好医院，促进了医疗的海外交流。近年来医院派出多名医、护、技人员赴美国、日本、德国、英国、韩国、南斯拉夫等近40多个国家讲学或开展医疗工作。

1997年医院建立石天产业集团，按照国际GMP标准组建了现代化杏林制药厂，开发生产丹芪偏瘫胶囊及200余种院内中药制剂。中日合资生产卫生材料用品的白十字公司，生产10余种卫生材料及高档棉球和纱布，现已远销国外。龙石胜峰科技发展有限公司从事洗衣、制衣外，开发制造的健脑带、益肾带等保健品疗效显著，远销海内外。

天津中医药大学第二附属医院

天津中医药大学第二附属医院座落于天津市河北区，位于海河北岸，始建于20世纪60年代初期，历经40年发展，遵循“承担社会责任，一切服务病人，打造一流学科，培养卓越人才”的办院方针，现已成为集医疗、教学、科研、对外交流于一体的三级甲等中医医院。

医院有职工834人，拥有硕、博士生导师44人，教授、副教授27人，享受政府特殊津贴专家8人，副高以上职称人员142人，硕、博士学位人员76人。

医院占地面积20311平方米，建筑面积24860平方米，编制床位504张，固定资产7242万元，流动资金4744万元。

医院拥有教育部重点学科1个——中医内科，拥有国家中医药管理局重点学科 1个——中医妇科，拥有国家中医药管理局重点专科3个——妇科、呼吸科、脑病科，是国家药监局药品临床试验基地，拥有天津市卫生系统重点专科专病4个——呼吸科、心血管科、脑病科、糖尿病足专科，研究机构3个——天津市呼吸疾病研究所（三部）、天津市中医肺科治未病重点研究室及天津市中医药生殖健康重点研究室。

医院作为天津市高校临床教学基地，拥有博士学位授权点3个，硕士学位授权点6个。2007年培养硕、博士生100余名，本科实习生、见习生及留学生约360人。

医院拥有先进的医疗设备，磁共振成像系统、快速成像螺旋扫描CT机、彩色多普勒、CR-X光机、全自动生化仪、呼吸机、血液净化设备等，用于医疗、教学及科研，设备总值5100万元。

医院主持和承担国家“973”计划、“863”计划、科技部“十一五”支撑计划、国家自然基金、天津市重中之重项目等各级课题。截至2007年获科研基金支持逾千万元。

世界中医药学会联合会妇科专业委员会等多个学术组织挂靠在医院。医院担任各级中医、中西医结合学会主任委员、副主任委员、秘书长、副秘书长、常委、理事共计50人。

医院拥有临床科室32个，具有特色中医治疗60余项，形成以中医妇科、呼吸科、心血管科、脑病科、临床药理科为重点，集中医、中西医结合治疗为特色的三级甲等医院。医院坚持“以病人为中心”为服务宗旨，服务人口近200万。2007年门诊量52.9万人次，住院床日15.2万人次，医院实现收入1.55亿元。

孙增涛同志荣获天津市劳动模范称号，孙兰军同志荣获全国卫生系统先进个人称号，龙友余同志荣获“全国医德标兵”称号，孙增涛同志荣获“全国优秀中医院院长”，秦淑芳同志荣获全国首届“中医药传承高徒奖”。

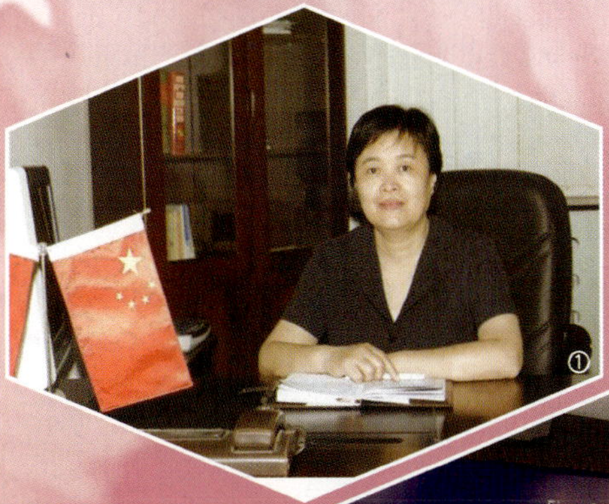

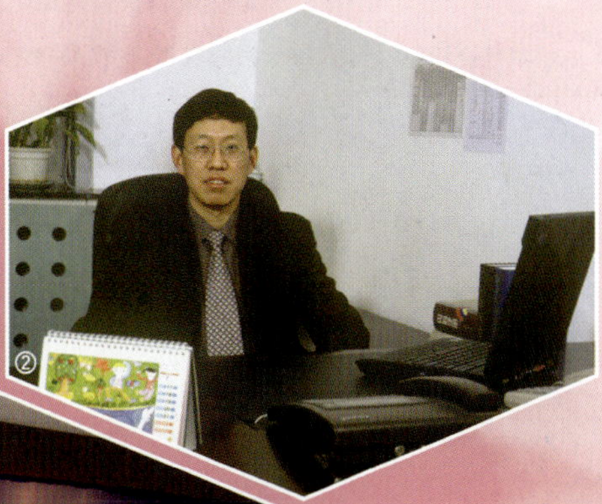

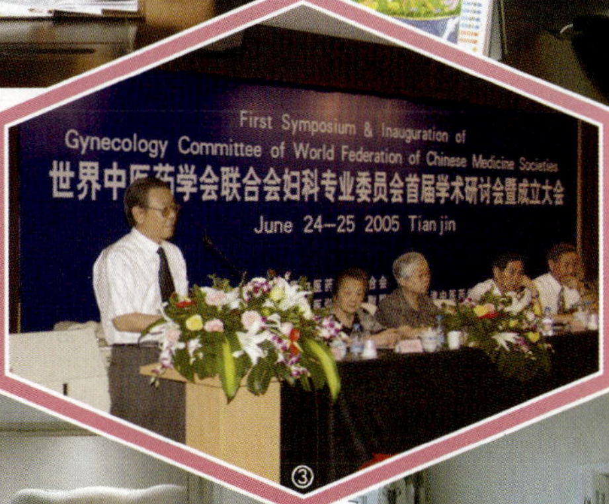

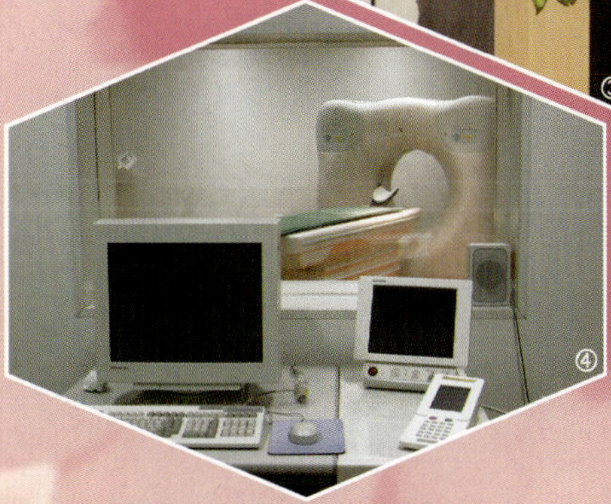

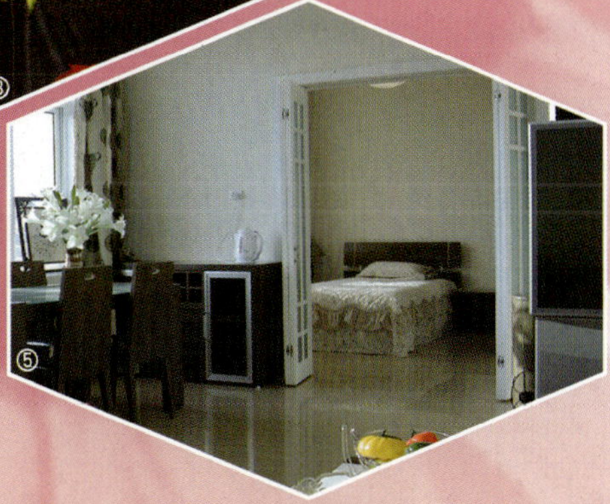

① 院党委书记宋津同志　② 院长、呼吸病专家孙增涛教授　③ 世界中医药学会联合会妇科专业委员会在医院成立　④ 现代化医疗设备　⑤ 人性化病房

天津市传染病医院

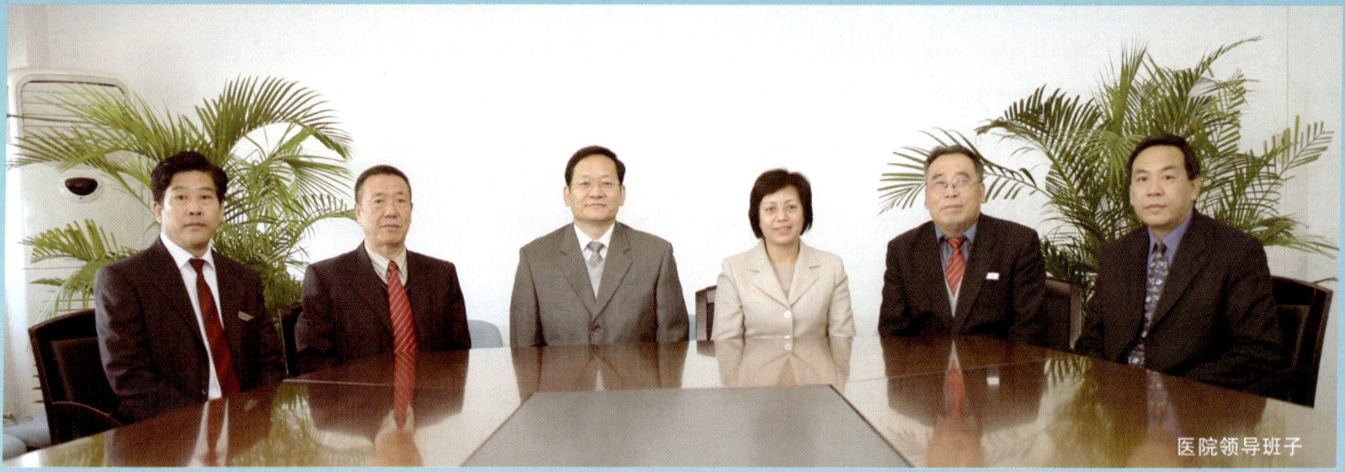

医院领导班子

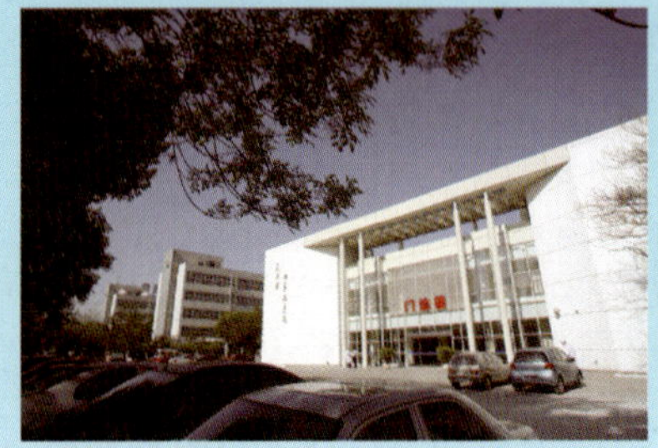

门诊大楼

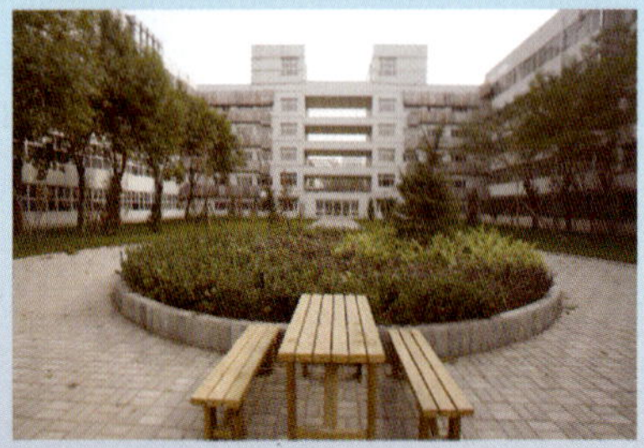

院内一角

天津市传染病医院始建于1920年，在党和政府的关怀下取得了令人瞩目的发展。如今的医院专业设施完善，技术力量雄厚，医疗设备先进，占地面积6万平方米。医院现设有10个病区，开放床位400张，年门诊量约10万人次，是集医疗、教学、科研、急救、预防、保健为一体的天津市唯一一家三级甲等传染病专科医院。

医院一贯秉承“科技兴医、科技兴院”的办院方针，注重科技进步，积极开展新技术，逐步形成了病毒性肝炎和性病防治以及其他法定传染病防治为重点的专科特色。医院经国家中医药管理局确定为中国中西医结合传染病临床基地；经天津市卫生局确定为天津市重点发展学科、天津市优势领域学科、天津市中西医结合传染病基地。医院在急慢性肝炎、肝硬化的个体化治疗、人工肝治疗、重症肝炎抢救、阻断母婴垂直传播、中西医结合治疗传染病、病毒性肝炎的免疫诊断以及对肝炎病毒变异的研究、无症状乙肝病毒携带者动态监测、性传播疾病诊断治疗以及各种法定传染病的监测和治疗抢救等方面到达国内领先或先进水平。

天津市传染病医院是天津及华北地区肝病诊疗的权威单位，经医院诊治的病毒性肝炎患者人数在全国名列前茅，在天津市稳居龙头地位，也是天津市唯一治疗艾滋病的医疗单位。在抗击“非典”战斗中，天津市传染病医院为阻止疫情在天津的传播起到了关键作用。

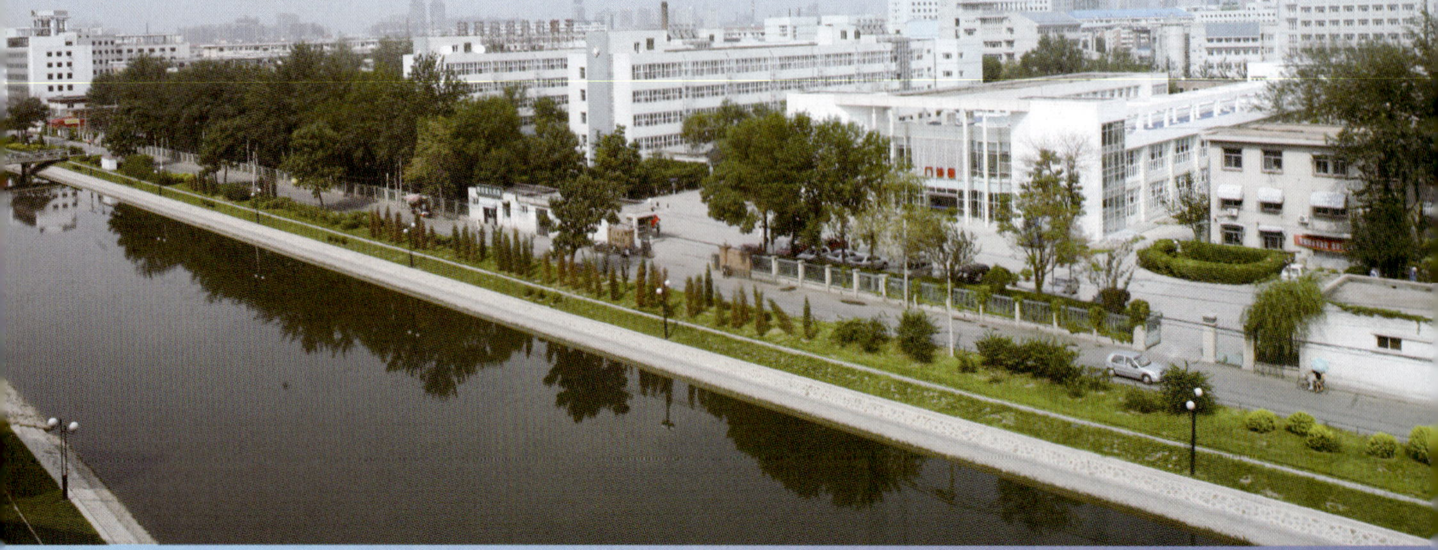

地址：天津市南开区苏堤路75号　邮码：300192　电话：022-27468102　电子邮箱：crbyyyuanban@sohu.

解放军第一〇七医院国家中西医结合肿瘤治疗重点专科

解放军第一〇七医院座落在美丽的海滨城市烟台，是一所集医疗、教学、科研于一体的综合性三级甲等医院，是第四军医大学教学医院、滨州医学院附属医院；先后被评为全国百姓放心示范医院、全军甲级卫生单位、济南军区“五优医院”；拥有1个国家级重点专科（国家中西医结合肿瘤治疗重点专科）、1个全军医学专科中心（全军肿瘤无创诊疗中心）、3个军区医学专科中心（济南军区血管外科中心、创伤显微外科中心、计划生育优生优育中心），享受国务院特殊津贴4人、军区拔尖人才8人，设备总值1.5亿余元。医院的发展愿景是建成胶东地区提供和享受医疗保健服务的最佳场所和品牌，让部队和社会因我而更具活力。

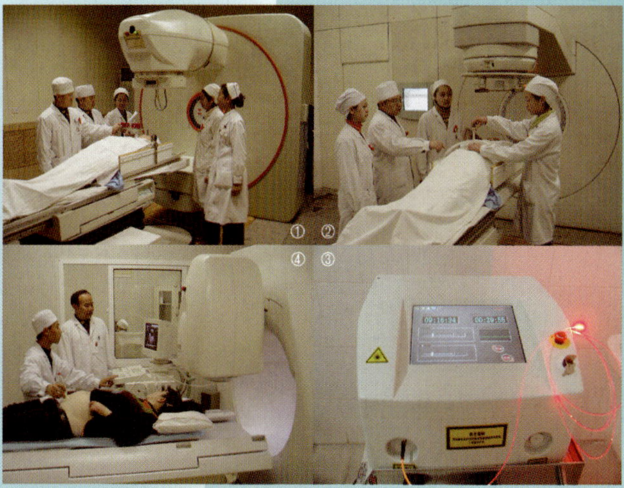
① γ 适形刀　②X刀　③光化刀　④超声刀

肿瘤诊疗中心始建于1992年，2000年批准为济南军区肿瘤诊疗中心，2005年批准为全军肿瘤无创诊疗中心，2006年批准为国家中西医结合肿瘤治疗重点专科。医院有床位 150 张，专业技术人员 50 余名，其中高级职称 7 名，硕士研究生 5 名，博士研究生 2 名。在具备钴—60、微波热疗、医用直线加速器和 TPS 计划系统的基础上，医院又在军内外率先引进氩氦刀、中子刀、头部 γ 刀、断层放疗、γ 适形刀、光动力疗法、全身超声聚焦消融刀、美国全身三维放射治疗计划系统、X 刀及内生场肿瘤热疗系统等先进技术，采用现代高科技技术与祖国传统医学优化整合，无创综合治疗肿瘤，达到了国内外领先水平。

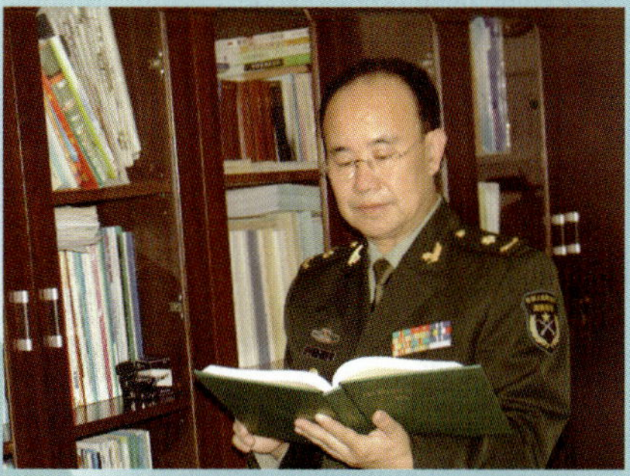
学科带头人王义善

学科带头人王义善，主任医师，教授，滨州医学院附属医院内科教研室主任，博士生导师，享受国务院政府特殊津贴，全军肿瘤无创诊疗中心、国家中西医结合肿瘤治疗重点专科主任。现任全军放射肿瘤专业委员会副主任委员、全军中医药学会常务理事、济南军区放射肿瘤专业委员会主任委员、济南军区肿瘤专业委员会副主任委员、军队科学技术委员会委员、世界传统医学会理事、中国生物医学会肿瘤低温靶向治疗专业委员会副主任委员、山东省医疗事故技术鉴定专家。担任《发现杂志》副理事长、《现代基层医学》理事、《中华中西医杂志》常委编审、烟台市抗癌协会常务理事、国际生物治疗学会会员、中华放射物理学会会员、济南军区科技拔尖人才；被授予市级名医名家称号、“九五”及“十五”军队科技先进个人、科技练兵先进个人、优秀党支部书记。王义善教授享受军队优秀专业技术人才岗位津贴，曾获嘉奖19次、三等功6次、二等功1次。其主编专著1部，参编6部，发表论文130余篇，获军内外科技奖19项，主研全军科学技术进步或医疗成果奖11项，发明专利1项；获国内外优秀论文成果一等奖8项，承担基金资助课题6项，负责主研的《胸腹腔灌注（洗）并体外RF透热联合SFR治疗肿瘤的临床防护研究》被列为军队“十五”重点计划课题，《中医药与现代技术优化对恶性肿瘤的防治研究》被列为“十一五”全军专项课题，并参与负责全国肿瘤热疗专题攻关。其事迹先后在《解放军报》、中央电视台二台及七台等媒体专题报道。

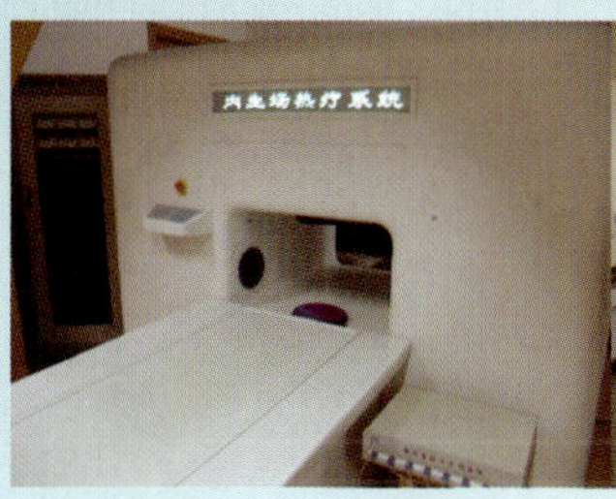

内生场NRL-001型热疗机

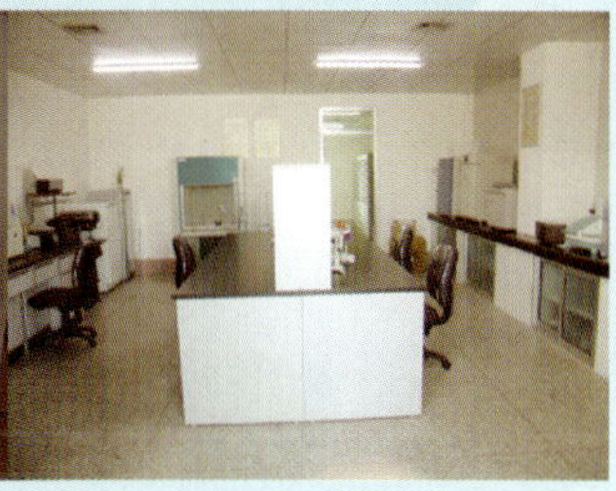
中心实验室

地址：山东省烟台市芝罘区只楚南路7号　　邮编：264002　　电子邮箱：zlzx@107zlzx.com

电话：0535-6522738/6849443/6848505/6848507/2933559/2933518/2933482/2933418

解放军第三〇二医院

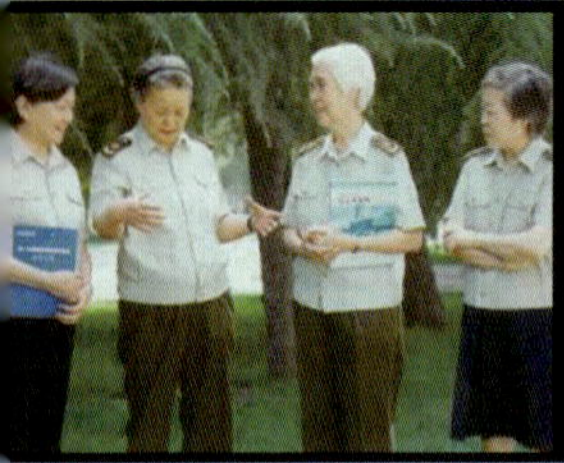
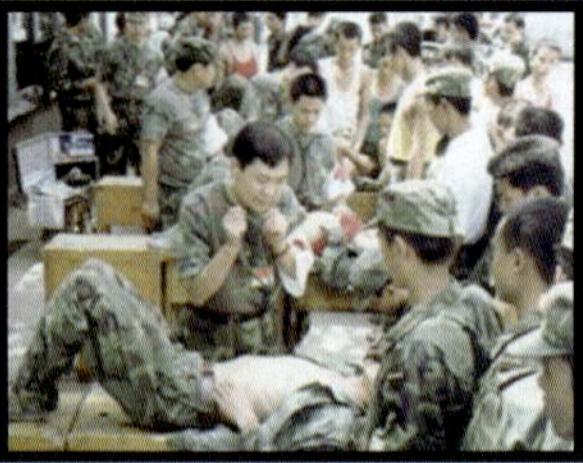
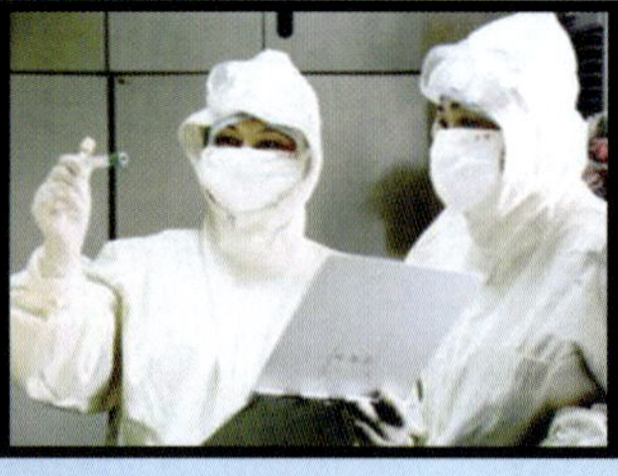
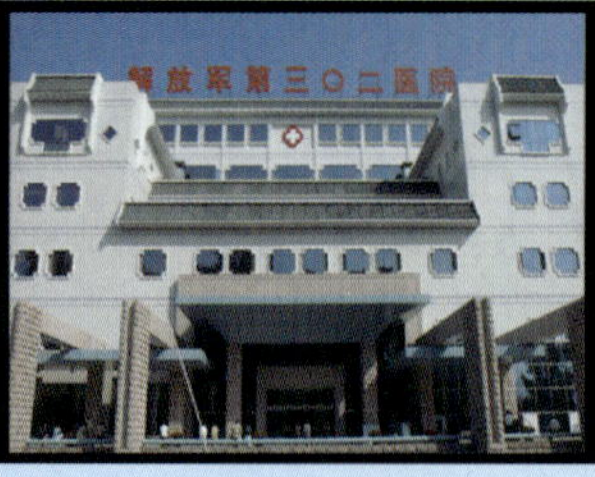

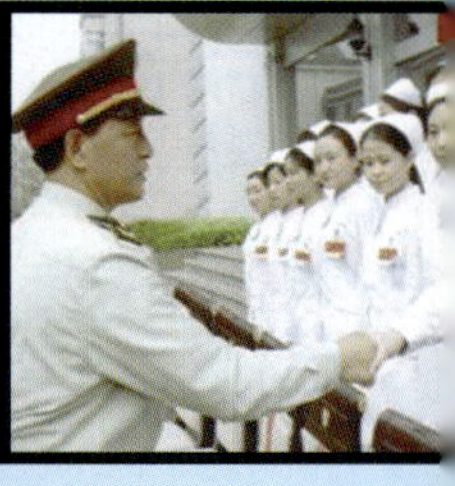

解放军第三〇二医院创建于1954年7月，直属于中国人民解放军总后勤部，是全军唯一的三级甲等传染病医院。经过50多年的建设和发展，医院现已成为国内整体实力最强、影响力最大、收治病人最多的传染病医院。

三〇二医院现有工作人员1100余人，拥有床位730张，设有2个门诊部、14个临床科室、8个医技科室和2个研究所，是全军传染病医疗、教学、科研、保健和信息研究中心，是北京市医保定点医院和卫生部指定的涉外医疗机构。医院主要负责驻京部队的传染病收治、全军疑难重症传染病会诊、转诊以及反恐和应对突发公共卫生事件的应急处置等任务，并向全社会开放。三〇二医院还是国家中医药管理局中西医结合医院重点建设单位、全国综合医院中医药工作示范单位、国家药物临床试验机构、军医进修学院和北京大学传染病学硕士、博士学位授权点及博士后流动站，是北京大学、第三军医大学等9所高等医学院校的教学医院。

医院门诊量和住院人次均居国内传染病医院之首，收治患者来自全国各地和世界40多个国家和地区，年门诊量31.7万余人次，收容数1.3万余人次。医院收治艾滋病患者80人次，乙肝患者9000余人次，肝癌患者1700余人次，地方患者、外地患者、肝病患者均占总收容患者的80%以上，年医疗毛收入4.4亿元。曾收治中国大陆居民第1例艾滋病患者和北京地区首批SARS患者，先后参与了对越自卫反击战、陕西流行性出血热疫情、1998年抗洪、新疆戊肝流行、2003年SARS疫情、小汤山医院建设以及禽流感疫情等重大急难险重任务。

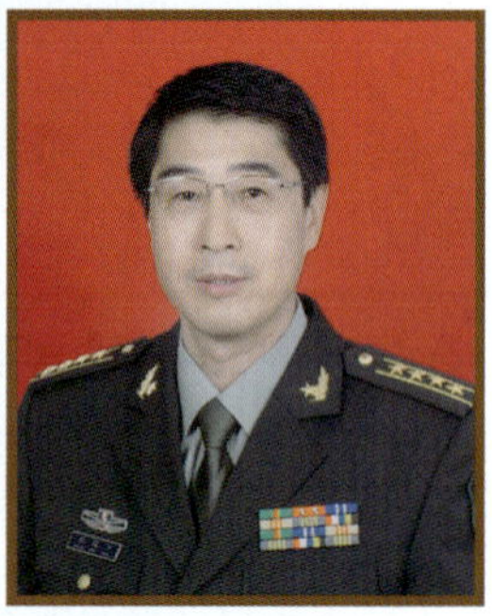
医院张伟平政委

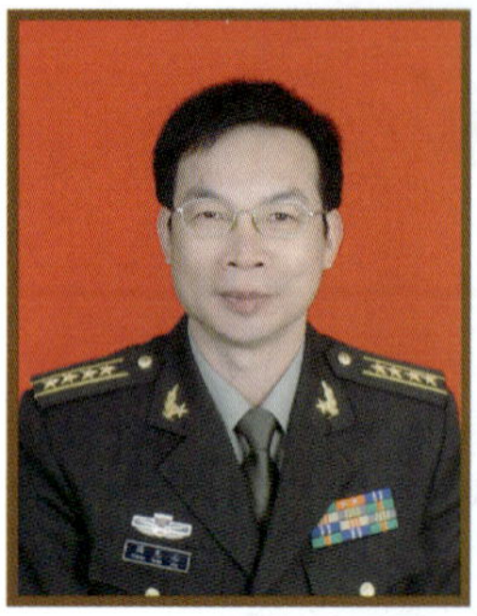
医院周先志院长

医院拥有中国人民解放军传染病研究所、中药研究所、全军“病毒性肝炎与艾滋病防治”重点实验室、小儿肝病专病中心和全国青少年乙肝诊治中心、国家中医药管理局“临床中药学”重点学科和“中西医结合肝病”重点专科等6个省部级重点学（专）科以及肝衰竭治疗研究中心、中西医结合肝癌治疗中心、肝脏移植康复中心等3个院级重点学科。

医院现有高级专业技术人员115名，硕士研究生以上学历152名，中央保健专家4人，国家“973”项目首席科学家1人，国家杰出青年基金获得者2人，“全国有突出贡献的中青年专家”2人，“国家中医药十大杰出青年”1人，总后“一代名师”2人，享受政府特殊津贴专家33人，博、硕士研究生导师36名；在国家二级学会以上学术团体中任主任委员4人次，副主任委员14人次，常委18人次。

2003年医院被国家中医药管理局确定为中西医结合医院重点建设单位以来，严格按照建设规划要求，在不断优化中西医结合医疗资源配置的基础上，以提高中西医结合学术水平为核心，以临床研究为重点，以中西医结合科室内涵建设为主攻方向，不断加大中西医结合学科带头人和技术骨干的培养力度，强化中西医结合单病种的质量管理，同时注重基础研究与临床研究相结合，不断完善中西医结合的研究思路、方法，推动了医院中医中药、中西医结合医疗和科研技术水平的进步，在2007年11月召开的全国综合医院中医药工作会议上被表彰为全国综合医院中医药工作示范单位。

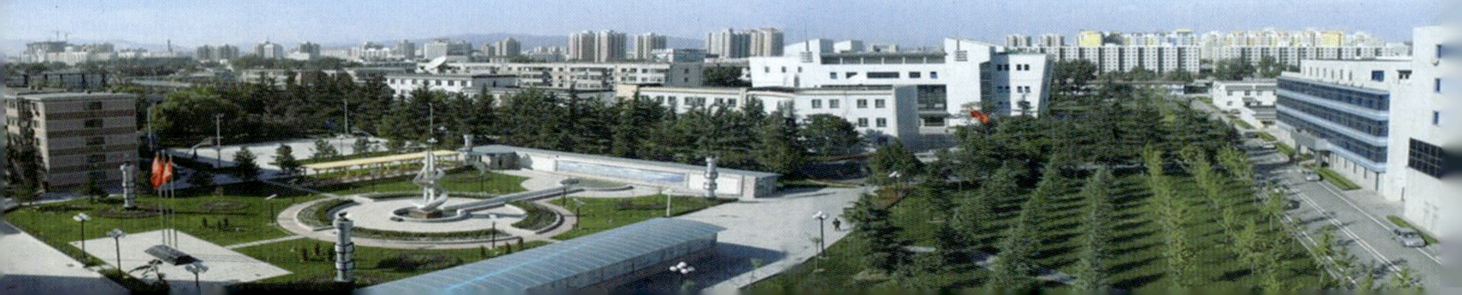

全军第一所中医院

昆明总医院附属中医院

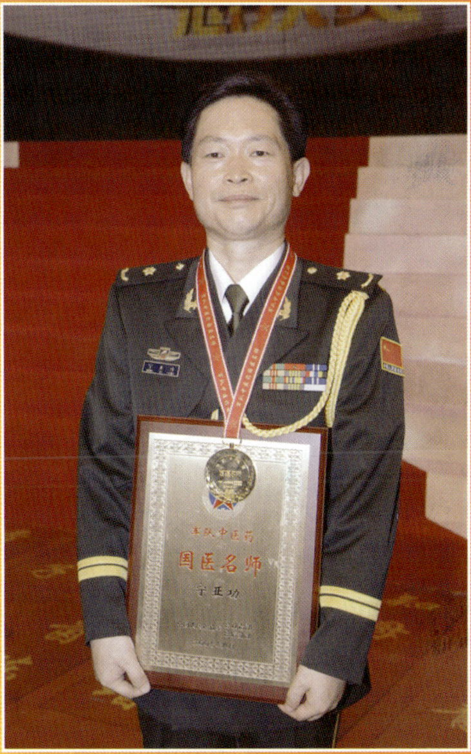

附属中医院院长宁亚功主任医师

昆明总医院附属中医院，系全军医院第一所附属中医院，设中医内科、中医骨病痔瘘科、针灸理疗科及中医药剂科等科室；开放床位105张；有医护人员80余名，其中高级职称15名。中医大楼面积4200多平方米，内设配套病房、标准病房及普通病房，为病人提供了舒适的住院条件。“十五”以来医院先后成为全军中医内科专科中心，国家中医药管理局股骨头坏死重点专病中心，国家临床药理研究机构中医骨病专业组单位，成都军区股骨头坏死中医治疗研究所；1999年被评为联勤部基层建设标兵单位，2005年被总后卫生部评为全军中医药工作先进单位，2006年10月被成都军区批准成立全军第一所附属中医院，2007年被卫生部、国家中医药管理局、总后卫生部授予“全国综合医院中医药工作示范单位”称号，荣立集体三等功。附属中医院以中医、中西医结合治疗股骨头坏死、颈腰椎病为主的骨关节疾病、糖尿病等内科疑难杂病及肛肠痔瘘疾病形成特色优势。尤其是独创“中西医结合六联疗法”治疗股骨头坏死的特色项目，开创了保守治疗该病的新局面。2006年医院又率先开展了“钻孔减压后自体干细胞植入联合中药治疗股骨头坏死”及“经皮股动脉介入股内外旋动脉灌注络泰注射液及自体干细胞联合中药全程治疗”的新技术，将现代医学最先进的干细胞技术和最传统的钻孔减压术与中医的特色疗法相结合，三位一体，优势互补，使治疗方法更加丰富完善，已成功完成200余例，发展前景良好，为保守治疗股骨头坏死扩大了空间。

附属中医院院长宁亚功主任医师，1990年毕业于中国中医科学院研究生部，现为全军第八届医学科学委员会委员、全军第八届中医药学会副会长、成都军区第十届医学科学委员会常委、云南省中西医结合学会副会长、昆明总医院党委委员。宁亚功院长在卫勤保障及学科建设方面成绩突出，治疗糖尿病及股骨头坏死疗效显著；先后荣立了5次三等功；1999年被评为联勤部优秀基层主官，2007年被总政、总后授予全军中医药“国医名师”称号。

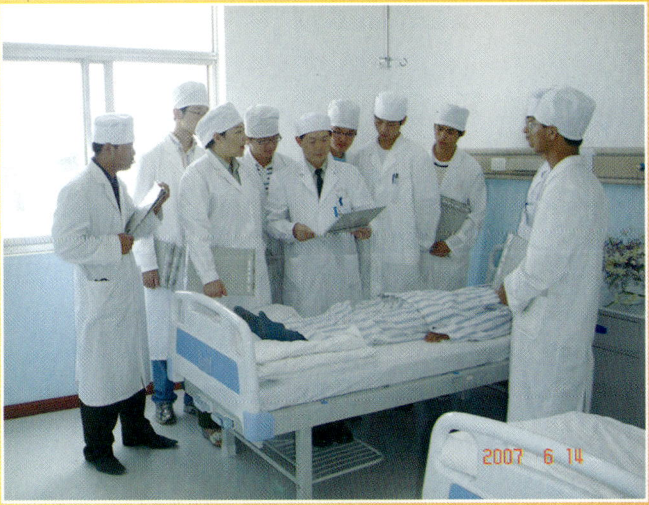

中医治疗股骨头坏死、糖尿病疑难杂病

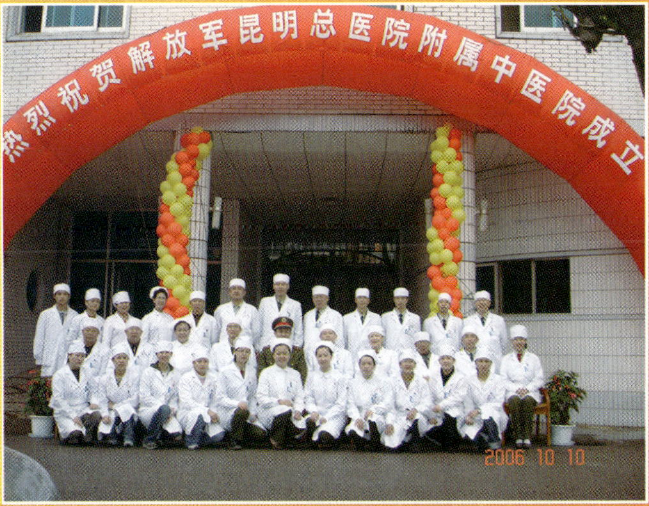

全军第一所附属中医院成立

开封市第一中医院

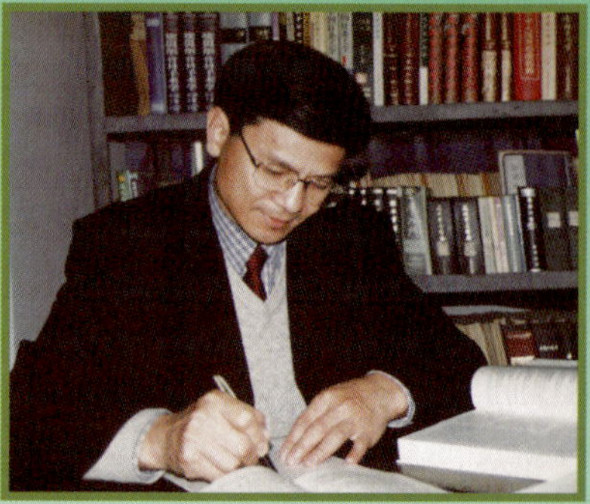

院长：庞国明

开封市第一中医院始建于 1959 年，是一所集医疗、急救、教学、科研、体检、预防保健六位于一体的豫东地区首家二级甲等综合性中医院、河南省中医学院附属医院、硕士生培养点；长期肩负着豫东地区上千万人口的医疗保健任务；医院占地 30 亩，建筑面积 12823 平方米，固定资产 2512 万元，设备总值 1319 余万元。医院现有职工 548 人，在职职工 406 人，专业技术人员 316 人，其中高级卫生技术人员 82 人，中级卫生技术人员 152 人；编制床位 280 张；设有 1 个急救中心，6 个病区，4 个门诊部，3 个市级专业研究所，2 个市级专科医院，1 个市级防治研究中心，1 个健康体检保健中心。门诊部设有一级科室 22 个，二级科室 18 个；医技科室齐全，设备先进，拥有美国 2800 螺旋 CT、CR、数字胃肠机、全自动生化分析仪、彩色多普勒等先进的诊疗设备 160 余件，开展检查项目 100 多种。近年来，医院以科学发展观统领全局，坚持“以教为政”方略和中医办院方向，实施“两大一优”工程，推进“十大战略”的贯彻落实，挖掘和弘扬中医药传统优势，坚持走专科专病促发展之路，使医院的专科建设得到加强，中医特色优势突出，业务体系得到完善，医院在科学管理、基础建设、业务建设、专科建设、人才建设、科研建设、质量控制、服务技能、精神文明等诸多方面创造了佳绩，取得了社会效益与经济效益双丰收；科研工作成绩斐然，医院先后获得河南省科技进步二等奖 1 项、市级科研成果奖 13 项，发表学术论文 1000 余篇，出版专著 100 余部；还获得了河南省卫生系统先进集体、省级文明单位、河南省文明中医院、全省百家文明服务示范窗口、河南省医药科技先进单位、河南省中医工作先进集体、开封市五一劳动奖状、开封市优秀医院、河南省中医学院先进教学基地等数十项殊荣。

近年来，“加强特色专科建设，实施品牌带动促发展”战略一直是医院的主要兴院方略，经过几年来的不懈努力，医院专科建设工作取得了显著成效：糖尿病科被国家中医药管理局确定为河南省唯一一家国家级重点中医专科建设单位；肝病被省中医管理局确定为省级重点中医专科建设单位；肛肠科、心血管科、骨伤科、肿瘤科、妇科、儿科、针灸科等 20 余个专科被市卫生局确定为市级优秀中医专科；已初步形成了国家、省、市三级专科梯队模式，品牌专科效益明显凸现；尤其是国家级重点专科糖尿病科 1996 年建科以来，按照“六专、五高”和“突出中医特色，先中后西，能中不西，内外同治，异曲同工”的原则，已发展成为技术力量雄厚、设备先进、技术水平与学术地位国内领先，具有较强区域优势的特色拳头专科；该专科先后被批准为开封市糖尿病防治研究中心、开封市糖尿病医院、河南省重点中医专科建设单位、河南省中医学院硕士生培养点、全国十佳糖尿病专科医院、全国重点中医专科糖尿病协作组副组长单位、全国糖尿病周围神经病变协作组组长单位等；全国人大常委会副委员长布赫亲笔题词：“全国十佳，技术领先”；该科主持研究的“糖尿康片干预糖调节受损的临床观察”获河南省科技进步三等奖，还有 2 项获河南省中医科技进步二等奖，1 项获开封市科技进步一等奖，2 项获开封市科技进步二等奖，3 项获国家专利；糖尿病科的快速发展带动了其他专科的发展步伐，出现了科技兴院、品牌带动的良好局面，走上了又好又快健康发展的道路。

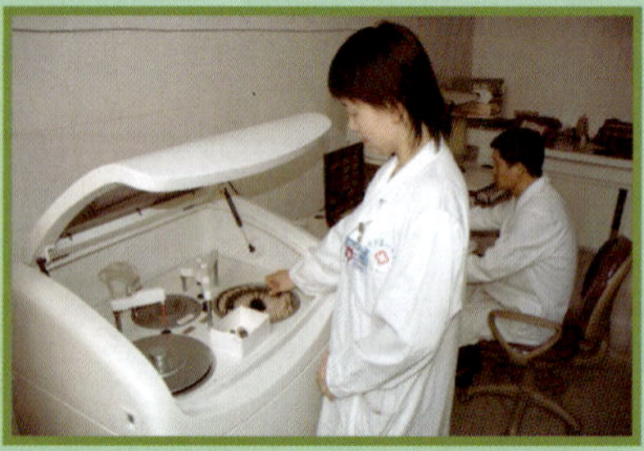

全自动生化分析仪

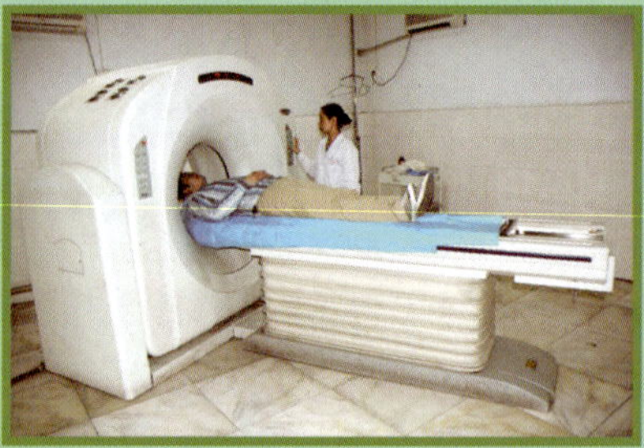

螺旋CT

目前，医院病房楼建设项目被列为全省唯一一家国家首批重点资助的中医院建设项目；近 30000 平方米的新病房综合大楼已开工建设，2009 年投入使用后，医院将达到三级甲等中医院规模，发展前景十分广阔。

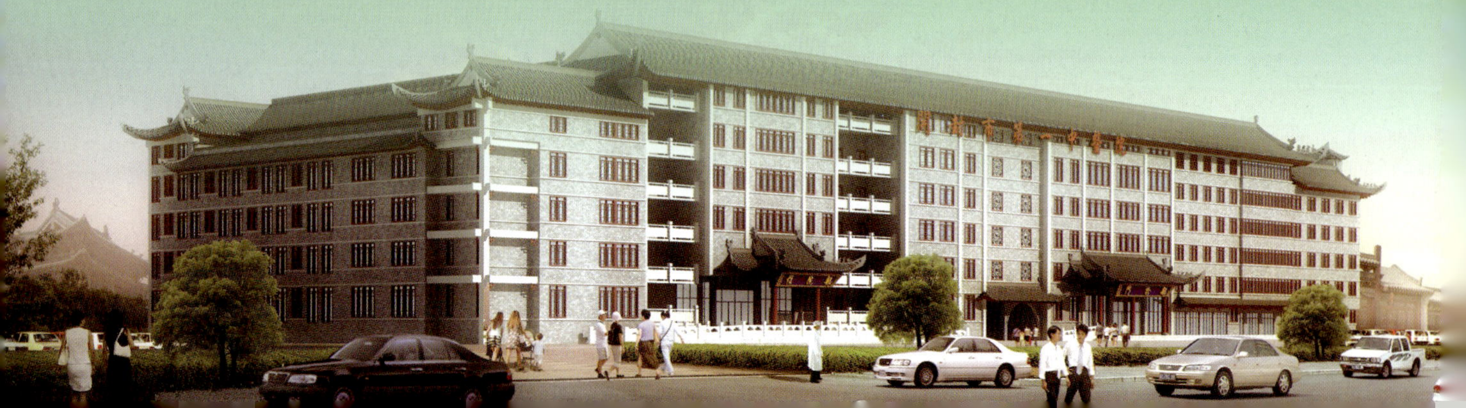

北京地坛医院

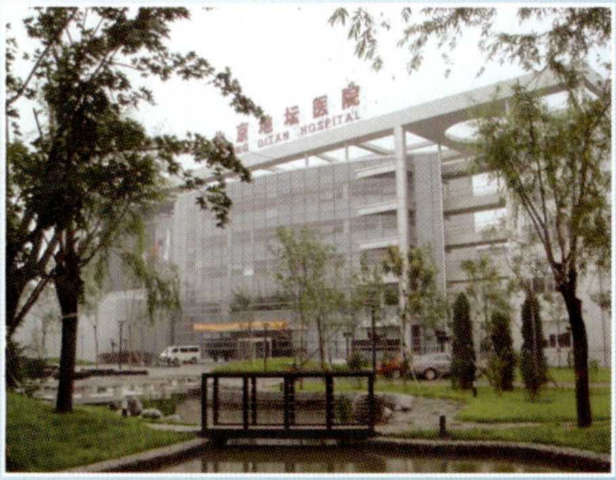

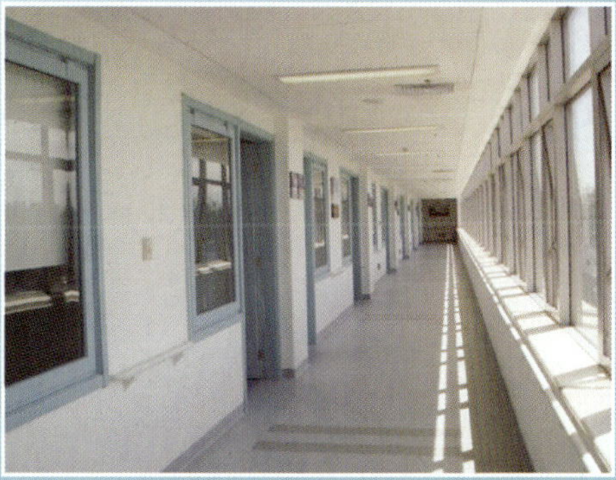

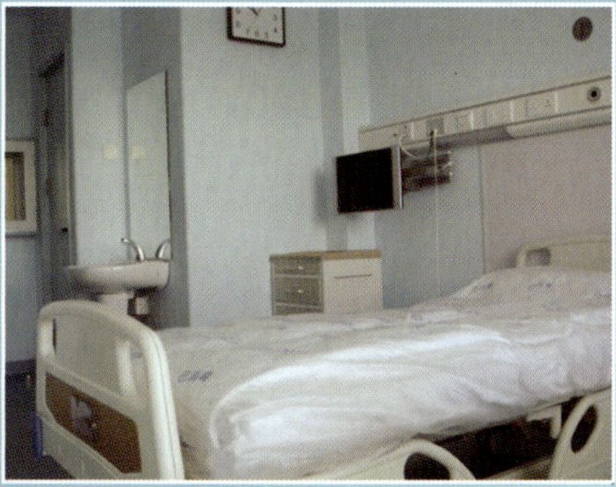

北京地坛医院（原名北京第一传染病医院）始建于1946年，是隶属于北京市卫生局的三级甲等医院；是北京大学医学部教学医院，北京中医药大学预防医学教学基地、硕士培养点；是国家临床药物验证基地（肝病、艾滋病）、中国-欧盟性病艾滋病防治培训基地、北京市全科医师传染病培训基地、国际国内肝病药物研究分中心、北京市卫生局病毒传染病防治研究中心、北京市肝胆疑难疾病会诊中心、北京市艾滋病临床研究中心。

2008年9月，北京地坛医院整体迁移至北京市朝阳区京顺东街8号，建筑面积7.4万平方米，是原址的3倍，是一家现代化、数字化、人文化、花园式医院。医院共设床位600张，需要时可增加到840张，其中单人间和双人间的比例由原来的20%增加到90%，显著改善了患者的住院条件。医院的迁址成为医院发展的转折点，院领导提出了“创建亚洲一流传染病医院”的口号。为了促进学科建设，新院成立了四大中心：中西医结合中心、肝病中心、感染性疾病中心、重症监护中心。除了保持原有的传染病特色以外，增设了呼吸、消化、心血管、肾脏、内分泌、骨科、普通外科等综合科室，拓展了业务范围及服务能力。

医院科研平台先进，秉承科技兴院理念，地坛医院传染病研究所荟萃了传染病基础研究、临床科研的优秀人才，拥有传染病学界一流的科研设备。医院先后承担了多项病毒性肝炎、艾滋病的国家攻关课题和国家自然科学基金、北京市自然科学发展基金、北京市科委的多项科研项目。

地坛医院以其优质高效的服务赢得了广大患者的信赖。由于在公共卫生防控体系方面、精神文明建设方面作出突出贡献，医院受到国家领导的高度重视，温家宝、吴仪等国家领导先后来到地坛医院视察指导工作。温家宝总理亲自书写的“相互关爱、共享生命”8个大字，激励地坛人在构建公共卫生防控体系中再立新功。

北京地坛医院中西医结合科成立于1974年，30多年来，历经几代人的艰苦努力，培养和造就了大批传染病专门人才，积累了丰富的中西医结合治疗传染病临床经验，为中西医结合防治传染病工作作出了卓越贡献。2003年、2004年中西医结合科在抗击“非典型肺炎”的战役中取得重大成绩，中医药治疗“SARS”的科研课题获得国家科技进步二等奖，彰显了中医药应对传染病突发事件的应急能力。此后中西医结合科进入加速发展阶段，先后成为北京市综合医院示范中医建设优秀单位、北京市中西医结合治疗传染病重点学科建设单位、国家中医药管理局中西医结合治疗传染病/艾滋病临床基地、北京市中西医结合肝病诊疗中心建设单位、北京中医药大学预防医学教学基地、硕士点。

北京地坛医院中西医结合中心包含两个科室，共有床位68张。医院拥有一支结构合理、朝气蓬勃的中西结合传染病队伍，集医疗、教学、科研于一体，有主任医师2名，副主任医师4名，博士学位人员3名，硕士学位人员6名，国家中医药管理局优秀中医临床人才1名，北京市优秀中医人才4名，北京中医药大学硕士研究生导师5名。2002年以来中西医结合科已经承担并完成北京市级课题9项，获得北京市科技成果2项，目前在研课题包括国家级课题4项、北京市级课题6项。2008年在国家“十一五”传染病重大专项招标期间，该科牵头联合12个单位申报成功“中医药治疗艾滋病机会性感染及抗病毒药物不良反应”重大课题，并成为国家中医药治疗艾滋病临床基地；同时全面参与中医药治疗病毒性肝炎的临床项目和基地建设。

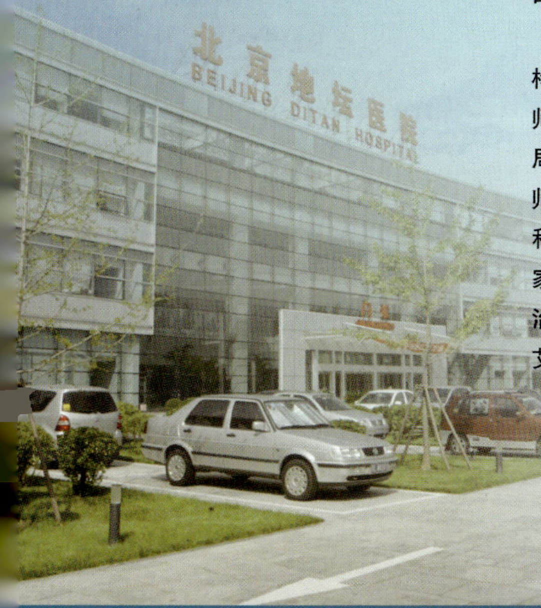

地址：北京市朝阳区京顺东街8号　　邮编：100015
网址：www.bjdth.com　　E-mail：chddt@yiyee.com
总机：010-84322000
门诊咨询：010-84322566 / 84322669

首都医科大学附属北京佑安医院

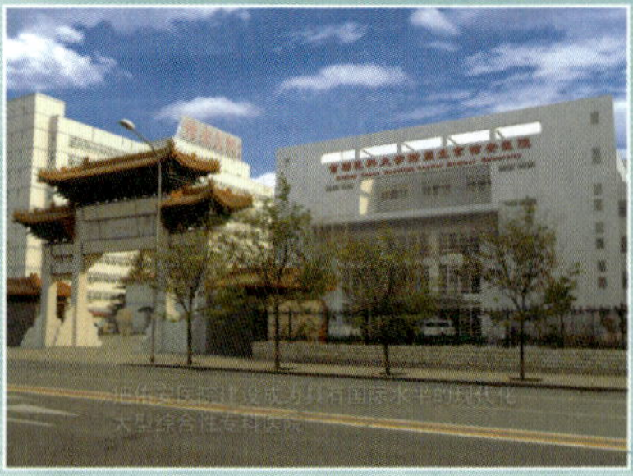

首都医科大学附属北京佑安医院（原北京第二传染病医院）是全国著名的、独具特色的三级甲等传染病专科医院，创建于1956年，是一所以感染和传染性疾病患者群体为服务对象，集预防、医疗、保健、康复为一体的大型综合性专科医院。佑安医院以治疗各种肝病为主要特色和优势，同时承担全国35种法定传染病及其他疑难重症的诊治任务，是首都医科大学附属医院暨第九临床医学院，是卫生部三级甲等医院、卫生部全国传染病医师进修培训基地、中国疾病预防控制中心艾滋病临床医师培训基地、国家中医药管理局中医药治疗传染病及艾滋病临床基地、国家药品临床试验机构（中药肝病、西药肝病、感染性疾病），在全国60家传染病医院中成立佑安联盟。同英国、美国科研机构有多项科研立题和人员培养交流往来。医院占地面积52280平方米，建筑面积48246平方米。医院开放床位550张。医院技术力量雄厚，专业技术人员占87%；高级职称100余人，博士及硕士研究生百余人，博士/硕士研究生导师18名，北京市优秀跨世纪人才、北京市科技新星、突出贡献专家及享受政府特殊津贴专家近20人。

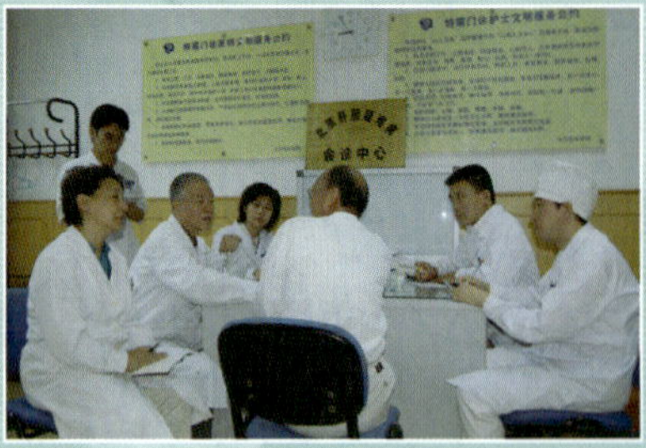

医院自建院初期就开展用中医、中西医结合的方法治疗传染性疾病，40年来培养造就了一大批传染病领域的专业人才和技术骨干，拥有国内外知名的专家学者钱英、李秀惠等，学术水平和学术地位居国内领先。医院有独立的中西医结合科病房，病房45张，可满足不同人群需要的中医普通门诊、专家门诊、特需门诊和会诊中心，设置独立的中药房和煎药室，有5种中药院内制剂。医院领导一直高度重视中医工作，制订了中医发展的中长期规划和具体执行措施、人才引进和培养计划，目前医院中西医结合科已经有7位博士、4位硕士，形成了良好人才梯队建设。中西医结合科初步形成"院有优势，科有特色，人有专长，病有专药"的发展格局，为医院中医事业的进一步发展奠定了基础。中西医结合科目前有博士生导师1人，硕士生导师5人，全国第三、四批老中医药专家指导老师1人和学术继承人2人，北京市科技新星1人，北京市“125”人才4人。

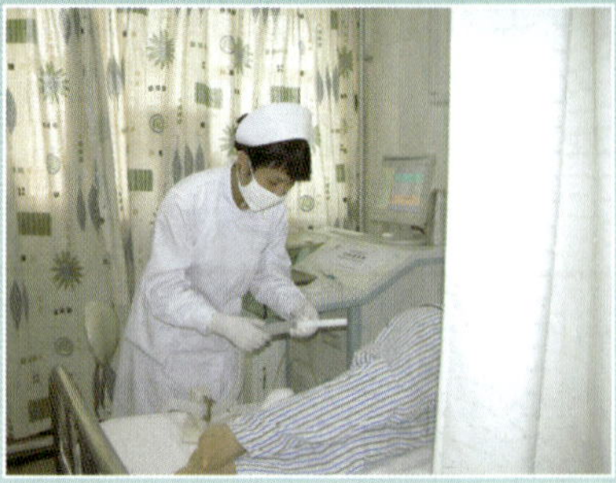

2000年以来，医院中西医结合科成为北京市中西医结合肝病重点学科、北京市中西医结合传染病重点学科、首都医科大学第九临床医学院重点教研室，学科建设快速发展，诊治来自全国各地的疑难肝病患者。2004年成为北京市综合医院示范中医工作建设单位后，医院又抓住SARS后带给中医事业发展的良好机遇，以中西医结合科为平台，以医院中医整合力量为基础，开拓进取，引进人才，使佑安医院中医、中西医结合建设呈现快速发展态势。2004年医院顺利通过国家药品临床试验机构中医肝病组评审，2005年被批准为国家中医药管理局中医药治疗传染病临床基地、国家中医药管理局中医药治疗艾滋病临床基地、北京市中医药治疗艾滋病定点单位。2007年医院被批准为北京市中西医结合肝病诊疗中心、国家中医药管理局“十一五”重点专科（专病）建设协作组牵头单位。中西医结合科每年都获科研立项，5年累计项目资金已近1000万元，研制了退黄合剂、舒肝合剂、养肝育阴合剂、软肝颗粒、龙丹降脂颗粒5种院内制剂，为退黄疸、降转氨酶、抗肝纤维化、治疗肝硬化腹水和脂肪肝等病症提供了有效的系列治疗药物，中药结肠透析等疗法有效治疗了重肝患者。重点学科和示范中医工作在北京市审评中被评为“优秀”，连年获丰台区先进示范科室。

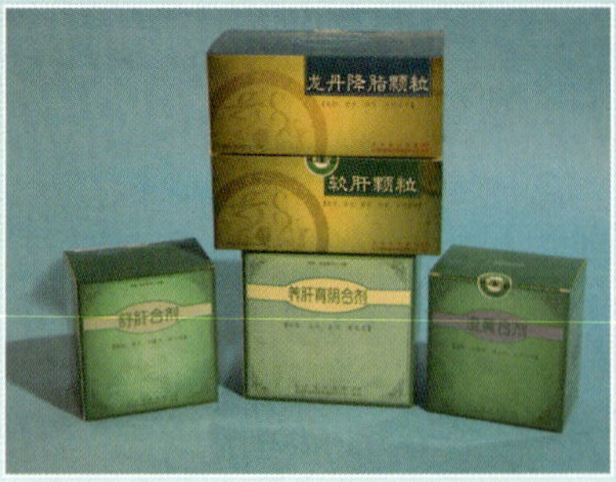

2003年在抗击“非典”战斗中，医院中医人员在北京市最早进入病房参加诊治，开展SARS中医证候学和中医药防治SARS的临床研究，医院的治疗方案在北京市医院推广应用，完成了国家“863”课题1项，发表论文10余篇，撰写专著2部，在4次国际和多次国内SARS研讨大会上报告，获得国家科技进步二等奖等。重型肝炎中西医结合基础与临床研究是中医科研究的主要方向，包括文献整理、病因病机、辨证分型、治疗方法、名老中医诊治经验的研究，同时研究领域还有肝纤维化、肝癌等。目前医院依托“十五”攻关课题、北京市重大课题，完成了钱英教授诊治经验总结，提出了“截断逆挽法”、“肝肾同治法”在重肝治疗中的理论基础和临床应用经验；在国内9家医院开展重肝中医证候研究，得出证候演变规律；采用清肝利肠方结肠透析治疗重肝，在改善患者临床症状、提高生存质量及改善预后方面有良好疗效；通过对病毒学、肿瘤坏死因子基因多态性的相关性研究，提出乙型加丙型肝炎病毒混合感染、肿瘤坏死因子基因型是导致慢性肝炎重症化关键因素的理论。

为发挥中医示范单位的作用，医院与国内外学术机构建立长期协作关系，两次在全国传染病医院开展中医工作调查，在10家医院进行课题合作、讲座、专家会诊、学科建设管理等形式多样的交流，取得良好效果。

地址：北京市丰台区右安门外西头条8号　邮编：100069　电话：010-83997125　E-mail:laozhy2000@163.com

上海市浦东新区传染病医院

上海市浦东新区传染病医院成立于1988年，是浦东唯一的一所面向全区及周边省、市区域收治各种传染病的二级专科医院。医院占地面积5057平方米，开放床位数100张，设有肝科、肠道科、皮肤性病科、呼吸道科、中医（内、外）科等门诊与病房。2002年底医院加盟上海中医药大学附属曙光医院集团，由中西医结合肝脏病专家、博士生导师陈建杰教授担任医院院长。医院经过多年的传染病临床实践，具备了丰富的临床经验，也造就了一支结构合理、素质精良的医疗和护理队伍。医院技术人员占60%，其中临床医师高级职称占35%（中医类80%），中级职称占40%，其中博士1人，硕士2人。医院有列入各级人才培养计划的包括上海市医学领军人才1人、浦东新区名中医1人，建有“陈建杰名中医工作室”，有浦东新区卫生系统优秀学科带头人1人、浦东新区中医领军型人才1人、浦东新区中医继承型人才2人、浦东新区卫生系统中青年业务骨干3人。

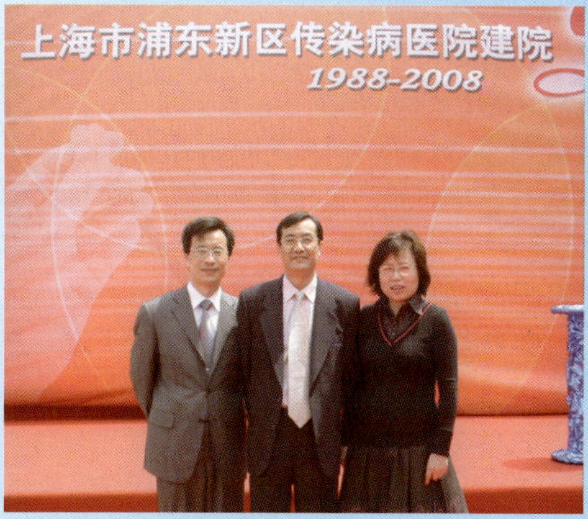

医院领导合影

作为浦东新区“不明原因肺炎”留观医院，医院具备了应对甲类传染病和甲类管理传染病的隔离病区，设有层流设施的传染病病床12张。医院配备有多功能X线数字成像仪、彩色多普勒超声诊断仪、流式细胞仪等，建有基因扩增实验室、微生物实验室、免疫实验室和病毒血清库等。由于在中西医结合防治各类传染病方面的成就，2004年“中西医结合肝病专科”被列为上海市医学重点专科的基础上，2005年医院被列为“国家中医药管理局（中西医结合）传染病临床基地”。

中西医结合传染病基地建设使医院的发展进入了良性快速的轨道，医院近几年医疗业务总量平均每年增长25%，目前立项在研的各级学科建设项目和科研项目有10项，在常见传染病治疗中，中药的使用率达到80%，其中中药饮片的使用率由0上升到40%，同时医院在医疗质量、中医药人才培养等各方面都取得了显著成效，初步形成了中医药诊疗常见传染病的诊疗规范，中医药特色得到了加强。

今后，医院将抓住“国家中医药管理局中西医结合传染病临床基地”建设的契机，加快医院在传染病领域的中西医诊疗特色建设，逐步建设成本区域慢性肝病和其他法定传染病的中西医结合防治诊疗中心，更好地为浦东及周边地区的人民提供适宜的医疗环境及一流的医疗服务。

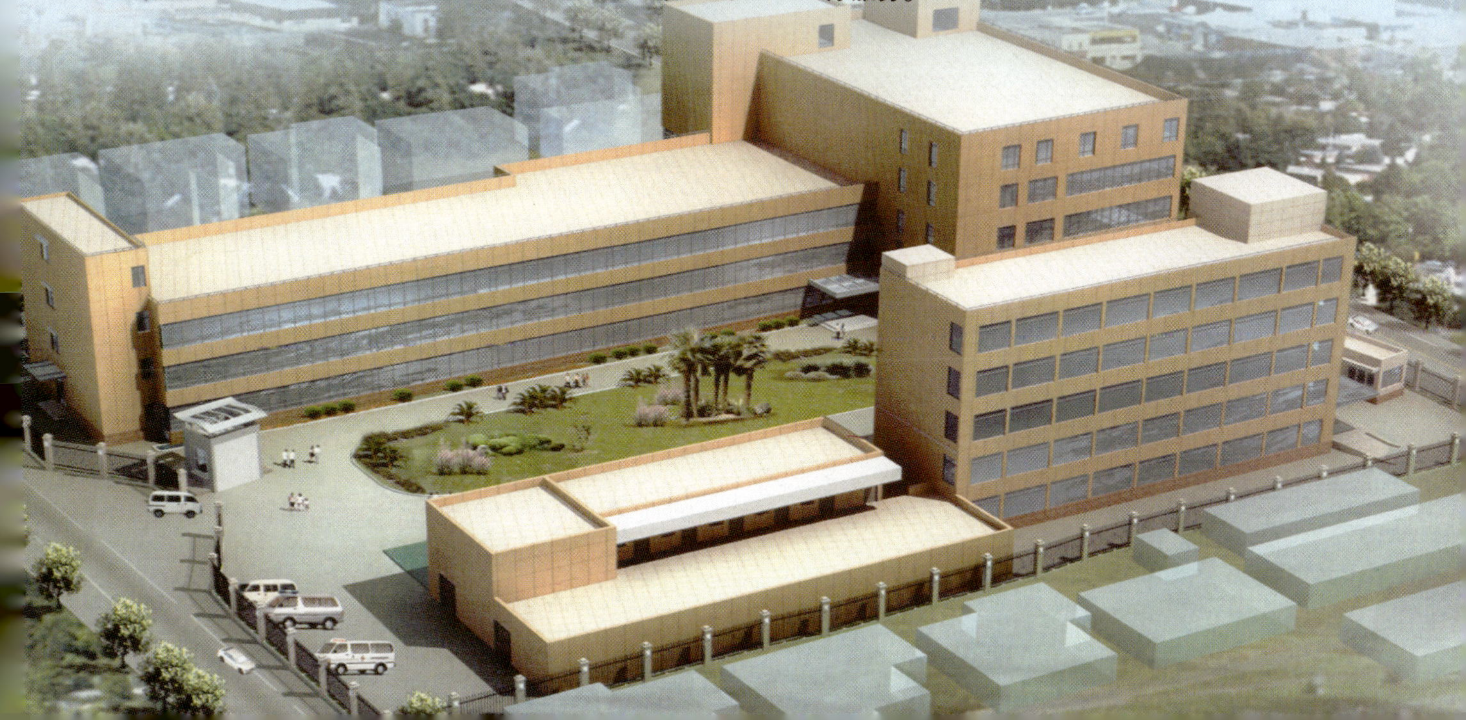

北京协和医院中医科

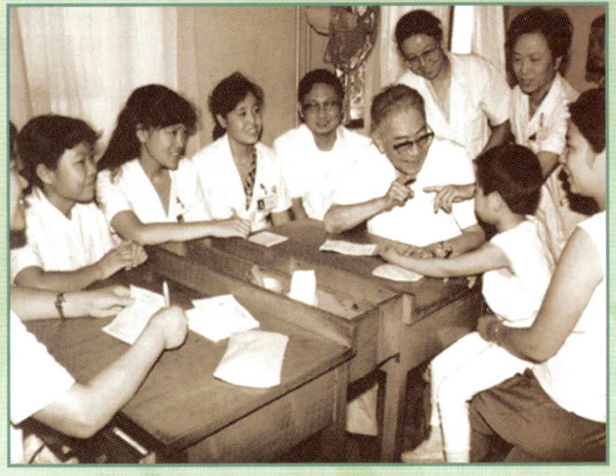

著名中医专家祝谌予教授讲课

北京协和医院是全国综合性医院中医药示范单位。中医科成立于1956年，是集医、教、研为一体，以中医、中西医结合为特色的北京综合性医院示范科室、北京市中西医结合糖尿病特色诊疗中心及国家中医药管理局糖尿病重点专病建设单位。

建科之初由著名中西医结合专家史济招教授作为科室负责人，曾聘请北京四大名医之一施今墨，著名中医学家任应秋、陈慎吾、李重仁等为顾问。1975年聘请北京四大名医施今墨的入室弟子著名中医祝谌予教授作为中医科主任。历届科主任都非常重视学科建设和人才培养。祝谌予教授为北京协和医院十大名医之一，擅长治疗内科疑难杂症和妇科疾患，在国内最早提出糖尿病血瘀证的学术思想，并组织制订了糖尿病辨证分型标准及施治方案，得到国内多数学者的认同。史济招教授在中西医结合肝病的治疗方面积累了宝贵的经验，曾获中国中西医结合30年贡献奖。张育轩教授参加联苯双酯治疗慢性肝炎的研究，先后获得卫生部科技成果奖、国家发明三等奖等。郭赛珊教授为博士生导师，享受政府特殊津贴，获中国中西医结合30年贡献奖及全国首届中医药传承特别贡献奖。现任主任梁晓春教授是祝谌予教授的研究生，为博士生导师，先后承担国家自然科学基金等课题10项，曾获教学成果奖、北京市科技成果奖多次，曾被评为全国中西医结合中青年优秀科技工作者、全国杰出女中医师、北京教育创新标兵及北京市群众喜爱的中青年名中医等。

中医科年门诊量9万人次以上，其中约50%为患疑难病症的外地患者。中医科设有糖尿病、肝病、风湿免疫、男性病、高脂血症及乳腺增生等专科门诊。针灸年门诊及治疗量近两万人次，并承担全院各病房中医、针灸会诊，年会诊2000人次以上。病房设有20张床位，年收治病人340～360人次，以收治糖尿病及其慢性并发症、脑血管病为主。病历书写多次在协和医院和中国医学科学院协和医科大学病历评比中获奖。病人满意度调查均在98%以上，从无医疗纠纷和医疗事故发生。

中医教研室承担中国协和医科大学、协和护理学院、北京中医药大学、进修生、研究生及外国留学生等的中医教学任务，并承担中国协和医科大学培养中西医结合临床博士、硕士研究生任务，几十年培养了大批的中西医结合骨干人才，曾获北京市高等教育委员会教学成果二等奖。

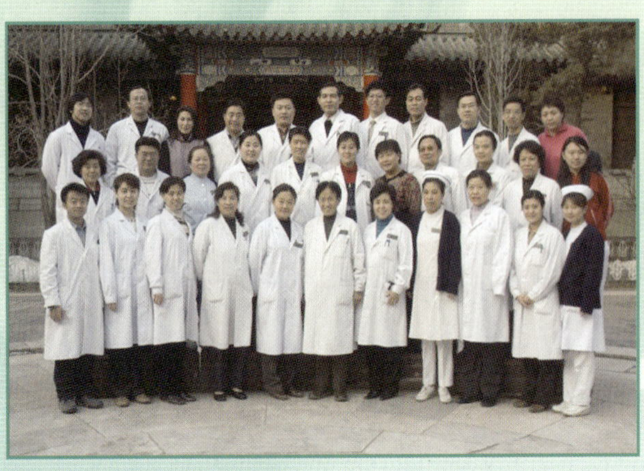

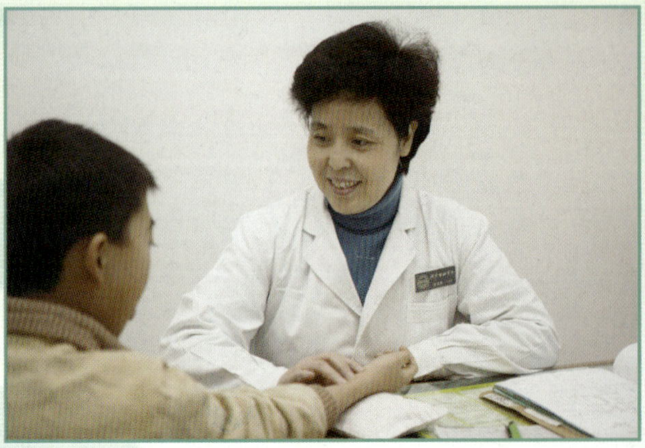

北京大学人民医院中医科

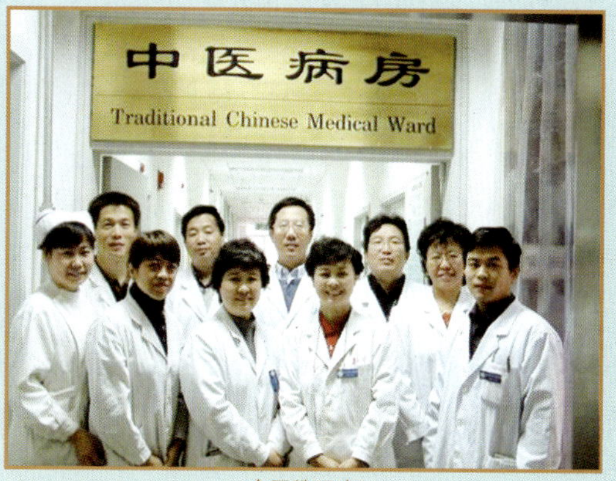

中医教研室

北京大学人民医院建立于1918年，是中国人自己创建的第一所综合医院。中医科成立于1956年，由全国著名老中医徐衡之、张建甫开创了中医药治疗白血病的先河，为中医治疗内科疑难病症积累了丰富的经验。中医科是集医教研为一体的综合医院中医科，包括中医门诊、中医病房和中医实验室、神经电生理检查室、中医教研室。近年来中医科在医疗、教学和科研方面都取得了可喜的成果，2004年被北京中医药管理局评为北京市综合医院示范中医科，2007年被国家中医药管理局评为全国综合医院中医药工作示范单位。

中医科门诊量连续十几年在全院科室中名列前茅，为方便患者就医，陆续开设了心脑血管病专业门诊、肾功能不全专业门诊、皮肤病专业门诊、肺纤维化专业门诊、穴位贴敷专业门诊等多项中医特色专业门诊，并负责全院所有科室的中医会诊工作，以中西医结合的思维方式和整体观念，采用多方法、多层次个性化治疗诊治了许多疑难病症，其中年龄最大的患者为107岁，中医科对中老年疾病的治疗积累了丰富的经验。现任中医科主任王少杰教授注重科学管理，强化团队意识，加强人文建设，落实各项规章制度，并建立长效监督机制，使中医科十余年来保持零纠纷、零事故、零赔偿、零欠费、零投诉，中医科全年甲级病例率在全院临床科室中名列前位。

中医科自1991年成立病房以来，以收治脑血管病人为主要方向。在开展中医药传统和中西医结合治疗脑血管病的基础上，健全和发展了独特的中药足浴、中医养生体疗、心理慰疗等综合整体个性化治疗。逐渐形成了中西医相结合，以中医、中药、针灸、养生、康复为特色的脑血管病治疗病房，医疗和护理工作中体现中医人文关怀，取得较好的临床疗效，受到患者的一致好评。

中医科主任王少杰教授为研究生导师，承担并参与了多项国家级和省部级科研课题；曾获北京大学医学部科技进步奖、中华医学会医学伦理学会“人文医学荣誉奖”、北京大学医学部优秀教师奖。在2007年的鞘注甲氨喋呤事件中，中医科团队在王少杰主任带领下克服了无先例、无文献记载、无治疗方案的困难，秉承中医传统医学理论精华，首创“中医康复七步法”和“排尿三段法”，以中医特有的中医中药、养生、药膳、情志护理对医院及北京市鞘注甲氨喋呤患者进行了整体康复治疗，取得良好成效，彰显了中医传统治疗的优势，为中医药治疗脊髓损伤填补了空白。卫生部及国家CDC专家充分肯定其疗效并予以嘉奖，并在《健康报》头版给予报导。

中医科承担北京大学医学部及北京中医药大学学生、进修生、研究生、留学生的中医教学及中医内科临床实习任务；教学中注重教学改革，尤其是教学模式、教具教改、教学科研各个方面不断创新，在提高教学质量和教学水平上取得了良好效果。2007年度中医科教研室荣获人民医院唯一的部级教学奖——“北京大学医学部教学优秀集体奖”。

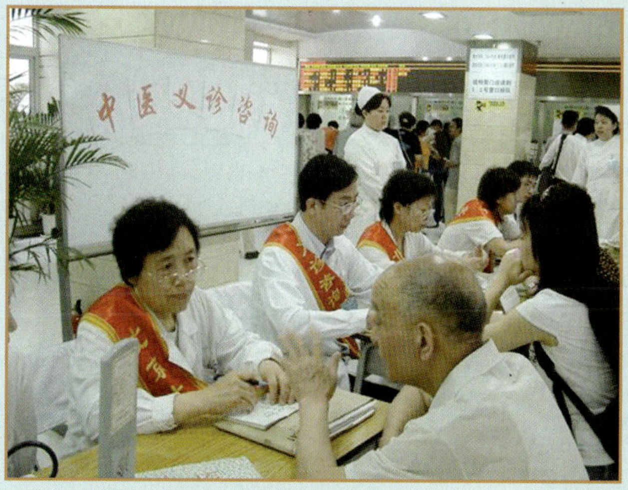

中医义诊咨询

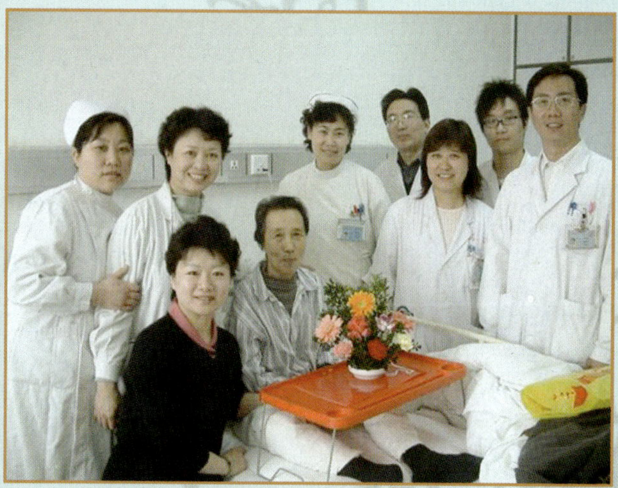
病房优质服务（为住院患者过生日）

首都医科大学附属北京朝阳医院中医科

首都医科大学附属北京朝阳医院创建于1958年，是集医疗、教学、科研、预防为一体的三级甲等医院。中医科是与医院同时诞生的一级科室，是北京市中医管理局批准的北京地区首批六家综合医院示范中医科之一。2007年11月医院又获国家中医药管理局、卫生部、解放军总后勤部卫生部授予的“全国综合医院中医药工作示范单位”的称号。

中医科包括中医、针灸两个专业组；目前设有中医门诊、针灸门诊和中医病房；有主任医师3名，副主任医师7名，主治医师5名，住院医师5名，其中博士1名，硕士6名；有全国著名老中医专家方和谦教授，他是第一、二、三、四批国家级师承教育的导师，已经培养国家级学术继承人7名，2007年获国家中医药管理局“全国老中医药专家学术经验继承工作优秀指导老师”的荣誉称号。

作为市级综合医院中医科，该科在临床实践中运用中医中药及针灸砭石等技术诊治内科常见病与疑难病有很好的疗效，尤其以诊治心脑血管疾病、呼吸病、脾胃病、肝胆病、肾病、糖尿病、痹证、妇科病等更为有特色。

中医门诊包括专家门诊16个，专业门诊3个。近年来中医门诊还开展了砭石疗法、中药贴敷疗法、中药药浴疗法等有中医特色的治疗方法，深得患者信任。科室承担全院各科的中医、针灸会诊任务，为疑难重症的中西医结合治疗发挥了积极作用。

中医病房目前以收治脑血管病、呼吸病、肾病、糖尿病、痹证等内科疑难杂病为主，对于脑血管疾病有完整的诊疗方案，无论在急性期、恢复期、后遗症阶段都可以得到及时的系统治疗。

近年来中医科主持国家“十五”攻关课题、北京市科委立项课题、北京市中医管理局立项课题10余项，参与北京市科委立项课题、国家中医药管理局诊疗技术课题2项；获得中华中医药学会科学技术进步二等奖、北京市科学技术进步三等奖各1项；发表学术论文近50篇，主编著作5部，参编著作8部。

2005年中医科与院呼吸科成为北京市中医管理局资助的“中西医结合呼吸病重点学科建设单位”。该学科以支气管哮喘、肺间质纤维化、慢性阻塞性肺病3种肺系疾病的有效治疗为主要研究内容，选择中医药及中西医结合治疗的研究为主要研究方向，争取把该学科建设成国内一流的临床与基础相结合、中医与西医相结合的呼吸病学科。

中医教研室承担首都医科大学第三临床医学院五年制和七年制的中医学教学工作。教研室全体教师在教学工作中，积极进行中医教学的探索，目前全部采用多媒体课件授课。由李文泉教授任主编和副主编，与北医、首医、天医、哈医等5所医科大学的教学医院，共同编辑出版了《中医学》和《中医学要点与自测》教材，已应用到多所西医院校的中医教学工作中，取得了很好的教学效果。

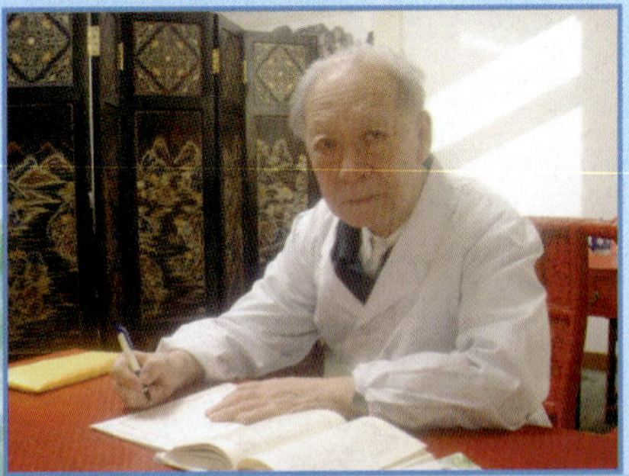

方和谦教授

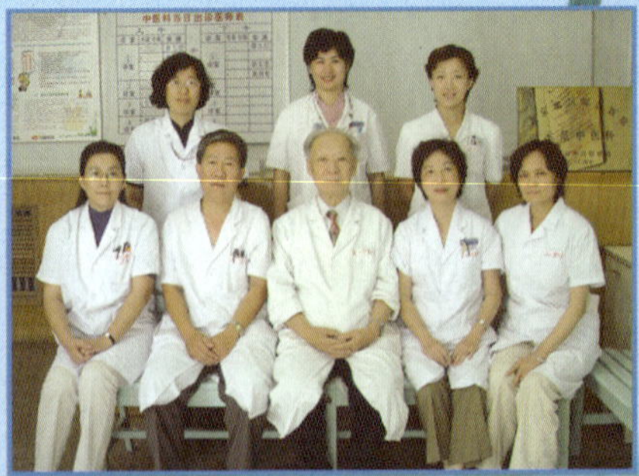

方和谦教授及弟子

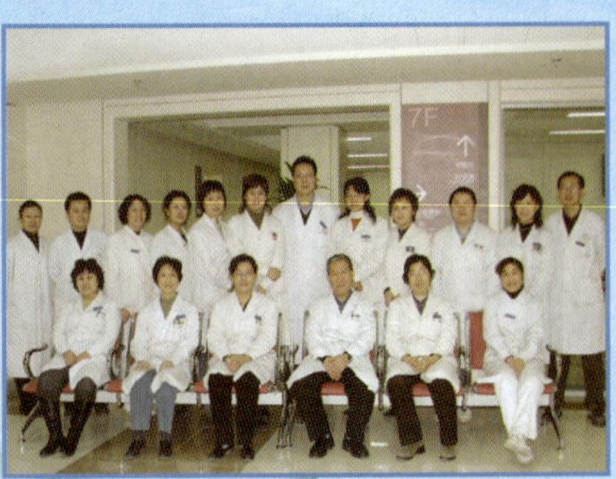

中医科全体合影

北京朝阳医院中医科地址：北京市朝阳区体育场南路8号

邮政编码：100020

北京朝阳医院网址：www.bjcyh.com.cn

北京朝阳医院中医科网址：www.cyzyk.cnkme.com

首都医科大学附属北京儿童医院中医科

首都医科大学附属北京儿童医院是全国最大的集医、教、研于一体的三级甲等儿科综合性医院；中医科随建院即成立，已有50余年历史。中医科是全国综合医院中医药工作先进单位，北京市综合医院示范中医科，首都医科大学中医儿内科硕士研究生培养基地，国家“十一五”中医儿科重点专科，北京市中医小儿脾胃病重点学科，北京市中西医结合儿科特色诊疗中心，北京市中医儿科药理研究基地。

中医科有医护技人员76人，门诊设有8个专业，包括脾胃专业、结缔专业、小儿妇科专业、气管炎专业、乳儿肝炎专业、紫癜专业、多动症专业、皮肤专业等；年门诊量14～15万人次；并设有两个病区，76张住院床位（占全院10%），床位使用率为100%～120%，每年出院病人2500余人；科内配置胃镜室、胃肠电图检查室、心电图室、中医实验室。中医科在临床工作中始终坚持应用中西医结合方法诊治疾病，突出中医特色治疗疾病，取得较好的临床疗效。

科内曾拥有9位北京市知名中医药专家及西学中专家。老主任王鹏飞先生医术家传，因其治疗小儿疾病疗效高、药价廉，被尊称为“小儿王”。以王老脾胃病学术思想为特色的经验继承，经过几代人的努力得到发扬光大，目前小儿脾胃病专业已成为全国重点专科。著名老中医专家刘韵远、王敏智、裴学义、陈昭定等，先后多次带徒，参加了全国共四批名老中医药专家继承拜师工作，有10名医师参加带徒，每届学生均以优异成绩毕业，并多次获医院管理奖和学生优秀奖。目前科内设有老中医专家经验继承室；北京中医药“薪火传承3+3”工程建设单位“裴学义名老中医工作室”。现任科主任闫慧敏教授，师出名门，为刘韵远先生高徒，硕士生导师，在临床、科研与教学上成绩卓著，获得中华中医药学会评定的“全国首届中医药继承高徒奖”称号。

近10余年来，中医科先后承担过20多项国家级和市级科研项目，获国家及北京市科技成果奖6项，并根据老一辈专家的学术思想特点，结合科研工作及科研成果，开发了一系列中成药，研制出温胃合剂、腹泻冲剂、胃平冲剂、童幽清合剂、清解合剂、肺炎合剂 、青紫合剂、洁童阴洗液、复幼合剂等10余种内部制剂，在临床应用疗效显著，深受病人欢迎，形成了较好的以临床为基础，促进科研发展，再用科研成果推动临床工作，提高临床疗效的良性循环。

中医科是首都医科大学“中医儿内科硕士研究生培养基地”及北京中医药大学研究生部的硕士生代培基地，培养了大批儿科中西医结合人才。目前各学科发展均取得较好成绩：小儿脾胃专业一直在全国处于领先地位；结缔、呼吸、紫癜专业均注重发挥中医特色进行科研研究，取得了不同程度成果；小儿妇科专业是该科最先在全国成立而迅速发展的专业，由于临床需求量大，难点多，近10余年来门诊量迅速增加，进修人员多，开展了多项科研项目，为中医小儿妇科发展发挥了巨大的作用。因此各学科带头人均在相关学会任主要职位，包括中华中医药学会儿科分会、中国中西医结合儿科学会及北京市中医、中西医儿科学会中担任学会主任委员、副主任委员等职务，为推动中医儿科的发展作出了贡献。

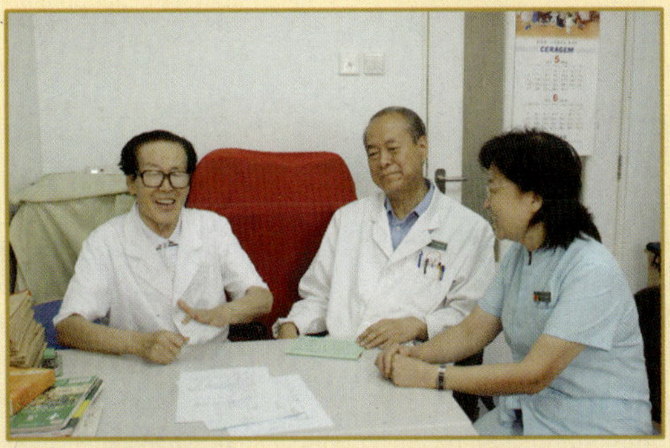

几代专家共同切磋中医儿科发展

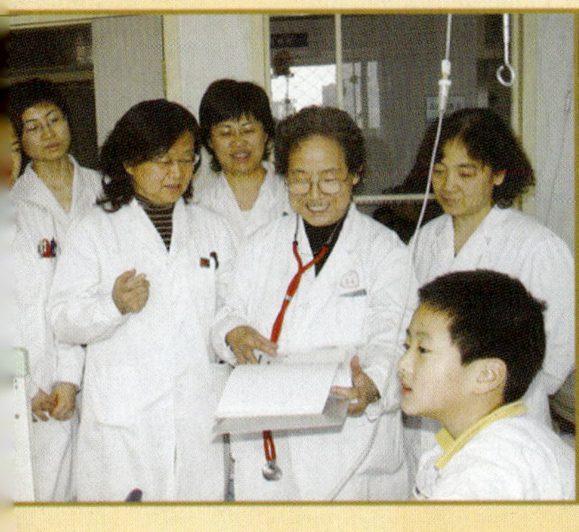

病房查房

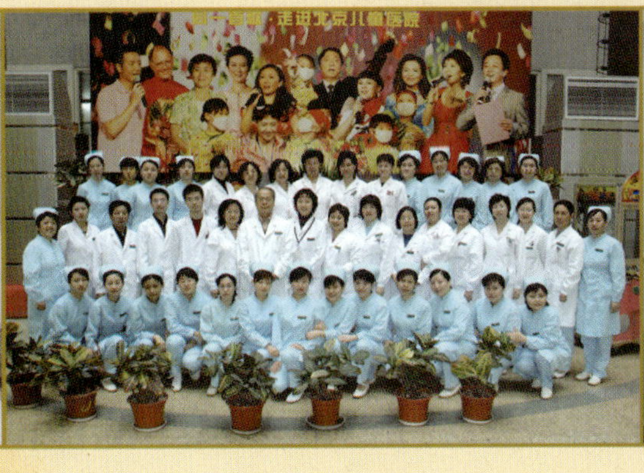

中医科部分人员合影

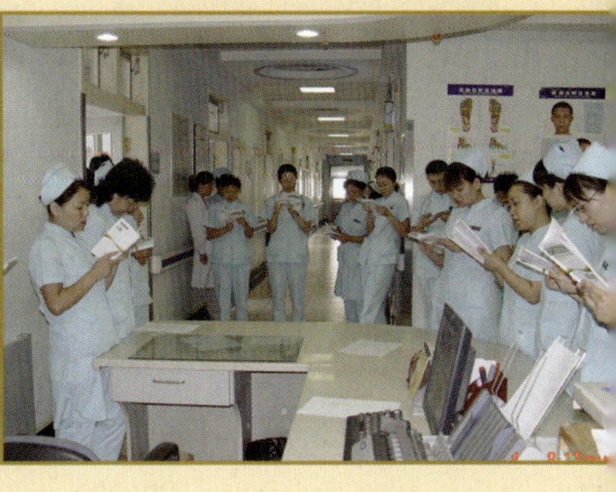

病房晨交班

首都医科大学中医药学院

首都医科大学中医药学院建立于1978年,前身为北京中医学院分院; 1987年与北京卫生职工医学院中医部合并，成立北京联合大学中医药学院；2002年进入首都医科大学。6年来在学校的统一领导协调下完成了实质性融合。

学院建院30年来形成了以本科教育为主体，研究生教育、成人教育、港澳台学生教育等多层次的人才培养体系，成为以教学为中心，科研、医疗共同发展的、市属中医药高级人才培基地。学校已为北京地区培养了毕业生3000余人。2003年获得了硕士学位的授予权，2005年获得中医学、中药学两个一级学科硕士学位授权点。

学院教育的定位已由规模办学向“精品”教育转化，在实行本科生导师制、中医传承培养方面形成特色。学院现有5年制中医学和4年制中药学2个本科专业，有在校本科生、研究生600余人。学院拥有一批国家级、北京市级名老中医，为北京市及全国培养高质量实用型的中医药高级专门人才。目前学院正积极探索中医学和中药学专业的长学制教育，加强研究生教育。

学院在探索中医药学科发展思路、保证中医药学科稳步持续发展的同时，坚持走内涵建设发展的道路，正在完成模式调整、观念更新、管理科学、资源协调和条件建设工程，为学院下一阶段的冲击发展奠定基础。到2010年，学院将初步建设成为适应中医药高新技术发展和医疗服务模式变革的教学科研型学院。

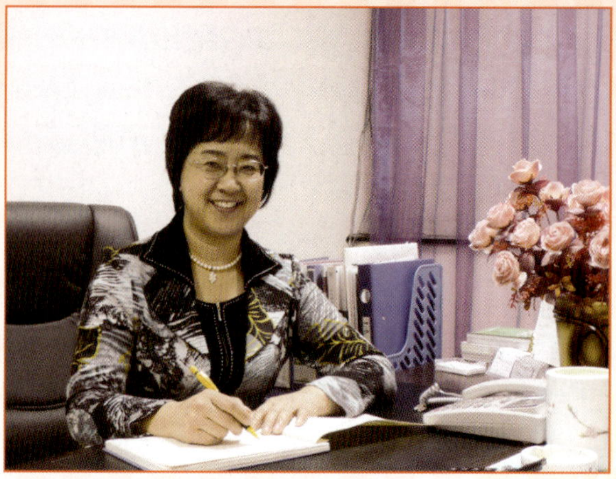

党委书记王秀娟教授

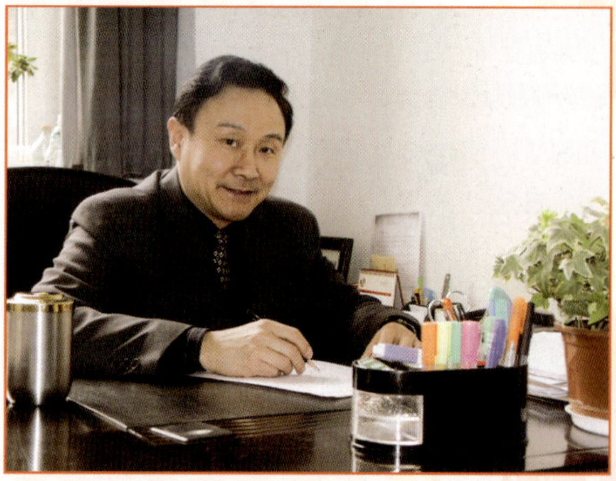

院长车念聪教授

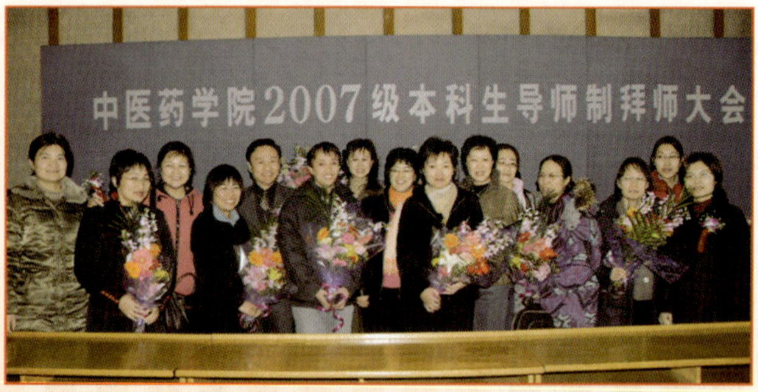

教育教学改革取得新成果，全面实行导师制

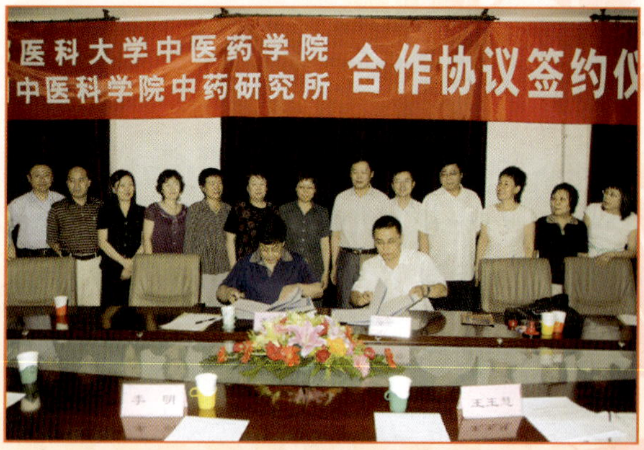

与部属院所全面开展横向交流与合作

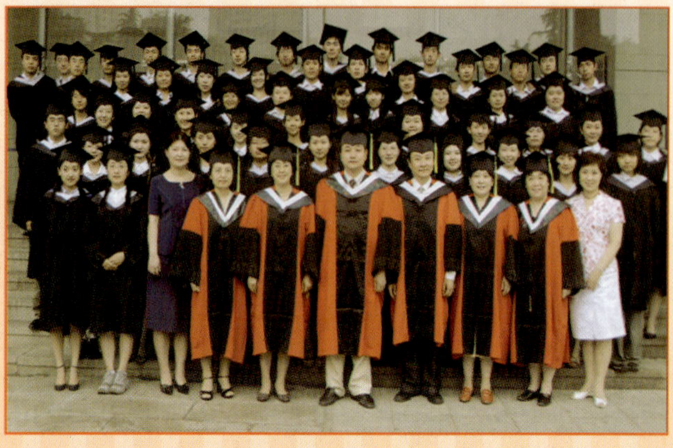

毕业生合影

院址：北京市丰台区右安门外西头条10号
邮编：100069
电话：010-83911627
传真：010-83911627
电子邮箱：tmoffice@ccmu.edu.cn
网址：www.ccmu.edu.cn

中国中医科学院中药研究所

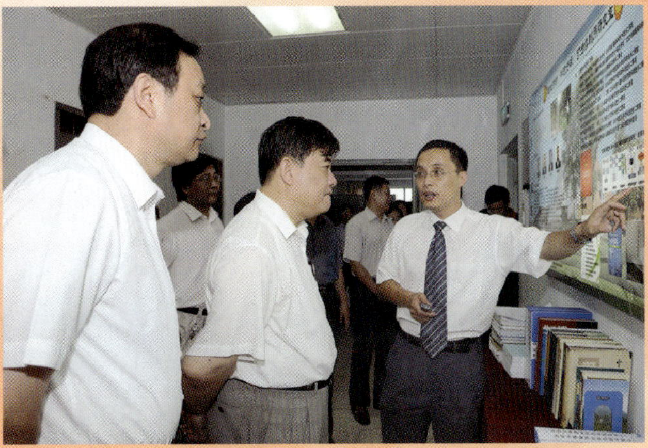

陈竺部长和王国强副部长视察工作

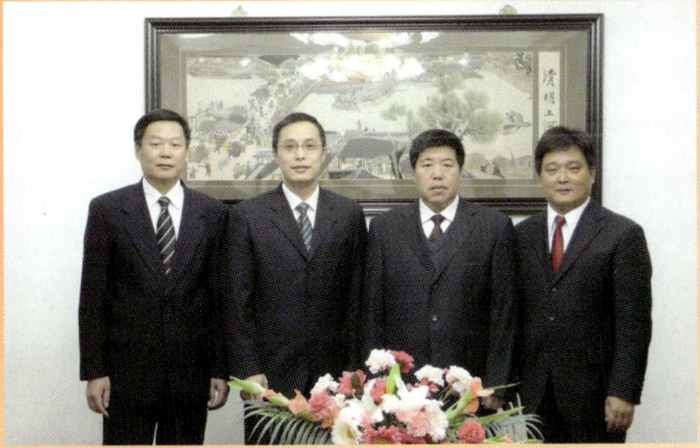

中药研究所领导班子

中国中医科学院中药研究所成立于1955年12月19日，是国内成立最早的一所国家级研究中药的专门机构。自1983年起被世界卫生组织确认为传统医学合作中心，至今已连任7届。

50余年的科学研究实践，培养造就了一批从事中药品种鉴定、资源开发、炮制、制剂、化学、质量标准、药理、毒理和文献研究的科技骨干。全所现有职工189人，其中科技人员175人，副教授以上职称科技人员74人。所内设有5个研究室和7个研究中心：中药药性理论及复杂性科学研究室、中药本草文献研究室、中药鉴定与分子生物研究室、中药药理研究室、中药药代动力学研究室、中药质量标准研究中心、中药制剂研究中心、中药资源研究中心、中药安全评价中心、青蒿素研究中心、中药炮制研究中心、中国中医科学院中药新药研发中心。研究所主办国家级专业学术期刊《中国中药杂志》、《中国实验方剂学杂志》及科普期刊《家庭中医药》。同时，设有中药学、中西医结合基础硕士研究生、博士研究生培养点及中西医结合基础、中药学博士后流动站。

目前全所形成了4个重要研究领域：（1）中药理论研究。重点进行中药药性理论、方剂配伍原理、道地药材形成原理、炮制原理等研究，积极推进本草文献研究。（2）标准化和规范化研究。重点进行中药种子种苗标准、中药质量标准、中药炮制标准研究，加强实验技术的规范化研究。（3）中药产业关键技术研究。重点围绕中药产业发展中的瓶颈问题，例如中药鉴别与质量评价、中药炮制、中药制药工程化以及中药资源的可持续利用等，凝练关键共性技术，进行深入研究，为中药产业现代化提供技术支撑。（4）中药创新药物关键技术研究。重点围绕与中药新药创制密切相关的“一库六平台”，即中药信息数据库、数据挖掘技术平台、活性筛选与药效评价技术平台、化学提取与分析平台、药物代谢技术平台、安全性评价技术平台、制剂技术平台等，进行共性关键技术应用基础研究。研究所构建了完善的中药基础和应用基础研究、中药新药研发的技术平台。

建所以来，研究所先后承担国家级、部局级科研课题近600项，获得国家级科技成果奖励17项，部局级奖53项，院级奖166项。主要科研成果有《抗疟新药青蒿素的研究》、《六味地黄丸预防食管癌的实验和临床研究》、《栝楼属（Trichosathes L）植物的系统演化及其药材的分子鉴定》、《熟大黄炮制新工艺及临床应用的开发研究》等。开发新药31个。

中药研究所是中国中西医结合学会中药专业委员会、中华中医药学会中药鉴定专业委员会、中华中医药学会中药临床药理学专业委员会、中国生态学会中药资源生态专业委员会、中华中医药学会中药炮制专业委员会的挂靠单位，经常组织召开全国性专业学术研讨会并开展国际间的学术交流。研究所与国内外科研院所、大学、企业单位有着广泛的合作与交流，与世界卫生组织、日本、美国、意大利等50余个国家和地区进行科技项目合作、人才交流；长期为来华学者举办中医药学讲座。

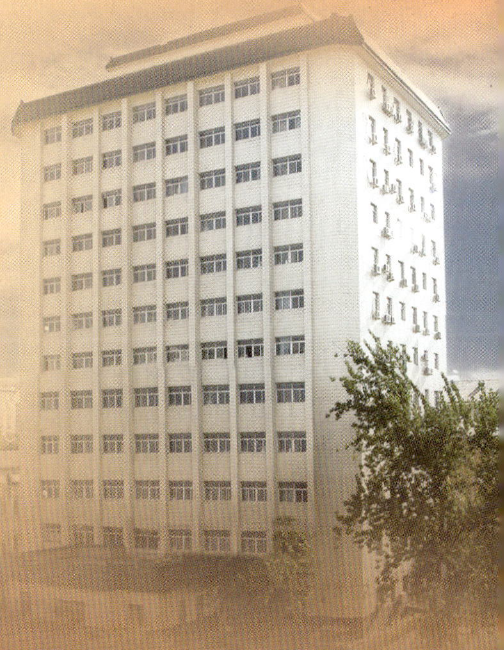

国家中医药管理局重点研究室

——北京中医药大学脑病中医证治研究室

“北京中医药大学脑病中医证治研究室”的前身是北京中医药大学东直门医院“中医脑病研究室”，王永炎院士于1985年创建研究室并担任研究室主任；1996年3月被批准为国家中医药管理局重点研究室，2007年更名为“脑病中医证治研究室”，由孙塑伦教授、高颖教授任研究室主任，王永炎院士为学术委员会主任委员。在20余年的建设中，研究室紧紧围绕着脑病证候学及诊断标准、脑病辨证论治方法与方案优化、脑髓理论及其生物学基础研究3个稳定的研究方向开展深入的科学研究，并逐步拓宽研究领域，科研水平在国内同领域始终处于领先地位。

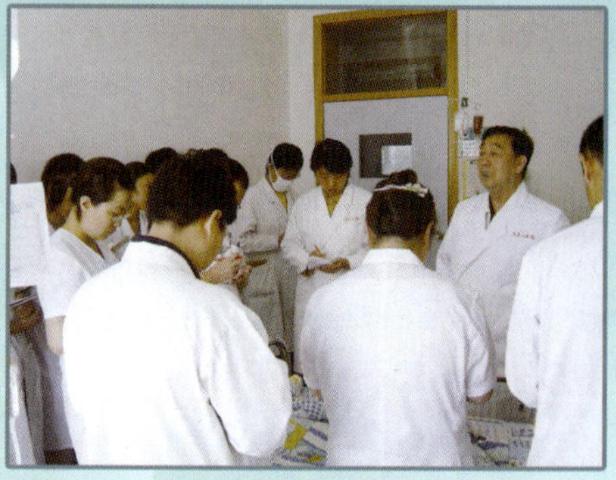

王永炎院士临床教学查房

研究室重视理论与方法的创新，提出了“毒损脑络”的病机假说，创立了化痰通腑、清热解毒、破血化瘀、扶正护脑等中风病的治疗法则；曾主持国家“七五”、“八五”、“九五”、“十五”科技攻关课题，首次将计量医学与医学量表学的研究方法运用到中医证候诊断标准的研究中，研究制定了《中风病诊断与疗效评定标准》、《中风病辨证诊断标准》，被收入中华人民共和国中医药行业标准《中医病证诊断疗效标准》（GB/ZY）、《中药新药临床研究指导原则》；开展了清开灵注射液系列方药、破血化瘀治疗中风病的临床与基础研究，不断研究优化综合治疗方案，提高了中风病的临床疗效，进一步开展了中医药治疗血管性痴呆的研究，相关研究成果曾获国家科学技术进步奖二等奖1项、三等奖3项；现主持国家重大基础研究发展计划（“973”）课题、国家“十一五”科技支撑计划课题、国家自然科学基金课题、北京市自然科学基金课题、北京市科委重大科技项目等省部级以上课题20项；近5年发表学术论文206篇，出版专著11部，研发中药新药5种。

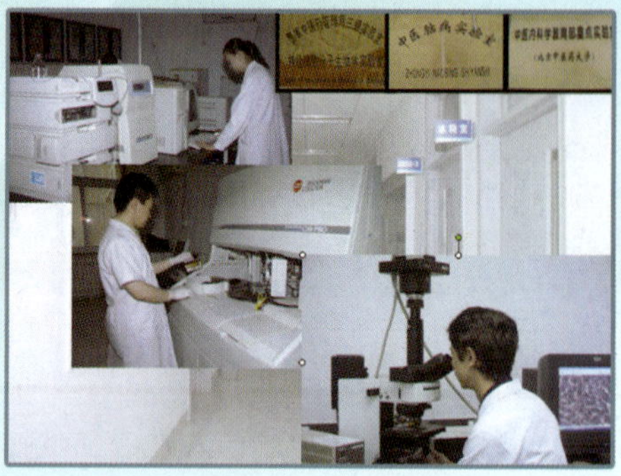

国家中医药管理局
神经细胞分子生物学实验室

研究室主要从事中医脑病的临床与应用基础研究，拥有北京中医药大学东直门医院神经内科和东方医院神经内科2个临床基地，具备支持临床研究的大型医疗设备和研究团队，具有承担临床重大科研课题的能力。国家中医药管理局中医药科研三级实验室（神经细胞分子生物学实验室）为研究室开展基础研究提供了良好的技术平台。北京中医药大学中医内科学科是教育部重点学科，中医脑病研究是其主要研究方向，也是国家“211”工程建设项目的重点支持方向。研究室与国家中医药管理局中医脑病重点专科及重点学科紧密结合，建立了覆盖广泛、联系紧密的学术网络，有力地促进了学术成果的推广及学科学术发展。

目前研究室有科研人员25名，其中专职人员10名，有博士学位的人员17名，博士生导师5名，具备高级职称的人员16名，中级职称9名，已形成了一支高学历、高层次、结构合理的研究团队，具有较强的可持续发展潜能。研究室人员曾获得北京市青年学科带头人、北京市首届中青年名中医、中国科协全国优秀科技工作者、首届中国中医药十大杰出青年、百千万人才工程国家级人选、教育部新世纪优秀人才、北京市百名中青年优秀教师、北京市科技新星等称号或奖励计划资助，有2名博士研究生获国家百篇优秀博士学位论文奖，2名博士研究生获北京中医药大学优秀博士学位论文奖。

地址：北京市东城区海运仓5号　　E-mail：nbzk@163.com
电话：010-84013351　传真：010-84013351　邮编：100700

中国中医科学院眼科医院

中国中医科学院眼科医院于1986年经卫生部批准筹建，成立于1994年，是中医、中西医结合三级专科医院；是北京市基本医疗保险定点医院；是世界中医药学会联合会、中国中西医结合学会、中华中医药学会等眼科专业委员会挂靠单位；是国家中医药管理局“十一五”重点专科、“十一五”重点学科、“北京市中医眼科特色诊疗中心”项目建设单位；是国家中医药管理局、北京市中医管理局“治未病”试点医院。医院较好地发挥着全国中医眼科中心的龙头作用，科研、医疗、教学综合能力在全国中医眼科界处于先进水平。

医院门诊设有眼科、内科、口腔科、针灸科、骨科、耳鼻喉科、妇科、急诊内科等科室。医院住院部设有5个眼科病区，1个综合病区，病床204张。医院专家实力雄厚，技术设备一流，形成了以著名眼科专家唐由之教授为首的老中青结合的眼科专业梯队。为进一步加快医院发展，发挥中医药优势，加强专科专病建设，眼科成立了青光眼、白内障、视网膜病、糖尿病视网膜病变、视神经病、小儿眼科等三级学科，并遴选出年富力强、业务精、医德好的学术带头人，开展了老年性黄斑变性、视网膜色素变性、糖尿病视网膜病变、视神经萎缩、青光眼、视网膜血管炎、儿童弱视、白内障早期防治、视疲劳等优势病种的临床研究，中医特色鲜明，成效显著，积累了成功经验，在手术治疗青光眼、白内障、视网膜玻璃体病变方面配备了一流的手术仪器，形成了一套较完整的疗效较显著的诊疗体系。中国中医科学院眼科医院是中医、中西医结合眼科硕士研究生、博士研究生培养单位。自2000年以来承担课题23项，其中国家自然科学基金面上项目10项，科技部课题3项，国家中医药管理局课题4项，北京市首发基金3项，其他3项。医院在发挥中医药特色的同时，注重应用现代科学方法，成为研究型医院，使学术水平和诊疗技术始终处于学科发展的前沿，为患者提供最佳的医疗服务。

医院环境优美，被誉为花园式、宾馆式医院，秉承以“病人第一，质量第一，服务第一”的宗旨，以“立足于北京，面向于世界”为奋斗目标，以中医理论为指导，以提高中医眼科专病疗效为重点，充分利用现代科学技术，积极开展技术创新，知识创新，提高中医眼科防治眼病水平，为造福我国人民和世界人民作出更多、更新、更大的贡献。

【中医“治未病”系列工程活动——暑期“青少年眼病防治”专项活动】

2007年7月6日，中国中医科学院眼科医院举行暑期“青少年眼病防治”专项活动暨中医“治未病”工程启动仪式。北京市卫生局齐敬宁书记，北京市中医管理局赵静副局长、赵建宏处长，石景山区卫生局谢东晓局长及中国中医科学院唐由之名誉院长、梁菊生副院长等领导和相关人员100余人出席了大会。会议由眼科医院副院长康建平主持，唐由之教授宣布活动启动。

此次暑期青少年眼病防治专项活动是从保健、养生、康复等方面需求出发，充分发挥中医药“治未病”的特色和优势，为青少年近视及视疲劳患者提供多途径的治疗以缓解视疲劳，达到对青少年近视眼的预防和控制低度近视向高度近视发展的目的。利用暑期为青少年提供多方面的防治眼病的知识和干预手段，是眼科医院开展“治未病”系列工程之一，活动从7月6日开始，至9月6日结束，为期3个月。

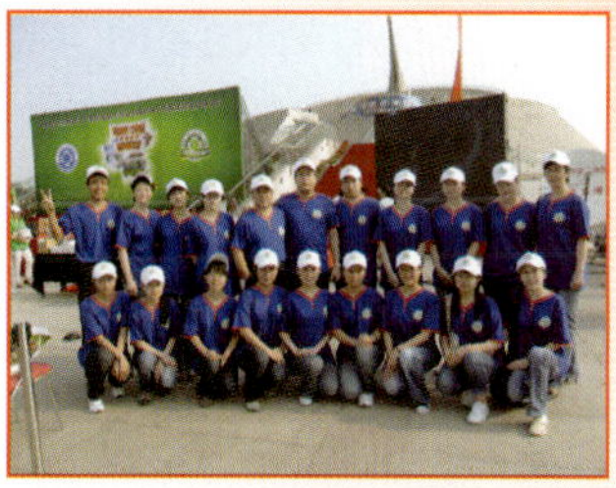

中医中药中国行

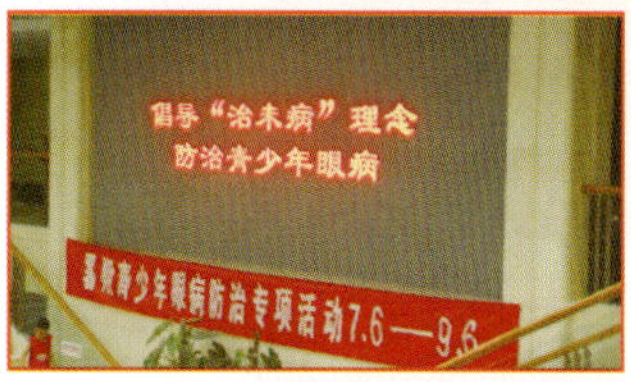

暑期青少年眼病防治专项活动

【中医“治未病系”列工程活动——“秋冬养阴”眼病防治专项活动】

2007年8月8日，中国中医科学院眼科医院举行“秋冬养阴”防治眼病专项活动启动仪式。北京市卫生局齐敬民书记，北京市中医局赵静副局长、赵建宏处长，中国中医科学院梁菊生副院长等领导及相关人员100余人出席了大会。会议由眼科医院副院长康建平主持。

此次活动是眼科医院继暑期“青少年眼病防治”和“冬病夏治，三伏帖”之后，开展的“治未病”系列工程之三。

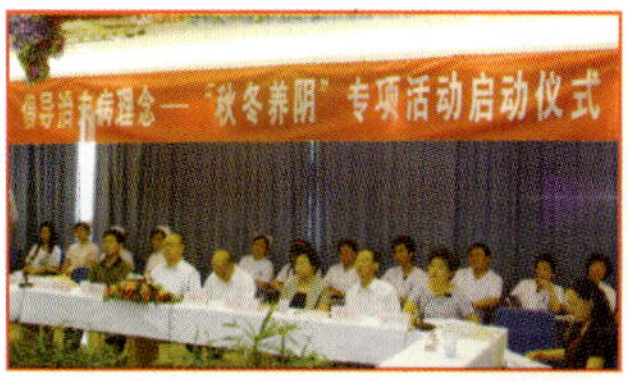

“秋冬养阴”防治眼病专项活动

【中医“治未病”系列工程活动——眼科医院与10家郊区县中医医院开展“携手网络工程”】

2007年9月20日，中国中医科学院眼科医院与北京市10家区县中医医院召开“携手网络工程”工作会议暨启动仪式。国家中医药管理局医政司查德忠副司长、北京市中医管理局赵静副局长、石景山卫生局付瑞副局长、中国中医科学院医管处朱亚春处长及门头沟、平谷、密云、怀柔、顺义、昌平、房山、大兴、通州、延庆等10家郊区县中医医院院长、书记等领导及相关人员150余人出席了大会。

此次活动将构建出北京地区中医、中西医结合眼科人才培养和流动平台；北京地区中医、中西医结合眼科疑难病远程集中会诊平台；北京地区疑难眼病临床科研网络平台——进一步结构化电子病历信息采集系统；构建北京地区中医、中西医结合眼科临床信息数据中心——共享信息系统；构建北京地区中医眼科“治未病”研究系统工程——辐射北京各区县中医医院的中医眼科“治未病”中心，形成北京地区中医、中西医结合眼科医教研一体化网络平台。

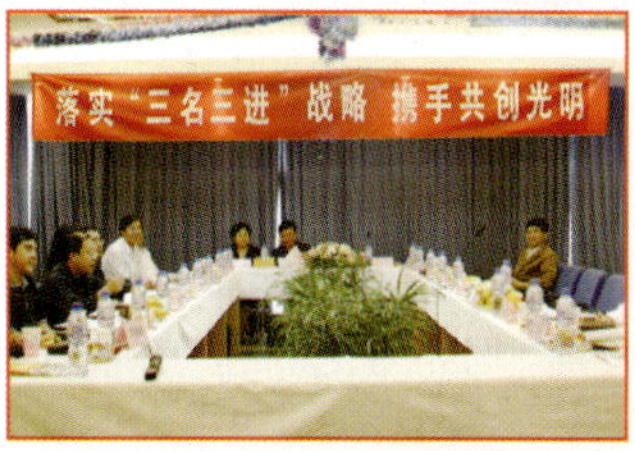

“携手网络工程”专项活动

【王国强副部长中秋节调研眼科医院】

2007年9月25日，卫生部副部长兼国家中医药管理局局长王国强，中国中医科学院院长曹洪欣、党委书记李怀荣、副书记仇芙林，国家中医药管理局人教司司长姜在旸、科教司司长高思华、医政司司长许志仁一行来到中国中医科学院眼科医院调研。

9月25日是中国传统节日中秋节，王国强副部长一行人来到眼科医院慰问医生患者、察看仪器设备、了解院内制剂、参观中药药剂、感受眼科检查，针对眼科医院特点，王国强副部长提出了7条发展战略，眼科医院干部职工受到极大鼓舞。

【眼科医院专家做客人民网《专家论坛》】

中国中医科学院名誉院长唐由之教授、高健生教授、杨晓桦副主任医师先后做客人民网《专家论坛》栏目，针对中医对眼病的防治、青少年近视的防治及青少年屈光不正等眼病的防治方面进行现场视频直播。

（李静、张红丘　供稿）

首都医科大学附属北京同仁医院传统医学科

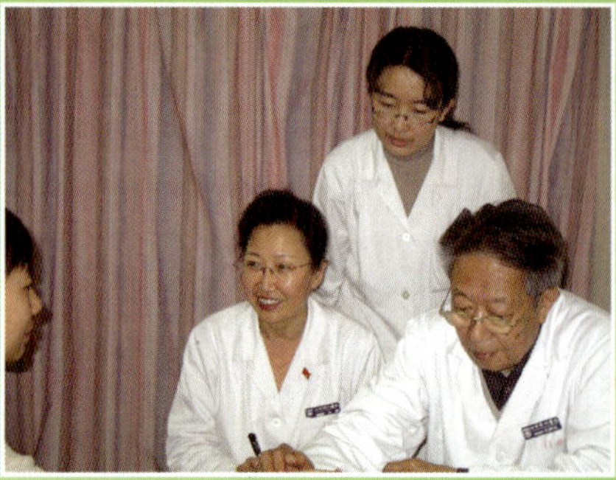
孔老、支主任带领年轻医师在诊疗病人

首都医科大学附属北京同仁医院中医科始建于1956年，在医疗、教学、科研方面成绩显著，发展迅速，2006年被北京市中医管理局评为“北京市中医眼科重点学科”，2007年被评为北京地区综合医院示范中医科。中医科包括中医、针灸、按摩3个专业组，在同仁医院东院、西院、南院均设有门诊，东院设有专家特需门诊。目前中医科共有在职职工26人，其中主任医师2名，副主任医师5名，主治医师10名，住院医师10名，退休返聘专家10名。著名老中医孔嗣伯先生（中国近代“四大名医”孔伯华之子）现在中医特需门诊出诊。现任主任支楠为孔嗣伯唯一学术继承人。科室尚有全国名老中医专家翟济生学术继承人2名，中医眼科名家唐由之学术继承人1名。

北京同仁医院属市级综合医院，中医科在临床实践中运用中医、中药、针灸及正骨按摩诊疗技术在内科、五官科常见病、疑难病方面取得较好的疗效，尤其在诊治眼病、耳鼻喉科病、肿瘤、肾病、呼吸系统疾病、脾胃病、糖尿病、妇科病方面特色突出。门诊包括专家门诊 15 台，专病专台门诊 6 台（肝病专台、耳鼻喉专台、干眼症专台、近视眼专台、减肥专台、眼科中医专台）。近年来中医科开展具有中医特色诊疗技术 5 项，如“针灸穴位埋线治疗”、“超声药物透入治疗”、“养血润目法治疗干眼症”、“穴位贴敷治疗支气管哮喘”、“针灸治疗青少年近视眼”。中医科研制院内制剂 5 种，取得显著疗效。科室承担三区各科的中医、针灸、按摩会诊任务，为急重症、疑难症的中西医结合治疗发挥了积极的作用。

中医科坚持“以人为本，以病人为中心”的服务理念，开展多项方便病人的就诊措施，利用网络媒体对外宣传，介绍科室特色、医生专长、出诊时间，在北京地区率先开展医生工作站，使医疗资源共享，开展多个检查项目，如心电图检查、快速血糖检查、泪液检查、眼底检查等；利用电视传媒进行科普宣传，开展健康大讲堂，进行常见病、多发病的预防治疗、保健康复的知识普及，免费发放科普知识材料。

针灸专业组以针灸、埋线、雷火灸、刮痧、电针、火针、耳针、点刺放血、拔罐、梅花针等多种方法治疗各科疾病，包括眼科疾病、中风后遗症、面瘫、颈椎病、头痛、风湿性关节炎、消化道疾病、呼吸道疾病、妇科疾病等。近年来运用综合疗法治疗眼科疑难病如干眼症、青少年近视取得较好的疗效，国家中医药管理局科技交流中心已把养血润目法治疗干眼症作为科技成果推广项目。中医针灸埋线综合疗法治疗痤疮、黄褐斑、肥胖具有独特疗效，深受患者欢迎，也是中医科特色之一。

按摩专业组采用中西医结合方法治疗了大量临床骨伤科的常见病、多发病，如颈椎病、腰椎间盘突出症、肩周炎、网球肘、膝骨性关节病及腰、膝、踝关节扭伤等，都取得良好的疗效。在专业课题研究方面，利用脊柱动、静力肌肉平衡理论对脊柱病变引起的相关疾病进行临床研究，采用整脊手法治疗了许多颈椎引起的肩周炎、网球肘、颈性眩晕、颈性视力下降、颈心综合征等，疗效可靠受到患者的称赞；特别对膝骨性关节病这种常见病，该科发现关节周围肌力下降、关节不稳、关节疼痛三者之间相互作用、恶性循环为其主要发病机制，可造成膝关节的进一步损伤，对于轻中度的膝关节骨性关节病，通过手法和膝关节肌力训练应用于临床，取得了较好的疗效。

教学方面：该科承担首都医科大学五年制、七年制、高职班、外语班及护理班的中医教学工作，积极进行教改探索，目前全部采用多媒体课件授课。中医组参加北京中医管理局及北京中医药学会组织的市级继续教育项目，承担“北京市西医执业医师合理、规范使用中成药”的授课任务，参加继续教育讲义编写。

自1989年起该科作为中医研究院针灸研究所对外交流中心的国际中医针灸培训基地及教学医院，培训了来自30余个国家的2000多名外国医生，他们来自美国、加拿大、澳大利亚、英国、爱尔兰、法国、德国、比利时、瑞典、韩国、泰国、新加坡、古巴、墨西哥、波多黎各等国，将中国传统医学传播到世界的每一个角落。

科研方面：该科参与首都医学科技发展基金1项，教育部重大科技项目1项，中国中医科学院支持项目1项；承担国家自然科学基金1项，北京中医药科技项目3项，首都医科大学校长基金1项，院内研究生资助项目1项；开发院内制剂5项；完成多种中成药的临床观察。10年来全科共发表学术论文69篇，核心期刊28篇，仅2006年发表学术论文17篇，主编参编医学专著14部，专业教材3部。

人才培养：该科重视人才培养，梯队结构合理，科室有老中医徒弟4人，均已出师，成为科室技术骨干，博士1名，硕士5名，在职研究生3名，北京市“125”人才2名，均已发挥出科研才干，科室采取多途径、多思路加速临床型中医骨干和名中医的培养，使科室在医疗、教学、科研三方面后继有人。

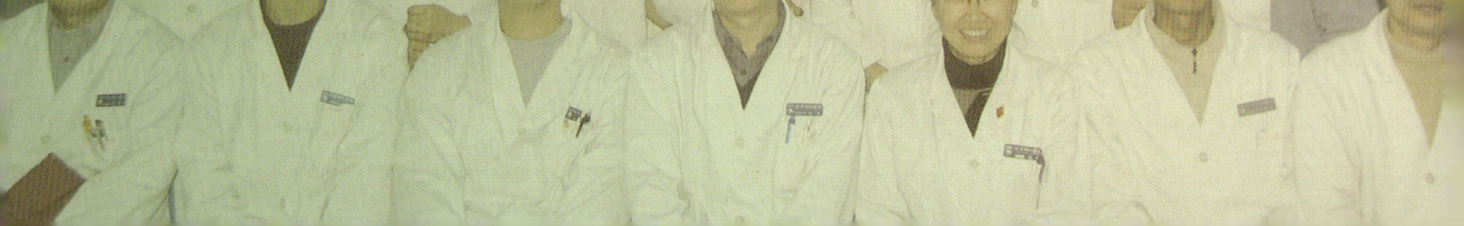

德坤瑶医医疗集团

DE KUN YAO YI YI LIAO JI TUAN

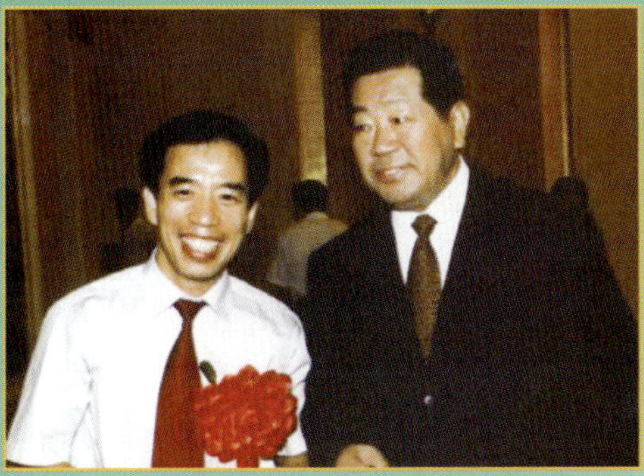

全国政协主席贾庆林亲切接见覃迅云

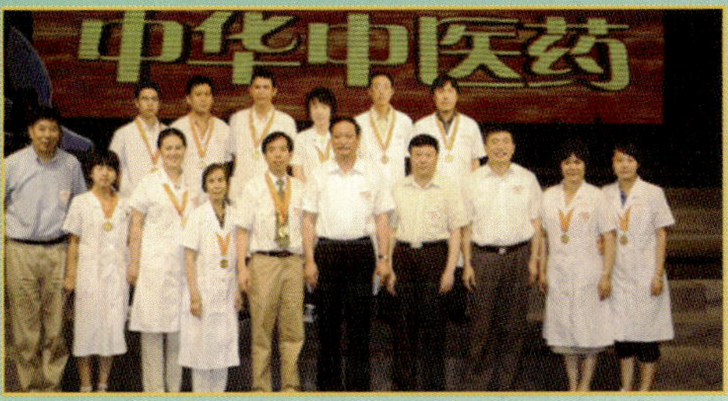

卫生部副部长、国家中医药管理局局长王国强等领导
接见医院抗震救灾部分队员

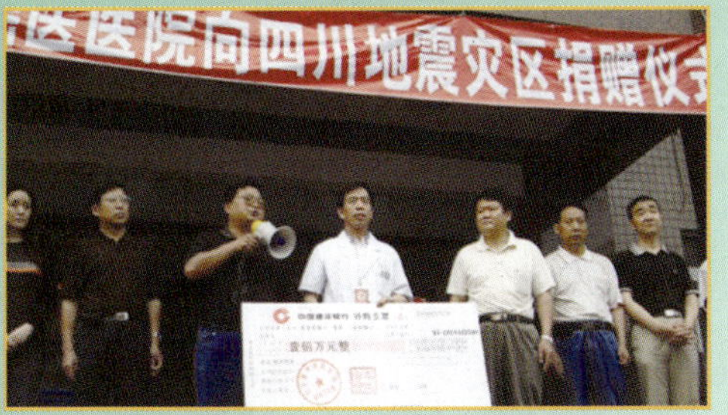

瑶医医院向四川地震灾区捐赠仪式

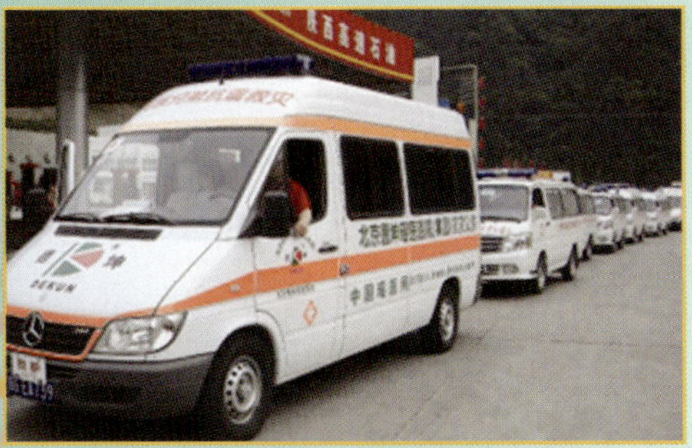

瑶医医院向四川地震灾区捐赠的5辆救护车及大量药品

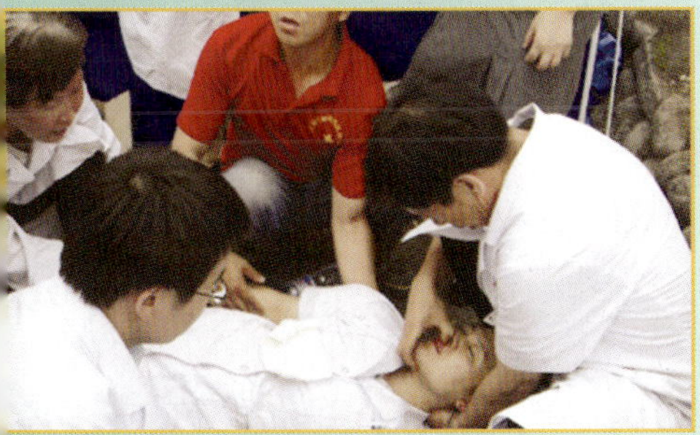

救灾中休克的贾广芬院长

广西覃氏瑶医行医历史可追溯到清朝康熙32年（1693年）。解放初期，覃氏瑶医第12代传人覃德坤走出山高林密的大瑶山，成为瑶族第一代医科大学生，后以祖传绝技治疗疑难重症（红斑狼疮、肿瘤）。退休后，在桂林行医时为大庆油田的黎工程师治愈了肝癌，受其邀请，1985年覃德坤老先生带领子女北上黑龙江省大庆开办瑶医诊所。

1998年，全国首家瑶医院——大庆德坤瑶医特色医院建成。1999年，医院组建黑龙江省德坤瑶医药研究院，继而又成立了瑶医肿瘤研究所、瑶医红斑狼疮研究所、瑶医新药开发研究所、瑶医药医史文献整理研究所、瑶医疑难病研究所、德坤瑶医医院瑶药制剂中心。医院研发出6个系列45个品种批号的瑶药投入临床。2000年医院在北京成立北京德坤瑶医医院，同年成立了北京德坤瑶医药研究院；2001年在石家庄成立德坤瑶医药研究院及德坤瑶医分院；2004年在上海成立上海德坤瑶医分院；2005年在广州成立广州德坤瑶医分院；2008年分别成立武汉德坤瑶医分院和沈阳德坤瑶医肿瘤医院；2006年石家庄德坤瑶医分院升格为石家庄德坤瑶医肿瘤医院；于2003年在瑶药主产区广西金秀瑶族自治县成立"大瑶山瑶药有限公司"。

覃氏瑶医以"胸怀仁德、利济乾坤"的办院宗旨，以高尚的医德、精湛的医术，真诚关爱患者，积极参加国家同重大疾病和灾害的斗争。1998年10月，医院领导带领瑶医抗洪抢险医疗队，为灾区群众和抗洪官兵治病疗伤，捐赠药品和设备31万元，关闭医院，全员参加一线抗灾。2003年抗击突如其来的"非典"时，北京是重灾区，瑶医主动请缨，并获批准进入"非典"主战场——北京冶金医院，用瑶医药方法治疗"非典"，捐赠救护车一辆，全部免费为患者治疗，又拿出30余万元药品煎煮大量的瑶药，发给医疗同仁及机关领导，在抗击"非典"期间发挥了重要防病作用。2004～2005年开展"战胜癌症守护生命——中国肿瘤健康教育万里行"，瑶医关爱健康足迹遍及祖国东北、华北、华南、华中、西北和西南共20多个省、100多个市、1000多个乡镇，累计行程15万余公里、累计赠送药品430万元，深受患者称颂和欢迎。

2008年5月12日，中国汶川发生特大地震，覃迅云院长在第一时间5月13日率领50人的瑶医医疗救护队投入抗振救灾，在灾区工作23天，先后深入到震中区的7个市县和10余个乡镇40多个乡村，捐给灾区5台救护车和药品总计170万元，共救治患者3万余人，受到国家、省、市的表彰奖励。具有两千多年历史的瑶医药，在救灾中发挥了应有作用，我们感到无比的欣慰。我们仍然关注着灾区，为抗震救灾尽我们应尽的社会责任。瑶医和各民族兄弟心连心，瑶医心贴党中央，救灾挑重担。让我们同心同德，为汶川抗震救灾、重建家园贡献一切力量！

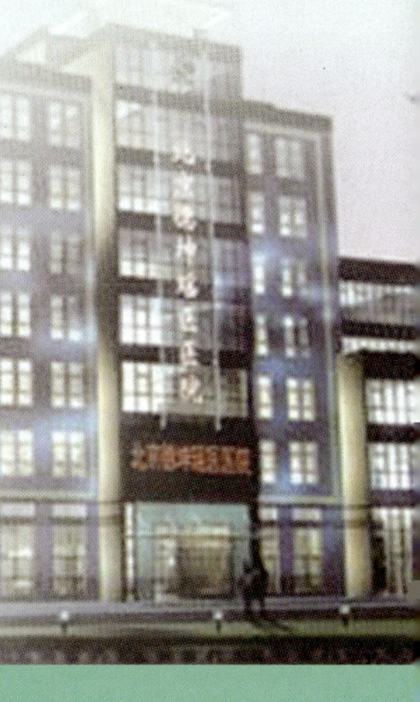

大庆总院地址：黑龙江省大庆市东风新村七区701楼
电话：0459-6381588　　传真：0459-6383282
北京德坤瑶医医院地址：北京市门头沟区新桥南大街3号
电话：010-69863600　　传真：010-69863601
广州分院地址：广东省广州市越秀区中山六路178号
电话：020-81071408　　传真：020-81086155
上海分院地址：上海市闸北区天通庵路53号
电话：021-56983547　　传真：021-56985869
石家庄分院地址：河北省石家庄市新华区联盟东路2号
电话：0311-87780366　　传真：0311-87780368
沈阳分院地址：辽宁省沈阳市大东区大什字街7号
电话：024-24834480　　传真：024-24358151
武汉分院地址：湖北省武汉市江汉区北湖西路6号凤凰城小区
电话：027-85555477　　传真：027-85555499

首都儿科研究所附属儿童医院中医科

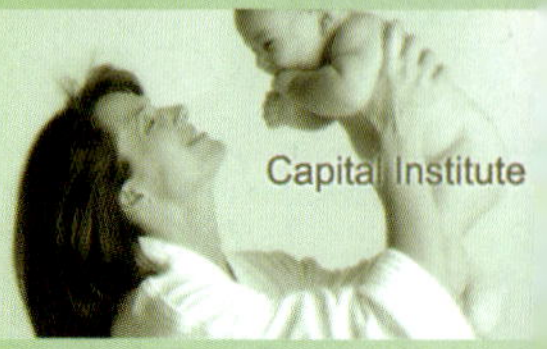

首都儿科研究所附属儿童医院中医科成立于1984年，现有医师6人，其中高级职称5人，中级职称1人。

中医科成立20余年来年，一直致力于儿科疾病的中医、中西医结合的治疗和研究。中医科在上世纪80年代即在小儿心肌炎、肺炎的中西医结合治疗方面取得了研究成果。近年来，中医科在开展对小儿常见病、多发病的中医、中西医结合治疗外，突出多方位的综合治疗，并且为适应社区大健康的需求，开展了根据患儿体质，运用中医药理论，结合中药外敷法、食疗养生法的综合“治未病”防病工作，深受患儿家长的好评。目前，中医科门诊量逐年增加，现已达到4万余人次/年。

中医科主要专业方向为：小儿呼吸道疾病、消化道疾病、小儿杂病。主要治疗特色：中医中药、中西医结合治疗小儿急慢性呼吸道疾病，辅以中药透皮给药、外敷疗法治疗和预防；中药配合手法治疗小儿消化系统疾病；中药配合行为指导、耳穴埋豆治疗小儿尿频、遗尿、夜啼、多动症、抽动症等杂病。近年来，中医科还开展多学科协作，进行小儿斜颈、脑瘫、脑发育迟缓的中医康复和结缔组织疾病的外治疗法。

首都儿科研究所附属儿童医院中医科自成立起，在进行临床治疗和研究的同时，还进行了儿科中成药的研究和开发。20余年来，已研究开发出具有儿科治疗特色中成药20余种，其中获国家药准字号的中成药9种。中成药因临床疗效好，剂型合理，服用方便，无论在本市还是外埠均受到良好的赞誉。

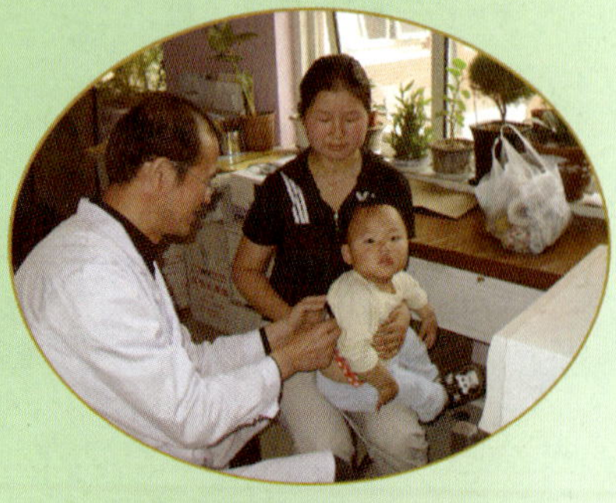

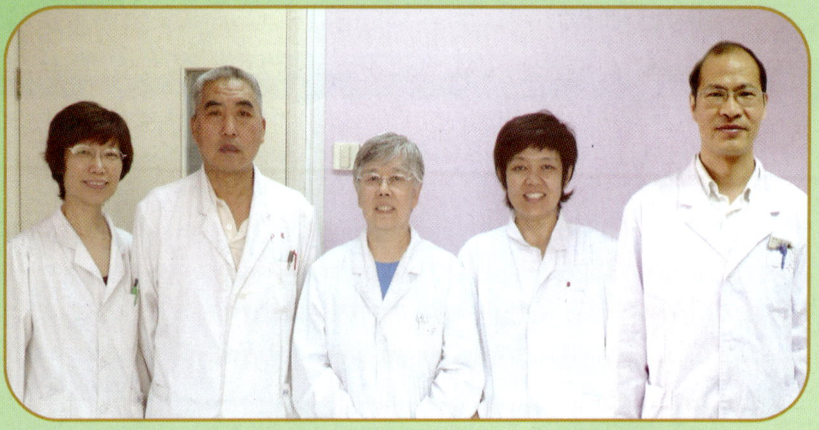

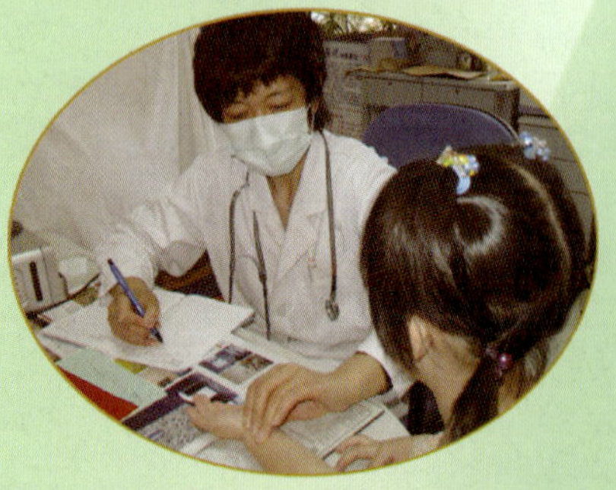

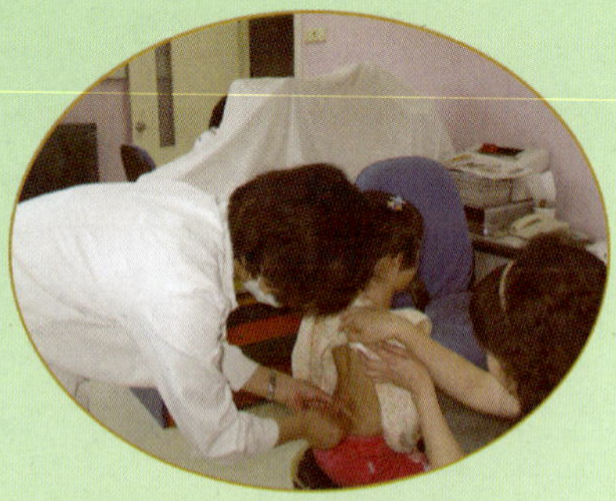

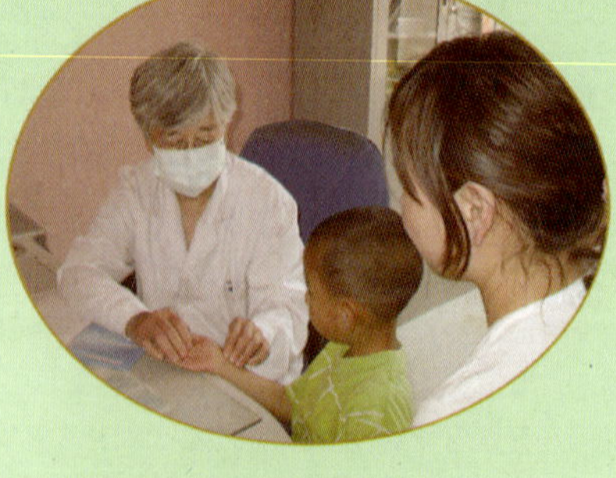

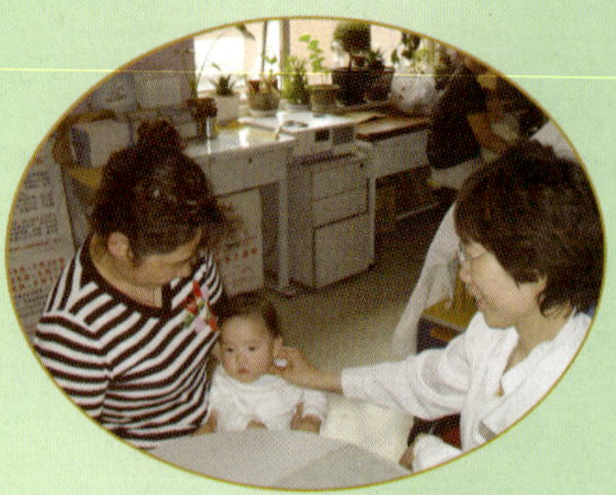

地址：北京市朝阳区雅宝路2号　　邮编：100020　　网址：www.shouer.com.cn/web/index.aspx

2008 年国际（亳州）中医药博览会暨第 24 届全国（亳州）中药材交易会

中华药都形象的展示会　药材药品的推销会　历史文化旅游资源的推介会　招商引资的平台　展示中医药文化的载体　推动中医药界交流与合作的国际性盛会

华佗故里　药材之乡

江泽民

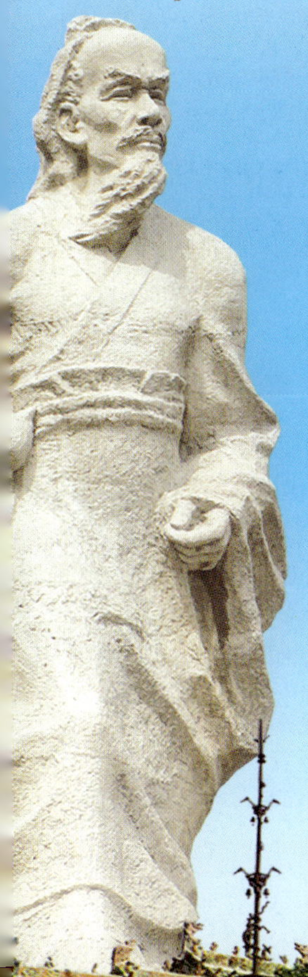

全国（亳州）中药材交易会始于1985年，每年举办一届，迄今已成功举办24届。国际（亳州）中医药博览会于2006年经国务院批准，商务部同意，每年9月在亳州举行。

2008年国际（亳州）中医药博览会暨第24届全国（亳州）中药材交易会（以下简称药博会）于2008年9月7～11日在“中华药都”亳州成功举办。本届药博会由安徽省人民政府、中国国际贸易促进委员会、国家中医药管理局、中国中药协会联合主办，亳州市人民政府、中国国际贸易促进委员会安徽省分会、安徽省食品药品监督管理局、中国北京同仁堂（集团）有限责任公司共同承办。大会期间，客商云集，活动丰富，经贸活跃，特色突出，中医药界代表和经贸客商10万余人莅临亳州，进一步促进了中医药文化的交流，提高了药博会的知名度，彰显了“中华药都”亳州的风采。

本届药博会以“健康·合作·发展”为主题，按照“办出特色、办出水平、办出成效”的要求，安排了经贸、学术、文化三大板块14项活动内容，突出了中医药文化特色，融入了亳州元素，展会的特色化、国际化水平进一步提升，开放性、创新性进一步增强。

招商招展卓有成效。本届药博会启用了新的展馆，举办了2008年国际（亳州）中医药展，通过内引外联和人性化服务，提高了展会质量，实现了企业与专业客户的良性互动。此次中医药展共设立标准展位146个（其中境外展6个）、特展16个、药械展57个，北京同仁堂、上海雷允上、哈药集团等一批国内知名企业参展，签订购销协议金额20多亿元，进一步提升了国际（亳州）中医药展的品牌形象。大会期间，举办了第2届中国（亳州）白酒节，共吸引了来自全国各地的酒类企业102家、美食企业46家、相关企业18家参展，达成合作意向28项，订单交易额达200多万元。大会举办的中国（亳州）投资环境说明会暨项目签约仪式，吸引了北京同仁堂有限责任公司、江苏雨润集团、香港财富集团、汇仁集团、海王星辰集团等多家知名企业参加，共签约项目64个，比上年增加37个，其中总投资5000万元以上项目26个、亿元以上项目10个，总投资44.2亿元，是上年的2.47倍。本届药博会上，亳州市与吉林省通化市签订了《亳州市—通化市缔结友好城市协议书》，通化万通药业、天马药业等医药企业与亳州市济人药业、华佗国药等企业就如何实现优势互补、合作共赢进行了广泛交流与探讨，为两市优势互补、共同发展奠定了良好基础。

学术活动气氛热烈。与往年学术活动相比，本届药博会学术活动更加注重中医药产业创新与发展，更加关注民生与健康。大会期间，举行了中药饮片产业创新与发展论坛、第3届全国知名中医药企业高层论坛、中国医保商会2008年中药饮片分会工作会议、民间验方诊疗技术研讨会、养生保健报告会以及中医中药中国行亳州站科普宣传活动健康知识讲座。原国家食品药品监管局副局长惠鲁生、南京中医学院副校长蔡宝昌围绕“中医药产业的发展与共赢”作了精彩演讲；中国医药保健品进出口商会刘张林副秘书长、中国中医科学院中药所边宝林教授等国内外专家围绕国际中药市场开拓、国家中医药产业政策、中药饮片生产炮制技术创新与发展等问题进行了精辟阐述；卫生部健康教育首席专家、解放军总医院营养科研究员、中国著名营养专家赵霖教授就如何饮食、调配营养和保健作了保健知识讲座。通过学术交流活动，加深了国内外中医药界的沟通与合作，对弘扬中医药文化、推进中医药事业必将产生积极影响。

文化活动精彩纷呈。由中央电视台著名主持人张泽群、周宁联袂主持的“中华药都——中医中药中国行走进亳州”开幕式主题晚会，以《芍花争艳》、《歌榭春秋》、《药都传奇》、《盛世药都》四大篇章为主题，融入了亳州特有的中医药元素，融中医药文化于艺术欣赏之中，使主题晚会成为传播弘扬中医药文化、宣传推介亳州的最好平台。中医中药中国行走进亳州科普宣传活动、中国（亳州）旅游文化节、全省药膳大赛暨颁奖典礼、华佗五禽戏表演、中医药书画艺术节等大型文化活动，进一步凸显出亳州药博会的丰富内涵，集中展现了“天下道源、养生亳州”的品牌形象。

国际化进程明显加快。本届药博会吸引了众多国际知名专家、友好人士。药博会期间，来自美国、英国、南非、日本、韩国、马来西亚、印度尼西亚等国家和地区的专家教授、友好人士及政府代表团40多人，或进行交流，或进行论坛演讲，或开展贸易洽谈，或观光旅游，成为药博会一道亮丽风景。南非维岑堡市友好代表团通过考察，期望与亳州市在农业、酿酒、商贸方面进行经常性交流并取得实质性进展。韩国荣州市友好代表团期望在药业、体育等方面开辟更广阔的合作与发展空间。

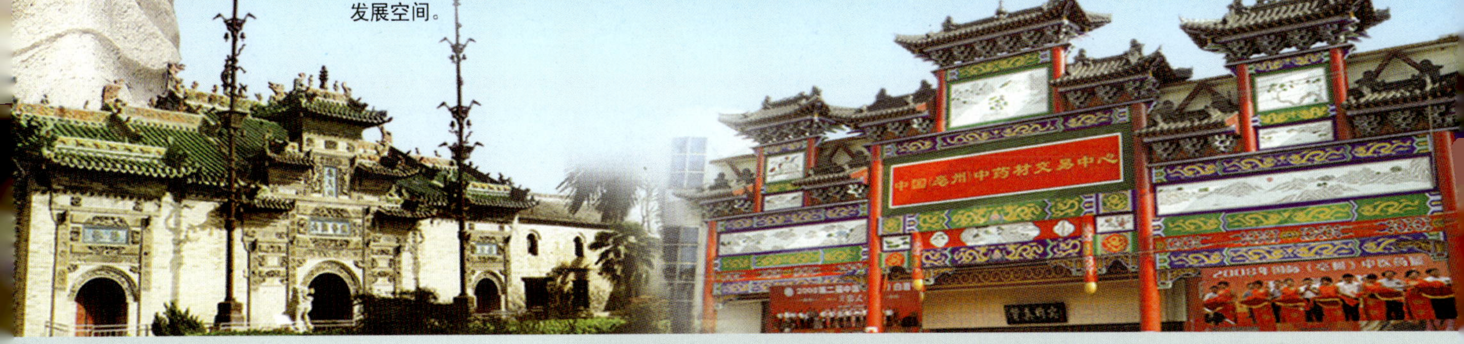

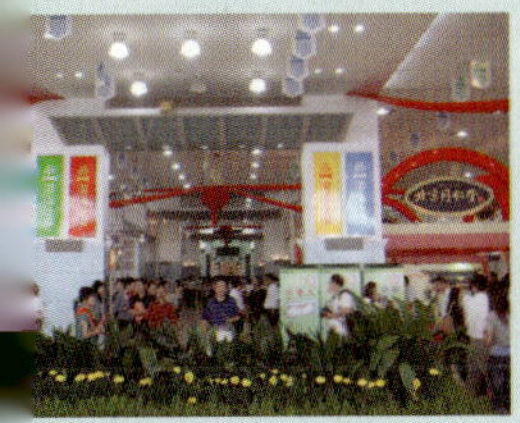

年国际（亳州）中医药展

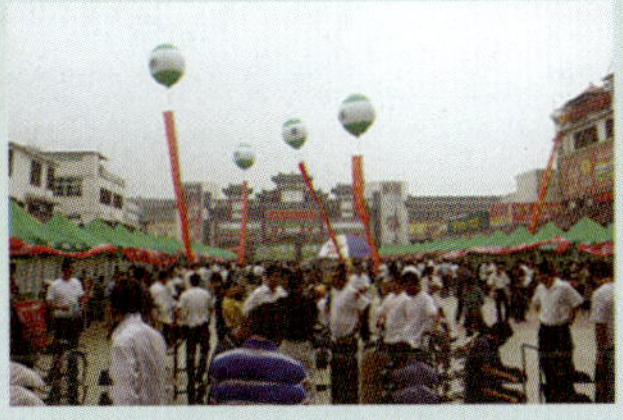

中医中药中国行走进亳州科普宣传活动

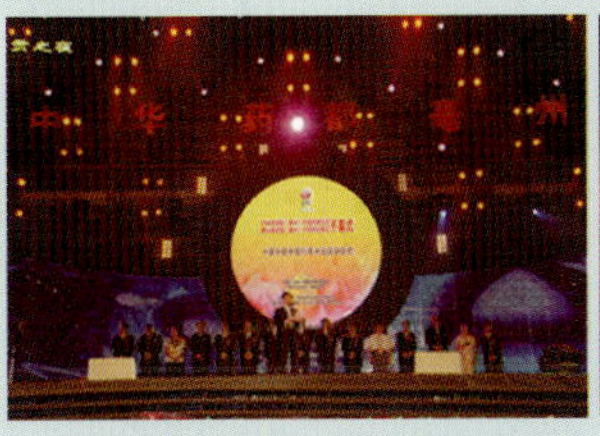

2008年药博会暨第24届药交会开幕式

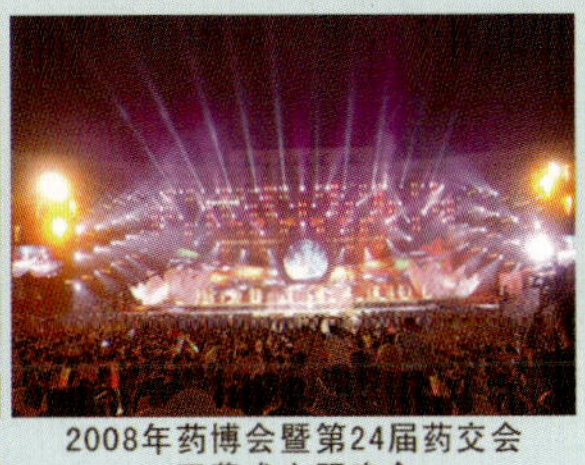

2008年药博会暨第24届药交会开幕式主题晚会

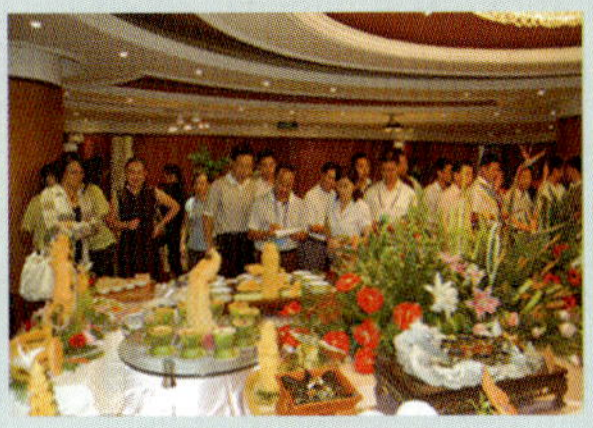

安徽省药膳大赛

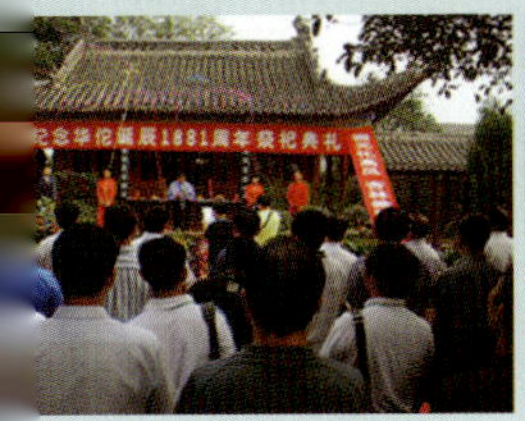

诞辰1881周年祭祀大典

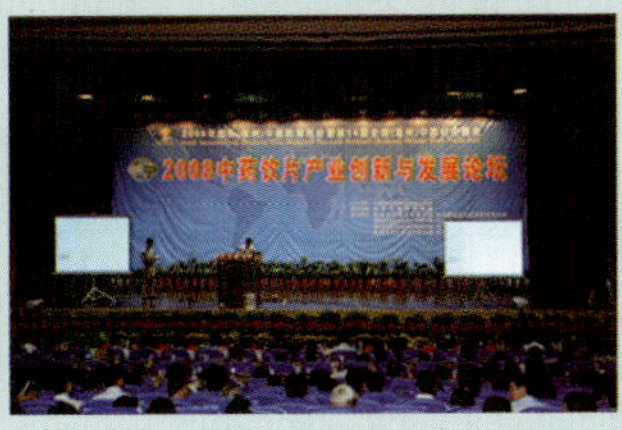

2008中药饮片产业创新与发展论坛

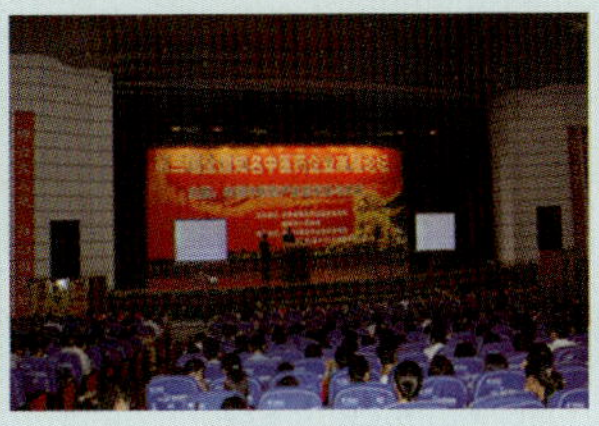

第3届全国知名中医药企业高层论坛

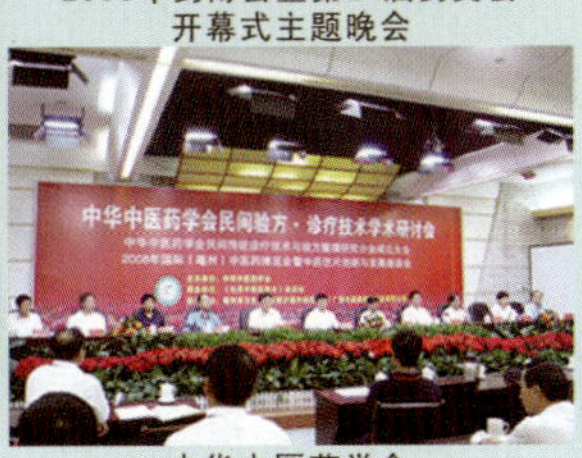

中华中医药学会 民间验方·诊疗技术学术研讨会

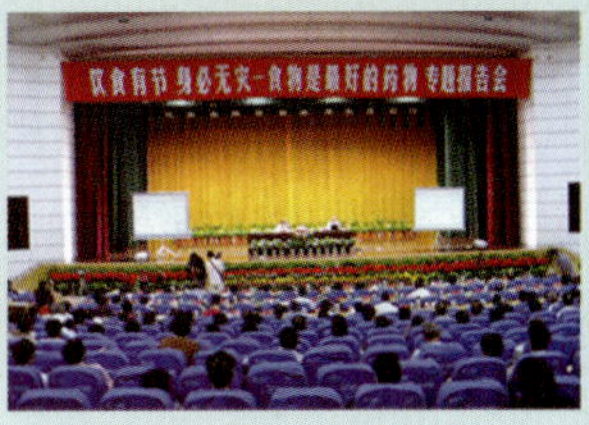

养生保健专题报告会

电话：0558-5125771 / 5125772　网址：www.bz-tcme.com　E-mail：bzfpb168@163.com

百泉药贸有限公司

辉县市百泉药贸有限公司位于河南省西北部太行山南麓，豫晋西两省接壤处，距京广铁路、京珠高速公路仅有20公里，这里气候温和、四季分明、土壤肥沃、水丰林茂、中药材资源丰富，有”天然药库”之称，主产山楂、连翘、柴胡等上千种绿色环保中药材。

千余年药材集散地，六百年百泉药交会。中国百泉药交会是由隋朝大冶年间（公元609年）的庙会演变而来的，到明洪武8年（1375年）正式形成以药材为主的全国性商品交易市场，距今已有600多年历史。药交会定型以后，全国药材大宗上市，各地商贾购进卖出，调剂余缺，互通有无。一年一度，交易大会规模逐年扩大，享有“春暖花开到百泉，不到百泉药不全”的盛誉。

1980年，国家有关部委将百泉药交会列为全国三大药交会十大药市之一，1991年被国家六部委确定为全国性药交会，与河北安国、江西樟树形成我国三大鼎足药市，并且位居三大药交会之首。1992年，全国29个省、市、自治区4000多个单位以及港澳台药商、国际友人等近十万人云集百泉，交易额近30亿元，成为历史上规模最大的药交盛会。

中国百泉药都占地67000平方米，内设展馆400余间，10000平方米的标准会展中心，拥有800个国际标准展位，6000平方米的高架位仓库，4000平方米的标准仓库。具有独立的计算机管理信息系统，为商户提供电子商务平台和高质量的现代化服务。

公司现有员工280人，其中大专以上学历128人，公司管辖中药饮片有限公司、第六建筑公司、华艺房地产开发公司、假日大酒店、华艺宾馆。公司现有固定资产8000万元，无形资产1.5亿。

2005年9月，公司顺利通过国家《药品经营管理规范GSP》认证。2007年，为了迎合国际化竞争，加快步伐使产品在技术、质量各方面更显卓越，按国家GMP标准率先在行业内实行中药原料规范化生产。2008年元月，公司获得了由国家食品药品监督管理局颁发的GMP认证，成为中原地区屈指可数的双认证企业。

辉县市百泉药贸有限公司董事长兼总经理郭新富是河南省政协委员，现任世界中医药学会联合会中药专业委员会副会长、中国经济理事会理事、中国中药协会常务理事、全国光彩事业促进会理事、辉县市工商联会长、辉县市政协副主席。2002年获新乡市“五一”劳动奖章。2005年，为了保证药源质量，郭新富利用辉县市70%为山丘区的优势，以种植、饮片加工为基础，实施柴胡产业化项目，动员乡镇农民种植柴胡，建设柴胡基地，为山区农民脱贫致富奠定了基础。

我们相信，在新世纪的经济浪潮中，中国百泉药都将屹立潮头，手擎大旗引领越来越多的国人感受中医药文化的精髓，并成为其踏实的追随者。中国百泉药都作为中医药的代言人，群众对中医药的了解深入之日，也就是中国百泉药都的形象深入人心之时。在不断增长起来的中医药市场中，中国百泉药都也必将以其首发之功、力倡之效，在大众心中打下不可动摇的中药之首的磐汤地位。

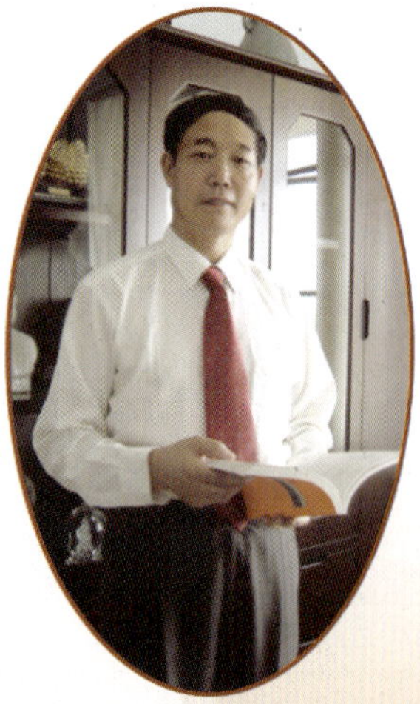

董事长：郭新富

“百泉药交”

诚邀八方客，喜欢四海宾！！！

4月8日

地　址：中国河南辉县百泉药都　　邮　编：453600

电　话：0373-6281018　　传　真：0373-6231158

联系人：郭新富

网　址：www.bqyd.com

E-mail：bqyd@163.com

中国普宁中药材专业市场

中国普宁中药材专业市场于1996年7月6日由国家批准而创建的，是首批被国家批准的8个国家定点中药材专业市场之一。新市场于1998年10月1日建成并投入使用。该市场占地面积70亩，建筑面积4.5万平方米，采用中西结合的建筑风格，独具民族韵味，设施配套完善，拥有铺位410间，经营户405户，经营全国地道中药材共1000多个品种。市场配备有电脑信息、电视监控、药物检验、中药标本等综合服务机构和现代化设施，总投资1.5亿元。

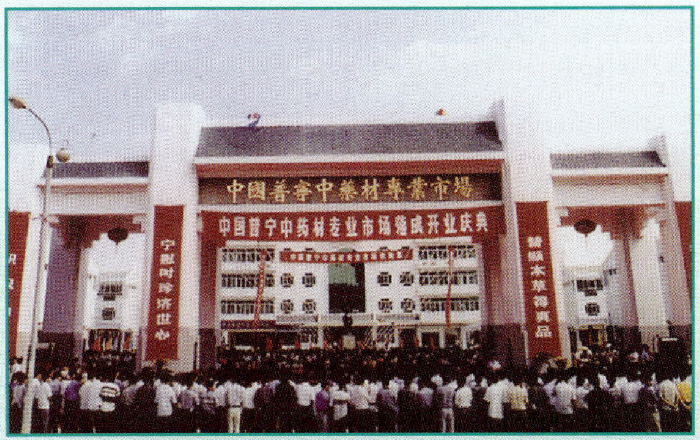

为加强普宁中药材专业市场的管理，规范中药材专业市场的工作，根据国家《整顿中药材专业市场的标准》及有关行业管理的政策、法规，结合普宁的实际，市场设立“普宁中药材专业市场管理服务中心”，实行全面管理和服务工作。整个市场管理机构共有职工人员25人，其中高级职称1人，初级职称12人。几年来，市场管理服务中心始终注重在争创一流的管理上下工夫，努力塑造和完善普宁药市的形象，经过努力从2000年开始先后获得了下列各项光荣称号：

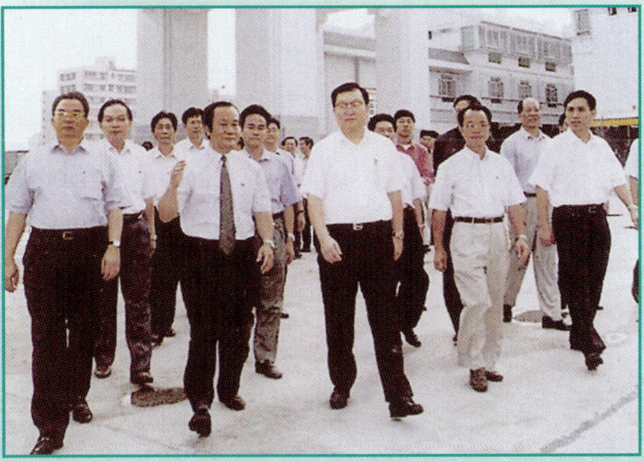

2000年1月被揭阳市旅游局授予“全市旅游先进集体”称号；

2000～2001年度获“揭阳市文明市场”称号；

2000～2001年度获“广东省文明市场”称号；

2002～2003年度获“广东省文明诚信市场”称号；

2003年度获“全国十大药材药品交易市场”称号；

2004年度获“普宁市文明窗口”称号；

2006年度获“广东省信息兴农先进单位”称号；

2007年2月被中国中药协会授予“中国中药名城试点城市”称号。

目前普宁中药材专业市场在国内外特别是在东南亚和港澳地区都具有较大的影响力和吸引力。中药材销售已辐射到全国18个省市，且远销日本、南韩、美国、欧洲、东南亚及港澳地区，是中药走出国门、打进世界的南方窗口。现在，已有美国许氏参业集团、香港恒发参茸公司、东北集安新开河参业集团、福建厦门参茸公司以及国内各药材产区的药商都到普宁中药材专业市场置业经商。许多国内外考察团和旅游团体频频到普宁中药材专业市场参观考察。

普宁中药材专业市场经营以批发零售相结合，供销商品物美价廉，主要商品冬虫夏草、人参、鹿茸产品等采取产地特销、价格优惠、质量保证、销售量居全国前茅。2000年市场成交额14亿元，2005年增长至18亿元，市场稳定发展。

展望未来，我们充满信心。可以预见，今后普宁中药材专业市场对沟通南北药材交流，调剂余缺，互通有无，活跃全国中药材市场以及中药跨出国门，走向世界，扩大知名度，促进中药事业发展，定会作出更大贡献。

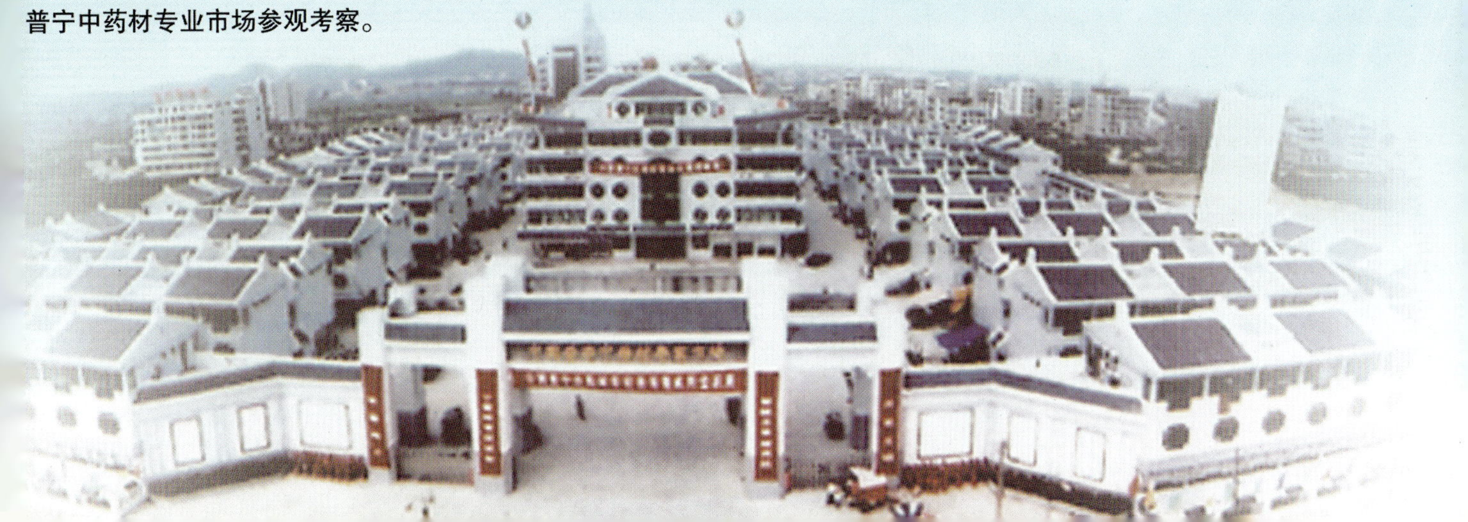

江苏省南京中医药大学

【学校各级领导介绍】

校领导介绍	
职务：党委书记	姓名：黄成惠
职务：校长兼党委副书记	姓名：吴勉华
职务：党委副书记	姓名：王家法
职务：党委副书记	姓名：马家忠
职务：副校长	姓名：刘沈林
职务：副校长	姓名：陈涤平
职务：副校长	姓名：张树泉
职务：副校长	姓名：蔡宝昌
职务：副校长	姓名：段金廒
各学院院长介绍	
职务：基础医学院院长	姓名：马　健
职务：第一临床医学院院长	姓名：汪　悦
职务：第二临床医学院院长	姓名：金宏柱
职务：药学院院长	姓名：丁安伟
职务：经贸管理学院院长	姓名：张端珣
职务：护理学院院长	姓名：徐桂华
职务：外国语学院院长	姓名：姚　欣
职务：信息技术学院院长	姓名：蔡爱华
职务：人文社会科学部部长	姓名：金　鑫
职务：心理系系主任	姓名：杜文东
职务：成人教育学院、高等职业技术学院院长	姓名：何文彬
职务：国际教育学院院长	姓名：赵　熔
职务：翰林学院院长	姓名：司晓晨

【重点学科及学科带头人】

国家级重点学科	中药学	蔡宝昌
国家级重点学科	中医医史文献	王旭东
国家级重点学科	中医儿科学	汪受传
局级重点学科	中医医史文献学	王旭东
局级重点学科	中药制药学	蔡宝昌
局级重点学科	中医儿科学	汪受传
局级重点学科	针灸学	王玲玲
局级重点学科	方剂学	孙世发
局级重点学科	中医临床基础	杨　进
局级重点学科	中医内科肾病学科	孙　伟
江苏省级重点学科	中医临床基础	马　健
江苏省级重点学科	方剂学	孙世发
江苏省级重点学科	中医诊断学	吴承玉
江苏省级重点学科	中医内科学	薛博瑜
江苏省级重点学科	中医外科	潘立群
江苏省级重点学科	中医妇科	谈　勇
江苏省级重点学科	针灸推拿学	王玲玲
校级重点学科	中西医结合护理学	徐桂华
校级重点学科	中药药理学	许惠琴
校级重点学科	中医五官科学	丁淑华
校级重点学科	中西医结合基础	詹　臻

【专业统计】

学校教职工数1231人。专任教师724人，其中教授118人，副教授149人，讲师235人，助教222人。

【研究生教育】

在校硕士研究生1515人，2007年招收硕士研究生479人，毕业365人。

在校博士研究生323人，2007年招收博士研究生101人，毕业75人。

【重点实验室及负责人】

江苏省级重点实验室	方剂研究重点实验室	段金廒
江苏省级重点实验室	针药结合重点实验室	王玲玲
江苏省级重点试验室	中药炮制重点实验室	蔡宝昌
江苏省级重点实验室	针灸学重点实验室	王玲玲
科技部重点实验室	规范化中药药理试验室	陈　龙
校级重点试验室	中医脑病基础研究	吴颢昕
校级重点实验室	中药复方分离工程	郭立玮
校级重点实验室	中药炮制	吴　皓
局级重点实验室	中药质量标准研究试验室	吴　皓
局级重点实验室	中药制剂实验室	彭国平
局级重点实验室	针灸生物医学实验室	王玲玲
江苏省计划与经济委员会重点实验室	江苏省植物药深加工工程研究中心	郭立玮
工程中心	江苏省海洋药物研究开发中心	吴　皓
工程中心	科技部新药临床试验研究中心	刘沈林
工程中心	国家食品药品监督管理局新药临床研究基地	刘沈林
工程中心	江苏省中药质量控制工程技术研究中心	蔡宝昌

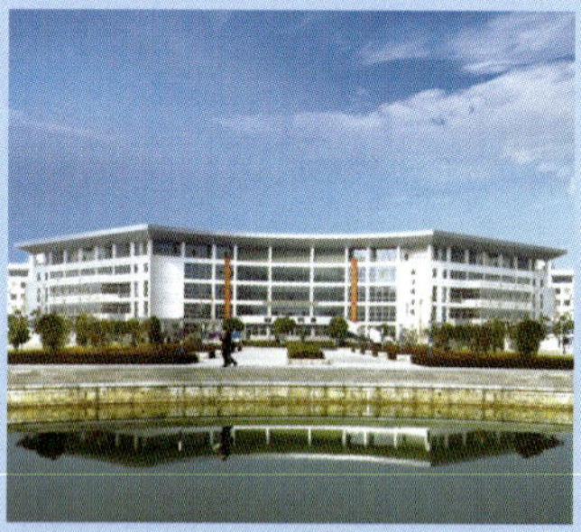

敬文图书馆

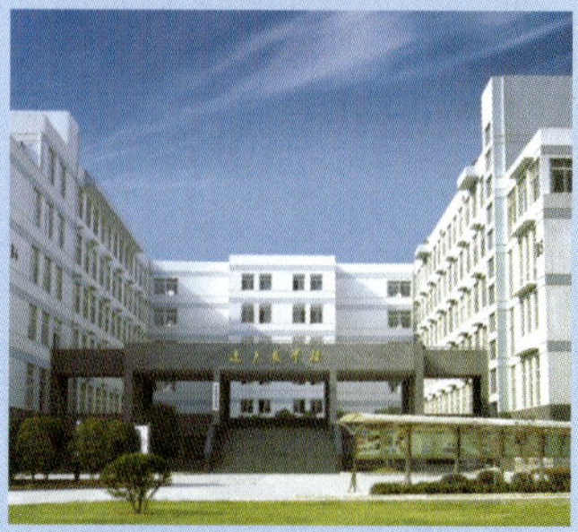

逸夫教学楼

校　址：江苏省南京市栖霞区仙林大道138号　　邮　编：210046

电　话：85811001　　传　真：85811006

电子邮箱：xzbox@njutcm.edu.cn　　网　址：www.njutcm.edu.cn

成都中医药大学药学院

成都中医药大学药学院（原成都中医学院药学系）成立于1959年，是全国最早成立的药学院（系）之一，经过50年的发展历程，已逐渐形成了完整的中药学高等教育体系。学院已培养了45届毕业生，为中药科研、教学、管理和企业等输送了大批的优秀人才，为我国中药事业的发展与国民健康水平的提高起到了重要的作用。学院现任党委书记陈学惠、院长彭成。

◆ **本科教育理念**

医药结合 依据中药是指在中医理论指导下认识和使用的药物，以中药效用为核心，以临床中药为龙头和纽带，以服务临床为最终目的。

系统中药 强调中药学不能仅限于中药的功效及临床应用，而应涵盖中药的“认、效、制、用”等多方面的内容。

实践创新 在强调“早实践，多实践”的基础上，注重学生实践动手能力的培养。

◆ **学科建设**

学院已形成了重点学科群，1988年中药学被批准为当时全国唯一的国家级重点学科，2002年、2007年再次被批准为国家级重点学科。学院现有国家级重点学科1个——中药学，部省级重点学科5个——中药学、生药学、药理学、天然药物化学、临床中药学，有博士后科研流动站1个——中药学博士后科研流动站，博士点1个——中药学，硕士点6个——中药学、药物化学、药剂学、生药学、药物分析、药理学。

◆ **师资队伍**

目前学院有专任教师116人，其中教授34人、副教授31人、讲师25人。现有全国首届百名教学名师1人，全国优秀教师1人，全国优秀教育工作者1人，国务院学位委员会中医药学科评议组专家1人，教育部中药教学指导委员会副主任1人，享受国务院政府特殊津贴专家6人，四川省首届教学名师1，四川省学术和技术带头人4人，四川省有突出贡献的优秀专家3人，四川省卫生厅学术带头人4人。国家级教学团队1个——中药品种品质团队。

◆ **培养平台**

学院目前已形成实验室群，拥有国家级实验教学示范中心1个——中药学实验教学中心；教育部重点实验室1个——中药材标准化实验室；教育部工程中心1个——西部中药材综合开发利用实验室；财政部基础实验室3个——中药品种质量鉴定实验室、中药学实验室、中药制药工程实验室；国家中医药管理局重点研究室1个——中药药性与效用重点研究室；国家中医药管理局三级科研实验室5个——中药药理实验室（2000年）、中药制剂实验室（2000年）、中药品种质量鉴定实验室（2003年）、中药炮制实验室（2008年）、中药化学实验室（2008年）；四川省高校重点实验室5个——中药学科中心实验室、中药药剂实验室、中药品质资源研究与开发实验室、中药药效物质基础与评价实验室、中药药理实验室。

◆ **科学研究**

近年来，学院先后承担了国际合作项目、国家攻关计划、“863”计划、“973”计划、国家自然科学重点项目等部省级以上研究项目150多项，获部省级以上科研奖励30多项，发表SCI论文30余篇。

◆ **人才培养**

专业建设

学院开办了中药学、中药学（基础基地班）、药学、制药工程、药物制剂、中药学（中草药栽培与鉴定方向）、植物保护（药用植物方向）等本科专业及方向。1996年11月，教育部批准学校创办全国唯一的国家理科基础科学研究与教学人才培养（中药基础）基地，创办“中药基础基地班”。

教材建设

学院开创性编写了《中药学》、《无机化学》、《中药炮制学》、《中药鉴定学》、《中药化学》、《药用动物学》等统编教材6部，主编、副主编各类教材38部。

课程建设

学院现有国家级精品课程2门——《药用植物学》、《中药学》；四川省精品课程6门——《中药学》、《中药药理学》、《药用植物学》、《中药化学》、《中药鉴定学》、《中药炮制学》；校级精品课程8门——《中药药理学》、《中药化学》、《中药鉴定学》、《中药炮制学》、《药理学》、《中药药剂学》、《中药制剂分析》、《药事管理学》。实现了中药学的主干课程全部为各级精品课程，建成了国家级、省级和校级精品课程体系。

实践教学体系

学院构建了“一中心二阶段三层次”的实验教学体系。“一中心”：以中药创新人才培养为中心；“两阶段”：将中药创新人才培养分为知识集成和创新能力两个阶段；“三层次”：第一层次为基本知识、基本能力与基本素质层次；第二层次为专业知识、专业能力与专业素质层次；第三层次为综合知识、创新能力和综合素质层次。编写了由彭成院长为总主编的7本中药学实践教学创新系列教材：《基础化学实验》、《药用植物与中药鉴定实验》、《药理与中药药理实验》、《中药化学实验》、《中药炮制与药剂实验》、《中药综合性与设计性实验》、《中药实习实训》。

人才社会评价

学院目前已培养中药学及相关专业研究生、本科生8000多人，分布在我国20多个省市自治区的高校、科研、企业及管理等部门及美国、英国、加拿大及我国香港、澳门，不少学生已成为中药各领域的主要骨干或领军人物，为中医药事业的发展和国民经济的建设作出了重要贡献。

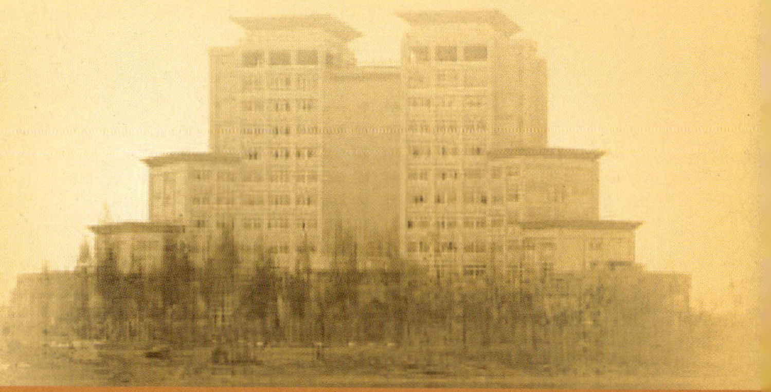

绵阳市骨科医院

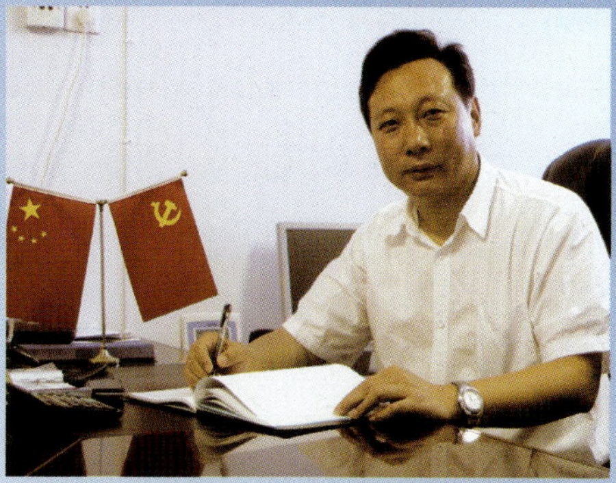

医院院长、骨科主任医师：陈玉龙

绵阳市骨科医院建立于1989年2月，经过近20年的发展，尤其是近3年的快速发展，现已成为川西北地区规模最大、专科功能齐全、诊疗设备先进、技术实力雄厚，集专科医疗、急救、科研、教学为一体的国家二级甲等专科医院，是全国骨伤医院学术研究会理事单位。医院主要担负着绵阳市和毗邻县、区骨伤、骨病的医疗及急救任务，是当地职工医保、工伤医疗、新农合医疗及各保险公司定点医疗单位。

医院现有在册职工181人，其中专业技术人员有151人，占职工总数的82.9%。各类专业技术人员中，高级专业技术人员11人，中级专业技术人员29人，硕士研究生4人。医院现设病床152张，年门诊就诊人次近4万人次；年收治住院人次3400余人。医院设有手外科、脊柱外科、关节外科、康复科、骨质疏松科等临床及医技科室20余个。医院配备有CT、DR、CR数字成像X光机、骨科手术专用C臂电视X光机、关节镜、椎间盘镜、骨密度测量仪、骨质疏松治疗仪、肌电图仪、脊柱骨伤智能治疗仪等先进专科设备。医院投资近两千万元的改扩建工程即将开工，建成后医院的床位可增加到250张，并增设中央供氧系统、中央负压吸引系统、净化手术间等医疗设施，医院的服务流程、服务设施及服务环境将得到进一步的改善。

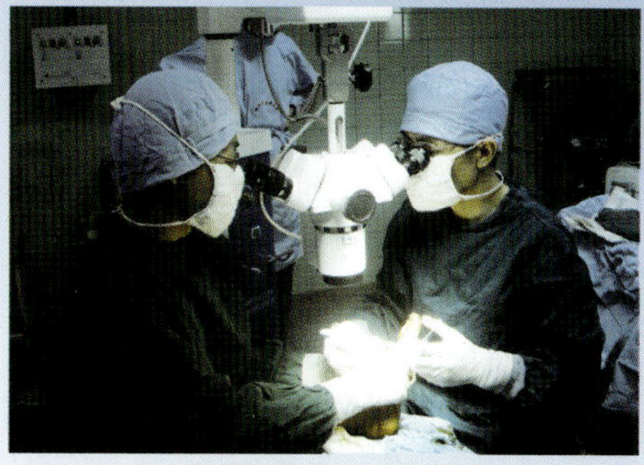

显微外科——拇指再造术

建院以来，医院一直坚持中西医并重，专注于骨伤、骨病的治疗，走创精品骨科医院道路，努力发掘中医治疗骨伤及软组织损伤的优势，先后开发了5种剂型，15个品种的院内中药制剂。同时，医院开展了断肢（指、趾）再植、拇指再造；全髋、全膝关节置换、股骨头坏死保头的手术治疗；开展了脊柱侧弯矫正、颈椎间盘置换、老年脊柱骨折椎体成形术；利用关节镜、椎间盘镜微创技术治疗骨关节、脊柱疾病等高难度手术。医院的手外科、脊柱外科、关节外科分别被列为四川省及绵阳市重点专科建设。

近3年来，医院新一届领导班子以科学发展观为指导，坚持公益性办院方针，认真落实以人为本、以病人为中心的理念，坚持以经营管理为主导、以质量管理为核心、以人力资源管理为根本、以信息管理为手段；坚持管理创新；制度创新、技术创新，深入开展医院文化建设，不断提高全院干部职工综合素质，不断扩大医院的社会影响，医院的美誉度不断提升，社会效益及经济效益显著增长。

“诚信，和谐，创新，奉献”是绵阳市骨科医院人的精神；“厚德立院，追求卓越”是医院的宗旨；“创服务品牌，打造专科名院”是医院的核心价值观；“把工作做成作品，将医疗疗进人心”是医院的服务理念；“创建学习型医院，坚持专科特色，科技兴院”是医院的发展战略。医院将在科学发展观的指导下，坚持走创精品骨科医院道路，为人类卫生事业作出更大贡献。

“关心您，尊重您，专心致志，还您健康体魄”是骨科医院全体员工的共同心愿！

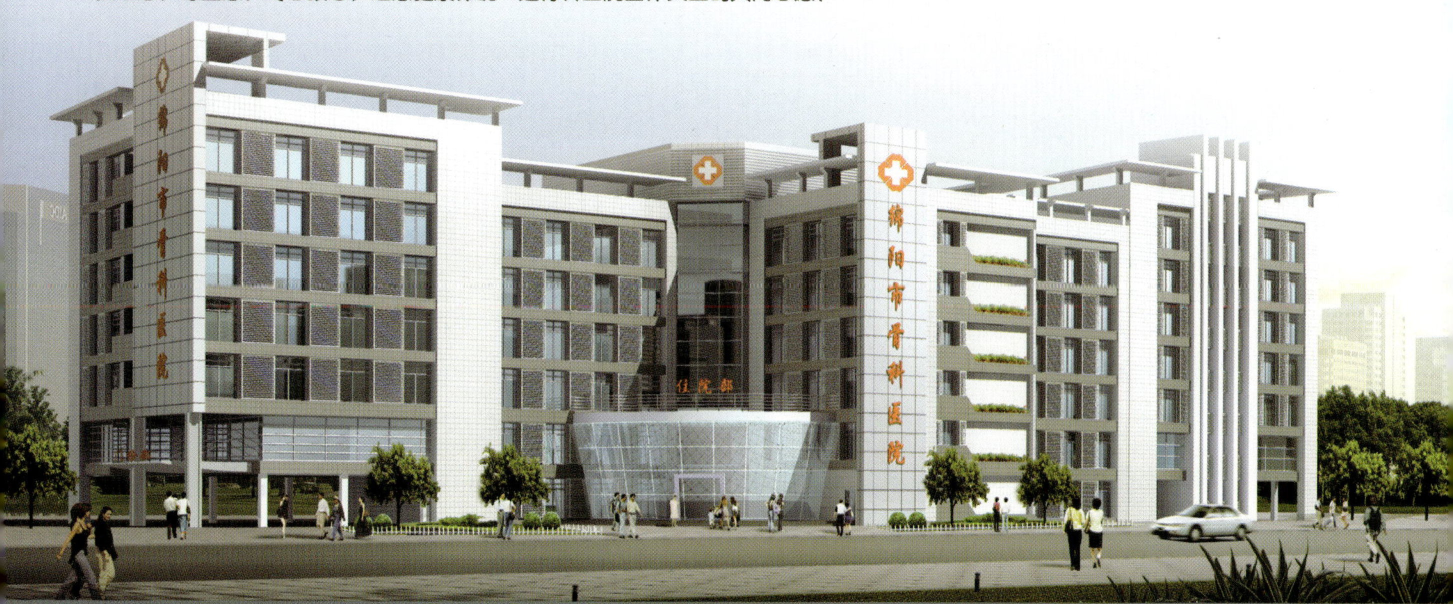

地址：绵阳市剑门路东段17号　邮编：621000　电话：0816-2342043/2335773　网址：www.mysgkyy.com

攀枝花市中西医结合医院

攀枝花市中西医结合医院是集医疗、科研、教学、预防、保健、康复为一体的国家三级甲等中西医结合医院，是攀枝花地区唯一的市级中医、中西医结合医疗机构。医院始建于1965年，经过43年的发展，现有编制床位500张，实际开放床位600余张；年门诊量40余万人次，住院1万余人次；在编职工616人，其中高级技术人员72人、中级技术人员247人。他们中有享受国家政府津贴的专家、省级中医技术带头人、市级名中医、市级学术带头人等。医院科室设置齐全，有较强的技术实力和先进的医疗设备，其中眼科、肝胆胰外科为省级重点专科；骨科、肛肠科、康复科为市级重点专科。医院充分发挥中西医结合优势，在长期的诊疗活动中，积极研发中药制剂，业务范围覆盖攀西及川滇交界地区，以优良的技术和优质的服务，为保障人民群众的健康作出了积极贡献，先后被省中医药管理局、省卫生厅和攀枝花市委、市政府授予省十佳医院、放心药房、价格计量信得过单位等荣誉称号。

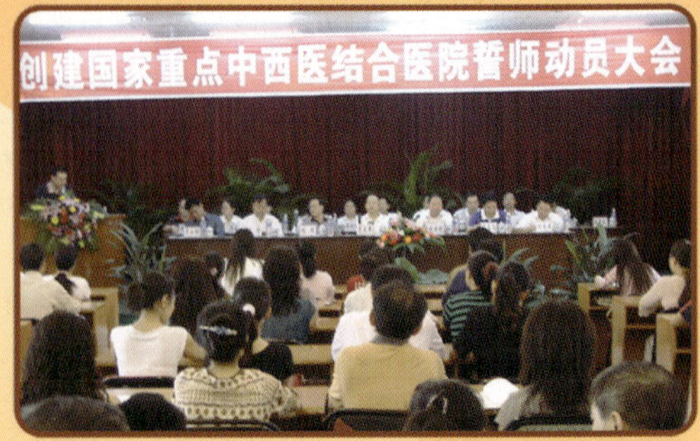

创建全国重点中西医结合医院动员大会

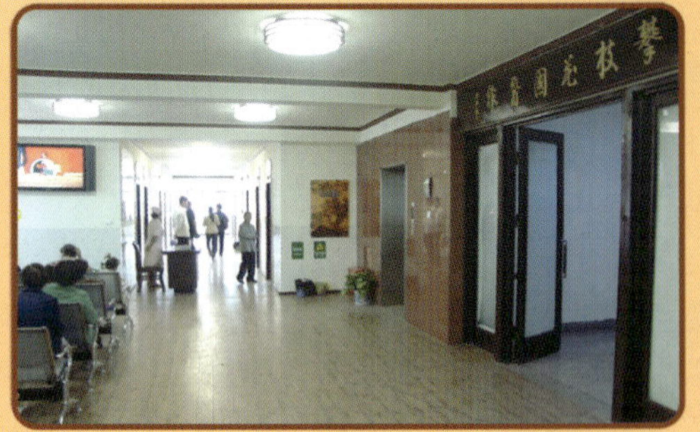
攀枝花国医馆

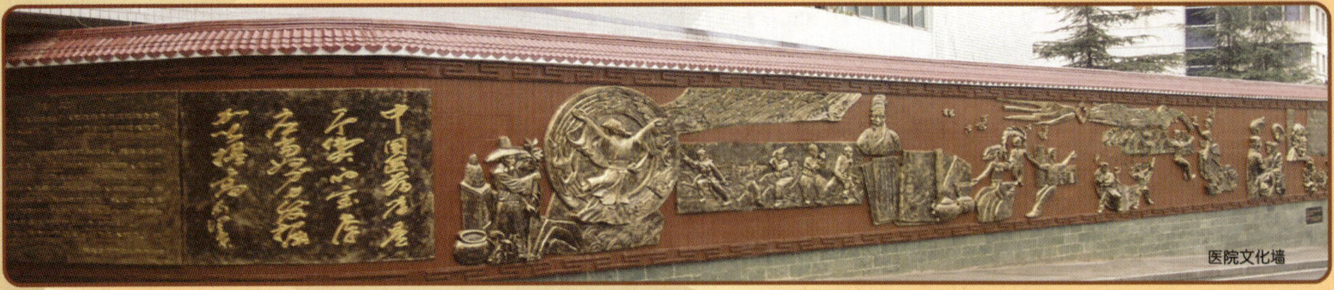
医院文化墙

2007年初，攀枝花市中西医结合医院被国家中医药管理局确定为全国第二批10所重点中西医结合医院建设单位之一。面对新的发展机遇，医院严格按照建设要求，对不足部分进行分析研究，按照建设要求拟定了2007～2010年总体发展建设计划和年度建设计划。通过一年的努力，眼科已被确定为国家重点专科建设单位，骨科、神经科已申报省级重点专科建设单位，确立了眼底病、椎间盘突出症、脑中风、急性重症胰腺炎、糖尿病、痔瘘病等6个特色专病，组建了攀枝花国医馆，成立了健康管理中心，积极开展中医“治未病”、体质辨识等服务项目，提高了中草药和中药制剂在各种疾病治疗中的应用，加强中西医结合临床应用研究和科技创新工作。

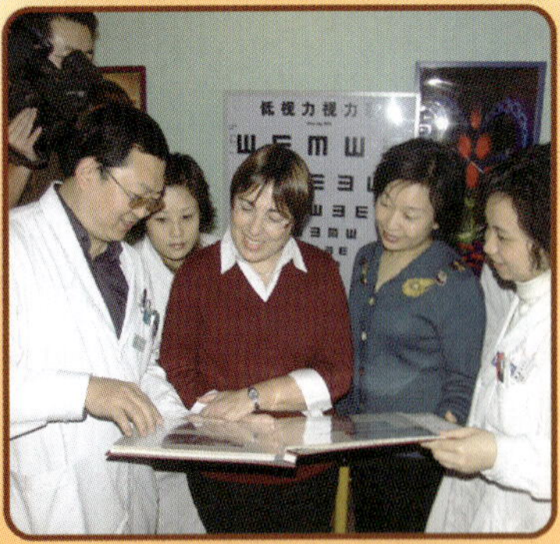
以色列眼科专家来院作技术指导

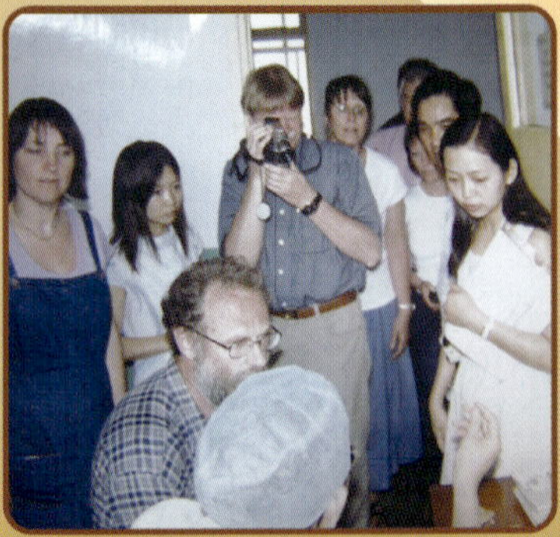
瑞典友人了解中医小针刀技术

攀枝花市中西医结合医院将以创建全国重点中西医结合医院为契机，认真贯彻执行党的十七大精神，坚持“以人为本、中西并重、特色兴院”的办院方针，强化学科建设，提高医疗水平，提升服务品质，构建和谐医院，顺利完成全国重点中西医结合医院的建设任务，为促进和发展地方中医药事业贡献力量。

成都中医药大学附属医院
暨四川省中医医院

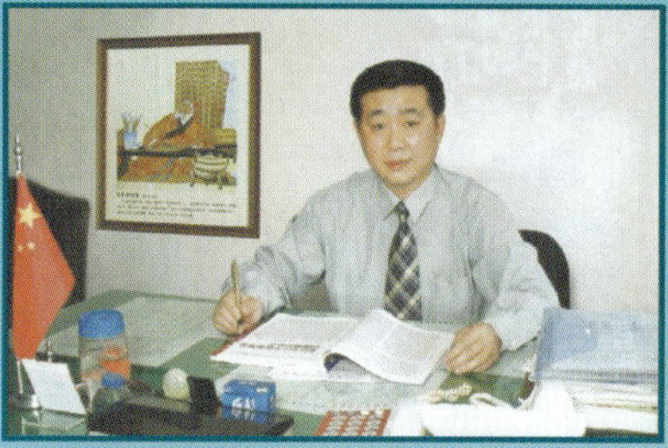

院长：罗才贵

成都中医药大学附属医院/四川省中医院是一所三级甲等综合性中医院、全国示范中医院、成都市诚信示范医院，是西南地区临床中医学科门类最齐全、综合服务水平最高的中医医疗中心，也是国家中药临床试验中心，国家药物临床试验机构，国家中医药管理局中医、中西医结合急诊临床基地，国家中医药管理局中医、中西医结合感染病临床基地，全国唯一的药品（中药）不良反应中心（ADR中心）。

医院始建于1957年，现占地面积8万多平方米，建筑面积12万多平方米，有标准手术室1210平方米，开放手术室9间，开放病床782张，附设一所省级正规中医中专学校。

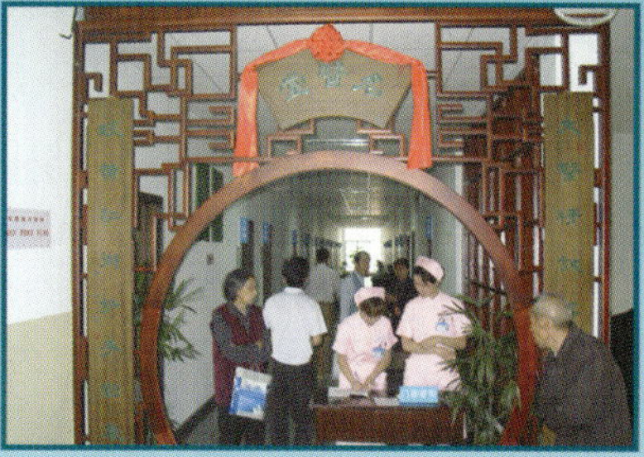

名医堂

医院中医特色鲜明，临床疗效显著

医院现有临床科室30个，医技科室7个，其中中医专科22个，中医专病46个，有2个国家中医药管理局重点专科（眼科、肾病）及国家中医药管理局中医急症医疗中心，四川省重点专科1个（肛肠）。门诊设有肾病、眼底病、糖尿病、痛风、外科、男性不育、杵针、痔瘘等中医、中西医结合专病诊室40多个和一个亚健康医学（体检）中心，常年有高职称的200余名专家在门诊为病员服务。

为了充分发挥名医名师的作用，更好地为患者服务，医院设有名医堂，常年有名中医32人在名医堂为病员提供医疗服务。

医院现有医疗设备总值近亿元，有全身CT、彩色多普勒、CCU、ICU、TTM、全自动细菌分析仪、全自动生化分析仪、全自动数字X线机、人工肾、眼用激光治疗机等万元以上医疗设备近400台件。

名医荟萃，技术力量雄厚

医院目前在编职工人数1083人，主任医师72人，副主任医师154人，享受国务院政府特殊津贴专家33人，国家级名中医（师承导师）6人，国家新药评审专家9人，国家有突出贡献中青年科学、技术、管理专家2人，四川省名中医28人，四川省首届十大名中医3人，四川省学术技术带头人8人，四川省有突出贡献的优秀中青年专家13人，四川省有突出贡献卫生人才1人，造就了一支技术力量雄厚、实力强大的医疗队伍。

科研实力雄厚

医院有国家中医药管理局三级实验室2个、二级实验室3个，国家药品临床研究基地（GCP中心）和药品（中药）不良反应中心；近年来承担国家和省级以上科研课题186项，90余项成果获省、市以上科研成果奖；现有中药饮片560种，中成药380余种；医院制剂有22种剂型， 近200个特色制剂，被患者誉为“信得过”产品。

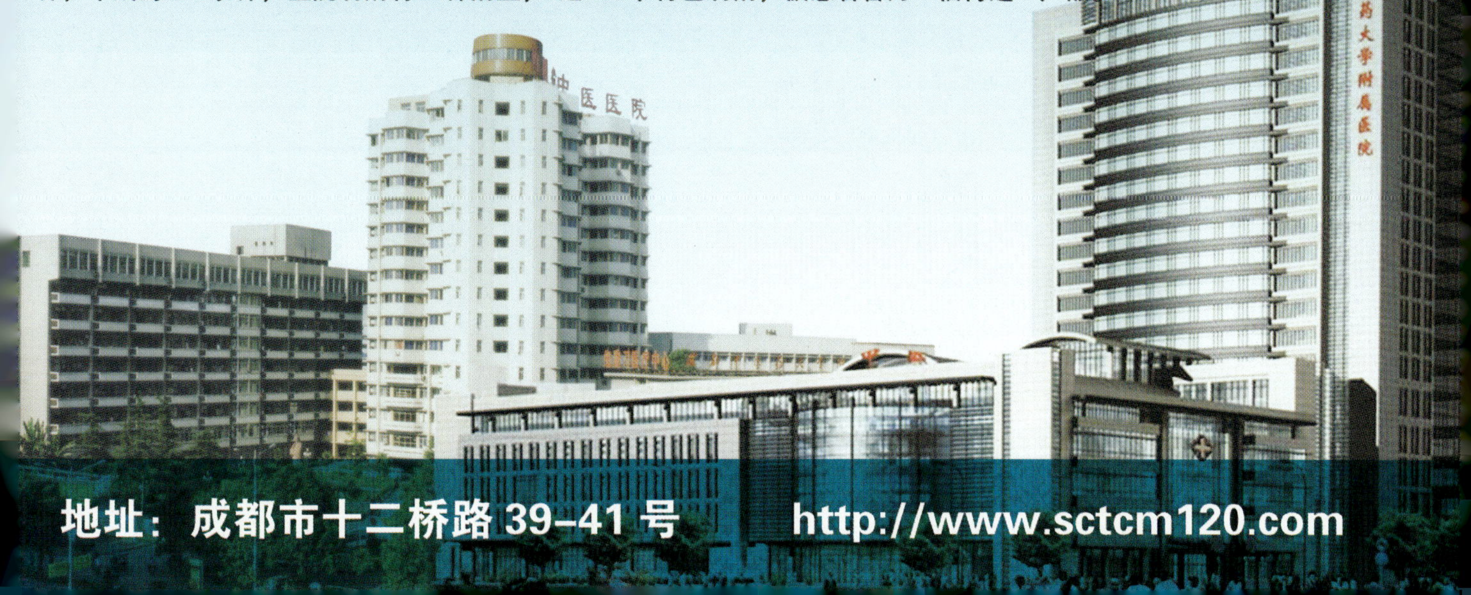

地址：成都市十二桥路 39-41 号　　http://www.sctcm120.com

重庆市中医骨科医院

重庆市中医骨科医院是重庆市的一所专科优势突出，具有相当知名度的中医骨伤专科医院。50年发展历程孕育出具有地域特色的"渝州正骨"学术思想及其独特的诊疗体系，具有骨伤、软伤两大鲜明治疗特色。医院拥有GE全身螺旋CT、METRX椎间盘镜、EPOSWPZ8000C臂电视X线机等先进设备。中医手法独特，开展了各种骨科手术，自制骨伤各期用药20多种。

医院现为重庆市示范中医院建设单位、重庆市社会基本医疗保险定点医院、重庆市工伤医疗保险定点医院，2006年被国家中医药管理局确定为全国"十五"重点中医骨伤科。

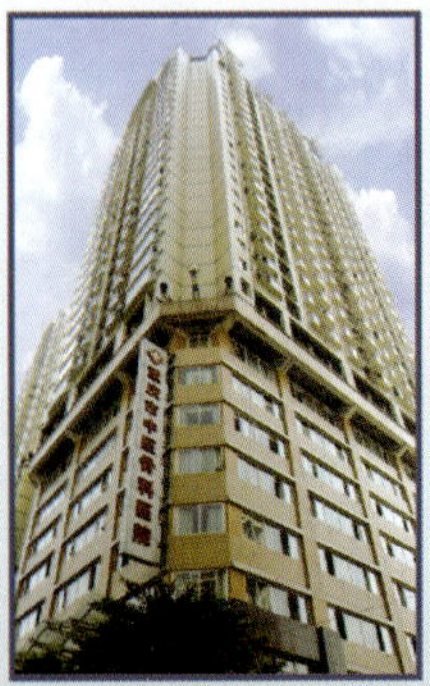

1. 业务用房由10年前的0.6万平方米增加到1.6万平方米。近4年建设总投入达到了2460万元，形成了储奇门住院大楼和较场口门诊大楼两大业务片区。

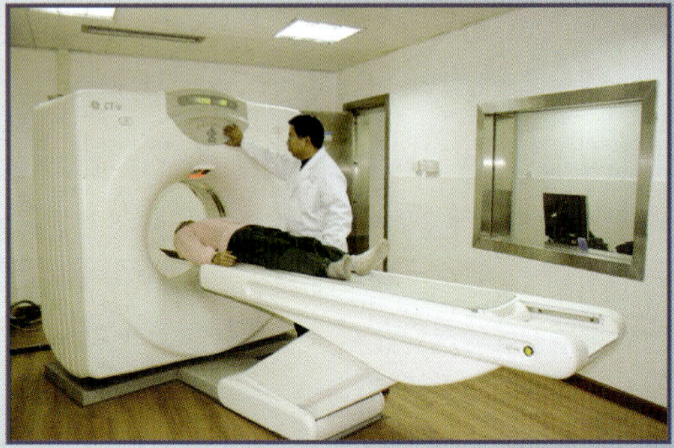

2. 医疗设备由10年前的万元以上设备32台增加到104台。较建设前增长225%。包括KODQK8100型CT机、PM-9000Z多参数监护仪、HF-50Z高频X光机、彩色超声诊断等，极大地满足了骨科业务需要。

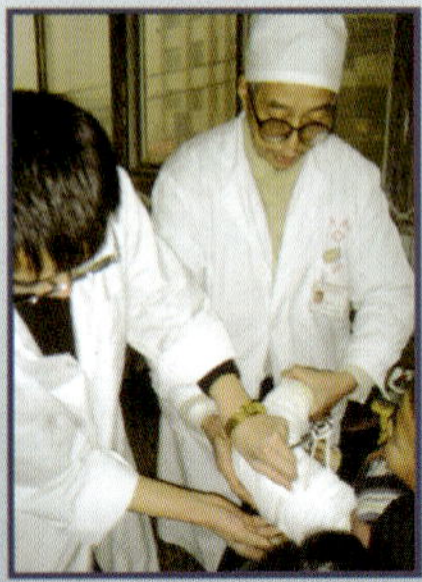

3. 通过专科建设的强化，疗效水平显著提高。腰椎间盘突出症、膝关节骨性关节炎、鹰嘴骨折、肱骨干骨折、颈椎病重点等病种的中医治疗有突出的疗效。

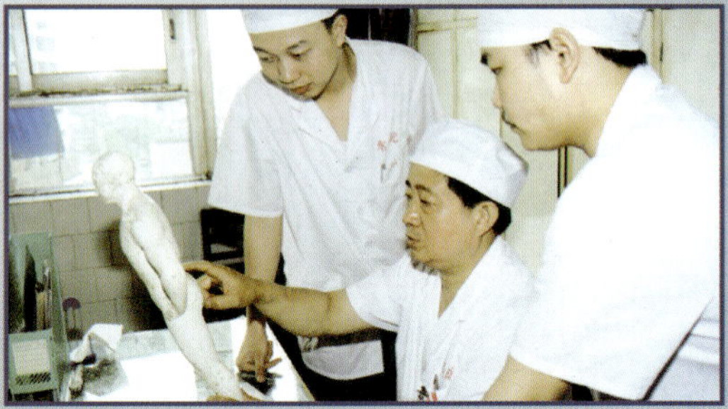

4. 医院发掘整理老中医药专家的学术和技术经验总结提高传统的治疗方法，编撰了学术专著《渝州正骨》，这既是医院40余年临床经验的总结，也凝聚了重庆历代中医骨科的智慧和结晶。

5. 医院加强中西医结合，开展了带锁髓针内固定术、GSS系统脊柱内固定术、全髋置换术以及腰椎间盘镜临床应用等，大大地提高了医院综合诊治能力
6. 23个骨科内服外敷的特色制剂如初伤胶囊、补骨胶囊、活血贴膏等按照最新的药品管理规定，从药物、方剂、临床疗效、生产工艺等方面重新整理和研究，在重庆中医系统中率先通过评审获得生产许可证投产使用。
7. 医院投资300万建成骨伤专科中药制剂室，在重庆中医系统中具有一流规模和现代化水平，为中医特色的发挥奠定了有利的基础。
8. 医院举办了三期国家级中医药继教学习班，被国家中医药管理局评选为2006年度全国中医药继续教育先进集体。
9. 医院确定了以整理、总结、提高"渝州正骨"学术思想及其诊治体系为重点的科研工作方向，先后有10项科研项目通过成果鉴定并获奖。
10. 医院扩大了对外学术的交流，接待了俄罗斯弗拉基米尔市代表团、以色列代表团等外国代表团对中医骨科的参观访问。

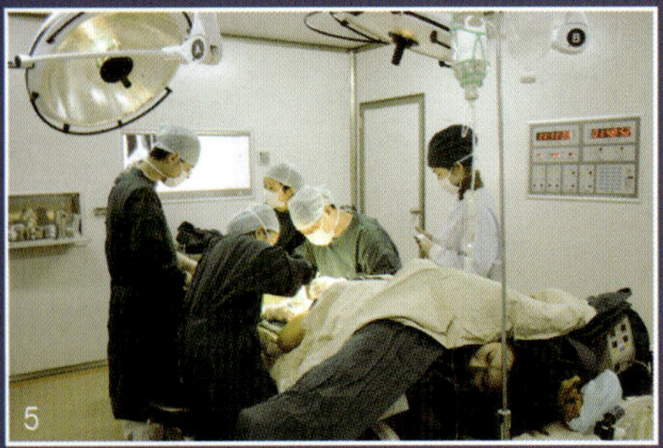
5

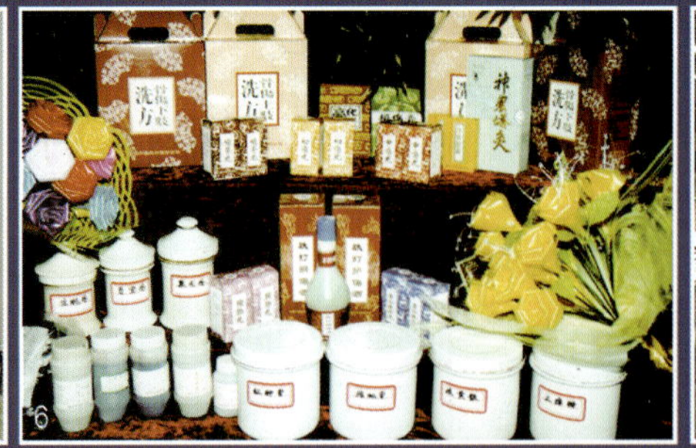
6

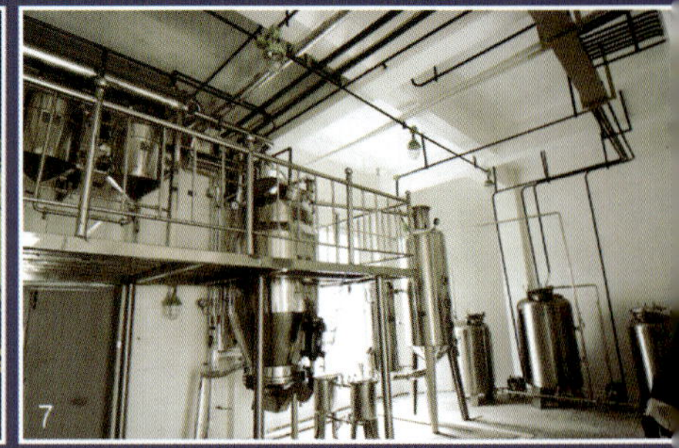
7

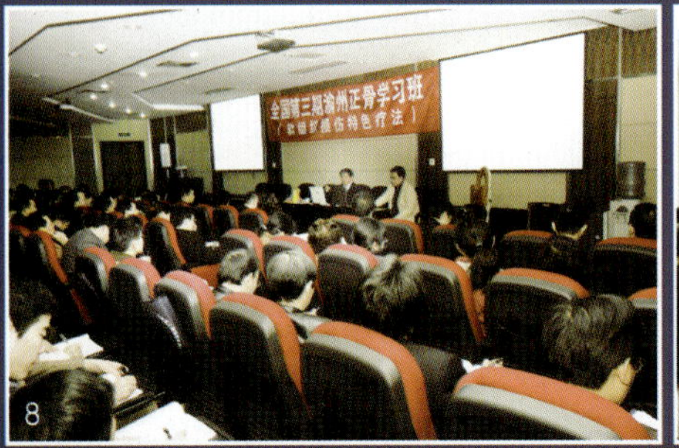
8

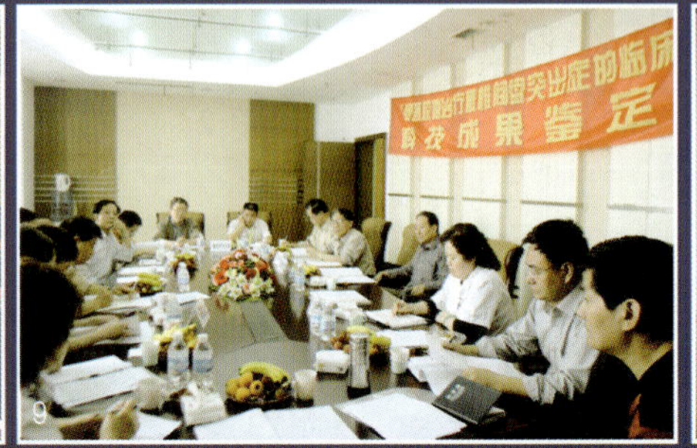
9

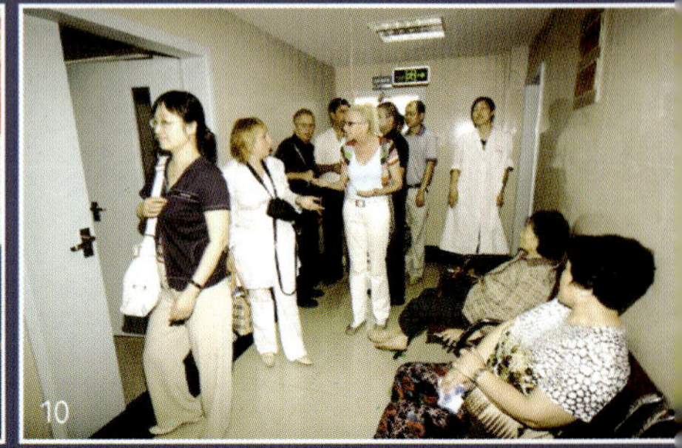
10

门诊大楼（较场口）：骨科急诊、门诊、软伤科 电话：63930001（急诊科

院部大楼（储奇门）：骨科住院、综合门诊 电话：63930833（办公室

发展中的重庆市北碚区中医院

北碚区中医院座落在重庆以北24公里，美丽的缙云山麓、嘉陵江畔，始建于1953年7月。50多年来，经过几代人的不懈努力，由建院初期仅13名职工的集体小诊所发展到现在拥有院本部、城南分院、3个社区卫生服务中心，集中医医疗、教学、科研为一体的一所二级甲等、全国示范中医院、爱婴医院。医院建筑面积30000多平方米，在职职工359名，高、中级专业技术人员134人，床位210张，资产总额1.05亿元，是成都中医药大学、重庆医科大学中医药学院等多家中医药院校的教学实习医院。医院先后荣获了第三批全国老中医药专家学术经验继承工作先进管理单位、重庆市十佳医院、重庆市文明单位、重庆市卫生系统先进集体、重庆市卫生达标单位、重庆市厂务公开先进集体等多项荣誉称号。

医院医疗设施齐全，拥有德国西门子螺旋CT、柯达ACR-2002系统、美国飞利浦彩色B超、日本奥林巴斯电子胃肠镜系统、全自动血球生化分析仪、体外震波碎石机、电视腹腔镜、进口高档麻醉机、500mA X光机、微电脑快速牵引床等一大批先进医疗设备。

医院技术力量较强，专科特色突出，拥有多位市、区级名老中医。医院开设有中医内、外、妇、儿、消化、脑血管病、骨伤、针灸推拿、五官、口腔、急诊等临床科室。其中，脑血管病专科是重庆市重点专科，国家中医药管理局“十一五”重点专科（专病）——中风病项目建设科室。该科以重庆市名老中医付灿鋆主任中医师、周华东教授、现任主任蒋元模副主任中医师为代表，采用中医药综合疗法，配合现代诊疗技术，在各种出血性、缺血性脑中风治疗中独树一帜，ICU、脑血管病专科、康复科形成“三位一体”模式，加上自主研制的偏瘫康复液、脑血灵口服液，极大地降低了临床死亡率，减轻了致残率，临床疗效居全市领先水平；骨伤科是医院传统特色科室，正积极创建市级重点专科，拥有高级职称专家5人。该科采用中医治疗手段和方法，如内服、外敷、熏洗、小夹板固定、手法复位、推拿等，对骨伤及各种扭伤、颈肩腰腿痛症的治疗具有显著疗效；急诊科是重庆市标准急诊科，技术力量雄厚，拥有中高级临床医师和护理人员20余名，急诊急救设备齐全，年出诊上千人次。借助“加强区县中医急诊急救能力建设”国家级项目支持，该科现有院前急救、院内急诊科和ICU3个部分，重症监护和急诊急救能力明显增强，走在全市中医急救的前例。

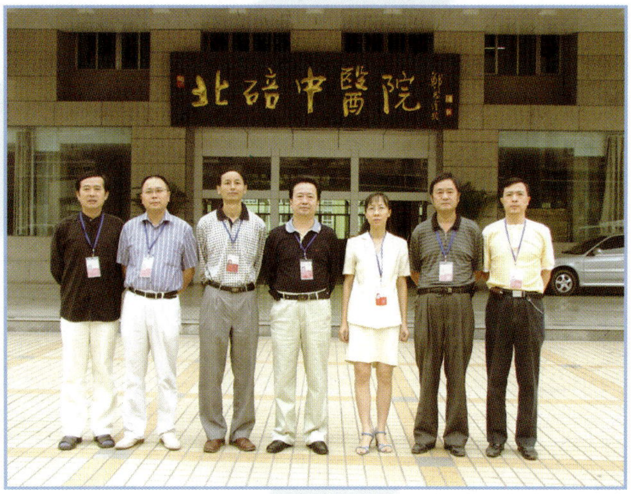

团结奋进的医院领导班子

2004年医院启动的“国家三级医院”创建工作已纳入重庆市中医建设项目，并作为北碚区政府发展卫生事业的重点工作。近年来，在各级领导及相关部门的支持下，医院先后整合了北温泉镇卫生院、广安铁路医院、龙凤桥镇卫生院、北碚区口腔门诊部。通过资源的整合，扩大了医院的市场份额，为医院的提档升级奠定了良好的基础，为医院“十一五”期间完成创建国家三级中医院和打造全国知名区县级中医院的目标任务提供了有力支撑。

医院将本着“病人至上、优质服务”的服务理念，坚持“弘扬国粹、自强不息”的医院精神，不断继承和发扬中医药特色，继续大力加强中医药文化建设，努力建成综合功能齐全、中医药特色突出、专科专病优势明显、教学科研能力较强的现代化综合性三级中医院，让祖国医学——神圣的中医文化大放异彩！

地址：重庆市北碚区碚峡路93号　邮编：400700
电话：023—68863618　传真：023—68355411
急救电话：023—68219999

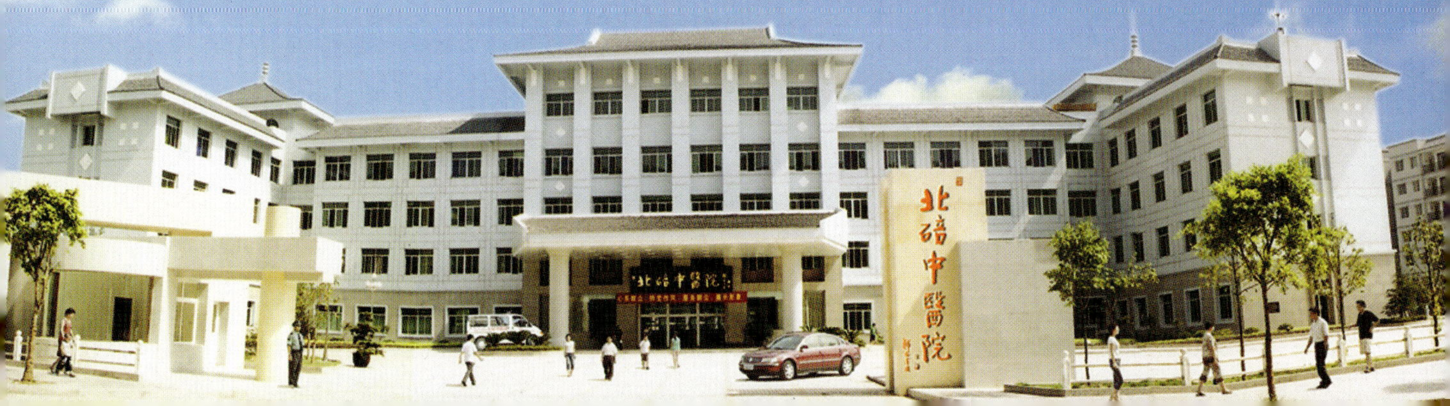

重庆三峡医药高等专科学校

重庆三峡医药高等专科学校座落在长江三峡库区腹心的重庆第二大城市万州区，是经教育部和重庆市人民政府批准设置的全日制医药类普通高等学校。

学校现有百安坝、王家坡和高笋塘3个校区，占地面积608亩，校舍建筑面积24万平方米，固定资产4.5亿元；辖附属医院两所，中药研究所一所，校办企业两个；组建有基础实验中心、护理实训中心、临床实训中心、针灸推拿实训中心和药学实训中心，90余间专业实验实训室，教学仪器设备总值3200万元，图书馆藏书30万册；现有教职工887人，其中各类专业技术人员710人，中高级职称占70%，硕士研究生70人；13名教师承担了教育部"十一五"全国中医药高职高专规划教材编写任务，其中主编4门、副主编2门。近5年来，在国家级、省级刊物公开发表论文521篇，编著出版学术专著和全国性教材57部（本）。

学校开设临床医学、中医学、中医骨伤、针灸推拿、护理、药学、医学检验技术、口腔医学技术等12个高职高专专业，中职教育部分开设有医学、护理、药学、医学相关、保健5大类21个专业。现有在校学生15000余人，有相对稳定的校外实习基地及联合办学点80余个。学校被卫生部确定为"全国护理领域技能型紧缺人才培训基地"，被国家中医药管理局确定为"全国乡村医生中医学历教育项目基地"；针灸推拿、药学、护理专业优势独特，肩负着为三峡库区医药卫生人才、移民就业培训和医药卫生执业考试等培训任务。为增进中外文化学术交流，经重庆市批准成立了"重庆三峡国际中医药培训中心"。学校多次被上级部门评为"科技工作先进单位"、"招生就业工作先进学校"等。

目前，学校按照科学发展观的要求，认真贯彻《中国医药教育改革和发展纲要》精神，全面落实胡锦涛总书记对重庆新阶段发展提出的"314"总体目标和万州区委、区政府确定的"1113"工程，以服务三峡库区经济社会发展和移民安稳致富以及为农村培养医药卫生人才需要为宗旨，立足三峡，服务重庆，走出三峡，实现跨越，为打造三峡库区教育高地和重庆市职业教育强区而努力奋斗。

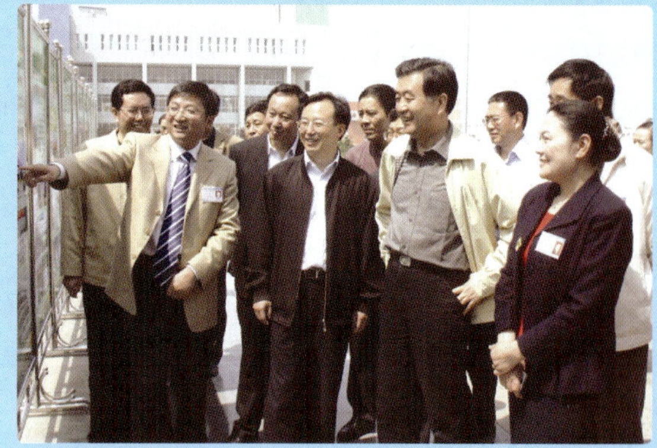

2007年4月11日，中央政治局委员、时任重庆市市委书记汪洋（右二）在万州区党政主要负责人的陪同下来校视察

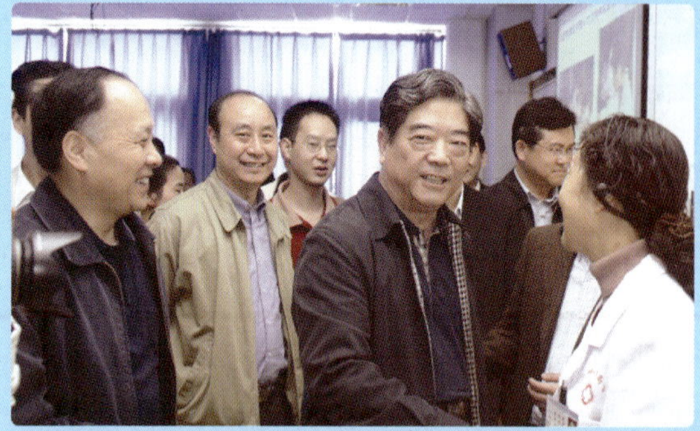

2007年4月13日，国家食品药品监督管理局局长邵明立（中）在重庆市副市长谢晓军（左一）的陪同下到学校视察

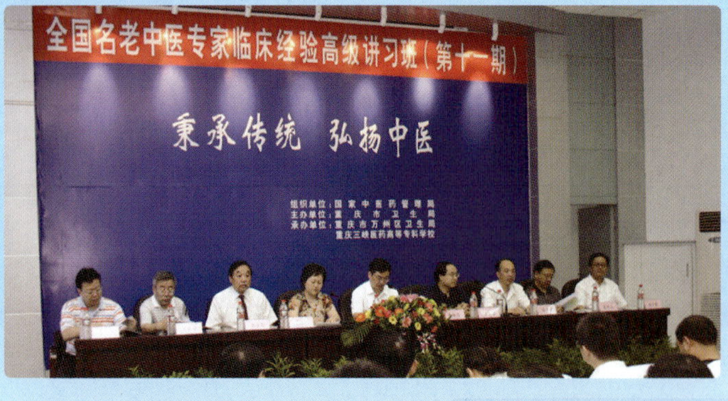

国家中医药管理局组织的全国名老中医专家临床经验高级讲习班（第11期）于2007年5月30日～6月4日在学校开班，张学文、姜良铎、戴裕光、孟和、晁恩祥、梁冰、李曰庆、陈日新等11位老专家分别作了专题报告

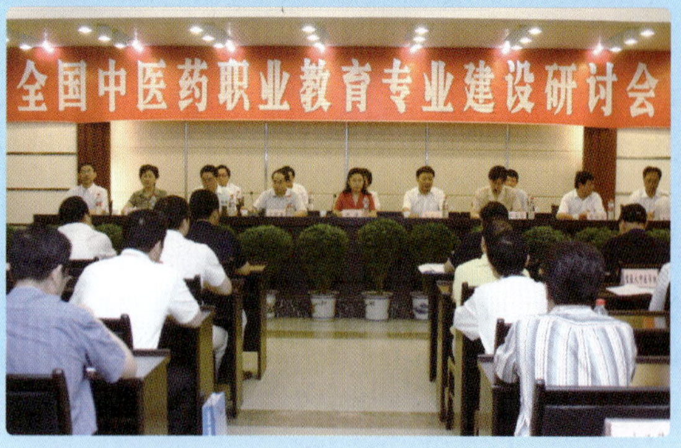

全国中医药职业教育专业建设研讨会于2007年6月15～16日在学校召开，来自全国32个中医药高职高专和中专学校的72位代表参加了会议，国家中医药管理局人事教育司副司长洪净专程到会指导，会议由国家中医药管理局人事教育司副处长、全国中医药职业教育学会理事长徐金香主持

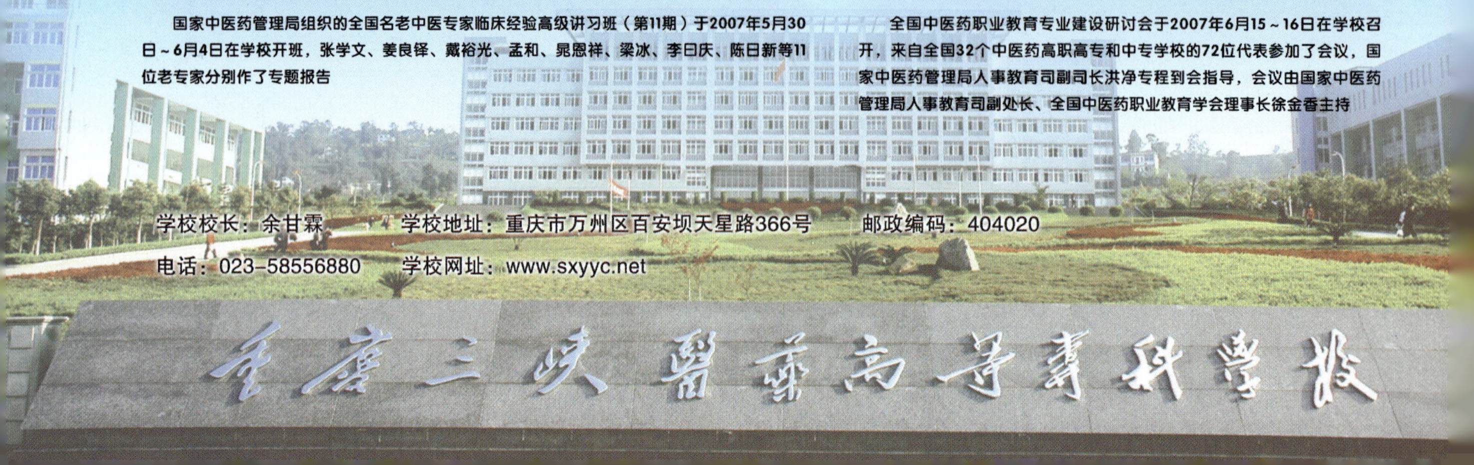

学校校长：余甘霖　　学校地址：重庆市万州区百安坝天星路366号　　邮政编码：404020

电话：023-58556880　　学校网址：www.sxyyc.net

重庆市垫江县中医院

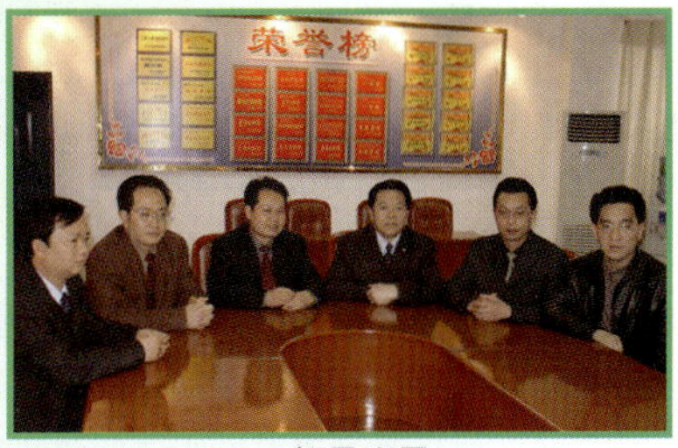

领导班子

垫江县中医院座落在牡丹之乡的垫江县城中心地带，距重庆市区约一个小时车程，是一所集中医医疗、教学、科研于一体的国家二级甲等中医院，重庆市示范中医院，重庆市市级文明单位，全国卫生系统先进集体；先后获“人民群众放心（满意）医院”、“行风评议优良单位”、“重庆市放心药房”、“重庆市诚信文明先进单位”、“重庆市卫生系统先进集体”等荣誉称号；是重庆医科大学中医药学院、三峡高等医学专科学校、重庆市第三卫校的教学实习医院；垫江县城镇职工医疗保险和大病统筹、工伤医疗、新型农村合作医疗定点医院，中国人寿保险公司、太平洋保险公司、平安保险公司定点医疗单位，创建全国农村中医工作先进县龙头单位，国家三级乙等中医院建设单位；辖西欧、大石、太平3个分院。

全院占地面积33.6亩，业务用房4.5万平方米，开放病床300张；现有在册职工249人；拥有意大利产百胜DU-8彩色多普勒超声诊断仪（彩超）、美国产螺旋CT、核磁共振、遥控屏幕1000毫安X光机、CR、DR数字成像系统、移动C臂、全自动生化分析仪、电子胃镜等国际国内先进医疗设备。

医院技术力量雄厚，有高级职称31人，中级职称75人，重庆市、县级名中医7人，各学科均有人担任国家级期刊杂志社编委、副主编。学科带头人分别是重庆市医学会、中医药学会、中西医结合学会、风湿病专业委员会、疼痛专业委员会、针灸学会等专业委员会委员、副主任委员。医院长期聘请三军医大新桥医院、重庆医科大学附一院、四川大学华西生物遗传研究所等专家指导医疗、教学、科研工作。

医院设有门诊部、住院部、医技科、急诊科。门诊部设有内、外、妇、儿、口腔、五官、皮肤、肛肠、骨伤、康复、病理等一级诊疗科室。住院部设内一科（糖尿病、肝病专科）、内二科（心脑血管专科）、骨伤科、外一科、外二科、脑外科、妇产科、风湿疼痛专科。骨伤科于2001年11月被评审为“重庆市重点骨伤专科”。内二科于2006年12月被评审为“重庆市中西医结合心脑血管重点专科”。脑外科能开展后颅窝血肿清除、颅内肿瘤切除等手术。外科能开展肺叶切除、食管癌根治和肝叶、胰、十二指肠切除、肝硬化上消化道出血的门脉断流等手术。骨科能开展股骨头骨折可吸收螺钉内固定术、股骨颈骨折带血管蒂肌骨瓣复位内固定术、骨盆骨折重建钢板内固定术、脊柱骨折RF内固定术、脊柱结构（经胸腔或侧前方入路）病灶清除植骨融合术、脊柱骨折侧前方入路植骨内固定术、脊柱滑脱复位内固定术、脊柱脊髓肿瘤摘除术、全髋置换术”等手术。麻醉科能开展控制性降压、深静脉、桡动脉穿刺及各种疼痛治疗（无痛胃镜、无痛人流、无痛分娩、星状神经结阻滞），在该县处于领先水平，在县内及周边地区享有较高声誉。检验科2003年3月与四川大学华西生物遗传学研究联合建立渝东首家分子医学试验室，能开展遗传病、优生优育等方面的实验室诊断。急诊科通讯设备先进，指挥灵便，应急能力强，24小时全天候值班。

医院的服务宗旨是：坚持以人为本，构建和谐医患关系。以满腔热忱的态度，精益求精的精神，竭诚为广大患者提供安全、有效、方便、价廉的服务。

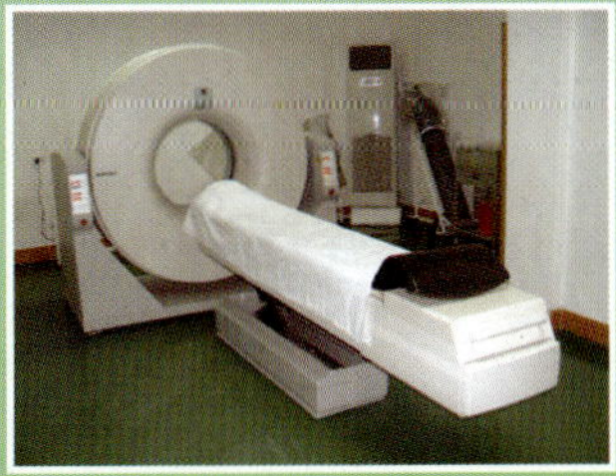

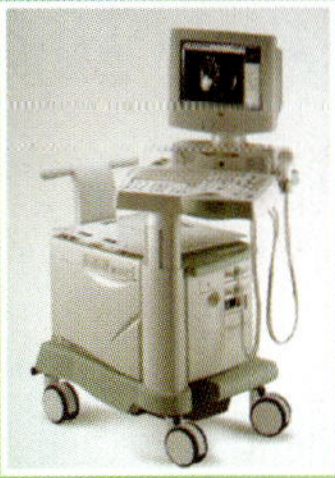

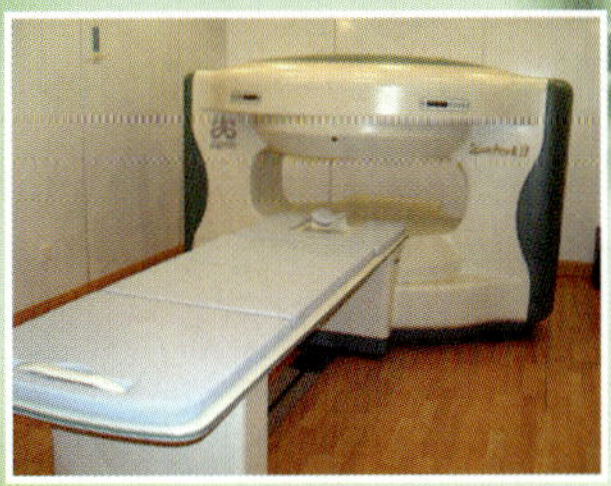

地　址:重庆市垫江县桂溪镇工农路502号　电　话:(023) 74522999　传　真:(023) 74512338　网　址: www.djzyy.net

香港仁济医院中医药服务

香港仁济医院中医药服务

中医中药乃我国优秀之医学文化传统，备受推崇。本院向来致力于发展优质中医药服务，自1998年于荃湾成立第一间中医门诊，至今已有10年。2002年，医院获中国银行（香港）鼎力支持，赞助本院于西营盘区开设第二间中医门诊。近年，香港特区政府积极拓展中医药的发展，冀以实证医学发展中医药，将中医药技术带入香港医疗体系，增强市民对中医药的信心。医院与医院管理局合作，分别于2003年及2007年开办“仁济医院中医门诊暨科研中心”及“仁济医院暨香港浸会大学中医诊所及临床教研中心”，后者以肿瘤科为主体，辅以针灸科，冀能为有关治疗及医学带来新的契机。

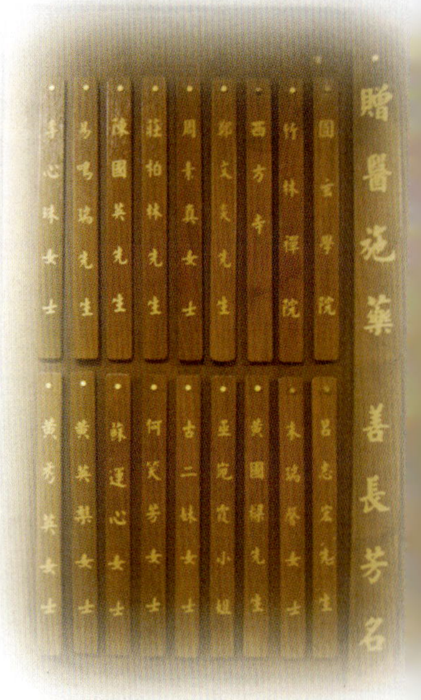

仁济医院中银医疗中心

位于香港岛西营盘区之中银医疗中心中医门诊为市民提供全面的中医药服务，由国内教授级主任医师推荐该院中医诊所最具潜质的中医师驻诊，藉以给予他们更多独立应诊的机会，以培训本地人才。此外，诊所也提供煎药服务，亦供应多款四季皆宜、男女合用之保健汤包供市民选购。

仁济医院中医门诊暨科研中心

2003年于荃湾仁济医院内成立的“仁济医院中医门诊暨科研中心”为全港首批与医院管理局合作之中医门诊及科研中心，占地超过3000平方尺，中心内设有6间诊症室、护士评估室、中药房及恒温恒湿的中药仓。由广东省中医院教授级中医师驻诊，提供普通科门诊及专科门诊服务（包括心脏科、皮肤科、妇科及针灸服务）。中心实施病历电子化，所有医疗临床数据均储存于资讯系统内；中药房备有300多种中草药，除提供中草药外，亦设免煎中药颗粒及煎药服务，以配合求诊者不同需要。

此外，中心与香港中文大学中医中药研究所及广东省中医院合作进行科研计划，作为中医临床研究的基地，希望透过中西结合研究，在医学上寻求新突破。

仁济医院暨香港浸会大学中医诊所及临床教研中心

2007年成立于香港新界下葵涌区的“仁济医院暨香港浸会大学中医诊所及临床教研中心”，为该院与医院管理局合作开办的第二间中医门诊及科研中心，以肿瘤科为主体。设备和运作大致与“仁济医院中医门诊暨科研中心”相同，中心由仁济医院与香港浸会大学共同合作开办，并与广东省中医院合作进行科研计划，希望透过中西结合研究，寻求治疗肿瘤的医学新突破。

保健汤包部

医院自2000年起增设售卖中草药保健汤包服务，备有37款汤包，用料新鲜、即订即制，以特惠价钱发售，深受市民大众欢迎。

赠医施药

医院设有赠医施药基金，为贫困老弱提供免费的中医药服务。截至2007年底，受惠人士超过13000人次。

医院在推动中医药发展方面一向不遗余力，诊所除日常提供之中医药服务外，也会安排中医师前往各区长者中心及院舍为长者提供义诊及中医药讲座等服务，让大众加深对中医治疗和中药知识的认识。

踏入2008年，医院将再次与医院管理局合作，于深水埗长沙湾区开设第三间中医门诊及科研中心，配合政府发展中医药的长远目标及以科研为本的循证中医学，预计最快可于2009年第一季正式投入服务。

联络资料：

仁济医院中医门诊暨科研中心
地址：新界荃湾仁济街7-11号仁济医院E座2楼
电话：(852)2416 0303 传真：(852)2416 9191
电邮：ychcmc@yanchai.org.hk

仁济医院暨香港浸会大学中医诊所及临床教研中心
地址：新界葵涌丽祖路77号下葵涌分科诊所及特殊教中心地下
电话：(852)2370 2216 传真：(852)2370 9956
电邮：ychbu@yanchai.org.hk

仁济医院中银医疗中心
地址：香港西营盘西边街36号A西区社区中心地下
电话：(852)2517 6623 传真：(852)2517 0073

仁济医院董事局办事处
地址：新界荃湾仁济街7-11号仁济医院C座地下
电话：(852)2416 8396 传真：(852)2412 0245
网址：http://www.yanchai.org.hk

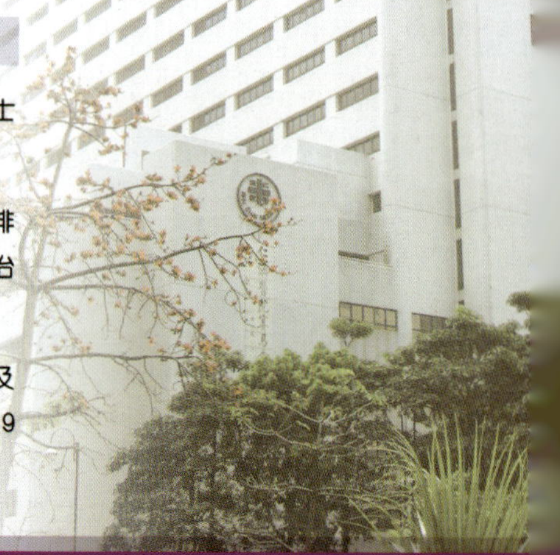

香港中文大学中医学院

SCHOOL OF CHINESE MEDICINE，THE CHINESE UNIVERSITY OF HONG KONG

香港中文大学坚信中医药的发展必系于教育，遂于1998年创立中医学院。中医学院以兴办中医药教育，栽培高水平之中医人才进行学术研究为宗旨，并致力推动中医药事业之发展，促进中医药现代化进程，以配合香港的中医药政策。

【教学使命】

中医学院以开办中医学学士学位课程，培育中医师为首要任务。课程提供3年半理论课及一年半临床实习，实习地点包括广州中医药大学第一附属医院、深圳市中医院及香港的中医诊所。至今已有5届同学毕业，超过九成毕业生通过政府认可的执业资格考试，成为注册中医师，其中大部分从事中医临床或相关工作，亦有同学继续深造。

除学士学位课程外，中医学院亦开办博士学位及硕士学位课程（包括中医药学哲学博士、中医药学哲学硕士、中医学硕士、中医学理学硕士、针灸学理学硕士、中药及草药学理学硕士）和各种证书和文凭课程。

近两年,中医学院积极开发网上教学平台，又采用“果效为本”的新教学方法，强调课程质素，针对同学的学习问题进行了连串教学改革。同时，教学人员数目在两年间增加超过一倍，大大提高了理论和临床教学的水平。

中医学院大力支持学生们参加各类中医药推广及交流活动，例如2006年30多名中医同学参与的云南中医药考察团。

【研究工作】

中医学院重视科学研究工作。学院设有多个研究实验室，目前正在进行中的研究项目，包括中药化学成分之提纯与鉴定、中药分析及标准化研究、中药药理研究、中药及保健产品研发等。中医学院亦与香港中文大学医学院合作，进行临床试验研究。

学院的研究伙伴还包括香港其他院校、政府卫生处、内地的广东省中医院、青海省高原医学科学研究院、美国芝加哥伊利诺大学、美国巴尔的摩马里兰大学等。

中医学院致力与工商界合作研究及开发中草药保健品，其中最具代表性的是学院与香港中文大学理学院共同研制的“三冬茶”。“三冬茶”以3种香港及华南地区出产之冬青科植物为主药，佐以其他凉茶用料。制品经实验室化学及药理研究、临床试验及工业生产，其疗效得到确认，并已成功打入香港和海外市场。

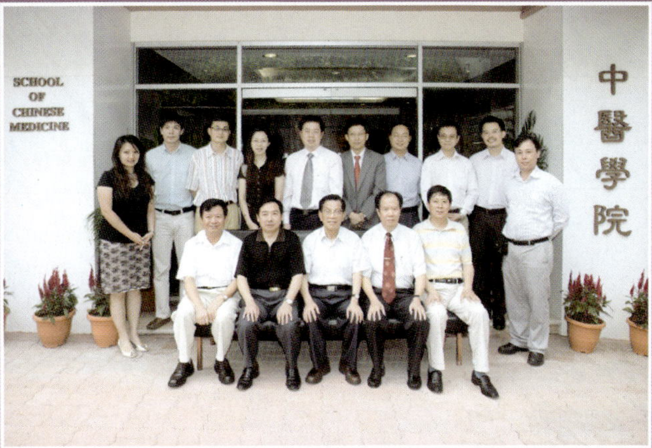

泛珠三角区域高等中医药院校合作发展联席会十多家院校的办公室主任2007年到访香港中文大学中医学院，商讨第三届联席会议筹备事宜及参与学术交流

另一项由中医学院独家研究及开发的纯天然草药保健品是“绿养坊”抗衰老养颜专方，其成分包括五味子、灵芝、女贞子、山药及银耳。此研发计划为支持复方的合理性及现代应用提供了科学的数据。

【临床服务】

中医学院积极扩展临床教学基地及科研中心，学院与香港医院管理局及非政府机构先后开办了5间新的中医门诊。这些诊所为香港各区提供优质的普通科及专科中医医疗服务，为学院带来更多的实习及研究机会，并且不时举办推广健康的活动，充分发挥了宣扬中医药文化、提倡中医药普及教育的作用。

【学术活动】

踏入第10个年头，中医学院会继续致力于举办学术活动，促进院校间的交流及为在职中医师提供持续进修机会。2008年举行的主要活动包括伤寒论理论和应用专题研讨班及《黄帝内经》学术研讨会。

此外，学院会按泛珠三角区域(9+2)高等中医药院校合作发展框架协议，继续与其他13所院校，在教育、科技研究、人才培养、国际教育等方面展开紧密合作。

欲查询本院资料，请登入香港中文大学中医学院网页http://www.cuhk.edu.hk/scm或电邮至scm@cuhk.edu.hk

两岸四地中医药科技合作中心在澳门成立

由世界中医药学会联合会提议，在国家中医药管理局的大力支持下，澳门科技大学经过一年半的精心筹备，经澳门特区政府批准，“两岸四地中医药科技合作中心”作为一个在澳门注册的非盈利性民间学术组织于2008年2月23日在澳门丽景湾酒店隆重举行了首届全体会员大会暨成立典礼，近百名来自两岸四地的中医药专家学者与会。会员大会选举廖泽云博士为首任会员大会主席，周礼杲教授为首任理事长。澳门特别行政区社会文化司崔世安司长代表澳门卫生局瞿国英局长、国家中医药管理局李大宁副局长、中央人民政府驻澳门特别行政区联络办公室李正桥副部长、外交部驻澳门特别行政区特派员公署黄松甫副特派员、世界中医药学会联合会李振吉副主席、澳门基金会吴荣恪主席、澳门科技发展基金唐志坚主席、澳门科技大学基金会主席廖泽云博士、澳门大学校董会主席谢志伟博士等主礼嘉宾参加了典礼剪彩仪式。瞿国英局长、李大宁副局长和周礼杲理事长分别致辞。

瞿国英局长在致辞中说：“中医药作为传统文化的一个重要组成部分，在澳门广受各阶层人士的欢迎和重视。澳门特区政府自成立以来，就一直重视发展中医药。希望成立的两岸四地中医药科技合作中心，可以发挥两岸四地的优势，加强合作，共同努力，为中医药的现代化和国际化作出更好的贡献。”

李大宁副局长在发言中指出：中医药学是中华民族的伟大创造，是中国人民创立的医学科学。中医药学的理论有着深厚的科学内涵，体现“以人为本”的哲学思想，它对疾病认识方法和治疗手段顺应了当代人们健康观念的转变、医学模式的深刻变革和21世纪医学发展的趋势。国家高度重视中医药的发展。他说今天十分高兴地看到在澳门特区政府的支持下，澳门科技大学组织两岸四地中医药专家学者成立了“两岸四地中医药科技合作中心”，希望中心成立后能够积极发挥民间学术机构的作用，有效整合和利用内地与港澳台地区的中医药资源，搭建科研合作高水平交流平台，建立长效合作机制，对中医药现代化、国际化过程中的关键科研难题，组织多学科科研合作联合攻关，为两岸四地中医药事业发展提供强有力的科技支撑。

周礼杲理事长在致辞中表示，中心成立以后要根据章程中的六项任务，多为大家做一些服务组织工作。希望能为两岸四地的中医药发展出一份绵薄之力。

典礼后举行了学术报告会，世界中医药学会联合会李振吉副主席、原国家食品药品监督管理局任德权副局长、香港浸会大学中医药学院刘良院长和台湾中国医药研究发展基金会董事长陈介甫教授分别作了精彩的学术报告。

当晚，澳门科学技术发展基金会宴请了来自两岸四地的中医药专家。

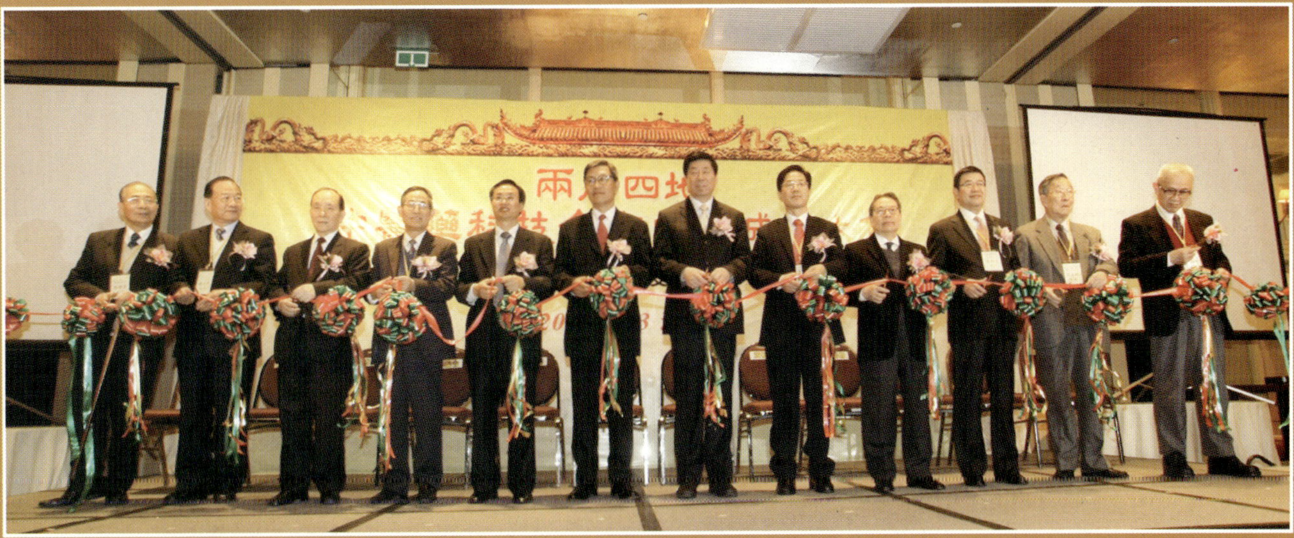

主礼嘉宾为“两岸四地中医药科技合作中心”成立典礼剪彩

联系方式：澳门氹仔伟龙马路澳门科技大学中医药学院H518办公室

电话：（00853）88972702

传真：（00853）28822938

世界中西医结合医学研究院

世界中西医结合医学研究院是一所集医疗、科研、教学、学术交流、国际医药联盟、技术开发转让、国际人才输送枢纽、特色医疗培训等为一体的综合医学研究院。研究院秉着把中医推向世界，弘扬发展中西医结合医学文化，除了主要弘扬中西医学外，并对世界各族传统医学着力挖掘与推广，经世界医药首脑大城市联盟委员会联合提出申请，历时数载于1995年在美国成立，又先后在全球各洲设有秘书处，并成立了各洲区域研究院，分别监管辖区内所有附属医院与学校，研究院附属医院与学校百余所、二级研究院10余所，设有40余个部门，总院有全球各科院士千余名，研究专家上万名。每年招收来自全球的各类医学研究生，教材涉及多种文字与版本，多次受到国际医界好评。研究院每年举办各种国际洲际医学精英研讨会数次、区域性会议百余次，出版各类专著数十种，编辑论文数万篇，申请发明专利千余项，会议期间举办各类慈善义诊，成功地为世界各国患者解除了疑难病痛，特别解决了国外看中医难之弊，更好地促进全球中医热。研究院被国际社会誉为“医学家的海洋，著名医家孵化器”称号，本院英、法、美、德等资深院士多次参与各种弘扬宣传中医活动，并与所在国政府官员商讨有关中医纳入本国医疗体系事宜，为中医走向世界作出了卓越贡献。

本院医学专家遍布全国各省，其中院部精英资格名单：

湖南：邓英(院士)、张德元(博士、院士)、向祚伟(博士、院士)、曾泽勋(院士)、萧明哲(博士、院士、教授)、舒易松(教授)、李志良(教授)、候建中(院士)、龙高俊(教授)、阳名剑(博士、教授)、卿理忠(博士、教授)、陈敦华(博士，教授，院士)、熊大国(教授)、廖建华(教授)、黎国器(博士、教授)、罗启淼(教授)、颜昌和(教授)、彭承松(教授)、罗樾之(博士后、院士)、贺易庭(博士、教授)、杨松宙(教授)

广东：张龙光(院士)、祁岩超(院士)、蔡友清(教授、院士、博士)、陈景福(博士、院士)、李杜荣(博士后、院士、教授)、钟得龙(教授)、刘观祥(教授)、曾寿力(教授)、廖进昌(教授)、邱延深(教授)、高永忠(博士、教授)、黄合德(教授)、麦林(教授)、申光辉(博士、教授)、陈勤涛(教授)、湛潮泰(教授)、陈大业(博士、教授)

四川：唐光钧(教授)、张崇武(教授)、杜康林(教授)、王赤兵(教授)、杨洪烈(博士、教授)、张映厚(教授)、段宣明(教授)、黄肇源(博士、教授)、李长华(教授)、张兴仕(教授)、李世品(教授)、曾才鑫(教授)、刘升胜(教授)、李能清(院士)、李福泽(教授)

辽宁：黄立堂(院士)、冯士荣(博士、院士、教授)、刘振堂(博士、院士)、董延祥(教授)、牟雪明(教授)、任延文(教授)、刘易君(教授)、郝来勤(博士、教授、院士)

云南：黄开云(院士)、李树钿(院士)、傅振珠(博士、教授)、董仲璧(博士、教授)、卢佳(博士、教授)

宁夏：张伦(博士、院士、教授)、张治强(博士、院士)、李崇庆(院士)

安徽：郭禹吾(博士、院士)、肖云(教授)

北京：崔德成(院士、教授)、俞承谋(教授)

甘肃：卡世全(博士、教授)、宋优胜(院士、教授)、陈维太(博士、教授)、曹锡鸿(教授)

江西：熊雪胜(博士后、院士、教授)、喻至德(教授)、万文俊(院士、教授)、巫能佐(博士、教授)、郭文概(博士、教授)

河北：冯永生(院士)、南风龙(院士)、李富臻(教授)、王勇(教授)、刘宝华(教授)、仇殿明(博士、教授)、李国华(教授)、张正达(博士、教授)、殷其昌(教授)、付毅(院士)

内蒙古：王镇(院士)、东瑞民(教授)、李华贵(教授、博士)、董继昇(教授)、杨要武(院士)

山东：杨西华(博士、院士)、梁振兴(博士、院士、教授)、苏贻利(教授)、迟志明(院士、教授)、孙即晓(博士、院士)、栾仁芝(院士)、初春(院士)

湖北：刘作为(院士、教授)、余登明(教授)、张绪功(教授)、唐义军(教授)、阎娅玲(教授)

浙江：黄丽华(博士后、院士、教授)、金华权(博士、院士、教授)、潘元侠(博士)、施振中(院士)、彭学川(教授)、史贤模(博士、教授)、叶汉强(院士)、黄忠虎(博士、教授)、厉美生(博士、教授)、朱健良(院士)、史伟兵(博士、教授)、南明森(教授)、黄孔新(博士后、教授、院士)

重庆：黄用全(博士、院士、教授)、彭泽斌(博士后、院士、教授)、陈代荣(教授)、张利民(博士、教授)、刘纬(博士、院士、教授)、何忠明(教授)、骆冈廷(院士)

福建：郭扬福(博士、院士)、丘营旺(博士、院士)、苏美嘉(教授、博士)、陈金城(院士)、杨土生(博士、院士、教授)

黑龙江：张凤山(教授)、李壮飞(教授)、王义洲(教授)、王子敬(教授)、阎新智(教授)、焦柏魁(教授)、单永兴(教授)、赵寿山(院士)、张昕遍(教授)、孟宪义(博士、院士)、孙明友(博士、院士)

江苏：王志浩(教授)、韩仁怀(教授)、钱康南(博士、院士)、汪德清(教授)、崔道友(博士、院士、教授)、乔纯礼(教授)、王皓之(教授)

广西：唐锦明(教授)、廖世超(教授)

新疆：任森楼(教授)、宋云峰(教授)、孙殿卿(教授)

山西：巩文彪(教授)、赵新平(博士、教授)、卢珂恩(博士、教授)

海南：林礼端(教授)、陈秋乾(教授)、关大良(博士、教授)、丑生明(院士、博士后)

贵州：武巍松(教授)、朱明远(博士、教授)

吉林：崔兴中(教授)、李福绩(博士、教授)、陈国福(教授)

陕西：刘云(博士)、罗珍(教授)

河南：武华亭(教授)、冉兆勇(教授)、宋现中(教授)、曾德建(博士、教授)、杨丙申(教授)、钟汉东(教授)

上海：周建国(教授)、刘明皓(教授)、罗先义(博士、院士、教授)

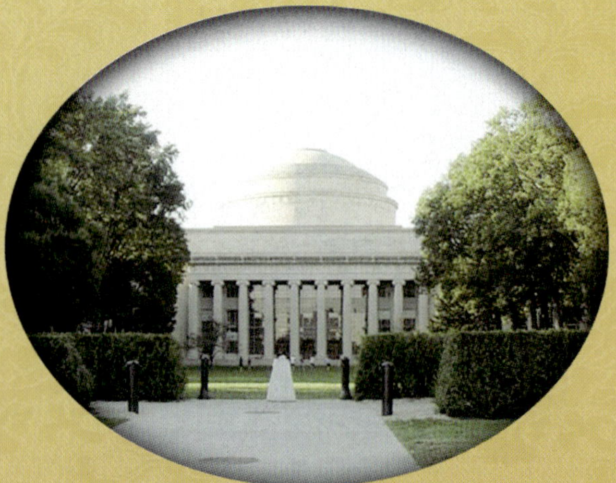

研究院研究生部

研究院宗旨：挖掘全球传统医学文化，团结各民族医药精英，弘扬中华医学瑰宝，把中医推向世界，让世界了解中医，使中华传统医学与现代医学更好地融合、互补，从而酝酿成中西医学科学文化新模式，为人类健康和挖掘中西医绝技贡献力量。

西双版纳州 民族医药研究所 傣医医院

傣族传统医药是我国四大民族医之一，具有2000多年悠久的历史，是傣族贝叶文化和祖国传统医药的重要组成部分。傣族传统医药是以"四塔"、"五蕴"理论为核心的独立医药，在党和国家的高度重视下，于1977年成立西双版纳州民族医药调研办公室；1979年成立民族医药研究所；1988年4月建立西双版纳州傣医医院；2007年，经省教育厅、省卫生厅批准为非直属云南中医学院附属傣医院。医院占地面积20亩，业务用房5000平方米，是傣医临床、教学、继承、发掘、整理、研究民族传统医学的民族医院。

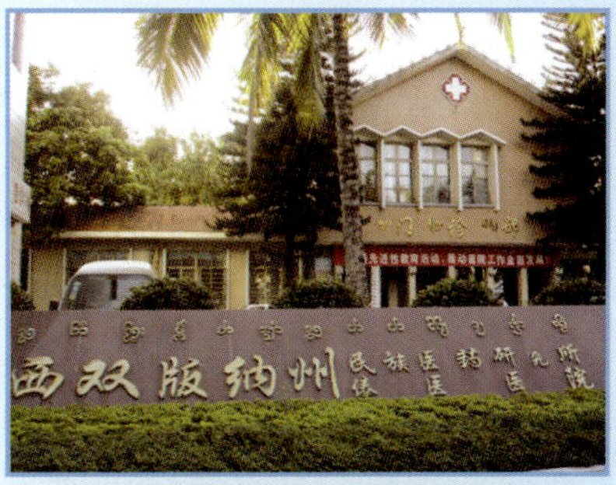

西双版纳州民族医药研究所
（西双版纳州傣医医院）

一、医院科室设置

职能科室设有：办公室、财务科、医务科、护理部、防保科；临床科室设有：急诊科、傣医科、外科、妇产科、药剂科、麻醉、医技、肛肠科、口腔、五官科、推拿、针灸、科研科和傣药制剂中心。重点专科有傣医传统治疗专科、傣医皮肤科、傣医骨伤科等临床科室。全院病床编制100张。

二、医院人员结构

职工总数139人，其中卫生技术人员111人，卫生技术人员占职工总数的78.98%，在卫生技术人员中高级职称11人，主治（主管）医药护技师42人，医药护技师（士）39人。学历结构为本科17人，大专51人，中专37人。经省教育厅批准医院具有高校教师资格者23人，其中教授4人，副教授6人，讲师13人。医院傣医药卫生技术人员39人，其中名老傣医10名（不在编），傣医副高级以上职称4人，中级职称10人，初级职称15人。

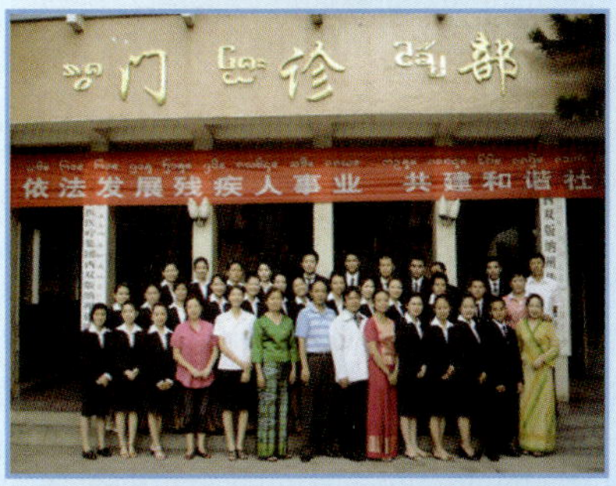

泰国实习生与医院领导及老傣医合影

三、传统治疗方法

医院继承和发扬传统傣医药，以傣医为主，傣中西医结合等诊疗方法，在临床治疗和傣医药研究方面不断发展和创新，重点治疗的专病有风湿病、老年病、糖尿病、妇科病、更年期综合征等；设有"烘雅"（熏蒸疗法）、"暖雅"（睡药疗法）、"阿雅"（洗药疗法）、"难雅"（坐药疗法）、"沙雅"（刺药疗法）、"果雅"（包药疗法）等傣医传统疗法，主要用于治疗各种疑难病症。

四、傣药的研究与开发

建院以来医院收集了两千多个傣族传统药、单、验、秘方，经临床应用从中筛选出100多个方子进行临床疗效观察。目前医院是傣药研究开发、傣药制剂和剂型改革基地。医院有省药检局批准的傣药制剂43个品种，研制生产、片、丸、散、膏、颗粒、口服液、油剂、酊剂等12种剂型应用于临床。2006～2007年，医院完成了56个傣药材质量标准研究工作，已通过了省药监局组织专家评审。医院承担编写《云南省中药材标准》（傣族药）分册。

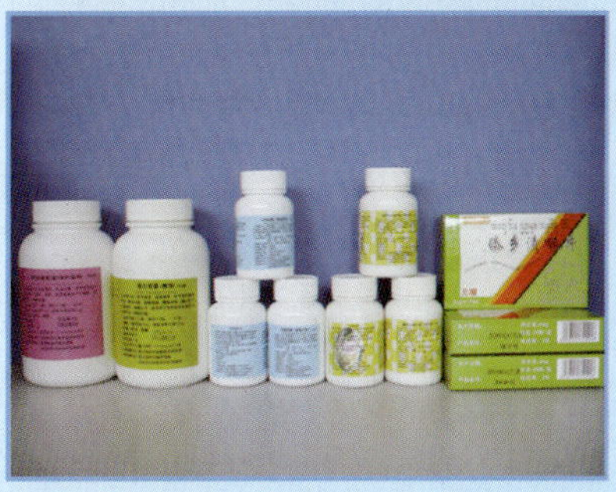
傣 药

五、傣医药史籍整理研究

在党和各级政府的关心支持下，全院医护、科研人员克服重重困难，以发掘、继承、研究、推广应用傣医傣药为已任，收集到大量的傣医药史籍（医药经书）翻译，整理、研究出版了《傣药志》1～4集、《古傣医验方注释》、《傣医传统方剂研究》、傣医经书《嘎牙山哈雅》、《傣医四塔、五蕴的理论研究》、《傣医名词术语译释》、《竹楼医述》、《傣医诊断学》、《风病条辨译注》、《傣医中专班临床试用教材》、《中国傣药彩色图谱》等20多部傣医药书，在国家级、省级、地州级发表傣医药论文200多篇。

六、傣医药课题的申报

建院以来，医院向国家中医药管理局、省卫生厅、州科技局申报科研课题66项，中标39项，其中国家级15项，省厅级11项，地州级9项，自拟课题5项，现已完成24项，待完成15项；医院科研课题分别获国家级科技奖6项，省厅级2项，地州级6项。

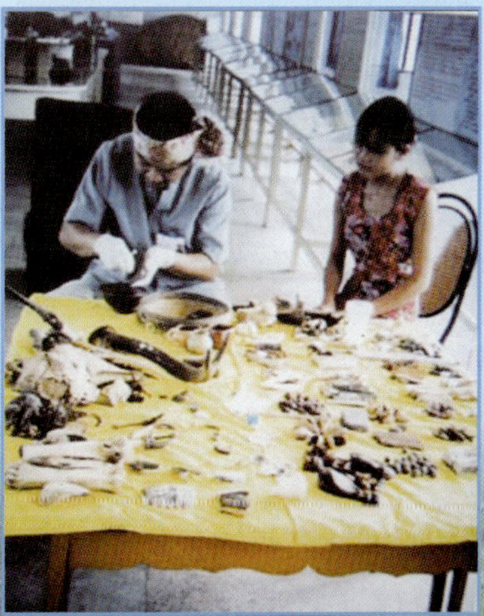
磨药

七、傣医药人才培养

医院配合州卫生学校举办两批傣医中专班，共106人，其中德宏州10人，主要承担傣医药基础教学和临床实习。医院积极选派医药技术骨干到省级医院和泰国清莱传统医学院学习。

目前医院已与云南中医学院、泰国清莱皇家传统医院建立了合作与交流关系。2006年7月成功举办了傣、泰传统医药学术交流会，2007年1月组团参加中、泰、越、老四国在泰国举办的传统学术交流会。从2007年开始，泰方每年送30名学员到医院实习。

新疆维吾尔自治区维吾尔医医院

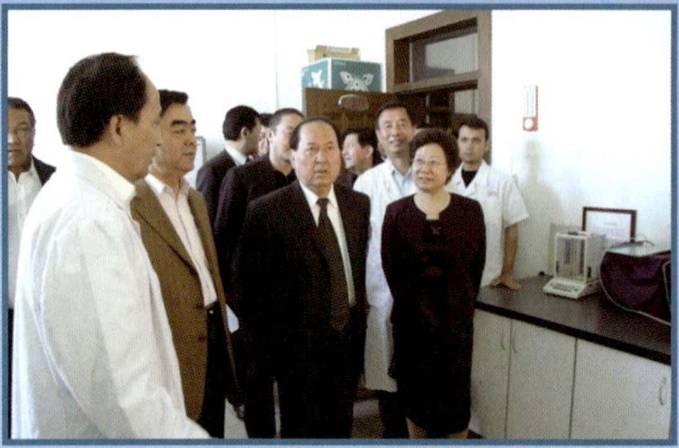

自治区卫生厅领导陪同自治区领导视察医院

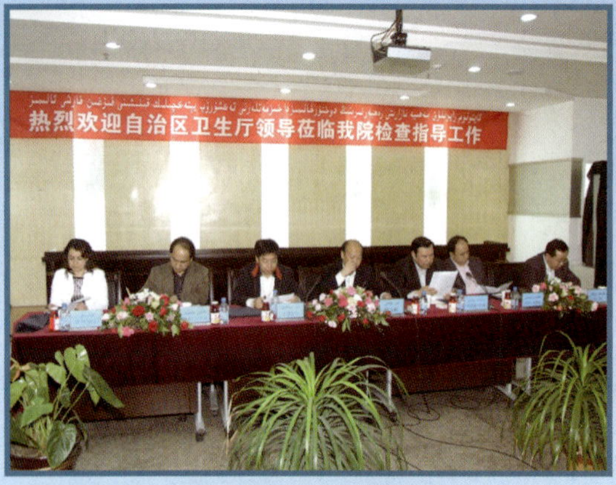

卫生厅领导来医院检查指导工作

医院始建于1954年，是党和政府把流散于民间的4位老维吾尔医生组织起来，成立了“乌鲁木齐市天山区民族医联合门诊部”（属集体所有制）。1976年6月1日，在门诊部的基础上成立“乌鲁木齐市民族医院”，编制床位100张。1989年，为发展维吾尔医药事业，经自治区人民政府批准，在市民族医院的基础上更名为“新疆维吾尔自治区维吾尔医医院”，隶属自治区卫生厅管理，编制床位150张。2002年，经卫生厅批准编制床位为250张。经过50多年的发展，自治区维吾尔医医院已成为新疆唯一一所集医疗、教学、科研、预防、保健为一体的区级综合性三级甲等维吾尔医医院，是国家中医药管理局“全国重点民族医医院建设单位”、“全国维吾尔医示范医院”，自治区维吾尔医学高等专科学校临床实习医院；是“自治区级文明单位”、自治区级“患者满意单位”，荣获“自治区青年文明岗”、“自治区级巾帼建功岗”；是区、市城镇职工基本医疗保险和自治区新型农牧区合作定点医院。

医院现有编制床位250张，实际开放床位300张；现有职工总数378人，其中卫技人员297人，占职工总数的78.8%，临床医师104人，占卫生技术人员总数的35.4%，能熟练掌握和运用维吾尔医药治疗方法的医师及其他医师总数达到85人，占82%；医师中高级职称26人、中级职称34人、初级职称44人；护理人员总数93人，占卫生技术人员总数的31.6%，护师以上技术职称占59.1%；药剂人员62人，占卫生技术人员总数的24%，其中高级职称8人、中级职称26人、初级职称28人；医技人员35人。医院初步形成了结构合理、实力较强的维医药专业技术人员队伍。

医院占地总面积2.78万平方米，总建筑面积3.47万平方米，其中，业务用房2.45万平方米，包括门诊楼3770平方米，住院楼8872平方米，龙泉街分院6808平方米，制剂室2262平方米，辅助用房2750平方米。床位300张，平均每床建筑面积81.54平方米。

医院设有维吾尔医特色鲜明的内科、皮肤科、骨伤科、肛肠科、干保科、理疗科以及维西医结合的普外科、妇产科、急诊科、感染科、手麻科等临床科室，另设院制剂中心和龙泉街分院。医技科室包括放射、检验、功能检查及行政职能等共30个科室。

截至2007年10月，医院资产总计为10705.5万元，其中固定资产为7238.9万元。医疗设备总额1066余万元，制剂生产设备金额318余万元，医疗设备完好率达到90%以上，医疗设备使用率达到60%以上。

由于医院维吾尔医药特色明显，近年来，吸引大批周边国家和内地省区的患者慕名前来就诊，医院的门诊人次和住院人数大幅增长。2007年门诊就诊人次为14.55万人次，比去年同期增长18.3%；出院患者为3953人次，比去年同期增长20.3%；病床使用率89.9%，比去年同期增长17.4%；病床周转次数16.3天，治愈好转率95%。维吾尔草药、合剂、制剂和维吾尔药品收入占药品总收入的63.7%左右，维吾尔医药的特色突出。医院门诊人均费用为87.68元，住院人均费用3297.97元，明显低于其他同级医疗机构人均医疗费用。

经过近50年的继承、挖掘、整理和发展维医学术思想，医院皮肤病专科入选国家中医药管理局“十一五”强化建设项目，为卫生厅“新疆白癜风诊疗中心”；膝骨性关节炎、宫颈糜烂入选国家中医药管理局“十一五”重点民族医专病建设项目。达到GPP标准的制剂室生产107种维药制剂，56个品种被列入医保用药目录。

维吾尔医学是祖国传统医学中的绚丽瑰宝。医院各级领导坚持以邓小平理论和“三个代表”重要思想为指导，全面贯彻落实科学发展观，努力实现“以病人的需求为第一选择、以病人的满意为第一目标”的服务原则，努力实现“和谐、便民、诚信、减负”的管理主体，努力实现以持续改进医疗质量和保障医疗安全为管理核心，牢固树立为人民服务的服务宗旨，在“以病人为中心、以人为本”的人性化服务工作中成效显著，为广大人民群众提供优质、高效、安全、便捷、低价和特色的维吾尔医医疗技术服务，以满足广大人民群众日益增长的健康需求，促进医院健康、可持续的发展。

在党和政府对维吾尔医药事业的关心、支持下，自治区维吾尔医医院在基础建设、设备配置、人才培养、学术研究和专病专科特色发展等方面取得了前所未有的显著业绩，维吾尔医药特色优势日益突出。

面对新世纪建设创新型国家，实现中华民族伟大复兴，需要中国在科技创新方面有所突破并对世界有所贡献，作为我国最具原始创新潜力的维吾尔医药领域，将对具有现代人文思想和中国传统文化内涵的维吾尔医药医疗保健模式和价值观念的传播产生重大影响，从而成为中华民族对人类的新贡献。在党的民族政策和卫生工作方针的指引下，医院将全面推动维吾尔医药事业的发展，努力实现“立足新疆、服务全国、面向世界、造福人类”的宏伟目标，成为防病治病、保护健康的一支重要力量，为保障和增进人民的健康作更大的贡献！

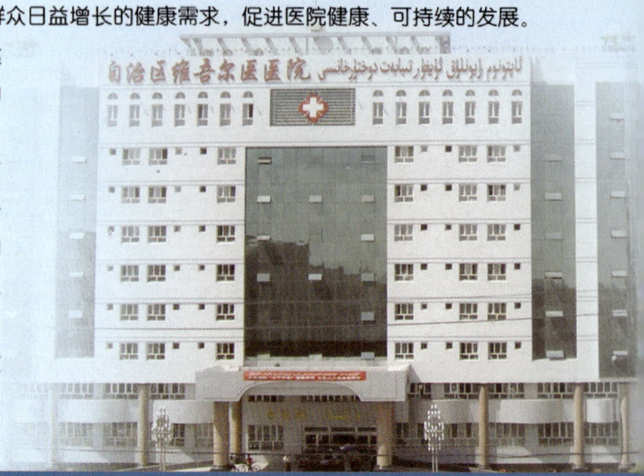

临沂市人民医院

临沂市人民医院是鲁东南地区规模最大的三级甲等医院，开放床位2200张，年门急诊量160万人次，出院病人9万人次。医院为了加快中医药的发展，院党委经过认真研究，确立了大中医的思想：即中医药是中华文明的一颗璀璨的明珠，为中华民族的繁衍昌盛作出了不可磨灭的贡献，应当传承下来、发扬光大。中医要突出特色，用中医的方式治病，中医要深入相关科室开展会诊，倡导西医学习中医，鼓励使用中医手段治病，走出一条综合医院发展中医的路子。医院于2005年5月将原中医科、平衡针灸、中药房进行资源整合，组建了临沂市人民医院中医院，聘任一名专职院长从事中医药的管理工作。中医院设置中医内科、颈肩腰腿痛科、肛肠科、平衡针灸科、中医门诊、中药房、煎药室7个科室，聘任两位名中医为首席中医专家兼任副院长。中医门诊设有陈权、张志发首席专家门诊及中风、消化、中医肾病、中医糖尿病、不孕不育、乳腺、甲状腺、气管炎等15个专科专家门诊。医院有主任中医师5名，主任中药师1名，副主任医师9名，编制床位60张。2007年，中医门诊量12万人次，出院病人1400人次，调配中药30万付，均比2004年增长两倍。医院被评为全国综合医院中医药工作示范单位，平衡针灸科被选为国家中医药管理局“十一五”针灸重点专科项目建设单位；两位首席专家双双被授予山东省名中医称号；陈权、彭思存分获山东省高层次优秀中医临床人才学科带头人和学术骨干。

平衡针灸科成立于2002年，是国家中医药管理局“十一五”重点专科项目建设单位、北京王文远平衡针灸研究院临沂平衡针灸临床基地、国家中医药管理局农村与社区适宜技术临沂平衡针灸示范基地。该科设有平衡针灸门诊和病房，高级病房位于22层，床位14张，病房内部设施先进，环境优雅，可满足特需保健需求，普通病房20张。平衡针灸是在继承传统医学的基础上吸收现代科学理论，经过多年的临床研究而形成的一门现代针灸治疗方法，通过交叉取穴、快速针刺特定的平衡穴位促进了机体的代谢，提高机体免疫机能，使机体恢复和保持在相对平衡的稳态，从而达到治疗疾病、延缓衰老、健康保健目的。平衡针灸包括平衡针刺、平衡推拿、平衡火罐、平衡心理、平衡药疗等多种平衡疗法，主要治疗各种痛症、瘫症、过敏反应、代谢紊乱，纠正亚健康状态。

专家档案：陈权，主任中医师，山东省名中医专家，山东省优秀临床人才学科带头人，临沂市人民医院中医院首席中医专家、副院长，全国首批名老中医药专家学术经验继承工作指导老师姚子扬主任医师学术经验继承人，山东省中医药学会仲景学说委员会委员、山东省中西医结合学会肾脏病专业委员会委员；主攻肾脏病专业；从事中医临床30余年，长于辨证论治，善治疑难杂病，擅长内科、妇科；国内首先提出“轻清凉润法”的脾胃病治疗大法。

张志发，主任中医师，山东省名中医专家，临沂市人民医院首席中医专家，中医院副院长，山东省优秀青年中医，临沂市中医药学会副理事长，临沂市中西医结合学会常务理事兼副秘书长，山东省中医肝胆病专业委员会委员；出身于中医世家，毕业于山东中医学院，从医30余年，具有丰富的临床经验，擅长中医内、妇、儿科；主攻方向泌尿、消化、血液、肿瘤系统疾病的中西结合研究。

宋玉华，平衡针灸科主任，副主任针灸医师，国家中医药管理局“十一五”针灸重点专科学科带头人和项目负责人，中华中医药学会针灸学会山东分会理事，中国老年学会平衡针灸委员会副主任委员，临沂市中医学会针灸推拿专业委员会副主任委员；从事中医针灸临床30余年，擅长预防保健，调整亚健康状态，治疗疲劳综合征、胃肠综合征、办公室综合征、抑郁症等有独到之处；先后获得国际平衡杯优秀人才奖、国际平衡针灸特殊贡献奖、全国针灸特技优秀演示三等奖；承担了“973”计划中医基础研究专项“平衡针灸疗法治疗颈肩腰腿痛的基础研究”的课题研究工作。

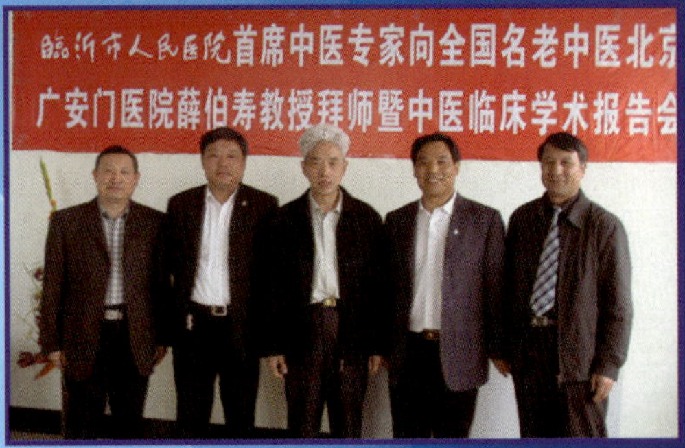

从右至左分别为陈权、临沂市人民医院副院长衡雪源、
广安门医院教授薛伯寿、临沂市人民医院中医院院长任继东、张志发

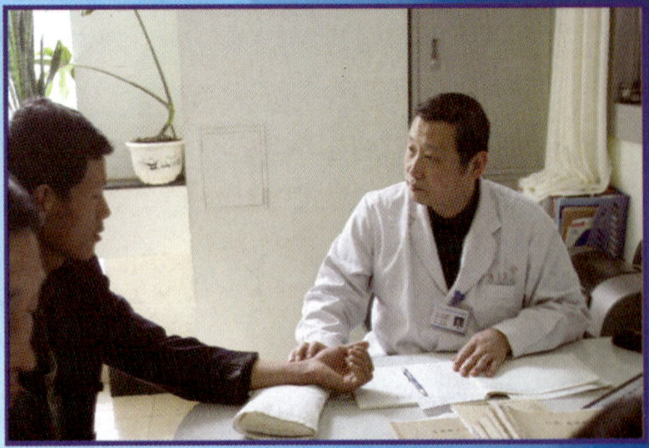

山东省名中医、临沂市人民医院首席中医专家陈权

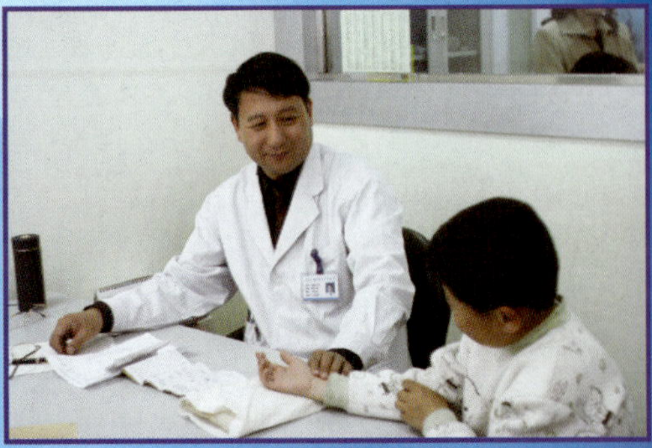

山东省名中医、临沂市人民医院首席中医专家张志发

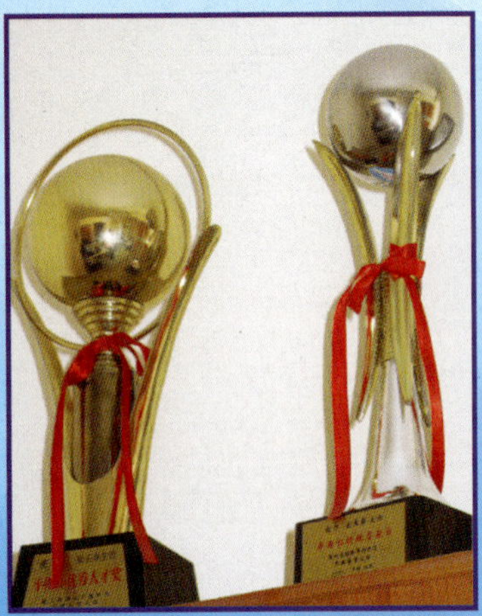

优秀人才奖、国际平衡针灸特殊贡献奖

青岛市海慈医疗集团

青岛市海慈医疗集团成立于1999年12月，是在原青岛市第二人民医院、青岛市中医医院、青岛市黄海疗养院基础上成立的国有大型综合性医院集团，目前由青岛市海慈医院、青岛市中医医院、青岛市黄海医院3所医院组成。集团是国家医师资格实践技能考试基地、山东中医药大学附属青岛医院、青岛大学医学院附属海慈医院，同时还是4所医科大学的硕士研究生培养基地。青岛市中医学会、青岛市中西医结合学会、青岛市针灸学会、全国针灸临床研究中心青岛分中心、青岛市中医药研究所、青岛市心血管病研究所等机构均挂靠在集团。

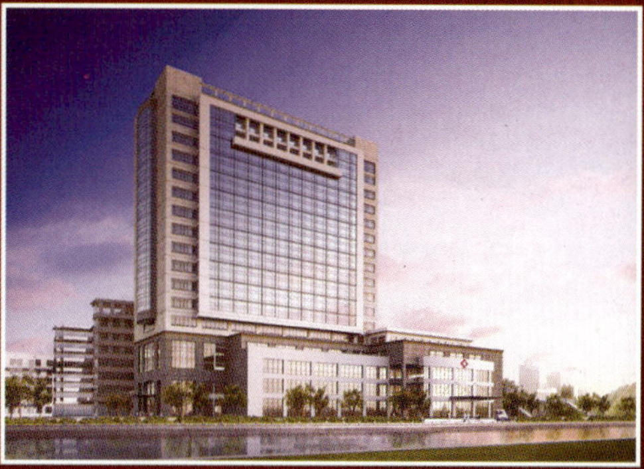

“国医堂”效果图，地上17层，地下3层，建筑面积6万平方米

集团建筑面积5.6万平方米，开放床位1000余张，2007年门急诊量69.6万人次，年出院病人2.3万余人次；拥有职工1500余人，其中博导、硕导26名，博士、硕士220余名，省市专业技术拔尖人才8名，国家级、省级名老中医5人，青岛市中医药名家8人；拥有国家中医药管理局重点专科建设单位2个，省、市级重点学科、专科8个，市级特色专科5个。集团开设的“青岛市著名中医专家门诊”汇聚了岛城20余名著名资深中医专家坐诊，深受病人的欢迎和好评。

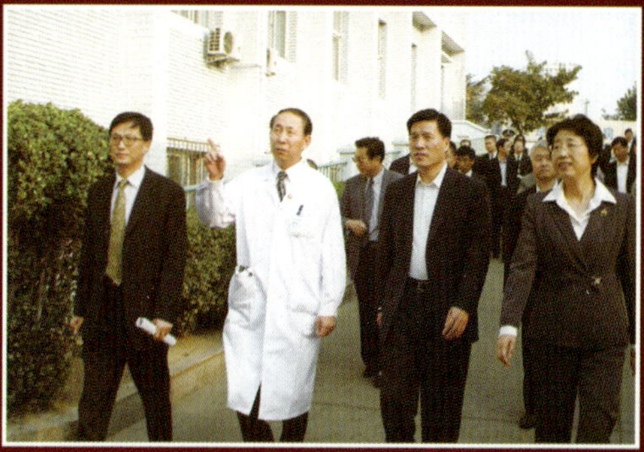

青岛市市委副书记、市长夏耕在副市长臧爱民、市卫生局局长曹勇、集团总院长吉中强陪同下来集团调研“国医堂”项目

2007年，集团认真贯彻落实党的十七大精神，坚持正确的办院方向，解放思想，与时俱进，干事创业，创新发展，努力促进社会和谐，完成了各项工作目标，取得了一定成绩。扩建项目（“国医堂”项目）稳步推进，进一步调整和优化了管理结构，加强职能科室管理，明确责任，建立例会制度。集团重视管理干部培训，进行了中层干部胜任力测评，修订了奖惩条例和绩效考核标准，注重日常管理和考核，提高了管理水平和效能。科教兴院战略取得重大突破，新增国家重点专科建设单位2个，实现了国家级科研课题零的突破，新增博士生导师2名，成立了1个国家级专业委员会，挂靠在集团。集团积极开展医院质量管理年活动，坚持抓质量，提高全员质量意识，加强了制度建设，完善患者识别系统，加强重症监护室等重点科室管理，进一步开展温馨护理服务和中医护理示范病房建设。集团积极开展社会公益性活动，不断完善惠民医疗制度，继续深入开展治理商业贿赂工作，不断增强职工拒腐防变和抵御风险能力，促进事业健康有序发展。

2007年集团先后获得全国“五一”劳动奖状、全国首届中医护理先进集体、山东省青年志愿者行动贡献奖等荣誉称号，顺利通过了山东省文明单位的复审，代表山东省取得全国卫生系统文艺汇演“最佳表演奖”、“最佳组织奖”。呼吸科、针推康复科成为国家重点专科建设单位，并承担了科技部“十一五”支撑计划课题和国家中医药管理局课题，双双实现了零突破，在实现省内名院和争取国内一流水平目标上迈出了重要的一步。

集团注重学习、总结、提炼和推广优秀的医院文化，提出了“人文医疗，温馨海慈”口号，并加强内涵建设，全面完成了医院文化视觉识别体系建设，编辑出版了《海慈医院管理年2007年纪念邮册》，印制新版《海慈文化手册》。集团开展了免费电话咨询、温馨护送、代煎药等方便病人活动，在青岛市率先开通了800免费咨询电话，实行病人回访制度，集团39个科室拥有工作服务品牌。《海慈报》荣获“全国优秀医院报刊”称号，并在全国医院文化交流会上做典型发言，“温馨海慈”服务品牌获青岛市优秀服务名牌称号。

今后的工作中，集团将突出中医、中西医结合特色，发展领先项目，创造医疗“拳头产品”，为人民健康作出更大的贡献。

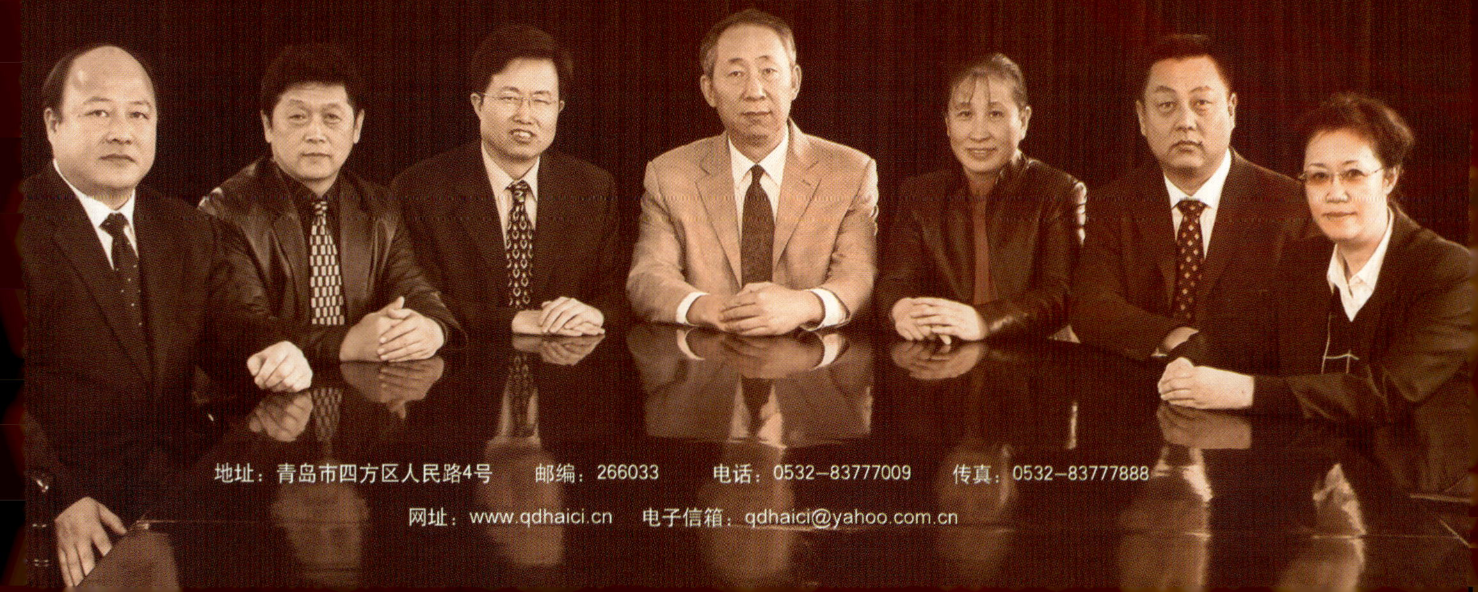

地址：青岛市四方区人民路4号　邮编：266033　电话：0532-83777009　传真：0532-83777888

网址：www.qdhaici.cn　电子信箱：qdhaici@yahoo.com.cn

无私奉献建伟业　创新管理展宏图

—— 嫩江县中医院院长吴芳同志先进事迹

吴芳同志，1985年毕业于齐齐哈尔医学院医疗专业，主任医师，现任嫩江县中医院院长、党总支书记。

作为一名医生，她热爱本职工作，勤奋好学，对所从事的医疗事业具有高度的责任心和强烈的使命感，治病救人，医德高尚，赢得了人民群众的交口赞誉，堪称医生的楷模。

作为一名院长，她锐意改革，励精图治，用精湛的医疗技术、良好的职业道德、严谨的工作作风、高超的管理技能，带领嫩江县中医院的全体医务工作者开拓进取，为医院的基本建设和县域的经济发展作出了突出贡献。

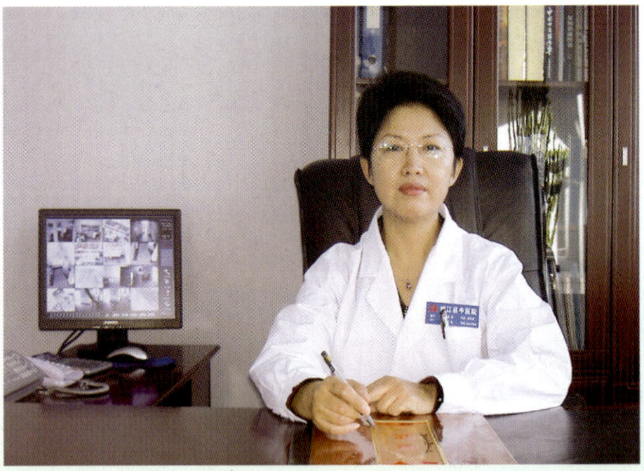

嫩江县中医院院长：吴芳

有口皆碑，医德高尚称楷模

自担任中医院院长以来，她从未休过一个完整的节假日，每天都工作15小时以上，下班后也要去查房询问，并指导用药，遇有危重病人需要抢救时，她都一直坚持亲临现场，直到病人转危为安才离开，使大家看到了吴芳院长高超的医疗水平和无私奉献的高贵品质。

在她的床头摆放着笔和纸，经常半夜醒来，把工作思路和工作计划写在纸上，第二天带着这张纸去上班并落实下去——这就不难理解中医院为何在短短两年内实现了经济效益和社会效益的巨大突破和全新飞跃。

成果累累，医术精湛乃名医

多年来，吴芳院长致力于内科疾病的诊疗和科研，开展颈动脉溶栓、股动脉溶栓和静脉溶栓挽救了大量脑梗死、急性心肌梗死病人，微创颅内血肿引流术挽救了大量脑出血病人的生命。她的多篇有价值的学术论文在国家及省级杂志上发表。

开拓创新，勇当改革"领头雁"

吴芳同志致力于创建学习型医院，努力打造团结向上的医院文化。吴芳院长爱好广泛、多才多艺，在县、市乒乓球比赛中都取得了优异的成绩，现为省散文作家协会会员、省诗词作家协会会员，她在省内发表了多篇作品。她在自创的《中医院院报》中担任总编，传递积极向上的文化气息。

她始终坚持学习这条主线，着力加强全院职工的质量意识和服务意识。她亲自授课，把先进的管理理念灌输给职工；从关心职工身心健康、帮助解决实际困难入手，使落后的人也能上进，增强了职工工作自觉性、主动性和积极性，营造了良好的工作氛围。

吴芳院长先后获得黑河市第三届人民代表大会"市人大代表"、嫩江县"十大女杰"、市新长征突击手、省级农村县域卫生优秀人才等光荣称号。

通过吴芳院长先进的管理办法、自身的人格魅力和采取的一系列有效措施，使医院的信誉度不断提高，各项医疗经营指标不断攀升，医院业务年收入由2005年的600多万元增加到2400万元，同比增加了85%。在全省医院管理年检查评比中，嫩江中医院名列全区第一，先后获得全省卫生系统政风行风建设先进单位、全省卫生先进单位、全省百姓口碑最佳单位等荣誉称号。全市中医工作嫩江现场经验交流会的召开，使嫩江中医院成为黑河市各中医医院的一面旗帜。

石家庄市中医院

石家庄市中医院位于河北省会繁华的中山西路233号，始建于1956年。经过50多年的发展，医院积淀了深厚的学术资源，已经成为一所集医疗、教学、科研、保健为一体的现代化三级甲等中医院，是石家庄中医集团的牵头单位、河北医科大学附属医院、河北省示范中医院、河北省中医信息化建设试点单位。医院地下2层、地上19层的综合大楼建成投入使用，建筑面积达到4.6万平方米，总资产达到2.56亿，固定资产为1.9亿，设置床位500多张；有临床医技科室40余个，其中皮肤科被评为国家级重点中医建设专科，肛肠科、心血管科、脑血管科被评为省、市级重点中医专科，消化科、脉管科评为省级重点专科，肾病科被评为省级重点中医专科。医院在编职工500余人，有国家、省、市知名专家50余人，硕士以上研究生50余人。

医院建有现代化的制剂室，研制生产丸、散、颗粒、胶囊、洗、栓、膏7种剂型的60余个院内制剂，其中润降利隔丸被评为省重点制剂，消炎止痛栓、羚玳息风丸、柴郁利胆颗粒、水蛭通络胶囊4种制剂被评为石家庄市知名制剂。

医院建立了计算机网络管理系统，并推行了"病人选医生"服务模式、"一站式"门诊服务流程、预约门诊服务等，努力为患者提供便捷、高效的服务。医院连续9年被评为河北省文明服务"三星级"医院、连续12年评为市级文明单位。

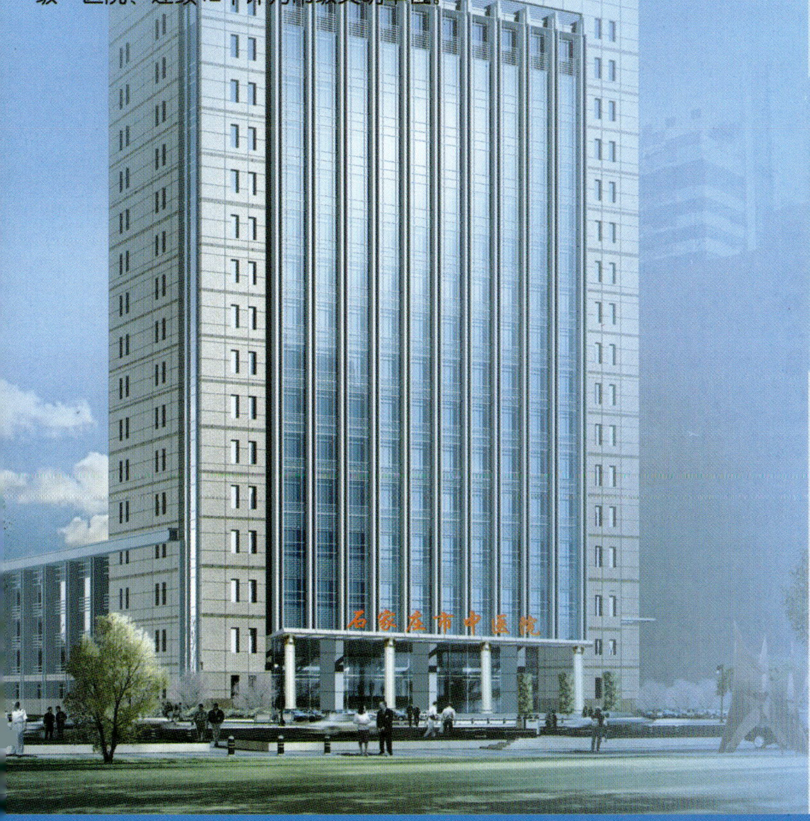

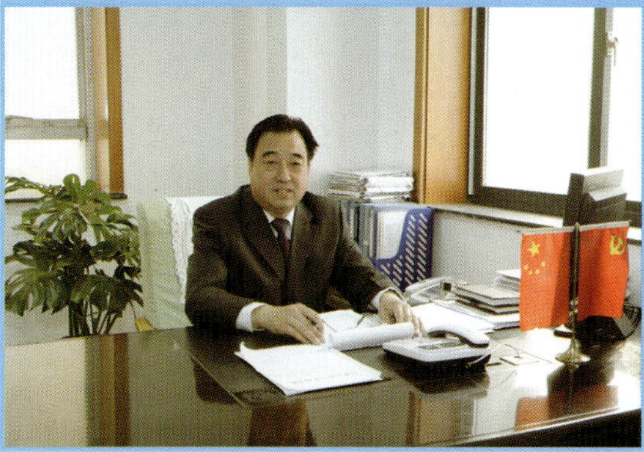

院　长：刘玉来

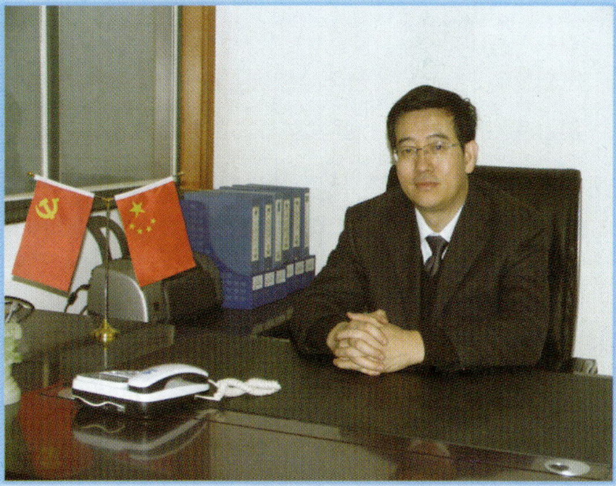

书　记：徐　勇

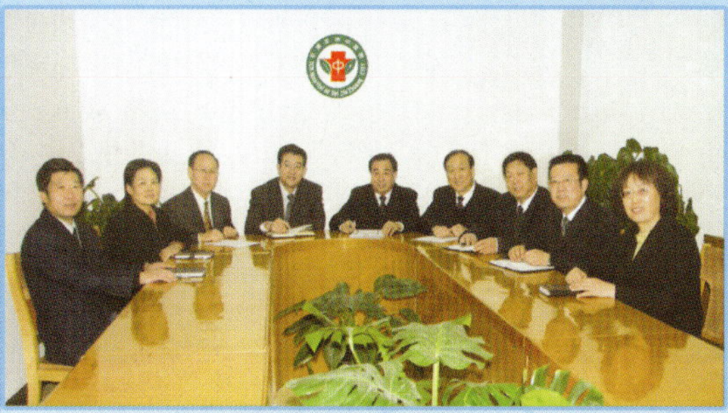

院领导班子

地址：河北省石家庄市中山西路233号

电话：0311-89639399 / 89639292

网址：www.sjzszyy.com

乘车路线：石家庄市内乘1路、6路、34路到石家庄市中医院下车

海南省中医院

海南省中医院建于 1954 年，是全省唯一的一家集医疗、教学、科研、预防、保健和康复于一体的综合性三级甲等中医院，是由国家有关部门批准认定的国家药品临床研究机构，广州中医药大学、海南医学院等院校的临床教学医院。医院先后获得“全国卫生系统先进集体”、“全省最佳企业创新奖”、“海南省诚信企业”等荣誉称号。

医院拥有海南省一流的中医、中西医人才队伍，技术力量雄厚，编制405人，现有员工600人，其中卫生技术人员504人，占全院职工人数的80%，中医药人员占医药人员比例的63%。国家特贴专家4人，省优专家5人，全国名老中医药学术经验继承导师4人。医务人员中正高职称18人，副高职称71人，中级职称151人，初级职称132人，2007年引进副高以上职称人才10人。

医院占地面积19亩，开设病床近300张，全院的医疗、教学和科研方面的现代化仪器设备700多台（件）。医院科室设置比较齐全，有中西医结合骨伤科、海南省眼科中心、传统医疗中心、中风康复科、肝胆科等临床一级科室10个，二级科室11个和3个门诊部。其中，骨伤科、糖尿病科为国家级重点专科，传统医疗中心、中风康复科为省重点专科。另外，在中西医结合治疗心脑血管疾病、肝病、肾病、老年疾病等方面具有专科优势。

近年以来，医院不断强化管理，通过继承创新，充分发挥中医药简、便、廉、验的特色优势，努力为群众提供优质高效的中医医疗保健服务。近2～3年，医院中医治疗率为80%，中药收入占药品收入比例达60%以上，中医辨证施治优良率92.5%，均达到国家中医药管理局规定的标准。

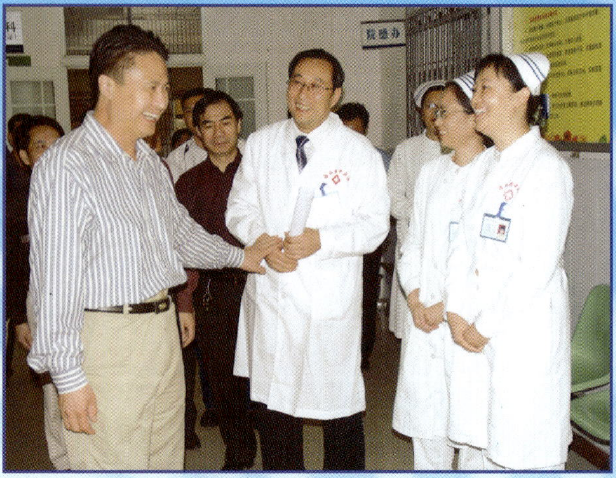

省长罗保铭等省领导到我院考察工作

特别是2006年2月，为切实解决群众“看病贵，看病难”问题，医院在全省的公立医院中率先推出平价病区与平价门诊，主要服务内容有：开设外科、妇产科、内四科平价病区，共设平价病床占全院总病床数的30%，同时投入近百万元增添医疗设备、改善社区二、三门诊就医环境，并实行平价门诊，挂号费、检查、化验、治疗、护理、床位费优惠30%～50%，并确定了25个病种实行单病种限价管理，下降幅度平均达41%，最高达52%，如宫外孕手术治疗，从6271元下降至3000元。重点针对社会低收入群体、特困家庭和弱势群体、失业人员、低保人员，真正让利于患者，使百姓看得起病，看得好病。平价病区、平价门诊推出后，社会反响强烈，受到群众的欢迎。2007年1月31日和11月20日，罗保铭省长等领导两次亲临医院调研，并对此项工作给予充分肯定并指示要继续办好平价医院。目前，医院正按照罗保铭省长的指示精神，加大了平价病区与平价门诊的建设力度，着力打造海南省第一家省级公立平价医院，为解决群众“看病难，看病贵”再作贡献。

医院始终奉行“病人至上，质量第一”的办院宗旨，倡导“求实，奉献，拼搏，高效”的医院精神，加强精神文明建设，规范全院职工的医疗行为，实行“病人选择医生”、“一日清单”等多项便民服务措施，为患者提供舒适的环境，高效的医疗，温馨的服务。

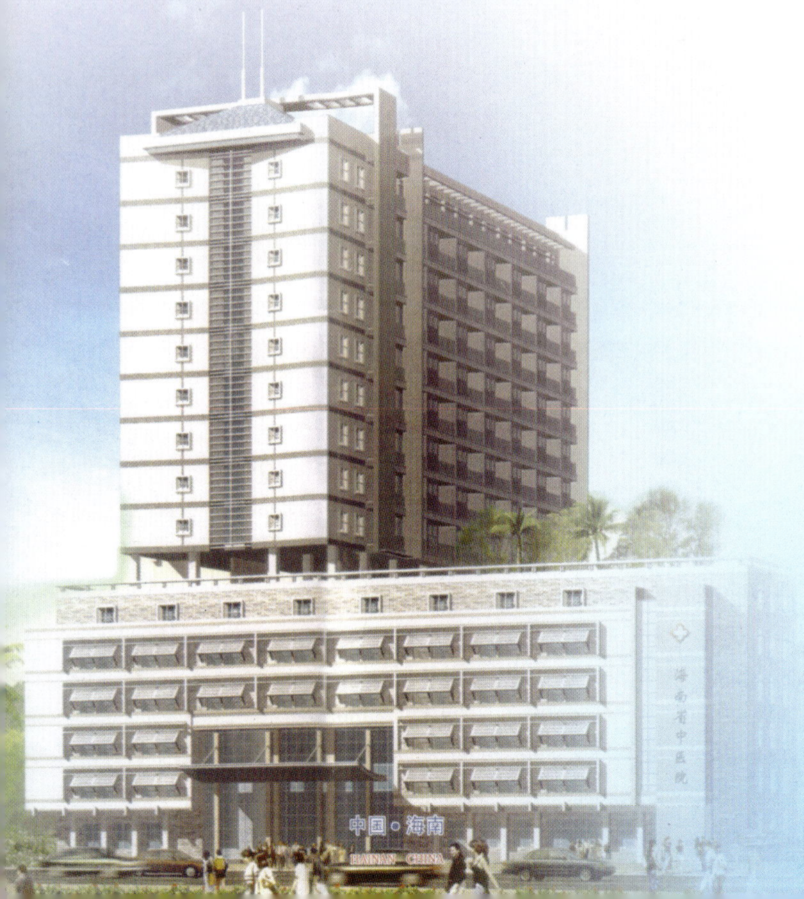

海南省中医院地址：海口市和平北路47号　　邮编：570203

院办电话：0898-66222705　　总值班电话：13876388120

传真电话：0898-66203833

山东省千佛山医院中医科

【科室概况】

山东省千佛山医院隶属山东省卫生厅，为山东大学非隶属附属医院，占地近10万平方米，是一所集医疗、教学、科研、康复、保健、预防、急救于一体的省级大型综合性三级甲等医院。

该院中医科成立于1979年，是山东大学、山东中医药大学硕、博士研究生培养基地，全国综合医院中医药工作示范单位，国家中医药管理局“十一五”重点专科（专病）项目建设单位，山东省重点中医专科，全省首批著名医疗专科。科室编制病床36张，开展了高能生物离子、腹针、内病外治、中药蜡疗、气血循环治疗等疗法。学科带头人李长生教授是山东省名中医药专家、博士研究生导师、国家中医药管理局“十一五”重点专科（专病）项目建设学科带头人。

【重点学科建设】

山东省重点中医专科(中风病)项目建设于2007年7月，顺利通过专家组评审验收,同年被确定为山东省重点中医专科(中风病)。

2007年9月，该科被山东省医院协会确定为全省首批著名医疗专科。

2007年11月，该科被确定为国家中医药管理局“十一五”重点专科(专病)中风病项目建设单位。

2007年11月,该科加入国家中医药管理局脑病重点专科协作组。

2007年11月，该科被国家中医药管理局、卫生部、解放军总后勤部卫生部命名为全国综合医院中医药工作示范单位并受到表彰。

【科研教学】

2007年中医科现有研究项目4项。“化瘀克塞胶囊对脑梗死的作用及作用机理研究”为山东省自然科学基金资助项目；“化瘀克斑胶囊对脑动脉硬化症的作用及对细胞黏附分子表达的影响”为山东省中医管理局计划项目；“老年充血性心力衰竭中医证型与心脏彩超相关性的研究”为山东省保健医学资助项目；“补肾活血中药对VaD大鼠星形细胞效应基因表达的影响”为国家自然科学基金资助项目。

2007年4月，科研项目“首乌益智灵对血管性痴呆的干预及其机理研究”获山东省科技进步奖三等奖。

2007年8月，“治疗血管性痴呆的药物及其制备方法”获中华人民共和国国家知识产权局发明专利。

2007年10月,论文《浅谈抗衰老中药的相关研究进展》获中国老年学学会第八届亚洲/大洋洲老年学和老年医学大会中文论坛优秀论文奖。

2007年12月，科研项目“性激素水平与血管性痴呆发病关系及中药干预效果的实验研究”获山东医学科技创新成果奖二等奖。

2007年中医科完成山东大学医学院和山东中医药大学的中医学授课任务，带教实习生50人次，培养在读研究生14人，招收研究生4人（博士1人），毕业硕士研究生2人。同年3月，李长生教授被聘为山东中医药大学博士研究生导师，中医科首开博士培养点，并招收首届博士生。

【科研成果转化】

2007年12月，首乌益智胶囊新药研发项目资料已完备，待上报国家食品药品监督管理局申请药物临床研究批准文件。

2007年12月，化瘀克塞胶囊、化瘀克斑颗粒、生脉宁心颗粒3种医疗机构制剂项目，已上报山东省食品药品监督管理局，待批医疗机构制剂注册批件。

2007年12月，首乌益智灵胶囊获得山东省食品药品监督管理局医疗机构制剂批准文件，已正式推广应用。

医院地址：济南市经十路66号

邮编：250014

中医科联系电话：0531- 89268631

医院网址：www.sdhospital.com.cn

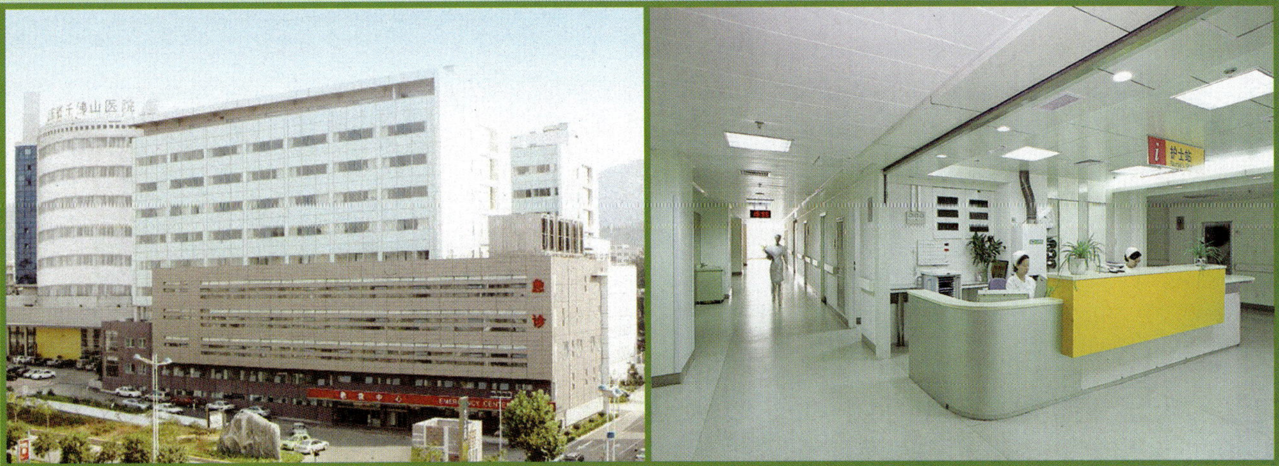

现代化的就医环境

承德医学院附属医院中医科

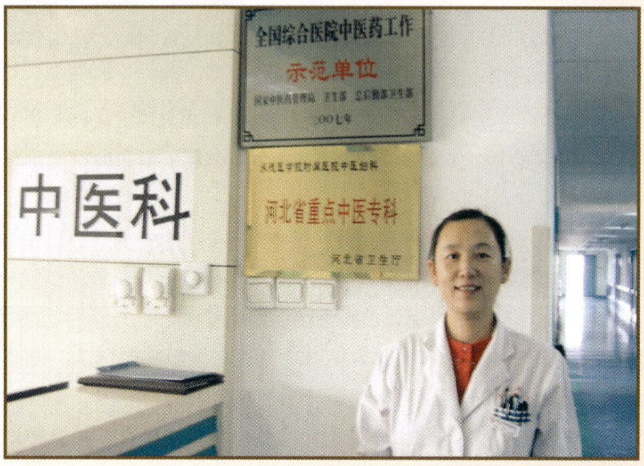

学科带头人：高 慧

承德医学院附属医院建于1949年，其前身为热河省立医院，经过50余年的发展，已成为集医疗、教学、科研、预防保健于一体的综合性三级甲等医院。医院占地面积26654平方米，建筑面积94000平方米，固定资产5.4亿元，编制床位1008张。在编职工1268人，其中专业技术人员1090人（博士、硕士136人，硕士研究生导师17人），高级技术职称人员259人，中级技术职称人员431人，设临床、医技科室52个，职能、后勤科室23个。

承德医学院附属医院中医科始建于上世纪50年代，作为一个以西医为主的综合性医院的中医科，经历了几代人的不懈努力。最初的中医科只有门诊，1983年成立中医科病房，从当时开放床位十几张，到现在开放床位30张，收治中医内科、外科、妇科、儿科、皮肤专科、血管病、肛肠病等病种，并根据各专业特点，有计划、有目的地培养专科人才，使各专业都得到长足发展。中医科在科主任、学科带头人高慧教授的领导下，全科职工参与中医科学科建设，经过多年不懈努力，在医疗、教学、科研工作以及人才队伍建设等方面已取得了显著的成效。

中医科现拥有30张开放床位，医护人员31人，年门诊量为21000余人次，年住院病人（2006年底）为432人次，患者总有效率98%以上。门诊病种以中医内科、中医外科、中医妇科、中医儿科、中医针灸、中医皮肤专科、肛肠病及中医杂病为主；住院病种以中医内科杂病及中医妇科为主，根据各科特点不断扩大了门诊，开设有中医内科、中医外科、中医妇科、中医针灸及中医儿科等专科。中医内科治疗慢性病如中风、胃脘痛、胁痛、老年性疾患等。中医妇科对不孕症、盆腔炎等妇科疾患采用口服、中药保留灌肠、理疗等综合治疗，均获得了较好的临床疗效。中医针灸针药并用治疗内科疾病、非机械性肠梗阻及术后胃肠功能紊乱等积累了丰富的成功经验，并于近期开展了卵巢保健、中医美容、针刀治疗及皮肤病专科等项目。中医妇科2005年被命名为河北省重点中医专科。

学科带头人简介

高慧，女，1955年12月生人，满族，民进会员，研究生毕业，医学博士学位。1994年7月毕业于天津中医学院（医学硕士），2006年7月毕业于天津中医药大学（医学博士）。高慧教授1974年7月参加工作，现任河北省承德医学院附属医院中医科主任，中医教研室主任，教授，主任医师，硕士生导师（天津中医药大学硕士生导师、承德医学院硕士生导师），承德市专业技术拔尖人才，享受政府特殊津贴。现任中华中医药学会妇科分会委员，世界中医药学会联合会妇科委员会常务理事，河北省中医药学会妇科委员会常委，河北省中医药学会内科委员会委员，河北省中医药学会糖尿病专业委员会委员，河北省中医药学会推拿专业委员会委员，河北省中医药学会第一届中医诊断学专业委员会常委，中国针灸学会针法灸法分会刺血疗法学术委员会理事，承德市中医药学会第五届理事会副会长，承德市中西医结合学会第五届理事会常务理事，承德市女医师协会第一届理事会理事，河北省卫生系列高级职称评委，河北省评标专家，河北省医学会医疗事故技术鉴定专家库成员，承德市医学会医疗事故技术鉴定专家库成员，承德市科技成果鉴定专家库成员，河北省优秀中医临床人才培养对象。高慧教授对中医妇科病证的研究有独到之处，在公开杂志发表论文40余篇，论著4部，近年来获得科技进步奖7项（省科委三等奖1项，省卫生厅一等奖1项，省中医药学会一等奖1项，市科技局一等奖1项，二等奖2项，三等奖1项），近年来承担省、厅市科研课题9项，均为第一主研人。2005年1月高慧教授获承德市委市政府第二届“金龙杯”振兴承德贡献奖。高慧教授现已成为中医妇科专科学术带头人，所领导的中医妇科于2005年12月被河北省卫生厅授予“河北省重点中医专科”称号；并于2007年11月被国家中医药管理局遴选为“国家‘十一五’重点中医专科”建设单位；获得国拨建设资金50万元、省拨建设资金5万元，共55万元用于国家“十一五”重点中医专科建设。她所领导的中医科于2007年11月被国家中医药管理局、卫生部授予“全国综合医院中医药工作示范单位”。她多次被评为先进工作者、优秀教师、优秀授课教师、优秀骨干教师、优秀教研室主任。目前主要研究方向为：子宫肌瘤、盆腔炎、不孕症、卵巢功能失调性疾病如卵巢早衰等。

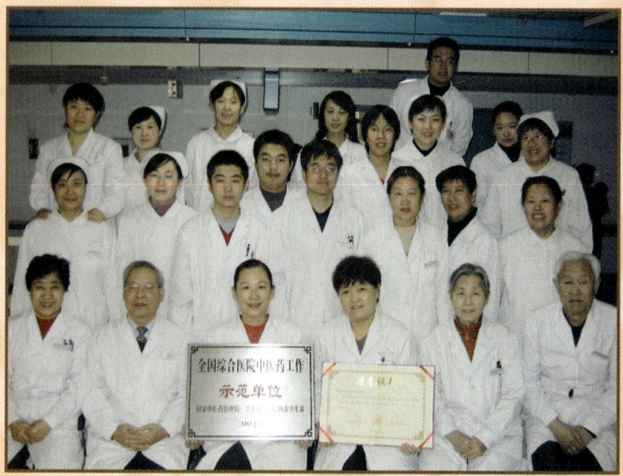

承德医学院附属医院中医科

黑龙江省医院中西医结合科

科室人员分布：中医科目前共有11名医生，6名主任医师，3名副主任医师，2名医师。其中国家级专家培养人才1名，省级专家培养人才4名。2名医生曾到日本学习2年，2名医生到北京学习1年，3名医生在援非工作2年。护士8名，2名副主任护师，4名主管护师，2名护师，1名副主任技师。

科研：中西医结合科自成立以来，传承黑龙江省名老中医以及西医专家的言传身教及临床指导，业务水平不断提高。临床工作中，在治疗老年病、心脑血管病、肾脏疾病、糖尿病及各种疑难病的同时，着重研究目前世界医学界的难治病之一糖尿病肾病，开展了科研攻关，并取得了临床上的满意疗效。在中医药事业努力继承和保持特色的基础上，不断创新与发展，取得了可喜的成绩。在完成临床工作的同时，该科积极利用现代化手段开展中医药的科研工作，先后完成了：

论文：国家级论文10余篇、省级论文20余篇。

科研：先后完成并获省政府科技术进步奖2项、省中医局科学技术进步奖9项。

（1）抗高血压中药制剂的研究获黑龙江省中医药科技进步一等奖；

（2）中药治疗牙本质过敏症临床研究获黑龙江省中医药科技进步二等奖；

（3）消炎利胆液中频交流电循经导入治疗慢性胆囊炎临床应用研究获黑龙江省中医药科技进步二等奖；

（4）抗高血压中药制剂的研究获黑龙江省科学技术进步三等奖；

（5）中药抗病毒滴眼液的临床实验研究获黑龙江省中医药科技进步二等奖；

（6）中药涂膜及穴位透皮给药治疗缺血性中风偏瘫临床疗效观察获黑龙江省中医药科技进步二等奖；

（7）增率胶囊治疗缓慢性心律失常的临床实验研究获黑龙江省科学技术进步二等奖；

（8）通必舒贴剂治疗老年性便秘的临床研究获黑龙江省中医管理局中医药科学技术进步一等奖；

（9）疏康灵胶囊治疗老年性骨质疏松症的临床与实验研究获黑龙江省中医管理局中医药科学技术进步三等奖；

（10）通脉液中频交流电循经导入治疗冠心病心绞痛临床应用研究获黑龙江省科学技术进步贡献奖；

（11）中国大骨节病防治策略获黑龙江省医药卫生科技进步奖。

以上成绩充分体现了中医药的特色和优势，使之更好地为人民群众健康服务。

中医药具有简、便、廉、验的特点，深受广大人民群众的欢迎，中西医结合科也一直作为医院的骨干科室受到医院的高度重视。医院极其重视发展中医事业，努力为中西医结合科室的发展提供必要的物质条件，大力发掘中西医结合科室发展的潜力，充分利用现代医学技术，加强中医药的研究和开发，提高区域中医学术水平，积极培养中西医结合学科带头人，积极参与创建全省中医特色科室活动，不断提高中医诊疗水平，以糖尿病肾病特色和优势参与医疗市场的竞争。综合医院的中西医结合科室有其自己的特殊性，既要坚持中医学的特色，在中医治疗专病的同时又要兼收并蓄，洋为中用；承担综合内科及一部分疑难杂症的中西医治疗工作。所以，在综合医院中西医结合科工作的医务人员不但要熟练掌握中医学的理法方药，辨证施治，还要掌握相应的现代医学知识，具有急诊急救的应变能力，这样才能在突出中医特色的同时更好地为患者服务。

科室领导班子团结一致，对科室工作达成共识，认真执行院里制订的各项规章制度。大家都有共同的愿望：院兴，科兴，我兴；院衰，科衰，我耻。一切以医院的利益为重。从工作的一点一滴严格要求自己。领导班子以身作则，吃苦在前，享乐在后，在各方面起到表率作用，关心群众疾苦，工作中严格要求自己。使科室医护人员心往一处想，劲往一处使，爱科如家，使科室不断发展，不断进取，蒸蒸日上。

新疆医科大学中医学院

Traditional Chinese Medicial Collegeof Xinjiang Medical University

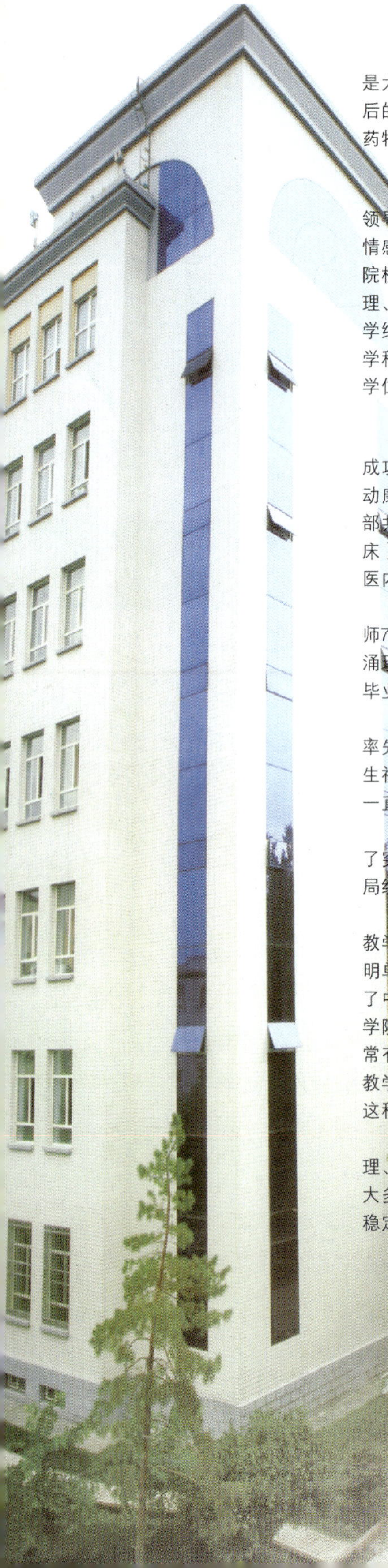

中西合璧谋发展　合校十年铸辉煌

1998年9月10日，原新疆中医学院和新疆医学院合并成立新疆医科大学并正式挂牌。合并后的中医学院是大学唯一的副厅级建制的学院，其党政主要领导同时为大学党委班子成员，这种组织结构，既不影响合并后的统一，又保持了中医学院相对的独立性，保证了遵循中医药教学、科研、临床事业发展规律、发挥中医药特色和优势的余地和空间。

一、中西合璧，衷中参西，综合调控，优化发展。

中西医合校10年来，新疆中医药高等教育事业在自治区领导的亲切关怀下，在新疆医科大学党委的正确领导下，中医学院人十年努力，实现了历史性的跨越和发展。有利地促进了中医、西医高等教育工作者之间情感和学术方面的认同；中、西医学院优势互补、中西合璧、共同发展的认同和共识。业已形成了中、西医院校师资、设备、实验中心和教学设施等教学资源的共享；行政党务和后勤物业等管理资源的共享；教学管理、科研管理、学生管理和学生见、实习基地的共享的工作格局。学院在教学和管理水平方面有所提升，办学结构优化、办学层次明显提升，招生规模、结构和学生就业率明显提升的新局面。同时，学院科研能力、学科建设水平和师资结构明显提升，实现了中医学院国家级科研项目零的突破以及留学生教育和硕士研究生学位点零的突破。

二、学科为本，科研相随，内强素质，追求卓越。

1、学院现有17个学科，其中校级重点学科1个，普通学科16个。学院设有中医系、针推系和中药系，已成功申报中西医结合系并在积极筹备创建中。学院开设有中医、针灸推拿、中药、中西医结合（临床）、运动康复与健康5个专业以及针灸推拿（外向型）和中维药资源开发利用2个专业方向。设有14个教研室，1个省部共建校级实验示范中心和1个校级中维药标本馆。设有中药学、中医方剂学、中医内科学、中西医结合（临床）学、中医外科学、针灸学等6个硕士学位授予点。中医各专业硕士研究生导师59人，目前正在积极申报中医内科学博士学位授予点。

2、近十年来，学院对师资培养工作予以了高度重视，加大了教师的进修培养力度。目前学院本部专任教师77人（含8名外聘教师），具有研究生以上学历31人，占44.92%；副高以上职称33人，占47.83%。近年来，涌现出了一批校级名师和自治区级、校级学科带头人，也积极建设了多个优秀教学团队。教师队伍中34.85%毕业于其他高等院校，其职称、学历、年龄和学缘结构合理，呈现了良好发展态势。

3、学院专门设有学生工作办公室。多年来，学院注重学生思想政治教育，坚持教育和管理并举，特别是率先在医科大学倡导的学生诚信教育系列活动中成效卓著，学生考试连续多年来实现“零作弊”。学院还以学生社团为载体，开展丰富多彩的科技文化活动，锻炼了学生的综合能力。自2003年以来，中医学院学生就业率一直名列大学前列，就业率稳居80%以上。

4、学院一直坚持“特色办学，科研强院”的办学理念，在强化基础教学工作的同时，近年来科研工作有了突破性的进展。目前学院共有科研课题106项。其中国际合作1项，国家级课题15项，省部级课题18项，厅局级课题25项，校级课题47项。科研课题经费共计743.9万元。

5、学院医院融合工作。两校合并后，中医学院继续了保持与附属中医医院（第四临床医学院）及其他教学实习基地医院“三位一体”的工作格局。特别是附属中医医院，作为卫生部临床药理研究基地和全国文明单位，近年来在临床、教学、科研等多方面均得到了长足的发展。历经了跨越式的飞速发展，较好地发挥了中医学院临床教学支撑作用。目前正创造条件努力致力于国家中医临床研究基地的建设。近年来，学院在学院医院融合方面，做了诸多有益尝试，取得了些许成效：附属医院党政主要领导进入学院党委班子，非常有利于学院和医院的综合协调、工作统筹和资源共享；专业教师和临床教师轮转培训，转换角色，有利于教学水平的提高；处级干部“双肩挑”，既体现了干部精简、高效的精神，又充分提高了教学资源的利用率。这种院院融合模式在全国中医药高等教育系统中具有一定的开创性。

合校后的中医学院得到了全方位的较好发展。无论是基本建设，还是教育理念、教育教学水平、教学管理、学科建设和科研工作、教师学生素质等方面都取得了长足的进步。尽管也存在着一些问题，但这些问题大多是在发展过程中的困难。相信通过新疆医科大学中医学院全体教职员工的共同努力，学院一定会持续、稳定的发展，一定会有一个光明的前途。

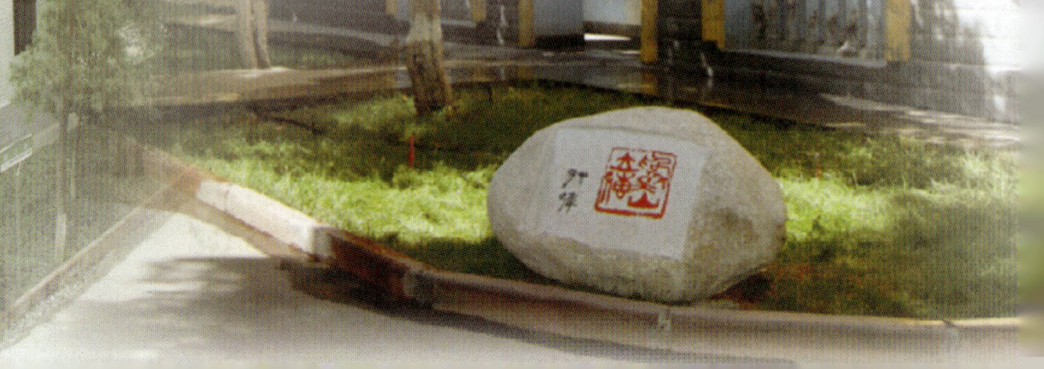

安徽中医学院

◆历史沿革：安徽中医学院创建于1959年，2000年安徽省政府批准安徽省医药学校并入。2005年，学校在教育部本科教学工作水平评估中取得良好成绩，被评为安徽省第七届文明单位；2006年，在安徽省大学生思想政治教育工作评估中获得优秀成绩。

◆办学规模：学校占地总面积328亩，分东、西两个校区。现有在校本专科生8000人，硕士生419人，留学生（台湾学生）72人，成教生2000余人。现有硕士点18个，博士生联合培养基地4个，本科专业（方向）26个。

◆机构设置：学校现有8个二级学院，2所直属附院，3所非直属附院，10个中医药科技研究所。

◆人才队伍：学校现有教职工1657人（含两所附院），具有教授等高级职称者127人，副教授等副高职称者276人，讲席教授2人，博士生导师7人，硕士生导师136人，享受政府津贴27人；有来自国内外的30名知名专家学者担任学校客座教授；建立了新安医学省级创新团队，现代中药研发产业创新团队进入省首批“115”产业创新团队。

◆学科建设：学校有2个教育部高等学校特色专业（中医学、中药学）、1个国家中医药管理局重点建设学科（中医内科）、3个省级重点建设学科、11个国家中医药管理局重点建设专科、5个省级重点专科、6个省级重点实验室及工程研究中心、2个省级教改示范专业、2个省级基础课实验教学示范中心、6门省级重点课程、14门省级精品课程。

◆科研工作：学校具有较强的科研实力和水平，积极开展产学研合作，目前已与黄山市、亳州市、宁国市、绩溪县等建立了良好的合作关系。“十五”以来，学校共承担国家级、省部级、厅局级各类研究课题及横向合作研究课题510项、省校两级教研项目60项，科研经费4404万元，获研究成果150项。《安徽中医学院学报》为中国科技核心期刊和中国科技论文等大型数据库统计源期刊。

◆对外交流与合作：学校与美国、加拿大、丹麦、澳大利亚等31个国家和地区的30多个医疗和教育机构建立了友好合作关系。1995年，学校获准招收国外留学生，2001年开始招收硕士学位国外留学生。2002～2007年共选拔了64名学生赴韩国韩瑞大学留学。

◆特色与优势：目前，学校秉承安徽“北华佗、南新安”的医学传统，已经形成“弘扬新安医学，培育中医人才”的办学特色。在中医药学科建设、中医药人才培养、中医药对外交流、中医药产业开发与利用等方面形成了自己独特的优势。

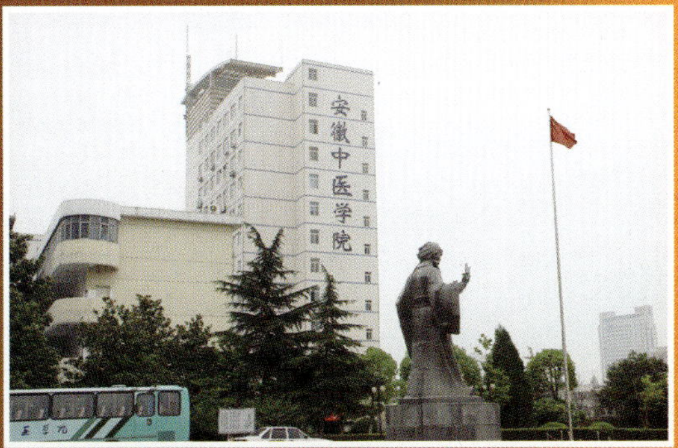

校园一角

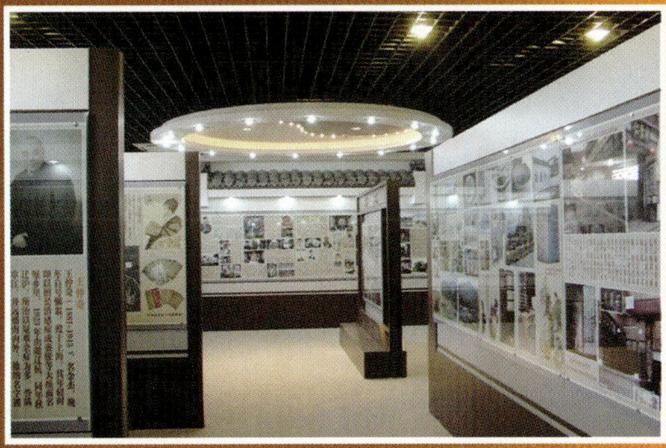

新安医学文化馆

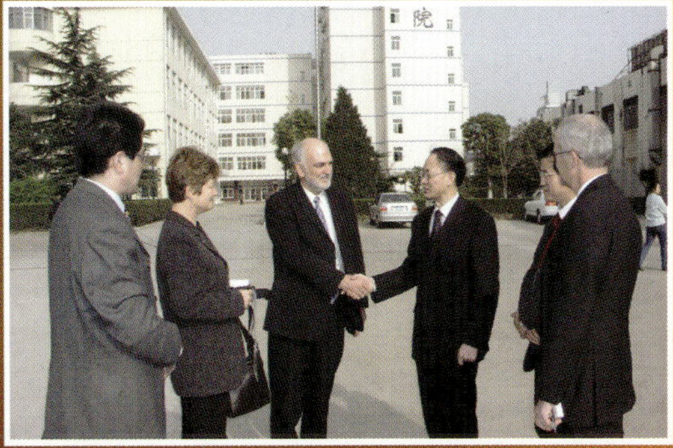

澳大利亚西澳大学代表团来访

◆五大目标：①办学规模稳步、协调发展，全日制在校生10000人以上；②创建本科教学工作水平评估优秀学校；③整合校内外资源，组建安徽省中医药科学院，突破博士点，取得博士学位授予权；④跻身安徽省重点建设院校，力争建成中医药大学；⑤着力提高办学效益，不断改善教职工待遇，为师生员工创造良好的生活、学习、工作条件。

◆基本思路：高举中国特色社会主义伟大旗帜，全面贯彻落实科学发展观，全面实现由注重“规模效应”向“加强内涵建设”的转型，主动适应地方经济和社会发展的需要，适应中医药事业和产业发展的需要，适应中医药现代化国际化发展的需要，以加快发展、提高质量为主题，以人才培养为中心，以加强内涵建设为重点，以学科建设为龙头，以改革创新为动力，继续走“质量立校、人才兴校、科技强校、特色弘校、文化塑校、和谐融校”之路，不断提高教学、科研、医疗和国际交流与合作水平，全面推进安徽中医学院新一轮跨越式发展。

强化一个中心：人才培养为中心

坚持二个并重：教学与科研并重，医和药并重

增强三个适应性：适应地方经济和社会发展的需要、适应中医药事业和产业发展的需要、适应中医药现代化国际化发展的需要

打造四个团队：教学团队、科研团队、医疗团队、管理团队

发挥五种职能：人才培养、科学研究、社会服务、对外交流、文化传承

实施六大工程：教学质量、人才队伍、科技创新、学生就业、学科建设、内部管理体制

湖南中医药高等专科学校附属第一医院
（株洲市中医院）

湖南中医药高等专科学校附属第一医院（株洲市中医院）创建于1954年，位于神农公园东侧，环境优雅舒适，交通便利；是一所集中西医临床医疗、科研、教学、中医康复于一体的综合性三级甲等中医医院；是全国首批示范中医院，省卫生厅唯一直属中医医院；荣获卫生部先进单位称号，连续11年被评为省、市消费者信得过单位，株洲市首批定点医疗保险单位，首批新型农村合作医疗及城镇居民医疗保险定点单位，株洲市公共卫生应急救援指挥中心重点网络医院。

医院专家荟萃，拥有国家级跨世纪临床人才1人，湖南省新世纪“121”人才工程入选者1人，硕士研究生导师4人，市级学科带头人2人，株洲市卫生系统学科带头人10余人，博士2人，硕士23人，高级技术职称77人，中级技术职称191人。医院现有编制住院床位860张，设有心血管内科、呼吸内科、消化科、神经内科、肾病科、糖尿病科、老干科、针灸科、肝病科、肿瘤科、普外科、肛肠科、泌尿外科、骨一科、骨二科、骨三科、妇产科、儿科、五官科、心脏介入中心、变态反应科、麻醉科、急诊科等23个病区和30多个专科专病门诊及6个医技科室。

医院为中南大学湘雅医学院、中山大学、南华大学、湖南中医药大学技术指导单位，先后聘请37名国内知名权威专家教授为技术顾问。医院拥有中南六省规模最大、功能最完善的新门诊医技大楼。医院中西医并举，传统经典医学与现代治疗技术完美结合，设备先进，功能完备，实行技术兴院、强强互补，引进最先进的理念和最前沿的医疗技术。医院现拥有核磁共振、全身螺旋CT、数字化X光机（DR）、彩超、大型全自动生化仪、大小C臂机、血透仪、乳腺红外线扫描仪、腹腔镜、宫腔镜、LEEP（宫颈电环切除）刀、电子阴道镜、阴道B超、血气分析仪、肺功能仪、鼻内窥镜、纤维支气管镜、胎心监护仪、心电监护仪、多功能麻醉呼吸机、电子胃肠镜、双极等离子前列腺气化电切镜、电视膀胱镜、输尿管镜、体外震波碎石机、高压氧舱等各种先进高精医疗设备。医院能开展颅脑、胸腔、腹腔、骨科、妇产、泌尿、五官及各类微创腔镜外科手术、心脑血管介入等手术。

医院中医特色突出，拥有省名老中医9名，国家级中医临床人才1名，中医高级职称39名。独创中医特色疗法47项，获湖南省药监局审批认证的中药院内制剂67种，院内中药饮片428种。纯中医治疗肝病、腰腿痛、痔瘘、骨关节病、妇科炎症、不孕不育、中风后遗症、鼻病、眼底病等疾病具有独特疗效。

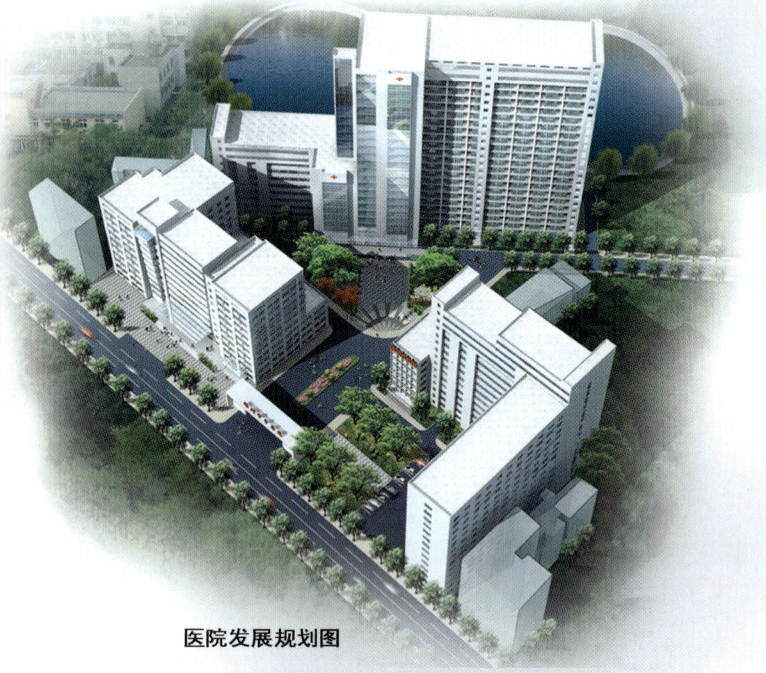
医院发展规划图

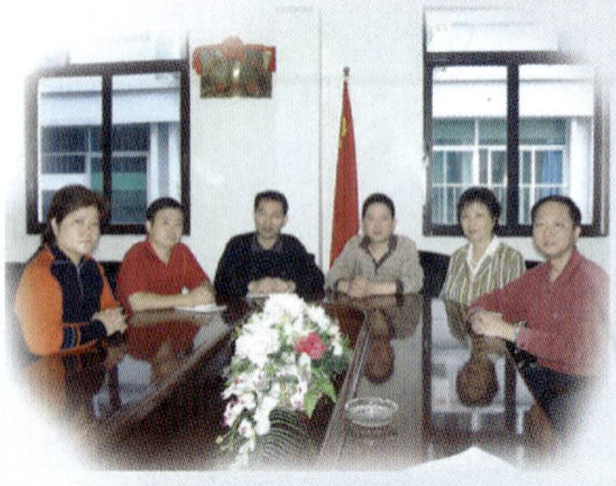
团结务实的领导班子

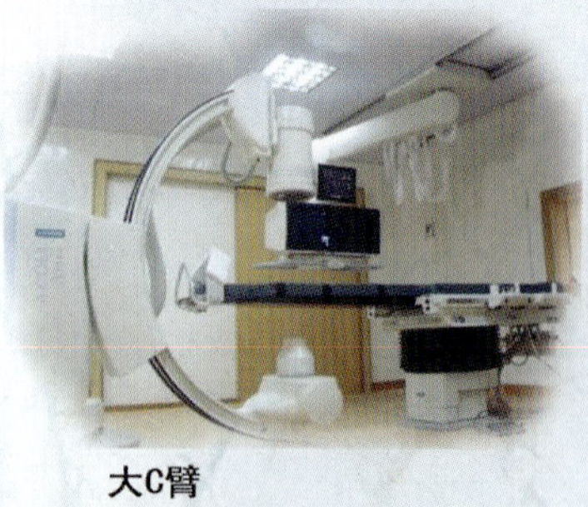
大C臂

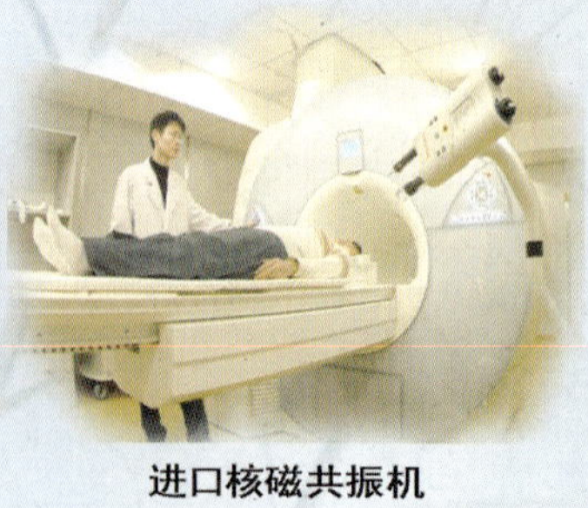
进口核磁共振机

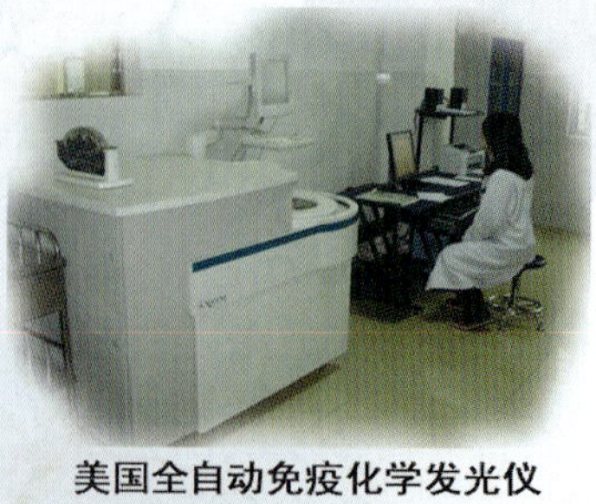
美国全自动免疫化学发光仪

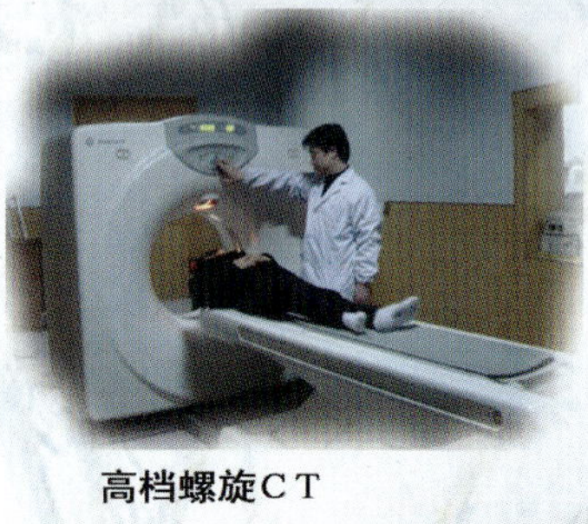
高档螺旋CT

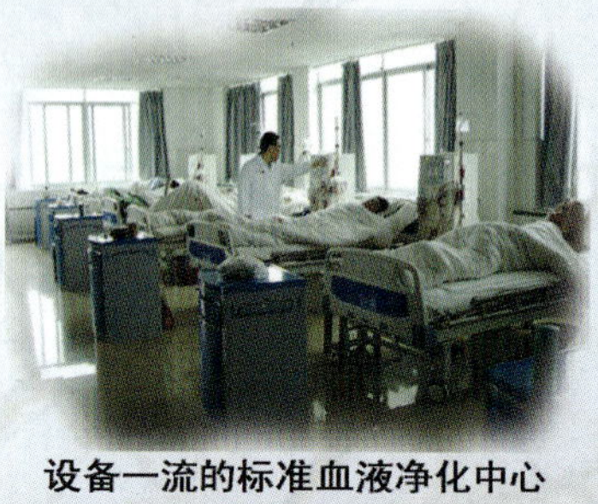
设备一流的标准血液净化中心

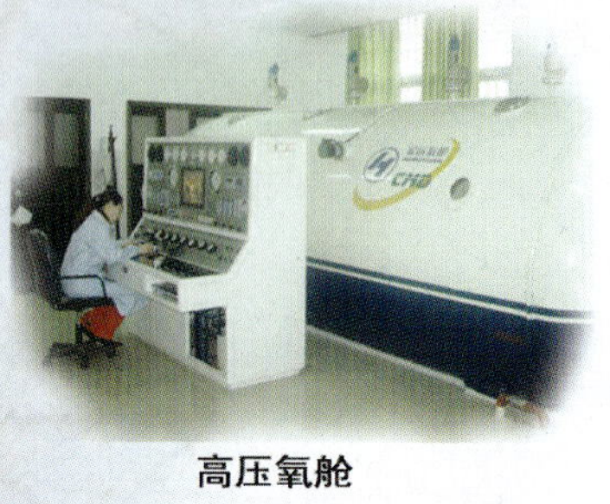
高压氧舱

全国综合医院中医药工作示范单位

——湘雅医院

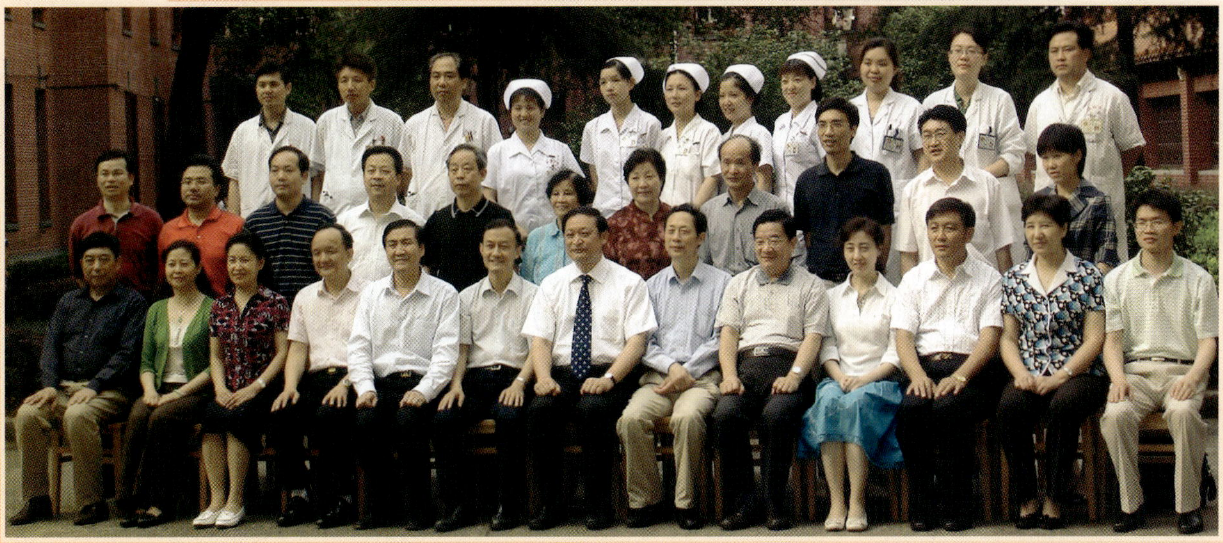

中南大学湘雅医院系一所部属综合医院，1961年创建中医科，配备有临床科室及中药房。1989年建立中西医结合研究所，2001年批准为首批湖南省重点建设学科。2003年批准为中西医结合一级学科博士点授权单位及博士后流动站。中药房常年配备中药饮片近500种。中西医结合科充分利用湘雅医院知名品牌，医疗、教学和科研取得了长足发展，形成了中西医结合独特的优势与特色，确立了湘雅医院中医肝脏象研究在国内的优势地位。

湘雅医院十分重视中医学的发展，临床上确定脑血管病、肿瘤、颅脑损伤为中医的发展主攻方向，支持学科开展各项医疗新技术，中医药治疗晚期肺癌、急性脑出血、脑梗塞、类风湿性关节炎等12项获得医疗新技术成果奖。医院重视临床有效方药的研究，自主开发了“健胃愈疡颗粒”、“健胃愈疡片”、“脑溢安颗粒”、“柏椿颗粒”、“天龙熄风颗粒”、“地贞颗粒”等6项中药新药。由于长期治疗脑病的经验和工作积累，2007年医院被评选为国家中医药管理局“十一五”重点专科（脑病专科）建设项目、国家中医药管理局中医肝脏象本质重点实验室。

湘雅医院大力支持中西医结合科研工作，取得了可喜的成果。医院先后承担国家级科研项目23项，其中科技部“十五”攻关项目1项，国家自然科学基金重大研究计划项目1项，国家自然科学基金重点项目1项，国家自然科学基金面上项目20项；省部级项目36项；横向课题35项；新增科研经费1361万元。医院主编第5、6版卫生部规划教材《中医学》，参编全国高等学校医学规划教材《中医学》，出版学术专著8部；发表学术论文共1489篇，其中SCI、EI和CSSCI收录24篇；获国家科技进步三等奖1项，湖南省科技进步二等奖4项，三等奖3项。医院共培养硕士156名，博士48名，博士后出站3名。医院已形成中西医结合专业医疗、教学和科研的人才培养基地。

湖北民族学院附属医院

Affiliated Hospital of Hubei Institute For Nationalities

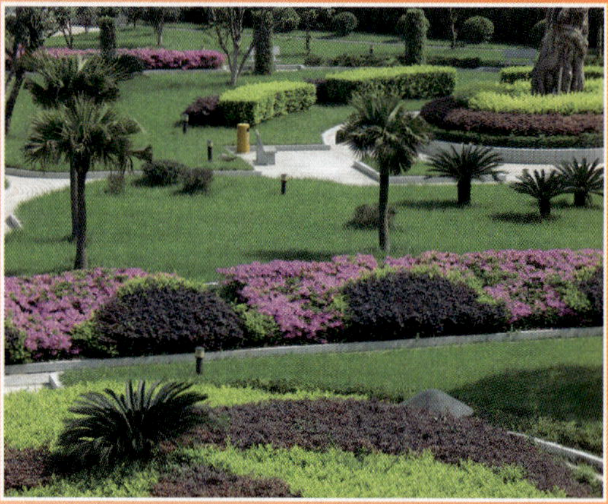

花园一角

湖北民族学院附属医院位于美丽的恩施市五峰山下，清江之滨的土桥大道繁华地带。医院占地面积 60 余亩，是按三级优秀医院规划和建设的鄂西山区唯一的一所集医疗、教学、科研、预防、培训为一体的综合性教学医院；是恩施州州直及各县市城镇职工基本医疗保险定点医院；是恩施州及湖南省龙山县、重庆市奉节县、巫山县、黔江区等县市新型农村合作医疗定点医院；承担着武陵山区 600 多万人民群众的医疗保健任务；是恩施州儿童医疗中心；是四川大学附属华西医院、中国人民解放军北京军区总医院技术协作医院；是恩施州执业医师、执业助理医师实践技能考试基地。医院荣获“全国综合医院中医药工作示范单位”、“湖北省价格计量信得过单位”、“省价格诚信单位”、“省药品质量管理信得过单位”等荣誉称号。医院在建 21 层现代化手术大楼拟于 2008 年底投入使用，开放病床达到 1000 张，将成为武陵地区有影响的三级优秀教学医院。

医院在册职工500余人，其中高级职称96人，医学博士、硕士40人，海外留学归国专家 2 人。医院以“精益求精”为院训，坚持以病人为中心、质量第一的服务宗旨，以“技术领先，服务温馨、价格实惠、真诚守信”为办院理念，树立了医院良好的社会形象。医院成功开展肾移植(异地肾源)手术、放射性 131 碘治疗甲状腺疾病、腹腔镜下各种外妇科手术、十二指肠乳头切开取石术、十二指肠镜逆行胰胆管造影术、血液透析、断指再植、准分子激光治疗近视、超低体重早产儿的救治成活、气压弹道碎石、前列腺电切术、三镜联合治疗胆管结石、手术治疗发育性颈椎椎管狭窄症等医疗技术在全州领先。医院建成州内首家人同种异体骨库，拥有 GE 公司 SIGNA EXCITE 磁共振系统、多排螺旋 CT 机、C 型臂、胃肠机、柯达数字 X 线摄影、核素扫描仪；奥林巴斯 260 电子胃镜、电子支气管镜、腹腔镜、宫腔镜、十二指肠镜、结肠镜、输尿管镜、前列腺电切镜、膀胱镜、全自动生化分析仪、史赛克鼻窦镜、德国莱卡显微镜、美国准分子激光治疗近视系统、贝朗血液透析治疗系统、飞利浦 HD11 及西门子“中狮王”彩色 B 超等高新设备 100 余台（套）。现代化多功能门诊住院综合大楼内设中央空调、中心吸引、中心供氧、中央背景音乐、电视、电话、活动病床、洗浴等设施。

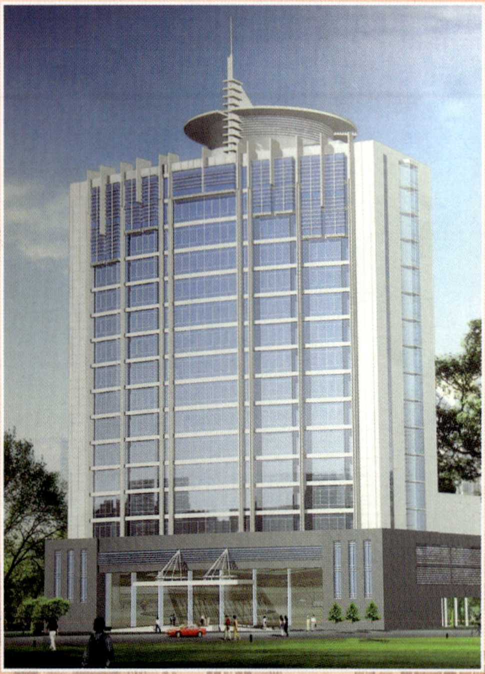

手术科室大楼

医院承担湖北民族学院医学专业的全部临床教学任务，为省内乃至全国各级医疗卫生单位培养了数以万计的实用型高级技术人才。医院现有 1 个州级医疗中心，12 个州级重点专科，6 个院级重点专科，1 个硕士点学科，1 个硕士点立项建设学科。医院承担卫生部、省级、州级科研课题共 100 余项，主编、参编学术专著、教材 40 余部。多项科研成果经专家鉴定达国内先进水平，并获湖北省科技进步三等奖，州科技进步一、二、三等奖。医院为了加强与国际间的合作，多次派人到日本、美国、澳大利亚、孟加拉等国家进修、访问和考察。随着医院的快速发展，国际间的学术交流活动将会进一步加强。

地　　址：湖北恩施市土桥大道五峰山路2号

医院总机：0718-8224194

值班电话：0718-8224193

急救电话：0718-8240995

传　　真：0718-8247245

医院网址：www.enshi9e.com

河北省沧州中西医结合医院

座落在渤海之滨古运河畔的沧州中西医结合医院是河北省唯一一家集医疗、教学、科研、预防、保健等为一体的三级甲等中西医结合医院、河北医科大学附属医院，2004年、2007年先后两次被人事部、卫生部、国家中医药管理局评为“全国卫生系统先进集体”，并荣获“全国中西医结合先进单位”、“全国百姓放心示范医院”、“河北省示范中西医结合医院”、“河北省医德医风示范医院”等30多个荣誉称号。

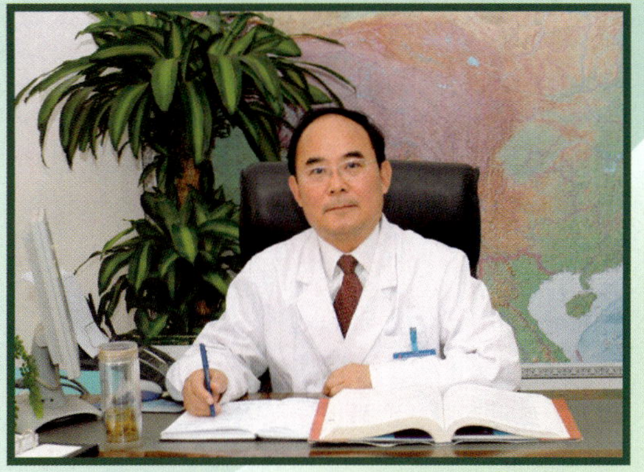

院长：王立新

医院1978年建院，1981年开诊时床位80张，总资产100万元，30年来依靠自身滚动发展，截至2008年5月份，开放床位800张；总资产2.66亿元，占地面积9.7万平方米，建筑面积9.5万平方米；拥有临床、医技66个科室，1个中药制剂室，1所SPF动物实验室，3个研究所，1个独立的体检中心，1个分院区，4个社区门诊，托管1所区级医院；是沧州市中西医结合学会、沧州市中医药学会、沧州市抗癌学会挂靠单位。医院设备先进，拥有德国西门子1.5T核磁、西门子4排螺旋CT、西门子直线加速器、柯达CR、日立全自动生化分析仪、系列电子内镜、美国施乐辉膝关节镜、腕关节镜、美国雷赛第八代准分子激光仪等大型医疗设备300多台（件）。

医院特色突出，有国家重点专科1个，省级重点专科4个，市级重点医学专科12个，糖尿病科为河北省糖尿病中西医结合医疗挂靠单位，为国家“十一五”重点中西医结合专科，已经形成了医院有优势、科室有特色，个人有专长的局面。

骨伤科是医院的龙头科室，有300张病床，专业细分为小儿骨科、骨肿瘤、脊柱、关节、创伤、手外科、足踝、中西医结合骨科、康复、运动医学等专业。床位使用率长期保持在120%以上。关节镜技术、关节置换手术、关节矫形术和脊柱侧弯矫治等手术均达国内先进水平。该科应用中西医结合特色疗法结合推拿长短杠杆微调手法治疗腰椎间盘突出症取得了良好的效果；成功完成断指再植、手指再造手术1万余例。骨伤科中西医结合课题“芪参还五胶囊对大鼠失神经骨骼肌萎缩的效应环节研究”，经专家评审，已被确定为国家中医药管理局中医药科学技术研究专项2006～2007年度课题计划（2006—2007JP08）。

医院实施人才战略，人才济济。医院积极为人才搭建发展平台，用感情留住人才，用事业凝聚人心。自2001年引进具有高级职称的技术专家60余名，招聘本科生、研究生186名，连续两年被评为全市十佳引才单位。现有享受政府特殊津贴专家4人，省“三三三”人才工程二三层次人才12人，拔尖人才7人，市级名中医7人，省中医药管理局优秀中医临床人才（3515项目）12人，省市级业务标兵13人，具有博士、硕士以上学位者50余人，高级专业科研技术人员181人，优秀的人才库为医院科技进步奠定了基础。2004年至今，医院共有68项课题获省市科技进步奖，其中7项课题获省科技进步奖；共发表论文435篇，其中核心期刊248篇。

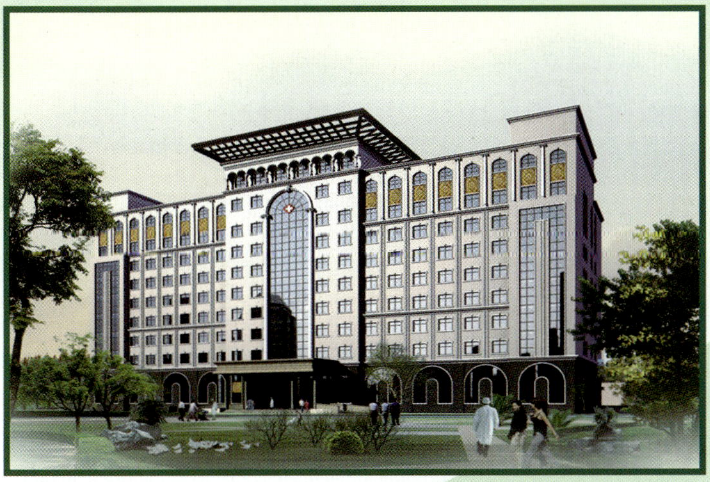

医院加强中医药文化建设，将沧州名医中西医结合鼻祖张锡纯先生的汉白玉雕像安置在医院广场，激励和鞭策员工学习张先生的精神，坚定地走中西医结合之路；邀请中国中医药报社美术总监胡春福老师来院指导中医药文化建设；在医院环境中集中体现中医药文化的元素，有孔子、孟子、孙思邈先贤的语录，有扁鹊、华佗、张仲景、刘完素、张锡纯等中医先辈的画像和简介；在医院内建起了两个中医药文化长廊。医院积极组织参与“中医中药中国行”沧州站的宣传活动，制作大型展牌16块，印发科普宣传材料10000余册，向公众传播中医药文化。

今年6月份，建筑面积2.67万平方米的骨外科病房楼已投入使用，届时开放床位达到1300张。沧州中西医结合医院继续倡导“厚德、仁爱、博学、严谨”的医院精神，坚持“汇通中西、服务大众”的办院宗旨，牢固树立“以病人为中心”的服务理念，以“一流的管理，一流的技术、一流的设备、一流的环境、一流的服务”为百姓的健康保驾护航，为社会和谐作出更大的贡献。

撰稿　董庆敏

王国强寄语广西中医学院

突出特色优势　锐意改革创新
为发展中医药事业作出更大贡献

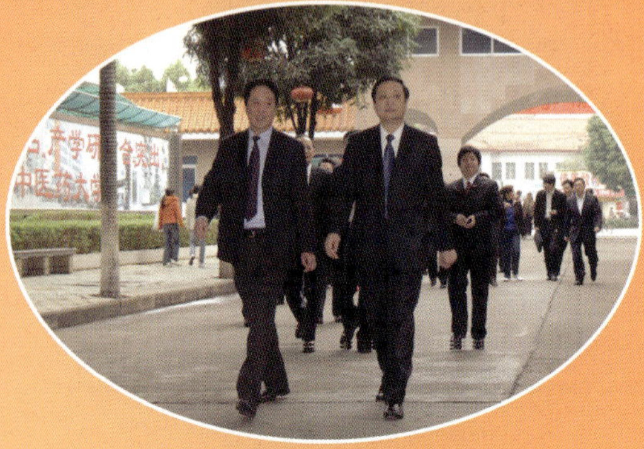

王国强副部长考察广西中医学院

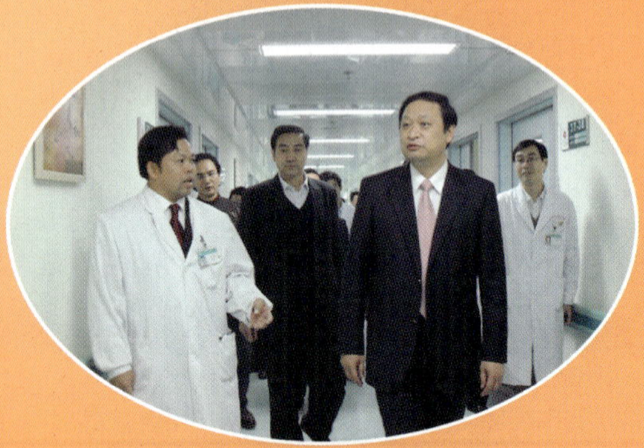

王国强副部长到广西中医学院第一附属医院考察

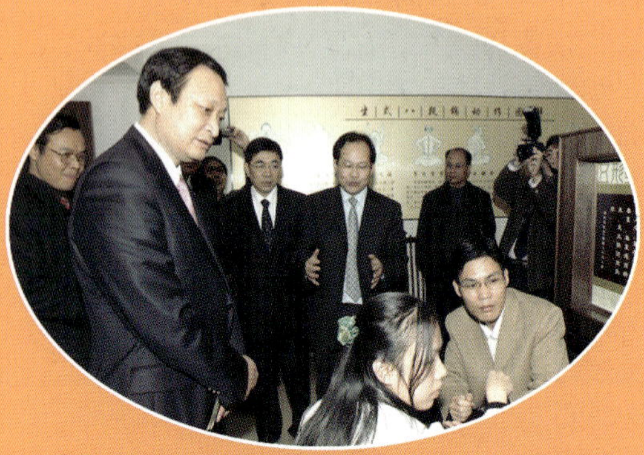

王国强副部长到广西中医学院附属瑞康医院“治未病”工作室

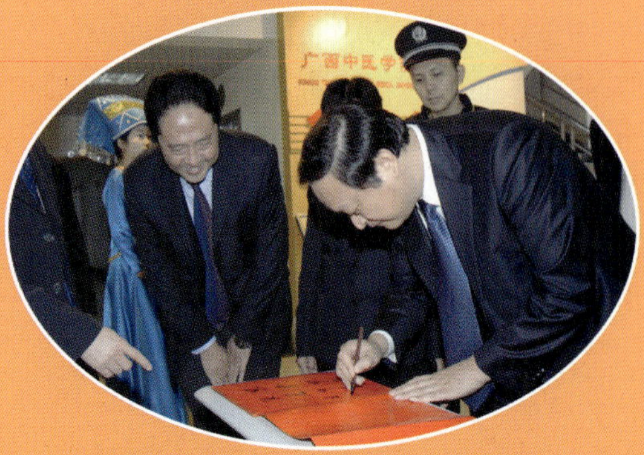

王国强副部长为广西中医学院题词：思考中医，发展中医

2007年12月22～23日，卫生部副部长、国家中医药管理局长王国强一行在自治区卫生厅厅长高枫、副厅长韦波、广西中医学院党委书记李民胜、院长王乃平等同志的陪同下到广西中医学院进行考察，实地了解学院教学、医疗、科研等工作的开展情况，亲切看望慰问了长期奋战在科研、教学、临床一线的专家学者，勉励广大教职员工要增强对中医药事业的情感，增强发展中医药事业的责任感和使命感，希望大家在发展的进程中，结合自身实际，突出特色优势，锐意改革创新，为推进中医药民族医药事业发展、为广大人民群众的健康作出新的更大的贡献。

考察中，王国强副部长对学院在中医药科研、医疗、教学、产业等方面的工作给予了充分肯定。他指出，广西中医学院在50多年办学历程中，坚持“保持和发扬传统特色，走现代化的道路”的办学理念，在办学条件、学科建设、专业建设、人才培养等方面取得长足进步，在教医研产相结合方面进行了有益的探索，学院的综合实力和核心竞争力不断增强，取得了显著成绩，为国家经济社会发展、广西地方经济建设、医疗卫生事业作出了重要贡献。

他强调，高等中医药教育是中医药事业发展的关键，是培养中医药人才的基础和支撑，是中医药事业持续发展的保证。国家中医药管理局高度重视高等中医药教育，并大力实施“三名”、“三培”工程。长期以来，广西中医学院积极改革创新人才培养模式，不断强化办学特色、提高教学质量，在探索有特色的教育方法、多种形式培养人才的路径以及如何把教学和临床有机结合等方面做了许多卓有成效的工作，为发展中医药事业培养了大量的合格人才。

王国强副部长对学院今后的发展提出了5点希望：一是继续深化教学改革，处理好继承和创新的关系，要真正按照中医的思维和实践经验来实施教育，积极探索和建立培养中医名师的机制，把广西中医学院打造成为培育和造就名中医的摇篮。二是大力整合附属医院和学院科研的资源，形成合力，相互促进，增强医院在发展中的后劲，增强科学研究的针对性。三是培育浓郁的中医药校园文化，把中医药的传统文化融入校园文化建设之中，形成中医药特色鲜明的校园文化，让学生时刻感受到中医药文化的熏陶，增强学院的文化底蕴。四是充分利用好广西中药资源大省这一优势，加大传统中医药学的自主创新能力和中医药科技产品的研发。五是抓住学院新校区建设的有利契机，重新审视和规划学院的发展，打造出自己的特色和品牌，集中各方面的积极因素，推进医疗、教育、保健、科研、产业、文化“六位一体”全面发展。

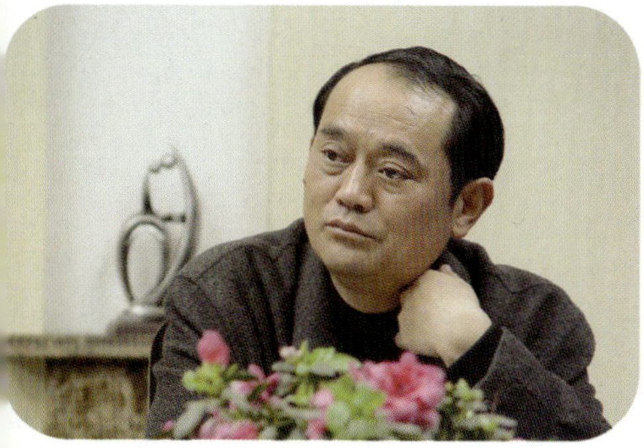

院长:张荒生

前进中的武汉市中医院

国家级重点专科建设单位——骨伤科

武汉市中医医院骨伤科在传承已故名老中医刘达夫、刘仁舫之学术，运用中医、中西医结合治疗各种骨折、骨不连、骨髓炎等骨病的同时，充分发挥中医药特色，积极开展各种中医辅助治疗方法，取得了良好的社会效益和经济效益，根据骨伤病人的特点，开展了四肢骨折脱位正骨疗法、股骨头坏死中医整体疗法、膝关节骨关节病五联疗法、脊柱病“三阶梯”治疗、针刀疗法。

“激素使用期股骨头坏死中医药干预效果的研究”被国家中医药管理局批准为2008年中医药行业科研专项项目。该科设有骨创病区、脊柱病区和关节病区，开放床位110张，年门诊量近5万人次，年收住院病人近2000人次，治愈好转率达到99.5%。通过病友会的宣教，让更多患者从股骨头坏死的疾病阴影走出，开辟国内首创牙基质填充治疗股骨头坏死的新途经。

国家级重点专科建设单位——脑病科

武汉市中医医院脑病科开放床位90张，博采中西医之长，运用综合手段治疗脑系疾病，20多年来对中风病的预防、治疗、康复自成体系，对各种急、慢性中医脑病进行从急性期抢救到恢复期康复的全程诊治，开展颅内血肿微创清除术治疗急性脑出血及出血后脑水肿，提高了中风患者存活率，缩短住院周期，降低致残率。该科研制有10余种自制中药制剂，对缺血性中风、血管性头痛、血管性痴呆、高脂血症、高黏滞血症等方面疗效良好，且无西药常见的肝肾功能损害等毒副作用。该科常用针灸、中药熏洗、中药酒浴、穴位敷贴等中医外治法。年门诊量3万余人次，年收治病人1400余人次，临床疗效在本地区独树一帜。

病友会温暖千万家

从2000年开始，武汉市中医医院以第一个病友会——糖尿病病友会成立为标志，相继成立了风湿病病友会、股骨头坏死病友会、眼底病病友会。病友会将在医院住院或门诊治疗的慢性病患者组织起来，定期为病友们讲解疾病的基本知识，传授防止疾病发展、传变的养护知识，引导患者建立科学的生活方式，增强战胜疾病的信心等。同时利用法定节假日在医院的学术报告厅免费为患者服务，开展形式多样的病友会活动。医院还定制病友会会员卡，建立病友会数据库，与病友加强联系。周末医务人员轮流为病人传授健康保健知识，接受病人咨询，并通过一些病人的现身说法，让老百姓认识到预防、保健的重要意义。医院从第一个病友会成立以来，已开展活动近120场，覆盖近2万人，并摸索形成完整的病友会网落和管理制度，成为构建和谐医患关系的纽带，形成医院品牌建设一个新亮点。

有中医特色的急诊科

武汉市中医医院急诊科被国家中医药管理局列入中医、中西医结合急诊临床基地建设项目，为确保高质量的完成该项目建设，医院重新规划急诊科的布局，逐步完善基础设施，业务用房由现有的300㎡扩大至1800㎡，设立内、骨、外、妇、儿科急诊窗口、抢救室、门诊手术室、手法复位室、血液透析室、急诊重症监护病房、留观病房和输液室、中医急诊临床研究室、急诊科文献资料室、中医急诊临床实验室、动物室。急诊科成立院前急救分队，配置急救车，与市120、122联动，是武汉市急救中心确立的武汉市首个中医急救站，承担全市节假日急救值班与重大抢救任务。另外，急诊基地按照国际、国内急救医学的专业要求，加强规范化、制度化建设，为开展全方位的急救医疗奠定基础；拥有成熟的院前急救技术与组织、完善的生命监测与支持技术、国内领先的中西医结合急救理论与技术优势。血液透析技术、胃镜下止血术、体外体内临时起搏术、生命体征监护术、骨外科急诊手术及手法复位术、深静脉置管术、心肺脑复苏术、肠内营养术、电复律术等急救操作技能熟练。为广大患者提供最优质的服务。

中医“治未病”受到亲睐

近年来，武汉市中医医院大力发挥中医药“简、便、验、廉”的优势，着力挖掘中医“治未病”的预防学思想服务于广大人民群众，成立“治未病”中心，组织高级职称专家成立中医专家讲师团，贴近疾病发病特点和易发人群，走进社区、企业、学校、农村，大力开展中医预防常见病、多发病和重大疾病的科普教育。中医专家讲师团自2005年初成立以来，已在社区、企业、学校、农村开展中医科普教育20场，开展各项咨询活动20多次，受到老百姓的广泛欢迎。

武汉市中医院“治未病”中心被列为全国首批中医“治未病”试点单位。武汉市中医院分院上海街社区卫生服务中心还被列为全国首批中医“治未病”社区服务中心试点单位。“治未病”特色项目还包括对慢病康复病人实行社区医疗或开办家庭病床和中医传统特色品牌“冬病夏治”和“冬季进补”，根据患者不同的体质，选择丸药、汤药、艾灸等其他方式，还着力推出了成人儿童膏方进补。

掘起的武汉市中医药学基地

由武汉市中医医院新建的武汉中医药学基地，座落于武汉市东西湖区吴家山革新大道8号，占地16亩，建筑面积约9800㎡，总投资为2500万，具有一流的技术与设备，能制作加工中药膏、丸、散、软膏等多种固体、液体剂型，全面实现生产工序自动化、管道运输网络化，于2007年10月正式启用，是目前我国中医医疗机构中规模最大、专业化最高、现代化最强的中医医院药学基地，而且承担国家中医药管理局中药制剂能力建设项目。基地设4个中心一个研究所：中药制剂中心、中药炮制中心、培训中心、信息情报中心和武汉市中医药研究所。

武汉市中医药学基地将进一步加大中药饮片定量包装、中药饮片开发研究与推广力度，成为中药饮片定量包装、中药饮片标准制定与推广中心。其中中药饮片定量小包装工作被确定为全国试点单位。基地加强学术网络建设，成立武汉地区的鉴别、炮制、制剂及科研产业化等专业委员会，增强与中部乃至全国相关专业委员会的联系与沟通，搭建学术平台，使之成为全国中医系统一流的中药制剂、炮制、鉴别示范基地。相信在全体中医人的共同努力下，武汉市中医药学基地将成为全国中医医疗机构中首个集教学、科研、生产、开发于一体的药学基地。在国家中医药管理局以及省、市各级领导的支持下，在继承和创新的基础上，武汉市中医医院将努力把基地建设成为有实力、有特色、具有国家领先水平的中医药学研发基地，造福于人民群众。

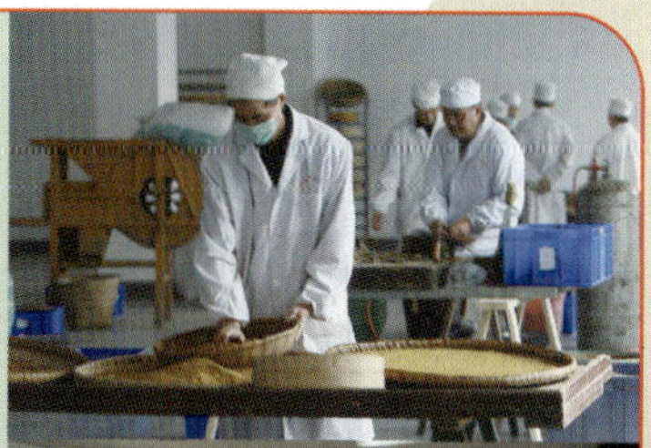

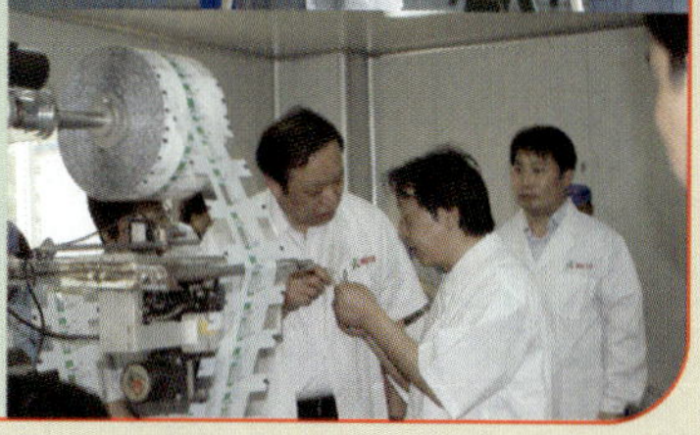

河南大学药学院中药学科

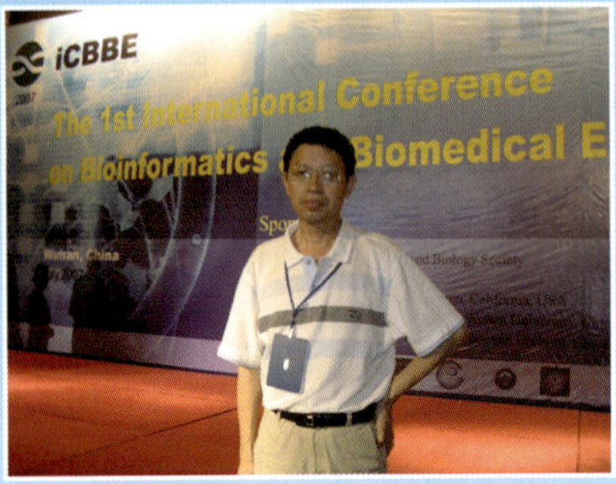

许启泰院长在国际学术交流会上

河南大学系百年名校，药学院为全国创建较早的药学院系之一，50多年来，已培养高、中级药学专业人才6000余人。

药学院有中药学、药学两个一级学科硕士学位点，在校研究生200余人，本科生1000余人，学院于2006年开始招收博士研究生。

中药学专业成立于2001年，教学手段先进，仪器设备齐全，万元以上大型实验设备200余台，拥有固定资产2000余万元。现有专任教师40人，其中双聘院士1人，黄河学者1人，省学术技术带头人4人，高级职称27人，教师中具有博士学位的占46%。学校每年招收中药学本科生60名，硕士研究生20多名，毕业生当年就业率连年达百分之百。

药学院中药学专业为河南大学重点发展学科，自组建之日起，就确立了“高起点定位，跨越式发展”的基本原则，特别重视将传统中药的优势、特色与现代药物研究技术相结合的中药现代化研究，并将其纳入本科生、硕士研究生正常教学活动当中。几年来，在中药有效成分和有效部位入药、确定中药药效物质基础方面做出了较为突出的成绩。

中药学科以河南省重点实验室——天然药物与免疫功能实验室、中药研究所和天然药物研究所技术开发为主导，近年来承担国家重大科技攻关项目4项，国家自然科学基金项目5项及省部级、局级项目共计30项；获国家、省、市级科研进步奖33项，在国家CN刊物发表论文300余篇，其中SCI/EI 收录46篇；出版著作10部。

药学院中药学科注重视中药创新药研究，积极推进产、学、研有机结合，与多家企业、研究院所和地方政府进行横向联合，先后建立了GAP中药产业化基地3个，完成国家新药研究项目58项，获国家新药证书18个，均已投入工业化生产，多数成为企业的拳头产品。

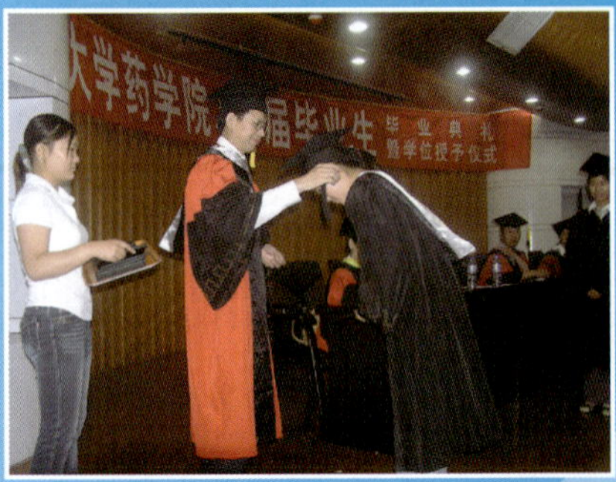

学位授予仪式

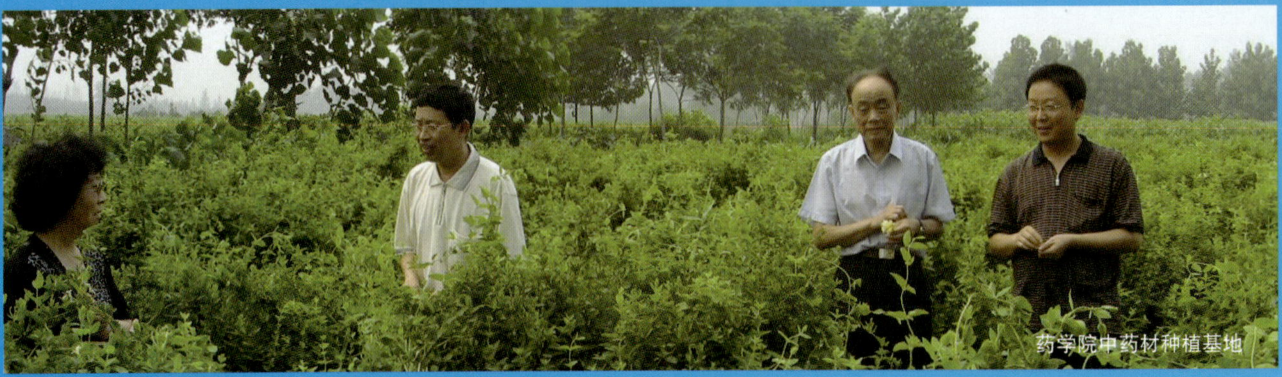

药学院中药材种植基地

地址：河南省开封市金明区河南大学药学院　邮编：475004　电话：0378-3880680　传真：0378-3880680

西安市中医医院

西安市中医医院已有52年的历史，是西安地区最大的三甲中医医院，现占地面积35000平方米，建筑面积50000平方米。医院总资产1.5亿元，净资产1.3亿元，固定资产1亿元。医院有六排螺旋CT、C型臂、大型彩超、全自动生化分析仪等医疗设备，专业设备总值4800万元，有完备的中药加工、炮制、配方、煎药、贮存条件，有14种剂型，100余种制剂，年销售额380万元。医院设床位420张，现有职工700余人，卫生技术人员占全院职工总数的比例为80%。医院有高级职称人员102人，有40余人担任全国学术专委会委员、常委、副主任委员等职务。

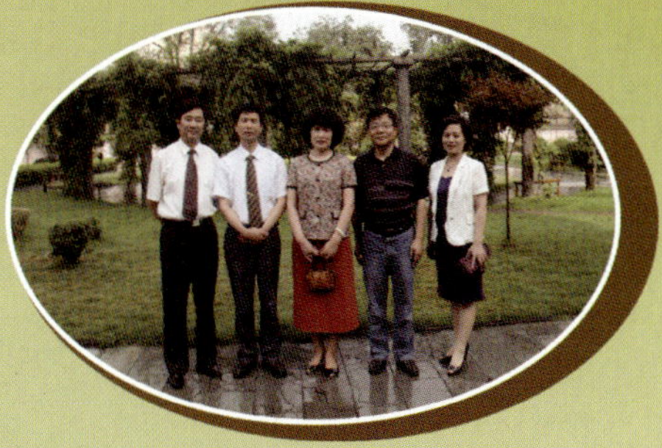

院领导班子：王静怡院长（中）、黄琳娜副院长（右一）、田惠民副院长（右二）祝南宁副院长（左一）、朱开学书记（左二）

医院现为全国示范中医院、陕西中医学院西安附属医院、省市医保定点医院；获得的荣誉有全国文明行业先进单位、省卫生厅创佳评差先进单位、省市行风建设先进单位、全国支援农村卫生工作先进集体、全国中医继续教育先进单位、全省卫生信息化建设先进单位、模范职工之家等。

医院的办院目标是“建设一个大型的、综合性的现代化中医医院，集预防保健、急救医疗、康复休闲为一体；以中医、中西医结合的诊疗技术为特色；医疗、教学、科研协调发展的三级甲等中医医院、高等院校附属医院”。近年来，院领导班子求真务实，与时俱进，精诚团结，在省、市卫生行政部门的领导下，积极探索医院改革发展的新路子，以深化改革为动力，紧紧依靠广大干部和群众，将医院带上了持续、稳定发展的道路。

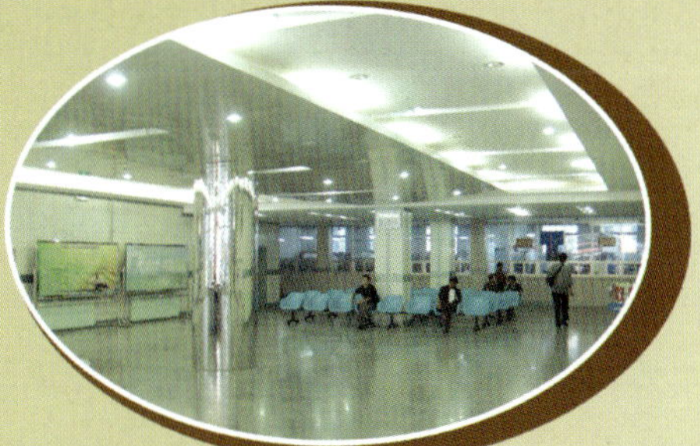

门诊大厅

2007年门诊量33万人次，出院病人8000人次，病床使用率100%以上，年总收入9200万元。

医院重点发展具有中医药特色的学科和技术，以名医、名科带动提升医院无形资产及两个效益。现有国家级重点建设中医专科2个，省级重点中医专科1个，市级重点中医专科2个。这5个学科是全院学术发展的领头学科。

肛肠科：国家级中医重点专科建设单位。擅长诊治复杂环状混合痔、高位复杂性肛瘘、陈旧性肛裂、直肠脱垂、肛门直肠周围脓肿、先天性直肠肛门畸形、肛门狭窄、超低位直肠癌根治吻合术、慢性出口梗阻型便秘及各种肛肠疾病疑难杂症。

神经内科：国家级中医重点专科建设单位。以中风、眩晕、失眠症的诊治为优势病种，有10余种特色制剂及中西医结合的特色诊疗方案。

肝病科：省级中医重点专科，以中医药治疗慢性肝炎、肝硬化为主要研究方向，运用中医综合疗法即中药内服配合中药局部离子导入、中药直肠点滴、药物穴位注射、中药敷脐等，进行中医药抗肝纤维化、治疗脂肪肝及肝硬化顽固性腹水的临床研究。

心血管科：市级重点专科，以中西医结合治疗冠心病、心肌炎为特色优势，开展心血管病的一、二级预防，中西医结合防治冠脉再狭窄的研究。

消化科：市级重点专科，以中药治疗胃炎、胃溃疡，胃镜手术治疗为科室特色，逐步开展结肠镜、十二指肠镜诊疗技术，构建中医治疗结肠病、萎缩性胃炎、功能性消化不良、胆囊术后综合征等新优势。

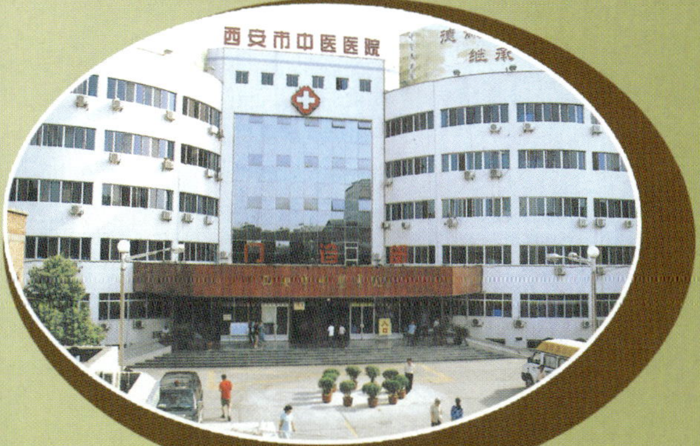

在开展医院管理年活动中，医院领导班子自觉做解决群众”看病难、看病贵”问题的促进派，医院在西安地区的三甲医院中费用最低，每一职工年人均承担的诊次和人均承担的住院床日名列前茅。药品比例39.0%，中药比例55%。抗菌素使用排名前三位的是阿莫西林、青霉素、利君沙，真正体现了中医“简、便、验、廉”的特色，成为老百姓放心的医院。

地　址：西安市东大街325号　邮　编：710001　电　话：029-87482609 / 87273564　传　真：029-87273564

电子信箱：xazyyy@pub.xaonline.com

炎陵神农中医药文化纪念馆

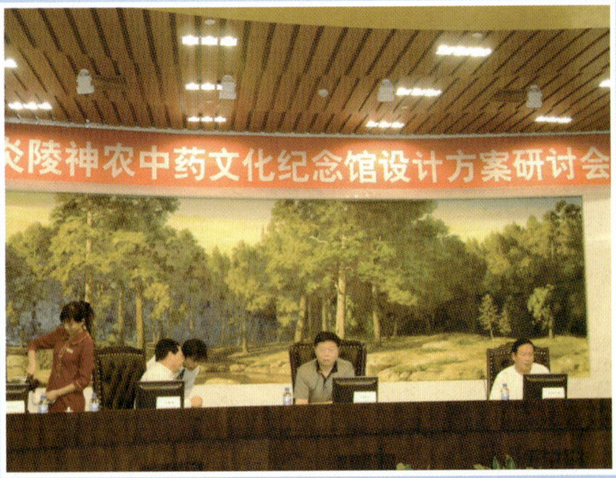

2006年9月炎陵神农中医药文化纪念馆理事会
在天津讨论纪念馆设计方案

炎陵神农中医药文化纪念馆是在国家食品药品监督管理局原副局长任德权先生倡导下，全国知名中药企业自愿投资、参与兴办的、全国最大的中医药文化设施。炎陵神农中医药文化纪念馆理事会于2005年８月经民政部门批准正式成立。

2005年10月，炎陵神农中医药文化纪念馆理事会组织全国两岸三地的中医药企事业单位代表和美国、加拿大、欧洲的业内代表共200多人共赴湖南省炎陵县，举行了盛况空前的“海内外中药业界首次共祭炎帝神农氏大典”。

2005～2007年，炎陵神农中医药文化纪念馆理事会连续3年分别在长沙、上海和广州举办了炎帝神农中医药发展论坛。

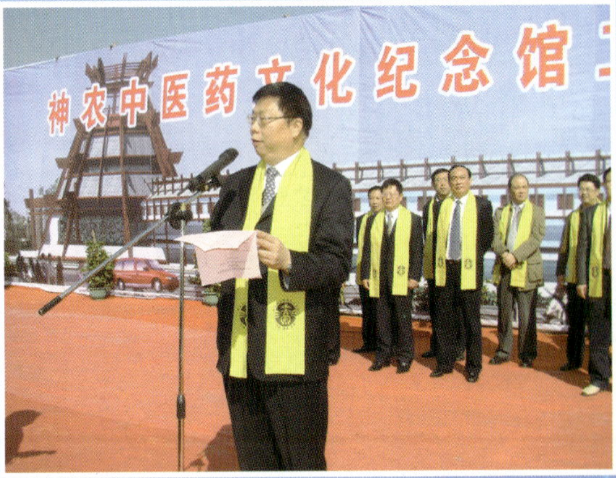

理事会主席任德权
在炎陵神农中医药文化纪念馆工程建设开工仪式上致辞

炎陵神农中医药文化纪念馆建设采用天津齐元建筑设计有限公司方案。该方案把炎帝神农氏的农耕文化理念与中医药传统的“八卦”、“五行”理论和现代建筑理念有机结合。以犁、弓的形式来体现炎帝农耕文化；以标志性建筑八角大殿和五套展厅来表现中医阴阳八卦的理念；以蕴含汉代建筑风格的大殿、表现时空隧道的索桥等与其他建筑物浑然结合一体来展示纪念馆的风格。纪念馆将分为综合馆（悠远）、国药馆（集粹）、国医馆（慈韵）、养生馆（若水）、现代馆（涅磐）5个部分，内设20余个分区近百个专题，并按照金、木、土、水、火五行和阴（传统）阳（现代）互根互生、共融一体的设计理念进行具体规划。展馆的设计力图用建筑语言诠释炎帝神农中医药文化的精髓，主展馆（神农展馆）设在弓背上，形成建筑群的制高点，表达了后人对中华农耕文明开创者、中医药奠基人炎帝神农氏的崇高敬意。

炎陵神农中医药文化纪念馆建设得到了湖南各级政府的高度重视和支持。目前工程进展顺利，已经征地67亩，设计建筑面积18000平方米，预计投资3000万元，计划2009年将正式对外展出。

建成后的炎陵神农中医药文化纪念馆，将成为中医药界寻根祭祖的圣地、中医药优秀文化集大成的标志性建筑、中医药业界精神文化与先进生产力代表的人气汇聚地以及中医药文化的大众科普展示场和中医药文化世界性的传播、交流之地，成为中医药业界形神俱佳、前所未有的精神图腾。

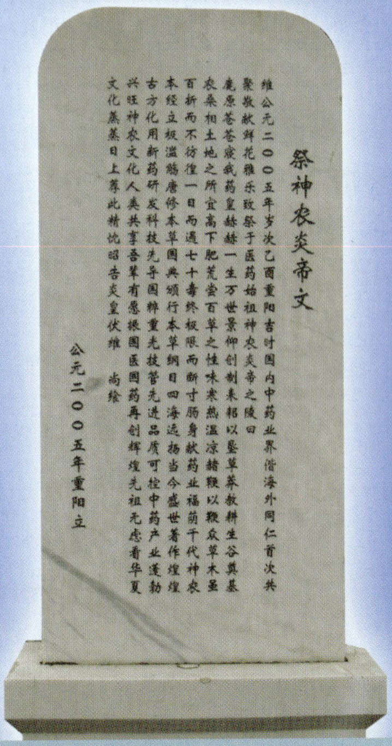

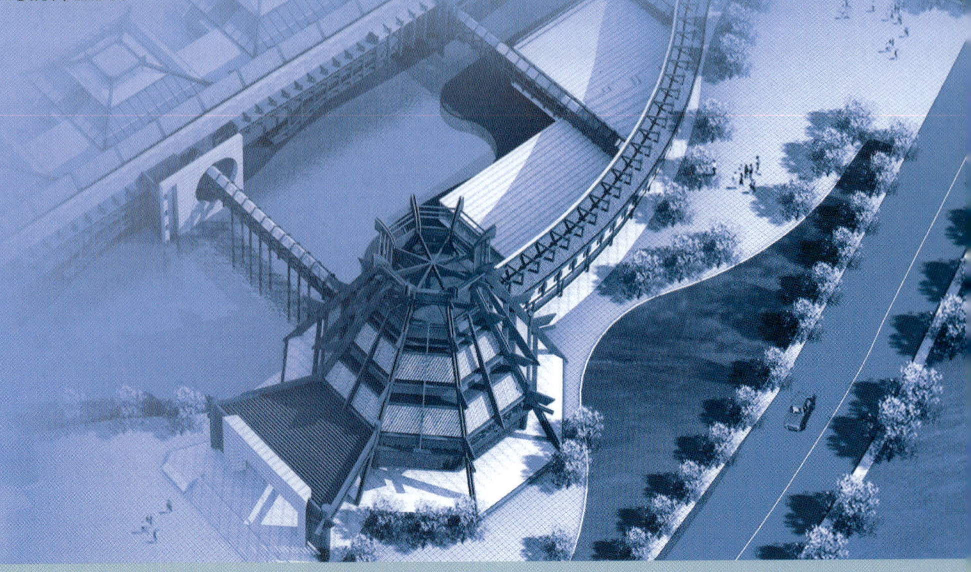

阿克苏地区维吾尔医医院

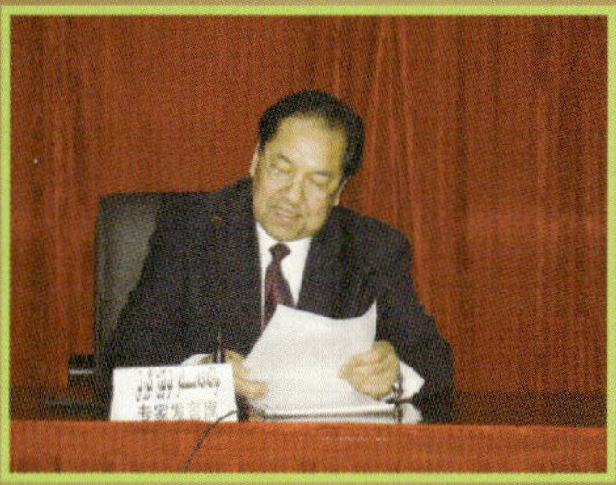

院长汇报工作

阿克苏地区维吾尔医医院始建于1986年，地处阿克苏市英巴格路5号。医院占地面积8453㎡，医疗用房建筑面积2580㎡；现有职工117人，医务人员占职工总数的90%，副高以上职称2人，中级职称18人；设有临床科室5个，职能科室4个，社区服务站2个，编制床位70张；万元以上医疗设备18台件。2007年底总资产1150万元，其中固定资产680万元，流动资金470万元，是一家集医疗、保健、教学、科研为一体的地区级二级维吾尔医专科医院，担负着地、市医疗保险，地区新型农村合作医疗工作任务和新疆维吾尔医学专科学校，阿克苏地区职业技术学院医疗、护理、药剂专业生临床实习任务，同时承担着地区维吾尔执业医师实践技能考试，各县维吾尔医医院人员培训、进修、对口支援等任务。

医院在市场经济条件下的激烈竞争中紧紧围绕“突出维吾尔医特色，发挥特色优势，打造医院品牌”的办院思路，赢得了各族患者的信赖，各项工作走向了规范、健康的发展道路。医院开展的主要专病有白癜风，银屑病，风湿病，前列腺炎，前列腺增生症，消化性溃疡病，神经衰弱，气管炎，腰椎间盘突出，单纯性骨折手法复位，膀胱、肾脏、输尿管结石，妇科急慢性盆腔炎，宫颈炎，外阴炎，输尿管囊肿，子宫肌瘤早期等。

2007年度医院门诊就诊33000人次，比2006年同期增长18.2%，出院病人1998人次，比2006年同期增长24.9%，病床使用率125%，住院患者最多时超过120多人，待新病房楼竣工使用，渴望突破300人。

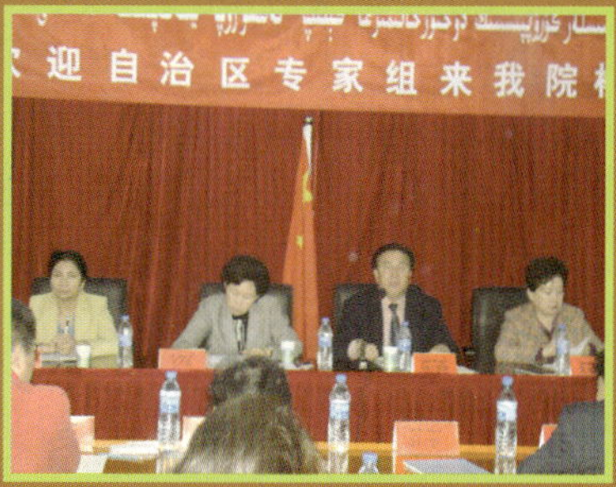

上级领导来医院检查指导工作

医院特色医疗及各项工作发展主要集中在近3年期间，医院现在的发展，首先归功于党的民族政策，归功于自治区各有关厅局，归功于阿克苏地委、行署及社会各界为医院提供了健康持续发展的机遇。其次是特色医疗自身优势，以非手术治疗及慢性病的治疗为切入点，以服务广大农牧民为主，坚持维吾尔医医疗特色办院方向，发挥传统医学诊断手段安全有效、便捷、廉价的特点，将维吾尔医药使用率同各科目标考核挂钩，在治疗方法与用药上逐步提高维吾尔医药的临床应用率和参与率，努力提高疗效，扩大影响。在这一思想指导下，一是根据病人需求和临床需求，不断增加医疗项目，采用多种方法，加强专病建设，作到科室分设，科有专病，人有专长；二是依靠现代科技及先进设备，不断完善医院就医条件和环境；三是针对维药成本低、品质好、无毒性等特点优势，坚持“以病人为中心，质量为核心”的服务理念，组织本院技术骨干筛选，研究一批配方，并在严格技术要求前提下，为患者提供煎药服务，很大程度提高了维药临床使用率和临床疗效，同时减少了患者医疗费用，收到了很好的社会效益和经济效益。

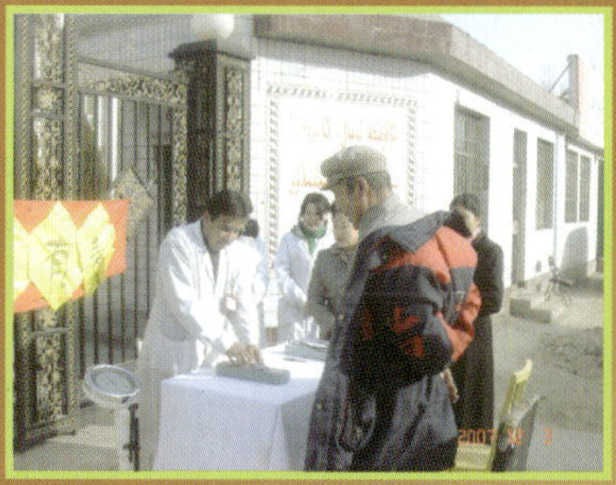

积极开展医疗咨询活动

近几年医院依靠“改革，增收节支，艰苦创业”自筹资金180多万元，增添和更新医疗设备和医院内部设施，进一步完善了医疗条件，优化了就医环境。

为规范医院信息管理，提高工作效率和工作质量，医院投资30万元资金安装了HIS系统（医院网络管理系统），目前正常运转，实现了医疗业务信息的全电脑、全过程追踪和动态管理，极大程度提升了医院业务工作效率和信息化管理水平。

为了继承、挖屈、整理、提高和弘扬维吾尔医药，克服人员紧缺等困难，注重人才培养，2005年下半年以来，医院安排各类技术人员到各级医院培训深造6个月以上23人次，先后接纳实习生、进修人员45余人次。

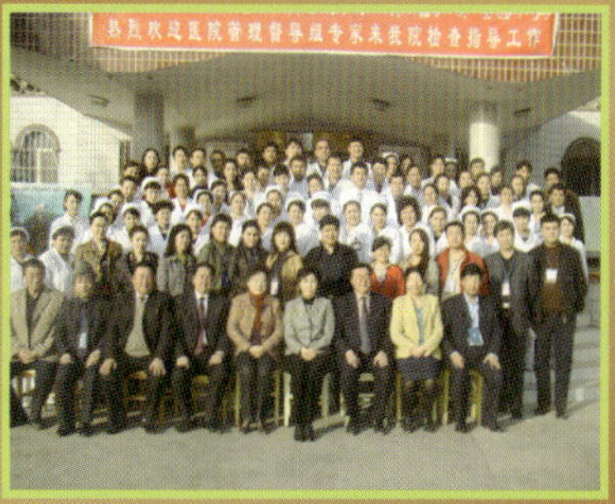

医院全体人员与卫生厅领导合影

为减轻各族患者医疗费用，解决群众看病难、看病贵的问题，医院始终坚持社会效益第一，群众利益第一的原则，对医务人员加强医德医风教育，实行因病施治，合理检查，控制医疗总费用，患者医药费明显降低。2007年医院住院病人平均费用2002元，比2006年同期降低了6%（2006年住院病人平均费用2130.49元）。2007年门诊病人平均费用48.48元，比2006年同期降低了12.7%（2006年门诊病人平均费用55.55元）。

医院在阿克苏地委、行署及上级卫生主管部门的正确领导下，在医院领导班子精诚团结、全院职工的共同努力下，取得了一定成绩，并得到了上级和社会好评。

新疆阿勒泰地区哈萨克医医院

西部边陲，璀璨明珠，这是一所为传承深厚民族医药文化，在自治区、地委行署的大力支持下于1985年成立，以哈萨克医药研究与哈医特色治疗相结合的民族医医院，是全国唯一一所哈萨克医医疗机构。医院建院以来，在现代医疗技术取得长足发展的今天，注重继承、挖掘与整理，展现出了特殊的医学内涵，在医院建设、突出特色诊疗、人才培养、哈医药开发等方面取得了较好的成绩，填补了阿勒泰地区传统民族医药的空白。

一、医院基本情况

医院占地15250平方米，建筑面积8080平方米，其中业务用房6600平方米，固定的有形资产1700万元。医院现有在职职工136人，其中少数民族工作人员132人，107名专业卫生技术人员，其中有高级职称10人，中级职称28人，大专以上学历有71人，副县级以上的行政干部5人，科级干部22人，现有20个职能、临床及诊疗科室。医院利用北欧投资银行600万元贷款，购置了西门子800mAX线机、美国贝克曼全自动生化分析仪、彩色B超机、全电脑牙科综合治疗机、制剂设备等几十台比较先进的医疗设备。医院承担着全区六县一市各族患者的医疗、保健任务，农牧民患者占到95%以上，是城镇职工基本医疗保险和新型农牧民合作医疗定点单位，是一所少数民族知识分子和卫生专业技术人员比较集中的医疗卫生事业单位。地区编委核定床位编制100张，实际开发100张，床位使用率109%。医院已与新疆医科大学一附院骨科医院、新疆生产建设兵团医院结为友好医院，大大提高了医院专科专病诊疗技能。

二、哈萨克医药发展的现状

医院除临床、诊疗科室外，还设有阿勒泰地区哈萨克医药研究委员会办公室。研究委员会自哈医医院成立以来在哈萨克民族医药挖掘、整理、研究和发扬光大方面做了大量的工作。首先，哈萨克医药基础理论经典著作《奇帕格尔巴彦》（汉译名《哈萨克医药志》，1472年），经新疆古籍出版社出版后，医院相继整理编写出版了十余部哈医药专著。如：《哈医处方集》、《哈医药材》、《哈医诊断学》、《哈萨克医药诊治与临床研究》以及《中国少数民族传统医药大系》、《全国少数民族医药通览》中的哈萨克医药部分，哈医药工作者撰写了几百篇有学术价值的哈萨克医药学论文，并在各类医学杂志上发表。

（一）哈萨克医

医院除设有普通科室、辅助检查科室以外，重点设有哈萨克传统医药特色的药浴治疗科、骨伤外科、内科、针灸放血治疗科、皮肤科、哈药制剂等特色科室，现介绍如下：

1. 哈萨克医药浴是千百年来哈医用于治疗疾病的一种手段，是哈萨克医药的一大特色，它对阿勒泰地区常见的风寒痹证、风湿和类风湿病、肠胃疾病和高黏血症，对难治的皮肤病等疗效非常显著。药浴使用的草药都采自阿勒泰山野生草药，采集季节、炮制和储藏都非常规范，而且都是当年采集，第二年使用。药浴使用的处方都是从民间验方中筛选并通过现代科学论证，能够保证安全、有效并质量可控。10余年来，医院对10000多例病人进行药浴治疗，统计学显示总有效率在87%左右。

2. 哈萨克民族在几百年以来的游牧生活中积累了丰富的骨伤、正骨方面的经验，骨伤科在施治中，对单纯性骨折进行手法复位、小夹板固定，内服、外用特殊配置的哈药，这种方法收费低、痛苦少、疗效显著，深受患者的欢迎，并和现代外科手术相结合，对粉碎性及复杂性骨折进行手术复位、内固定等方法，开展了先天性髋关节脱位、股骨颈骨折、腰椎疾病和骨折畸性愈合的重新复位等手术，取得了较好的疗效，获得了群众的好评。

3. 哈医内科是医院治疗内科杂病的综合性科室。内科以哈医结合中医、西医，在治疗肺部、胃肠、肝病、风湿等疾病上，疗效显著，积累了一定的经验，充分体现了哈医的独到专长与西医结合的互补优势，在本地区的声誉也逐年在上升。

4. 针灸放血治疗科是哈医特色科室之一。在传统的推拿、捏脊、针灸理疗的基础上，结合哈医的放血疗法，治疗多种疾病，临床疗效满意。该科几年来，对高血压、偏瘫、面神经麻痹、各种类型的头痛等疾病进行了治疗，总有效率在85%以上。

5. 哈医皮肤科应用哈医特殊的内服、外用药物和药浴治疗，在治疗牛皮癣、湿疹、体癣、疥疮、荨麻疹、痒疹等皮肤病方面，取得了较好的临床效果，在本地区已享有声誉。

（二）哈萨克药

哈萨克药自古口耳相传，大多数单验方在民间流行很久，为人们所习用，已成为哈医治疗疾病的有力手段。哈萨克药不仅对常见病、多发病有很好的疗效，对一些特殊病症也有独到疗效。这些哈医药原材料都来自阿勒泰地区的野生草药，经过加工炮制，采用水煮提取有效成分，制成各种剂型，如胶囊、浸膏、汤剂、散剂等，在临床上都取得了非常好的疗效，获得了病人的好评。在现有50多种院内制剂中，有19个品种制剂取得了自治区药监局院内制剂批准生产文号。这些药符合“返璞归真，回归自然”的时代潮流，积极研究和开发利用哈萨克医药学，促进哈萨克医医院的发展有着一定的潜力。

为了做好哈萨克药的开发利用工作，医院改变了过去手工作坊的生产方式，投资120万元建成了规范的哈药制剂室，对哈药药材可以进行有效成分的提取、浓缩、粉碎、制粒、包装等一条龙生产，几年来医院相继投资20余万元对部分哈萨克药制定了质量标准和工艺流程，填补了哈萨克药没有质量标准的空白。标准的制定保障了人民群众用药安全、有效和质量可控。

为了解决哈药药材资源的问题，解决哈药原材料不足，几年来医院进行了哈医药材的资源调查和植物种属的鉴别，驯化引种了阿勒泰特有药用植物一支蒿、阿勒泰鹿草，已试种成功并作药用，将逐步扩大种植面积和其他哈药品种。

医院在做好自身发展方向和发挥哈医药优势的情况下，坚定树立了与时俱进的思想和可持续发展的科学发展观，构建学习型医院，不断提升医务人员素质，把医疗质量、医疗安全和人性化的医疗服务作为医院可持续发展的生命线。

由于医疗服务质量的提高，虽然医院处地偏僻，但就诊患者逐年增多，社会效益和经济效益不断好转。医院2006年曾被评为自治区级精神文明单位，并先后多次被评为卫生系统先进集体、社区先进单位、守诚信重服务消费者公开查询医院等荣誉称号。哈萨克医医院走过了20载春秋，在地委、行署领导下得到了快速、健康稳定的发展，发展成了能够满足人民群众基本医疗需求的一所民族医医院。

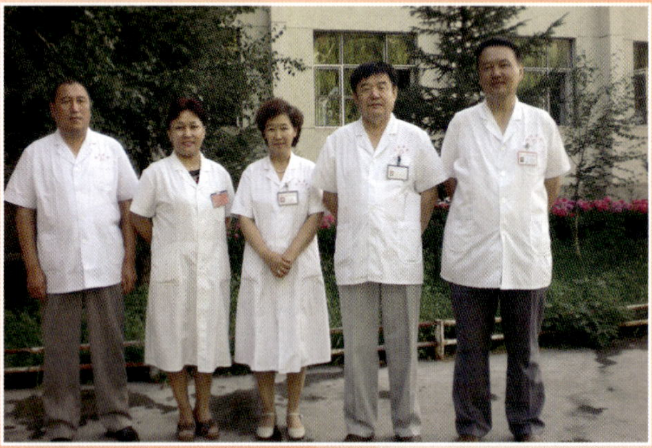

医院领导班组

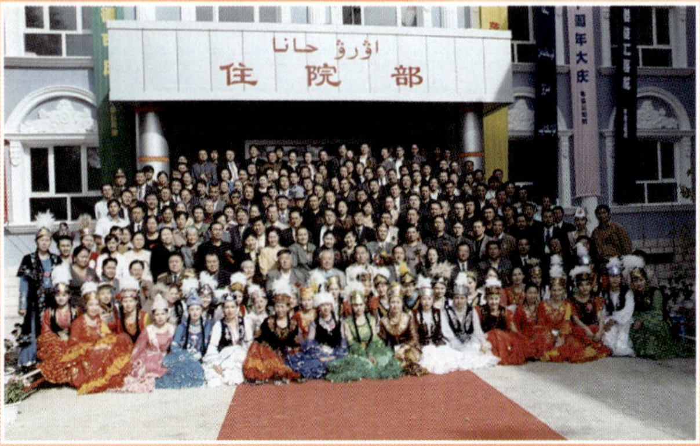

院庆合影

新疆昌吉州中医医院

——— 盛开在祖国西北边陲的杏林之花

在祖国西北边陲准噶尔盆地南缘的昌吉市，有一处仿古建筑群，古香古色，别具一格，在松柏的拥抱中，显得格外美丽、幽静，它就是新疆昌吉回族自治州中医医院。

昌吉回族自治州中医医院建于1988年，是以中医为主，西医、中西医结合三支力量齐备，集医疗、教学、科研、保健为一体的三级乙等中医医院，是自治区小儿麻痹矫治手术、白内障复明、低视力复明定点医院及全国针灸临床研究中心分中心、新疆医科大学实习医院、昌吉卫校教学医院。医院有职能科室14个，临床科室12个，医技科室9个，设病床260张；有职工322人，专业技术人员占职工总数的87%，其中高级职称47人、中级职称127人；拥有固定资产4700余万元，拥有西门子公司16排螺旋CT机、彩色多普勒超声诊断仪、全自动生化分析仪、C型臂、美国产电视腹腔镜、前列腺激光治疗仪、白内障超声乳化治疗仪、血液透析机、体外震波碎石机、高压氧舱等各类中高档医疗设备183台（件），年门诊量12万人次，收治住院病人5000人。

建院近20年来，医院始终坚持社会主义办院方向，坚持改革开放、坚持社会效益第一、坚持突出中医药特色，以病人为中心、坚持两手抓、两手都要硬的原则，在精神文明建设和医疗业务发展方面取得了丰硕成果，先后被昌吉州、市授予“花园式单位”、“卫生先进单位”、“最佳服务单位”，“文明医院”、“综合治理先进集体”、“双目标管理先进单位”等称号，曾被自治区人民政府和卫生部、民政部、国家计委、财政部、解放军总后勤部、全国妇联、中国残联等13个部委授予“三康工作先进单位”，是自治区“文明单位”、“五好基层党组织”、“全国示范中医医院”，跨入了全国百强中医医院行列。院长金明月同志被评为“全国优秀中医医院院长”。医院护理部被国家中医药管理局、中华中医药学会授予“全国首届中医护理先进集体”。

加强中医特色建设，提高医疗技术质量

昌吉州中医医院全面落实科学发展观，努力发挥特色优势，着力推进继承创新，积极发挥中医药在基本卫生保健制度建设中的作用，努力为人民健康服务，确定了内科、针灸科、骨伤科、眼科为重点专科，形成了以内科的糖尿病、肾病、心血管病、消化系统专病，针灸科的中风病、类风湿性关节炎、气管炎，骨伤科的脊柱损伤，眼科的白内障，外科的腹腔镜、痔瘘、泌尿系结石，妇科的宫腔镜等为龙头的业务发展框架。针灸科从10张床位发展到现在的60张床位还不能满足病人的需求，床位使用率一直保持在100%以上，全疆各地慕名来就医的疑难杂症患者络绎不绝，取得了社会效益和经济效益的双丰收。2003年，针灸科被国家中医药管理局确定为全国重点专科而成为全国9个针灸重点专科之一，并被确立为“十一五”国家规划重点项目，填补了自治区的空白，在国内同行中享有较高的声誉。为了让中医医院的中医特色优势得以更好地发挥，医院设立了风湿病、糖尿病、肝胆病、脾胃病、颈椎病、哮喘病、肾病等专病门诊，让广大患者受益于中医中药的简、便、验、廉。

根据医疗市场变化的需求，结合医院中医专科特色，医院组织优势病种的筛选和研究，确立以严重危害人类健康的中风病、脾胃病、老年性黄斑变性白内障、糖尿病性视网膜病变、骨性关节炎、心血管、内分泌、肾病为重点专病，设立专科专病门诊31个，每个疾病均制定统一的诊疗规范和专用的中药制剂。

提高医疗技术水平，人才是关键。医疗事业的稳定、快速、健康发展离不开一支高素质、高水平稳定的专业人才队伍。因此，医院在人才的引进、培养和使用上狠下工夫，制订出了人才培养和重点学科建设规划。对重点专科人才重点培养，特别是把学科带头人的培养作为重中之重，使医院在原有特色基础上，增加新的医疗特色，在人才培养方面始终坚持“三个结合”即：请送结合（请进来、送出去，长期进修、短期培训），内外结合（院内培训、院外学习），中西结合（既重视现代医学的发展，又注重弘扬祖国医学，挖掘祖国医学宝库），通过全方位的人才培养，带动了医疗水平和科研能力的不断提高。近5年来，医院获得自治州科技进步成果奖8项，出版专著3部，医务人员在各类医学报刊上发表学术论文240余篇。医院运用中医经典结合现代医学研制开发的中药制剂喘贴灵、化脂丸、乳康宁、接骨片、百合静心丸、愈疡片等中药制剂40多个品种，并获得自治区批准文号，这些价廉物美的中成药被列入自治州医疗保险基本用药目录，为昌吉州各族人民的健康作出了贡献。

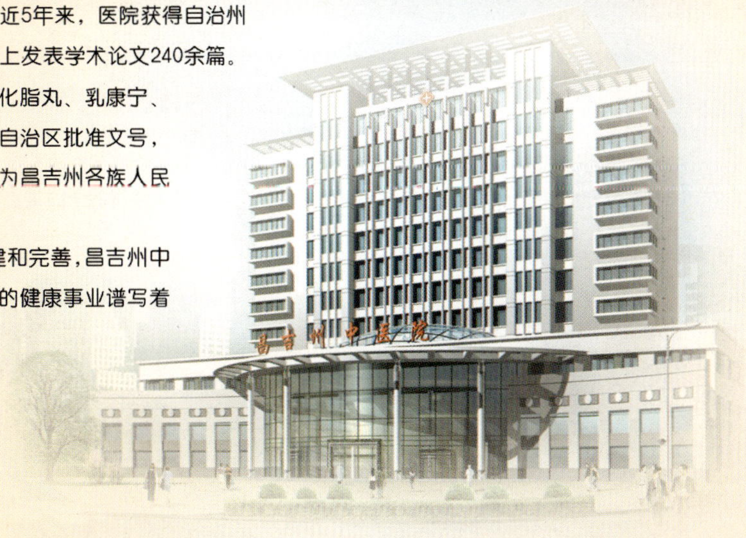

中医逢盛世，杏林沐春风，随着社会主义和谐社会的创建和完善，昌吉州中医医院将进一步深化改革，与时俱进，加快发展，为人民群众的健康事业谱写着新的篇章。

天水市中西医结合医院

天水市中西医结合医院始建于1939年11月，经过近70年的发展，已成为一所集中西医结合医疗急救、预防保健、科研教学为一体的三级综合医院，拥有病床580张，承担着天水市两区五县及周边宝鸡、陇南等地患者的医疗急救任务，服务半径210多公里，服务人群416万。年门诊诊疗23.5万人次，出院病人近9000人次，开展大、中型手术2500多台次，病床使用率96.89%。医院现有职工749人，其中正高职称8人，副高职称67人，中级职称207人，硕士研究生11人，享受国务院特殊津贴专家1人，“甘肃省555创新人才工程人才”1人，甘肃省名中医２人，甘肃省中青年学术技术带头人２人，甘肃省优秀专家1人，“天水市222创新人才工程市级学术技术带头人”10人。全院58个科室中，临床科室30个，职能科室16个，医技科室12个，是甘肃省天水腔镜诊疗培训中心、甘肃省肝胆胰外科研究所天水分所、兰州大学临床医学院肿瘤防治中心天水分中心。2007年被卫生部、国家中医药管理局审定为西北五省区唯一的第二批全国10所重点中西医结合医院建设单位之一。

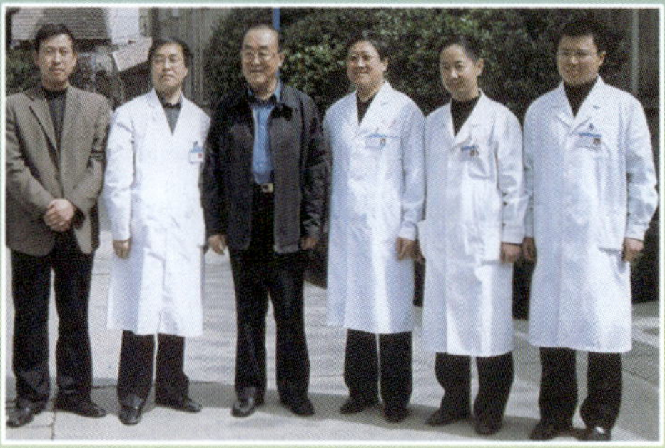

卫生部高强部长来院视察指导工作时与院班子成员合影

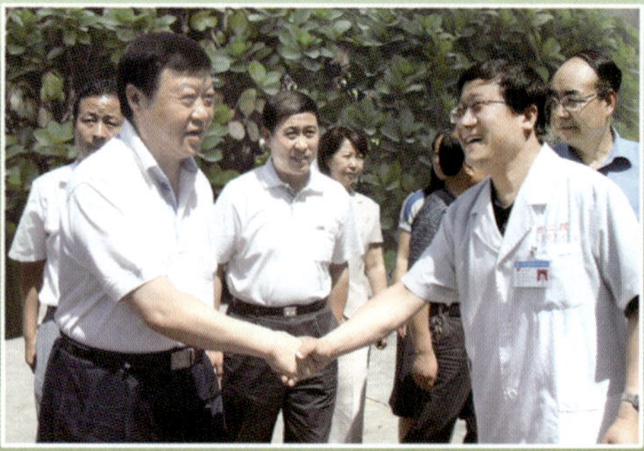

国家中医药管理局吴刚副局长来院检查指导工作与院长蒲朝晖亲切握手

医院先后荣获“全国卫生系统先进集体”、“全国计划生育先进集体”、“全国百姓放心医院”、“全国百姓放心示范医院”、“全国文化科技卫生‘三下乡’先进集体”，荣获甘肃省委、省政府授予的甘肃省卫生系统“医德医风先进集体”、“全省防治非典型肺炎工作先进集体”、“甘肃省万名医师支援农村卫生工程先进支援单位”、全市卫生系统唯一的“省级文明单位”和“省级价格计量信得过单位”等荣誉称号。2008年1月医院被人事部、卫生部、国家中医药管理局授予“全国卫生系统先进集体”荣誉称号。

近年来，医院在中西医结合业务建设上，狠抓内涵，突出特色，形成了一批有较大影响的中西医结合优势专科。中西医结合内科、针灸科、推拿科、儿科、眼科、口腔科等7个科室被确定为天水市医疗卫生重点学科；针灸科、老年病科、消化科、神经内科、心血管内科、糖尿病科被确定为省中医管理局重点中医药专科；康复科被确定为省重点中医药专科建设单位；针灸科被确定为国家中医药管理局“十一五”重点建设专科。

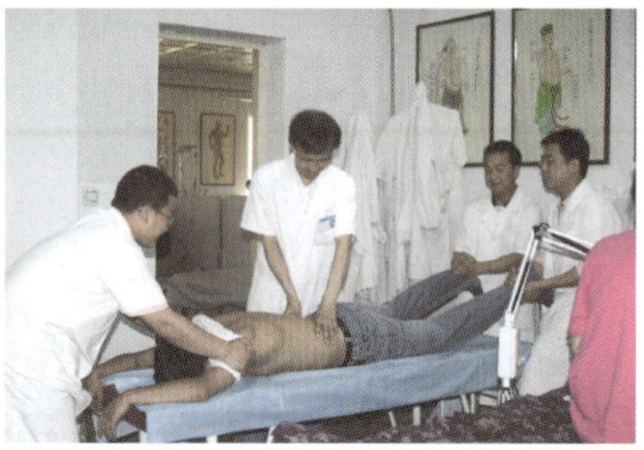

国家重点中医药建设专科——针灸科推拿手法治疗腰椎病

2001年以来，卫生部部长高强及副部长王陇德、曹荣桂、殷大奎、陈啸宏等领导先后来院视察指导工作。2006年4月1日，卫生部党组书记、部长高强来院视察工作，深入科室调查研究，并亲自召开座谈会，称赞医院是名副其实的“全国百姓放心医院”，并欣然题写了：“愿放心医院让百姓永远放心”的勉励之词。2008年6月4日，国家中医药管理局吴刚副局长来院视察指导中西医结合医院建设工作，并题写了：“发挥中医优势，造福大众健康”的鼓励之词，全院职工深受鼓舞。

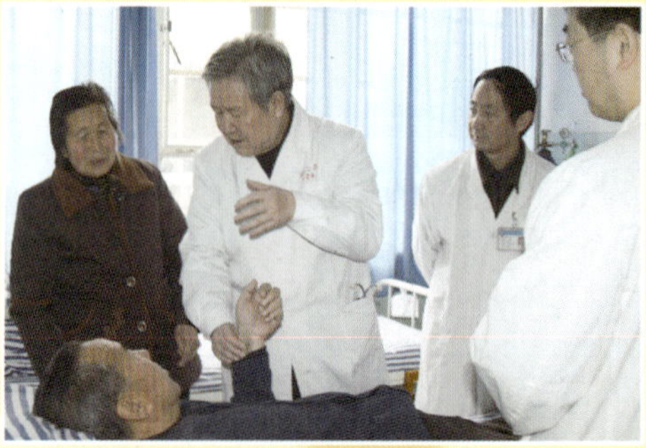

医院名誉院长、我国著名中西医结合专家裴正学教授
在老年病科查房会诊

医院将以第二批全国十所重点中西医结合医院建设为契机，在各级党委、政府的正确领导和卫生行政主管部门的大力支持下，进一步加强管理，深化改革，内强素质，外塑形象，讲团结协作，重学术氛围，求服务质量，创医院特色，通过4年建设，力争使医院真正成为中西医结合特色突出、专科优势明显、临床疗效显著、管理科学规范、示范带动作用突出的全国重点中西医结合医院和名副其实的“全国百姓放心示范医院”。

地址：天水市麦积区渭滨北路西26号　电话：0938-2616052　E-mail: ts2hospital@126.com

科学发展中的天津市长征医院

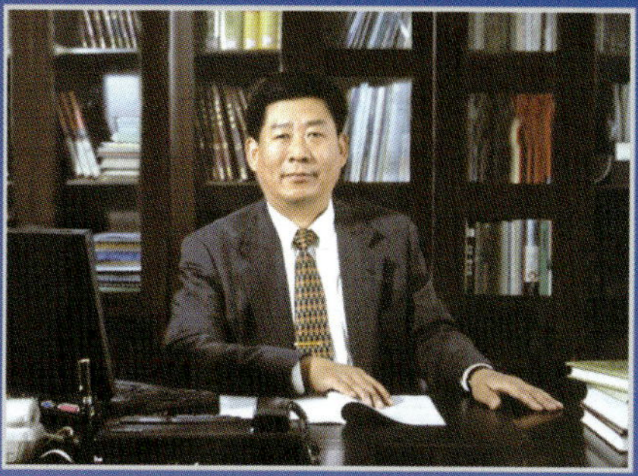

天津市长征医院安钢院长

天津市长征医院的前身是美以美会创建的妇婴医院，已有百余年历史；1984年定位为以皮肤病防治为重点科室的市级综合医院；1986年成立中西医结合皮肤病研究所；1999年被国家中医药管理局评定为皮肤性病二级实验室；1999年被卫生部确认为化妆品皮肤病诊断机构，转轨增名为中西医结合皮肤病专科医院，并被评为三级甲等医院，也是目前为止国内唯一一所皮肤病三级甲等专科医院；2002年被国家中医药管理局认定为基地建设单位；2003年被卫生部认定为化妆品人体安全性及功效性检验机构，负责特殊用途化妆品的人体试用实验项目的检验工作；“十五”期间被列为国家中医药管理局重点建设专科，其中银屑病、红斑狼疮、湿疹被定为重点研究病种。多年来，长征医院依托雄厚的专科人才队伍与科研能力，建有国内目前规模领先、学术领域齐全的皮肤病研究专科，“十一五”国家中医药管理局重点建设专科，同时参与制订重点病种临床诊疗方案，包括银屑病、湿疹、红斑狼疮和带状疱疹等疾病；已经初步建成医疗、教学、科研协作的平台，为学术技术交流推广、科研协作和人才培养等方面建设提供条件，其中银屑病的专病建设为优势领域。在学科带头人领导下，中青年研究骨干的协作下，医院形成从发病机制到治疗的科研临床攻关体系，获得国家中医药管理局、国家自然科学基金和天津市自然科学基金、卫生局科技基金等重大基金10项支持，形成产、学、研一条龙服务体系。2008年医院被评为天津市卫生局银屑病证治重点研究室。依照“适应需求、符合国情、惠泽百姓、医患双赢”的经营模式，经过长期的医疗实践，长征医院形成了以中西医理论为基础，内服中药为主、外用治疗为辅的中西医结合诊治皮肤病的学术思想体系，创造出一系列行之有效的治疗方法，建有占地15亩，符合GPP标准的制剂室，共研制出中药制剂56种，西药制剂70多种，剂型完整，年产值3500万。将传统中医的挑背、拔罐、封脐、划耳等治疗方法引入皮肤病的治疗，在中西医结合治疗皮肤病上走出了“兼融、互补、创新”的特色之路。年门诊量达60万人次。

几年来，医院完成科研成果17项，其中获奖7项，目前正承担国家中医药管理局、国家自然科学基金、省市级科研项目19项，已发表论文集170篇，专著8部，获奖2部。每年在国家及省市级学术刊物上发表论文20篇以上。长征医院主办的2002年创刊的《中西医结合皮肤性病学杂志》被评为核心期刊。

天津市长征医院诊疗设备和仪器先进雄厚，现有目前世界先进的308激光治疗机、皮肤共聚焦成像系统、光动力治疗、2940nm铒激光等，采用与国际同步的最新治疗方法，进一步提高了医疗质量。

天津市长征医院知识结构和人才配置合理，拥有享受国务院特贴专家2人；现有主任医师17人，副主任医师30人；承担天津医科大学和天津中医药大学的皮肤病教学和研究生培养任务，硕士生导师9人，在读研究生40人，从事临床工作的青年医师全部为研究生毕业，为天津长征医院的可持续发展提供了源源不断的智力支持和人才储备。同时，医院先后举办七期中西医结合皮肤病学习班，培养全国各地进修人员300余人。

面临新的机遇与挑战，天津市长征医院全体员工将一如既往的认真遵循“病人至上，质量第一”的宗旨，以“诚信•优质•温馨•便捷”的服务理念及合理的收费为广大就医者及社会各界人士提供一流的医疗服务。

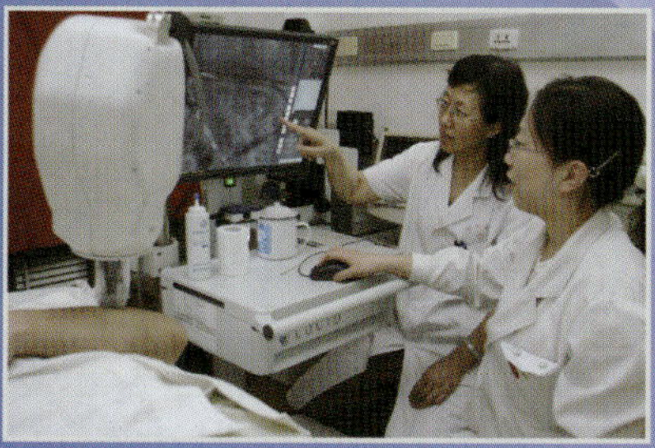

徐丽敏院长利用皮肤共聚焦成像系统
进行临床科研工作

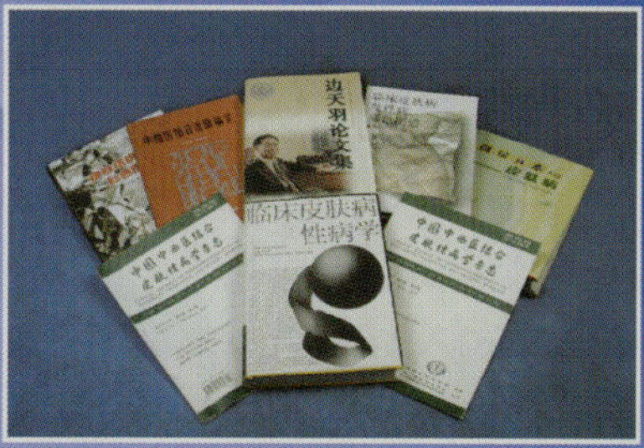

长征医院出版的部分专著和主办的
《中国中西医结合皮肤性病学杂志》

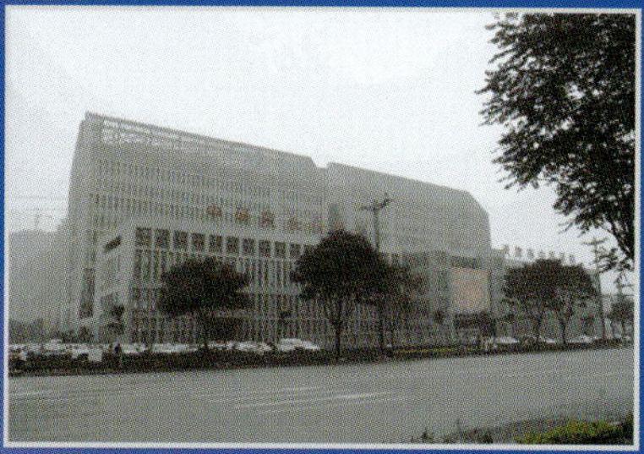

长征医院新址

地址：天津市红桥区北马路354号　邮编：300120　电话：022-27345050　传真：022-27345590

http://www.tjchangzheng.com　E-mail:chzhhosp@sina.com

发展中的河北省中医院

—— 特色医疗与现代医学完美结合

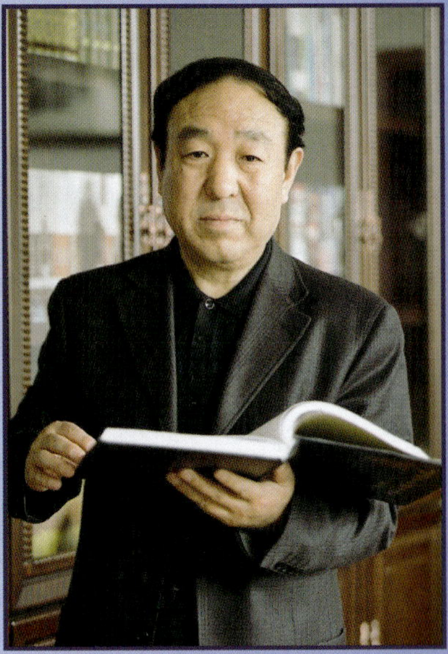
院　长：李佃贵

河北省中医院（即河北医科大学中医院）创建于上世纪70年代，是河北省唯一一所集医疗、教学、科研、预防、急救、康复为一体的国有大型综合性“三级甲等”中医院，院所合一医院，省、市医保定点单位。

医院年门诊量34万人次，设临床医技科室42个、编制床位810张；汇集了一大批高、精、尖技术人才，其中副高职以上人员150余人，1人为全国劳动模范、省管优秀专家，4人为河北省有突出贡献中青年专家，6人享受国务院特殊津贴，博士生、硕士生导师29人，博士、硕士研究生及在读博士、硕士研究生100余人。

医院坚持“中医立院、人才强院、特色兴院”的办院方针，充分发挥中医、中药优势，涌现出一批具有独到疗效的特色科室，其中脾胃病科（消化内科）、针灸科被评为国家中医药管理局“十一五”重点中医专科建设单位。脾胃病科、针灸科、肾病内科、骨伤科、肛肠科、皮肤科先后被省中医药管理局确定为河北省重点中医专科。脾胃病科治疗萎缩性胃炎、异型增生、肿瘤等疑难疾病在全国享有盛名。肾病内科中西医结合治疗各种肾病，中药配合血液透析治疗慢性肾功能衰竭达到国内先进水平。针灸科运用针刺综合疗法治疗脑中风、脑瘫、肢体麻木、风湿病特色独具。肛肠科开展了PPH术、直肠前突修补术，并采用中医特色疗法治疗内痔、外痔、混合痔、复杂性肛瘘等各种肛门疾病在省内享有盛誉。骨伤科开展了颈椎管颈髓内肿瘤摘除、颈椎前路髓核摘除植骨等多项高难手术。

医院拥有16层高清晰螺旋CT及多功能血管造影机、数字胃肠造影机、全自动生化分析仪、彩色超声诊断仪、电子胃肠镜、电子十二指肠镜、高频发生器、13C红外线同位素能谱仪、原子吸收分光光度计、血液透析机等大型医疗设备，其诊断、治疗水平达到国内先进行列。

医院坚持“患者为先、质量为本、服务为上、信誉为重”的服务理念，推出一系列便民、利民措施，先后获得“全国卫生先进集体”、“全国卫生先进基层党组织”及省、市“文明医院”等多项荣誉称号。

国家中医药管理局浊毒证重点研究室 —— 河北省中医院浊毒理论研究室

由著名胃肠病专家、河北省中医院院长李佃贵教授主持的浊毒理论研究室被国家中医药管理局批准为国家浊毒证重点研究室，成为中医中药治疗消化系统疾病的重要科研基地。

李佃贵教授在总结前人理论及经验的基础上，经过多年的临床实践和基础研究，发现慢性萎缩性胃炎(CAG)与胃癌关系密切，若伴有中、重度不典型增生或中、重度不完全肠化，则视为癌前病变，其癌变率可达1.9%～5.4%。李教授经过大量的临床研究表明，浊毒是慢性萎缩性胃炎的主要病机之一，解毒化浊法是治疗本病的有效方法。他首次从理论上阐明了慢性萎缩性胃炎及其癌前期病变的病因病机，并以此为理论依据，创立了“浊毒学说”，在“浊毒学说”理论指导下，制订出以“解毒”、“化浊”、“疏肝”、“和胃”四法合一为主治疗慢性萎缩性胃炎癌前病变的一整套严谨的治则、治法，从而打破了“胃癌前病变不可逆转”的理论束缚，为纯中药制剂治疗慢性萎缩性胃炎癌前病变提供了一条崭新的思路。

该理论研究得到国家中医药管理局的大力支持，被河北省政府确定为重点发展和扶持科研项目。

国家中医药管理局“十一五”重点中医专科建设单位 —— 河北省中医院脾胃病科

脾胃病科（消化内科）由6名教授、主任医师和10名副教授、副主任医师组成了实力雄厚的专家科研队伍。胃肠病科由博士生导师李佃贵教授等知名专家、教授组成了实力雄厚的科研队伍。该科多年致力于对消化性溃疡、慢性结肠炎、慢性萎缩性胃炎、疣状胃炎、肠上皮化生、异性增生等疑难病症的临床研究，对于胃肠病的病因、病机、诊断、治疗、调护的研究取得了突破性进展。该科承担着国家、省级多项科研课题，获得省级、国家级科技进步奖20多项，在中医药治疗萎缩性胃炎及胃癌前病变领域达到领先水平，在国内享有盛誉。

国家中医药管理局“十一五”重点中医专科建设单位 —— 河北省中医院针灸科

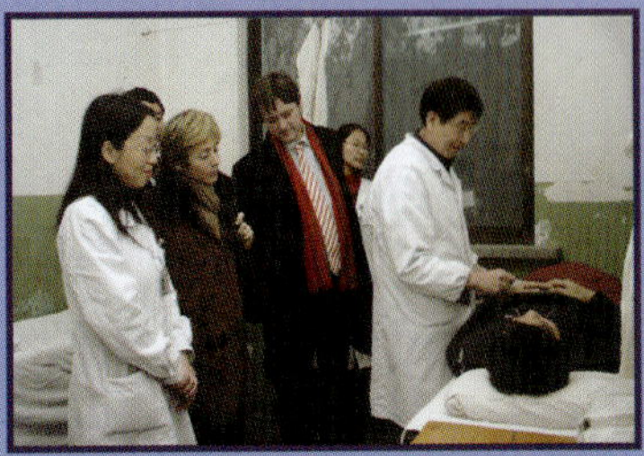
外国友人参观针灸科

针灸科暨全国临床研究中心河北省分中心，是河北省针灸界人员最多、技术力量较雄厚的科室；有教授、主任医师6名，主治医师9名，长期担任临床、科研及医科大学教学工作。该科室多年来一直致力于脑中风的研究，创立了“通络六法”治疗脑血管病疗效显著，并设有面瘫、脑瘫、头痛、减肥等专科门诊，开展的“冬病夏治”穴位敷贴治哮喘疗法深受群众欢迎。该科主持国家级、省级科研课题多项，其中“针刺头部特定腧穴配合给氧治疗缺血性脑卒中的临床研究”获省中医药学会科技进步二等奖。

无私奉献建伟业　创新管理展宏图

——嫩江县中医院院长吴芳同志先进事迹

吴芳同志，1985年毕业于齐齐哈尔医学院医疗专业，主任医师，现任嫩江县中医院院长、党总支书记。

作为一名医生，她热爱本职工作，勤奋好学，对所从事的医疗事业具有高度的责任心和强烈的使命感，治病救人，医德高尚，赢得了人民群众的交口赞誉，堪称医生的楷模。

作为一名院长，她锐意改革，励精图治，用精湛的医疗技术、良好的职业道德、严谨的工作作风、高超的管理技能，带领嫩江县中医院的全体医务工作者开拓进取，为医院的基本建设和县域的经济发展作出了突出贡献。

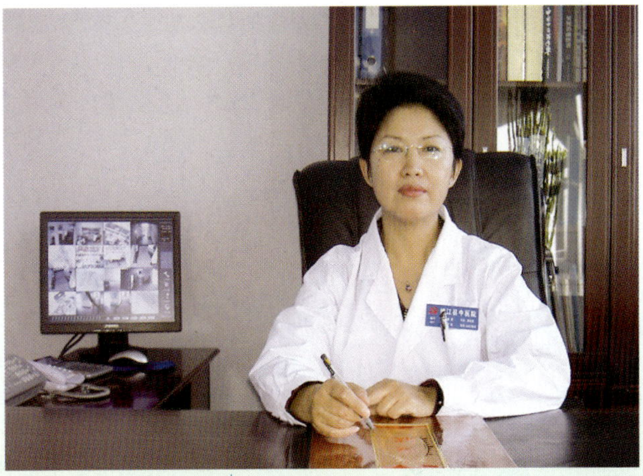

嫩江县中医院院长：吴芳

有口皆碑，医德高尚称楷模

自担任中医院院长以来，她从未休过一个完整的节假日，每天都工作15小时以上，下班后也要去查房询问，并指导用药，遇有危重病人需要抢救时，她都一直坚持亲临现场，直到病人转危为安才离开，使大家看到了吴芳院长高超的医疗水平和无私奉献的高贵品质。

在她的床头摆放着笔和纸，经常半夜醒来，把工作思路和工作计划写在纸上，第二天带着这张纸去上班并落实下去——这就不难理解中医院为何在短短两年内实现了经济效益和社会效益的巨大突破和全新飞跃。

成果累累，医术精湛乃名医

多年来，吴芳院长致力于内科疾病的诊疗和科研，开展颈动脉溶栓、股动脉溶栓和静脉溶栓挽救了大量脑梗死、急性心肌梗死病人，微创颅内血肿引流术挽救了大量脑出血病人的生命。她的多篇有价值的学术论文在国家及省级杂志上发表。

开拓创新，勇当改革"领头雁"

吴芳同志致力于创建学习型医院，努力打造团结向上的医院文化。吴芳院长爱好广泛、多才多艺，在县、市乒乓球比赛中都取得了优异的成绩，现为省散文作家协会会员、省诗词作家协会会员，她在省内发表了多篇作品。她在自创的《中医院院报》中担任总编，传递积极向上的文化气息。

她始终坚持学习这条主线，着力加强全院职工的质量意识和服务意识。她亲自授课，把先进的管理理念灌输给职工；从关心职工身心健康、帮助解决实际困难入手，使落后的人也能上进，增强了职工工作自觉性、主动性和积极性，营造了良好的工作氛围。

吴芳院长先后获得黑河市第三届人民代表大会"市人大代表"、嫩江县"十大女杰"、市新长征突击手、省级农村县域卫生优秀人才等光荣称号。

通过吴芳院长先进的管理办法、自身的人格魅力和采取的一系列有效措施，使医院的信誉度不断提高，各项医疗经营指标不断攀升，医院业务年收入由2005年的600多万元增加到2400万元，同比增加了85%。在全省医院管理年检查评比中，嫩江中医院名列全区第一，先后获得全省卫生系统政风行风建设先进单位、全省卫生先进单位、全省百姓口碑最佳单位等荣誉称号。全市中医工作嫩江现场经验交流会的召开，使嫩江中医院成为黑河市各中医医院的一面旗帜。

青岛市海慈医疗集团

青岛市海慈医疗集团成立于1999年12月，是在原青岛市第二人民医院、青岛市中医医院、青岛市黄海疗养院基础上成立的国有大型综合性医院集团，目前由青岛市海慈医院、青岛市中医医院、青岛市黄海医院3所医院组成。集团是国家医师资格实践技能考试基地、山东中医药大学附属青岛医院、青岛大学医学院附属海慈医院，同时还是4所医科大学的硕士研究生培养基地。青岛市中医学会、青岛市中西医结合学会、青岛市针灸学会、全国针灸临床研究中心青岛分中心、青岛市中医药研究所、青岛市心血管病研究所等机构均挂靠在集团。

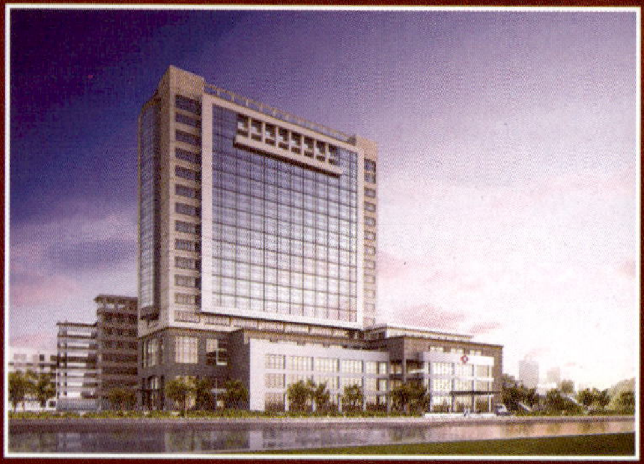

“国医堂”效果图，地上17层，地下3层，建筑面积6万平方米

集团建筑面积5.6万平方米，开放床位1000余张，2007年门急诊量69.6万人次，年出院病人2.3万余人次；拥有职工1500余人，其中博导、硕导26名，博士、硕士220余名，省市专业技术拔尖人才8名，国家级、省级名老中医5人，青岛市中医药名家8人；拥有国家中医药管理局重点专科建设单位2个，省、市级重点学科、专科8个，市级特色专科5个。集团开设的“青岛市著名中医专家门诊”汇聚了岛城20余名著名资深中医专家坐诊，深受病人的欢迎和好评。

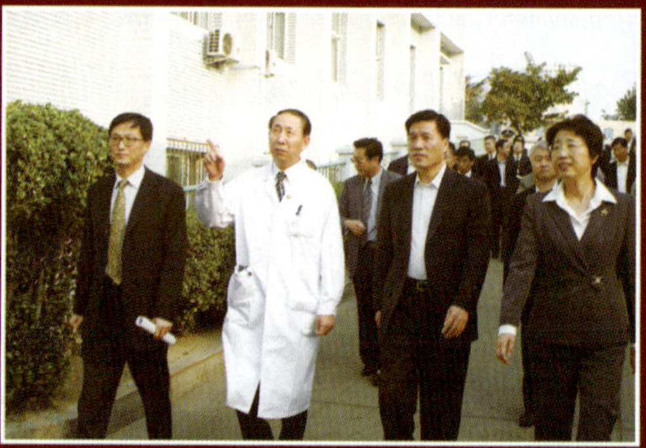

青岛市市委副书记、市长夏耕在副市长臧爱民、市卫生局局长曹勇、集团总院长吉中强陪同下来集团调研“国医堂”项目

2007年，集团认真贯彻落实党的十七大精神，坚持正确的办院方向，解放思想，与时俱进，干事创业，创新发展，努力促进社会和谐，完成了各项工作目标，取得了一定成绩。扩建项目（“国医堂”项目）稳步推进，进一步调整和优化了管理结构，加强职能科室管理，明确责任，建立例会制度。集团重视管理干部培训，进行了中层干部胜任力测评，修订了奖惩条例和绩效考核标准，注重日常管理和考核，提高了管理水平和效能。科教兴院战略取得重大突破，新增国家重点专科建设单位2个，实现了国家级科研课题零的突破，新增博士生导师2名，成立了1个国家级专业委员会，挂靠在集团。集团积极开展医院质量管理年活动，坚持抓质量，提高全员质量意识，加强了制度建设，完善患者识别系统，加强重症监护室等重点科室管理，进一步开展温馨护理服务和中医护理示范病房建设。集团积极开展社会公益性活动，不断完善惠民医疗制度，继续深入开展治理商业贿赂工作，不断增强职工拒腐防变和抵御风险能力，促进事业健康有序发展。

2007年集团先后获得全国“五一”劳动奖状、全国首届中医护理先进集体、山东省青年志愿者行动贡献奖等荣誉称号，顺利通过了山东省文明单位的复审，代表山东省取得全国卫生系统文艺汇演“最佳表演奖”、“最佳组织奖”。呼吸科、针推康复科成为国家重点专科建设单位，并承担了科技部“十一五”支撑计划课题和国家中医药管理局课题，双双实现了零突破，在实现省内名院和争取国内一流水平目标上迈出了重要的一步。

集团注重学习、总结、提炼和推广优秀的医院文化，提出了“人文医疗，温馨海慈”口号，并加强内涵建设，全面完成了医院文化视觉识别体系建设，编辑出版了《海慈医院管理年2007年纪念邮册》，印制新版《海慈文化手册》。集团开展了免费电话咨询、温馨护送、代煎药等方便病人活动，在青岛市率先开通了800免费咨询电话，实行病人回访制度，集团39个科室拥有工作服务品牌。《海慈报》荣获“全国优秀医院报刊”称号，并在全国医院文化交流会上做典型发言，“温馨海慈”服务品牌获青岛市优秀服务名牌称号。

今后的工作中，集团将突出中医、中西医结合特色，发展领先项目，创造医疗“拳头产品”，为人民健康作出更大的贡献。

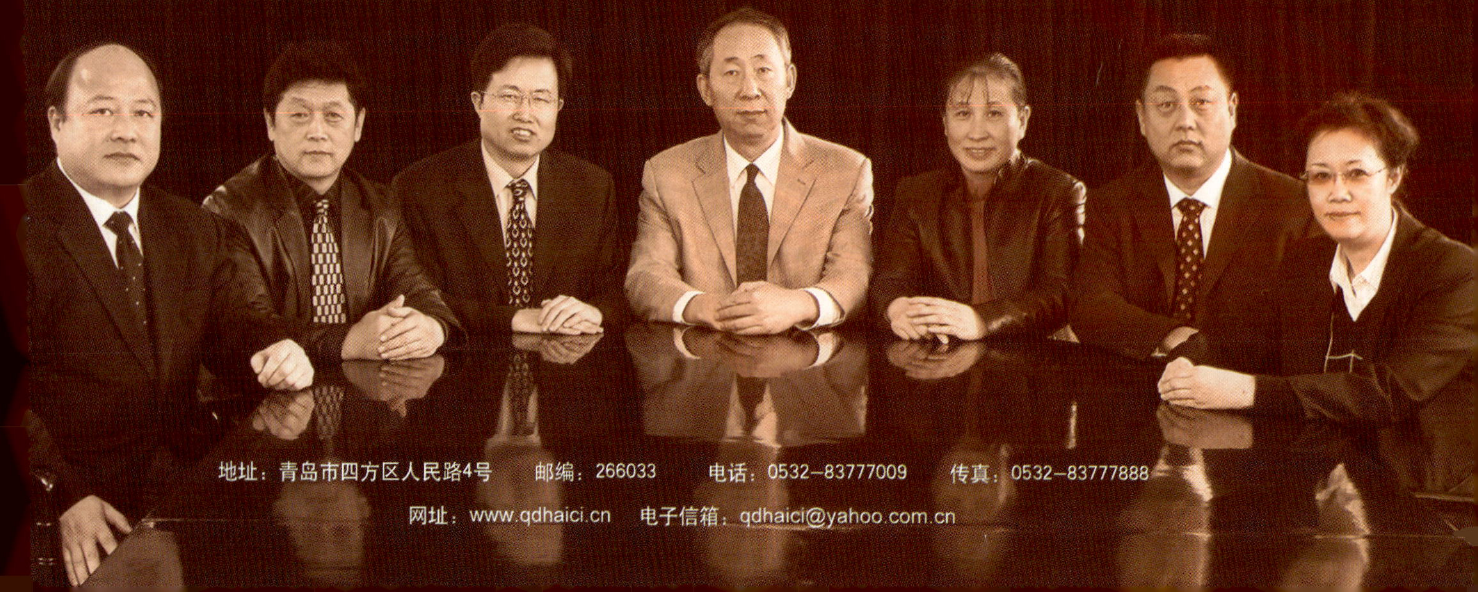

地址：青岛市四方区人民路4号　邮编：266033　电话：0532-83777009　传真：0532-83777888

网址：www.qdhaici.cn　电子信箱：qdhaici@yahoo.com.cn

丹阳市中医院

丹阳市中医院创建于1980年，经过近30年的发展，综合实力显著增强，现已发展成为丹阳市乃至镇江地区最具影响力的一所集医疗、预防、保健、科研、教学为一体的以中医为特色的综合性二级甲等中医医院。医院为南京中医药大学教学医院，2006年4月,复旦大学附属华山医院丹阳分院挂牌成立,还先后与江苏省人民医院成立“肿瘤联合诊治中心”，与江苏省中医院合作成立“江苏省中医院丹阳医疗中心”。

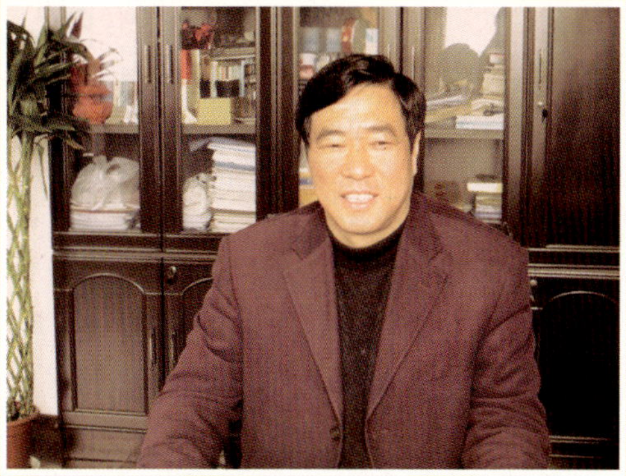

党总支书记、院长：丁家祥

医院位于市区中心、世界闻名遐迩的京杭古运河河畔，占地面积2万余平方米，建筑面积3万余平方米；现有职工376人，其中高级职称38人，中级职称160人；设有内、外、妇、儿等30多个临床医技及辅助科室，其中骨科、针灸科为镇江市重点专科；另有眼科、肛肠科、肿瘤科等6个特色科室；开设内、外、妇（儿）、骨科等8个病区300张床位，病区内设有6间设施一流的净化手术室和功能齐全的ICU重症监护病房；所建12层病房大楼具有中央空调、集中供氧、中心负压、电视电话等10大功能，宾馆式管理和整体护理服务的病区病房，给病患者营造了一个温馨舒适的医疗环境。

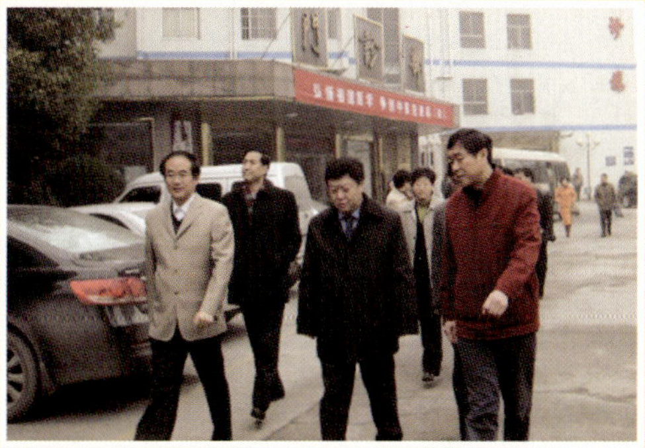

国家中医药管理局副局长吴刚（前排中）等领导来医院视察

医院现有固定资产8600余万元，拥有德国西门子直线加速器和亚秒多排螺旋CT、1000mA数字遥控X光机、大型C臂机、美国惠普彩色B超、彩色电子胃（肠）镜、体外碎石机、德国三晶片腹腔镜、高压氧舱、日立全自动生化分析仪等大中型设备50多台（件）。医院与上海、南京、苏州等各大医院进行技术协作，成立了微创手术中心、血液净化中心等，并在丹阳地区成立唯一一家肿瘤放疗中心。心血管、脑外、消化、肝胆、中西医骨科、针灸、中医外科等在丹阳及周边地区享有盛誉。

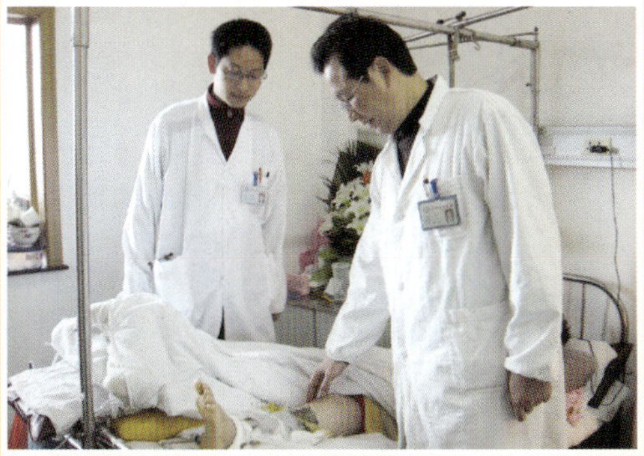

运用中药外敷治疗骨伤病人

医院骨伤科为国家中医药管理局确定的农村中医特色专科建设单位、镇江市重点专科。该科的骨折闭合手术复位、小夹板固定、针灸推拿、牵引、中药熏蒸、小针刀微创疗法等中医特色治疗优势明显。为适应社会的快速发展、现代疾病谱的改变，特别是交通、工伤事故等各种意外创伤疾病的不断增多，该科以创伤骨科、脊柱和关节外科、显微外科、颈肩腰腿痛专科等为主要发展方向，其抢救成功率、治愈率均处于本地先进水平。

医院的针灸科也同为镇江市重点专科，该科中风偏瘫、风湿病、脑病、针灸减肥等专科专病，中医的优势尤为突出，在本地区享有较高的知名度。医院眼科、肿瘤科的综合诊治水平在本地区处于领先地位。

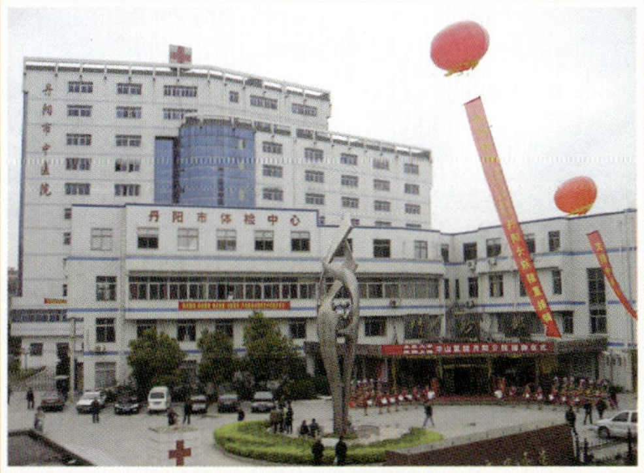

医院全景

近几年，医院坚持突出中医特色优势，中西医结合同步提高综合服务功能，医院取得了较快发展。2007年底，丹阳市荣获“全国农村中医工作先进市”称号，医院先后被评为江苏省县（市）级中医院先进集体、镇江市“十佳”医院、镇江市文明单位。院长丁家祥被授予“江苏省卫生系统先进工作者”、“镇江市十佳医德标兵”、“丹阳市名中医”等光荣称号。

安康市中医医院

安康市中医医院始建于1975年，是一所中医特色突出，西医优势明显，集医疗、急救、预防、保健、康复、科研、教学为一体的综合性三级甲等中医医院。医院开设床位600张，是陕西中医学院附属医院，郧阳医学院、西安交大、安康职业技术学院实习教学医院，是国际爱婴医院、陕西省级文明单位、陕西省级示范中医医院、百姓放心医院、省市“创佳评差”最佳单位、陕西省文明窗口示范单位、安康市价格诚信单位。

医院座落于市内交通便利的巴山东路47号，医院占地面积22821平方米，医用建筑面积

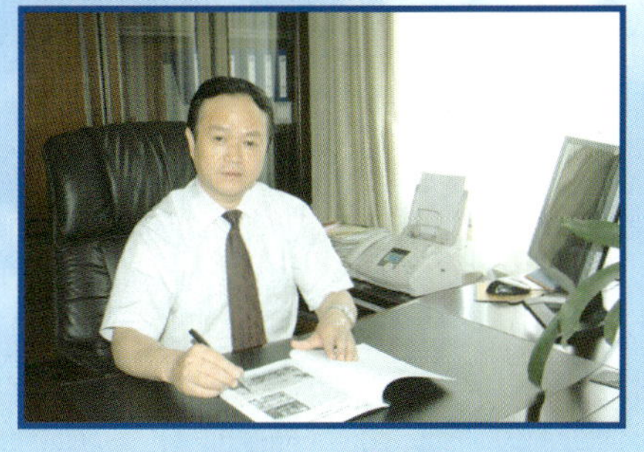

医院院长：刘玉泉

24949平方米。宏伟挺拔的16层新建住院大楼，装修一新的门诊楼、透视墙、临街花园，宾馆式的病房宽敞、舒适，设有中央空调、闭路电视、中心供氧、中心吸引、呼叫系统，满足了患者的就医需要，为患者提供了温馨、便捷、良好的就医环境。

医院拥有一支敬业、博学、团结的学术团队。全院职工总人数612人，其中具有高级职称98人，中级职称230余人。妇产科、儿科有享受国务院政府特殊津贴的专家各1人；40余名专业人员是国家、省级学会专业委员会成员，10余名同志担任市级学会专业委员会主任委员；1人为省卫生系统“215”人才；有市级名中医3人及高级职称名老中医数人。医院设临床医技科室32个。骨伤科是国家中医药管理局“十一五”重点专科建设单位；安康市医学重点学科7个：中西医结合神经内科、中西医结合儿科、肛肠科、妇产科、胸心外科、眼科、腹腔镜专科；市级诊疗中心2个：肛肠疾病诊疗中心、眼科诊疗中心；市中医药学会、市中西医结合学会均挂靠在该院。

医院现代化设备齐全，拥有螺旋CT、遥控X光机、CR数字影像系统、500mA高频摄像机、800mA数字胃肠机、准分子激光治疗系统、眼底血管荧光造影仪、彩超、电子胃镜、电子肠镜、电子十二指肠镜、腹腔镜、胆道镜、电子宫腔镜、全自动生化分析仪、泌尿外科钬激光、等离子气化电切镜、肾透析机等大中型设备300余台件，设备总值6500万元，有效地提高了对各类疾病的诊断和治疗水平。

在弘扬国粹、传承中医药事业工作中，医院结合现代诊疗手段，充分展现了中医、中西结合诊疗技术的优势，同时具有专业齐全、技术力量雄厚的西医各学科。现有专科专病40多个，全院各科中医、西医、中西医结合诊疗水平颇具特色。医院所属安康市中医药研究所，不断开展中药新药的临床研究，自制银硼吸入液、止晕茶、肝复胶囊、氯水盐、银硼吸入液、生肌玉红膏、九华膏、铁箍软膏、接骨散等60余种中西药制剂，疗效稳定，收到了良好的临床效果，深受患者的欢迎。近年来，医院

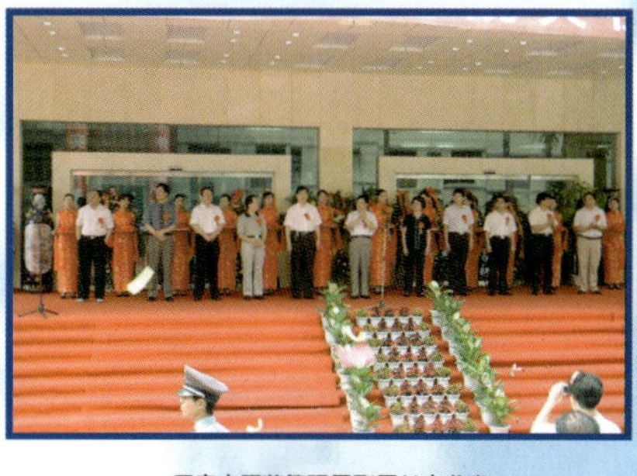

国家中医药管理局副局长房书亭
省卫生厅副厅长省中医药管理局局长范斌
市委书记市人大主任黄玮等上级领导
为医院住院大楼正式运营剪彩

大力实施科技强院战略，“介入治疗原发性肺癌技术操作规范化及临床应用规律研究”已在国家中医药管理局立项，“食管胃壁吻合术研究”、“探针小弯刀治疗肛肠疾病的临床研究”获省级科技成果，“缺血性中风急性期中西医结合综合治疗方案的研究”获省自然科学研究奖，获市级科技进步奖10余项。其中，多项新技术填补了本市乃至陕南地区空白。

医院始终秉承“厚德、精医、求实、创新”的医院精神，坚持“质量兴院，诚信为本”的服务理念，强化科学管理，狠抓内涵建设，注重人才培养，加强学科建设，不断完善基础设施，加快实施国家级、市级重点中医院建设项目。医院将以创建国家级示范中医院为目标，奋力实施第二次创业，全面推进医院可持续发展，把医院建设成为管理规范、环境优美、技术精湛、服务一流的大型的、综合性现代化中医医院。

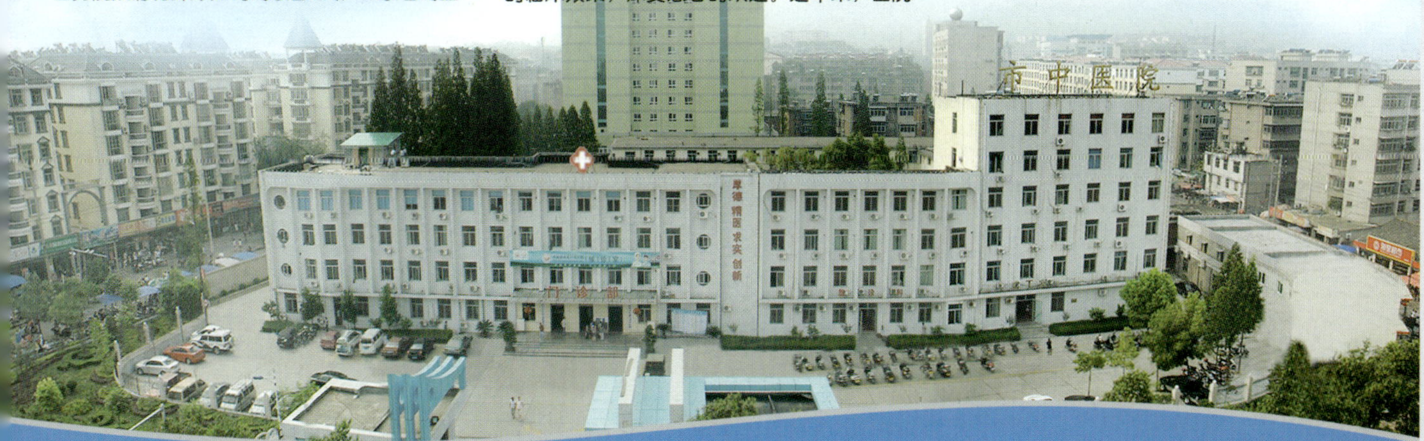

黑龙江省伊春市中医院

黑龙江省伊春市中医院始建于1986年，1999年伊春市五官医院成立并靠挂在伊春市中医院。2004年医院被确定为市残疾人医疗康复定点医院。2005年医院与原伊春区人民医院合作成立第二门诊部，扩大了医院规模。2006年医院被确定为伊春区低保对象定点医院，并先后成立了伊春市中医院司法鉴定所、伊春市家庭暴力伤情鉴定中心。2007年3月医院成为伊春卫生学校附属医院，2007年7月与黑龙江省中医研究院建立医疗科研协作医院，是伊春林区中医临床医疗、科研、教学中心，市医疗保险定点综合医院。

伊春市中医院为处级事业单位，国家二级医院，隶属于市政府领导。医院现有职工192人，其中医疗技术人员157人，占全院职工的82%；有主任医师7人，副主任医师34人，中级职称57人；设有11个临床科室，6个辅检科室，9个职能科室，13个中医专科专病门诊；有伊春市放射科、眼科、耳鼻喉科、中医骨伤科、中医内科学科带头人十余人。

医院占地面积8000平方米，建筑面积6289.07平方米。开设床位200张。综合手术室可同时进行4台手术。

医院现有美国GE公司logiq3型彩超，高电位诊断治疗仪，电脑多功能肛肠病检查治疗系统，韩国进口耳内窥镜电脑工作站，眼科A、B超综合诊断仪，全自动生化分析仪等大中型医疗设备。

医院开展的项目有：中医内科采用中医辨证施治，治疗各种内科常见病和疑难杂症；中医骨外科采用中西医结合治疗各种骨折、骨病；肛肠科运用先进的电脑数字设备、手术及中药熏疗方法开展各种肛门直肠疾病的治疗；针灸按摩科擅长运用中国传统医学整脊疗法，治疗颈椎病、软组织损伤等，并配合高电位检测诊断治疗仪，针对各种失眠、更年期综合征等均有较好的疗效；皮肤科采用中医中药疗法治疗牛皮癣、白癜疯等，深受广大患者信赖；腰间盘突出症治疗专科以保守治疗为基础，以微创介入治疗为桥梁，以手术治疗为保障，被推荐为国家中医药管理局“十一五”重点专病建设项目，所开展的项目在全市均处于领先水平。

伊春市中医院在市委、市政府和市卫生局党委的正确领导下，在社会各界的大力支持下，在院领导班子的带领下，在全院职工的共同努力下，已经形成环境生态化、服务亲情化、病房宾馆化、医疗设备现代化的格局，是伊春市唯一一家集中西医之精华，取中西医结合优势为广大患者服务的综合性医院。

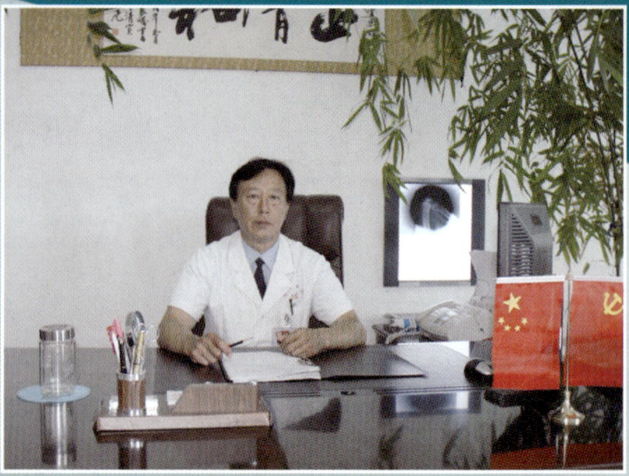

院　长：徐文国

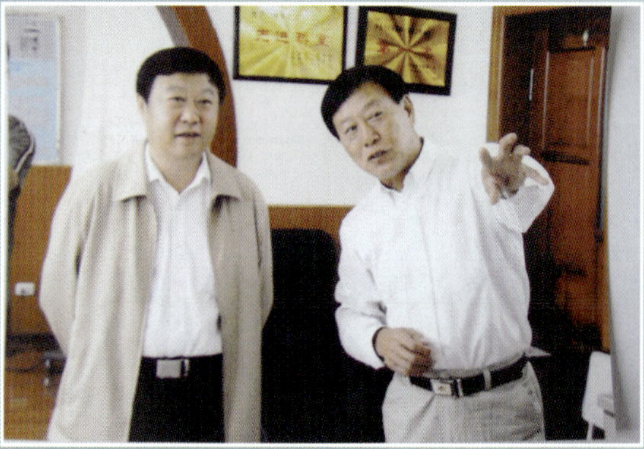

国家中医药管理局副局长吴刚到医院视察

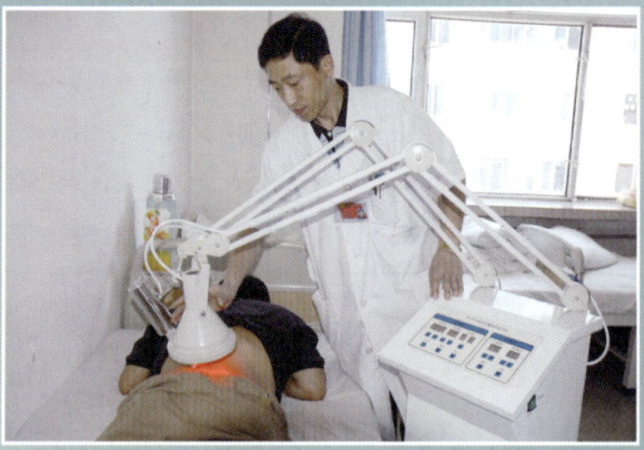

腰椎间盘突出症治疗

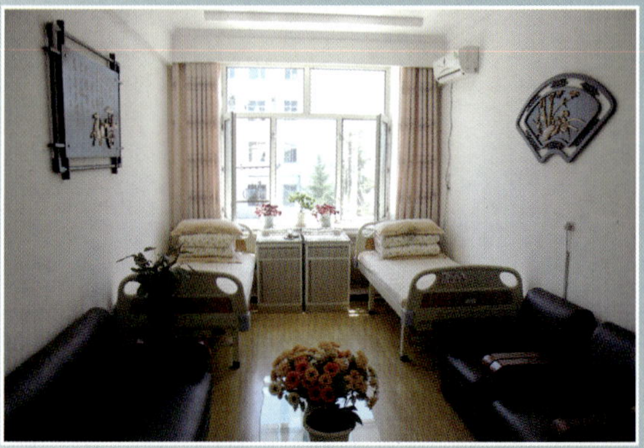

温馨病房

二次创业 绝处逢生

——黑龙江省依安县中医院逆境中崛起、重振雄风纪实

黑龙江省依安县中医院成立于 1953 年，是国家二级乙等医院。近年来医院经济效益一直不景气，到了 2005 年 9 月被迫关停。在经历了一年多的阵痛之后，依安县委县政府重新组建了中医院领导班子。2006 年 9 月，依安县委县政府决定任命卫生局副局长、妇产科专家钟彦光为院长牵头启动中医院，留任原副院长中医专家曹洪海，调任人民医院肛肠科专家付彦春、泌尿外科专家丛彦杰任副院长，组建了新的领导班子。2007 年 6 月，付彦春开始主持工作，后任中医院院长。

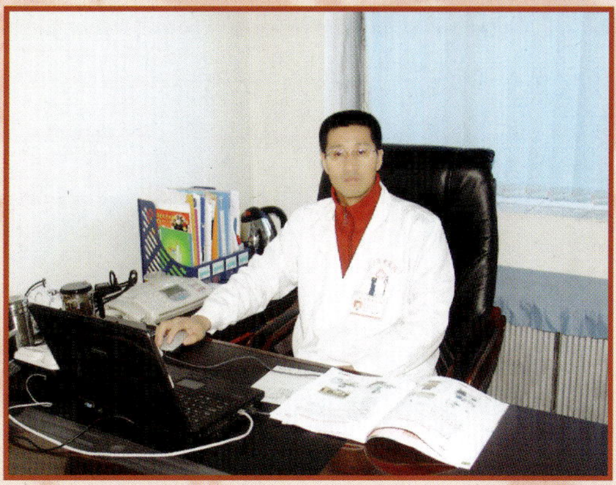

院 长：付彦春

新班子进入中医院后，面对的是一片荒凉的景象。强化管理是企业发展的生命。新组建的中医院一方面抓启动，一方面抓管理机制建设。坚持用制度管人，以新机制约束人，安装了监视系统，购进指纹考勤机，对过去跑方、走票等现象实行“一票否决”。同时教育职工珍惜机遇，认真学习“八荣八耻”，牢固树立“不爱岗就下岗，不敬业就失业，今天工作不努力，明天努力找工作”的理念，使广大职工一扫关停后的倦态，以崭新的面貌自觉维护医务人员的良好形象。他们还通过向“十杰青年”、“十佳护士”学习，“促双拥、献爱心”，“周末大舞台”等活动，展现医院风采，激发了职工的荣誉感和使命感。自重新启动以来，他们收到感谢信 15 封，锦旗 7 面，字匾 5 块，省报满意度测评达到 97%以上。

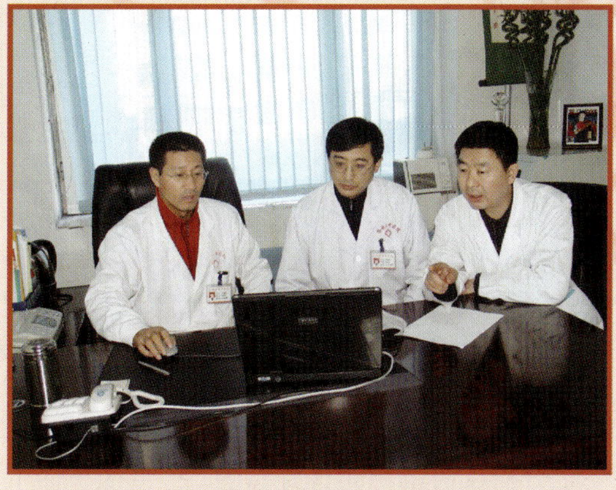

院长付彦春（左一）、副院长曹洪海（中）、副院长丛彦杰（右一）研究中医院新的发展思路

中医院于 2006 年 12 月 1 日重新启动运行。到 2007 年末，黑龙江省依安县中医院全年业务总收入 650 万元，全年诊疗总人次 35000 人次，收治住院病人数为 780 人，共接待医保患者和离休老干部及伤残军人 6000 人次。与中医院的历史年最高收入 300 万元相比，翻了一翻还多。数字是依安县中医院成果的浓缩。在新班子带领下的依安县中医院走出了低谷，医疗收入实现了历史性的新突破，社会影响更加广泛。

如今，黑龙江省依安县中医院名声鹊起，取得了经济效益和社会效益的双丰收，而在逆境中崛起的中医院领导班子，依旧保持着刚刚创业时清醒的头脑，他们深知，企业发展，如逆水行舟，不进则退。在医疗行业竞争激烈的今天，必须发挥自己的优势，提出了“以西带中求生存，中西合璧谋发展，突出中医特色快振兴”的发展战略。以发展卫生工作为出发点，以为人民群众提供优质医疗服务为落脚点，为全面推进中医事业大发展、快发展作出新的贡献。

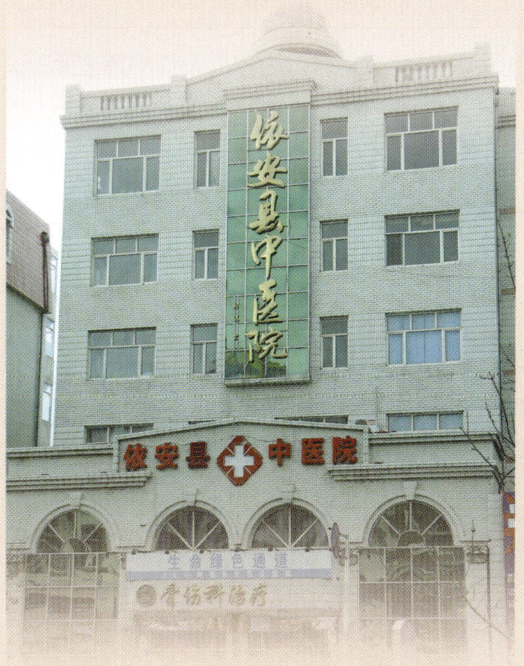

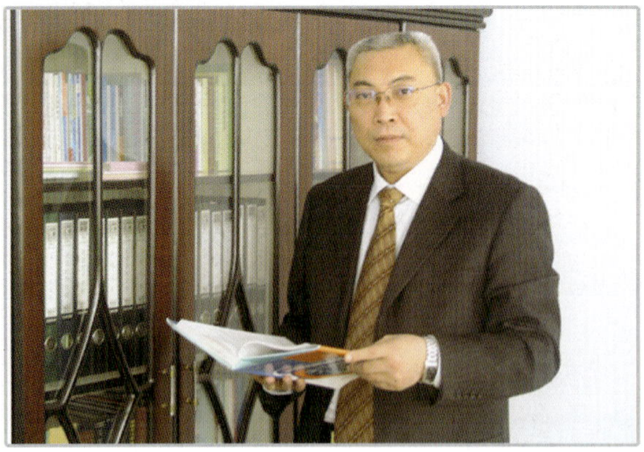

党委书记、院长　李良增

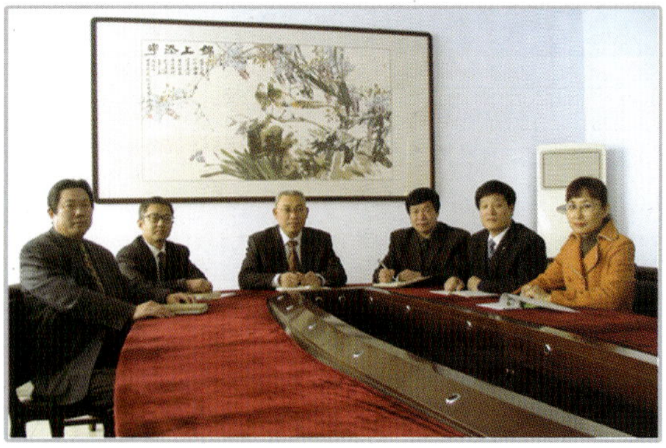

团结奋进的领导班子

山东省莒县中医医院

——全国诚信医院

莒县中医医院是山东省县级规模最大的综合性中医医院、国家二级甲等中医医院、爱婴医院、山东省示范中医医院，是山东省中医药大学、山东省高等中医药专科学校、山东省医学高等专科学校等医学院校临床教学医院。医院1985年建立，1991年扩建，现已成为一所基础设施齐全、医疗设备先进、技术力量雄厚、中医特色突出、医德医风良好、社会效益显著的现代化中医医院，是莒县中医、中西医结合的医疗、急救、康复、科研、教学技术中心。

医院现占地50亩，建筑面积4.5万平方米，现编制床位31张，年门诊量12万余人次，年住院病人1.4万人次；现有职工367人，其中高级职称48人；中级职称143人；设有41个临床、医技、行政职能科室和6处社区医疗服务分院。医院发挥中医专科优势，设立了脑血管病、骨伤骨病、糖尿病、颈腰椎病、不孕不育、肝病、医学影像7个县级研究所和全县肿瘤治疗中心及骨伤骨病、针灸、心脑血管病、肿瘤防治、中医专家肝病门诊、中西医结合皮肤病门诊、骨关节病等重点专科，拥有国外进口的C型臂、直线加速器、X-刀、全身螺旋CT、CR、数字X光机、全身彩超、全自动生化分析仪等高精尖诊疗仪器120余台（件），固定资产总值8400万元。医院有一大批在国内、省内居领先水平的科技成果用于临床，有120项成果获省、市级科技进步奖。

医院坚持以病人为中心，以质量为核心，发扬“团结、务实、特色、关爱”的医院精神，努力创建文明服务示范医院，先后被评为全国、全省卫生系统先进集体，全国首批诚信医院，全省优质服务百佳医院，日照市消费者满意单位，市、县级文明单位。医院在改革开放的大潮中快速发展，各项业务工作指标都创历史最高水平，综合实力跨入省内同级中医医院先进行列。

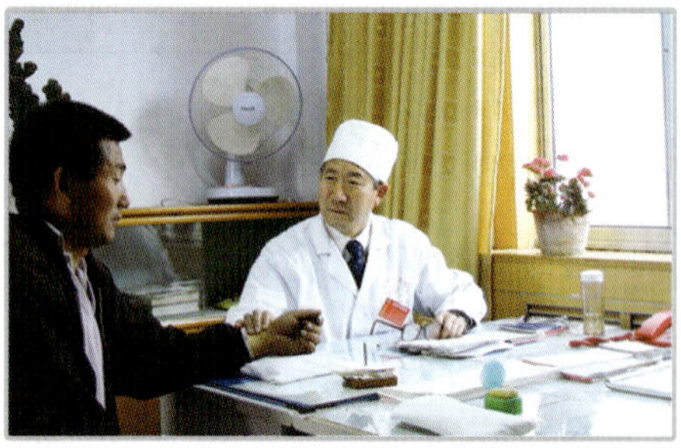

名老中医专家精心诊治

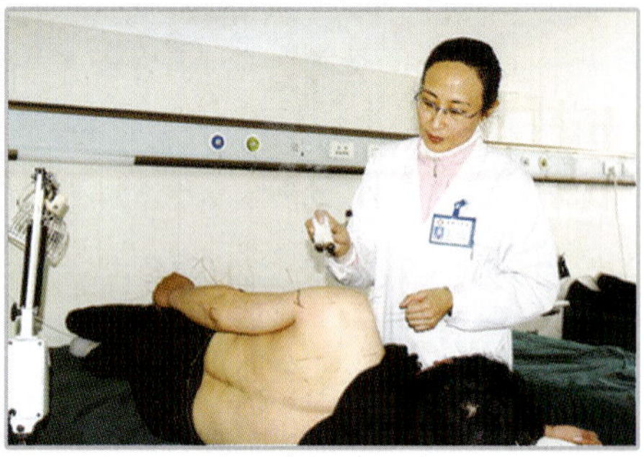

中医特色针灸治疗

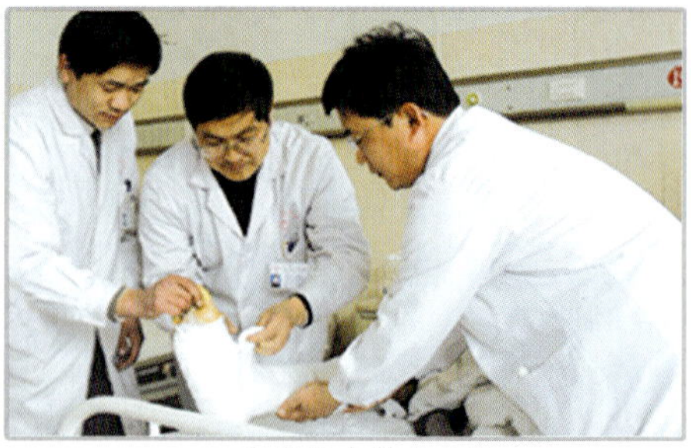

中西医结合特色正骨

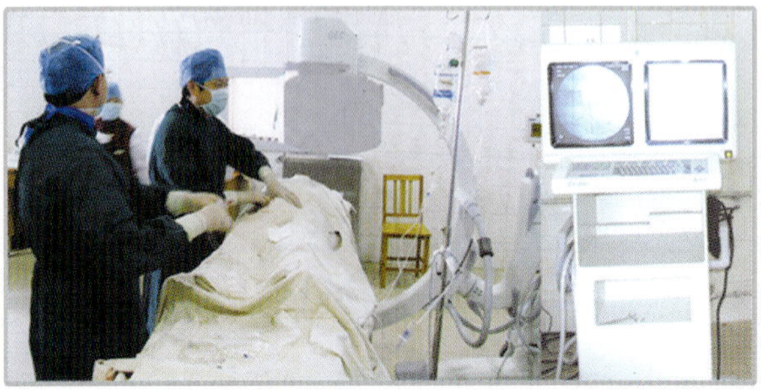

利用C型臂进行心脑血管及肿瘤介入手术

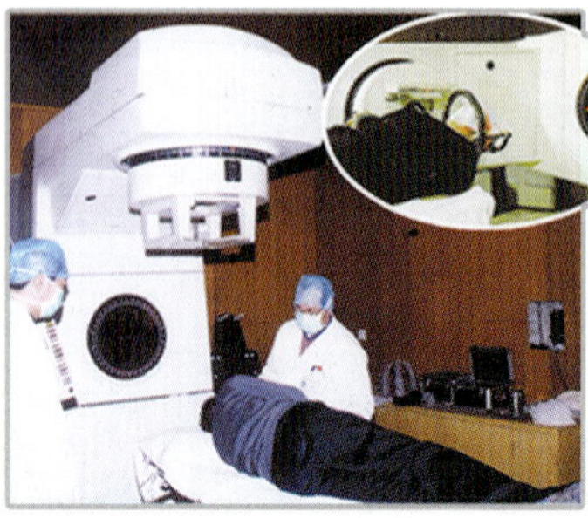

肿瘤放疗设备——直线加速器
X-刀定位系统

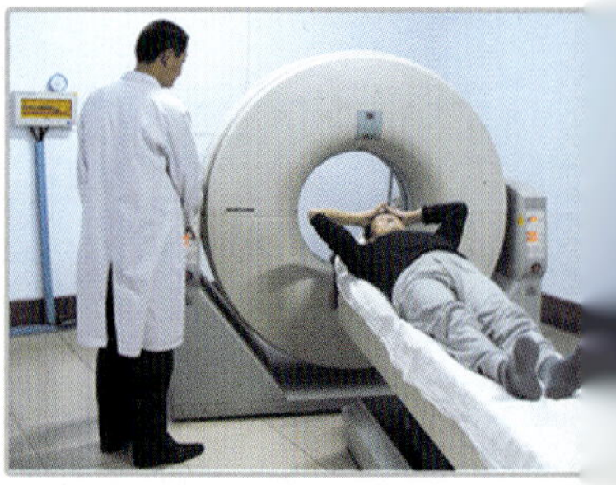

全身螺旋CT系统

地 址：莒县城阳南路338号　邮 编：276500　电 话：0633-6882021　传 真：0633-6889008
医疗急救请拨打120选择中医院，或直接拨打免费电话 6887777

陕西省著名商标
西安市著名商标
和胃降逆胶囊专利号：ZL200510041641.2
滋阴益胃胶囊专利号：ZL200510041642.7

西安神龍制藥廠

西安神龙制药厂是集科研、生产、临床、销售为一体的现代化中药制药企业，1995年建成投产。厂址位于西安西 70 公里风景秀丽的周至县黑河工业区，占地60亩，2004年7月通过国家 GMP 认证，有 3 万亩中药材种植基地、中药饮片厂、保健品厂。西安神龙制药厂以弘扬民族医药立足，广泛引进吸收现代科学技术，注重研究开发秦岭太白山天然野生中草药对常见病、多发病、疑难病有独特疗效的、拥有独立知识产权的中药新药“和胃降逆胶囊”、“滋阴益胃胶囊”、“舒胃康胶囊”系列，用于治疗慢性萎缩性胃炎、浅表性胃炎、胃溃疡及慢性胃炎伴肠腺上皮化生、异型增生、胆汁返流、残胃炎等。企业先后被陕西省工商行政管理局、陕西省消协、西安市人民政府等单位授予“消费者信得过企业”、“重合同守信誉企业”、“质量信得过企业”、“纳税先进单位”、“精神文明单位”等称号。神龙人决心以科学的态度、永不停止的进取精神，为民族医药增添光辉。

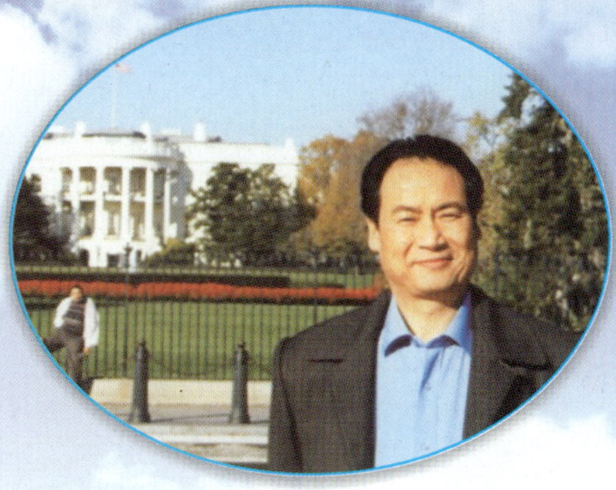

西安神龙制药厂厂长
西安神龙中医医院院长 毛水龙

西安神龍中醫醫院

西安神龙中医医院（原西安脾胃病医院）是中国中西医结合学会全国消化系统专业委员会第一临床科研基地。医院在西安市“劳动模范”、“有突出贡献专家”、“人大代表”毛水龙院长的领导下，主要致力于胃肠道疾病的治疗与研究。毛水龙院长在40多年的诊疗活动中，首先在国内提出了以活血化瘀、清热解毒法治疗萎缩性胃炎的理论观念，研制出治疗浅表性胃炎、萎缩性胃炎、肠腺上皮化生、非典型增生、胆汁返流、残胃炎、胃溃疡等常见胃病的国药准字专利药品，改写了西医认为萎缩性胃炎、肠腺上皮化生、异型增生不可逆转的说法。医院的科研成果卓越：先后自行研制出了和胃降逆胶囊、滋阴益胃胶囊、舒胃康胶囊、神龙一喷灵、止血升板胶囊、肠炎康胶囊、乙肝康胶囊、延生胶囊、止咳润喉胶囊、喉宝糖、脑青春胶囊、神龙痹痛酒、安神定心胶囊等新药及医院制剂，历年来获得国际国内15项大奖。毛水龙院长因卓越的医疗贡献，被推选为西安市劳动模范、西安市有突出贡献专家，曾当选陕西省第八、九届人大代表，周至县第十四届、十五届人大代表、常委会委员。西安神龙中医医院也多次受到卫生行政部门的表扬，被雁塔区卫生局列入新市民定点医疗救助服务单位。

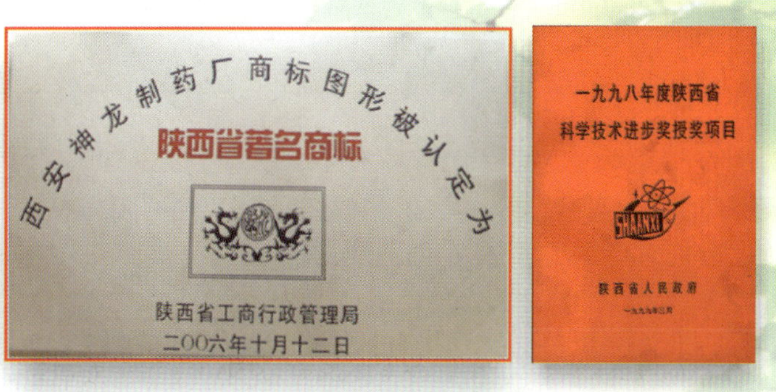
西安神龙制药厂商标图形被认定为
陕西省著名商标
陕西省工商行政管理局
二〇〇六年十月十二日

一九九八年度陕西省
科学技术进步奖授奖项目
陕西省人民政府

医院以胃肠病为主要医疗特色，并设有妇科、皮肤病科、眼科、推拿科、口腔科、疝气科等特色科室。

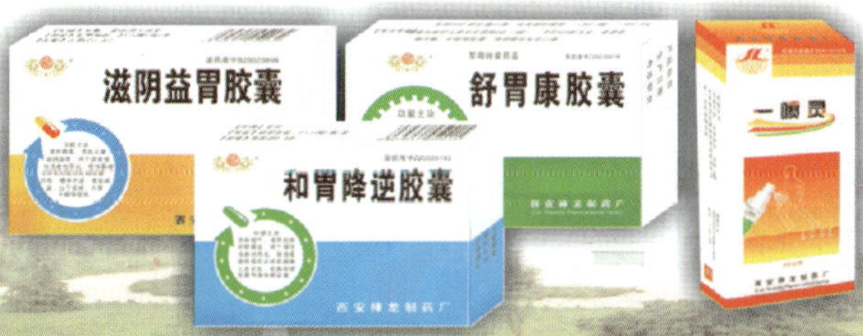

西安神龙制药厂
厂址：陕西省西安市周至县黑河工业区　电话：029-85150938/85152222
销售部：西安市朱雀大街38号明德广厦A1204　电话：029-82379688/85402691
网址：www.shenlong.com.cn

西安神龙中医医院
地址：陕西省西安市朱雀大街36号
电话：029-85454573/85454845
网址：www.shenlong.cn

麻城市中医医院

麻城市中医医院是一所以中医为主、中西医结合、政府举办的全民所有制非营利性中医综合性二甲医院。医院位于风景秀丽的牛坡山麓，依邻烈士陵园，门前是红色旅游景点步行街。自2005年始，国家投资对中医院进行整体改造。目前医院环境优美，设施完善，有一流的治疗康复门诊、住院条件。

医院规模为200张床位，目前已开放100张床位；现有职工242人，其中专业技术人员168人，副主任以上职称22人，大专以上学历98人；开设有内儿科、外科（普外、泌外、骨伤）、妇产科、皮肤科、五官科、口腔科、康复科、心脑血管病科、肝病科、肾病科、乳腺病专科、糖尿病专科、急诊科等16个一级诊疗科目；主要设备有CT、500mA带遥控电视透视机、200mA X光机、体外震波碎石仪、彩超、B超、经颅多普勒、十二导联心电图仪、全自动血液生化、尿液分析仪、电解质分析仪、酶标仪、血凝仪、心电监护仪以及先进的康复科、口腔科、手术室设备。中药传统炮制质优价廉，对各科疑难杂症、重症疾病疗法独特、效果显著。医院采用中医、中西医结合等方法治疗各种急慢性常见病及多发病疗法。

经省司法厅核准，麻城唯一一家法医司法鉴定所麻城市中医医院法医司法鉴定所于2006年9月正式挂牌。

4年来，市中医院从崩溃边缘起死回生。2003年6月院里欠账200多万，专业人员流失，先后有近20名学有专长的医护人员停薪留职到外地打工谋生；院里在岗职工的月平均工资只有四、五百元。经济都跌入了低谷，人心不齐，人员思走；医疗设施设备落后，中医院进入了死胡同，到了即将崩溃的边缘。这时卫生局党委运筹帷幄，首先派了一名副局长临时兼任院长，做安定人心的工作，然后于2004年7月，将市红会医院的院长陈永平调任中医院院长。这位中医出身、有副主任医师职称的专业人才，原本就是市中医院的内科主任，8年前调到红十字会医院任副院长、院长。一个月后，陈永平提出了自己的治院方案：巩固队伍，安人安事安心；坚持以病人为中心，以文明优质服务，突出管理，突出量化管理，突出专科特色；突出硬件设施；全员参与搞发展，院科两级管理，科主任责、权、利相结合，多劳多得，按劳计酬，工作量与工作质量双考勤；坚持责任效应，搞好方便效应，加强药品效应，提高行医效应，争创等级效应；竭尽全力提高职工的生活待遇；保留档案工资制……为此他还亲自起草了管理细节20条，并把这文字材料给所有外出打工的专业人员寄了一份，言辞诚恳地请他们共同为振兴中医院出谋划策出计献力。新的管理模式，在全院各个科室都产生了良好的效应。2004年全员收入357万元，2005年突破500万，2006年达到600万，2007达到1000万，2008年预计可达1500万。

麻城市中医院从崩溃边缘起死回生，一靠管理，二靠服务，三靠硬件设备。正因为有了这三大法宝，才使中医院走上振兴之路，有了向心力和凝聚力。过去月工资几百元，人心涣散，致使业务萧条，人员流失。现在，大有改观。凡是在一线上班的医生护士，都保证了比档案工资还高的待遇。为此，流失的人员也重回故土，回到了他们热爱和熟悉的岗位。按他们说：在家千日好，出外一时难。尽管在外打工钱要多一些，但替别人挣钱的长工待遇总不是滋味，毕竟为家乡的父老乡亲服务惯了，为咱医院的发展作贡献心里舒服，谁爱抛离故土，出外流浪呢？

肛肠科主任毛长宏出外打工8年，在单位有起色之时，陈永平院长亲自打给他电话，他十分高兴的答应要回思念已久的故里工作，立刻辞去了当时的工作，动身回乡。在外8年的打工生涯让他饱尝了人间的酸甜苦辣，同时也扩了眼界，学习了先进的治疗知识。回院后，他积极向院长建议，购买先进的治疗仪器，重振肛肠科昔日雄风。

4年来，医院靠上下努力，团结奋战，才改变了旧院面貌。医院现在建有会议中心、杏林餐馆等等，积极向宾馆式医院迈进。此外，还投资购买了CT机、遥控电视透视机、体外碎石仪、C臂机、电子胃镜、彩超、B超、经颅多普勒、十二导联心电图仪、全自动电议生化、原液分析仪、酶标仪、血凝仪、心电监护仪等等，完全具备了治疗检测各种疾病的基本能力，麻城市中医院的综合实力实现了质的飞跃。

陈永平从调任中医院长后，不忘他的中医专业。1973年他从卫校毕业，由于勤奋好学跻身“十五”科技优秀人才行列，在中医临床中写过1400份病历，写过30多篇论文。到中医院任院长，他每月的处方不下200张。陈永平不仅善钻医术，同时也善于开拓和管理。新的一届院领导班子，不仅自身团结共事，而且还带出了一流的队伍，创出了一流的协作精神。

院内医生高金铃住院分娩，新生儿患有复杂性的心脏病。在院领导带领下，全员大行动，人人献爱心，捐款相助，才使她很快好转，恢复了健康。2005年皮肤科护士胡爱玲患胰腺癌，医院知道后不仅送去了半年的工资，而且全院人员，人人献爱心，捐款帮忙，义务献血，住院期间医院专门为她送花祝福，给了她坚定的信念要与病魔抗争，在大家关怀鼓励下她终于战胜了癌魔。2004年冬天一个深夜，民警送来一位被车撞伤的流浪人员，既无钱又满身脏烂不堪，外科医生不嫌不弃，为其洗头洗澡，精心护理了13天……

中医院的医生护士，不仅关爱本单位的职工与同事，更关爱来院治疗的每一个病人。在住院部办公室的墙上，挂满了病人家属送来的锦旗、镜框和感谢信，都是患者含着眼泪写下来的……

有了领头雁的开拓精神，有了院党总支一班人的团结奋进，全院职工的齐心协力，中医院就有光明的前途，就有前进的动力，就有了更好的明天！

院长：陈永平
地址：麻城市陵园路28号
邮编：438300
电话：0713-2912406

山西省中医药研究院
山 西 省 中 医 院

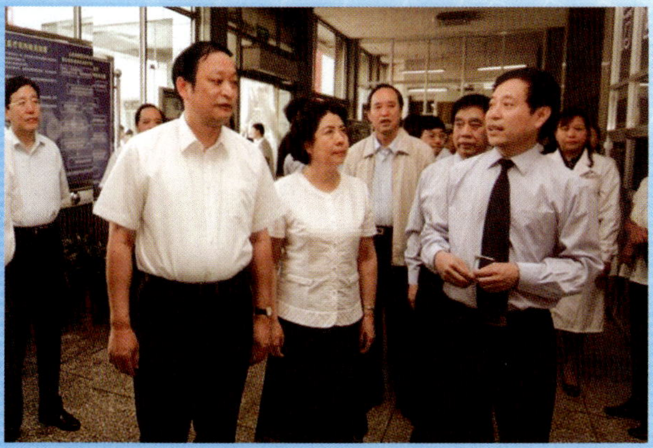

卫生部副部长、国家中医药管理局局长王国强
在山西省副省长胡苏平陪同下在医院调研

山西省中医药研究院成立于1957年，2005年增挂山西省中医院院牌，2007年7月增挂北京中医药大学附属山西省中医院院牌。全院占地面积约5万平方米，建筑面积约8万平方米。现有在职职工648人，享受国务院特殊津贴12人，研究生导师25名，名老中医、名医20名，在职职工中具有高级职称者138人（正高级职称者32人，副高级职称者106人）。医院现设有1个分院、49个临床医技及辅助科室，8个科研、教学科室。另辖山西中医杂志社。

医院是山西省中医药领域规模最大、综合实力最强的集医疗、科研、教学为一体的中医医疗机构，是国务院1978年文革后首批批准的硕士授予单位；国家食品药品监督管理局批准的“国家药品临床研究基地”；国家中医药管理局批准的“三级甲等中医院”；山西省文明委授予的“省级文明单位标兵”；国家文明委授予的“全国精神文明建设先进单位”；2007年山西省卫生厅授予医院全省卫生系统先进单位。

医院现开放床位620张，有各具特色的专科专病门诊74个，设12个病区。其中，消化科、肿瘤科、肾病科、妇科为国家中医药管理局重点专科，肝病科为国家中医药管理局中医（中西医结合）传染病临床基地。2007年医院门诊量为36.51万人次，住院人数6420余人次。

肠病灌疗研究室为国家中医药管理局临床重点研究室；中药药理实验室和中药化学实验室为国家级三级实验室；中药方剂实验室、中医临床药理技术开发实验室和中药制剂研究中心为省级重点实验室；实验动物室为省级清洁实验动物室。医院现共承担各级各类科研课题52项，其中国家级课题8项，省级课题30项。在近10年中医院取得省部级科研成果105项，其中省科技进步一等奖3项，二等奖48项，三等奖54项。医院获批国家级新药5项。

研究生教育开设有中药方剂学、中医内科学、中医基础理论、中医临床基础、中医医史文献、针灸推拿学等6个专业。

重点专科：国家中医药管理局重点专科消化科、肿瘤科、肾病科、妇科、肝病科

重点项目：“十一五”科技部中医药领域支撑计划3项

特色技术：消化科、肾病科、肿瘤科、妇科、肝病科、针灸科、推拿科等研究开发了多种中医特色诊疗技术

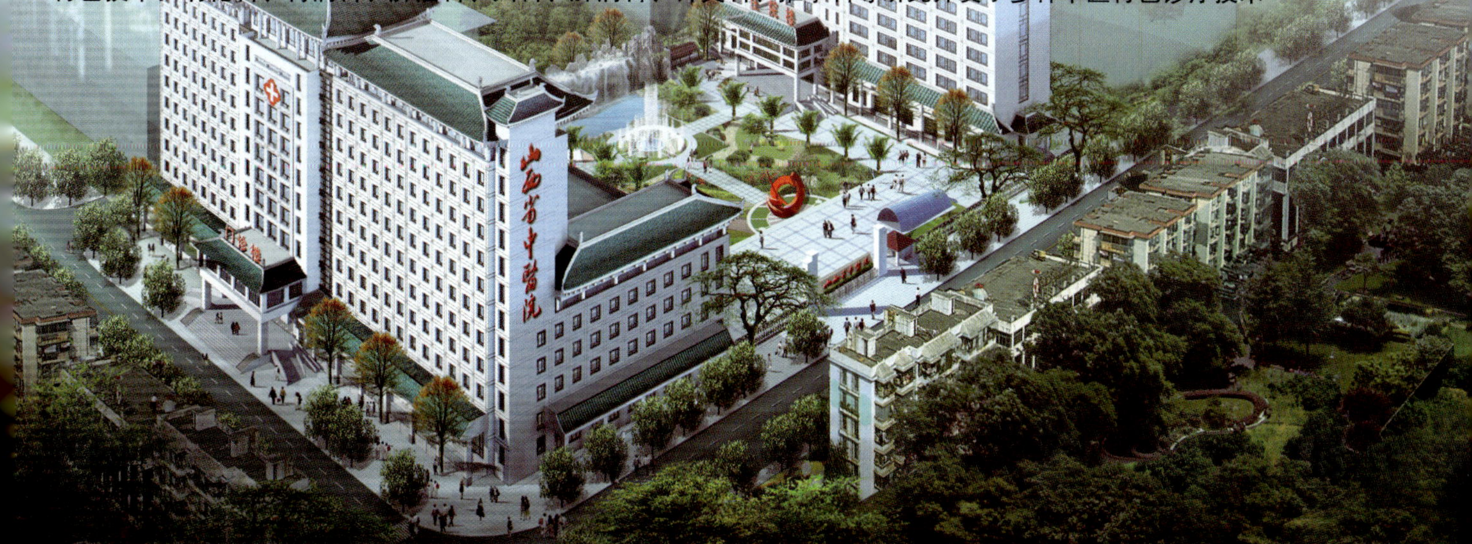

岳阳市中医医院

【概　　况】

岳阳市中医医院是一所国家二级甲等综合性中医院、全国重点中医院，是岳阳市唯一一所地市级中医院。2005年12月医院拆迁重建，新院位于风景秀丽的洞庭湖畔千古闻名的岳阳楼东侧，岳阳火车站北广场枫桥湖路旁；建筑面积达37000平方米，病床500张，设临床科室22个，功能科室8个；有职员412人，其中主任医师10名，副主任医师55名。

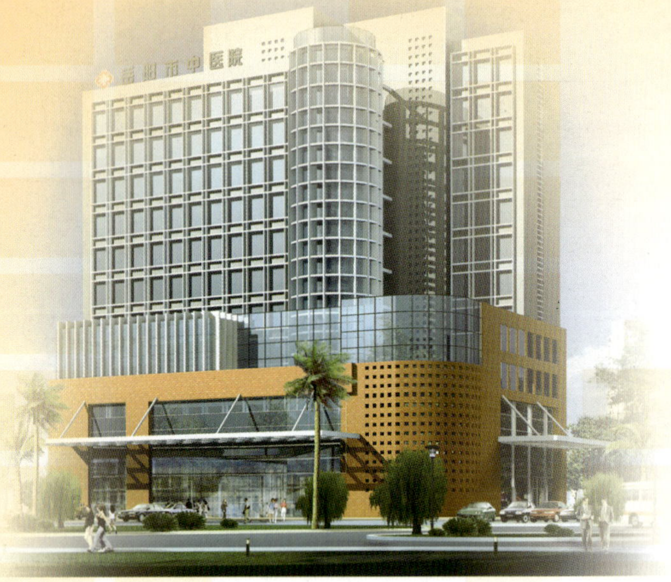

岳阳市中医医院

【医院文化】

“一切以顾客为中心”为医院的核心价值观；“阳光医疗、中西并重、关爱健康、以人为本”为院风；“团结、奉献、务实、创新”为院训；以“顾客的生命、健康和满意高于一切”为服务宗旨。

【专科建设】

医院开设了全市分科最细最齐全的中医三级专业学科专家门诊。推拿科为国家级重点建设专科。颈肩腰腿痛科为省重点专科。肿瘤科、治未病科为省级重点建设专科。肛肠科、肿瘤科为市级重点专科。肛肠科系省肛肠学会、省中西医结合肛肠学会临床科研教学基地。工伤康复科为岳阳市工伤保险康复治疗中心。烧伤科为中国烧伤创疡科技中心岳阳医疗中心。骨伤科、普外科、泌外科、妇产科等外科能独立开展重度骨盆环多发粉碎性骨折开放复位内固定术、全髋人工关节置换术、颅脑肿瘤切除术、左半结肠根治术、子宫癌根治术等各种大型高难度手术，急诊科成为岳阳市120急救中心定点急救站。

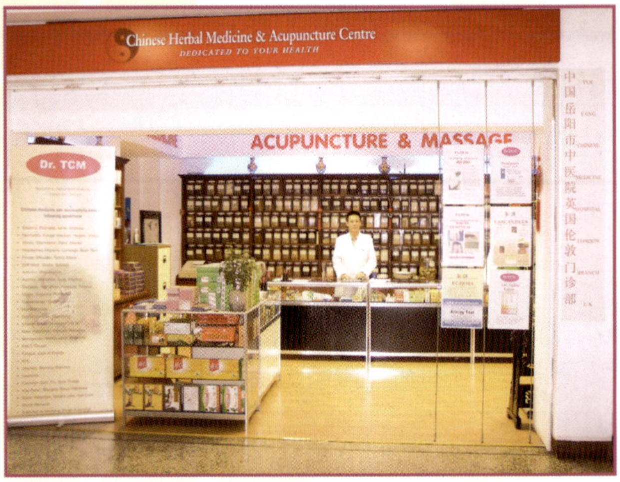

岳阳市中医医院英国伦敦门诊部一角

【科研创新】

医院参与全国推拿技术研究工作，成为“骶髂关节错缝手法整复”科研协作组的组长单位，并参与由湖北黄石中医院牵头的“腰椎间盘脱出症”协作组和由浙江杭州市中医院牵头的颈椎病科研协作组的工作。医院承接颈椎病、腰突症、肩周炎的诊疗常规的起草工作；参与了国家中医药管理局《关于建设及改进和加强“治未病”中心的指导意见》（讨论稿）和《“治未病”服务平台分级管理办法》起草工作。

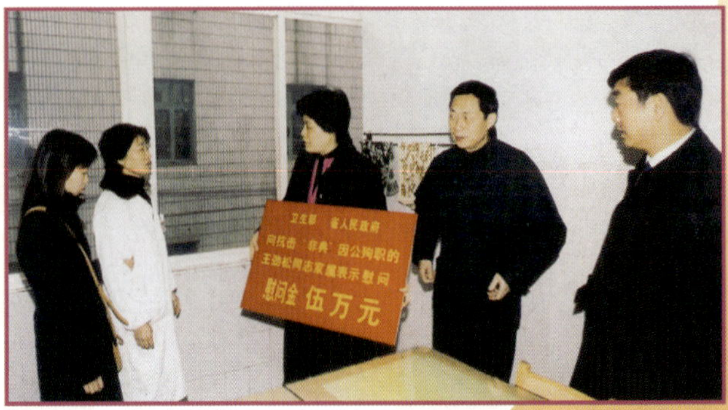

湖南省副省长甘霖（左三）、湖南省卫生厅厅长刘家望（右二）、原岳阳市市委书记于来山（右一）到医院慰问抗击“非典”全国先进王劲松同志的家属

湖湘中医发祥地 三湘名医之摇篮

—— 湖南省中医院（湖南中医药大学第二附属医院）

湖南省中医院（又名湖南中医药大学第二附属医院），创建于1934年，原名“湘省国医院”，是湖南长沙历史文化遗址“仲景堂”即张公祠所在地，1965年定名为湖南中医学院第二附属医院，2006年更名为湖南中医药大学第二附属医院。建院至今，医院涌现了一大批闻名全国的近代中医名家和湖南省名中医，派生出了湖南中医药大学、湖南省中医药研究院，素有“湖湘中医发祥地、三湘名医摇篮”之称。

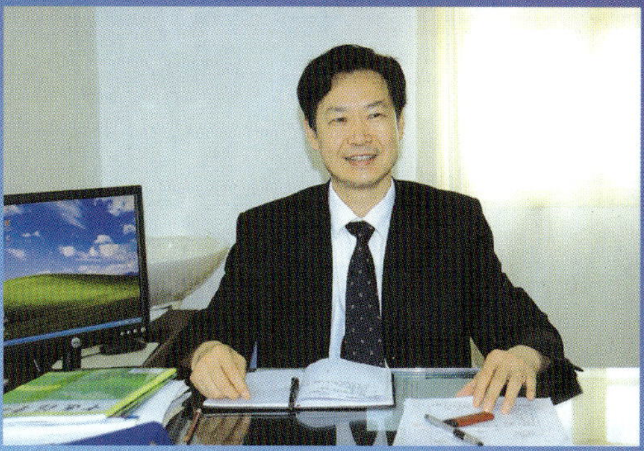

党委书记：陈祥瑞教授

医院现有职工500余人，其中省名中医10人，教授36人，副教授85人；开放病床700余张；开设专科专病门诊50个，其中国家级重点中医专科4个，省级重点中医专科2个，中医特色专科17个，湖南中医药大学重点中医专科4个；中国针灸临床研究中心湖南分中心设在医院，7个湖南省中医（中西医结合）专业学术委员会挂靠在该院；3个学科拥有博士学位授予权，7个学科拥有硕士学位授予权。医院设施设备齐全，是省内集医疗、教学、科研、保健于一体的中医龙头医院。

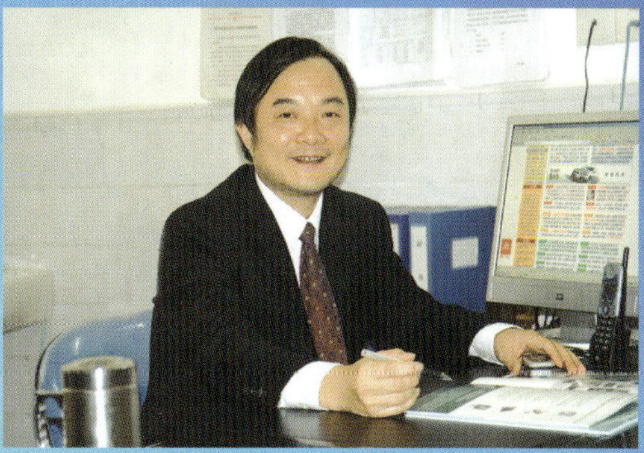

院长：肖四旺教授

医院坚持“大专科、小综合、特色兴院”的办院方针，建立“专科、专病、专药”服务体系，打造了一批重点专科与特色专科：

（1）**皮肤科**。皮肤科是国家中医药管理局“十五”重点专科。该科以银屑病、湿疹、白癜风的中医药防治作为主要研究方向，在理论上创立了以色治色、以皮治皮、以形治形、以毒攻毒、寓搔意治搔痒五大治法，开发了紫铜消白片、二白药膏等20多种专科用药。

（2）**肛肠科**。肛肠科是国家中医药管理局“十五”重点专科，该科以痔疮、肛瘘、肿瘤及炎性肠病的研究，肛肠病术式研究、肛肠术后并发症防治研究等作为研究重点，开发了痔宁片、厚朴排气合剂等新药。

（3）**骨伤科**。骨伤科是国家中医药管理局“十一五”重点专科建设单位。该科在踝关节骨折、前臂双骨折、颈腰椎间盘突出症等治疗手法上进行了深入研究；总结出前臂双骨折的三步正骨法、四步复位法配合塑形夹板固定治疗踝部骨折等经验；建立了关节病、创伤、脑外、手足显微外科、颈肩腰腿痛、康复及传统骨折治疗等7个专病中心，开展了23项新技术。

（4）**中医妇科**。中医妇科不孕不育专科是国家中医药管理局“十一五”重点专科建设单位。该科采用中药人工月经周期调节疗法、中药活血化瘀通管疗法、中西排卵诱导法、仪器药物综合疗法等，对妇科不孕不育症进行专题攻关，使数千患者喜得贵子。该科名老中医谢剑南教授，被患者誉为“送子观音”。

（5）**中风专科**。中风专科是湖南省中医药管理局重点专科。该科采用规范化的综合性治疗手段包括：中风急救、中西药物治疗、针灸、穴位注射、药物熏洗、浸泡、康复训练、心理治疗、饮食疗法、健康教育等。适宜中风病各期患者的治疗，起效迅速，康复率高。

（6）**心血管内科**。心血管内科是湖南省中医药管理局重点专科。多年来，心血管内科以“病人至上”为宗旨，以“能中不西，中西医优势互补”为发展理念，在高血压病的中医药治疗、冠心病及介入术后冠脉狭窄的中医药干预、顽固性心衰中医药治疗研究等方面也有其独特的疗效。

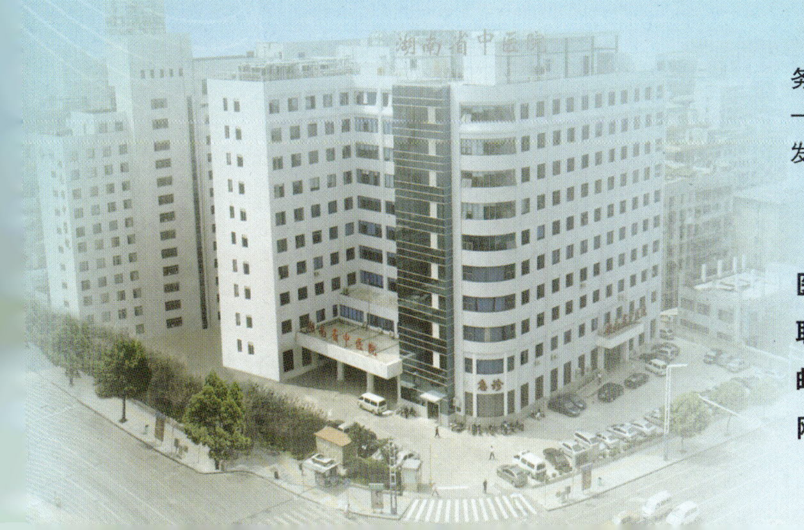

医院将坚持“专科兴院”的发展思路，以技术创新、服务创新为基础，以打造“名院、名科、名医”为建设重点，进一步完善“专科、专病、专药”的服务体系，为中医药事业的发展作出新的贡献。

医院地址：湖南省长沙市蔡锷北路233号

联系电话：(0731) 4917708 / 4917729 / 4917713

邮　　编：410005

网　　址：www.hnzyfe.com

提高层次 充实内涵 突出特色 加快发展

——宁夏医科大学中医学院

宁夏医科大学中医系筹建于1984年，1987年首次招生。中医系的成立，开创了宁夏高等中医教育的新纪元，是自治区培养高等中医药专业人才的重要基地。2004年12月经自治区机构编制委员会批复同意，学校实行校院（系）两级管理，中医系更名为宁夏医科大学中医学院。

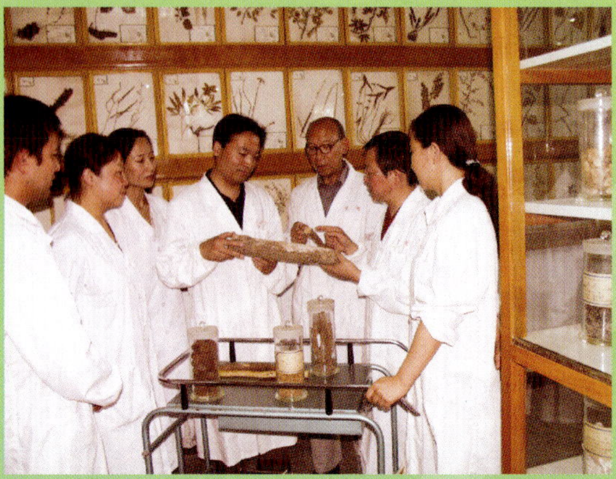

教学与研究

学院已培养中医本科毕业生697人，其中近百人考取硕士研究生，20余人出国工作或深造，30余人继续攻读博士研究生。学院培养的学生，以勤奋扎实、博学上进而受到用人单位的好评。他们遍布全国各地，不少人已成为各级中医医疗机构中的学科带头人或业务骨干，成为支撑中医事业发展的坚实基础。

随着学院的整体改革与发展，中医专业的学科优势逐渐突显。2006年学院开展中医研究生教育，这标志着中医教学水平又上了一个新台阶。目前，学院的高等中医教育已形成了本科、研究生两个层次，两个专业一个方向的格局。在校本科生577人，研究生12人。现有教职工51人，专任教师44人，其中教授6人，副教授15人，讲师14人，初级以下人员9人，教辅人员5人，行政人员2人。学历结构：博士13人，硕士12人。学院有自治区“313”人才1人，获自治区“9·10”教育奖章1人，校级学科带头人5人，学术骨干7人；全国专业学术委员9名，省部级专业学术委员12名；硕士生导师8人，外聘客座教授10人。学院设中医文史、中医基础、中医临床基础、中医内科、中医五官科、中医妇儿科、中医骨外科、针灸推拿基础、针灸推拿临床9个教研室；中医消化病、回族医学、模型中医学3个研究所及中医学实验中心、中药回药标本馆和中医图书资料室。学院有自治区中医医院，银川市中医医院2所教学附属医院；江苏省中西医结合医院、陕西省中医药研究院、西安市中医院、平罗县中医院、中卫市中医院、灵武市中医院、吴忠市中医院等7所实习医院。

近年来，学院对教学内容、教学方法、专业设置进行调整与改革，走出了一条在西医院校开办中医高等教育的路子。通过调整教研室建制，整合师资力量，构建学科群，使相关学科教师互相兼课，交叉互补，逐渐形成了一支结构相对合理的学科梯队，成为具有一定规模和竞争力的二级学院。学院承担国家自然科学基金合作项目、国家“973”协作项目、国家自然科学基金各1项，自治区自然科学基金、国家中医药管理局、自治区科技厅、自治区卫生厅、医学院各级各类科研课题67项；发表论文273篇，其中核心期刊87篇；参编教材及专著32部；出版科教录像带5部；获省部级奖励20项。2004年中医消化病学科被国家中医药管理局遴选为“十五”期间西部地区中医药重点学科建设单位。学院现有自治区精品课程1门，校级精品课程2门，校级重点课程3门。

中医学院不断加强对外联系与交流，与上海中医药大学、北京中医药大学、成都中医药大学、陕西中医学院，建立了科研、教学、研究生培养等方面的协作关系。中医基础理论（含内经学）、中医诊断学、中药学为国家中医药管理局重点学科协作单位。2001年与上海中医药大学联合举办了中医专业、中西医结合专业研究生课程进修班；2004年与甘肃中医学院联合招收硕士研究生；2007年开始招收中医临床基础硕士研究生。2007年学院挂牌成立了宁夏医科大学回族医学研究所及回族医学研究所临床研究基地，将回族医学教学、科研和临床作为学校的特色专业进行建设，在开展回族医学本科选修和辅修教学基础上，逐步开展回族医学本科生、研究生的教学，进行全面系统的回族医药学理论体系整理和科学研究。2008年已开始招收回族医药学文献研究方向的研究生。学院出版了《回族医学基础理论》、《回族药学》等8部回族医学系列讲义，申报相关科研项目9项，获批4项。

中医学院将积极推进教学、科研、医疗的协调发展，坚持“提高层次，充实内涵，突出特色，加快发展”的工作思路，拓宽高等中医教育的社会服务职能，发挥教育资源优势，加快回族医药学研究，为培养具有高素质、创新性的中医人才及民族医药学人才而努力奋斗。

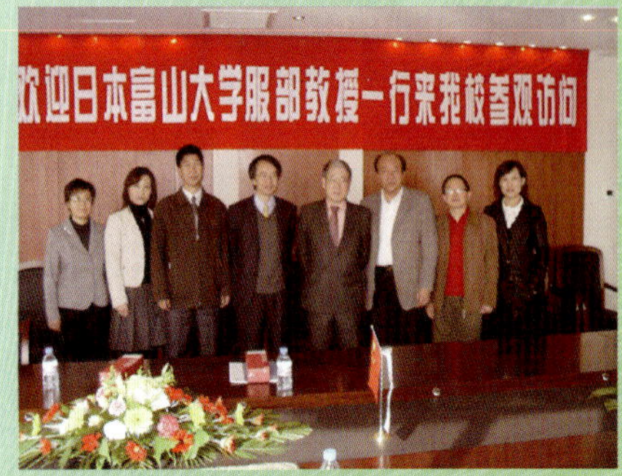

日本富山大学和汉医学研究所服部教授一行来学院考察交流

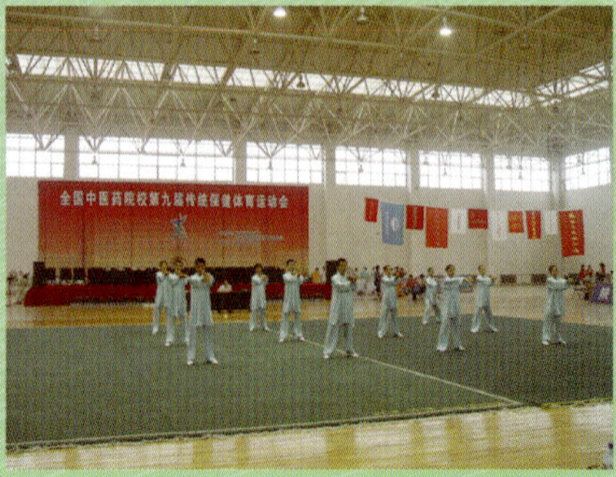

第九届保健运动会

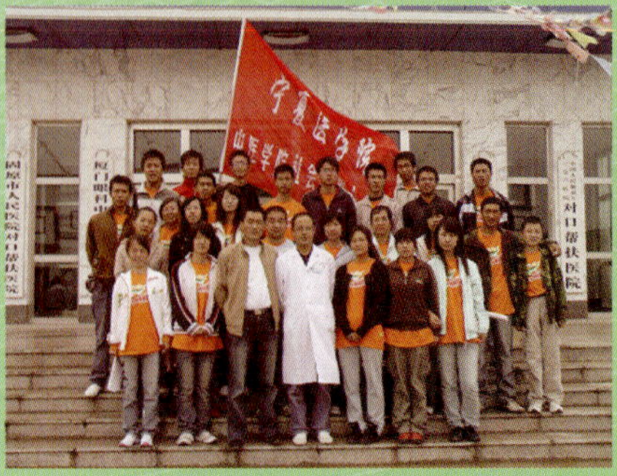

“三下乡”社会实践活动

山东省立医院

山东省立医院是省级综合性三级甲等医院，具有100余年建院历程。中医科创建于1958年，建科50年来随着医疗事业发展的需要，中医药队伍逐渐壮大，该院现有中医科（科内设有中医内科、儿科、妇科、肛肠科）、推拿科、针灸理疗科、中西医结合内分泌科、药剂科等科室。人才梯队合理，技术力量雄厚，目前全院从事中医药及中西医结合人员87名，其中正高级职称人员12名，副高级职称人员20名，中级职称人员22名，初级职称人员33名；博士学位12名，硕士学位21名，博士生导师3名，硕士生导师22名，共有6个病区168张床位，床位使用率达100%以上。多年来中医药及中西医结合工作在综合医院医疗、教学及科研方面发挥着重要的特色作用。

该院重视中医药在综合医院中的作用，成立了中医工作领导小组，制订了中医工作五年发展规划。医院充分发挥中医、中西医结合的临床特色和优势，坚持继承与创新相结合，在继承中求生存，在创新中促发展。医院借鉴现代医学先进的医疗设备及诊疗手段，邀请西医专家讲座、会诊。医院将中医、针灸理疗、推拿、介入、手术等中西医结合诊断、治疗的新技术、新方法融为一体，广泛应用于医疗、教学、科研、预防、康复及保健，促进了中医药及中西医结合事业在综合医院迅速发展。

该院中医科学科带头人李安源主任医师，系山东省立医院中医科暨中西医结合科主任、山东大学教授、中西医结合博士生导师，山东省名中医药专家，全国老中医药带徒指导专家，中华中医药学会理事，中国中医药学会儿科专业委员会理事，全国中医药高等教育学会中医儿科研究会理事，山东省中医药学会副会长、常务理事，山东省中西医结合儿科专业委员会主任委员，山东省中医儿科专业委员会副主任委员，山东省中医镇痛专业委员会副主任委员，山东省中医呼吸病专业委员会副主任委员等。该科在完成医疗工作的同时，1991年、2003年先后创建为山东大学中西医结合硕士研究生、博士研究生教学培养基地，有9人被遴选为硕士生导师，1人被遴选为博士生导师，5人被遴选为全国老中医药带徒指导专家。医院始终将中医药高层次人才培养作为教学工作的重要内容，积极开展指导教学、进修、实习、见习和留学生教育培养及师承教育工作，形成了学士、硕士、博士、博士后及学术经验继承等人才培养体系。中医科2003年被山东省人事厅、卫生厅联合授予“全省中医工作先进集体”。2007年医院被国家中医药管理局命名为“全国综合医院中医药工作示范单位”。

近年来该院在中医及中西医结合研究方面取得了多项成果。其中获国家中医药管理局科技进步三等奖1项，国家级新药证书1项，获山东省科技进步一等奖2项、二等奖1项、三等奖8项，获山东省医药卫生科技进步奖多项，获得国家专利10项，出版医学专著40余部，发表论文600余篇，获得山东省药监局批准文号的34种中药院内制剂在临床推广应用，取得了显著的社会及经济效益。

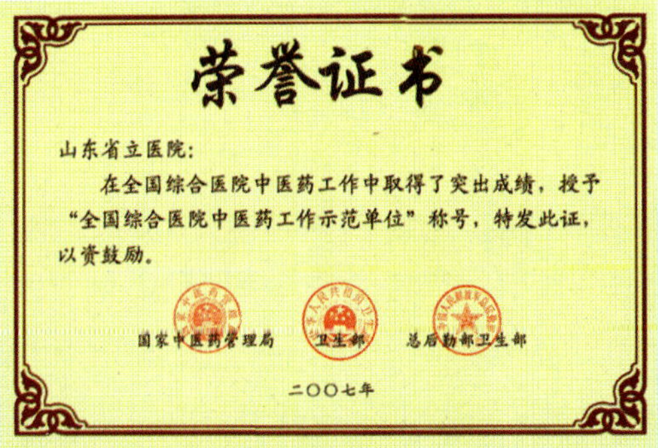

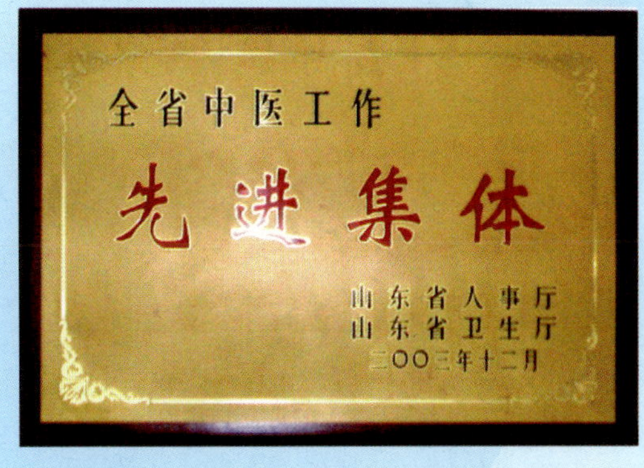

联系地址：济南市经五纬七路324号

联系电话：0531-87938911

邮政编码：250021

网　　址：www.sph.com.cn

电子信箱：sph@sph.com.cn

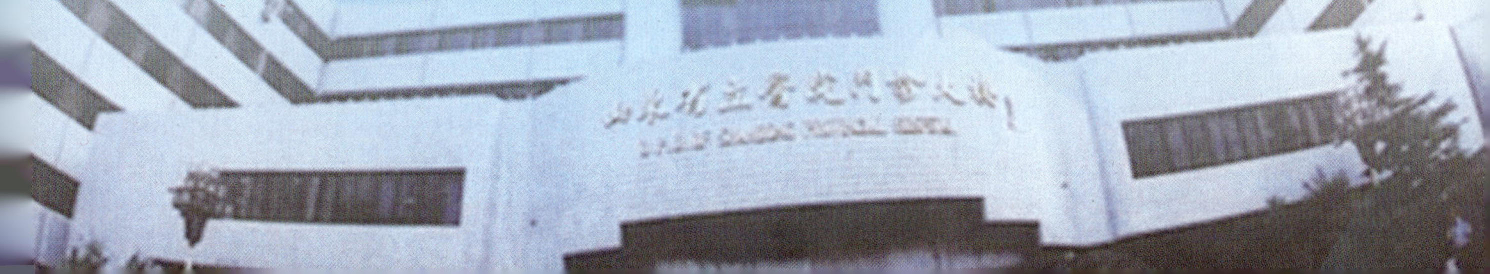

亳州市华佗中医院

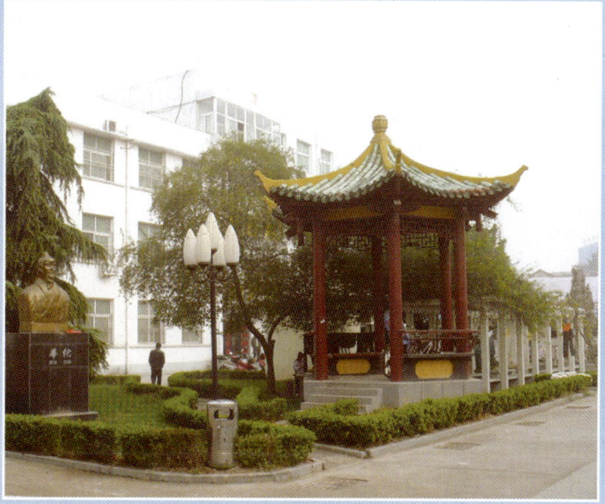

亳州市华佗中医院院内一角

亳州市华佗中医院是一所具有50年建院历史的综合性中医医院，是国家“二级甲等中医医院”、“全省示范中医院”、安徽中医学院教学医院、全市结核病防治定点医院、全民医疗定点医院（新农合定点医院），肝病科、颈肩腰腿痛科为全省重点专病专科，骨伤科、眼科在该区具有强大的影响力。为了更好地发挥中医药特色，医院强化了国医堂中医门诊建设。2002年、2004年医院被中共亳州市委、亳州市人民政府授予亳州市第一届、第二届“文明单位”，2003年被省人事厅、卫生厅授予“全省卫生系统先进集体”，4个科室被授于“青年文明号”。

医院拥有各级各类技术人员500多人，其中专业技术人员占80%以上；配备有螺旋CT、DR、四维彩超、自动血球分析仪、自动生化分析仪等大批医疗设备；住院部开放床位500张，分南北两个大区（11个小病区）接待患者，对各种病症能采用中西医结合的方法进行治疗，均收到满意的疗效。先进的医疗设备、整洁的住院条件和规范的治疗为患者康复提供了保证。

近年来，全院实施“以人为本、以病人为中心”的管理理念，医院社会效益、经济效益不断提高。亳州市华佗中医院，咱老百姓自己的医院。

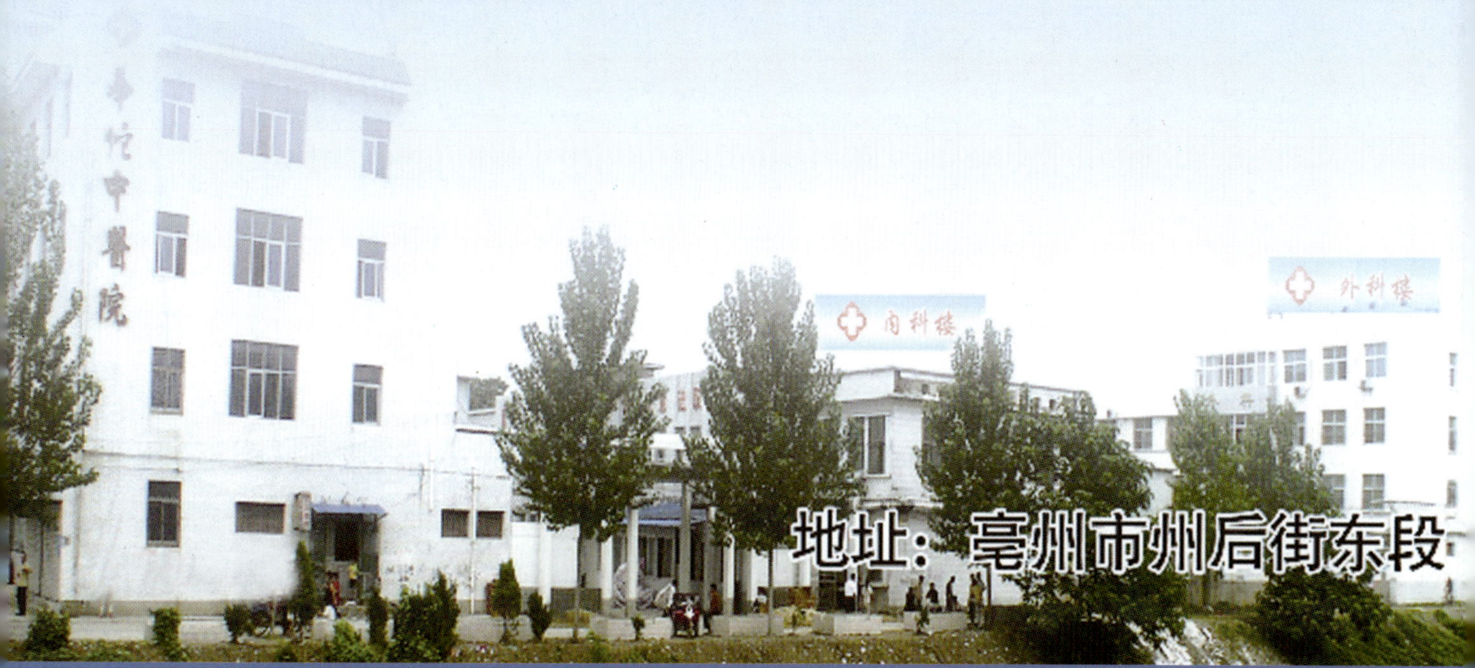

地址：亳州市州后街东段（北区）　咨询电话：0558-5522161
亳州市文帝街中段（南区）　急救电话：0558-5522120

嘉定區中醫醫院

JIADING HOSPITAL OF T.C.M

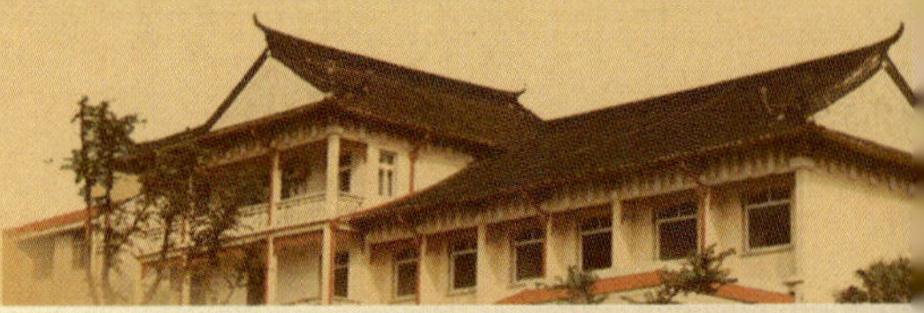

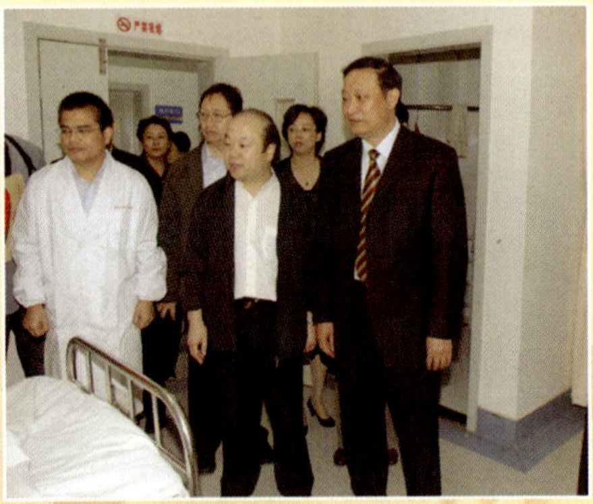

王国强副部长视察中医医院

上海市嘉定区中医医院成立于1979年6月，其前身是嘉定县城厢镇卫生院，是一所集医疗、教学、科研、预防保健为一体的二级甲等综合性中医医院，也是上海中医药大学、江西中医学院临床教学基地，承担着全区及周边人群的中医医疗、预防保健等工作。

目前医院开设有18个临床科室和5个中医工作室、5个医技科室，其中中医科设有内科专业、外科专业、妇产科专业、儿科专业、皮肤科专业、眼科专业、耳鼻喉科专业、口腔科专业、肿瘤科专业、骨伤科专业、肛肠科专业、泌尿外科、男科专业、老年病科专业、针灸科专业、推拿科专业、康复医学科专业、急诊科专业、预防保健科专业。

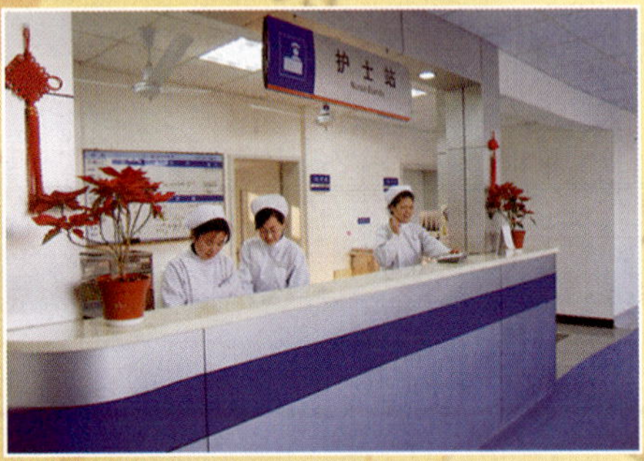

护士工作站

近30年来医院坚持“中医立院”的建院方针，坚持“大专科、小综合”的学科发展原则，逐渐形成一批中医特色明显的专科、专病，深受患者欢迎。上海市临床中医优势专科有中医肛肠科，上海市特色中医专病有中医颅脑肿瘤，嘉定区特色中医专科有中医儿科、中医妇科、中西医结合糖尿病专科、中医皮肤科和针灸推拿科，嘉定区特色中医专病有中医肝病、中医肾病、中医肺病、中医心病、中医乳腺病、中医眼底病、针灸痛经、推拿小儿斜颈。

医院年门诊量约40万人次，其中，中医门诊量约19万次。医院核定床位数204张，床位使用率93%。现有医务人员353人，其中高级专业卫生技术人员23名。医院重视中医人才的培养和引进，共有博士生1名，硕士生12名，“上海市第四批全国老中医药专家学术继承人”1名。

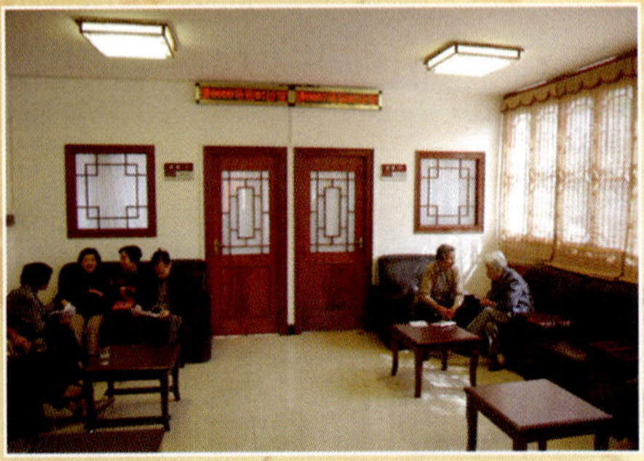

中医工作室候诊厅

作为嘉定区中医龙头单位，医院承担了中医药适宜技术的推广和普及工作。

1994年医院通过了国家中医药管理局“全国示范中医院”的评审，1993年以来连续8届荣获“上海市文明单位”、嘉定区爱国卫生健康城区先进单位、嘉定区价格诚信示范单位、嘉定区卫生系统首批“绿色医院”的称号。

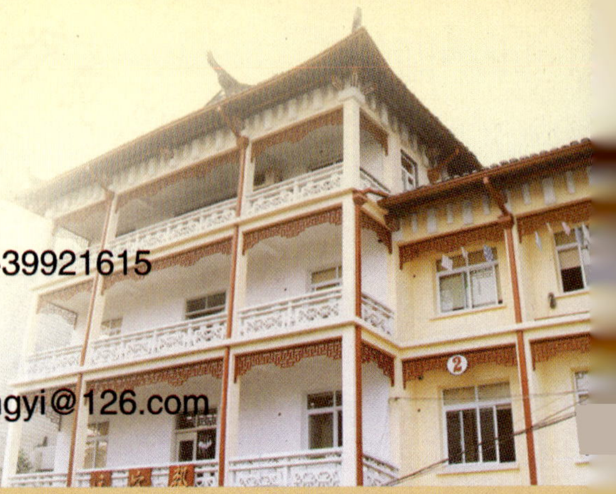

地址：上海市嘉定区博乐路222号　　邮编:201800

电话：021-39921068　　传真:021-39929731

咨询电话：021-39921361　　体检中心电话：021-39921615

中医工作室电话：021-39921920

http://www.jdzhongyi.com　　E-mail：jiadingzhongyi@126.com

山东省济南市中医医院

山东省济南市中医医院，是三级甲等中医院、全国示范中医院，经过50多年建设与发展，现已成为省会济南中医药为主、中西医结合医疗、教学、科研、预防、保健、康复的中心。医院设120急救中心、内、外、妇、儿、针灸、推拿、骨伤、肛肠、皮肤、耳鼻喉、口腔、眼、性病、公费医疗、社区卫生、保健中心、健康查体等科室；现有在职职工574名，其中副高以上专家130多名，国家级名老中医6名，省级名中医专家5名，全国优秀中医临床人才3名，国家、省级名老中医学术继承人15名，市级拔尖人才2名，市级名老中医16名、名中医13名、优秀青年中医13名；编制床位405张，实际开放病床370张。

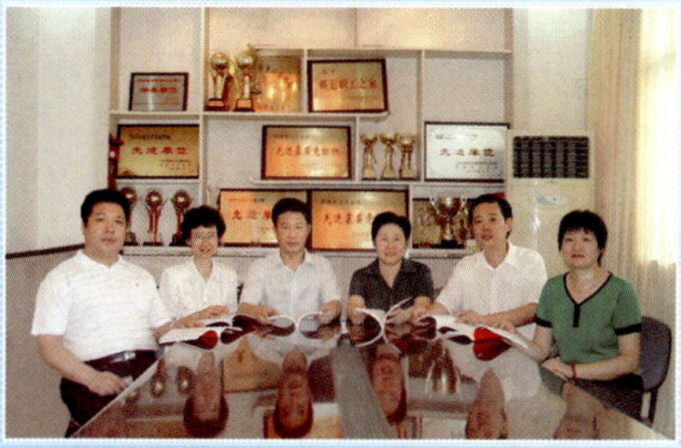

团结奋进的医院领导班子（左起：党委委员、副院长刘绍辉，副院长桑海莉，党委书记、院长耿杰，党委副书记、纪委书记孙虹，党委委员、工会主席鲁冰，副院长郭立华）

中医“治未病”中心

2008年1月，山东省济南市中医医院被国家中医药管理局确定为全国首批“治未病”工作试点单位之一。

医院从未病先防、既病防变、瘥后防复3个层面着手，构建集养生、保健和康复为一体的中医药“治未病”服务体系，建立中医药“预防、治疗、康复、保健”一体化的医疗模式，设体质辨识与健康查体部、保健康复部、健康干预促进部、足疗保健与脚病治疗部、食疗药膳部、推拿保健部、针灸理疗部、心理咨询专科、浴疗保健部、中医中药美容部、名医工作室。中心以中医体质学说为主线，运用“中医体质辨识”进行健康状态辨识和健康状况的个性化评估，根据不同体质、健康状态、易患疾病等，从起居调养、药膳食疗、情志调解、针灸推拿、养生方药等方面，为患者“量身打造”健康管理计划，指导不同体质的个体合理选用中医非药物干预，达到中医治未病中“治其未发”的目的。

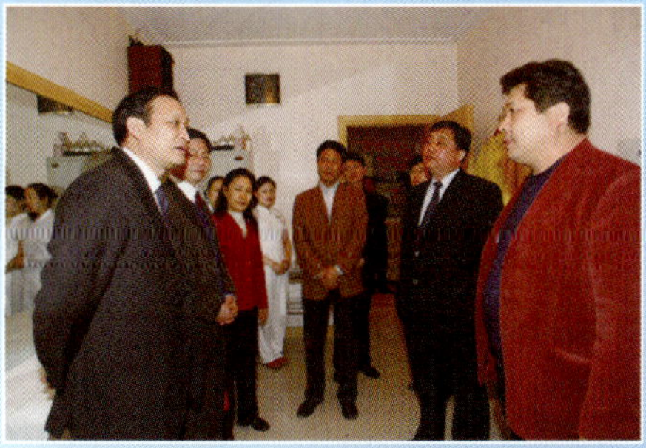

王国强副部长莅临“治未病”中心视察指导

“治未病”中心被确定以来，医院先后为周边社区、高校及本院职工1万余人建立健康档案，为8990余人提供中医传统疗法干预促进健康，通过实施跟踪服务，运用中医“未病先防”理论采取健康调养、食疗药膳、心理调养、音乐疗法等进行健康干预，取得了明显效果。“治未病”工作真正让百姓得到实惠，受到广大人民群众的普遍欢迎，仅2008年“冬病夏治”3次贴敷疗法开展当日3天共计服务4528人次。

2008年4月12日，卫生部副部长、国家中医药管理局局长王国强莅临医院“治未病”中心视察指导，给予充分肯定和好评。

国家重点专科建设单位——康复科

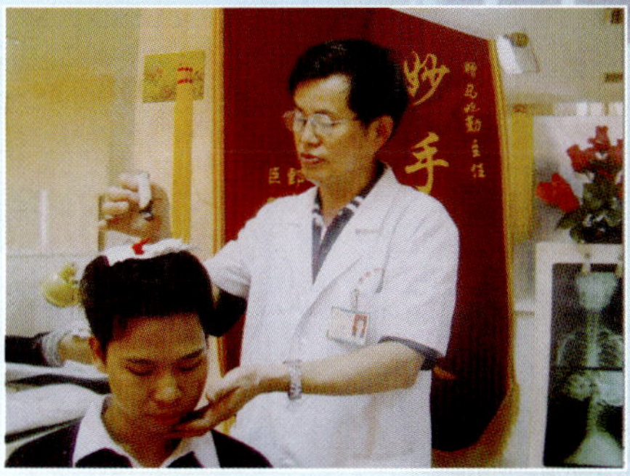

灸疗专家为病人治疗

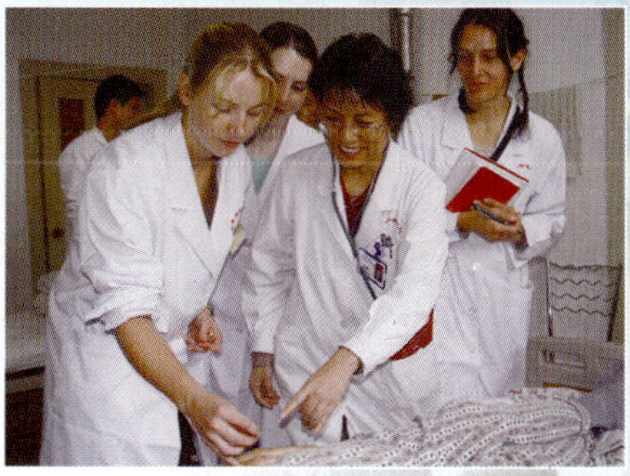

外国留学生来康复科实习

医院康复科是在山东省重点专科、山东省中医保健工程技术中心——针推康复专科的基础上，整合脑血管专科、高血压专科等科室治疗中风病的优势而形成的。2007年被国家中医药管理局确定为“十一五”重点专科建设项目，入选国家中医药管理局“十一五”重点专科建设项目康复科协作组，并任康复科协作组工作委员会委员、中风病协作分组的副组长单位。

本专业以“针刺与灸疗相结合，针灸与中药相结合，推拿、拔罐、药浴、刮痧、足疗、食疗、体疗相融合，中医与西医相结合”为专业特色，以“中风病救治及后遗症康复治疗、中风病相关疾病的深入研究、亚健康状态人群的干预和保健”为专业发展方向，对中风病实行分期施治，急性期、恢复期、后遗症期不同阶段分别给予不同的治疗及康复方法，大大降低了死亡率和致残率，每年吸引本埠及外省患者数万人次，具有较高的声誉和影响力。在治疗肥胖病、瘫痪、痿证“一胖、一瘦、不能用”方面的技术优势明显。该科独创运动灸法，采用无创伤的非手术疗法治疗顽固性颈椎及腰椎间盘突出、神经原性损伤、肌源性疾病、顽固性面瘫、中风等各种疑难杂症取得独特的疗效，尤其对神经损伤、病毒性感染更可迅速取得疗效，灸疗以其无创伤、无痛苦，可使作用直达病所，被百姓誉为“天然绿色疗法”。该科在核心期刊发表专业论文54篇，出版专著12部；承担国家科技部“十五”攻关课题1项，省、市级课题14项，已鉴定成果6项，获省科技进步三等奖2项，市级科技进步奖3项；承办省级继续教育项目3项。

院址：济南市共青团路76号　查询电话：0531-86193114　网址：www.jnszyyy.com

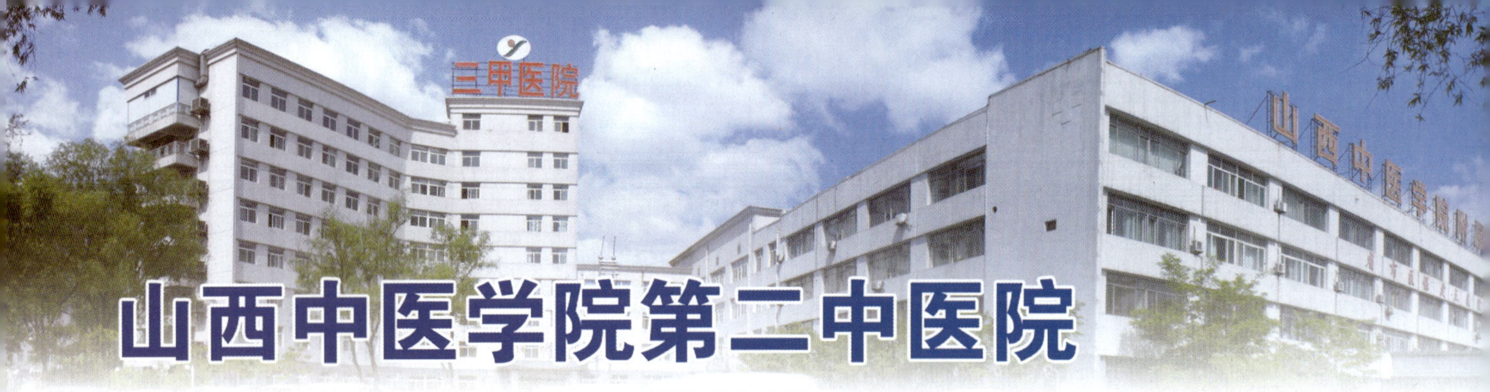

山西中医学院第二中医院

山西中医学院第二中医院座落于太原市风光秀丽的汾河景区西畔，是一所集医疗、教学、科研、康复为一体，以中医和中西医结合为特色的三级甲等综合性中医院。

作为全国最年轻的中医高等院校附属医院，近年来，该院高度重视中医特色建设和中医药文化建设，有效促进了医院的跨越式发展。短短6年时间，医务人员的职业道德的显著增强，医疗技术水平稳步提升，门诊和住院病人大幅增长，步入了良性循环的发展轨道。医院被确立为国家重点建设中医院，全国中医医院文化建设重点单位，省、市医保定点医院，并通过了ISO9000国际质量管理体系认证。医院连续4年被评为“山西省卫生系统先进集体”，被山西省政府授予“政风行风评议先进单位”。《中国中医药报》多次报道了该院的做法。

医院占地面积5.2万平方米 ，建筑总面积3万平方米，开设病床400张，设有内、外、妇、儿、骨伤、针灸按摩等36个临床和医技科室，现有各级各类中医、西医专业技术人员620人，其中副高职称以上专家110人。

医院突出中医特色，坚持中西医结合的业务发展方向。按照“院有专科、科有专病、人有专长”的专科建设思路，已建成脉管炎、肛肠病、中风病、糖尿病、胃肠病、弱视斜视、不孕症等一批享誉省内外的专病专科，肛肠科是国家中医药管理局重点建设专科。

医院装备有美国GE双排螺旋CT、美国柯达CR、日本奥林巴斯全自动生化分析仪、日立彩超、日本潘太克斯电子胃镜、德国狼牌腹腔镜、德国椎间盘镜、美国全自动酶放大化学发光分析仪、C型臂等各种先进的医疗设备。医院与解放军总医院(301医院)、北京协和医院、天坛医院、中国中医科学院等开通了远程会诊业务，配备了国际上先进的视频示教系统，开通了远程教育系统，在数字化医院建设方面达到了国内一流水平。

住院大楼按星级宾馆标准设计，根据患者的不同需求，设有豪华单人间、标准二人间和三人间。病房配有中央空调、中心供氧、负压引、呼叫系统、卫生间、电脑、电视、电话等。楼内还设有开水房、洗澡间、病友活动室等齐备的服务设施，充分体现了“以人为本、以病人为中心”的办院理念。

医院绿树依依，碧草茵茵，雕梁画栋，曲径通幽，是一所景色宜人的园林式医院。院内建有占地约两万平方米的中医药文化主题公园——“悦心园”。园中的长廊以中医药文化内容为主，用彩绘的方式表现了五千年中国医学史的伟大与辉煌。园内标志性建筑为山西名医傅山汉白玉雕像和通高6米、最大直径3.8米的济世葫。济世湖、药王亭、思源亭、中草药园、橘井泉等景观点缀其间，营造了浓郁的中医药文化氛围，对于传承、弘扬中医药文化起到了积极作用。

目前，全院职工精神振奋，正在为实现第二阶段的奋斗目标而努力，这就是通过5年时间把医院建设成为一所中医特色鲜明、质量效益一流的高水平“三级甲等”综合性中医医院，迈入全国中医学院附属医院先进行列！

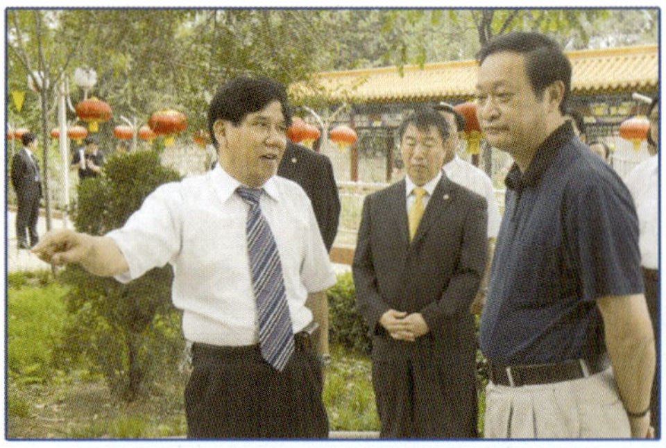

卫生部副部长、国家中医药管理局局长王国强来院视察

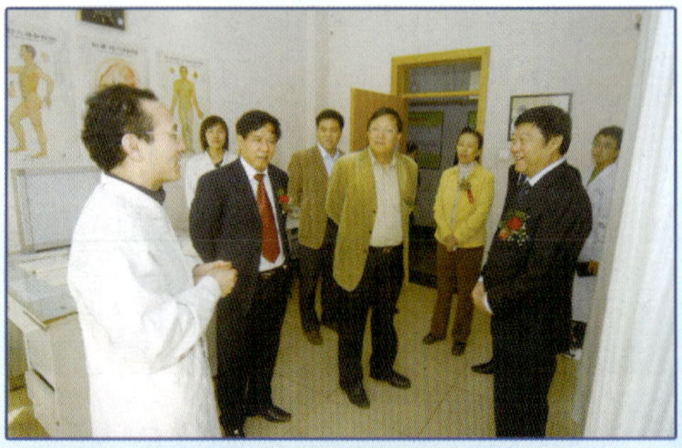

国家中医药管理局副局长吴刚来院视察

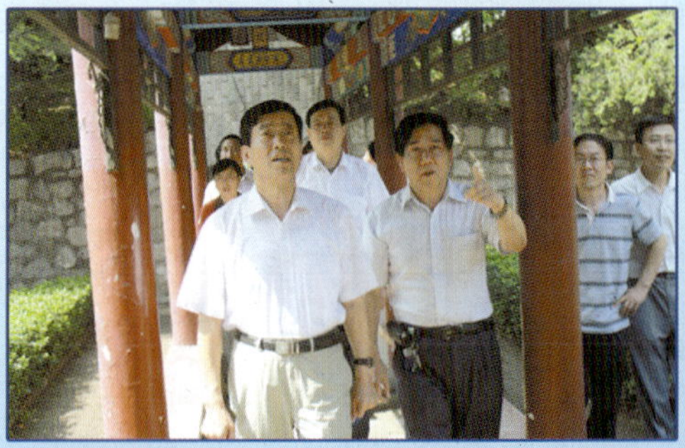

山西省卫生厅厅长高国顺来院视察

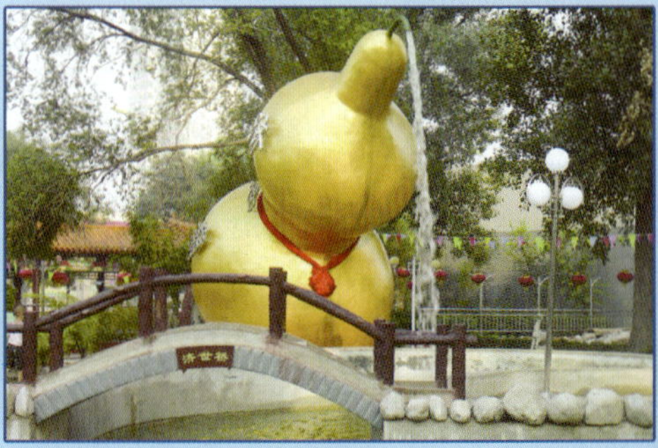

济世葫

地址：山西省太原市晋祠路一段75号　网址：zyfuyuan.sxws.cn
电话：0351-8618368/ 8618388　传真：0351-6528638

宁阳县中医院——老百姓的健康之家

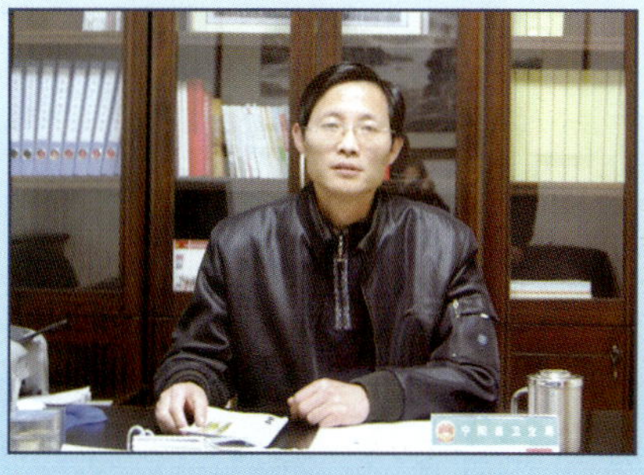

宁阳县卫生局党委副书记、纪委书记
宁阳县中医院党委书记 吴继士

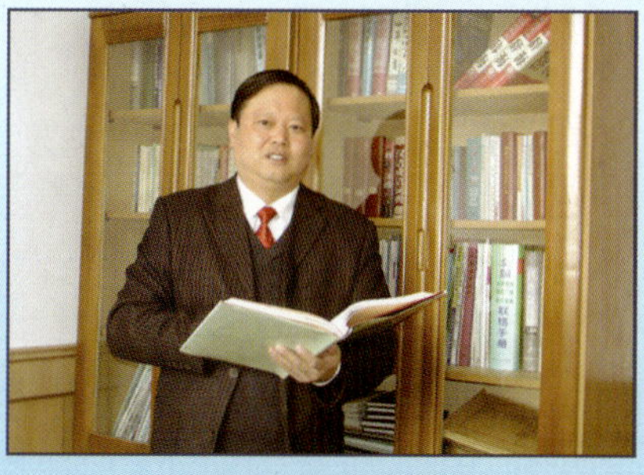

宁阳县医疗集团副总经理
宁阳县中医院党委副书记、院长 张建忠

宁阳县中医院始建于1958年，1997年被国家中医药管理局评定为二级甲等中医院，1998年被山东省中医药管理局确定为省级重点建设中医院，2007年被确定为山东中医药高等专科学校教学医院，是全县中医医疗、教学、科研、预防保健和中医适宜技术指导中心。

医院建筑面积20000平方米，实际开放床位200张。现有卫生专业技术人员362人，其中正高级专业技术人员3人，副高级专业技术人员22人，中级专业技术人员95人；12名中级以上专业技术人员被确定为泰安市跨世纪学科带头人。医院设有临床一级科室12个，医技科室10个，在城区设有6处社区卫生服务站；120急救站于2006年5月通过泰安市卫生局验收并投入运行。近年来，医院先后引进了美国GE双排螺旋CT、德国西门子800毫安数字胃肠机等国内先进的大中型设备60余台件，总价值1800余万元，医疗装备水平达到全市二级甲等中医院领先水平。

医院确立并实施了“质量建院、管理立院、人才兴院、科技强院”四大战略，重点培植中医药“规模服务、技术进步、文化氛围、龙头带动、惠民措施”五大优势，突出抓好“强化人才引进培养，加强基础设施建设，加快医疗设备更新，规范急诊急救建设，严格医疗质量管理，全面推进医院改革”六大重点，医院呈现出了质量效益同步增长，持续稳定和谐发展的大好局面。

医院提出了“弘扬中医国粹优势，打造名医名科名院”的战略思维，中医重点专科建设成绩斐然。通过制定规划、重点扶持，在原有省级重点中医专科肛肠科的基础上，2006年9月针灸推拿科被确定为泰安市重点中医专科，2007年6月周围血管病科被确定为泰安市重点中医专科建设单位，2008年4月针灸推拿科又被国家中医药管理局确定为“全国农村医疗机构特色专科项目建设单位”，成为泰安市惟一的国家级中医特色专科建设单位。

为确保广大人民群众就医“方便、放心、安全、满意”，医院始终将提高医疗质量、确保医疗安全放在重中之重的位置来抓。在认真落实首诊医师负责制、三级医师查房制、危重病例讨论制等核心制度的同时，创造性地开展工作，制定并实施了院级领导值班带班制度、重大事项分线直报制度、重大抢救领导到场制度及医疗质量评价与医务人员晋升晋级、评先树优、奖惩待遇相挂钩等各项行之有效的规章制度。在积极构建人才梯队、整合技术实力的基础上，成立了内、外科专家组，着力突出了专家组在二级以上手术审批、重大手术指导把关、急危重症病情会诊、疑难病例讨论等方面的权威性，进一步提高了诊断符合率和手术成功率，减少了误诊误治等情况的发生。通过严格执行各项核心制度，切实抓好环节控制，实施科学的防范预案，医院创造了连续5年医疗安全无事故的崭新纪录。

医院确立并努力打造“牵手中医院，健康常相伴”的品牌理念，秉承“为民、惠民、便民、利民”的办医方针，不断加强内涵建设，拔高服务标准，开展优质服务，收到显著成效。为进一步优化服务环境、改善就医条件，医院按照高起点规划、高标准施工、高质量建设的原则，成功实施了门诊楼、病房楼装修改造工程。挂号室等五大窗口科室全部改造为通透式大玻璃界面；病房更换了全新被服、高档病床、床头橱和陪护椅，安装了空调；走廊内吊顶吊灯，并悬挂了大红灯笼、中国结，使原本肃静的病房平添了一份温情；树立起了“医圣”张仲景的大型雕塑，制作了神农、扁鹊、华佗、张仲景、孙思邈、李时珍六位中华名医传统浮雕，组成了中华名医文化长廊。实施了院内花园绿化、路面硬化和夜间亮化工程，医院在较短的时间内完成了从“丑小鸭”到“白天鹅”的嬗变，达到了美、净、亮、雅的效果。2008年，医院中医专科病房楼被确定为国家发改委支持建设项目，项目改扩建面积10000平方米，累计投资800余万元，目前正在紧张施工。项目完成后，不仅现有的6000平方米病房楼条件得到进一步改善，同时可新增床位100张，并建立起规范化产房和供应室，为医院可持续发展打下坚实的基础。

沉舟侧畔千帆过，病树前头万木春。经过近几年艰苦卓绝的努力，宁阳县中医院这支生命方舟，终于闯过了激流险滩，驶入了一条按照科学发展观设计，靠拓展服务范围，增加服务项目，膨胀服务总量，促进社会效益、技术效益、经济效益增长的新航道。医院门诊人次、住院人次和业务收入三项主要指标连续3年同步大幅度增长，提前实现了2008年业务收入比2005年翻一番的奋斗目标。宁阳县创建全省中医工作先进县，以全省总分第一的优异成绩通过了省卫生厅、省中医药管理局专家评审团验收。宁阳县中医药事业快速发展的先进经验，作为卫生事业改革“宁阳模式”的重要组成部分，得到了国家卫生部和国家中医药管理局的充分肯定并在全国进行推广。近年来，国家卫生部副部长尹力，国家中医药管理局副局长马建中，山东省卫生厅副厅长仇冰玉，山东省中医药管理局局长于淑芳，泰安市政协主席、党组书记高儒林，泰安市副市长徐恩虎等各大班子领导同志先后到医院视察工作，对该院改革与发展取得的成就表示赞赏。医院继荣获泰安市卫生科技先进单位、泰安市质量信得过医院、泰安市消费者满意单位、泰安市中医工作先进集体、泰安市创建文明行业先进集体、全省中医工作先进集体等荣誉称号后，2008年又获得全国百姓放心服务优秀示范医院、全国医疗卫生行业诚信文明示范医院等国家级荣誉称号。

在骄人的成绩面前，宁阳县中医院的决策者们没有停步。他们正以强者的臂膀、仁者的爱心、智者的聪慧、勇者的气魄，描绘着更加宏伟绚丽的发展蓝图：“十二五”期间，计划征地15亩，新建10层12000平方米的病房大楼；现有病房大楼改作门诊楼，专科病房楼改作健康查体中心；拆除原门诊楼和西二楼，建起规范化停车场、大型花园和病人休闲活动中心。累计投资3800万元，新建改建面积21000平方米。项目完成后，宁阳县中医院将以全新的面貌和高雅的姿态展现在全县人民面前。

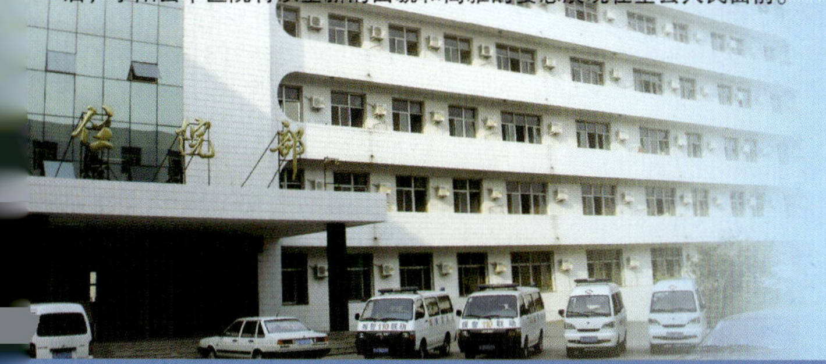

广西中医学院附属瑞康医院

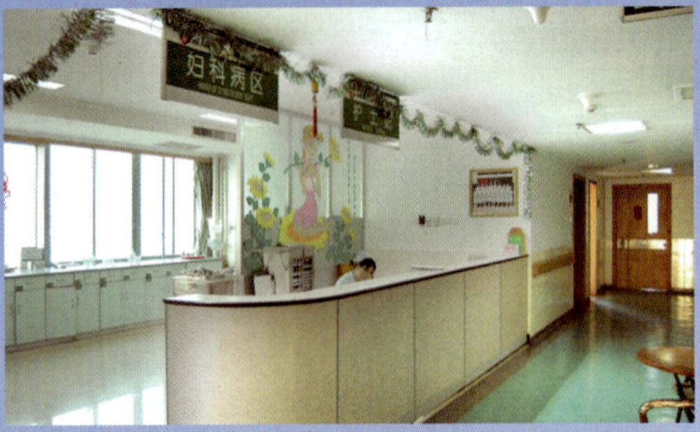

明亮的住院病区

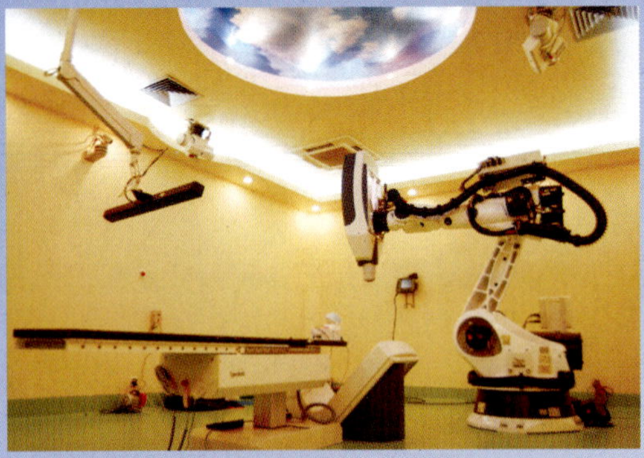

医院的肿瘤放疗设备——射波刀

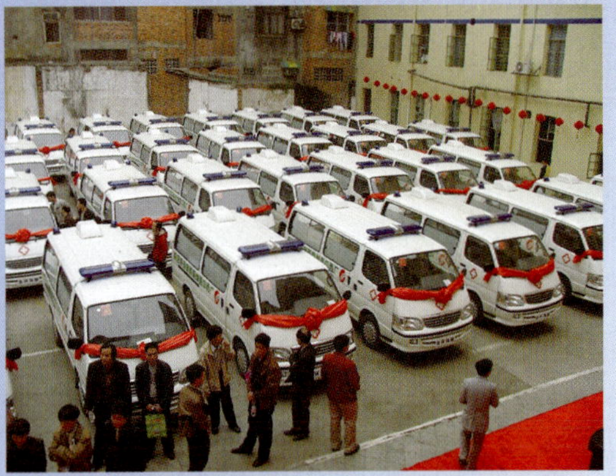

瑞康医院扶持基层医院发展，图为赠送救护车52台

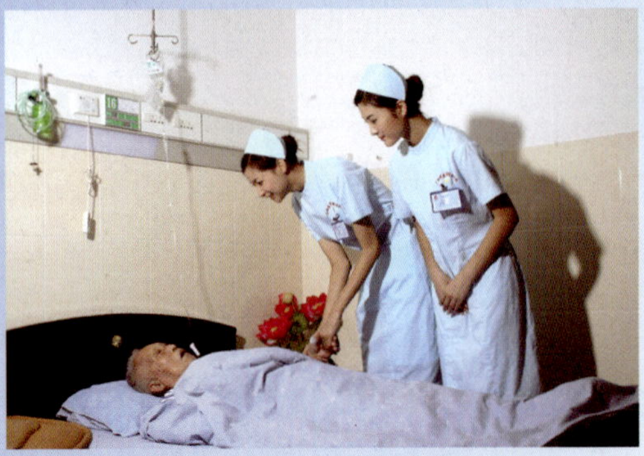

温馨的住院病房，细心的护理照顾

广西中医学院附属瑞康医院是卫生部三级甲等医院、广西十佳医院、全国卫生系统先进集体，始建于1951年。医院占地面积1.2万平方米，使用面积约8万平方米。医院历史悠久、专科配备齐全、医疗设备先进、技术力量雄厚、建筑布局合理，是集医疗、科研、教学、预防保健为一体的广西唯一一所三级甲等综合性中西医结合医院。医院开设有床位1200张，年门诊量60余万人次，住院病人2.5万余人次，年手术1万余台次。服务范围辐射广西省内外乃至东南亚、欧洲、澳大利亚等地，医院是东盟博览会的定点医疗机构，承担中央领导及外宾等来广西视察、访问的医疗保健任务。

医院现有在岗职工1185人，其中医疗卫技人员占全院职工89%，副高级职称以上占临床专业技术人员43%，45岁以下副高级职称以上专业技术人员比例达20%，临床研究人员中研究生比例占35%，其中有博士20人，有30多人留学美国、欧盟、日本等10多个国家。瑞康医院中医技术人才济济，有获国家特殊津贴专家4名，全国名老中医8名，广西名中医26名，拥有全区最强大的中西医结合专家阵容。其中世界手法医学联合会主席韦贵康教授、百年乐发明者黄英儒教授都在瑞康医院国医堂坐诊。

医院临床科室按现代医学二级学科建设分为32个，设有医技科室11个，特色专科13个，社区卫生服务中心3个，社区卫生服务站4个。医院拥有国家级重点专科2个（脑病科、骨伤科）；拥有国家级重点建设专科2个（脾胃病科、肿瘤科）；拥有广西医疗卫生重点建设专科（病）4个（中西医结合肾病科、肺病科、消化内科、乳腺病）。瑞康医院建设有数个研究机构，其中脊柱退行性疾病整治手法重点研究室为国家级重点研究室，还有广西中西医结合研究所、广西中医（中西医结合）艾滋病研究中心都建设在瑞康医院。瑞康医院跟踪现代医学的最新进展，组建了广西中西医结合脑病医疗中心、广西中医骨伤疾病医疗中心等医疗技术团队，形成了医院优势项目，使医院牢固地占据了广西中西医结合领先地位。中西医结合治疗是医院的特色和优势，各临床科室均在诊疗过程中采用中西医结合手段治疗，特别在治疗重大疑难疾病方面疗效显著。国医堂是医院具有祖国传统医学诊治的特色门诊，年门诊量近5万人，病人来自全国各地。

医院是国家中西医执业医师资格实践技能考试基地、卫生部药物临床试验机构、国家中医药管理局国际交流合作基地、卫生部妇科内镜（腹腔镜、宫腔镜）培训基地、广西城市社区卫生服务技术指导中心、广西全科医生临床技能培训基地、广西乡村骨干医生培训基地临床、贵康整脊手法培训基地（世界手法医学联合会培训基地），医院是广西高级医学人才培养的重要基地。

“广聚人才、科技兴院”是医院持续发展的根本。2003年以来，医院共承担省部级以上科研课题182项，其中国家级科研项目36项，省部级科研项目146项。63项科研成果通过科技成果鉴定，16项获广西科技进步三等奖，27项获广西医药卫生适宜技术推广奖。

医院拥有目前世界上最先进的放疗设备——射波刀、美国核磁共振、16排螺旋CT、带数字减影旋转大C臂及小C臂X光机、1000mAX线机、CR、DR、体外循环机等一大批高精尖医疗、教学、科研仪器及设备，价值上亿元。全院已实现网络信息管理计算机化，覆盖全院的局域网信息点达1500余个，可以实现医院的信息管理技术现代化。

目前，医院坚持自主创新，建设创新型医院；坚持以人为本，建设和谐医院；坚持科学管理，建设节约型医院。医院围绕“以病人为中心”的服务宗旨，遵循“治疗精心、检查细心、护理耐心、服务热心、病人放心”的医院精神，竭诚为广大病友提供一流的医疗健康服务。

瑞康人将继续以“激情、创新、诚信”谱写医学新篇章，开拓新的医学领域，努力打造全国一流中西医结合医院。

地址：广西南宁市华东路10号　邮编：530011　电话：0771—2188299　传真：0771—2411156　E-mail:rkdzb2007@163.com

遵义市中医院

遵义市中医院位于遵义市红花岗区凤凰南路文庙巷8号，始建于1956年，是一所集中医医疗、教学、科研、预防保健为一体的综合性中医院，贵州省首家二级甲等中医院，遵义市城镇职工医保、城镇居民医保、新型农村合作医疗保险定点医院。

医院现有在职职工200余人，170余名卫生专业技术人员中高级职称20人、中级职称43人。离退休职工180人。中医专科人才辈出，历史上曾出现过3位省级名老中医，2003年又有7名中医师被评为遵义市首届名老中医。

医院现有定编床位200张，临床科室20余个，医技科室5个。其中中风病专科于2005年被国家中医药管理局确定为国家级重点建设项目；呼吸科于2007年被省中医药管理局确定为省级重点建设专科。今年，医院肿瘤专科又在积极申报重点建设专科。另外，医院针灸、推拿、颈肩腰腿痛病专科、皮肤病、痔瘘、肝病等科作为医院重点专科自成一体，疗效突出，现已在全市享有较好声誉及知名度。

医院现拥有DR机、原装进口飞利浦彩超、全自动生化分析仪、24小时动态心电图机、大型肿瘤热疗机、纤维胃镜等大型设备20余台。

院内制剂室生产有“消栓通络胶囊”、“天麻中风丸”、“降脂灵”、“溶栓丸”、“胆通胶囊”等11个中医制剂品种，经10余年临床应用，疗效肯定，深受患者欢迎。

在内涵建设上，医院始终把“以病人为中心”作为服务宗旨，狠抓医德医风建设，同时注重外塑形象，内抓管理，取得了较好的成绩：1990年遵义市中医院被定为贵阳中医学院教学医院；2002年成为大连医科大学的教学实习基地；2007年成为重庆医科大学第二附属医院技术指导医院。

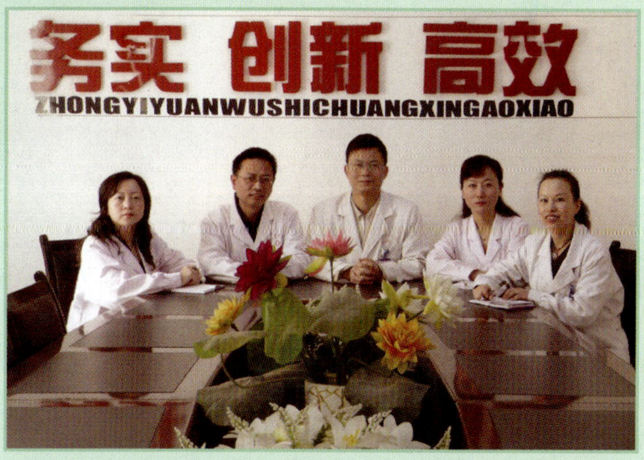

医院领导班子合影

1992年，医院的科研项目“脑卒中的防治研究”获贵州省科技进步二等奖；1994年12月经国家中医药管理局评定为“二级甲等医院”；1995年5月经国家中医药管理局评定为“全国示范中医医院”；1998年12月经贵州省中医管理局评定为“放心药房”建设合格单位；2004年被确定为全国高血压防治网络遵义分中心。

地　　址：遵义市红花岗区凤凰南路文庙巷8号

联系电话：院 长 室：0852-8234657

书 记 室：0852-8221035

院办公室：0852-8222630

医 务 科：0852-8258841

跨越发展的镇江市中医院

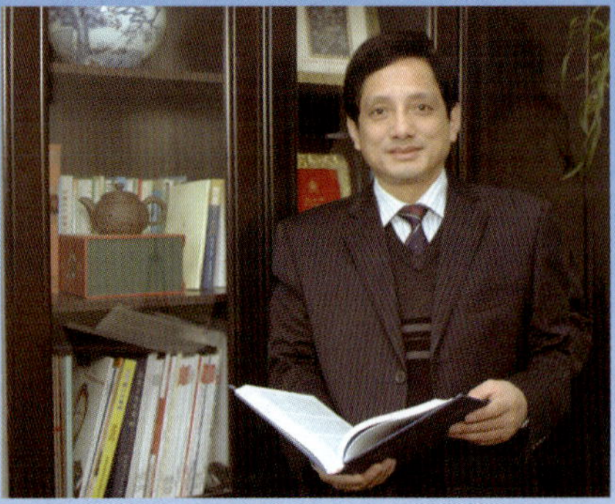

王小平院长

镇江市中医院1958年诞生于大西路同德里，1989年医院搬迁到青年广场开始了第二次创业，1996年中医院成为一所中医特色鲜明、中西医结合的二级甲等综合性中医院。随着镇江市卫生区域规划的调整以及中医事业发展和人民群众对卫生健康的需求，2007年7月23日镇江市中医院搬迁至桃花坞十区八号，这次成功搬迁成为中医院做大做强、持续发展的里程碑。在市政府、市卫生局和广大市民的关心支持下，通过全院职工的不懈努力，2008年12月3日，镇江市中医院被江苏省中医药局确认为三级中医医院。

医院现占地50亩，环境优美，布局合理，功能齐全，集办公自动化、服务人性化、控制智能化于一体兼顾节能环保，设有内、外、妇、儿、急诊、骨伤、针灸、肛肠、皮肤、眼、耳鼻喉、口腔、推拿、理疗等14个临床一级科室，有专科专病特色的门诊31个。医院定编床位400张，年门诊量30余万人次，现有正式职工352人，其中卫生技术人员281人，具有高级职称者40名，中级职称者123名，169学术带头人1名，医学博士1名，硕士研究生22名，有省名中医2名，市名中医8名，是南京中医药大学的教学医院。医院拥有飞利浦6排螺旋CT机、飞利浦全数字拍片系统（DR）、LOGIQ5pro彩色超声诊断仪、全自动生化分析仪、奥林巴斯电子胃镜、肠镜及高压氧舱等万元以上设备178台。

中西医结合消化科为省重点专科建设单位，现有省名中医2名，市名中医2名，主任医师5名，副主任医师2名，博士生1名，硕士生2名。该科以科技创新为动力，以科学管理为手段，积极实施精中汇西战略，开展对慢性胃病、消化性溃疡、慢性肠炎、各种肝病等疾病的治疗。中医妇科为镇江市重点专科。该科运用中医、中西医结合治疗卵巢肿瘤、急慢性盆腔炎、附件囊肿、先兆流产等妇科常见病有很好的疗效，同时开展子宫肌瘤、卵巢肿瘤等各类西医手术。脑血管病专科为镇江市重点专科，融中西药物、针灸、康复治疗于一体，在中风（脑血管病）、面瘫、中枢神经系统感染、老年性痴呆、眩晕、头痛等疾病的治疗上充分发挥中医药优势，形成了自己独特的诊疗规范。2004年镇江市急救中心在中医院设立了全市第一家急救分站，急诊科设有急诊内科、外科、骨伤科、小儿科、妇科等相关科室，具有较强的抢救技术队伍和先进的抢救设备。外科能熟练开展胸外、普外、脑外、泌尿等外科手术；尤其是近几年微创外科有了快速的发展，加之采用中医中药手段，其病程短、痛苦少、费用低的优势，取得了良好的社会效果。骨伤科能运用中、西两法处理四肢骨折，开展人工关节置换、颈胸腰脊椎等手术。肛肠科源于省内外闻名的“丁氏痔科”，博采中西医众家之长，将中医传统疗法与西医手术方法完美结合，并且与全国肛肠医疗中心合作成立全国肛肠医疗中心镇江技术协作中心，科室得到了跨越发展。

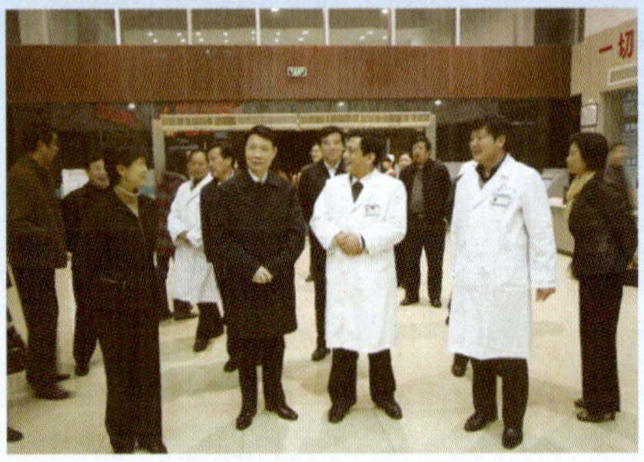

江苏省副省长何权来医院视察

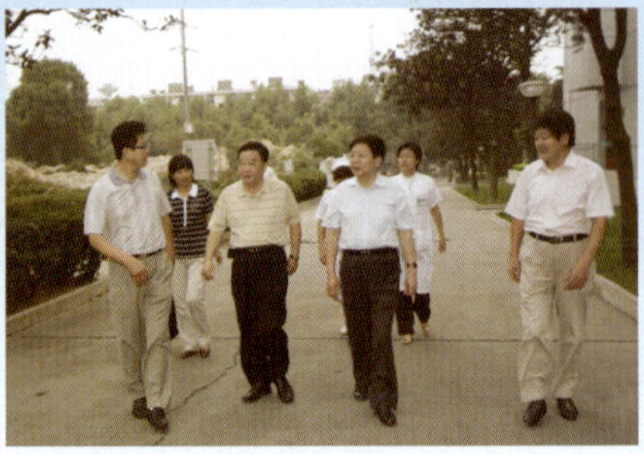

国家中医药管理局副局长房书亭来医院视察

三级中医院的成功创建让医院走上了跨越发展的快车道，医院将抓住机遇，加快发展，在“团结、敬业、继承、创新”院训的指引下，坚持一切“以病人为中心，以病人满意为目标”的服务理念，加快医院新大楼的建设步伐，发扬创建三级中医院的工作作风，进一步扩大医院综合服务的功能，努力把市中医院打造成为一座环境优美、功能齐全、特色明显的现代化新型中医院。

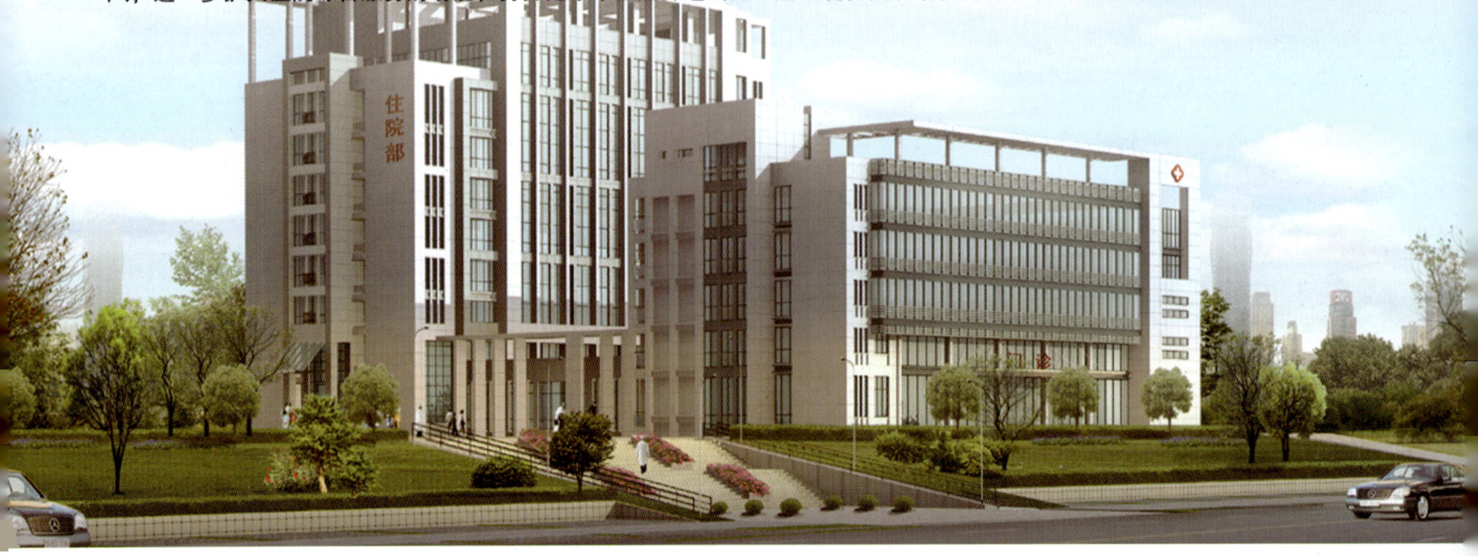

医院地址：江苏省镇江市桃花坞十区八号　联系电话：0511-85188008 / 88619092　邮政编码：212003　医院网址：www.zjzyy.net

名副其实的"江南中医一枝花"

——芜湖市中医医院

安徽中医药高专附院/芜湖市中医医院始建于1958年，建院至今有50年，是安徽省创办较早的中医院之一。医院始建初期就有老中医李少白、徐少鳌、戴勤庶、戴勤瑶等专家闻名省内外。医院素享"江南中医一枝花"的美誉。

在改革开放的三十年里，医院在邓小平理论和"三个代表"重要思想的指导下，目标明确、管理规范、群策群力、开拓进取，现已成为安徽省具有一定规模的融中西医医疗、教学、科研、预防、保健、康复和指导下级中医医院业务技术等为一体的综合性地市级重点中医院。1995年荣获三级乙等中医院、全国示范中医医院，1996年荣获省十佳中医医院，2004年荣获全国卫生系统先进单位，2006年荣获省医德医风示范医院、省诚信医院，2007年荣获三级甲等中医院，2008年荣获全国卫生系统先进集体。

医院拥有门诊综合楼、住院病房楼、急诊楼、制剂楼和行政楼等一批建筑群，业务用房面积近20000平方米，开设病床400张，设有20个主要临床科室、67个具有中医特色的专病门诊、15个医技科室。医院在编职工有515人，其中卫技人员427人，高级职称和知名专家70人，中级职称145名。医院人才济济，专家云集，各科专业技术人员形成梯队，技术力量雄厚。

2006年12月，芜湖市委、市政府决定，芜湖市中医医院并入安徽中医药高等专科学校，有利于优势互补，强强联合，临床与教学相辅。医院在城南新院区占地百亩，建筑面积12万平方米，开设病床1200张。2008年被列为芜湖市民生工程和重点项目。城南新院区的建设是芜湖市医疗卫生事业，尤其是中医药事业发展史上的一个重要里程碑。芜湖的大中医格局已经形成。

医院拥有全进口美国GE全身螺旋CT、进口全自动生化分析仪、DR、CR、德国费森尤斯4008S血液透析机、美国梅里埃全自动培养仪、美国德灵自动微生物分析仪等一大批国内外高精尖医疗设备、仪器和先进设施。

医院以"树名医，创名科，建名院"为发展战略。中医院人无不为中医院的建设和发展倾注了辛勤的劳动和汗水，在弘扬祖国传统医学的道路上，孜孜不倦地追求。

医院现拥有1个国家级重点中医专科：高血压治疗中心；3个省级重点中医专科专病：高血压治疗中心、颈肩腰腿痛治疗中心、骨伤科；5个市级重点中医专科：推拿科、心血管科、肛肠科、消化科、针灸科。

国家级重点中医专科——高血压治疗中心，创建已有8年，在皖南地区享有盛誉。高血压治疗中心设有专家门诊、专科病房、重

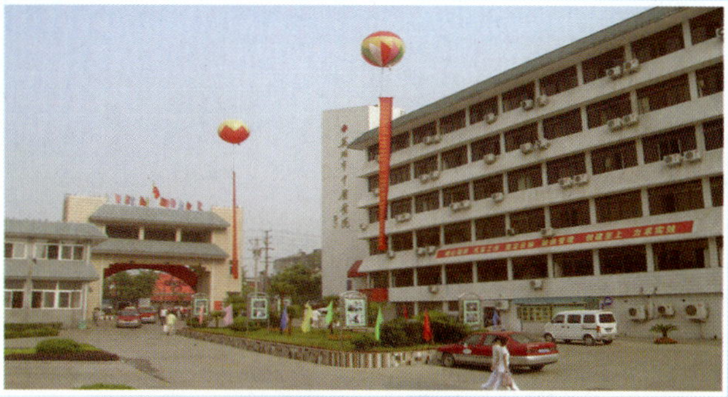

症监护病房等。该科开展的"中风单元"治疗项目，对临床各期中风患者以"醒脑通窍"针灸疗法为主，配合各种综合治疗，使一大批中风患者恢复了生活和工作能力。

省重点中医专科——颈肩腰腿痛治疗中心，集推拿、牵引、熏蒸、中药汽化、低温透敷、药浴、酒浴等为一体，综合治疗颈肩腰腿痛疾病。其疗法中医特色显著，具有疗效好，简、便、廉等特点。该中心开展的CT引导下胶原酶注射髓核溶解术治疗腰椎间盘突出症，效果满意。

省重点中医专科——骨伤科，以中医正骨术享誉皖南和沿江地区。经过50多年的发展，现有120张床位、30多名专业医师。该科始终坚持"能中不西，先中后西，中西结合"的治疗原则。坚持"手法复位+小夹板外固定"传统中医特色，坚持无创或微创人性化治疗理念，减少了手术对病人生理和心理的负面干扰，减轻了患者的经济负担。

骨伤科还不断提升技术水平，成功开展了严重复合伤救治、断指再植、带血管神经组织瓣移植治疗骨折及软组织缺损、颈椎、腰椎骨折脱位并脊髓损伤切开复位内固定有限植骨融合术、全髋和全膝关节置换术、肩关节置换术、先天畸形矫正、骨肿瘤等高难度手术。

医院的中药饮片品种有500多种，医院制剂室根据中医传统有效的协定处方生产出自制中成药68种，不仅有传统的丸、散、膏、丹，还有胶囊、冲剂、洗剂、糖浆等新剂型。

医院先后接待了德国、意大利、瑞典、日本、新西兰及我国香港、台湾等十多个国家和地区的医学代表团来院参观访问，加强国际、院际之间的双向合作和学术交流。医院还组派中医医疗小分队赴俄罗斯、瑞士开展以中医骨伤推拿和针灸为主的医疗服务，多次派员参加卫生部组织的赴也门、阿联酋、坦桑尼亚等国的援外医疗队。

医院始终坚持科技兴院的治院方针，近五年共承接了省、部级科研课题5项，市级科研课题11项，荣获部级科研成果奖2项、省级科研成果奖1项。出版中医专著12部，在省级以上刊物发表学术论文183篇，在国际及全国学术会上交流论文40多篇。

随着新院区的建成开诊，芜湖市中医医院——江南中医一枝花，一定会绽放得越来越绚丽多彩。

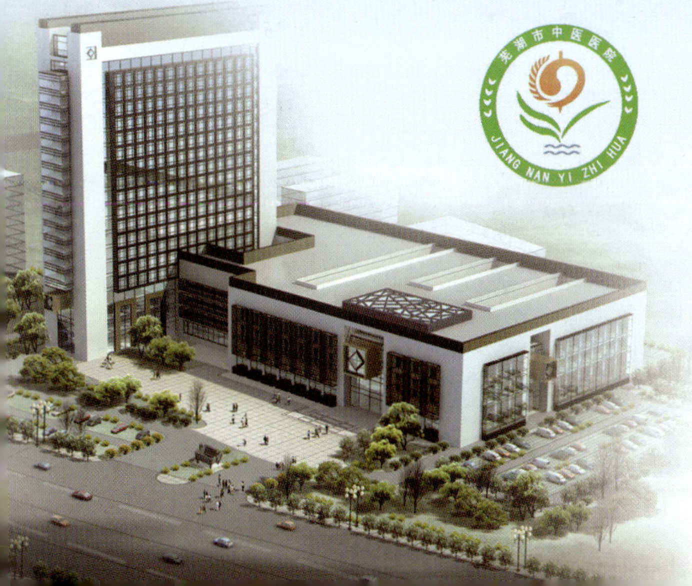

地址：安徽省芜湖市九华中路240号
邮编：241000
电话(传真)：0553-3844923
网址：www.whszzy.cn

齐齐哈尔市中医医院暨齐齐哈尔中西医结合医院

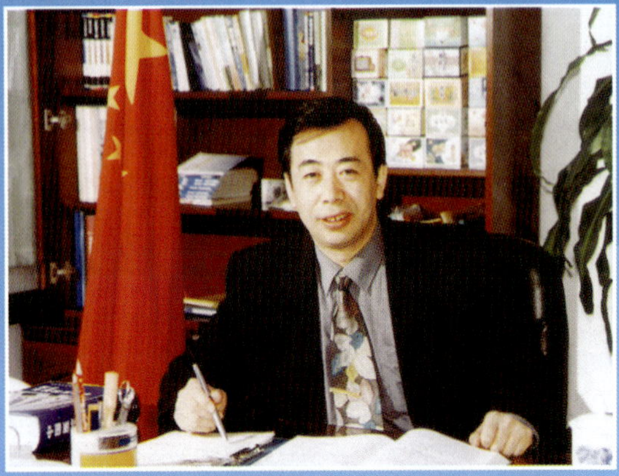

党委书记、董事长、院长　陈宏

齐齐哈尔市中医医院（齐齐哈尔中西医结合医院）为国家级示范中医医院暨三级甲等中医医院、黑龙江中医药大学齐齐哈尔临床医学院、哈医大二院协作医院、天津肿瘤医院齐齐哈尔诊疗中心；是黑龙江省西部地区设备先进、人才济济、科室齐全、分工精细、特色突出、有自主研发能力，集中医、中西医结合医疗、预防保健、科研教学、技术指导、咨询服务为一体，具有中医特色和优势的现代化大型综合性中西医结合医院。

医院占地面积2.9万平方米，建筑面积3.6万平方米，设备总值8831万元，固定资产总值1.39亿元，设临床医疗、医技科室76个，实际开放床位687张。

医院拥有全市唯一一台美国GE64排螺旋CT及日本东芝16层螺旋CT扫描机等一大批高精尖医疗设备；设有国家二级免疫实验室及国家级分析技术研究室，有疗效可靠的自制中药丸散膏丹200余种。

医院现有职工647名。其中，国家著名老中医1名，省级名中医7名；高级职称78人，副高级职称125人，中级技术人员195人；拥有省级专业委员会副主任委员、市级专业委员会主任委员、副主任委员及学科带头人30余人；设有小儿病毒性心肌炎等38个专病研究室。医院中西医并重，中医力量雄厚，急危重患急诊急救能力强大。

儿科是国家级中医重点专科；肛肠科是黑龙江省中医肛肠诊疗中心、省级重点专科，正在申报国家级重点专科；骨伤科为省级重点专科；中风病为省级重点专病；妇科、泌尿外科、中医皮肤科、中西医结合神经内科、中西医结合儿科、中西医结合肾病内科、中西医结合内分泌科、中医康复推拿科是市级重点专科。

医院开展的“法鲁氏四联症矫正术”、“冠状动脉搭桥术”、“巨大脑瘤摘除术”、“妇科肿瘤根治术”、“骨关节镜手术”、“显微镜下颈腰间盘摘除术”、“卵巢自体移植术”、超声介入治疗、肾组织活检、血液透析、心脏起搏器的安装等技术均处于省内领先水平。

腹腔镜技术自1997年在全市首家引入以来，已开展胆囊切除等各类手术5000余例，处于全市该技术的核心地位；妇科腹腔镜手术已完成500余例，成功率达到100%，并获得省级新技术应用二等奖一项。

医院自1992年以来获得“全国卫生系统先进单位”、“全国模范职工之家”、“省劳模大会模范单位”、“省级文明单位标兵”、“省行风建设先进单位”、“省医德医风示范医院”等荣誉称号。

医院环境优美，技术雄厚，设备精良，服务一流。本着“百姓健康的需求就是我们的追求”的服务宗旨，为患者提供优质的医疗服务。

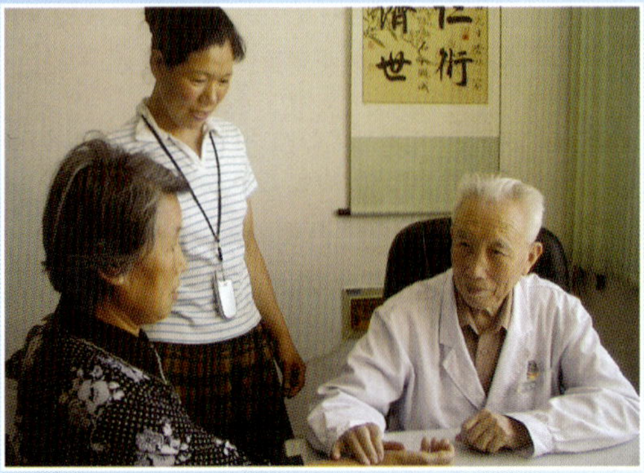

年逾九旬仍坚持出诊的“国医楷模”陈景河老先生

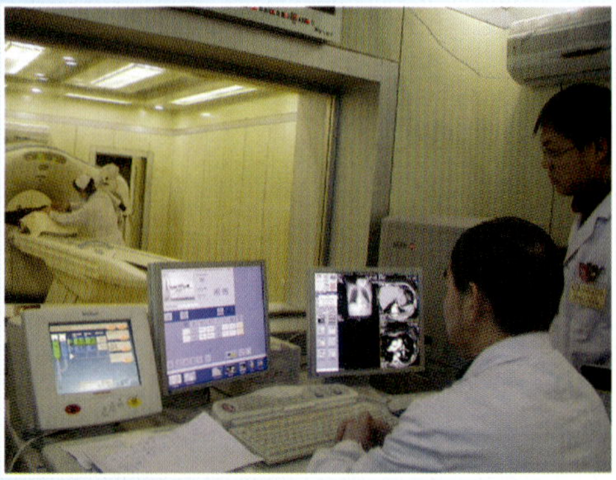

全省西部地区独家引进的美国GE64排螺旋CT

当代中医药发展研究中心

当代中医药发展研究中心于2006年8月经民政部批准成立，上级业务主管单位为国家中医药管理局。理事长、主任由原国务院副秘书长张镜源同志担任，名誉主任为原卫生部副部长、国家中医药管理局局长佘靖同志，副理事长为我国著名中医药专家邓铁涛教授等。

“中心”确立的宗旨是：“响应国家关于大力发展我国中医药事业的号召，紧密团结和依靠我国广大中医药工作者，广泛组织动员社会力量，继承和发展中医药事业，服务社会，造福人民”。

民政部批准的业务范围是：“组织研究攻克疑难病症，探讨研发中药及保健新产品，学术交流，专业培训，国际合作，书刊编辑，展览展示，咨询服务”。

“中心”成立后，得到了我国广大著名中医药专家的大力支持。到目前为止，签名担任“中心”顾问委员会委员的专家有99名，其中中国科学院和工程院院士6名，曾任和现任全国人大代表和全国政协委员23名，中央保健局会诊专家12名，享受国务院政府特殊津贴专家64名。

根据民政部核准的业务范围，“中心”确定的主要工作任务是：

发掘、整理、总结、推广、开发中医药专家在临床、教学、科研、医疗、管理等方面的经验和成果；开展防病治病、养生保健等方面科学研究；组织攻克疑难病、慢性病；组织发掘、整理、开发民间中医绝技妙方；组织研发新中药、保健食品和诊疗器械；组织开展中医药实用技术培训；组织开展中医药学术研讨和交流；编辑出版中医药书籍、刊物；举办中医药新技术、新产品展览展示；开展中医药国际交流与合作；开展医疗、保健、健康咨询服务及中医文化宣传。

目前“中心”正在组织开展的重点工作是：

一、编辑出版大型传记丛书——《中国中医昆仑》。该丛书将为我国当代最著名、最有建树和最具代表性的140名中医药学家撰写的传记，记载他们的生平事迹、学术思想、医术专长、医风医德、杰出贡献、养生之道，使这些具有历史、学术、实用、文化、典藏价值的宝贵财富得以发扬光大、永世流传。

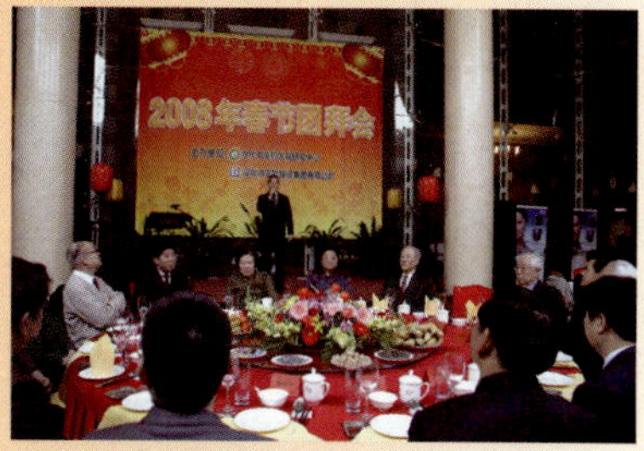

原全国人大常委会副委员长顾秀莲、全国政协副主席郝建秀同志、当代中医药发展研究中心主任张镜源同志、国家中医药管理局副局长李大宁同志和“中心”专家代表李辅仁、唐由之等欢聚一堂

二、组织拍摄《中华神医》纪实系列片。弘扬悠久灿烂的中医文化，歌颂当代中医药人的精神风貌，唤起全社会对继承和发展中医事业的关心和支持。

三、筹建“当代中医药发展基金会”。募集社会资金，收集、整理、宣传、推广老中医的宝贵经验；奖励有突出贡献的中医药工作者；资助、奖励有志从事中医药事业的后继人才；收集、发掘、整理、开发民间中医的绝技妙方等。

四、组建成立“当代华夏中医药科学研究院”。开展研发中药新药及保健食品，进行项目合作、项目转让、成果推广服务。已研发出《当代华夏中医药国典》大型诊疗养生保健专家智能系统。

五、筹办“当代中医药发展高峰论坛”。组织国内外中医药专家、学者、医院领导、企业高层、政府官员，就发展我国中医药事业的理论与实践问题，开展广泛的交流与探讨。

六、组织开展中医药专业培训。针对社会急需的中医实用技术，组织国内优秀专家进行专科培训，提高基层中医的临床诊疗水平。

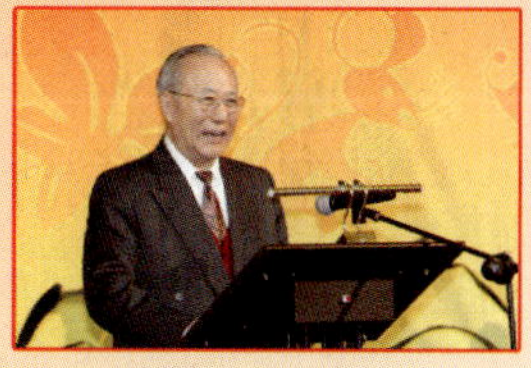

当代中医药发展研究中心理事长、主任张镜源同志在“中心”专家团拜会上讲话

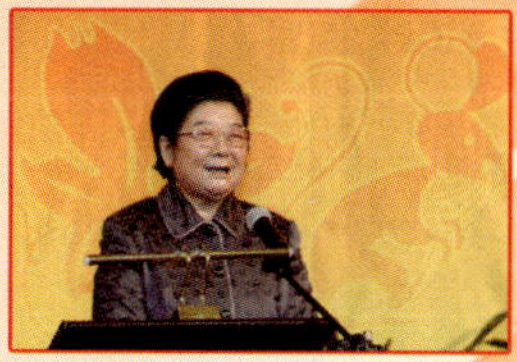

原全国人大常委会副委员长顾秀莲在“中心”专家团拜会上讲话

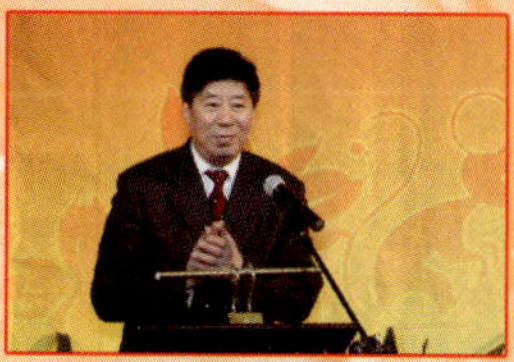

国家中医药管理局副局长李大宁同志在“中心”专家团拜会上讲话

10年创新发展　10年春华秋实

——记德州市中医院快速发展10周年

10年来，德州市中医院始终坚持科学发展、和谐发展、超常发展，医院技术精湛、设备先进、设施齐全、服务优质、环境优美，已成为集医疗、急救、教学、科研、预防和保健为一体的现代化大型医院，是全市首批新农合定点医院、山东中医药大学教学医院、泰山医学院附属医院。全院共占地面积235亩、建筑面积5.5万平方米。目前，医院形成两区共同快速发展的新格局。

医院现有职工556人，其中硕士生导师5名，医学博士1名，医学硕士37名，高级职称以上中西医结合人员86名，中级中西医结合人员190名，有山东省名中医专家2名、德州市名中医药专家6名，开放床位526张。

多年来，医院始终坚持加强中医专科、专病建设，省重点中医专科糖尿病专科，市重点中医专科眼科、中风科，运用中医中药治疗疾病具有特色，其良好的疗效得到了社会的广泛认可。其他各科室、各专业坚持中医、中西医结合特色疗法，医治各种常见病、多发病及疑难杂症疗效显著。

医院加强中药制剂室、煎药室的标准化建设，推进中医专科特色建设和中药剂型改革，积极开发新品种、研制新剂型，制剂品种达50余种，价廉方便，安全有效，深受病人欢迎。

同时医院拥有国际国内先进的医疗设备，如美国GE深蓝版16层CT、日立磁共振、美国拓能光子刀、直线加速器、岛津大型血管机等，为促进中医现代化起到了保障作用。10年来，医院三大效益不断提高，年门诊人次、住院人次增长迅速，为人民群众的健康作出了积极贡献，有利地促进了社会经济的发展。

医院以人为本，坚持“一切为了病人，为了病人一切”的办院宗旨，加强行风建设，以“两好一满意”、健康百姓行动计划为主题，积极开展“树文明行医新风，创百姓满意医院”活动，2008年9月8日在全市13个县市区启动了中医中药乡村行活动，让广大人民群众更加深入地了解中医药、认识中医药、感受中医药，推进中医药惠及千家万户，为大众健康服务，受到了社会各界和广大患者的充分肯定和高度赞扬。医院被省卫生厅授予“全省医疗质量管理效益年活动先进集体”、“省卫生行业文明单位”。

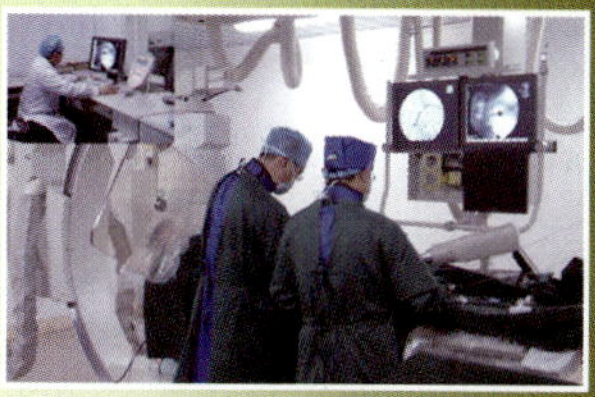

大型血管诊疗机DSA

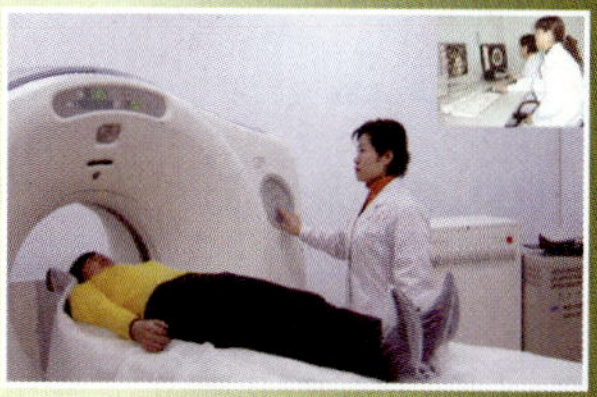

深蓝版十六层螺旋CT

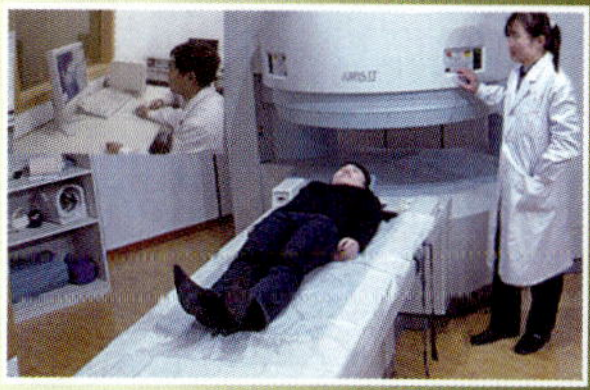

磁共振成像

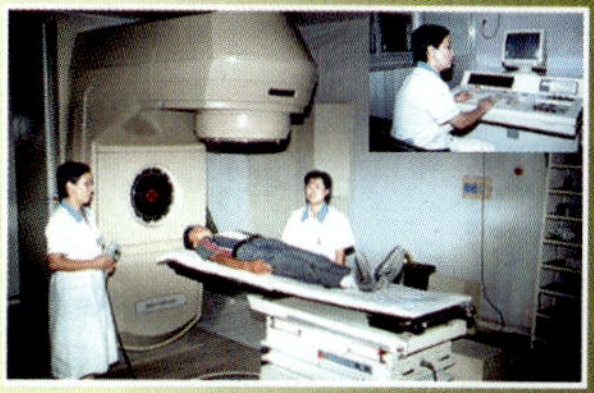

电子直线加速器

地址：山东省德州市东方红路47号　邮编：253013　电话：0534-2725100

新疆石河子市中医院

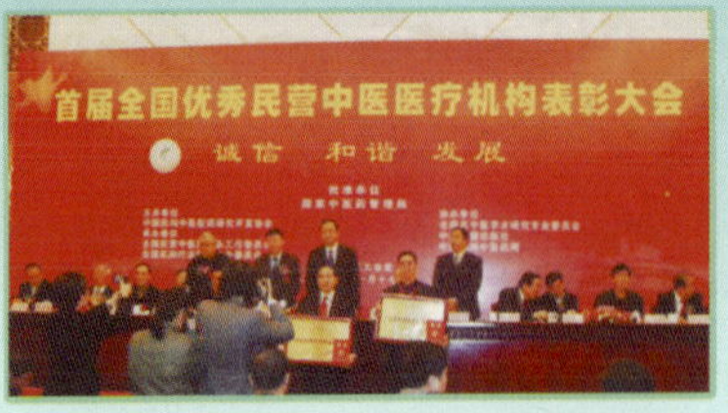

卫生部副部长兼国家中医药管理局局长王国强为荣获“全国民营优秀中医医院”的石河子市中医医院颁奖，石河子市中医医院理事长刘珀上台领奖

新疆石河子市中医医院始建于1986年12月，其前身是石河子市中医门诊，2000年10月经政府批准改制成为民办非企业单位。现位于石河子市新城辖区北一路与西环路交叉点西南侧226号。

石河子市中医院是自治区卫生厅批准、民政厅注册登记的“二级综合性中医院”，是石河子垦区唯一一家民办非企业中医院，是兵团首批医疗保险定点医院，也是本地区集中医医疗、预防、教学、科研、康复为一体的综合医疗单位。

医院位于本市老城区的中心繁华地段，环境优美，交通便利，占地面积6825平方米，建筑面积7110平方米。医院四周绿树环绕，院内鲜花盛开，空气清新，有专门提供给病人锻炼康复的活动场所，是一所开放式的医院。本院现有职工130余人，卫技人员占90%以上，其中副高以上职称12人，中级职称50余人，初级职称60余人。目前医院人才济济，临床副主任职称以上的医师11人，并且聘请了国家级著名方剂学家南京中医学院教授张浩良先生每年坐诊，新疆中医学院王孝先教授每周定期来院坐诊、指导查房，返聘了本市首位中医主任医师李述文医生，并为他们开设了专家诊室，方便了广大患者。通过内引外联，中医院的医生队伍由自治区、垦区知名专家和来自长春、北京、江西、陕西、甘肃、青海、成都、新疆八大院校的中医本科毕业生组成，在院内的医务人员已形成了老、中、青三代相结合的合理体系，这一强大的人才梯队现已成为医院的骨干和中坚力量，为今后中医院的发展注入了新的活力，并将带来巨大的推动。

医院拥有门诊部和住院部两座大楼，门诊部科室设置齐全，除开设了具有传统中医特色的中医内科、骨伤科、针灸推拿科、肝胆科、肛肠科、风湿科、乳腺科、泌尿科、泌尿结石科、软伤疼痛科、妇科、老年心血管病科、咳喘病科、中医洗浴室和碎石治疗中心等20余个专科外，还配备了现代化B超扫描仪、生化分析仪、心电监护仪、24小时动态心电图、彩超、最新型碎石机等设备30多种。敞开式的大药房，为您提供精选细制、品种齐备的中草药及价格平实的西药、成药、保健药。先进、快捷便利的草药煎制及加工设备，可免去您吃中药的种种麻烦。中草药90%以上属甲类药，尤其对慢性病及疑难杂症有特效。新疆名老中医石河子市中医医院名誉院长刘纪元副主任医师的继承人，其子刘珀主任医师继承并发展了祖传秘方，研制的“肾泰脾康”浸膏片，具有补肾健脾、颐养阴精、抗疲劳、增强免疫力等特殊功效，该药获国家专利，被列为国家级开发项目，作为院内制剂受到了广大患者的好评。

医学检验科拥有500mA医用诊断X射线机、彩色B超机、生化检测仪、尿分析仪、血球分析仪、电解质分析仪等现代化的检验检测设备，能为各类治疗提供最直接、最直观的诊断。

2000年新建住院部正式投入使用，楼高五层，古朴典雅，提供全方位、多层次的优质服务，是集治疗、保健与休养为一体的最佳场所。住院部分别设有内一科、内二科、内三科和外科，有病床100张，配备现代化的医疗服务设施，住院病人的所有医疗、配药、收费等项目全部由电脑实行全自动管理，安装了快捷安全的呼叫应答装置，保证了治疗的及时到位。医院提供的标准病房，均有电视、电淋浴器、卫生间等现代化的生活保障设施，一流的房间设置可与本地区任何一家医院相媲美。通过病灶食堂承包妥善解决了患者营养膳食，为患者的康复提供了有力的保证。

医院坚持以病人为中心，秉承“满足病人的需要就是我们努力的目标，我们努力的目标就是满足病人的需要”这一服务理念，积极开展优质服务和行风建设年活动，赢得了社会各界的广泛赞誉。近年来，医院确定了“坚持中西医结合，精中医，强西医，突出专科特色，增强综合实力”的发展方向，切实加强中医药工作，拓展中医药服务领域，为人民群众提供简、便、验、廉的基本医疗服务，大力发挥中医药在保障人民群众基本医疗服务需求中的重要作用，有力缓解了人民群众“看病难”、“看病贵”问题。

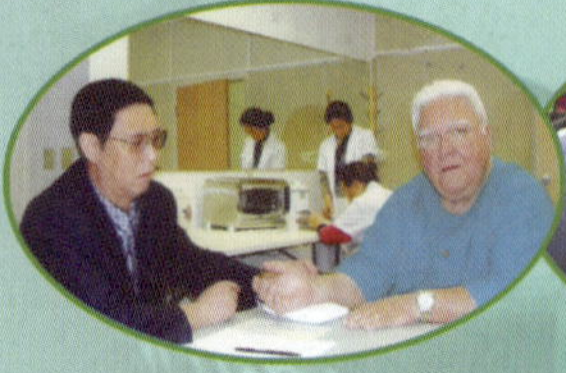

刘珀主任医师给美国友人诊脉

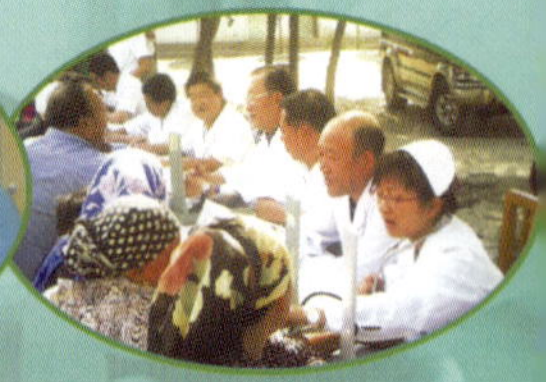

医院经常组织医疗“三下乡”热心为广大农牧团场职工服务

南通良春风湿病医院

朱良春

我国著名中医学家、风湿病泰斗朱良春教授和他的学术继承人朱琬华主任中医师1992年11月29日自筹资金，创办了我国首家以名老中医的学术思想和临床经验为基础的南通市良春中医药（临床）研究所。由于一直坚持以中医中药为治疗特色，中药使用率达95%以上，医院已研制出有自主知识产权的治疗各种疑难杂病的医院制剂21个，其中风湿病系列药9个，取得了明显的社会效益和经济效益。为了满足广大海内外病人的需求，回馈社会，继承弘扬中医药事业，朱良春董事长已年逾九旬，又率朱琬华所长开始了第二次创业。2006年9月21日南通良春风湿病医院成立，为江苏省第一所市级风湿病专科医院。

2007年被医院国家中医药管理局定为“十一五”重点专科（风湿病）建设项目单位（江苏省仅此一家）、国家“十一五”风湿病重点专科痛风协作组组长单位。2007年医院成功申报国家科技部“十一五”科技支撑计划课题《痛风性关节炎中医综合治疗方案的研究》、科技部“十一五”科技支撑计划疑难病中医干预及疗效评价研究项目《基于二次临床研究的中医药治疗类风湿性关节炎的临床评价》课题参与单位。

医院和研究所座落于美丽的国家级南通经济技术开发区内。医院每天诊治的病人以风湿和肿瘤为主，其中2/3的病人来自周边地区、全国各地、港澳地区以及美国、英国、西班牙、新西兰、东南亚等国，满足了海内外患者的需求。在董事长朱良春、院长朱琬华的带领下，全体员工的共同努力下，吴仪副总理提出的“名医、名科、名院”三名工程战略，在这块土地上已得到生根、开花，必将会结出更丰硕的成果。

法人代表：朱琬华

医院地址：南通经济技术开发区上海东路68号

电　　话：0513-85966258 / 85966251 / 85966268

传　　真：0513-85966269　邮　　编：226009

网　　址：www.jszlc.com　邮　　箱：jszlcweb@yahoo.com.cn

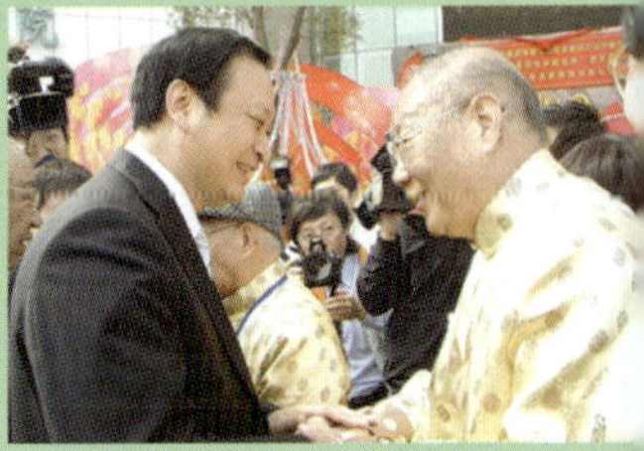

全国著名中医药学家学术高层论坛会议上，卫生部副部长王国强与朱良春教授亲切握手

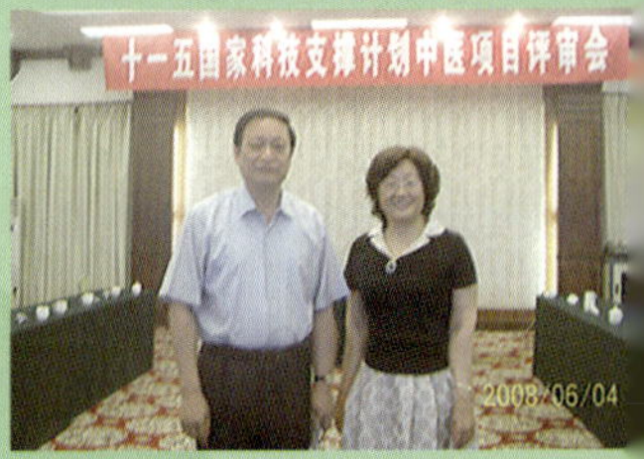

卫生部副部长、国家中医药管理局长王国强与朱院长在“十一五”国家科技支撑计划中医项目评审会

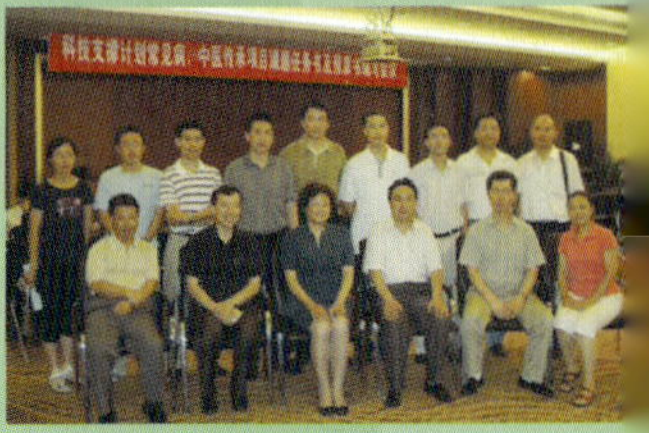

朱琬华院长参加国家“十一五”科技支撑计划课题任务书编写会议

米市巷街道社区卫生服务中心

米市巷街道社区卫生服务中心位于美丽的古运河畔，始建于20世纪50年代。2008年该被国家中医药管理局确定为全国社区中医“治未病”试点单位，在省、市、区中医管理部门的领导下，构建完善社区中医“治未病”组织体系，开展中医特色预防保健服务，探索社区中医特色预防保健的有效途径、模式、内容、方法。

发展历程

2003年：杭州市规范化社区卫生服务中心；杭州市满意社区卫生服务中心。
2005年：杭州市示范社区卫生服务中心。
2006年：杭州市规范药房。
2007年：浙江省规范化社区卫生服务中心；全国中医药特色社区卫生服务示范区。
2008年：全国中医药治未病试点单位。

构建完善社区中医”治未病”组织体系

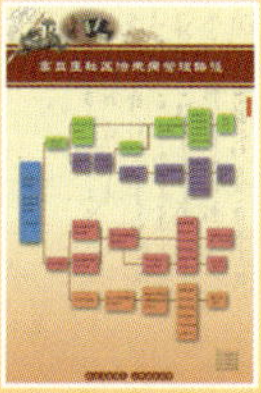

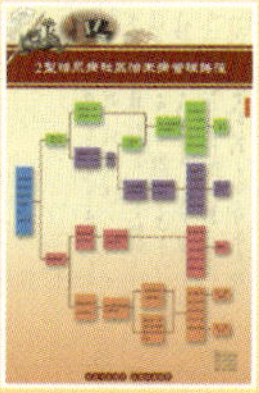

中心愿景：争创全国一流的社区卫生服务中心
中心使命：米市巷街道社区居民的健康管理者

领导支持

卫生部、国家中医药管理局、省卫生厅、省中医药管理局、市委、区委主要领导及卫生行政部门领导多次莅临本中心指导检查工作。

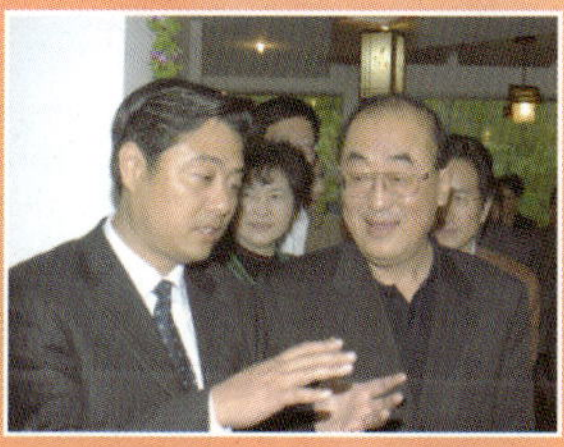

卫生部党组书记高强(右)视察该中心

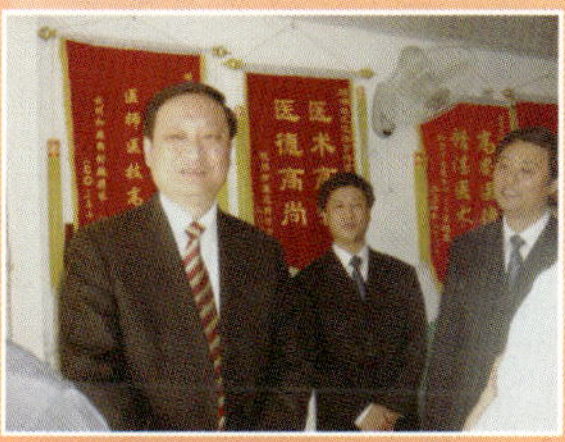

卫生部副部长王国强(左)视察该中心

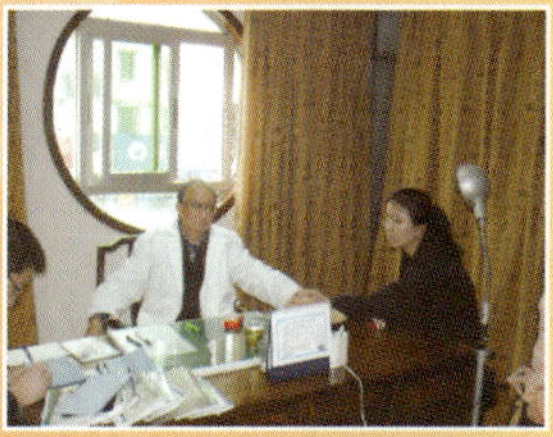

浙江省中医药协会会长、胡庆余堂名医馆馆长张承烈在名中医工作室义诊

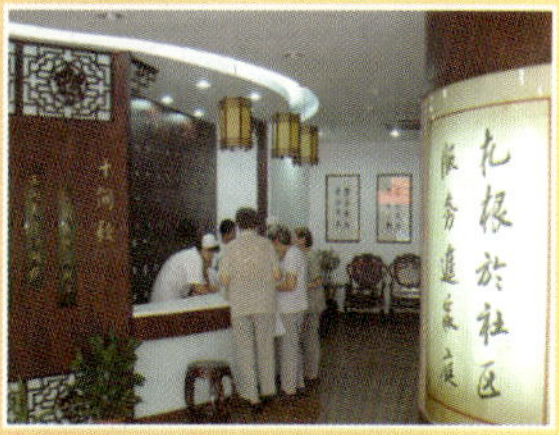

扎根于社区，服务进家庭

以科研推动社区中医“治未病”试点工作

《中药熏香剂预防呼吸道感染的应用研究》
《经络调理技术在儿童保健系统管理中的应用研究》
《糖耐量减低人群组织化中医药综合干预模式的构建和效果评价研究》
《社区“治未病”组织模式构建与社区亚健康人群中医辨证论治干预的效果评价研究》

拱墅区米市巷街道社区卫生服务中心
地址：杭州市拱墅区夹城巷1号
电话：0571-28118959　0571-85530608
邮编：310005
E-mail：gsqmsw@163.com

秦皇岛市中医医院

秦皇岛市中医医院是秦皇岛市唯一一家集医疗、科研、教学为一体的三级甲等综合性中医医院，是全国中医心血管急症协作组成员、全国中医脑病急症协作组成员、中国中西医结合糖尿病中心秦皇岛临床部、秦皇岛市中西医结合肛肠病治疗中心。2007年糖尿病科被确定为国家重点建设专科。医院长期与国内著名医院建立业务合作关系，广泛开展技术合作和科研攻关，促进了中医药事业的共同进步。由于受到环境的制约，医院目前设有糖尿病科、脑血管内科、心血管内科、综合科（肿瘤消化科）、肛肠科、骨科、外科7个病区，开放床位210张，并设有急诊科、皮肤科、妇科、肝胆科、脾胃科、儿科、心理咨询科、耳鼻喉科、风湿科、针灸科等门诊科室及影像科、B超室、胃肠镜室、心电图室等医技科室32个，大型医疗设备齐全。医院有河北省名老中医1名，市跨世纪“151”人才7名，硕士研究生7名，市拔尖人才3名。医院在岗职工351人，卫生技术人员277人，其中正高职称13人，副高职称53人，中级职称105人，年门诊量18万人次。

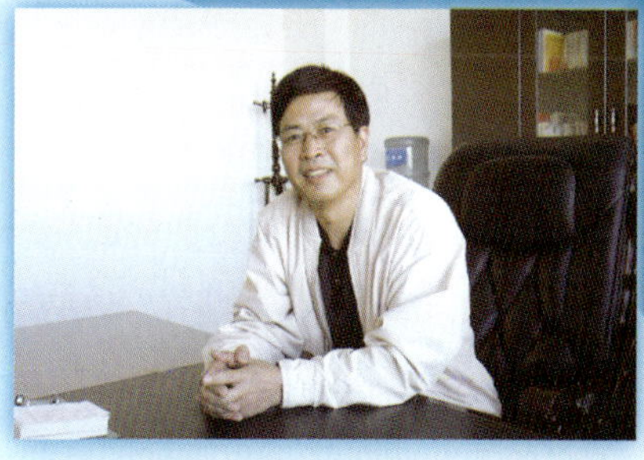

院 长　陶贺东

秦皇岛市中医医院以科技为依托，以病人为中心，以优质安全的医疗服务为宗旨，走出一条以中医药为主体、专科专病为特色的中西医结合的现代化综合医院的发展之路。医院先后开展新技术、新项目达几十项；为河北省三星级文明服务单位；并连续多年被秦皇岛市委、市政府授予市卫生行业“创建文明行业工作先进窗口单位”；2002年获得全国“明明白白看病百姓放心医院”荣誉称号；2005年被河北省卫生厅命名为“河北省示范中医院”。在市委、市政府的关怀下，制约医院发展的环境问题已得到彻底解决。目前，新医院的筹建工作正在开展中。

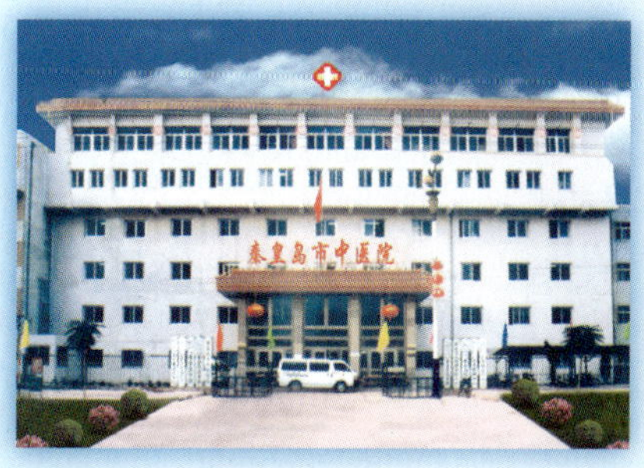

地址：秦皇岛市海港区海阳路209号　　邮编：066000　　联系电话：3254513　3254696

新疆生产建设兵团奎屯中医院

【基本情况】

新疆生产建设兵团奎屯中医院(以下简称兵团奎屯中医院)，位于新疆奎屯市伊犁路1号，占地面积70亩。医院由国家投资兴建，2004年11月28日正式营业，有开放床位120张，各类专业技术人员110人。临床科室设中医内科、中医骨外科、针灸理疗康复科、肿瘤科等，医技科室设检验科、放射（CT）科、B超（心电图）室等。门诊开设中医内科、外科、妇产科、皮肤科、骨伤科、急诊、预防保健等。医院现有大中型医疗设备20余台（部），其中放疗设备、CT机、PLDD设备，C型臂高频X线机、全自动生化分析系统、全自动血细胞分析仪、飞利浦彩超等先进设备使中医院的检测水平居本地区前列。

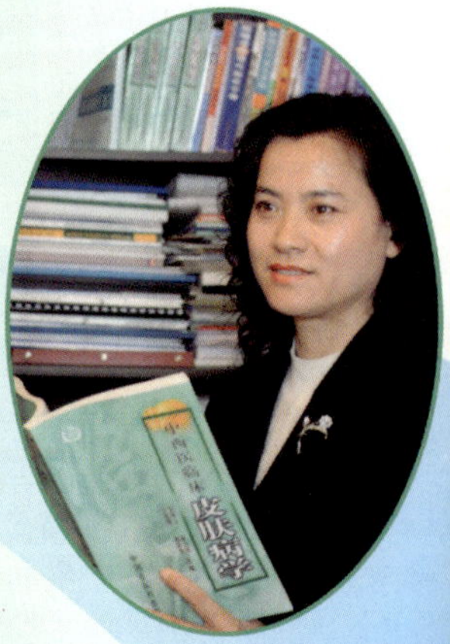

院长、书记：班新能

【特色专科】

一、肿瘤放射治疗中心 该项目主要治疗各类肿瘤，引进投资1025万元，配备有目前国际国内处于领先水平的直线加速器、X－刀、模拟机、螺旋CT等医疗设备。

二、颈腰椎病治疗中心（钬激光治疗项目） 主要治疗椎间盘疾病（椎间盘突出、膨出），中医院引进的钬激光治疗系统主要针对椎间盘Ⅰ度、Ⅱ度突出、膨出的患者，不需要开放式手术，具有无痛苦、治愈率高、技术成熟、无风险、治疗费用低、病人开支小、住院时间短（住院3～5天即可）等特点，目前该技术在全国处于领先地位。

三、针灸理疗 针灸理疗是祖国医学传统诊疗项目，是该院最具有中医诊疗特色的重点建设科室之一。该科室由针灸、理疗、小针刀等不同专业组成，主要用针灸、穴位封闭、牵引、小针刀、穴位经络按摩等专业治疗方法结合中草药专治各类软组织损伤以及各种关节疼痛性疾病，可以达到药物治疗所不能或者很难达到的效果。该方法以其因病施治、辨证施治的中医理论和独特的治疗方法和显著的治疗效果，倍受推崇。

以科学为先导，以人才为根本；

以特色求发展，以服务创品牌。

追求　创新　发展　超越

——江苏省泰州市中医院实现历史性跨越

2003～2007年，短短的5年时间，在历史的长河中仅是弹指一瞬间。然而，江苏省泰州市中医院就在这短短的5年里，实现了一次又一次历史性跨越：从一个债台高筑、举步维艰的普通中医院，迅速建成泰州市唯一一所三级甲等中医院，成为南京中医药大学泰州附属医院，与上海中医药大学附属龙华医院建立战略合作伙伴关系，实现了与上海一流医院的接轨……

一次又一次跨越，是一次又一次医院品质、实力、能力和规模的提升。至2007年底，医院由原来的5个病区，扩大为13个病区；由1个市重点专科，发展为1个国家重点专科，2个省重点专科，3个市重点专科，并被列为卫生部国际紧急救援中心网络医院；门急诊由原来的14万人次、出院病人4000人次上升到2007年的35万人次、出院病人9300人次，年业务收入由原来的4000万元跃升为1亿元，增长150%，医院净资产值上升了96%以上。

在刚刚过去的5年里，江苏省泰州市中医院在医院50年的发展史上树立起了一座记载着光荣和自豪的里程碑，为自己构筑了一个新的发展平台，拓展出一个新的发展空间。在已然开始的又一个新的5年里，他们将在新的起跑线上开始新的征程，为医院的快速、科学发展，为泰州市中医事业的振兴开创更加光辉灿烂的未来！

佳木斯市中医院

佳木斯市中医院成立于1956年，历经50多年的发展与建设，现已成为黑龙江省东部地区中医、中西医结合规模最大，集医疗、教学、科研、预防、保健、康复、社区服务为一体的国家三级甲等中医院，是省级文明单位标兵、省级中医工作先进集体，黑龙江中医药大学佳木斯临床医学院。医院编制床位370张，设67个诊疗科目，现有职工495人，其中高级职称82人，中级职称155人，市级有突出贡献的知识分子2人，省市名中医、优秀中医20人。医院拥有飞利浦双层螺旋CT等大中型设备70多台套。

2006年9月医院新一届党政班子成立以来，以“勤奋、诚信、和谐、进取”为办院理念，各项工作创新发展，为了临床科室发展先后4次调整医院房屋布局。医院培养名医、创建名科、建设名院，实施“三名”战略。新特色专科不断培植、壮大，2007年7月成立了省内首家中医“治未病”体检中心，引进最先进的“TDS远程健康检测系统”，名老中医为体检者提供个性化养生调理方案，建立终身电子健康档案。医院成立了“杏林康健俱乐部”（包括癌症病友学会和中西医结合科学防治糖尿病病友会），实行心理、饮食、运动、药物、住宅等中西医结合保健与治疗方式。医院成立了绿色、无创、无痛、靶向中西医结合肿瘤治疗中心、中国生物医学工程学会肿瘤靶向治疗技术分会佳木斯临床基地，运用先进的设备与中药相结合的治疗方法。医院不断开发院内制剂，改变中医传统剂型的预防保健药品，制剂室被列为国家中医药管理局重点建设项目。医院同时新开设脊柱间盘疾病会诊中心、脊柱相关疾病科、整型美容外科等12个专科专病门诊，医院与市红十字会联合成立了特困病房。

特色专科有新发展。糖尿病科自主研发消渴益肾胶囊、消渴降脂胶囊、温阳活血散，以短疗程、高疗效、低收费为特色，是国家“十一五”重点专病建设项目、黑龙江省糖尿病治疗中心。骨伤科新开展了腰间盘臭氧介入治疗、骨科关节镜手术等技术创新项目，采用高精尖技术与传统中医整骨相结合的治疗方法，是黑龙江省骨伤治疗中心。针灸科开展了球麻痹、耳聋、眼肌眼底病等多项新技术，增设了针灸病房，是全国针灸临床研究中心黑龙江分中心。中医儿科改变传统中医剂型，绿色、简便、无痛、无毒副作用的穴位给药疗法，让儿童远离毒副作用，达到了针药并用的治疗效果。

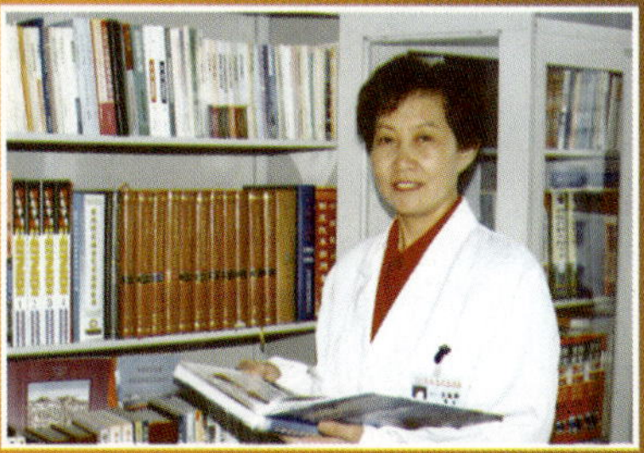

佳木斯市中医院党委书记、院长：王淑卿

医院深入地开展“三进”工程，进行中医药文化普及宣传工作，让中医“治未病”理念深入到千家万户，让广大人民群众享受到中医药预防、保健、养生的服务。2007年9月医院成功启动了中医中药中国行黑龙江佳木斯站活动，得到了国家、省市领导的高度评价。为增进国际交流，美国韦伯大学健康学院师生两次来医院开展学术交流活动，针灸科学科带头人刘锡安主任为美国师生上了一堂精彩的《中医针灸特色与现状》的讲座。2007年，全院职工同力同心、奋力拼搏，医院的面貌和职工精神状态都发生了可喜的变化，业务收入、出院、门诊病人比去年同期增长30%以上。

富川瑶族自治县民族医医院

富川瑶族自治县民族医医院，是一家非营利性医疗卫生机构。医院占地面积5000平方米，建筑面积6158平方米，是一家集医疗、预防、妇幼保健为一体的综合性医疗单位。医疗设备先进，技术力量雄厚，拥有高级职称1人，副高职称5人，中级职称22人。近年来，医院加强管理，狠抓医疗、护理、服务质量，积极引进新技术，扩大医疗服务项目，医院各项业务快速增长，取得了社会效益和经济效益双丰收的可喜业绩。

富川瑶族自治县民族医医院在不断发展的过程中特别重视科技兴院。为此，医院购进了几百万元的先进医疗仪器，医院基本医疗设备有：600mAX光机、CR、意大利彩超、电子胃镜、全自动生化分析仪、全自动血球计数仪、麻醉机、呼吸机、电动洗胃机、除颤仪、监护仪、心电图、脑电图、牙科治疗机及全套普外、骨伤、整形美容器械等先进医疗设备，并拥有一流的诊疗环境。医院在人才培养上舍得投入，每年选送人员外出进修学习，又聘请一批专家进来。医院尤其注重对外科特别是骨科专业的建设，打造特色专科是医院的发展战略之一。医院科室齐全，内科擅长心血管疾病及疑难杂症的治疗；外科擅长直肠癌根治术、胃癌根治术、甲状腺次全切除术、关节置换术；妇产科擅长美容式剖宫产术、卵巢囊肿剥除术、子宫肌瘤剔除术、子宫次全切除术；中医科擅长中医内科、中医外科、中医男性科、中医妇科及疑难杂症的治疗。

富川瑶族自治县民族医医院本着为民办院的精神，坚持“以病人为中心”的办院宗旨，勇于改革，开拓创新，不断加强医院管理和医德医风建设，完善各项规章制度，真正做到合理检查，合理用药，合理收费。医院在日常工作中提出了“尊重生命，重视细节”、“仁心仁术，微笑服务”等口号。近年来，医院制订了一系列便民措施，方便了群众就医。

在医院领导班子的正确带领下，在全院职工的团结拼搏下，富川瑶族自治县民族医医院的医疗服务质量得到了社会的认可，经测评病人对医院的满意度达98%。医院连年被评为富川瑶族自治县卫生系统先进单位和防疫、妇幼、新农合专项工作先进单位；1998年获一级甲等卫生院；2003年获贺州市抗击“非典”先进单位；2005年、2006年获贺州市卫生系统先进单位；2005年获广西爱婴卫生院和示范卫生院称号；2007年升级为富川瑶族自治县民族医医院。

在县政府和县卫生局的正确领导下，富川瑶族自治县民族医医院将在团结、自强、敬业、创新的良好氛围中走向更美好的明天。

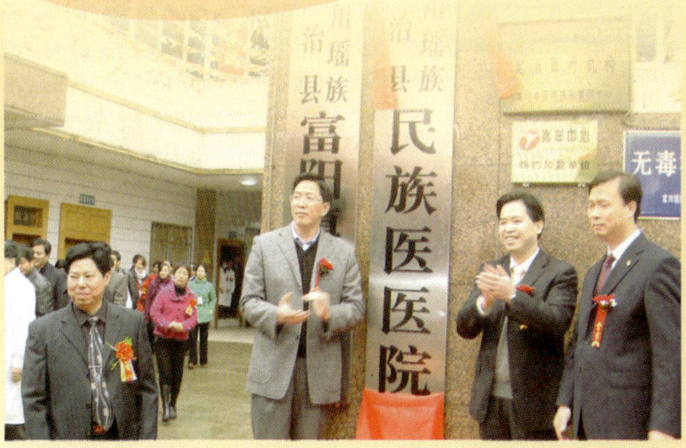

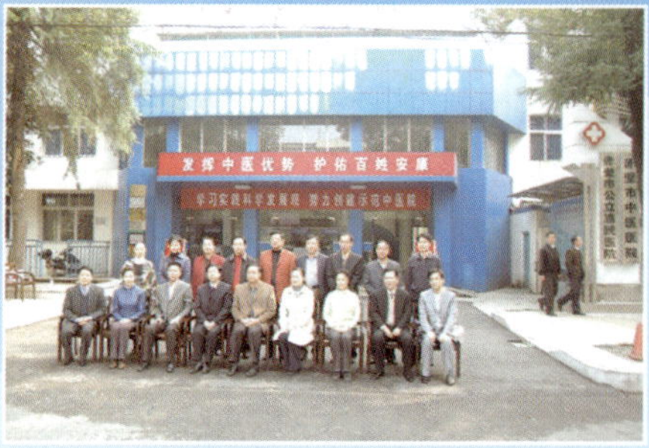

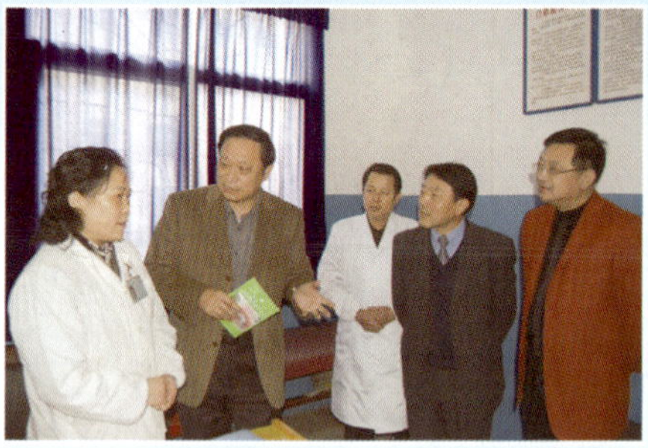

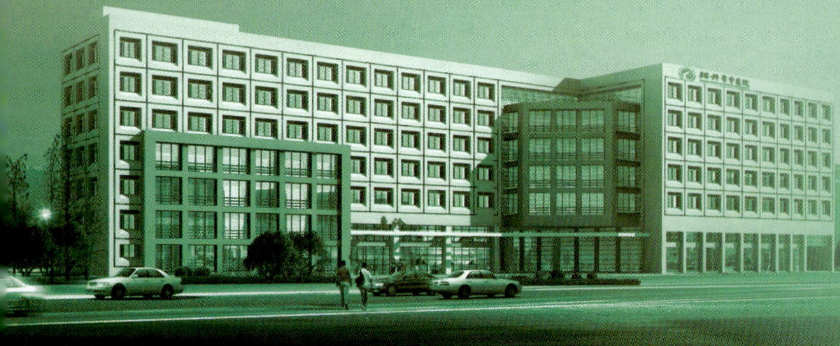

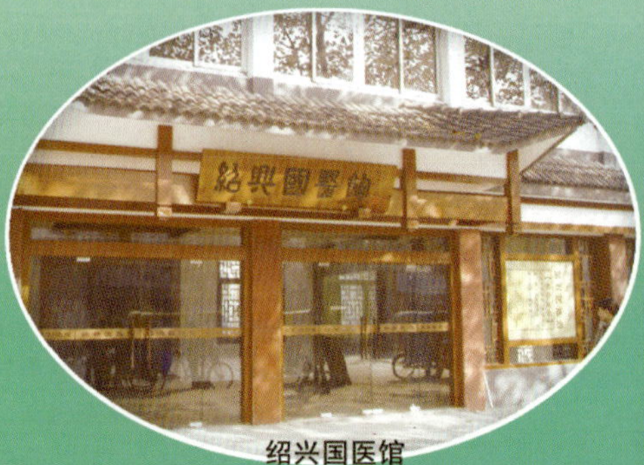

杏林奇葩——安徽省太和县中医院

太和县中医院是一所集医疗、急救、科研、教学、预防、康复为一体的全国文明单位、全国示范中医院、安徽省特色中医院。多年来，在李福同院长领导下，医院始终坚持以精湛的技术、优质的服务、低廉的价格服务病人，赢得了太和及周边县市广大人民群众的良好口碑。

医院科室设置齐全，设有骨伤科、肿瘤外科、肿瘤内科、心脏治疗中心、肝病科、肾病科、妇产科、小儿科、五官科、呼吸内科、神经内科等15个病区，其中骨伤科分设四肢、脊柱、骨病关节、手足显微骨外科、中医推拿科5个病区。医院开放床位600张，年出院病人1.9万人次，病人辐射到河南、山东、亳州等周边10多个县市。门诊设有骨关节病、肝病、脾胃病、糖尿病、心血管病、颈肩腰腿痛、头痛、结石病等30多个专科专病诊室和中医骨伤、针灸、理疗、推拿、内科、外科、妇科、口腔、眼科、美容等诊区，年门诊病人29万人次。医院现有在职职工570人，其中具有高级职称者45人，中级职称者107人。医院医疗设备先进，拥有16层螺旋CT、全新进口核磁共振、美国瓦里安直线加速器、大C臂、DR、彩超、碎石机、模拟定位机等一批总价值达7000万元的现代化医疗设备。医院先后获得各类荣誉369项，曾4次被评为全国卫生系统先进单位，连续5届被评为安徽省文明单位，连续8次被评为安徽省文明医院，多次被评为省市诚信单位。国家、省、市、县领导多次到该院视察工作。原卫生部部长陈敏章、张文康，原省委书记王太华，省人大主任王光宇、孟富林，省委副书记方兆祥等领导都曾到该院视察，给予很高的评价。原卫生部部长陈敏章赞扬该院是：“艰苦奋斗的体现，实实在在的改革，深圳发展的速度，中西医结合的典范。”原卫生部部长张文康欣然为该院题词：“杏林春色浓，太和发秀枝。”国家中医药管理局副局长房书亭称赞道：“全国省级中医院看广东，县级中医院看太和。”

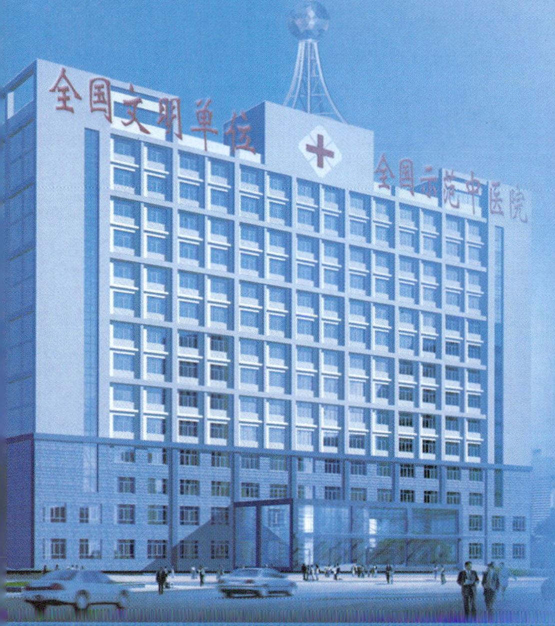

院长：李福同
地址：安徽省太和县团结西路59号　电话：0558-8629999　传真：0558-8629810
邮编：236607　邮箱：pxm9661@163.com

内强素质　外塑形象
良好医风温暖万户民心 ——记贵州省金沙县中医院

在黔西北偏岩河畔的打鼓新场，有一所远近闻名的被广大患者朋友称为黔西北第一的医院，那就是金沙县中医院。

金沙县中医院始建于1984年。20多年来，医院以“关爱生命、保护健康”为发展宗旨，坚持以“病人为中心”为服务理念，坚持中医特色、中西并重的建院发展方向，通过不懈的努力和探索，金沙中医院从无到有、从弱到强，现已发展成为全省规模较大，设备领先的集医疗、教学、预防、康复、急救为一体的二级乙等综合性县级中医院。医院占地面积4000平方米，建筑面积5000平方米，现有职工196人，专业人才队伍中有8名副高职称学科带头人和45名中级职称医疗技术骨干。医院人才结构合理，科室配置齐备，设有20多个科室和10多个专病专科门诊，有病床180张，使用率达120%以上，医院配置有螺旋CT、彩超、碎石机、电子胃镜等先进医疗设备。

金沙中医院紧紧围绕“一流人才、一流疗效、一流管理、一流服务、一流设施”的现代化中医院建设方向，发挥中医中药特色，走中西医结合道路，以打造“温馨中医院”为抓手，带动医院在继承中创新、在发挥优势中突出特色，大胆开拓、与时俱进、内抓管理、外树形象，积极拓展医疗市场，全面提高了医院的综合服务能力，扩大了医院的影响力和知名度，实现了跨越式发展目标，综合实力持续提升。2005年医院业务收入实破2000万元大关，比建院初增长了20倍，是2000年的7倍，医院投入资金500余万元，购进螺旋CT、彩超、X光机等先进医疗设备，引领黔西北医疗技术水平前沿，奠定了在黔西北医疗行业的龙头地位。2000～2006年，医院由80张床位发展到150张，2006年实际开放180张；门诊量由2000年的1.8万余人次增加到2006年的3.5万余人次；固定资产总值由150万元增加到700万元，业务收入由2000年359万元增加到2006年2200万元，居全省县级中医院前茅，并继续保持全省领先优势。医院先后获得“全省卫生系统行业作风建设先进集体”、“贵州省超声诊断10周年先进组织奖”、毕节地区“医院发展进步奖”、“医院管理先进奖”、2006年获毕节地区“医院管理年活动一等奖”等荣誉称号，多次被县委、县政府评为先进集体。

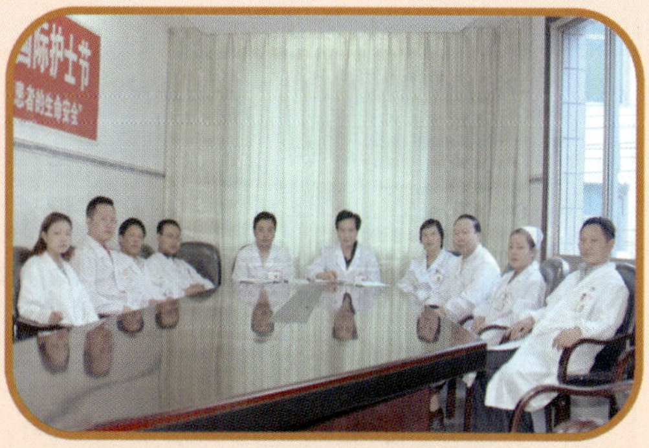

天津市红桥区中医医院

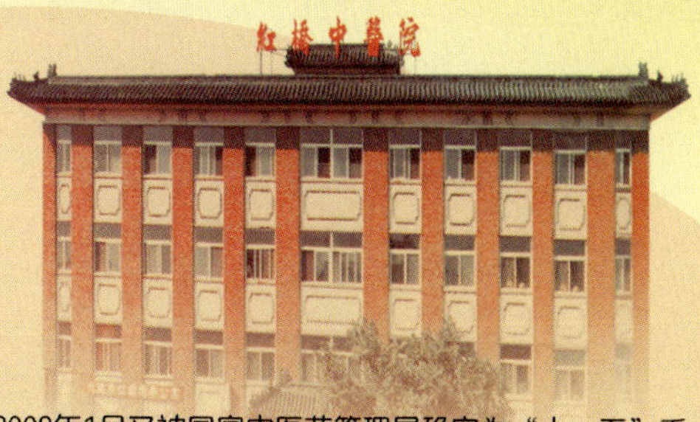

天津市红桥区中医医院是一所以中医为主、中西医结合为基本特色，集医疗、教学、科研、社区卫生服务于一体的二级甲等中医院。医院座落在天津市红桥区西于庄城防里大街35号。

院内有各级各类专业技术人员120人，其中，正主任医师3人，副主任医师14人，汇集了全区中医界的精华。医院设有门诊部、住院部、社区部，年门诊量在14～15万人次。住院病床120张，年使用率达90%以上。门诊科室有内科、外科、儿科、妇科、急诊科、中医科、针灸科、骨伤科、理疗科、推拿按摩科以及专科专病等科室。放射、影像、检验等功能科室齐全，设备完善。医院还设有中药制剂室，可生产40余种中成药制剂，并纳入医疗保险用药范围。

中医精神疾病专科是该院最具特色的重点专科，被列入天津市卫生局重点专科建设单位，2008年1月又被国家中医药管理局确定为“十一五”重点专科建设单位，同时也是红桥地区精神卫生防治康复中心。该中心成立于1997年，现设有精神病门诊、失眠抑郁门诊、心理咨询门诊，住院病床80张及社区病人管理部，有专职从事精神卫生工作的医护人员40余人，并形成了一支由1名中医主任医师为学科带头人，1名副主任医师作为学科继承人和4名中医、西医副主任医师为骨干的学科建设队伍。

在治疗精神分裂症及其他精神疾病方面，中医精神疾病专科努力发挥中医药特色优势，按照中医对精神分裂症的辨证分型，确立了“痰火气郁”的立论原则，明确了以癫、狂、郁病为主要病种的治疗方案，研制开发出5种精神疾病制剂药品，还形成20余种协定处方用药。其中“清热醒脑丸、安神解郁丸治疗精神分裂症的临床研究”的科研课题于2006年通过了天津市科委的鉴定并申报为科技成果。该科同时还积极探索以针灸为主治疗精神疾病的临床实践。经过10年中医药综合防治精神疾病的实践探索，初步取得使住院病人治疗疗程缩短10%～20%，复发率降低5%～10%，西药副作用明显减轻和医疗费用减少30%（与西医精神病院比较）的效果。同时该中心还建立起精神病人的社区管理三级网络，初步形成了“查、访、管、制一条线，内、外、专、群一张网，防、治、保、康一体化”的管理模式。这些经验、效果、特点及做法，得到中国残联、国家中医药管理局的充分肯定与赞扬，香港、泰国等考察团多次来院交流。

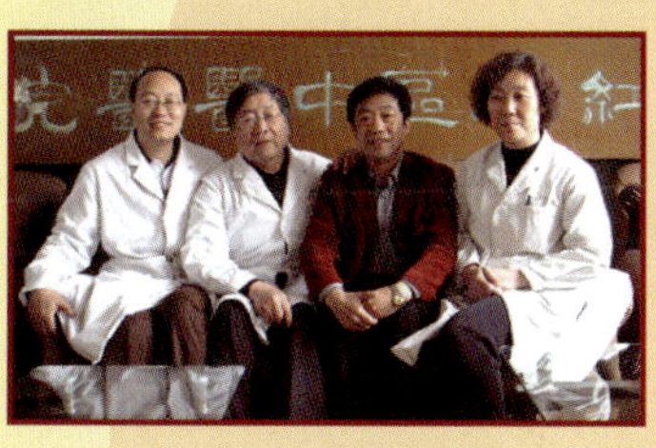

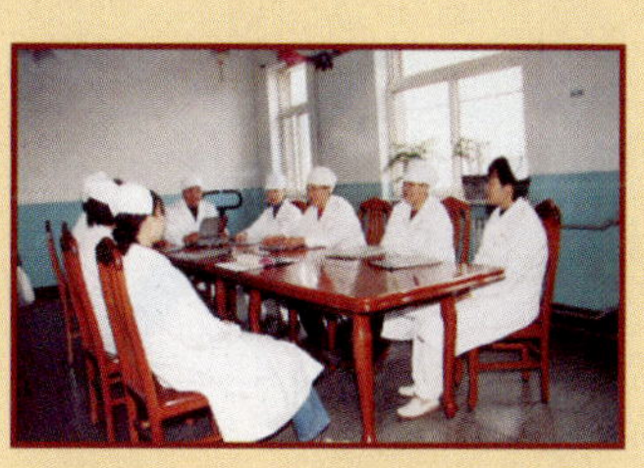

坚持中医为主，中西医结合，走专科带综合的特色之路已成为医院的办院方向，“修身敬业、育人正风、弘扬岐黄、医患和衷”已成为医院精神。

来自草原的行医楷模

——呼和浩特市中蒙医研究所副所长、蒙医病房及蒙医针灸五疗科主任特木其勒事迹

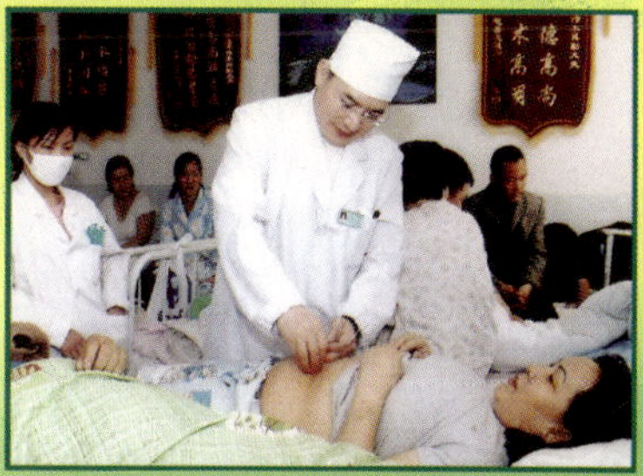

从医17年来，他从未离开过自身热爱的蒙医针灸五疗事业，对工作极端负责任，对病人极端热忱。面对每天凌晨5点就开始排队等候就诊的患者，他数十年如一日，每天工作13个小时以上，日诊患者上百人次，不间断站立着为患者驱除疾患，这就是特木其勒的真实写照。他献给病人的不仅是精湛的医术，还带给病人心灵的慰藉、生存的希望。他把所有的精力都投入到为病人服务之中，也赢得了社会的肯定以及广大群众的好评。

“想病人之所想，急病人之所急”是每一个医生的职责。特木其勒工作十多年来，始终把这项职责牢记在心。类似这样的例子数不胜数！有时，一手举着液体，一手为患者把脉诊断；把自己输液放在晚上，白天为患者继续治疗。大家称他为“当代的白求恩”。

一分耕耘，一分收获。1999年，特木其勒同志出任蒙医针灸五疗科主任，同年出任蒙医特色专科主任，形成了包括过敏性紫癜、蒙医妇科等十几个具有蒙医学科代表性的小专科；2001年2月，他又牵头组建了蒙医专科病房，使得医院在蒙医针灸治疗方面的措施、规模、队伍建设和为患者服务的综合能力逐步提高，成为医院的核心科室。

在大量临床实践的同时，特木其勒十分重视理论研究，他撰写的有关治疗心脑血管、神经系统疾病的论文分别在《中国蒙医药》、《中国民族医药》、《俄罗斯布里亚特中国国际学术交流论文集》上发表。《蒙药、光磁和针刺合用治疗糖尿病》科研论文成果被收录在《中华医药大百科文库·中华名医高新诊疗通鉴》一书中，并被中国中医科学院特色医药合作中心、中华高新知识产权参评推选组委会评为“中华名医世纪高新金杯奖”一等奖。目前，特木其勒大夫被聘为内蒙古蒙医传统疗术专业委员会副主任委员。他的名字被载入《中华名医大典》、《中国专家大辞典》（人事部主办）。

特木其勒大夫以其精湛的医术、良好的医德受到了患者的好评，先后荣获“呼市职工职业道德先进个人”、“呼市第五届十大杰出青年”、“呼市十佳青年科技英才创新奖”、“全市卫生系统先进个人”、“呼市首届五四青年奖章”、“呼市级劳模”、“内蒙古十大医德标兵”等荣誉称号。他所负责的蒙医病房获得了“呼市劳动模范先进集体”和“自治区‘五一’劳动奖状”。2005年，他被蒙古国政府授予“功勋医生”荣誉称号。2007年，特木其勒大夫被被推选为呼和浩特市政协委员、2008年奥运火炬手。他还获呼和浩特市专业技术拔尖人才奖，获得“中国首届十大医德楷模”、全国“五一”劳动奖章等荣誉。

河北省万全县中医院

河北省万全县中医院始建于1987年，20年来，以信誉求发展，以质量求生存，精心打造专家型医疗格局，努力提高医疗服务水平，不断提升综合医疗实力，现已成为一所具有一定规模的在河北省颇具影响力的二级甲等中医医院、河北省示范中医院、首批省三星级文明服务单位、张家口市百佳医院、张家口市名中医院。

医院建筑面积11295.87平方米；在职职工210人，其中高级职称12人，中级职称35人；年门诊量近8万人次，住院病人3000余人次；开设病床120张；有7个住院病区，13个临床科室。2006年新建面积为7000平方米的门诊急诊楼一座，门诊和住院环境舒适优雅、设施完善。

医院拥有东芝螺旋ＣＴ扫描机、柯达CR数字放射摄影机、西门子数字胃肠机、西门子彩超、富士能电子胃镜、电子肠镜、全自动生化分析仪、ICU重症监护设备、病理成套设备等大型医疗设备127台套。资产总值3500万元。随着现代化仪器设备和先进技术的引进运用，医院拓展了中医研究范围，为开展中医治疗提供了支撑平台，为中医特色优势的发挥、创新及发展提供了保障。

医院在改善医疗环境，购置设备的同时，又以省级中医重点专科心血管科、市级中医重点专科骨伤科、中风科为龙头带动专科建设，先后建成糖尿病门诊、甲状腺门诊、癫痫病门诊、肾病门诊、肝病门诊、脾胃门诊、肛肠门诊、男科门诊共8个专病门诊，这些门诊都突出了中医特色，形成了中医特色系列。经过十几年的培养，已有2名中医师被张家口市卫生局评为名中医。

医院经过20年的发展壮大，已成为专业设置齐全，技术力量雄厚，医疗设备先进，服务设施完备，在本县及周边地区群众中享有较高声誉的一所中医医院。

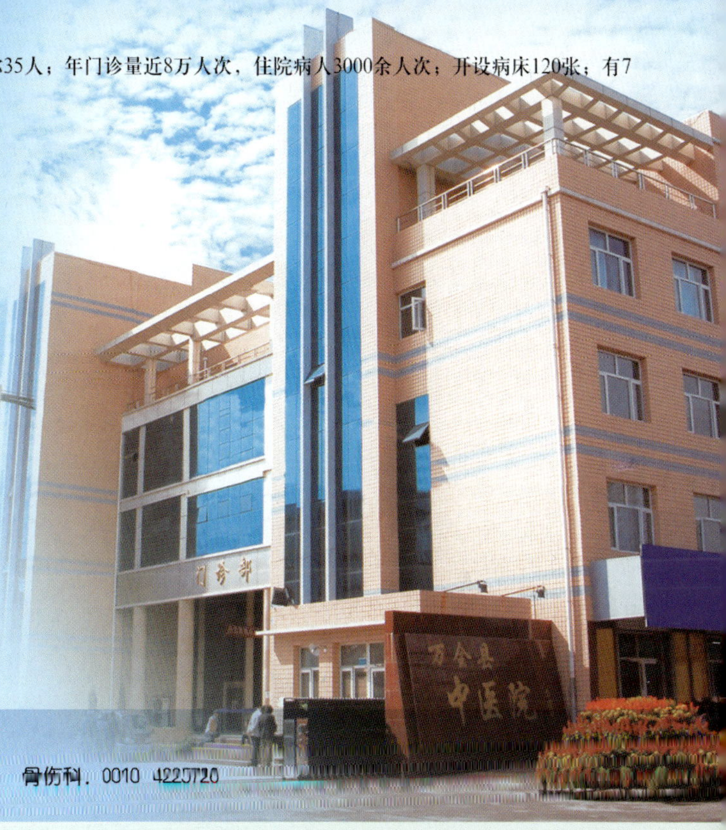

地址：河北省万全县孔家庄商业街60号　　邮编：076250

院办公室：0313-4225720　　心血管科：0313-4222353　　中风科：0313-4225721　　骨伤科：0313-4225720

曲阜中医药学校

曲阜中医药学校是1988年5月经山东省人民政府批准成立的全日制普通中等专业学校，是目前山东省唯一一所普通中等中医药学校、国家级重点、省级教学示范学校和省级文明单位。学校座落在东方文化发祥地、伟大的教育家孔子的故乡曲阜。学校育人环境优美，师资力量雄厚，拥有28个现代化的实验室、700余台计算机、8.8万册图书，高中级讲师80余名，所有教室实现了多媒体教学。学校拥有省内46所县市级以上的教学医院；各类注册在校生近8000人。济宁市劳动和社会保障局在学校设立“中医药行业职业技能鉴定点”。目前，学校集中专教育和高等教育为一体，有全日制中专、“3+2”连读、乡医学历教育、成人教育、远程教育等多层次办学形式。“3+2”连读高等职业教育开设中医医疗、针灸推拿、中药、高级护理4个专业。全日制普通中专开设针灸推拿、中药、中医护理、中药制剂、药品营销、中医康复等6个专业。学校十分重视就业指导工作，与北京、深圳等大中城市签定用人协议，推荐就业率达96％以上。

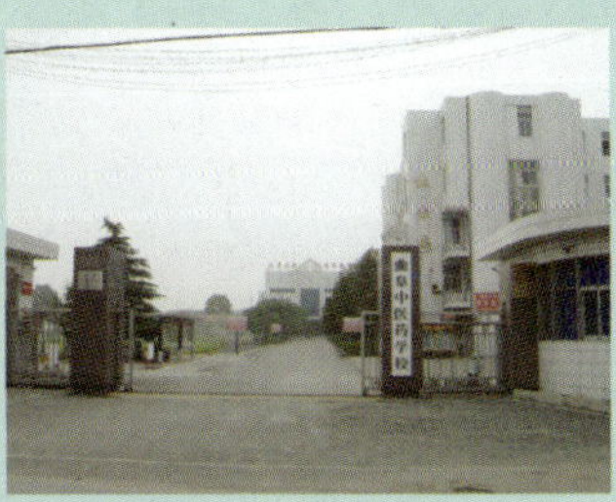

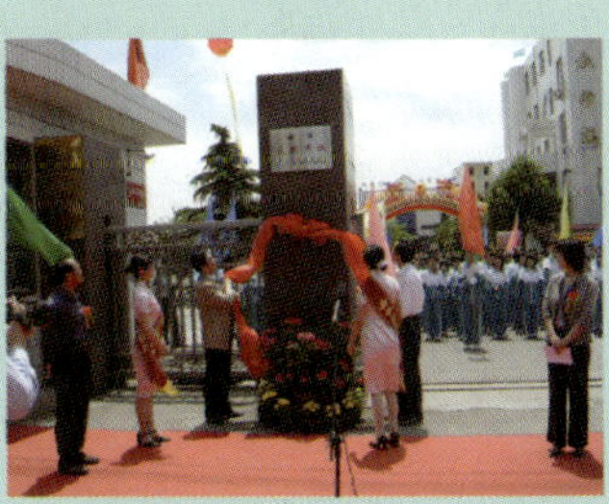

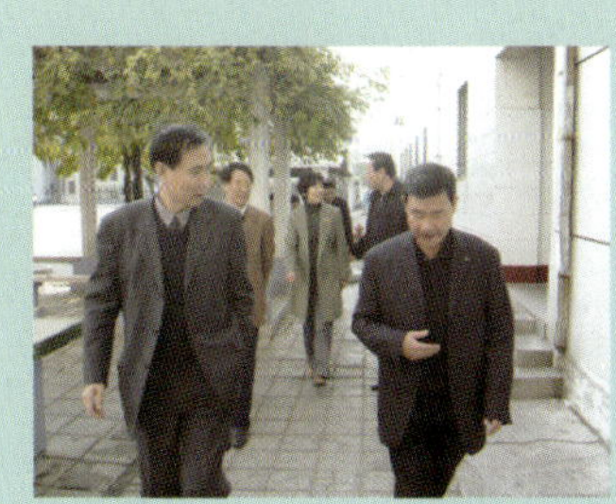

地址：山东省曲阜市岐黄街2号　邮编：273100　校长办电话：0537-4425058　办公室电话：0537-4412330 / 4483196

招生热线：0537-4483191　网址：www.qfzyyxx.cn

扬州大学医学院

扬州大学医学院具有50多年的办学历史，1989年以来，学院成为卫生部皮肤性病防治人才培养基地、司法部监狱管理医学和罪犯心理矫治人才培训基地、劳动和社会保障部国家职业技能鉴定中心和司法部监狱管理局心理咨询师培训基地。

学院现设临床医学（含妇产科学专业方向、皮肤病学与性病学专业方向）、中医学、中西医结合临床医学、护理学、药学（临床药学方向）6个本科专业，其中临床医学、中西医结合临床医学和中医学专业学制5年，护理学、药学专业学制4年。从2006年起，临床医学专业开始招收学制5年的外国留学生。学院设有中西医结合临床博士点1个，人体解剖与组织胚胎学、生理学等13个硕士学位点。其中中西医结合临床为江苏省级重点学科，消化内科学、心脏内科学、血液病学、骨科学、影像与核医学、普外学为省级重点专科。目前学院有全日制本科学生和硕士研究生2200余人，在校留学生54名。

学院中医学系中医学专业始于1958年的中医专修班，1962年三年自然灾害停办；1974年恢复中医教研组，并招收中医专修班学生；1977年正式招收中医专业3年制专科；1984年正式招收中医专业5年制本科；1994年经江苏省教委批准，确定为“中医专业（中西医结合方向）”5年制本科招生，在江苏省为首家获批准招收中西医结合专业本科生的院校，在全国高等医学院校中也起步较早；2001年建立中西医结合临床硕士点；2005年建立中西医结合临床博士点，且中西医结合为一级学科硕士点；2006年中西医结合临床被批准为省级重点学科。该专业现有中医专业教师28人，其中有博士9人，硕士4人；教授3人，副教授/副主任医师12人；博士生导师2人，硕士生导师5人，江苏省新长征突击手1人，省级优秀青年中医药工作者1人，校级优秀青年骨干教师1人。该专业的基础医学和临床医学教学实验中心总建筑面积约3000多平方米，有价值1000多万元的可用于中西医结合专业本科教学的实验仪器设备，有适用于本专业学生的示教室和特色鲜明的中药标本室。

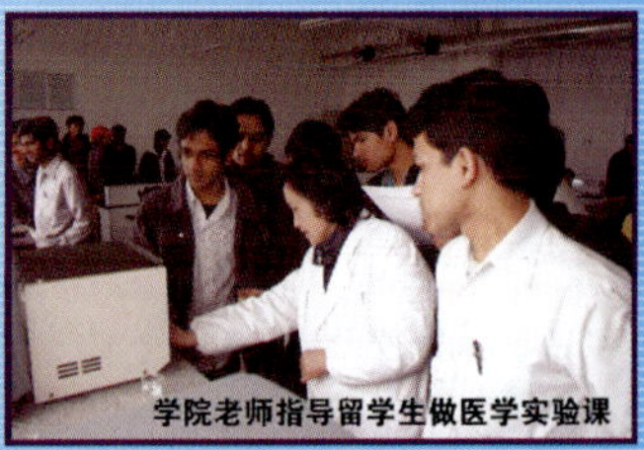
学院老师指导留学生做医学实验课

学院设有临床医学系、中医学系、护理学系、药学系和基础医学部，拥有基础医学教学实验中心、临床医学教学实验中心、药学综合教学实验室；拥有江苏省苏北人民医院、扬州市第一人民医院等5所临床医学院；还有30余所教学实习医院。

学院重视科学研究，近几年共承担国家自然科学基金项目、省重大招标项目等课题30余项，取得了一批高水平的科研成果，产生了显著的社会效益和经济效益。学院设有《实用临床医药杂志》编辑部，该杂志为全国公开发行的核心学术期刊，影响因子0.576，2006年获教育部“首届中国高校优秀期刊奖”。

建院以来，学院已为国家培养各类高中级医疗卫生人才11000余人，遍及全国各地。学院毕业生以求知欲强，基础理论扎实，实践能力较强，作风朴实而受到用人单位好评，其中一大批成为医疗卫生行业的骨干力量。全国优秀共产党员、劳动模范、白求恩奖章获得者被誉为“白衣圣人”的吴登云同志，是学院优秀毕业生的杰出代表。

地址：江苏扬州市淮海路11号　　邮编：225001
电话：（0514）87978804、87978803
传真：（0514）87341733　　　邮箱：yixy@yzu.edu.cn
网址：www.yzu.edu.cn/xyweb/yixy

河北蔚县中医院

蔚县中医院地处河北省蔚县西合营镇内，始建于1950年，占地面积30527平方米，是一所突出中医特色的二级甲等医院；开设病床110张，现有在职职工109人，卫生技术人员92人，其中副高级以上职称4人，中级职称49人，初级职称39人；临床科室主要有内科、儿科、普外科、骨外科、妇产科；中医特色科室有肛肠、糖尿病、肝胆、针灸理疗等；医技科室设有放射科、检验科、功能科、CT室、病理室等。医院现有固定资产818万元，万元以上设备43台（件），较大型医疗设备有CT机、彩超、500mAX光机、二维B超、脑电地形图仪、生化分析仪、自动呼吸机等。

多年来，医院本着“内强素质、外树形象、诚信办院”的原则，不断深化内部运行机制改革，在岗位聘任方面，采取“医院聘任，科室聘用”的方法，建立长效的上岗竞争机制；在经济分配方面，将目标管理项目融入到分配方案之中；另外加强各科室业务质量考核，将考核结果与经济分配挂钩，取得了管理上的显著成效。

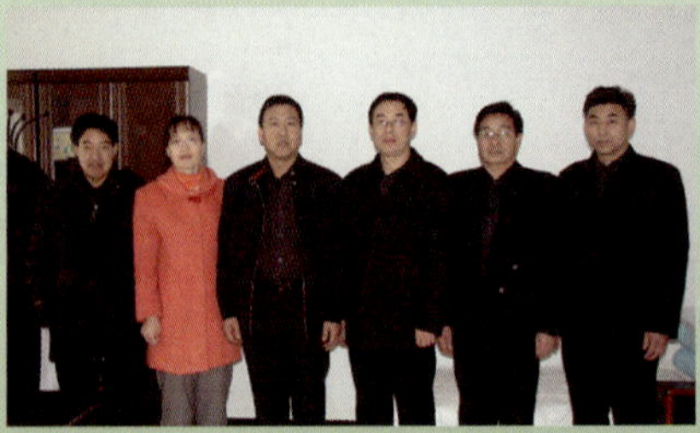

着力加强医务人员素质培养和医疗技术培训，坚持“走出去，请进来”原则，每年有计划安排医院医务人员到上级医院进修学习，经常外请专家授课讲学和交流，在院内有计划有安排地进行业务学习，建立长期的学习机制，业务水平不断提高，对于较复杂的手术，如开颅手术和脊椎整形手术现都能够开展。

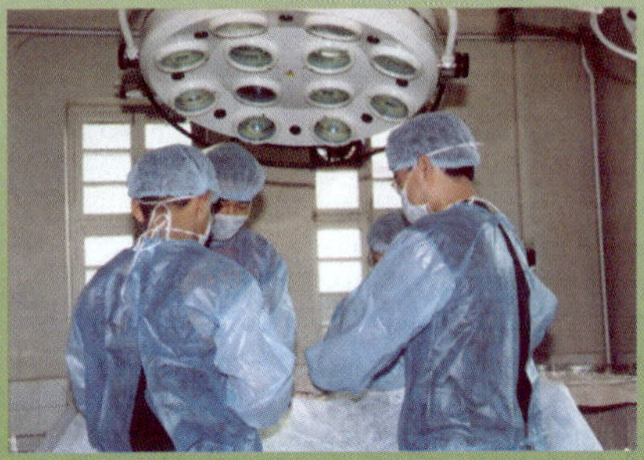

医院深入开展“以病人为中心，以提高医疗服务质量为主题”的医院管理年活动，严格岗位准入制度，不断完善和充实二级甲等中医院的工作内容，采取有效措施，加大医院管理力度，在医疗质量、管理和安全诸方面均有明显变化。医院大力加强行风建设，严厉打击非法行医、收受“红包”、乱收费等违法违规行为，切实维护广大患者利益。

2002年医院在蔚县人民路开设第一分院，2006年在蔚县前进路开设第二分院。今年新建3300多平方米的门诊大楼启用，改善了医疗条件和就医环境。

全院职工在院领导班子的带领下，共同努力，不断拼搏，先后被省厅评为二级甲等中医医院、省级“三星级文明单位”、首届张家口市群众评选“诚信医院”等，业务收入由1997年的100多万元提升至2007年的1111万元，取得了显著的社会效益和经济效益。

通辽市蒙医整骨医院

通辽市科左后旗地处内蒙古自治区东部。通辽市蒙医整骨医院座落在美丽的新型草原小镇——科左后旗甘旗卡镇。医院始建于1976年5月，是以科尔沁整骨术为主的蒙医整骨特色医院。医院经过30多年的发展，已成为集医疗、康复、教学为一体的初具规模的蒙医整骨特色医院。医院的环境优美、技术力量雄厚。在岗职工108人，其中卫生技术人员84人，占总人数的80%，具有副高级以上职称的专业技术人员10人，中级职称30人。

全院设有蒙医科、蒙医整骨科等10个一级临床科室和4个医技科室。全院住院床位100张，每年收入院病人2000多例，年门诊量达3万余人次，患者多来自于内蒙古各地和辽宁、吉林、黑龙江等周边省市。

医院医疗设备齐全，拥有数字化X射线机（DR）、计算机X线成像系统（CR）、C型臂X射线机、彩超、全自动生化分析仪、血流分析仪、尿液分析仪、电子胃镜、经颅多普勒等诊疗设备。

医院始终坚持加强重点支柱科室的建设，发挥专科特长。蒙医整骨是医院支柱科室，也是重点特色科室。

蒙医整骨采取以手法复位和夹板固定、喷酒按摩、服用蒙药、饮食调整和功能锻炼为一体的综合性治疗方法。蒙医整骨术具有操作易行安全、患者痛苦小（避免手术之苦）、避免人为性破坏血运、疗程短、愈合快、功能恢复好、不留后遗症等优点。

医院充分发挥蒙医优势，深入探索，积极创新。自行研制生产的骨伤专用蒙药"旭日图·乌日乐（接骨丹）"对各种新鲜及陈旧性骨折、跌打损伤、各类关节及软组织损伤具有奇特的疗效。新蒙药"义德沁·淖力布（如意珍珠丸）"在治疗高血压、冠心病、脑血栓、动脉硬化、风湿特别是坐骨神经痛的治疗上具有特殊的效果。

蒙医"五疗"是蒙医又一个传统特色疗法，对一些慢性病、疑难杂症都有显著效果，如五疗治疗高血压、冠心病、半身不遂、神经痛、神经麻痹、皮肤病、风湿、类风湿、关节炎、头痛等病疗效好，受到广大患者的欢迎。

蒙医及蒙医整骨理论博大精深，自成体系，医院十分重视在继承的基础上进一步挖掘、整理、研究和发展工作。专业技术人员钻研技术，积极搞科研，取得了很多学术成果。近几年来，医院组织编写了250余篇论文（论著），分别发表在国际、国家级和省（区）级医学刊物上。其中自行开发研制的祖传秘方"旭日图·乌日乐（接骨丹）临床疗效"荣获自治区科技进步三等奖，"股骨干粉碎性骨折皮牵引治疗研究"获世界传统医学优秀科技成果奖，"中蒙医药异同之初探"获世界华佗杯金奖。这些成果在临床上应用取得了良好的效果。

医院在物质文明与精神文明一起抓的方针指导下，坚持"病人第一，质量第一，全心全意为人民服务"的办院宗旨，加强职业道德建设，开展创建"文明医院"活动，取得了显著效果。医院先后被卫生部、卫生厅、卫生局分别命名为"全国卫生文明建设先进集体"、"自治区民族团结进步先进集体"、"自治区文明中蒙医院"、"全国百家名牌特色医院"、"全国首批改革与创新示范单位"、"自治区级文明单位"。2006年国家中医药管理局把医院蒙医整骨技术定为全国11个农村卫生适宜技术推广项目之一。2006年医院工会被评为"全国教科文卫体系统模范职工之家"。今年7月医院重点科室蒙医整骨科已经被通辽市卫生局评为市级重点科室，并且向自治区推荐申报自治区级重点科室。

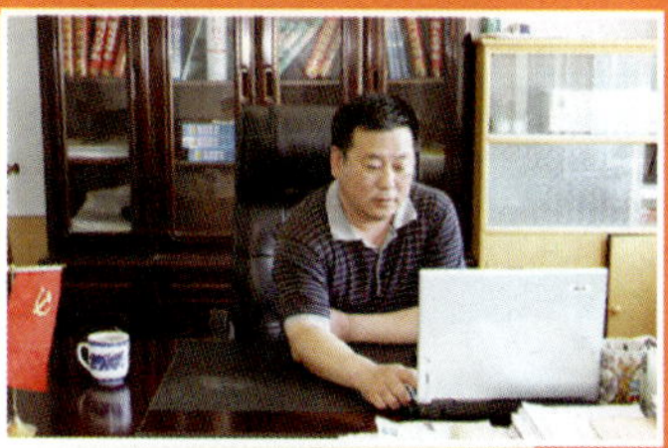
院长、蒙医整骨专家：胡达来

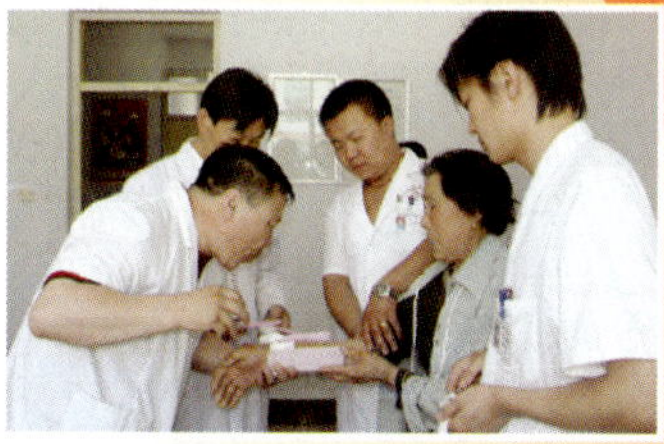
副院长蒙医整骨副主任医师
呼日乐在诊治患者

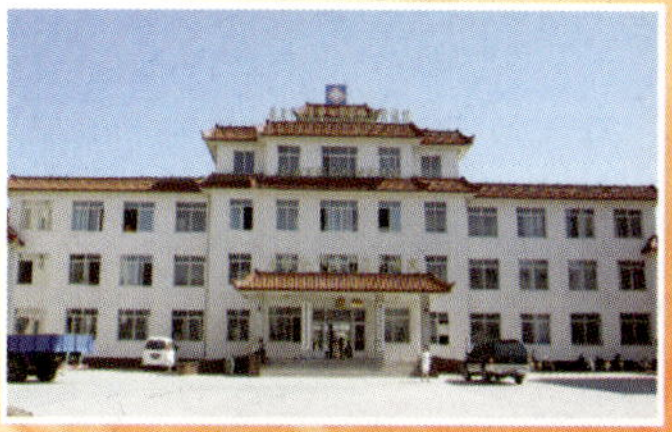
医院外景一角

湖北省建始县中医院

建始县位于鄂西南山区北部，是土家族、苗族人聚居的地方，是古人类的发祥地，是唱响世界民歌《黄四姐》的故乡。建始县中医院位于建始县城中部，是由政府举办的非营利性医疗机构、国家二级甲等医院、国家二级优秀中医院、湖北省示范中医院、湖北民族学院教学医院，是一所集医疗、教学、科研、预防于一体的以中医为主、中西医结合为诊疗特色的综合性中医院，是河北医科大学糖尿病研究技术协作医院、北京中医药大学东直门医院对口援建单位、全县交通事故急救中心。医院固定资产总值近5000万元，年门诊16万人次，年住院病人8000人次，年手术2500台次，年经济收入3000多万元。

医院拥有日本东芝螺旋CT、原装日立数字胃肠机、美国柯达CR、日产原装日立彩超、德国西门子心动监护仪、脑电图仪、肌电图仪、美国进口射频刀、日本进口超声刀、日本进口血液分析仪、德国化学发光仪、日本奥林巴斯全自动生化分析仪、液基细胞仪、妇科专用B超、世界一流品牌德国狼牌腹（宫）腔镜、日本奥林巴斯电子胃肠镜、全自动磁动力三维正脊仪、中药熏蒸床、美国莱卡视野计、眼压仪等大型高档设备50多台件。

医院建筑风格素雅，环境优美，占地面积30亩，房屋建设面积2.5万平方米，其中业务用房1.8万平方米。在职职工238人，其中高级专业技术人员18人、中级技术人员94人。医院设有2个门诊部、2个住院病区、1个ICU病房，开放病床300张；全院设有15个行政职能科室、11个临床科室和5个医技科室。医院的专业技术队伍经过多年打造逐渐形成了合理的老、中、青可持续发展"人才链"，各科室人才济济，技术力量雄厚，专科优势明显，呈现出"院有专科、科有专病、病有专药"的特色。国家级重点专科骨伤科、针灸理疗科声名远播。有以诊治呼吸、心血管病、糖尿病、肾病闻名的内一科，以消化、老年病、脑病、风湿病为特色的内二科，以肝胆、脑外、泌外、胸外和享誉恩施州内的腹腔镜技术著称的普外科，以妇瘤、不孕不育症、宫颈细胞筛查和享誉省内的腹（宫）腔镜技术著称的妇产科，以白内障摘除和人工晶体植入术深得患者赞许的五官科，以中西医结合的方法诊疗肝炎、结核为患者所信赖的感染科。

医院先后被湖北省卫生厅授予全省"卫生先进集体"、"卫生先进单位"，被湖北省文明委授予"湖北省卫生行业文明示范点"，连续三届获"州最佳文明单位"，被县总工会命名为"先进职工之家"。医院党总支连续15年被县委授予"先进基层党组织"，并多次被州委授予"先进基层党组织"。

医院始终遵循"一切以病人为中心"的服务宗旨，秉承"追求卓越，奉献健康"的办院理念，坚持"合理检查、合理诊治、合理用药、合理收费"的原则，切实解决老百姓"看病难"、"看病贵"问题；以温馨的诊疗环境，精湛的医疗技术，优质的医疗服务，将"医院为社会服务、医生替患者着想、医疗让群众满意"真正落到实处，全力保障广大人民群众的身体健康，推动中医药事业不断向前发展。

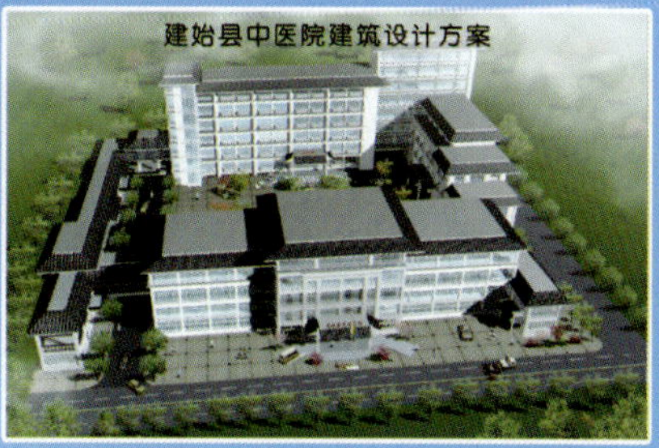

四川省甘孜藏族自治州藏医院

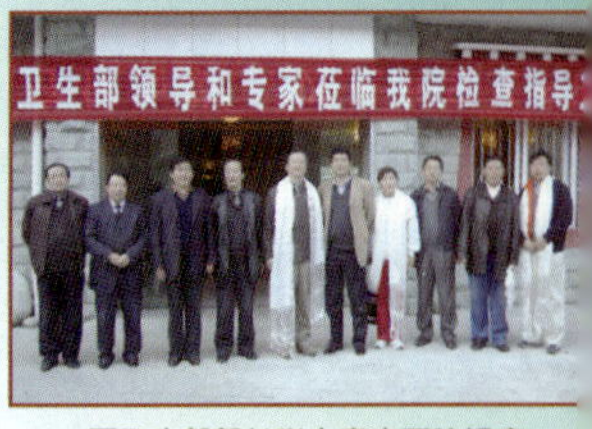

原卫生部部长张文康来医院视察

四川省甘孜藏族自治州藏医院始建于1984年，建院以来，在上级党委政府的关心、重视、支持下，在上级卫生行政主管部门的领导下，全院职工齐心协力、艰苦创业，使藏医院从无到有、逐步发展，现已成为全州藏医医疗、教学、科研、制药等业务技术的指导中心、四川省藏医药人才培训基地和甘孜州医疗保险定点医院，为藏医药事业的发展和广大农牧民群众、干部职工防病、治病保障健康以及对本地区的社会进步和经济发展发挥了积极的作用。

藏医院人员编制70人，设置床位50张。医院继承弘扬藏医藏药，不断提高自身学术技术水平，始终坚持“突出藏医药特色，发挥藏医药优势，运用现代科学技术，提高综合服务能力”的办院方向。藏医院设置了藏医门诊部、住院部、藏医药研究所；开设了藏医胃病、肝病、糖尿病、风湿类风湿、心脑血管疾病、藏西医结合、中医科、藏药制剂室、检验科、彩超、胃镜等临床科室23个，其中藏医类风湿病专科、脾胃病专科、糖尿病专科于2008年底被列为国家中医药管理局“十一五”重点专病专科。藏医院年均诊治门诊、住院各类病人5万余人次；培养培训了各类藏医药人才600余名；承担并完成了国家科研课题2项，科技部创新基金1项（此项目填补了甘孜州空白），四川省科研课题4项（其中藏药“佐塔”的安全性研究获四川省人民政府科技进步奖），甘孜州科研课题5项；研究开发了治疗类风湿性关节炎的国家中药（藏药）三类新药“然降多吉胶囊”获国家临床研究批文，并完成了临床研究工作；申请获得了国家发明专利3项。藏医院收集整理了一大批藏医药古籍文献；在国际国内各类学术刊物上发表学术论文140余篇；研制生产各类藏成药260余种，其中名贵仁青系列药物17种，获得了195个藏药制剂批准文号，年生产藏药制剂12000余公斤，满足了临床和科研用药。

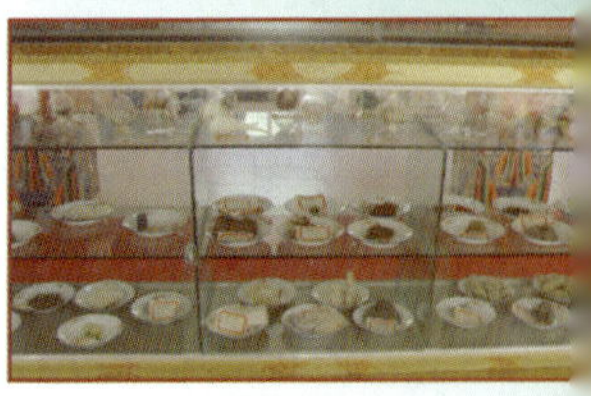
贵重藏药原材料标本

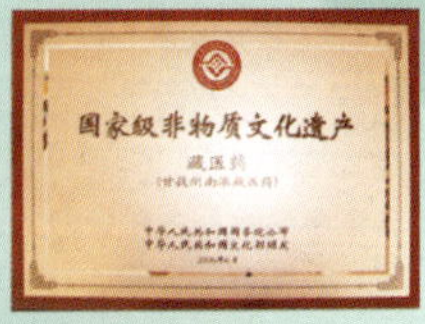

甘孜州南派藏医药被授予“国家级非物质文化遗产”

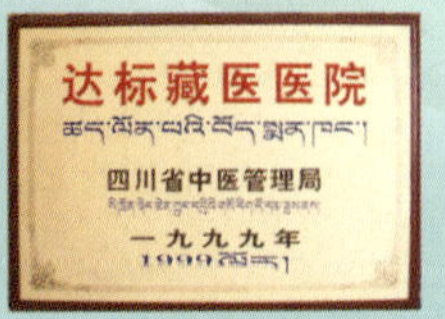

藏医院注重自身人才培养，不断提高队伍素质，拥有各类卫生技术人员70人，其中具有正高专业技术职称3人，副高技术职称8人，中级专业技术职称26人；有12人为国家和省级名老中藏医药专家学术技术继承人，并经考核评审合格先后出师；有4人享受国务院政府特殊津贴；有4人获“四川省名中医”称号；有2人获“甘孜州名中医”称号；有1获甘孜州首批拔尖人才；有1人为甘孜州学术技术带头人；有7人为甘孜州卫生系统学科带头人；还通过其他各种形式培训培养了各类藏医药人才使医院的人才结构趋于合理，人才队伍整体素质有了较大提高。

藏医院全体员工团结一致、努力拼搏，使各项工作取得了良好的成绩。医院先后获得了四川省达标藏医院，四川省人民政府中医药发展先进体，四川省人事厅、省卫生厅、省中医药管理局卫生系统先进集体、科技先进单位、民族地区中藏医药人才培养先进单位、卫生先进单位，四川红十字会十佳博爱医院，四川省知识产权试点单位，甘孜州人才开发示范单位，甘孜州科技普及与创新示范基地等荣誉称号。2006年6月，“甘州南派藏医药”由甘孜州藏医院申报获得了国务院公布、文化部颁布的“国家级非物质文化遗产”称号，2007年3月又获得了四川省人民政府布、文化厅颁布的“四川省非物质文化遗产”称号。

濮阳市中医院

濮阳市中医院始建于1987年9月，位于濮阳市胜利东路80号，属国家二级甲等中医院，濮阳市120急救联动医院。医院占地面积3.78万平方米，总资产9200多万元，开设病床260张；医院现有职工406人,其中高级职称67人,中级职称112人；医院附设濮阳市交通创伤急救中心、骨质增生研究所、老年病研究所、经络免疫研究所。

医院设有内科、外科、骨伤科、神经内科、结石科、妇科、妇产科、儿科、肛肠科、口腔科、皮肤性病科、针灸推拿科等临床医技科室33个。医院作为河南中医学院、新乡医学院的带教实习基地，高度重视中医特色和专科专病建设，现开设肝病门诊、疮疡门诊、失眠门诊、肿瘤门诊、老年病门诊、糖尿病门诊、脾胃病门诊、风湿病门诊、男性病门诊、脉管炎门诊、不孕症门诊、颈肩腰腿痛门诊等12个中西医结合特色门诊。临床医技科室中，肛肠科为市级重点专科，骨一科、骨二科为国家级重点中医专科项目建设单位；医院拥有核磁共振、彩超、美国柯达CR、日本岛津CT、全自动生化分析仪、多功能数字减影X光机、全自动煎药包装机、免煎中药电子调配机等大中型医疗设备260余台（件）。

近年来，医院承担市厅级科研课题28项，获地市级科技进步一等奖13项、二等奖15项，获省级以上中医药行业科技一等奖1项、二等奖1项。医院成功开展了断指、断腕、断掌再植及脊椎侧弯矫治、食道癌根治、椎管内肿瘤切除、全髋置换、第二足趾移植再造拇指、重大面积烧伤等一批高难技术项目。医院先后被授予“全国百姓放心示范医院”、“河南省卫生系统先进集体”、“省级卫生先进单位”、“市科技工作先进单位”、“花园式单位”、“市级文明单位”等荣誉称号。

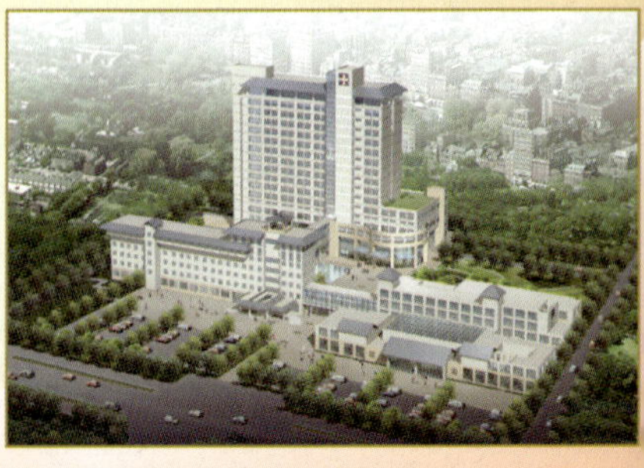

医院管理年活动以来，医院诊疗技术水平、服务质量全面提升，经济社会效益显著，管理年活动全省综合评价考核连续3年被评为全省中医医院管理先进单位。在省市卫生行政部门领导的关心支持下， 25000平方米的病房大楼已经省发改委审批立项并将开工建设。2008年年初，医院进一步明确了发展方向：争创三级甲等中医院；争办河南中医学院非直属临床医学院；建设具有中西医结合特色的骨伤病、心脑血管病、肿瘤病治疗中心；发挥骨伤科“龙头”效应，重点扶持，培植新的省市级重点专科；依托医院优势，建立濮阳市老年康复护理中心；根据《濮阳市2006～2010年医疗机构设置规划》，加快病房楼项目建设工作进度，建设高标准的综合性三级甲等中医院。

地　址：河南省濮阳市胜利东路80号　　邮　编：457003　　咨询电话：0393-4416620　　传　真：0393-4422620
http://www.pyszyy.com　　E-mail:yxb@pyszyy.com

上海市黄浦区中心医院石氏伤科

石氏伤科是我国中医骨伤科的一大流派，源于清末石兰亭，有一百多年的历史，后经骨伤科大师石筱山、石幼山兄弟的致力发展，至解放前已享誉江南，在海外有相当大的影响力。石氏伤科倡导“十三科一理贯之”的整体观念，强调气血兼顾，注重兼邪，突出痰瘀，内外并重，脾肾同治，治病求本。石氏伤科创立了“以气为主，以血

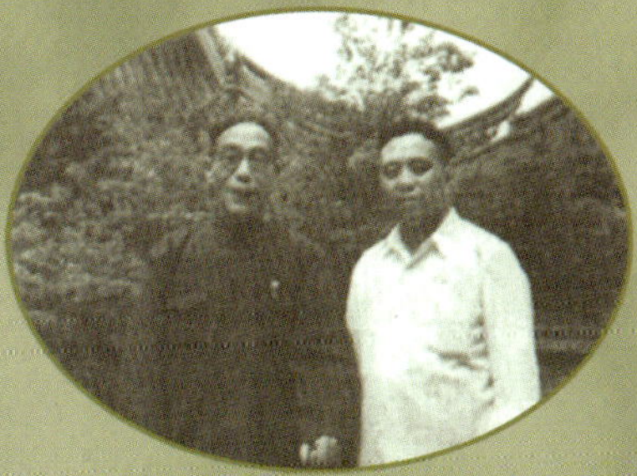

石氏伤科开拓者石筱山、石仰山父子

为先，筋骨并重，内合肝肾，调治兼邪，独重痰湿，堪省虚实，施以补泻”的学术思想。临床通过辨证施治，辅以“拔伸捺正、拽搦端提、按揉摇抖”的传统手法，外用之剂配伍又讲究辛窜走窍，施以三色敷药、消散膏、石氏伤膏等一系列名验方和理伤系列药品，在治疗颈椎病、骨质疏松症、腰腿痛、骨质增生、腰椎间盘突出症、骨折、股骨头无菌性坏死和各类急、慢性损伤等疑难骨伤疾病方面疗效颇著，避免了手术治疗给患者带来的痛苦，造福病家。

石氏伤科现隶属于上海市黄浦区中心医院，拥有核定床位36张，年门诊量59000人次，每年收治住院患者520人次。该科拥有医师17人，其中高级职称6人，中级职称4人，初级职称7人。学科带头人为石仰山先生，学术继承人为李浩钢、邱德华、吴军豪主任。石氏伤科现为上海市医学重点专科，上海市黄浦区医学特色领先专科，并经过上海市特色专科3个周期的建设，近年来先后完成市区级课题5项，在研课题4项，并获上海市科学技术进步奖三等奖3次，上海市黄浦区科学技术进步奖一等奖1次、三等奖2次，发表学术论文30余篇，出版专著4本。

专科在骨折、脱位、陈伤、劳损、退行性病变等疾病的治疗上优势明显，具有丰富的临床经验，经一百多年的临床实践总结出了一套行之有效的诊疗方法。学科注重文化建设，曾多次获院、区先进集体称号，2007年度被评为上海市首批非物质文化遗产，2008年申报国家级非物质文化遗产获得成功。

通过3年的专科建设，石氏伤科预计建立腰椎间盘突出症、颈椎病、急性软组织损伤的临床方案及临床资料信息库；抓好人才培养，完善人才梯队建设；送出进修人员3人；晋升中级职称2～5人，晋升高级职称1～2人；培养

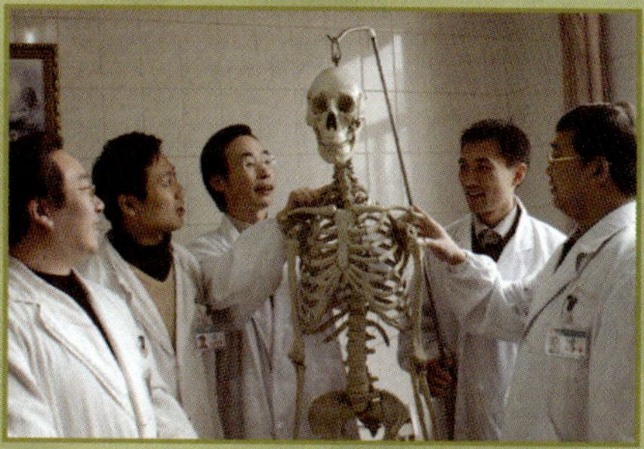

在职研究生2人；科研方面争取完成市级课题1项，区级课题1项，发表论文15篇；业务规模：至2010年门诊量增长为62000人次/年、住院450人次/年；开展一系列的国内外学术交流活动，平均6次/年；同时继续加强信息化建设，扩大石氏伤科的影响面。

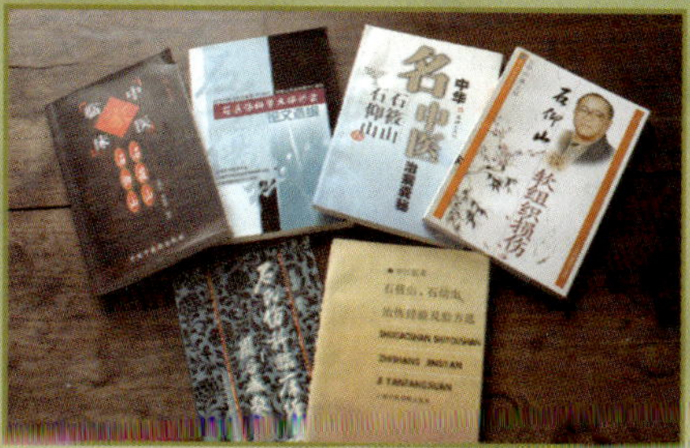

新余市中医院

江西省新余市中医院建于1952年，经过近50多年的建设，已发展成为集中医医疗、教学、科研、预防保健、康复为一体的国家“三级乙等中医医院”、全国示范中医院、江西省特色中医医院建设单位、江西省群众满意医院、江西中医学院附属医院、江西省人民医院协作医院、世界卫生组织紧急救援中心成员和中国健康扶贫定点医院。

医院总建筑面积16800平方米，编制床位300张，现有在岗在职员工368人（其中在岗在编职工234人），卫生技术人员占88%，离退休人员74人；医资力量雄厚，拥有主任医师12人，副主任医师36人，中级职称99人，其中省级名中医2人、享受省政府特殊津贴1人、市级学术和技术带头人2名、市卫生系统学术和技术带头人4名。

医院科室齐全，功能完善，设有外一科（脑外为主）、外二科（泌尿为主）、骨一科、骨二科、肛肠科、内一科（心血管、肾病、神经内科为主）、内二科（消化、呼吸疾病、肿瘤为主）、妇产科、儿科、五官科、口腔科、急诊科、皮肤科、感染性疾病科、中医特色门诊、针灸康复科、脊椎病科、手术室、麻醉科、国医堂、社区卫生服务站等21个临床科室和药剂科、检验科、放射科、功能科、病理室、供应室6个医技科室以及党政办公室、医务科、财务科、质控科、护理部、预防保健科、病友服务中心、市场开发部、总务科等9个职能科室。

医院始终强调突出中医特色，坚持以中医为主、中西医结合的发展路子，积极扩大中医治疗领域，在各种病种的治疗中提高中医药的参与率，形成了一批以中医药为主体的重点学科。医院已有针灸康复科和肛肠科2个省级重点专科，脊椎病科、妇产科、消化内科和五官科4个省级重点建设专科。其中妇产科列为国家中医药管理局“十一五”重点专科（专病）建设项目，能有效运用中西医结合治疗不孕症、月经不调、乳腺病等女性内分泌疾病，熟练开展各种妇产科手术，如微创宫腔、腹腔镜手术等，其中“新式剖宫产术”课题荣获新余市卫生系统科技成果三等奖，同时开展了“无痛人流”、“微管微创”、“聚焦超声治疗慢性宫颈炎”等多项先进技术，对各种妇科急、慢性炎症疾病也有明显成效。医院还设立了国医堂和特色门诊，集中运用中医模式诊治病患，不仅具有攻克常见病、多发病的能力，在一些疑难杂症的治疗上也发挥了独有优势，开创了独具特色的结石病、肝病、中风、肾病、脾胃病、男女不育不孕症、皮肤性病、乳腺疾病、颈、腰椎病、糖尿病、风湿病、肩周炎、坐骨神经痛、肿瘤的中医有效疗法，并逐渐向保健康复领域迈进，充分挖掘中医“治未病”的优势，形成了“冬病夏治”等一系列方式方法，有力地保障了群众健康。

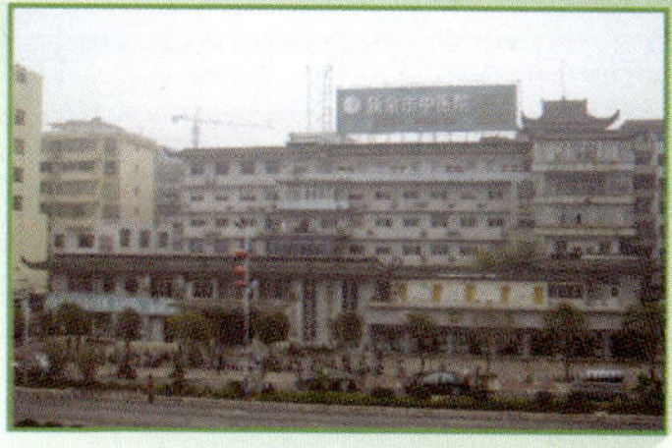

古色古香的门诊大楼

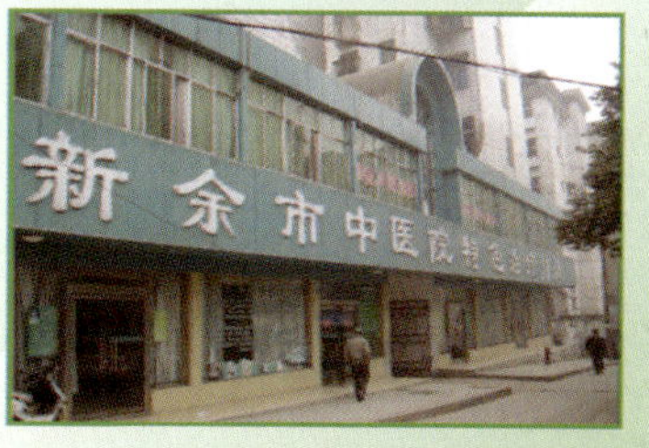

医院特色门诊

台江区瀛洲社区卫生服务中心

台江区瀛洲社区卫生服务中心于2004年10月由“单一医疗”功能的卫生院转轨为集预防、保健、医疗、康复、健康教育和计划生育技术服务六位于一体的社区卫生服务中心，并于2005年、2006年先后被省卫生厅、省中医药管理局评为“福建省社区卫生服务示范中心”、“福建省中医药参与社区卫生服务示范中心”，同时还是福建省全科医师实习基地、福建省中医学院、福建省卫生职业技术学院社区实习基地。瀛洲街道地处四季常青的福建省会福州市台江区中心地带，为福州市传统商贸区，面积1.3平方公里。辖区内共有两街、瀛东、瀛福、光明、滨江、红星、建海7个社区居委会。辖区内拥有江滨公园、榕城古街、台江步行街等大型健康、休闲场所。服务中心位于街道中心，为构建完善的“15分钟社区卫生服务圈”，服务中心在步行15分钟路程范围外设置了红星、滨江、两街、建海4个社区卫生服务站作为补充，充分保证瀛洲街道社区居民能在步行15分钟路程内享受到社区卫生“六位一体”服务。

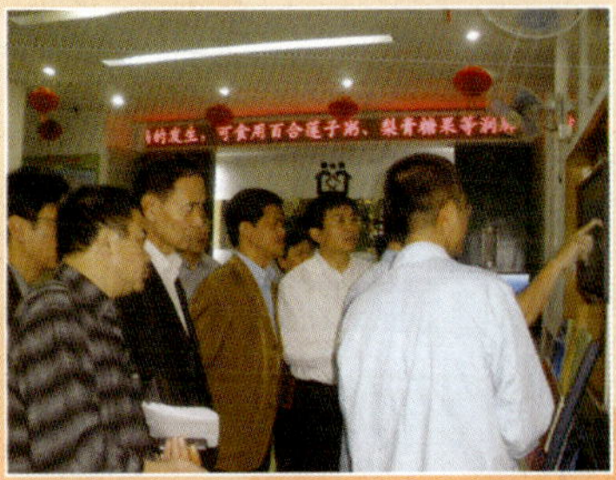

于文明副局长到服务中心调研

服务中心现有中医药人员13名，其中高级职称1名，中级职称2名，初级职称10名，形成了较为合理的人才梯队。服务中心中医门诊病人达55%以上，中药处方量占总处方量的58%以上，并且建成有自身特色的中西医结合脾胃专科、中西医结合肛肠科、中医康复科等中医特色专科科室，为社区居民提供代煎中药、食物疗法及药膳咨询。服务中心一改以前的“坐医”模式为“上门服务”模式，发挥中医的方便性及设备要求简单性、易携带的特点，为社区内患有常见病、多发病的患者提供中医药出诊、家庭护理服务。完善居民健康档案，在档案中加入针对性中医药保健指导内容，实行微机管理，同时依托“社区居民健康身份证”电子卡的及时更新，使健康档案成为社区卫生服务实用资料。在建档中发现的如“高血压、糖尿病、冠心病”等慢性病人，针对性给予中医药防治知识、中医保健计划、中医药养生处方等指导，利用中医药成本低廉、疗效较高的特点，对辖区内弱势群体（低保、残疾人）实施医疗救助。儿童保健科运用中医药知识对儿童生长、发育等进行指导。服务中心加强传统康复科室建设，利用中医药对康复的独特疗效，对功能障碍者、特殊人群开展推拿、拔罐等传统中医药技术治疗。对中风后遗症、颈椎病等病人配合针灸、推拿等各种康复手段进行中医特色康复治疗。拟定15种各种中医药健康教育处方及中药医养生处方，并免费发放，每月在健康教育宣传栏中推出“中医药保健专栏”，并每月定期推出“健康小喇叭”宣传期刊，张贴于各辖区楼道口，不定期组织中心内中医药骨干或邀请省人民医院中医专家到街道社区居委会为社区居民举办各种中医药健康教育讲座或各种义诊活动。通过多种形式，宣传中医药预防、保健、养生知识。通过中医药与公共卫生服务相结合，社区卫生服务深入开展，社区卫生服务水平显著提高，居民满意度及利用率得到极大提高。

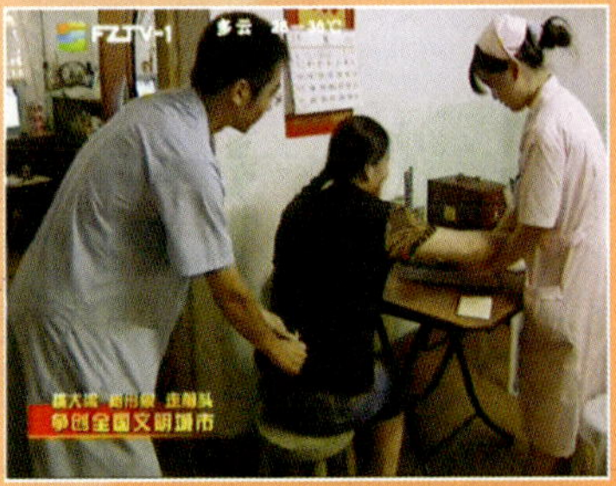

服务中心医护人员入社区为居民提供中医药服务

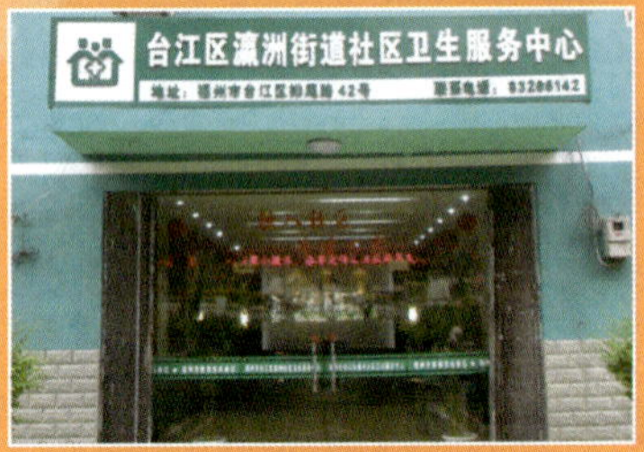

服务中心外貌

富阳市中医骨伤医院

富阳市中医骨伤医院位于美丽富饶的富春江畔，是一所医疗设施齐全、技术力量雄厚、中医骨伤特色突出又融合现代高新技术的二级甲等中医骨伤医院，她的前身是具有150多年历史、闻名浙北大地的富阳东梓关正骨专科。

医院占地214亩，是一家按三级甲等专科医院标准建造的园林式中医院。目前，医院在编职工374人，其中卫技人员占全院职工总数的80%，中医中药人员（含中西医结合人员）占医药人员的80%；现有高级职称卫技人员31人，中级职称人员105人；开放6个病区，计250张床位以及20余个门诊科室；年门诊量达11.7万余人次，业务总收入近1亿元。

她的特色医疗已成为浙江中医骨伤的“龙头”，目前医院为浙江省二级甲等中医骨伤医院，浙江省中医正骨医疗中心，国家“十五”、“十一五”中医骨伤重点专科建设单位，国家中医药文化重点建设单位，浙江中医药大学附属医院。她是目前浙江省省内规模最大的中医骨伤专科医院，已成为江南中医骨伤的一颗璀璨明珠。

医院以中医骨伤为重点，全面继承和发扬中国中医科学院骨伤研究所客座研究员、省名老中医、主任中医师张绍富为代表的治伤接骨技术，以“整体辨证、手法整复、内外兼治、骨筋并重、动静结合、功能锻炼”综合治疗骨折著称于世。

在各级政府及领导的重视、关心、支持下，医院肩负着发展中医药事业的重任，正朝着“十一五”规划制定的宏伟目标大踏步迈进。

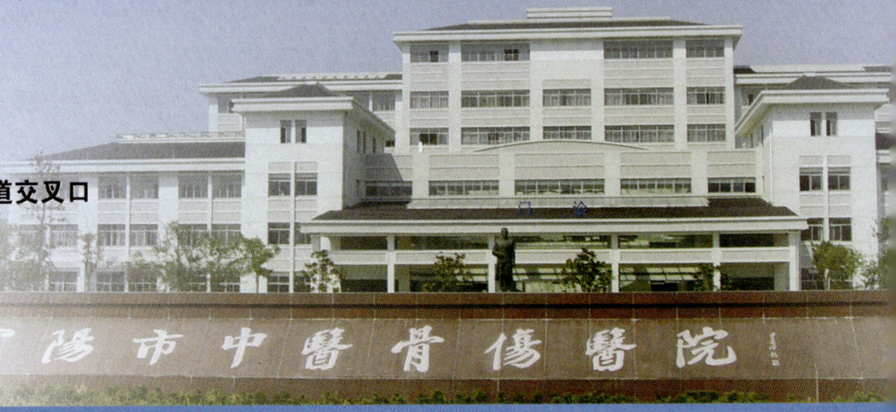

地　址：富阳市富春街道凤浦路与320国道交叉口

邮　编：311400

电　话：0571-63326240

贵州省独山县中医院

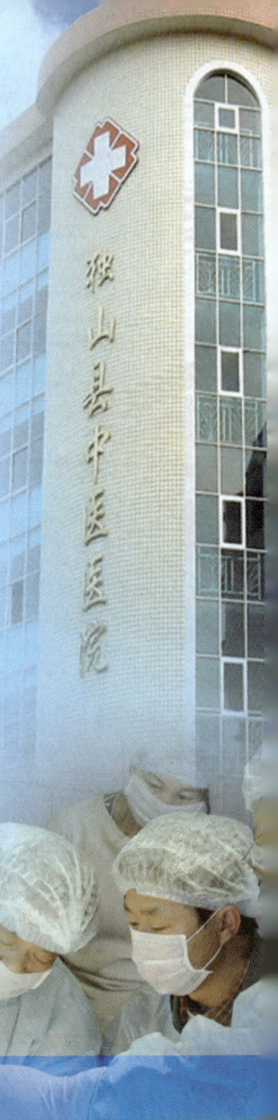

贵州省独山县中医院成立于1983年，现在同时是本地“120急救中心”、“贵州省高等医学院校实习医院”、“全国农村中医工作先进县中医院建设单位”，是一所集急救、医疗、科研、教学为一体的二级中医院。在医院规模、硬件设施、综合医疗水平等方面处于全省县级中医院的前列。

独山县中医院占地6000平方米，业务用房1万平方米。拥有各类专业技术人员160多人，其中，中高级专业技术人员30人。医院设急诊科、门诊部和住院部。住院部设内儿科、骨外科、妇产科，开放床位120张。门诊设中医科、内科、外科、妇科、针灸理疗科、新医正骨科等专业科室16个。医院目前拥有西门子全身CT、意大利百胜50彩超、东芝800mA电视照光机、C型臂X光机、全自动血细胞分析仪、奥林巴斯腹腔镜、体外震波碎石机等设备。2007年度急诊出车1500次，门急诊量5万人次，出院5000人次。

独山县中医院努力继承和发扬中医药优势，采用中西医结合方法抢救和诊治各种危急重症和疑难疾病，取得优良效果，塑造了自己的品牌，在本地区享有一定的声誉。骨伤科被主管部门批准为本地区重点专科，中医特色的正骨手法和自行研制的“骨折创伤膏”有其独到之处，同时结合中西医两套治疗手段抢救和治疗各种创伤及骨伤科疾病，能开展头颅、脊柱、四肢骨与关节的手术。

医院注重急诊能力建设和促进全院各科协调发展，1998年经上级有关部门考核同意，医院成立了独山县“120急救中心”，这是为数不多的在中医机构落户的“120急救中心”。自中心成立后，急诊出车和救护业务逐年递增，2007年急诊出车达1500车次。急诊科、骨外科、手术室等部门设立的以抢救危急重症的“绿色通道”以及卓有成效的工作为人民的生命和健康作出了重要贡献。内科在心脑血管疾病、肝胆疾病、胃肠疾病方面采用中西医结合方法进行诊治，取得较优良的效果。针灸理疗科被国家中医药管理局确定为重点专科建设单位。

医院注重人才培养，近年来，先后选派业务骨干到洛阳正骨医院、北京空军总医院、上海新华医院、北京大学深圳医院、华西医科大学等进修学习，还请专家到医院来讲学、会诊、手术等，以提高医务人员的业务素质和学术水平，有力地促进了医疗事业的发展。医院的科研成绩明显，在心脑血管疾病、肝胆疾病、骨伤科疾病等方面的研究取得了阶段性成果，近5年发表论文40篇，多人次获得省、州、县科技进步奖励或优秀知识分子称号。

内练素质、外树形象是医院管理的核心内容。以质量求生存，以质量求发展。医院坚持走突出中医特色的办院方向，发扬中西医结合。以病人为中心，以适应病人需求为导向，加强“名医、名科、名院”建设，注重发挥自身的优势。在诊疗收费和药品销售过程中，就低不就高，充分让利于民。加强党风廉政、医德医风、机关作风建设，廉洁行医，文明行医。

党的十七大明确指出：中西医并重，扶持中医药和民族医药事业发展。这充分体现了党中央对发展医疗卫生工作特别是中医药事业的坚强决心。独山县中医院将深入贯彻执行党的十七大精神，解决影响和制约中医药事业发展的关键矛盾和问题，努力改善就医环境，不断提高医疗服务质量，进一步发扬中医事业，满足人民群众对中医药服务的需求，促进经济社会健康发展。

内蒙古呼伦贝尔蒙医学校

内蒙古呼伦贝尔蒙医学校始建于1976年，是全区乃至全国唯一的一所蒙医药中等专业学校，担负着培养全区12个盟市及全国蒙古语文协作八省区蒙医药中等专业技术人才的重任。

学校被自治区人民政府内政发【1994】25号文件批准为合格中专学校；1998年经自治区人民政府批准，增挂了内蒙古呼伦贝尔蒙医药成人中专、呼伦贝尔盟蒙医药教育培训中心的牌子；2001年与内蒙古民族大学联合办学，又增挂内蒙古民族大学职业技术学院呼伦贝尔分院的牌子，实行了一校四牌的特色组合。

学校占地面积41000平方米，建筑25000平方米，其中教学使用面积7200平方米，有教学楼、宿舍楼、办公楼、礼堂、门诊综合楼、蒙药制剂室、社区服务站、蒙药材开发种植基地，有300米跑道运动场。校内设教务科等13个职能科室，有解剖、生理、病理、微生物、护理、蒙药标本、蒙药方剂、炮制、化学、电教、多媒体语音教室等15个业务教研室、15个标准化实验室，实验开课率达100%。学校建成了校园网、校园电话网，学校配备相当数量的现代化教学设备，电化教学室配有彩电、VCD、摄像机、投影电视等。多媒体语音教室配备120余台686型奔腾3代多功能计算机。学校建有功能先进的校园网络，图书馆藏书45000多册，各种期刊报纸百余种，教工、学生阅览室可容纳170多人。学校固定资产3000万元。学校先后向农村牧区培养了大量的专业技术人才，其中专科生和后期本科生3000余名，中专生7500名，同时为蒙古国和俄罗斯布里亚特共和国培养了几十名蒙医人才。

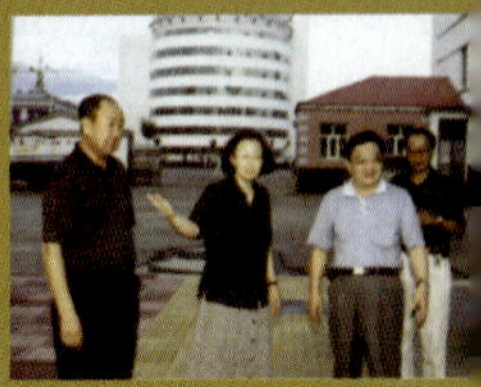

2000年国家中医药管理局副局长房书亭在斯琴副市长陪同下视察学

学校在行政管理体制上执行校长负责制，严格按照教委、卫生部关于中等卫生职业教育的有关规定认真地组织教学和开展各项管理，为适应社会主义市场经济的需求，积极开展教学改革工作，采取多层次、多渠道、多方位办学方式，通过函授、联合办学等先后为该区培养了一批高层次卫生技术人才，提高了卫生队伍的整体素质。校领导班子团结协作，勇于开拓创新，校领导班子年富力强。校长宝音，党委副书记朱昌忠，副校长布仁巴雅尔、阿吉拉。学校现有教职工148人，专任教师大学本科学历达99%，师资学历和职称比例趋于优化。有80%的教师能用蒙汉两种语言授课。学校除蒙医学、蒙药学、蒙医护理学等骨干专业设置外，根据市场需求，开设口腔、中西医结合、蒙西医结合、妇幼医士、医学美容等16个专业。

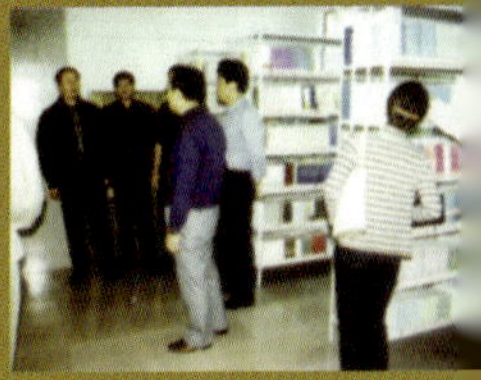

2000年国家中医药管理局中医司司长孙塑伦视察学校

学校根据卫生部颁布的的教学计划、教学大纲，制订了教学计划、教学大纲，专业设置、课程体系及教育教学管理日益成熟，逐步趋于日常化、合理化、科学化。学校坚持“德育为首、教学为主、全面提高教育质量为本”的办学思想，以“团结、勤奋、创新”为校训，以“四个服务”、“三个育人”为工作方针，以“严格管理、耐心疏导”的原则开展学生政治思想工作。学校将职业教育定位在“为学生服务、为社会服务、为未来服务”方向上来，充分体现“一切为了学生，为了一切学生、为了学生的一切”的现代办学理念，把学生培养成为爱国、勤奋、诚实、敬业、健康、富有创新精神和实践能力的“四有”新人。

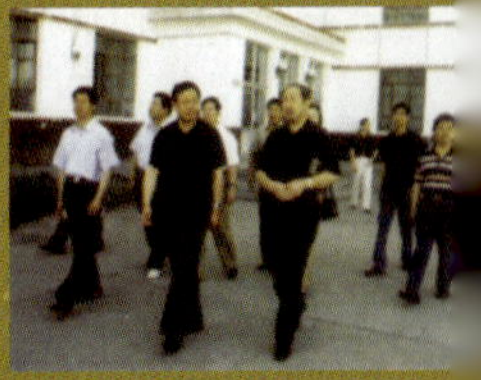

自治区卫生厅厅长杨成旺来学校视察

1995年学校被自治区教育厅、民委授予全区民族教育先进集体称号；1996年被国家中医药管理局认定为全国8所重点达标中专学校中的唯一一所民族医药学校；1997年被国家中医药管理局评为全国中医药学校统计工作先进单位；1998年在全区17所中专卫校办学水平评估中以107.4分的成绩名列第四；1999年被呼盟委、行署评为教育先进集体；同年被呼盟教育局评为教育教学管理优秀单位；2000年被呼盟委、行署评为民族团结进步模范集体。校党委连续多年被评为优秀党委，学校连续多年被评为综合治理优胜单位。2003年学校被呼伦贝尔市绿化委评为“呼伦贝尔市花园式单位”，呼卫字【2004】66号文件正式批准成立呼伦贝尔蒙医学校附属蒙医医院。2004年学校被呼伦贝尔市政府评为定点包扶工作先进集体。2004年学校晋升省部级重点中专学校。2006年12月学校的蒙护专业被自治区教育厅评为精品专业。2006年呼伦贝尔蒙医学校分别被呼伦贝尔市委市政府授予全市关心下一代工作五有创优标兵示范单位称号。

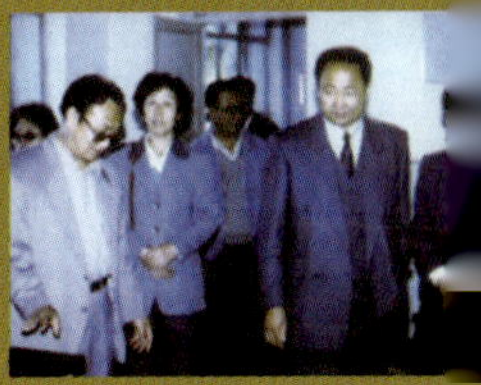

自治区卫生厅郝富副厅长来学校视察

如今蒙医学校全体教职员工正在以校长宝音为首的领导班子的带领下，与时俱进，艰苦创业，奋发有为，为边疆少数民族的卫生教育事业的发展作出更大的贡献。

广东省中山市中医院

广东省中山市中医院经过20年的励精图治，取得卓越的成绩，是一所集医疗、教学、科研、预防保健于一体的综合性三级甲等中医医院、国家示范中医院、广东省百家文明医院、广东省文明窗口单位、广东省抗击“非典”先进集体、广州中医药大学附属医院，与香港东华三院结成友好医院。

医院分设2个门诊部和14个病区，编制床位700张，实际开放床位近1000张。现有职工829人，其中高级职称医务人员130多人，2006年门急诊量130多万人次，年出院近2万人次。

医院拥有1.5T核磁共振、16层螺旋CT、1000毫安数字减影血管X光机、多普勒彩色B超等价值1.3亿元的医疗设备。这些设施不断更新和添置，为提高医院的综合诊疗水平、医疗服务质量提供了有力的保证。

医院坚持“以病人为中心，提供全程优质服务”的宗旨，秉承祖国医学精髓，突出中医特色和优势，狠抓医疗质量和技术，加强专科专病建设。医院科室设置日趋完善，共设20多个一级临床科室和医技科室，2005年又增设了产科、儿科及中医养生保健中心。医院有30多个专科专病门诊，骨伤科、内科、外科均设二级分科，其中急诊科为广东省重点专科，骨伤科、康复科、肛肠科、泌尿外科以及心血管内科为省重点专科建设单位，附设中山市中西医结合创伤骨科治疗中心。

作为广州中医药大学的附属医院，现有89名广州中医药大学兼职教授、副教授、讲师、研究生导师、博士生导师，开展了研究生、本科生、专科生等多层次教学工作。该院注重以医疗临床为基础，科研为先导的科技兴院方针，在科研方面取得令人瞩目的成就，承担多项国家和省级重点科研项目，共获得省市科技进步奖125项，162项课题通过成果鉴定，其中获国家自然科学基金资助项目1项，获国家发明专利4项、科技部“十五”攻关计划分课题1项。

该院“以人为本”的核心理念开始深入全体员工人心，坚持博爱、和谐、创新、奉献的医院精神，秉承大医精诚、爱院互助的院训，充分发挥精心服务、爱心关怀的服务理念。不久的将来，一所国内知名、省内先进、社会公众及员工认同的集人才、技术、科研、管理、服务、设施一流的现代化综合性中医品牌医院将呈现在世人面前。

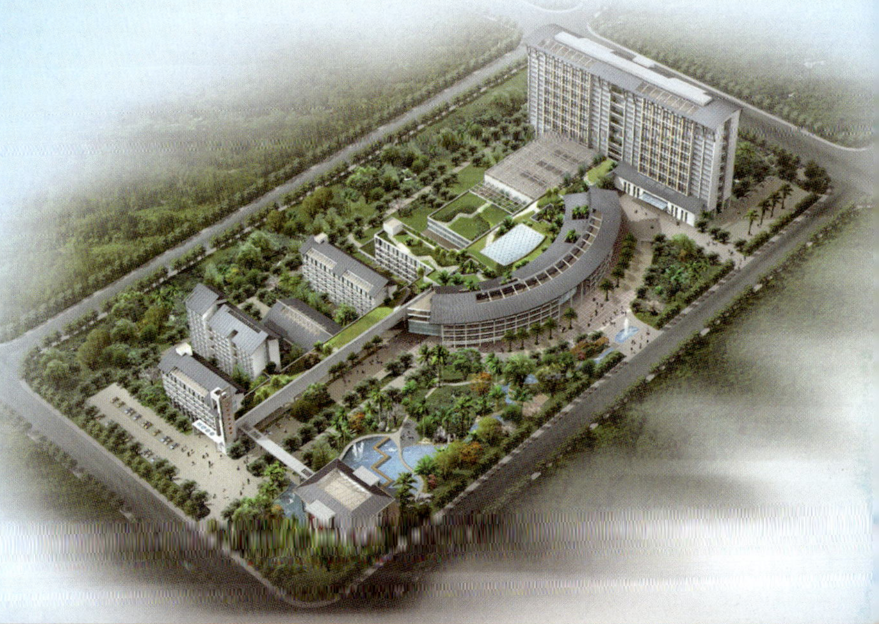

延边朝医医院

延边朝医医院始建于1984年，是全国唯一的专门从事朝医药工作的全民所有制医疗科研机构。医院建筑面积3600平方米，固定资产1200万元。医院高级卫生技术人员17名，编制床位80张。

医院“前列腺专科”为具有朝医特色的国家中医药管理局民族医重点专科。“朝医脑病科”被国家中医药管理局列为国家“十一五”规划民族医重点专科建设项目单位。医院已列为全国十大重点民族医医院建设单位。2007年两项被列入民族医药国家科技支撑计划课题项目，现承担省课题1项和国家“973”科研课题1项。医院内设吉林省中医药管理局朝医药研究室、糖尿病专科、太极针灸科等12个临床科室，化验室、B超室、心电室、X线室等医技科室。医院先后完成了国家和省中医药管理局的科研课题20项，获奖5项，编写和整理10余篇朝医文献和专著，研制了13种朝药医院制剂，为延边州内医药企业提供朝医药的理论技术服务，进行长白山地区药用植物资源的调查，收集了900余种朝药标本，编写发表了170余篇有价值的朝医药医学论文。医院被评为国家民委、国家中医药管理局“全国民族医药工作先进集体”称号，入选为国家中医药管理局10个重点民族医医院建设单位之一。

延边朝医医院已发展成为全国唯一的专门从事朝医药的研究和临床医疗工作的、具有一定规模的、国内外有一定影响力的、深受广大人民群众喜爱的集科研、医疗、保健、教育为一体的民族医药医疗机构。

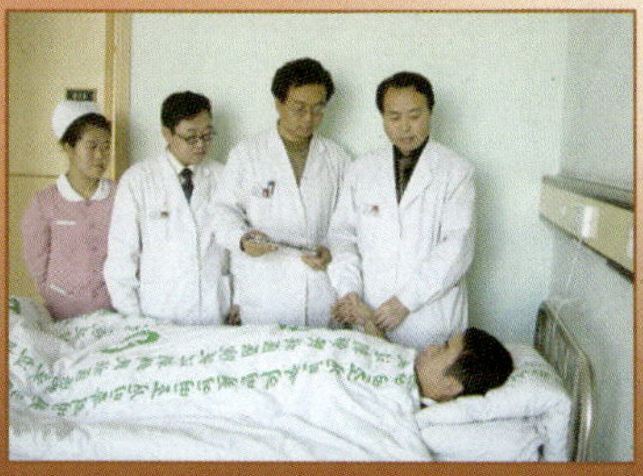

前列腺重点专科

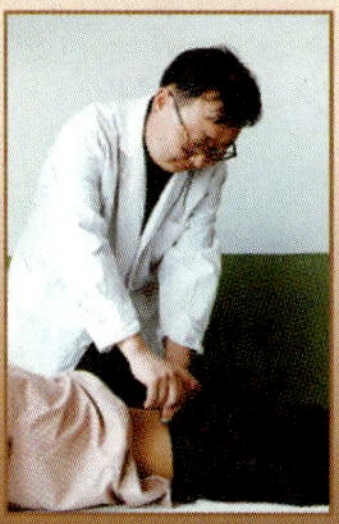

朝医太极针法

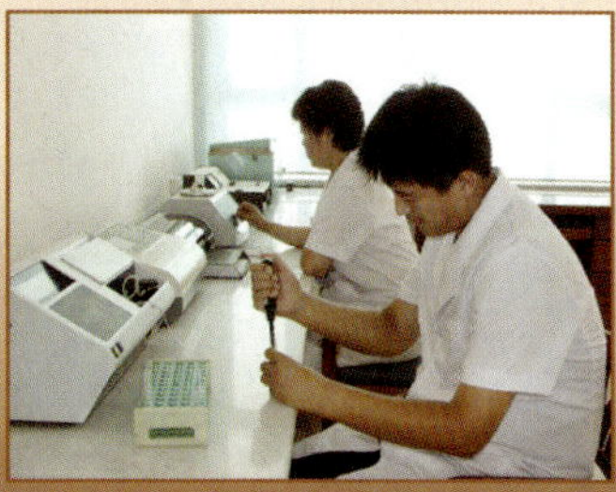

化验室一角

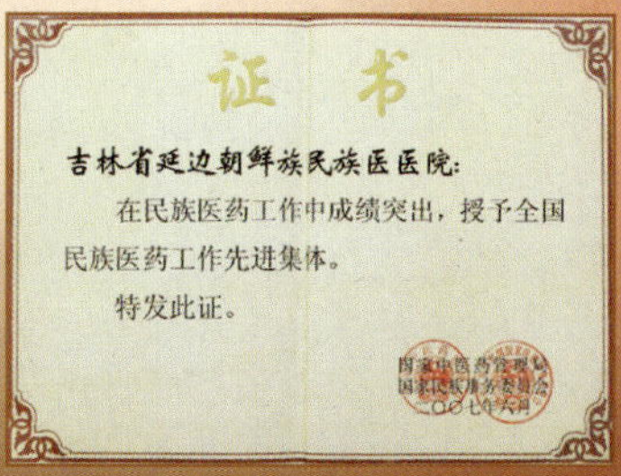

全国民族医药工作先进集体

郑州市中医院

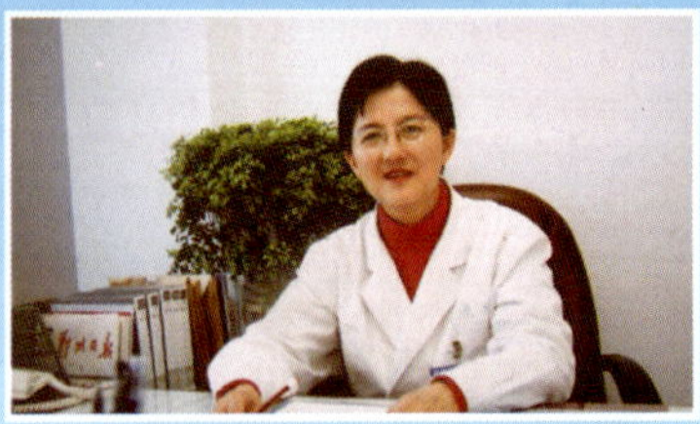

党委书记、院长：虞婕

郑州市中医院暨郑州市红十字医院，是一所集医疗、教学、科研、康复、预防保健和社区卫生服务为一体的综合性三级甲等中医院，为河南中医学院第六附属医院、河南省和郑州市工伤职工康复定点医院。现有职工 1000 余人，医院开放床位 550 张，设有 40 多个临床和 6 个医技科室。

医院重视发展专科建设，突出中医特色，坚持中西医结合，着力实施"名院、名科、名医"的三名战略。医院的脑病科被确定为国家级重点中医专科建设单位和省、市两级重点专科，并于 1999 年在河南省率先建立起了中风病从急性期到康复期的全程康复治疗，包括蜡疗、火疗、酒疗、灸法及运动和物理治疗，特别是引进的矫形支具治疗，解决了很多临床上的难题，受到了患者及家属的好评；心病科被确定为省级重点专科；小儿科、消化科、骨伤科、呼吸科被确定为郑州市重点专科；针灸科有着自身独特的针刺手法，因其快速的弹射进针而独树一帜，以快速、无痛、得气明显、疗效显著为特点，被国内外的朋友誉为"飞针"，成为了医院的优势科室；国术点穴是我国现存的唯一不同于针灸穴位理论、不同于推拿按摩的传统诊疗手法，它的"点"、"拨"技术独特；"药酒火攻"疗法，药物渗透力强，治疗效果显著，成为医院传统治疗的又一亮点，受到了国内外同行的关注；妇科开展了中药直肠滴注治疗妇科盆腔炎；用自制制剂有效预防和治疗新生儿黄疸，成为了强势科室中的特色疗法。

医院通过加强科学管理，环境更加优美，服务更加优质，秩序更加优良，群众更加满意。医院先后荣获"全国示范中医院"、"全国巾帼文明示范岗"、最受河南人民喜爱的"十佳医院"、"河南省卫生系统先进集体"、"河南省中医管理先进单位"、"河南省中医医院管理年先进单位"、"河南省行风评议先进单位"、"廉医、诚信、为民、和谐医院"、"目标管理优胜单位"、"郑州市收费公示示范医院"、"爱心医院"等荣誉称号。

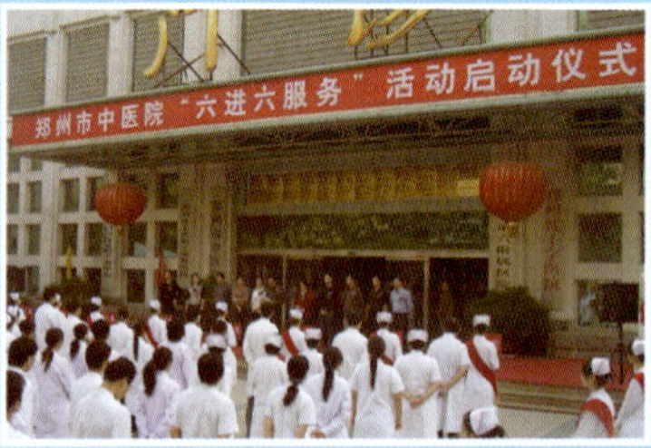

"六进六服务"活动启动仪式

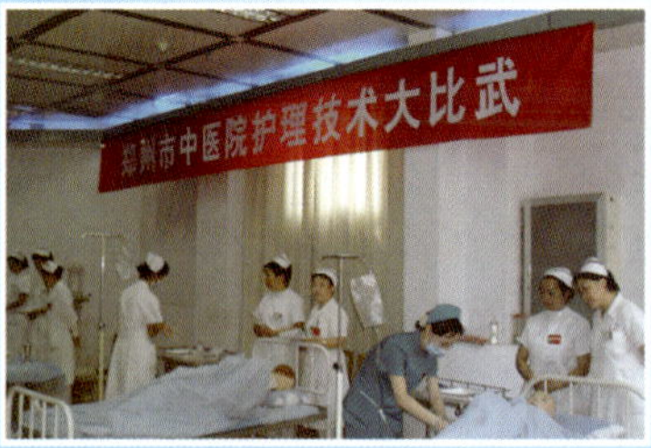

中医院护理技术大比武

上海市奉贤区中医医院

上海市奉贤区中医医院座落于奉贤新城繁华的闹市中心，北靠黄浦江，南望杭州湾。医院始建于 1983 年，历经 25 年的发展建设，如今已成为一所以中医为主、中西医结合，集医疗、预防、保健、康复为一体的综合性二级甲等中医医院、全国示范中医院、上海龙华集团医院成员单位，先后获得上海市文明单位、上海市卫生系统文明单位、上海市花园单位、上海市物价计量信得过金奖单位等称号，质量管理得到 ISO 质量管理体系认证，是上海中医药大学、泰州职业技术学院、安徽铜陵职业技术学院等的实习医院，是全区中医医疗、教学、科研的中心。

医院科室设置齐全，医疗设备先进，设有内、外、妇、骨、外、儿等临床科室 22 个，专家专科门诊 52 个，7 个医技及辅助科室，实际开放床位 250 张。现有职工 349 人，其中卫技人员 290 名，高级职称 31 人，中级职称 85 人，中医专业医师 63 人。拥有飞利浦 Brillance 6 多排螺旋 CT 机、彩色 B 超、西门子 800 毫安数字胃肠机、奥林巴斯电子胃肠镜、咽喉镜、腹腔镜、全自动麻醉机、全自动呼吸机、全自动生化仪等先进医疗设备，共计价值 3000 多万元，为医院可持续发展及更好地为奉贤百姓服务提供了强有力的硬件支撑。

医院重视住院医师规范化管理，不断加大人才培养力度，鼓励学科带头人和业务骨干外出进修学习，2007 年选送 7 名优秀中医骨干进行名老中医师带徒学习，其中 1 名被评为奉贤区中青年拔尖人才，3 名为区卫生局学科带头人。医院注重学术科研，2004 ~ 2007 年共有 18 项科研课题，刊登论文 145 篇，外出参加学术交流 80 人次。

医院专科建设显著，不孕症专科是国家中医药管理局农村医疗机构中医特色专科建设项目、上海市卫生局中医特色专科，诊疗水平在国内处于领先水平。肛肠病专科是国家中医药管理局农村医疗机构中医特色专科建设项目、奉贤区中医重点专科，是奉贤地区率先开展治疗痔瘘等肛肠疾病的专科。骨科、康复科是奉贤地区重点专科，优良的诊疗技术在区域内享有盛誉。胆道专科、白内障专科、中医肾病专科等特色科室，运用传统中医中药、针灸、推拿等中医疗法，结合现代医学诊疗手段，中西合璧，疗效显著，深得患者好评，经过 20 多年的发展建设，逐步形成了"大专科、小综合"的业务结构。

医院多年来坚持对住院病人实行"五个一"服务（一个微笑、一声问候、一张纸巾、一杯热茶、一张祝福卡），让患者感到亲切温馨；医院坚持公益事业，军民共建，城乡结对，为 70 岁以上老人、农村特困户等对象给予住院看病减免的优惠政策，与五家社区卫生服务中心建立资源纵向整合联合体，在管理、人员、技术、设备方面提供支援，实行双向转诊，开辟绿色通道，一定程度上缓解了老百姓"看病难、看病贵"的难题。

医院坚守"关爱无巨细、服务无定点、至诚至善"的服务理念，坚持"关爱生命、奉献真情、营造温馨"的医院精神，遵循"仁爱、拓新、图强"的院训，竭诚为广大老百姓提供优质的医疗卫生服务，以创新的医院文化，强调"以人为本"的服务理念，与时俱进、开拓创新、求真务实，持续深入开展"建一家负责任的医院，做一个负责任的员工"活动，在区域内享有良好声誉。

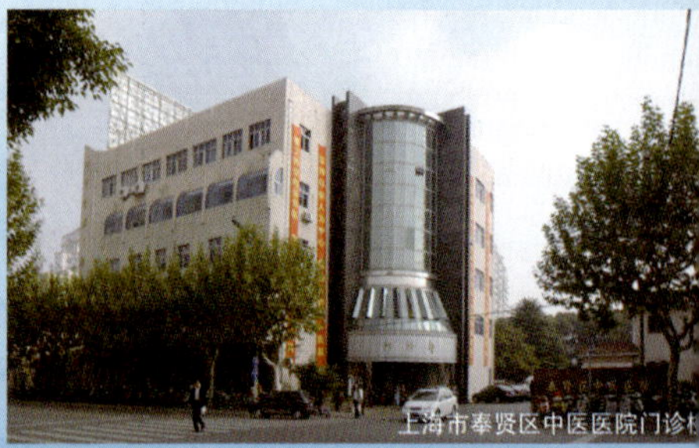

上海市奉贤区中医医院门诊楼

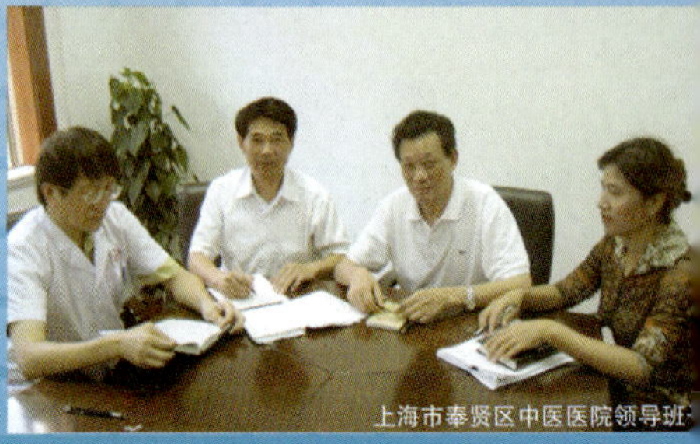

上海市奉贤区中医医院领导班

中国中医科学院针灸研究所

针灸研究所的前身是中央卫生部直属的针灸疗法实验所，1951年7月，由国家政务院文教委员会正式批准成立。1955年针灸疗法实验所更名为中医研究院针灸研究所。1964年春，为开展对经络问题的研究组建了“经络研究所”。1970年将针灸研究所和经络研究所合并重建新的针灸（经络）研究所。

1983年，针灸研究所被确定为世界卫生组织传统医学（针灸）合作中心。1981年，针灸研究所参与筹建了中国针灸学会；1987年主持筹建了世界针灸学会联合会。2007年，针灸研究所已被文化部和国家中医药管理局推荐为国家级非物质文化遗产（针灸）保护单位。

建所以来的50年，研究所为中医针灸事业作出了重大贡献，在中医针灸科学发展史上具有特殊重要的地位。针灸和经络研究的国家重大科研课题几乎都由研究所主持或参与，取得了一批高水平的科研成果，建立了全国第一个部局级针灸学科的经络研究重点实验室。

针灸研究所还与许多国家建立了友好交往，已接待了来自100多个国家和地区4000余名外宾的来访，并派出专家教授上百人次，先后赴30余个国家讲学、访问或医疗。

在教学方面，针灸研究所为国内举办了250余期各种类型的针灸、气功、按摩学习班，培训各类医务人员超过万名。北京国际针灸培训中心自1975年成立以来共培训来自104个国家和地区的9000余位留学生；为针灸的普及、提高和推广发挥了重要作用。

针灸研究所发表的论文数已达到1900篇；出版具有较高学术价值的著作50余部，如《中国针灸学概要》、《中国针灸四大通鉴》、《中国针灸学术史大纲》、《针灸的科学基础》等在国内外针灸学术界具有较大的影反响。《中国针灸四大通鉴》曾获1997年“国家图书奖”和1996年“中国图书奖”双奖。2006年《针灸史图鉴》又获“国家图书奖”。

1985年以来，针灸研究所承担国家级课题（国家攀登计划项目、“973”项目、科技部项目和攻关项目）31项，自然科学基金项目38项，在研课题经费累计1500万元左右，是国内承担针灸学科研究课题最多、级别最高、研究经费最多的单位。

1985年以来，针灸研究所参与和主持的项目共有114项成果分获国家级、省部级和院级科技进步一、二、三等奖。

针灸研究所主办《中国针灸》、《针刺研究》和《世界针灸杂志（英文版）》3份杂志，拥有针灸学科最大的发行量和最多的读者群，是针灸学领域最具权威的学术期刊。其中，《中国针灸》和《针刺研究》两份杂志已于2005年和2007年分别获准加入美国国立医学图书馆医学文献联机检索系统（MEDLINE）。

根据国家中医药管理局科教司软科学研究课题“中医药科研机构综合评价”报告对全国中医药科研机构的总评结果，针灸研究所的综合评分、一级指标评分、二级指标评分在中医药研究所所级单位均名列第一。这些科学资料的综合评价说明针灸研究所已经是我们国家中医药研究领域、特别是在针灸学科中具有绝对整体优势的单位。

针灸研究所设有针灸基础理论研究室、针灸机能研究室、针灸形态研究室、针灸生化及分子生物学研究室和医学工程研究室；另设针灸标准和评价中心、经络研究中心。针灸研究所下设中国中医科学院针灸医院和中国北京国际针灸培训中心；建有中国针灸博物馆；为硕士、博士学位授予点和博士后流动站，也是国家级名老中医师带徒的单位；有中国工程院院士1名。

针灸研究所进入创新体系的人员具有硕士以上学位的科研骨干占科技人员总数的58.49％。45岁以下中青年科技人员具有博士、硕士学位的科技人员占科技人员总数的63.4％。

改革后的针灸研究所的任务是：对针灸学理论体系进行系统深入的研究，完善针灸学理论体系的框架结构，丰富针灸学理论体系的内涵，研讨与针灸学科发展相关的重大理论问题与方法论问题；对古今针灸临床与科研实践，进行具有创新性的理论升华和理论综合；运用传统研究方法与现代研究方法及相应技术手段，开展针灸基础理论关键科学问题研究，促进针灸理论的继承与创新；将针灸理论研究、临床研究、实验研究紧密结合起来，注重原始性创新，逐步建立起符合针灸自身诊疗规律的诊治规范；重点研究带有规律性、指导性和前瞻性的关键科学问题，建立科学严谨的针灸疗效评价体系。

中国中医科学院中医基础理论研究所

中医基础理论研究所，成立于1985年4月。根据研究所在2005年科技体制改革中制定的中长期发展规划，要把中医基础理论研究所建设成为队伍精干，条件先进，水平一流，优势突出，能胜任中医基础理论学科发展与中医基础理论传承与创新任务，代表国家中医基础理论研究水平的中央级科研院所，成为高水平的国家中医基础理论研究中心、国家重大中医基础理论研究项目组织中心、国家中医基础理论研究学术交流平台。“十五”以来，研究所以科学发展观为指导，以科技体制改革为动力，通过结构调整、人员分流、机制转换、制度创新、重点学科建设、重点研究室建设、科研条件建设，促进了学术和事业的全面发展。

一、专业方向

（一）中医学理论体系及方法论的系统研究

专业方向之一，是开展中医学理论体系的系统深入研究，旨在促进中医理论的自主创新和主体发展。主要任务是，通过对临床实践的理论升华、对医学著作的思想挖掘、对科学研究的理论综合，完善中医学理论体系的框架结构，丰富中医学理论体系的思想内涵，阐明中医学方法论的特色与优势，实现中医理论的原始创新、集成创新、引进消化吸收再创新。

（二）中医诊断与治疗关键问题的基础研究

专业方向之二，是开展中医诊断与治疗的关键科学问题研究，旨在为中医防病治病提供理论基础和科学依据。主要任务是，从中医学的诊疗思想出发，有效运用传统方法和现代方法，开展中医养生、预防、诊断、治疗理论的基础研究，中医方证相应诊疗模式研究，中医药防治病毒性疾病的基础理论研究，为提高中医诊疗水平，建设具有中国特色的卫生保健体系，作出应有的理论贡献。

二、专业结构

（一）学科设置

研究所设有中医基础理论学科、中医诊断学科、中西医结合基础学科3个二级学科。2001年9月，研究所列入国家中医药管理局中医基础理论重点学科建设单位。中医基础理论重点学科于2007年12月通过重点学科建设验收。

（二）科室建制

研究所在理论研究方面设有藏象学研究室、病因病机学研究室、诊法与证候研究室、治则治法与养生研究室、中医学方法论研究室等5个中医理论研究室。此外，研究所设有中医基础实验研究中心、中医方证基础研究中心、中医药防治病毒性疾病基础研究中心等3个研究中心。研究所组建的中医理论研究团队——中医学理论体系及方法论研究室，近期列入国家中医药管理局重点研究室建设规划。中医基础理论研究所为国家级非物质文化遗产保护单位。

（三）学术队伍

研究所的学术队伍由以下4个研究团队组成：1、中医理论与方法论研究团队；2、中医基础理论多学科研究团队；3、中医方证基础研究团队；4、中医药防治病毒性疾病基础研究团队。通过科技体制改革，科研队伍得到显著优化。目前，研究所45岁以下的中青年科技人员，占科技人员总数的50%以上；具有硕士、博士学位者，占中青年科技人员总数的50%以上。研究所为硕士、博士学位授予点，设有中医基础理论专业、中西医结合基础专业博士后流动站，也是国家级名老中医师带徒及传承博士后培养单位。

三、支撑条件

研究所现有3个科学实验平台：1、中医基础理论多学科研究实验平台；2、中医药防治病毒性疾病研究实验平台；3、中医诊疗仪器检测与研究实验平台；4、已建立比较全面地反映中医基础理论现代研究进展的各类（课题、成果、论文）文献库。近年购入价值近20万元的中医基础研究专用图书。

四、学术发展

（一）承担课题

研究所建所23年来，主持承担国家重大基础研究计划（“973”计划）、国家科技攻关计划、国家自然科学基金重大研究计划、国家自然科学基金、科技部、卫生部、国家中医药管理局等资助的部局级以上科研课题百余项。2005年申报的“中医各家学说及其理论创新研究”和“中医学理论体系框架结构与内涵研究”两项课题，获得国家重点基础研究计划（“973”计划）支持。这两项课题旨在丰富和完善中医学理论体系，促进中医学术的主体发展和自主创新，已取得阶段性研究成果。2008年主持申报的“中医药防治重大传染病能力建设”项目，已获得“艾滋病和病毒性肝炎等重大传染病防治科技重大专项”支持。目前，研究所共承担各级科研课题60余项。

（二）研究进展

20多年来，中医基础理论研究所在中医基础理论研究、中医学方法论研究、中医理论发展战略研究及中医药防治艾滋病、心脑血管病、类风湿性关节炎、骨质疏松症等重大疑难疾病的基础研究方面，发表论文两千多篇，出版著作数十部，取得了多方面的研究进展和百余项获奖科技成果。中医基础理论研究所是最早开展中医药治疗艾滋病临床和基础研究的科研院所。自1985年开始，研究所先后多次承担并完成有关中医药治疗艾滋病研究的国家科技攻关课题。研究成果在国内外广泛用于艾滋病的临床治疗。

五、国际交流

研究所与多个国家建立了友好交往和学术合作关系。目前，正与加拿大、英国、奥地利、韩国等国家的大学和科研机构，进行有关中医药和国际传统医学领域的合作与交流。特别是在中医学理论体系与方法论研究方面，与奥地利维也纳大学哲学教育学院建立了中长期合作关系。

六、学术期刊

中医基础理论研究所于1995年起创办的《中国中医基础医学杂志》，是面向国内外发行，在中医基础研究领域具有重要影响的国家级核心期刊。

中国中医科学院中医药信息研究所

中国中医科学院中医药信息研究所，成立于1981年5月，是国内唯一从事中医药信息研究与教学的部属研究院所。现任所长为崔蒙研究员。

研究所下设中医药文献资源研究中心、中医药科学数据中心、中医药情报中心、中医药合作交流中心4个研究中心。研究所现有职工157人，是教育部中医药图书、情报硕士研究生培养点，是世界卫生组织（WHO）传统医学临床与情报合作中心单位之一、国家古籍重点保护单位，是国家中医药管理局中国中医药文献检索中心、国家中医药管理局中医药国际合作基地、国家中医药管理局中医药文献资源建设与利用重点实验室挂靠单位，是全国中医药图书情报工作委员会主任单位，是科技部科学数据共享平台——医药卫生科学数据管理与共享服务网中的中医药科学数据中心。

研究所主要从事中医药文献资源、中医药信息标准、中医药信息数字化和中医药情报研究。研究成果获国家科技进步二等奖1项、三等奖1项，国家科委全国科技情报优秀成果三等奖1项，全国科技信息系统优秀成果二等奖2项，全国科学技术情报成果三等奖1项，卫生部医药卫生科学技术进步三等奖1项，国家中医药管理局中医药科学技术进步三等奖1项，中华医学会科技三等奖1项，中华中医药学会科学技术一等奖1项、学术著作一等奖1项，中国中医科学院科技进步二等奖[illegible]项、三等奖[illegible]项，主办了《中国中医药信息杂志》、《中国医学文摘—中医》、《国际中医中药杂志》3种中医药信息研究核心期刊。

中医文献资源和中医药信息数字化领域是研究所的传统优势领域，中国中医科学院图书馆共有医药期刊600余种，馆藏图书32万余册，其中中医古籍图书约占存世中医古籍种类的50%。研究所已经先后3次在全国范围内开展了中医古籍资源调研工作，基本掌握了国内中医古籍分布的情况。2007年底由辞书出版社出版的《中医古籍总目》，收录了151家图书馆的13800种古籍目录，其中1911年以前的约9000余种；已经出版了100种《中医古籍孤本大全》，也是中医行业自行研制中医药多媒体资源最多的单位。

中国中医科学院中医药信息研究所组织全国37家高等院校和科研院所的300多位中医药数据制作的专业人员共同开展中医药信息数字化工作，构建了中医药信息数字化虚拟研究院，建立起相应的管理体制和运行机制，建设了世界一流的中医药科学数据库。目前，中医药科学数据中心已建成专业数据库60余种，总数据量86G，建立了中医药数据远程共建共享平台，实现了数据的共建与共享，为中医药行业培养和发展了一支数据建设队伍，充分发挥了行业组织中心的作用，在中医药信息数字化研究方面作出了突出的贡献。

单位名称：中国中医科学院中医药信息研究所
单位地址：北京市东直门内南小街16号
邮政编码：100700
网　　址：www.cintcm.ac.cn
电子信箱：iitcm@mail.cintcm.ac.cn

菏泽市中医医院

医院概况

医院始建于1975年，1979年正式开诊，原名菏泽地区中医医院，2001年改称菏泽市中医医院，隶属于菏泽市卫生局，为非营利性全民所有制事业单位。医院占地面积67.01亩，建筑面积4.61万平方米，其中业务用房2.05万平方米；开设病床300张；现有职工508人，其中卫生技术人员436人，其他技术人员32人，行政管理人员27人，后勤人员20人，卫生技术人员已聘任的有正高级职称者9人，副高级职工者53人，中级职称102人，初级职称123人。万元以上仪器设备161台，共计1950余万元，其中10万元以上仪器设备21台（件）。医院在内部运营机制和分配制度上实行综合目标管理责任制，制订了《菏泽市中医医院经济核算办法》，全年门诊12万人次，年住院病人6000多人次，年业务收入4500余万元，固定资产达2800万元。设临床医技科室29个，行政后勤科室14个，中华路门诊部一处，社区医疗服务中心一处。

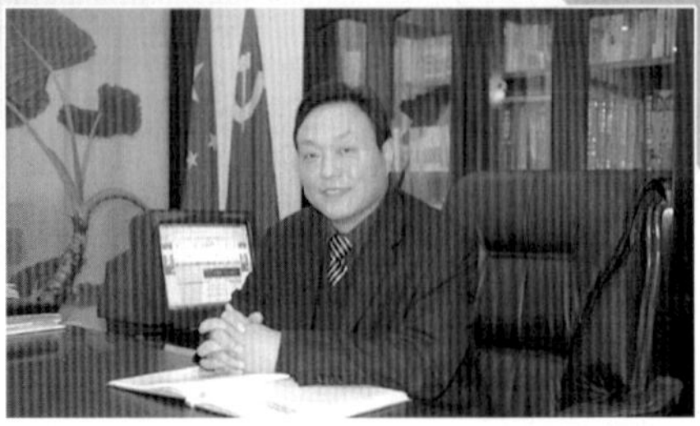
菏泽市中医医院党总支书记、院长 陈允望

2008年所做主要工作

（一）继续深入开展医疗服务质量管理效益年活动

医院在前两年开展医疗服务质量管理效益年活动的基础上，今年又继续深入开展了此项活动，进一步明确活动目的，抓住主要问题和工作重点，狠抓医疗质量，依法执业，遵章守纪，提高医疗质量，保障医疗安全；狠抓服务质量，进一步改进医疗服务，构建和谐医患关系，改进服务流程，美化医院环境，努力提高优质服务，合理用药，规范收费，加强了思想道德教育，积极推行行风建设。

（二）在全院范围内掀起“百日优质服务活动”热潮

医院为促进医疗服务质量的全面提高，从2008年3月1日～6月10日在全院开展了“百日优质服务活动”。

（三）扎扎实实地开展了“两好一满意”活动

医院根据省卫生厅、市卫生局的安排与要求，为深入贯彻党的十七大和省九次党代会精神，全面落实市委、市政府扩大会议精神，加强行业作风建设，内强素质，外树形象，为病人提供安全、有效、方便、价廉的医疗服务，在全院范围内扎扎实实地开展“两好一满意”活动。医院成立了开展“两好一满意”活动领导小组及办公室，制订了开展“两好一满意”活动实施方案。

（四）“中医中药中国行大型科普宣传活动”收到了预期效果

医院积极响应国家中医药管理局和省卫生厅的号召，认真参与组织“中医中药中国行”大型科普宣传活动，根据市政府和卫生局的要求与安排，医院抽调人力、物力和财力积极参与筹备此事，制作了展牌、布置了场地，派出医疗队进行义诊，发放各种宣传材料10000余份，筹办了一期面向社区居民的健康讲座，筹备参演了文艺节目和太极拳表演，组织了社区卫生培训，传授了社区中医实用技术，受到了有关领导的肯定和赞扬。

（五）城镇职工医疗保险和新农合工作取得显著成绩

医院作为城镇职工医疗保险定点医院，入住的参保病人约占总住院病人的三分之一，医院对这一工作非常重视，成立专门机构管理这方面的工作。医院是牡丹区、开发区新农合定点医院，成立了新农合办公室，专门为参合农民服务，想方设法减轻病人负担，尽量简化病人入、出院及报销程序，力求工作认真、文明服务，受到参合病人及家属的好评。

（六）防治手足口病做了大量工作

医院对防治手足口病工作非常重视，成立了防治手足口病领导小组和医护专家组，分工负责，团结协作，共同搞好这项工作。

（七）积极开展了支援四川灾区的抗震救灾工作

“5.12”四川汶川强烈地震后，医院发扬“一方有难、八方支援”精神，组织干部职工伸出援助之手，向灾区捐款捐物，奉献片片爱心。医院根据省卫生厅指示精神，结合医院实际，制订了《接受四川地震灾区伤病员医疗救治工作预案》，成立了“医疗救治领导小组”和“专家救治组”，在伤病员接收、床位落实、伤病员治疗、后勤保障、工作流程等方面都做了认真安排，时刻听从上级指令，一旦有灾区伤病员来到，随即开展工作。

菏泽市中医医院2008年获得的主要荣誉和先进个人称号

1、菏泽市委、市政府颁发的“菏泽市万名干部下乡活动先进工作组”。
2、菏泽市卫生局颁发的“菏泽市卫生系统网络信息工作先进集体”。
3、菏泽市食品药品监督管理局、菏泽市卫生局联合颁发的“菏泽市药品不良反应监测工作先进集体”。
4、2008年7月被共青团菏泽市委评为菏泽市“青年文明号”先进集体。
5、5月9日，杨芙蓉参加了市护理学会举办的庆祝“5.12”护士节文艺演出，获得优秀奖。
6、2008年6月11日，市级护理专家对医院申请达标的内一科病房进行了检查验收，经集中评议，达到了标准要求。11月3日菏泽市卫生局文件鲁卫医发【2008】47号中，确定为“首批市级护理服务达标病房”。
7、2008年10月16日，官亚东参加了在菏泽市立医院举行的全市护理技能大赛，获得“全市护理技能大赛优秀选手”称号。
8、2008年中风科和糖尿病科被市卫生局评为市级重点专科建设单位。

菏泽市中医医院2008年大事记

1、2008年1月～12月在全院范围内继续深入开展医疗服务质量管理效益年活动，取得了良好效果。
2、2008年3月1日～6月10日在全院开展“百日优质服务活动”，效果良好。
3、2008年4月～2009年3月在全院范围内开展“两好一满意”活动，取得了明显效果。
4、2008年4月认真组织参与“中医中药中国行”大型科普宣传活动，收到了预期的效果。
5、城镇职工医疗保险和新农合工作取得了显著成绩。
6、防治手足口病做了大量工作。
7、“5.12”四川汶川强烈地震后，医院积极开展支援灾区的抗震救灾工作，先后捐款37000余元，捐棉衣被287件。

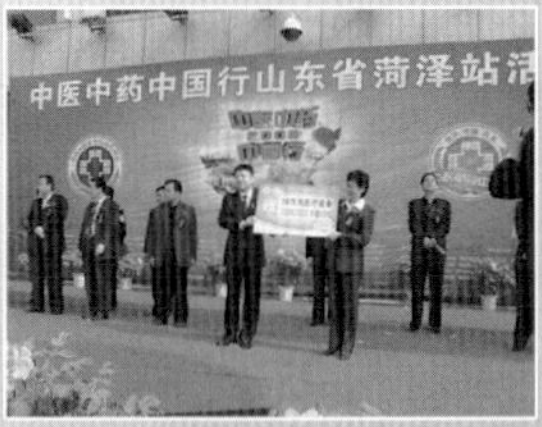

中医中药中国行

8、积极开展“三夏支农”和“卫生支农”工作，受到市委市政府奖励。
9、2008年3月11日市卫生局赵和平局长来医院视察调研工作。
10、2008年7月30日省卫生厅卫生监督所一行11人，在市卫生监督局王德江局长陪同下来院检查指导“两好一满意”活动，并向医院进行了情况反馈。

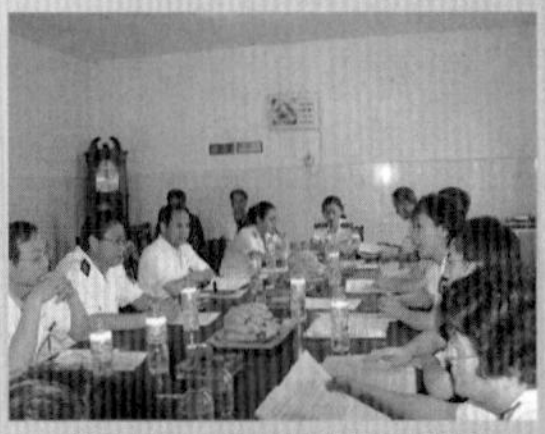
省卫生厅、卫生监督所检查指导“两好一满意”活动

11、2008年8月26日医院召开基建工作委员会扩大会议，与会者60人，最后形成的意见是“先争取解决门前开发问题，争取把门前的地皮要回来，再讨论建40000平方米门诊住院综合楼的座落位置。”
12、2008年10月，医院组织跳绳、象棋、腕力等项目的体育比赛，取得了好成绩。

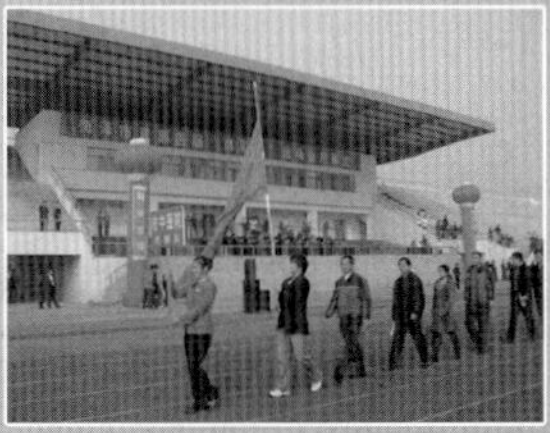
菏泽市第四届“体彩杯”运动会

地址：菏泽市丹阳路1036号 电话：0530-5085201 网址：www.zmed.cn

培育中药主导产业　推动农村经济发展

——禹州市中药材标准化种植基地成绩斐然

禹州市位于河南省中部，地处伏牛山余脉与豫东平原的过渡地带，北部、西部、西南部群山环绕，山前丘岗起伏。独特的地貌特征形成了不同的生态类型，药材资源丰富，道地药材多，中医药文化底蕴深厚，加工炮制技术精良，是全国中医药文化和中医药经济的中心。

一、中医药文化底蕴深厚

禹州是中医药文化的发祥地之一，上古时期黄帝率岐伯、雷公、桐君等大臣在禹州一带活动而创立医学，晚年又在逍遥观修道，留下了众多的遗迹和传说。名医扁鹊、张仲景、华佗、苏颂、唐慎微等也曾在禹采药、行医，悬壶济世。明代周定王朱橚长期深入民间研究中药，著书立说，死后葬于禹州明山。禹州历史上名医辈出，中药炮制的奠基人雷公，被黄帝封于方山。吕不韦编纂的《吕氏春秋》，对后世医药学产生重大影响。提出优生优育的第一人褚澄，著有《杂药方》及《褚氏遗书》。元代名医孙相思，人称济世活佛。刘宇著《安老怀幼书》4卷，李恭于永乐3年荐为太医。清代张恕著有《合意录》，杨居午著有《伤寒夺命》；清世医时长立，疗疾病相传子孙，远近闻名。

禹州是中药的集散地，公元前397年，西关聂政台下已形成药材交易市场。由于交易品种齐全，境外药商云集，相继建成山西、怀帮、十三帮、江西四大会馆。十一届三中全会后，禹州在全国率先恢复药交会，1987年建成了占地100亩，建筑面积65000平方米的药材交易市场。全国各地的药材经营部门及商户，纷纷来禹设立窗口。药材市场由单纯的药材集散、炮制加工，发展成为种植（养殖）、收购、配制、销售、信息服务等纵横交错，通联全国的药材生产、经营基地。1996年，禹州被批准为全国的中药材专业市场，1998年投资1.5亿元建成了占地400亩的“中华药城”。禹州将传统的药交会更名为中医药文化节，促进了中医药的发展。

禹州中药材资源丰富。境内盛产药材1084种。国家中药资源普查中，国家重点普查的363个品种中禹州有147个，占40%；河南省统一普查的351个品种中禹州有225个，达64%。

禹州中成药生产始于明嘉靖24年，清嘉庆4年“保光清凉散”名扬全国。道光24年，“九天阿胶”上市，被作为清宫贡品，慈禧太后特赐“福”，宣统3年在德国柏林“万隆国际博览会”荣获金奖。1934年，禹州从事中成药生产的药商74家，新中国成立前生产作坊达到百家，很多产品享有盛名。1962年，有152个品种被收入《全国中成药处方集》，用于指导全国的中成药生产。如今的“禹州市药王制药”生产120多个品种，其中“活血壮筋丹”是祛风、活血、壮筋、止痛的良药，中医药界称其为“仙丹灵药”；“中风回春片”具有活血化瘀、舒筋通络、调整阴阳平衡之功效，是治疗中风后遗症的理想药品，均被列入国家中药保护品种。此外，辰龙迷迭香种植有限公司为省高新技术企业，采用膜技术提取多种中药有效成分，产品销往香港及国外。银梅饮料有限公司、九源堂制药、智康调味品有限公司、横山银杏科技开发有限责任公司等加工制药龙头企业都为中药经济的发展注入了活力，推动了农村经济的发展。

二、中药材标准化基地建设走在全国的前列

禹州市把药材种植作为农民增收和新农村建设的重要措施，确立了中药业的主导产业地位，先后与国家中医药管理局联手，建立了中药信息站，实现了全国17家药材市场的信息共享；与中国中医药出版社联合创办了《中国中药信息》杂志，免费为禹州市药商刊登供求信息；与移动公司合作，开通了药材信息服务平台；与气象部门合作开通了药材生产气象服务；从大学生中招录了50名专业人员，建立健全了药材信息技术服务网络；起草、备案了中药材系列26个省地方标准，建立健全了无公害药材种植标准化体系，标准化建设走在了全国的前列；建成了药材标准化种植基地25个，面积35万亩，年产值5亿元，农民人均纯收入增加300元。2007年12月28日，禹州市中药材市场被省农业厅、河南日报社评选为河南省十大中药材种植基地之一。

三、中药材产业化水平明显提高

禹州市坚持用产业化经营来带动中药经济的发展。首先是各级领导经常深入基地、企业调研，帮助解决问题。对制药加工企业优先用地、协调资金；企业与农户联合建设基地，政府在资金上予以扶持；培育了一批拉动能力大、辐射范围广、市场竞争能力强的骨干企业。其二是加强与外地大型知名企业的联合，以优惠政策和宽松的环境吸引国内外中药制药、加工、销售企业来禹州建基地、办工厂，实施订单生产。其三是搞好药材市场建设，对入驻市场的经营商户免征两年工商税，促进了中药经济的发展。2004年，中药材专业市场通过了GSP认证。2005年，国家中医药管理局批准成立了中药饮片配送中心，成为全国唯一允许中药饮片交易的药材市场。目前，禹州药材加工企业星罗棋布，从业人员3000多人，产值2亿多元，实现税利近亿元。药材经营商户600余家，从业人员30000余人，上市品种2600种，年交易额12亿元以上。中药材种植、加工、流通纳入到市场经济的轨道，呈现出良好的发展势头。

四、搞好知识产权保护，确保中药经济可持续发展

禹州市把中医药知识产权保护作为可持续发展的重要措施。首先是对药材资源进行了普查，摸清了全市的资源分布、品种、蕴藏量，确立了30余种道地药材，并在大鸿寨次生原始森林建立了药材野生资源保护区。其二是建立药材标准化体系，排除了中药材进入国际市场的壁垒，产品远销美国、欧洲及东南亚国家和地区，韩国把桔梗等作为免检产品。其三是对禹白芷、禹南星、禹白附、豫西丹参4个道地药材实施了原产地域地理标志保护，树立了道地药材的知名品牌。其四是重视中医药文化的挖掘保护，出版了《禹州地产药材》、《禹州中医药文化》、《禹州传统中药炮制》、《中原中医文集》、《中华药王孙思邈》、《苍生大医孙思邈》、《禹州中药志》等专著。“禹州药会”和“禹州中药炮制技艺”分别取得了国家和省非物质文化遗产保护。其五是加强中药基础理论研究，搭建中药资源展示平台，初步建成了占地3200亩，3218种药用植物，集教学、实验、科研、科普、种植示范、品种选育、观光旅游为一体的综合性的“河南省药用植物园”，提升了禹州“药都”的品位。

中药和禹州，有着牵连不断的渊源。禹州悠久的中药文化加之禹州本土的优良条件，造就了禹州在中医药界文化中磐石般不可动摇的地位。近年来，中药材标准化种植基地建设，促进了中药制药及药材加工的发展和中药材专业市场的繁荣，带动了第三产业的迅速发展，药酒、药膳、药浴、中药美容、中药美体、中药保健养生及药用观赏植物行业应运而生，吸引了大批的客商来禹购药卖药，参观考察。

北京市中西医结合医院

北京市中西医结合医院位于北京西长安街延线复兴路西端，占地面积22000平方米，建筑面积40000平方米，是一所具有50年历史，集医疗、教学、科研、预防保健为一体的，以中西医结合专科为特色的综合性医院；是北京中医药大学附属中西医结合医院；是国家中医药管理局和北京市中医药管理局设在北京的中西医结合临床、科研、教学基地和国际交流窗口，多次获市级、区级“精神文明”单位荣誉称号。医院2001年被首都精神文明建设委员会授予“首都文明单位”；2003年4月被北京市海淀区精神文明建设委员会授予“海淀区文明单位”；2006年4月被授予“海淀区青年志愿者工作先进集体”；2006年7月被首都卫生系统精神文明建设协调委员会授予“2005年度首都公共卫生文明单位”；2006年10月被国家中医药管理局授予“国家中医药管理局中医药继续教育管理工作先进集体”；2007年2月被北京市海淀区精神文明建设委员会授予“海淀区文明单位”，为北京市基本医疗保险定点医疗机构，北京市参保职工和离退休人员无须预选均可来医院就医。

医院现有职工602人，卫生技术人员519人，高级职称57人，中级职称176人；拥有医学博士（博士后）16名，医学硕士63名，硕士研究生导师6名，博士研究生导师1名；市级名中医1名。目前编制床位350张，共设23个临床科室，6个医技科室。著名中西医结合专家、中国科学院院士陈可冀为医院名誉院长。本着“资源共享、优势互补、方便百姓、共同发展”的目的，医院与周边6家医疗机构联合成立“北京市中西医结合医院医疗集团”，组成社区医疗卫生网，为区域内广大人民群众提供高质量、低费用、方便快捷的医疗卫生服务，建立了方便群众就医的新机制，受到了广大患者的赞誉。

医院作为北京中医药大学的附属医院，设教研室11个及中西医结合临床实验研究中心1个；内设10个实验室：分子生物学实验室、细胞培养实验室、免疫组化实验室、病理实验室、组织化学实验室、量子共振实验室、动物实验室、电化学实验室、生物芯片实验室、仪器分析室；承担着北京中医药大学、香港大学中医药学院、首都医科大学等20多所院校的临床教学、实习工作；2007年接受美国美洲传统医学院学生来院实习；承担国家级课题5项，市级12项，获科研成果1项。

医院坚持以“质量第一，优质服务，中西医结合，特色突出，人民满意”为办院宗旨，注重医院的内涵建设，坚持中西医并重，集中医、西医之精华，取中西医结合之优势，开展现代医学与中国传统医学相结合的医疗、教学、预防保健和科学研究。医院在中西医结合治疗心、脑血管病、肾病、胃肠病、糖尿病、肝胆疾病、脊柱及四肢骨关节病、新生儿疾病、妇科、产科疾病、眼科、耳鼻喉科、口腔科疾病、皮肤科疾病等方面，有显著的特点。作为北京市重点中医药项目的重点学科中西医结合心血管中心，医院运用中西医结合的方法治疗冠心病、心绞痛、心律失常、心力衰竭、高血压及心肌病等心血管疾病，临床疗效显著。医院为北京市中医药重点学科建设单位。脑病中心采取中西医结合治疗各种脑血管疾病（如脑出血、蛛网膜下腔出血、脑梗死等）。医院对急性缺血性脑血管疾病采用“三早”的中西结合的治疗方法，即：超早期溶栓治疗；早期活血化瘀治疗；早期指导功能锻炼及针灸治疗，同时采用多功能脑血管超生加生物电反馈治疗仪等促进康复，提高患者的生活质量。中医妇科突出中医辨证论治，倡导病证结合，以传统中医药治疗妇科常见病、多发病及疑难杂症。疼痛专科采用神经阻滞、小针刀、推拿、理疗和中药等中西医结合方法，一站式解决各种疼痛性疾病，极大地方便了患者。针灸推拿综合医疗中心以中医理论为指导，将中医针灸与神经病学、推拿与正骨医学、物理治疗与中医经络学相结合，充分发挥中西医结合的医疗优势。对中风偏瘫、面瘫、颈椎病、腰椎间盘突出、肩周炎、类风湿性关节炎、头痛、眩晕等常见病的治疗有较好的疗效，同时对顽固性失眠、顽固性呃逆、顽固性面瘫及中风吞咽障碍的治疗亦有显著疗效。理疗和整体治疗室配备了多种治疗仪，可为患者提供无痛性治疗颈椎病、腰腿痛及胃肠功能不适等疾病。其中针灸耳穴治疗肥胖症、糖尿病深受好评。口腔医疗中心有12台综合治疗台，全部为日本贝蒙和意大利安福士高档治疗台。中心下设口腔内科、口腔外科、口腔修复、口腔正畸、口腔保健、专家门诊和口腔放射等科室。口腔保健诊室专用于牙周基础治疗（洗牙）和口腔卫生保健宣传。口腔放射引进芬兰数字影像处理系统，通过中心局域网将牙片影像及时传送至每台椅位，即增加了影像诊断的标准性，又缩短了患者的就诊时间。消毒设备全套进口，所有进入口腔的器械均塑封消毒，保证“一人一机”，避免交叉感染。中心安装的多媒体系统可以使患者在候诊时观看口腔保健宣传常识，同时可以在治疗过程中享受背景音乐，缓解紧张。中心管理体现人性化、现代化。另外可施行心脏永久性体内起搏器安置以及胸、腹、泌尿、骨等大、中型手术。医院于1994年通过世界卫生组织综合评估，被中华人民共和国卫生部、联合国儿童基金会、世界卫生组织授予“爱婴医院”称号。

医院作为北京中医药大学的附属医院，从1991年起开始承担着北京中医药大学、北京针灸骨伤学院、香港大学中医药学院、首都医科大学成人教育学院、河北中华冀联医专、北京兴华大学、北京医药卫生专修学院、北京职工医学院、北京京华大学、大连医科大学成人教育学院、长春中医学院、湖南中医学院、河北廉州医学院、天津医科大学、演达医科大学、北京外事研修学院、山西中医学院、安徽高医专、海淀卫校、长治医学院等医学院校的临床教学、实习工作。2001年医院被批准为北京中医药大学中西医结合心血管病内科、中西医结合肾病内科、中西医结合神经内科、中西医结合呼吸内科、中西医结合外科和针灸6个专业的硕士研究生培养点。2007年元月医院建立了中西医结合心血管博士研究生培养点，为国家培养和输送了许多合格的专业人才。

全院实行现代化的计算机联网管理，建成院内局域网和以医生工作站为核心的以经济核算和电子病例两条主线面向临床的医院信息系统，全院网络涉及范围 HIS　PACS系统医保联网，信息系统支持临床、医技、病案管理、院长查询并有专人进行网络维护，同时在全院还实施了全方位的电视影像监控，基本上实现了医院的智能化和数字化管理。门急诊大楼宽敞明亮、设施先进；病房大楼以宾馆化为模式，装饰考究、舒适方便。一踏入医院，悠扬的背景音乐便轻揉入耳，在给广大患者提供现代化的就医和住院条件的同时，也让人们深深感到医院浓厚的文化氛围。

医院坚持以满足人民群众优质、高效、方便的医疗服务需求为目的，加强硬件建设，努力创造医院发展的新优势。门、急诊大楼设施先进、宽敞明亮；临床实验研究中心（内含现代化研究10个实验室），构筑了多学科研究科研平台。医院拥有多参数中央心电监护仪、大型血管造影机、德国贝郎血液透析机、东芝PV6000全数字化彩色多普勒超声诊断仪、全身螺旋CT、全自动生化仪、生物芯片检测仪、腹腔镜、电子胃镜、电子肠镜、膀胱镜等先进诊疗设备；同时病房设有血液透析中心、检验中心，内设病房临检室、细菌室、血清免疫室、生化室、血库，中心供氧、CCU中心监护系统，为广大患者的治疗和检查提供安全可靠的保证。

医院目前承担着多项国家和市级科研课题。为最大程度地给广大医务人员提供施展才华的的空间，医院建立了一个临床试验研究中心，包括组织培养实验室、电化学实验室、组织化学实验室、免疫组织化学实验室、HLA实验室、PCR实验室、电生理实验室等，以构筑全院多学科科研平台。展望未来，任重而道远，医院坚持“办中西医结合特色医院，创中西医结合特色品牌，走中西医结合特色之路”，以最精良的技术，最优质的服务，奉献给广大的百姓，开创医院工作新局面。

中国中医科学院西苑医院

陈可冀院士

陈可冀院士为我国第一代中西医结合医学家，中国中医科学院首席研究员，北京大学医学兼职教授，北京大学中医药现代研究中心学术委员会主任。1991 年陈可冀被选为中国科学院院士，现任中国科学院学部主席团成员，中央保健委员会专家组副组长，中国科协荣誉委员，中国中西医结合学会会长，中国老年学学会名誉会长，中华医学会及中国医师协会常务理事及老年医学分会主任委员，第九届中国药典委员会执行委员，中国中医科学院西苑医院国家中医药管理局心血管病重点研究室、重点学科、专病专科中心主任，卫生部中日友好医院全国中西医结合心血管病研究中心主任，福建中西医结合研究院院长，北京大学医学部兼职教授，北京大学中医药现代研究中心学术委员会主任，应聘任世界卫生组织传统医学顾问，世界中医药学会联合会高级专家顾问委员会副主席及心血管病专业委员会会长，香港大学、香港中文大学、香港浸会大学名誉教授，香港浸会大学荣誉博士，美国 UCLA 客座教授等职。

陈可冀院士毕生致力于中西医结合事业，勤奋钻研，学贯中西，前前后后跋涉 50 余年，应用现代科学包括现代医学知识和方法，继承、研究和发展我国传统中医药学。陈可冀院士在血瘀证实质及活血化瘀方药的研究和探索方面取得了重大进展，获得了迄今为止中医药界获得的国家级最高奖项国家科技进步一等奖。陈可冀院士强调人文素质及科学素质兼具的行医道德和技术风范。他还极其注重传统中医药的继承和发展，1981 年倡议并主持抢救整理清代宫廷原始医药档案 3 万余件，并积极倡导应用现代科学技术方法加以整理挖掘。组建多个国家级中医及中西医结合重点学科，形成完善的医教研体系，扶植和造就了一大批新生力量，在国内起到学术辐射作用，促进了国内外中西医结合学术交流和持续发展。

1981 年陈可冀院士创办《中国中西医结合杂志》中文版；1995 年又创办英文版《Chinese Journal of Integrative Medicine》(中国结合医学杂志)，为我国中医药系列学术期刊在国内外最有影响的刊物。其引用频率历年均列中医药及中西医结合类期刊第一名。作为大会主席，他相继主持召开三届世界中西医结合大会，在国际学术界反响甚好。几十年来他先后到美国、英国、法国、日本、瑞士、荷兰、比利时、韩国、印度、朝鲜、越南、菲律宾、新加坡、马来西亚及我国台、港、澳等国家和地区进行数十次学术交流，促进了国内外中西医结合学术交流和持续发展，在国际上享有盛誉。

目前作为第一负责人承担的科研项目包括“冠心病血瘀证血小板活化因子基因组学研究”(国家自然科学基金重大课题)；“人参皂甙 Rb1 生殖毒理学研究”(国家自然科学基金课题)，“心血管血栓性疾病‘瘀毒’病因学的系统研究”(“973”项目)以及作为第二负责人承担的“易损斑块早期诊断及中西医结合干予研究”(北京市科委重大课题)等。运用数据挖掘等现代科学技术手段进行清宫医案名医名方名药及派生出的燕京医派的研究也将由他的梯队推进，以期将中医药理论的研究进一步推向深入，为中西医结合增添一片新绿。

基于陈可冀院士的突出贡献，多年来他曾被授予科技奖励多项。“血府逐瘀浓缩丸防治血管成形后再狭窄研究”获 1996 年国家中医药管理局科技进步一等奖；“方剂与证的药物动力学研究”获 2001 年国家科技进步二等奖；“血瘀证与活血化瘀研究”获 2003 年国家科技进步一等奖；“《清宫医案研究》”获 2005 年中华中医药学会科学著作奖；“活血化瘀中药干预冠心病介入治疗后再狭窄的多中心临床及机理研究”获 2006 年中国中西医结合学会科技进步一等奖，论文刊载于“Chin Med J 2006; 119(1): 6-13”；“补益脾肾法在老年医学中的应用”获 2007 年中国中西医结合学会科技进步一等奖；其“血瘀证与活血化瘀研究”所获国家科技进步一等奖为建国以来中医药领域的最高奖项。另外“清代宫廷原始医药档案研究”曾获古籍整理金奖；川芎嗪(四甲基吡嗪)及去甲乌药碱获卫生部甲级成果奖。此外陈院士还曾在国内外获得其他多项荣誉，1989 年获世界文化理事会爱因斯坦世界科学奖；1994 年获首届立夫中医药学术奖；2000 年中央保健委员会干部医疗保健成绩突出荣誉证书；2001 年获求是杰出科技成就集体奖；2002 年获何梁何利科技进步奖；2006 年获首届中医药传承特别贡献奖；2007 年获首届世界中医药学会联合会中医药国际贡献奖；2007 年被选为非物质文化遗产项目代表性传承人。他已发表研究论文 300 余篇，主编专著 10 余部。

李连达院士

李连达院士，中医儿科及中药学家，我国中药药效学评价标准的创始人和中药安全性研究的开拓者。现任中国工程院院士、中国中医科学院首席研究员、国家科学技术奖励评审委员会委员、国家药典委员会委员、浙江大学药学院院长、中国中医科学院医学实验中心主任、香港浸会大学名誉教授。

他曾任第七届北京市人大代表，第八、九、十届全国政协委员；曾获得国家科技进步一等奖 1 项、三等奖 2 项，卫生部甲级奖 1 项，中华中医药学会科学技术一等奖 2 项等 20 多项奖励，发表学术论文 300 多篇。他是我国 1978 年恢复研究生教育制度后的首批研究生导师，至今培养硕士、博士、博士后 50 多人。

主要贡献：开拓中药药效评价的先河；主持制定我国中药药效学评价标准及技术规范；建立中药安全性研究的示范方法；首创中药与自体骨髓干细胞经心导管输入冠状动脉移植于心脏治疗冠心病的新方法等。

开拓中药药效评价的研究。1976 年李连达院士在 9 平方米的实验室和 400 元研究经费的条件下，发表了《冠心Ⅱ号对应激性心肌小血管内血小板聚集的影响》，引起了学术界的震动。1978 年李连达院士在国内首先建立动物和人的心肌细胞培养，建立“缺血样损伤”、“化学性损伤”、“免疫性损伤”、“心力衰竭”及“节律失常”等多种细胞病理模型，用于中药研究，开创了中药细胞药理学，并向全国推广。其后又陆续在我国建立起犬冠状动脉结扎心肌梗塞的多指标及定量组织学研究方法及多点固定式心外膜电图，至今仍为全国普遍使用。他建立的中国小型猪经心导管送入栓子阻塞冠状动脉形成心肌梗塞的模型，可避免开胸手术对心脏的干扰，保持胸腔内环境的稳定，结果更为可靠。

李连达院士主持制定了我国中药药效学评价标准及技术规范。于 1990 年受卫生部委托，李连达院士负责制定我国第一个中药药效学评价标准与技术规范，对 40 多种病证的药效学研究建立技术要求及审评标准，扭转了过去中药药效学(特别是中药新药)研究及审评工作缺乏标准与技术规范、方法落后的混乱局面，提高了全国中药新药研制水平，使之走向法制化、规范化、现代化，得到学术界公认。1992 年该标准由卫生部印发全国，成为我国第一个官方认可的中药药效学评价标准及技术规范，并在全国 10 多个城市做 20 多次专题报告，进行解释和推广工作，至今仍为全国遵照执行的标准。李连达院士领导研究室的同志共同完成了 70 多种中药新药药效学研究，其中 20 多种已获得新药生产证书，如地奥心血康胶囊获得国家科技进步三等奖，累计产值已达 50 多亿元。

李连达院士建立了中药安全性研究的示范方法。李连达院士于 2004 ~ 2007 年主持了国家“十五”科技攻关计划“含马兜铃酸中药材及中成药安全性评价的示范性研究”课题，通过比格犬长期毒性实验、大急性心肌梗塞实验、大的代谢动力学等实验，从长期毒性、有效性和有效性的物质基础的角度，对改造的冠心苏合丸的合理性进行了系统研究，解决了同仁堂等 66 家企业生产的冠心苏合丸改进配方后是否有效和是否安全的疑问，为国家食品药品监督管理局含有毒成分中药的管理办法提供了科学依据，并为有毒中药材及其复方制剂的安全性研究提供了示范性的科研思路、途径和方法，为进一步全面解决中药安全性问题开拓了新领域。这项研究获得中华中医药学会科学技术一等奖。

李连达院士首创中药与自体骨髓干细胞经心导管输入冠状动脉移植于心脏治疗冠心病的新方法。将中药与自体骨髓干细胞经心导管输入冠状动脉移植于心脏相结合治疗冠心病，证实了干细胞可以横向分化为心肌细胞及心肌小血管、补充损失的心肌细胞数量、修复心肌病变、改善心脏功能、减小心肌梗塞范围、增加心肌供血等多方面治疗作用；中西结合，优势互补、协同增效，提高了疗效，为冠心病治疗开拓了新领域，为干细胞移植建立了新途径、新方法，已在国内多家医院推广应用。该项研究已获得中华中医药学会科学技术一等奖。

李连达院士投入中医药事业 53 年来，学风严谨、作风正派、勇于发展创新，在继承发扬中医药学、推进中药药效评价的标准化、提高中药安全性研究等方面作出了积极的贡献。

贵阳中医学院第一附属医院

贵阳中医学院第一附属医院是贵州省规模最大的集医疗、教学、科研为一体的“三级甲等中医医院”。近年来，医院加强软硬件建设力度，充分发挥中医药特色和优势，进一步加强专科专病建设力度，学科进一步增殖、分化，综合实力逐渐增加。医院现拥有“贵州省肛肠病医院”、“贵州省中医骨伤诊疗中心”、“贵州省中医眼底病诊疗中心”；2007年，原“十五”国家中医药重点专病甲状腺升级为国家重点专科建设项目，同时，糖尿病、脑卒中、眼底病成为国家中医药管理局“十一五”重点专病建设项目；中医骨伤学科、呼吸内科、消化内科、中医肛肠、妇科、皮肤成为贵州省重点中医专科建设项目；贵州省唯一一家“国家药品监督管理局临床药理试验机构”也设在该院；实行执业医师考试以来，该院一直是贵州省中医师执业医师考试技能操作培训点和考点，同时，医院也是贵州省全科中医师培训基地。贵阳中医学院血液病研究所、骨伤研究所也设在医院。

医院曾被评为全国卫生系统“先进集体”、“全国医院文化建设先进单位”、贵州省“医德医风示范医院”等荣誉称号。

医院占地面积24001.2平方米，总建筑面积44360平方米。全院职工770余人，其中高级职称人数116人，中级职称人数146人，全国名老中医6名。全院编制床位600张，实际开放病床750张，有临床、医技科室32个，年门诊30余万人次，住院病人8000余人次。

医院拥有检测、诊断仪器价值近亿元。比较先进的设备有德国西门子多层双螺旋CT、核磁共振、美国柯达CR数字成像系统、美国GE胃肠机、日本奥林巴斯全自动生化分析仪、飞利浦iu－Ⅱ彩超、德国drager麻醉机、德国西门子9000型呼吸机等。

近几年来，医院加强管理，充分发扬中医特色和优势，狠抓专科专病建设，学科不断增殖、分化，新成立了皮肤、体检中心、“治未病”中心等新学科，病区从2005年的14个增加到21个，新技术新项目不断开展，收治病种范围逐渐扩大，门诊人次、住院人次以及经济收入年均增长30%左右（2007年医院住院病人更是同比增长59.8%），目前医院正在筹建神经外科、胸外科、肿瘤科、产科、工伤康复中心等病房。2008年，医院经国家发改委、国家中医药管理局批准，已成为国家重点中医院建设项目。

贵阳中医学院第二附属医院

医院为三级甲等中医院，以中西医结合诊治为特色，2007年被国家中医药管理局确定为国家级重点中西医结合医院建设单位，是贵州省培养高级中医药人才的重要基地，编制床位700张。医院呼吸内科、内分泌科和眼耳鼻咽喉科为国家级重点专科。经过多年努力，医院现已发展成学科较为齐全、师资力量较为雄厚，融医疗、教学、科研、预防保健为一体的综合医院。全院共有59个科室，其中临床科室20个，行政职能科室15个，医技科室4个，中西医特色专科门诊19个。临床科室：内科系统有消化、心血管、内分泌、呼吸、血液、泌尿、神经专业，外科系统有普外、泌尿、肝胆、骨科、眼耳鼻咽喉科、妇产科以及针灸、推拿、麻醉、口腔、急诊、儿科、皮肤科。医技科室：病理科、放射科（CT室）、特检科、检验科。多年来医院通过了国家级“爱婴医院”的评审，通过“贵州省高等医学院校临床教学基地”的评估，并被人事部、卫生部、国家中医药管理局授予“全国卫生系统先进集体”，贵州省总工会授予内科教研“贵州省五一劳动奖章”，并多次荣获“先进党委”、“文明单位”等称号。

十堰市中医院五措并举建名科

湖北省十堰市中医院位于世界文化遗产武当山下，北依汉水，西靠神农，东临南水北调中线工程源头——丹江口水库，地处十堰市东大门，是鄂西北周边地区中医阵营中规模最大、专科实力最强，集医疗、急救、科研、教学、预防、康复于一体的国家“三级甲等中医医院”。多年来，该院坚持中医为主的办院方向，注重发挥特色优势，把建设重点特色专科作为医院生存和发展的重要途径，先后创办了在本地区独具影响的中医专科12个，其中，中西医结合精神病专科是国家“十五”重点专科、国家“十一五”重点专科强化建设单位；肝病专科是国家“十一五”重点专科建设单位；肝病科、风湿科、结石科、中医心脑血管病专科、失眠症专科通过市级重点中医专科验收；重点专科业务收入占业务总收入的57%，中医药业务收入占业务总收入的60%。在重点专科的带动下，医院近3年业务收入以每年500万元的速度递增。该院在名科建设上采取了5条措施：

1、加强领导，完善机制，确保措施到位。

2、明确目标，突出特色，精心选择优势学科。

3、加大投入，改善环境，打牢业务发展基础。

4、锐意创新，提高疗效，不断寻求新突破。

5、培养人才，壮大梯队，推动专科持续发展。

目前，该院继续把建设好重点专科作为首要任务，在管理体制、运行机制等方面进行着积极地探索，同时，通过积极争取，该院已被列入国家240所地市级中医院重点扶持项目之列，在中医药事业新一轮大好机遇面前，该院各项事业必将取得更大突破。

湖北省鄂州市中医医院脑病科

——国家中医药管理局“十五”重点专科

湖北省鄂州市中医医院是一所三级甲等中医医院，也是湖北省知名中医医院、示范中医医院和湖北中医学院教学医院，现有职工378人，其中副高职称以上人员56人，病床设置300张。医院脑病科成立于1988年，目前床位60张，医护人员29人，其中医生14人，护理人员15人，正高职称2人，副高职称8人，中级职称8人，初级人员11人。科室于1988年成立之初开设床位10张，通过不断努力，特别是与大连心脑血管血栓病研究所联合，业务突飞猛进，到1991年底发展到30张，到2002年病床增加到45张，由于业务不断发展，诊疗项目拓宽，形成以急诊、医疗、功能康复及二级预防为一体的“中医卒中单元”式服务，使床位数增加到60张。由于科室不断发展，成绩显著，科室于1994年被确定为鄂州市重点专科，1998年被湖北省确定为省级重点专科建设单位，2002年通过省级评审验收确定为“湖北省知名中医专科”，同年被国家中医药管理局确定为“十五”重点专科项目建设单位，2006年正式通过评审被确定为“十五”重点专科。经过两代人的努力，脑病科始终坚持打造品牌专科，尽显特色优势，做到以临床为切入点，以临床带科研，以科研促临床，讲求临床疗效，促进整体快速发展，目前在鄂东南乃至湖北省地区享有较高声誉。

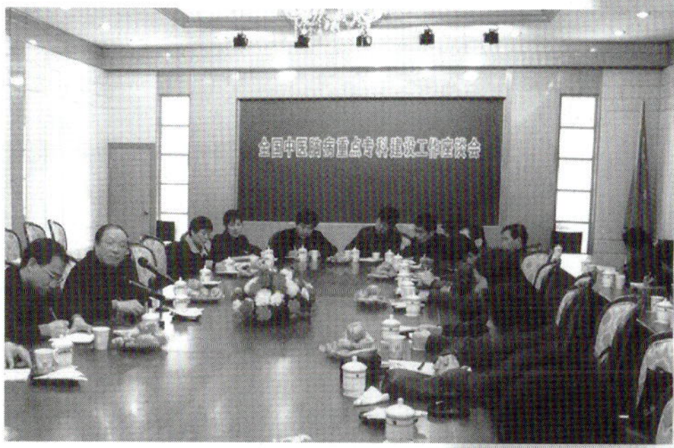

全国中医脑病重点专科建设工作座谈会在该院举行

建设专科就必须在“特色优势”上做文章，因为有自己的“强项”优势，特别是抓住了祖国医学的精髓这一主弦，如治疗中风病，在中风病的急性期，可采用中西结合的方法，在抢救中风危重症上，脑病科借鉴西医的抢救知识，但在治疗中风后遗症上，就充分发挥祖国医学的传统优势，发掘其无穷的奥妙和魅力，尽显特色优势，提高了对中风病的治愈好转率。

重点专科建设是一个系统工程，只有在不断总结、积累完善的基础上，才能逐步提高，形成自己的特色优势。近18年来，全科医护人员勤奋工作，无私奉献，在工作之余，积极参与医学科研工作。全科先后在国家、省级专业杂志上发表论文100余篇，出版专著15本；通过省级科研成果鉴定4项，均达国内领先水平。脑病科在治疗中风病、眩晕病、老年呆病等专科疾病上，疗效显著，其治愈好转率达96%，明显高于国内同类疾病的治愈好转率水平。

诊疗范围：（1）中风病：（脑出血、蛛网膜下腔出血、脑梗死、脑栓塞、短暂性脑缺血发作）；（2）中风偏瘫及中风后遗症的康复；（3）高血压病、脑动脉硬化症、周围血管病；（4）多发性神经炎、面神经炎、脊髓炎；（5）震颤麻痹、重症肌无力、多发性硬化；（6）癫痫、各种脑膜炎；（7）中毒性及内科疾病的脑神经系统损害；（8）高黏滞血症、高脂血症。

地 址：湖北省鄂州市滨湖北路12号　法人代表：邵义文　联系人：洪茂林、候国典、张醒民、潘秋茵　联系电话：0711-3859922

六安市中医药发展的领头雁

——记奋进中的六安市中医院

六安市中医院座落于六安市人民路76号，是原安徽省六安地区兴办的首家中医医院，是六安市肿瘤防治所所在地。建院以来医院继承发扬了祖国医药学遗产，走中西医结合的道路，坚持“中西医并重，共同发展，互相补充”方针，以建设大综合强专科为主线，历经30年的发展，经过几代中医院人的奋发进取、顽强拼搏，目前是一个布局合理、环境优美、功能完善、技术先进、竞争有序、服务便捷高效、与市场经济发展相适应的一所集医疗、教学、科研、预防、保健、康复和急救为一体的大型综合性三级甲等中医院。2007年医院被国家中医药管理局评定为“三级甲等中医院”。到2007年底，已经建立临床医技科室40多个，开放床位500张；拥有职工800余人，其中卫技人员560人，高级职称76人，中级职称235人；年门诊量为20余万人次，年收治住院病人2万余人次。

弘扬中医特色、实行中西医并重是六安市中医院不变的办院方针。

近年来，为了做到集中优势、扬长避短，优势互补，将功能相近的科室整合。医院构建了脑病中心、肿瘤中心、骨伤中心、中医特色中心、腔镜中心、介入中心、血透中心7大板块。目前拥有国家级中医重点建设专科一个（肾病科）；省级中医重点专科3个（肿瘤科、脑病科、心血管科）；市级中医重点专科2个（骨伤科、消化内科）

国医堂：将特色中医专病门诊融于一体，发挥十多名在该市久负盛名的中医专家优势，真正体现传统中医治疗特色，国医堂专家在运用中医治疗肝病、结石病、不孕不育、风湿病等方面有着显著疗效。

中医特色疗法中心：将各种行之有效的传统疗法综合使用，把中医针灸、推拿、理疗、中医足疗、中药熏蒸、中医美容等整合为一个中心，统一管理，根据病人情况因人因时治宜。在妇产科为产后产妇免费提供2次足疗和1次熏蒸，取得了良好治疗的效果和社会效益。医院将有计划、有步骤地把中医特色治疗推广到全院的住院病人。

肛肠科：是该院成立最早也是全市唯一的中医特色肛肠专科。该科能根据不同肛肠疾病的类型采用中药熏洗、外敷、注射、换药、药线等多种治疗方法，疗程短，疗效好。近年来，又相继引入多功能肛肠治疗机等检查和治疗设备，大大减轻了病人痛苦。

国家级重点专科建设单位、省级重点学科肾病科，是安徽省中医肾病建设副组长单位，采用中西医结合方法开展常见肾病和狼疮性肾炎、糖尿病肾病等疑难性肾病的治疗，技术力量雄厚，影响力较大，在突出中医治疗的同时，该科开展了“肾组织活检、中药腹膜透析及血液净化”等现代医学的新技术，建有全市最大的血液透析中心。目前全市唯一的肾脏病理实验室已经建成投入使用。

优质服务是六安市中医院人的不懈追求。

在门诊大厅设立综合服务台，开展一站式服务，每天有医师、护士、药师、医保人员等参加。一名院领导负责，开展方便门诊、就诊咨询、预约专家、便民服务、医保政策咨询、药品咨询、服务投诉等服务，以最方便的方式得到尽可能快速完整的服务。

急救中心配有数百万元设施和设备，建立ICU病房，急危重症患者的抢救水平、成功率高，并设立急救站，配备专用医疗救护车辆和专业人员，开通急救电话：3339999，保证生命绿色通道24小时通畅。

“依法治院、科技兴院、专科特色”是市中医院的办院方针；“宾馆式服务、花园式环境、精湛的技术、优惠的价格”是医院的不懈追求。六安市中医院将充分发扬“爱院、敬业、团队、品牌”的中医院人精神，内强素质，外塑形象，深入开展以病人为中心，以提高医疗服务质量为主题的医院管理年活动，积极创建全国示范中医院，坚持科学发展观，继承中医药的特色,以人才培养为重点，以“培养名医、创建名科、建设名院，中医药进农村、进社区、进家庭”为主线，积极利用现代科学技术,促进中医理论与实践相结合，为构建社会主义和谐社会作贡献；为振兴祖国医学，繁荣皖西医疗卫生事业和保障六安老区人民的身体健康作出更大的贡献。

地址：六安市人民路76号　电话：05642212276　邮编：237006　网站：www.laszyy.cn

中国特色专科医院

——北京朝阳罗有明中医骨伤科医院

罗有明中医骨伤科专科医院，位于北京市朝阳区高碑店北路甲8号，隶属于北京市朝阳区卫生局，为政府办非营利性的民营医院；设有门诊、病房、护理、药房、X光、化验、后勤服务等；治疗骨折、骨关节脱臼（外固定）、颈椎病及颈、腰椎间盘脱出症、风湿性骨关节病、肩周炎、一般软组织损伤等。院长罗金殿。

医院特色：采用传统医药罗氏中医正骨法及中医药、中成药、中草药、饮片等内外用药。“罗氏正骨法”属国家非物质文化遗产传统医药类保护项目，已有300年光辉史，说明了罗氏中医药适应了历代的需要而延续至今。罗氏第五代传人罗有明，50年代就名扬京都。其手法独特，有手到立竿见影之功效，被人们称为“中医骨科圣手”、“双桥老太太骨科”及医技的传奇，因此受到了国内外医、患者的信任和欢迎。慕名前来就医和学习罗氏医技者皆能满意而归。《人民日报》、《光明日报》、《北京日报》、中央电视台、北京电视台、河南电视台均有过对罗氏行医的报道。罗有明由于年高105岁，于2008年10月11日因病医治无效逝世。罗氏中医药家族已延续到了第六代第七代传承人，治愈了数以万计的骨伤病人，惠及国内外。他们以科学发展观将传统医学的学术思想和理念传下去，以人为本，发展了业已成熟的“罗氏正骨法”。“罗氏正骨法”有22个触诊手法，37个基本手法、诊疗要诀，有三定点手法、手法三要素、三兼治，复贴、旋转等复位、扶正、接骨100多个治疗手法。他们编撰了以《罗氏正骨法》为代表性的一系列著作及电教片等，均已由国家级出版社出版发行。医院研制了多种特色制剂疗效比较满意，这对促进罗氏中医药事业的发展上起到了积极的推动作用。

电话：010-85773085　传真电话：010-85769175

改革镌刻历史，发展铸就辉煌

—— 赤峰市阿鲁科尔沁旗蒙医院改革与发展20年

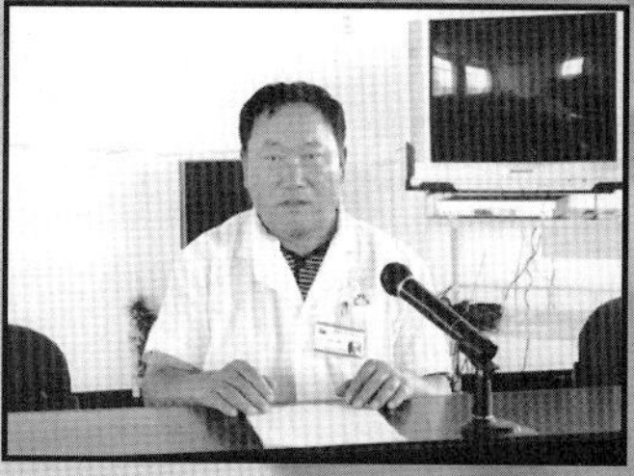

院长：锁 柱

阿鲁科尔沁旗蒙医院始建于1981年，20多年来，在党和国家的卫生方针和民族医药政策的指导下，在地方政府的关心支持下，医院从无到有、从小到大、从弱到强，经历了飞速发展的光辉里程。特别是十一届三中全会以后，阿旗蒙医院以突出发展蒙医药为主，加强专科及其他辅助科室建设，从抓改革、促发展入手，充分发挥蒙医蒙药的重要作用，使医院发展更加迅速。建院之初，全院职工只有20人，年门诊患者1万人左右，蒙药70多个品种，年业务收入6万余元，设备只有一台50mAX光机、一台粉碎机和一台显微镜。医院占地面积800平方米，拥有病床16张。经过几代蒙医药人的不懈努力，阿旗蒙医院现拥有职工91人，卫生专业技术人员82人，年门诊患者3万余人。医院固定资产已达1300余万元。医院门诊病房综合楼建筑面积6500平方米，设有标准化病床80张，并设有高间，可满足不同消费者需求。医院自制蒙药150多个品种，符合国家质量标准，注册商标齐全，拥有800mAX光机、数字化彩超、电子胃镜、经颅多普勒、自动生化仪等先进设备。医院是内蒙古民族大学蒙医药学院临床实习基地，是消费者信得过的诚信单位和服务窗口标兵医院。

阿旗蒙医院积极探索药品管理体制改革，建立健全药事委员会，并充分发挥其职能，切实保证临床用药安全有效。医院严格按照《药品生产经营质量管理规范》，不断加强蒙药制剂的质量和技术改造，依靠科学技术，扩大蒙药制剂生产规模，研制新剂型，开发新品种。蒙医院生产的“阿蒙”牌系列蒙药，系采用大兴安岭山脉罕山自然保护区野生植物为原料，是无污染、纯天然的绿色药品，深受广大患者信赖。

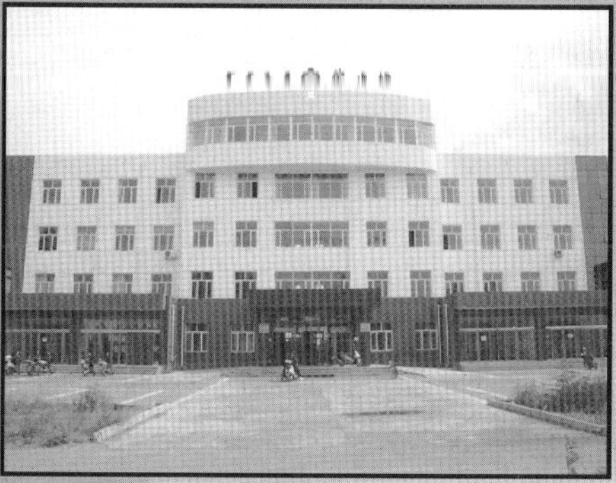

阿旗蒙医院在突出发展蒙医蒙药的同时，注重加强专科建设。医院采取派出医务人员到上一级医院进修，聘请院外专家来院指导开展学术交流等办法，使医务人员不断更新知识，掌握更多的先进诊疗技术，不断开展新项目，扩大服务范围。阿旗蒙医院骨伤科、肛肠科、疗术科、外科、妇科、五官科技术力量雄厚，骨科开展的腰椎开窗髓核摘除术、小儿先天性髋关节脱位固定术、颈椎骨折及骨折闭式穿针内固定术，外科微创胆囊切除术等填补了阿旗医学技术的空白。传统的蒙药浴、酸马奶项目受到了广大患者的信赖，为医院创造了良好的经济效益和社会效益。

医院的长足发展离不开团结务实的领导班子，阿旗蒙医院领导班子成员在锁柱院长的带领下，廉洁自律、求真务实、立说立行、工作力度大、效率高，与全院职工齐心合力、同心同德、抓住机遇、更新观念、大胆创新、广筹资金、加强基础建设、提高综合实力，使医院不断健康发展。

广西防城港市中医医院

广西防城港市中医医院创建于1981年4月1日，位于防城港市防城镇二桥东路8号，原址是国民党广东省主席陆军上将陈济棠先生建的慰慈救济院，是防城港市唯一一所非营利性中医医院。多年来，该院坚持“中医为主，中西医结合，精中医，强西医，突出专科特色，增强综合实力”的发展方向，突出专科优势，实施科技兴院战略，促进了医院高效健康快速发展。医院先后成为广西第一家“二级甲等中医医院”、“全国示范中医医院”、“爱婴医院”、全市唯一一家“广西高等医学院校教学医院”，荣获了自治区级“文明单位”、“巾帼文明示范岗”、“青年文明号”、“广西五一标兵岗先进集体”、“广西五一劳动奖状”等荣誉称号。

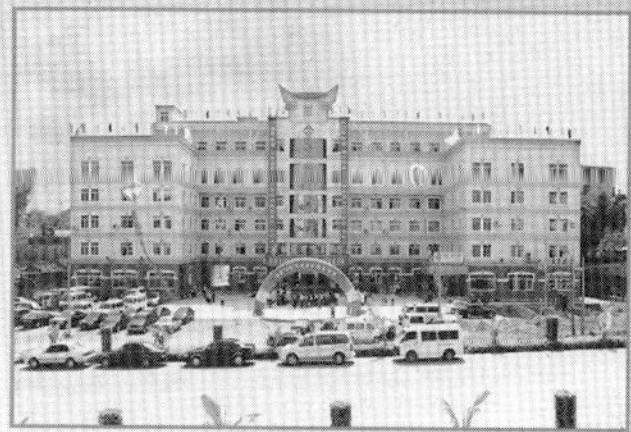

综合门诊大楼

目前医院开设床位数220张，职工315人，中级以上职称140人。医院拥有全身CT、DR、彩色B超、腹腔镜、胆道镜、血滤机、体外震波碎石机、大功率C臂X光机、电子胃镜、肠镜、支纤镜、阴道镜等国内外先进医疗设备。医院开设有2个综合门诊，1个口腔门诊，5个住院病区，设有急诊科、针灸推拿科、内科、骨伤科、外科、妇产科、儿科、肛肠科、皮肤性病科、耳鼻喉科、口腔科、眼科等业务科室和全市唯一一个设备最先进、功能最齐全的重症医学科（ICU）以及传统中医综合治疗中心。

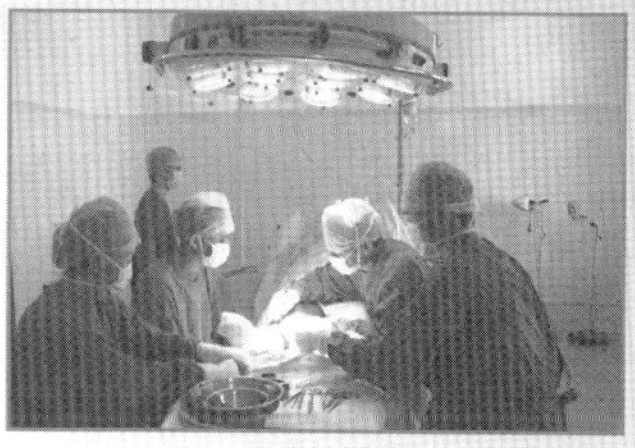

骨伤科手术

医院以中西医结合为基础，经多年发展已形成三大特色优势：一是中医传统治疗特色，应用中医传统特色治疗各类慢性疾病效果显著，在市内外享有较高声誉；二是血液透析技术及急危重症救治，挽救了许多危重病人的生命；三是推广应用微创技术，填补了市内多项技术空白。重点中医特色专科骨伤科、针灸推拿科、蛇伤科、肾内科的诊治技术在全市处于领先地位，科研成果“防城港市蛇伤防治研究”和“微创术加活血化瘀法治疗超早期高血压脑出血”荣获防城港市科技进步奖。

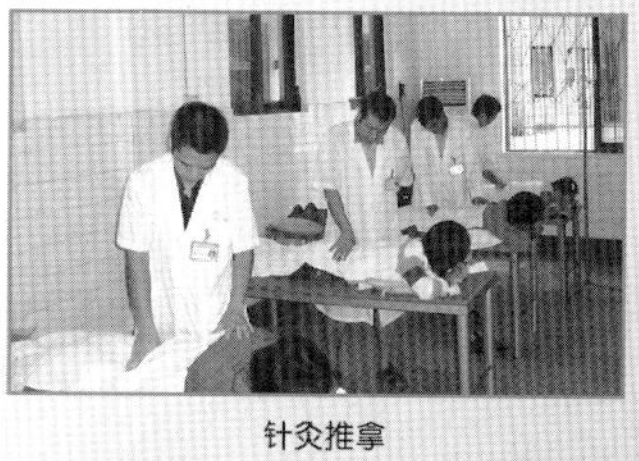

针灸推拿

广西民族医药研究所（广西壮医医院）

广西民族医药研究所成立于1985年，2002年增挂“广西壮医医院”牌子；2003年经自治区科技厅批准，设“广西壮医药研究中心”，列为科技创新金源单位；2007年，被列为国家中医药管理局“十一五“期间重点建设的10家民族医医院之一；现为广西中医学院、广西右江民族医学院教学医院；至2007年底，有职工148人，开放床位100张。

20多年来，广西民族医药研究所在发掘整理壮医药等民族医药方面取得了显著成果。至2007年底，研究所共承担各级各类民族医药科研课题200多项。

研究所积极推进民族医药专科专病建设，大力推广壮医药线点灸疗法、壮医经筋疗法、壮医药物竹罐疗法、壮药疗法、壮医针挑、药浴等特色诊疗技术，受到患者的好评。2007年，本院的壮医推拿、痹病、目诊专科被批准为国家中医药管理局重点专科，医院被列为国家中医药管理局“十一五”期间重点民族医医院建设单位。民族医药专科效应和品牌效应正在逐步形成。

广西民族医药研究所注重人才培养，建所以来共开办了80多期民族医药培训班和函授班，共培训学员6000多名，把壮医基础理论、壮医诊疗技术、民族医治疗疑难杂症、民族药知识作为培训内容，培养民族医药适用人才。2007年，自治区卫生厅农卫处把1000多名乡镇卫生院民族医药人才的培训任务下达给研究所，培训农村民族医药技术人才，为新农合的开展服务。

广西民族医药研究所主办的《民族医药报》坚持正确的舆论导向，为宣传民族医药，普及民族医药知识，促进民族医药事业发展作出了积极贡献。2006年，研究所获中共广西自治区党委宣传部组织评选的“广西十佳报纸”称号。2007年，研究所获广西新闻出版局、广西科技厅组织评选的“广西优秀报纸”称号。

梧州市中医院

梧州市中医院始建于1960年，是广西区建院较早的中医医院，经过近半个世纪一代中医院人的励精图治、辛勤耕耘，现已发展成为一所集医疗、预防、保健、康复、科研、教学为一体的具有中医特色、中医技术门类齐全的国家三级中医医院、高等医学院校（A级）临床教学基地、中国健康扶贫工程定点医院、医保定点单位、南方医科大学珠江医院技术协作单位，肩负着梧州市300多万人民群众及粤西地区的中医医疗卫生服务的重任。

医院占地面积约34.42亩，建筑面积约2.5万平方米，业务用房1.97万平方米；编制床位400张，实际开放床位259张；现有职工456人，其中高、中级职称120多人；开设有急诊、内、外、妇、儿、骨伤、肛肠、肿瘤、针灸、推拿、理疗、五官、口腔、皮肤、预防保健、感染性疾病、麻醉、ICU等18个临床科室以及检验、病理、影像等6个医技科室，27个专家门诊，30个中医特色专科专病门诊，1个门诊部，1个社区服务中心；能开展甲状腺、胃、肝胆、肠、脾、胰腺、结肠和头、颈、脊柱、四肢、关节、普外、妇科、三维粒子植入等难度较大的手术，其中人工全髋关节置换术、脊柱腰椎管狭窄全椎板切除减张内固定术、颈椎前路椎间盘摘除钛板融合术、椎体结核病灶清除术、骨盆骨折切开复位术达本地区先进水平。

医院设备先进，拥有核磁共振、螺旋CT、数字化X线摄影系统（DR）、彩超、高级病理图文分析系统、全自动生化分析仪、超声刀等一大批国内外先进现代设备，为提高综合诊疗水平提供了有力的保障。

医院坚持继承和发扬传统中医精髓，重点突出中医特色和中医“治未病”优势，加强专科专病建设。其中骨伤科为自治区重点专科，肛肠科为市级重点专科，脾胃病专科、肿瘤科、颈肩腰腿痛、腰椎间盘突出症专科、肝病专科、不孕不育症专科、哮喘专科、针灸推拿科、针灸减肥专科、蛇伤科是医院重点专科。

医院坚持“科技兴院”的方针，以医疗为中心，教学、科研等同步发展为原则，坚持医教研相彰，依靠严谨的治学传统、浓郁的文化底蕴、科研实力，促使医、教、研全面发展，提高医院的整体实力。近3年来，医院聘请了多名区内外知名肝病、肿瘤、中医内科、外科专家长期坐诊，选送了100多人外出进修和参加各种培训学习，培养了内科、外科、骨伤科、妇产科、男性专科、肾病专科、颈肩腰腿痛专科、鼻炎专科、影像诊断、内镜窥诊断等一大批专业人才，带动学科的发展，提升了专科技术能力。科研立项课题地市级6项，省级2项。

医院坚持以病人为中心的服务理念，深入开展“以提高医疗服务质量为核心”的医院管理年，赢得了社会各界的广泛赞誉。目前，医院领导班子正运筹帷幄，积极推进“西移工程”。2008年，一座楼高15层、建筑面积26008平方米、崭新的现代化住院大楼将建成并投入使用，医院床位可设有450～500张，为医院未来发展提供了良好的平台，为梧州市中医事业的传承和发展奠定坚实的发展基础。

医药人物——中研医药产业集团总裁鄢良

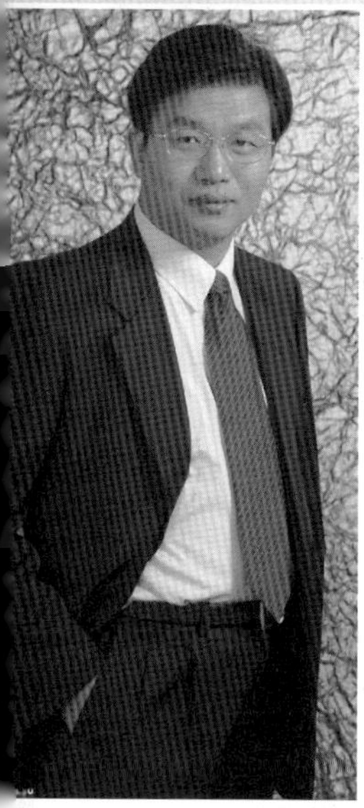

鄢良，1962年7月出生于湖北省黄梅县。1984年毕业于湖北中医学院中医系（本科），1990年毕业于中国中医科学院（原中国中医研究院），获医学博士学位。现任中研医药产业集团总裁、中国中医科学院中医药科技合作中心主任、《亚太传统医药》杂志总编。

1993年5月，他以一个科研人员的背景通过投标竞争担任中国中医研究院北京中研国际医药公司总经理，同年8月兼任中国中医研究院科技合作中心主任。他在几乎一穷二白的条件下进行大刀阔斧的改革和艰苦卓绝的奋斗，上任一年不仅使该公司扭亏为盈，而且所创效益超过该公司过去8年利润总和。针对中国中医研究院院办科技企业的特色，创造性地提出了“五位一体，立体经营，长短结合，联动互进”的经营模式，成功地在中研国际医药公司的基础上通过分化、衍生、兼并而建立起一个集团化的下辖5个企业及5个实行企业化经营管理的事业单位的科技产业群体，在5年时间内使企业资产增值上百倍，规模扩大十多倍，成为中国中医研究院的产业支柱和龙头。自1995年起他将眼光投向海外，提出旨在向全球推广中医药的“雄风计划”，受到国内外广泛关注。他自此不遗余力地致力于推动中医药的国际交流与传播，成功地组办了一系列国际性中医药学术交流会、产品展览会（团）；着重致力于开拓中医药的国际市场，特别是美国市场。通过深入钻研美国法律，他为中国中药进入美国市场找到合法途径，解决了几十年来中药产品主要通过走私和欺关而进入美国的不良局面。自1996年始，他成功地将一百多个中国中药产品推向美国市场，被誉为“中国的FDA通关专家”。因参与“中药现代化战略开拓北美中药市场”研究课题获国家科技进步二等奖。《中华英才》1999年第10期及《中国中医药年鉴》1999年卷对其事迹进行了较全面的记叙，并入载英国剑桥《国际名人传记》、《中华人民共和国年鉴》（2000年卷）。

2000年他决定进行主营业务转型，走实业化之路。2000年8月通过企业购并建立了中药生产型实体——湖北中和本草药业有限公司，生产现代化的中医药产品，并销往全国和海外。2002年底，组建中研医药产业集团。2003年秋，通过购并建立医疗实体——北京中研东城中医医院。至2003年底，中研医药产业集团基本形成了从中医药产品研发、生产到销售、医疗及技术咨询服务的完整产业链，并确立了“一体两翼”的企业发展格局：以研发生产为主体，以产品营销和专科医疗经营为两翼，通过市场营销的驱动力推动集团的整体发展。2007～2008年鄢良博士对中研医药产业集团进行业务和资产重组，推动企业业务升级，向更高的目标挺进。

鉴于鄢良博士在中医药科技产业上的开创性贡献，鄢良博士于2007年被全国政协、全国工商联等十家权威机构联合评为“中国十大创业英才”。

医药人物——中国瑶医药学科带头人覃迅云

覃迅云院长是中国第一位瑶医主任医师，是中国瑶医药学科的带头人、黑龙江省政协委员、中国民主建国会会员、北京市医疗事故鉴定专家组成员、中国光彩事业促进会常务理事、中国民族医药学会常务理事及瑶药专家委员会主任委员、北京市门头沟区政协常委、广西卫生厅防治艾滋病专家组成员、广西民族医药协会副会长、黑龙江省工商联执委。他编著的《中国瑶医学》、《中国瑶药学》、《实用瑶医学》通过国家鉴定已正式出版发行，受到国家领导、卫生部、国家中医药管理局、国家民委等部门的高度赞扬和肯定，填补了民族医药领域的一项空白。

北上行医20多年，以覃迅云为代表的覃氏瑶医第13代传人覃迅毅、覃迅忠、李玉兰沿用家传经验和大瑶山的天然瑶药治疗大病重症成绩斐然。据不完全统计，其中治愈肿瘤、狼疮患者数千例，医院被评为先进单位，覃迅云院长被评为先进个人，受到国家的表彰。

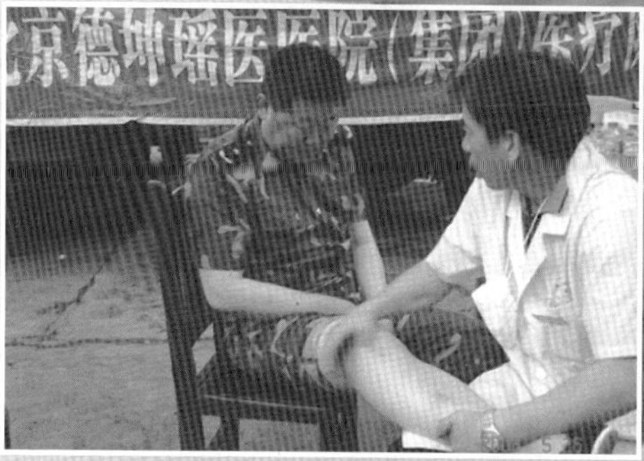

覃迅云院长为空军上将治病

鉴于德坤瑶医的特色、规模及其成就、影响，2003年“瑶医药基础理论与经验整理研究”通过国家鉴定，同年大庆德坤瑶医特色医院被黑龙江中医药大学确认为教学实习医院，成为医、药、产、学、研综合开发的产业机构；2007年“大庆德坤瑶医特色医院瑶医治疗红斑狼疮”被认定为国家“十一五”重点专科专病建设项目；2008年黑龙江省德坤瑶医药研究院被人事部评定为博士后工作站。

历尽磨难求创新　创业有成献爱心

——记中国工程院院士、浙江康莱特集团董事长李大鹏

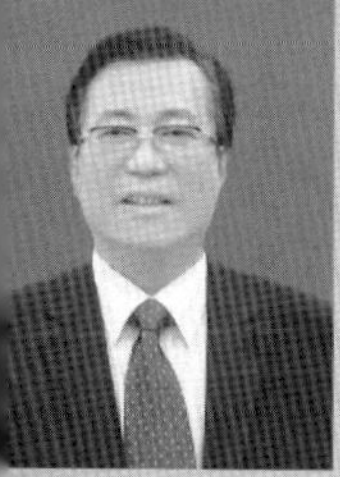

李大鹏，1950年生，1970年加入中国共产党。现担任浙江中医药大学教授、博士生导师，浙江康莱特集团董事长，中华中医药学会副会长，中国抗癌协会常务理事，第十一届全国人大代表。2007年当选中国工程院院士，成为中国首位中药制剂领域的院士。30多年来，他坚持科技自主创新，先后主持13项（次）国家级中医药重大攻关课题（项目）；研发新药5个，在个；获中、美、日、欧（共体）、俄等国的发明专利24项。科研成后获得了国家技术发明二等奖、国家技术发明三等奖、国家科技进等奖以及部（省）级一等奖4项、二等奖3项。

在科研成果获得成功后，1995年，李大鹏积极响应国家“改革开、“科技人员领衔创办高新技术企业”的伟大号召，克服种种困自筹资金，领衔创办了国家级高新技术企业——浙江康莱特药业有司，将“产、学、研”有机结合，经过10余年的艰辛创业，建成了10余亿资产的浙江康莱特集团。

康莱特注射液作为“国家重点新产品”，拥有自主知识产权，是目前国际上理想的肿瘤治疗药物之一，已在国内外3000余家大中型医院得到推广应用，70余万例肿瘤患者由此受益，市场占有率连续多年位居我国中西抗肿瘤药第一位，累计实现销售40多亿元，纳税4亿多元。

如今，公司正积极拓展海外市场。康莱特注射液2001年通过美国FDA的IND审查并被批准进行临床试验。2003年圆满完成Ⅰ期临床试验，Ⅱ期临床方案经过预试验后目前已启动临床试验。2003年12月俄罗斯卫生部批准康莱特注射液作为抗肿瘤（肺癌）治疗处方药在全俄上市应用，使中药走向国际实现了零的突破，成为第一个真正意义上走出国门的中药处方药。

在事业获得巨大成功的同时，李大鹏不忘回报社会。创业之初，他就将企业性质定位“社会企业”。15年来，他一如既往实践着自己的企业宗旨：“取之社会，用之社会”，已累计认养了1800余名孤残儿童，捐资5000多万元用于赈灾扶贫，建立了5所希望小学，基金共计2.2亿元。今年四川汶川发生特大地震，他又第一时间将自己的科研成果提成100万元作为“特殊党费”上交党组织，支援灾区抗震救灾工作，还号召企业和员工为灾区捐款捐药250余万元。

“弘扬祖国传统医药学，振兴民族医药工业，为人类健康事业而拼搏，取自社会，用之社会”，这就是李大鹏的人生奋斗目标和创办企业的宗旨。几十年来，李大鹏用实际行动实现着自己的誓言，从一位药学专家成长为科技型企业家，带领康莱特人坚持科技创新，获得了一个又一个科技成果，创造了一个又一个奇迹，为人类的健康和公益事业作出了重大贡献。

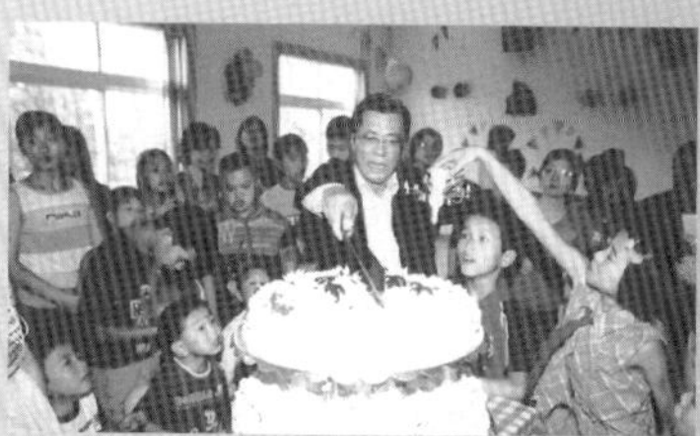

李大鹏在儿童福利院为“孩子们”过生日

长效管理　文明单位葆风采
再接再厉　不断进取奏华章

—— 昆山市中医医院

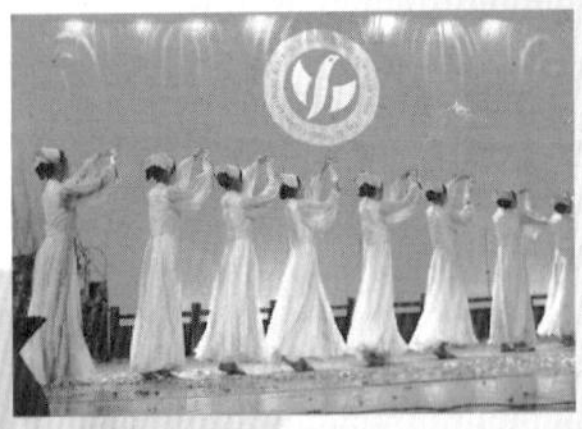
文化活动丰富

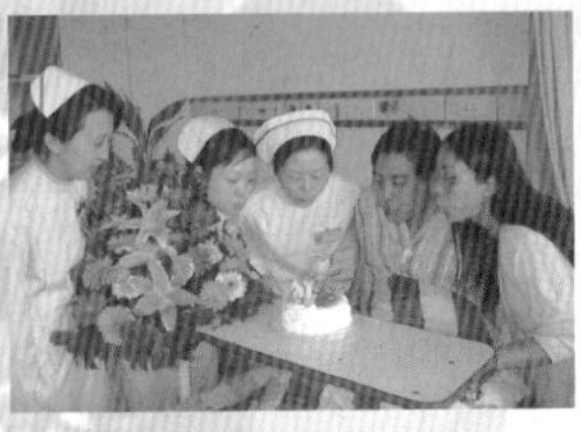
亲情式服务

昆山市中医院始建于1985年，是一所中西医结合、颇具规模的现代化综合性二级甲等中医院；先后获得全国示范中医院、全国卫生系统先进集体、全国青年文明号、江苏省文明单位标兵、江苏省首批基本现代化中医院等荣誉称号；2005年，被中央文明委授予“全国文明单位”光荣称号，这是苏州市卫生系统首家，也是昆山市迄今为止的唯一一家“全国文明单位”。

昆山市中医院始终把文明单位建设作为一项重点工作，把每次评审作为阶段小结，坚持长效管理，巩固创建成果，在班子建设、道德风尚、文化建设、社会责任等方面取得了显著成效。

文明单位的长效管理不是一朝一夕的事情，更不是一劳永逸的事情。目前，卫生改革正处于重要的转型期，这既是卫生行业发展的重要机遇也是重大挑战。昆山中医院将本着“一切以病人为中心”的原则，以文明单位的高标准、严要求来推进文明单位长效管理，促进医院持续发展，寻找差距，持续改进，精神文明之花必将在昆山中医院永葆青春！

前进中的阜新市中医院

阜新市中医医院是阜新市唯一一所综合性三级中医院，是阜新地区中医医、教、研中心，辽宁中医药大学教学医院以及城镇职工医疗保险、交通肇事及太平、平安、人寿保险公司和农村新农合医疗市级定点医疗机构，承担着全市两县五区193万人口的中医医疗、预防、保健、康复等多功能服务。

医院成立于1958年，开设病床252张，现有职工346人，其中卫生技术人员占80%，高级以上专业技术人员49名，中级专业技术人员147名。开设内、外、妇、儿、泌尿、骨伤、软伤、中医特色等30余个临床医技科室。

近年来，医院以突出中医特色专科专病建设和专业技术人才培养为重点；以树立医院良好形象，不断提高医疗护理服务质量为目的，走出了一条中西医结合综合发展的科技兴院之路。医院目前拥有国家级重点专科一个：国家中医药“十一五”重点建设项目科室泌尿科，是在国家中医药“十五”重点专病（泌尿结石）基础上建设而成，具备了国家级重点专科临床、科研、教学和信息管理四大功能，疗效居全国卫生机构先进水平。20年来，科室以“让患者怀着希望来，带着满意走”的服务理念，在学科带头人、主任中医师、国务院特殊津贴专家岳惠卿的带领下，以尿石症治疗为主攻方向，不断提高中医药防治的能力，跻身于尿石症治疗学术前沿。

医院省级重点专科一个：辽宁省重点中医骨伤科。该科具有强大的专业技术力量和先进的诊疗设备，建科50年来，中西医结合为百万名各种骨病患者解除了病痛，填补多项省市骨科专业空白。特别是2008年2月，骨科在原有基础上成立了软伤科，引进最先进的软伤设备十余台，治疗皮肤、肌肉、肌腱、神经、血管、关节囊、韧带、关节软骨、半月板、椎间盘等软组织遭受急、慢性损伤而导致的疾病，开诊仅两个多月，收治患者千余例，受到患者的好评。骨伤科的服务理念是：远离骨病和疼痛，不断提高生活质量。

医院始终坚持“两手抓、两手都要硬”的原则，多次被省、市各级组织评为“文明单位”、“先进集体”、“诚信单位”。

今年是阜新市中医院建院50周年，医院将根据《辽宁省中医医院管理评价指南实施细则》，按照三级甲等中医院标准及分期目标，认真踏实地做好各项工作，为医院的长远发展构筑坚实的基础。

借助党中央“扶持中医药”和“建院50周年”的良好契机，全方位展示阜新市中医院的良好形象，不断弘扬中医药国粹，在“治未病”方面做新的尝试，以中医药“简、便、廉、效”的优势和医护人员的无私奉献、优质服务赢得患者的信赖和声誉。

医院高标准完成国家中医药管理局“十一五”重点专科泌尿科项目建设2008年工作任务；完成省级重点专科中医骨伤科2008年建设任务，并通过有关部门检查验收。

医院不断加强中医文化建设，为患者进一步创造美好的就医环境，提供更人性化的服务，用爱心、耐心、细心、精心和强烈的职业责任感，迎来属于中医人自己的春天。

廊坊市中医医院

廊坊市中医医院建于 1988 年，是一所集医疗、预防、保健、科研、教学为一体的三级甲等综合性中医医院，先后被国家和省中医药管理局评为“中国中医血液专病医疗中心”、“北省中医老年病医疗中心”，是省级文明单位、省百佳医院、省文明服务示范单位，并获得省三星级文明服务单位等称号。

医院设有床位 380 张，下设科室 45 个，现有职工 450 人，其中副高级以上职称 80 人、中级职称 150 人。医院坚持以科技进步求发展，先后引进 DR、螺旋 CT、彩超、流式细胞仪、自动生化分析仪、进口经颅多普勒超声诊断仪等诊疗设备。

医院科室设置齐全，现有血液、神经、心内、外、骨、儿、妇产等专业病区 9 个。中医骨伤、针灸理疗等科室中医特色突出，全市领先。西医骨科、肛肠技术雄厚，在市内外享有盛誉。血科作为国家中医药重点专科，采用中西医结合治疗各类血液病达到国内先进水平，其中治疗急性再生障碍性贫血有效率为 83%，慢性再障贫血有效率为 86.3%，治疗急性淋巴细胞性血病缓解率为 90% 以上，急性非淋巴细胞性白血病完全缓解率为 78%，采用自制中药升板冲剂治疗血小板减少性紫癜有效率为 93%，疗效达到国内领先水平。

医院高度重视创新工作，把科研技术创新作为医院发展的灵魂，加强新技术、新项目、新成果在临床的推广应用，有效提高了临床诊疗水平。在巩固和提高中西医结合治疗血液病统优势基础上，充分发挥中医药特色优势，利用现代医学前沿技术；已全面开展自体、异体造血干细胞骨髓移植多例，成功率达到 100%，为众多白血病患者带来福音，医院在血液病诊水平上不断取得新突破，使该院在传统中医药学和现代医学诊治血液病方面均已跻身于国内先进水平。医院在临床实践中还不断总结经验，研制出“再障生血宝冲剂”、“造血冲剂”“生血灵冲剂”等院内中医特色制剂 18 种，这些专科专病制剂的应用，大大提高 了临床治疗效果，受到了广大患者好评，为医院带来良好社会经济效益。几年来，医院共承担科研课25 项，获得科研成果 23 项，其中以中药为主治疗急性再障的研究获得卫生部重大科技成果乙级奖，发表国家、省级学术论文 200 余篇。

近年来，在院领导班子团结带领下，坚持以科学发展观为总纲，在“强化专科、突出特色、完善功能”基础上，采取“扩大规模、增强实力”的增长型发展战略，坚持科技兴院，人才院，以病人为中心，以提高医疗质量为核心，加强医院科学管理，转变服务态度，优化就医环境，加强人才队伍建设，全力打造管理、医疗、服务一流品牌医院。

“弘扬国宝精勤不倦，屹立医林博纳无极”。廊坊市中医院以建设强院名科为目标，锐意进取，开拓创新，不断加强医院管理的科学化、制度化、规范化，优化人才结构，强化专科建完善服务功能，拓宽服务领域，使医院的各项工作得到快速发展。医院全体干部职工将以精湛的技术、优质的服务、优美的就医环境服务人民、奉献社会。

地址：河北省廊坊市银河北路108号 邮编：065000 电话：0316-2335009 网址：www.lfzyy.com

瑞安市中医医院

瑞安市中医医院座落在素有“东南小邹鲁”美誉的浙江飞云江畔，与国家级重点文物保护单位、我国近现代第一所新式中医学校——利济医学堂相邻而伴。医院筹建于1979年，并于1982年正式开诊，是当时全省重点建设的13所中医医院之一，现为全市唯一一所二级甲等综合性中医医院，也是当地中医药事业发展的重点龙头单位，担负着医疗救治、教学科研及预防保健等重要任务，在浙南以及闽北广大群众中具有良好的社会声誉和品牌知名度。瑞安市卫生局中医药基层指导科、瑞安市中医药学会和瑞安市利济中医药研究所同时挂靠医院办公。

经过近30年的艰苦创业，医院人才队伍结构日趋合理，卫技力量精干雄厚，拥有中医、西医和中西医结合3支完备的技术队伍，现有在岗职工328人，其中高级卫技人员90余名，并拥有浙江省基层名中医1名，浙江省中医临床骨干1名，温州市名中医1名，瑞安市名中医6名，浙江省农村中医骨干6名，各级重点学科（专科）带头人4名。

医院科室设置齐全，有内、外、妇、儿、骨伤、肛肠、眼、耳鼻喉、针灸、推拿等临床一级科室17个，住院部有4个病区，核定床位150张床位，实际开放174张。其中骨伤科是温州市医学重点专科和最佳中医特色专科，中西医结合糖尿病专科被温州市卫生局批准为第三轮医学重点专科建设单位。2008年初医院还被国家中医药管理局列为“农村医疗机构针灸理疗康复特色专科”建设单位。医技科室配备有螺旋CT、进口CR、麻醉呼吸机及全自动生化分析仪等先进医疗设备，为临床提供及时、准确和有效的技术支持与保证。医院坚持以人为本，充分考虑不同层次的医疗保健需求，合理使用紧张有限的医疗卫生资源，既能提供多种“简、便、验、廉”的中医药特色服务，又能熟练开展骨科全髋关节置换、外科胃贲门恶性肿瘤根治术、妇产科阴道前后壁修补术和眼科超声乳化白内障摘除术等各类各级手术。

近年来医院业务获得快速发展，门急诊人次、入出院量和手术病人等重要指标连续攀升，病床使用率、平均住院日等统计数据不断改善，为该市人民群众的健康事业作出重要贡献，获得社会各方面好评和称誉。同时为从根本解决医院医疗用房极度紧张问题，更好地服务于广大人民群众，在市委市政府和有关部门的大力支持下，医院在新的城市中心商务区安阳新区征用土地39.6亩，按三级乙类中医院标准建设，总建筑面积达51140㎡，病床358张，分两期实施。一期工程即门诊病房综合楼已于2007年10月15日顺利封顶，现正进入内部装修阶段。预计在2009年正式投入使用后将会极大方便周边就医群众，有效缓解“看病难、住院难”等迫切问题。

医院多年来始终坚持“以中医为特色，中西医结合”的发展道路，牢固树立“以病人为中心，以质量为核心”的办院宗旨，竭诚为广大患者提供优质、高效和便捷的医疗服务。目前医院医疗业务飞速发展、安阳新院工程顺利实施、学科建设稳步推进、人才培养卓见成效、医院文化蓬勃向上，各项工作不断取得新变化和新进步，医院将为今后最终建成“三级乙等”综合性中医医院而不懈努力！

院长：金小明　　地址：浙江省瑞安市虹桥南路361号　　邮编：325200　　电话/传真：0577-65809982

国家重点中医专科——泰安市中医医院脑病中心

泰安市中医医院脑病中心为山东省重点中医专科、国家重点中医专科建设单位，该中心是在中医现代化学术思想指导下与山东中医药大学合作成立的，集抢救、治疗、康复及教学、科研于一体的高级脑病综合治疗中心。由省、市著名脑病专家组成，技术力量雄厚，由脑病内科、脑病外科、脑病康复科组成。拥有床位92张，配备有现代化的神经科危重病监护病房、高压氧舱。该中心以中西医结合，内外结合，抢救、治疗、康复结合，突出中医特色，强化综合功能，形成特色优势为战略思想，把传统中医病机与现代病理结合，传统中药功能与现代药理结合，临床疗效不断提高，居国内先进水平。

脑病内科由国内外著名中医脑病专家、山东省中西医结合学会理事长、山东中医药大学博士生导师王新陆教授与国家重点中医专科学科带头人、泰安市十大名中医张树泉主任医师、王春霞副主任医师等医疗专家组成。该科采用中西医结合治疗，主要从事脑梗死、脑出血、帕金森病、脑动脉狭窄、脑炎、脑萎缩、癫痫、面肌痉挛、头痛、眩晕、失眠等神经内科疾病的防治研究，特别是将国际上领先的溶栓治疗和国内领先的颅内血肿微创清除术与中药制剂结合治疗，大大提高了中风病人的治愈好转率，其开展调气溶栓法治疗急性脑梗死的临床研究获市科技进步三等奖。近年来开展的脑血管造影术，结合脑动脉支架技术及传统中药治疗，大大降低了脑动脉狭窄的中风发生率。肉毒素注射结合中药治疗面肌痉挛，显示了综合治疗的优势。

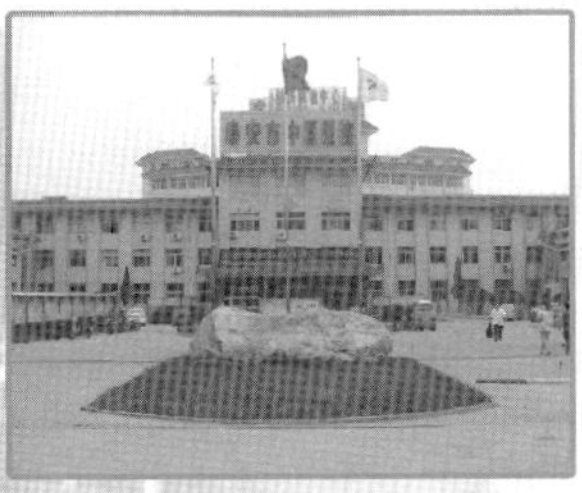

脑病外科由山东省神经外科知名专家、山东省中西医结合脑神经外科专业委员会主任委员、山东中医药大学硕士生导师姜汝明教授与山东省中西医结合脑神经外科专业委员会副主任委员刘令锁主任医师、任家强副主任医师、时霞副主任医师组成专家组。主要治疗各类复杂的颅脑损伤、脑肿瘤、脊髓疾病、周围神经痛、脑血管病的手术治疗和介入疗法等。2007年开始，中心引进了神经介入治疗、脑动脉瘤微弹簧圈栓塞术、脑动脉—静脉畸形ONYX胶栓堵术，为多例病人解除了病痛，排除了脑内的“定时炸弹”，免除了开刀之苦。在应用中药防治脑损伤并发消化道出血方面独具特色。

脑病康复科以中医传统医学理论以及现代神经康复理论为指导，以在马来西亚“2006国际针灸学术交流大会”得到肯定的“五联神经促通综合疗法”为基础，在中西医结合治疗各种偏瘫、脑瘫、截瘫、持续植物状态、感觉障碍、平衡障碍、语言吞咽障碍、高级认知功能障碍、顽固性头痛、头晕、健忘、失眠、偏瘫、肩-手综合征、压疮、骨质疏松以及静脉血栓等方面取得了明显成效，形成了独特的康复特色。

河南省周口市中医院

10年前的周口地区中医院（2000年周口撤地设市时更名为周口市中医院），由于种种原因濒临倒闭，到了举步维艰、难以生存的境地。1996年7月，面对该院这个烂摊子，受命于危难之际的党委书记田留成、院长张盘根带领新一届领导班子和全院干部职工，认清形势，审时度势，理清思路，抢抓机遇，创新机制，大胆改革，聚精会神搞建设，一心一意谋发展。2001年已经走向良性发展的中医院，由田留成担起了院长兼党委书记的担子，并在医院第五届和第六届职工代表大会上制定发展规划，明确奋斗目标，进行分步实施。经过10年的励精图治，该院取得了辉煌成就，得到了社会的普遍赞誉。该院连续3年在全省医院管理评价考核中获得省辖市级中医医院综合考评第一名。近几年来，该院先后获得“全国示范中医院”、“省级文明单位”、“省卫生系统先进集体”、“全省先进基层党组织”、“全省医院行风建设先进单位”、“全省中医医院管理先进单位”、“河南省中医系统2007年度医院管理年活动先进单位”等30多项荣誉称号。目前，该院已初步建设成为在豫东乃至河南省的一所大型现代化综合性中医医院。卫生部副部长兼国家中医药管理局局长佘靖、河南省副省长王菊梅及周口市委、市政府领导视察该院后都给予了高度评价。

医药人物——中国平衡针灸学创始人王文远教授

"平衡是人体健康的基础，失衡是疾病形成的诱因，修衡是通过针刺外周神经靶点，复衡是在中枢神经靶位调控下，达到机体新的平衡"。这就是由享受国务院特殊津贴的针灸专家、北京军区总医院全军平衡针灸治疗培训中心创始人王文远教授经过40余年潜心研究，上万次针感体验，成功创立的一门现代针灸学。

王文远教授先后开展新技术500余项，发表学术论文380余篇；获得科技进步奖18项；平衡针灸学技术在全国4000多家医院临床推广；治疗国内外高血压、高血脂、高血糖、冠心病、脑血管病后遗症、肥胖症、肩周炎、颈椎病、肋间神经痛、带状疱疹后遗症、腰椎间盘突出、骨性膝关节炎、面神经麻痹、偏头痛、三叉神经痛、胃肠功能紊乱、慢性胆囊炎、痛风、帕金森氏病、莱姆病、抑郁症、顽固性失眠、慢性前列腺炎、过敏性疾病、神经性耳鸣等680余种疾病的病人60余万人；举办200余期培训班，培养了3万余名针灸人才，遍布于20多个国家和地区；创办了《中国平衡针灸平衡医学杂志》和平衡针灸国际网站；成功召开了3届全国性和4届国际性平衡针灸平衡医学学术会议。

平衡针灸学突破了几千年传统经络针灸模式，提出了区域性、特异性、交叉性的取穴原则，发明了位于外周神经上的靶点（如降压穴、降脂穴、降糖穴、肩痛穴、颈痛穴、腰痛穴、心痛穴、肝病穴、胃痛穴等），在大脑中枢靶位的调节作用下，依靠病人自己来调节修复达到治疗自己的疾病。在平衡针灸的基础上，王文远教授又推出了平衡心理学、平衡保健学、平衡推拿学、平衡火罐学、平衡药物学、平衡膳食学、平衡运动学等平衡医学系列，突出心理平衡，突出中枢调控，不论功能性器质性疾病均定位于病人的中枢去治疗，突出单穴疗法，快速针刺，3秒见效，突出安全简便价廉。

平衡针灸学科1995年12月被总后卫生部批准为"全军平衡针灸治疗培训中心"，2002年10月被评为国家中医药管理局重点针灸专科，2001年被评为北京中医药大学教学医院，2002年被列为北京中医药大学硕士学位授予点。平衡针灸技术2001年被列为国家中医药管理局"十五"中医药标准化招标课题；2005年被评为卫生部十年百项农村与基层适宜技术推广项目、国家中医药管理局中医药科技成果推广项目、钓鱼台国宾馆养生保健中心保健项目；2006年被评为"十一五"国家中医药管理局第一批向全国农村与社区适宜技术推广项目、北京军区"十一五"部队训练伤招标课题；2007年被评为"十一五"民政部老年学研究招标课题；2007年中标国家"973"课题；2002、2004、2006、2007年度被列为国家中医药管理局中医药继续医学教育项目。

王文远，男，汉族，1945年出生于山东临沂市，中共党员，主任医师，1961年师承于鲁南名医刘春启门下，1975年毕业于解放军军医学院；曾荣立二等功2次，被评为全军中医药工作先进个人、北京军区文职干部标兵、育才有功专家、优秀共产党员、科技先进个人、中华中医药学会中医药传承先进个人、北京市精神文明奖章获得者，享受国务院特殊津贴。王文远教授兼任中国针灸学会理事、中国医促会理事、中国老年学学会平衡针灸学委员会主任委员、全军中医药学会常务理事、北京中医药大学教授、钓鱼台养生保健中心特聘专家。

医药人物——刘建设

刘建设，男，生于1957年1月。汉族，中共党员，河北魏县人。1978年12月毕业于北京中医学院。现任河北省邯郸市中医院党委委员、副院长，主任中医师，中华中医药学会、老年病分会副主任委员。荣获全国优秀中医临床人才、河北省和邯郸市优秀中医临床人才研修项目指导老师、邯郸市优秀专业技术拔尖人才、跨世纪学科带头人、邯郸市十大名中医、全国首届中医师承高徒奖、全国首届百名中医科普专家等荣誉和称号。担任河北省高级职称评审委员会评委，河北省卫生厅、河北省中医学会科技成果评审专家。担任《河北中医杂志》、《世界中西医结合杂志》编委。

学习简历：1980年2月～1982年5月在中国中医研究院、广安门医院进修。跟师于路志正、薛伯寿、赵金铎、徐承秋、谢海洲等老师临证。

1985年9月～1986年7月在北京中医学院、全国首届《伤寒论》师资培训班，跟随著名伤寒大师刘渡舟教授研修《伤寒论》。

2003年10月以优异成绩入选全国优秀临床人才研修项目。

2004年4月～2006年12月正式拜国家著名老中医路志正、颜正华、薛伯寿3位老师为师，潜心研究三老的学术思想和临床经验，深得其传。

专科特长：熟读经典，兼学各家，善于审因辨证，重视整体，强调治病求本。如根据老年多虚多瘀的特点，提出调补肝肾、涤痰化瘀、醒脑健智治疗老年性痴呆；以调理脾胃、化痰通络法治疗老年性胸痹心痛等疑难和危重病，疗效显著。他制方严谨，用药轻灵活泼，注意升降开合。他对老年病、心脑血管病、肺病、肝胆病、胃病、肾病、风湿免疫病、妇科病、发热性疾病等都颇有研究，对失眠、习惯性便秘、阳痿、不育症等病也有独到见解，临床疗效显著。

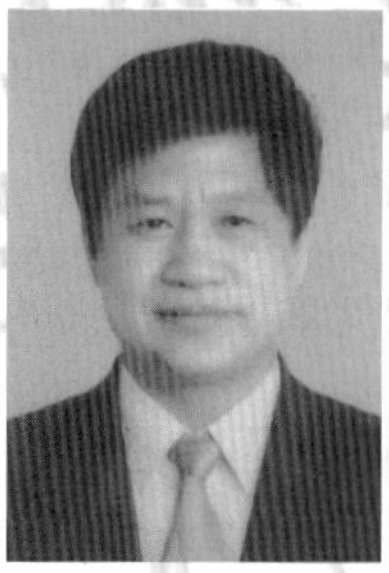

全国第二届疑难病学术会议上作为特邀专家刘建设作了专题学术报告，并多次在河北省主持的全省中医骨干培训班上做学术讲座，且做了大量的中医科普宣传工作，受到与会专家和广大学员的好评。鉴于其所做出的成绩，中华中医药学会经评审授予其"全国首届百名中医科普专家"荣誉称号。

学术及科研成果：在《中医杂志》、《中华中医药杂志》、《世界中西医结合杂志》、《健康报》、《中国中医药报》等国家医学期刊，发表学术论文40篇，出版学术专著4部；获河北省科研成果4项，市和省卫生厅科技进步一等奖1项、二等奖1项、三等奖4项；现仍承担河北省科研课题1项。

作为业务院长的他带领魏县中医院从曾经的几十间旧瓦房，6万多元的固定资产，几十名工作人员，月业务收入仅2～3万元，发展为现在的科室设置齐全、服务功能完善、社会知名度高、服务半径广、年人均业务收入10多万元、固定资产达1500万元的河北省示范中医院。医院于1996年率先成为邯郸市首批二级甲等医院。2007年市政府、市卫生局选拔他至邯郸市中医院任职，他还身兼魏县政协委员、常委，邯郸市党代表及邯郸市人大代表等职。

医药人物——张晓昀

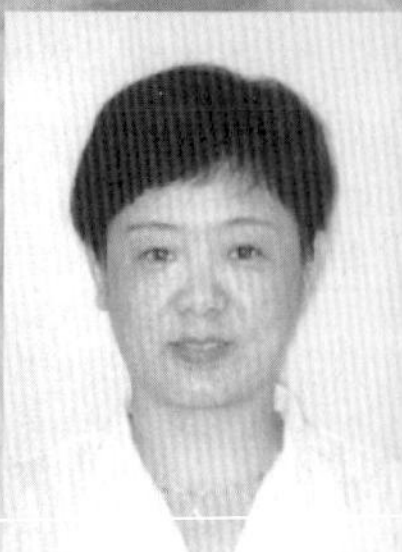

张晓昀，女，医学博士，主任医师，教授，硕士导师，黑龙江省名中医，黑龙江省政府重点学科带头人，中国首届杰出女中医师。现任中国中医药学会老年病专业委员会常务委员、中国中西医结合学会内分泌专业委员、中华医学会老年医学骨质疏松专业委员会委员、日本糖尿病学会东北分会会员、黑龙江中医药大学特聘教授、黑龙江省中医药学会理事、黑龙江省女医师学会常务理事兼副秘书长、黑龙江省中医药学会中医老年病专业主任委员及中西医结合糖尿病专业副主任委员、黑龙江省医学会内分泌专业委员、黑龙江省老年医学研究会常务理事及首席中青年专家、哈尔滨市内分泌学会副主任委员。

张晓昀，1957年出生于北京市，1982年毕业于黑龙江中医药大学，多年来一直从事老年心脑血管病、内分泌代谢病的临床研究与治疗。她分别在1988年、1996年、2001年3次获得了省政府和教育部的公派留学资格赴日本研修学习；1996年加入日本糖尿病学会；2001年以教育部高级访问学者身份再次留学日本，在临床生化、临床内分泌和糖尿病等方面的专业知识均有很深的造诣，在开展中医科研、教学和临床工作中作出了突出的贡献。1995年她被卫生部评定为黑龙江省卫生系统跨世纪拔尖培养人才；1998年开始担任硕士导师；2000年开始享受省政府特殊津贴待遇；2002年被评为黑龙江省第二批名中医；2004年被推选为黑龙江省老年医学研究会专家委员会首席中青年专家；2005年考取黑龙江中医药大学中医内科临床博士，师从全国著名中医临床家张琪教授；2007年被中华中医药学会评为中国首届杰出女中医师、中国首届百名科普专家。近年来，她在国内外学术会议及刊物上发表学术论文数十篇，撰写专业著作2部，获得省、局级科研成果奖4项，在研课题4项，指导研究生课题10余项。

目前，张晓昀医生着重从事糖尿病及其并发症的防治与研究，将海内外所学的先进医疗技术为祖国医学发展所用。根据长期的临床经验，她运用中西医结合方法，研制出具有中医特色的糖尿病Ⅰ号、Ⅱ号、Ⅲ号及糖视明、糖脂平、脉痹煎剂以及脑康1号、脑康2号等多个院内科研专用制剂，广泛应用于临床，有效地控制了糖尿病各种并发症的发生和发展，同时针对临床内分泌系统常见的甲状腺疾病及各种内分泌代谢病进行研治，均收到良好的临床疗效。多年来张晓昀医生利用周末或业余时间定期为患者开展糖尿病及其他内分泌及代谢性疾病的普及教育讲座，深受广大患者的好评，为医院创造了良好的经济和社会效益。张晓昀医生是黑龙江省内分泌学术领域中集科研、教学、临床于一身的优秀专业技术人才。

黑龙江省大庆市中医医院

大庆市中医医院始建于1984年，位于萨区友谊大街35号，是大庆市唯一一所集医疗、教学、科研、急救、预防和康复为一体的国家三级甲等中医医院、全国百所示范中医医院。

医院开设床位320张，2个省级重点中医专科(儿科、妇科)，儿科已列为国家级专科重点建设参选单位；3个市级重点中医专科、2个研究所、4个社区服务站；研制出中药制剂有“抗悸口服液”、“静脉炎胶囊”、“安脑宁心冲剂”等40余种专科（专病）用药。

目前全院在岗职工466人，卫生技术人员375人，现有正高职人员41人，副高职人员102人，中级职称人员116人，学科带头人20人，省内名中医4名。

医院现拥有ANATOM ASI—800型全身双螺旋CT等医疗设备总值达5000余万元。

大庆市委市政府投资1.8亿元在东风新村地区为中医院异地重建，现已破土动工，建筑面积为4.5万平方米，占地面积为10万平方米，预计2008年底竣工。在3～5年的时间内，大庆市中医医院将成为省内一流的现代化的综合性中医医院。

地址：黑龙江省大庆市萨尔图区友谊大街35号 邮编:163111 电话：0459－6323969 传真：0459－6323969 邮箱: dqzyygaochao@126.com

发展中的蒙医药学院

内蒙古民族大学蒙医药学院是在1978年创建的原内蒙古蒙医学院的主体部分蒙医系和蒙药系的基础上，于2000年合并组建的二级学院。在党的民族政策的关怀下，经过几代蒙医药人的不懈努力，已经发展成为我国蒙医药高等教育和科学研究的重要基地。合并以来，学院充分利用内蒙古自治区蒙医药开发的大好时机和民族大学突出办好蒙医药专业的有利条件，从保持和提升“蒙医、蒙药”在自治区的领先地位，努力打造教学水平、科研水平、服务水平“三个一流”为目标，不断适应经济与社会发展对人才培养的要求，遵循“继承与发扬并重，教学与科研并举”治学理念，有重点分阶段地推进学科建设，各项事业有了长足的发展，2007年被授予全区教育系统先进集体称号。

学院现有在编教师80名，其中教授19名，副教授24名，具有博士学位人员5名，硕士学位人员12名；有享受政府特殊津贴专家2名，自治区有突出贡献中青年专家5名，自治区“111”和“321”工程一、二层人员5名，兼职博士研究生导师1名，硕士研究生导师12名。学院设有14个教研室、6个实验室、1个蒙医史陈列室和1个拥有1500多种动、植、矿物药材的标本馆。国家执业药师培训基地、内蒙古民族大学蒙医药研究所、通辽市绿茵蒙医药科技开发公司均设在这里。

学院拥有蒙药学（一级学科）等4个硕士学位授权点，蒙医学等4个本科专业和蒙医骨伤学专科专业，现有研究生、本科生、专科生共1000多人。民族医学（蒙医学）是自治区重点学科，蒙药学是国家中医药管理局重点学科，蒙医学专业是自治区级品牌专业，《蒙医方剂学》、《蒙医基础理论》、《蒙药学》是自治区级精品课程，蒙医药实验中心是自治区级实验教学示范中心，蒙医药研发工程重点实验室是自治区高校重点实验室。2006年蒙医药实验室列入国家民委、教育部共建的重点实验室。学院与蒙古国卫生科技大学、黑龙江中医药大学、沈阳药科大学、吉林农业大学、内蒙古奥特其蒙药有限公司等高校和企业建立了良好的协作关系，拥有18个临床实习基地。

学院十分注重蒙医药科学研究与开发利用，以科研促教学。近年来共承担了科研项目44项，其中教育部、国家中医药管理局课题5项，自治区教育厅、卫生厅、科技厅、自然科学基金项目等19项。

学院学生政治思想教育和管理工作取得了可喜的成绩。96级蒙医本科班于1999年被教育部、共青团中央评为全国先进班集体；98级蒙医本科班于2001年被教育部、共青团评为全国先进班集体标兵；学生工作办公室于2001年被自治区教育厅和团委评为全区高校学生工作先进集体。学院具有思想性、教育性、知识性、民族性、创新性校园文化活动，为学生的健康成长和发展成才创造了良好的环境，在全区“挑战杯”大学生科技学术作品竞赛、青年志愿者活动、文艺汇演及各种评优表彰中多次获奖，学生呈现出团结、进步、创新的良好局面。

学院坚持社会主义办学方向，遵循教育规律，不断转变教育思想，优化人才培养环境，拓宽专业口径，推进素质教育，使蒙医药学院成为培养蒙医药高层次创新型人才的摇篮，成为自治区经济和社会可持续发展的知识创新、科技创新的主要基地，成为祖国民族医药教育、研究和开发的中心。

从薄弱环节抓起,加速构建宁安市中医药事业优势 —— 宁安市中医院

近几年来，宁安市中医药事业发展较快，中医体系日臻完善，经营管理水平不断提高，整体优势更加突出，主要得益于抓住网络体系的薄弱环节，集中力量搞突破。宁安市中医院作为中医事业网络体系的龙头单位，2003年被国家中医药管理局评审验收合格，授予宁安市“中医工作先进县”。2007年宁安市中医院年门诊量达11万多人次，住院患者达3176人次，成为全市中医人才培养和科研基地。

2000年以来，宁安市中医院在市委、市政府的指导支持下，重点围绕提高中医药事业发展水平的主要矛盾，强化龙头、中医特色、网络体系、服务四大载体的薄弱要素，使得全市中医药事业迅速发展壮大起来。中医院已设有12个门诊一级科室、4个二级科室、8个医技科室、3个重点中医专科，住院部设有内科、外科、骨伤科、妇产科、儿科、肛肠科和五官科7个病区，购进先进医疗设备价值超过1300万元。全院142名医护人员中正高职医生有3名、副高职医生有10名、中级职称医生有67名。医院被评为“二级甲等中医院”、“全国示范中医医院”、“全国放心药房先进单位”，并于2007年获得“黑龙江省中医工作先进集体”称号，为全面振兴奠定了坚实的基础。

一、壮大龙头自身实力，带动中医药事业优势

首先是坚持以特色中医专科建设为重点，打造医疗服务品牌。其次是采取“引进”与“外培”相结合的方略，与省中医学院、哈医大、北京、天津总医院等单位紧密的协作关系，在医院开设专家门诊，为医院培养人才。积极筹建宁安市中医康复中心，填补古城杏林空白。同时，孟良院长等领导经常深入到各科室检查督办，耐心细致地做思想工作，使得全院医务人员更加自觉地“内强素质，外树形象”。

二、推进网络体系建设，支撑中医事业优势

为了提高宁安市中医药事业整体医疗水平和经济效益，吸引患者，保证医院业务“满负荷运行”，医院主要采取4条措施，一是紧密利益联结，二是加强科技支持，三是为分院的医护人员提供保健服务，定期为乡村医生进行免费体检，解除他们的后顾之忧，四是以诚信对待乡村医生，帮助乡村医生解决实际困难和医疗纠纷。

三、强化服务体系建设，培育中医药事业优势

服务体系建设是中医事业发展的纽带，几年来，医院在加强对乡镇中医院网络建设和对中医药工作的人员进行培训的同时，也加大了对服务体系的扶持力度，在乡镇组织起10个中医工作者协会，发展会员500多人。医院组织他们围绕提高全市中医整体医疗水平开展服务：一是信息服务，二是医疗服务，三是服务优惠卡送到户，四是加强组织领导。

医院深知，振兴、发展中医药事业是一个长期的渐进的过程，医院将继续坚持“技术求精湛，作风求务实，服务求完善”的指导思想，狠抓薄弱环节建设不放松，使中医药事业在不断地解决矛盾中前行，攀登新的台阶。

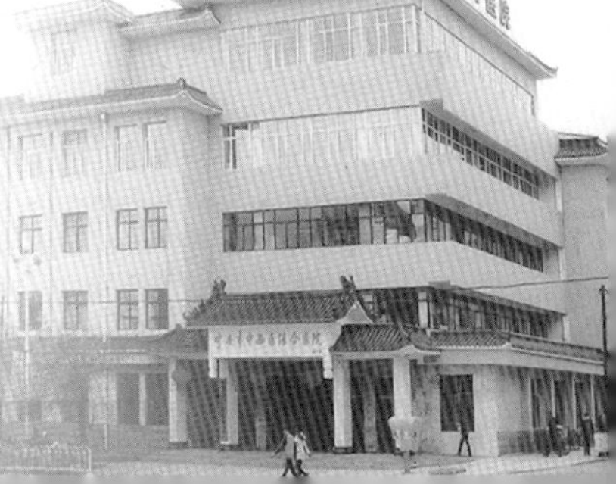

医药人物——黄克勤教授

黄克勤，男，汉族，生于1935年12月10日；先后就读于军医学院、吉林省中医班及辽宁中医学院；大学本科学历，主任医师，国际华佗中医学院教授，中国民间中医医药研究开发协会副会长，世界中医骨伤科联合会常务副主席，中国人才骨伤学会常务副理事长，中华骨科学会副会长，为中华中医药学会师承导师。

黄克勤教授主要从事对人体骨结构病的研究，先后发明了"黄氏骨穿针外固定疗法"和"股骨头坏死新疗法"，获12项国家专利，撰写8部专著，共300余万字，其代表著作为《实用股骨头坏死诊治》、《现代创伤外固定学》、《股骨头坏死非手术治疗学》、《实用外固定治疗学》；荣获新加坡国际专利技术博览会3项金狮奖、美国国际博览会2项克里斯托金奖、"尤里卡"世界发明博览会特别金奖；荣获1994～2001年中国专利技术博览会金奖、中国专利10年成就展和15年成就展最佳项目奖；比利时王国授予其"骑士勋章"、西班牙授予其"十字勋章"、奥地利授予其"发明者勋章"。黄克勤教授于1996年7月先后创办了吉林省专家协会股骨头坏死研究所、北京皇城股骨头坏死专科医院和北京皇城股骨头坏死研究所。

"股骨头坏死新疗法"提出改善骨内应力，重建骨结构，改善骨内血液循环，髋关节动态模造学说。2000年由人民卫生出版社出版的专著《实用股骨头坏死诊治》、《股骨头坏死非手术治疗学》一书，代表了其学术思想。黄克勤教授研制的高科技专利成果"股骨头坏死治疗仪"、"股骨头坏死计算机图像诊断系统"、"承载丸系列中药"、"髋关节动态模造方法"和"骨盆结构平衡调整法"等诊断治疗各种原因、各种不同类型的股骨头坏死，具有非手术、无损伤，在股骨头修复过程中保存髋关节结构不同类型的股骨头坏死，具有非手术、无损伤，在股骨头修复过程中保存髋关节节结构完整性的特点，从基础理论、临床诊断到治疗手段、康复方法都有新的突破，形成了独特的学术体系。国家科委下发[1995]国科成办字第014号文件向全国推广，"股骨头坏死诊疗方法"获2003年国家中医药成果十大推广项目，2004年12月"承载丸与磁场联合使用防治SARS后激素性股骨头坏死作用机理的研究"获国家自然科学基金项目。

北京皇城股骨头坏死专科医院是北京首家科技型中医治疗股骨头坏死的专科医院，设200张床位，病人遍及全国各地及美国、英国、法国、俄罗斯、加拿大、挪威、阿联酋、沙特阿拉伯、印度、日本、韩国、新加坡等28个国家。

由于业绩突出，黄克勤教授1992年始终身享受国务院政府特殊津贴，1995年被吉林省政府授予"吉林省终身名中医"、"吉林英才"称号；1999年获"北京名医教授"荣誉称号。其业绩被载入《中国当代发明家大辞典》、和《中国中医药名人录》、《中国专家人才库》等。他积极热情地传授医技，得到全国同行的好评，获无私奉献专家称号。

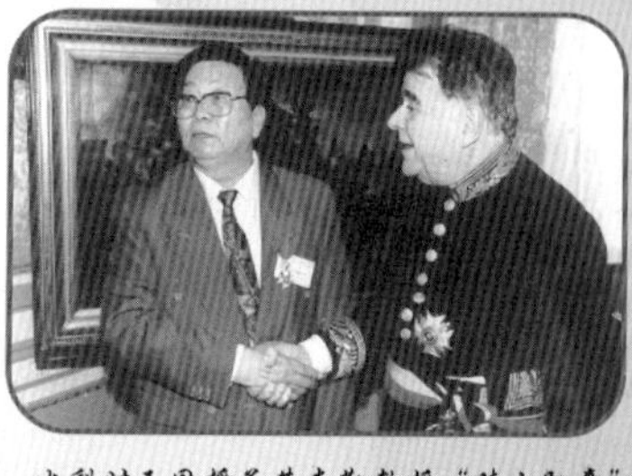

比利时王国授予黄克勤教授"骑士勋章"

医药人物——高社光教授

高社光同志拥护中国共产党、热爱祖国、遵纪守法、医德医风高尚，全心致力于发展中医药事业，视病人如亲人，把治病救人当做毕生己任，在当地群众中有较高声誉，深受患者欢迎，求诊者遍及省内外。他在临床诊治心脑血管病、周围血管病、风湿免疫性疾病、肝胆病、老年病、糖尿病、外感热病等疑难重症方面有独特见解，疗效卓著，在中医药理论与临床研究方面做出较大成绩，在学术上有较高造诣和创新之处；从事中医临床专业技术工作34年，现仍坚持在临床一线工作，每周从事临床诊疗工作不少于5天，出门诊4个半天，半日门诊量在65人次以上，位于当地前列，被评为邯郸市十大名中医，邯郸市专业技术拔尖人才；现正在担任全国第四批老中医药专家学术经验继承工作指导老师，带徒弟两名。他曾经担任河北省优秀中医临床人才指导老师、河北省第二批中医药专家学术经验继承工作指导老师，已培养了3名学术经验继承人（其中康日新以第一名的考试成绩入选省优秀中医临床人才研修项目）；荣获首届全国百名中医药科普专家、全国师承高徒奖、全国优秀中医临床人才，毕业考试以全国第一名的成绩获优秀学员称号，受到国家中医药管理局的表彰，吴仪副总理亲自为他颁了奖。他正式出版《中风与防治》等有关中医药学术著作7部；在省级以上（含省级）学术刊物上发表学术论文40余篇，有多篇论文被其他刊物摘录或引用；参加和主持全国、省级学术会议和讲座20余次；主持、参加省、市（厅）级科研课题6项，分别获市级科技进步奖一等奖2项、三等奖1项，现主持的省中医药管理局指导性科研课题（2005年立项），预计年底完成。他现担任中华中医药学会血栓病专业分会副主任委员，中华中医药学会老年病专业分会委员，河北中医、世界中西医结合杂志等多家杂志编委，河北省卫生系列高级职称评委，河北省中医局科技成果评审专家等职。

高社光精通中医经典，熟悉各家学说和古今名家论述，师古而不泥古，圆机法活，因证而施，临床经验丰富。临证喜灵活运用经方，多得心应手，如曾用猪苓汤治愈结核性脑膜炎、半夏白术天麻汤治愈高血压脑病脑干综合征；强调整体辨治，重视脏腑相关理论，对某些疑难重症、常规治疗无效者，另辟蹊径，从脏腑相关理论中求之，多获奇效。如治疗胸痹心痛提出："见瘀休治瘀、重审因论治，见心休治心、重从整体辨治，权衡标本缓急、重治病求本"的学术经验，验之于临床，取效颇佳；崇尚调理脾胃，善于化湿祛邪，遵东垣"内伤脾胃，百病由生"、叶桂"湿邪害人最广"等医家的论述，结合时代患病特点，提出对久治不愈的疑难杂症，从调理脾胃、化湿祛邪着手治之多获良效，如健脾祛湿法治愈顽固性闭经案、调理脾胃法治疗冠心病等即是验证；遵崇三因制宜，善于杂合以治，临证除考虑季节气候、地域、体质、性别等因素外，还应考虑时代的不同，人们的生活习惯、居住环境、饮食结构、社会心理等诸多因素与过去亦大不相同，疾病谱也随之发生了较大变化，要充分考虑这诸多因素，采取相应的措施。对病因多端、证候复杂者，在选择具体治疗方法上，常针药并用、内外同治借以提高疗效，如治疗难治性痹证除据季节气候不同用药各异外，常配合针灸、按摩、熏蒸等综合方法而获佳效；治外感热病融伤寒、温病于一家，提出治外感热病驱邪务尽，驱邪旨在给邪以出路，或发汗透邪使邪从表而散、或清热透邪使邪从内而解、或攻下清利使邪从二便而出。临证喜用杨栗山温病15方，多能化险为夷；对沉疴顽症、大积大聚，确认辨治无误，坚持守方治疗，而不乱事更张；临证遣方用药，注意处理"升降、出入、开合、润燥、寒热、补泻"之配伍关系，力求不偏不倚、从平稳中获效。

医药人物——余成教授

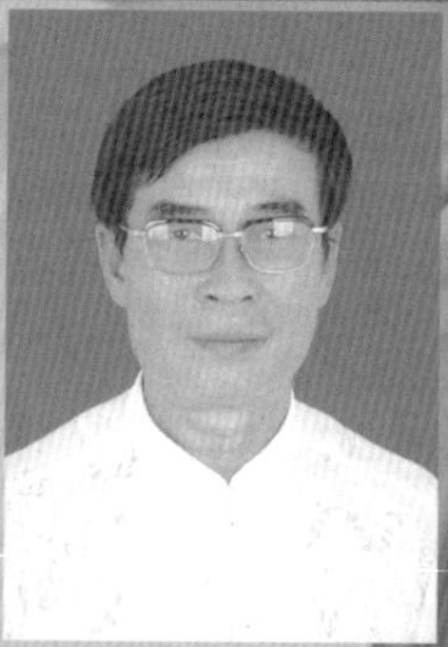

余成，男，出生于1948年，汉族，广东湛江东海岛人，从事中医、西医、中西医相结合。1970年西医湛江半工半读医校中专毕业，1978年光明中医大学毕业，被成都、云南、北京、福建等中医学院聘为客座教授，参与国家中医药基础理论整理研究工作。国家评定职称：中医副教授，系中华中医理论整理研究会会员。曾受卫生部和国家中医药管理局委派多次赴日本、新加坡、泰国、俄罗斯等国家演讲中医药膳食疗，编写《中华中医食疗大典》，整理一系列中医药膳食疗学教科书，创办了全国湛江第一所药膳学校，曾在国内外学术论坛会上发表数十遍论文。如《中西医结合治疗心肌梗塞》，列入东南亚香港《名人手册》等；再如《脑肿瘤七例医案介绍》，列入《中国特色医疗大典》，并获"中国特色名医"入编纪念金牌；论文入编《共和国儿女——与时俱进展鸿图》并获金牌，列入《国际医学德艺双馨名人名院精选总览》获《国际医学德艺双馨名医》金牌；入选《中华之辉——与时俱进写春秋》并获中华名人协会、中国社会名人工作委员会纪念金牌；《临床医案八则》取得全国中医药品牌战略论坛"中医名医"称号；被选为国家中医药管理科技工作者；获全国创新中医药研究技术管理高峰会纪念牌；并获中国民间疗法特技人才、成就奖、特别贡献奖；参加全国首届中医药发展大会，被国家专业技术人才评审委员会与中国国际人才评定联合会评为中国百名突出贡献精英奖；中国权威专家协会认可为领域权威专家，被世界文化艺术研究中心、中国科技研究交流中心和中国国际交流出版社审定列入大型国际交流系列《世界优秀专家人才名典》并获世界优秀专家人才证书，被国际医疗组织授予国际医学特色诊疗专家勋章。他被评为全国首届民营中医优秀医疗机构和优秀院长称号、中国第七届改革人物奖；《肿瘤10例医案》荣获2007年国际中医药肿瘤学术大会论文优秀奖，并被收入《世界优秀专家人才名典》；在《国家知识产权局年鉴》中列入科技专家档案；《肿瘤60例医案》还荣获国际优秀论文奖，证字：第58347号；获"广东省优秀院长"荣誉称号，证字（01580）号；入选《中国知名专家学者辞典》，系全国名医理事会常务理事；曾受邀请参加2008年国庆庆典活动。

地址：广东省湛江市霞山人民东二路5—10号中水湛江海洋职工医院　电话：13434662118 或0759-2999391　邮编：524001

山东省中医药研究院

【概述】2007年，山东省中医药研究院正确地处理继承与创新的关系，在中医药科学研究方面，以提高中医药临床疗效为目标，充分遵循中医药自身的特点和规律，引进吸收现代科学技术和方法，开阔思路，在继承的基础上促进中医药理论和实践的不断创新；积极探索符合中医药自身特点的科研模式；加强中医药国际合作与交流，推动中医药走向世界。

【科研重点与计划】2007年，该院主要在中药质量规范化研究与评价体系的建立、中药资源的可持续利用与保护、中药饮片研究自主创新体系、中药药效及安全性评价技术平台的建立、中药物质基础与作用机理的研究、中药创新药物的研究及名优中成药二次开发、针灸防治疑难病症的作用和作用机理的探讨、中医药健康产业研究等方面开展工作。2007年全年中标各级课题26项（国家自然科学基金1项，国家中医药管理局项目3项，山东省科技攻关项目2项，山东省自然科学基金项目1项，山东省中医药科技发展项目19项），合作开发项目16项。

【科研成果与推广】2007年，该院鉴定科研成果4项，其中国际领先水平1项，国际先进1项，国内领先2项；取得国家发明专利2项；全年共有10项成果获得科技成果奖，其中省科技进步奖2项（二等奖1项，三等奖1项），省自然科学奖三等奖1项，省中医药科学技术奖5项（其中一等奖1项，二等奖2项，三等奖2项），省药学科学技术奖2项（其中二等奖1项，二等奖1项）。

【国际交流】2007年10月17～23日，朝鲜医学科学院药物研究所代表团为执行第41届中朝科技协作议定书项目，对该院进行了回访，代表团一行5人。对该院进行了实地考察，在济南期间，参观了山东中医药大学、山东省中医院、济南中药厂等相关单位。回访期间双方共进行了3次会谈，最后双方就相关项目签定了合作协议。

【科研条件和基地建设】2007年该院遵照长远发展、优化整体布局、完善体制机制、提升创新能力的总体原则要求，进一步完善了科研平台的建设，努力构建布局合理、装备先进、开放共享、运行高效的继承创新的支撑体系。炮制研究室获得国家中医药管理局重点研究室认证。

【科研队伍建设】2007年，该院在职职工143人（较上年增加2人），专业技术人员122人，其中高级职称50人（较上年减少3人），中级职称41人（较上年增加6人），新引进硕士9人，1人取得博士学位，省厅级拔尖人才及享受国务院政府特殊津贴专家11人，国家新药评审委员2人，省新药评审委员1人，国家“创新药物和中药现代化”评审专家1人，国家重点新产品评估专家1人，硕士生导师9人。该院加强人才培养和基地建设，把完成科研项目与人才培养、团队建设、基地建设有机结合起来，努力构建项目、人才、基地三位一体、相互依托、互为促进的科学研究新模式，实现人才、资源、技术等创新要素的高效集成，不断提高自主创新的能力；要加强与院外的交流与合作，拓展合作的渠道，搭建合作的平台，创造合作的条件，提供合作的环境。

肥城中医院

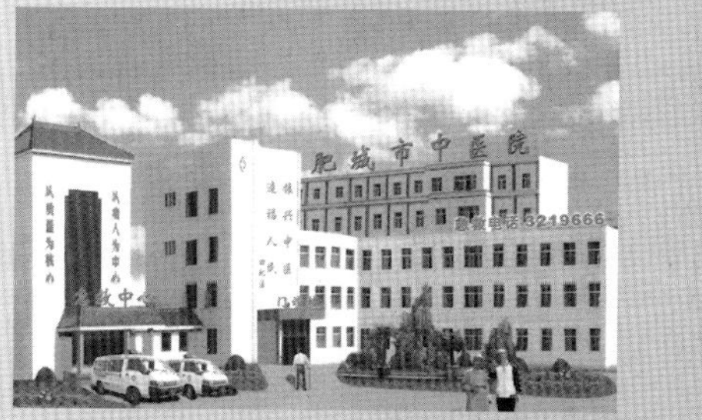

肥城市中医院位于山东省泰安肥城市境内，泰山脚下，是肥城市中医医、教、研、急救、预防和康复于一体的现代化综合性中医院；是“全国示范中医院”，二级甲等中医院，国际爱婴医院，泰安市定点接生医院，肥城市医保、新农合定点医院。

医院成立于1978年10月，全院正式职工378人，其中专业技术人员339人，开放床位300张，年门诊量20万人次，住院病人1万人次；设内、外、骨伤、颅脑、妇、儿、针灸、推拿、肛肠、皮肤、眼、耳鼻喉、口腔等16个临床科室，胃镜、透析、微波、高压氧、医学美容、过敏原检测等8个二级科室。骨伤科是国家和省级重点中医专科，脑病、针推、心内科是市级重点专科；有高级职称37人，“泰安市名中医”2人，泰安市技术专家及骨干11人，山东中医药大学兼职教授、副教授13人；拥有进口高档磁共振、螺旋CT、四维彩超、全自动生化分析仪、化学发光仪、DR、CR、高压氧舱、血液透析机、心血管介入造影系统、数字胃肠机、电子胃镜等各种大型先进设备200余台；先后引进新技术100多项，获国家专利11项、市级以上科技成果32项。中医中药治疗股骨头无菌性坏死、骨质疏松症等疾病达国内先进水平；可开展腰颈椎间盘手术、全髋及双膝关节置换、手足矫形、冠状动脉造影术、支架成形术、心脏永久及临时起搏器植入术。腹腔镜治疗腹腔及妇科疾病，各种脑外伤、脑出血、脑梗塞、脑肿瘤、脊髓损伤的中西医结合治疗技术具市内领先水平。

急诊急救24小时全天候接诊

地址：肥城新城长山街024号

寿光市中医医院

寿光市中医医院是一所具有中医特色、中西医结合的集医疗、教学、科研、预防、复保健、急诊急救功能于一体的现代化综合性国家二级甲等医院；是医疗保险、新型村合作医疗定点医院，山东省中医药高等专科学校教学医院。多年来，寿光市中医院抓机遇，取得骄人成绩，先后获得了“全国首批百姓放心示范医院”、“山东省重点医医院”、“山东省消费者满意单位”、“潍坊市文明单位”等荣誉称号。

医院始建于1984年，于2005年4月迁入新院，新院占地40亩，建筑面积30000平方，开放病床400张。医院内部设施全部实现了现代化，安装了净化手术室、中心供、中心吸引、呼叫系统和中央空调等设施，极大地提高了病人的就医环境和职工的工环境。医院设有32个临床、医技科室，以潍坊市重点中医专科中风科、眼科、针灸、心内科、骨外科、小儿科为代表的重点发展科室和专业，在市内外享有较高的声。医院年门诊量达20万余人次，住院病人1.1万余人次，住院手术4800余例。

医院不断提高医院大型医疗设备配置档次，先后引进了德国西门子6排螺旋CT、C臂X光机、美国GE数字胃肠机、美国GE乳腺钼靶X光机、美国瓦里安医用直线加速、美国飞利浦超高档智能化全身彩超、美国数字化X光摄片系统、日本富士能电子胃、关节镜、德国西门子彩色多普勒、日本奥林巴斯全自动生化分析仪、德国费森尤斯液透析机、美国顺康等离子前列腺电切镜、德国狼牌腹腔镜系统、日本佳能眼底荧光管造影、德国徕卡手术显微镜等大中型医疗设备100余台（件），为提高医疗诊治水，方便病人就医奠定了坚实基础。

医院现有专业技术人员426人，其中，高、中级职称人员141人，硕士研究生9人。中风科开展的中西医结合治疗脑中风、冠心病，针灸科开展的三伏灸治疗哮喘、推拿治疗小儿消化不良，眼科的中西医结合治疗溃疡性睑缘炎和眼底病以及中西医结合治疗糖尿病、不孕不育、烧烫伤、骨病已达省内先进水平。冠心病介入治疗、脑血管造影术、食道气管支架植入技术、肺癌根治术、肝叶切除术、断指（趾）再植术、皮瓣移植、大血管修复技术、关节置换技术、腹腔镜手术、关节镜手术、前列腺电切手术、无痛分娩、急慢性肾功能衰竭的透析治疗、胃镜肠镜下电凝电切微创手术等高精尖技术。技术水平在同级同类医院中处于领先地位。

医院始终坚持以病人为中心，以质量为核心，全心全意为病人服务，形成了设备先进、专业学科齐全、技术力量精湛的独具专科特色和优势的综合性医院布局。医院本着“一切为了病人”的服务宗旨，以诚信可靠的医疗质量向您提供全身心、全天候、全方位的服务。

地址：山东省寿光市圣城街98号
医院咨询电话：0536-5221781
传真：0536-5222919
邮编：262700
网址：www.sgzyy.com
院前急救电话：0536-5110120 / 5252999

湘西自治州民族中医院

湘西自治州民族中医院座落在吉首市人民北路 123 号，创建于 1986 年，是一所集中医、民族医、西医于一体的二级甲等中医医院和国家爱婴医院，是州文明建设先进单位、州县(市)医疗保险定点医疗单位、新型农村合作医疗定点医疗机构和商业保险定点医疗单位，是中南大学湘雅医院湘西州中医院远程医学中心及双向转诊业务定点指导医院、湖南中医药大学临床教学实习医院、长安医院肿瘤及难治性癫痫诊治协作医院、天津中医药大学第一附属医院“石氏中风单元疗法”定点协作医院。医院有两个医疗区和一个民族医药研究所，挂靠有中国民族医药学会土家族医药专家委员会、湖南省中西医结合学会少数民族医药专业委员会和湖南省民族医药研究会 3 个省级学术团体。2007 年被国家中医药管理局确定为“十一五”国家地市级重点中医医院建设单位。

医院占地面积 24 亩，业务用房面积 2.59 万平方米，定编床位 216 张。医院设有办公室、党委办、人事科、医教科、护理部等 14 个职能科室；设有关厢门分院、一门诊部、急诊科、心血管内科、消化内科等 25 个临床、医技科室。

医院现有职工 363 人，其中正副主任医师 26 人，主治(主管级)技术人员 90 人，医院 2007 年资产总额 5300 万元，固定资产 4000 万元，医疗设备总值 1800 万元；2007 年诊治门急诊病人 9.2 万余人次，收治住院病人 4200 人次，病床使用率为 75.2%；2007 年医院总收入为 2634 万元。

医院专科特色突出，骨伤科、针灸推拿科和腰腿痛专病、结肠炎专病是医院的重点特专科专病，结肠炎专病是 2001 年国家中医药管理局确定的全国 14 个重点民族医药专建设项目之一，并于 2006 年 4 月通过国家中医药管理局评估验收，2007 年上升为国家医药管理局重点专科建设项目——“苗医、土家医脾胃专科”、“土家医肝病”专科是国“十一五”重点专科建设项目。

建院来，医院坚持“质量建院、人才立院、科教兴院、勤俭办院、依法治院”的院方针，医院先后承担国家中医药管理局及省州科研项目30余项，获各级科技奖励20次，其中省部级科技奖励1项，国家中医药管理局科技奖励1项，湖南省科技奖励3项省中医药科技奖励和湘西自治州科技奖励20余项次；研究生产民族药制剂5种，整理版民族医药专著7部，合作出版著作6部，其中《土家族医药学》、《土家族医学史》《中国民族药炮制集成》、《土家医方剂学》填补了国内同类研究空白。医院先后被授予省文明卫生单位、全省卫生系统行业作风建设先进集体、全省医疗保险定点医院职工基本医疗保险制度改革先进单位、州文明建设先进单位、州园林式绿化建设单位等称号。

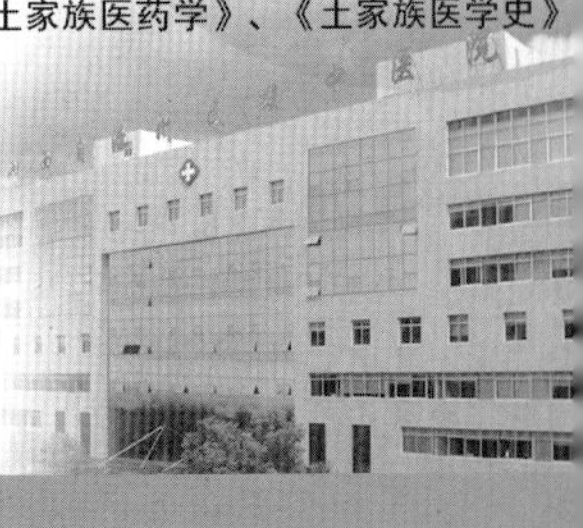

北京友谊医院感染暨急救医学科

首都医科大学附属北京友谊医院感染暨急救医学科在王宝恩教授和张淑文教授的带领下，30余年来始终以中西医结合降低感染并发MODS病死率为中心，开展了从机理探讨到临床诊治的多层次系列研究，率先提出了该症的动态分期诊断标准，总结出4个中医证型，并研制了系列方剂，明显降低了病死率，疗效达国内外先进水平。

感染并发多脏衰（MSOF）、多脏器功能不全（MODS）发病急、进展快、死亡率高，治疗困难，是国内外急救医学领域的重要研究课题。70年代初为探索用中西医结合方法诊断治疗这一重要研究课题，课题组付出了大量心血，经过了30余年艰辛而漫长的科学研究之路，在这一领域取得了具有国际先进水平的成果。

为提高这一高死亡率的危重急症——感染性多脏衰的抢救成功率，在认真分析国内外诊治水平基础上，王宝恩教授和张淑文教授与课题组一起，从对本症的早期诊断和探讨中西医治疗方法入手开展了临床科研工作。在治疗感染性多脏衰的临床实践中，总结制定出：

1、感染性多脏衰的功能受损期、衰竭早期，衰竭期的分期诊断标准。为临床上本病的早期诊断及动态诊断和及时治疗提供了依据。此诊断标准被1995年中华医学会急诊医学会和中国中西医结合学会急救学会采纳，经修改纳入1995年重修多脏器功能不全诊断标准。

2、通过对100例临床病人的辨证，总结出感染性多脏衰的主要中医证型：实热证、血瘀证、腑气不通证、厥脱证。并制定了各证治则和研制出相应方剂：实热证——清热解毒——肺炎III号；通里泻热——泻热汤；血瘀证——益气、活血化瘀——912液；腑气不通证——补中促动——促动合剂；厥脱证——回阳救逆——参附汤，活血化瘀——912液。继而将109例病人的109项参数利用计算机进行多元判别分析，总结出这4个证型的辨证要点，指导了临床本症的中西医结合治疗。

3、组织力量进一步开展了对中药方剂的机理研究。

经临床与实验研究证明：

（1）肺炎III号可显著增强白细胞吞噬功能，表现为增加中性粒细胞比例及吞噬指数，增高补体水平。泻热汤使发热兔耳毛细血管扩张而散热。方中大黄使兔脑脊液中体温中枢介质PGE2水平明显下降，因而降温；又可降低血TXA2水平，抗内毒素及脂质过氧化，成多靶位的治疗作用。

（2）活血化瘀方剂912液可增加患者左室射血分数、组织对氧的摄取及双向调节血管外周阻力；使实验性动物肠系膜微血管内停滞的血流恢复原流速、白细胞栓子部分脱落，血细胞解聚；能有效地防止急性呼吸衰竭（ARDS）的发生以及降低炎症性细胞因子（TNFα，IL-6）水平的作用。

（3）促动合剂可兴奋胃肠电活动、改善内毒素休克时的胃肠运动抑制状态，保护胃肠道黏膜屏障、减轻肠黏膜通透性损伤、维护肠道正常菌群、防止肠道细菌内毒素移位。

本课题曾于1998年1月通过了北京市专家鉴定，认为“具有很高的学术水平和重要的实用价值，达到了国际先进水平。经过多年不懈的探索研究，不断总结经验教训，不断改进治疗措施，坚持中西医结合，使得感染性多脏衰的死亡率由1991年以前的35%降至1998年的28.6%(国外60~98%)。开创了一条中西医结合治疗危重病的成功之路。1998年获市科技进步二等奖，1999年获国家中医药管理局科技进步二等奖，2005年荣获中国中西医结合学会科技进步二等奖。

2005年医院承担了北京市科委“MODS中西医结合诊治降低病死率的研究”重大项目。几年来，通过市科委重大项目的实施，开展多中心1000余例MODS患者的临床研究，首次在国内建立了经前瞻性、多中心、临床验证的MODS中西医结合诊断标准、病情严重度评分及预后评估系统，开发了具有自主知识产权的“MODS病情诊断系统”软件，解决了大样本MODS患者临床研究中统一进行病情严重度评估和疗效评价中的关键问题，形成了北京市危重病合作研究平台。同时，首次提出经前瞻性、多中心、随机对照临床验证的规范有效的中西医结合综合治疗方案。在项目实施过程中，北京乃至全国范围内有11个省市36家ICU参与了项目的各项研究；并通过培训和举办继续教育项目，向各单位推广MODS中西医结合诊断标准，达到了示范应用的效果，为规范化诊治MODS、提高抢救成功率作出了积极的贡献。

云南省楚雄州中医院

楚雄州中医院位于楚雄市鹿城西路 327 号，是中国中医科学院骨伤科研究所的协作医院、云南省中医学院的附属医院、云南省医学高等专科学校的教学医院。目前医院承担了楚雄州中医医疗、教学、科研、预防和社区医疗服务的工作任务，并负责全州 10 县市中医医疗机构的业务指导和中医药专业技术人员进修、培训和考核任务，是楚雄州中医药医疗、教学、科研的中心。

医院成立于 1979 年 3 月 15 日，建院以来，始终遵循“一切以病人为中心，不断提高医护质量，全方位为病人提供优质服务”的办院宗旨，坚持以“中医特色的专科专病为主，中西医结合、中医与彝族医药结合、传统医药与现代科技相结合，科技强院”的发展道路，如今，已成长为一所集医疗、科研、教学、制剂为一体的现代化综合性三级乙等中医医院。医院名医荟萃，就医环境优雅、整洁、舒适，医疗服务周到、体贴、温馨，深得彝州人民的赞誉，成为彝州医疗卫生行业中一颗璀璨的明珠。

目前医院有专业技术人员 364 人，主任医师 5 人，副主任医师 35 人(含医、药、护、技)，中职人员 108 人。医院设有临床科室 20 个，医技科室 7 个，设有内、妇、骨、外、针推等 10 个病区和急诊、皮肤、五官等门诊科室。医院彝族医药处于全国领先水平，中医骨伤达到省内领先水平，肾病、结石病、创伤急救、针灸、推拿、肛肠为州内领先水平。骨伤科已被国家中医药管理局批准为全国重点专科，肾病结石病科、肛肠科、针灸推拿科列为云南省重点中医专科，中风病、腰椎间盘突出症、胃脘病(彝医药)是云南省重点专病，楚雄州创伤急救治疗中心设在医院，为抢救急症重症病开辟了绿色通道。

医院开放病床 450 张，拥有螺旋 CT、意大利 GMM 智能带电视 630mAX 光机、德国西门子手术 C 臂 X 光机、德国美原病理石蜡切片机和冰冻切片机、美国百胜彩超等和体外震波碎石机、血液透析机、电脑肛肠病检查治疗系统等先进的检查治疗设备。

医院坚持“以诚信为本，病人至上，充分发挥中医药和彝族医药的优势，开展中药彝药内服、外敷、灌肠、针灸、理疗、熏蒸等传统中医药疗法，结合现代医学先进诊疗手段，取得了较好的疗效。骨伤科、肾病结石科、针灸推拿科、肛肠科、彝族医药科、中医内科、中医妇科和创伤急救是该院的特色和优势。其中：创伤急救中心是以该院急诊科、外科、骨伤科、重症监护治疗病房(ICU)为主，各相关科室协调配合的专业创伤急救组织，由中国中医科学院骨伤科研究所和昆明医学院第二附属医院提供全面的技术指导与支持。彝族药与中医药结合治疗骨不连接和肿瘤是医院的新亮点，彝族药治疗艾滋病是“十一五”期间州级攻关项目。

从 1999 年至今，医院荣获楚雄州科技进步奖 17 项，云南省科学技术奖 2 项，主持科技项目 27 项，发表学术论文 600 余篇。同时，医院获得全国卫生系统先进集体、云南省卫生系统先进集体、云南省中医药先进集体、全州卫生系统先进集体、全州卫生系统行风建设先进集体、全州党风廉政建设先进集体、医德医风示范医院等一系列荣誉，被誉为彝州卫生系统的一面旗帜。

楚雄州中医院的今天正处在蒸蒸日上的良性发展阶段，明天一定会更加灿烂辉煌。

龙岩市中医院

龙岩市中医院是一所市级综合性中医医院，为国家二级甲等中医院，创办于1984年8月。现址龙岩市新罗区龙腾中路，占地21.96亩，按国家三级乙等医院标准规划建设门诊大楼、病房大楼、医技大楼、综合大楼，一期工程门诊大楼于2004年11月建成并投入使用，占地1500平方米，建筑面积12000平方米。

医院开放床位150张，现有职工185人，拥有医疗专业技术人员170人，其中高级职称20人（正高4人，副高16人），中级职称42人。医院以内科、外科为基础，骨伤科、针灸科、肛肠科为中医特色专科，糖尿病、肿瘤、肾病为重点专科，设有妇产科、儿科、皮肤科、五官科、口腔科、急诊科等10多个临床科室，检验科、放射科、CT室、彩超、B超室、心电图室、胃肠镜室、动态心脑电图室、碎石科等9个医技科室。于1999年7月购置并创办了龙岩市中医院解放路门诊部，建筑面积560平方米，开设内、外、妇、儿、骨伤、针灸、口腔、X光、B超、检验、心电图等科室，是一所功能齐全的门诊部。医院近年先后购置了美国飞利浦螺旋CT机、德国西门子全数字化彩色超声诊断仪、比利时爱克发放射成像系统CR以及C臂X光机、全自动生化分析仪等大型仪器设备。一直以来，医院坚持以病人为中心，以人为本，实行科学管理，保证医疗服务质量的稳步提高，赢得了患者及社会的普遍赞誉，是全省医疗保险、市区离休干部、新型农村合作医疗就诊定点医院。

弘扬国粹精髓，致力岐黄事业，服务人民大众，把医院建设成为全省乃至全国一流水平的市级中医医院，是龙岩市中医院坚持不懈的奋斗目标。

地址：龙岩市龙腾中路59号　邮编：364000　电话：0597-2881989　Email：szyy_bgs@163.com

福建省永定县中医院

永定县中医院于1984年9月经福建省卫生厅批准成立，由原永定城关卫生院改建而成，占地5320平方米，建筑面积10058平方米，设有以中医为主的内、外、妇、儿、骨伤、急诊、针灸、肛肠、皮肤、男科、康复理疗科、五官等20多个临床科室。其中骨伤科、康复理疗科被国家中医药管理局列为农村医疗机构中医特色专科建设项目。2007年8月总建筑面积5058平方米、设计为7层、容纳病床150张、总投资800万元的病房大楼投入使用，从根本上改善了医院住院条件简陋的现状，为病人提供了一个较为舒适、方便的诊疗环境。

医院核定病床115张，现有职工151人，拥有医疗专业技术人员127人，其中高级职称11人（正高4人，副高7人），中级职称34人，初级职称82人。近年先后购置了美国PQ公司产螺旋CT机、日本东芝nemio 17全数字化彩色超声诊断仪、美国GE公司产TH-600高频500mA遥控X射线诊断系统、放射成像系统（CR）、C臂X光机、日立全自动生化分析仪、进口全自动心电图机等设备，总价值600万元，医院的基础设施及医疗设备得到逐步改善，为提高疾病诊断准确率提供了更好的保障。

尽职尽责发挥中医特色，努力提高医院治疗水平，为人民群众提供更好、更优质的服务，把医院建设成为全省乃至全国一流水平的县级中医医院，是永定县中医院今后发展的最终目标。

急诊电话：0597-5836120　院长：王占道　传真电话：0597-5832253

甘肃省皇甫谧文化研究会

甘肃省皇甫谧文化研究会（英文名为Gansu HuangFuMi Cultural Studies,缩写为GSHFMCS）是按照中华人民共和国国务院颁布的《社会团体登记管理条例》的规定，经甘肃省民政厅批准，依法于2008年1月3日登记成立的非政府社团组织。

【宗　旨】

全面研究世界历史文化名人、针灸鼻祖皇甫谧针灸医学、文学、史学、哲学等文化遗产。弘扬皇甫谧精神，开发皇甫谧产业，光大中国古医学遗风，让"皇甫谧针灸术"走向全世界，为全人类的健康发挥更大的作用，为弘扬中华文化作出积极贡献。

【组织机构】

会员大会是最高权力机构，会员大会闭会后由常务理事会主持日常工作。秘书处是常设办事机构，秘书处工作由秘书长主持，理事会下设8个职能部门：秘书处（办公室）、针灸医学工作委员会、人文历史工作委员会、评审鉴定工作委员会、国际合作部、教学培训部、编辑出版部、实业开发部。

【工作任务】

挖掘整理和保护传承皇甫谧针灸术医学遗产；承担国家有关部门及甘肃省政府部门皇甫谧文化重大课题研究及专列文化项目、组织成果鉴定等；组织会员开展国内外皇甫谧文化产业开发、研究成果推广、转化和皇甫谧针灸医学开发运用；组织并协助出版各种皇甫谧文化书籍、期刊、科普读物、影视及音像制品等信息资料；培养发现和推荐优秀国内外皇甫谧文化研究人才，表彰奖励优秀皇甫谧学术研究成果。

【出版物、网站】

分年度组织出版《中国皇甫谧研究全集》分卷和八国文字版本《皇甫谧遗著集》文化工程。

创建有"中国皇甫谧网"和"甘肃皇甫谧网"两个互联网站（网址：http://www.huangfumi.com、http://www.gshuangfumi.cn）。

【奖项设置】

每两年组织一次"甘肃省皇甫谧研究优秀成果"评比，分别设特等奖、一等奖、二等奖、三等奖、优秀奖5项，由甘肃省人民政府备案后进行颁奖。

【未来展望】

甘肃省皇甫谧文化研究会是一个充满活力的学术团体，我们愿与国内外各界同仁、社会团体、企事业单位及国际组织积极合作，共同为继承和弘扬中华优秀传统文化和发展世界针灸医学事业贡献力量。

通联地址：甘肃省兰州市广场南路13号（省统办三号楼121室）　邮编：730000
会　　长：马西林
联 系 人：史星海（常务副会长兼秘书长）
联系电话：0931—8833584 / 8832734 / 13919264146
网　　址：www.gshuangfumi.cn　E-mail:shixinhai666@126.com

都昌县中医院

都昌县中医院创建于1981年3月，现已成为集中医医疗、防保、教研、康复为一体的二级甲等中医医院。医院座落在县城人民广场南侧东风大道东路968号，占地面积50亩，建筑面积15000平方米，总投资1546万元，形成了花园宾馆式的建筑群体。院内草坪鲜花绿树辉映，房内整洁优雅，给广大百姓提供了一个清新、舒适、优雅和放心的就医环境。

医院坚持科学发展观，走特色办院之路，形成了"院有专科、科有专病、病有专药、人有专长"的格局。在内、儿、妇、外、五官科的基础上设有结石科、肝病科、骨创伤科、糖尿病科、急诊科、中风病专科、针灸科、按摩科、肛肠科、中医妇科、皮肤科、男性病科、蛇伤科等特色专科。全院职工满腔热情争创一流的工作，为病人提供人性化服务。医院社会效益和经济效益日益显著，精神文明建设硕果累累，多次被省、市、县授予"四好文明中医院"、"目标管理先进单位"、"文明单位"、"全省中医工作先进集体"、"全省抗洪抢险、救灾治病先进单位"、"九江市中医工作先进单位"；1997年4月国家中医药管理局授予"二级甲等中医院"；2003年荣获"全国农村中医工作先进县"；2004年荣获"九江市群众满意医院"；2005年荣获"江西省中医工作先进集体"；2006年4月经省专家评审认为"基础设施好、综合功能强、中医特色优势明显、医疗服务质量高、管理科学规范、两个效益显著"，荣获"江西省示范中医院"；2007年荣获"江西省中医系统先进集体"。医院年门诊10万余人次，业务收入1800余万元，进入了持续、稳定、健康发展的快车道。

现任院长：邵尤青　联 系 人：游同源　联系电话：0792-5223356

嘉兴市中医院

嘉兴市中医院始建于1959年，占地面积50亩，现核定床位600张，设有15个病区，开设专科专病门诊66个。目前，医院年门诊近60万人次，年住院1.8万人次，是一所具有鲜明中医特色和中西医结合医疗优势的三级乙等中医院，是国家级重点建设中医院、浙江省中医"名院"建设单位、全市首批基本医疗和合作医疗保险定点医疗机构、浙江省首批"绿色医院"。

医院坚持"中医有特色，西医也一流"的办院方针，在坚持中医传统特色的基础上，大力推动中西医结合学科建设。眼科成为国家级重点建设专科；针推科、儿科、妇科取得浙江省重点建设专科；针灸推拿骨伤中心、中西医结合烧伤整形科被列为嘉兴市医学重点专科；中西医结合糖尿病被列为嘉兴市医学重点专病。几年来，医院相继开展颈椎手术、颅脑微创手术、玻璃体切割术、白内障超声乳化人工晶体植入术、角膜移植、近视眼Lasik（激光）手术、多种介入和腔镜手术、断指（肢）再植术、输尿管镜下气压弹道碎石术等复杂手术和心脏起搏器安装、冠脉造影及支架植入、气管及食道支架等高新技术项目。危重病学科、神经外科、泌尿外科、肝胆外科、肛肠外科、心血管科、中西医结合肾病科、儿科等一大批特色专科随之崛起，在嘉兴及周边地区颇具影响。

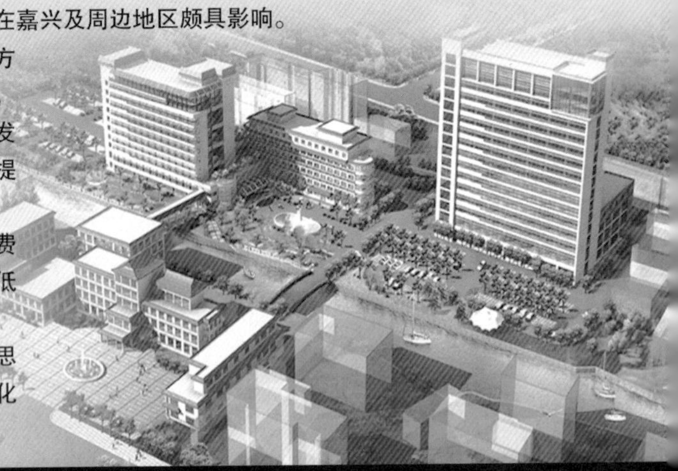

医院要发展，人才是关键。近年来，医院通过送出去、引进来的人才方略，培养了一支科学合理的专科人才梯队，请来国内名家实施"导师制"，恢复"师带徒"的中医传统教育模式，促使学科带头人由专业化向学术化发展。目前，医院589名卫技人员中，中高级职称177人，人员素质不断提高，结构日趋合理。

医院始终把社会效益放在首位，合理检查，合理用药，严格控制医疗费用，连年来医院门诊人均费用、住院人均费用和药品比例都控制在全市最低水平。在近几年卫生系统行风暗访检查中，患者满意度始终名列前茅。

服务无满分，管理无句号，勤奋而敬业的嘉兴市中医院人秉承"越界思维、追求卓越"的精神，为建设一座医疗现代化、服务人性化、管理科学化的中医院而时刻努力！

医院地址：嘉兴市中山东路 1501 号　　网址：www.jxzyy.cn

医药人物——吉传旺

吉传旺同志，副校长、高级讲师、副主任医师、全国中等中医药规划教材建设指导委员会委员、江苏省中医学会中医教育委员会委员。他从事中等中医学职业教育近30年，多年来为针灸推拿专业教育创新、建设与改革倾注了大量心血，逐渐形成了独特的传统医学职业教育的模式，使针灸推拿专业毕业生能够适应市场发展的需求。他多年来着重于灸法、推拿手法和流派的研究，使针灸推拿专业向纵深方向发展，主编了"九五"国家重点图书《中国推拿全书》和《实用临床针灸推拿学》，同时参加全国统编教材《推拿学》的编写。主持课题"针刺治疗痛风性肾损害临床疗效及机理研究"获市科技进步二等奖、县科技进步一等奖。在分管教学期间，他积极探索多渠道办学，力求使不同层次的学生掌握针灸推拿专业技术，多年来培养了一大批业务素质过硬的实用型人才，使办学效果向广度发展。在他全面主持工作期间，教学秩序稳定，教学规模扩大，学生管理井井有条，后勤服务健康发展。由于成绩突出，县政府曾给予他两次"记功"奖励，1998年被评为"优秀知识分子"、2003年被评为"市优秀教育工作者"、2004年被评为"省优秀教育工作者"。

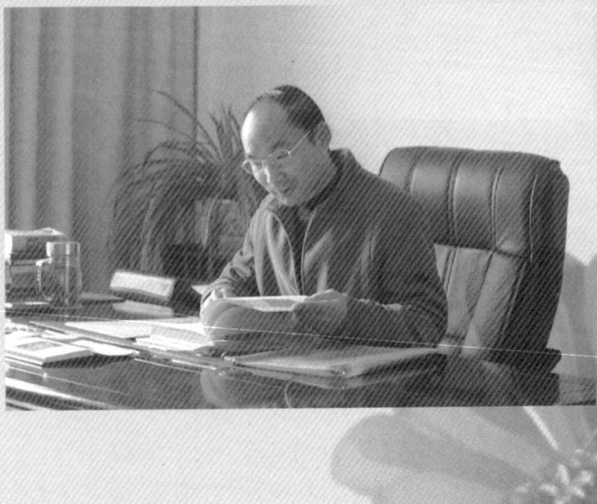

安徽省金寨县中医院

金寨县中医院建于1986年，是一所以中医医疗、教学、科研为主，中西医结合的县级综合性中医医院，是全县中医药学科技术发展的龙头和中心，编制床位100张，职工120人，是全县职工医疗保险、新型农村合作医疗和城镇居民合作医疗定点医疗机构。医院固定资产1000多万元，大型医疗设备80多台套，有进口双排螺旋CT、X光闭路电视、腹腔镜、电子胃镜、全自动生化分析仪、彩超、超声碎石机等。门诊部设针灸推拿科、痔瘘科、中医眼科、中医妇科、糖尿病及风湿病等特色中医专科专病门诊。住院部设中西医内、外、妇、儿各科及全县骨伤治疗中心。

2008年，医院的社会效益和经济效益获得了双丰收。医疗服务质量优良，有良好的社会形象，业务收入逾千万。医院将坚持科学发展，锐意改革，不断进取，以一流的质量、一流的服务、一流的管理为全县人民健康保健服务，以不懈的努力构建文明和谐的、现代化的新型中医院。

医院宗旨： 病人至上　真诚关爱

医院精神： 仁爱 敬业 务实 进取

医院理念： 严谨 奉献 团结 创新

医院信条： 病人的信任就是我们的责任
病人的满意就是我们的承诺

医院追求： 一流的服务　一流的技术　一流的管理
一流的人才　一流的效益

医院作风： 严——严格要求 严谨学风
细——细致服务 一丝不苟
实——求实 求真 扎实
高——高标准 高要求 高层次

医院奋斗目标： 建设全国一流的、全省知名的、现代化的二级甲等中医医院

联系电话：住院部 0564-7062689　门诊部 0564-7062680　地　址：安徽省金寨县梅山镇梅江路286号
急诊部 0564-7052120　传　真 0564-7062689　邮　编：237300

乐山市中医院

乐山市中医院于1992年9月建成并开诊，是乐山市政府举办的市级中医医疗机构，也是乐山市卫生局直属医疗机构。建院16年来，在市委、市政府和市卫生局的领导和重视下，在全院职工的艰苦努力下，医院现已发展成为科室齐全、功能完善、设备先进、管理科学、条件舒适、服务一流的具有中医药特色优势的国家二级甲等中医医院，是乐山市中医的医、教、研中心。医院现有占地面积16946.5平方米，编制床位200张，开放床位180张。现有职工总数286人，专业技术249人，具有高级职称24人，中级职称53人。中医药人员中有国家级名中医2人，省级名中医1人，市级名中医2人，其中龙治平主任中医师、汤一新主任中医师为享受国务院特殊津贴专家，在省内外享有较高声誉。

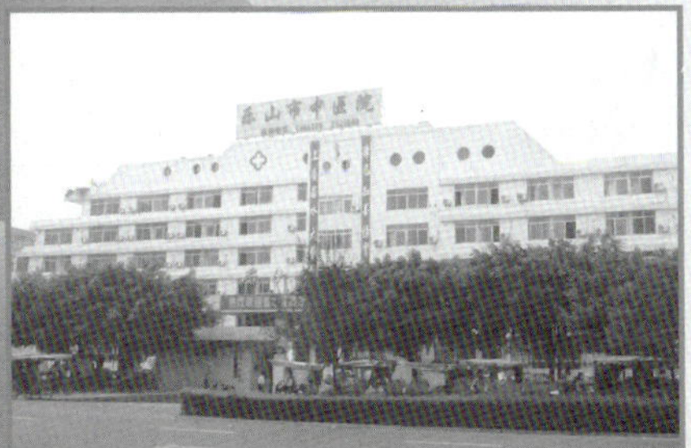

医院住院部设6个病区和手术室，其中内一病区为中医肝病专科，内二病区为综合内科（含中医内科、呼吸内科、消化内科、内分泌内科专业组），内三病区为心脑血管病专科，内四病区为肾病脾胃病专科（含透析室、分中医肾病专业组和中医脾胃专业组），外一病区为外妇科（含脑外、普外、泌尿、妇科、中医肛肠等专业组）。外二病区为骨伤科（含骨伤、骨病专业组）。门诊部开设的科室有：急诊科、中医内科、中医妇科、中医儿科、中医脾胃病专科、中医肛肠科、中医皮肤科、中医肝病专科门诊、颈椎病专科门诊、腰椎病专科门诊、骨伤科、针灸康复科、中医眼耳鼻喉科、脑中风防治门诊、西医内科、神经内科、西医外科、西医妇科、口腔科、眼科、耳鼻喉科、糖尿病专科门诊。医技科室有：放射、CT室、检验科、心电图室、脑电图室、经颅多普勒室、脑血管血液动力学分析室、超声诊断室、病理科、胃肠镜室。药械科下设中、西药库房、制剂室、临床药学室、门诊中药房、煎药室、设备维修室、门诊部西药房、住院部西药房。全院现有省级中医重点专科1个（肝病专科）、市级中医重点专科2个（骨伤科、心脑血管病防治专科）、院级中医重点专科1个（肾病、脾胃专科），其中肝病专科2008年列为国家级重点专科建设单位。

近年来，在市政府、市卫生局的领导下，在医院领导班子带领下，医院“以病人为中心、以医疗质量为根本，以比较低廉的价格，为病人提供优质的服务”，实现了社会效益、经济效益的双跨越。

和田地区维吾尔医医院

和田地区维吾尔医医院成立于1975年，是一所集医疗、科研、教学、制药为一体的国有非营利性二级综合性医院，也是自治区最大的一所维吾尔医医院；是全疆唯一的一所维吾尔医临床专科人才进修培训基地，2007年初医院被国家中医药管理局确定为全国重点民族医医院建设单位。医院通过多年的艰苦创业，走出了一条自我完善、自谋发展的新路子，使维吾尔医药的开发成为和田地区六大支柱产业之一。

医院位于和田市北京西路37号，和田地区维吾尔医医院成立于1975年，是在和田县维吾尔医门诊部的基础上逐渐发展壮大起来的。医院占地25974平方米，建筑面积32000余平方米，业务用房25000平方米，固定资产6000余万元。医院床位编制250张，人员编制295人，现有职工305人，其中在编138人，招聘人员167人，研究生2人，大学本科52人，大专157人，中专96人；其中专业技术人员241人，专业技术人员占总人数的79%（其中维吾尔医专业技术人员占专业技术人员的81%），专业人员中高级职称13人（正高5人，副高8人），中级职称46人，初级职称182人；医院共设22个科室，其中临床业务科室14个，分别为：心脑血管科一科、心脑血管科二科、心脑血管科三科、呼吸科、消化科、神经泌尿科、妇一科、妇二科、妇三科、骨伤科、理疗科、皮肤科、急诊科、门诊部。医技职能科室8个，分别为检验科、影像科、药剂科、综合科、医务科、科教科、制剂室、煎药科。医院下设制剂室可生产13种剂型、190多种维药产品，另外医院出资在洛浦县城建造了药厂，2006年1月7000平方米的药厂已通过国家GMP认证，正式投入生产。

医院始终坚持以维吾尔医办院的方针，深挖千年维医精髓，利用现代科技将维吾尔医自身现代化作为特色发展方向，医院主要开展的诊疗项目，除了常见病、多发病外，还有白癜风、牛皮癣、慢性肝炎、慢性支气管炎、哮喘、冠心病、消化道溃疡、糖尿病、胆肾结石、风湿病、男科病（性功能障碍、前列腺炎）、月经失调，妇科炎症、子宫肌瘤、卵巢囊肿、神经衰弱、不明原因的亚健康疾病等，在治疗方法与用药上采用100%的维医维药。

医院在激烈的市场竞争中围绕“突出维医特色，打造维医品牌”的办院思路，赢得了大量的病人，各项工作得到快速发展。医院工作得到了疆内广大患者、社会各界、业内人士和政府部门的广泛认可和高度评价，已成为新疆一流的维吾尔医医院。鉴于多年来医院的发展成就，2004年医院被新疆卫生厅指定为全疆维吾尔医临床专科人才进修培训基地，2007年初医院被国家中医药管理局确定为全国重点民族医医院建设单位，2007年6月被国家中医药管理局、国家民委评选为“全国民族医药工作先进集体”，2007年11月心血管科被确定为国家中医药管理局“十一五”重点专科建设项目，2007年12月被卫生部授予“全国卫生系统先进集体”荣誉称号，同期被评为“全国三八红旗手集体”。

医药人物——“百姓医生”王学诗

王学诗，男，汉族，1946年12月29日出生于襄汾县陶寺乡安李村；1966年从山西省中医学校毕业后，响应毛主席把医疗卫生工作重点放到农村去的“6.26”指示精神，主动要求到革命老区山西省永和县工作。从医40多年来，他先后60多次受到省、市、县等部门的表彰奖励；2007年9月荣获“全国道德模范”提名奖；2008年1月被人事部、卫生部、国家中医药管理局授予“白求恩勋章获得者”，是我国中医界获此殊誉第一人，

他医术精湛，编著成书《单方验方治病手册》，无偿供群众使用，深受同行和患者的欢迎。在抗击“非典”期间，他独创“排瘟除疫”中药煎剂，在全县范围内起到了良好的预防作用。

他医德高尚，虽然事务繁忙，从未因此放弃坐诊，工作中一视同仁，坚持做到“五心四个一样”，既：接待热心，诊断细心，治疗精心，听取意见虚心，让患者和家属放心；生人熟人一个样。他率先在医院实施5项便民措施：一是坚持全天候服务，不挂号，患者可随便择医；二是住院不缴押金，保证经济困难的患者即时得到救治；三是住院部设方便灶，解决了农村病人和陪侍人员吃饭难的问题；四是处方用药坚持少而精，简而便，廉而验，做到能吃药的不打针，能打针的不输液，能输液的不住院；五是对特困户患者的住院医药费实行缓、减、免，每年为困难户患者减免医药费用达3万余元。

他管理有方，为了防止科室和个人单纯追究经济利益，他改革收入分配制度，有效地遏制了开大方、用贵药、高收费的不良现象。

他清正廉洁，公开承诺“不吃请，不受礼，不收红包”。在永和历年的行风评议，中医院均名列榜首。在有6万多人的山区贫困县，仅他每年接诊患者都超万人次，40多年来，他也说不清给多少人看过病，许多患者康复后都成了他生活中的朋友。

他扎根山区，一如既往的做好本职工作，带领全院职工努力把“百姓医院”办的更好，更加出色，让党和政府放心，使广大人民群众满意。

靠着精湛的医术，高尚的医德，廉洁的医风，诚信的服务，创新的管理，使他和永和县中医院的知名度越来越高，“百姓医生”带出了“百姓医院”，一个50名职工的小医院，2008年收入达241万元，人均创收4.8万元，居全县同行业之首。

中医重点专科（专病）医院——吉林市中西医结合肛肠医院

吉林市中西医结合肛肠医院是全国最大的下消化道内、外科齐全的肛肠专科医院之一，“十五”国家重点专科（病）单位。

医院现有在职职工188人，其中业务人员136人，管理人员18人，工勤人员34人。有10余名专家分别兼职担任国家肛肠学会常务委员、委员，吉林省肛肠学会副主任委员、常务委员、委员，吉林市肛肠专业委员会主任委员、副主任委员、委员等职务。

医院根据专业特点设立成立了便秘、痔、肛瘘、肛裂、炎症性肠病等常见、多发病课题研究组，始终坚持发挥中西医结合特色优势，坚持以医疗为中心，医、教、研相结合的发展路线，近年来着重开展了中医药防治便秘的研究、防治痔疮的研究、防治炎症性肠病的研究，制订中医肛肠科、结肠科疾病的诊疗常规、操作规范、优化方案等一系列医疗诊疗制度、规范等，采用“肛肠病诊治过程中的‘全程无痛疗法’”解决临床治疗过程中的疼痛问题；采用“自制‘止血生肌散’对开放性创口止血、生肌等效果的临床研究”成果减少了术后出血，提高了创面愈合速度；采用“自体阔筋膜移植修补直肠前突治疗便秘”方法治疗直肠前突Ⅲ°，治愈率达到100%；采用切开、挂线、缝合、引流、留桥等术式结合运用在“高位复杂性肛瘘的临床治疗”中，治愈率达98%以上；采用“自制中药消炎油治疗慢性结肠炎”、“溃疡性结肠炎的发病与人体内微量元素关系的研究”成果治疗慢性结肠炎、直肠炎；采用“阻滞血供法治疗各期内痔”、“消痔灵注射治疗三期内痔”、“断桥再接术治疗环柱状外痔”方法治疗痔；采用“纵切横缝改良术治疗各期肛裂”治疗肛裂，肛肠科常见病、多发病的治愈好转率在99%以上。医院自行研制了“消炎栓”、“全痔膏”、“止血生肌散”、“玉红纱条”、“除湿膏”、“消炎油”及外用洗剂等中药制剂，组方科学，配伍合理，取得了良好的疗效。

2007年医院被国家中医药管理局批准为“十五”国家重点专科（病）单位。

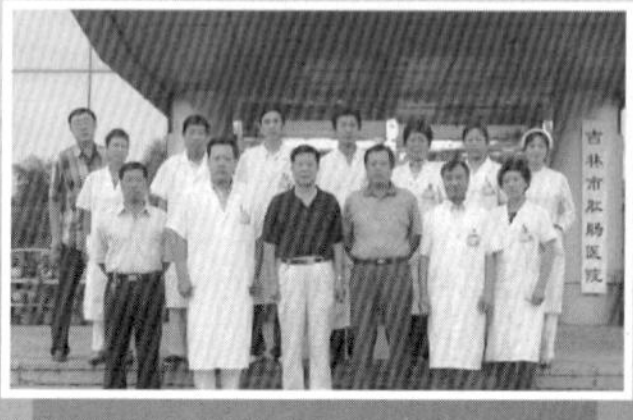

重点专科专家组成员

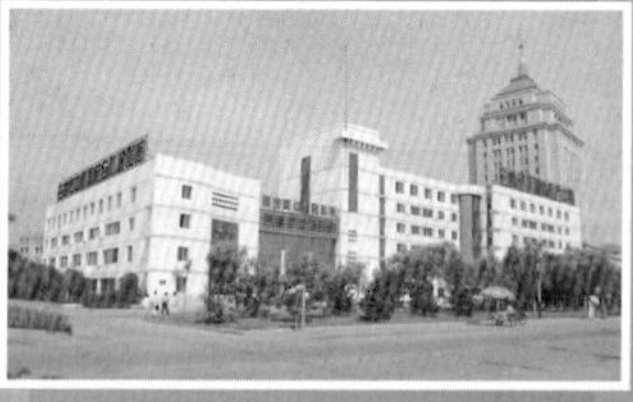

医院综合大楼

地址：吉林省吉林市松江东路55号　电话：0432-2599317 / 2599314　邮编：132001

江苏省中医药研究院

江苏省中医药研究院（江苏省中西医结合医院）是省内唯一一所专门从事中医药研究的公益类科研院所，也是国家中医药管理局“九五”、“十五”期间列为首批重点加强的省级中医药研究院所和全国10所重点中西医结合医院建设单位之一。依托该院的建设有江苏省现代中药制剂工程技术研究中心、江苏省天然药物研究与创制实验室和国家专利产业化江苏中医药试点基地。作为三级甲等中西医结合医院、国家药物临床试验机构、南京中医药大学附属中西医结合医院、南京医科大学教学医院和中国药科大学、江苏大学等多所大专院校教学合作单位，临床设病床500张，医技科室设置齐全，其中心血管科、骨伤科为国家中医药管理局“十一五”重点建设专科，心血管科、妇产科为省级临床重点专科，骨伤科、肿瘤科、消化科、呼吸科为省级临床重点建设专科。

该院现有职工666人，其中博士14名，硕士100名；卫技人员539名，高级专业技术人员103名、中级专业技术人员122名；省名中医专家3名，省名中西医结合专家24名；硕士生导师15名，11位专家享受政府特殊津贴；教授16名，副教授29名；有一批中青年专家作为省“333”工程第二、三层次及省“135”工程重点人才和学科带头人。

2007年该院认真贯彻科学发展观，紧紧围绕省卫生厅综合目标管理责任制和年度工作计划，以巩固“医院管理年”活动为契机，在不断提高医疗质量、保障医疗安全、推动管理创新、提高全员素质方面又迈上一个新台阶。

江苏省现代中药制剂中试基地通过GPP验收；中药质量控制与安全性评价中心平台获批准立项建设；中医药分子生物学实验平台完成建设；中药制剂学被列为江苏省卫生厅医学重点学科培育点；心血管科、骨伤科被列为国家中医药管理局“十一五”重点建设专科；心血管科、妇产科为省级临床重点专科；骨伤科、肿瘤科、消化科、呼吸科为省级临床重点建设专科。

该院全年获招标立项课题33项，其中科技部“十一五”支撑计划1项、国家自然基金1项、国家中医药管理局1项、省自然基金1项、省社会发展3项、省公益与条件专项2项、省国际合作1项、省高新技术计划1项、省中医药局项目21项，共获项目经费528万元；通过验收取得成果3项。签订新药临床研究合同7项（在研项目21项），获经费70.5万元；申报江苏省科技进步奖4项，南京市科技进步奖4项，中华中医药学会成果奖1项；发表论文110篇，其中SCI收录6篇，获南京市第七届自然科学、第十届优秀学术论文奖10篇。

2007年新招临床硕士研究生12人，研究生18人，目前在院研究生31人，带教实习生229人，还承担了南京医科大学、南京中医药大学以及南京卫生学校本科及大专生理论教学。

该院联合美洲华人药学会、中国中医药研究促进会、世界中医药学会联合会新型给药系统专业委员会主办了“国际中医药继承与创新学术研讨会”，大会邀请李连达院士等国内外知名专家38名，收到论文近200篇。研究院成功举办了国家级继续教育项目和省级继续教育项目6项。

6名中青年专家作为省“133”重点人才培养；引进、调进各类专业技术人员15人，其中硕士2人，本科10人，具有高级职称人员8人；新进人员33名，其中博士1人、硕士8人、本科8人、大专16人；选派10人次赴美国、芬兰、丹麦等国进行考察访问、进修学习、学术交流。

根据省中医药事业的“十一五”规划，该院建筑面积3.7万平方米，投资1.6亿元的门急诊医技综合楼获得立项，已完成了施工前各项前期工作，包括方案设计审批、控规调整、初设计、施工场地三通一平（高压线入地工程、电缆水管移位、树木绿化移植等）、监理及施工队的招标工作，预计2009年底建成并投入使用。

今年在省卫生厅对60家医院出院病人问卷函调中，无病人反映该院医务人员收取“红包”，综合满意度首次超过85分，达到86.02分，排序上升到第39位。该院妇产科被评为全省卫生系统行风先进集体。

现任院长（法人代表）：王小宁

现任党委书记：王学明

副院长：朱佳、王佩娟、师厚华

地址：江苏省南京市红山路十字街100号　邮编·210028　传真：025-85502829　网址：www.jsatcm.com

《中国中医药年鉴》（2008）理事单位

1、山东省中西医结合医院（山东医药大学第二附属医院）

2、湖南中医药大学第一附属医院

3、香港浸会大学中医药学院

4、炎黄东方（北京）健康科技有限公司

5、香港大学中医药学院

6、广州白云山和记黄埔中药有限公司

7、中国中医科学院西苑医院

8、世界中西医结合医学研究院

9、江苏省中医院

10、北京中研国际医药公司

11、云南省中医医院

12、陕西中医学院

13、辽宁中医药大学

14、南京中医药大学

15、香港赛马会中药研究院

16、北京协和医院

17、南方医科大学中医药学院

18、香港中文大学中医学院

19、北京大学人民医院

20、香港体检及医学诊断控股有限公司

21、黑龙江省医院

22、首都医科大学附属北京朝阳医院

23、新疆医科大学中医学院

24、青岛市海慈医疗集团

25、成都中医药大学附属医院

26、长春中医药大学

27、安徽中医学院

28、香港中医药科技学院

29、两岸四地中医药科技合作中心

30、中国人民解放军第107中心医院

31、中国人民解放军第302医院

32、首都医科附属北京儿童医院

33、中南大学湘雅医院

34、贵州中医学院

35、首都医科大学附属北京同仁医院

36、天津中医药大学第一附属医院

37、天津中医药大学第二附属医院

38、广西中医学院

39、长春中医药大学附属医院

40、首都医科大学中医药学院

41、宁夏医科大学中医学院

42、河南省中医院（河南中医学院第二附属医院）

43、湖北中医学院

44、北京华锋行电子技术有限责任公司

45、北京地坛医院

46、首都医科大学附属北京佑安医院

47、海南省中医院

48、河北省中医院